Springer
Berlin
Heidelberg
New York
Barcelona
Hongkong
London
Mailand
Paris
Singapur
Tokio

17 Fortschritte der praktischen Dermatologie und Venerologie

Vorträge und Dia-Klinik der 17. Fortbildungswoche 2000
Fortbildungswoche für Praktische Dermatologie und Venerologie e.V.
c/o Klinik und Poliklinik für Dermatologie und Allergologie
Ludwig-Maximilians-Universität München
in Verbindung mit dem Berufsverband der Deutschen Dermatologen e.V.

Herausgegeben von

G. Plewig und K. Degitz

Mit 381 überwiegend farbigen Abbildungen
und 137 Tabellen

Springer

Gerd Plewig, Prof. Dr. med.

Klaus Degitz, Priv.-Doz. Dr. med.

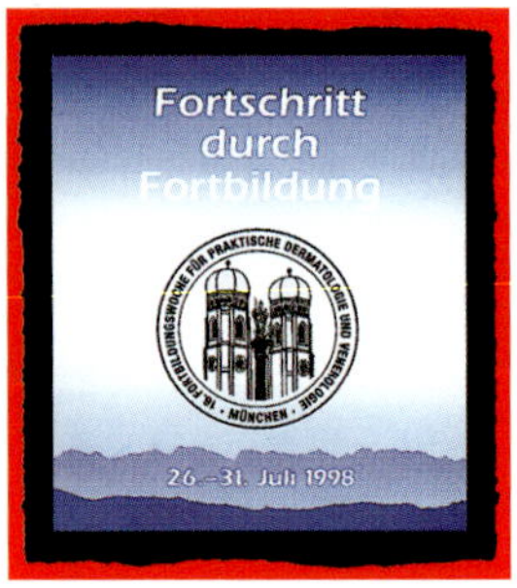

Fortbildungswoche für Praktische Dermatologie und Venerologie e.V.
c/o Klinik und Poliklinik für Dermatologie und Allergologie
Ludwig-Maximilians-Universität München
Frauenlobstraße 9 – 11, D-80337 München

Kongreßbüro Frau Gertrud Hammel
Telefon 0 89/51 60-60 65, Fax 0 89/51 60-60 66
E-Mail Fortbildungswoche@lrz.uni-muenchen.de

ISBN 3-540-66650-8 Springer-Verlag Berlin Heidelberg New York

Die Deutsche Bibliothek – CIP-Einheitsaufnahme
Fortschritte der praktischen Dermatologie und Venerologie : Vorträge und Dia-Klinik der 17. Fortbildungswoche 2000 / Fortbildungswoche für Praktische Dermatologie und Venerologie e.V. c/o Klinik und Poliklinik für Dermatologie und Allergologie der Ludwig-Maximilians-Universität München in Verbindung mit dem Berufsverband der Deutschen Dermatologen e.V. – Berlin ; Heidelberg ; New York ; Barcelona ; Hongkong ; London ; Mailand ; Paris ; Singapur ; Tokio : Springer.
ISSN 0071-7932
ISBN 3-540-66650-8

Springer-Verlag ist ein Unternehmen der BertelsmannSpringer Science+Business Media GmbH

http://www.springer.de

Umschlaggestaltung: W. Bischoff, Heidelberg
Satz: FotoSatz Pfeifer GmbH, 82166 Gräfelfing

Gedruckt auf säurefreiem Papier – SPIN: 10746103 22/3130 – 5 4 3 2 1 0

Vorwort

Seit 1951 führt die dermatologische Klinik der Ludwig-Maximilians-Universität München regelmäßig Fortbildungsveranstaltungen für niedergelassene Dermatologen durch. Begründet wurde diese Tradition 1951 mit einem Fortbildungskurs von Alfred Marchionini, der bis 1964 insgesamt fünf dieser Veranstaltungen durchführte. Im Jahr 1969 übernahm Otto Braun-Falco diesen Fortbildungskurs, der mit der achten Veranstaltung zu einer Fortbildungswoche anwuchs. Die 13. Fortbildungswoche wurde 1992 unter der gemeinsamen Leitung von Otto Braun-Falco und seinem Nachfolger Gerd Plewig durchgeführt. Die 13. Fortbildungswoche markierte einen neuen Rhythmus: Nicht mehr alle drei Jahre, sondern alle zwei Jahre findet seither die Fortbildungswoche für praktische Dermatologie und Venerologie unter der Leitung von Gerd Plewig statt. Die Inhalte der Fortbildungswoche werden in Fortbildungsbänden festgehalten. Traditionell wird dieser Band durch den Springer-Verlag gestaltet.

An der 17. Fortbildungswoche vom 23.–28. Juli 2000 nahmen etwa 1.650 Dermatologinnen und Dermatologen aus vielen Ländern teil. Primäre Zielgruppe der Veranstaltung sind niedergelassene Dermatologen. Es ist den Herausgebern ein besonderes Anliegen, dass der Fortbildungsband eine gute Begleitung während der Facharztausbildung ist und dass er insbesondere zur Vorbereitung der Facharztprüfung als aktuelle Wissensquelle dienen kann.

Die Inhalte der Fortbildungswoche und des Fortbildungsbandes sind ein aktuelles thematisches Spiegelbild der Dermatologie, die ja insbesondere im deutschsprachigen Raum ein im internationalen Vergleich ungewöhnlich breites thematisches Spektrum besitzt.

Die Inhalte der Hauptvorträge, Seminare und Kurse sind in dem vorliegenden Band als sorgfältig aufbereitete Übersichten enthalten. Die Übersichten beinhalten ein aktuelles und weiterführendes Literaturverzeichnis. Wie bisher wurden auch die Fallvorstellungen der Diaklinik aufgenommen. Der Band ist durch das enorme Engagement aller Referentinnen und Referenten zustande gekommen. Ihnen sei an dieser Stelle besonders gedankt.

Aber auch viele andere haben zum Gelingen der 17. Fortbildungswoche und des vorliegenden Berichtsbandes beigetragen. Besonderer Dank gilt der Kongresssekretärin, Frau Gertrud Hammel. An dem Gelingen des Berichtsbandes hatte der Springer-Verlag mit seiner traditionell hervorragenden redaktionellen und gestalterischen Betreuung des Projektes großen Anteil. Namentlich danken möchten wir Herrn Jörg Engelbrecht, Herrn Dr. Sebastian Granderath und Frau Ulrike Niesel. Tagungsteilnehmern wird der Fortbildungsband wie bisher zur Verfügung gestellt. Neu ist, dass alle Interessenten den Fortbildungsband nicht nur über den Buchhandel zum Preis von DM 199,90 erwerben können, sondern dass sich für sie bei Abnahme eines Abonnements auf die weiteren Fortbildungsbände der Preis auf DM 153,– reduziert. Es ist ein weiteres Verdienst des Springer-Verlags, dass in Anbetracht der hochwertigen Ausstattung und des stetig wachsenden Umfangs des Fortbildungsbandes der Preis über viele Jahre konstant gehalten werden konnte. Auch möchten wir der Firma Essex Pharma, München, für die großzügige Unterstützung bei der Erstellung der Diaklinik danken. Schließlich wären die Diaklinik und die zahlreichen Beiträge aus unserer Klinik nicht möglich gewesen ohne unser Fotolabor mit Herrn Peter Bilek, Frau Claudia Jakobec und Frau Diana Kellermeier.

München, im Frühjahr 2001 *Gerd Plewig und Klaus Degitz*

Inhaltsverzeichnis

Struktur und Funktion der Haut

Forschung und Klinik aktuell

Akne und Schweißdrüsen

Allergologie

Atopisches Ekzem

Haare, Nägel und Schleimhäute

Operative Dermatologie

Melanom

Phototherapie

Schwierige therapeutische Situationen

Pädiatrische Dermatologie

Therapie-Telegramm

Diaklinik

Vorbereitet von Gerd Plewig, Klaus Degitz, Jörg C. Prinz, Christian A. Sander und Bettina Prinz

Autorenverzeichnis

Abeck, Dietrich, Prof. Dr. med.
Klinik und Poliklinik für Dermatologie
und Allergologie
Technische Universität München
Biedersteiner Straße 29, 80802 München

Albrecht, Gisela, Dr. med.
Abteilung Dermatologie
Krankenhaus Spandau
Neue Bergstr. 6, 13578 Berlin

Altmeyer, Peter, Prof. Dr. med.
Dermatologische Klinik
Ruhr-Universität St. Josef-Hospital
Gudrunstr. 56, 44791 Bochum

Arai, Hiroko, MD
Arai Dermatol Clinic
1-27-5 Taira-machi, Meguro-ku
Tokyo 152-0032, Japan

Arnold, Barbara
Klinik und Poliklinik für Dermatologie und
Allergologie, Klinikum der Universität München
Frauenlobstr. 9–11, 80337 München

Augustin, Matthias, Dr. med.
Universitätshautklinik
Hauptstr. 7, 79104 Freiburg

Bastert, Janine, Dr. med.
Klinik und Poliklinik für Dermatologie und
Allergologie, Klinikum der Universität München
Frauenlobstr. 9–11, 80337 München

Baumeister, Friedrich A. M., Dr. med.
Dr. von Haunersches-Kinderspital
Klinikum der Universität München
Lindwurmstr. 4, 80337 München

Bertsch, Hans Peter, Dr. med.
Hautklinik und Poliklinik
Georg-August-Universität
Von-Siebold-Straße 3, 37075 Göttingen

Betke, Matthias, Dr. med.
Klinik und Poliklinik für Dermatologie und
Allergologie, Klinikum der Universität München
Frauenlobstr. 9–11, 80337 München

Bieber, Thomas, Prof. Dr. med. Dr. ès sci.
Dermatologische Klinik und Poliklinik
Friedrich-Wilhelms-Universität
Sigmund-Freud-Straße 25, 53127 Bonn

Bilek, Peter
Klinik und Poliklinik für Dermatologie und
Allergologie, Klinikum der Universität München
Frauenlobstr. 9–11, 80337 München

Blecher, Patricia, Dr. med.
Hautärztin
Bahnhofstr. 42, 82152 Planegg

Blum, Andreas, Dr. med.
Universitätshautklinik
Liebermeisterstr. 25, 72076 Tübingen

Bonowitz, Anette
Klinik und Poliklinik für Dermatologie und
Allergologie, Klinikum der Universität München
Frauenlobstr. 9–11, 80337 München

Borelli, Claudia, Dr. med.
Klinik und Poliklinik für Dermatologie und
Allergologie, Klinikum der Universität München
Frauenlobstr. 9–11, 80337 München

Bornhövd, Elke, Dr. med.
Klinik und Poliklinik für Dermatologie und
Allergologie, Klinikum der Universität München
Frauenlobstr. 9–11, 80337 München

Breit, Reinhard, Prof. Dr. med.
Abteilung für Dermatologie und Allergologie
Städtisches Krankenhaus München-Schwabing
Kölner Platz 1, 80804 München

Breit, Susanne, Dr. med.
Klinik und Poliklinik für Dermatologie und Allergologie, Klinikum der Universität München
Frauenlobstr. 9–11, 80337 München

Breuer, Kristine, Dr. med.
Klinik und Poliklinik für Dermatologie und Venerologie, Medizinische Hochschule Hannover
Ricklinger Str. 5, 30449 Hannover

Breuninger, Helmut, Prof. Dr. med.
Universitätshautklinik
Liebermeisterstr. 25, 72076 Tübingen

Brockmeyer, Norbert H., Prof. Dr. med.
Dermatologische Klinik
Ruhr-Universität St. Josef Hospital
Gudrunstraße 56, 44791 Bochum

Bruckner-Tuderman, Leena, Prof. Dr. med.
Klinik und Poliklinik für Hautkrankheiten
Westfälische Wilhelms-Universität
Von-Esmarch-Straße 56, 48149 Münster

Brunner, Birgitt, Dr. med.
Klinik und Poliklinik für Dermatologie und Allergologie, Klinikum der Universität München
Frauenlobstr. 9–11, 80337 München

Burg, Günter, Prof. Dr. med.
Dermatologische Klinik
UniversitätsSpital Zürich
Gloriastrasse 31, 8091 Zürich, Schweiz

Burgdorf, Walter H.C., Prof. Dr. med.
Klinik und Poliklinik für Dermatologie und Allergologie, Klinikum der Universität München
Frauenlobstr. 9–11, 80337 München

Buslau, Michael, Dr. med.
Sanitas Alpenklinik Inzell
Schulstr. 4, 83334 Inzell

Campe, Hartmut, Dr. med.
Institut für Virologie
Max von Pettenkofer-Institut
Klinikum der Universität München
Pettenkoferstr. 9a, 80336 München

Chatelain, René, Privatdozent Dr. med.
Klinik und Poliklinik für Dermatologie und Allergologie, Klinikum der Universität München
Frauenlobstr. 9–11, 80337 München

Christophers, Enno, Prof. Dr. med. Dr. h.c.
Universitätshautklinik
Christian-Albrechts-Universität
Schittenhelmstr. 7, 24105 Kiel

Darsow, Ulf G., Privatdozent Dr. med.
Dermatologische Klinik und Poliklinik
Technische Universität München
Biedersteiner Str. 29, 80802 München

Degitz, Klaus, Privatdozent Dr. med.
Klinik und Poliklinik für Dermatologie und Allergologie, Klinikum der Universität München
Frauenlobstr. 9–11, 80337 München

Dendorfer, Markus
Klinik und Poliklinik für Dermatologie und Allergologie, Klinikum der Universität München
Frauenlobstr. 9–11, 80337 München

Dill-Müller, Dorothee, Dr. med.
Universitätshautklinik
Oscar-Orth-Str., 66421 Homburg

Drosner, Michael, Privatdozent Dr. med.
Hautarzt
Candidplatz 11, 81543 München

El Gammal, Stefan, Privatdozent Dr. med.
Dermatologische Klinik
Bethesda Krankenhaus
Euelsbruchstr. 39, 57258 Freudenberg

Enk, Alexander, Prof. Dr. med.
Hautklinik
Klinikum der Johann Gutenberg-Universität
Langenbeckstr. 1, 55131 Mainz

Esser, Stefan, Dr. med.
Klinik für Dermatologie
Universitätsklinikum der Gesamthochschule Essen
Hufelandstr. 55, 45122 Essen

Flaig, Michael J., Dr. med.
Klinik und Poliklinik für Dermatologie und Allergologie, Klinikum der Universität München
Frauenlobstr. 9–11, 80337 München

Fölster-Holst, Regina, Dr. med.
Universitätshautklinik
Christian-Albrechts-Universität Kiel
Schittenhelmstr. 7, 24105 Kiel

Folwaczny, Matthias, Dr. med. dent.
Poliklinik für Zahnerhaltung und Paradontologie
Klinikum der Universität München
Goethestr. 70, 80336 München

Fritsch, Peter O., Prof. Dr. med.
Universitätsklinik für Dermatologie und Venerologie
Anichstr. 35, 6020 Innsbruck, Österreich

Frosch, Peter, Prof. Dr. med.
Hautklinik
Städtische Kliniken Dortmund
Beurhausstr. 40, 44137 Dortmund

Fuchs, Thomas, Prof. Dr. med.
Hautklinik und Poliklinik
Georg-August-Universität
Von-Siebold-Straße 3, 37075 Göttingen

Gall, Helmut, Dr. med. †
Abteilung Dermatologie
Universitätsklinikum Ulm
Oberer Eselsberg 40, 89081 Ulm

Garbe, Claus, Prof. Dr. med.
Universitätshautklinik
Eberhard-Karls-Universität
Liebermeisterstr. 25, 72076 Tübingen

Ghoreschi, Kamran
Klinik und Poliklinik für Dermatologie und Allergologie, Klinikum der Universität München
Frauenlobstr. 9–11, 80337 München

Gollnick, Harald, Prof. Dr. med.
Universitätsklinik für Dermatologie und Venerologie
Otto von Guericke-Universität
Leipziger Str. 44, 39120 Magdeburg

Goos, Manfred, Prof. Dr. med.
Klinik für Dermatologie
Universitätsklinikum der Gesamthochschule Essen
Hufelandstr. 55, 45122 Essen

Gottlöber, Petra, Dr. med.
Abteilung Dermatologie
Universitätsklinikum Ulm
Oberer Eselsberg 40, 89081 Ulm

Hänisch von, Wolfgang, Dr. med.
Medizinische Einrichtungen
Friedrich-Wilhelms-Universität
Sigmund-Freud-Straße 25, 53127 Bonn

Hagedorn, Manfred, Prof. Dr. med.
Hautklinik
Städtische Kliniken
Heidelberger Landstr. 379, 64297 Darmstadt

Haidl, Gerhard, Prof. Dr. med.
Klinik und Poliklinik für Dermatologie
Friedrich-Wilhelms-Universität
Sigmund-Freud-Straße 25, 53105 Bonn

Haller, Andrea, Dr. med.
Immundermatologie und infektiöse Hauterkrankungen, Universitätsklinik für Dermatologie
Währinger Gürtel 18–20, 1090 Wien, Österreich

Hamm, Henning, Prof. Dr. med.
Universitätshautklinik Würzburg
Joseph-Schneider-Straße 2, 87080 Würzburg

Haneke, Eckart, Prof. Dr. med.
Institutt for Dermatologi
Klinikk Bunæs
Løkkeåsveien 3, 1337 Sandvika, Norwegen

Happle, Rudolf, Prof. Dr. med.
Hautklinik
Philipps-Universität
Deutschhausstr. 9, 35033 Marburg

Hasche, Ernst, Dr. med.
Hautklinik
Städtische Kliniken
Heidelberger Landstr. 379, 64297 Darmstadt

Hauschild, Axel, Privatdozent Dr. med.
Universitätshautklinik
Schittenhelmstr. 7, 24105 Kiel

Hausen, Björn M., Prof. Dr.
Dermatologische Abteilung
Kreiskrankenhaus
Am Krankenhaus 1, 21614 Buxtehude

Hauser, Conrad, Prof. Dr. med.
University Hospital Geneva
Clinique de Dermatologie
24, Rue Micheli-Du-Crest, 1211 Genève 14, Schweiz

Haustein, Uwe-Frithjof, Prof. Dr. med.
Klinik und Poliklinik für Hautkrankheiten
Universität Leipzig
Liebigstr. 21, 04103 Leipzig

Heckmann, Marc, Privatdozent Dr. med.
Klinik und Poliklinik für Dermatologie und Allergologie, Klinikum der Universität München
Frauenlobstr. 9–11, 80337 München

Hein, Rüdiger, Privatdozent Dr. med.
Klinik und Poliklinik für Dermatologie und Allergologie, Technische Universität München
Biedersteiner Str. 29, 80802 München

Heiss, Dirk, Dr. med.
Institut für Radiologische Diagnostik
Klinikum der Universität München
Ziemssenstr. 1, 80336 München

Hengge, Ulrich R., Privatdozent Dr. med.
Klinik und Poliklinik für Dermatologie
Venerologie und Allergologie
Universitätsklinikum Essen
Hufelandstr. 55, 45122 Essen

Herzinger, Thomas, Dr. med.
Klinik und Poliklinik für Dermatologie und Allergologie, Klinikum der Universität München
Frauenlobstr. 9–11, 80337 München

Hesse, Gottfried, Dr. med.
Hautarzt
Romanplatz 10a, 80639 München

Hickel, Reinhard, Prof. Dr. med. dent.
Poliklinik für Zahnerhaltung und Paradontologie
Klinikum der Universität München
Goethestr. 70, 80336 München

Hinz, Boris, Dr. med.
Medizinische Einrichtungen
Friedrich-Wilhelms-Universität
Sigmund-Freud-Straße 25, 53127 Bonn

Hölzle, Erhard, Prof. Dr. med.
Dermatologische Klinik
Städtische Kliniken Oldenburg
Dr.-Eden-Straße 10, 26133 Oldenburg

Hönigsmann, Herbert, Prof. Dr. med.
Abteilung für Spezielle Dermatologie
Herbeckstr. 67, 1180 Wien, Österreich

Hoffmann, Klaus, Dr. med.
Dermatologische Klinik
Ruhr-Universität St. Josef-Hospital
Gudrunstr. 56, 44791 Bochum

Hoffmann, Rolf, Dr. med.
Hautklinik Philipps-Universität
Deutschhausstr. 9, 35037 Marburg

Hohenleutner, Ulrich, Prof. Dr. med.
Klinik und Poliklinik für Dermatologie
Universität Regensburg
Franz-Josef-Strauß-Allee 11, 93053 Regensburg

Holm, Niels, Dr. med.
Klinik und Poliklinik für Dermatologie und Allergologie, Klinikum der Universität München
Frauenlobstr. 9–11, 80337 München

Johnen, Christa, Dr. med.
Medizinische Einrichtungen
Friedrich-Wilhelms-Universität
Sigmund-Freud-Straße 25, 53127 Bonn

Kaiser, Hans-Wilhelm, Privatdozent Dr. med.
Medizinische Einrichtungen
Friedrich-Wilhelms-Universität
Sigmund-Freud-Straße 25, 53127 Bonn

Kapp, Alexander, Prof. Dr. med.
Klinik und Poliklinik für Dermatologie und Venerologie, Medizinische Hochschule Hannover
Ricklinger Str. 5, 30449 Hannover

Kaspar, Katharina, Dipl. Phys. Dr. med.
Hautärztin
Kurzer Kamp 16, 22869 Essen

Kasperk, Christian, Privatdozent Dr. Dr. med.
Abteilung für Endokrinologie und Stoffwechsel
Medizinische Universitätsklinik Heidelberg
Luisenstr. 5, 69115 Heidelberg

Kaudewitz, Peter, Prof. Dr. med.
Klinik und Poliklinik für Dermatologic und Allergologie, Klinikum der Universität München
Frauenlobstr. 9–11, 80337 München

Kaufmann, Roland, Prof. Dr. med.
Zentrum der Dermatologie und Venerologie
Klinikum der Johann Wolfgang Goethe-Universität
Theodor-Stern-Kai 7, 60596 Frankfurt/Main

Kerl, Helmut, Prof. Dr. med.
Universitätsklinik für Dermatologie und Venerologie
Auenbrugger Platz 8, 8036 Graz, Österreich

Kerscher, Martina, Prof. Dr. med.
Studiengang Kosmetik/Körperpflege
Fachbereich Chemie
Martin-Luther-King Platz 6, 20146 Hamburg

Kick, Gerold, Dr. med.
Klinik und Poliklinik für Dermatologie und Allergologie, Klinikum der Universität München
Frauenlobstr. 9–11, 80337 München

Kimmig, Wolfgang, Dr. med.
Haut- und Poliklinik
Universitätskrankenhaus Eppendorf
Martinistr. 52, 20246 Hamburg

Kittler, Harald, Dr. med.
Immundermatologie und infektiöse Hauterkrankungen
Universitätsklinik für Dermatologie
Währinger Gürtel 18–20, 1090 Wien, Österreich

Klüken, Hildegard, Dr. med.
Dermatologische Klinik und Poliklinik
Friedrich-Wilhelms-Universität
Sigmund-Freud-Straße 25, 53127 Bonn

Knop, Jürgen, Prof. Dr. med.
Universitätshautklinik
Klinikum der Johann Gutenberg-Universität
Langenbeckstr. 1, 55131 Mainz

Köhn, Frank-Michael, Privatdozent Dr. med.
Klinik und Poliklinik für Dermatologie und Allergologie, Technische Universität München
Biedersteiner Str. 29, 80802 München

Kohl, Peter K., Prof. Dr. med.
Abteilung Dermatologie und Venerologie
Krankenhaus Neukölln
Rudowerstr. 48, 12351 Berlin

Konz, Birger, Dr. med.
Klinik und Poliklinik für Dermatologie und Allergologie, Klinikum der Universität München
Frauenlobstr. 9–11, 80337 München

Korting, Hans Christian, Prof. Dr. med.
Klinik und Poliklinik für Dermatologie und Allergologie, Klinikum der Universität München
Frauenlobstr. 9–11, 80337 München

Kreusch, Jürgen, Privatdozent Dr. rer. nat. Dr. med.
Hautarzt
Moislinger Allee 95, 23558 Lübeck

Krieg, Thomas, Prof. Dr. med. Dr. h.c.
Klinik und Poliklinik für Dermatologie und Venerologie, Universität zu Köln
Joseph-Stelzmann-Str. 9, 50924 Köln

Krutmann, Jean, Prof. Dr. med.
Klinische und Experimentelle Photodermatologie
Heinrich Heine-Universität Düsseldorf
Moorenstr. 5, 40225 Düsseldorf

Kuhnle, Ursula, Dr. med.
Dr. von Haunersches-Kinderspital
Klinikum der Universität München
Lindwurmstr. 4, 80337 München

Kunte, Christian, Dr. med.
Klinik und Poliklinik für Dermatologie und Allergologie, Klinikum der Universität München
Frauenlobstr. 9–11, 80337 München

Kurschat, Peter, Dr. med.
Klinik und Poliklinik für Dermatologie und Venerologie, Universität zu Köln
Joseph-Stelzmann-Straße 9, 50924 Köln

Landthaler, Michael, Prof. Dr. med.
Klinik und Poliklinik für Dermatologie
Universität Regensburg
Franz-Josef-Strauß-Allee 11, 93053 Regensburg

Lehmann, Percy, Prof. Dr. med.
Hautklinik
Ferdinand-Sauerbruch-Klinik
Arrenberger Str. 20–56, 42117 Wuppertal

Ludolph-Hauser, Dagmar, Dr. med.
Klinik und Poliklinik für Dermatologie und Allergologie, Klinikum der Universität München
Frauenlobstr. 9–11, 80337 München

Luger, Thomas A., Prof. Dr. med.
Klinik und Poliklinik für Hautkrankheiten
Westfälische Wilhelms-Universität
Von-Esmarch-Straße 56, 48149 Münster

Lutz, Gerhard, Privatdozent Dr. med.
Hautarzt
Kronenweg 81, 50389 Wessling

Mailhammer, Reinhard, Dr. med.
Institut für Experimentelle Hämatologie
GSF-Forschungszentrum für Umwelt
und Gesundheit
Marchioninistr. 25, 81377 München

Marsch, Wolfgang, Prof. Dr. med.
Klinik und Poliklinik für Hautkrankheiten
Martin-Luther-Universität
Ernst-Kromayer-Straße 5/6, 06097 Halle

Mauch, Cornelia, Privatdozent Dr. med.
Klinik und Poliklinik für Dermatologie und
Venerologie, Universität zu Köln
Joseph-Stelzmann-Straße 9, 50924 Köln

Melnik, Bodo, Prof. Dr. med.
Hautarzt
Eickhoffstr. 20, 33330 Gütersloh

Merk, Hans F., Prof. Dr. med.
Hautklinik
Rheinisch-Westfälische Technische Universität
Pauwelsstr. 30, 52074 Aachen

Messer, Gerald, Dr. med.
Klinik und Poliklinik für Dermatologie und
Allergologie, Klinikum der Universität München
Frauenlobstr. 9–11, 80337 München

Meurer, Michael, Prof. Dr. med.
Klinik und Poliklinik für Dermatologie
Universitätsklinikum Carl Gustav Carus
Fetscherstr. 74, 01307 Dresden

Meyer, Hermann, Dr. med.
Institut für Mikrobiologie
Sanitätsakademie der Bundeswehr
Neuherbergerstr. 11, 80937 München

Michelsen, Silke, Dr. med.
Klinik und Poliklinik für Dermatologie und
Allergologie, Klinikum der Universität München
Frauenlobstr. 9–11, 80337 München

Mockenhaupt, Maja, Dr. med.
Hautklinik
Klinikum der Albert-Ludwig-Universität
Hauptstr. 7, 79104 Freiburg

Moll, Ingrid, Prof. Dr. med.
Haut- und Poliklinik
Universitätskrankenhaus Eppendorf
Martinistr. 52, 20246 Hamburg

Mrowietz, Ulrich, Dr. med.
Universitätshautklinik
Christian-Albrechts-Universität Kiel
Schittenhelmstr. 7, 24105 Kiel

Nestle, Frank Oliver, Privatdozent Dr. med.
Dermatologische Klinik
UniversitätsSpital Zürich
Gloriastr. 31, 8091 Zürich, Schweiz

Neubert, Uwe, Dr. med.
Klinik und Poliklinik für Dermatologie und
Allergologie, Klinikum der Universität München
Frauenlobstr. 9–11, 80337 München

Neukirch, Sabine, Dr. med.
Hautklinik
Städtische Kliniken
Heidelberger Landstr. 379, 64297 Darmstadt

Niewerth, Markus, Dr. med.
Klinik und Poliklinik für Dermatologie und
Allergologie, Klinikum der Universität München
Frauenlobstr. 9–11, 80337 München

Ochsendorf, Falk, Privatdozent Dr. med.
Zentrum der Dermatologie und Venerologie
Klinikum der Johann Wolfgang Goethe-Universität
Theodor-Stern-Kai 7, 60596 Frankfurt/Main

Oppel, Tilmann, Dr. med.
Klinik und Poliklinik für Dermatologie und
Allergologie, Klinikum der Universität München
Frauenlobstr. 9–11, 80337 München

Padberg, Frank, Dr. med.
Klinik und Poliklinik für Psychiatrie und
Psychotherapie, Klinikum der Universität
München
Nußbaumstr. 7, 80336 München

Panizzon, Renato G., Prof. Dr. med.
Service de dermatologie et vénéréologie CHUV
Av. de Beaumont 29, 1011 Lausanne

Partscht, Karin
Klinik und Poliklinik für Dermatologie und Allergologie, Klinikum der Universität München
Frauenlobstr. 9–11, 80337 München

Paul, Eberhard, Prof. Dr. med.
Hautklinik
Klinikum Nürnberg-Nord
Prof. Ernst-Nathan-Straße 1, 90340 Nürnberg

Petzoldt, Detlef, Prof. Dr. med.
Hautklinik
Universitätsklinikum Heidelberg
Voßstr. 2, 69115 Heidelberg

Pfefferkorn, Ludwig, Dr. med.
Medizinische Klinik Innenstadt
Klinikum der Universität München
Ziemssenstr.1, 80336 München

Pflieger, Dorothee, Dr. med.
Universitätshautklinik
Klinikum der Albert-Ludwigs-Universität
Hauptstr. 7, 79104 Freiburg

Pflugshaupt, Christian, Dr. rer. nat.
Spirig Pharma AG
Froschacker, 4622 Egerkingen, Schweiz

Placzek, Marianne, Dr. med.
Klinik und Poliklinik für Dermatologie und Allergologie, Klinikum der Universität München
Frauenlobstr. 9–11, 80337 München

Plewig, Gerd, Prof. Dr. med.
Klinik und Poliklinik für Dermatologie und Allergologie, Klinikum der Universität München
Frauenlobstr. 9–11, 80337 München

Popal, Hemaiatullah
Klinik und Poliklinik für Dermatologie
Universität Regensburg
Franz-Josef-Strauß-Allee 11, 93053 Regensburg

Preuss, Susanne
Ärztin für Anästhesiologie und Spezielle Schmerztherapie
Moltkestr. 31, 23564 Lübeck

Prinz, Bettina, Dr. med.
Klinik und Poliklinik für Dermatologie und Allergologie, Klinikum der Universität München
Frauenlobstr. 9–11, 80337 München

Prinz, Jörg C., Privatdozent Dr. med.
Klinik und Poliklinik für Dermatologie und Allergologie, Klinikum der Universität München
Frauenlobstr. 9–11, 80337 München

Przybilla, Bernhard, Prof. Dr. med.
Klinik und Poliklinik für Dermatologie und Allergologie, Klinikum der Universität München
Frauenlobstr. 9–11, 80337 München

Pusl, Thomas, Dr. med.
Medizinische Klinik II, Großhadern
Klinikum der Universität München
Marchioninistr. 15, 81377 München

Rappersberger, Klemens, Prof. Dr. med.
Dermatologische Abteilung
Krankenanstalt Rudolfstiftung
Juchgasse 25, 1030 Wien, Österreich

Raulin, Christian, Dr. med.
Hautarzt
Kaiserstr. 104, 76133 Karlsruhe

Ring, Johannes, Prof. Dr. med. Dr. phil.
Klinik und Poliklinik für Dermatologie und Allergologie, Technische Universität München
Biedersteinerstr. 29, 80802 München

Röcken, Martin, Prof. Dr. med.
Klinik und Poliklinik für Dermatologie und Allergologie, Klinikum der Universität München
Frauenlobstr. 9–11, 80337 München

Rommel, Franz, Dr. med.
Medizinische Klinik Innenstadt
Klinikum der Universität München
Ziemssenstr. 1, 80336 München

Ruëff, Franziska, Dr. med.
Klinik und Poliklinik für Dermatologie und Allergologie, Klinikum der Universität München
Frauenlobstr. 9–11, 80337 München

Rufli, Theo, Prof. Dr. med.
Dermatologische Universitätsklinik
Petersgraben 4, 4031 Basel, Schweiz

Ruzicka, Thomas, Prof. Dr. med. Dr. h.c.
Hautklinik
Heinrich Heine-Universität
Moorenstr. 5, 40225 Düsseldorf

Sakrauski, Arne K., Dr. med.
Klinik und Poliklinik für Dermatologie und Allergologie, Klinikum der Universität München
Frauenlobstr. 9–11, 80337 München

Salomon, Nicola, Dr. med.
Klinik und Poliklinik für Dermatologie und Allergologie, Klinikum der Universität München
Frauenlobstr. 9–11, 80337 München

Sander, Christian A., Privatdozent Dr. med.
Klinik und Poliklinik für Dermatologie und Allergologie, Klinikum der Universität München
Frauenlobstr. 9–11, 80337 München

Schaffner, Reto, Dr. med.
Dermatologische Klinik
Universitätsspital Zürich
Gloriastr. 31, 8091 Zürich, Schweiz

Schaller, Martin, Privatdozent Dr. med.
Klinik und Poliklinik für Dermatologie und Allergologie, Klinikum der Universität München
Frauenlobstr. 9–11, 80337 München

Scharffetter-Kochanek, Karin, Prof. Dr. med.
Klinik und Poliklinik für Dermatologie und Venerologie, Universität zu Köln
Joseph-Stelzmann-Straße 9, 50924 Köln

Schatz, Harald, Dr. med.
Hautarzt
Pasinger Bahnhofsplatz 1, 81241 München

Schill, Wolf-Bernhard, Prof. Dr. med.
Hautklinik
Justus-Liebig-Universität
Gaffkystr. 14, 35392 Gießen

Schmid-Wendtner, Monika-Hildegard, Dr. med.
Klinik und Poliklinik für Dermatologie und Allergologie, Klinikum der Universität München
Frauenlobstr. 9–11, 80337 München

Schmidt, Heinrich, Dr. med.
Dr. von Haunersches-Kinderspital
Klinikum der Universität München
Lindwurmstr. 4, 80337 München

Schmitz, Christiane, Dr. med.
Universitätshautklinik
Schittenhelmstr. 7, 24105 Kiel

Schneider, Lars, Dr. med.
Klinik und Poliklinik für Dermatologie und Venerologie, Universität zu Köln
Joseph-Stelzmann-Straße 9, 50924 Köln

Schöfer, Helmut, Prof. Dr. med.
Zentrum der Dermatologie und Venerologie
Klinikum der Johann Wolfgang Goethe-Universität
Theodor-Stern-Kai 7, 60590 Frankfurt/Main

Schöpf, Erwin, Prof. Dr. med.
Hautklinik
Klinikum der Albert-Ludwig-Universität
Hauptstr. 7, 79104 Freiburg

Schöpf, Pia
Klinik und Poliklinik für Dermatologie und Allergologie, Klinikum der Universität München
Frauenlobstr. 9–11, 80337 München

Schorling, Sabine, Dr. med.
Klinik und Poliklinik für Dermatologie und Allergologie, Klinikum der Universität München
Frauenlobstr. 9–11, 80337 München

Schuler, Gerold, Prof. Dr. med.
Dermatologische Klinik und Poliklinik
Friedrich-Alexander-Universität
Hartmannstr. 14, 91052 Erlangen

Schuler-Thurner, Beatrice, Dr. med.
Dermatologische Klinik und Poliklinik
Friedrich-Alexander-Universität
Hartmannstr. 14, 91052 Erlangen

Schuhmann, Kathrin, Dr. med.
Klinik und Poliklinik für Dermatologie und Allergologie, Klinikum der Universität München
Frauenlobstr. 9–11, 80337 München

Schumann, Hauke, Dr. med.
Klinik und Poliklinik für Hautkrankheiten
Westfälische Wilhelms-Universität
Von-Esmarch-Straße 56, 48149 Münster

Schwanitz, Hans Joachim, Prof. Dr. med. Dr. phil.
Fachbereich Psychologie und Gesundheitswissenschaften
Sedanstr. 115, 49090 Osnabrück

Schwarz, Agatha, Dr. rer. medic.
Klinik und Poliklinik für Hautkrankheiten
Westfälische Wilhelms-Universität
Von-Esmarch-Straße 56, 48149 Münster

Schwarz, Thomas, Prof. Dr. med.
Klinik und Poliklinik für Hautkrankheiten
Westfälische Wilhelms-Universität
Von-Esmarch-Straße 56, 48419 Münster

Simon, Jan C., Prof. Dr. med.
Universitätshautklinik
Klinikum der Albert-Ludwigs-Universität
Hauptstr. 7, 79104 Freiburg

Slupetzky, Katharina, Dr. med.
Universitätsklinik für Dermatologie
Währinger Gürtel 18–20, 1090 Wien, Österreich

Stange, Joachim, Dr. med.
Klinik und Poliklinik für Dermatologie und
Allergologie, Klinikum der Universität München
Frauenlobstr. 9–11, 80337 München

Steimle-Grauer, Annette, Dr. med.
Klinik und Poliklinik für Dermatologie und
Allergologie, Klinikum der Universität München
Frauenlobstr. 9–11, 80337 München

Steinhoff, Jürgen, Prof. Dr. med.
Medizinische Klinik I
Universitätsklinik Lübeck
Ratzeburger Allee 160, 23538 Lübeck

Sterry, Wolfram, Prof. Dr. med.
Dermatologische Klinik und Poliklinik
Charité
Schumannstr. 20/21, 10117 Berlin

Stingl, Georg, Prof. Dr. med.
Universitätsklinik für Dermatologie
Währinger Gürtel 18–20, 1090 Wien, Österreich

Stockmeier, Markus
Klinik und Poliklinik für Dermatologie und
Allergologie, Klinikum der Universität München
Frauenlobstr. 9–11, 80337 München

Stolz, Wilhelm, Prof. Dr. med.
Klinik und Poliklinik für Dermatologie
Universität Regensburg
Franz-Josef-Strauß-Allee 11, 93053 Regensburg

Szeimies, Rolf-Markus, Privatdozent Dr. med.
Klinik und Poliklinik für Dermatologie
Universität Regensburg
Franz-Josef-Strauß-Allee 11, 93053 Regensburg

Tanew, Adrian, Dr. med.
Universitätsklinik für Dermatologie
Währinger Gürtel 18–20, 1090 Wien, Österreich

Technau, Kristin, Dr. med.
Universitätshautklinik
Klinikum der Albert-Ludwigs-Universität
Hauptstr. 7, 79104 Freiburg

Thoma-Greber, Eva, Dr. med.
Klinik und Poliklinik für Dermatologie und
Allergologie, Klinikum der Universität München
Frauenlobstr. 9–11, 80337 München

Thomas, Peter, Privatdozent Dr. med.
Klinik und Poliklinik für Dermatologie und
Allergologie, Klinikum der Universität München
Frauenlobstr. 9–11, 80337 München

Tilgen, Wolfgang, Prof. Dr. med.
Universitätshautklinik und Poliklinik
66421 Homburg

Trautner, Beata, Dr. med.
Klinik und Poliklinik für Dermatologie und
Allergologie, Klinikum der Universität München
Frauenlobstr. 9–11, 80337 München

Volkenandt, Matthias, Prof. Dr. med.
Klinik und Poliklinik für Dermatologie und
Allergologie, Klinikum der Universität München
Frauenlobstr. 9–11, 80337 München

Waldmeier, Sibylle
Spirig Pharma AG
Froschacker, 4622 Egerkingen, Schweiz

Wassilew, Sawko W., Prof. Dr. med.
Dermatologische Klinik
Klinikum Krefeld
Lutherplatz 40, 47805 Krefeld

Wedi, Bettina, Privatdozent Dr. med.
Klinik und Poliklinik für Dermatologie und
Venerologie, Medizinische Hochschule Hannover
Ricklinger Str. 5, 30449 Hannover

Weise, Nicole, Dr. med.
Universitätshautklinik
Christian-Albrechts-Universität
Schittenhelmstr. 7, 24105 Kiel

Weißhaar, Elke, Dr. med.
Universitätsklinik für Dermatologie und Venerologie
Otto von Guericke-Universität
Leipziger Str. 44, 39120 Magdeburg

Werfel, Sabine, Dr. med.
Klinik und Poliklinik für Dermatologie und Allergologie, Klinikum der Universität München
Frauenlobstr. 9–11, 80337 München

Wienecke, Ralf, Dr. med.
Klinik und Poliklinik für Dermatologie und Allergologie, Klinikum der Universität München
Frauenlobstr. 9–11, 80337 München

Wienert,Volker, Prof. Dr. med.
Hautklinik
Rheinisch-Westfälische Technische Hochschule
Pauwelsstr. 30, 52074 Aachen

Willers, Christoph, Dr. med.
Klinik für Dermatologie
Universitätsklinikum der Gesamthochschule Essen
Hufelandstr. 55, 45122 Essen

Wimmershoff, Monika-Beatrix, Dr. med.
Klinik und Poliklinik für Dermatologie
Universität Regensburg
Franz-Josef-Strauß-Allee 11, 93053 Regensburg

Wöhrl, Peter, Dr. med. dent.
Poliklinik für Zahnerhaltung und Paradontologie
Klinikum der Universität München
Goethestr. 70, 80336 München

Wörle, Birgit, Dr. med.
Dermatologische Klinik und Poliklinik
Friedrich-Wilhelms-Universität
Sigmund-Freud-Straße 25, 53127 Bonn

Woitalla, Sylvia, Dr. med.
Klinik und Poliklinik für Dermatologie und Allergologie, Klinikum der Universität München
Frauenlobstr. 9–11, 80337 München

Wolff, Hans, Prof. Dr. med.
Klinik und Poliklinik für Dermatologie und Allergologie, Klinikum der Universität München
Frauenlobstr. 9–11, 80337 München

Wollenberg, Andreas, Dr. med.
Klinik und Poliklinik für Dermatologie und Allergologie, Klinikum der Universität München
Frauenlobstr. 9–11, 80337 München

Zenker, Sabine, Dr. med.
Klinik und Poliklinik für Dermatologie und Allergologie, Klinikum der Universität München
Frauenlobstr. 9–11, 80337 München

Zippel, Stefan, Dipl. Psych.
Immunambulanz der Klinik und Poliklinik für Dermatologie und Allergologie
Klinikum der Universität München
Frauenlobstr. 9–11, 80337 München

Struktur und Funktion der Haut

Pruritus: Pathogenese, Klinik und Entwicklungen in der Therapie

Harald Gollnick und Elke Weißhaar

Pruritus ist eines der markantesten Symptome primärer Erkrankungen der Haut und solcher, die sekundär die Haut mit einbeziehen. Er ist diagnostisches Merkmal und therapeutische Crux. Juckreiz wird als lästig empfunden oder als quälend, er kann den Schlaf rauben, die Lebensumstände so verändern, dass Arbeit und Ruhe so gestört werden, dass Physis und Psyche in einen Erschöpfungszustand geraten können. Juckreiz macht benommen und taub für andere Empfindungen wie Sturm, der die Ohren umtost; das Sistieren wird empfunden wie das Eintreten in einen windstillen Raum, wo man wieder selbst in sich hineinlauschen kann.

Das Problem Pruritus stellt eine im Berufsalltag des Dermatologen stetig wiederkehrende Herausforderung dar, ist für den jungen, noch unerfahrenen Arzt fast nicht zu überwinden und für den älteren ein schwerer Gegner in der Auswahl der therapeutischen Waffen.

Pathophysiologie

Neben der physikalischen, chemischen, biochemischen, antimikrobiellen und immunologischen Barriere der Haut im Rahmen der Rolle als Grenzzone des Körpers zur Umwelt spielt die nervale Versorgung von Dermis und Epidermis für Empfindung und Fluchtverhalten eine entscheidende Rolle (Abb. 1 und 2). Dass für verschiedene Wahrnehmungen jeweils spezifische Rezeptoren existieren, wird heute nicht mehr akzeptiert, wenn man die Vater-Pacini-Lamellarkörperchen als Empfänger für Druckreize ausnimmt. So wird zum Beispiel davon ausgegangen, dass Mischrezeptoren für Hitze, Kälte, Schmerz, Juckreiz und Berührung existieren. Einige Nozizeptoren (Noxe, Rezeptor) sprechen auf chemische Stimuli an, verhalten sich aber offensichtlich verschieden gegenüber unterschiedlichen chemischen Substanzen. Gegenwärtig existieren keine exakt definierten chemischen Substanzen, die entweder nur Jucken oder nur Schmerz produzieren; selbst Histamin zeigt dosisabhängig Juck- oder Schmerzeffekte [5, 16, 20, 22].

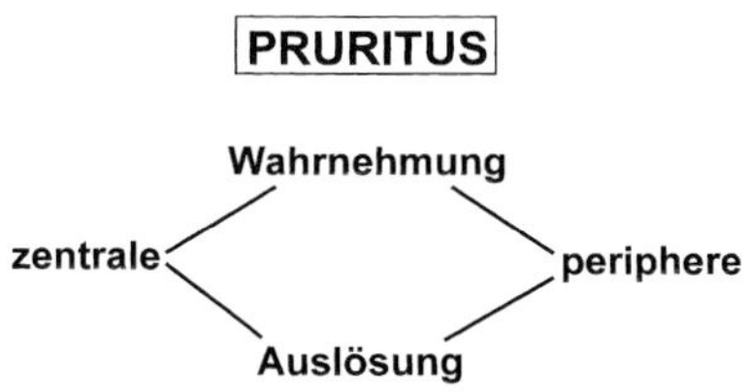

Abb. 1. Komponenten des Phänomens Juckreiz

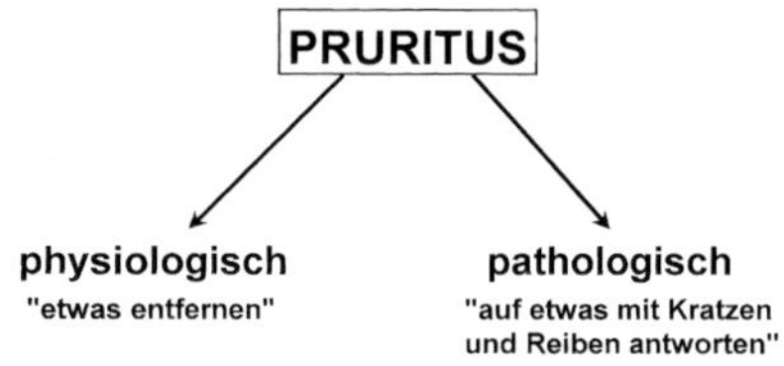

Abb. 2. Reaktion auf Pruritusreize

Sowohl Lichtmikroskopie als auch Elektronenmikroskopie konnten zur eindeutigen Differenzierung der epidermalen sensorischen Neuronen nur unvollständig beitragen. Erst die Methodik der Immunhistochemie einschließlich Immunelektronenmikroskopie mit dem Einsatz von Antikörpern gegen Neuropeptide erlaubte eine weitere Differenzierung. Innerhalb der kutanen Nervenfasern konnten Substanzen wie Substanz P, Calcitonin-Gene-Related-Peptide (CGRP), Neurotrophin und vasoaktives intestinales Peptid (VIP) lokalisiert werden. Auch ist erkennbar, dass einige Fasern eine kombinierte Ausrüstung mit solchen Neuropeptiden aufweisen [12, 20, 24, 40].

In der Vermittlung von Juckreiz und Schmerz spielen freie Endigungen vom Fasertyp A delta und C-Fasern die entscheidende Rolle. Während es früher vor allem klinische Beobachtungen waren, so sind es heute neurophysiologische Forschungsergebnisse, die die Theorie stützen, dass Juck- und Schmerzfaser eine Einheit mit unterschiedlicher Aktivierungsschwelle darstellen (Tabelle 1).

Tabelle 1. Pruritus und Schmerz: separate Phänome

Beide Phänomene können simultan auftreten
Die elektrische Stimulation von C-Fasern erzeugt Schmerz oder Juckreiz
Die Steigerung des Reizes ändert nicht die Qualität
Deepidermisierung vermindert signifikant den Juckreiz, aber nicht den Schmerz
Juckreiz erzeugt Kratzen, Schmerz bedingt Zurückweichen
Opioide provozieren Juckreiz, aber vermindern Schmerz

Klinisch zeigt sich:

- Menschen mit angeboren-fehlender Schmerzempfindung können auch keinen Juckreiz empfinden.
- Patienten mit Spätschäden bei Lepra oder bei Syringomyelie mit anästhetischen Hautarealen können in diesen auch keinen Juckreiz wahrnehmen.
- Intravenöse Applikation von Histamin in geringen Mengen erzeugt Juckreiz, in höheren Schmerz.
- Das Aufkratzen pruriginöser Papeln lässt nach Auftreten von Schmerz den Juckreiz sistieren.

Neurophysiologisch zeigt sich:

- Juckreiz – spezifische Nozizeptoren in der Haut sind mechanoinsensitiv,
- haben eine relativ hohe elektrische Erregungsschwelle,
- zeigen eine sehr langsame Leitungsgeschwindigkeit und
- besitzen sehr große rezeptive Felder.

Sowohl Tierexperimente als auch Untersuchungen beim Menschen weisen zunehmend darauf hin, dass solche Neuronen, die die Juckreizinformationen abgeben, zu einer Subpopulation von C-polymodalen nozizeptiven Neuronen gehören. Bestimmte Reize werden offensichtlich nur von einer Untergruppe von Faserbündeln dieser Neuronen empfangen beziehungsweise Informationen weitergegeben, während andere gar nicht reagieren oder Schmerz signalisieren. Beide Fasertypen leiten über die dorsalen Ganglien Impulse über das Rückenmark zum ZNS. Impulse, die über die A-Deltafasern geleitet werden, gehen über den lateralen Tractus spinothalamicus direkt zum Thalamus, hingegen kreuzen C-Faserimpulse die Formatio reticularis und gelangen dann zum Thalamus und Hypothalamus [20, 21, 23]. Kontralaterale ventrolaterale Cordotomie bei experimentellem Pruritus im Tiermodell weisen auf diese Leitungsbahnen hin. Es ist somit auch davon auszugehen, dass ein Paradigma vorherrscht in Hinsicht auf die Signalempfänge: das Zentralnervensystem interpretiert eingehende Signale als Pruritus, wenn pruritogen empfängliche Subpopulationen der Fasern gereizt werden. Wenn jedoch die Gesamtpopulation des C-polynodalen nozizeptiven Neurons gereizt wird, entsteht offensichtlich eine Schmerzinterpretation. Dies würde auch mit den klinischen Beobachtungen übereinstimmen, dass starkes Aufkratzen bis zum Gefühl des Schmerzes dann das Signal Juckreiz auslöscht. Die Deepidermisierung geht mit einer Auslöschung des Phänomens Juckreiz einher. Bereits in den 50er Jahren wurde mit *Mucuna pruriens* – dem aktiven Bestandteil des Juckpulvers – die stärkste Juckreizantwort in der Epidermis, nicht in der Dermis erzeugt. Die Epidermis und die sie versorgenden Fasern sind daher der Schlüssel für das Verständnis des peripheren Juckreizzentrums.

Ein typisches Prurituszentrum im ZNS ist bisher nicht identifiziert. Mittels funktioneller Positronenemissionstomographie konnte nach histamininduziertem kutanem Juckreiz eine erhöhte Blutflussrate als Anzeichen neuronaler Aktivierung im Bereich des posterioren Anteils des vorderen Gyrus cinguli nachgewiesen werden. Die Untersuchungen von Hsieh et al. [23] weisen darauf hin, dass diese Region für den sensorischen Aspekt des histaminreduzierten Pruritus verantwortlich sein könnte, währenddessen die prämotorische Zone für die Vorbereitung des Kratzens verantwortlich sein dürfte.

Ähnlich wie bei der chronischen Schmerzverarbeitung findet sich in einem Hautareal, wo spontaner Juckreiz entsteht, eine Empfindungsfläche, die als juckende Haut in der Umgebung bezeichnet werden kann. Dieses Gefühl erweckt noch nicht den Reflex des Kratzens oder hat noch nicht eindeutig die Schwelle der Empfindung des Pruritus erreicht, streicht man jedoch mit einem weichen Pinsel über dieses Areal, dann wird hier Juckreiz signalisiert (Alloknesis) [38].

Chemische und pharmakologische Mediatoren des Juckreizes

Einzelne Mediatoren oder eine Kombination derselben sind in der Lage, in den oben genannten C-Fasern einzelne Rezeptoren oder Rezeptorkombinationen zu aktivieren, wodurch eine bestimmte Reizschwelle überschritten oder eine Kaskade eingeleitet wird, die in der Nervenstimulation mit Interpretationssignal Juckreiz im ZNS verarbeitet wird.

Tabelle 2. Puritogene Potenz entzündlicher Mediatoren nach intradermaler Injektion

Gruppe	Substanz	Pruritus	Charakteristik
Amin	Histamin	+	Klassischer Chemomediator
	Serotonin	(+)	Freisetzung nach Thrombozytenaggregation und Prostaglandinfreisetzung
Proteasen	Trypsin	+	Histaminliberator
	Chymase	+	Histaminliberator
	Papain	+	Brennender Juckreiz ohne Histaminliberation
Peptide	Bradykinin	(+)	Histaminliberator
	Secretin	+	Histaminliberator
	Substanz P	+	Histaminliberator
	Neurotensin	+	Histaminliberator
	VIP	+	Histaminliberator
	Endorphine	±	Potenzieren Histamineffekte
Eikosanoide	Prostaglandine	±	Potenzieren Juckreiz von Histamin, Serotonin und Papain

Zusammenhänge zwischen Juckreiz und Histamin wurden schon früh beschrieben, danach der Zusammenhang mit Proteinasen entdeckt, mit Leukotrienen und Prostaglandinen, später mit Endorphinen und Enkephalinen (Tabelle 2). Seit Ende der 90er Jahre beschäftigt sich die Neuropeptidforschung in Hinsicht auf den Pruritus mit Zusammenhängen zwischen Signaltransduktion, Zytokinen und Wachstumsfaktoren. Der Bogen schließt sich zunehmend durch die immer weitergehenderen Erkenntnisse zu Mediatoren, die von Eosinophilen, Mastzellen und in die Dermis einwandernden T-Lymphozyten ausgeschüttet werden [12, 17, 20, 22, 24, 27, 33, 34, 42, 43].
Wir kennen heute eine kaum mehr übersehbare Zahl von chemischen Mediatoren, die mit Juckreizauslösung in unterschiedlicher Intensität in Zusammenhang gebracht werden. Die Tabelle 2 gibt hierzu eine Übersicht.
Histamin ist die am längsten bekannte Substanz, die im Zusammenhang mit Juckreiz untersucht wurde. Als Bestandteil der Mastzellen, durch Mastzellendegranulation freigesetzt und Bindung an H1-Rezeptoren entstehen nach Lewis (1927) drei Phänomene:

- fleckförmiges Erythem mit Kapillarerweiterung
- Umgebungsrötung ohne Massenzunahme im Gewebe
- Entwicklung einer Quaddel nach 60–90 Sekunden, gegebenfalls gefolgt von einem kleinen anämischen Hof durch Ödem und konsekutive Kapillarkompression

Die Effekte von Histamin können durch Blockade von Histaminrezeptoren durch H1-Antihistaminika vollständig oder zum Teil aufgehoben werden. Es ist daher immer wieder versucht worden, einen Pruritus als Phänomen unterschiedlicher Hautkrankheiten und verschiedenster interner Erkrankungen durch Antihistaminika zu bekämpfen. Hierbei hat sich herausgestellt, dass eine ganze Reihe von Pruritusformen nicht auf Antihistaminika ansprechen, so dass auch aufgrund dieser Tatsache die Suche nach anderen Mediatoren noch mehr vorangetrieben wurde.
Ein anderes biogenes Amin, Serotonin, kann ebenfalls bei Injektion oder mittels iontophoretischer Applikation Juckreiz und Quaddelbildung erzeugen. Es ist jedoch ein schwächeres Pruritogen als Histamin. Serotonin ist nicht in Mastzellen gespeichert und kann sowohl algetische als auch analgetische Effekte erzeugen. Möglicherweise spielt es eine besondere Rolle beim urämischen und hepatischen Pruritus. Eigene Untersuchungen haben dabei gezeigt, dass Capsaicin zwar eine Verminderung der serotonininduzierten Quaddel bewirkt, die Umgebungserythembildung jedoch nicht beeinflusst wird [44].
Proteinasen sind ebenfalls Pruritogene. Trypsin und Chymotrypsin produzieren Juckreiz, die Effekte sind jedoch durch Antihistaminika aufhebbar, weshalb angenommen werden muss, dass die Modulierung über Histaminfreisetzung erfolgt. Hingegen erzeugen Papain und Kallikrein eigene histaminunabhängige Effekte.
Viel Aufmerksamkeit wurde in der letzten Zeit dem Zusammenhang von Neuropeptiden und Juckreiz geschenkt. Die Substanz P ist ein starker Juckreizerzeuger, zum Teil über Histamin mediiert. Insbesondere der therapeutische Einsatz von Capsaicin hat zur weiteren Aufklärung geführt. Die topische Applikation von Capsaicin auf die Haut führt zu einer Depletion der Substanz P von den Nervenenden bis hin zur Schädigung der unmyelinisierten C-Fasern. Zunächst kommt es zu einem starken Brennen und Schmerzen sowie Juckreiz, danach ist die Wiederaufnahme beziehungsweise Bildung von Substanz P geblockt.
Ebenfalls zur Aufklärung des Juckreizes haben die Wirkungen von Opioiden beigetragen. Morphin be-

seitigt Schmerz, erzeugt aber andererseits Juckreiz. Obwohl Opioide wie Morphin über eine Histaminfreisetzung aus Mastzellen Juckreizeffekte erzeugen, sind Antihistaminika nicht in der Lage, diese durch Rezeptorblockade zu unterbrechen. Opiatantagonisten vom Typ des Naloxon oder Naltrexon sind in der Lage, bei systemischer Applikation morphininduzierten Juckreiz zu unterbrechen. Auch 5-HT_3-Antagonisten vom Typ des Ondansetron können zum Beispiel bei intratekaler Morphininjektion die sofort einsetzenden schweren Pruritusschübe unterbrechen [10, 46].

Prostaglandine und Eikosanoide, die im Rahmen immunologischer und allergischer Reaktionen in der Haut in großen Mengen zu finden sind, spielen offensichtlich auch eine Rolle beim Pruritus. Nach Injektion können Prostaglandine einen leichten Juckreiz erzeugen, der jedoch deutlich geringer als der von Histamin selbst ist, offensichtlich aber durch Histamin vermittelt wird beziehungsweise Histaminjuckreiz kann durch Prostaglandin E2 verstärkt werden. Die Leukotriene zum Beispiel vom Typ LTB-4 erzeugen ein Erythem, jedoch nach Hautinjektion keine Quaddel. Inhibitoren der Prostaglandinsynthese wie Acetylsalicylsäure oder Indometacin sind jedoch nicht in der Lage, diesen Juckreiz abzuregulieren. Andererseits spielt Acetylsalicylsäure in der Behandlung des starken Juckreizes im dritten Trimenon der Schwangerschaft eine entscheidende Rolle und ist stärker wirksam als der H1-Antagonist Chlorpheniramin [30].

Zytokine und Wachstumsfaktoren befinden sich in der Aufklärung hinsichtlich möglicher Zusammenhänge mit dem Juckreiz. In dieser Hinsicht ist eine Untersuchung von besonderer Bedeutung, die nachweisen konnte, dass der neurotrophe Faktor Neurotrophin-4 im Rahmen des Juckreizes bei atopischer Dermatitis eine Rolle spielt [17]. Hierbei konnte gezeigt werden, dass γ-Interferon Keratinozyten anregt, Neurotrophin-4 zu produzieren. Das neu gebildete Neurotrophin-4 war wiederum in der Lage, Neurogliablastomzelllinien zum Wachstum anzuregen. Hier liegt möglicherweise ein Schlüssel für die Erklärung, dass in der Prurigopapel bei atopischer Dermatitis eine verstärkte Nervenfaserbildung vorliegt. Mittels immunhistochemischer Verfahren konnte eine verstärkte Neurotrophin-4-Markierung festgestellt werden. Neurotrophin-3 hingegen wurde von dermalen Fibroblasten exprimiert.

Verschiedene Zellspezies, vor allem T-Zellen und eosinophile Granulozyten, wandern im Rahmen primär dermatologischer pruritusassoziierter Erkrankungen in die Haut ein. So spielen offensichtlich Mediatoren der Eosinophilen in der Vermittlung von Juckreiz bei parasitären Erkrankungen mit kutaner oder systemischer Manifestation eine Rolle. Jedoch finden sich unter den Biopsien von kutanen T-Zell-Lymphomen, vor allem beim Sézary-Syndrom, solche, die kaum oder gar keine Eosinophilen aufweisen; klinisch ist jedoch ein sehr starker Juckreiz vorhanden. Dies weist auf andere Mediatoren hin, die durch T-Zell-Einwanderung gebildet werden. Diese Hypothese wird auch durch die Tatsache unterstützt, dass der Juckreiz bei atopischer Dermatitis oder kutanen T-Zell-Lymphomen nicht oder kaum durch Antihistaminika inhibierbar ist, jedoch die Reduktion in der Zahl und Aktivität der eingewanderten malignen T-Zellen sowie der anderen Zellen durch Ciclosporin A innerhalb von 48–72 Stunden entscheidend minimiert wird und das Sistieren des Pruritus unmittelbar folgt.

Anamnese und Klinik des Pruritus

Eine sorgfältige Anamneseerhebung über den zeitlichen Beginn, Verlauf und Intensität des Pruritus ist unumgänglich. Stets sind die in Abb. 3 aufgeführten Charakteristika abzufragen.

Darüber hinaus ist zu hinterfragen, ob Wasser, Hitze, Trockenheit oder Feuchtigkeit, physikalische Anstrengung, Abkühlen der Haut den Pruritus provoziert oder verschlechtert. Stets ist nach Tropenaufenthalten, Tierkontakten, nach der Einnahme von Medikamenten sowie nach Besonderheiten von Ernährungsgewohnheiten und Naschereien zu fragen (Farbstoffe, Beistoffe, Konservierungsstoffe). Selbstverständlich gehört eine sorgfältige Anamnese in Richtung einer Disposition für Atopie sowie Berufs- und Sozialanamnese bis hin zum Sexualleben hinzu. Ohne den Patienten an der Haut examiniert zu haben, kann die einfache Frage, ob andere Familienmitglieder oder der Lebenspartner ebenfalls Juckreiz haben, schon auf eine infektiöse Genese hinweisen. Juckreiz, der sich mit dem Einschlafen legt, nicht zum Wiedererwachen führt und beim Aufste-

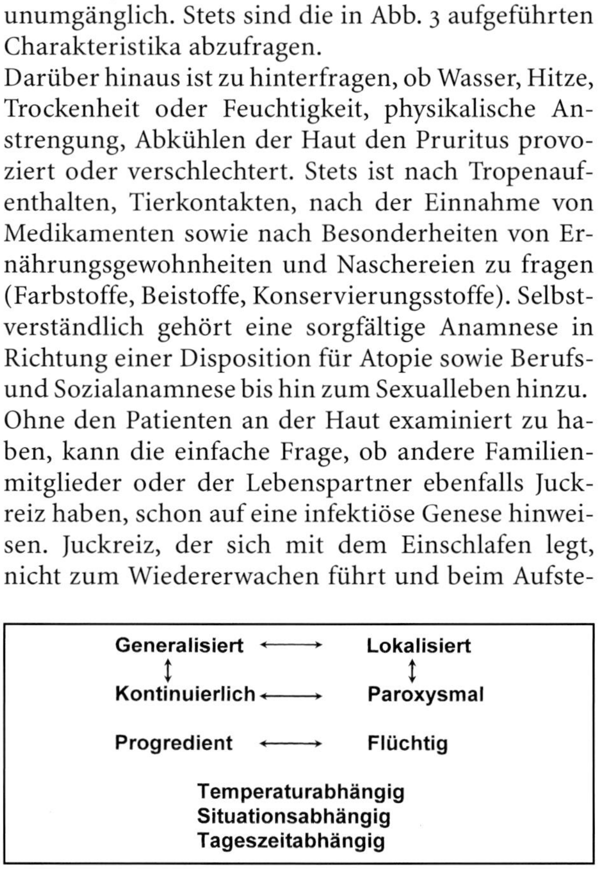

Abb. 3. Qualitäten von Pruritus

hen sich in der Intensität ansteigend bemerkbar macht, weist auf Belastungen hin, die psychisch bedingt sein könnten. Juckreiz, der den Patienten nicht schlafen lässt, oder von dem er nachts wieder aufwacht, ist eher durch eine systemische Erkrankung hervorgerufen. Diverse Hauterkrankungen zeigen eine durchgehende Intensität des Pruritus wie bei atopischer Dermatitis, wo oft nur der Erschöpfungsschlaf die Juckreizattacken zudeckt. Arthropodeninfestationen, wie Skabies, verstärken sich bei der nächtlichen Bettwärme. Nächtliches Schwitzen und subfebrile Temperaturen verbunden mit Juckreiz sind fast pathognomonisch für den Morbus Hodgkin, oft durch abendliche Alkoholprovokation noch verstärkt.
Diese wenigen Beispiele sollen den Blick für die richtige Fragestellung bei der Anamneseerhebung eines Patienten mit Pruritus vor allem aber bei dem, der keine typischen Hautveränderungen bietet, schärfen.

Diagnoseraster

In Abb. 4 ist ein grobes Raster wiedergegeben, das helfen soll, zwischen einem Pruritus cum materia und sine materia zu unterscheiden. Wir sprechen solange von einem Pruritus sine materia, als wir diesen nicht einer bestimmten Ursache zuordnen können. Eine gute klinische, laborchemische, histologische und psychosomatische Untersuchung wird in der Regel eine Ursache oder verschiedene Ursachen ausmachen können. Nur selten wird die Diagnose Pruritus sine materia verbleiben und in Verlegenheitsdiagnosen als Pruritus bei zerebralvaskulären Veränderungen des Seniums stehenbleiben. Allerdings kann auch ein Pruritus lange der Entdeckung eines Tumors als kutanes paraneoplastisches Phänomen vorausgehen und somit frustrane Anstrengungen

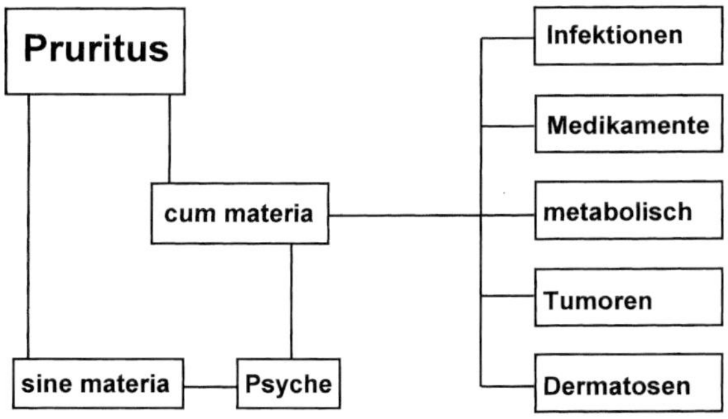

Abb. 4. Diagnostisches Raster zur Differenzierung zwischen Pruritus cum materia und Pruritus sine materia

des untersuchenden Arztes nach sich ziehen. Ebenso vermögen bestimmte Arzneimittel als Pruritogene wirken, ohne dass entsprechende Hautveränderungen zu finden sind. Nicht nur Arzneimittel sondern auch Arzneimittelinhaltsstoffe oder Beistoffe in Nahrungsmitteln spielen eine Rolle. So kann eine mehrtägige Karenzdiät ohne Farb- und Konservierungsbeistoffe (Tee, Zwieback, Knäckebrot, Mineralwasser, gekochte Kartoffeln und Reis) Aufschluss bieten, ob der Juckreiz besser wird. Ist dies der Fall, muss mit Nahrungsmitteln sowie Beistoffen und Farbstoffen zur weiteren Einengung oral provoziert werden ([2]. Dieses bedarf großer Geduld, glücklicherweise sind diese Patienten in der Zahl eher gering.
Bei der körperlichen Untersuchung eines Patienten mit Pruritus ist weiter zwischen solchen mit und ohne Hauterscheinungen zu unterscheiden. Bevor jedoch davon ausgegangen werden kann, dass keine Hauterscheinungen vorliegen, genügt es nicht, einen flüchtigen Blick über die Körperhaut gleiten zu lassen, sondern es ist von der Fußsohle bis zum Kopfhaar, vom Nasen- zum Gehöreingang, vom Anus zur Skrotal- und Vulvaregion, von den Nägeln zur Interdigitalregionen komplett nachzuschauen. Erst wenn alle diese Regionen unauffällig erscheinen, sprechen wir von einem Pruritus ohne Hautbeteiligung. Im Weiteren gilt es, nach vergrößerten Lymphknoten, vergrößerter Milz, Exophthalmus oder Zeichen des Diabetes mellitus und natürlich einer Xerose zu fahnden.
Niemals sollte man bei einem diffusen, ohne Hauterscheinungen einhergehenden Pruritus vergessen, mittels scharfem und breitem Strich über die Haut eine erleichterte Mastzellliberation auszuschließen.
Bei Patienten mit Hauterscheinungen finden sich typische Effloreszenzen einer spezifischen Dermatose mit monomorphem oder polymorphem Effloreszenzenbild in generalisierter oder lokalisierter Verteilung. Finden sich darüber hinaus Exkoriationen, so lässt sich von der Heftigkeit und Tiefe auf die Intensität des Juckreizes schließen. Posttraumatische Leukoderme durch Kratzen oder Hyperpigmentierungen mit striärer Anordnung lassen Rückschlüsse auf das Alter und die Art der Exkoration zu. Kratzregionen-assoziierte polymorphe Läsionen lassen eher an Infestationen oder nichtprimäre Dermatosen denken. Oft ist die Region zwischen den Schulterblättern ausgespart, da der weniger gelenkige ältere Patient kaum mehr diese Regionen erreicht.

Laboruntersuchungen

Ein minimales Laborprogramm zur Einengung von möglichen Ursachen bei generalisiertem Pruritus ohne typische Hinweise einer Dermatose sollten neben den Entzündungsparametern BSG und CRP ein Differentialblutbild mit Handauszählung der Eosinophilen und die Thrombozytenzahl umfassen, die Transaminasen mit alkalischer Phosphatase und Bilirubin sowie Transferrin und Eisen, Harnstoff und Kreatinin, Harnsäure und Blutzucker, Kalzium und Phosphat sowie Hormonuntersuchungen, die auf Schilddrüse und Nebenschilddrüse hinzielen. Die Bestimmung des Gesamt-IgE in Verbindung auch mit dem Nachweis von intestinalen Parasitosen schließen das Programm ab.
Bei Verdacht auf einen tumorassoziierten paraneoplastischen Pruritus sind entsprechende einengende Untersuchungen über Tumormarker und minimalinvasive Untersuchungen wie Röntgenthorax und Sonographien zu veranlassen.
Gelegentlich können neben dem Gesamt-IgE die Serumspiegel für Histamin, Serotonin und Tryptase hilfreich werden (diffuse Mastozytose, Nephro-/Hepatopathie).
Bei lichenoiden Veränderungen sind stets Ablagerungsdermatosen bioptisch auszuschließen.
Infektionsassoziierte Untersuchungen sollten nur gezielt vorgenommen werden [8, 14]

Ausgewählte Erkrankungen und Zustände mit Pruritus

Atopische Dermatitis

Juckreiz ist der ewige Begleiter der atopischen Dermatitis (AD). Seine Intensität ist unterschiedlich stark, diffus bis lokalisiert, zum Teil nur umschrieben im Bereich einzelner Effloreszenzen, dies vor allem beim älteren Atopiker mit pruriginösen Veränderungen. Der Juckreiz kann einem erneuten Ausbruch der atopischen Dermatitis vorausgehen. Die durch den Juckreiz bedingten Kratzeffekte erzeugen einen Circulus vitiosus, der die Entzündung weiter vorantreibt, zur Superinfektion mit Staphylokokken führt und somit wiederum zur Entzündung und Permanenz der Erkrankung beiträgt.
Als sichtbares Ergebnis des Juckreizes findet man entweder längliche Kratzspuren, lokalisierte Exkoriationen von Prurigopapeln mit sekundärer Effloreszenzenentwicklung bis hin zu Narben und Leukodermen sowie Hyperpigmentierung oder eine Zunahme der Lichenifikation durch Reiben.
Neben lokalen Faktoren einschließlich mikrobiellen Peptiden/Antigenen, die die Immunantwort in der Epidermis antreiben, können systemisch auslösende Pruritogene, wie Nahrungsmittel und Additiva sowie starker psychischer Stress, über kutane Vasodilatation und Ausschüttung von Neuropeptiden und anderen Substanzen Juckreiz und Kratzen erzeugen. Erfahrene Atopiker wissen, dass sie durch Kratzen mit den Fingernägeln Exkoriationen und Vernarbung bedingen. Daher nutzen sie eher die Oberfläche der Nägel und reiben auf der Haut, wodurch das Phänomen der polierten Nägel entsteht. Je jünger die atopischen Dermatitiskinder sind, desto eher kommen unbewusste Kratzschäden vor allem bei nächtlichem Jucken vor, weshalb die Prävention mit Handschuhen oder Handschuhstülpern und geschlossene Nachtanzüge bis zum Hals mit Verschluss an den Handgelenken stets in aktiven Phasen des Ekzems zu empfehlen sind. Nächtliches Kratzen konnte in bis zu 30% der Patienten, in einer anderen Studie in bis zu 82%, gefunden werden. Der Juckreiz mit Kratzeffekten ist dabei während der oberflächlichen Schlafphasen am stärksten. Kinder mit atopischer Dermatitis im Schub zeigen in bis zu 86% Schlafstörungen, wobei Aufwachphasen im Schnitt zwischen 2,7-mal auftraten und Schlafdefizite in bis zu drei Stunden [4]. Die hierdurch bedingte physische und psychische Erschöpfung führt vor allem in der Schule zu Leistungsverlusten.
Vier Faktoren im Pathomechanismus des Juckreizes werden bei atopischer Dermatitis favorisiert:

- erhöhte Juckreizempfänglichkeit
- zentrale Mediatoren für den Juckreiz
- periphere Mediatoren für den Juckreiz
- erhöhte Juckreizbereitschaft mit Alloknesis

Patienten mit atopischer Dermatitis haben eine niedrigere Juckreizschwelle auf die Injektion verschiedener Pruritogene. Hingegen gilt dieses Phänomen nicht für Histamin [22, 33, 39, 40, 41].
Untersuchungen mit Opiatantagonisten haben gezeigt, dass der Juckreiz nicht nur bei chronischer Urtikaria und hepatischer Cholestase abgemildert werden kann, sondern auch bei atopischer Dermatitis, weshalb ein erhöhter Spiegel an endogenen Opioidpeptiden und möglicherweise zentraler Verarbeitung vorliegen könnte.
Hinsichtlich der peripheren Mediatoren des Juckreizes wird eine verstärkte Ausrüstung mit C-Fasern vermutet. Der Nachweis verstärkter Freisetzung von Neutrophin-4 auf die Freisetzung von γ-Interferon

im Rahmen der Entzündung bei atopischer Dermatitis sind wegweisend [17]. Im Zuge dieser permanenten Stimulation werden Nervenfasern zum Wachstum angeregt. Gleichzeitig wird erklärt, dass in der Prurigopapel der atopischen Dermatitis ein erhöhter Fasergehalt mit dementsprechend erhöhtem Juckreizempfinden vorliegt.

Die Alloknesis ist ein anderes Phänomen, welches sich bei der atopischen Dermatitis besonders ausgeprägt findet. Sie bedeutet, dass mildes Überstreichen der Haut beispielsweise mit einem Pinsel Juckreiz induziert. Eine Verbindung zwischen Mechanorezeptoren und Juckreizrezeptoren könnte bestehen. Die Alloknesis im Zusammenhang mit einer Histaminiontophorese der Haut ist bei Patienten mit atopischer Dermatitis signifikant geringer als bei solchen ohne Atopie und mit gesunder Haut. Andererseits spielt Histamin offensichtlich nicht die entscheidende Rolle im Pruritus der atopischen Dermatitis, da Antihistaminika nicht zur entscheidenden Besserung des Juckreizes beitragen. Irritationen über externe mechanische Reize, wie über Wollfasern, kommen auch dem Phänomen der Alloknesis näher. Dabei zeigt sich, dass je dicker und härter die Wollfaser, um so stärker die Juckreizauslösung [41].

Jüngere Untersuchungen mit Hilfe der Mikrodialyse konnten nachweisen, dass nach Degranulation der Mastzellen mit Compound 48/80 oder mittels Histamin mit und ohne Einsatz von H1-Antagonisten (Cetirizin) bei atopischer Dermatitis die Proteinextravasation deutlich reduziert ist. Dabei wurde die klinische Beobachtung weiter untermauert, dass der Pruritus bei atopischer Dermatitis bei H1-Blockade unbeeinflusst bleibt [32]. Daraus kann geschlossen werden, dass andere Mastzellmediatoren und nicht Histamin für einen großen Teil des Pruritus verantwortlich sein müssen.

Bei der Therapie des Pruritus spielt neben allgemeinen modulierenden Maßnahmen (Tabelle 3) in erster Linie die Abregulation der Entzündung eine Rolle. Ob diese durch externe Glukokortikoide oder bei sehr schwerem Verlauf durch systemische Ciclosporin-Therapie vermittelt wird, ist dabei nicht entscheidend; wichtig ist die Reduktion der T-Zell-Infiltration in der konsekutiven Freisetzung von Mediatoren der Entzündung in die Epidermis. Die Xerosis bei Atopie ist ein weiterer Angriff in der Therapie und bedarf des Einsatzes von Substanzen, die neben der Rückfettung eine Wasserbindung mit sich bringen. So ist Harnstoff prinzipiell indiziert, daneben der weitgehend aus dem Handel gezogene Teer, der selbst juckreizlindernd ist und die Hyperproliferation der Keratinozyten und Lichenifikation reduzieren kann. Juckreiz bei akut entzündeter Haut und solcher im chronischen Stadium der atopischen Dermatitis ist unterschiedlich anzugehen. Subakute Stadien können mit UV-Strahlung behandelt werden, eventuell kann auch UVA-1-Bestrahlung im akuten Stadium zu einer Unterdrückung der Entzündung und des Juckreizes führen. Wenn Antihistaminika überhaupt eingesetzt werden, dann überwiegend abends und solche vom sedierenden Typ. Eine Übersicht mit Evidence-based-medicine-Ansprüchen konnte zeigen, dass allenfalls Antihistaminika vom sedierenden Typ eingesetzt werden können, während nichtsedierende bei atopischer Dermatitis unwirksam sind [26].

Weitere Untersuchungen zeigen die Wirksamkeit von Doxepinhydrochlorid, einem trizyklischen Antidepressivum und potenten H1- und H2-Antagonisten. Beim Vergleich mit Diphenhydramin zeigt Doxepin eine über 700fach stärkere Affinität für den H1-Rezeptor als Antihistaminika dieses Typs. Der Vergleich von topischer Doxepin-Creme in Kombination mit Triamcinolon-Creme, 4-mal täglich appliziert in einer randomisierten, doppelblinden, kontrollierten Studie, sprach eindeutig für diese Kombination (Abb. 5), während Doxepin alleine zwar wirksam war, dies jedoch in geringerem Ausmaß [11].

Zukünftig werden neue topische Substanzen vom Typ des Ascomycin und des Tacrolimus (FK 506) eingesetzt werden, welche immunsuppressiv spezifischer wirksam sind als Glukokortikoide. Allerdings erzeugt Tacrolimus trotz Besserung des Juckreizes ein leichtes Brennen.

Neben pharmakologischen und physikalischen Maßnahmen spielen Einflüsse auf die Psyche eine sehr wesentliche Rolle. Das Erlernen von Ablenkungen und von autogenem Training sind hilfreich. Nur in

Tabelle 3. Juckreizmodulation

Regelmäßige Hautpflege mit rehydratisierenden und rückfettenden Externa
Kein heißes Duschen oder Baden
Sparsamer Gebrauch von Seifen und Syndets
Keine zu hohe und zu trockene Zimmertemperatur
Kein Alkohol
Keine heißen und scharf gewürzten Speisen
Ablenkung, autogenes Training
Kurzfristig Grundlagen mit Menthol, Polidocanol, Gerbstoffe oder Teer (soweit zugelassen)

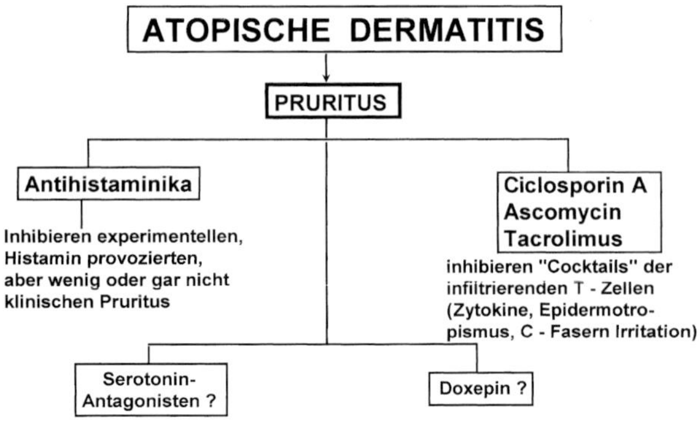

Abb. 5. Therapie des Pruritus bei atopischer Dermatitis

seltenen Fällen wird eine begleitende Psychotherapie notwendig werden.

Urämischer Pruritus

Ein Kardinalsymptom des urämischen und langzeitdialysierten Patienten ist in bis zu 80 % Pruritus. Dieser ist multifaktoriell bedingt und ist bisher neben der Xerosis durch Zunahme des epidermalen Vitamin-A-Gehalts, Eisenmangel, Hyperurikämie, Veränderung der ekkrinen Schweißdrüsenaktivität, Abnahme der Hautfettung und einer durch Erhöhung des Kalziums ausgelösten Vermehrung der Mastzellen mit vermehrter Freisetzung von Histamin beschrieben worden [15]. Die Ätiologie des Pruritus ist jedoch letztendlich beim Dialysepatienten nicht zufriedenstellend aufgeklärt. Gegen die Bedeutung dialysierbarer urämischer Toxine spricht, dass der Juckreiz häufig unter und unmittelbar nach der Dialyse zunimmt. Ein erhöhtes Kalzium-Phosphat-Produkt könnte von Bedeutung sein, ebenso die im Rahmen des sekundären Hyperparathyreoidismus erhöhten Parathormonspiegel, denn gelegentlich führen eine subtotale Nebenschilddrüsenresektion oder die Suppression der PTH-Sekretion durch Cacitriol (1,25-Dihydroxy-Vitamin-D) zur Verminderung des Juckreizes. In Hinsicht auf die Geräte und Substanzen, die im Rahmen der Dialyse benutzt werden, konnte nur in solchen Fällen ein Zusammenhang festgestellt werden, wenn auch eine Ekzemmorphe den Pruritus begleitete. Komplementaktivitätserhöhung (C3a, C4a, C5a), welche während der Dialyse eintritt, könnte auch für die verstärkte Freisetzung von Histamin aus Mastzellen und Basophilen beitragen. Auf der anderen Seite zeigt der urämische Pruritus auf die Gabe von Antihistaminika kein adäquates Ansprechen. Ein weiteres Phänomen ist die periphere Neuropathie. Mittels Immunhistochemie konnten vermehrt in die Epidermis eingesprosste Nervenfasern nachgewiesen werden [24].
Diagnostisch und therapeutisch wichtig ist, mit den nephrologischen Kollegen eng zu kooperieren. Dieses betrifft die Absprache und Testung in Hinsicht auf Geräteschlauchtypen, Heparine, Medikationskarenz und Medikamentenprovokation.
Im Vordergrund der Lokaltherapie steht die mindestens 1-mal , besser 2-mal tägliche Anwendung von rehydratisierenden und rückfettenden Externa harnstoff- und ceramidhaltiger Cremes. Capsaicin wurde in zwei klinischen Studien als effektiv gefunden (0,025 oder 0,05 % Creme). Unterstützend und bewährt ist die Ultraviolett-B-Phototherapie, während eine UVA-Bestrahlung nur unzureichend wirksam ist. Naltrexon, ein Opiatantagonist, ist wohl nicht ausreichend wirksam [28, 29, 35]. Kasuistisch wurden Erfolge mit Ondansetron, einem HT_3-Antagonisten, berichtet [3]. Weiterhin scheinen Kohlekompretten und Cholestyramin einen zusätzlichen Wirkeffekt zu haben. Eine Wirkung von Erythropoetin wird ebenfalls beschrieben, auch von Thalidomid, dessen Wirkung ursprünglich bei Leprapatienten unter Dialyse festgestellt wurde. In einer doppelblinden, kontrollierten Studie zeigten hierauf bis 80 % eine Besserung des urämischen Pruritus [37].

Hepatischer Pruritus

In der Regel ist hepatischer Pruritus mit einer Cholestase mit und ohne Ikterus verbunden. Dies kann sich im Rahmen einer akuten oder chronischen Hepatitis oder auch im Rahmen der Spätgravidität manifestieren. Besonders auffallend ist das Beispiel des Pruritus bei der primär biliären Zirrhose [6, 25, 36]. Offensichtlich führen mehrere Faktoren zur Auslösung des Pruritus, wobei dieses nicht alleine Gallensalze sind. Ob nur die Ablagerung eines Pruritogens in der Peripherie, das heißt in der Haut den Juckreiz auslöst oder auch zentral pruritogene Wirkungen durch Zirkulation von Mediatoren vorhanden sind, ist ungeklärt. Dass das Opioidsystem eine Rolle spielen könnte, zeigen Untersuchungen, die bei Cholestase einen erhöhten Opioidaktivitätsgrad im Plasma nachweisen oder auf Erhöhung individueller endogener Opioidagonisten hinweisen. Plasmaextrakte von Patienten mit primär biliärer Zirrhose und Pruritus, jedoch nicht Plasmaextrakte von Patienten mit primär biliärer Zirrhose ohne Pruritus, induzieren einen naloxonreversiblen Gesichtsjuckreiz nach Mikroinjektion in das meduläre dorsale Horn von Af-

fen. Folgerichtig konnte auch auf der Basis solcher Untersuchungen nachgewiesen werden, dass Naloxon eine dramatische Verbesserung des hepatobiliären Pruritus bei Patienten bewirkt [25].
Auch 5-HT_3-Antagonisten vom Typ des Ondansetron sind in der Lage, deutlich den Pruritus zu verbessern. Im Weiteren hilft bei hepatischem Pruritus eine UVA/B-Bestrahlung mit einer spektralen Verteilung, die auch noch bis 420 nm reicht. Bewährt hat sich der zusätzliche Einsatz von Cholestyramin. Auch über gute Wirkeffekte von Rifampicin und Thalidomid wurde berichtet [25, 45].

Pruritus im Senium

Etwa 30 – 50 % der über 75-Jährigen zeigen lokalisierten oder generalisierten Pruritus [18, 19]. Die Anamnese und Erhellung von Umfeldfaktoren, gerade wenn es sich um Patienten in Heimen oder Alleinstehende handelt, oder wenn die Anamnese über Angehörige erhoben werden muss, kompliziert die Diagnostik. Am häufigsten steht eine Xerosis, bedingt durch die Abnahme der Talgdrüsensekretion, im Vordergrund, wobei am meisten die Unterschenkel und Oberarme sowie der obere Rücken betroffen sind. Übertriebene Waschungen in Altersheimen mit Syndets und Abreibungen am Rücken mit salicylspiritushaltigen Lösungen tragen zur Entfettung bei. Die Medikamentenanamnese in Hinsicht auf die die Talgdrüsenaktivität und die epidermale Lipidsynthese beeinflussende Substanzen ist sehr wichtig. Langzeittherapien mit Antiandrogenen bei Prostatakarzinompatienten oder Mammakarzinompatientinnen, mit H2-Antagonisten (Cimetidin) oder Lipidsenkern können eine Xerosis verstärken. Im Senium sind Systemerkrankungen wie Diabetes mellitus, nachlassende Nierenclearancerate und zerebralvaskuläre Veränderungen immer zu berücksichtigen sowie ein tumorassoziierter oder einem noch nicht erkannten Tumor vorausgehender Pruritus.
Stets muss bei Hautveränderungen sorgfältig nach einer Parasitose, vor allem nach *Sarcoptes scabiei,* gefahndet werden. Auch systemische Infektionen (Askariden) können ursächlich sein.
Die topische rehydratisierende und rückfettende Therapie steht im Vordergrund und die im Rahmen der Diagnostik weiterführenden Maßnahmen einschließlich Karenz bestimmter Arzneimittel oder Pflegebedingungen.
Lokalisierter Pruritus ist dann zu finden, wenn sich intertriginöse Candida-Infektionen alleine, ein Erythrasma oder eine Kombination findet. Einnässen bei Inkontinenz oder Tragen von Windeln mit Unverträglichkeit und Entwicklung einer toxischen Kontaktdermatitis sind häufig bei bettlägerigen Patienten im Senium zu finden.

Pruritus ani

Die dermatologischen und proktologischen Komplikationen und Ursachen des Pruritus ani sind vielfältig und reichen von somatischen bis hin zu psychosomatischen und psychiatrischen. Pruritus ani ist immer ein Symptom und keine Diagnose und macht eine sehr exakte Diagnostik und Inspektion notwendig. Prädisponierend sind Trichteranus, Hyperhidrose, Schwangerschaft, Diabetes, immunsuppressive Behandlung mit Glukokortikoiden, Hypo- und Hyperthyreose, falsche Analtoilette, Analkoitus, alkalisierende Seifen, systemische Antibiose, Atopiesyndrom sowie Psoriasis und schließlich der variköse Symptomenkomplex mit chronisch venöser Insuffizienz und Hämorrhoidalleiden.
Im Besonderen sind mykotische Infektionen mit Hefen und Trichophyten sowie Streptokokkenbesiedlung und rezidivierender Herpes simplex, parasitäre Infestationen mit *Sarcoptes scabiei,* intestinale wie *Blastomyces hominis* oder vaginale Protozoen wie Trichomonaden, Lichen ruber mucosae und Lichen sclerosus et atrophicus sowie primär bullöse Dermatosen vom Typ des bullösen Pemphigoids und des Pemphigus vulgaris zu nennen.
In der interdisziplinären Zone der Koloproktologie zwischen Dermatologen, Chirurgen, Gastroenterologen und eigenständig tätigen Proktologen nimmt in dieser Hinsicht der Dermatologe eine entscheidende Rolle ein, da alleine er das gesamte Spektrum der Differentialdiagnose von Hauterkrankungen, allergischen und toxischen Kontaktdermatitiden, der Mykologie und die Differentialtherapie beherrscht. Lediglich bei der Reflexion psychischer Grunderkrankungen in die Anal-, Vulva- oder Skrotalregion ist die enge Zusammenarbeit mit den Psychiatern notwendig [9, 13].

Neoplasieassoziierter Pruritus

Obwohl für verschiedenste Tumorerscheinungen eine Assoziation mit Pruritus kasuistisch beschrieben wurde, gibt es insgesamt nur wenige Daten, die etwas zur Prävalenz aussagen [5]. Solche Arbeiten stammen in größeren Fallzahlen aus den 80er Jahren, wobei es sich um Langzeituntersuchungen über

10–15 Jahre handelt. In etwa in 1–10% (zwei Studien mit Kontrollgruppen) und etwa 6–11% konnte dem generalisierten Pruritus eine maligne Grunderkrankung zugeordnet werden. Unter den lymphoproliferativen Erkrankungen ist der Pruritus mit 26% ein wichtes B-Symptom bei Morbus Hodgkin. In 7% der Patienten zeigte sich ein Pruritus vorausgehend, ohne dass die Diagnose des Lymphoms gesichert war. Ein Zusammenhang mit der Prognose besteht nicht, häufig aber ist der Pruritus nach chemotherapeutischer Induktionstherapie ein Hinweis für einen Rückfall.
Kutane T-Zell-Lymphome gehen üblicherweise mit Juckreiz (8 von 10 Patienten) einher. Patienten mit Erythrodermie haben in der Regel immer einen Pruritus. Bei der chronisch lymphatischen Leukämie hingegen ist dieser in etwa nur bei 5% nachweisbar.
Karzinome können je nach Typ und Lokalisation pruritogen werden. Dies kann zum einen durch Verschluss von hepatobiliären Abflüssen sein oder bei Verschluss der Ampulla hepatopancreatica oder bei 20% der Patienten mit Pankreaskopfkarzinom.
Bei Karzinomen der Lunge findet sich nur in unter 1% ein Pruritus.
Das Karzinoidsyndrom geht in der Literatur mit widersprüchlichen Hinweisen einher, zum Teil wurde sehr starker Pruritus beschrieben, in anderen Fällen keiner. Tritt ein paraneoplastisches Zeichen von Leser-Trelat auf, so findet sich bei etwa 40% der Patienten Pruritus.

Arzneimittel- und Additiva-induzierter Pruritus

Neben der Fülle von Hauterscheinungen durch Arzneimittel, Farb- und Beistoffe in Medikamenten oder Nahrungsmitteln kann sich die unerwünschte Wirkung auch in Form eines Pruritus ohne Hauterscheinungen äußern. In einer Aufstellung verschiedener pharmakologischer Wirkgruppen klassifiziert Bork [1] solche mit kleiner und solche mit größer 1% Häufigkeit, die Pruritus als Nebenwirkung erzeugen, darüber hinaus eine große Zahl mit über 5% Häufigkeit. In einer Übersicht des Boston Collaborative Drug Survey Programs von 1975–1982 zeigte sich in 1,4% der Untersuchten ein generalisierter Pruritus [5]. Die möglichen Wege zur Induktion eines Juckreizes können durch hepatotoxische Nebenwirkungen einschließlich Cholestase, Verstärkung der pharmakologischen Wirkungen anderer Medikamente, Hypersensitivitätsreaktionen oder durch Induktion von Neuropeptiden oder erleichterter Freisetzung derselben begründet sein. Einige Medikamente erzeugen Juckreiz, bevor sichtbare kutane Arzneimittelreaktionen auftreten. Zum Beispiel macht sich eine Retinoiddermatitis einige Tage vor den ersten Hauterscheinungen durch einen Pruritus oder Verstärkung eines Pruritus bei Psoriasis bemerkbar. Das arzneimittelinduzierte bullöse Pemphigoid beginnt meist mit Juckreiz, dann folgt das urtikarielle prämonitorische Bild, bis sich dann erst das volle klinische Bild entwickelt. Es wird empfohlen, dass neben Absetzversuchen eine Auslassdiät und gezielte orale Provokationstestung mit Konservanzien und Beistoffen erfolgen sollte [2]. Dem zeitlichen Zusammenhang in der Anamnese entgehen Nebenwirkungen von Medikamenten, die in den Stoffwechsel der Epidermis eingreifen, wie Antiandrogene oder neuere Lipidsenker, die die Talgdrüsenaktivität oder die epidermale Lipidsynthese inhibieren und erst spät durch Austrocknung der Haut gerade bei Älteren Juckreiz manifestieren.
In der Diagnostik gilt zunächst, zwischen dem generalisierten und lokalisierten Pruritus zu differenzieren. Dann sollte man gleich einem Schachbrettmuster in den entsprechenden Tabellen der Lehrbücher und Übersichtsarbeiten für Arzneimittelnebenwirkungen die gesamte Medikation des Patienten überprüfen und in Zusammenarbeit mit dem Hausarzt oder dem behandelnden Facharzt anderer Disziplinen Auslassversuche oder Ersatzexposition vornehmen. Dies setzt voraus, dass andere Kausalitäten für den Pruritus sorgfältig vorab untersucht und ausgeschlossen worden sind.

Psyche und Pruritus

Es gibt immer mehr Hinweise, dass durch starken emotionalen Stress direkt und indirekt Pruritogene ausgeschüttet werden können. Dies gilt für Erhöhung des Histaminspiegels und die Ausschüttung von endogenen Opioiden. Endogene Opioide blockieren in starken Stresssituationen Schmerzrezeptoren, können aber auf der anderen Seite Juckreiz hervorrufen oder verstärken. Weitere in Stresssituationen ausgeschüttete und mit einer Verstärkung der Histaminreaktion einhergehende Neuropeptide sind Substanz P, VIP, Bombesin, CGRP und Bradykinin [4, 7, 16, 19, 21, 31, 38].
Im Weiteren verändert emotionaler Stress die Gefäßtonisierung, verstärkt die ekkrine Schweißdrüsensekretion und erhöht die Hauttemperatur, Faktoren, die ergänzend zur Verstärkung des Pruritus beitragen. Generalisierter psychogener Pruritus findet sich häufig bei Patienten mit depressiver Verstim-

mung. Wenn nicht bei der Erstuntersuchung und im ausführlichen Gespräch bereits auffallend, sollte beim zweiten oder dritten Besuch nach somatischer Ausschlussdiagnostik des Pruritus das Wort in die Richtung eines psychogenen Pruritus gelenkt werden. Gezielte Fragen nach beruflicher Belastung, partnerschaftlichen Konflikten, nächtlichem Aufwachen, Alkohol- und Tablettenabusus sind notwendig. Abzugrenzen hiervon ist die chronisch-taktile Halluzinose, wobei Symptome von Jucken bis Brennen, Prickeln oder unklare Schmerzen angegeben werden. Die Erscheinungen können sowohl generalisiert als auch lokalisiert sein, wobei bei der lokalisierten Form am häufigsten die Genitokruralregion betroffen ist.

Dermatozoenwahn ist eine andere Form, bei der ein lokalisierter und generalisierter Pruritus Ausdruck einer Psychose ist. Diese Patienten werden versuchen, den Arzt davon zu überzeugen, dass die von der Haut gesammelten kleinen „Körnchen, Schüppchen und Tierchen oder Anteile von Beinen und Stacheln" der Beweis für die parasitäre Infestation sind. Selbstverständlich müssen eine tatsächliche Infestation oder aber Fremdkörperreaktionen bei Arbeiten mit Glaswolle oder bei Exposition gegenüber Asbest, wie Asbest im Berufsumfeld, ausgeschlossen werden.

Häufiger werden wir Patienten mit lokalisiertem psychogenem Pruritus begegnen, vor allem mit Pruritus ani sine materia oder bei Pruritus vulvae et scrotalis. Insbesondere der Pruritus vulvae sine materia, das heißt ohne mukokutane Erscheinungen oder ohne somatische Ursache einschließlich lokalisierter atopischer Dermatitis, geht häufig mit Ängstlichkeit und gestörtem Sexualleben einher. Am häufigsten ist der Pruritus in den Abend- und Nachtstunden, wenn Ablenkung durch das Berufsleben fehlt.

Literatur

1. Bork K (1998) Arzneimittelnebenwirkungen an der Haut: Klinik und Diagnostik zur Erkennung der auslösenden Medikamente, 2. Aufl. Schattauer, Stuttgart
2. Asero R (1999) Chronic generalized pruritus caused by nitrate intolerance. J Allergy Clin Immunol 104: 1110–1111
3. Ashmore SD, Jones CH, Newsteadt CG, Daly MJ, Chrystyn H (2000) Ondansetron therapy for uremic pruritus in hemodialysis patients. Am J Kidney Dis 35: 827–831
4. Bernhard JD (1990) Nocturnal wakening caused by pruritus – organic or psychychogenic? J Am Acad Dermatol 23: 767
5. Bernhard JD (1994) Itch mechanisms and management of pruritus. McGraw-Hill, New York
6. Clark TJ, Dwarakanath L, Weaver JB (1999) Pruritus in pregnancy and obstetric cholestasis. Hosp Med 60: 254–260
7. Cotteril JA (1981) Dermatologic non-disease: a common and potentially fatal disturbance of cutaneous body image. Br J Dermatol 104: 611–619
8. Cribier B, Santinelli F, Schmitt C, Stoll-Keller F, Grosshans E (2000) Should patients with pruritus be tested for hepatitis C virus infections? A case-controlled study. Br J Dermatol 142: 1234–1264
9. Dasan S, Neill SM, Donaldson DR, Scott HJ (1999) Treatment of persistent pruritus ani in a combined colorectal and dermatological clinic. Br J Surg 96: 1337–1340
10. Dimitriou V, Voyagis GS (1999) Opioid-induced pruritus: repeated vs single dose ondansetron administration in preventing pruritus after intrathecal morphine. Br J Anaesth 83: 822–826
11. Drake LA, Cohen L, Gillies R, Flood JG, Riordan AT, Phillips SC, Stiller MJ (1999) Pharmacokinetics of doxepin in subjects with pruritus atopic dermatitis. J Am Acad Dermatol 41: 209–214
12. Fjellner B, Hägermark O (1985) Experimental pruritus evoked by platelet activating factor (PAF-acether) in human skin. Acta Derm Venereol 65: 409–412
13. Giordano M, Rebesco B, Torelli I, Blanco G, Cattarini G (1999) Pruritis ani. Minerva Chir 54: 885–891
14. Gollnick H, Reupke HJ, Orfanos CE (1993) Pruritus bei HIV-Infektion – B-Symptom oder Epiphänomen? Z Hautkr 68: 369–376
15. Gollnick H, Neumann KH (1996) Stoffwechsel Haut und Nieren. In: Macher E, Kolde G, Bröcker E (Hrsg) Jahrbuch der Dermatologie: Stoffwechsel und Haut. Biermann, Zülpich, S 111–122
16. Greaves MW, Wall PD (1996) Pathophysiology of itching. Lancet 348: 938–940
17. Grewe M, Vogelsang K, Rudzicka T, Stege H, Krutman J (2000) Neurotrophin-4 production by human epidermal keratinocytes: increased expression in atopic dermatitis. J Invest Dermatol 114: 1108–1112
18. Guillet G, Zampetti A, Czarlewski W, Guillet MH (2000) Increased histamine release and skin hypersensitivity to histamine in senile pruritus: study of 60 patients. J Eur Acad Derm Venereol 14: 65
19. Gupta A (1999) Pruritus in the elderly. Practitioner 243: 203–206
20. Hägermark Ö (1958) Peripheral and central mediators of itch. Skin Pharmacol 5: 1–8
21. Handwerker HD, Magerl W, Klemm F et al. (1987) Quantitative evaluation of itch sensation. In: Schmidt RR, Schaible HG, Vahle-Hinz C (eds) Fine afferent nerve fibres and pain. UCH Verlagsgesellschaft, Weilheim, pp 462
22. Heyer G, Koppert W, Martus P, Handwerker HO (1998) Histamine and cutaneous nociception: histamine-induced responses in patients with atopic eczema, psoriasis and urticaria. Acta Derm Venereol 78: 123–126
23. Hsieh JC, Hägermark O, Strahle-Backdahl M, Ericson K, Eriksson L, Stone-Elander S, Ingvar M (1994) Urge to scratch represented in the human cerebral cortex during itch. J Neurophysiol 72: 3004–3008
24. Johansson O, Hilliges M, Stahle-Bäckdahl M (1998) Intraepidermal neuron-specific enolase (NSE)-immunoreac-

tive nerve fibres: evidence for sprouting in uremic patients on maintenance hemodialysis. Neurosci Lett 99: 281–286
25. Jones EA, Bergasa NV (1999) The pathogenesis and treatment of pruritus and fatigue in patients with PBC. Eur J Gastroenterol Hepatol 11: 623–631
26. Klein PA, Clark RAF (1999) An evidence-based review of the efficacy of antihistamines in relieving pruritus in atopic dermatitis. Arch Dermatol 135: 1522–1225
27. Lippert U, Hoer A, Moller A, Ramboer I, Cremer B, Henz BM (1998) Role of antigen-induced cytokine release in atopic pruritus. Int Arch Allergy Immunol 116: 36–39
28. Metze D, Reimann S, Luger TA (1999) Effective treatment of pruritus with naltrexone, an orally active opiate antagonist. Ann N Y Acad Sci 885: 430–432
29. Pauli-Magnus C, Mikus G, Alscher DM, Kirschner T, Nagel W, Gugeler N, Risler T, Berger ED, Kuhlmann U, Mettang T (2000) Naltrexone does not relieve uremic pruritus: results of a randomized, double-blind, placebo-controlled crossover study. Am Soc Nephrol 11: 514–519
30. Young GL, Jewell D (2000) Antihistamines versus aspirin for itching in late pregnancy. The Cochrane Library – 2000 Issue 2
31. Rucklidge JJ, Saunders D (1999) Hypnosis in a case of long-standing idiopathic itch. Physiomat Med 61: 355–358
32. Ruckwied R, Lischetzki G, McGlone F, Heyer G, Schmelz M (2000) Mast cell mediators other than histamine induce pruritus in atopic dermatitis patients: a dermal microdialysis study. Br J Dermatol 142: 1114–1120
33. Ruzicka T, Gluck S (1983) Cutaneous histamine levels and histamine releasability from the skin in atopic dermatitis and hyper-IgE-syndrome. Arch Dermatol Res 275: 41–44
34. Schmelz M, Zeck S, Raithel M, Rudwied R (1999) Mast cell tryptase in dermal neurogenic inflammation. Clin Exp Allergy 29: 652–659
35. Schwartz F, Iaina A (1999) Uraemic pruritus. Nephrol Dial Transplant 14: 834–839
36. Siepmann M, Kirch W (2000) Pruritus unter einer Estrogen-Gestagen-Kombination. Dtsch Med Wochenschr 125: 557–559
37. Silva SRB, Viana PC, Lugon NV, Hoette M, Ruzany F, Lugon JR (1994) Thalidomide for the treatment of uremic pruritus: a crossover randomized double-blind trial. Nephron 67: 270–273
38. Simone DA, Alreja M, LaMotte RH (1991) Psychochysical studies of the itch sensation and itchy skin („alloknesis") produced by intracutaneous injection of histamine. Somatosens Mot Res 8: 271–279
39. Vogelsang M, Heyer G, Hornstein OP (1995) Acetylcholine induces different cutaneous sensations in atopic and non-atopic subjects. Acta Derm Venereol 75: 434–436
40. Wahlgren CF (1991) Itch and atopic dermatitis: clinical and experimental studies. Acta Derm Venereol Suppl (Stockh) 165: 1–53
41. Wahlgren CF, Hägermark O, Bergstrom R (1991) Patients' perception of itch induced by histamine, compound 48/80 and wool fibres in atopic dermatitis. Acta Derm Venereol 71: 488–494
42. Weihe E, Hartschuh W (1988) Multiple peptides in cutaneous nerves: regulators under physiological conditions and a pathogenic role in skin disease? Semin Dermatol 7: 284–300
43. Weisshaar E, Ziethen B, Gollnick H (1997) Can a serotonin type 3 (5-HT3) receptor antagonist reduce experimentally-induced itch? Inflamm Res 46: 412–416
44. Weisshaar E, Ziethen B, Gollnick H (2000) Lack of efficacy of topical capsaicin in serotonin-induced Itch. Skin Pharmacol Appl Skin Physiol 13: 1–8
45. Weisshaar E, Gollnick H (2000) Systemic drugs with antipruritic potency. Skin Ther Lett 5: 1–5
46. Yeh HM, Chen LK, Lin CH, Chan WH, Chen YP, Lin CH, Sun WH, Wang MH, Tsai SK (2000) Prophylactic intervenous ondansetron reduced the incidence of intrathecal morphine-induced pruritus in patients undergoing cesarean delivery. Anesth Analg 91: 171–175

Kontaktallergie

Jürgen Knop

Im Kontext mit dem übergeordneten Thema *Struktur und Funktion der Haut* ist es nahe liegend, das Thema Kontaktallergie nicht nur als Ausdruck einer klinisch wichtigen Entzündungsreaktion zu betrachten, sondern auch als Modell immunologischer Funktionen der Epidermis. In dem folgenden Beitrag soll nicht die Ätiopathogenese in ihrer Gesamtheit ausgebreitet werden, dieses ist bereits bei der vor zwei Jahren stattgefundenen Veranstaltung geschehen [12], sondern es soll ein wichtiger Teilaspekt der kontaktallergischen Reaktion, der aber nicht nur hierfür, sondern auch generell von Bedeutung sein kann, diskutiert werden: die Fähigkeit der Epidermis beziehungsweise der Epidermalzellen (im Wesentlichen der Keratinozyten und der dendritischen Zellen), eine Immunreaktion zu regulieren (Immunregulation). Bis vor einigen Jahren war man der Auffassung, dass bei der kontaktallergischen Reaktion die Epidermis eine im Wesentlichen stimulierende Potenz besitzt, die entscheidend für die Initiierung einer T-Zell-vermittelten Immunantwort ist. Für die Herabregulation einer T-Zell-vermittelten Immunantwort beziehungsweise für die Entwicklung einer Toleranz wurde der Epidermis eher eine passive Rolle zugeordnet, das heißt durch das Fehlen von epidermalen Aktivierungssignalen induziert das Hapten systemisch suppressive T-Zellen. Inzwischen haben sich neuere Befunde ergeben, die sehr wohl den Epidermalzellen eine aktive Rolle bei der Entstehung regulativer T-Zellen, die eine kontaktallergisch-induzierte, entzündliche Reaktion beenden oder sogar eine Toleranz hervorrufen können, zuweist. Dieses soll im Folgenden dargestellt werden.

Eine kurze Übersicht über die Aktivierung einer haptenspezifischen Immunantwort

Nach der derzeit gängigen Vorstellung [12] aktiviert das in die Epidermis eindringende Hapten sowohl die Keratinozyten als auch die Langerhanszellen (unreife dendritische Zellen); dieses führt zu einer verstärkten Wanderung der Langerhanszellen in die drainierenden Lymphknoten; dort präsentieren die inzwischen gereiften Langerhanszellen das haptenisierte Peptid haptenspezifischen T-Lymphozyten (Abb. 1). Dieses wiederum führt zu einer Aktivierung der T-Zellen, die sowohl proliferieren als auch eine Differenzierung in Effektor-T-Zellen ($CD8^+$, Tc1, c für *cytotoxic*) und regulative T-Zellen ($CD4^+$,

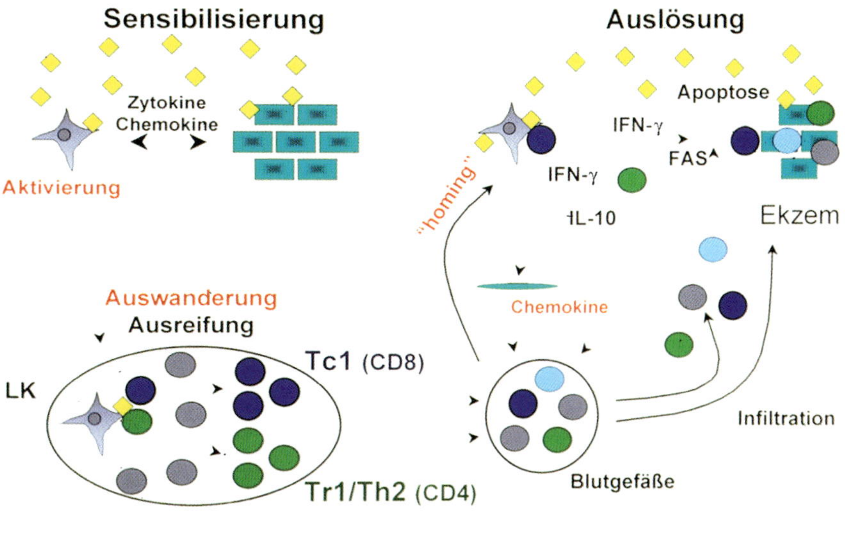

Abb. 1. Pathogenese des allergischen Kontaktekzems. Erläuterung siehe Text

Th2 oder Th1, h für *helper*) erfahren. Dringt in der Auslösephase Hapten erneut in die Epidermis ein, führt dies unter anderem zur Freisetzung bestimmter Chemokine und anderer proinflammatorischer Faktoren, die durch Induktion von Adhärenzmolekülen auf Endothelzellen die Extravasation CLA^+ haptenspezifischer Tc1-Zellen und deren Einwanderung in die Epidermis ermöglichen; diese produzieren unter anderem Interferon-γ (IFN-γ), welches eine Expression von Fas-Rezeptor auf Keratinozyten induziert und damit eine Apoptose durch $CD8^+$-Fas L^+-T-Zellen herbeiführt [19].

Was bedeutet „Aktivierung von Epidermalzellen" durch Hapten?

Haptene induzieren in Keratinozyten und in Langerhanszellen bestimmte Zytokine [4] und membranassoziierte Moleküle, die für die Auswanderung und Reifung der Langerhanszellen von Bedeutung sind (Tabelle 1). Einige dieser Zytokine sind für die Auswanderung der Langerhanszellen wesentlich. Hierzu gehört Tumornekrosefaktor-α (TNF-α) und Granulocyte Macrophage-Colony Stimulating Factor (GM-CSF) . Andere Moleküle haben immunstimulierende oder auch immunsuppressive Eigenschaften [Interleukin-12 (IL-12) beziehungsweise Interleukin-10 (IL-10)]. Haptenaktivierte Langerhanszellen zeigen einen verstärkten Membran-*turnover*, eine verstärkte Produktion von IL-1β, eine Verstärkung der MHC-Klasse-II-Molekülexpression sowie eine Herabregulation von E-Cadherin, einem Adhärenzmolekül, welches wichtig für die Bindung von Langerhanszellen an Keratinozyten ist. Eine Auflösung dieser Bindung ist Voraussetzung für die Auswanderung der Langerhanszellen aus der Epidermis.

Tabelle 1. Aktivierung epidermaler Zellen durch Kontaktallergene

Langerhanszellen		Keratinozyten	
Membran-*turnover*	↑	IL-1α	↑
IL-1β	↑	TNF-α	↑
MHC-Klasse-II	↑	IP-10	↑
E-Cadherin	↓	MIP-2	↑
Tyrosinphosphorylisierung	↑	GM-CSF	↑
Andere Signaltransduktionsereignisse	↑	IL-10	↑
		IL-12	↑
		IL-18	↑

Wie erfolgt die Aktivierung der Langerhanszellen?

Eines der ersten Ereignisse nach Bindung des Haptens an die Zellmembran ist die Induktion einer Signalkaskade, die ein an der Zelloberfläche ausgelöstes Signal über komplexe Molekülinteraktionen an die entsprechenden Gene leitet und diese aktiviert. Es konnte gezeigt werden, dass nach Haptenbehandlung von dendritischen Zellen eine verstärkte Phosphorylisierung von Tyrosin in humanen MHC-Klasse-II-positiven Zellen als Ausdruck der Aktivierung einer Signalkaskade stattfindet. Auch bestimmte *Mitogen-activated-protein* (MAP)-Kinasen werden aktiviert. Interessant ist es, dass diese Signalkaskade nur durch Haptene, nicht jedoch durch Irritanzien induziert wird [14].
Zusammengefasst kann also festgehalten werden, dass Hapten eine Kette von Reaktionen auslöst, die schließlich zu einer Induktion von haptenspezifischen Effektorzellen führt. Die Auslösephase soll in diesem Zusammenhang nicht weiter besprochen werden, hier wird auf zusammenfassende Darstellungen [9, 6] verwiesen.

Polarisierung der Immunantwort: Protein versus Hapten

Lässt sich über die Epidermis eine Th2-vermittelte Immunantwort gegen Proteine, die beispielsweise bei Soforttypallergien relevant sind, induzieren und welchen Regeln folgt diese? Diese Frage wurde in der Arbeitsgruppe von Saloga [1] in einem tierexperimentellen System nachgegangen. Hierzu wurden Epidermalzellen und Milzzellen von Mäusen gewonnen, die zuvor in vivo mit Ovalbumin oder einem Pollenextrakt oder einem Hapten (DNFB, TNBC) sensibilisiert worden waren, und mit Epidermiszellen und den jeweiligen Antigenen oder Haptenen inkubiert. Nach Beendigung der Kultur wurde die Produktion von IgE, IgG-2a und Zytokinen gemessen (Tabelle 2). Es konnte gezeigt werden, dass Epidermiszellen in der Anwesenheit von Protein die Induktion einer Th2-Immunantwort, charakterisiert durch die Produktion von IL-4 und IgE, verstärkten, während die Anwesenheit von Haptenen die Produktion von IgG-2a und IFN-γ veranlassten. Darüber hinaus induzierte Hapten in den Zellen der drainierenden Lymphknoten die Produktion von IL-1β, IL-12, IFN-γ, sowie IL-18, während Ovalbumin lediglich IL-18 induzierte. Die Anwesenheit von Langerhanszellen in den gesamten Epidermalzellen war

Tabelle 2. Proteinantigene beziehungsweise Haptene in Verbindung mit Epidermalzellen induzieren eine Th2- oder Th1-Immunantwort. (Bellinghausen et al. 1999 [1])

	OVA/BP[a]	TNBS/DNBS
Epidermiszellen	IL-10[b]	IL-10 spät
Sensibilisierte Milzzellen	IL-4, IgE	IFN-γ, IgG-2a
Drainierende Lymphknotenzellen	∅	IL-1β, IL-12, IFN-γ
Tyrosinphosphorylisierung	nein	ja
Immunantwort	Th2	Th1

[a] *OVA* Ovalalbumin, *BP* Birkenpollenextrakt
[b] Anti-IL-10 verhindert eine Th2-, fördert jedoch eine Th1-Immunantwort gegen OVA; Elimination von Langerhanszellen verhindert eine Immunantwort

wichtig, da nach deren Entfernung keine der beiden Immunantworten stattfand. Wurde mittels monoklonaler spezifischer Antikörper IL-10 blockiert, so wurde die Entwicklung einer Th2-Immunantwort gegen Ovalbumin verhindert, jedoch eine Th1-Antwort gegen das gleiche Proteinantigen induziert. IL-10 wiederum wurde von den Epidermiszellen nach Proteinzugabe sehr frühzeitig produziert, nach Stimulation mit Haptenen deutlich später. Diese Ergebnisse implizieren, dass Epidermiszellen für die Induktion verschiedenartiger Immunantworten, sowohl Th1 als auch Th2, verantwortlich sein können und dass ein wesentlicher Mediator der Polarisierung der Immunantwort das IL-10 ist.

Wirkung von Interleukin-10 auf die kontaktallergische Immunantwort

Nach epikutaner Applikation von Haptenen in der Induktionsphase der kontaktallergischen Reaktion von epidermalen Keratinozyten kann IL-10 produziert werden [5]. Es unterdrückt die Produktion proinflammatorischer Zytokine, wie IL-1β oder TNF-α sowie die antigenpräsentierende Funktion epidermaler Langerhanszellen. Lokale Injektion von IL-10 verhindert eine epikutane Sensibilisierung durch Haptene [7]. Steinbrink et al. [18] konnten zeigen, dass eine IL-10-Behandlung von dendritischen Zellen eine antigenspezifische Toleranz in Mäusen erzeugt und diese durch eine Anergie der antigenspezifischen T-Lymphozyten hervorgerufen wird. In weiteren Studien wurden sowohl die phänotypischen Eigenschaften der IL-10-behandelten dendritischen Zellen wie auch der T-Lymphozyten charakterisiert, die nach Kontakt mit diesen eine Anergie entwickelt hatten. Bestimmte für die Kostimulation wichtige Moleküle der dendritischen Zellen, wie CD 40, CD 58, CD 86, die Zytokine IL-1β, IL-6, TNF-α und IL-12 sowie MHC-Klasse-II-Moleküle waren auf den IL-10-behandelten dendritischen Zellen vermindert exprimiert. Die anergen T-Zellen zeigten eine Verminderung einiger Zelloberflächenmoleküle wie CD 44, CD 69 und IL-2-Rezeptor (α) sowie eine verringerte Produktion von IL-2 oder IFN-γ. Ein bestimmtes Molekül, das CTLA-4, welches suppressive Eigenschaften besitzt, wurde jedoch hochreguliert. Weiterhin konnte nachgewiesen werden, dass die Blockade von CTLA-4 oder CD 86 mit monoklonalen Antikörpern die Anergieinduktion verhinderte. Weiterhin konnte gezeigt werden, dass die anergisierten T-Zellen Transforming-Growth-Factor-β, ebenfalls ein supprimierendes Molekül, produzierten.

Epidermis und Toleranzinduktion

Toleranz lässt sich beim allergischen Kontaktekzem in der experimentellen Situation durch Zufuhr des Haptens auf oralem Wege, durch intravenöse Injektion oder auch durch epikutane Applikation entweder in einer sehr niedrigen oder sehr hohen Dosis oder nach UV-Bestrahlung vor der eigentlichen Sensibilisierung erzeugen. Meistens sind regulative T-Zellen, früher auch T-Suppressorzellen genannt, als Vermittler der Toleranz identifiziert worden. Allerdings sind durchaus unterschiedliche T-Zellsubpopulationen als Träger des toleranzinduzierenden Potentials identifiziert worden, so zum Beispiel $CD8^+$-Lymphozyten vom Typ II (Tc2), $CD4^+$-Th2-Zellen oder Tr1-Zellen (r für *regulatory*).

Spielt die Epidermis bei der Induktion einer Toleranz eine Rolle?

Betrachtet man die experimentelle *Low-zone*-Toleranz, die durch Tc2-$CD8^+$-Zellen vermittelt wird, so konnte durch die Arbeiten von Steinbrink et al. [17] gezeigt werden, dass die Epidermis und insbesondere die Langerhanszellen hierbei lediglich eine passive Rolle spielen. Sie zeigen nach Applikation einer sehr niedrigen tolerogenen Dosis eines Haptens keine Aktivierungszeichen und ihre Anwesenheit scheint auch nicht erforderlich zu sein für die Auslösung einer Toleranz [16]. Dagegen konnte in mehreren Arbeiten [8, 20] nachgewiesen werden, dass nicht nur $CD8^+$-Tc1-Zellen für die Auslösung einer kontaktallergischen Reaktion notwendig sind, sondern dass $CD4^+$-Zellen diese Reaktion vermindern können. Auch die nach oraler Gabe von Hapten beobachtete Toleranz basiert auf der Induktion von $CD4^+$-T-Lymphozyten, die die spezifischen zytotoxischen $CD8^+$-T-Zellen unterdrücken [3]. Die Aktivierung von $CD8^+$-Zellen erfordert die Präsentation durch MHC-Klasse-I-Moleküle [2], der $CD4^+$-Zellen die Präsentation durch MHC-Klasse-II-Moleküle. Langerhanszellen exponieren sowohl MHC-Klasse-I- als auch Klasse-II-Moleküle. In einer neueren Publikation wurde die duale Rolle der dendritischen Zellen für die Induktion, aber auch die Herunterregulation einer kontaktallergischen Immunantwort untersucht [13]. Hierzu wurden sowohl MHC-Klasse-I- wie auch MHC-Klasse-II-defiziente Mäuse verwendet. Von diesen Mäusen wurden dendritische Zellen aus Haut oder Knochenmark gewonnen, mit Hapten behandelt und zur Immunisierung normaler Mäuse verwendet. Es konnte gezeigt werden, dass MHC-Klasse-I-Moleküle auf dendritischen Zellen für die Induktion einer kontaktallergischen Reaktion und für die Erzeugung haptenspezifischer $CD8^+$-T-Zellen erforderlich waren. MHC-Klasse-I^--II^+-dendritische Zellen konnten dagegen keine kontaktallergische Reaktion induzieren. Wurden dagegen MHC-Klasse I^--II^+-dendritische Zellen simultan mit der epikutanen Sensibilisierung MHC-Klasse-I^+-II^--Mäusen injiziert, so kam es zu einer signifikanten Verminderung der kontaktallergischen Reaktion (Abb. 2). Somit konnte gezeigt werden, dass dendritische Zellen Haptene sowohl durch MHC-Klasse-I- als auch MHC-Klasse-II-Moleküle präsentieren und gleichzeitig, aber auch unabhängig voneinander $CD8^+$-Effektorzellen und $CD4^+$-regulatorische T-Zellen induzieren können. Dies entspricht den Erfahrungen, die man vor etwa 30 Jahren in Zusammenhang mit der Induktion und Auslösung des allergischen Kontaktekzems gemacht hatte: Auch bei einer optimalen Sensibilisierung werden Effektorzellen wie auch herunterregulierende Regulatorzellen T-Zellen aktiviert; durch Vorbehandlung mit Cyclophosphamid kann eine kontaktallergische Reaktion durch selektive Inaktivierung der Regulatorzellen noch weiter verstärkt werden.

Polarisierung der Immunantwort: Reife versus unreife dendritische Zellen

Langerhanszellen liegen in der Epidermis als unreife dendritische Zellen vor. Nach Erhalt eines Aktivierungssignals wandern sie in die drainierenden Lymphknoten aus und machen einen Entwicklungsschritt in Richtung einer reifen dendritischen Zelle durch. Unreife dendritische Zellen besitzen die exquisite Fähigkeit zur Antigenaufnahme und Prozessierung von Antigen, während reife dendritische Zellen durch verstärkte Expression von kostimulatorischen Faktoren zur Antigenpräsentation und T-Zellaktivierung befähigt sind. Durch Entwicklung bestimmter Kulturmethoden, die die Generierung unreifer oder reifer dendritischer Zellen gestattet [10], konnten diese Zellen hinsichtlich ihrer immunstimulierenden sowie modulierenden Fähigkeiten untersucht werden. Unreife unterscheiden sich von reifen dendritischen Zellpopulationen durch die verringerte oder fehlende Expression bestimmter kostimulatorischer Moleküle, Adhäsionsmoleküle, Chemokinrezeptoren, der verminderten oder fehlenden Produktion bestimmter Zytokine und der signifikant reduzierten Fähigkeit, eine T-Effektorzellimmunantwort zu induzieren.

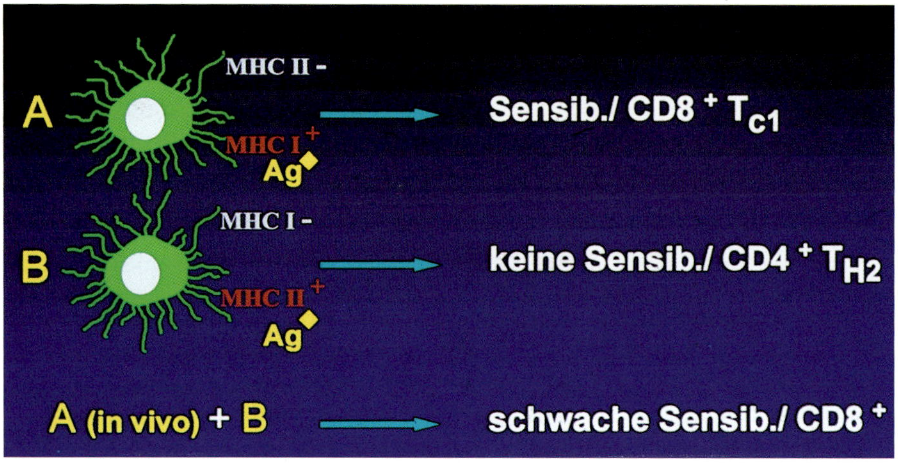

Abb. 2. Duale Rolle dendritischer Zellen bei Sensibilisierung und Herabregulation einer kontaktallergischen Immunantwort. Erläuterung siehe Text

Können dendritische Zellen abhängig vom Stadium der Differenzierung unterschiedliche T-Zellpopulationen induzieren, das heißt, die T-Zellantwort polarisieren? Hierzu gibt es nur sehr wenige Daten. Erste Hinweise sind Beobachtungen, dass ruhende dendritische Zellen von Spendern das Überleben eines Allotransplantats verlängern oder dass unreife dendritische Zellen eine alloantigenspezifische Toleranz induzieren können [11, 15]. Vorläufige Untersuchungen in unserem Labor lassen vermuten, dass in der Tat unreife dendritische Zellen regulative T-Zellen induzieren können (Abb. 3).

Schlussfolgerungen

Während die Fähigkeit reifer dendritischer Zellen, äußerst effizient eine T-Effektorimmunantwort zu induzieren, als gesichert angesehen werden kann, sind die Kenntnisse zur Aktivierung regulativer T-Zellen durch epidermale dendritische Zellen noch gering. Wie in Abb. 4 dargestellt, können potentielle Immunogene wie Proteinantigene oder Haptene in niedriger Dosierung in die Haut eindringen und von primär unreifen dendritischen Zellen aufgenommen werden. Hierdurch wird kein oder nur ein mildes Aktivierungssignal, welches eventuell zur Freisetzung von IL-10 durch Keratinozyten führt, induziert.

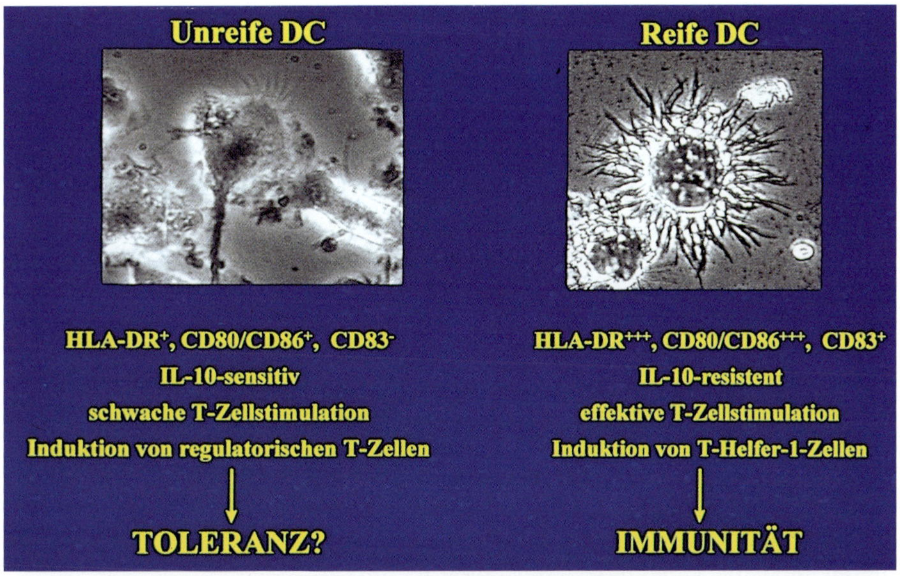

Abb. 3. Eigenschaften reifer und unreifer dendritischer Zellen (DC)

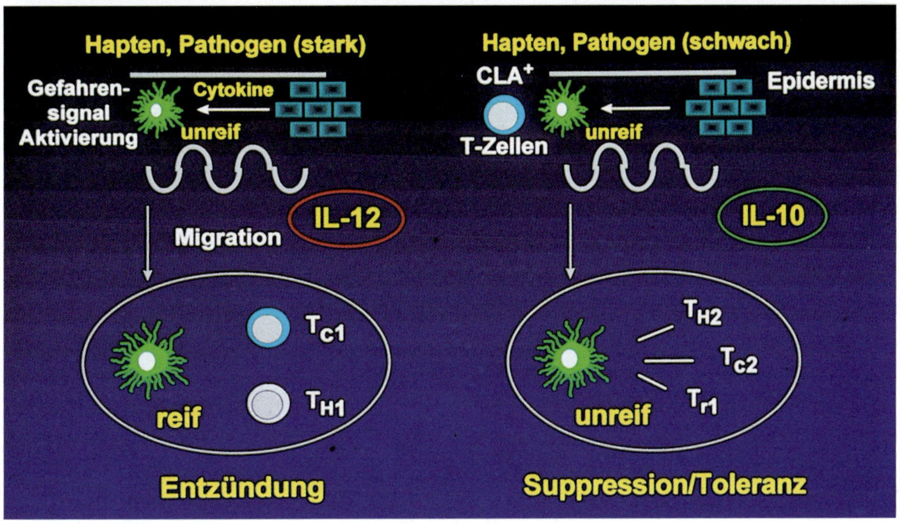

Abb. 4. Polarisierung der Immunantwort durch die Epidermis. Erläuterung siehe Text

IL-10 kann eine Aktivierung der Langerhanszellen unterdrücken; auch wenn kein IL-10 freigesetzt werden sollte, verharren die Langerhanszellen in einem unreifen Zustand, in welchem sie zwar Antigen durchaus präsentieren können (über MHC-Klasse-I und MHC-Klasse-II-Moleküle), jedoch keine kostimulatorischen Faktoren entwickeln. Diese Langerhanszellen aktivieren entweder in der Epidermis (in geringer Zahl durchstreifen CLA^+-T-Lymphozyten ständig die Epidermis) oder aber im drainierenden Lymphknoten (Langerhanszellen wandern kontinuierlich aus der Epidermis in den drainierenden Lymphknoten; dieser Vorgang wird durch eine Aktivierung der Zellen verstärkt) regulatorische T-Lymphozyten (Th2, Tc2, Tr1), die zu einer Dämpfung oder Unterdrückung der Immunantwort führen kann. Erst wenn Haptene, Bakterien, Viren oder andere Pathogene in entsprechenden Konzentrationen in die Epidermis eindringen, werden die unreifen Langerhanszellen in der Weise aktiviert (Gefahrensignal), dass sie kostimulatorische Faktoren exprimieren sowie durch Zytokine veranlasst werden, aus der Epidermis auszuwandern und im drainierenden Lymphknoten eine Tc1- oder Th1-Immunantwort zu induzieren. Dieses führt im Endresultat zu einer Entzündungsreaktion mit dem Ziel, das Pathogen zu entfernen.

Die immunsupprimierende Fähigkeit der Epidermis kann von grundlegender Bedeutung sein, verhindert sie doch, dass qualitativ und quantitativ geringfügige Pathogene, die kontinuierlich auf der Haut auftreffen und zum Teil aufgenommen werden, einen aufwendigen immunologischen Apparat aktivieren, der über eine Entzündungsreaktion diese zu eliminieren versucht. Viele dieser zwar potentiell immunogenen, aber mit einem geringen schädigenden Potential behafteten Pathogene lassen sich zumeist auf unspezifischem und nichtimmunologischem Weg beseitigen. Nur ein entsprechend starkes Gefahrensignal überwindet diese suppressive immunologische Barriere der Epidermis und aktiviert die Vorgänge, die schließlich zu einer effizienten T-Effektorantwort führen.

Literatur

1. Bellinghausen I, Brand U, Enk AH, Knop J, Saloga J (1999) Signals involved in the early TH1/TH2 polarization of an immune response depending on the type of antigen. J Allergy Clin Immunol 103: 298–306
2. Bouloc A, Cavani A, Katz SI (1998) Contact hypersensitivity in MHC class II-deficient mice depends on CD8 T lymphocytes primed by immunostimulating Langerhans cells. J Invest Dermatol 111: 44–49
3. Desvignes C, Etchart N, Kehren J, Akiba I, Nicolas J-F, Kaiserlian D (2000) Oral administration of hapten inhibits in vivo induction of specific cytotoxic $CD8^+$ T cells mediating tissue inflammation: a role for regulatory $CD4^+$ T cells. J Immunol 164: 2515–2522
4. Enk AH, Katz SI (1992) Early molecular events in the induction phase of contact sensitivity. Proc Natl Acad Sci U S A 89: 1398–1403
5. Enk AH, Katz SI (1992) Identification and induction of keratinocyte-derived IL-10. J Immunol 149: 92–95
6. Enk AH, Knop J, Katz SI (2001) Allergic contact dermatitis. (in press)
7. Enk AH, Saloga J, Becker D, Madzadeh M, Knop J (1994) Induction of hapten-specific tolerance by interleukin 10 in vivo. J Exp Med 179: 1397–1402
8. Gocinski BL, Tigelaar RE (1990) Roles of $CD4^+$ and $CD8^+$T cells in murine contact sensitivity revealed by in vivo monoclonal antibody depletion. J Immunol 144: 4121–4128
9. Grabbe St, Schwarz Th (1998) Immunoregulatory mechanisms involved in elicitation of allergic contact hypersensitivity. Immunol Today 19: 37–44
10. Jonuleit H, Kuhn U, Müller G, Steinbrink K, Paragnik L, Schmitt E, Knop J, Enk AH (1997) Pro-inflammatory cytokines and prostaglandins induce maturation of potent immunostimulatory dendritic cells under fetal calf serum-free conditions. Eur J Immunol 27: 3135–3142
11. Khanna A, Morelli AE, Zhong C, Takayama T, Lu L, Thomson AW (2000) Effects of liver-derived dendritic cell progenitors on Th1- and Th2-like cytokine responses in vitro and in vivo. J Immunol 164: 1346–1352
12. Knop J (1998) Pathophysiologie des allergischen Kontaktekzems. In: Plewig G, Wolff H (Hrsg) Fortschritte der praktischen Dermatologie und Venerologie. Springer, Berlin, S 203–210
13. Krasteva M, Kehren J, Horand F, Akiba H, Choquet G, Ducluzeau M-T, Tédone R, Garrigue J-L, Kaiserlian D, Nicolas J-F (1998) Dual role of dendritic cells in the induction and down-regulation of antigen-specific cutaneous inflammation. J Immunol 160: 1181–1190
14. Kuhn U, Brand P, Willemsen J, Jonuleit H, Enk AH, Brandwijk-Petershans R van, Saloga J, Knop J, Becker D (1998) Induction of tyrosine phosphorylation in human MHC class II-positive antigen-presenting cells by stimulation with contact sensitizers. J Immunol 160: 667
15. Lutz MB, Kukutsch NA, Menges M, Rossner S, Schuler G (2000) Culture of bone marrow cells in GM-CSF plus high doses of lipopolysaccharide generates exclusively immature dendritic cells which induce alloantigen-specific CD4 T cell anergy in vitro. Eur J Immunol 30: 1048–1052
16. Steinbrink K, Kolde G, Sorg C, Macher E (1996) Induction of low zone tolerance to contact allergens in mice does not require fuctional Langerhans cells. J Invest Dermatol 107: 243–247
17. Steinbrink K, Sorg C, Macher E (1996) Low zone tolerance to contact allergens in mice: a functional role for $CD8^+$T helper type 2 cells. J Exp Med 183: 759–768
18. Steinbrink K, Wölfl M, Jonuleit H, Knop J, Enk AH (1997)

Induction of tolerance by IL-10-treated dendritic cells. J Immunol 159: 4772–4780
19. Trautmann A, Akdis M, Kleemann D, Altznauer H-US, Graeve Th, Noll M, Bröcker E-B, Blaser K, Akdis CA (2000) T cell-mediated Fas-induced keratinocyte apoptosis plays a key pathogenetic role in eczematous dermatitis. J Clin Invest 106: 25–35
20. Xu H, Dilulio NA, Fairchild RL (1996) T cell populations primed by hapten sensitization in contact sensitivity are distinguished by polarized pattern of cytokine production: interferon gamma-producing (Tc1) effector $CD8^+$ T cells and interleukin (Il) 4/Il-10-producing (Th2) negative regulatory $CD4^+$T cells. J Exp Med 183: 1001–1012

Skin Homing T Cells

Conrad Hauser

Einleitung

Seit Histopathologie der Haut betrieben wird, werden lymphozytäre Infiltrate bei einer Großzahl von entzündlichen Dermatosen beobachtet. Klinisch gesunde Haut ist nur von relativ wenig Lymphozyten infiltriert. Die pathogenetische Rolle dieser hautinfiltrierenden Lymphozyten ist bei wenigen Dermatosen so gut wie bei der allergischen Kontaktdermatitis belegt worden. Es gibt aber ausreichend Hinweise, dass auch bei anderen Hautkrankheiten wie etwa atopischer Dermatitis, anderen Ekzemformen, Psoriasis, Lichen ruber planus, kutanem Lupus erythematodes und anderen selteneren Dermatosen hautinfiltrierende Lymphozyten eine wichtige pathogenetische Rolle spielen. Bei infektiösen Erkrankungen der Haut können diese Lymphozyten eine duale Rolle spielen. Sie können einerseits schützend wirken, indem sie mithelfen, fremde Keime zu eliminieren. Andererseits können diese aber auch für immunpathologische Vorgänge wie die Zerstörung von Zellen verantwortlich sein.

Die ersten immunhistochemisch geführten Studien zur Charakterisierung von reaktiven Lymphozyteninfiltraten haben gezeigt, dass bei den meisten Dermatosen hauptsächlich T-Lymphozyten in der Haut zu finden sind. Das bedeutet nicht, dass nicht auch B-Lymphozyten eine Hauptrolle bei entzündlichen Erkrankungen spielen können wie bei Autoimmundermatosen mit Immungobulinablagerungen beispielsweise Pemphigus vulgaris. Bei diesen Dermatosen sind die T-Zellen in der Haut gegenüber anderen Leukozyten an Zahl nicht dominant und vermutlich sekundär in Funktion. Wir wissen seit einigen Jahren, dass die große Mehrzahl der T-Lymphozyten in den Hautläsionen entzündlicher Dermatosen den Memory-Phänotyp (Gedächtniszellen) trägt.

Zahlreiche Mechanismen der Wanderung von Lymphozyten sind in den letzten Jahren erfolgreich erforscht worden. Bezüglich der Wanderung von Lymphozyten in die Haut sind ebenfalls bedeutende Fortschritte erzielt worden. Die gewonnenen Ergebnisse haben gezeigt, dass die Wanderung von T-Lymphozyten in die Haut nicht ein zufälliges Ereignis ist, sondern von einer beträchtlichen Anzahl von hautspezifischen und nichthautspezifischen Molekülen fein reguliert wird. Diese Übersicht soll diese Fortschritte zusammenfassen. Hier sollen ausschließlich die Mechanismen der Hautwanderung von T-Lymphozyten beschrieben werden.

Interaktion von T-Lymphozyten und Endothel

Ebenfalls vom Studium der Histologie entzündlicher Hautkrankheiten kommt die Vermutung, dass Leukozyten sich auf dem Niveau von postkapillären Venolen ans Endothel heften und dann ins Gewebe austreten können. Dies wird durch die Weitstellung der Gefäße in diesem Abschnitt begünstigt, was einen verlangsamten kapillären Fluss der intravasalen Blutzellen zur Folge hat. Dies wiederum führt zu einer erhöhten Wahrscheinlichkeit von adhäsiver Interaktion zirkulierender Lymphozyten mit Endothel. Die Etappen der adhäsiven Interaktion zwischen zirkulierenden polymorphonukleären Leukozyten und endzündlichem Endothel sind genauer studiert und definiert worden. Sie gelten im Wesentlichen auch für Lymphozyten [4,5].

Zuerst adhärieren randständige Leukozyten mittels ihrer mikrovillösen Fortsätze auf Endothelzellen, was zu einem momentanen Stillstand des Leukozyten und schließlich zum Rollen auf dem Endothel führt. Die adhäsiven Kräfte, die bei dieser Phase im Spiel sind, sind relativ niedrig, weshalb die Adhäsion reversibel ist, und so der momentane Stillstand und das Rollen der Leukozyten erklärt werden können. Die wichtigsten Adhäsionsmoleküle der Endothelzellen, welche bei dieser Phase eine Rolle spielen, sind E-Selektin und P-Selektin. Memory-T-Lymphozyten, die in die Haut wandern, exprimieren *Cutaneous lymphocyte-associated antigen* (CLA) beziehungsweise P-Selektin-Glykoprotein-Ligand-1 (PSGL-1) als entsprechende Gegenrezeptoren. Die endgültige und hochaffine Adhäsion der Leukozyten wird durch Signale aktivierter Endothelzellen und ihrer entzündlichen Umgebung eingeleitet. Diese Signale werden von Mediatoren wie

Komplementfragmenten, bakteriellen, chemotaktischen Peptiden und von Chemokinen als wohl wichtigste endogene Mediatoren geliefert. Letztere werden nicht nur lokal im Hautgewebe gebildet, sondern können auch auf der Glykokalix (extrazellulären Polysacchariden) der Endothelzellen immobilisert werden, was ihre Verweildauer verlängert und ihre Exposition gegenüber rollenden Leukozyten verbessert. Alle diese Mediatoren binden an G-Protein-gekoppelte Rezeptoren, welche sieben transmembranäre Abschnitte besitzen, und von Leukozyten exprimiert werden. Die Bindung dieser Mediatoren an ihre Rezeptoren auf Leukozyten führt über eine Konformationsänderung (Aktivierung) leukozytärer Integrine, die eine erhöhte Bindung an ihre endothelständigen Bindungspartner erlaubt, zu irreversibler Leukozytenadhäsion. Endothelständige Bindungspartner umfassen bei hautwandernden T-Lymphozyten hauptsächlich *Vascular cell adhesion molecule-1* (VCAM-1), das an *Very late antigen-4* (VLA-4 oder $\alpha_4\beta_1$-Integrin) bindet, und *Intercellular adhesion molecule-1* (ICAM-1), welches ein Ligand *für Leukocyte function-associated molecule-1* (LFA-1 oder $\alpha_L\beta_2$ Integrin) ist. Letzteres wird wie VLA-4 ebenfalls von Memory-T-Lymphozyten vermehrt exprimiert. Die irreversible leukozytäre Adhäsion an Endothelzellen leitet nun die nächste Phase, nämlich die der Durchwanderung der Gefäßwand oder Diapedese ein. Die zeitlichen Größenordungen für die verschiedenen Phasen von Interaktion von Leukozyten mit entzündlichem Endothel sind wie folgt: Mikrosekunden für die reversible Adhäsion, Sekunden für die Aktivierung durch P-Protein-gekoppelte Rezeptoren, Minuten für die irreversible Adhäsion und etwa 10 Minuten für die Diapedese.

Schließlich befinden sich die Leukozyten im Interstitium der perivaskulären Dermis, von wo aus sie chemotaktisch geleitet weiter in die Epidermis wandern können. In der Dermis und Epidermis können nun Memory-T-Lymphozyten einerseits mit Antigen-präsentierenden Zellen wie dendritischen Zellen und Makrophagen interagieren, was zu T-Zell-Aktivierung und Sekretion von Lymphokinen führt. Neben verschiedensten anderen Effektorfunktionen, welche diese T-lymphozytären Lymphokine bewerkstelligen, aktivieren sie auch die Makrophagen zu vermehrter Zytotoxizität. Andererseits können ins Hautinterstitium ausgetretene T-Lymphozyten (hauptsächlich CD8+-T-Lymphozyten) auch Antigene auf anderen Zellen der Haut wie Fibroplasten, Keratinozyten und Melanozyten erkennen und sie gegebenenfalls zerstören. Über das weitere Schicksal von hautinfiltrierenden T-Lymphozyten ist relativ wenig bekannt. Viele T-Lymphozyten werden vermutlich nach Erfüllung ihrer Aufgabe durch Apoptose eliminiert, andere gelangen über die Lymphgefäße wieder in drainierende Lympknoten und wieder andere können wohl noch über längere Zeit in der Haut verweilen. Letztere sind Kandidaten für die Vermittlung des sogenannten lokalen immunologischen Gedächtnisses der Haut, welches für das Aufflammen von alten Stellen der allergischen Kontaktdermatits bei erneuter Allergenexposition an einer anderen Stelle als bei der Epikutantestung verantwortlich sein kann.

Selektine und die zur Immunoglobulin-Superfamilie gehörenden Moleküle VCAM-1 und ICAM-1 findet man an der Oberfläche von Endothelzellen in entzündlicher Haut. Endothelzellen normaler Haut exprimieren kein E-Selektin und VCAM-1. P-Selektin wird intrazellular in den Weibel-Pallade-Körperchen gespeichert, von wo es bei Entzündung an die Zelloberfläche transloziert wird. Endothelzellen in normaler Haut besitzen eine geringe ICAM-1-Dichte, die bei Entzündung erhöht wird. Die meisten Chemokine werden nur in entzündeter Haut gebildet. Multiple Faktoren können zur Aktivierung von Endothelzellen und Induktion der Synthese von Chemokinen führen [29]. Am besten studiert sind die proinflammarischer Zytokine Interleukin (IL)-1 und Tumornekrosefaktor-α (TNF-α), die ihrereseits durch Zellschädigung, mikrobielle und andere Umweltsubstanzen wie Kontaktsensibilisatoren induziert und freigesetzt werden können.

Struktur, Funktion und Regulation von *Cutaneous Lymphocyte-Associated Antigen*

Als Picker und Mitarbeiter 1990 beschrieben, dass der monoklonale Antikörper HECA-452 die Mehrzahl von T-Lymphozyten in der Haut bei verschiedenen entzündlichen Dermatosen, aber nur einen kleinen Teil der zirkulierenden T-Zellen im Blut und beinahe keine der T-Lymphozyten in anderen Geweben mit lymphozytärer Entzündung markierte, kam es zu einem Durchbruch im Verständnis von hautselektiver Wanderung von T-Lymphozyten [21–24]. Dieser wurde begünstigt, als er auch zeigen konnte, dass der Antikörper HECA-452 die Adhäsion von T-Lymphozyten an E-Selektin-exprimierende Zellen blockieren konnte. In der Folge taufte er das Epitop, an das HECA-542 bindet, *Cutaneous lymphocyte-associated antigen* (CLA) und zeigte später auch formell, dass CLA ein Ligand des E-Selektin ist [3].

Von CLA wusste man lange Zeit nur, dass es sich um eine Polysacchariddeterminante handelte, die wohl biochemisch mit einem anderen E-Selektin-Liganden, dem Blutgruppenzucker Sialyl-Lewis X, eng verwandt war. Weitere biochemische Studien identifizierten das Protein, das die Zuckerdeterminante CLA auf T-Lymphozyten trägt, als PSGL-1, einem seit längerem bekannten Glykoprotein, das ein Ligand von P-Selektin ist [9]. PSGL-1 ist also ein Glykoprotein, das einerseits P-Selektin-Zucker-Liganden enthält, andererseits aber ebenfalls E-Selektin-Zucker-Liganden wie CLA tragen kann. Differentielle Glykosylierung von PSGL-1 kann also entscheiden, ob das Molekül an P-Selektin alleine oder zusätzlich auch an E-Selektin binden kann. Der Aufbau der CLA Determinante wird durch eine Reihe enzymatischer Schritte bewerkstelligt, wobei gezeigt werden konnte, dass Fukosyltransferase VII kritisch für die Bildung von CLA ist [18,33]. Naive T-Lymphozyten exprimieren kein CLA. CLA kann, wie in vitro und in vivo gezeigt wurde, beim Übergang einer naiven in eine in eine Memory-T-Zelle induziert werden [25]. Hautnahe Lymphknoten enthalten weit mehr CLA-positive T-Lymphozyten als hautferne [26]. Diese Beobachtung ist vereinbar mit der Annahme, dass die lokalen Bedingungen in hautnahen Lymphknoten zur Induktion von CLA besser sind als bei hautfernen. Verschiedene Zytokine wurden daher auf ihre Kapazität geprüft, CLA beim Übergang von naiven in Memory-T-Lymphozyten, das heißt bei ihrer Aktivation zu induzieren. IL-12, das von Bakterien und Toxinen wie Superantigenen in Makrophagen und dendritischen Zellen induziert wird, scheint der beste Induktor von CLA in T-Lymphozyten zu sein [14], während IL-6 und *Transforminggrowthfactor*-β (TGF-β) weniger potent sind [25]. IL-4 wurde als Zytokin beschrieben, welches die CLA-Dichte an der Oberfläche von T-Lymphozyten reduzieren kann [16]. Diese Zytokine regulieren in entgegengesetzter Weise die Synthese des Enzyms Fukosyltransferase VII, das Schlüsselenzym für die Bildung des CLA-Epitops [34].

CLA-Expression auf T-Lymphozyten bei Dermatosen und extrakutanen Erkrankungen

Mit den von Picker und Mitarbeitern gemachten Beobachtungen über die CLA-Expression in T-Lymphozyten in verschiedenen anatomischen Kompartimenten bildete sich die Hypothese heran, dass nach Aktivierung und Induktion von CLA in hautnahen Lymphknoten T-Lymphozyten, die für über die Haut mit dem Immunsystem in Kontakt tretende Antigene spezifisch sind, in die Blutbahn und von dort selektiv in die Haut gelangen. Von der Haut aus kann mindestens ein Teil der T-Zellen wieder über afferente Lymphgefäße in hautdrainierende Lymphknoten gelangen, um dann nach eventueller Reaktivierung mit Antigen aus der Haut und vermehrter Induktion von CLA weitere Wanderungszyklen zur Haut via Blutbahn durchzuführen. Da die Hautselektivität von T-Lymphozyten durch die Expression von CLA allein nicht vollständig erklärt werden kann (sein Ligand E-Selektin wird nicht nur von endzündlichen Endothelien der Haut exprimiert), war die genannte Hypothese zu prüfen. Die Hypothese sagt voraus, dass die CLA-positiven T-Zellen im Blut sehr ähnliche Eigenschaften wie diejenigen der Haut aufweisen und dass CLA-positive T-Zellen aus dem Blut viel Information darüber liefern können, was in der Haut vor sich geht.

Verschiedene Krankheitsbilder boten sich zur Prüfung der Hypothese an. Bei Nickelkontaktdermatitispatienten war die Antigen-induzierte Antwort der T-Lymphozyten auf Nickel in der CLA-positiven, nicht aber in der CLA-negativen Subpopulation des Blutes zu finden [30]. Dagegen war die Antwort gegen Tetanustoxoid, ein nicht ausschließlich hautassoziiertes Antigen, in CLA-positiven und negativen Fraktionen zu identifizieren. Bei Patienten mit atopischer Dermatitis ohne Asthma war die Antigen-induzierte Antwort gegen Hausstaubmilben in der CLA-positiven Fraktion von Blutlymphozyten größer als in der CLA-negativen. Bei Patienten mit allergischem Haustaubmilbenasthma dagegen war die Situation umgekehrt [30]. Bei atopischer Dermatitis konnte gezeigt werden, dass die CLA-positiven Memory-T-Lymphozyten, ähnlich wie T-Zelllinien und T-Zellklone, die aus der Haut stammen, Typ-2-Lymphokine (IL-4, IL-5 und IL-13) freisetzen [1, 2, 30]. Es wurde ebenfalls deutlich, dass der klinische Schweregrad der atopischen Dermatitis mit dem Prozentsatz frisch reaktivierter CLA-positiver T-Lymphozyten im Blut korreliert [27]. Auch beim Arzneimittelexanthem und beim Lyell-Syndrom scheint die klinische Aktivität mit Aktivierungsmarkern auf CLA-positiven T-Lymphozyten des Blutes zur korrelieren [10, 15]. Sowohl bei atopischer Dermatitis als auch bei Psoriasis ist in der zirkulierenden CLA-positiven T-Subpopulation die relative Anzahl von T-Lymphozyten mit gegen staphylogene beziehungsweise streptogene Superantigene gerichtete T-Zell-Rezeptoren-Betaketten-Familien selektiv erhöht [8, 31, 32]. Im Gegensatz zu hautinfiltrierenden T-Lymphozyten bei Psoriasis sind T-Lymphozyten, die Gelenke bei psoriatischer Arthritis infiltrieren, CLA-neagtiv [12,28]. Bei der kutanenen Graft-versus-Host (GvH)-Krankheit sind die hautinfiltrierenden T-Lymphozyten CLA positiv, nicht aber Darm- und Leber-infiltrierende T-Lymphoyzten bei intestinaler GvH-Krankheit [7]. Ein weiteres Beispiel kommt von Bacille-Calmette-Guérin (BCG)-Hauttest-negativen Patienten mit Tuberkulose, die im Gegensatz zu Tuberkulosepatienten mit positivem BCG-Hauttest keine mykobakterienreaktive T-Lymphozyten in der zirkulierenden CLA-positiven Subpopulation besitzen [17]. Die autoreaktiven T-Lymphozyten bei Vitiligo, die Autoantigene von Melanozyten erkennen und diese lysieren können, sind in der CLA-positiven Subpopulation des Blutes stark angereichert [20]. Ein weiterer unterstützender Befund kam von einer nichtreaktiven Dermatose, dem kutanen T-Zell-Lymphom. Bei frühen Stadien mit klinisch nichtmanifester Generalisation waren die neoplastischen T-Lymphozyten zum großen Teil CLA-positiv, während ihr Prozentsatz bei klinisch generalisierten Formen deutlich niedriger lag [23]. Diese korrelativen und funktionellen Studien bestätigten die CLA-Hypothese und damit die enge Assoziation von CLA-positiven T-Lymphozyten und Haut, obwohl die CLA/E-Selektininteraktion alleine die Hautselektivität CLA-positiver T-Lymphozyten nicht erklären konnte.

Neu identifizierte Moleküle, die bei der Wanderung von T-Lymphozyten in die Haut eine Rolle spielen

Thymus and activation-regulated chemokine (TARC, CCL17) ist ein kürzlich beschriebenes Chemokin, dessen Protein auf kutanen Endothelzellen, aber nicht auf gastrointestinalen und Gehirnendothelzellen vorkommt [6]. Es wird bei entzündlichen Prozessen der Haut vermehrt auf Endothelzellen gefunden. Interessanterweise wird sein Rezeptor, CCR4, selektiv auf CLA-positiven Zellen des Blutes exprimiert. Dieser Rezeptor ist auch funktionell wirksam, da TARC und *Macrophage-derived chemokine* (MDC), ein weiterer Ligand für CCR4, selektiv chemotaktisch für CLA-positive, aber nicht CLA-negative T-Lymphozyten des Blutes sind. TARC und MDC aktivieren auch Integrine selektiv auf CLA-positiven T-Lymphozyten in einer Weise, dass diese Zellen an ICAM-1 adhärieren. Unter Fließbedingungen führt diese hochaffine Bindung an ICAM-1 zum endgültigen Abstoppen (irreversible Adhäsion) von auf Endothel rollenden CLA-positiven T-Lymphozyten.

Cutaneous T cell-attracting chemokine (CTACK, CCL27) ist ein weiteres neu identifiziertes Mitglied der Chemokinfamilie und soll ausschließlich von Keratinozyten gebildet werden [19]. *Cutaneous T cell-attracting chemokine* ist vermutlich über seinen Rezeptor CCR10 selektiv chemotaktisch für CLA-positive T-Lymphozyten [11]. Normale und entzündliche Haut bei verschiedenen Dermatosen exprimieren CTACK und CCR10.

Molekulares Zusammenspiel und abschließende Bemerkungen

Es stellt sich nun die Frage, wie diese verschiedenen zellständigen und sezernierten Moleküle bei der Wanderung von T-Lymphozyten in die Haut zusammenspielen, denn nur ein kombiniertes und koordiniertes Zusammenspiel von gewebeselektiven und allgemeinen Molekülen kann die Wanderung von T-Lymphozyten in die Haut erklären. PSGL-1 mit seinen P-Selektin- und E-Selektin-Liganden (CLA) spielen wohl in der reversiblen adhäsiven Interaktion von T-Lymphozyten mit ihren Rezeptoren E-Selektin und P-Selektin auf aktiviertem Hautendothel eine Rolle. Da Hautendothel spezifische L-Selektin-Liganden exprimiert und CLA-positive Memory-T-Lymphozyten L-Selektin exprimieren, ist auch eine Rolle dieser Bindungspartner in dieser frühen Phase der Hautwanderung nicht ausgeschlossen [13]. Der Übergang von reversibler zu irreversibler Adhäsion wird besonders von Chemokinen eingeleitet, die ihre Signale über G-Protein-gekoppelte Rezeptoren in das Innere der T-Lymphozyten vermittlen, was wiederum eine Aktivierung der Lymphozytenintegrine und damit erhöhte Bindung an das aktivierte Endothel zur Folge hat. Neben anderen nichtgewebespezifischen Chemokinen scheinen TARC und sein Rezeptor CCR4 auf CLA-positiven Lymphozyten eine hautselektive Rolle aufzuweisen. Bei der Diapedese und danach bei der gerichteten Wanderung von T-Zellen im Hautinterstitium könnten CTACK und sein Rezeptor CCR10 eine hautspezifische Rolle spielen. Somit könnte der sequentielle Rezeptorcode für hautwandernde Memory-T-Lymphozyten folgerndermaßen lauten: PSGL-1/CLA, L-Selektin, CCR4, LFA-1, VLA-4, CCR10. Die Entwicklung von Antagonisten, besonders solchen, die mit den spezifischen Mechanismen der Hautwanderung von T-Lymphozyten interferieren, insbesondere jenen, die von CLA, TARC oder CTACK oder ihren Rezeptoren abhängen, könnte die Grundlage für eine antigenunabhängige, die individuellen entzündlichen Dermatosen übergreifende Therapiestrategie liefern.

Literatur

1. Akdis M, Akdis CA, Weigl L, Disch R, Blaser K (1997) Skin-homing, CLA+ memory T cells are activated in atopic dermatitis and regulate IgE by an IL-13-dominated cytokine pattern: IgG4 counter-regulation by CLA-memory T cells. J Immunol 159: 4611–4619
2. Akdis M, Simon HU, Weigl L, Kreyden O, Blaser K, Akdis CA (1999) Skin homing (cutaneous lymphocyte-associated antigen-positive) CD8+ T cells respond to superantigen and contribute to eosinophilia and IgE production in atopic dermatitis. J Immunol 163: 466–475
3. Berg EL, Yoshino T, Rott LS, Robinson MK, Warnock RA, Kishimoto TK, Picker LJ, Butcher EC (1991) The cutaneous lymphocyte antigen is a skin lymphocyte homing receptor for the vascular lectin endothelial cell-leukocyte adhesion molecule 1. J Exp Med 174: 1461–1466
4. Butcher EC, Williams M, Youngman K, Rott L, Briskin M (1999) Lymphocyte trafficking and regional immunity. Adv Immunol 72: 209–253
5. Campbell JJ, Butcher EC (2000) Chemokines in tissue-specific and microenvironment-specific lymphocyte homing. Curr Opin Immunol 12: 336–341
6. Campbell JJ, Haraldsen G, Pan J, Rottman J, Qin S, Ponath P, Andrew DP, Warnke R, Ruffing N, Kassam N, Wu L, Butcher EC (1999) The chemokine receptor CCR4 in vascular recognition by cutaneous but not intestinal memory T cells. Nature 400: 776–780
7. Davis RE, Smoller BR (1992) T lymphocytes expressing HECA-452 epitope are present in cutaneous acute graft-versus-host disease and erythema multiforme, but not in acute graft-versus-host disease in gut organs. Am J Pathol 141: 691–698
8. Davison S, Allen M, Harmer A, Vaughan R, Barker JN (1999) Increased T-cell receptor vbeta2 chain expression in skin homing lymphocytes in psoriasis. Br J Dermatol 140: 845–848
9. Fuhlbrigge RC, Kieffer JD, Armerding D, Kupper TS (1997) Cutaneous lymphocyte antigen is a specialized form of PSGL-1 expressed on skin-homing T cells. Nature 389: 978–981
10. Gonzalez FJ, Leyva L, Posadas S, Luque I, Blanca M, Santamaria L, Juarez C (1998) Participation of T lymphocytes in cutaneous allergic reactions to drugs. Clin Exp Allergy 28 [Suppl 4]: 3–6
11. Homey B, Wang W, Soto H, Buchanan ME, Wiesenborn A, Catron D, Muller A, McClanahan TK, Dieu-Nosjean MC, Orozco R, Ruzicka T, Lehmann P, Lebecque S, Caux C, Zlotnitz A (2000) Cutting edge: the orphan chemokine receptor G protein-coupled receptor-2 (GPR-2, CCR10) binds the skin-associated chemokine CCL27 (CTACK/ALP/ILC). J Immunol 164: 3465–3470
12. Jones SM, Dixey J, Hall ND, McHugh NJ (1997) Expression of the cutaneous lymphocyte antigen and its counter-receptor E-selectin in the skin and joints of patients with psoriatic arthritis. Br J Rheumatol 36: 748–757
13. Lechleitner S, Kunstfeld R, Messeritsch-Fanta C, Wolff K, Petzelbauer P (1999) Peripheral lymph node addressins are expressed on skin endothelial cells. J Invest Dermatol 113: 410–414
14. Leung DY, Gately M, Trumble A, Ferguson-Darnell B, Schlievert PM, Picker LJ (1995) Bacterial superantigens induce T cell expression of the skin-selective homing receptor, the cutaneous lymphocyte-associated antigen, via stimulation of interleukin 12 production. J Exp Med 181: 747–753
15. Leyva L, Torres MJ, Posadas S, Blanca M, Besso G, O'Valle F, Moral RG del, Santamaria LF, Juarez C (2000) Anticonvulsant-induced toxic epidermal necrolysis: monitoring the immunologic response. J Allergy Clin Immunol 105: 157–165
16. Lim YC, Henault L, Wagers AJ, Kansas GS, Luscinskas FW, Lichtman AH (1999) Expression of functional selectin ligands on Th cells is differentially regulated by IL-12 and IL-4. J Immunol 162: 3193–3201
17. Magnani ZI, Confetti C, Besozzi G, Codecasa LR, Panina-Bordignon P, Lang R, Rossi GA, Pardi R, Burastero SE (2000) Circulating, mycobacterium tuberculosis-specific lymphocytes from PPD skin test-negative patients with tuberculosis do not secrete interferon-gamma (IFN-gamma) and lack the cutaneous lymphocyte antigen skin-selective homing receptor. Clin Exp Immunol 119: 99–106
18. Maly P, Thall A, Petryniak B, Rogers CE, Smith PL, Marks RM, Kelly RJ, Gersten KM, Cheng G, Saunders TL, Camper SA, Camphausen RT, Sullivan FX, Isogai Y, Hindsgaul O, Adrian UH von, Lowe JB (1996) The alpha(1,3)fucosyltransferase Fuc-TVII controls leukocyte trafficking through an essential role in L-, E-, and P-selectin ligand biosynthesis. Cell 86: 643–653
19. Morales J, Homey B, Vicari AP, Hudak S, Oldham E, Hedrick J, Orozco R, Copeland NG, Jenkins NA, McEvoy LM, Zlotnitz A (1999) CTACK, a skin-associated chemokine that preferentially attracts skin-homing memory T cells. Proc Natl Acad Sci U S A 96: 14470–14475
20. Ogg GS, Rod DP, Romero P, Chen JL, Cerundolo V (1998) High frequency of skin-homing melanocyte-specific cytotoxic T lymphocytes in autoimmune vitiligo. J Exp Med 188: 1203–1208
21. Picker LJ, Kishimoto TK, Smith CW, Warnock RA, Butcher EC (1991) ELAM-1 is an adhesion molecule for skin-homing T cells. Nature 349: 796–799
22. Picker LJ, Martin RJ, Trumble A, Newman LS, Collins PA, Bergstresser PR, Leung DY (1994) Differential expression of lymphocyte homing receptors by human memory/effector T cells in pulmonary versus cutaneous immune effector sites. Eur J Immunol 24: 1269–1277
23. Picker LJ, Michie SA, Rott LS, Butcher EC (1990) A unique phenotype of skin-associated lymphocytes in humans. Preferential expression of the HECA-452 epitope by benign and malignant T cells at cutaneous sites. Am J Pathol 136: 1053–1068
24. Picker LJ, Terstappen LW, Rott LS, Streeter PR, Stein H, Butcher EC (1990) Differential expression of homing-associated adhesion molecules by T cell subsets in man. J Immunol 145: 3247–3255
25. Picker LJ, Treer JR, Ferguson-Darnell B, Collins PA, Bergstresser PR, Terstappen LW (1993) Control of lymphocyte recirculation in man. II. Differential regulation of the cutaneous lymphocyte-associated antigen, a tissue-selective homing receptor for skin-homing T cells. J Immunol 150: 1122–1136

25. Picker LJ, Treer JR, Ferguson-Darnell B, Collins PA, Buck D, Terstappen LW (1993) Control of lymphocyte recirculation in man. I. Differential regulation of the peripheral lymph node homing receptor L-selection on T cells during the virgin to memory cell transition. J Immunol 150: 1105–1121
27. Piletta PA, Wirth S, Hommel L, Saurat JH, Hauser C (1996) Circulating skin-homing T cells in atopic dermatitis. Selective up-regulation of HLA-DR, interleukin-2R, and CD30 and decrease after combined UV-A and UV-B phototherapy. Arch Dermatol 132: 1171–1176
28. Pitzalis C, Cauli A, Pipitone N, Smith C, Barker J, Marchesoni A, Yanni G, Panayi GS (1996) Cutaneous lymphocyte antigen-positive T lymphocytes preferentially migrate to the skin but not to the joint in psoriatic arthritis. Arthritis Rheum 39: 137–145
29. Robert C, Kupper TS (1999) Inflammatory skin diseases, T cells, and immune surveillance. N Engl J Med 341: 1817–1828
30. Santamaria BL, Picker LJ, Perez SM, Drzimalla K, Flohr P, Blaser K, Hauser C (1995) Circulating allergen-reactive T cells from patients with atopic dermatitis and allergic contact dermatitis express the skin-selective homing receptor, the cutaneous lymphocyte-associated antigen. J Exp Med 181: 1935–1940
31. Strickland I, Hauk PJ, Trumble AE, Picker LJ, Leung DY (1999) Evidence for superantigen involvement in skin homing of T cells in atopic dermatitis. J Invest Dermatol 112: 249–253
32. Torres MJ, Gonzalez FJ, Corzo JL, Giron MD, Carvajal MJ, Garcia V, Pinedo A, Martinez-Valverde A, Blanca M, Santamaria LF (1998) Circulating CLA+ lymphocytes from children with atopic dermatitis contain an increased percentage of cells bearing staphylococcal-related T-cell receptor variable segments. Clin Exp Allergy 28: 1264–1272
33. Wagers AJ, Stoolman LM, Kannagi R, Craig R, Kansas GS (1997) Expression of leukocyte fucosyltransferases regulates binding to E-selectin: relationship to previously implicated carbohydrate epitopes. J Immunol 159: 1917–1929
34. Wagers AJ, Waters CM, Stoolman LM, Kansas GS (1998) Interleukin 12 and interleukin 4 control T cell adhesion to endothelial selectins through opposite effects on alpha1,3-fucosyltransferase VII gene expression. J Exp Med 188: 2225–2231

Mikrobiologie der Haut

Dietrich Abeck

Die Hautoberfläche, die beim Erwachsenen durchschnittlich 2 m^2 umfasst, ist bereits physiologischerweise ständig von einer Vielzahl von Bakterien besiedelt, die unter dem Begriff der *residenten Hautflora* zusammengefasst und von den nur zeitweise nachzuweisenden Bakterien der *temporär residenten* Flora sowie den *pathogenen Invasionskeimen* abgegrenzt werden (Abb. 1).

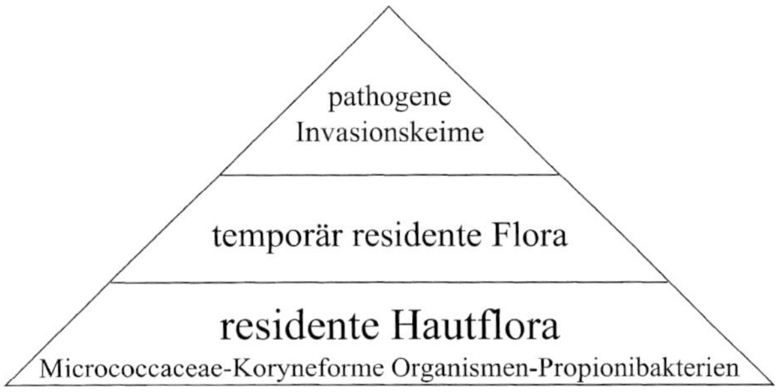

Abb. 1. Humane Hautflora

Die Residentflora

Die Vertreter der Residentflora verfügen über entsprechende Bindungsstrukturen zur Kolonisierung der Haut („attachment"), sind in Anzahl und Zusammensetzung relativ stabil und verursachen in der Regel keine Infektionen. Ihre Funktionen sind vielgestaltig und beinhalten unter anderem die Verhinderung der Besiedelung der Haut durch pathogene Bakterien durch Bewahrung des Säureschutzmantels oder aber durch die Produktion von entsprechenden Hemmstoffen. Sebum, die Verfügbarkeit von Wasser sowie der Luftaustausch sind für die qualitative und quantitative Zusammensetzung der Residentflora entscheidende Parameter. Beispielsweise beträgt die durchschnittliche Erregerzahl im Achselbereich bei hoher Wasserverfügbarkeit und geringem Luftaustausch $1-4 \times 10^6$ kolonienbildende Keime/cm^2, während sie im Bereich der Unterarme bei niedriger Wasserverfügbarkeit und hohem Luftaustausch lediglich $1{,}7-4{,}4 \times 10^3$ Kolonienbildende Keime/cm^2 beträgt.

Der pH-Wert der Haut

Ein die Keimzahl beeinflussender wichtiger Parameter ist der Haut-pH, der physiologischerweise zwischen 5,4 und 5,9 liegt, jedoch auch deutliche lokalisationsabhängige Unterschiede aufweist und beispielsweise im Achselbereich Werte bis 7,0 erreichen kann [4]. Korynebakterien sind die im Achselbereich vorherrschenden Bakterien und Brevibakterien, insbesondere *Brevibacterium epidermidis*, werden als Verursacher des störenden Achselgeruchs betrachtet. Untersuchungen zur pH-Wert-abhängigen Beeinflussung des Wachstumsverhaltens von *Brevibacterium epidermidis* zeigten einen Wachstumsbereich zwischen 5,5 und 8,5, so dass eine effiziente Keimreduktion und somit Verringerung der Geruchsbelästigung lediglich durch pH-Wertverschiebungen unter 5,0 besteht und somit schwierig durch kosmetologische Maßnahmen zu bewerkstelligen ist [10]. Auch die Windeldermatitis, eine häufige Erkrankung, an der vor allem Säuglinge im 6.–9. Lebensmonat erkranken, ist durch eine pH-Wertverschiebung und eine dadurch veränderte mikrobielle Flora gekennzeichnet (Abb. 2). Eine positive Beeinflussung der Erkrankung durch eine lediglich topische antiseptische Behandlung [3] sowie eine Prävention der Windeldermatitis über eine pH-Wert-Stabilisierung [5] wurde berichtet.

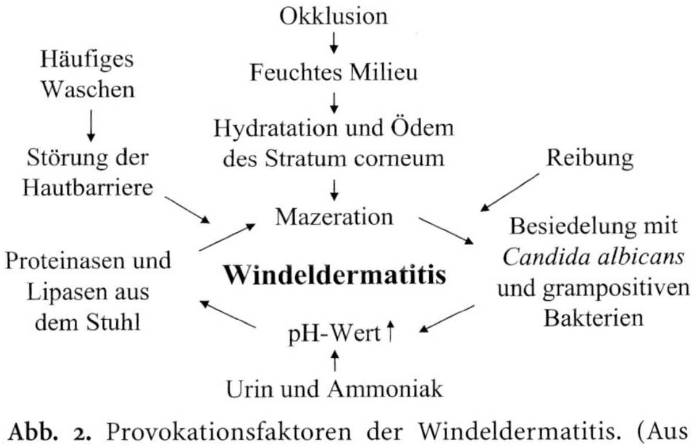

Abb. 2. Provokationsfaktoren der Windeldermatitis. (Aus Strom und Abeck 2000 [13])

Nasale *Staphylococcus-aureus*-Kolonisation und therapeutische Konsequenzen

In bestimmten Lokalisationen können auch gewöhnlich nicht zur Residentflora gehörende Erreger langfristig persistieren. Im Bereich der Nasenvorhöfe gilt dies beispielsweise für *Staphylococcus aureus,* der bei 20 % der Bevölkerung immer, bei 60 % zeitweise und bei 20 % nie vorkommt [9]. Diese nasale Kolonisation ist in vielen Fällen der entscheidende Provokationsfaktor einer Furunkulose. Ein Therapiekonzept, das bei Nachweis von *Staphylococcus aureus* im Nasenbereich die Erregereradikation durch die zehntägige kombinierte Gabe eines Staphylokokken-wirksamen Cephalosporins (beispielsweise Cefalexin; 2-mal 500 mg/Tag) und Rifampicin (2-mal 300 mg/Tag) bewirkt, hat sich in der Literatur [6] und auch in unseren Händen in den letzten Jahren als überaus wirksam erwiesen und ermöglicht den Patienten in der Regel eine drei- bis sechsmonatige Beschwerdefreiheit. Auch bei der Pathogenese der perennialen allergischen Rhinitis ist der nasale Nachweis von *Staphylococcus aureus* von Bedeutung [12].

Bedeutung der mikrobiellen Besiedelung beim atopischen Ekzem

Das atopische Ekzem weist als Besonderheit seiner mikrobiellen Besiedelung die Anwesenheit von *Stapylococcus aureus* bei der Mehrzahl der Betroffenen auf. Eigene Untersuchungen im Rahmen einer prospektiven Untersuchung bei ambulant betreuten Kindern konnten den Nachweis bei 90 % führen [11]. *Staphlococcus aureus* fällt beim atopischem Ekzem eine duale Rolle zu. Zum einen ist er das mikrobiologische Agens einer Komplikation der Erkrankung, dem impetiginisierten atopischem Ekzem, zum anderen ist der Erreger durch sein großes Potenzial immunologisch und inflammatorisch wirksamer Proteine und Toxine in der Lage, die das Ekzem charakterisierende kutane Entzündung zu unterhalten [2, 11]. Die Schwere des atopischen Ekzems korreliert mit dem Nachweis von *Staphylococcus aureus,* wobei bei der Untersuchung der relevanten Erregerfaktoren die Superantigenproduktion, nicht jedoch Hämolysin- oder Protein-A-Bildung, als bedeutsam herausgearbeitet werden konnte [Mempel et al. unveröffentlichte Befunde]. Superantigene können zum einen über die Aktivierung von T-Zellen, zum anderen über MHC-II$^+$-positive Zellen die Entzündung beeinflussen (Abb. 3). Als Konsequenz der bakteriellen Besiedelung des atopischen Ekzems ist der Einsatz von antiseptischen Zubereitungen lokalisiert oder aber auch großflächig indiziert [1, 13].

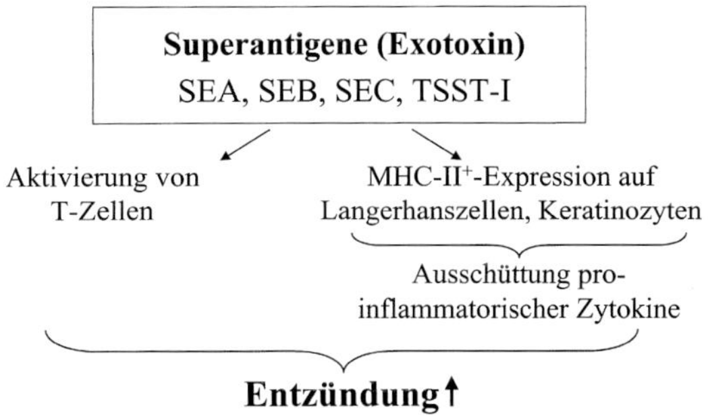

Abb. 3. Beeinflussung der Entzündungsreaktionen durch Superantigene

Zukünftige Entwicklungen

Aus dem Pflanzenreich sind genkodierte antimikrobielle Peptide beziehungsweise Proteine, sogenannte Thionine, bereits seit längerem bekannt, die von den Pflanzen konstant, oder aber nach entsprechender Induktion am jeweiligen Pflanzenorgan nach Erregerkontakt gebildet werden. Vor kurzem konnte durch den Nachweis des humanen β-Defensin-2 auch der entsprechende Nachweis an der menschlichen Haut geführt werden [7]. Das humane β-Defensin-2 wird durch Keratinozyten beispielsweise nach Inkubation mit *Pseudomonas aeruginosa* oder *Echerichia coli,* nicht jedoch mit *Staphylococcus aureus* gebildet. Vor dem Hintergrund der zunehmenden Resistenzentwicklung vieler Erreger, was auch für den Bereich der Dermato-Infektiologie gilt [1, 2, 8], ist der mögliche zukünftige Einsatz humaner antimikrobieller Peptide bei der Behandlung mikrobieller Erkrankungen äußerst interessant.

Literatur

1. Abeck D, Strom K (2000) Optimal management of atopic dermatitis. Am J Clin Dermatol 1: 41–46
2. Abeck D, Mempel M (1998) *Staphylococcus aureus* colonization in atopic dermatitis and its therapeutic implications. Br J Dermatol 139: 13–16
3. Bonifazi E, Miragliotta G, Caprio F, Favale MG, Mosca A, D'Alagni M (1996) Diaper rash treated with chlorhexidine. Clinical results and changes in the bacterial flora. Eur J Pediatr Dermatol 6: 213–216
4. Braun-Falco O, Korting HC (1986) Der normale pH-Wert der menschlichen Haut. Hautarzt 37: 126–131
5. Campbell RL, Seymour JL, Stone LC, Milligan MC (1987)

Clinical studies with disposable diapers containing absorbent gelling materials: evaluation of effects on infant skin condition. J Am Acad Dermatol 17: 978–987
6. Hoss DM, Feder HM (1995) Addition of rifampicin to conventional therapy for recurrent furunculosis. Arch Dermatol 131: 647–648
7. Harder J, Bartels J, Christophers E, Schröder JM (1997) A peptide antibiotic from human skin. Nature 387: 861
8. Korting HC, Neubert U, Abeck D (1998) Current antimicrobial susceptibility of cutaneous bacteria to first line antibiotics. Int J Antimicrob Agents 10: 165–168
9. Kluytmans J, Belkum A van, Verbrugh H (1997) Nasal carriage of *Staphylococcus aureus:* epidemiology, underlying mechanisms, and associated risks. Clin Microbiol Rev 10: 505–520
10. Lukacs A, Korting HC, Lemke O, Ruckdeschel G, Ehret W, Braun-Falco O (1995) Influence of the pH-value on the growth of *Brevibacterium epidermidis* in continue culture. Acta Derm Venereol (Stockh) 75: 280–282
11. Mempel M, Hojka M, Schnopp C, Ring J, Abeck D (1998) Colonization features of *Staphylococcus aureus* in children with atopic eczema (abstract). Ann Dermatol Venereol 125 [Suppl 1]: S63
12. Shiomori T, Yoshida S, Miyamoto H, Makishima K (2000) Relationship of nasal carriage of *Staphylococcus aureus* to pathogenesis of perennial allergic rhinitis. J Allergy Clin Immunol 105: 449–454
13. Strom K, Abeck D (2000) Therapie-Management der Windeldermatitis. Pädiatrie Hautnah 9: 335–337

Molekulare Diagnostik hereditärer Dermatosen

Hauke Schumann und Leena Bruckner-Tuderman

Molekulare Diagnostik hereditärer Dermatosen: DNS-Diagnostik?

Die genetischen Zusammenhänge fließen zunehmend in den ärztlichen Alltag ein, und die molekulargenetische Diagnostik gewinnt damit immer mehr an Bedeutung. Wir werden uns im Folgenden deshalb vor allem auf die moderne DNS-Diagnostik konzentrieren. Es handelt sich dabei um die Untersuchung des Erbmaterials, der Desoxyribonukleinsäure (DNS). Alle hereditären Dermatosen sind durch DNS-Änderungen, Mutationen, in den Genen verursacht, und daher wird die Diagnostik dieser Krankheiten mittels DNS-Analyse durchgeführt. Dies bietet den erheblichen Vorteil, dass die gleiche Methodologie für die Diagnostik verschiedenster Erkrankungen eingesetzt werden kann.

Die DNS-Diagnostik eignet sich für alle Krankheiten mit einem bekannten Gendefekt. Nachdem das menschliche Genom vor kurzem weitgehend entschlüsselt wurde, kann eine rasante Identifizierung von bisher unbekannten Genen, die die Entstehung von Erbkrankheiten beeinflussen, erwartet werden. Außerdem ist es wahrscheinlich, dass viele als erworben betrachtete Erkrankungen auch genetisch bedingt sind oder mindestens eine starke genetische Komponente (Prädisposition) aufweisen. Des Weiteren haben molekulare Untersuchungen von klassischen Genodermatosen, zum Beispiel Epidermolysis bullosa, gezeigt, dass nicht immer eine ausgeprägte klinische Symptomatik vorhanden sein muss, sondern dass heterozygote Mutationsträger Minimalzeichen aufweisen können [1]. Zum Beispiel können bei ansonsten gesunden Mutationsträgern ohne Blasen eine isolierte Nageldystrophie, „Schleimhaut-Aphthen", Zahnschmelzdefekte, Schmelzverfärbungen oder gesteigerte Kariesneigung als Minimalzeichen der Erkrankung vorkommen. In Tabelle 1 sind hereditäre Dermatosen aufgelistet, die heute mit DNS-Analysen diagnostiziert werden können. Diese Liste ist unvollständig, weil die Zahl der Krankheiten praktisch wöchentlich wächst. Die aktuellen Informationen sind im Internet schnell auffindbar (http://www.ncbi.nlm.nih.gov/PubMed/Omim).

Tabelle 1. Beispiele von hereditären Krankheiten, die mittels DNS-Analyse diagnostizierbar sind

Ichthyosen	Xeroderma pigmentosum
Epidermolysen	Pseudoxanthoma elasticum
Palmoplantar-Keratosen	Neurofibromatosen
Porphyrien	Tuberöse Sklerose
Morbus Darier	Nagel-Patella-Syndrom
Morbus Hailey-Hailey	Ehlers-Danlos-Syndrome
Netherton Syndrom	Marfan-Syndrom
Ektodermale Dysplasien	Vohwinkel-Syndrom
Haaranomalien	Happle-Syndrom
Gefässanomalien	Incontinentia pigmenti

Vorteile der DNS als Untersuchungsmaterial

Mit der DNS-Diagnostik können Erkrankungen mit verschiedenen molekularen Abnormitäten identifiziert werden. Dabei werden viele Probleme der klassischen, strukturellen und biochemischen Analysen vermieden. Statt Untersuchung der Morphologie und Ultrastruktur, verschiedener Enzymaktivitäten, Metaboliten, Proteinstrukturanomalien oder Störungen des Zellwachstums wird allein die DNS untersucht. Extraktion und Isolierung der verschiedenen Ausgangsmaterialien aus Biopsien, Serum, Plasma, Urin oder Zellkulturen sind nicht mehr notwendig, da die DNS aus Blut gewonnen wird. Es werden relativ einfache molekularbiologische Methoden für die Diagnostik eines breiten Spektrums von Erkrankungen eingesetzt, und damit kann Laborexpertise in nur einer Methodologie weit entwickelt werden. Dies ist wichtig, weil jüngste molekulargenetische Studien ganz unerwartete Defekte enthüllt haben, deren biochemische und funktionelle Analyse zur Diagnostik nicht möglich wäre. Beispiele von solchen Abnormitäten sind die defekten zellulären Membrankanäle beim Morbus Hailey-Hailey [2], Morbus Darier [3], Netherton-Syndrom [4], Pseudoxanthoma elasticum [5] oder abnormale Rezeptoren bei Gefäßanomalien. Außerdem können im klinischen Alltag oft vorkommende zu lange Transportzeiten bei zu hohen Temperaturen und die dadurch entstandenen falsch-positiven oder -negativen Ergebnisse vermieden werden. Die DNS ist relativ stabil und die Proben können mit normaler Post, ohne Kühlung oder andere besondere Maßnahmen, transportiert werden. Die DNS wird meistens aus dem Blut isoliert, kann aber auch aus einem Mundschleimhautabstrich, aus Haarwurzeln, Hautbiopsien oder kultivierten Zellen und sogar aus histologischen Schnitten gereinigt werden. Die Isolierungstechniken sind einfach und daher ist die Wahrscheinlichkeit von methodologisch bedingten Problemen gering.

Warum ist eine frühe molekulare Diagnostik wichtig?

Bei jedem Kind mit einer Genodermatose ist eine frühestmögliche genaue Diagnose wünschenswert (Tabelle 2). Für die betroffene Familie sind die Diagnose und die Prognose von großer Bedeutung, weil das Wissen Unsicherheit und Ängste vermindert. Kompetente genetische Beratung und pränatale Diagnostik werden durch DNS-Diagnostik erst möglich, was für die weitere Familienplanung der Betroffenen wichtig ist. Außerdem können Risiken für Geschwisterkinder abgeschätzt werden. Ein weiterer wichtiger Aspekt ist die vorausschauende präventive Beratung. Eine genaue Diagnose ermöglicht eine frühe Berücksichtigung von ungünstigen Umweltfaktoren, wie Sonnenexposition bei Xeroderma pigmentosum oder starke physikalische Aktivität beim Ehlers-Danlos-Syndrom IV [6] und hilft bei der Vermeidung von Komplikationen.
Auch wenn es noch keine kurative Therapie für Genodermatosen gibt, existieren für bestimmte Subtypen von hereditären Dermatosen symptomatische Therapieoptionen, die manchmal erfolgreich eingesetzt werden können, so Retinoide für gewisse Ichthyosen [7] oder Tetrazykline bei Epidermolysis bullosa simplex [8]. Bei erblichen hämatologischen Erkrankungen konnte kürzlich zum ersten Mal erfolgreich Gentherapie durch „Ersatz des defekten Gens" durchgeführt werden [9], so dass die Hoffnung besteht, dass auch andere Erbkrankheiten in absehbarer Zeit therapierbar werden. In der Zukunft könnten dann verschiedene individuelle, maßgeschneiderte Gentherapien für jede einzelne hereditäre Dermatose möglich werden, die eine genaue Identifizierung der Mutationen voraussetzen.

Tabelle 2. Vorteile einer frühen DNS-Diagnostik

Definitive Diagnose
Information über den Krankheitsverlauf
Aussagen zur Prognose
Symptomatische Therapieoptionen
Präventive Beratung bezüglich Umweltfaktoren
Genetische Beratung
Pränatale Diagnostik
Vorbereitung einer zukünftigen Gentherapie

Methodologie der Mutationsanalysen

Für eine Mutationsanalyse wird DNS meistens aus EDTA-Blut des Patienten und der Familienmitglieder isoliert. Fragmente des betroffenen Gens werden mit der PCR (Polymerase chain reaction, Polymerasekettenreaktion) amplifiziert und die PCR-Produkte mit einem speziellen Elektrophoreseverfahren analysiert, der Heteroduplex-Analyse. In der Elektrophorese wandern DNS-Fragmente mit veränderter Struktur abnormal. Beim Verdacht auf Abnormitäten wird die genaue Struktur des Fragments mit DNS-Sequenzierung ermittelt und so die Mutation definitiv erkannt. Die Tatsache, dass die meisten Mutationen eine Erkennungsstelle für ein Restriktionsenzym ändern, kann auch zur Suche von schon bekannten Mutationen, typischerweise bei der Analyse der DNS der Familienmitglieder, zunutze gemacht werden. So kann die Entstehung einer neuen Enzymspaltstelle durch eine Mutation ein Merkmal für Genträger sein. Zur Zeit werden die Mutationsanalysen zum Teil in Instituten für Humangenetik, zum Teil aber auch in spezialisierten Forschungslaboratorien durchgeführt.

Praktisches Vorgehen bei der Diagnostik

Eine Voraussetzung der gezielten DNS-Analysen ist eine solide klinische (Verdachts)diagnose. Diese bestimmt nämlich das Kandidatgen (Abb. 1). Offensichtlich ist eine blinde Analyse zahlreicher Gene weder vom methodologischen noch vom finanziellen Aufwand her machbar oder sinnvoll. Für die Unterstützung einer sorgfältigen Verdachtsdiagnose sind neben den klinischen Symptomen klassische dermatologische Untersuchungen von Nutzen. Eine sorgfältige *Familienanamnese* hilft bei der Bestimmung des Erbganges, dabei muss aber auch auf einen möglichen Minimalbefall der Familienmitglieder geachtet werden. Da die charakteristischen

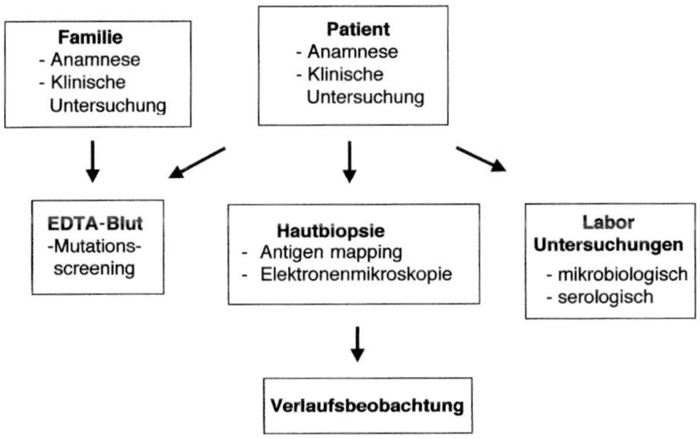

Abb. 1. Praktisches Vorgehen bei der Diagnostik von hereditären Dermatosen

sekundären Merkmale und Begleitsymptome einiger Krankheiten langsam entstehen, wird unter Umständen erst der klinische Verlauf die endgültige Einordnung erlauben. Eine *Hautbiopsie* ist meistens notwendig. Dies ist auch im Neugeborenenalter unproblematisch, weil eine in Lokalanästhesie entnommene kleine Hautprobe ausreicht und die Neigung zu Narben minimal ist. Die lichtmikroskopische *Histopathologie* reicht für die Diagnostik einiger, aber nicht aller hereditären Dermatosen aus. Zusätzliche Untersuchungen sind oft hilfreich, zum Beispiel das *Antigen mapping*. Dabei werden Kryoschnitte einer Hautbiopsie mit Antikörpern gegen verschiedene Hautproteine gefärbt [1]. Bei den Epidermolysen ergibt sich aus der Konstellation der Marker-Antikörper am Blasenboden oder Blasendach das Niveau der Spaltung (s. Abb. 3). Geeignete Marker für die verschiedenen Schichten der dermoepidermalen Junktionszone sind beispielsweise BP230 und Kollagen XVII, Laminin 5, Kollagen IV und Kollagen VII. Das *Antigen mapping* liefert auch Information über das vollständige Fehlen eines Strukturproteins, wie Kollagen XVII bei Epidermolysis bullosa generalisata [8] oder von Transglutaminase 1 bei lamellärer Ichthyose [10] und hilft damit zur schnelleren genauen Diagnose und zur Identifizierung des Kandidatgens. Mit der klassischen *Elektronenmikroskopie* können befallene Strukturen und charakteristische Merkmale genau beurteilt werden, so die Keratinfilamentabnormitäten bei Epidermolysis bullosa simplex oder bei gewissen Ichthyosen [7]. Mit Hilfe dieser Untersuchungen wird das Kandidatgen für die DNS-Analyse bestimmt.

Klinische Beispiele

Im Folgenden wird anhand zweier Fallbeispiele beschrieben, wie die DNS-Analyse zu einer akkuraten Diagnose führte und prognostische Aussagen ermöglichte. Bei beiden Fällen handelt es sich um eine Epidermolysis bullosa aus der Epidermolysis bullosa-Sprechstunde an der Universitäts-Hautklinik Münster, jedoch sind analoge Situationen mit vielen hereditären Dermatosen vorstellbar.

Fall 1, generalisierte junktionale Epidermolysis bullosa mit ausgedehnter Alopezie. Das in der Abb. 2 dargestellte 13-jährige Mädchen wurde erst in diesem Alter zur Diagnostik vorgestellt. Sie hatte als einzige in ihrer Familie persistierende, generalisierte Blasen seit Geburt. Die Blasen entstanden nach minimalen Traumen und heilten ohne Narben ab. Eine Nageldystrophie entstand langsam und im Schulalter wurde das Kopfhaar etwas lichter. Eine vollständige Alopezie entwickelte sich bis zum 12. Lebensjahr. Eine Hautbiopsie wurde mittels *Antigen mapping* untersucht. Sie zeigte einen junktionalen Spalt und ein vollständiges Fehlen von Kollagen XVII. Damit konnte die Diagnose einer junktionalen EB gestellt und das Gen für Kollagen XVII als Kandidatgen für die kausalen Mutationen bestimmt werden. Die Mutationssuche erfolgte mittels Heteroduplex-Analyse; eine Doppelbande wies auf eine Mutation im Exon 45 des Kollagen-XVII-Gens hin. Die DNS-Sequenzierung identifizierte die Substitution eines Cytidin-Nukleotids durch ein Thymidin in Position 3151. Diese Mutation war homozygot vorhanden und führte zu einem Stop-Kodon. Daraus folgte die fehlende Synthese von Kollagen XVII. Beide klinisch gesunden Eltern des Kindes waren heterozygote Träger der Mutation. Durch eine frühere molekulare Diagnostik hätten der Familie viel Angst und Unsicherheit bezüglich der Symptomentwicklung, wie Alopezie, sowie unzählige erfolglose Therapieversuche erspart werden können. Auch wäre eine frühe genetische Beratung möglich gewesen.

Fall 2, Epidermolysis bullosa simplex mit guter Prognose. Das in der Abb. 3 abgebildete erste Kind junger gesunder Eltern wurde mit großflächigen Erosionen an den Extremitäten und disseminierten Blasen geboren. In den ersten Lebenstagen entstanden zahlreiche neue Blasen am ganzen Integument und an den Schleimhäuten. Eine Behandlung auf der Intensivstation war problematisch, weil jeder Verbandswechsel Schmerzen und Abwehrreflexe beim

Kind auslöste und sich das Kind damit selber neuen Blasen zuführte. Die starke Schmerzmedikation verursachte Atemdepression, und der Mundschleimhautbefall erschwerte die Nahrungsaufnahme, wodurch sich der Allgemeinzustand verschlechterte. Die behandelnden Kinderärzte und die Eltern befürchteten die früh letale junktionale Epidermolysis bullosa EB Typ Herlitz. Deshalb war eine rasche genaue Diagnose auch für die Bestimmung des weiteren Vorgehens erforderlich. Das *Antigen mapping* einer Hautbiopsie zeigte eine intraepidermale Blase. Sie bestätigte damit die Diagnose einer Epidermolysis bullosa simplex und schloss die Herlitz-Form aus. Des Weiteren konnte bei normaler Plektinfärbung auch die schwere Epidermolysis bullosa simplex mit Muskeldystrophie ausgeschlossen werden. Die Gene für die Keratine 5 und 14 konnten damit als Kandidatgene für diesen Patienten mit EB simplex bestimmt werden. Ein anschließendes Mutationsscreening dieser Gene durch Dr. Bernhard Korge und Dr. Felix Müller, Universitätshautklinik Köln, identifizierte sehr schnell die Keratin-5-Mutation E168 K beim Kind, aber nicht bei den Eltern. Es handelte sich also um eine Neumutation. Diese Information war in vielerlei Hinsicht sehr wertvoll. Die E168-K-Mutation kommt häufig bei milde verlaufenden Epidermolysis bullosa-simplex-Formen vor; die Prognose ist sehr gut und die meisten Betroffenen leiden im Erwachsenenalter nur noch an geringen palmoplantaren Blasen. Diese Information war für die Ärzte der Intensivstation sehr wichtig und für die Familie äußerst beruhigend. Eine genetische Beratung

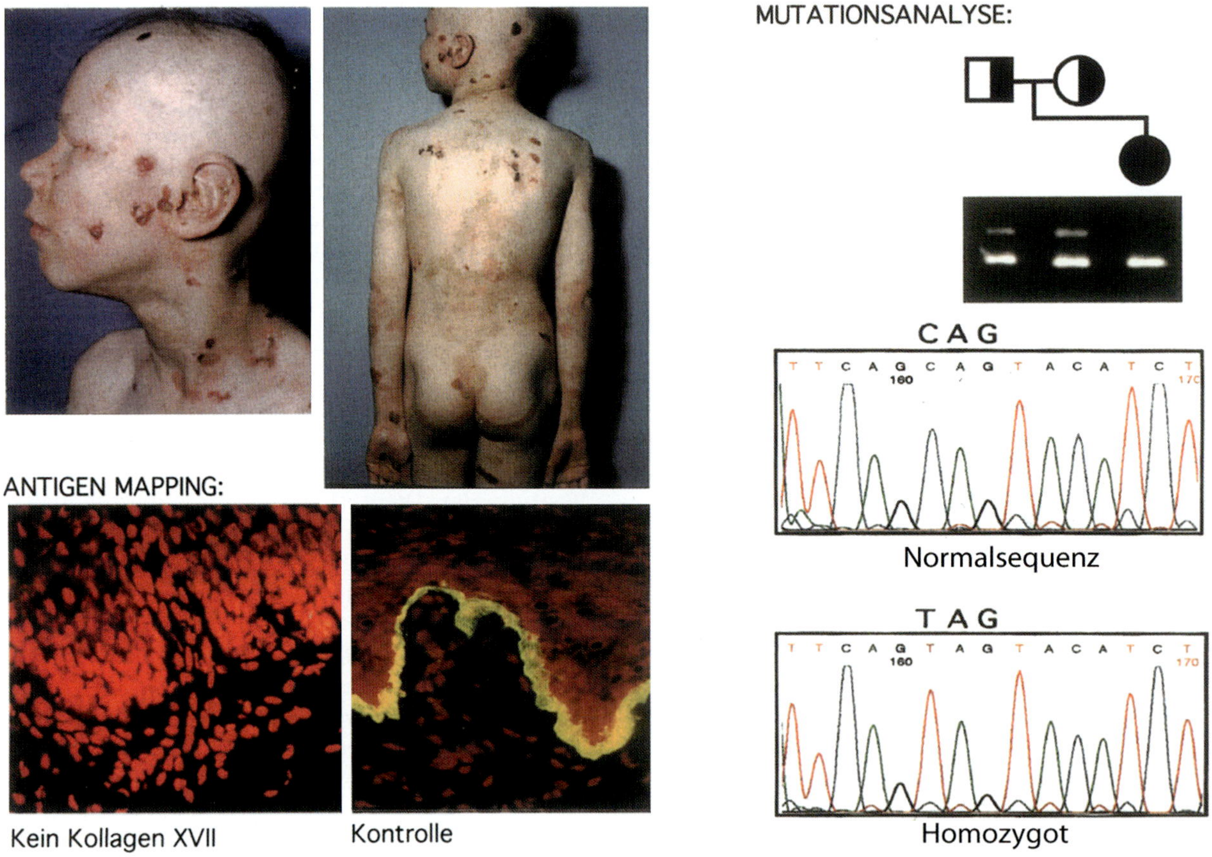

Abb. 2. Generalisierte junktionale Epidermolysis bullosa (EB) mit ausgedehnter Alopezie. Das 13-jährige Mädchen hatte als einzige in ihrer Familie persistierende Blasen. Eine Hautbiopsie wurde mit *Antigen mapping* untersucht, sie zeigte ein vollständiges Fehlen von Kollagen XVII. Damit konnte die Diagnose einer junktionalen EB gestellt und das Gen für Kollagen XVII als Kandidatgen für die kausalen Mutationen bestimmt werden. Die Mutationssuche erfolgte mittels Heteroduplex-Analyse; eine Doppelbande bei den Eltern wies auf eine heterozygote Mutation im Exon 45 des Kollagen-XVII-Gens hin. Die Einzelbande beim Kind wies auf Homozygotie ein. Die DNS-Sequenzierung identifizierte die Substitution eines Cytidin-Nukleotids (C) durch ein Thymidin (T) in Position 3151. Diese Mutation (bezeichnet als Q1016X) war homozygot vorhanden und führte zu einem Stop-Kodon. Daraus folgte die fehlende Synthese von Kollagen XVII. Beide klinisch gesunden Eltern des Kindes waren heterozygote Träger der Mutation.

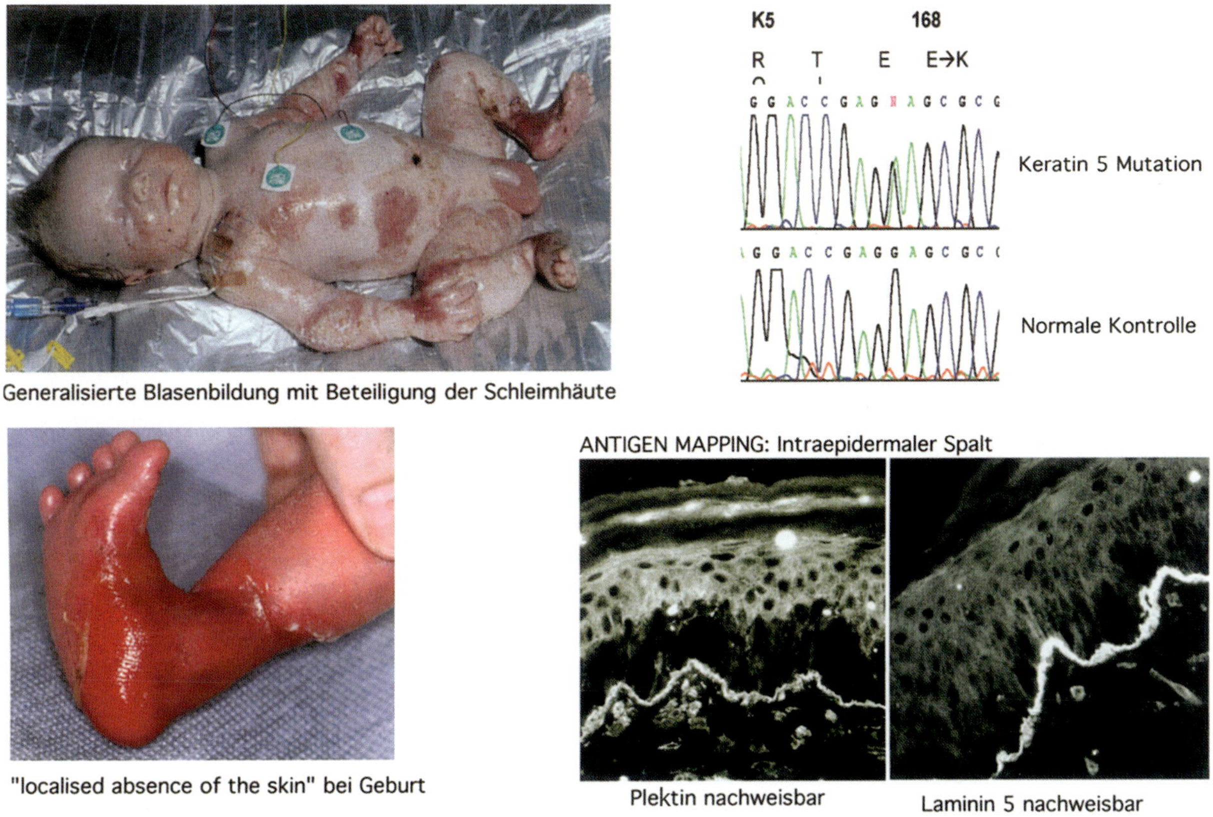

Abb. 3. Schwere Epidermolysis bullosa (EB) simplex mit guter Prognose. Das *Antigen mapping* einer Hautbiopsie zeigte intraepidermale Blasen. Sie bestätigte damit die Diagnose einer EB simplex und schließt die Herlitz-Form aus. Eine normale Plektinfärbung schließt die schwere EB simplex mit Muskeldystrophie aus. Die Gene für die Keratine 5 und 14 konnten als Kandidatgene für diesen Patienten bestimmt werden. Ein anschließendes Mutationsscreening identifizierte die Keratin-5-Mutation E168 K beim Kind. Die E168-K-Mutation kommt häufig bei milde verlaufenden EB-simplex-Formen vor.

konnte durchgeführt werden. Weil es sich um eine Neumutation handelte, ist das Wiederholungsrisiko der Epidermolysis bullosa simplex für weitere Kinder dieser Familie sehr niedrig, vergleichbar mit dem Risiko in der Allgemeinbevölkerung.

Zusammenfassung und Aussichten

Die genetische Diagnostik und Beratung gewinnen für das Leben unserer Patienten mit hereditärer Dermatosen zunehmend an Bedeutung. Die molekulargenetischen Diagnosemöglichkeiten nehmen rasch zu. Die Identifizierung von ursächlichen Mutationen, das rasch gewachsene Verständnis der Pathomechanismen und die schnelle Entwicklung der Informationstechnologien führen zu einer neuen Herausforderung der Dermatologen. Unsere Patienten sind oft, zum Beispiel durch das Internet, besser informiert als manch ein Arzt und fordern entsprechend klare Antworten auf eine Vielzahl von Fragen. Ferner zeichnen die neuen Kenntnisse und die besseren molekularbiologischen Techniken interessante kurative Therapiemöglichkeiten für die Zukunft auf, wie die Gentherapie, die eine molekulare DNS-Diagnostik voraussetzt. Diese Herausforderungen können am besten in enger Zusammenarbeit mit Spezialisten für hereditäre Dermatosen und mit Humangenetikern aufgenommen werden, so dass ein kompetenter Diagnostik-, Management- und Behandlungsplan für Patienten mit genetisch bedingten Hautkrankheiten ausgearbeitet werden kann.

Literatur

1. Schumann H, Beljan G, Bruckner-Tuderman L (2001) Epidermolysis bullosa: eine interdisziplinäre Herausforderung. Neues über Genetik, Pathophysiologie und Management. Dtsch Ärztebl, im Druck
2. Sudbrak R, Brown J, Dobson-Stone C, Carter S, Ramser J,

White J, Healy E, Dissanayake M, Larregue M, Perrussel M, Lehrach H, Munro CS, Strachan T, Burge S, Hovnanian A, Monaco AP (2000) Hailey-Hailey disease is caused by mutations in ATP2C1 encoding a novel Ca(2+) pump. Hum Mol Genet 9: 1131–1140
3. Sakuntabhai A, Burge S, Monk S, Hovnanian A (1999) Spectrum of novel ATP2A2 mutations in patients with Darier's disease. Hum Mol Genet 8: 1611–1619
4. Chavanas S, Bodemer C, Rochat A, Hamel-Teillac D, Ali M, Irvine AD, Bonafe JL, Wilkinson J, Taieb A, Barrandon Y, Harper JI, de Prost Y, Hovnanian A (2000) Mutations in SPINK5, encoding a serine protease inhibitor, cause Netherton syndrome. Nat Genet 25: 141–142
5. Ringpfeil F, Lebwohl MG, Christiano AM, Uitto J (2000) Pseudoxanthoma elasticum: mutations in the MRP6 gene encoding a transmembrane ATP-binding cassette (ABC) transporter. Proc Natl Acad Sci U S A 97: 6001–6006
6. Uitto J (1999) Heritable connective tissue disorders. Adv Exp Med Biol 455: 15–21
7. Traupe H (1999) Ichthyosen, Erythrokeratodermien und verwandte Verhornungsstörungen. In: Traupe H, Hamm H (Hrsg) Pädiatrische Dermatologie. Springer, Berlin, S 47–68
8. Bruckner-Tuderman L (1999) Epidermolysis bullosa. In: Traupe H, Hamm H (Hrsg) Pädiatrische Dermatologie. Springer, Berlin, S 31–46
9. Buckley RH (2000) Gene therapy for human SCID: dreams become reality. Nat Med 6: 623–624
10. Raghunath M, Hennies HC, Velten F, Wiebe V, Steinert PM, Reis A, Traupe H (1998) A novel in situ method for the detection of deficient transglutaminase activity in the skin. Arch Dermatol Res 290: 621–627

Elastische Fasern

Thomas Krieg

Die extrazelluläre Matrix ist komplex aufgebaut und beinhaltet eine große Zahl unterschiedlicher Strukturen, die teils morphologisch, teils auf molekularer Ebene definiert sind. Der Begriff umfasst kollagene wie elastische Fasern, die Basalmembran und die sogenannte Grundsubstanz. In den letzten 20 Jahren gelang es, die Struktur einer großen Zahl unterschiedlicher Proteine der extrazellulären Matrix aufzuklären, wie zum Beispiel eine Familie von mindestens 20 verschiedenen Kollagenen, Fibronektin, Laminin, Nidogen, Fibuline und andere (Tabelle 1).
Gemeinsam ist allen diesen Molekülen, dass sie sehr groß und aus unterschiedlichen strukturellen Domänen zusammengesetzt sind. Diese Domänen behalten ihre eigenen strukturellen und biologischen Funktionen, so dass die meisten der Proteine der extrazellulären Matrix multifunktionell sind. Sie können direkt verschiedene zelluläre Funktionen beeinflussen, kontrollieren aber auch die Aktivität von Zytokinen. Wichtig für das Verständnis der Bedeutung dieser Matrixproteine ist auch das Konzept, dass die sehr großen komplexen Gewebsformen der einzelnen Moleküle nicht für immer im Gewebe bleiben, sondern einem kontinuierlichen Umbau unterliegen. So werden biologisch aktive zirkulierende Bruchstücke freigesetzt, die entscheidende biologische Bedeutung haben können. Gute Beispiele hierzu sind die kürzlich charakterisierten Moleküle Angiostatin und Endostatin.
Elastische Fasern als Teil der extrazellulären Matrix sind seit langem morphologisch gut charakterisiert. Es dauerte dann allerdings lange, bis es gelang, die einzelnen Moleküle dieser Strukturen zu isolieren. Generell gehören elastische Fasern zu sogenannten mikrofibrillären Systemen der Haut. Hierzu gehören mehrere unterschiedliche Proteine, die eng miteinander verwoben sind, wie zum Beispiel Kollagen VI, Fibrillin und Elastin [4, 9, 10].
Kollagen VI ist ein Molekül, das aus zwei identischen und einer unterschiedlichen Alpha-Kette aufgebaut ist. Die Moleküle aggregieren zu einem hochflexiblen Netzwerk mit Mikrofibrillen mit einer Dicke von 3,5 nm und einer Periozität von 105 nm. Es zeigt eine hohe Wechselwirkung mit vielen anderen Bestandteilen der extrazellulären Matrix in unterschiedlichen Zellen [1].
Fibrillin kommt in mindestens zwei Typen vor. Es ist ein zysteinreiches Glykoprotein mit einem Molekulargewicht von 350000. Es beinhaltet RGD-Sequenzen und ist auf Chromosom 15 lokalisiert. Die Fibrillinmoleküle aggregieren zu hochmolekularen Strukturen zu 12 nm breiten Mikrofibrillen, die in der Nähe von Basalmembran und in der Peripherie von elastischen Fasern angeordnet sind. Fibrillin wird in einer Vorläuferform produziert. Es wird dann durch eine Furin-ähnliche Protease in Fibrillin umgewandelt, das schließlich Polymere bilden kann, welche durch Kalzium und Transglutaminase stabilisiert werden. So bildet sich ein mikrofibrilläres Netzwerk, welches mit Tropoelastin assoziieren kann und dann die elastischen Fasern darstellt.
Tropoelastin ist ein sehr großes Molekül mit 800 Aminosäuren. Es besteht aus einer großen Zahl hydrophober und lysinreicher Anteile. Diese können durch die Lysinoxidase quervernetzt werden, so dass sich ein undurchsichtiges Netzwerk bildet.
Es existieren viele Erkrankungen, die entweder primär oder indirekt durch Fehlfunktionen dieses Fibrillin-Elastin-Netzwerkes bedingt sind. Am besten untersucht sind angeborene Erkrankungen (Tabelle 2) wie das Marfan-Syndrom und die Cutis laxa. Bis heute gelang es, eine große Zahl von Mutationen im Fibrillin-1-Gen bei Patienten mit Marfan-Syndrom aufzuklären [2]. Hier handelt es sich um ganz unterschiedliche Defekte, wie zum Beispiel den Austausch einzelner Aminosäuren oder auch um grö-

Tabelle 1. Zusammensetzung der extrazellulären Matrix der Haut

Kollagene Fasern	Kollagen I, III, V, XII, XIV etc.
Basalmembran	Kollagen IV, VII, XVII, Laminin 5, Laminin 6, Nidogen 1, Nidogen 2, Bullous pemphigoid antigen (BP) 230 etc.
Elastische Fasern/ Mikrofibrilläres System	Kollagen VI, Fibrillin 1, Fibrillin 2, Fibulin 1, Fibulin 2, Elastin etc.

Tabelle 2. Angeborene Erkrankungen des Fibrillin-Elastin-Netzwerkes

	Betroffenes Protein
Marfan-Syndrom	Fibrillin-1
Marfan-ähnliche Erkrankungen	Fibrillin-2
Cutis laxa	Elastin
Williams-Beuren-Syndrom	Elastin
Pseudoxanthoma elasticum	ABC-Transporter-Protein

ßere Deletionen verschiedener Molekülbereiche. Auch im Fibrillin-2-Gen wurden Mutationen nachgewiesen, die oft ein etwas anderes klinisches Bild verursachen, was als Marfan-ähnliche Erkrankung bezeichnet werden kann. Interessant ist in diesem Zusammenhang, dass in einem Mausmodell eine Duplikation bestimmter Anteile des Fibrillinmoleküls zu einem Sklerodermie-artigen Phänotyp führt. Wahrscheinlich ist dieses durch eine veränderte Interaktion dieses mutierten Fibrillins mit dem Zytokin Transforming-Growth-Factor-β bedingt.

Das Cutis-laxa-Syndrom ist eine andere angeborene Erkrankung der elastischen Fasern. Man kann einen autosomal-dominanten und einen rezessiven Erbgang unterscheiden. Die Patienten leiden an einer laxen, nicht elastischen Haut, an Emphysemen, Divertikeln im gastrointestinalen Bereich sowie in der Blase und dem Harnleitersystem. Histomorphologisch und elektronenmikroskopisch findet sich eine Fragmentierung und Verringerung der elastischen Fasern. Kürzlich gelang es zwei Arbeitsgruppen bei Patienten mit Cutis-laxa Mutationen im Elastin-Gen nachzuweisen [5, 6].

Das Pseudoxanthoma elasticum ist wiederum eine seltene angeborene Erkrankung des elastischen Gewebes, das hauptsächlich autosomal-rezessiv vererbt wird. Diese Patienten sind charakterisiert durch Symptome an der Haut, den Augen sowie dem kardiovaskulären System. Histologisch finden sich eine Fragmentierung der elastischen Fasern und eine fehlende Orientierung und Verklumpung. Lange wurde nach der Ursache dieser Erkrankung gesucht und erst in diesem Jahr gelang es mehreren Arbeitsgruppen gleichzeitig, einen Defekt in einem ABC-Transporterprotein zu identifizieren. Bei diesem Transporter handelt es sich um ein Protein, das in der Zellmembran gelegen ist und dazu intra- und extrazelluläre Anteile aufweist. Es gehört zu einer großen Genfamilie, die ATP binden und vorwiegend in sekretorischen Geweben lokalisiert sind. Zur Zeit ist noch unklar, wie der molekulare Zusammenhang zwischen einer Fehlfunktion dieses Transporterproteins und dem gestörten Aufbau der elastischen Fasern ist [7, 8].

Veränderungen des elastischen Gewebes haben auch eine große Bedeutung für eine Reihe von erworbenen Erkrankungen, insbesondere aber für die Photoalterung und die senile Elastose. Obwohl es bereits eine große Zahl von morphologischen und biochemischen oder immunchemischen Untersuchungen gibt, fehlen noch genaue Analysen des elastotischen Materials und der bei diesem komplexen Vorgang ablaufenden Mechanismen. Diese sind aber notwendig, um etwaige moderne Therapiestrategien, zum Beispiel zur Blockierung der bei diesen Vorgängen induzierten Proteasen zu ermöglichen [3, 9].

Insgesamt hat sich in den letzten Jahren ein großer Fortschritt im Verständnis des Aufbaus elastischer Fasern ergeben. Es gelang, die einzelnen dabei beteiligten Moleküle zu identifizieren und teilweise zu charakterisieren. Hierdurch wurde die Grundlage gelegt, auch Defekte bei angeborenen Erkrankungen aufzuklären. Besonders erfolgreich war die Suche nach Mutationen beim Marfan-Syndrom, bei Marfan-ähnlichen Erkrankungen sowie bei der Cutis laxa. Kürzlich konnte die molekulare Ursache des Pseudoxanthoma elasticum aufgeklärt werden. In diesem Fall jedoch fehlt noch das Verständnis der direkten Zuordnung zwischen den Mutationen und den Veränderungen auf morphologischer und klinischer Ebene. Die Untersuchungen der durch Veränderungen des elastischen Gewebes hervorgerufenen Erkrankungen hat aber auch klar gemacht, dass den hierbei beteiligten Molekülen allgemeine Funktionen in der Kontrolle zellulärer Aktivitäten zukommen, die erwarten lassen, dass sie auch Bedeutung bei anderen Erkrankungen haben, welche bisher noch nicht dem elastischen Gewebe zugeordnet werden.

Literatur

1. Aumailley M, Mann K, Mack A von der, Timpl R (1989) Cell attachment properties of collagene Type VI and Arg-Gly-ASP dependent binding to its α2 (VI) and α3 (VI) chains. Exp Cell Res 181: 463–474
2. Dietz AC, Cutting GR, Pyeritz RE, Masken CL, Salai LY, Corson G, Paffenberger EG, Hamosh A, Wantharumar EJ, Curvistin SM, Stetten G, Meyers DA, Francomano CA (1991) Marfan's syndrome caused by recurrent de novo missense mutation in the fibrillin gene. Nature 352: 337–339
3. Gilcrest BA (1989) Skin aging and photoaging: an overview. J Am Acad Dermatol 21: 610–613
4. Kielty CM, Shuttleworth CA (1997) Microfibrillar elements of the dermal matrix. Microsc Res Tech 38: 413–427
5. Zhang MC, He L, Giro MG, Yong SL, Tiller GE, Davidson

JM (1999) Cutis laxa arising from frameshift mutations in exon 30 of the elastin gene (ELN). J Biol Chem 274: 981–996
6. Tassabehji M, Metcalfe K, Hurst J, Ashcroft GS, Kielty C, Wilmot C, Donnai D, Read AP, Jones CJP (1998) An elastin gene mutation producing abnormal tropoelastin and abnormal elastic fibres in a patient with autosomal dominant cutis laxa. Hum Med Genet 7: 1021–1028
7. Le Saux O, Urban Z, Tschuch C, Csiszar K, Bacchelli B, Quaglino D, Pasquali-Ronchetti I, Pope FM, Richards A, Terry S, Bercovitch L (2000) Mutations in a gene encoding an ABC transporter cause pseudoxanthoma elasticum. Nat Gen 25: 223–226
8. Bergen AAB, Plomp AS, Schuurman EJ, Terry S, Breuning M, Dauwerse H, Swart J, Kool M, van Soest S, Baas F, ten Brink JB (2000) Mutations in ABCC6 cause pseudoxanthoma elasticum. Nat Gen 25: 228–231
9. Pasquali-Ronchetti I, Baccarani-Contri M (1997) Elastic fiber during development and aging. Microsc Res Tech 38: 428–435
10. Debelle L, Tamburro AM (1999) Elastin: molecular description and function. Int J Biochem Cell Biol 31: 261–272

Das Zytoskelett

Boris Hinz, Wolfgang von Hänisch, Christa Johnen und Hans-Wilhelm Kaiser

Das Zytoskelett ist eine dichte filamentöse Struktur, die netzartig das Innere von kernhaltigen Zellen durchzieht. Es ist maßgeblich verantwortlich für die Stabilisierung, Formgebung und Bewegung der Zellen und fungiert als bedeutender Mediator zwischen dem Zellinneren, der Zellmembran und der Zellumgebung. Das Zytoskelett verbindet durch mechanische Kopplung Zellen miteinander und mit einem Substrat (Basalmembran, Matrix). Für die Aufnahme extrazellulärer Signale binden transmembrane Rezeptoren an das Zytoskelett. Die Vielfalt dieser Aufgaben wird durch zahlreiche zytoskelettale Proteine mit spezifischen Funktionen bewältigt. Dazu gehören filamentbildende Proteine, Proteine mit Filament-organisierender Funktion (Aufbau, Vernetzung, Abbau) und integrale Membranproteine wie Membranrezeptoren und Zellkontaktstrukturen.

In der Dermatologie ist das Zytoskelett an Vorgängen der Wundheilung beteiligt, der Wanderung von Zellen der Immunabwehr in das Gewebe einschließlich der Einwanderung und Auswanderung von dendritischen Zellen in die Epidermis, aber auch an der Metastasierung von malignen Zellen aus einem Zellverband in andere Organe. In letzter Zeit konnten darüber hinaus einige hereditäre blasenbildende Erkrankungen als Mutationen von Zytoskelettproteinen in ihrer Pathogenese aufgeklärt werden. Das Wissen um die Struktur, Dynamik und Regulation des Zytoskeletts wird neue Gesichtspunkte in der Therapie unterschiedlichster dermatologischer Erkrankungen eröffnen.

Struktur des Zytoskeletts

Das Zytoskelett eröffnet sich dem Betrachter einer Zelle erst, wenn die lipidreiche Plasmamembran einer Zelle (Abb. 1) mit einem Detergenz weggewaschen und der Blick auf das Zellinnere freigelegt wird (Abb. 2). Es zeigt sich ein dichtes Netzwerk aus Filamenten, die miteinander an Knotenpunkten in Verbindung treten und bis in die Zellperipherie reichen. Besonders deutlich wird dies im Bereich von Zell-Matrix-Kontakten. Dort enden die Filamente in

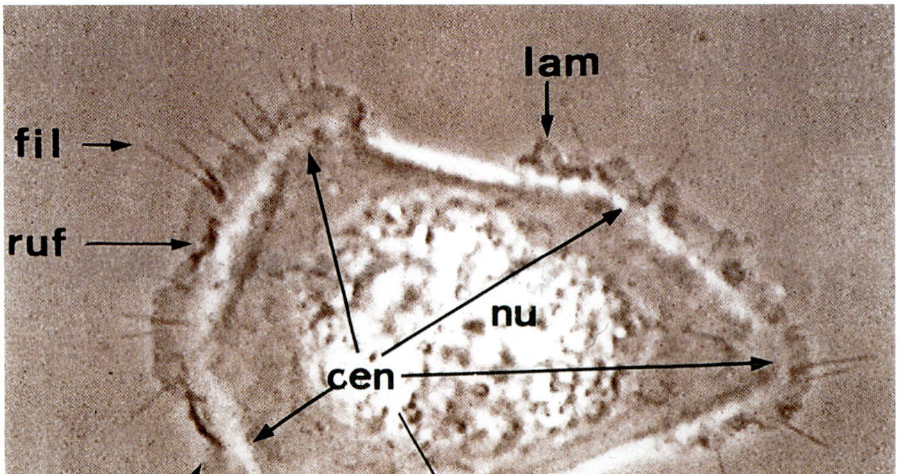

Abb. 1. Phasenkontrastaufnahme eines normalen humanen Keratinozyten, *fil* Filopodium, *lam* Lamellipodium, *ruf* Ruffles, *nu* Nucleus, *l* Lamelle, Balken 5 µm

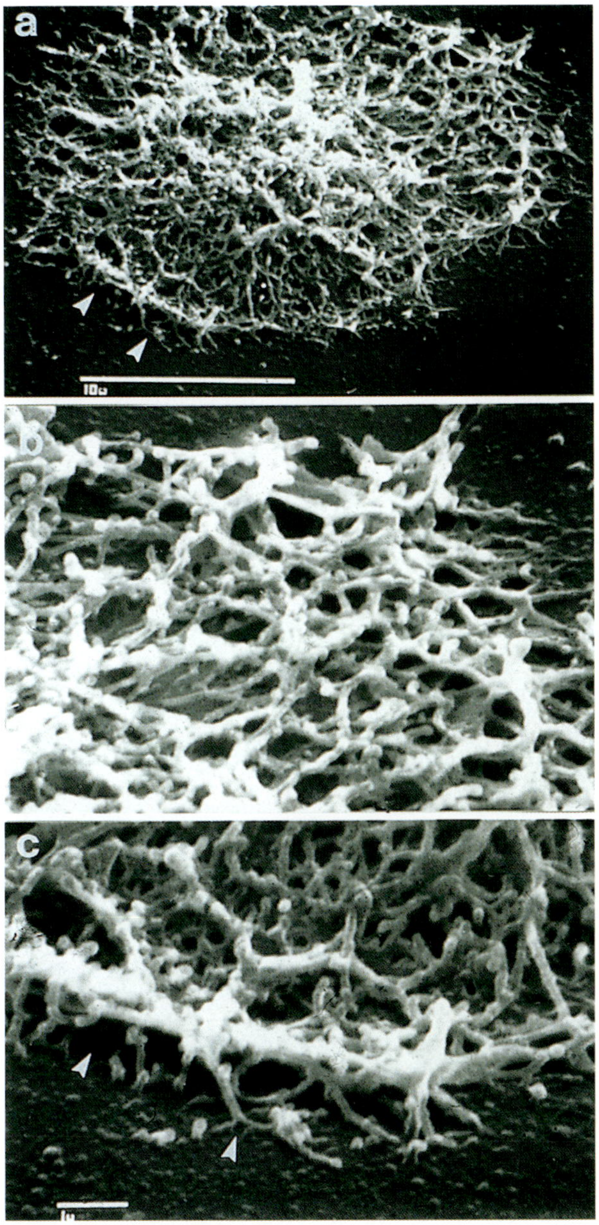

Abb. 2a–c. Rasterelektronenmikroskopische Aufnahme eines normalen humanen Keratinozyten nach Extraktion der lipidhaltigen Plasmamembran mit einem Detergens. **a** Übersicht, **b** Detailansicht Lamelle, **c** Detailansicht Zellrand (Pfeile: Zellrand)

feinen Ausläufern in unmittelbarer Nähe der Matrix (Abb. 2C). Über diese Grundstruktur des Zytoskeletts verfügt nahezu jede menschliche Zelle. Sie ist besonders ausgeprägt in den mechanisch beanspruchten Zellen der Epidermis und der Dermis. Im Gegensatz zum Skelettsystem des menschlichen Körpers aus Knochen ist das Skelettsystem der Zel-

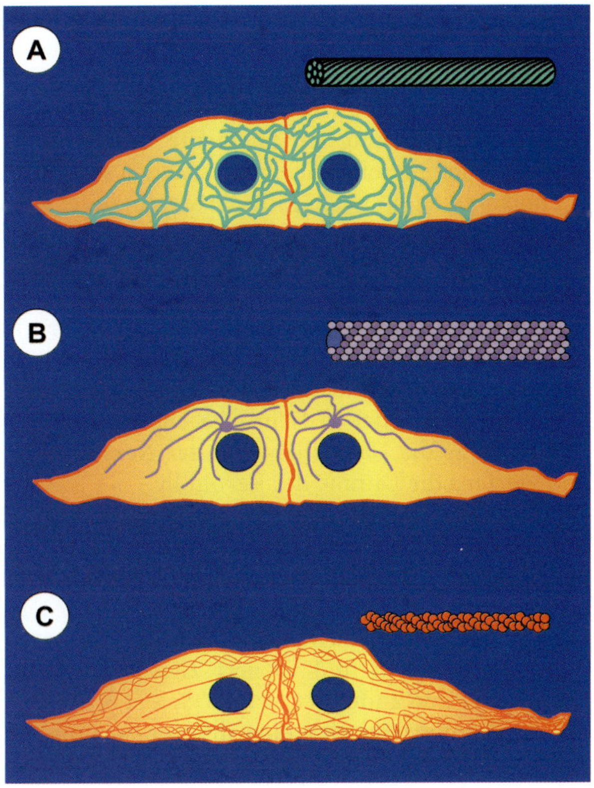

Abb. 3A–C. Schemazeichnungen der Verteilung und Filamentstruktur. **A** Intermediärfilamente, **B** Mikrotubuli, **C** Mikrofilamente

len eine hochdynamische Struktur, die sich ständig neuorganisiert [3]. Es vermittelt Veränderungen der Zellform, die Teilung von Zellen und die Interaktion mit seiner Umgebung durch Entwicklung und Verlust von Zellkontakten. Damit ist es in der Lage, für die Festigkeit der Zellen und gleichzeitig für ihre Bewegung zuständig zu sein [11].

Dieser scheinbare Widerspruch, gleichzeitig Stabilität und Bewegung einer Zelle zu vermitteln, löst sich auf, wenn man die Struktur des Zytoskeletts und seine Regulationsmechanismen näher betrachtet. Das Zytoskelett besteht aus drei Filamentsystemen (Abb. 3). Sie unterscheiden sich hinsichtlich ihrer Festigkeit, ihrer Proteinzusammensetzung, ihrer Größe und der Geschwindigkeit, mit der die Filamente auf- und wieder abgebaut werden können [2]. Das Zytoskelett unterteilt sich in:

- Intermediärfilamente (Keratine, Neurofilamente, Vimentine und Kernlaminafilamente)
- Mikrotubuli
- Mikrofilamente (Aktin und Aktin-assoziierte Proteine)

Intermediärfilament-System

Intermediärfilamente (Abb. 3A) sind die stärksten und widerstandsfähigsten Filamente des Zytoskeletts. Sie können hohen Scherbelastungen standhalten und sind damit primär für die Stabilität der Zellen verantwortlich [1, 4].

Es können vier Intermediärfilament-Klassen unterschieden werden: erstens Keratinfilamente, die in Epithelzellen wie den Keratinozyten der Epidermis vorkommen, zweitens Intermediärfilamente vom Vimentin-Typ, die in den Zellen des Bindegewebes, der Muskulatur oder in Neuroglia exprimiert werden, drittens die Neurofilamente der Nervenzellen und viertens die Lamine der Kernhülle.

Die zellulären Keratinfilamente stellen hierbei die Gruppe der am meisten diversifizierten Isoformen dar, von denen zur Zeit etwa zwanzig verschiedene bekannt sind und als K1-K19 bezeichnet werden. Die Expression unterschiedlicher Keratinfilamente ist organspezifisch und variiert zwischen Darm, Haut, Leber und anderen Organen. Selbst innerhalb der Epidermis zeigt sich eine differenzierungsabhängige Keratinexpression. So werden die Keratine K5/K14 in den basalen Schichten der Epidermis exprimiert, K1/K10 in der suprabasalen Epidermis, und K2e wird zusätzlich im Stratum granulosum gebildet. Lokal unterschiedliche Expressionsmuster zeigen sich beispielsweise in der Bildung von K9 im Bereich der Hand und Fußinnenflächen. Hyperproliferative Zustände der Haut sind durch die Expression von K6/K16 gekennzeichnet. Interessanterweise kann die Expression von Keratinen durch Medikamente beeinflusst werden, so zum Beispiel die Modulierung der K4-Expression durch Retinoide [13].

In Keratinozyten bilden Keratinfilamente ein dichtes Netzwerk, das den Zellkern umschließt und bis in die Peripherie der Zellen reicht. An der Zellmembran sind diese Filamente mit den Desmosomen von Zell-Zell-Kontakten und mit den Hemidesmosomen von Zell-Matrix-Kontakten assoziiert. Die Integrität dieser Kontakte und der Keratine selber ist essentiell für die Festigkeit und den Zusammenhalt der Epidermis. Dies wurde erstmals in der genetischen Erkrankung der Epidermis bullosa simplex deutlich. Mutationen im K5- oder K14-Gen führen zu einer Ruptur der Keratinfilamente im subnukleolären Bereich der Basalzellen. Je nach Lage der Mutation auf dem Keratinfilament leiden die Patienten unter unterschiedlich starker Neigung zu Blasenbildung bei Traumen. Zwischenzeitlich konnte eine Reihe weiterer Keratindefekte analysiert werden (Tabelle 1) und entsprechenden Erkrankungen zugeordnet werden [7].

Tabelle 1. Hauterkrankungen des Menschen aufgrund von Keratinmutationen. (Jakob et al. 1999 [8])

Erkrankung	Betroffenes Epithel	Keratin
Epidermolysis bullosa simplex	Basale Keratinozyten der Epidermis	*K5, K 14*
Bullöse kongenitale ichthyosiforme Erythrodermie	Suprabasale Keratinozyten der Epidermis	*K1, K10*
Ichthyosis bullosa Siemens	Späte suprabasale Keratinozyten der Epidermis	*K2e*
Epidermolytische Palmoplantarkeratose	Späte suprabasale Keratinozyten der Epidermis in Händen und Fussinnenflächen	*K9*
Naevus spongiosus albus mucosae	Nicht verhornendes Plattenepithel der Mundschleimhaut	*K4, K13*
Pachyonychia congenita-1	Keratinozyten der Epidermis in Händ und Fussinnenflächen, Adnexstrukturen, Mucosa, Wundheilung	*K6a, K16*
Pachyonychia congenita-2	Adnexstrukturen	*K6b, K17*

Mikrotubuli

Mikrotubuli (Abb. 3B) spielen eine wichtige Rolle bei der Organisation und Polarisierung von Zellen. Sie entstehen primär im Bereich spezialisierter Strukturen, die als Zentrosomen bezeichnet werden und reichen bis weit in die Peripherie der Zelle. Zu den wichtigsten Funktionen des Mikrotubulisystems gehört das Trennen der Chromosomen während der Zellteilung. Mikrotubuli dienen ferner zum gerichteten Transport von Vesikeln und Zellorganellen mit Hilfe von Motoproteinen wie Kinesin oder Dynein. Zusätzlich bestimmen sie die Zellpolarität durch Aufspannen des endoplasmatischen Retikulums und des Golgi-Apparates. Eine spezialisierte Funktion von Mikrotubuli ist die Bildung von Flagellen, die beispielsweise für die Fortbewegung von Spermatozoen verantwortlich sind, aber auch extrazelluläre Transportfunktionen in den Flimmerepithelien übernehmen.

Mikrotubuli werden aus Tubulinuntereinheiten gebildet und unterliegen als hochdynamische Strukturen einem ständigen Umbau. Ausgehend von einem initialen Ring aus 13 Tubulinmolekülen werden weitere Tubulinmoleküle angebaut, wodurch ein hohler, zylindrischer Mikrotubulus entsteht. Der Auf- und Abbau dieser Mikrotubuli während der Zellteilung stellt einen wichtigen Angriffspunkt in der onkologischen Chemotherapie dar. Cholchizin bindet an freies Tubulin und verhindert den Aufbau der Filamente durch die Polymerisierung der freien Tubulinmoleküle in das Filament. Taxol hingegen behindert den Abbau des Filaments durch feste Bindung an die Mikrotubuli; eine Depolymerisation des Mikrotubulus ist nicht mehr möglich. Beide Substanzen hindern Zellen an der Teilung und vernichten so spezifisch proliferative Zellen. Da maligne Zellen eine wesentlich höhere Zellteilungsrate aufweisen als normale Zellen, werden in erster Linie sie durch diese Medikamente betroffen.

Aktinfilamente

Das Vorkommen von Aktin in der Haut ist seit einiger Zeit bekannt. Seine Funktion in diesem Organ kann bisher jedoch nur vermutet werden. Aktin ist an zahlreichen Bewegungsfunktionen von Zellen beteiligt. Ohne Aktin wäre das Wandern von Zellen (Migration) unmöglich. Auch für die Aufnahme von Partikeln in die Zellen durch Endozytose ist Aktin unerlässlich.

Aktin kommt in allen Zellen des menschlichen Körpers vor und wird besonders stark in der Muskulatur exprimiert. Dort vermittelt es zusammen mit Myosin und weiteren assoziierten Proteinen die Kontraktion des Muskels. Zusammengefasst zu dicken Bündeln, die als Stressfasern bezeichnet werden, können sich Aktinfilamente in Abhängigkeit von Strömungen oder Zugbelastungen in den Zellen ausrichten und verhindern damit eine Abscherung von Zellteilen unter Belastung. Stressfasern sind ebenfalls in der Lage, in spezialisierten Zellen zusammen mit Myosin nichtmuskuläre Kontraktion zu erzeugen. In weniger organisierter Form bildet Aktin auch filamentöse Strukturen in nichtmuskulären Zellen (Abb. 3C). Dort finden sie sich unmittelbar unter der Zellmembran als kortikale Filamentmatte und in den Ausläufern der Zelle. Diese Ausläufer werden als Lamellipodien oder Filopodien bezeichnet (Abb. 1) und spielen bei der Fortbewegung der Zelle eine wichtige Rolle. Dabei wird der Zellkörper durch Zell-Matrix-Kontakte (fokale Kontakte) auf einem Substrat verankert. Zusätzlich ist das kortikale Aktinfilamentsystem essentiell für die Entwicklung, Reifung und Stabilisierung von Zell-Zell-Kontakten, sogenannte Adhärenzkontakte. In Keratinozyten liegen diese Adhärenzkontakte des Aktinfilamentsystems in unmittelbarer Nähe zu den desmosomalen Kontakten des Intermediärfilamentsystems, stellen jedoch eigenständige Strukturen dar [6]. Keratinozyten bilden Adhärenzkontakte untereinander aber auch mit dendritischen Zellen [8].

Um Bewegungsvorgänge oder Änderungen der Zellform zu ermöglichen, sind auch Aktinfilamente ähnlich wie Mikrotubuli einem ständigen Auf- und Abbau unterworfen. Dieser Auf- und Abbau geschieht keineswegs zufällig, sondern ist das Ergebnis eines hochregulierten Zusammenspiels zwischen Aktin und Aktin-assoziierten Proteinen, die Länge, Dicke und Festigkeit der Aktinfilamente steuern. Dieses regulierte Zusammenspiel wird durch äußere Einflüsse wie Wachstumsfaktoren, Zytokine, Co-Karzinogene oder Viren beeinflusst. Da die dynamische Organisation des Aktinfilamentsystems zum Beispiel Vorgängen der Wundheilung oder der Metastasierung von Tumorzellen zugrunde liegt [12], lohnt es sich, die Mechanismen, die den Auf- und Abbau des Filamentsystems regulieren, genauer zu analysieren und so neue therapeutische Perspektiven zu eröffnen.

Phosphorylierung als Regulationsmechanismus des Aktinsystems

Beim Übergang von einer statischen zu einer beweglichen Zelle werden Aktin, und Aktin-assoziierte Proteine nicht degradiert, sondern bleiben in ihrer Größe erhalten. Trotzdem muss der stabilere Zustand des Mikrofilamentsystems in der statischen Zelle gelöst und müssen neue Verbindungen im Zytoskelett gebildet werden, um die Migration der Zelle zu ermöglichen. Von der Muskulatur ist bekannt, dass zwischen Aktin und Myosin Wechselwirkungen bestehen, die über eine besondere Form der Modifizierung des Myosins, die *Phosphorylierung*, reguliert werden. Im Ruhezustand sind Aktin und Myosin miteinander eng verbunden. In einem Schritt, der ATP zu ADP umwandelt, wird freiwerdendes Phosphat auf Myosin übertragen. Während dieses Vorganges lösen sich Aktin und Myosin voneinander. Ein verwandter biologischer Mechanismus läuft bei der Interaktion zwischen Aktin und Aktinbindenden Proteinen ab.

Durch das Übertragen von Phosphat ändert sich die Form eines Proteins und damit seine Funktionalität. Proteine bestehen aus geladenen und ungeladenen

Aminosäuren. Die Anziehungs- oder Abstoßungskräfte zwischen den elektrischen Ladungen der Aminosäuren eines Proteins tragen zu seiner dreidimensionalen Form (Faltung) bei. Durch die Faltungen entstehen kleine Abschnitte auf dem Protein, die mit einem anderen Eiweiß in Verbindung treten können. Diese funktionellen Abschnitte auf einem Protein werden auch als Bindungsstellen bezeichnet. Das Einfügen von stark negativ geladenen Phosphatresten in ein Protein kann dazu führen, dass diese Bindungsstellen in ihrer dreidimensionalen Form verändert werden und die Assoziation mit den Bindungsstellen eines anderen Proteins nicht mehr möglich ist. (Abb. 4). Der Mechanismus der Phosphorylierung bietet zwei wichtige Vorteile: erstens das Protein ändert seine Eigenschaft, ohne dass seine Aminosäuresequenz verändert oder gar degradiert wird. Das ist eine wichtige Voraussetzung für den zweiten Vorteil dieses Prozesses: Er ist reversibel. Durch das Anfügen (Phosphorylierung) oder die Wegnahme eines Phosphates (Dephosphorylierung) kann das Protein in zwei Formen (Konformationen) hin- und herpendeln. Dieses Hin und Her zwischen den Konformationen ist eine der Grundvoraussetzungen für die Arbeiten und Funktionen, die ein Protein vollbringen und erfüllen kann. Während der Zellbewegung können so alte Verbindungen gelöst und neue geknüpft werden, ohne dass neue Strukturproteine aufgebaut werden müssen.

Wir konnten in der Haut mehrere Aktin-assoziierte Proteine nachweisen, die durch Phosphorylierung die Wechselwirkung zu ihren Bindungspartnern ändern können. Hierzu gehören Adducin [9, 10] und Ankyrin [Becker et al. unveröffentlichte Befunde]. Während Adducin die Vernetzung des kortikalen Zytoskeletts fördert, werden durch Ankyrin integrale Proteine der Zellmembran mit dem Zytoskelett verbunden und so in definierten Abschnitten der Zelle lokalisiert. Adducin ist im Bereich der Zellmembran lokalisiert, sobald Zellen miteinander in Kontakt treten und stabilisiert dort das Zytoskelett, so dass feste Zellkontakte wie Adhärenzkontakte und Desmosomen entstehen können [5, 10]. Verlieren Zellen ihre Kontakte zum Beispiel während der Wundheilung, kann durch biochemische Analyse eine Phosphorylierung des Proteins nachgewiesen werden. Eine dauernde Phosphorylierung, die sich diesen Regulationsprinzipien entzieht, inhibiert die Entwicklung von Zell-Zell-Kontakten und somit den Aufbau von Gewebestrukturen [5].

Neue Therapieanstätze: Signaltransduktionstherapie

Die reversible Phosphorylierung und Dephosphorylierung wird in den Zellen über Enzyme gesteuert, die als Kinasen oder Phosphatasen bezeichnet werden. Hier bieten sich Ansatzpunkte, um in den Phosphorylierungszustand und somit in Bewegungsabläufe der Zellen einzugreifen. Untersuchungen an transformierten Keratinozyten und A431-Zellen zeigten, dass in diesen Zellen Aktin-assoziierte Zytoskelettproteine nicht im Bereich der Zellmembran

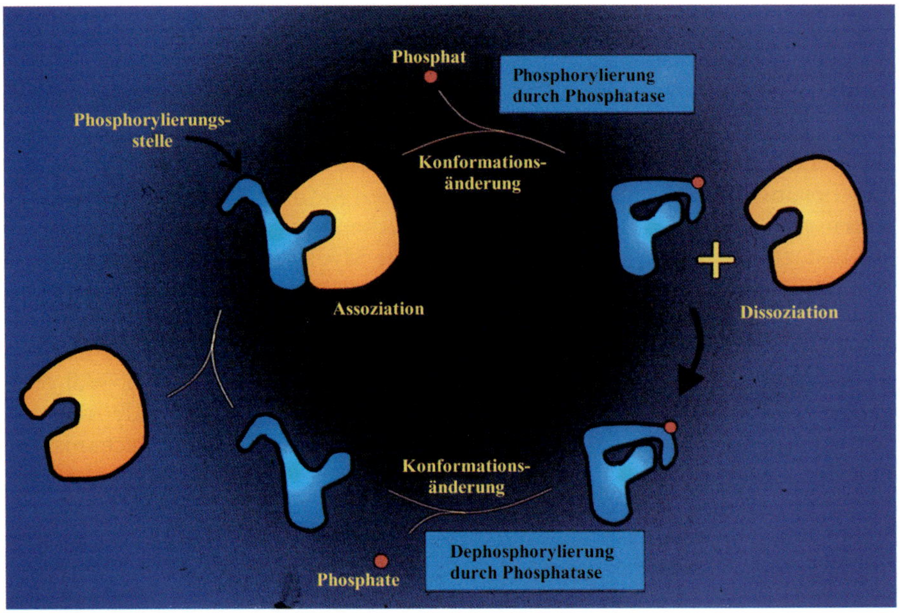

Abb. 4. Beispiel für die Regulation der Interaktion von zwei Proteinen durch Phosphorylierung und Dephosphorylierung. Die Übertragung eines Phosphates bewirkt eine Konformationsänderung des „blauen" Proteins. Die Bindungsstelle wird verändert und die Proteine dissoziieren. Durch Dephosphorylierung, tritt das „blaue" Protein wieder in seine ursprüngliche Konformation zurück, die Bindungsstelle steht für eine Assoziation mit dem gelben Protein zur Verfügung . „Blaues" und „gelbes" Protein assoziieren wieder. Da die Phosphorylierung ein reversibler Prozess ist, kann dieser Kreislauf wiederholt durchlaufen werden

vorliegen. In biochemischen Untersuchungen weisen diese Proteine eine starke Phophorylierung im Vergleich zu normalen Keratinozyten auf (Becker et al. unveröffentlichte Befunde). Über eine Hemmung der Kinasen, die Phophate auf diese Proteine übertragen, wurde versucht eine Reduktion der Phosphorylierung zu erzielen. Diese Reduktion ist begleitet von einer Umverteilung von Aktin-assoziierten Proteinen wie Adducin in den Bereich von Zell-Zell-Kontakten. In rasterelektronenmikroskopischen Untersuchungen konnte festgestellt werden, dass vereinzelt liegende maligne Zellen sich wieder zu Zellverbänden zusammenschließen können, wenn sie unter dem Einfluss von Kinaseinhibitoren gehalten werden (Abb. 5). Dieser Prozess ist ebenfalls reversibel. Die Wegnahme des Kinaseinhibitors führt wieder zur Auflösung des Zellverbandes und Umverteilung der Aktin-assoziierten Proteine.

Die Tatsache, dass die Regulation so unterschiedlicher Prozesse wie Zellwanderung und Zellkontaktbildung durch die Phosphorylierung/Dephosphorylierung funktionsspezifischer Aktin-assoziierter Proteine vermittelt wird, wird in Zukunft den gesteuerten Eingriff in das Zellverhalten erlauben.

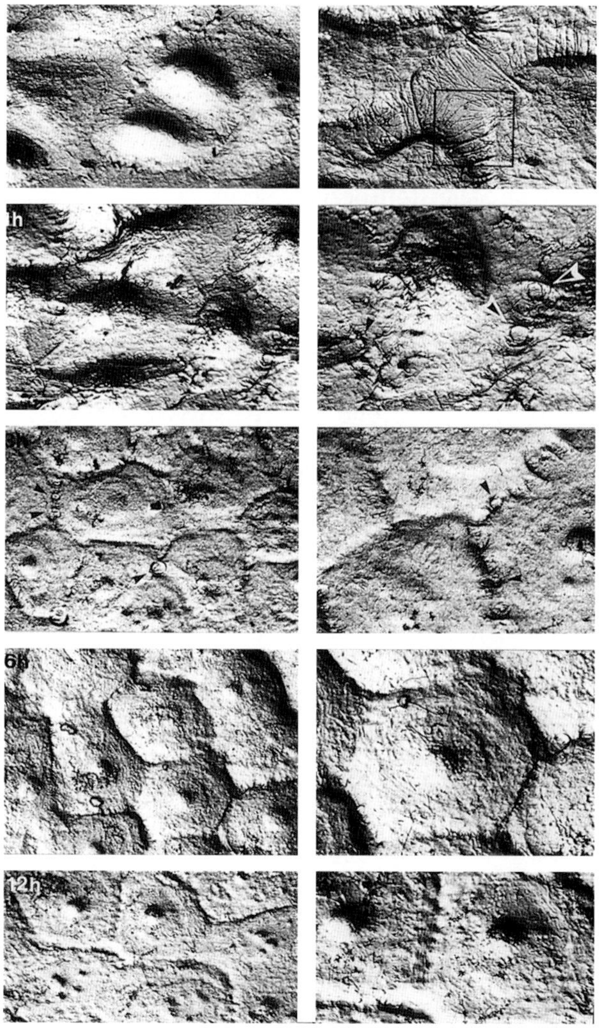

Abb. 5. Rasterelektronenmikroskopische Aufnahme von malignen Keratinozyten. Die Zellen wachsen unter Kulturbedingungen in denen normale Keratinozyten Zellkontakte ausbilden würden (*oben*). Die malignen Zellen liegen jedoch abgerundet und weisen zahlreiche Filopodien auf, die in den weiten interzellulären Spalt reichen (*Kasten oben rechts*). Erst die Zugabe von Proteinkinaseinhibitoren, die die Phosphorylierung der Proteine reduziert, führt zur Ausbildung eines Gewebeverbandes. Der interzelluläre Spalt wird verschmälert, die Zellen bilden eine polygonale Form aus (*unten*). *Linke Spalte* Übersichten, *rechte Spalte* Detailaufnahmen

Literatur

1. Albers K, Fuchs E (1992) The molecular biology of intermediate filament proteins. Int Rev Cytol 134: 243–279
2. Alberts B, Bray D, Johnson A, Lewis J, Raff M, Roberts K, Walter P (1998) Essential cell biology. Garland Publishing, New York
3. Carlier MF, Borisy GG (2000) Molecular hardware in action. Curr Opin Cell Biol 12: 17–19
4. Fuchs E, Coulombe PA (1992) Of mice and men: genetic skin diseases of keratin. Cell 69: 899–902
5. Fukata Y, Oshiro N, Kinoshita N, KawanoY, Matsuoka Y, Bennett V, Matsuura Y, Kaibuchi K (1999) Phosphorylation of adducin by Rho-kinase plays a crucial role in cell motility. J Cell Biol 145: 347–361
6. Haftek M, Hansen M, Kaiser HW, Kreysel HW, Schmitt D (1996) Interkeratinocyte adherence junctions: immunocytochemical visualization of cell-cell junctional structures, distinct from desmosomes, in human epidermis. J Invest Dermatol 106: 498–504
7. Irvine AD, McLean WHI (1999) Human keratin diseases: the increasing spectrum of disease and subtlety of the phenotype-genotype correlation. Br J Dermatol 140: 815–828
8. Jakob T, Brown MJ, Udey MC (1999) Characterization of E-cadherin-containing junctions involving skin-derived dendritic cells. J Invest Dermatol 112: 102–108
9. Kaiser HW, Ness W, O'Keefe EJ, Balcerkiewicz A, Kreysel HW (1993) Localization of adducin in epidermis. J Invest Dermatol 101: 783–788
10. Kaiser HW, O'Keefe E, Bennett V (1989) Adducin: Ca^{++}-dependent association with sites of cell-cell-contact. J Cell Biol 109: 557–569
11. Smilenov LB, Mikhailov A, Pelham RJ, Marcantonio EE, Gundersen GG (1999) Focal adhesion motility revealed in stationary fibroblasts. Science 286: 1172–1174
12. Stossel TP (1993) On the crawling of animal cells. Science 260: 1086–1094
13. Virtanen M, Törmö H, Vahlquist A (2000) Keratin 4 upregulation by retinoic acid in vivo: a sensitive marker for retinoid bioactivity in human epidermis. J Invest Dermatol 114: 487–493

Antioxidanzien – Bedeutung bei Karzinogenese und Hautalterung

Karin Scharffetter-Kochanek und Lars Schneider

Einleitung

Die Haut ist das größte Organ des Menschen und gleichzeitig Grenzschicht zwischen Umwelt und inneren Organen. Damit wird die Haut besonders zum Zielorgan der photooxidativen Wirkung von UV-Strahlung. Das ist insofern von zunehmender Bedeutung, als das immer noch favorisierte falsche Gesundheits- und Schönheitsideal einer ganzjährig gebräunten Haut wesentlich zur hohen UV-Belastung der Haut beiträgt. Die Haut ist mit einem subtil regulierten Netzwerk verschiedener zur Entgiftung von reaktiven Sauerstoffspezies beitragender enzymatischer und nichtenzymatischer Antioxidanzien ausgestattet. Dieses Schutzsystem lässt jedoch in seiner protektiven Wirkung während der intrinsischen Alterung der Haut und auch anderer Organe nach und wird zudem durch reaktive Sauerstoffspezies, wie sie insbesondere bei akut einsetzender hochdosierter UV-Strahlung ohne vorherige langsame Gewöhnung der Haut auftreten, außer Kraft gesetzt. Entsprechend kommt es im Rahmen des oxidativen Stresses zur Bildung von Lipidperoxiden und Carbonylen, die einerseits zur direkten Schädigung von DNS, Lipiden und Proteinen führen, andererseits über verschiedene Signaltransduktionswege und Transkriptionsfaktoren gerade solche Gene regulieren, deren Genprodukte zur vorzeitigen Alterung der Haut, aber auch zur Tumorprogression im Rahmen der Photokarzinogenese beitragen.

In der Dermatologie, aber zunehmend auch in den Ernährungswissenschaften wird es gerade für die Entwicklung von therapeutischen und präventiven Strategien zukünftig von Bedeutung sein, die Regulation unseres adaptiven enzymatischen Schutzenzymsystems besser verstehen zu lernen und wissenschaftlich zu untersuchen, ob die topische und nutritive Substitution von Antioxidanzien und von das enzymatische antioxidative System regulierenden Spurenelementen vor oxidativen Schäden, Hautalterung und Karzinogenese schützen können. Die vorliegende Übersicht wird sich mit der Wirkung von reaktiven Sauerstoffspezies bei der Hautalterung und Karzinogenese und der Bedeutung der antioxidativen Schutzmechanismen beschäftigen und möchte an einigen Beispielen gängige Konzepte und die herausragende Bedeutung der Dermatologie in dieser sich rasant entwickelnden klinischen Forschungsrichtung aufzeigen.

Reaktive Sauerstoffspezies

Als reaktive Sauerstoffspezies (ROS) werden alle Sauerstoffverbindungen bezeichnet, die eine größere Reaktivität als molekularer Sauerstoff besitzen. Dazu gehören beispielsweise der Singulett-Sauerstoff ($^1O_2$), das Wasserstoffperoxid (H_2O_2), das Superoxidanion ($O_2^{-\cdot}$) und das Hydroxylradikal ($OH^{\cdot}$). Reaktive Sauerstoffspezies werden bei der mitochondrialen oxidativen Phosphorylierung während der Energiegewinnung als nicht erwünschter „oxidativer Abfall" produziert. Der menschliche Organismus verbrennt täglich etwa 250 g Sauerstoff, von dem etwa 2–5% in ROS umgewandelt werden [16]. Zu den endogenen Quellen der Produktion von reaktiven Sauerstoffspezies wird der im Rahmen der Abwehr mikrobiologischer Übergriffe kontrollierte, bei chronischen Entzündungsreaktionen jedoch nichtkontrollierte „oxidative Burst" durch Monozyten und Granulozyten gerechnet. Die weitaus größte Belastung der Haut durch reaktive Sauerstoffspezies entsteht jedoch während der UV-Bestrahlung der Haut durch endogene Photosensibilisatoren. Kürzlich wurde in epidermalen Zellen Urocaninsäure als endogener Photosensibilisator identifiziert, der in Verbindung mit UV-A-Bestrahlung für die vermehrte Generierung des schädlichen Singulett-Sauerstoff verantwortlich ist [43]. Reaktive Sauerstoffspezies, und hier insbesondere Singulett-Sauerstoff, können unter anderem zu Mutationen oder Deletionen der mitochondrialen DNA führen. Da die mitochondriale DNA für Genprodukte der oxidativen Phosphorylierung kodiert, kommt es bei deren Schädigung zur Störung der oxidativen Phosphorylierung mit entsprechend vermehrter Produktion von reaktiven Sauerstoffspezies [3, 4, 46]. Das Superoxidanion ($O_2^{-\cdot}$), das sowohl durch UV-Bestrah-

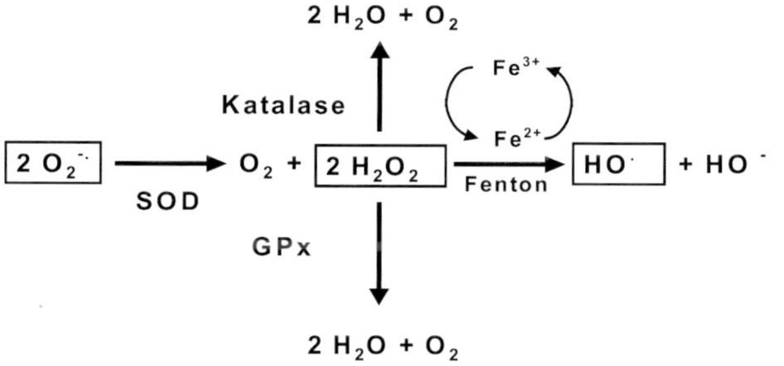

Abb. 1. Antioxidative Enzyme, die reaktive Sauerstoffspezies entgiften

lung [47], als auch während der oxidativen Phosphorylierung entsteht, kann in Verbindung mit transitorischen Metallen zur Haber-Weiß-Reaktion durch Reduktion von dreiwertigem Eisen (Fe^{3+}) führen und indirekt die Fenton-Reaktion verstärken (Abb. 1). Die Fenton-Reaktion beinhaltet das enzymatisch durch die Superoxiddismutase generierte Wasserstoffperoxid (H_2O_2), das in Verbindung mit zweiwertigem Eisen (Fe^{2+}) zu den aggressiven Hydroxylradikalen und Folgeprodukten der Lipidperoxidation führt [21, 35]. Dabei kommt dem Superoxidanion eine besondere Bedeutung bei diesen Reaktionen zu, da es Fe^{2+} aus Proteinbindungen lösen kann, das somit für die Haber-Weiß- und Fenton-Reaktion zur Verfügung steht und zu pathologischen Prozessen wie Hautalterung und Karzinogenese führen kann.

Antioxidanzien als evolutionär verfeinertes Abwehrsystem der Haut gegen oxidative Schädigungen

Bei den Antioxidanzien, die neben den Reparatursystemen von bereits erfolgten oxidativen Schädigungen und den Chelatoren von freien Metallen zum ausgeklügelten Abwehrsystem der Haut gehören, werden enzymatische von kleinmolekularen Antioxidanzien unterschieden [41, 51]. Zu den enzymatischen Antioxidanzien zählen die Superoxiddismutasen, Glutathionperoxidasen, Katalase und die Thioredoxinreduktase sowie unterstützende Enzyme wie die Glutathionreduktase und die Glukose-6-Phosphat-Dehydrogenase [41, 61, 79]. Bei den kleinmolekularen Antioxidanzien werden lipophile Antioxidanzien wie beispielsweise die Gruppe der Tocopherole (Vitamin E), β-Karotin oder Vitamin-A-Säure-Derivate von den hydrophilen Antioxidanzien wie beispielsweise Vitamin C, Ubiquinol, Harnstoff und verschiedene Polyphenole unterschieden. Zudem ist Selen ein bei antioxidativen Prozessen zentrales Spurenelement [41, 71]. Bei den Superoxiddismutasen (SOD) spielen die in unterschiedlichen Kompartimenten vorkommenden mitochondrial lokalisierte Mangan-Superoxid-Dismutase (MnSOD), die im Zytosol befindliche Kupfer/Zink-Superoxiddismutase (Cu/ZnSOD) und die extrazellulär vorkommende Superoxiddismutase bei der Entgiftung von Superoxidanionen ($O_2^{-\cdot}$) zu Wasserstoffperoxid (H_2O_2) die entscheidende Rolle [59]. Für die Entgiftung des H_2O_2, das wegen seiner Diffusionsfähigkeit und seiner zentralen Rolle bei der Fenton-Reaktion als besonders gefährlich einzustufen ist, existieren zwei unabhängige antioxidative Enzyme. Die klassische Glutathionperoxidase (GPx) befindet sich vorwiegend im Zytoplasma und in den Mitochondrien [85], während sich die Katalase (Cat) in Peroxisomen befindet. Ähnlich wie die „klassische" Glutathionperoxidase (GPx) gehört die im Wesentlichen in den mitochondrialen, nukleären und Zellmembranen lokalisierte Phospholipidhydroperoxid-Glutathionperoxidase (PHGPx) zu der Familie der Selenoproteine und weist eine hohe Substratspezifität für die während der Lipidperoxidation entstehenden Hydroperoxide auf.

Während die Bedeutung der PHGPx bei der Spermiogenese und dem Schutz vor Membranschäden verschiedener Zellen gut dokumentiert wurde [37, 73, 81, 86], ist deren protektive Rolle in der Haut weitgehend unklar. Die Bedeutung einer koordinierten antioxidativen Antwort zum Schutz der Haut und anderer Organe vor oxidativen Schäden wird durch verschiedene Krankheitsbilder, aber auch durch transgene Tiermodelle deutlich. So kommt es bei der Trisomie 21 (Down-Syndrom) wegen der Lokalisation des für die Kupfer/Zink-Superoxiddismutase kodierenden Gens auf Chromosom 21 über einen Gen-Dosis-Effekt zu einer deutlich erhöhten Aktivität dieses Enzyms und zur intrazellulären Akkumulation von H_2O_2 [22, 23]. Die Trisomie 21 wird zu den frühzeitigen Alterungssyndromen mit altersassoziierten Erkrankungen gezählt. Fibroblasten, die aus der Haut dieser Patienten isoliert wurden, weisen einen seneszenten Phänotyp auf. Ein weiteres Beispiel umfasst das Krankheitsbild der amyotrophen Lateralsklerose, mit verschiedenen Mutationen der die Kupfer/Zink-Superoxiddismutase kodierenden Genabschnitte, entsprechend verringerter Aktivität des Enzyms und Anhäufung von Superoxidanionen, deren toxische Wirkung auf die sehr empfindlichen alpha-Motoneurone der Vorderhörner des Rückenmarks zu deren Apoptose führt. Bei der Alzheimer-Erkrankung wurde eine verminderte Katalaseaktivität gefunden [8, 39]. Zudem ist das vollständige Fehlen der Mangan-Superoxid-Dismutase mit dem Leben nicht vereinbar, wie kürzlich publizierte Untersuchungen an MnSOD-defizienten Mäusen zeigten [53].

Oxidativer Stress und seine Zielmoleküle

Obwohl die Haut insgesamt mit einem vielfältigen antioxidativen enzymatischen und nichtenzymatischen Schutzsystem ausgerüstet ist, das bei geringen, langsam ansteigenden UV-Dosen und oxidativem Stress sogar adaptiv induzierbar zu sein scheint [60, 69], kommt es bei übermäßiger Sonnen-(UV)-Exposition zu einem Verlust der Wirkung der enzymatischen und der kleinmolekularen Antioxidanzien [33, 40, 67, 70] und damit zur oxidativen Schädigung von Proteinen, Lipiden und der DNA mit Verlust von wesentlichen zur Homöostase notwendigen zellulären Funktionen sowie zum Auftreten von mutagenen DNS-Schädigungen. Diese Schäden tragen zur Karzinogenese, Alterung, aber auch zu kardiovaskulären und degenerativen Erkrankungen bei. Neben permanenten genetischen Veränderungen in Protoonkogenen beziehungsweise Tumorsuppressorgenen, sind reaktive Sauerstoffspezies in der Lage zytoplasmatische Signaltransduktionswege zu beeinflussen, die Wachstum, Differenzierung, Zellalterung, Angiogenese und Bindegewebsabbau kontrollieren.

Mechanismen der oxidativen DNS-Schädigung von Protoonkogenen und Tumorsuppressorgenen bei der Hautalterung und Karzinogenese

Wichtige Gene für Karzinogenese und Alterung sind Protoonkogene der ras-Familie sowie das p53-Tumorsuppressorgen, welches Zellzyklus, Apoptose und die Transkription nachgeschalteter Gene kontrolliert. Mutationen in diesen Genen können zumindest teilweise auf mutagene oxidative DNS-Schädigungen zurückgeführt werden. So konnte durch Singulett-Sauerstoff ein Basenaustausch von Guanin zu Thymidin (G→T) beobachtet werden [24]. Diese G→T-Transversionen werden häufig im Codon 12 des Ha-ras beziehungsweise des Ki-ras in nichtmelanozytären Hauttumoren beobachtet [20]. Zur entsprechenden Mutation kann es durch Fehlreplikationen des durch ROS induzierten 8-Hydroxy-Deoxyguanosins (8-oxoG) kommen [63]. 8-Hydroxy-Deoxyguanosin ist die hauptsächlich für die mutagene DNS-Schädigung verantwortliche Läsion, die bei spontan auftretenden oder durch oxidative Schädigung bedingten Tumoren beobachtet wurde [31]. Ebenso ist es möglich, dass die im p53-Tumorsuppressorgen nachgewiesenen G→A-Transversionen in nichtmelanozytären Hauttumoren ebenfalls auf durch ROS bedingte 8-oxoG-Läsionen zurückzuführen sind [15]. Außerhalb der Haut wurden diese ROS-bedingten Mutationen im p53-Gen bei anderen Tumoren wie Lungenkarzinomen [80], Leberzellkarzinomen [13, 45] und kolorektalen Karzinomen [64] beobachtet. Während der Mehrstufen-Karzinogenese wird das zweite Wild-Typ-Allel von Tumorsuppressorgenen oder Protoonkogenen häufig deletiert (loss of heterozygosity), so dass die kompensatorische Wirkung des zweiten Allels entfällt, und es zum malignen Phänotyp der entsprechenden Zellen kommt. Obwohl bisher noch nicht überzeugend bewiesen, könnten ROS, gerade weil sie zu großen chromosomalen Deletionen führen, dabei eine zentrale Rolle spielen [15]. Allerdings wird von einigen Autoren [18, 25], die in Zellkulturen mit verfeinerten Nachweismethoden im Vergleich zu früheren Arbeiten sehr viel weniger oxidative DNS-Schäden nachweisen konnten, die Bedeutung der oxidativen mutagenen DNS-Schädigung bei pathologischen Prozessen weniger zentral gesehen.

Mechanismen der durch reaktive Sauerstoffspezies bedingten Bindegewebsschädigung und der Angiogenese bei Tumorprogression und Hautalterung

Bei der intrinsischen Alterung der Haut kommt den während der oxidativen Phosphorylierung freigesetzten Sauerstoffradikalen eine zentrale Rolle zu, da bei älteren Menschen antioxidativ wirkende Enzyme weniger aktiv sind. UV-Strahlung kann die Konzentration der reaktiven Sauerstoffspezies noch weiter erhöhen. Dabei werden direkte Schädigungen der Strukturproteine des Bindegewebes der Haut und anderer Organe von Störungen des Bindegewebsstoffwechsels unterschieden [10–12, 62, 66, 75–77, 84, 91, 92]. So kommt es durch das Superoxidanion und das Hydroxylradikal zur Zerstörung des Kollagenmoleküls mit unterschiedlichen Abbauprodukten, zur Inaktivierung der Gewebeinhibitoren von Matrix-Metalloproteasen, sowie zur vermehrten Synthese und Aktivierung von verschiedenen Matrix-Metalloproteasen und Serinproteasen in vitro und in vivo [30, 50, 75–77, 90]. Die komplexen Signaltransduktionswege sind in mehreren Arbeiten zusammengefasst [10, 12, 29, 75, 77, 90]. Matrix-Metalloproteasen spielen nicht nur eine zentrale Rolle bei dem Abbau des Bindegewebes im Rahmen der intrinsischen und extrinsischen Hautalterung, sondern über heterotypische Wechselwirkungen auch bei der Tumorpromotion von initiierten präneoplastischen Keratinozyten [14]. Die Ursache dafür ist die deutlich erweiterte Bedeutung der Matrix-Metalloproteasen (MMPs) bei der Tumorprogression. So kommt den MMPs nicht nur eine zentrale Bedeutung bei der Invasion und Angiogenese, sondern vermutlich auch über freigesetzte Zytokine und Wachstumsfaktoren wie beispielsweise Interleukin-1β (IL-1β) oder durch Abbau von wachstumshemmenden Faktoren, wie des Insulinwachstumsfaktor-bindenden-Proteins eine Bedeutung beim Tumorwachstum zu [44, 58]. Zudem sind MMPs in der Lage Wachstum und Invasion kontrollierende Adhäsionsmoleküle aus der Familie der Integrine und Cadherine abzubauen [54]. Insgesamt weisen Untersuchungen darauf hin, dass die Tumorprogression auch durch Expression von MMPs in den Fibroblasten des Bindegewebes begünstigt wird [57]. Darüber hinaus zeigen zahlreiche Arbeiten, dass UV-Strahlung und reaktive Sauerstoffspezies aus Keratinozyten und initiierten epidermalen Tumorzellen vermehrt Angiogenesefaktoren, wie beispielsweise den vaskulären endothelialen Wachstumsfaktor freisetzen, der zur Neoangiogenese in vivo führt [7, 9, 34].

Geeignete Maßnahmen zur Vermeidung von durch reaktive Sauerstoffspezies induzierter Hautalterung und von Tumorprogression

Neben dem Meiden der Sonne und geeigneten modernen Sonnenschutzfiltern könnte das adaptive antioxidative Schutzsystem der Haut einen Schutz vor UV-Bestrahlungen darstellen. Zudem haben topisch auf die Haut applizierte oder systemisch zugeführte Antioxidanzien eine teils protektive, teils reparative Bedeutung bei der Bindegewebsschädigung.

Das adaptive antioxidative Schutzenzymsystem

Aus der klinischen Routine wissen wir, dass eine wiederholte, niedrigdosierte UV-A- oder PUVA-Therapie zur sogenannten Lichthärtung und der Unterdrückung verschiedener Lichtdermatosen führt. Neben der Verdickung der Epidermis und der induzierten Melaninsynthese könnte die Induktion von antioxidativen Enzymen mit Entgiftungsfunktionen von reaktiven Sauerstoffspezies zur Lichthärtung beitragen.

Untersuchungen an Kulturen von Hautfibroblasten zeigten, dass ROS-entgiftende Enzyme wie die Mangan-Superoxid-Dismutase und die Glutathionperoxidase nach einmaliger UV-A-Bestrahlung dosisabhängig induziert werden. Zudem kommt es durch wiederholte UV-A-Bestrahlung zur „Superinduktion", die mit Anzahl der Bestrahlungen ansteigt, und die zu einem deutlichem Schutz der Fibroblasten vor zytotoxischen UV-Dosen führt [69]. Ähnliche Befunde wurden auch nach wiederholter UV-Bestrahlung von Mäusen beobachtet, während chronische UV-Bestrahlung letztlich zur Verminderung der Aktivität antioxidativer Enzyme führt [55]. Zudem führt der Oxidative burst von Neutrophilen in Kokultur mit Fibroblasten zur vermehrten Aktivierung der fibroblastären Mangan-Superoxid-Dismutase [60]. Dabei wurde eine individuell unterschiedliche Induzierbarkeit der Mangan-Superoxid-Dismutase beobachtet [55]. Diese interindividuellen Unterschiede könnten zu unterschiedlicher Tumoranfälligkeit führen.

Topisch applizierte Antioxidanzien und Chelatoren

Im Tierversuch konnten Sauerstoffradikale abfangende Substanzen wie α-Tocopherol, Ascorbinsäure und Propylgallat die Bindegewebsschädigung nach chronischer UV-Bestrahlung verzögern [5, 83]. UV-B-Strahlung kann zur Freisetzung von Eisen in das Gewebe führen. Im Gewebe abgelagertes Eisen begünstigt über die Fenton-Reaktion die Bildung von hochreaktiven Hydroxylradikalen, die über die Aktivierung von JNK2-Kinasen und des Transkriptionsfaktors AP-1 zur vermehrten Synthese der Matrix-Metalloproteasen 1 und 3 führen [10, 29]. Topische Anwendung von Eisenchelatoren konnte im Tiermodell die UV-bedingte Bindegewebsschädigung verhindern [5]. Vitamin-A-Säure-Derivaten, wie dem Tretinoin und vermutlich auch dem Retinalaldehyd, kommt zur Prävention und Therapie der intrinsischen und extrinsischen Bindegewebsschädigung eine zentrale Bedeutung zu. Diese Vitamin-A-Säure-Derivate haben zwar eine geringe antioxidative Wirkung, beeinflussen jedoch den gestörten Bindegewebsstoffwechsel bei der intrinsischen und extrinsischen Hautalterung über von ihren antioxidativen Eigenschaften unabhängige Wirkmechanismen. Zum einen führt Tretinoin über nukleäre Transkriptionsfaktoren zur Repression des die Matrix-Metalloproteasen aber auch das zelluläre Wachstum regulierenden Transkriptionsfaktors AP-1, und es kommt damit zu einer Unterdrückung der Induktion von Matrix-abbauenden Metalloproteasen [29]. Wenn Tretinoin beispielsweise 48 Stunden vor Sonneneinstrahlung topisch auf die Haut aufgetragen wurde, konnte die UV-bedingte Aktivierung von Matrix-Metalloprotease 1 und 3 verhindert werden [30]. Zudem wird durch Tretinoin die Kollagensynthese in Fibroblasten der intrinsisch und extrinsisch gealterten Haut verstärkt [26, 38, 48, 49, 88, 89]. Das ist insofern von großer Bedeutung als UV-Strahlung zur funktionellen Depletion von Vitamin A in der Haut führt [87]. Auch das kürzlich in den Markt eingeführte stabilisierte Vitamin C weist neben seiner antioxidativen Wirkung einen Effekt auf die Matrixsynthese auf und verbessert das dreidimensionale Fältchenprofil der Haut [19].

Systemische Zufuhr von Antioxidanzien und von Spurenelementen, die die antioxidative Wirkung verstärken

Die Werbung suggeriert gerade in den letzten Jahren verstärkt, dass durch eine Nahrungsergänzung eine Steigerung der Leistungsfähigkeit und Prävention der Alterung und assoziierter Vorgänge bewirkt werden soll. Dafür wurde der Begriff *Nutraceuticals* geprägt [56]. Zu den *Nutraceuticals* zählen unter anderem Elektrolyte, Vitamine, Antioxidanzien und in enzymatischen Antioxidanzien enthaltene Spurenelemente, die den oxidativen Stress begrenzen und vor dessen Schäden schützen sollen. Dabei scheint das Ausmaß der Euphorie umgekehrt proportional zur Anzahl der seriös durchgeführten Studien zu sein. Das ist insofern nicht ungefährlich, als einige in größeren Studien untersuchte Antioxidanzien die Tumorprogression gegenüber der Plazebogruppe zu fördern scheinen (Übersicht und Kommentar [42]). Eine sehr kritische Auseinandersetzung, sowie die Forderung nach randomisierten, plazebokontrollierten Studien sollte gerade, wenn die Werbung Schutz vor Hautalterung und Hautkrebs verspricht, die angemessene Haltung des Dermatologen sein.

In einem Editorial des Journal of the American Medical Association (JAMA) wurden mehrere großangelegte Studien zur antioxidativ wirksamen Diät besprochen, und es wird ausdrücklich auf teils widersprüchliche Daten hingewiesen [52]. Dabei wurde auf den protektiven Effekt vor Neoplasien und kardiovaskulären Erkrankungen durch eine an Gemüse und Früchten reiche Diät hingewiesen. Im Serum dieser Patienten fand sich eine erhöhte Konzentration an β-Karotinen. Isolierte Supplementierung der Nahrung mit β-Karotinen hat jedoch einen den Lungenkrebs fördernden Effekt bei Rauchern. In einer finnischen Studie wurden 30.000 Raucher 4 Gruppen randomisiert zugeteilt, die entweder β-Karotin, Vitamin E, die Kombination dieser beiden Antioxidanzien oder ein Plazebo über die Zeit von acht Jahren bekamen. Im Gegensatz zur erwarteten Protektion kam es in der Gruppe der alleinigen oder mit Vitamin E kombinierten β-Karotin-Supplementation zu einer signifikant erhöhten Inzidenz von Lungenkarzinomen im Vergleich zu den Kontrollgruppen [1]. Die Ursache für die erhöhte Tumorinzidenz ist nicht vollständig geklärt, es ist jedoch möglich, dass β-Karotin in seiner prooxidativen Form zur Progression der initiierten Lungentumoren beigetragen haben könnte. Zudem können Antioxidanzien teilweise die Apoptose gerade von initiierten Tumorzellen unterdrücken und ermöglichen so, dass mutagene DNS-Schäden bei Zellteilungen weitergegeben werden. In einer großangelegten (n = 22.071) über 12 Jahre gehenden randomisierten, doppelblinden Studie, die die protektive Wirkung von β-Karotin in einer Dosierung von 50 mg jeden zweiten Tag untersuchte, konnte keinerlei Wirkung auf die Inzidenz von Basaliomen und spinozellulären Karzinomen nachgewiesen werden [32]. In einer weiteren Studie wurden 101 Patienten mit einem spinozellulären Karzinom oder einem Basaliom in der Krankengeschichte randomisiert einer Diät zugeführt, bei der der Anteil der gesättigten Fettsäuren 38 % beziehungsweise 20 % des gesamten Kaloriengehalts der Diät ausmachte. Die Patienten wurden über zwei Jahre alle vier Monate untersucht. Dabei zeigte sich, dass es bei Patienten mit der 20 %-Fett-Diät zu einem signifikant niedrigeren Auftreten von neuen Hauttumoren im Vergleich zur Gruppe mit der fettreichen Diät kam [6]. Diese Untersuchungen weisen den gesättigten Fettsäuren, vermutlich über eine in Verbindung mit oxidativem Stress vermehrt auftretende Lipidperoxidation eine wichtige Rolle bei der Karzinogenese von nichtmelanozytären Hauttumoren zu.

Epidemiologische Daten und Ergebnisse aus Tierversuchen wiesen zunächst darauf hin, dass das Spurenelement Selen, das für die Aktivität von mehreren antioxidativ wirkenden Enzymen von zentraler Bedeutung ist, eine protektive Wirkung auf die Entwicklung von nichtmelanozytären Hauttumoren [65] und internen Neoplasien hat [17]. Für einen Zeitraum von viereinhalb Jahren wurde 1.312 Patienten mit Basaliomen beziehungsweise spinozellulären Karzinomen in der Anamnese entweder 200 μg Selenmethionat oder ein Plazebo verabreicht. Die Nachbeobachtungsphase betrug 6,4 Jahre. Während sich die Häufigkeit der neuauftretenden Hauttumoren zwischen der Verum- und Plazebogruppe nicht wesentlich unterschieden, musste diese Studie aus ethischen Gründen frühzeitig entblindet und abgebrochen werden, da es in der mit Selenmethionat behandelten Gruppe zu einer signifikanten Abnahme der Mortalität und der Inzidenz von extrakutanen malignen Tumoren kam [17].

Zusammenfassend fehlen derzeit weitgehend epidemiologische Studien zur protektiven Wirkung nutritiver Antioxidanzien auf die Hautalterung.

Das teils paradoxe Verhalten von Antioxidanzien, gerade von Vitamin C, das dosisabhängig zu prooxidativen und antioxidativen Effekten beitragen kann [2, 68, 72, 82], sowie die Erfahrungen aus der finnischen Studie [1] sollten uns zu keinen nicht geprüften Empfehlungen an unsere Patienten hinreißen lassen.

Nach derzeitiger Studienlage scheint es jedoch vernünftig zu sein, eine fettarme, gemüse- und früchtereiche Diät und eventuell auch die Supplementierung mit Selenmethionat zu empfehlen. Wesentlicher zur Vermeidung von Hautalterung und Hauttumoren ist jedoch der richtige Umgang mit der Sonne, das Meiden von medizinisch nicht kontrollierten Bestrahlungen in Sonnenstudios und der richtige Gebrauch von modernen Sonnenschutzfiltern.

Literaturverzeichnis

1. Alpha-Tocopherol, Beta-Carotene Cancer Prevention Study Group (1994) The effect of vitamin E and beta carotene on the incidence of lung cancer and other cancers in male smokers. N Engl J Med 330: 1029–1035
2. Beatty ER, England TG, Geissler CA, Aruoma OI, Halliwell B (1999) Effects of antioxidant vitamin supplementation on markers of DNA damage and plasma antioxidants. Proc Nutr Soc 58: 44
3. Berneburg M, Gattermann N, Stege H, Grewe M, Vogelsang K, Ruzicka T, Krutmann J (1997) Chronically ultraviolet-exposed human skin shows a higher mutation fequency of mitochondrial DNA as compared to unexposed skin and the hematopoietic system. Photochem Photobiol 66: 271–275
4. Berneburg M, Grether-Beck S, Kürten V, Ruzicka T, Briviba K, Sies H, Krutmann J (1999) Singlet oxygen mediates the UVA-induced generation of the photoaging-associated mitochondrial common deletion. J Biol Chem 274: 15345–15349
5. Bisset DL, Chatterjee R, Hannon DP (1991) Chronic ultraviolet radiation-induced increase in skin iron and the photoprotective effect of topically applied iron chelators. Photochem Photobiol 54: 215–233
6. Black HS, Thornby JI, Wolf JE Jr, Goldberg LH, Herd JA, Rosen T, Bruce S, Tschen JA, Scott LW, Jaax S, et al.(1995) Evidence that a low-fat diet reduces the occurrence of non-melanoma skin cancer. Int J Cancer 62: 165–169
7. Blaudschun R, Brenneisen P, Wlaschek M, Meewes C, Scharffetter-Kochanek K (2000) The first peak of the UVB irradiation-dependent biphasic induction of vascular endothelial growth factor (VEGF) is due to phosphorylation of the epidermal growth factor receptor and independent of autocrine transforming growth factor α. FEBS Lett 474: 195–200
8. Bowling AC, Barkowski EE, McKenna-Yasek D, Sapp P, Horvitz HR, Beal MF, Brown RH Jr (1995) Superoxide dismutase concentrations and activity in familial amyotrophic lateral sclerosis. J Neurochem 64: 2366–2369
9. Brauchle M, Funk JO, Kind P, Werner S (1996) Ultraviolet B and H_2O_2 are potent inducers of vascular endothelial growth factor expression in cultured keratinocytes. J Biol Chem 271: 21793–21797
10. Brenneisen P, Wenk J, Klotz OL, Wlaschek M, Briviba K, Krieg T, Sies H, Scharffetter-Kochanek K (1998) Central role of ferrous/ferric iron in the ultraviolet B irradiation-mediated signaling pathway leading to increased interstitial collagenase (matrix-degrading metalloprotease (MMP)-1) and stromelysin-1 (MMP-3) mRNA levels in cultured human dermal fibroblasts. J Biol Chem 273: 5279–5287
11. Brenneisen P, Wenk J, Wlaschek M, Krieg T, Scharffetter-Kochanek K (2000) Activation of p70 ribosomal protein S6 kinase is an essential step in the DNA damage-dependent signaling pathway responsible for the ultraviolet B-mediated increase in interstitial collagenase (MMP-1) and stromelysin-1 (MMP-3) protein levels in human dermal fibroblasts. J Biol Chem 275: 4336–4344
12. Brenneisen P, Wlaschek M, Wenk J, Blaudschun R, Hinrichs R, Dissemond J, Krieg T, Scharffetter-Kochanek K (1999) UVB induction of interstitial collagenase/MMP-1 and stromelysin-1/MMP-3 occurs in human dermal fibroblasts via an autocrine interleukin-6 dependent loop. FEBS Lett 449: 36–40
13. Bressac B, Kew J, Wands J, Ozturk M (1991) Selective G to T mutations of p53 in hepatocellular carcinoma from Southern Africa. Nature 250: 429–431
14. Campisi J (2000) Cancer, aging and cellular senescence. In Vivo 14: 183–188
15. Cerutti PA (1994) Oxy-radicals and cancer. Lancet 344: 862–863
16. Chaudière J, Ferrari-Iliou R (1999) Intracellular antioxidants: from chemical to biochemical mechanisms. Food Chem Toxicol 37: 949–962
17. Clark LC, Combs GF Jr, Turnbull BW, Slate EH, Chalker DK, Chow J, Davis LS, Glover RA, Graham GF, Gross EG, Krongrad A, Lesher JL Jr, Park HK, Sanders BB Jr, Smith CL, Taylor JR (1996) Effects of selenium supplementation for cancer prevention in patients with carcinoma of the skin. A randomized controlled trial. Nutritional prevention of cancer study group. JAMA 276: 1957–1963
18. Collins AR (1999) Oxidative DNA damage, antioxidants, and cancer. Bioessays 21: 238–246
19. Creidi P, Humbert P, Zahouani H, Lapière CM, Haftek M (1999) Comment peut-on aujourdh'hui prouver l'action

antiviellissement d'un nouveau principe actif? Dermatol Prat 234: 1–7
20. Daja-Grosjean L, Robert C, Drougard C, Suarez H, Sarasin A (1993) High mutation frequency in ras genes of skin tumors isolated from DNA repair deficient xeroderma pigmentosum patients. Cancer Res 53: 1625–1629
21. Darr D, Fridovich I (1994) Free radicals in cutaneous biology. J Invest Dermatol 102: 671–675
22. De Haan JB, Christiano F, Ianello RC, Bladier C, Kelner MJ, Kola I (1996) Evaluation in the ratio of Cu/Zn-superoxide dismutase to glutathione peroxidase activity induces features of cellular senescence and this effect is mediated by hydrogen peroxide. Hum Mol Genet 5: 283–292
23. De LaTorre R, Casado A, Lopez-Fernandez E, Carrascosa D, Ramirez M, Saez J (1996) Overexpression of copper-zinc superoxide dismutase in trisomy 21. Experientia 52: 871–873
24. Decuyper-Debergh D, Piette J, Vorst A van de (1987) Singlet oxygen-induced mutations in M13 lacZ phage DNA. EMBO J 6: 3155–3166
25. Douki T, Perdiz D, Gróf P, Kuluncsics Z, Moustacchi E, Cadet J, Sage E (1999) Oxidation of guanine in cellular DNA by solar UV radiation: biological role. Photochem Photobiol 70: 184–190
26. Ellis CN, Weiss JS, Hamilton TA, Headington JT, Zelickson AS, Voorhees JJ (1990) Sustained improvement with prolonged topical tretinoin (retinoic acid) for photoaged akin. J Am Acad Dermatol 23: 629–637
27. Elroy-Stein O, Bemstein Y, Groner Y (1986) Overexpressing of human Cu/Zn-superoxide dismutase in transfected cells: extenuation of paraquat-mediated cytotoxicity and enhancement of lipid peroxidation. EMBO J 5: 615–622
28. Fisher GJ, Daffa SC, Talwar HS, Wang ZQ, Varani J, Kang S, Voorhees JJ (1996) Molecular basis of sun-induced premature skin aging and retinoid antagonism. Nature 379: 335–339
29. Fisher GJ, Talwar HS, Lin J, Lin P, McPhillips F, Wang ZQ, Li X, Wan Y, Kang S, Voorhees JJ (1998) Retinoic acid inhibits induction of c-Jun protein by ultraviolet radiation that occurs subsequent to activation of mitogen-activated protein kinase pathways in human skin in vivo. J Clin Invest 101: 1432–1440
30. Fisher GJ, Wang ZQ, Datta SC, Varani J, Kang S, Voorhees JJ (1997) Pathophysiology of premature skin aging induced by ultraviolet light. N Engl J Med 337: 1419–1428
31. Floyd RA (1990) The role of 8-hydroxyguanine in carcinogenesis. Carcinogenesis 11: 1447–1450
32. Friedling UM, Schaumberg DA, Kupper TS, Muntwyler J, Hennekens CH (2000) A randomized, 12-year primary-prevention trial for beta carotene supplementation for nonmelanoma skin cancer in the physicians' health study. Arch Dermatol 136: 179–184
33. Fuchs J, Huflejt ME, Rothfuss LM, Wilson DS, Carcamo G, Packer L (1989) Impairment of enzymic and nonenzymic antioxidant in skin by UVB irradiation. J Invest Dermatol 93: 769–773
34. Gille J, Reisinger K, Asbe-Vollkopf A, Hardt-Weinelt K, Kaufmann R (2000) Ultraviolet-A transactivation of the vascular endothelial growth factor gene in HaCaT keratinocytes is conveyed by activator protein-2 transcription factor. J Invest Dermatol 115: 30–36
35. Girotti AW (1985) Mechanisms of lipid peroxidation. Free Radic Biol Med 1: 87–95
36. Godeas C, Tramer F, Micali F, Roveri A, Maiorino M, Nisii C, Sandri G, Panfili E (1996) Phospholipid hydroperoxide glutathione peroxidase (PHGPx) in rat testis nuclei is bound to chromatin. Biochem Mol Med 59: 118–124
37. Godeas C, Tramer F, Micali F, Soranzo M, Sandri G, Panfili E (1997) Distribution and possible novel role of phospholipid hydroperoxide glutathione peroxidase in rat epididymal spermatozoa. Biol Reprod 57: 1502–1508
38. Griffiths CE, Russman AN, Majmudar G, Singer RS, Hamilton TA, Voorhees JJ (1993) Restoration of collagen formation in photodamaged human skin by tretinoin. N Engl J Med 329: 530–535
39. Gurney ME, Cutting FB, Zhai P, Andrus PK, Hall ED (1996) Pathogenetic mechanisms in familial amyotrophic lateral sclerosis due to mutation of Cu/Zn superoxide dimutase. Pathol Biol Paris 44: 51–56
40. Hagesawa T, Kaneko F, Niwa Y (1992) Changes in lipid peroxide levels and activity of reactive oxygen scavenging enzymes in skin, serum and liver following UVB irradiation in mice. Life Sci 50: 1893–1903
41. Halliwell B (1996) Antioxidants in human health and disease. Ann Rev Nutr 16: 33–50
42. Halliwell B (2000) The antioxidant paradox. Lancet 355: 1179–1180
43. Hanson KM, Simon JD (1998) Epidermal *trans* -urocanic acid and the UV-A-induced photoaging of the skin. Proc Natl Acad SciU S A 95: 10576–10578
44. Howard EW (1999) The role of interstitial collagenases in tumor progression. In: Hoeffler W (ed) Collagenases. RG Landes Company, Texas, pp 198–206
45. Hsu I, Metcalf R, Sun T, Welsh J, Wang N, Harris C (1991) Mutational hotspots in the p53 gene in human hepatocellular carcinomas. Nature 350: 427–428
46. Johnson FB, Sinclair DA, Guarente L (1999) Molecular biology of aging. Cell 96: 291–302
47. Jurkiewicz BA, Buettner GR (1994) Ultraviolet-light-induced free radical formation in skin: an electron paramagnetic resonance study. Photochem Photobiol 59: 1–4
48. Kligman AM, Dogadkina D, Lavker RM (1993) Effects of topical tretinoin on non-sun-exposed protected skin of the elderly. J Am Acad Dermatol 29: 25–33
49. Kligman AM, Grove GL, Hirose R, Leyden JJ (1986) Topical tretinoin for photoaged skin. J Am Acad Dermatol 15: 836–839
50. Kligman LH (1996) The hairless mouse model for photoaging. Clin Dermatol 14: 183–195
51. Kohen R (1999) Skin antioxidants: their role in aging and in oxidative stress – New approaches for their evaluation. Biomed Pharmacother 53: 181–192
52. Lamberg L (1998) Diet may affect skin cancer prevention. JAMA 279: 1427–1428
53. Li Y, Huang TT, Carlson EJ, Melov S, Ursell PC, Olson JL, Noble LJ, Yoshimura MP, Berger C, Chan JL, Wallace DC, Epstein CJ (1995) Dilated cardiomyopathy and neonatal lethality in mutant mice lacking manganese superoxide dismutase. Nature Genet 11: 376–381
54. Lochter A, Galosy S, Muschler J, Freedman N, Werb Z, Bissell MJ (1997) Matrix metalloproteinase stromelysin-1 triggers a cascade of molecular alterations that leads to

stable epithelial-to-mesenchymal conversion and a premalignant phenotype in mammary epithelial cells. J Cell Biol 139: 1861–1872
55. Maeda K, Naganuma M, Fukuda M (1999) Effects of chronic exposure ultraviolet-A including 2% ultraviolet-B on free radical reduction systems in hairless mice. Photochem Photobiol 45: 737–740
56. Martin CM, Heyland DK (1999) In search of the „magic nutraceutical". Crit Care Med 27: 251–252
57. Masson R, Lefebvre O, Noel A, Fahime ME, Chenard MP, Wendling C, Kebers F, LeMeur M, Dierich A, Foidart JM, Basset P, Rio MC (1998) In vivo evidence that the stromelysin-3 metalloproteinase contributes in a paracrine manner to epithelial cell malignancy. J Cell Biol 140: 1535–1541
58. McCawley LJ, Matrisian LM (2000) Matrix metalloproteinases: multifunctional contributors to tumor progression. Mol Med Today 6: 149–156
59. McCord JM, Marecki JC (1997) Superoxide dismutases. In: Sipes IG, McQueen CA, Gandolfi AJ, Guengerich FP (eds) Comprehensive toxicology, vol 3. Biotransformation. Elsevier, New York, pp 199–216
60. Meewes C, Poswig A, Dissemond J, Brenneisen P, Scharffetter-Kochanek K (2000) Adaptive antioxidant defence in human dermal fibroblasts. Br J Dermatol 143: 662–663
61. Miyachi YJ (1995) Photoaging from an oxidative standpoint. Dermatol Sci 9: 79–86
62. Monboisse JC, Borel JP (1992) Oxidative damage to collagen. Experimentia Suppl 62: 323–327
63. Moriya M, Du C, Bodepudi V, Johnson F, Takeshita M, Grollmann A (1991) Site-specific mutagenesis using a gapped duplex vector: a study of translesion synthesis past 8-oxo-deoxyguanosine in E. coli. Mutat Res 254: 281–288
64. Nguyen T, Brunson D, Crespi C, Penman B, Tannenbaum S (1992) DNA damage and mutation in human cells exposed to nitric oxide in vitro. Proc Natl Acad Sci U S A 89: 3030–3034
65. Pence BC, Delver E, Dunn DM (1994) Effects of dietary selenium on UVB-induced skin carcinogenesis and epidermal antioxidant status. J Invest Dermatol 102: 759–761
66. Petersen MJ, Hansen C, Craig S (1992) Ultraviolet A irradiation stimulates collagenase production in cultured human fibroblasts. J Invest Dermatol 99: 440–444
67. Podda M, Traber MG, Weber C, Yan LJ, Packer L (1998) UV-irradiation depletes antioxidants and causes oxidative damage in a model of human skin. Free Radic Biol Med 24: 55–65
68. Podmore ID, Griffith HR, Herbert KE, Mistry N, Mistry P, Lunec J (1998) Vitamin C exhibits pro-oxidant properties. Nature 392: 559
69. Poswig A, Wenk J, Brenneisen P, Wlaschek M, Hommel C, Quel G, Faisst K, Dissemond J, Briviba K, Krieg T, Scharffetter-Kochanek K (1999) Adaptive antioxidant response of manganese superoxide dismutase and glutathione peroxidase following repetitive UVA irradiation. J Invest Dermatol 112: 13–18
70. Punnonen K, Jansen CT, Puntala A, Ahotupa M (1991) Effects of in vitro UBA irradiation and PUVA treatment on membrane fatty acids and activities of antioxidant enzymes in human keratinocytes. J Invest Dermatol 96: 255–259
71. Rayman MP (2000) The importance of selenium to human health. Lancet 356: 233–241
72. Rehman A, Collins CS, Yang M (1998) The effects of iron and vitamin C co-supplementation on oxidative damage to DNA in healthy volunteers. Biochem Biophys Res Commun 246: 293–298
73. Roveri A, Maiorino M, Ursini F (1994) Enzymatic and immunological measurements of soluble and membrane-bound phospholipid-hydroperoxide glutathione peroxidase. Methods Enzymol 233: 202–212
74. Scharffetter K, Wlaschek M, Hogg A, Bolsen K, Schothorst A, Goerz G, Krieg T, Plewig G (1991) UVA irradiation induces collagenase in human dermal fibroblasts in vitro and in vivo. Arch Dermatol Res 283: 506–511
75. Scharffetter-Kochanek K, Brenneisen P, Wenk J, Herrmann G, Ma W, Kuhr L, Meewes C, Wlaschek M (2000) Photoaging of the skin – from phenotype to mechanisms. Exp Gerontol 35: 307–361
76. Scharffetter-Kochanek K, Wlaschek M, Brenneisen P, Schauen M, Blaudschun R, Wenk J (1997) UV-induced reactive oxygen species in photocarcinogenesis and photoaging. Biol Chem 378: 1247–1257
77. Scharffetter-Kochanek K, Wlaschek M, Briviba K, Sies H (1993) Singlet oxygen induces collagenase expression in human skin fibroblasts. FEBS Lett 331: 304–306
78. Söderberg A, Sahaf B, Rosén A (2000) Thioredoxin reductase, a redox-active selenoprotein, is secreted by normal and neoplastic cells: presence in human plasma. Cancer Res 60: 2281–2289
79. Stohs SJ (1995) The role of free radicals in toxicity and disease. J Basic Clin Physiol Pharmacol 6: 205–228
80. Takahashi T, Nau MM, Chiba I, Birrer MJ, Rosenberg RK, Vinocour M, Levitt M, Pass H, Gazdar AF, Minna JD (1989) P53: a frequent target for genetic abnormalities in lung cancer. Science 246: 491–494
81. Thomas JP, Maiorino M, Ursini F, Girotti A (1990) Protective action of phospholipid hydroperoxide glutathione peroxidase against membrane-damaging lipid peroxidation. J Biol Chem 265: 454–461
82. Traga CG, Motchnik PA, Wyrobek AJ, Rempel DM, Ames BN (1996) Smoking and low antioxidant levels increase oxidative damage to sperm DNA. Mutat Res 351: 199–203
83. Trautinger F, Kokoschka EM, Menzel EJ (1991) Antibody formation against human collagen and C1q in response to a bovine collagen implant. Arch Dermatol Res 283: 395–399
84. Trautinger F, Mazzucco K, Knobler RM, Trenz A, Kokoschka EM (1994) UVA- and UVB-induced changes in hairless mouse skin collagen. Arch Dermatol Res 286: 490–494
85. Ursini F, Maiorino M, Brigelius-Flohé A, Aumann KD, Roveri A, Schomburg D, Flohé L (1995) Diversity of glutathione peroxidases. Methods Enzymol 252: 38–53
86. Ursini F, Maiorino M, Gregolin C (1985) The selenoenzyme phospholipid hydroperoxide glutathione peroxidase. Biochim Biophys Acta 839: 62–70
87. Wang Z, Boudjelal M, Kang S, Voorhees JJ, Fisher GJ (1999) Ultraviolet irradiation of human skin causes functional vitamin A deficiency, preventable by all-trans retinoic acid pre-treatment. Nat Med 5: 412–417

88. Weiss JS, Ellis CN, Headington JT, Tincoff T, Hamilton TA, Voorhees JJ (1988) Topical tretinoin improves photoaged skin. A double-blind vehicle-controlled study. JAMA 259: 527–532
89. Weiss JS, Ellis CN, Headington JT, Voorhees JJ (1988) Topical tretinoin in the treatment of aging skin. J Am Acad Dermatol 19: 169–175
90. Wenk J, Brenneisen P, Wlaschek M, Poswig A, Briviba K, Oberley TD, Scharffetter-Kochanek K (1999) Stable overexpression of manganese superoxide dismutase in mitochondria identifies hydrogen peroxide as a major oxidant in the AP-1 mediated induction of matrix-metalloprotease-1/MMP-1. J Biol Chem 274: 25869–25876
91. Wlaschek M, Briviba K, Stricklin GP, Sies H, Scharffetter-Kochanek K (1995) Singlet oxygen may mediate the ultraviolet A-induced synthesis of interstitial collagenase. J Invest Dermatol 104: 194–198
92. Wlaschek M, Wenk J, Brenneisen P, Briviba K, Schwarz A, Sies H, Scharffetter-Kochanek K (1997) Singlet oxygen is an early intermediate in cytokine-dependent ultraviolet-A induction of interstitial collagenase in human dermal fibroblasts in vitro. FEBS Lett 413: 239–242

Tumorinvasion und Angiogenese

Cornelia Mauch und Peter Kurschat

Einleitung

Eine wesentliche Voraussetzung für die Metastasierung des malignen Melanoms ist die Fähigkeit der Tumorzellen, sich aus dem Zellverband des Primärtumors zu lösen und zahlreiche strukturelle Grenzen zu überschreiten. Dabei heften sich Tumorzellen an Strukturproteine der dermoepidermalen Basalmembran, um diese im nächsten Schritt durch proteolytische Enzyme abzubauen und über die erneute Adhäsion an dermale Bindegewebskomponenten in die Dermis einzudringen. Das kontrollierte Wechselspiel einer Proteolyse von Bindegewebskomponenten und die Nutzung der Strukturproteine als Anhaftungspunkte für die Wanderung der Tumorzellen ist dabei von entscheidender Bedeutung. Die Zelle kann nur dann erfolgreich eindringen, wenn sie gleichzeitig die bindegewebsabbauenden Proteasen durch Inhibitoren kontrolliert. Den nächsten Schritt stellt der Übergang von der Invasion zur Metastasierung dar. Die Tumorzelle muss die Basalmembran von Gefäßen überwinden, um in die Blut- und Lymphgefäße zu gelangen. Die selektive Adhäsion von Tumorzellen an das Endothel in bestimmtem Organen und die durch Wachstumsfaktoren vermittelte Auswanderung von Tumorzellen aus den Gefäßen durch die Basalmembran in das umgebende Stroma sind wesentlich für die Ausbildung von Fernmetastasen. Versagen auf einer der beschriebenen Ebenen führt zum Verlust der Metastasierungsfähigkeit. Nur wenige selektionierte Tumorzellen überleben und bilden Metastasen, können sich dann allerdings durch den Selektionsvorteil sehr rasch vermehren und zum Tod des Patienten führen.

Darüber hinaus können Tumorzellen das Bindegewebe modifizieren und den Bindegewebsstoffwechsel von ortsständigen Fibroblasten derart verändern, dass diese das in der Zusammensetzung von der Dermis unterschiedliche Tumorstroma synthetisieren oder durch Freisetzung von proteolytischen Enzymen das umgebende Bindegewebe abbauen und dadurch den Tumorzellen die Invasion erleichtern. Schließlich sind die Tumorzellen imstande, die Endothelzellen der Umgebung zur Angiogenese zu veranlassen und so die eigene Versorgung mit Nährstoffen und Sauerstoff sicherzustellen.

Tumorzelladhäsion an zelluläre und strukturelle Bestandteile des Bindegewebes bei Tumorinvasion und Metastasierung

In den letzten Jahren wurden große Anstrengungen unternommen, die Zell-Zell- und Zell-Matrix-Interaktionen, die der Tumorinvasion und Metastasierung zugrunde liegen, auf molekularer und zellulärer Ebene besser zu verstehen. Eine Reihe von Adhäsionsmolekülen auf der Zelloberfläche, die Zell-Zell und Zell-Matrix-Wechselwirkungen vermitteln, ist bereits detailliert charakterisiert worden. Hierzu gehören die Cadherine, welche die Interaktion von benachbarten Zellen mediieren, sowie die Integrine, die überwiegend die Bindung von Zellen an unterschiedliche Komponenten der extrazellulären Matrix vermitteln [1].

Cadherine sind Adhäsionsmoleküle, die eine Bindung von benachbarten Zellen vermitteln. Für Cadherin E und P konnte gezeigt werden, dass sie an der Adhäsion von Melanozyten an Keratinozyten beteiligt sind [2]. Im Vergleich zu normalen Melanozyten wurde in Melanomzellen in vitro eine deutlich reduzierte Expression dieser Cadherine beobachtet, die mit einer verminderten Bindung an Keratinozyten korrelierte. Auch in Geweben von Melanomen sind diese Adhäsionsrezeptoren stark reduziert oder gar nicht gefunden worden. Dies legte nahe, dass die Adhäsion von Melanomzellen an Keratinozyten gestört ist und möglicherweise bei der Dissoziation von Tumorzellen aus dem Zellverband wichtig ist.

Neben den Cadherinen spielen die Integrine eine wesentliche Rolle bei der Invasion und Metastasierung des malignen Melanoms. Integrine können neben ihrer Aufgabe, die spezifische Bindung der Zellen an Bindegwebskomponenten zu ermöglichen, auch Informationen aus dem Extrazellulärraum an die Zellen vermitteln (Signaltransduktion) und die Expression verschiedener Gene, zum Beispiel von

Matrix-abbauenden Enzymen, regulieren. Darüber hinaus sind sie an der Organisation des umgebenden Bindegwebes beteiligt und vermitteln auch die Zellmigration [3]. Integrine sind heterodimere Proteine, die aus nicht kovalent verbundenen α- und β-Ketten aufgebaut sind. Mindestens sechs verschiedene Integrine binden an ein bestimmtes Tripeptid in verschiedenen Matrixkomponenten. Dieses aus Arginin, Glycin und Asparagin (RGD) bestehende Tripeptid stellt ein ontogenetisch altes Element dar. Mit Hilfe von RGD-Peptiden konnte in vivo im Mausmodell die Metastasierung von injizierten Melanomzellen gehemmt werden. Unklar ist derzeit, ob diese Peptide selektiv die Adhäsion der Tumorzellen an Strukturproteine, die durch Integrine vermittelte Induktion der Synthese proteolytischer Enzyme oder die Migration der Tumorzellen unterbinden oder gleichzeitig alle erwähnten Prozesse beeinflussen.

In Melanomen konnte der RGD-abhängige Vitronektinrezeptor ($\alpha_v\beta_3$) als ein für die Metastasierung wichtiges Adhäsionsmolekül identifiziert und vermehrt in der vertikalen Wachstumsphase des Melanoms nachgewiesen werden. Melanomzellen mit verstärkter Expression dieses Rezeptors penetrieren die Basalmembran in vitro deutlich besser als Melanomzellen mit geringer Expression, und die Invasionsfähigkeit von wenig invasiven Melanomzellen wird durch die Überexpression von $\alpha_v\beta_3$ deutlich gesteigert [4]. Diese Untersuchungen deuten auf eine zentrale Rolle des Vitronektinrezeptors bei der Invasion des malignen Melanoms hin.

Auch das zur β1-Integrinfamilie gehörende $\alpha_2\beta_1$-Integrin wurde immunhistologisch vermehrt in der vertikalen Wachstumsphase von Melanomen nachgewiesen [5]. Darüber hinaus machten Untersuchungen aus unserer Arbeitsgruppe deutlich, dass hochmaligne Melanomzellen eine erhöhte Synthese dieses Rezeptors aufweisen, wenn sie in einer kollagenen Matrix kultiviert werden [6], und dass der Kontakt mit nativem Kollagen in hochinvasiven Melanomzellen zu einer erhöhten Aktivität der Typ-IV-Kollagen degradierenden Metalloproteinase MMP-2 führt [7].

Bedeutung von Matrix-abbauenden Enzymen bei der Tumorinvasion und Metastasierung

Das Wachstum solider Tumoren wie auch die Metastasierung setzen den kontrollierten Abbau von Strukturproteinen der extrazellulären Matrix (ECM) voraus. Die an diesem Vorgang beteiligten Proteasen lassen sich entsprechend struktureller Eigenschaften ihres enzymatisch aktiven Zentrums in Serin-, Cystein-, Aspartyl- sowie Metalloproteinasen klassifizieren. Untersuchungen an zahlreichen verschiedenen Malignomen weisen insbesondere den Matrix-Metalloproteinasen sowie den Serinproteasen eine herausragende Bedeutung für die Metastasierung zu, wobei multiple Wechselwirkungen zwischen diesen proteolytischen Systemen beschrieben worden sind [8].

Die Familie der Matrix-Metalloproteinasen (MMP) umfasst im humanen System derzeit 16 Mitglieder, welche aufgrund struktureller Merkmale sowie aufgrund ihrer Substratspezifität vier Untergruppen zugeteilt werden. Bei den Kollagenasen, den Gelatinasen sowie den Stromelysinen handelt es sich um sezernierte Enzyme, wohingegen die membranständigen Metalloproteinasen (MT-MMP) mittels einer Transmembrandomäne in der Plasmamembran verankert sind [9].

Die Regulation der Degradation von Matrixkomponenten durch Metalloproteinasen erfolgt auf transkriptioneller Ebene mittels einer verstärkten Expression und durch eine Kontrolle der Aktivierung der synthetisierten MMP. Schließlich wird die Aktivität der Proteasen durch spezifische Inhibitoren kontrolliert, den sogenannten Tissue inhibitors of metalloproteinases (TIMP), welche das aktive Zentrum der MMP binden und diese damit inaktivieren [10].

Aufgrund ihrer Fähigkeit, das in Basalmembranen vorkommende Kollagen Typ IV zu spalten, wird den Gelatinasen MMP-2 und MMP-9 eine besondere Bedeutung bei der Metastasierung zugeschrieben. Im Fall des malignen Melanoms konnte mit immunhistochemischen Färbungen gezeigt werden, dass die MMP-9 vor allem während der frühen horizontalen Wachstumsphase exprimiert wird, während sie in dickeren Tumoren und in Metastasen kaum nachgewiesen wurde. Die MMP-2 hingegen konnte mit zunehmender Tumordicke vermehrt in Gewebeschnitten nachgewiesen und eine positive Korrelation der MMP-2-Expression und der Ausbildung von Fernmetastasen demonstriert werden [11]. Die Aktivierung der MMP-2 stellt eine Besonderheit dar, da sie nicht wie andere MMPs durch Serinproteasen im Extrazellularraum, sondern an der Oberfläche der Tumorzellen erfolgt. Verschiedene Untersuchungen konnten zeigen, dass hierfür eine Untergruppe von Metalloproteinasen, die membranständigen Metalloproteinasen, MT-MMP, verantwortlich sind. Dabei erfolgt die Aktivierung der MMP-2 über die Ausbildung eines membrangebundenen ternären Komplexes aus MT1-MMP, TIMP-2 und inaktiver MMP-2.

Während geringe Mengen TIMP-2 zur Ausbildung des Komplexes notwendig sind, verhindert ein Überschuss die Aktivierung des latenten Enzyms [12]. Untersuchungen unserer Arbeitsgruppe machten deutlich, dass die Menge des Inhibitors TIMP-2 die Aktivierung latenter MMP-2 in Melanomzellen kontrolliert und das In-vitro-Eindringvermögen von Melanomzellen durch eine rekonstituierte Basalmembran reduziert [7]. Darüber hinaus konnten wir an nativem Melanomgewebe demonstrieren, dass gerade im Bereich der Melanom-Stroma-Grenze vermehrt aktivierte MMP-2 und MT1-MMP vorhanden sind.

Angiogenese als Voraussetzung der Progression maligner Tumoren

Die Versorgung von Zellen mit Sauerstoff sowie Nährstoffen durch den Vorgang der Stoffdiffusion ist maximal über eine Strecke von etwa einem Millimeter möglich. Daraus ergibt sich, dass solide Tumoren nur dann über einen Durchmesser von 1–2 mm hinaus wachsen können, wenn ihre Versorgung über neu gebildete Gefäße sichergestellt ist. Histopathologische Befunde von soliden Tumoren weisen darauf hin, dass der Anschluss an das Blutgefäßsystem dem exponentiellen Tumorwachstum vorausgeht. Für das maligne Melanoms konnte bereits 1988 gezeigt werden, dass bei Primärtumoren mit einer Dicke von 0,76–4,0 mm eine positive Korrelation zwischen Vaskularisation und bereits erfolgter Metastasierung bestand [13]. Am Beginn der Angiogenese steht die durch Zytokine und Wachstumsfaktoren vermittelte Induktion, die die Endothelzellen zur Sezernierung von Matrix-degradierenden Enzymen und zur Proliferation anregt. Die Um- und Abbauvorgänge der extrazellulären Matrix in der Umgebung der proliferierenden Endothelzellen geben diesen die Möglichkeit, in das Gewebe zu wandern und dort tubulusähnliche Strukturen zu bilden, aus denen sich schließlich die neuen Gefäße formieren. Zu den wichtigsten Faktoren, welche eine Angiogenese induzieren, gehören VEGF, PDGF, TGF-α und -β, bFGF sowie auch proinflammatorische Zytokine wie TNF-α. Diese Zytokine und Wachstumsfaktoren können von Melanomzellen sezerniert werden [14]. Viele dieser Faktoren werden auch unter physiologischen Bedingungen gebildet, ohne dass es zu einer Gefäßneubildung kommt. Man führt dies auf den Einfluss von Inhibitoren zurück, zu denen beispielsweise Interferone, Angiostatin, Endostatin oder auch die TIMP gehören. Das Gleichgewicht zwischen Induktoren und Inhibitoren scheint für die Regulation der Angiogenese von entscheidender Bedeutung zu sein [15]. Die Abhängigkeit des Tumorwachstums von der Ausbildung neuer Gefäße impliziert die Möglichkeit, durch gezielte Unterdrückung der Angiogenese das Tumorwachstum deutlich verlangsamen zu können. So lässt sich im Tiermodell durch Angiostatin, einem 38 kD großen Plasminogenfragment, sowie durch Endostatin, einem C-terminalen Fragment des Kollagen Typ XVIII, das Wachstum von Metastasen von Bronchialkarzinomen deutlich hemmen. Da die Angiogenese auch von einem Umbau der extrazellulären Matrix abhängig ist, eignen sich auch Inhibitoren von Matrix-Metalloproteinasen zur Therapie von Malignomen. Mit dem Breitspektrum-MMP-Inhibitor Marimastat liegen bislang die größten Erfahrungen vor; mit ihm ließ sich das Wachstum von metastasierten Ovarial- oder Prostatakarzinomen deutlich verlangsamen. Es sollte jedoch die theoretische Möglichkeit bedacht werden, dass durch die mit der Hemmung der Angiogenese verbundene Hypoxie proliferierende Tumorzellen verstärkt in einen ruhenden Zustand gedrängt werden können. Dies würde die Effektivität und Ansprechrate einer klassischen zytotoxischen Chemotherapie herabsetzen, welche vornehmlich den sich schnell vermehrenden Zellanteil des Tumors schädigt. Eine Kombination von Angiogenesehemmung und spezifischen Immuntherapien wie zum Beispiel die derzeit intensiv untersuchten Vakzinationsstrategien erscheint jedoch als vieler versprechender Ansatz, zumal letztgenannte Therapien bis zum Ansprechen einen Zeitrahmen benötigen, der bei bereits erfolgter diffuser Metastasierung nicht immer gegeben ist.

Literatur

1. Varner JA, Cheresh DA (1996) Integrins and cancer. Curr Opin Cell Biol 8: 724–730
2. Tang A, Eller MS, Hara M, Yaar M, Hirohashi S, Gilchrest BA (1994) E-cadherin is the major mediator of human melanocyte adhesion to keratinocytes in vitro. J Cell Sci 107: 983–992
3. Hynes RO (1992) Integrins: versatility, modulation, and signaling in cell adhesion. Cell 69: 11–25
4. Felding-Habermann B, Müller BM, Romerdahl CA, Cheresh DA (1992) Involvement of integrin a_v gene expression in human melanoma tumorigenicity. J Clin Invest 89: 2018–2022
5. Natali PG, Nicotra MR, Bartolazzi A, Cavaliere R, Bigotti A (1993) Integrin expression in cutaneous malignant melanoma: association of the $\alpha 3/\beta 1$ heterodimer with tumor progression. Int J Cancer 22: 68–72

6. Klein EC, Dressel D, Steinmayer T, Mauch C, Eckes B, Krieg T, Bankert RB, Weber L (1993) Integrin $\alpha_2\beta_1$ is upregulated in fibroblasts and in highly aggressive melanoma cells in three-dimensional collagen lattices and mediates the reorganization of collagen I fibrils. J Cell Biol 115: 1427–1436
7. Kurschat P, Zigrino P, Nischt R, Breitkopf K, Steurer P, Klein EC, Krieg T, Mauch C (1999) Tissue inhibitor of matrix metalloproteinases regulates matrix metalloproteinase-2 activation by modulation of membrane-type 1 matrix metalloproteinase activity in high and low invasive melanoma cell lines. J Biol Chem 274: 21056–21062
8. Birkedal-Hansen H, Moorie WGI, Bodden MK, Windsor LJ, Birkedal-Hansen B, DeCarlo A, Engler JA (1993) Matrix metalloproteinases: a review. Crit Rev Oral Biol Med 4: 197–250
9. Herouy Y, Vanscheidt W, Schöpf E, Norgauer J (1999) Gen- und Proteinfamilie der Matrix-Metalloproteinasen. Struktur, Funktion und Expression in der Haut. Hautarzt 50: 825–836
10. Kähäri V-M, Saarialho-Kere U (1997) Matrix metalloproteinases in skin. Exp Dermatol 6: 199–213
11. Ferier CM, Muijen GNP van, Ruiter DJ (1998) Proteases in cutaneous melanoma. Ann Med 30: 431–442
12. Ellerbroek SM, Stack MS (1999) Membrane associated matrix metalloproteinases in metastasis. Bioessays 21: 940–949
13. Srivastava A, Laidler P, Davies RP, Horgan K, Hughes LE (1988) The prognostic significance of tumor vascularity in intermediate-thickness skin melanoma. A quantitative histologic study. Am J Pathol 133: 419–426
14. Denijn M, Ruiter DJ (1993) The possible role of angiogenesis in the metastatic potential of human melanoma. Clinicopathological aspects. Melanoma Res 3: 5–14
15. Risau W (1997) Mechanisms of angiogenesis. Nature 386: 671–674

Apoptose und photoinduzierte Immunsuppression

Agatha Schwarz

Man unterscheidet zwei Formen von Zelltod, Apoptose und Nekrose. Nekrose ist die Folge einer schweren Schädigung der Zelle von außen; sie ist daher stets pathologisch. Ein Schlüsselereignis im Rahmen der Nekrose ist die Zerstörung der Zellmembran, wodurch es zur Freisetzung von Zellinhaltsstoffen kommt. Diese stellen einen starken entzündlichen Reiz dar, so dass nekrotische Zellen fast immer von einem entzündlichen Infiltrat umgeben sind. Im Gegensatz dazu stellt Apoptose einen meist physiologischen Vorgang dar. Im Rahmen der Apoptose wird ein inhärentes Selbstmordprogramm gestartet, wodurch es zur sukzessiven Auflösung der Zelle kommt [3]. Wesentliche Vorgänge sind die Fragmentierung des Zellkerns, sowie die Ausbildung sogenannter apoptotischer Körperchen (*apoptotic bodies*). Bei diesen apoptotischen Körperchen handelt es sich um Zellbestandteile, die von einer nach wie vor intakten Zellmembran umgeben sind. Die Zellfragmente in Form der apoptotischen Körperchen werden dann von umgebenden Zellen, meist Makrophagen phagozytiert. Da die apoptotischen Körperchen zellmembrandicht sind, findet eine Ausschüttung von Entzündungsmediatoren nicht statt. Apoptose ist daher, im Gegensatz zur Nekrose, fast nie mit einer entzündlichen Reaktion assoziiert [18].

Apoptose: pathophysiologische Relevanz

Apoptotischer Zelltod ist ein physiologischer Vorgang und für jeden gesunden Organismus essentiell, zumal Apoptose den natürlichen Widerpart zur Zellproliferation darstellt. Nur durch regelmäßiges Zugrundegehen von Zellen wird Homöostase von Geweben gewährleistet. Gestörte Apoptose alleine kann daher zu einer Vermehrung von Gewebe führen, ohne dass die Proliferation verstärkt ist. Diese Erkenntnis hat zu dem neuen Konzept geführt, dass der Begriff „Krebs“ nicht nur Zellen zusammenfasst, die vermehrt proliferieren, sondern auch Zellen, die nicht sterben (*cancer cells are cells that do not die*) [8]. Gestörte Apoptose dürfte aber auch eine wesentliche Rolle bei der Entstehung von Autoimmunerkrankungen spielen, bei denen gestörter Zelltod autoaggressiver Lymphozyten vorliegen dürfte [10]. Gesteigerte Apoptose kann aber auch pathologische Folgen haben. Bekannte Beispiele sind der Morbus Alzheimer, bei dem es zu einem vorzeitigen Absterben von Nervenzellen kommt [1], beziehungsweise die toxische epidermale Nekrolyse, bei der die Keratinozyten massenhaft der Apoptose anheimfallen [20]. Es ist daher verständlich, dass dieses jeder Zelle inhärente Selbstmordprogramm äußerst exakt reguliert sein muss.

Apoptotischer Zelltod kann auf vielfältige Weise induziert werden. Zellen gehen in den apoptotischen Zelltod beispielsweise im Rahmen des Alterungsprozesses. Dies entspricht im strengsten Sinne des Wortes programmiertem Zelltod, das heißt, das Schicksal jeder Zelle ist zeitlich determiniert. Apoptose kann aber auch durch Entzug von Wachstumsfaktoren induziert werden, ein häufig benutztes Beispiel, Apoptose *in vitro* zu untersuchen. Darüber hinaus existieren sogenannte Todesrezeptoren, die fast jede Zelle auf ihrer Oberfläche trägt. Aktivierung dieser Todesrezeptoren führt zur selektiven Induktion von Apoptose.

Todesrezeptoren

Todesrezeptoren stellen eine heterogene Gruppe von Oberflächenmolekülen dar, die zu der TNF-Rezeptor-Familie (benannt nach dem Tumornekrosefaktor-Rezeptor, dem ersten beschriebenen Todesrezeptor) gehören [2]. Die wichtigsten Todesrezeptoren sind neben dem TNF-Rezeptor der Fas-Rezeptor (auch CD95 genannt) und die TRAIL-Rezeptoren. Die Todesrezeptoren haben einen gemeinsamen Aufbau. Sie bestehen aus einer extrazellulären Domäne, an die spezifische Liganden binden, sowie einer intrazellulären Domäne, die für die Weiterleitung des Todessignals verantwortlich ist (Todesdomäne). Jeder Todesrezeptor besitzt einen natürlichen Liganden; dies ist für den TNF-Rezeptor Tumornekrosefaktor-α (TNF-α), für den Fas-Rezeptor der Fas-Ligand (FasL, auch CD95L genannt) und für die TRAIL-Rezeptoren TRAIL (*TNF related apopto-*

sis inducing ligand). Die Todesliganden, die entweder in löslicher Form vorliegen oder an der Oberfläche von Zellen exprimiert werden, binden an den jeweiligen Todesrezeptor und führen zu seiner Trimerisierung. Als Folge der Trimerisierung wird das Apoptoseprogramm initiiert. Dies wird am Beispiel des Fas-Rezeptors kurz dargestellt. Die Trimerisierung des Fas-Rezeptors durch den Fas-Liganden, FasL, führt zur Aktivierung der intrazytoplasmatischen Domäne von Fas [11]. An die aktivierte Todesdomäne bindet ein intrazytoplasmatisch ubiquitär vorkommendes Protein, FADD genannt (*Fas associated death domain*). FADD wiederum bindet Caspase 8. Caspasen sind proteolytische Enzyme, die ihren Namen tragen, weil sie Zystine (Cys) tragen und Proteine nach einem Asparagin (Asp) spalten. Caspasen sind für die Exekution der Apoptose essentiell. Derzeit sind 15 Caspasen bekannt, die alle in den Vorgang der Apoptose involviert sind [12]. Als Folge der Bindung an FADD wird Caspase 8, die als inaktive Proform vorliegt, gespalten und somit aktiviert. Aktivierte Caspase 8 spaltet Procaspase 3. Aktivierte Caspase 3 wiederum spaltet wichtige Zellproteine wie die Polymerase PARP oder Kernmembranbestandteile, was schließlich zur apoptotischen Auflösung der Zelle führt. In Wirklichkeit ist die Fas-induzierte Apoptose aber ein wesentlich komplexerer Vorgang als hier dargestellt, in einzelnen Detailschritten sogar noch ungeklärt.

Um ein zu frühes Anschalten des Apoptoseprogramms zu verhindern, sind Zellen mit antiapoptotischen Faktoren ausgestattet [9]. Wichtige Vertreter sind bcl-2, bcl-x_L, FLIP und die c-IAP-Proteine. Eine Überexpression dieser Proteine hätte zur Folge, dass Zellen nicht zum rechtzeitigen Zeitpunkt in die Apoptose gehen. Dies kann pathologische Konsequenzen bis zur Entstehung von Neoplasien haben. Ein wesentlicher Mechanismus in der Pathogenese maligner Lymphome dürfte die Überexpression von bcl-2 sein, was ein zeitgerechtes Absterben der Lymphozyten verhindert.

Interzellulärer Apoptosedialog durch Todesrezeptoren

Die Existenz dieses Todesrezeptor/Todesligandensystems gibt aber auch Zellen die Möglichkeit sich selbst beziehungsweise sich gegenseitig in die Apoptose zu treiben. Zellen, die den Todesliganden FasL sehr stark auf ihrer Oberfläche exprimieren, sind in der Lage Apoptose in Zellen mit hoher Expression des Todesrezeptors Fas zu induzieren. Tumorzellen dürften sich dieses Mechanismus bedienen. Man hat beobachtet, dass zum Beispiel Melanomzellen Fas-Ligand auf ihrer Oberfläche stark exprimieren und somit T-Lymphozyten, die die Melanomzellen im Rahmen der Tumorabwehr attackieren sollten, in die Apoptose treiben, bevor sie die Melanomzellen angreifen können [7]. Aktivierte T-Lymphozyten sind deshalb so empfindlich, weil sie den Fas-Rezeptor im Rahmen der Aktivierung stark exprimieren. Durch diesen Mechanismus dürften sich Tumorzellen der Immunantwort entziehen können. Dieses Prinzip scheinen aber nicht nur Tumorzellen sondern auch bestimmte Organe zu nutzen. Es ist bekannt, dass in der vorderen Augenkammer Immunreaktionen fast nie zu beobachten sind. Dies dürfte ebenfalls auf eine hohe Expression von Fas-L auf den Zellen der vorderen Augenkammer zurückzuführen sein [6]. Mit Hilfe des Fas/FasL-Systems können sich (Tumor)zellen beziehungsweise bestimmte Organe einer Immunantwort entziehen und sich somit ein Immunprivileg schaffen.

Immunsuppression durch UV-B-Strahlung

UV-B-Strahlung ist in der Lage eine Vielzahl biologischer Effekte auszuüben, wie Erythem, Induktion von Pigment, Karzinogenese und die Unterdrückung von Immunantworten (Immunsuppression). Die UV-B-induzierte Immunsuppression ist unter anderem für die Reaktivierung von Infektionskrankheiten wie Herpes simplex verantwortlich [3] und trägt zur Photokarzinogenese bei, indem es die Tumorimmunabwehr unterdrückt [17]. Darüber hinaus dürften die therapeutischen Effekte von UV-B-Strahlung zu einem Großteil auf seine immunsuppressive Wirkung zurückzuführen sein [15]. Die Aufklärung der Mechanismen, wie UV-B-Strahlen eine Immunantwort unterdrücken, ist seit Jahren Gegenstand intensiver Forschung. Nur eine genaue Kenntnis dieser Mechanismen wird es in Zukunft ermöglichen, den therapeutischen Einsatz von UV-Strahlen selektiv zu erweitern oder zu optimieren.

Das allergische Kontaktekzem als photoimmunologisches Modell

Wesentliche Erkenntnisse über die Mechanismen der UV-induzierten Immunsuppression verdanken wir einem Tiermodell, der Induktion eines allergischen Kontaktekzems in der Maus. Das allergische

Kontaktekzem ist eine klassische Immunreaktion vom verzögerten Typ und wird daher gerne für mechanistische immunologische Untersuchungen verwendet. Epikutanes Auftragen von potenten Kontaktallergenen wie Dinitrofluorbenzol (DNFB) auf rasierte Maushaut führt in fast 100% der Fälle zu einer Sensibilisierung gegenüber DNFB. Als Folge davon kann fünf Tage später durch Auftragen einer wesentlich geringeren Konzentration von DNFB am Ohr eine massive Ohrschwellung als Ausdruck der Kontaktekzemreaktion ausgelöst werden. Nichtsensibilisierte Mäuse reagieren hingegen nicht, was beweist, dass es sich um eine allergische und nicht toxische Reaktion handelt. Wird allerdings die Sensibilisierung in Mäusen durchgeführt, die unmittelbar vorher relativ niedrigen Dosen von UV-B-Strahlen ausgesetzt wurden, findet die Sensibilisierung nicht statt, eine Ohrschwellung bleibt aus. Dies war einer der ersten Hinweise, dass UV-B-Strahlen immunsuppressiv wirken, da eben nach UV-Bestrahlung die Induktion dieser Immunreaktion nicht mehr möglich war [19]. Versucht man dieselben Tiere nach etwa zwei Wochen neuerlich gegen DNFB ohne zusätzliche UV-Bestrahlung zu sensibilisieren, ist die Induktion dieser Immunreaktion nach wie vor unterdrückt. Dies bedeutet, dass durch die initiale Sensibilisierung durch UV-bestrahlte Haut eine lang anhaltende spezifische Immunsuppression hervorgerufen wurde [16]. Dies bezeichnet man in der Immunologie als Toleranz.

Diese allergenspezifische Toleranz ist offensichtlich auf die Induktion von spezifischen T-Suppressorzellen zurückzuführen. Entnimmt man UV-tolerisierten Tieren T-Lymphozyten und injiziert diese T-Zellen in naive Mäuse, ist in den Empfängertieren ein Kontaktekzem gegenüber DNFB ebenfalls nicht zu induzieren [5]. Dieses Experiment war ein klarer Hinweis, dass UV-Strahlen in der Lage sind, T-Zellen mit spezifischer suppressiver Aktivität zu induzieren. Obwohl dieses sehr wichtige Phänomen vor bereits mehr als 15 Jahren beobachtet wurde, war über den Phänotyp dieser T-Suppressorzellen beziehungsweise über ihren Wirkmechanismus bis vor kurzem relativ wenig bekannt. Unbestritten war jedoch, dass diese T-Suppressorzellen eine Schlüsselrolle in der UV-induzierten Toleranz spielen [16].

UV-induzierte Toleranz: eine Form eines Immunprivilegs?

Da Immuntoleranz ebenfalls einem „Entkommen" einer Immunantwort entspricht, kann Toleranz ebenfalls als eine Form eines Immunprivilegs angesehen werden. In Analogie, dass Tumorzellen ihr Immunprivileg über die hohe Expression von FasL und somit Induktion von Apoptose von Immunzellen erwerben, wurde untersucht, ob Apoptose beziehungsweise das Fas/FasL-System bei UV-induzierter Immuntoleranz von Bedeutung ist [14]. Dazu wurden Mausstämme verwendet, die aufgrund einer natürlichen Mutation entweder einen Defekt im Todesrezeptor Fas (*lpr*-Mäuse) oder in der Expression des Todesliganden FasL (*gld*-Mäuse) aufweisen. Sowohl *lpr*- als auch *gld*-Mäuse konnten normal gegenüber DNFB sensibilisiert werden. Ebenso war die Induktion der Kontaktsensibilisierung unterdrückt, wenn das Allergen auf UV-bestrahlte Haut aufgetragen wurde. Wurden die Mäuse zwei Wochen später erneut sensibilisiert, waren die gesunden Kontrollmäuse nicht sensibilisierbar, da eben, wie oben erwähnt, durch die initiale UV-Bestrahlung eine Immuntoleranz induziert wurde. Im Gegensatz dazu war sowohl bei *lpr*- als auch *gld*-Mäusen, die initial mit UV-Strahlen behandelt und sensibilisiert wurden, sehr wohl eine deutliche Ohrschwellung nach Resensibilisierung zu beobachten. Da der einzige Unterschied zwischen gesunden Kontrollmäusen und *lpr*- beziehungsweise *gld*-Mäusen der Defekt im Fas/FasL-System ist, konnte geschlossen werden, dass das Fas/FasL-System für die Vermittlung UV-induzierter Toleranz essentiell ist [14].

UV-induzierte T-Suppressorzellen treiben Antigen-präsentierende Zellen in die Apoptose

In *In-vitro*-Experimenten konnte gezeigt werden, dass UV-induzierte T-Suppressorzellen, offensichtlich Antigen-präsentierende Zellen, die in der Phase der Sensibilisierung eine wesentliche Rolle spielen, in den apoptotischen Zelltod treiben. Apoptose von dendritischen Zellen wird durch das Fas/FasL-System vermittelt, da dendritische Zellen von *lpr*- beziehungsweise *gld*-Mäusen Apoptose-resistent waren [14]. Interessanterweise gelang es durch Zugabe des Zytokins Interleukin-12 den durch T-Suppressorzellen induzierten Tod von dendritischen Zellen zu reduzieren. Dies erscheint insofern von Interesse, als bereits vor längerer Zeit gezeigt werden konnte, dass *in vivo* Interleukin-12 in der Lage ist, etablierte UV-induzierte Toleranz zu brechen [13].

Ausblick

Zusammenfassend zeigen diese Untersuchungen, dass Apoptose, vermittelt über das Fas/FasL-System nicht nur bei neoplastischen und degenerativen Erkrankungen von Bedeutung ist, sondern auch eine wesentliche Rolle bei immunologischen Geschehen, wie UV-induzierter Toleranz spielt. Die Ausbildung immunologischer Toleranz kann je nach Ausgangssituation vor- oder nachteilig sein. Tumorzellen können sich der Immunantwort durch Ausbildung immunologischer Toleranz entziehen. Ziel therapeutischer Strategien wird es in diesem Fall sein Toleranz zu brechen. Die Applikation von Interleukin-12 könnte hier einen ersten Schritt darstellen. Im Rahmen von Organtransplantationen wäre hingegen die Induktion von immunologischer Toleranz vorteilhaft, da dadurch die Abstoßung spezifisch vermieden werden könnte. Von einer praktischen Umsetzung dieser Strategie ist man weit entfernt, allerdings könnten die Beobachtungen, dass Induktion von Apoptose über das Fas/FasL-System dabei eine essentielle Rolle spielt, eine neue diesbezügliche Perspektive eröffnen.

Danksagung
Die Arbeiten wurden von der Deutschen Forschungsgemeinschaft unterstützt (Schw625/1-3, SFB293 B1).

Literatur

1. Anderton BH (1999) Alzheimer's disease: clues from flies and worms. Curr Biol 9: 106–109
2. Ashkenazi A, Dixit VM (1998) Death receptors: signaling and modulation. Science 281: 1305–1308
3. Chapman RS, Cooper KD, DeFabo EC, Frederich JE, Gelatt KN, Hammond SP, Hersey P, Koren HS, Ley RD, Noonan F, Rusch GM, Sarasin A, Selgrade M, Sobolev I, Ward BJ, Werkenne TE (1995) Solar ultraviolet radiation and the risk of infectious disease: summary of a workshop. Photochem Photobiol 61: 223–247
4. Cohen JJ (1993) Apoptosis. Immunol Today 14: 126–130
5. Elmets CA, Bergstresser PR, Tigelaar RE, Wood PJ, Streilein JW (1983) Analysis of the mechanism of unresponsiveness produced by haptens painted on skin exposed to low dose ultraviolet radiation. J Exp Med 158: 781–794
6. Griffith TS, Brunner T, Fletcher SM, Green DR, Ferguson TA (1995) Fas ligand-induced apoptosis as a mechanism of immune privilege. Science 270: 1189–1192
7. Hahne M, Rimoldi D, Schröter M, Romero P, Schreier M, French LE, Schneider P, Bornaand T, Fontana A, Lienard D, Cerottini J-C, Tschopp J (1996) Melanoma cell expression of Fas (APO-1/CD95) ligand: implications for tumor immune escape. Science 274: 1363–1366
8. Korsmeyer SJ, Greenberg PD (1998) Cancer. Tuning in on death programs. Curr Opin Immunol 10: 543–544
9. Kroemer G (1997) The proto-oncogene Bcl-2 and its role in regulating apoptosis. Nat Med 3: 614–620
10. Lynch DH, Ramsdell F, Alderson MR (1995) Fas and FasL in the homeostatic regulation of immune responses. Immunol Today 16: 569–574
11. Peter ME, Krammer PH (1998) Mechanisms of CD95 (APO-1/Fas)-mediated apoptosis. Curr Opin Immunol 10: 545–551
12. Salvesen GS, Dixit VM (1997) Caspases: intracellular signaling by proteolysis. Cell 91: 443–446
13. Schwarz A, Grabbe S, Aragane Y, Sandkuhl K, Riemann H, Luger TA, Kubin M, Trinchieri G, Schwarz T (1996) IL-12 prevents ultraviolet-B induced local immunosuppression and breaks ultraviolet-B induced tolerance. J Invest Dermatol 106: 1187–1191
14. Schwarz A, Grabbe St, Grosse-Heitmeyer K, Roters B, Riemann H, Luger TA, Trinchieri G, Schwarz T (1998) Ultraviolet light induced immune tolerance is mediated via the CD95/CD95-ligand system. J Immunol 160: 4262–4270
15. Schwarz T, Grabbe S (1996) UV-Phototherapy – mechanisms, mediators, possible mode of action. In: Hönigsmann H, Jori G, Young AR (eds) The fundamental bases of phototherapy. OEMF spa, Milano, pp 99–116
16. Schwarz T (1999) Ultraviolet radiation induced tolerance. Allergy 54: 1252–1261
17. Streilein JW, Taylor JR, Vincek V, Kurimoto I, Shimizu T, Tie C, Golomb C (1994) Immune surveillance and sunlight-induced skin cancer. Immunol Today 15: 174–179
18. Teraki Y, Shiohara T (1999) Apoptosis and the skin. Eur J Dermatol 9: 413–426
19. Toews GB, Bergstresser PR, Streilein JW (1980) Epidermal Langerhans cell density determines whether contact hypersensitivity or unresponsiveness follows skin painting with DNFB. J Immunol 124: 445–453
20. Viard I, Wehrli P, Bullani R, Schneider P, Holler N, Salomon D, Hunziker T, Saurat JH, Tschopp J, Frenck LE (1998) Inhibition of toxic epidermal necrolysis by blockade of CD95 with human intravenous immunoglobulin. Science 282:490–493

Forschung und Klinik aktuell

Chronische Urtikaria und Autoimmunität

Georg Stingl

Unter dem Begriff chronische Urtikaria (CU) versteht man das tägliche oder nahezu tägliche Auftreten von Quaddeln und/oder angioödematösen Schwellungen über einen Zeitraum von zumindest sechs Wochen. Die CU befällt vorwiegend Erwachsene, Frauen häufiger als Männer.

Wenngleich auch in wenigen Fällen physikalische Faktoren (Kälte, Wärme, Druck, Licht), Nahrungsmittelallergien beziehungsweise eine Intoleranz gegenüber Salizylaten sowie Konservierungsmitteln einer CU zugrunde liegen können, bleibt die Ursachenfahndung üblicherweise erfolglos, trotz genauer Durchuntersuchung des betreffenden Patienten. Solche Fälle von CU werden üblicherweise als chronisch-idiopathische Urtikaria (CIU) bezeichnet. Der Gedanke an eine Autoimmunpathogenese der CU geht in die achtziger Jahre zurück. So wurde von der Arbeitsgruppe von Allen Kaplan über das gehäufte Auftreten histaminfreisetzender Anti-IgE-Antikörper bei CU Patienten berichtet [1], ein Befund, der später von Grattan et al. [2] bestätigt wurde. Heute wissen wir allerdings, dass diese Anti-IgE-Autoantikörper funktionell heterogen sind und sowohl zur Aktivierung, als auch Ruhigstellung IgE-tragender Zellen (Mastzellen, Basophile, B-Zellen) führen können [3].

Im Jahre 1993 berichteten Greaves und Mitarbeiter über das Vorhandensein eines Quaddel-auslösenden Faktors im Serum von bestimmten CIU-Patienten [4]. Bei der Mehrzahl der Patienten, die nach intradermaler Injektion von autologem Serum mit einer Quaddelbildung reagiert hatten, entpuppte sich dieser Faktor als ein die Histaminfreisetzung aus Basophilen und Mastzellen bewirkendes IgG [4,5]. Da sich diese Aktivität durch Vorinkubation des Serums mit einem rekombinanten extrazellulären Fragment der α-Kette des hochaffinen IgE-Rezeptors (FcεRIα) hemmen ließ, musste man annehmen, dass letzteres Molekül die von den Serumantikörpern erkannte Zielstruktur darstellt. Unsere Arbeitsgruppe erbrachte den immunchemischen Beweis für die Richtigkeit dieser Annahme, wies die Reaktivität des Serumantikörpers mit dem an der Zelloberfläche exprimierten Molekül nach und schloss eine Beteiligung von IgE an dieser Autoimmunreaktion aus [6]. Wir fanden den Anti-FcεRIα-Autoantikörper mittels Westernblot und/oder ELISA in etwa einem Drittel aller CIU-Patienten, aber auch gelegentlich im Serum von Patienten mit definierten Autoimmunkrankheiten (systemischer Lupus erythematodes, Dermatomyositis, Pemphigus vulgaris, bullöses Pemphigoid), nicht jedoch bei Psoriatikern, Atopikern und gesunden Kontrollpersonen [7]. Zu unserer Überraschung zeigte sich bald, dass die Anti-FcεRIα-positiven Seren von CU Patienten häufig, jedoch solche von Patienten mit den anderen genannten Autoimmunkrankheiten nur selten die Histaminfreisetzung aus Basophilen herbeiführten. Ursache hierfür dürften Unterschiede in der IgG-Isotypenverteilung bei den verschiedenen Erkrankungen sein. Die Anti-FcεRIα-Autoantikörper bei CIU-Patienten gehören präferentiell den Komplement-bindenden Subklassen IgG1 und IgG3, jene bei den anderen Autoimmunkrankheiten jedoch vorzugsweise den Nicht-Komplement-bindenden Isotypen IgG2 und IgG4 an. Tatsächlich kam es nach Dekomplementierung von CU-Seren zu einer deutlichen Reduktion deren Histaminfreisetzungskapazität. Wir müssen also annehmen, dass die durch den Anti-FcεRIα-Autoantikörper bewirkte Histaminfreisetzung nicht nur durch direkte Kreuzvernetzung des Rezeptors zustande kommt, sondern in der Mehrzahl der Fälle durch Aktivierung des Komplementsystems und Freisetzung der entsprechenden anaphylaktogenen Spaltprodukte [7, 8].

Diese Ergebnisse bedeuten nicht notwendigerweise, dass ein positiver Hauttest mit autologem Serum ausschließlich auf dem Vorhandensein von Anti-FcεRIα-Autoantikörpern beruht und zeigen umgekehrt, dass das Auftreten von Anti-FcεRIα-Antikörpern nicht auf CIU-Patienten beschränkt ist. Horn et al. [9] berichteten kürzlich über den Nachweis solcher Autoantikörper nicht nur bei CIU-Patienten, sondern auch bei Atopikern und gesunden Probanden und beobachteten darüber hinaus eine Kreuzreaktivität der Anti-FcεRIα-Antikörper mit Tetanustoxoid.

Demgegenüber stehen Ergebnisse einer gemeinsamen Studie der Londoner und unserer Wiener Arbeitsgruppe, die bei der Mehrzahl der untersuchten CIU-Patienten eine gute Korrelation zwischen Krankheitsaktivität, Hauttestreaktivität mit autologem Serum, Histaminfreisetzung aus basophilen Granulozyten und dem Vorhandensein von Anti-FcεRIα im Westernblot aufzeigen (Grattan CE, Greaves MW, Maurer D, Fiebiger E, Stingl G, Manuskript in Vorbereitung).

Weitere Multiparameteranalysen an genau definierten Patientenkohorten sind zweifellos vonnöten, um ein endgültiges Urteil über Signifikanz und biologische Relevanz der Anti-FcεRIα-Antikörper fällen zu können. Sollten diese Untersuchungen den Beweis erbringen, dass bei einer Subgruppe von CIU-Patienten Anti-FcεRIα-Autoantikörper am Entstehen der urtikariellen Reaktion in entscheidender Weise beteiligt sind, so ist bei CIU-Patienten im Allgemeinen Nachweis und Quantifizierung dieser Autoantikörper zu fordern. Das Testergebnis sollte dann die ärztliche Entscheidung mitbestimmen, ob man sich mit der Gabe von Antihistaminika (H-1- und/oder H-2-Blocker) begnügen oder andere therapeutische Maßnahmen wie beispielsweise Plasmapherese [10], hochdosiertes Immunglobulin [11] oder Ciclosporin A [12, 13] einleiten soll.

Literatur

1. Gruber BL, Baeza ML, Marchese MJ, Agnello V, Kaplan AP (1988) Prevalence and functional role of FcεRIα autoantibodies in urticarial syndromes. J Invest Dermatol 90: 213–217
2. Grattan CE, Francis DM, Hide M, Greaves MW (1991) Detection of circulating histamine releasing autoantibodies with functional properties of anti-IgE in chronic urticaria. Clin Exp Allergy 21: 695–704
3. Stadler BM (1993) Biological activities of anti-IgE antibodies. Int Arch Allergy Immunol 102: 121–126
4. Hide M, Francis DM, Grattan CEH, Hakimi J, Kochan JP, Greaves MW (1993) Autoantibodies against the high affinity IgE receptor as a cause of histamin release in chronic urticaria. N Engl J Med 328: 1599–1604
5. Niimi N, Francis DM, Kermani F, O'Donnell BF, Hide M, Kobza-Black A,Winkelmann RK, Greaves MW, Barr RM (1996) Dermal mast cell activation by autoantibodies against the high affinity IgE receptor in chronic urticaria. J Invest Dermatol 106: 1001–1006
6. Fiebiger E, Maurer D, Holub H, Reininger B, Hartmann G, Woisetschläger M, Kinet JP, Stingl G (1995) Serum IgG autoantibodies directed against the α chain of FcεRI: a selective marker and pathogenetic factor for a distinct subset of chronic urticaria patients? J Clin Invest 96: 2606–2612
7. Fiebiger E, Hammerschmid F, Stingl G, Maurer DM (1998) Anti-FcεRIα autoantibodies in autoimmune-mediated disorders. Identification of a structure-function relationship. J Clin Invest 101: 243–251
8. Ferrer M, Nakazawa K, Kaplan AP (1999) Complement dependence of histamine release in chronic urticaria. J Allergy Clin Immunol 104: 169–172
9. Horn MP, Gerster T, Ochensberger B, Derer T, Kricek F, Jouvin M-H, Kinet J-P, Tschernig T, Vogel M, Stadler BM, Miescher SM (1999) Human anti-FcεRIα autoantibodies isolated from healthy donors cross-react with tetanus toxoid. Eur J Immunol 29: 1139–1148
10. Grattan CEH, Francis DM, Slater NGP, Barlow RJ, Greaves MW (1992) Plasmapheresis for severe, unremitting, chronic urticaria. Lancet 339: 1078–1080
11. O'Donnell BF, Barr RM, Kobza Black A, Francis DM, Kermani F, Niimi N, Barlow RJ, Winkelmann RK, Greaves MW (1998) Intravenous immunoglobulin in autoimmune chronic urticaria. Br J Dermatol 138: 101–106
12. Fradin MS, Ellis CN, Goldfarb MT, Voorhees JJ (1991) Oral cyclosporine for severe chronic idiopathic urticaria and angioedema. J Am Acad Dermatol 25: 1065–1067
13. Grattan CE, O'Donnell BF, Francis DM, Niimi N, Barlow RJ, Seed PT, Kobza Black A, Greaves MW (2000) Randomized double-blind study of cyclosporin in chronic „idiopathic" urticaria. Br J Dermatol 143: 365–372

Neue immunmodulierende Strategien in der Dermatologie

Thomas A. Luger

In den vergangenen Jahren konnten enorme Fortschritte im Verständnis der Pathogenese von entzündlichen und immunologisch bedingten Dermatosen erzielt werden. Diese Erkenntnisse sowie die faszinierenden Neuerungen auf den verschiedenen Gebieten der Biotechnologie haben die Entstehung und den Einsatz völlig neuer Immunmodulatoren ermöglicht. Dabei kommen einerseits unspezifisch wirkend Immuntherapeutika zum Einsatz und andererseits hochspezifische Agonisten oder Antagonisten. Außerdem befinden sich völlig neue Strategien wie die Verwendung von in vitro modifizierten Antigen-präsentierenden Zellen, Antisense-Oligonukleotiden sowie gentherapeutische Ansätze in Erprobung (Tabelle 1). Im Folgenden soll ein Überblick über eine Auswahl von einigen für die Dermatologie relevanten Immuntherapeutika gegeben werden.

Tabelle 1. Immunmodulatoren

Unspezifische Strategien	Ciclosporin A Tacrolimus (FK 506) Ascomycine Rapamycin Leflunomide Mycophenolatmofetil Fumarate Phosphodiesterase-Inhibitoren Purin-Nukleosid-Phosphorylase-Inhibitoren Intravenöse Immunglobuline Zytokine, Zytokininduktoren (Imiquimod)
Spezifische Strategien	
Humanisierte Antikörper gegen	Zytokine: IL-2, TNF-α Zytokinrezeptoren: TNF-α-RII; IL-2Rα (CD25) Zellmembranmoleküle: CD3, CD4, CD20, Immunglobulin E Epidermal Growth Factor (EGF) Viren Respiratory Syncytial Virus
Fusionsproteine	CD11a $CTLA_4$-Ig LFA_3TIP, $DAB_{389}IL$-2 TNF-α-R-II-lg
Vakzinierung	TcR DNA
Zelltherapie	Dendritische Zellen Knochenmarkstransplantation

Unspezifische immunmodulierende Behandlungsstrategien

Systemische Therapie

Aus der Gruppe der unspezifischen immunmodulierenden Medikamente hat sich in der Dermatologie das in der Transplantationsmedizin schon lange bekannte Ciclosporin A (CA) insbesondere für die Behandlung von schweren Formen der Psoriasis, Neurodermitis und Autoimmunerkrankungen der Haut bewährt [29, 33, 57, 92]. Zur Behandlung der meisten Dermatosen wird Ciclosporin A in einer Dosierung von 2,5 – 5 mg/kg Körpergewicht eingesetzt. Die immunsuppressive Wirksamkeit von Ciclosporin A beruht in der Hemmung der Phosphatase Calcineurin, wodurch die Phosphorylierung und damit die Aktivierung des Transkriptionsfaktors NF-AT verhindert wird. Die Folge davon ist eine Hemmung der Synthese des für die T-Zell-Proliferation essentiellen Zytokins Interleukin-2 (IL-2) [83]. Die Anwendbarkeit von Ciclosporin A zur Behandlung von Hauterkrankungen ist allerdings wegen der zum Teil erheblichen Nebenwirkungen wie Nephrotoxizitat, Hypertonie und erhöhtem Risiko der Entstehung von Hauttumoren vor allem im Zusammenwirken mit UV-Strahlen limitiert [42,56]. Tacrolimus (FK 506) bewirkt ebenfalls die Hemmung von Calcineurin und wirkt systemisch angewandt ähnlich wie Ciclosporin A. Auch das Nebenwirkungsspektrum von Tacrolimus ist mit dem von Ciclosporin A vergleichbar. Demnach sollte Tacrolimus per os in einer Dosierung von 0.05 mg/kg bis maximal 0.15 mg/kg Körpergewicht auch nur zur Behandlung von schweren Verlaufsformen entzündlicher sowie immunologisch bedingter Dermatosen verwendet werden [6, 51].

Besonders viel versprechend ist derzeit die Entwicklung von neuen zur Gruppe der Macrolatame gehörenden Ascomycinderivaten wie ASM981 [30, 69, 70]. Obwohl die Struktur von ASM981 der von Tacrolimus sehr ähnlich ist und ASM981 auch Calcineurin inhibiert, konnten im Tiermodell nach systemischer Gabe von ASM981 in therapeutischer Dosierung bisher keine toxischen Nebenwirkungen entdeckt werden. Insbesondere dürfte ASM981 im Gegensatz zu Ciclosporin A und Tacrolimus keine Nephrotoxizität verursachen [50, 69]. Ein weiterer spezifischer Unterschied zu Tacrolimus besteht darin, dass ASM981 im Mausmodell nicht in der Lage ist, Immuntoleranz zu erzeugen [49]. Erste klinische Studien haben die Wirksamkeit von systemisch verabreichtem ASM981 in der Behandlung von mittelschweren bis schweren Formen der Psoriasis belegt. Eine Dosierung von 2 × 30 mg pro Tag bewirkte nach vier Wochen eine Reduktion des PASI um 75 %. Nennenswerte Nebenwirkungen insbesondere Hepatotoxie, Nephrotoxizität oder Myelotoxizität konnte nicht beobachtet werden [73]. Diese interessanten klinischen Befunde bei niedriger Toxizität müssen durch weitere kontrollierte klinische Studien bestätigt werden.

Einige andere für die Dermatotherapie relevante spezifische Immunmodulatoren sind zum Beispiel Fumarate, Mycophenolat mofetil (MMF), Rapamycin und Leflunomide [6, 25, 51, 58, 65, 85]. Verschiedene klinische Studien haben gezeigt, dass Fumarate wegen ihrer immunmodulierenden Wirkung zur Behandlung der Psoriasis gut geeignet sind. Mögliche Nebenwirkungen einer Fumarsäuretherapie sind Flush, gastrointestinale Beschwerden sowie Leukopenie [58, 59]. Viel versprechend erscheint derzeit der Purinsyntheseinhibitor MMF, der erfolgreich zur Behandlung verschiedener Dermatosen wie bullöses Pemphigoid, Pemphigus, Psoriasis, Pyoderma gangraenosum und atopischer Dermatitis eingesetzt werden konnte [12, 21, 35, 40, 65]. Die empfohlene Tagesdosis von MMF liegt bei 2 × 1 g, wobei eine Maximaldosis von 2 × 1,5 g nicht überschritten werden sollte. Der besondere Vorteil von MMF im Vergleich zu konventionellen Immunmodulatoren liegt in der geringen Toxizität [18, 40, 65]. Aufgrund der guten Wirksamkeit und Verträglichkeit könnte sich MMF als besonders vorteilhaft für die Behandlung von entzündlichen Erkrankungen und Autoimmunerkrankungen der Haut erweisen. Dieser mögliche Vorteil von MMF im Vergleich zu herkömmlichen Behandlungsformen bullöser Autoimmunerkrankungen und der Psoriasis wird derzeit in multizentrischen klinischen Studien überprüft.

Die Applikation von hochdosierten intravenösen Immunglobulinen (IVIG) in Kombination mit Immunmodulatoren hat in den letzten Jahren einen hohen Stellenwert in der Behandlung verschiedener therapieresistenter Autoimmunerkrankungen erlangt. Die auf unterschiedlichen noch nicht völlig geklärten immunmodulierenden Effekten basierende IVIG-Therapie zeichnet sich durch hohe Effektivität, gute Verträglichkeit sowie Risikoarmut aus und wurde erfolgreich zur Behandlung von bullösen Autoimmunerkrankungen, Kollagenosen sowie der toxischen epidermalen Nekrolyse eingesetzt [79]. Zur Optimierung und Standardisierung der IVIG-Therapie sind noch kontrollierte klinische Studien erforderlich.

Viele Forschungsarbeiten in den letzten Jahren haben die entscheidende Rolle von Zytokinen im Rahmen der komplexen interzellulären Kommunikationsnetzwerke deutlich gemacht und damit deren therapeutischen Einsatz ermöglicht. In der Dermatologie werden Zytokine heute erfolgreich zur Behandlung von entzündlichen, allergischen, autoimmunologischen und tumorösen Erkrankungen verwendet [86, 91]. Zur Beherrschung der durch Chemotherapie bedingten Myelosuppression sind Kolonien-stimulierende Faktoren (CSF) wie Granulozyten-Makrophagen-CSF (GM-CSF) und Makrophagen-CSF (M-CSF) eine äußerst wertvolle therapeutische Ergänzung geworden [19, 45, 62, 91]. Die vielfältigen Wirkungen von Interferon-α (IFN-α) wie Regulierung der Zelldifferenzierung, Hemmung der Tumorzellproliferation und Angiogenese sowie Immunmodulation und Aktivierung von zytotoxischen Mechanismen deuten auf ein breites Spektrum möglicher Indikationen für eine IFN-α-Therapie [7,86]. In der Dermatologie wird IFN-α mit Erfolg zur Behandlung von HPV-induzierten Erkrankungen, Tumoren wie Melanom, kutane T-Zell-Lymphome, Kaposi-Sarkom, Hämangiomen sowie entzündliche Erkrankung wie Morbus Behçet eingesetzt [22, 62, 86]. Die adjuvante Behandlung des Melanoms mit IFN-α führt, wie verschiedene Studien gezeigt haben, zu längeren rezidivfreien Intervallen [62, 86]. In fortgeschrittenen Tumorstadien hat auch die Behandlung mit IL-2, das unter anderem die Aktivität von zytotoxischen T-Zellen und Killer-Zellen stimuliert, in Kombination mit IFN-α und Chemotherapie in einigen Fällen gute Resultate erbracht [20,62,77]. Die intraläsionale Applikation von IFN-α hat in verschiedenen Studien gute Erfolge bei der Behandlung von Basaliomen, spinozellulären Karzinomen und einzelnen Läsionen im Rahmen eines klassischen Morbus Kaposi gezeigt [2, 17, 62]. Daher kann diese Therapie als Alternative in jenen Fällen in Betracht gezogen werden, in denen eine operative Entfernung des Tumors nicht möglich ist. Zahlreiche Fallberichte und kleinere klinische Studien haben ergeben, dass die Behandlung von niedrig malignen kutanen T-Zell-Lymphomen mit IFN-α vor allem in Kombination mit PUVA oder Retinoiden signifikant höhere Ansprechraten bewirkt [86,91]. In einer prospektiven, randomisierten Multizenterstudie führte die Therapie kutaner T-Zell-Lymphome (Stadium Ia–IIb) mit IFN-α und PUVA nicht nur zu einem signifikant besseren, sondern auch zu einem schnelleren Ansprechen im Vergleich zur Kombination Acitretin und IFN-α [87]. Interferon-γ hemmt die Produktion und die Wirkung von Th2-Zytokinen wie IL-4 und IL-5, die für IgE-Synthese und Eosinophilie mit verantwortlich sind. Bei schweren Verlaufsformen des atopischen Ekzems hat sich IFN-γ als eine wertvolle therapeutische Alternative erwiesen [34, 88]. Häufigste Nebenwirkung der Interferontherapie sind Fieber und Grippe-ähnliche Symptome sowie eine leichte Myelosuppression. Eine weitere Gefahr einer Therapie mit Interferon besteht in der Induktion von Autoantikörpern, die gegen verschiedene Strukturproteine der Epidermis gerichtet sein können. Bei Verdacht auf das Vorliegen einer Autoimmunerkrankung ist eine IFN-Therapie kontraindiziert [86, 91]. Neben der Verwendung von immunstimulierenden Zytokinen stellt die spezifische Hemmung von proinflammatorischen Zytokinen einen interessanten Ansatz zur Behandlung entzündlicher sowie autoimmunologisch bedingter Erkrankungen dar. Demnach zeigt der Einsatz des Zytokinsynthese-Inhibitors IL-10 in der Therapie der Psoriasis erste viel versprechende Erfolge [4]. Die therapeutische Wirksamkeit von verschiedenen anderen Zytokinen wie IL-4, IL-6, IL-7, IL-11 oder IL-12 bei Tumorerkrankungen sowie allergischen- und Autoimmunerkrankungen wird derzeit in zahlreichen klinischen Studien erprobt [31, 43, 44, 54, 66].

Topische Therapie

Aus der Gruppe der topisch anwendbaren unspezifischen immunmodulierenden Substanzen ist für die Dermatotherapie neben Interferon-α und Interferon-β die Entwicklung neuer Immmunmodulatoren wie Imiquimod, Tacrolimus und Ascomycinen von größter Relevanz. Interferon-α oder Interferon-β werden hauptsächlich zur Therapie von HPV- oder HSV-bedingten Infektionen lokal aufgetragen und haben, wie aus den meisten Studien hervorgeht, nur eine geringfügige Verlängerung des rezidivfreien Intervalles im Vergleich zur Plazebo-Gruppe erbracht [32, 90, 91]. Die lokale Applikation von Zytokinen ist aufgrund des relativ hohen Molekulargewichts und der dadurch bedingten eingeschränkten Penetration im Allgemeinen auf erosive Hautläsionen limitiert. Eine Erfolg versprechende Alternative stellen synthetische niedermolekulare, den Nukleosidanaloga ähnliche Immunmodulatoren wie Imiquimod dar. Imiquimod stimuliert sowohl nach systemischer als auch nach topischer Verabreichung die Produktion von Zytokinen (IL-1, TNF-α, IFN-α, IL-12), die eine für die antivirale und antitumorale Aktivität verantwortliche Th1-Immunantwort induzieren [3, 84]. Verschiedene klinische Studien mit Imiquimod bei Patienten mit anogenitalen Kondylomen haben eine sehr gute Wirksamkeit mit Remissionsraten bis zu 75 % gezeigt [9, 84]. Ersten Fallberichten und kleineren klinischen Studien zu Folge scheint Imiquimod auch eine sehr gut wirksame Alternative in der Behandlung von aktinischen Keratosen, Basaliomen und spinozellulären Karzinomen darzustellen [8, 36, 38]. Die topische Applikation von Imiquimod zeichnet sich neben der hohen Wirksamkeit auch durch gute lokale Verträglichkeit und auffallend niedrige Rezidivraten aus.

Die erfolgreiche Therapie von Autoimmunerkrankungen der Haut und entzündlichen Dermatosen wie atopische Dermatitis oder Psoriasis mit systemischen Immunmodulatoren hatte in logischer Konsequenz die Überprüfung der topischen Anwendbarkeit dieser gut wirksamen Substanzen zur Folge. Das aus vielen klinischen Studien gut bekannte Ciclosporin A erwies sich wegen des relativ hohen Molekulargewichts und der damit verbundenen ungenügenden Penetration zur topischen Anwendung als nicht geeignet. Ausgenommen davon sind ulzerative oder erosive Läsionen wie Pyoderma gangraenosum und Lichen ruber planus der Schleimhaut [16, 33, 89]. Im Gegensatz dazu stellte sich Tacrolimus-Salbe als ein Erfolg versprechendes Lokaltherapeutikum für entzündliche Dermatosen heraus [41, 63]. Die Anwendung einer 0.01 % Salbe 2-mal täglich führte bei Patienten mit atopischer Dermatitis innerhalb von drei Wochen zu einer signifikanten Besserung der entzündlichen Hauterscheinungen und zu einer deutlichen Verminderung des Juckreizes [78]. Nebenwirkungen in Form von vorübergehend messbaren Tacrolimus-Serumspiegeln und kurzzeitigem Brennen wurden bei einigen Patienten beobachtet [39, 78]. In der Zwischenzeit haben auch mehrere andere Studien sowie Langzeitstudien die gute und bisher nebenwirkungsarme Wirksamkeit von Tacrolimus-

Salbe bei der Behandlung von Erwachsenen und Kindern mit atopischer Dermatitis bestätigt [11, 24]. Ascomycine aus der Gruppe der Macrolactame stellen eine weitere interessante Substanzgruppe dar, die sowohl in topischer als auch in systemischer Form eine immunmodulierende Wirkung besitzen [50, 69]. Ähnlich wie bei Tacrolimus haben verschiedene klinische Studien gezeigt, dass die zweimalige Anwendung von 1% ASM981-Salbe sich gut zur Behandlung der atopischen Dermatitis bei Erwachsenen und Kindern eignet und innerhalb von drei Wochen zu einer signifikanten Besserung der Hauterscheinung führt. Studien zur Überprüfung der Wirsamkeit und Verträglichkeit über den Zeitraum von einem Jahr werden derzeit durchgeführt. Bis auf geringfügiges und nur ein bis zwei Tage anhaltendes Brennen im Anwendungsbereich wurden bisher keine besonderen Nebenwirkungen beobachtet [46, 93]. Nach lokaler Anwendung von ASM981 bei Patienten mit atopischer Dermatitis konnten keine signifikanten Serumspiegel festgestellt werden. Erste Versuche psoriatische Plaques mit Tacrolimus oder ASM981 topisch zu behandeln haben ergeben, dass nur die Anwendung unter Okklusion eine deutliche Besserung bewirkt [60, 75, 94]. Der große Vorteil von ASM981 und Tacrolimus im Gegensatz zu Glukokortikoiden liegt neben der guten Verträglichkeit auch darin, dass keine dieser Substanzen auch bei Langzeitanwendung eine Hautatrophie bewirkt [50, 74].

Spezifische immunmodulierende Behandlungsstrategien

Die bessere Kenntnis der multiplen Vorgänge im Rahmen des komplexen Geschehens einer Immunreaktion hat auch die Entwicklung von ganz spezifischen Strategien ermöglicht, um gezielt einzelne Signale auszuschalten. Demnach ist es gelungen in vitro spezifische monoklonale Antikörper gegen Botenstoffe oder Oberflächenmoleküle von immunkompetenten Zellen herzustellen. In einem weiteren Schritt konnte durch Fusion dieser Antikörper mit humanen Immunglobulinfragmenten das Risiko der Bildung von neutralisierenden Antikörpern gegen diese Fremdproteine weitgehend verhindert werden [13]. In klinischer Erprobung befinden sich derartige humanisierte Antikörper unter anderem gegen Zytokine (IL-2, TNF-α), Zytokinrezeptoren (IL-2R, TNF-αR), T-Zell-Marker (CD3, CD4), B-Zell-Marker (CD20), kostimulatorische Molekule an Antigenpräsentierenden Zellen (CD11a, CD80), Immunglobulin E (IgE), Epidermal growth factor und Viren (*respiratory syncytial virus*) [13]. Viele dieser Antikörper waren zunächst für den Einsatz in der Transplantionsmedizin sowie zur Therapie von Autoimmunerkrankungen und Tumoren vorgesehen. Zum Beispiel ist die Behandlung von CD20 exprimierenden B-Zell-Lymphomen mit Anti-CD20 ersten Ergebnissen zur Folge viel versprechend [14, 15]. Antikörper gegen T-Lymphozyten Marker (Anti-CD4) und gegen kostimulatorische Molekule (Anti-CD11a, Anti-CD80) waren in ersten Untersuchungen bei der Behandlung der Psoriasis sowie der atopischen Dermatitis Erfolg versprechend [26, 27, 55, 72, 76]. Verschiedene gegen den Rezeptor des T-Zell-Wachstumsfaktors gerichtete Antikörper (Anti-IL-2R) werden in klinischen Studien zur Therapie von T-Zell vermittelten Erkrankungen untersucht und dürften sich auch zur Behandlung von schweren Formen der Psoriasis eignen [13, 61, 68]. Zur Eliminierung des proinflammatorischen Zytokins TNF-α welcher eine zentrale Rolle im Entzündungsgeschehen spielt, stehen abgesehen von monoklonalen Antikörpern auch Fusionsproteine bestehend aus einem Teil des TNF-Rezeptors (TNF-RII) und einem Ig-Fragment zur Verfügung. Diese Anti-TNF-α-Strategien konnten bereits mit guten Ergebnissen bei der Behandlung von rheumatoider Arthritis, psoriatischer Arthritis, Psoriasis, Jarisch-Herxheimer-Reaktion sowie entzündlicher Darmerkrankungen eingesetzt werden [23, 48, 67, 71]. Die Wirksamkeit der Behandlung mit Anti-IgE konnte in ersten klinischen Studien an Patienten mit Erkrankungen des atopischen Formenkreises wie allergischem Asthma gezeigt werden [53]. Im Allgemeinen ist die Therapie mit humanisierten monoklonalen Antikörpern gut verträglich, wobei hauptsächlich mit Grippe-artigen Nebenwirkungen zu rechnen ist. Bei einer langzeitigen Anwendung ist derzeit das Risiko des häufigeren Auftretens von Infektionen und Tumorerkrankungen noch nicht abzuschätzen [13].

Eine weitere Strategie gezielt in Immunreaktionen einzugreifen ist die Konstruktion von Fusionsproteinen aus Zytokinen, Rezeptoren oder Adhäsionsmolekülen gekoppelt mit Immunglobulinfragmenten. Demnach werden zur Zeit klinische Studien zur Behandlung von schweren Formen der Psoriasis mit Fusionsproteinen, die für die T-Zell-Aktivierung entscheidende Signale (LFA_3TIP, CTLA4-Ig) ausschalten, durchgeführt [1, 6, 37]. Eine andere interessante Möglichkeit bietet die Bindung von IL-2 an Toxine wie Diphtherietoxin (DAB_{389}IL-2). Dadurch werden nach Bindung dieses Proteins an den IL-2R und darauffolgender Integration in die Zelle aktivierte IL-2R exprimierende T-Lymphozyten selektiv zerstört. Demnach hat sich DAB_{389}IL-2 in der Behandlung von T-Zell-Lymphomen und schweren Formen der Psoriasis bewährt [28, 80]. Präklinische Studien zur Behandlung von Melanomen werden derzeit mit sogenannten Immunzytokinen, Fusionsproteinen von IL-2 mit Tumorantigenen, durchgeführt [5].

Andere spezifische immunsuppressive Strategien zur Behandlung von T-Zell vermittelten Erkrankungen wie die Psoriasis beinhalten die Ausschaltung von autoreaktiven T-Zellen mit Hilfe von T-Zell-Rezeptor-Vakzinen, die für bestimmte Segmente des T-Zell-Rezeptors spezifisch sind [6]. Große Hoffnungen setzt man auch auf Vakzinierungsstrategien mit modifizierten autologen dendritischen Zellen (DC) in der Melanomtherapie. Dabei werden einerseits autologe DC mit Tumorantigen gepulsten oder mit Zytokingenen zur Aktivierung von gegen den Tumor gerichteten zytotoxischen Zellen transfiziert. Erste klinische Studien sind ermutigend [64, 81]. In einem Tiermodell zur Untersuchung von Kontaktallergien ist, wie erste Untersuchungen gezeigt haben, auch eine antigenspezifische Immunsuppression durch den Einsatz von Antigen-behandelten und mit dem Todesrezeptor CD95L transfizierten DC möglich [47]. Ein weiterer Fortschritt in der Vakzinierungstherapie könnten DNA-Vakzine darstellen. Dabei wird eine für das gewünschte Antigen spezifische DNA manchmal auch zusammen mit immunstimulierenden Oligodesoxynukleotiden (CpG-DNA) in ein bakterielles Plasmid geklont [10]. Nach Injektion dringt das Plasmid in Zellen des Empfängers ein und bewirkt in der Folge die Synthese des Antigens, für welches die eingebaute DNA kodiert [52, 82]. Die CpG-DNA-Motive, welche eine Th1-Immunantwort (IL-2, IFN-γ) induzieren, sorgen für eine gleichzeitige starke zelluläre Immunstimulierung [10]. Diese hochinteressante Technik könnte die Therapie von Tumorerkrankungen und allergischen Erkrankungen entscheidend beeinflussen sowie neue Vakzinierungsstrategien gegen Infektionserkrankungen ermöglichen.

Literatur

1. Abrams JR, Lebwohl MG, Guzzo CA, Jegasothy BV, Goldfarb MT, Goffe BS, Menter A, Lowe NJ, Krueger G, Brown MJ, Weiner RS, Birkhofer MJ, Warner GL, Berry KK, Linsley PS, Krueger JG, Ochs HD, Kelley SL, Kang S (1999) CTLA4Ig-mediated blockade of T-cell costimulation in patients with psoriasis vulgaris. J Clin Invest 103: 1243–1252
2. Antman K, Chang Y (2000) Kaposi's sarcoma. N Engl J Med 342: 1027–1038
3. Arany I, Tyring SK, Stanley MA, Tomai MA, Miller RL, Smith MH, McDermott DJ, Slade HB (1999) Enhancement of the innate and cellular immune response in patients with genital warts treated with topical imiquimod cream 5%. Antiviral Res 43: 55–63
4. Asadullah K, Sterry W, Stephanek K, Jasulaitis D, Leupold M, Audring H, Volk HD, Döcke W-D (1998) IL-10 is a key cytokine in psoriasis. Proof of principle by IL-10 therapy: a new therapeutic approach. J Clin Invest 101: 783–794
5. Becker JC, Lode HN, Straten PT, Reisfeld RA (1999) Targeted interleukin-2 therapy for melanoma by immunocytokines. Dermatol Ther 10: 53–61
6. Beissert S, Luger TA (1999) Future developments of antipsoriatic therapy. Dermatol Ther 11: 104–117
7. Belardelli F, Gresser I (1996) The neglected role of type I interferon in the T-cell response: implications for its clinical use. Immunol Today 17: 369–372
8. Beutner KR, Geisse JK, Helman D, Fox TL, Ginkel A, Owens ML (1999) Therapeutic response of basal cell carcinoma to the immune response modifier imiquimod 5% cream. J Am Acad Dermatol 41: 1002–1007
9. Beutner KR, Spruance SL, Hougham AJ, Fox TL, Owens ML, Douglas JM (1998) Treatment of genital warts with an immune-response modifier (imiquimod). J Am Acad Dermatol 38: 230–239
10. Bhattacharya SK, Ramchandani S, Cervoni N, Szyk M (1999) A mammalian protein with specific demethylase activity for mCpG DNA. Nature 397: 579–583
11. Boguniewicz M, Fiedler VC, Raimer S, Lawrence ID, Leung DY, Hanifin JM (1998) A randomized, vehicle-controlled trial of tacrolimus ointment for treatment of atopic dermatitis in children. Pediatric Tacrolimus Study Group. J Allergy Clin Immunol 102: 637–644
12. Böhm M, Beissert S, Schwarz T, Metze D, Luger T (1997) Bullous pemphigoid treated with mycophenolate mofetil. Lancet 349: 541
13. Breedveld FC (2000) Therapeutic monoclonal antibodies. Lancet 355: 735–740
14. Coiffier B, Haioun C, Ketterer N, Engert A, Tilly H, Ma D, Johnson P, Lister A, Feuring-Buske M, Radford JA, Capdeville R, Diehl V, Reyes F (1998) Rituximab (anti-CD20 monoclonal antibody) for the treatment of patients with relapsing or refractory aggressive lymphoma: a multicenter phase II study. Blood 92: 1927–1932
15. Czuczman MS, Grillo-Lopez AJ, White CA, Saleh M, Gordon L, LoBuglio AF, Jonas C, Klippenstein D, Dallaire B, Varns C (1999) Treatment of patients with low-grade B-cell lymphoma with the combination of chimeric anti-CD20 monoclonal antibody and CHOP chemotherapy. J Clin Oncol 17: 268–276
16. De Rie MA, Meinardi MM, Bos JD (1991) Lack of efficacy of topical cyclosporin A in atopic dermatitis and allergic contact dermatitis. Acta Derm Venereol 71: 452–454
17. Demiroglu H, Özcebe OI, Barista I, Dündar S, Eldem B (2000) Interferon alfa-2b, colchicine, and benzatine penicillin versus colchicine and benzatine penicillin in Behcet's disease: a randomized trial. Lancet 355: 605–609
18. Durham SR, Walker SM, Varga EM, Jacobson MR, O'Brien F, Noble W, Till SJ, Hamid Q, Nouri-Aria KT

(1999) Long-term clinical efficacy of grass-pollen immunotherapy. N Engl J Med 341: 468–475
19. Dytoc MT, Sauder DN (1998) Cytokine therapy in skin disorders. Dermatol Ther 5: 34–47
20. Enk A, Nashan D, Rübben A, Knop J (2000) High dose inhalation interleukin-2 therapy for lung metastases in patients with malignant melanoma. Cancer 88: 2042–2046
21. Enk AH, Knop J (1997) Treatment of pemphigus vulgaris with mycophenolate mofetil. Lancet 350: 494
22. Ezekowitz RAB, Mulliken JB, Folkman J (1992) Interferon alpha 2a therapy for life-threatening hemangiomas of infancy. N Engl J Med 326: 1456–1463
23. Fekade D, Knox K, Hussein K, Melka A, Lalloo DG, Coxon RE, Warrell DA (1996) Prevention of Jarisch-Herxheimer reactions by treatment with antibiotics against tumor necrosis factor alpha. N Engl J Med 335: 311–315
24. Fleischer AB Jr (1999) Treatment of atopic dermatitis: role of tacrolimus ointment as a topical noncorticosteroidal therapy. J Allergy Clin Immunol 104: 126–130
25. Geilen CC, Orfanos-Boeckel H, Offermann G, Orfanos CE (2000) Mycophenolate mofetil: Ein neues Immunsuppressivum in der Dermatologie und seine Einsatzmöglichkeiten. Hautarzt 51: 63–69
26. Gottlieb A, Abdulghani A, Totoritis M, Lizambri R, Shuey S, Romano P, Oh CJ, Chaudhari U, Lebwohl M (2000) Results of a single-dose, dose-escalating trial of an anti-B7.1 monoclonal antibody (IDEC-114) in patients with psoriasis. J Invest Dermatol 114: 840
27. Gottlieb A, Miller B, Chaudhari U, Oh CJ, Sherr A, Solodkina G, Shapiro W, Hudson C, Lowe N, Bright R, Ling M, Magee A, McCall C, Rist T, Krueger J, Garovoy M (2000) Clinical and histologic effects of subcutaneously administered anti-CD11a (hu1124) in patients with psoriasis. J Invest Dermatol 114: 840
28. Gottlieb AB, Bacha P, Parker K, Strand V (1998) Use of interleukin-2 fusion protein, DAB_{389}IL-2, for the treatment of psoriasis. Dermatol Ther 5: 48–63
29. Granlund H, Erkko P, Reitamo S (1998) Long-term follow-up of eczema patients treated with cyclosporine. Acta Derm Venereol 78: 40–43
30. Grassberger M, Baumruker T, Enz A, Hiestand P, Hultsch T, Kalthoff F, Schuler W, Schulz M, Werner FJ, Winiski A, Wolff B, Zenke G (1999) A novel anti-inflammatory drug, SDZ ASM 981, for the treatment of skin diseases: in vitro pharmacology. Br J Dermatol 141: 264–273
31. Grosfeld JL, Du X, Williams DA (1999) Interleukin-11: its biology and prospects for clinical use. JPEN J Parenter Enteral Nutr 23: S67–S69
32. Gross G, Rogozinski T, Schöfer H, Jablonska S, Roussaki A, Wöhr C, Brzoska J (1998) Recombinant interferon beta gel as an adjuvant in the treatment of recurrent genital warts: results of a placebo-controlled double-blind study in 120 patients. Dermatology 196: 330–334
33. Gupta AK, Sauder DN (1998) The use of cyclosporine to treat cutaneous diseases. Dermatol Ther 5: 64–73
34. Hanifin JM, Chan S (1999) Biochemical and immunologic mechanisms in atopic dermatitis: new targets for emerging therapies. J Am Acad Dermatol 41: 72–77
35. Haufs MG, Beissert S, Grabbe S, Schütte B, Luger TA (1998) Psoriasis vulgaris treated successfully with mycophenolate mofetil. Br J Dermatol 138: 179–181
36. Kagy MK, Amonette R (2000) The use of imiquimod 5% cream for the treatment of superficial basal cell carcinomas in a basal cell nevus syndrome patient. Dermatol Surg 26: 577–578
37. Kaplon RJ, Hochman PS, Michler RE, Kwiatkowski PA, Edwards NM, Berger CL, Xu H, Meier W, Wallner BP, Chisholm P, Marboe CC (1996) Short course single agent therapy with an LFA-3-IgG1 fusion protein prolongs primate cardiac allograft survival. Transplantation 61: 356–363
38. Kashani-Sabet M (1999) Toward the biologic treatment of nonmelanoma skin cancer. J Am Acad Dermatol 41: 1018–1019
39. Kawashima M, Nakagawa H, Ohtsuki M, Tamaki K, Ishibashi Y (1996) Tacrolimus concentrations in blood during topical treatment of atopic dermatitis [letter]. Lancet 348: 1240–1241
40. Kitchin JE, Pomeranz MK, Pak G (1997) Rediscovering mycophenolic acid: a review of its mechanism, side effects, and potential uses. J Am Acad Dermatol 37: 445–449
41. Lawrence ID (1998) Tacrolimus (FK506): experience in dermatology. Dermatol Ther 5: 74–84
42. Lebwohl M, Ellis C, Gottlieb A, Koo J, Krueger G, Linden K, Shupack J, Weinstein G (1998) Cyclosporine consensus conference: with emphasis on the treatment of psoriasis. J Am Acad Dermatol 39: 464–475
43. Lotze MT, Hellerstedt B, Stolinski L, Tüting T, Wilson C, Kinzler D, Vu H, Rubin JT, Storkus W, Tahara H, Elder E, Whiteside T (1997) The role of interleukin-2, interleukin-12, and dendritic cells in cancer therapy. Cancer J Sci Am 3 [Suppl 1]:S109-S114
44. Lotze MT, Zeh HJ III, Elder EM, Cai Q, Pippin BA, Rosenstein MM, Whiteside TL, Herberman R (1992) Use of T-cell growth factors (interleukins 2, 4, 7, 10, and 12) in the evaluation of T-cell reactivity to melanoma. J Immunother 12: 212–217
45. Luger TA, Beissert S, Schwarz T (1997) The epidermal cytokine network. In: Bos JD (ed) Skin Immune System (SIS). CRC Press, Boca Raton, pp 271–310
46. Luger TA, Leent EJ van, Graeber M, Hedgecock S, Thurston M, Kandra A, Berth Jones J, Bjerke J, Christophers E, Knop J, Knulst AC, Morren M, Morris A, Reitamo S, Roed-Petersen J, Schöpf E, Thestrup-Pedersen K, Valk PGM van der, Bos J (2001) SDZ ASM981: an emerging new standard for the treatment of atopic dermatitis. Br J Dermatol: (im Druck)
47. Matsue H, Matsue K, Walters M, Okumura K, Yagita H, Takashima A (1999) Induction of antigen-specific immunosuppression by CD95L cDNA-transfected „killer" dendritic cells. Nat Med 5: 930–937
48. Mease PJ, Goffe BS, Metz J, Stoep A van der, Finck B, Burge DJ (2000) Etanercept in the treatment of psoriatic arthritis and psoriasis: a randomized trial. Lancet 356: 385–390
49. Meingasser JG, Fahrngruber H, Bavandi A (2000) SDZ ASM981, in contrast to CyA and FK506, does not suppress the primary immune response in murine allergic contact dermatitis. J Invest Dermatol 114: 832
50. Meingassner JG, Grassberger M, Fahrngruber H, Moore HD, Schuurman H, Stütz A (1997) A novel anti-inflamma-

tory drug, SDZ ASM 981, for the topical and oral treatment of skin diseases: in vivo pharmacology. Br J Dermatol 137: 568–576
51. Meingassner JG, Stütz A (1992) Immunosuppressive macrolides of the type FK 506: a novel class of topical agents for treatment of skin diseases? J Invest Dermatol 98: 851–855
52. Metzger WJ, Nyce JW (1999) Oligonucleotide therapy of allergic asthma. J Allergy Clin Immunol 104: 260–266
53. Milgrom H, Fick RB, Su JQ, Reimann JD, Bush RK, Watrous ML, Metzger WJ (1999) Treatment of allergic asthma with monoclonal anti-IgE antibody. N Engl J Med 341: 1966–1973
54. Möller P, Czarnetzki BM, Schadendorf D (1995) Interleukin 7 in der Dermatologie. Molekulare, immunologische und präklinische Aspekte. Hautarzt 46: 676–682
55. Morel P, Revillard JP, Nicolas JF, Wijdenes J, Rizova H, Thivolet J (1992) Anti-CD4 monoclonal antibody therapy in severe psoriasis. J Autoimmun 5: 465–477
56. Mrowietz U (1995) Safety considerations with cyclosporin and other systemic therapy in the treatment of severe psoriasis. Clin Drug Invest 10: 36–44
57. Mrowietz U (1999) Macrolide immunosuppressants. Eur J Dermatol 9: 346–351
58. Mrowietz U (1999) Treatment of psoriasis with fumaric acid esters. Dermatol Ther 11: 75–80
59. Mrowietz U, Christophers E, Altmeyer P (1999) Treatment of severe psoriasis with fumaric acid esters: scientific background and guidelines for therapeutic use. The German fumaric acid ester consensus conference. Br J Dermatol 141: 424–429
60. Mrowietz U, Graeber M, Brautigam M, Thurston M, Wagenaar A, Weidinger G, Christophers E (1998) The novel ascomycin derivative SDZ ASM 981 is effective for psoriasis when used topically under occlusion. Br J Dermatol 139: 992–996
61. Mrowietz U, Zhu K, Christophers E (2000) Treatment of severe psoriasis with anti-CD25 monoclonal antibodies. Arch Dermatol 136: 675–676
62. Nashan D, Luger TA (2001) Zytokine, Stand und Perspektiven in der Behandlung von Hauttumoren. Hautarzt (im Druck)
63. Nasr IS (2000) Topical tacrolimus in dermatology. Clin Exp Dermatol 25: 250–254
64. Nestle FO, Alijagic S, Gilliet M, Sun Y, Grabbe S, Dummer R, Burg G, Schadendorf D (1998) Vaccination of melanoma patients with peptide or tumor lysate-pulsed dendritic cells. Nat Med 4: 328–332
65. Nousari HC, Sragovich A, Kimyai-Asadi A (1999) Mycophenolate mofetil in autoimmune and inflammatory skin disorders. J Am Acad Dermatol 40: 265–268
66. Ogata A, Nishimoto N, Yoshizaki K (1999) Advances in interleukin-6 therapy. Rinsho Byori 47: 321–326
67. Oh CJ, Das KM, Gottlieb AB (2000) Treatment with antitumor necrosis factor alpha (TNF-alpha) monoclonal antibody dramatically decreases the clinical activity of psoriasis lesions. J Am Acad Dermatol 42: 829–830
68. Owen CM, Harrison PV (2000) Successful treatment of severe psoriasis with basiliximab, an interleukin-2 receptor monoclonal antibody. Clin Exp Dermatol 25: 195–197
69. Paul C, Graeber M, Stuetz A (2000) Ascomycins: promising agents for the treatment of inflammatory skin diseases. Exp Opin Invest Drugs 9: 69–77
70. Paul C, Ho VC (1998) Ascomycins in dermatology. Semin Cutan Med Surg 17: 256–259
71. Pisetsky DS (2000) Tumor necrosis factor blockers in rheumatoid arthritis. N Engl J Med 342: 810–811
72. Prinz J, Braun-Falco O, Meurer M, Daddona P, Reiter C, Rieber P, Riethmuller G (1991) Chimaeric CD4 monoclonal antibody in treatment of generalised pustular psoriasis. Lancet 338: 320–321
73. Rappersberger K, Komar M, Ebelin ME, Scott G, Bueche M, Burtin P, Wolff K (2000) Oral SDZ ASM981: safety, pharmacokinetics and efficacy in patients with moderate to severe chronic plaque psoriasis. J Invest Dermatol 114: 776
74. Reitamo S, Rissanen J, Remitz A, Granlund H, Erkko P, Elg P, Autio P, Lauerma AI (1998) Tacrolimus ointment does not affect collagen synthesis: results of a single-center randomized trial. J Invest Dermatol 111: 396–398
75. Remitz A, Reitamo S, Erkko P, Granlund H, Lauerma AI (1999) Tacrolimus ointment improves psoriasis in a microplaque assay. Br J Dermatol 141: 103–107
76. Robinet E, Stamm C, Nicolas JF, Faure M, Mercatello A, Coronel B, Wijdenes J, Bienvenue J, Revillard JP, Claudy A (1997) CD4 monoclonal antibody administration in atopic dermatitis. J Am Acad Dermatol 36: 582–588
77. Russell-Jones R (2000) Interferon-alpha therapy for melanoma. Clin Exp Dermatol 25: 1–6
78. Ruzicka T, Bieber T, Schöpf E, Rubins A, Dobozy A, Bos JD, Jablonska S, Ahmed I, Thestrup-Pedersen K, Daniel F, Finzi A, Reitamo S (1997) A short-term trial of tacrolimus ointment for atopic dermatitis. European tacrolimus multicenter atopic dermatitis study group. N Engl J Med 337: 816–821
79. Rütter A, Luger TA (2001) High-dose intravenous immunoglobulins: a promising approach to treat severe immune-mediated and autoimmune diseases of the skin. J Am Acad Dermatol (im Druck)
80. Saleh MN, LeMaistre CF, Kuzel TM, Foss F, Platanias L, Schwartz G, Ratain M, Rook A, Freytes CO, Craig F, Reuben J, Sams MW, Nichols JC (1998) Antitumor activity of DAB389IL-2 fusion toxin in mycosis fungoides. J Am Acad Dermatol 39: 63–73
81. Schuler G, Kämpgen E (1999) Vaccine therapy of malignant melanoma. Dermatol Ther 10: 62–73
82. Seder RA, Gurunathan S (1999) DNA vaccines – designer vaccines for the 21st century. N Engl J Med 341: 277–278
83. Shevach EM (1985) The effects of cyclosporin A on the immune system. Ann Rev Immunol 3: 397–423
84. Slade HB (1998) Cytokine induction and modifying the immune response to human papilloma virus with imiquimod. Eur J Dermatol 8: 13–16
85. Smolen JS, Kalden JR, Scott DL, Rozman B, Kvien TK, Larsen A, Loew-Friedrich I, Oed C, Rosenburg R (1999) Efficacy and safety of leflunomide compared with placebo and sulphasalazine in active rheumatoid arthritis: a double-blind, randomised, multicentre trial. Lancet 353: 259–266
86. Stadler R (1998) Interferons in dermatology. Dermatol Ther 16: 377–398
87. Stadler R, Otte H-G, Luger T, Henz BM, Kühl P, Zwingers

T, Sterry W (1998) Prospective randomized multicenter clinical trial on the use of interferon alpha-2a plus acitretin versus interferon alpha-2a plus PUVA in patients with cutaneous T-cell lymphoma stages I and II. Blood 92: 3578–3581
88. Stevens SR, Hanifin JM, Hamilton T, Tofte SJ, Cooper KD (1998) Long-term effectiveness and safety of recombinant human interferon gamma therapy for atopic dermatitis despite unchanged serum IgE levels. Arch Dermatol 134: 799–804
89. Surber C, Itin P, Buchner S (1992) Clinical controversy on the effect of topical ciclosporin: what is the target site? Dermatol 185: 242–245
90. Syed TA, Ahmadpour OA, Ahmad SA, Ahmad SH (1997) Human leukocyte interferon-alpha in a hydrophilic cream versus in a gel for the treatment of genital herpes in males: a placebo-controlled, double-blind, comparative study. J Dermatol 24: 564–568
91. Tchah H, Lim B (1999) Effect of FK 506 on the cornea: use of topical FK 506 in corneal transplantation in a guinea pig-rat model. Korean J Ophthalmol 13:71–77
92. Van Joost T, Heule F, Korstanje M, van den Broek MJ, Stenveld HJ, van Vloten WA (1994) Cyclosporin in atopic dermatitis: a multicentre placebo- controlled study. Br J Dermatol 130: 634–640
93. Van Leent EJ, Graeber M, Thurston M, Wagenaar A, Spuls PI, Bos JD (1998) Effectiveness of the ascomycin macrolactam SDZ ASM 981 in the topical treatment of atopic dermatitis. Arch Dermatol 134: 805–809
94. Zonneveld IM, Rubins A, Jablonska S, Dobozy A, Ruzicka T, Kind P, Dubertret L, Bos JD (1998) Topical tacrolimus is not effective in chronic plaque psoriasis. A pilot study. Arch Dermatol 134: 1101–1102

Osteoporoseprophylaxe unter Glukokortikoidtherapie

Christian Kasperk

Epidemiologie

Die Glukokortikoid-induzierte Osteoporose (GIO) ist eine häufige Komplikation einer langfristigen Therapie mit Glukokortikoiden (GK). Etwa 30–50 % aller Patienten unter einer langfristigen GK-Therapie entwickeln diese Knochenstoffwechselstörung mit einer entsprechenden Zunahme des Frakturrisikos insbesondere an den Wirbelkörpern und dem proximalen Femur (Schenkelhals), wohingegen das Radiusfrakturrisiko bei der GIO nicht wesentlich erhöht ist [11, 17]. Eine GK-Therapie mit einer täglichen Prednisolondosis von durchschnittlich mehr als 7,5 mg Prednisolon erhöht das relative Risiko für eine Wirbelkörperfraktur auf das 5,18fache und für eine Schenkelhalsfraktur auf das 2,27fache gegenüber einer alters- und geschlechtsangepassten Kontrolle. Aber auch Glukokortikoidtagesdosen unter der Cushing-Schwelle von 7,5 mg Prednisolonäquivalent bei einer langfristigen GK-Therapie steigern bereits das relative Wirbelkörperfrakturrisiko auf das 1,55fache bei Tagesdosen bis 2,5 mg Prednisolon und auf das 2,59fache bei durchschnittlichen GK-Tagesdosen zwischen 2,5 und 7,5 mg Prednisolon. Das Risiko für nichtvertebrale Frakturen ist insbesondere bei Frauen nach dem 50. Lebensjahr im Vergleich zu Männern stark erhöht und steigt drastisch mit dem Lebensalter und mit der Prednisolontagesdosis an; die Inzidenz nichtvertebraler Frakturen bei Männern liegt nach dem 50. Lebensjahr deutlich unterhalb derer der Frauen, wächst aber ebenfalls mit der Prednisolontagesdosis an [17].

Ein Charakteristikum der GIO ist der schnelle Knochenmasseverlust innerhalb des ersten halben Jahres einer langfristigen GK-Therapie mit einem entsprechenden rapiden Abfall der Knochenfestigkeit und somit einem entsprechend rasch ansteigenden Frakturrisiko. Ein weiteres erst kürzlich entdecktes Merkmal der GIO ist erfreulicherweise eine sehr schnelle, wenn auch nicht ganz vollständige Erholung der Knochenfestigkeit nach Absetzen der GK-Therapie. Bemerkenswerterweise ist diese weitgehende Erholung der Knochenfestigkeit etwa innerhalb eines halben Jahres nach GK-Therapieabbruch nicht eng mit einer entsprechenden Zunahme der Knochenmasse korreliert [12, 17].

Pathogenese

Die pathohistologischen Veränderungen der GIO sind am trabekulären Knochenkompartiment am deutlichsten darstellbar. Die Knochentrabekel bei der GIO sind stark verdünnt, bleiben aber untereinander häufig im dreidimensionalen Kontakt, wohingegen bei der postmenopausalen Osteoporose die einzelnen Trabekel den Kontakt zueinander verlieren, in ihrer jeweiligen Dicke aber eher noch erhalten bleiben [10].

Die negativen Auswirkungen einer langfristigen GK-Therapie sind vor allem auf eine direkte GK-induzierte Hemmung der osteoblastären Zellproliferation und einiger osteoblastärer Zellfunktionen, beispielsweise Kollagen-Typ-I-, Osteokalzin- und Wachstumsfaktorsynthese zurückzuführen, was die Knochenneubildungsleistung stark reduziert [4]. In Abhängigkeit vom vorliegenden Differenzierungszustand reagieren Osteoblasten und insbesondere Osteozyten bei langfristiger GK-Einwirkung auf das Knochengewebe mit einer apoptotischen Degeneration, was den Knochenstoffwechsel durch eingeschränkte osteozytäre Mechanoperzeption nachhaltig schädigt [18]. In den ersten Wochen einer GK-Therapie fördern GK zudem direkt die Ausreifung präosteoklastärer Zellen zu aktiven Osteoklasten, was den Knochenabbau beschleunigt [7]. Nach langfristiger Einwirkung von GK wird auch die präosteoklastäre Ausreifung gehemmt. Durch die direkten hemmenden Wirkungen von GK auf die den Knochenanbau beziehungsweise Knochenabbau vermittelnden Zellen verlangsamt sich der Knochenumbau und die sich ständig ereignenden Mikrofrakturen, auch aufgrund der eingeschränkten Mechanoperzeption des Knochengewebes durch die GK-induzierte osteozytäre Apoptose, werden nicht mehr repariert und akkumulieren. Es resultiert ein spröder, stark frakturgefährdeter Knochen, der durch den reduzierten Knochenumbau nicht mehr in der Lage ist, auftretende Defekte zu reparieren. Eine weitere Beeinträchtigung des Knochenstoffwechsels erfolgt durch die in Folge der GK-Therapie erhöhten systemischen Endothelin-1-Serumspiegel, die aufgrund einer potent-vasokonstriktiven Wirkung den Blutdruck erhöhen und gleichzeitig die Perfusion in Endstromarealen des Knochengewebes, zum Beipiel im Femur- oder Humeruskopf reduzieren [2]. Eine langfristige GK-Therapie verursacht eine Muskelatrophie und hemmt die Funktion der gonadotropen Hypophysenfunktion. Dadurch werden zwei wichtige osteoprotektiv-osteoanabole Einflüsse auf das Knochengewebe reduziert, einerseits der durch Muskelaktivität erzeugte mechanischen Reiz und andererseits Östrogen- oder Testosteronserumspiegel bei Frauen oder Männern. Eine Hemmung der intestinalen Kalziumabsorption und der renalen Kalziumreabsorption mit einem resultierenden sekundären Hyperparathyreoidismus spielt in der Pathogenese der GIO eine weniger zentrale Rolle.

Risikoprofilerstellung: Voraussetzung für eine zweckmäßige Prophylaxe der Glukokortikoid-induzierten Osteoporose

Nicht jeder Patient unter einer GK-Therapie bedarf der gleichen osteoprotektiven Prophylaxe. Der erste Schritt zur aussichtsreichen Vermeidung GK-induzierter Knochenstoffwechselstörungen ist die Erstellung eines individuellen Risikoprofils hinsichtlich der Entwicklung beziehungsweise des Vorliegens einer Knochenstoffwechselstörung mit einem entsprechend erhöhten Frakturrisiko: liegt bei dem jeweiligen Patienten bereits eine Knochenstoffwechselstörung vor, welche Hinweise dafür gibt es, wie hoch ist die zusätzliche Belastung des Knochenstoffwechsels durch die unumgängliche GK-Therapie [13, 16]? Bei einer topischen GK-Applikation kann an Hand verminderter Serumspiegel von Osteokalzin zwar eine ossäre Reaktion auf die GK-Gabe nachgewiesen werden, allerdings ist eine signifikante Zunahme der Frakturinzidenz unter topischen Glukokortikoiden nicht sicher nachgewiesen [6]. Eine längerfristige, auch niedrig dosierte systemische GK-Therapie bedeutet dagegen eine Zunahme des Frakturrisikos insbesondere für Wirbelkörperfrakturen [17]. Bei einer kurzfristigen GK-Therapie (< 3 Monaten) ist das GIO-Risiko eher gering, bei einer drei- bis sechsmonatigen GK-Therapiedauer eher als mittelgradig und bei einer GK-Therapiedauer von mehr als sechs Monaten als hoch einzustufen. Bedeutsame Hinweise auf das Vorliegen einer Knochenstoffwechselstörung liefern die individuelle Anamnese und die klinische Inspektion des jeweiligen Patienten. Rückenschmerzen zusammen mit einer deutlichen Verminderung der Körpergröße, beispielsweise mehr als 3 cm innerhalb eines Jahres oder im Vergleich zur Passgröße und eine ausgeprägte Brustwirbelsäulenkyphose können deutliche Hinweise auf das Vorliegen einer osteoporotischen Knochenstoffwechselstörung sein. Frauen sind bereits prämenopausal stärker frakturgefährdet als Männer, und ein höheres Lebensalter bedeutet ebenfalls bereits ein höheres Frakturrisiko und eine höhere Wahrscheinlichkeit für das Vorliegen einer Knochenstoffwechselstörung [17]. Gibt es in der Ernährungs-(Meiden kalziumreicher Nahrung, beispielsweise von Milchprodukten durch Laktoseintoleranz), Sexual- (ungewollte Kinderlosigkeit, Libidoverlust, frühe eventuell iatrogene Menopause) oder Allgemeinanamnese (Rauchen, Alkohol, wenig körperliche Bewegung, kein Sport, eher untergewichtig, Lebensperioden mit Mangelernährung) bereits Hinweise auf das Vorliegen einer verminderten Knochenmasse [16]? Je mehr Hinweise sich auf das Vorliegen einer bereits verminderten Knochenmasse ergeben, um so größer sollte der prophylaktisch-therapeutische Aufwand zur Vermeidung einer weiteren Knochenstoffwechselschädigung durch eine unvermeidliche systemische GK-Therapie sein. Einen besonderen Stellenwert besitzt die Frakturanamnese. Die Angabe eines Patienten, einen Knochenbruch in seinem Leben erlitten zu haben, bedeutet bereits ein doppelt so hohes Risiko für eine zweite Frakur, im Vergleich zu einer Person ohne erlittenen Knochenbruch. Das Vorliegen einer Wirbelkörperfraktur bedeutet ein 4fach erhöhtes Risiko für weitere Wirbelkörperfrakturen und ein 2,3fach erhöhtes Risiko für das Auftreten einer Schenkelhalsfraktur [8]. Bleibt die individuelle Risikoeinschätzung aufgrund der Klinik und der anamnestischen Angaben des Patienten unklar, sollte eine Knochendichtemessung mit einem DXA-Verfahren an der Lendenwirbelsäule und an einem Schenkelhals durchgeführt werden [16] (Strahlenbelastung 1–5 µSv im Vergleich zur Röntgenthoraxaufnahme von etwa 90 µSv). Liegt die gemessene sogenannte Knochendichte im Vergleich zu einem Alters- und Geschlechts-Normkollektiv (Z-Wert) über minus 1, liegt ein geringes Frakturrisiko vor. Ein Z-Wert zwischen minus 1 und minus 2 bedeutet ein mittelgradig erhöhtes Frakturrisiko und ein Z-Wert unter minus 2 ein hohes Frakturrisiko.

Die auf der Grundlage dieser Informationen vorgenommene individuelle Risikoprofilerstellung ist die

Voraussetzung für eine zweckmäßige und sparsame Osteoporoseprophylaxe.

Therapiesituationen bei der Prophylaxe der GIO

Bei jeder unvermeidlichen GK-Therapie sollten folgende Punkte beachtet beziehungsweise angestrebt werden:

- topische GK-Applikation
- kurze Therapiedauer
- Therapiepausen, sofern vertretbar
- Anwendung der niedrigsten wirksamen GK-Konzentrationen
- bei Geschlechtshormonmangel (Postmenopause oder männlicher Hypogonadismus) Hormonsubstitution nach Ausschluss von Kontraindikationen (Mamma- oder Prostatakarzinom)

Zur Prophylaxe GK-induzierter Knochenstoffwechselstörungen haben sich folgende Substanzen als zweckmäßig erwiesen [1, 3, 5, 14, 15]:

- Kalzium und Vitamin D
- Bisphosphonate
- Fluorid
- Anabolika

Kalzitonin erscheint weniger geeignet zur Prophylaxe von GK-induzierten Knochenstoffwechselstörungen [1]. Metaanalysen belegen keinen eindeutig gesicherten Vorteil aktiver Vitamin-D-Metabolite (1,25-Dihydroxycholecalciferol, 1α-Hydroxycholecalciferol) gegenüber den wesentlich günstigeren genuinen Vitamin-D-Präparaten bei der Prophylaxe der GIO [1].
Die individuelle Risikoprofilerstellung erlaubt eine Einordnung des jeweiligen Patienten in eine der folgenden Therapiesituationen. Auf diese Weise wird eine zweckmäßige und sparsame Osteoporoseprophylaxe unter einer systemischen GK-Therapie angestrebt. Stets ist das Vorliegen weiterer Erkrankungen, wie Niereninsuffizienz, Nephrolithiasis, Kalzinosen, bei den folgenden Therapieempfehlungen individuell zu berücksichtigen.

Therapiesituation: knochengesunder Patient – niedriges Frakturrisiko

Bei einem solchen Patienten ohne erkennbare Risikofaktoren und bei dem zum Beipiel eine nur kurzfristige systemische GK-Therapie über 2–3 Monate geplant ist, genügt die Empfehlung einer knochenfreundlichen Lebensweise. Darunter versteht man die Einhaltung einer kalziumreichen Ernährung (Milchprodukte, kalziumreiche Mineralwässer) bei täglicher Bewegung (möglichst sportliche Aktivität oder im höheren Lebensalter Spaziergänge). Besteht eine Milchunverträglichkeit oder Fehlernährung kann eine Supplementierung mit 500–1000 mg Kalzium und 500–1000 I.E. Vitamin D erwogen werden. Gibt es einen anamnestischen Hinweis auf eine korrekturbedürftige Schilddrüsenstoffwechselstörung (innere Unruhe, Tachykardie) oder einen Hypogonadismus (unregelmäßige Menses, Libido)? Wie kann die Sturzgefahr in der Umgebung älterer Patienten reduziert werden (korrekte Seh-Gehhilfen, Beseitigung von Stolperfallen, Schlafmittel)?

Therapiesituation: gestörter Knochenstoffwechsel und/oder hohes Frakturrisiko

Bei Patienten mit einem bereits gestörten Knochenstoffwechsel und/oder einem aufgrund der Anamnese beziehungsweise der geplanten langfristigen GK-Therapie (mehr als sechs Monate) hohen Frakturrisiko ist eine medikamentöse Osteoporoseprophylaxe zweckmäßig, wobei zunächst folgende Punkte beachtet werden sollten:

Osteodensitometrie mit einem DXA-Verfahren. Bei diesen Patienten ist die Durchführung einer Knochendichtemessung am Beginn der GK-Therapie und danach in jährlichen Abständen sinnvoll, da einerseits das bereits vorliegende Frakturrisiko bei der Prophylaxe berücksichtigt werden kann und andererseits eine Verlaufskontrolle der prophylaktischen Maßnahmen und die gegebenenfalls erforderliche Intensivierung der prophylaktischen Maßnahmen ermöglicht wird. Die Knochendichtemessung sollte mit einem der sehr gut validierten DXA-Verfahren an der Lendenwirbelsäule und am Schenkelhals vorgenommen werden.

Labor. Gibt es im Routinelabor bereits Hinweise auf eine Erkrankung, die auch den Knochenstoffwechsel betrifft und die gezielt therapierbar wäre? Die Beachtung der Blutsenkung, des Blutbildes, des Serumkalzium und -phosphatspiegels, der alkalischen Phosphataseaktivität, der Nierenwerte und des basalen TSH-Spiegels kann aufschlussreich für die kausale Abklärung einer vermuteten oder bekannten Knochenstoffwechselstörung sein. Die Durchführung einer 24-Stunden-Urin-Untersuchung auf die Elektrolyt- und Proteinausscheidung, eine Immunfixationselektrophorese und die Bestimmung des Gesamttestosterons einschließlich der Gonadotropine sind keine Routinemessungen, können aber bei entsprechenden klinischen Anhaltspunkten wichtige Hinweise auf die Genese eines Knochenmasseverlustes geben.

Dauer der Prophylaxe. Solange die GK-Therapie läuft und auch in Abhängigkeit vom Knochenbefund (Knochendichtemessung, Röntgenbefund der Brust-/Lendenwirbelsäule), sollte bei den Patienten in der Therapiesituation II eine Prophylaxe durchgeführt werden. Eine typische Osteoporosetherapiedauer beträgt etwa 2–5 Jahre.
Patienten mit Hinweisen auf einen gestörten Knochenstoffwechsel und/oder einem hohen Frakturrisiko können einer der folgenden Therapiesituationen zugewiesen werden.

Therapiesituation: verminderte Knochenmasse – niedriges Frakturrisiko

Für diese Patienten ist eine Basisprophylaxe mit 1000 mg Kalzium/Tag und 1000 I.E. Vitamin D/Tag sinnvoll. Zur Vermeidung von Hyperkalzämie und Nierenschäden sollten nach Beginn der Kalzium-Vitamin-D-Therapie einmal der Serumkalziumspiegel sowie die Kalziumausscheidung kontrolliert werden.

Therapiesituation: verminderte Knochenmasse – mittelhohes bis hohes Frakturrisiko

Neben der Basisprophylaxe mit 1000 mg Kalzium/1000 I.E. Vitamin D ist bei Patienten in dieser Therapiesituation die zusätzliche Verordnung von Bisphosphonaten zweckmäßig, um die besonders am Beginn einer langfristigen GK-Therapie auftretende Stimulierung der Knochenresorption und osteoblastäre Apoptose möglichst weitgehend zu hemmen. Bisphosphonate werden entweder täglich oral verordnet oder werden beispielsweise bei der Osteoporosetherapie in vierteljährlichen Abständen i.v. verabreicht. Orale Bisphosphonate sind Alendronat (10 mg/Tag), Risedronat (5 mg/Tag) und Etidronat (400 mg/Tag über 14 Tage alle drei Monate). Für i.v.-Bisphosphonatbehandlungen osteoporotischer Knochenstoffwechselstörungen werden in vierteljährlichen Abständen Pamidronat (30 mg in physiologischer Kochsalzlösung über 4 Stunden) oder Ibandronat (2 mg als Kurzinfusion) eingesetzt, wobei für die i.v.-Applikation der Bisphosphonate noch keine offizielle Zulassung für die Osteoporosebehandlung besteht.

Therapiesituation: Postmenopausale, Alters- und idiopathische Osteoporose

Bei diesen Patienten besteht bereits eine Knochenstoffwechselstörung im Sinne einer postmenopausalen, einer Alters-assoziierten oder einer idiopathischen Osteoporose. Eine osteoprotektive Basistherapie mit 1000 mg Kalzium und 1000 I.E. Vitamin D ist sinnvoll. Je nach dem, ob ein beschleunigter (high turnover) oder verlangsamter (low turnover) Knochenstoffwechsel vorliegt, wird mit Bisphosphonaten gleichzeitig antiresorptiv behandelt oder mit Fluoriden der Knochenanbau gefördert. Unter Beachtung gynäkologischer Kontraindikationen und dem individuellen Patientenwunsch ist bei postmenopausalen Frauen eine zusätzliche Hormonsubstitution sinnvoll. Bei der Alters-assoziierten Osteoporose kann mit Anabolika bei beiden Geschlechtern häufig eine sehr günstige, allgemein roborierende Wirkung durch Verbesserung der Befindlichkeit und anabole Wirkungen auf Muskulatur, Knochengewebe und Blutbild erzielt werden, wobei wiederum Kontraindikationen (Prostataadenom) und eventuelle Nebenwirkungen (vermehrte Behaarung, Stimmvertiefung) zu beachten sind. Für die Osteoporosetherapie zugelassene Präparate sind Nandrolondecanoat und Metenolonenantat, monatlich 25–50 mg i.m.

Therapiesituation: GK-induzierte Osteoporose

Neben der osteoprotektiven Basistherapie (1000 mg Kalzium und 1000 I.E. Vitamin D/Tag) erhalten Patienten mit einer bereits bestehenden GK-induzierten Osteoporose Bisphosphonate, wenn im ersten Jahr der GK-Therapie noch ein beschleunigter Knochenstoffwechsel (high turnover) vorliegt, der sich klinisch durch eine rapide Abnahme der Körpergröße (>4 cm/Jahr im Vergleich zur Passgröße) in Folge von Wirbelkörpersinterungsfrakturen oder durch mehr als eine neue WK-Fraktur ohne adäquate Traumen innerhalb eines Jahres bemerkbar machen kann. Liegt nach mehr als einjähriger GK-Therapie ein stark verlangsamter Knochenstoffwechsel (low turnover) mit einer entsprechenden Zellverarmung aller am Knochenstoffwechsel beteiligten Zelltypen vor, erscheint neben der Kalzium-Vitamin-D-Basistherapie eine zusätzliche Fluoridtherapie am aussichtsreichsten. Im Sinne einer polypragmatischen Therapie ist gerade bei der GK-induzierten Osteoporose die zusätzliche Verordnung von Anabolika bei älteren Patienten unter Beachtung von Kontraindikationen und Nebenwirkungen sinnvoll, da androgene Steroide gleichzeitig anabole Wirkungen auf den durch systemische GK gestörten Stoffwechsel von Muskel- und Knochengewebe entfalten, neben positiven Effekten auf Befindlichkeit und Hämatopoese.

Die Datenlage über die Wirksamkeit einer Kombinationstherapie mit antiresorptiven, beispielsweise Bisphosphonate und eher den Knochenanbau stimulierenden Substanzen (Fluorid, Anabolika) ist unzureichend, so dass hierzu weitere Studienergebnisse wünschenswert sind. Auch die Zweckmäßigkeit neuerer therapeutischer Konzepte zur Therapie der GK-induzierten Osteoporose mit Parathormon muss in klinischen Studien weiter überprüft werden [9].

Literatur

1. Amin S, LaValley MP, Simms RW, Felson DT (1999) The role of vitamin D in corticosteroid-induced osteoporosis. Arthritis Rheum 42: 1740–1751
2. Börcsök I, Schairer HU, Sommer U, Wakley GK, Schneider U, Geiger F, Niethard FU, Ziegler R, Kasperk C (1998) Glucocorticoids regulate the expression of the human osteoblastic endothelin A receptor. J Exp Med 188: 1563–1573
3. Boutsen Y, Jamart J, Esselinckx W, Stoffel M, Devogelaer JP (1997) Primary prevention of glucocorticoid-induced osteoporosis with intermittent intravenous pamidronate: a randomized trail. Calcif Tissue Int 61: 266–271
4. Canalis E (1996) Mechanisms of glucocorticoid action in bone: implications to glucocorticoid-induced osteoporosis. J Clin Endocrinol Metab 81: 3441–3447
5. Eastell R, Reid DM, Compston J, Cooper C, Fogelman I, Francis RM, Hosking DJ, Purdie DW, Ralston SH, Reeve J, Russell RGG, Stevenson JC, Torgerson DJ (1998) A UK consensus group on management of glucocorticoid-induced osteoporosis: an update. J Intern Med 244: 271–292
6. Ebeling PR, Erbas B, Hopper JL, Wark JD, Rubinfeld AR (1998) Bone mineral density and bone turnover in asthmatics treated with long-term inhaled or oral glucocorticoids. J Bone Min Res 13: 1283–1289
7. Hofbauer LC, Gori F, Riggs BL, Lacey DL, Dunstan CR, Spelsberg TC, Khosla S (1999) Stimulation of osteoprotegerin ligand and inhibition of osteoprotegerin production by glucocorticoids in human osteoblastic lineage cells: potential paracrine mechanisms of glucocorticoid-induced osteoporosis. Endocrinology 140: 4382–4389
8. Klotzbuecher CM, Ross PD, Landsman PB, Abbott TA, Berger M (2000) Patients with prior fractures have increased risk of future fractures: a summary of the literature and statistical synthesis. J Bone Min Res 15: 721–739
9. Lane NE, Sanchez S, Modin GW, Genant HK, Pierini E, Arnaud CD (2000) Bone mass continues to increase at the hip after parathyroid hormone treatment is discontinued in glucocorticoid-induced osteoporosis: results of a randomized controlled clinical trial. J Bone Min Res 15: 944–950
10. Lespessailles E, Siroux V, Poupon S, Andriambelosoa N, Pothuaud L, Harba R, Benhamou CL (2000) Long-term corticoisteroid therapy induces mild changes in trabecular bone texture. J Bone Min Res 15: 747–762
11. Lukert BP, Raisz LG (1990) Glucocorticoid-induced osteoporosis: pathogenesis and management. Ann Intern Med 112: 352–364
12. Manolagas SC (2000) Corticosteroids and factures: a close encounter of the third cell kind. J Bone Min Res 15: 1001–1005
13. Melton LJ, Atkinson EJ, O'Connor MK, O'Fallon WM, Rigs BL (2000) Determinants of bone loss from femoral neck in women of different ages. J Bone Min Res 15: 24–31
14. Reid DM, Hughes RA, Laan R, Sacco N, Wenderoth DH, Adami S, Eusebio RA, Devogelaer JP (2000) Efficacy and safety of daily risedronate in the treatment of corticosteroid-induced osteoporosis in men and women: a randomized trail. J Bone Min Res 15: 1006–1013
15. Saag KG, Emkey R, Schnitzer TJ, Brown JP, Hawkins F, Goemaere S, Thamsborg G, Liberman U, Delmas P, Malice M, Czachur M, Daifotis AG (1998) Alendronate for the prevention and treatment of glucocorticoid-induced osteoporosis. N Engl J Med 339: 292–299
16. Thompson PW (2000) A fracture risk profile using single-site bone density assessment and clinical risk factors. J Clin Densitometry 3: 73–77
17. Van Staa TP, Leufkens HGM, Abenhaim L, Zhang B, Cooper C (2000) Use of oral corticosteroids and risk of fractures. J Bone Min Res 15: 993–1000
18. Weinstein RS, Jilka RL, Parfitt AM, Manolagas SC (1998) Inhibition of osteoblastogenesis and promotion of apoptosis of osteoblasts and osteocytes by glucocorticoids. J Clin Invest 102: 274–282

Diagnose und Therapie dysplastischer melanozytärer Nävi: Schluss der Debatte

Helmut Kerl

Einleitung und Fakten

Im Zusammenhang mit der Frühdiagnose und der primären beziehungsweise sekundären Prävention des Melanoms konzentriert sich das Interesse heute insbesondere auf die dysplastischen melanozytären Nävi (DN) [1, 8].

Die Geschichte der DN beginnt im Jahr 1978 mit der Arbeit von Clark und Mitarbeitern über das B-K-mole-Syndrom [3]. Die Autoren untersuchten Patienten mit familiärem Melanom (B und K bedeuten die Anfangsbuchstaben der zuerst beschriebenen Patienten) und deren Verwandte und fanden, dass diese Personen ungewöhnliche Nävi aufwiesen. Ein Zusammenhang zwischen diesen atypischen Nävi und einem erhöhten Risiko der Melanomentwicklung wurde vermutet. Es handelt sich um erworbene atypische melanozytäre Proliferationen, die wahrscheinlich eine Differenzierungsstörung oder die proliferative Phase im Lebenszyklus eines normalen Nävus repräsentieren. Sie können sporadisch (nichtfamiliär) oder familiär (dysplastisches Nävuszellnävus-Syndrom) auftreten. Bei diesen Patienten findet man einzelne oder mehrere, manchmal auch über hundert Läsionen. Das sporadische Auftreten DN wurde 1980 von Elder und Mitarbeitern beschrieben [4]. Bevorzugte Lokalisationen sind die obere Rückenregion, Arme, Gesäß, Brust und Kopfhaut. Gesichtsbeteiligung wird sehr selten beobachtet. Die Nävi sind verschieden groß und entwickeln sich besonders in der Pubertät, nicht selten aber auch später. Angaben über ihre Häufigkeit variieren sehr. Heute wissen wir, dass die DN den häufigsten melanozytären Nävustyp darstellen. Das *klinische Bild* ist sehr vielgestaltig (Abb. 1). Oft sieht man eine unregelmäßig figurierte, unscharf begrenzte, makulöse Komponente, die nicht selten eine Papel aufweist. Die Farbe ist meist inhomogen und variiert zwischen rötlich, hellbraun, dunkelbraun und schwarz. Es besteht kaum noch ein Zweifel, dass Personen mit DN in Familien mit familiärem Melanom (dysplastisches Nävuszellnävus-Syndrom oder *familial atypical multiple mole melanoma syndrome*) ein erhöhtes Risiko für die Entstehung eines Melanoms aufweisen [10, 11]. Das Lebenszeitrisiko der Entwicklung eines Melanoms kann bei Patienten mit multiplen DN bis 100 % betragen, wenn mehr als zwei Verwandte ersten Grades ein Melanom aufweisen. Durch die Erfassung dieser Patienten wird die Erkennung früher und heilbarer Melanome ermöglicht. *Histologisch* [1, 9] findet man einen Junktions- oder häufiger einen Compound-Nävus mit folgenden Veränderungen: Epidermishyperplasie mit verlängerten Reteleisten, Vermehrung von Melanozyten mit atypischen Kernen und unregelmäßig angeordnete Melanozytennester an der Junktionszone. Zusätzlich gelangen Stromaveränderungen wie konzentrische eosinophile Fibrose und lamelläre Fibroplasie zur Ansicht. Auch in kleinen melanozytären Nävi (<5 mm Durchmesser) können die angeführten histologischen Kriterien des DN beobachtet werden.

Man kann feststellen, dass das Konzept von Clark als heuristisches Prinzip sehr wertvoll war, weil davon entscheidende Impulse für die gesamte Melanomforschung ausgegangen sind, die zu einem besseren Verständnis der Biologie dieses Tumors beigetragen haben. Daraus resultierten vor allem eine Verbesserung der Frühdiagnose des Melanoms und beachtenswerte Fortschritte zur Melanomprophylaxe.

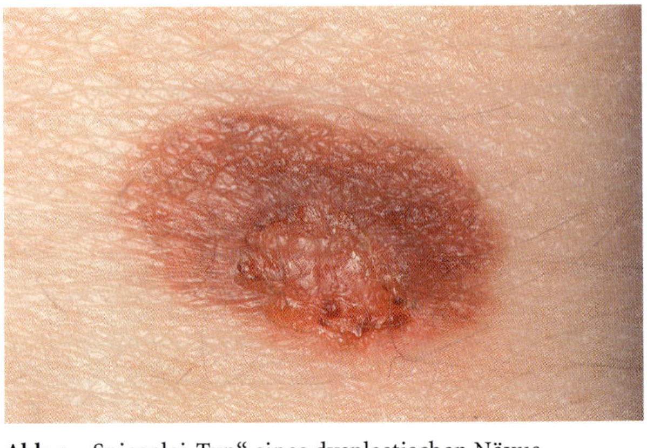

Abb. 1. „Spiegelei-Typ" eines dysplastischen Nävus

Kontroversen

Seit 1978 hat sich das Wissen über die DN in beachtlicher Weise erweitert. Diese Fortschritte haben allerdings auch zu kritischen Diskussionen über die DN geführt [2, 7, 12].

Definitionen und Nomenklatur

Melanomvorläufer sind melanozytäre Nävi aus der Gruppe der kongenitalen und DN, aus denen sich mit statistischer Häufigkeit ein Melanom entwickelt. *Melanomfrühformen* repräsentieren melanozytäre Pigmentläsionen, die einem Melanom in situ oder einem frühinvasiven Melanom entsprechen.
Personen mit sogenannten *Melanommarkern*, beispielsweise DN, haben ein erhöhtes Risiko einer Melanomentwicklung.
Die Unterscheidung zwischen Melanommarkern, Melanomfrühformen und Melanomvorläufern ist im Hinblick auf die therapeutischen Konsequenzen von großem praktischen Interesse [8].
Nach der berühmten *National Institute of Health Consensus Development Conference* im Jahr 1992 in Bethesda, USA, wurde empfohlen, die Bezeichnung DN nicht mehr zu verwenden. Es wurde vorgeschlagen, den klinischen Begriff atypischer melanozytärer Nävus (*atypical mole*) und die histopathologische Bezeichnung *nevus with architectural disorder* einzuführen. Genaue Definitionen wurden nicht präsentiert. Der Vorschlag erscheint unverständlich und unsinnig, weil *atypische* klinische und histopathologische Veränderungen nicht nur bei DN, sondern bei vielen anderen gutartigen melanozytären Proliferationen und auch beim malignen Melanom beobachtet werden. Natürlich gehört der DN zum Spektrum atypischer melanozytärer Nävi. Diese Gruppe ist jedoch sehr groß und reicht von den Spitz-Nävi über die Rezidiv-Nävi und genitalen Nävi bis zu den kongenitalen Nävi bei Neugeborenen. Ackerman bezeichnet die DN als Clark-Nävi. Allerdings muss hier bemerkt werden, dass Clark und Ackerman für die DN beziehungsweise Clark-Nävi nicht identische klinische und histopathologische Kriterien verwenden [2, 9].
Konzepte über melanozytäre Tumoren entwickelten sich über Jahre und ändern sich immer wieder. Melanozytäre Dysplasie bedeutet offensichtlich eine Differenzierungsstörung in einem erworbenen oder kongenitalen melanozytären Nävus im Zusammenhang mit einem genetischen Hintergrund und durch Einwirkung von UV-Strahlen. Es ist schwierig, eine befriedigende und richtige Antwort im Zusammenhang mit einem so komplexen Gebiet wie der Karzinogenese zu geben. Die aktuellen Bezeichnungen sind weniger wichtig als die Kenntnis des biologischen Verhaltens der hier diskutierten melanozytären Proliferationen.

Differentialdiagnose: Dysplastische Nävus-Melanoma in situ

Eine sichere klinische Unterscheidung eines DN von einem frühen Melanom ist oft nicht möglich. In diesen Fällen ist die ABCD-Regel wertlos. Fortschritte in der klinischen Diagnose von Pigmenttumoren wurden mit der Einführung der Dermatoskopie erreicht. Diese ermöglicht als nicht-invasive Untersuchungsmethode, DN und frühe Phasen der Melanomentwicklung genauer zu studieren und ihre funktionalen Aspekte im Hinblick auf Wachstumsmechanismen in vivo zu beobachten. Mit dieser Technik gelingt es, eine höhere diagnostische Genauigkeit zu erreichen. Die wichtigsten Kriterien zur Differentialdiagnose zwischen DN und Melanom in situ sind in Tabelle 1 zusammengefasst.

Tabelle 1. Dermatoskopische Kriterien zur Differentialdiagnose dysplastischer Nävuszellnävus-Melanoma in situ

Dysplastischer (Clark)-Nävus
- Retikuläres Pigmentmuster
- Unregelmäßiges, über die Läsion verteiltes Pigmentnetz
- Verdünnung des Pigmentnetzes in der Peripherie

Melanoma in situ
- Retikuläres Pigmentmuster
- Grobtrabekuläres, irreguläres Pigmentnetz
- Abrupter Abbruch des Pigmentnetzes in der Peripherie
- Eventuell klassische Melanomkriterien nachweisbar (*black dots*, irreguläre Ausläufer)

Dysplastischer melanozytärer Nävus, Melanomrisiko und Melanomvorläufer

Wie bereits angeführt, zeigen Personen mit dem familiären DN-Syndrom ein extrem hohes Risiko für die Entstehung eines Melanoms. Es ist auch anzunehmen, dass Personen mit multiplen (sporadischen) DN (und vielen gewöhnlichen Nävi) ein erhöhtes Melanomrisiko aufweisen. In diesem Fall sind die DN Melanommarker. Exakte Daten über

den Zusammenhang zwischen DN bei Patienten ohne familiäre Melanomanamnese und einem erhöhten Melanomrisiko fehlen.
Obwohl der Großteil der Melanome (etwa 80%) de novo auf klinisch unauffälliger Haut entsteht, kann die Frage, ob DN Melanomvorläufer repräsentieren, positiv beantwortet werden. Histopathologische Studien haben ergeben, dass in etwa 20% der Melanome eine Assoziation mit einem melanozytären Nävus, davon 54% DN und 38% kleine kongenitale Nävi, nachweisbar ist [6]. Dies zeigt auch, dass die Rolle der kleinen kongenitalen Nävi als Melanomvorläufer offenbar unterschätzt wird. Im Zusammenhang mit diesen sogenannten Risiko-Nävi ist insbesondere das Verständnis der molekularen Basis der Tumorprogression von herausragender Bedeutung.

Therapie

Millionen gutartiger melanozytärer Nävi werden jährlich unnötig exzidiert. Wir sind daher verpflichtet, Richtlinien zu präsentieren, die zu einer vernünftigen beziehungsweise verbesserten Auswahl der DN und anderer melanozytärer Nävi, die operativ entfernt werden sollten, führen. Folgende Aspekte sind wichtig:
DN sind sehr häufig und es ist keinesfalls indiziert, jeden DN operativ zu entfernen. DN, die klinisch nicht eindeutig von einem frühen Melanom abgrenzbar sind, werden exzidiert. Beispiele sind: DN mit einem fokalen schwarzen Punkt oder DN, die sich verändert haben. Besonders wichtig und notwendig ist die Korrelation der klinischen Aspekte mit dem histopathologischen Bild. Auch DN an Körperstellen, die schwer zu inspizieren und kontrollieren sind, wie im Bereich des Kapillitiums, sollten entfernt werden. Auch beim familiären DN-Syndrom ist es nicht notwendig, eine zu große Anzahl DN zu operieren, weil man nicht voraussagen kann, wo (im Bereich eines bereits vorhandenen DN oder auf gesunder Haut?) sich eventuell ein Melanom entwickelt.
Zur Operation DN kommt ausschließlich die Exzision in Betracht. Andere Therapieverfahren wie Laser- oder Kryotherapie sind keine akzeptablen Methoden zur Behandlung.
Es ist bemerkenswert, dass bei den meisten Personen ein eher einheitliches Nävusmuster mit Vorherrschen eines bestimmten Nävustyps vorliegt. Dieser Nävusphänotyp muss individuell berücksichtigt werden und vom charakteristischen *mole pattern* abweichende Läsionen sollten exzidiert werden. In diesem Zusammenhang wurde auch der Begriff des *Häßlichen-Entlein-Zeichens* (*ugly duckling sign*) verwendet (Abb. 2) [5].

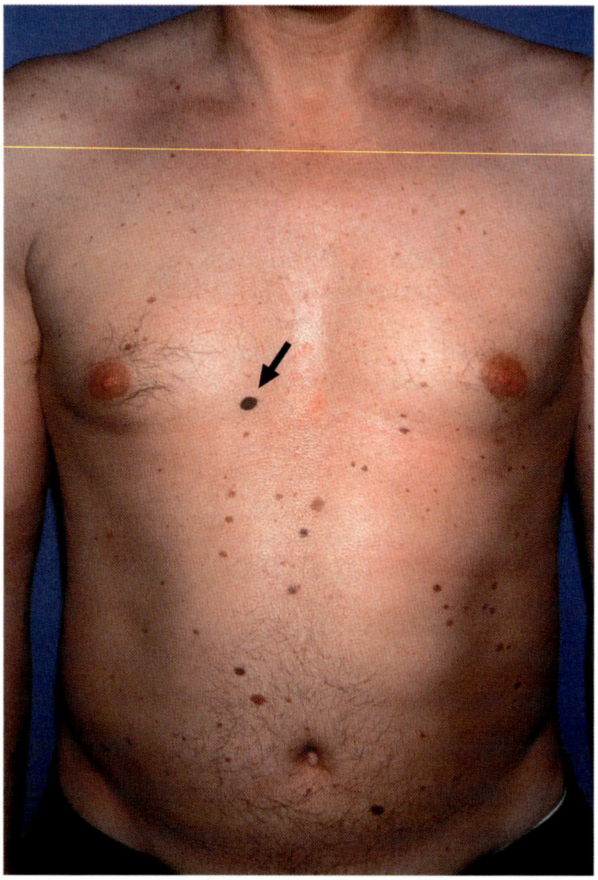

Abb. 2. Multiple dysplastische Nävi mit Vorherrschen eines einheitlichen Nävustyps. Beachte den von diesen Läsionen abweichenden Nävus (*Pfeil*), der exzidiert werden sollte (*ugly duckling sign*)

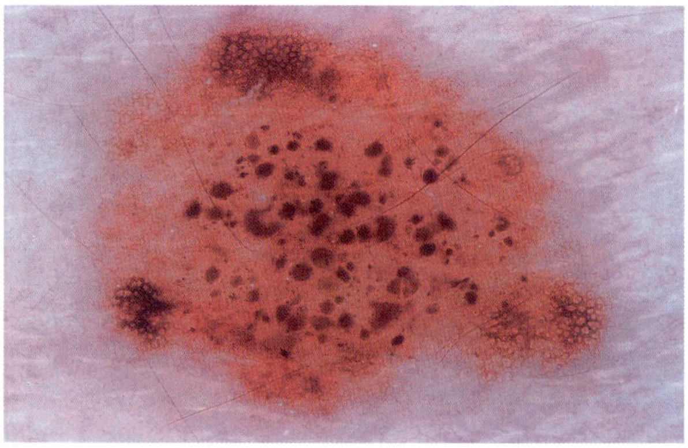

Abb. 3. Dermatoskopie dysplastischer Nävi. Das hier gezeigte Beispiel entspricht einem retikulär-globulären dysplastischen Nävus

Mit der Dermatoskopie gelingt es die diagnostische Genauigkeit insbesondere im Zusammenhang mit der Differentialdiagnose DN – oberflächliches Melanom zu verbessern. Hofmann-Wellenhof und Mitarbeiter haben eine neue dermatoskopische Klassifikation der DN präsentiert (Abb. 3), die zu einem besseren Verständnis der Pathogenese DN, insbesondere jedoch zu einer Reduktion unnötiger chirurgischer Exzisionen DN führen sollte.

Es ist notwendig, Patienten mit DN in regelmäßigen Abständen zu untersuchen.

Die Abb. 4 illustriert, dass im Rahmen der präventiven Verlaufskontrollen von Patienten mit DN-Syndrom beziehungsweise mit multiplen DN die Dermatoskopie eine wertvolle Maßnahme darstellt.

Besonders wichtig ist die Familienanamnese mit der Information, ob bei anderen Familienmitgliedern ungewöhnliche Nävi bekannt sind oder ob eventuell eine Melanomoperation durchgeführt wurde. Bei positiver Familienanamnese ist eine Untersuchung der Familienmitglieder ersten Grades angezeigt. Bedeutsam sind auch Patientenangaben im Hinblick auf Veränderungen der DN, Hinweise des Arztes zur Selbstuntersuchung und Anweisungen zur Vermeidung extremer Sonnenexposition. Nach UV-Bestrahlung beobachtet man eine Irritation DN mit reversiblen klinischen und histologischen Veränderungen, die ein Melanoma in situ imitieren können. Um unnötige Exzisionen zu vermeiden, sollten diese Patienten nach acht Wochen zu einer Kontrolle bestellt werden.

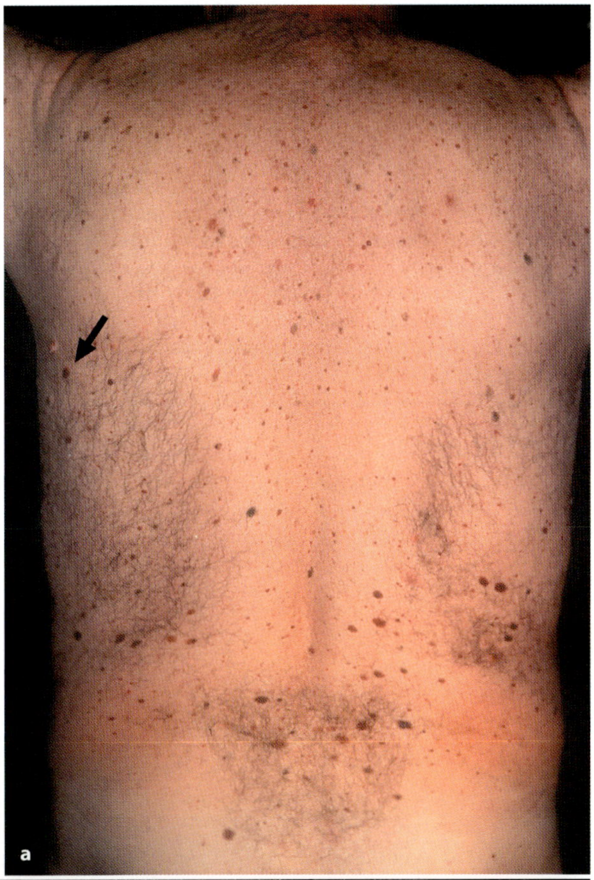

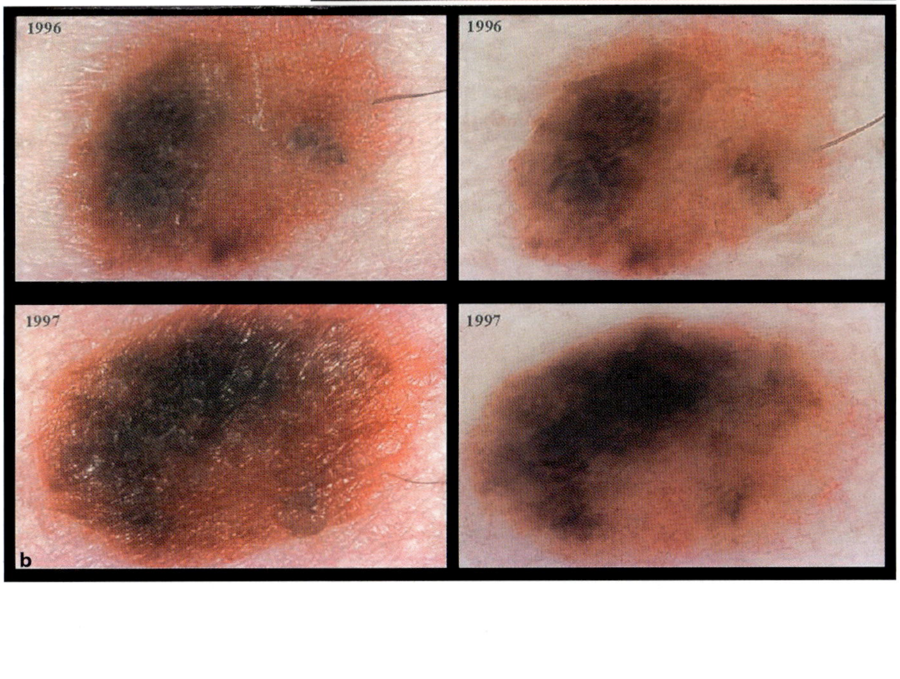

Abb. 4. Präventive Verlaufskontrollen. **a** Patient mit multiplen dysplastischen Nävi, **b** dieses Bild zeigt den in Abb. 4a mit einem Pfeil markierten dysplastischen Nävus bei höherer Vergrößerung. *Linke Spalte*: Klinische Bilder. *Rechte Spalte*: Dermatoskopische Bilder. Strukturelle Veränderungen im Jahr 1997 im Vergleich zu 1996. Die histologische Untersuchung ergab ein malignes Melanom in Assoziation mit einem dysplastischen Nävus

Literatur

1. Ackerman AB, Cerroni L, Kerl H (1994) Pitfalls in histopathologic diagnosis of malignant melanoma. Lea & Febiger, Philadelphia
2. Ackerman AB, Massi D, Nielsen TA (1999) Dysplastic nevus. Atypical mole or typical myth? Ardor Scribendi, Philadelphia
3. Clark WH Jr, Reimer RR, Greene M, Ainsworth AM, Mastrangelo MJ (1978) Origin of familial malignant melanomas from heritable melanocytic lesions. Arch Dermatol 114: 732–738
4. Elder DE, Goldman LI, Goldman SC, Greene MH, Clark WH Jr (1980) Dysplastic nevus syndrome: a phenotypic association of sporadic cutaneous melanoma. Cancer 46: 1787–1794
5. Grob JJ, Bonerandi JJ (1998) The „ugly duckling" sign: identification of the common characteristics of nevi in an individual as a basis for melanoma screening. Arch Dermatol 134: 103–104
6. Kaddu S, Smolle J, Zenahlik P, Kerl H (1999) Melanoma-associated melanocytic nevi: analysis of clinical and histologic features (abstract). J Cutan Pathol 26: 471
7. Kaskel P, Sander CA, Krähn G, Kind P (1998) Dysplastischer Nävus: 20 Jahre Diskussion. Z Hautkr 73: 456–464
8. Kerl H, Soyer HP, Hödl S, Smolle J (1990) Diagnostik dysplastischer Naevi. Dtsch Med Wochenschr 115: 1104–1107
9. Murphy GF, Mihm MC Jr (1999) Recognition and evaluation of cytological dysplasia in acquired melanocytic nevi. Hum Pathol 30: 506–512
10. Newton Bishop JA, Wachsmuth RC, Harland M, Bataille V, Pinney E, Mack P, Baglietto L, Cuzick J, Bishop DT (2000) Genotype/phenotype and penetrance studies in melanoma families with germline CDKN2 A mutations. J Invest Dermatol 114: 28–33
11. Tucker MA, Halpern A, Holly EA, Hartge P, Elder DE, Sagebiel RW, Guerry D IV, Clark WH Jr (1997) Clinically recognized dysplastic nevi. A central risk factor for cutaneous melanoma. JAMA 277: 1439–1444
12. Wolff HH (1997) Atypische (dysplastische) melanozytäre Nävi. In: Garbe C, Dummer R, Kaufmann R, Tilgen W (Hrsg) Dermatologische Onkologie. Springer, Berlin, S 237–243

Kutane Paraneoplasien

Klemens Rappersberger, Harald Kittler, Andrea Haller und Katharina Slupetzky

Hautveränderungen stellen sehr oft das erste klinische Zeichen zugrunde liegender Systemerkrankungen dar. Dies gilt in erster Linie für die mehr oder weniger charakteristischen Exantheme und Enantheme von Infektionserkrankungen, deren Morphologie auf den Erreger hinweist. Hautveränderungen können auch einen ersten Hinweis auf endokrinologische Erkrankungen wie Diabetes mellitus (Xerose, trophische Störungen, Necrobiosis lipoidica), Hypo-Hyperthyreose [(prätibiales) Myxödem, reduzierte Hauttemperatur], Morbus Addison (Bronzefärbung der Haut) und viele andere mehr geben. Eine Facies hypertonica weist auf eine Störung des Herz-Kreislauf-Systems hin, und Lidödeme können erstes Zeichen einer eingeschränkten Nierenfunktion sein. Die Liste von Hautveränderungen – sie ließe sich noch beliebig weiterführen – unterstreicht die Wichtigkeit dermatologischer Fachkenntnisse im klinischen Alltag. Dies ist insbesondere bei den Erkrankungen wichtig, die auch oder überwiegend von anderen Fachrichtungen betreut werden, insbesondere wenn eine rasche dermatologische Diagnose lebensrettend sein kann. Zu solchen Erkrankungen zählen neben den Infektionskrankheiten auch die Kollagenosen, aber ganz besonders die Hautmanifestationen zugrunde liegender maligner Systemerkrankungen, die kutanen Paraneoplasien.

Kutane Paraneoplasien sind Hautveränderungen, die zumeist durch eine charakteristische Morphologie ausgezeichnet sind und mit dem Verlauf der Erkrankung weitgehend parallel verlaufen [5, 8]. Darunter versteht man, dass sie sich bei Reduktion der Tumoraktivität, durch chirurgische (Teil)-Sanierung oder Chemotherapie rückbilden, beziehungsweise beim Rezidiv der Erkrankung wiederauftreten. Wir unterscheiden obligate Paraneoplasien, Hautveränderungen, die so gut wie immer mit einer neoplastischen Erkrankung kombiniert sind, von fakultativen Paraneoplasien, Hautsymptome, die gehäuft mit internen Malignomen zusammenhängen. Hier soll zunächst auf die fakultativen Paraneoplasien hingewiesen werden, deren Bedeutung als klinisches Warnsymptom gar nicht genug betont werden kann, und die viel zu oft falsch interpretiert werden.

Fakultative Paraneoplasien können in lockerer oder in enger Assoziation mit einem Malignom auftreten. Dies bedeutet grundsätzlich, dass ihre Abklärung auch den Ausschluss einer zugrunde liegenden malignen Erkrankung erfordert; dies gilt insbesondere dann, wenn keine anderen Ursachen gefunden werden können.

Eine Reihe fakultativer Paraneoplasien in lockerer Assoziation mit Malignomen äußern sich in *Dyspigmentierungen*. Die *Melanosis generalisata* stellt eine blaugraue Verfärbung von Haut, gelegentlich auch der hautnahen Schleimhäute und Konjunktiven dar, welche ausschließlich beim Melanom, gelegentlich auch bei okkulten Melanomen beobachtet wird [17]. Das zugrunde liegende Substrat könnten im peripheren Blut zirkulierende, Melanin produzierende Melanozyten sein, die als Einzelzellmetastasen interpretiert werden; alternativ wird auch eine tumorassoziierte erhöhte Melanogenese in der Haut als ursächliches Phänomen diskutiert. Für beide Hypothesen gibt es Hinweise, klare Beweise fehlen jedoch bislang. Das Auftreten einer Melanosis generalisata stellt immer ein finales Symptom einer Melanomerkrankung dar.

Die häufigste Dyspigmentierung ist der *Ikterus*. Zumeist sind entzündliche (infektiös oder immunologisch mediierte) Prozesse oder genetische (Enzym)-Defekte (Morbus Meulengracht) für sein Auftreten verantwortlich. Können solche Ursachen ausgeschlossen werden, muss ein maligner Prozess der Leber, Gallenblase, Gallenwege und des Pankreas abgeklärt werden [18]. *Palmarerythem, Flush-Symptomatik, Erythrodermie, Purpura und Vaskulitis* sind Hautveränderungen, die durch pathophysiologische Reaktionen am Gefäßsystem der Haut, vor allem des oberflächlichen Gefäßplexus bedingt sind [10]. Die biochemischen und molekularen Mechanismen sind nur unzureichend bis gar nicht aufgeklärt. Einerseits könnte die unterschiedliche Verteilung und Aktivierung (nor)-adrenerger Rezeptoren an Gefäßendothelien beim Palmarerythem, beim Flush, aber auch bei der Erythrodermie von Bedeutung sein, andererseits können verschiedene solide Tumoren vasoaktive Substanzen produzieren und sezernieren [10].

Ein echter Zusammenhang zwischen einer Tumor-assoziierten vasoaktiven Substanz und einer Gefäßreaktion ist jedoch nur für den Karzinoid-induzierten Flush bewiesen. Auch für das Phänomen der Tumor-assoziierten Purpura gibt es oft nur unbefriedigende Befunde, sind doch sowohl Thrombozytenzahl und Thrombozytenfunktion sowie Gerinnungsparameter meist im Normbereich, wie dies ja meist auch für die nichttumorassoziierte Purpura gilt. Natürlich stellen genetische Dispositionen (Palmarerythem, Erythema e pudore) und entzündlich/infektiöse Prozesse bei weitem die häufigsten Ursache für diese Dysregulationen des oberflächlichen Blutgefäßsystems der Haut dar, in Zweifelsfällen sollte aber dennoch an die Möglichkeit eines paraneoplastischen Geschehens gedacht werden. Ähnlich sollte unser ärztliches Vorgehen bei der Abklärung einer Erythrodermie geleitet sein. Sollte eine der klassischen Ursachen dafür ausgeschlossen sein (Pemphigus foliaceus, Ekzem, Alterserythrodermie, Infektion/Sepsis, Arzneimittelreaktion, Psoriasis, physikalischer Schaden) muss an ein Sézary-Syndrom oder an eine Tumor-assoziierte Hautmanifestation gedacht werden. Anders stellt sich die Situation bei der hypergammaglobulinämischen Vaskulitis und der kryoglobulinämischen Vaskulitis dar, welche häufig unmittelbar Tumor-assoziiert sind [8]. Im Vordergrund stehen dabei Neoplasien des hämatopoetischen Systems, vor allem das Plasmozytom.

Gynäkomastie, Hypertrichose und *Hirsutismus* können Hautsymptome endokrinologisch aktiver Tumoren sein. Der pathologische Prozess kann dabei im Zentralnervensystem (Hypothalamus/Hypophyse) oder peripher lokalisiert sein. Auch primäre und sekundäre Neoplasien der Leber, welche die Funktion dieses zentralen Abbauorgans peripher wirksamer Hormone stören, müssen als mögliche Ursache in Betracht gezogen werden.

Eine Reihe klassischer Dermatosen, wie *Pyoderma gangraenosum, Sweet-Syndrom, Erythema annulare centrifugum Darier, Pannikulitiden, verschiedene bullöse Autoimmunerkrankungen*, vor allem das bullöse Pemphigoid und Anti-Epiligrin-Pemphigoid (Abb. 1), sowie der paraneoplastische Pemphigus erfordern den Ausschluss einer malignen Erkrankung. Zu diesen Erkrankungen zählen auch die *akquirierte generalisierte Ichthyose*, eine der Ichthyosis vulgaris nicht unähnliche, schuppende, diskret entzündliche, generalisierte Dermatose, die plötzlich im Erwachsenenalter auftritt. Von besonderer Bedeutung ist auch die Dermatomyositis, die in 20–30% mit einer malignen Erkrankung kombiniert ist. Jüngere Literaturberichte zeigen deutlich, dass die Assoziation dieser Hautkrankheiten mit Malignomen viel seltener zu sein scheint, als dies noch vor wenigen Jahren behauptet wurde.

Zu den fakultativen Neoplasien in enger Assoziation mit Malignomen zählt das *Leser-Trelat-Syndrom*, das durch das eruptive Auftreten von seborrhoischen Warzen und Lentigines im Rahmen von malignen Erkrankungen, vor allem von Adenokarzinomen gekennzeichnet ist. Die Bedeutung dieses Syndroms als echte Paraneoplasie in enger Assoziation mit ei-

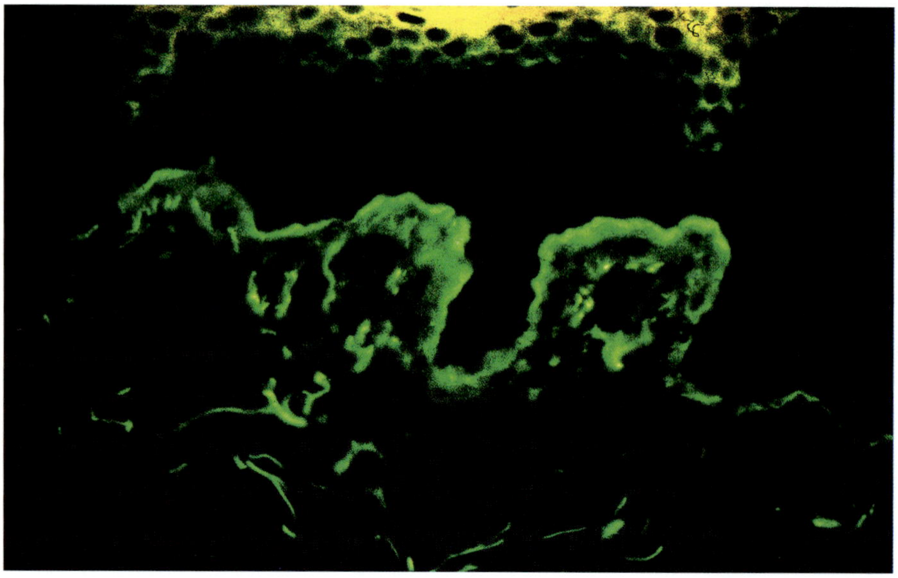

Abb. 1. Bullöses Pemphigoid mit Anti-Epiligrin-Antikörpern. In der direkten Immunfluoreszenz zarte, bandförmige Ablagerung von IgG-Autoantikörpern entlang der Basalmembran. Diese Autoantikörper sind gegen Epiligrin/Laminin 5 gerichtet, ein Protein, das von Keratinozyten gebildet und sezerniert wird. Epiligrin/Laminin 5 bindet an die epidermale Seite der Lamina densa, und stellt einen Rezeptor für epidermale Integrine dar. Durch Autoantikörper werden diese Epiligrin-Integrin-Komplexe in ihrer Funktion gestört, es kommt zum Verlust ihrer adhäsiven Wirkung und damit zum Spalt innerhalb der Lamina lucida und schließlich zur Blase

ner malignen Erkrankung scheint jedoch in Anbetracht der (Patho)-Physiologie von seborrhoischen Warzen überzeichnet zu sein. Seborrhoische Warzen sind nicht nur charakteristische Hauttumoren des höheren Lebensalters, auch generalisiertes Verteilungsmuster und eruptives Auftreten aus voller Gesundheit, insbesondere nach länger dauernden Hitzeperioden wird gar nicht so selten beobachtet.

Die Wertigkeit des *Trousseau-Syndroms, der Thrombophlebitis migrans* als Paraneoplasie in enger Assoziation mit einem Tumor steht dagegen außer Frage [19]. Dabei handelt es sich um rezidivierende Thrombosen oberflächlicher und tiefer Venen. Häufig treten diese im Rahmen von Mesotheliomen auf, sie wurden aber auch bei Karzinomen von Pankreas, Kolon, Urogenitaltrakt und Lunge beschrieben. Verdacht auf eine zugrunde liegende Neoplasie muss auch jede *tiefe Venenthrombose* erwecken, die ohne nachvollziehbare Ursache (genetisch, physikalisch) bei unter 50-jährigen Personen aus voller Gesundheit auftritt [12].

Unsere besondere Aufmerksamkeit, Umsicht und Konsequenz erfordert die Abklärung von *planen Xanthomen, follicular spicules* und *tripe palms (akquirierte Palmoplantarkeratose).*

Plane Xanthome sind flach erhabene, gelblich rote Papeln und Plaques die bis über Handflächengröße erreichen können. Sie treten bevorzugt am Stamm auf und können mit einem schwer beherrschbaren Juckreiz verbunden sein [11]. Histopathologisch finden sich in der papillären und oberen retikulären Dermis Ansammlungen von Histiozyten, welche teils als Schaumzellen auftreten, begleitet von einem diskreten lymphozytären Infiltrat.

Das charakteristische Zeichen der *follicular spicules* sind mehr oder weniger spitze und bizarr konfigurierte Eiweißpräzipitate, welche aus den Follikelöffnungen austreten. Plane Xanthome sind sehr oft, die *follicular spicules* immer mit einer Paraproteinämie verbunden, wobei dieser ein multiples Myelom, ein Lymphom oder eine Leukämie zugrunde liegen kann [3, 15].

Die *akquirierte Palmoplantarkeratose (tripe palms)* erinnert morphologisch an das Innenrelief des Rindermagens und Dünndarms (in der italienischen Küche als *Tripa* bezeichnete Innereien) und erhielt darum auch ihre Bezeichnung (Abb. 2). Die enge Assoziation mit malignen Erkrankungen hat manche Autoren dazu bewegt, die zuletzt genannten vier kutanen Paraneoplasien den obligaten Paraneoplasien zuzuordnen [14].

Bei den obligaten Paraneoplasien im engeren Sinn handelt es sich um die *Acanthosis nigricans maligna,*

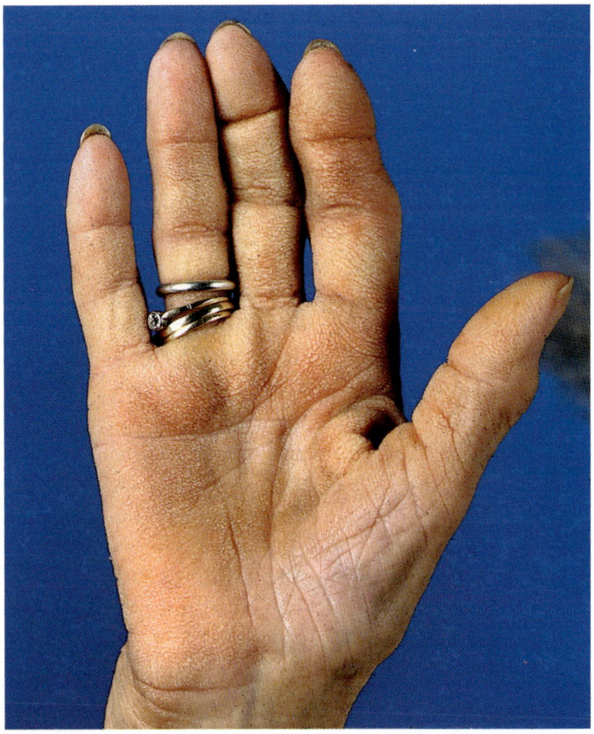

Abb. 2. Typisches Handrelief der paraneoplastischen akquirierten Palmoplantarkeratose. Wegen der Ähnlichkeit dieser Veränderungen mit der Schleimhaut von Magen und Dünndarm des Rindes (italienisch = Tripa; englisch = tripe; deutsch = Gekröse) werden diese Veränderungen seit der Erstbeschreibung auch *tripe palms* genannt

die *Akrokeratosis neoplastica Bazex*, das *Erythema gyratum repens*, die *Hypertrichosis lanuginosa acquisita*, das *nekrolytisch-migratorische Erythem* und den *paraneoplastischen Pemphigus.* Für alle diese kutanen Neoplasien gilt wie für die fakultativen, dass ihre Ätiologie unklar ist, und auch die zugrunde liegenden Pathomechanismen noch einer Aufklärung bedürfen. Einzige Ausnahme stellt der paraneoplastische Pemphigus dar, dessen Pathogenese zumindest teilweise geklärt wurde.

Die *Acanthosis nigricans maligna* ist durch eine dunkelbraune, teils verruköse Papillomatose verschiedener Intertrigoareale charakterisiert; die halbkugeligen Papillome folgen in ihrer Ausdehnung den Spaltlinien der Haut, wodurch ein baumrindenartige Oberfläche entsteht. Subjektiv verläuft diese Erkrankung symptomlos. Gelegentlich treten gleichzeitig *tripe palms* auf. Die Acanthosis nigricans ist bis zu 100 % mit Adenokarzinomen vor allem des Gastrointestinaltraktes assoziiert [2, 16].

Die *Akrokeratosis neoplastica Bazex* ist durch das symmetrische Auftreten von hyperkeratotischen, psoriasiformen Papeln auf zumeist erythematösem Grund charakterisiert; diese treten vorwiegend an den Akren (Fingerbeeren) und im Gesicht (Nase, Ohren) auf. Im Verlauf der Erkrankung können Fissuren und Rhagaden auftreten und am Stamm großflächige Schuppenherde entstehen [9]. Assoziiert ist diese Paraneoplasie vor allem mit Bronchuskarzinomen, aber auch mit Neoplasien des Gastrointestinal- und Urogenitaltraktes.

Eine besondere Rarität stellt das *Erythema gyratum repens* dar. Klinisch ist es durch stammbetonte, generalisierte gyrierte Erytheme charakterisiert, welche an die Maserung von Holz erinnern [4]. Diese Erytheme bleiben nicht lokalisiert, sondern wandern über die Körperoberfläche. Histopathologisch sieht man dichte perivaskuläre Rundzellinfiltrate um den oberflächlichen Gefäßplexus, gelegentlich eine diskrete Akanthose und Spongiose, sowie fokale Parakeratose. Adenokarzinome in Lunge und Gastrointestinaltrakt stellen meist das zugrunde liegende maligne Geschehen dar.

Die *Hypertrichosis lanuginosa acquisita* stellt ein extrem seltenes Krankheitszeichen mit schlechter Prognose dar. Durch nicht näher bekannte Mechanismen kommt es offensichtlich zu einer Synchronisation des Haarwachstums, wobei Vellushaare und Terminalhaare betroffen sein können [7]. Die Patienten entwickeln eine ausgeprägte Behaarung aus dünnen, silbrigglänzenden Lanugohaaren an Stellen, die normalerweise nicht oder kaum behaart sind (Nase, Ohren); gelegentlich zeigt sich auch ein verstärktes Wachstum der regulären Kopf- und Körperbehaarung.

Beim *nekrolytisch-migratorischen Erythem* handelt es sich um plötzlich auftretende und dann persistierende periorifiziell (perioral, perianal, perigenital) lokalisierte Erytheme, mit der Tendenz zu erodieren. Oberflächlich finden sich ausgedehnte Schuppenkrusten, wobei sich diese zentral oft ablösen und so charakteristische, randständige, flottierende Schuppenkrausen entstehen. Diese Veränderungen, welche differentialdiagnostisch besonders an das Zinkmangelsyndrom erinnern, treten nahezu ausschließlich bei Glukagonomen des Pankreas auf. Weitere typische Befunde sind Hyperglukagonämie, Diabetes mellitus sowie Hypoaminoazidämie und Hypoproteinämie, wobei vor allem Histidin-reiche Proteine vermindert sind [13]. Das charakteristische histologische Kriterium stellt eine bandförmige Nekrobiose und Nekrose der Keratinozyten im oberen Stratum spinosum dar, unmittelbar am Übergang zum Stratum granulosum. Dazu erkennt man eine diskrete psoriasiforme Hyperplasie der Epidermis, und ausgedehnte Infiltration mit Granulozyten, die gelegentlich subkorneale Pusteln formen. Bei der Abklärung dieser Patienten sollte man sich durch erniedrigte Zinkspiegel nicht irreleiten lassen, sie zählen ebenfalls zu den charakteristischen Laborveränderungen. Weiter ist zu beachten, dass ein Glukagonom selten auch außerhalb des Pankreas, zum Beispiel im Kolon lokalisiert sein kann.

Die häufigste kutane Neoplasie ist der *paraneoplastische Pemphigus*. Diese erstmals 1990 von Anhalt beschriebene Erkrankung ist durch polymorphe, Erythema-multiforme-artige Exantheme und Lichen-ruber-planus-artige Veränderungen an der Haut und den Schleimhäuten des Oropharynx und Genitale charakterisiert. Ausgedehnte Blasen und schwere vernarbende Konjunktivitis ergänzen das klinische Bild [20]. Histopathologisch zeigen die Läsionen teils suprabasale Spalten wie beim Pemphigus vulgaris (daher der Name), gelegentlich aber auch subepidermale Blasen, wie beim bullösen Pemphigoid. Dazu Dyskeratosen wie beim Erythema multiforme und eine Liquefaktionsdegeneration des Basalzellagers wie beim Lichen ruber planus.

In seiner Originalarbeit berichtete Anhalt von Autoantikörpern gegen fünf verschiedene teils bekannte, teils unbekannte Proteine der Epidermis und Basalmembranzone: Desmoplakin I (250 kD), das bullöse Pemphigoid Autoantigen I (230 kD), Desmoplakin II (210 kD), ein 190 kD Protein, das später als Envoplakin identifiziert wurde, sowie ein auch heute noch nicht proteinchemisch sequenziertes 170 kD Protein. Anderen Wissenschaftlern ist inzwischen der Nachweis geglückt, dass alle Patienten zusätzlich zu den von Anhalt beschriebenen Autoantikörpern solche gegen das Pemphigus-vulgaris-Autoantigen (Desmoglein 3) sowie gegen Periplakin und Plektin haben [1, 6]. Der paraneoplastische Pemphigus tritt vor allem in Assoziation mit Lymphomen, Thymomen und dem Castleman-Tumor auf. Das Auftreten eines paraneoplastischen Pemphigus bedeutet eine schlechte Prognose für diese Patienten, wobei häufiger die bronchopulmonalen Komplikationen des paraneoplastischen Pemphigus zum Tode führen als die zugrunde liegende Neoplasie.

Kutane Paraneoplasien sind zwar seltene Hauterscheinungen, die klinischen Manifestationen dieser vielfältigen Dermatosen folgen jedoch zumeist einem morphologisch sehr gut definierten Muster. Genaue Kenntnisse dieser oft typischen Hautveränderungen tragen dazu bei, maligne Systemerkrankungen frühzeitig zu erkennen und onkologische Therapiestrategien gegen den zugrunde liegenden Tumor einzuleiten. Nicht zuletzt stellt dieses Spektrum kutaner Erkrankungen eine besondere Möglichkeit zur klinischen und wissenschaftlichen Entfaltung des Dermatologen dar.

Literatur

1. Aho S, Mahoney MG, Uitto J (1999) Plectin serves as an autoantigen in paraneoplastic pemphigus. J Invest Dermatol 113: 422–423
2. Böhm M, Luger T, Metze D (1999) Urothelkarzinom-assoziierte Acanthosis nigricans-symptomatische Therapie mit Calcipotriol. Hautarzt 50: 593–596
3. Bork K, Bockers M, Pfeile J (1990) Pathogenesis of paraneoplastic follicular hyperkeratotic spicules in multiple myeloma. Follicular and epidermal accumulation of dysprotein and cryoglobulin. Arch Dermatol 126: 509–513
4. Boyd AS, Neldner KH, Menter A (1992) Erythema gyratum repens: a paraneoplastic eruption. J Am Acad Dermatol 26: 757–762
5. Braun-Falco O, Plewig G, Wolff HH (1995) Dermatologie und Venerologie. Springer, Berlin, S 1456–1464
6. De Bruin A, Muller E, Wyder M, Anhalt GJ, Lemmens P, Suter MM (1999) Periplakin and envoplakin are target antigens in canine and human paraneoplastic pemphigus. J Am Acad Dermatol 40: 682–685
7. Farina MC, Tarin N, Grilli R, Soriano ML, Sarasa JL, Martin L, Requena L (1998) Acquired hypertrichosis lanuginosa: case report and review of the literature. J Surg Oncol 68: 199–203
8. Fritsch P, Zelger B, Sepp N (1998) Tumoren der Haut In: Fritsch P (Hrsg) Dermatologie und Venerologie. Springer, Berlin, S 644–645
9. Hintzenstern J, Kiesewtter F, Simon M, Schell H, Hornstein OP (1990) Paraneoplastische Parakeratose Bazex. Hautarzt 41: 490–493
10. Kurzrock R, Cohen PR (1995) Cutaneous paraneoplastic syndromes in solid tumors. Am J Med 99: 662–671
11. Marcoval J, Moreno A, Bordas X, Gallardo F, Peyri J (1998) Diffuse plane xanthoma: clinicopathologic study of 8 cases. J Am Acad Dermatol 39: 439–442
12. Montreal M, Fernandez-Llamazares J, Perandreu J, Urrutia A, Sahnquillo JC, Contel E (1997) Occult cancer in patients with venous thromboembolism: which patients, which cancers. Thromb Haemost 78: 1316–1318
13. Rappersberger K, Wolff-Schreiner E, Konrad K, Wolff K (1986) Das Glukagonom Syndrom. Hautarzt 38: 589–598
14. Requena L, Aquilar A, Renedo G, Martin L, Pique E, Farina MC, Escanolilla P (1995) Tripe palms: a cutaneous marker of internal malignancy. J Dermatol 22: 492–495
15. Requena L, Sarasa JL, Ortiz Masllorens F, Martin L, Pique E, Olivares M, Farina MC, Prieto E, Pacho E, Gomez Octavio J (1995) Follicular spicules of the nose: a peculiar cutaneous manifestation of multiple myeloma with cryoglobulinemia. J Am Acad Dermatol 32: 834–839
16. Schwartz RA (1994) Acanthosis nigricans. J Am Acad Dermatol 31: 1–19
17. Steiner A, Rappersberger K, Groh V, Pehamberger H (1991) Diffuse melanosis in metastatic malignant melanoma. J Am Acad Dermatol 24: 625–628
18. Stellato TA, Zollinger RM Jr, Shuck JM (1987) Metastatic malignant biliary obstruction. Am Surg 53: 385–388
19. Walsh-McMonagle D, Green D (1997) Low molecular weight heparin in the management of Trousseau's syndrome. Cancer 80: 645–655
20. Wolff H, Kunte C, Messer G, Rappersberger K, Held E, Löhrs U, Plewig G, Meurer M (1999) Paraneoplastic pemphigus with fatal pulmonary involvement in a woman with a mesenteric Castleman tumour. Br J Dermatol 140: 313–316

Dermatologie im Spannungsfeld der Medizin: kutane maligne Lymphome

Wolfram Sterry

Die Dermatologie hat sich vom deskriptiven, konservativen Fach innerhalb der letzten 50 Jahre in eine teiloperative Disziplin mit verschiedenen Schwerpunkten entwickelt, unter denen die Allergologie und die dermatologische Onkologie sicherlich einen besonders exponierten Stellenwert besitzen. Es kann nicht ausbleiben, dass sich innerhalb des Faches sowie an den Grenzen zu anderen Fachgebieten Spannungsfelder entwickeln, die durch Kooperation und den Nachweis besonderer Kompetenz abgebaut werden sollten. Am Beispiel der kutanen malignen Lymphome sollen potentielle Konfliktbereiche vorgestellt und die Sichtweise unseres Faches verdeutlicht werden.

Klassifikation kutaner maligner Lymphome

Über lange Zeit wurden kutane Lymphome anhand der Klassifikationsschemata eingeordnet, die bei malignen Lymphomen der Lymphknoten Verwendung fanden, wie etwa der Kiel-Klassifikation [2]. Dabei zeigte sich, dass ein Teil der kutanen Lymphome ganz charakteristische Entitäten darstellt, beispielsweise die Mycosis fungoides oder die pagetoide Retikulose, die sich den auf zytologischen Details beruhenden Klassifikationen widersetzten. Somit fehlten diese Entitäten zum Teil in den Klassifikationen, oder sie wurden in größeren Gruppen zusammengefasst, die allerdings dann keine klinische Bedeutung mehr hatten (etwa CTCL, *cutaneous T cell lymphoma*). Besonders deutlich wurde der fehlende Bezug zur Klinik bei kutanen B-Zell-Lymphomen, die, weil sie nach Klassifikationsschemata der Lymphknoten eingeteilt wurden, dadurch in ihrer Biologie nicht verstanden wurden.

Der Anstoß, kutane maligne Lymphome als klinische Krankheitsbilder zu verstehen und in eine Klassifikation sowohl klinische, histologische, immunphänotypische, molekularbiologische und prognostische Parameter zu integrieren, ging von der *European Organization for Research and Treatment of Cancer (EORTC)-working group* für kutane Lymphome aus, und fand nach dreijähriger Arbeit seinen Niederschlag in einer neuen Einteilung (Tabelle 1), der EORTC-Klassifikation [8]. Von besonderer Bedeutung ist, dass das großzellige T-Zell-Lymphom der Haut dann eine günstige Prognose aufweist, wenn die Tumorzellen das Aktivierungsantigen CD30 auf ihrer Oberfläche der Tumorzellen exprimieren, während das gleiche Lymphom bei primärer Manifestation in den Lymphknoten einen ungünstigen Verlauf nimmt. Ähnliche Unterschiede zwischen primär kutanen und primär nodalen Lymphomen konnten auch für die Keimzentrumslymphome herausgearbeitet werden, ebenfalls mit sehr günstiger Prognose bei primärem Hautbefall. Natürlich müssen sich derartige biologische Unterschiede auch in Therapieempfehlungen niederschlagen.

Auch die allgemeinpathologischen Lymphomklassifikationen, die in den vergangenen Jahren publiziert

Tabelle 1. EORTC-Klassifikation der primär kutanen Lymphome

Primär kutane T Zell Lymphome (CTCL)
Nicht aggressiv (indolent)
Mycosis fungoides
Mycosis fungoides mit follikulärer Muzinose
Pagetoide Retikulose
Großzelliges CTCL, CD30+ (anaplastisch, immunoblastisch, pleomorph)
Lymphomatoide Papulose
Aggressiv
Sézary Syndrom
Großzelliges CTCL, CD30- (immunoblastisch, pleomorph)
Vorläufige Entitäten
Granulomatous slack skin
Pleomorphes CTCL, klein- bis mittelgroßzellig
Subkutanes, pannikulitisartiges CTCL
Primär kutane B Zell Lymphome (CBCL)
Nicht aggressiv (indolent)
Keimzentrumszell-Lymphom
Immunozytom (Marginalzell-Lymphom)
Intermediär aggressiv
Großzelliges CBCL der Beine
Vorläufige Entitäten
Intravaskuläres großzelliges B-Zell-Lymphom
Plasmozytom

wurden, griffen zunehmend das Konzept einer Einteilung nach Krankheitsbildern und nicht nach zytologischen Charakteristika auf [3–4]. Allerdings muss gesagt werden, dass sowohl die *R*evised *E*uropean *A*merican *L*ymphoma Classification (REAL-classification) als auch die WHO-classification nicht ausreichend genau die nosologische Vielfalt der kutanen Lymphome reflektieren, weshalb wir nach wie vor die EORTC-Klassifikation empfehlen.

Dennoch muss klar sein, dass auch die Zielsetzung der Dermatologie darin bestehen muss, die in unserem Fachgebiet erhobenen Erkenntnisse in allgemeine Lymphomklassifikationen zu integrieren; hierzu muss der Dialog mit Pathologen und Hämatoonkologen gesucht werden, um mit unseren Argumenten zu überzeugen.

Praxisrelevante Probleme

Die Untersuchung und Behandlung von Patienten mit lymphatischen Infiltraten der Haut, also die Differentialdiagnose und Therapie maligner Lymphome weist eine Reihe praxisrelevanter Aspekte auf. Wann und in welchem Umfang sollten bestimmte Untersuchungen durchgeführt werden, wie wichtig sind immunhistochemische Techniken, und welche Rolle spielt die Molekularbiologie, speziell welche Bedeutung kommt dem Nachweis einer klonalen Lymphozytenpopulation in einem Infiltrat zu?

Die klinisch zuerst zu lösende Frage ist die nach der Art eines lymphatischen Infiltrates: ist es gutartig oder bösartig, oder lässt sich diese Entscheidung derzeit nicht treffen? Klinische Kriterien für das Vorliegen eines malignen Lymphoms sind a) Vorliegen eines typischen klinischen Bildes, zum Beispiel Mycosis fungoides, Keimzentrumszell-Lymphom der Haut, b) rasches Wachstum größerer Knoten, c) auf der Unterlage verbackene Infiltrate oder d) pathologisch vergrößerte Lymphknoten. Histologisch finden sich bei malignen lymphatischen Infiltraten a) Kern- und Zellatypien, b) atypische Mitosen, c) monomorphe Infiltrate oder d) ausgeprägte Infiltration von Epidermis oder Adnexen.

Genauso gibt es typische klinische Präsentationen gutartiger lymphatischer Hautinfiltrate, die durch das klinische Bild diagnostiziert werden können, wie etwa die Lymphadenosis cutis benigna. Beispielhaft für eine seltenere Entität sei auf das Erythema migrans arciforme et palpabile aufmerksam gemacht (Abb. 1), welches durch erythematöse bogige deutlich erhabene Infiltrate besonders an Stirn und Stamm charakterisiert ist [1, 7]. Bereits der morphologische Aspekt erlaubt bei Kenntnis des Krankheitsbildes die Verdachtsdiagnose, das histologisch unauffällige Infiltrat kann ohne weitere Spezialuntersuchungen bereits alles sicher machen.

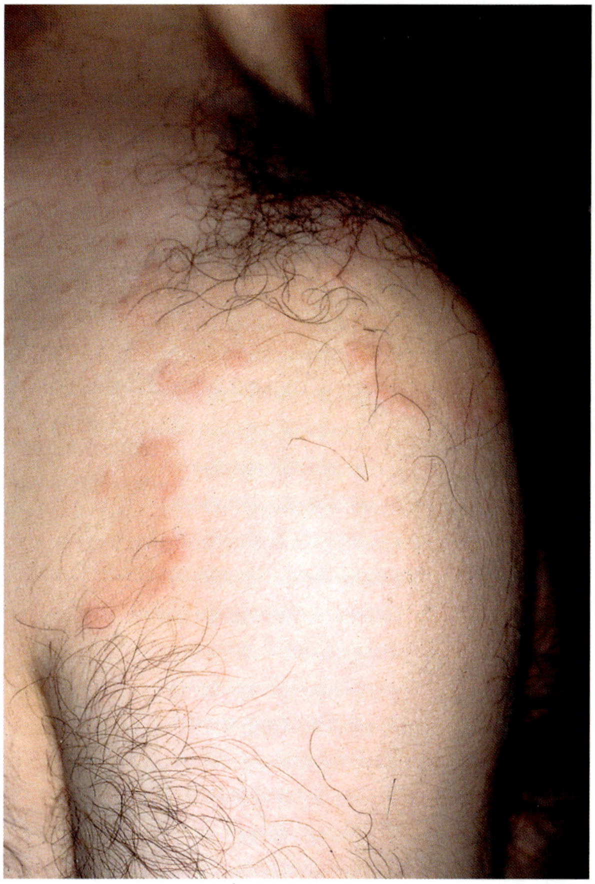

Abb. 1. Patient mit Erythema migrans arciforme et palpabile

Manchmal sind immunhistochemische Zusatzfärbungen sinnvoll, wie dies etwa bei großzelligen T-Zell-Lymphomen der Haut ausgeführt wurde. Tragen die Tumorzellen an der Zelloberfläche das CD30-Antigen, so ist bei fehlender extrakutaner Manifestion von einer günstigen Prognose auszugehen [5]. Umgekehrt spricht die Expression des Apoptosehemmers *bcl-2* in Keimzentren für das Vorliegen eines extrakutanen Keimzentrumlymphoms mit sekundärer Hautbeteiligung und eher ungünstiger Prognose.

In der Praxis sorgt der vorhandene oder fehlende Nachweis eines lymphozytären Klons in Hautbiopsien immer wieder für Unsicherheit. Unter einem Klon versteht man die genetisch identische Nachkommenschaft eines Lymphozyten. Die Nachkommen eines Lymphozyten weisen exakt das gleiche

Gen für den Antigenrezeptor des Lymphozyten (T-Zell-Rezeptor, Immunglobulin) auf wie ihr Vorfahre und lassen sich molekularbiologisch heute bis auf etwa 1% Sensitivität innerhalb eines lymphozytären Infiltrates nachweisen. Ganz entscheidend für die Interpretation des Befundes „klonale Zellen im Infiltrat" ist die Tatsache, dass unser Immunsystem seine Funktionsfähigkeit der Tatsache verdankt, Lymphozyten einer bestimmten Antigenspezifität im Rahmen einer Immunantwort rasch zu vermehren (klonale Expansion), und dass das Auftreten von Klonen bei reaktiven Immunprozessen daher die absolute Regel ist. Meist werden diese Klone aber nicht so stark expandiert, dass man sie mit den derzeit routinemäßig eingesetzten molekuarbiologischen Untersuchungsmethoden in jedem Falle nachweisen kann. Bei einzelnen Krankheitsbildern aber, wie Lichen ruber planus, Lichen sclerosus et atrophicus, Psoriasis, systemischer Sklerodermie und anderen werden reaktive T-Zell-Klone durchaus mit einer gewissen Häufigkeit nachgewiesen [5].

Ein davon völlig verschiedener Vorgang ist die Expansion eines Klons im Rahmen unkontrollierten Wachstums oder ausbleibenden Absterbens, wie dies für maligne Zellen charakteristisch ist. Maligne Lymphozytenklone bei Lymphomen der Haut lassen sich natürlich ebenfalls nicht bei 100% der Fälle nachweisen. Ursache hierfür kann beispielsweise sein, dass der maligne Klon zahlenmäßig zu wenig im untersuchten Material vorhanden ist, oder dass der Klon genetische Veränderungen aufweist, die das einwandfreie Funktionieren der Polymerase-Kettenreaktion verhindern. Somit stehen wir heute vor der recht klaren Situation, dass auch bei gutartigen Erkrankungen ein Klon gefunden werden kann (reaktiver Klon) und bei malignen Lymphomen der Klon nicht in jedem Fall nachweisbar ist. Hieraus ergibt sich, dass sowohl der vorhandene als auch der fehlende Nachweis eines Klons unabdingbar mit dem klinischen und histologischen Bild korreliert werden muss. Nur wenn klinische und labortechnisch erhobene Befunde ohne Zwang zusammenpassen, können sie sich gegenseitig stützen und die Diagnose sicherer machen. Hier befindet sich also der klinisch-praktisch tätige Dermatologe in einem Spannungsfeld mit Dermatohistologen und Molekularbiologen, welches er aufgrund seiner klinischen Kompetenz strukturieren muss. Hierzu gehören das kollegiale Gespräch wie auch das Fachwissen, die Befunde zu einem Ganzen zusammenfügen zu können.

Zukunft ohne Spannungsfelder?

Eine Zukunft ohne Spannungsfelder voraussagen zu wollen, hieße die Augen vor der Realität zu verschließen. Umstrukturierungen im Entgeltsystem, steigende Leistungen im gedeckelten System, Neueinführungen neuer Techniken und Medikamente zu Lasten der ärztlichen Vergütung, rasante Vermehrung unseres Wissens, schlecht geregelte Übergänge zwischen ambulanter und stationärer Medizin, „Internet-informierte" Patienten, die die verfügbaren Informationen weder vollständig interpretieren und verstehen können, all das verspricht keine spannungsfreie Zukunft. Doch andererseits entstehen neue Bereiche, die wie immer in Zeiten des Wandels auch Chancen bieten. Hier ist die Konzentration auf die eigenen Stärken und Ziele mehr gefordert als uniform ausgerichtete Praxen oder Kliniken, die jedem alles bieten wollen. Es gilt, den Erfolg bei den Erfolgreichen zu lernen, und sich nicht von Problemen die Kraft zur Innovation nehmen zu lassen.

Literatur

1. Abeck D, Ollert MW, Eckert F, Szeimies RM, Tiemann M, Braun-Falco O, Steinkraus V, Ring J (1997) Palpable migratory arciform erythema. Clinical morphology, histopathology, immunohistochemistry, and response to treatment. Arch Dermatol 133: 763–766
2. Gerard-Marchant R, Hamlin I, Lennert K, Rilke F, Stansfield A, van Unnik J (1974) Classification of non-Hodgkin's lymphomas. Lancet: 406–408
3. Harris NL, Jaffe ES, Stein H, Banks PM, Chan JKC, Cleary ML, Delsol G, De Wolf-Peeters C, Falini B, Gatter KC, Grogan TM, Isaacson PG, Knowles DM, Mason DY, Müller-Hermelink HK, Pileri SA, Piris MA, Ralfkiaer E, Warnke RA (1994) A revised European-American classification of lymphoid neoplasms: a proposal from the international lymphoma study group. Blood 84: 1361–1392
4. Hiddemann W, Stein H (1999) Die neue WHO-Klassifikation der malignen Lymphome. Dtsch Ärztebl 96: A3168–3176
5. Lukowsky A, Muche JM, Sterry W, Audring H (2000) Detection of expanded T cell clones in skin biopsy samples of patients with lichen sclerosus et atrophicus by T cell receptor-gamma polymerase chain reaction assays. J Invest Dermatol 115: 254–259
6. Paulli M, Berti E, Rosso R, Boveri E, Kindl S, Klersy C, Lazzarino M, Borroni G, Menestrina F, Santucci M, Gambini C, Vassallo G, Magrini U, Sterry W, Burg G, Geerts ML, Meijer CJLM, Willemze R, Feller AC, Müller-Hermelink HK, Kadin M (1995) CD30/Ki-1 – positive lymphoproliferative disorders of the skin. Clinicopathologic correlation and statistical analysis of 86 cases: a

multicentric study from the European organization for research and treatment of cancer cutaneous lymphoma project group. J Clin Oncol 13: 1343–1354
7. Steinmann A, Gummer M, Agathos M, Breit R (1999) Erythema migrans arciforme et palpabile und Lymphocytic infiltration of the skin – unterschiedliche Erscheinungsformen derselben Entität? Hautarzt 50: 270–274
8. Willemze R, Kerl H, Sterry W, Berti E, Cerroni L, Chimenti S, Diaz-Peréz JL, Geerts ML, Goos M, Knobler R, Ralfkiaer E, Santucci M, Smith N, Wechsler J, Vloten WA van, Meijer CJLM (1997) EORTC classification for primary cutaneous lymphomas: a proposal from the cutaneous lymphoma study group of the European organization for research and treatment of cancer. Blood 90: 354–371

Diagnostik bei Autoimmunerkrankungen

Gerald Messer

Einleitung

Ein häufiges Charakteristikum bei Auftreten einer Autoimmunerkrankung ist der Nachweis spezifischer, gegen Selbst-Proteine gerichteter Antikörper im Serum. Dieses Phänomen der Ausbildung einer humoralen Immunantwort gegen den eigenen Körper wurde bereits vor über 100 Jahren von Paul Ehrlich als *Horror autotoxicus* diskutiert. Durch die maßgebliche Entdeckung der Herstellung monoklonaler Antikörper vor 25 Jahren [68] und die Entwicklung molekularbiologischer Techniken hat sich die Erforschung der Autoimmunphänomene zu einem pathophysiologisch, prognostisch und für Therapieentscheidungen wertvollen Kenntnisstand vermehrt [1, 2, 11, 14, 18, 26, 30, 37, 54, 56, 60, 61, 67, 71, 76, 78, 82, 86, 87, 97, 103].

Heute weiß man, dass etwa 5% der Bevölkerung in ihrem Leben eine Autoimmunerkrankung entwickeln. Die Grundlage der Ausbildung gegen Selbst-Epitope gerichteter Immunmechanismen ist eine Fehlregulation der Eigenerkennung der erworbenen, spezifischen Immunantwort. Diese kann über eine längere Zeit hinweg, im Rahmen eines multifaktoriell bedingten Prozesses, die Schwelle einer Selbst-Sensibilisierung erreichen und danach in eine persistierende Reaktion mit *Memory*-Immunantwort übergehen. Die Entstehung einer Autoimmunerkrankung ist prinzipiell in jedem Alter möglich. Es sind bis heute über 200 verschiedene Erkrankungsformen beschrieben. Zu Fehlregulation der Erkennung von körpereigenen Strukturen kommt es meistens jedoch erst im frühen Erwachsenenalter.

Die Zielantigene der Autoimmunantwort können lösliche, membranständige und, wie bei den meisten Autoimmunerkrankungen, intrazelluläre und nukleäre Proteine sein (Abb. 1). Nach einer Degradation, Prozessierung und Präsentation von Proteinen kann bei Einwirkung exogener Noxen wie ultravioletter (UV)-Strahlung oder Viren eine Immunstimulation bei einem bestimmten genetischen Hintergrund eine Autoimmunreaktion mit Aktivierung spezifischer T-Lymphozyten gegen Selbst-Epitope, bis hin zu einer B-Lymphozytenantwort mit Autoantikörpersynthese entstehen [30, 37, 56, 61, 67, 71, 76, 83, 86, 97, 100]. Die Zielepitope der meisten Autoantikörper liegen intrazellulär, ja sogar im Zellkern. Nach Ausbildung einer Autoimmunantwort kann nach apoptotischem Zelltod, wie für die Haut bei Lupus erythematodes (LE) beschrieben, das Immunsystem fälschlich an der Oberfläche exponierte intrazelluläre ribosomale oder nukleäre Epitope erkennen und eine Antikörper-bedingte Entzündungsreaktion initiieren [67, 82, 83, 86, 97]. Casciola-Rosen, Rosen, Anhalt und Ahearn konnten in den Jahren 1994 und 1995 zeigen, dass nach einer UV-Bestrahlung von Keratinozyten *in vitro* oder auch nach Virusinfektion Apoptose, ein aktiver, gezielter selbstzerstörender Prozess, der mit Proteinsynthese einhergeht, angeschaltet wird [82]. Nach Initiation der Apoptoseregulation kommt es zur inneren Auflösung der Zelle mit Desintegration der Kernmembran und Fragmentierung des genetischen Materials sowie zur Zerstörung des endoplasmatischen Retikulums. Die intrazellulären Protein- und Membranbestandteile erreichen so die Aussenmembran der Zelle. Durch immunologische Methoden konnten Bestandteile des Zellkerns wie Histone und native

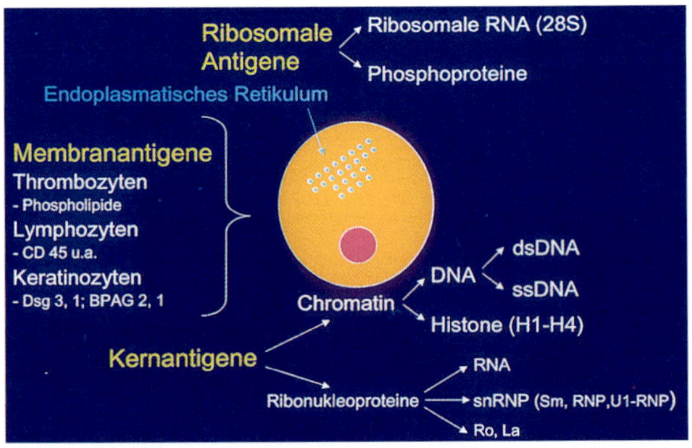

Abb. 1. Autoantikörper gegen zelluläre Proteine. Eine Autoimmunantwort kann gegen membranständige oder zytoplasmatische Proteine (endoplasmatisches Retikulum) und Zellkernantigene wie Proteinanteile des Chromatins (Histone) oder auch gegen native Desoxyribonukleinsäure (dsDNA) entstehen

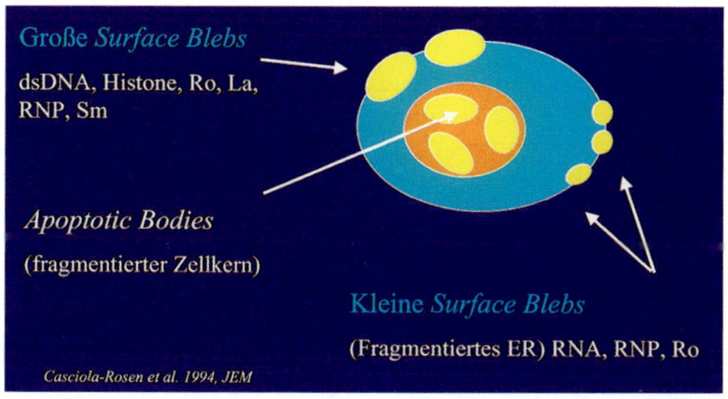

Abb. 2. Autoantigene und apoptotischer Zelltod. Nach einer Noxe wie ultravioletter (UV)-Strahlung oder viraler Infektion kann ein aktiver, programmatisch ablaufender und mit Proteinexpression einhergehender Zelltod eintreten. Es findet dabei eine intrazelluläre Desintegration mit Zerstörung der Kernmembran und Fragmentierung des genetischen Materials (*Apoptotic bodies*) statt. Diese Anteile verlagern sich auch bis hin zur Zellmembran und werden als große *Surface blebs* bezeichnet. Proteine des Zellkerns und genetisches Material können in dieser Situation an der Außenmembran der Zelle von spezifischen Antikörpern erkannt und eine Entzündungsreaktion ausgelöst werden. Zytoplasmatische Proteine finden sich an der Zelloberfläche an sogenannte kleine *Surface blebs* gebunden

doppelsträngige (ds)DNA in sogenannten *Large surface blebs* und Proteine des endoplasmatischen Retikulums (Ro (-SSA), La (-SSB)) in *Small surface blebs* an der Zelloberfläche identifiziert werden (Abb. 2). Es ist davon auszugehen, dass bei Zelltod durch Apoptose die Spaltung, Degradation und Prozessierung von Selbst-Proteinen andere Wege geht und auch zu veränderten Epitopen körpereigener Proteine und somit zu einer stärkeren Immunogenität führen kann [18, 82, 89, 91, 104]. Im Falle apoptotischer virusinfizierter Keratinozyten fanden sich neben den abundanten intrazellulären Proteinen auch Viruspartikel in den *Small surface blebs*. So kann durch den Apoptosevorgang bei einer virusinfizierten Zelle eine duale immunologische Aktivierung durch virale Fremdantigene ausgelöst, zu einer erleichterten Erkennung von Selbst-Epitopen führen und daher als *Trigger* für die Entstehung von Autoreaktivität fungieren. Weiterhin kommen für diesen Prozess auch Proteine von endogenen retroviralen Sequenzen in Frage [98].

Autoimmunerkrankungen teilt man in zellulär-mediierte- und Autoantikörper-vermittelte Formen ein. Im ersten Fall kommt es durch zellulären Angriff zu einer Gewebedestruktion, Lyse von Zielzellen durch Selbst-erkennende spezifische T-Lymphozyten. Im Falle einer humoralen Autoimmunantwort finden sich Autoantikörper, die gegen zelluläre Proteine, Nukleinsäuren, oder auch Zucker-, bzw. Lipid-enthaltende Oberflächenstrukuren gerichtet sind. Die Aktivierung und Lenkung der B-Lymphozytenantwort mit Immunglobulinsynthese ist abhängig von einer T-Zell-Sensibilisierung autoreaktiver CD4-positiver T-Helferzellen [10, 16].

Testverfahren zur Autoantikörperbestimmung. (Egner 2000 [26], Meurer und Bieber 1987 [66])

Direkte Immunfluoreszenz (DIF)	Nativ, *in situ*
Gel-Immundiffusion (Ouchterlony)	Nativ, für lösliche Antigene
Immunoblot (Westernblot)	Elektrophoretische Auftrennung denaturierter Antigene
ELISA (*Enzyme-Linked Immuno Sorbent Assay*) RIA (*Radio Immuno Assay*) FEIA (*Fluorescent Immuno Assay*) Hämagglutination	Gereinigte Antigene

Neben der Unterscheidung in zellulärmediierte- und Autoantikörper-vermittelte teilt man außerdem in nichtorganspezifische und organspezifische Autoimmunerkrankungen ein. Für den Dermatologen

Tabelle 1. Beispiele von Autoimmunerkrankungen mit Hautbeteiligung

Nichtorganspezifische
- Systemischer Lupus erythematodes
- Systemische Sklerodermie
- Mischkollagenose (Sharp-Syndrom)
- Sjögren-Syndrom
- Rheumatoide Arthritis
- Polymyositis/Dermatomyositis
- Wegener-Granulomatose
- Primäre Autoimmunvaskulitiden

Organspezifische
- Pemphigus vulgaris
- Bullöses Pemphigoid
- Lineare IgA-Dermatose
- Epidermolysis bullosa acquisita
- Alopecia areata
- Vitiligo
- Lichen ruber planus
- Chronische idiopathische Urtikaria
- Diabetes mellitus Typ I
- Thyreoiditis Hashimoto
- Morbus Addison
- Colitis ulcerosa
- Primär-biliäre Zirrhose
- Goodpasture-Syndrom
- Idiopathische thrombozytopenische Purpura
- Autoimmunbedingte Hämophilie

sind bei den nichtorganspezifischen die Vaskulitiden und Erkrankungen des rheumatischen Formenkreises, bei den organspezifischen die bullösen Autoimmunerkrankungen der Haut und Schleimhäute von größter klinischer Bedeutung (Tabelle 1). In der vorliegenden Arbeit werden klinische Einordnung, pathophysiologische Mechanismen, die Zielmoleküle der humoralen Autoimmunantwort sowie diagnostische und therapeutische Erkenntnisse von relevanten Autoimmunerkrankungen besprochen.

Diagnostik Autoantikörper-vermittelter nichtorganspezifischer Autoimmunerkrankungen in der Dermatologie

Lupus erythematodes

Die Erkrankung Lupus erythematodes (LE) wird in systemischen LE (SLE) und die verschiedenen Formen des kutanen LE (CLE) eingeteilt. Der CLE ist in weitere klinisch, histologisch und immunologisch unterscheidbare Subformen klassifizierbar: diskoider Lupus erythematodes (DLE), subakut-kutaner Lupus erythematodes (SCLE), Lupus erythematodes tumidus (LET), Lupus erythematodes profundus (LEP), bullöser Lupus erythematodes [34, 90, 92, 94]. Ein SLE ist nach Auftreten von mindestens 4 Symptomen nach den Kriterien des *American College of Rheumatism* (ACR), früher *American Rheumatism Association* (ARA) genannt, zu diagnostizieren. Hierbei ist die Typisierung des Autoantikörpermusters außerordentlich wichtig, da allein zwei der 11 ACR-Kriterien sich auf den Nachweis von antinukleären Antikörpern, beziehungsweise für LE-typische Spezifitäten wie zum Beispiel Anti-dsDNA-, Anti-Sm-Antikörper beziehen. Somit sind bei Vorhandensein eines positiven Titers für antinukleäre Antikörper und zusätzlich von Anti-dsDNA- und/oder Anti-Sm-Antikörpern zwei der 4 für die Diagnose eines SLE notwendigen ACR-Kriterien bereits erreicht. Eine zusätzliche Lichtempfindlichkeit [99] und LE-Hautveränderungen erfüllen dann bereits die Bedingungen der Diagnose eines SLE. Das Muster der humanen Leukozytenantigene (HLA) lässt keine klare Unterscheidung zwischen kutanem und systemischem LE zu [28]. Bei einem Verdacht auf LE sollte daher immer eine differenzierte Bestimmung des Autoantikörpermusters durchgeführt werden. Die Frequenzen verschiedener Autoantikörper bei SLE sind in Tabelle 2 dargestellt.

Neben einem positiven Titer für antinukleäre Antikörper, oft mit homogener Fluoreszenz (Abb. 3a),

Tabelle 2. Autoantikörper bei systemischem Lupus erythematodes

Antikörper	Frequenz (%)	Zielstruktur
dsDNA[a]	50–90	Native Konfiguration der DNA
U_1-RNP[a]	30–60	Kleines ribonukleäres Protein, U_1snRNP
Sm[a]	10–30	U_1, U_2, U_4, U_5, U_6 snRNP's
rRNP (ribosomal)	10	Ribonukleäres Protein
Ro (SSA)[a] 52 kD, 60 kD	40–60	Y_1-Y_5 snRNPs + Polymerase-III-Transkripte (HY-RNA)
La (SSB) 48 kD[a]	20–30	Y_1-Y_5 snRNPs, (HY-RNA)
Ku 70/Ku 80[a]	5–10	DNA-Reparaturproteine
Ki	10	
Cardiolipin	30–40	Phospholipide
β2-Glykoprotein	20–30	β-Glykoprotein, vormals Apolipoprotein H
Histon[a]	70	Kernprotein, Histone

[a] Antinukleäre Antikörper

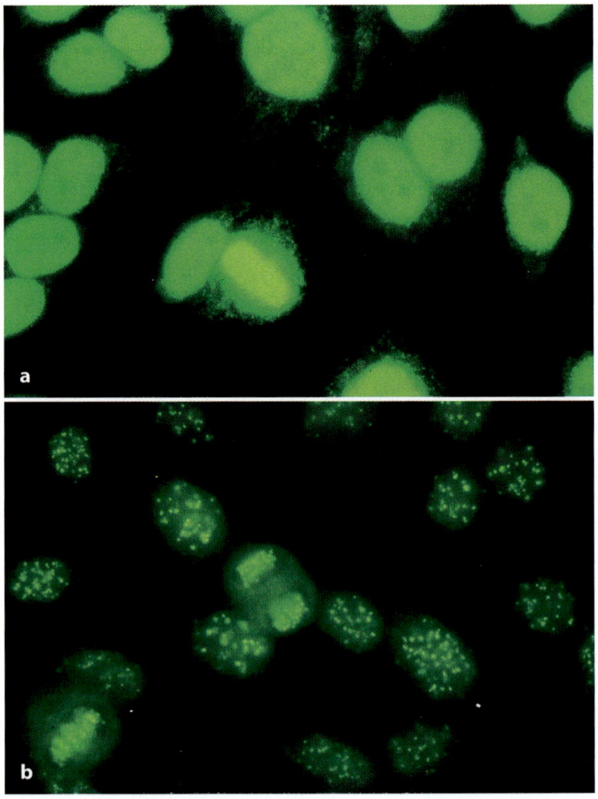

Abb. 3a,b. Antinukleäre Autoantikörper, Fluoreszenzmuster auf HEp-2-Zellen. **a** Homogene Fluoreszenz, Chromosomen positiv, häufig bei systemischem Lupus erythematodes; **b** punktförmige, nukleäre Fluoreszenz, am deutlichsten in mitotischen Zellen: zentromeres Muster, typisch für eine limitierte systemische Sklerodermie und Akrosklerodermie

finden sich am häufigsten (Tabelle 2): native Anti-dsDNA-Antikörper (70–90 %), Anti-Ro (-SSA)-(40–60 %), Anti-La (-SSB)-Antikörper (20–30 %) und Anti-Cardiolipin-Antikörper (30–40 %).
Höchste Spezifität für LE haben die Anti-Sm- und Anti-dsDNA-Antikörper; Anti-Ro (-SSA) sowie Anti-La (-SSB)-Antikörper kommen auch ohne LE-typische Hautveränderungen bei primärem Sjögren-Syndrom, dem Sicca-Syndrom vor. Der Serumtiterverlauf von Autoantikörpern gegen native dsDNA zeigt relativ schnell, innerhalb von Wochen bis Monaten, nach der Einleitung einer systemischen antientzündlichen Therapie ein Ansprechen an. Anti-dsDNA-Antikörper stellen daher einen wichtigen serologischen Verlaufsparameter bei SLE mit einer Nieren- oder Multiorganbeteiligung dar (Tabelle 3) [37, 87].
Eine besondere diagnostische Bedeutung haben Antikörper gegen Histone, ein Protein des Zellkerns mit der Aufgabe der Lagerung der DNA. Bei Arzneimittel-induziertem LE ist ein alleiniges Vorkommen von Anti-Histon-Antikörpern mit bis zu 95 % Häufigkeit sehr hoch assoziiert [4, 29, 87]. Gemeinsam mit anderen LE-spezifischen Autoantikörpern findet man bei SLE bei etwa 30 % der Patienten Anti-Histon-Autoantikörper. LE-induzierende oder -aggravierende Medikamente sind Procainamid, Hydralazin, Thiazide, Diphenylhydantoin, Carbamazepin und andere Antikonvulsiva, Isoniazid, Chlorpromazin und orale Kontrazeptiva. Seltener können auch Penicillin, D-Penicillamin, L-Dopa, Methyl/Propylthiouracil, Phenylbutazon, β-Blocker, Tetrazykline, Chinidin, Reserpin, Sulfonamide, Chlorothiazide, Captopril, Griseofulvin und Azulfidine als aggravierende Medikamente angesehen werden.

Tabelle 3. Diagnostische und prognostische Bedeutung von Autoantikörpern bei systemischem Lupus erythematodes

Klinische Assoziation	Autoantikörper
Schwerer SLE mit Multiorganbeteiligung	dsDNA (hochtitrig), Sm; auch Ro (-SSA) mit weiteren Spezifitäten
SLE mit ZNS-Beteiligung	dsDNA, rRNP
Milder SLE, SCLE, LE mit sekundärem Sjögren-Syndrom, neonataler LE	Ro (-SSA), La (-SSB), U_1-RNP
SLE mit Polymyositis	Ku
SLE mit sekundärem Antiphospholipid-Syndrom	dsDNA und Cardiolipin, β2-Glykoprotein
Medikament-induzierter LE	Histone

Lupusbandtest

Ein wichtiges diagnostisches Verfahren zur Diagnosestellung bei LE ist die direkte Immunfluoreszenz (DIF)-Untersuchung von Biopsien aus befallener und unbefallener nichtsonnenexponierter Haut. Kryostatschnitte (6 µm) werden auf eine spezifische Anlagerung von Autoantikörpern der Immunglobulin (Ig) Subklassen IgG, IgM, IgA sowie von Komplement-Komponenten (C1q, C3, C4) und Fibrinogen *in situ* untersucht. Die DIF reicht in den meisten Fällen, zusammen mit der dermatohistopathologischen Untersuchung zur Diagnosestellung eines LE aus und wird überwiegend in dermatologischen Speziallaboratorien durchgeführt. Finden sich läsional, bandförmig entlang der Basalmembranzone (BMZ) und im darunter liegenden dermalen Gewebe granulär an den Gefäßen Ablagerungen von IgG, IgA und IgM, Komplementkomponenten sowie Fibrinogen, das im Rahmen der Vaskulitis am Gefäß nachweisbar ist, so ist die Diagnose SLE hoch wahrscheinlich. Die Spezifität und Sensitivität dieses immunfluoreszenzmikroskopischen Nachweises ist an erkrankter Haut mit bis zu 90 % sehr hoch. Ein teils granulärer, bandförmiger IgG-Niederschlag entlang der BMZ an unbefallener, nichtsonnenbelichteter Haut deutet am sichersten auf eine Vaskulitis bei SLE (Tabelle 4); kutane Formen des LE, mit Ausnahme einzelner Patienten mit SCLE, weisen an normaler lichtgeschützter Haut keine IgG-Positivität auf. Weiterhin ist ein granuläres oder bandförmiges Muster allein von IgM-Ablagerungen entlang der BMZ nicht diagnostisch. Dieses kann bei initialem LE, nach UV-Provokation des LE, bei systemischer Sklerodermie, Dermatomyositis, aber auch bei Rosazea und einem Pseudolymphom sowie bei polymorpher Lichtdermatose auftreten.

Tabelle 4. Diagnostische Bedeutung des Lupusbandtestes

Klinische Diagnose	Entnahmestelle	IgG positiv in %
Systemischer Lupus erythematodes (SLE)	Erkrankte Haut Normale, lichtgeschützte Haut	50–90 40–80
Subakut kutaner Lupus erythematodes (SCLE)	Erkrankte Haut Normale, lichtgeschützte Haut	30–80 0
Diskoider Lupus erythematodes (DLE)	Erkrankte Haut Normale, lichtgeschützte Haut	30–80 0

Antiphospholipid-Syndrom bei systemischem Lupus erythematodes

Finden sich bei LE-Patienten eine verlängerte partielle Thromboplastinzeit (Lupusantikoagulant-Test), Anti-Cardiolipin-Antikörper, ein falsch-positiver VDRL-Test und gegebenenfalls ein positiver Coombs-Test, so können Autoantikörper gegen Phospholipide vorliegen. Diese binden an der Oberfläche von Thrombozyten, an Phospholipiden und phospholipidbindenden Proteinen mit regulatorischer Funktion in der Gerinnungskaskade oder Fibrinolyse. Das Vorkommen von Anti-Phospholipid-Antikörpern ist mit der Tendenz zur Thromboseneigung im arteriellen und/oder venösen Gefäßsystem, Thrombozytopenie und Aborten assoziiert [33, 65, 70]. Bei LE stellen Anti-Cardiolipin- und Anti-β2-Glykoprotein-I-Antikörper die häufigsten Spezifitäten im Rahmen eines sekundären Antiphospholipidsyndroms dar (Tabelle 2) [17]. Ohne einen LE können bei einem primären Antiphospholipidsyndrom klinisch Hautveränderungen wie Livedo racemosa, fakultativ mit Ulzerationen, Atrophie blanche, Hautnekrosen sowie Akrozyanose, Raynaud-Syndrom und Fingergangrän auftreten. Auch Befall des Zentralnervensystems, Lungenembolien und tiefe Beinvenenthrombosen sind beschrieben. Anti-Cardiolipin-Antikörper (IgG) sind häufiger bei SLE zu finden. Anti-β2-Glykoprotein-I-Antikörper hingegen sind bei primärem Antiphospholipidsyndrom häufiger und sind auch stärker mit thromboembolischen Komplikationen assoziiert [17, 36, 65, 70].

Anamnestisch ist bei Verdacht auf ein primäres oder sekundäres Antiphospholipidsyndrom immer nach thromboembolischen Ereignissen und neurologischen Symptomen sowie bei Frauen nach habituellen Aborten zu fragen. In der Schwangerschaft sollten bei bekanntem primären oder sekundären Antiphospholipidsyndrom die Antikörpertiter engmaschig untersucht und, wenn notwendig, eine immunsuppressive und gerinnungshemmende Therapie eingesetzt werden.

Neonataler Lupus erythematodes

Eine besondere pathophysiologische Bedeutung in der Schwangerschaft haben Anti-Ro (-SSA)-, La (-SSB)-Antikörper und selten auch U_1-RNP-Antikörper. Das Auftreten von Hautmanifestationen ähnlich eines SCLE, seltener beim Neugeborenen, häufiger erst Tage bis Wochen nach der Geburt, sowie von kardialen Reizleitungsstörungen bis zu angeborenem AV-Block kennzeichnen den neonatalen Lupus erythematodes (NLE). Zusätzlich können Thrombozytopenie, Leukozytopenie, eine hämolytische Anämie und Leberveränderungen bestehen. Die Auslösung beim Neugeborenen geschieht durch diaplazentare Übertragung von mütterlichen Autoantikörpern der IgG-Klasse gegen Ro- (-SSA) 52-kD- sowie 60-kD-Proteine, La- (-SSB) 48-kD-Protein und U_1-RNP.

Für die genannten Autoantikörperspezifitäten, auch bei Beschwerdefreiheit der Mutter, besteht mit abnehmender Häufigkeit (Ro (-SSA) > La (-SSB) > U_1-RNP) die Möglichkeit der Auslösung eines NLE. Bedacht werden sollte, dass bei Geburt Herzrhythmusstörungen und ein kongenitaler AV-Block eine sofortige neonatologische und kardiologische Betreuung mit Herzschrittmacherimplantation notwendig werden lassen können. Die Geburt in einem entsprechend ausgestatteten medizinischen Zentrum kann das Risiko der Mortalität bei NLE deutlich senken.

Dermatomyositis

Die Dermatomyositis ist eine oft schubartige entzündliche Erkrankung der Haut mit plötzlich auftretender Muskelschwäche und Myalgien, vorwiegend an der proximalen Extremitätenmuskulatur. Zur klinischen Diagnosestellung sind akute, subakute und chronisch-entzündliche Hautveränderungen wie periorbitales Lidödem, Gottron-Fingerpapeln und Poikilodermie (vorwiegend an den Streckseiten der oberen Extremität und am Nacken) hilfreich [13, 27, 52]. Neben diesen klinischen Zeichen weisen etwa 50 % der Patienten mit Dermatomyositis positive Autoantikörpertiter auf. Die Untersuchung der Autoantikörperspezifitäten kann weiterhin Aufschluss über klinische Assoziationen und den Verlauf dieser Autoimmunerkrankung geben (Tabelle 5). Am häufigsten finden sich antinukleäre Antikörper mit mittelhohem Titer. Bei etwa einem Drittel der Patienten sind myositisspezifische Autoantikörper gegen eine nukleäre Helikase (Anti-Mi-2-Antikörper), tRNA-Synthetasen (Anti-Jo-1- und andere Anti-Sythetase-Antikörper) und weitere seltenere Spezifitäten nachweisbar. Überlappungssyndrome mit Dermatomyositis oder Polymyositis können durch Anti-U_1-RNP-Antikörper im Falle einer Mischkollagenose (Sharp-Syndrom), Anti-PM-Scl-Antikörper bei Sklerodermа/Polymyositis-Overlap-Syndrom und Anti-Ku-Antikörper bei LE und systemischer Sklerodermie gekennzeichnet sein.

Liegen myositisspezifische Autoantikörper vor, findet man oft das typische klinische Bild einer Derma-

Tabelle 5. Autoantikörper bei Dermatomyositis und systemischer Sklerodermie

Antikörper	Frequenz (%)	Zielstruktur
Dermatomyositis		
tRNA-Synthetase	15–40	Histidyl (Jo-1)- und andere tRNA-Synthetasen
Mi-2	10–25	Kernantigen, Helikase
SRP	5–10 (USA)	Ribosom, *S*ignal *r*ecognition *p*article
Systemische Sklerodermie		
Scl-70/Topo-I	30	Topoisomerase I, DNA-unwinding enzyme
CENP (A⇒F)	30–50	Histon-ähnliche Proteine, Zentromere, Kinetokor
PM-Scl	< 10	Nukleoläre Proteine, Assoziation zu HLA-DR3
Fibrillarin	< 5	Nukleoläres Protein
U_1-RNP	selten	U_1-small *ribo*n*u*clear *protein*, *Spliceosome*

tomyositis, seltenst einer paraneoplastischen Dermatomyositis. Als klinische Assoziationen sind bei Vorliegen von Anti-Mi-2-Antikörpern typische Verläufe mit Hautbeteiligung, bei Anti-Jo-1-Antikörpern eine Polymyositis, seltener eine Dermatomyositis, jedoch mit bis zu 80 % eine Lungenbeteiligung zu finden. Sehr selten liegen SRP (*signal recognition particle*)-Antikörper bei der mitteleuropäischen Bevölkerung vor; diese sind bei der afrikanisch abstammenden Bevölkerung in den Vereinigten Staaten bei Dermatomyositis in bis zu 5 % zu detektieren. Göttfried et al. beschreiben ein besseres therapeutisches Ansprechen bei Einsatz von intravenösem polyvalenten hochdosierten Immunglobulin G (IVIG) als Adjuvanstherapie bei Autoantikörper-negativen im Vergleich zu Autoantikörper-positiven Dermatomyositispatienten [35].

Systemische Sklerodermie

Die chronische Autoimmunerkrankung systemische Sklerodermie als Multisystemerkrankung, oft mit Beginn als Vaskulitis und einer darauf folgenden verstärkten Kollagensynthese und Fibrose, ist ein sehr gutes Beispiel für die prognostische, therapeutische und pathophysiologische Bedeutung des Autoantikörperprofils. Bei den meisten Patienten kommt es initial zu einer eher begrenzten Vaskulitis der Hautgefäße an Fingern und Händen, der sogenannten Akrosklerodermie.

Bei der Bestimmung des Autoantikörpermusters können durch die initiale Abklärung wichtige prognostische Hinweise, auch auf die Häufigkeit möglicher Organbeteiligungen gewonnen werden. Man unterscheidet heute im angloamerikanischen Sprachraum eine limitierte systemische Sklerodermie (*limited systemic sclerosis,* lSSc), entsprechend einer Akrosklerodermie mit langsamerem Verlauf und geringerer Organbeteiligung, meistens Ösophagusbeteiligung, selten Lungenbeteiligung, von einer diffusen Form der systemischen Sklerodermie (*diffuse systemic sclerosis,* dSSc), welche fulminant verlaufen kann und als Systemerkrankung meistens mehrere Organe betrifft [53, 57, 58]. Bei dieser entzündlichen Form mit Multiorganbeteiligung besteht eine 2- bis 3fach erhöhte Rate für Auftreten einer entzündlichen Gelenkbeteiligung mit Arthralgien, einer Muskelbeteiligung und entzündlichen Lungenbeteiligung mit interstitieller Fibrose sowie einer Herzbeteiligung. Das Initialstadium mit plötzlich auftretender chronischer ödematöser Schwellung an Fingern und Händen, Raynaud-Syndrom bei Kälte und systemischen Entzündungszeichen (C-reaktives Protein, Blutkörperchensenkungsgeschwindigkeit) sowie einer Einschränkung der Leistungsfähigkeit kann beiden Erkrankungsformen, der limitierten systemischen Sklerodermie und der diffusen systemischen Sklerodermie, gemeinsam sein. Die Akrosklerodermie tritt bei der limitierten systemischen Sklerodermie jedoch später, meist erst in der zweiten Lebenshälfte und etwa 10–15 Jahre vor einer stärkeren systemischen Beteiligung auf. Bei diffuser systemischer Sklerodermie kann die Sklerosierung fulminant am Körper einsetzen und dem Raynaud-Syndrom mit akralen entzündlichen Veränderungen sogar vorausgehen.

Bei über 90 % aller Patienten mit systemischer Sklerodermie sind antinukleäre Antikörper nachweisbar (Tabelle 5), bei etwa 30 % Rheumafaktoren. Die limitierte systemische Sklerodermie ist mit über einem Drittel bei neuer Diagnosestellung die häufigste Subform der systemischen Sklerodermie mit Akrosklerodermie, geringgradigem Organbefall und über 90 %iger Assoziation mit Autoantikörpern gegen chromosomale zentromere Proteine (CENP; Abb. 3B). Zu dieser gehört auch das mit Verkalkungen einhergehende Thibièrge-Weißenbach-Syndrom. Ein besonderer, typischer Symptomenkomplex wird mit dem Akronym CREST-Syndrom bezeichnet; bei diesem finden sich eine subkutane *K*alzinose (Calcinosis), *R*aynaud-Syndrom, Ösophagusbeteiligung (*Esophagus*), *S*klerodaktylie und *T*eleangiektasien.

Demgegenüber ist für die Autoantikörperspezifität der Anti-Scl-70-Antikörper, die gegen Topoisomerase I (Topo I) gerichtet sind und heute Anti-Topo-I-Antikörper genannt werden, eine ähnlich hohe Assoziation zur Subform der diffusen systemischen Sklerodermie beschrieben. Die Topoisomerase I ist ein Enzym des Zellkerns, das zur Umlagerung der DNA-Struktur im Zellkern dient. Bei Anti-Topo-I-positiven Patienten finden sich gleichermaßen in über 80% ein Raynaud-Syndrom und häufig auch Teleangiektasien an Gesicht oder Rumpf. Bei Patienten mit Anti-Topo-I-Antikörpern besteht jedoch oft eine stärker entzündliche Form mit schnellerem Verlauf, sehr ausgeprägtem ödematösen Stadium der Akrosklerodermie und deren Konsequenzen mit arterieller Medianekrose an Hand- und Fingergefäßen, akralen Nekrosen und einer ausgeprägteren Dermatosklerose. Beide Autoantikörperspezifitäten, Anti-Topo-I- (Scl-70) und Anti-CENP-Antikörper sind sehr charakteristische Hinweise auf die Diagnose einer systemischen Sklerodermie oder zumindest eines nahen Überlappungssyndroms und weisen zusätzlich hochsignifikante Assoziationen zu Allelen der humanen Leukozytenantigene (HLA) auf [69, 79].

Eine neuere Autoantikörperspezifität bei systemischer Sklerodermie ist Fibrillin. Anti-Fibrillin-1-Antikörper wurden bei der *Tight-skin*-Maus erstbeschrieben. Mutationen des Fibrillin-1-Gens können zum Marfan-Syndrom führen. Fibrillin wird von Fibroblasten gebildet und ist Strukturbestandteil von Mikrofibrillen und elastischen Fasern. Anti-Fibrillin-1-Antikörper sind spezifisch für die systemische Sklerodermie, insbesondere für die diffuse systemische Sklerodermie (>35%) und für das CREST-Syndrom (50%) [93].

Selten ist das Vorkommen von Anti-Fibrillarin-Antikörpern (<5%) bei systemischer Sklerodermie. Als typisches Zeichen kann eine auffällig hohe Anzahl an Teleangiektasien auf diese entzündliche Verlaufsform, oft mit einer Lungenbeteiligung einhergehend, hinweisen. Mit pulmonaler Fibrose sind Autoantikörper gegen Endothelzellen und U_1-RNP assoziiert [40].

In sehr seltenen Fällen ist bei dem klinischen Bild der systemischen Sklerodermie kein Nachweis von Autoantikörpern möglich. Es sollten dann alle diagnostischen Möglichkeiten zur Abgrenzung eines Scleroedema adultorum Buschke, einer eosinophilen Fasziitis (Shulman-Syndrom) mit Entnahme einer tiefen, bis zur Muskelfaszie reichenden Biopsie, und sehr seltene Erkrankungen wie Eosinophilie-Myalgie-Syndrom, Toxic-oil-Syndrom und ein initiales Skleromyxödem Arndt-Gottron ergriffen werden [7, 9, 53, 88].

Überlappungssyndrome der systemischen Sklerodermie

Eine Sonderform der systemischen Sklerodermie ist das Polymyositis/Sklerodermie-Überlappungssyndrom (PM-Scl). Hier finden sich weder Anti-Topo-I- noch antizentromere Antikörper. Vielmehr ist ein spezifisches Autoantikörpermuster gegen nukleoläre Antigene (Proteine von 20 bis 110 kD) zu finden [12]. Diese Erkrankung hat eine nahezu 100%ige Assoziation zu den HLA-Allelen HLA-A1, -B8 und -DR3 [31]. Bei PM-Scl-Patienten kommen Akrosklerodermie mit mäßiggradiger Muskelbeteiligung, häufig auch Gelenkbeteiligung, eine entzündliche Verlaufsform und oft typische ekzemartige Hyperkeratosen an den Händen (*mechanic's hands*) vor.

Die Mischkollagenose (Sharp-Syndrom, MCTD: *mixed connective tissue disease*) ist autoimmundiagnostisch im Sinne der Definition von Sharp durch hochtitrige Anti-U_1-RNP-Antikörper, in Abwesenheit weiterer Autoantikörperspezifitäten charakterisiert [47]. Das klinische Bild kann Symptome der systemischen Sklerodermie, des LE und der Polymyositis vereinen. Hierzu gehören: Raynaud-Syndrom, ödematöse Schwellung der Finger und Hände, später Sklerodaktylie, Ösophagus-, Lungenbeteiligung; LE-ähnliche Befunde mit Gesichtserythem, auch Befunde wie beim DLE, weiterhin Polyarthritis, Lymphadenopathie, Herzbeteiligung, Leukozytopenie, Thrombozytopenie und Muskelschwäche sowie erhöhte Werte für Kreatinphosphokinase, Aldolase, Laktatdehydrogenase.

Andere Überlappungssyndrome sollten daher genau unterschieden und nicht Mischkollagenose genannt werden, insbesondere wenn keine Anti-U_1-RNP-Antikörper vorliegen. Beispiele sind systemische Sklerodermie mit primär-biliärer Zirrhose (Anti-Mitochondrien-Antikörper), mit Sicca-Syndrom (Anti-Ro (-SSA)-, -La (-SSB)-Antikörper), Polymyositis (Anti-Jo-1-Antikörper) oder eosinophiler Fasziitis.

Primäre Vaskulitiden

Zur Diagnostik systemischer Vaskulitiden dient neben klinischen Charakteristika die Anamnese über Medikamenteneinnahme und allergologische Vorerkrankungen, die dermatohistopathologische Untersuchung, DIF mit Bestimmung von an Gefäße gebundenen Immunkomplexen, Immunglobulinen im

Serum, Komplementkomponenten und von Fibrinogen, insbesondere die Analyse von Autoantikörpern im Serum. Die Chapel-Hill-Klassifikation aus dem Jahre 1992 teilt die wichtigsten primären Vaskulitiden besonders nach der Größe der befallenen Gefäße ein [43]:

Vaskulitiden großer Gefäße

- Arteriitis temporalis Horton (Riesenzellarteriitis)
- Takayasu-Arteriitis

Vaskulitiden mittelgroßer Gefäße

- Poly-/Panarteriitis nodosa
- Kawasaki-Syndrom (mukokutanes Lymphknotensyndrom)

Vaskulitiden kleiner Gefäße

- Wegener-Granulomatose
- Churg-Strauss-Syndrom (Angiitis allergica)
- mikroskopische Polyarteriitis
- Purpura Schönlein-Henoch
- Purpura bei Kryoglobulinämie
- Purpura bei Hyperglobulininämie
- leukozytoklastische Vaskulitis der Haut
- Urtikariavaskulitis (McDuffie-Syndrom)

Klinische Befunde wie Zephalgien, Schwellung und Rötung einer Temporalarterie bei Morbus Horton, das Alter und die Lymphknotenbeteiligung bei Erkrankungsbeginn bei Kawasaki-Syndrom, die Haut- und Organbeteiligung mit Asthma bronchiale bei Churg-Strauss-Syndrom, neben systemischen Entzündungszeichen, führen oft zur Diagnose.

Sehr viele Patienten mit einer Vaskulitis haben eine Hautbeteiligung mit Urticae, Erythemen oder Purpura mit weiteren Manifestationen wie Fieber, Myalgien, Arthralgien und systemischen Entzündungszeichen. In dieser Konstellation ist die Durchführung einer autoimmunserolgischen Abklärung schnell erfolgt, wenig invasiv und oft richtungweisend. Bei Hautveränderungen mit Urtikariavaskulitis könnte das Autoantikörpermuster auf eine Vaskulitis bei initialem SLE deuten. Bei Vorliegen einer Kryoglobulinämie kann das klinische Bild einer Polyarteriitis nodosa mit akuter oder chronischer Hepatitis B gleichen. Häufig sind bei Panarteriitis nodosa auch Autoantikörper gegen zytoplasmatische Anteile neutrophiler Granulozyten (*a*nti-*n*eutrophil *c*ytoplasmic *a*utoantibodies = ANCA) nachzuweisen (Tabelle 6). Das Hauptantigen der klassischen (*c*ytoplasmic) c-ANCA mit granulärem zytoplasmatischen Fluoreszenzmuster (Abb. 4a) ist die Serinpro-

Tabelle 6. Anti-Neutrophile zytoplasmatische Autoantikörper (ANCA)

c-ANCA (zytoplasmatisches Muster)	*Proteinase 3*
Wegener Granulomatose	> 90 % (Verlaufskontrolle)
Churg-Strauss-Syndrom	
Amöbenabszess der Leber	
Mikroskopische Polyangiitis	45 %
Periarteriitis nodosa	< 5 %
p-ANCA (perinukleäres Muster)	*Myeloperoxidase, seltener Kathepsin G, Lysozym*
Glomerulonephritis	
Mikroskopische Polyangiitis	> 45 %
Wegener-Granulomatose	selten, < 5 %
SLE	< 25 %
Sjögren-Syndrom	< 25 %
Rheumatoide Arthritis	< 20 %
Autoimmunhepatitis Typ 1	> 10 %
Periarteriitis nodosa	15 %
X-ANCA (X = atypische ANCA)	
Colitis ulcerosa	90 %
Morbus Crohn	< 20 %
Primär sklerosierende Cholangitis	

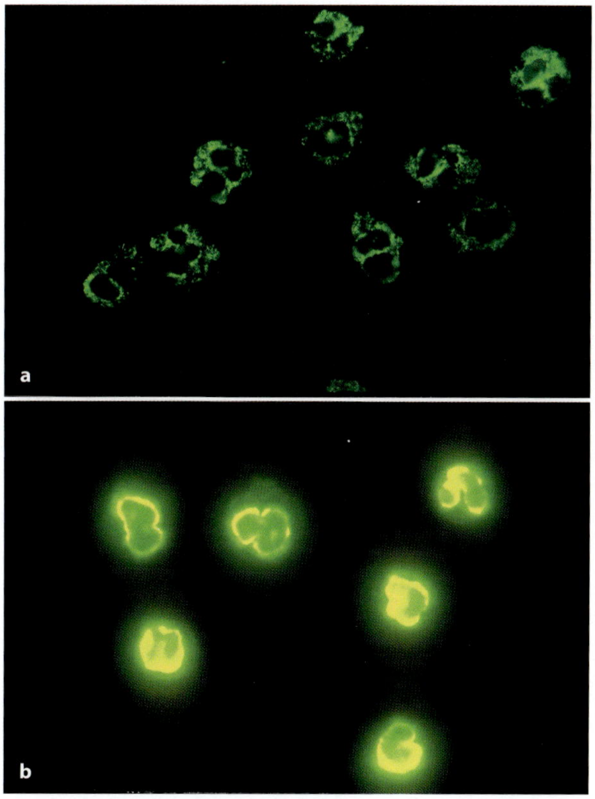

Abb. 4a,b. Antizytoplasmatische Antikörper bei neutrophilen Granulozyten. **a** c-ANCA: granuläre Fluoreszenz im gesamten Zytoplasma; **b** p-ANCA: perinukleäre Fluoreszenz, homogene Anfärbung um den Kern tease Proteinase 3 (PR3). Anti-PR3-Antikörper sind der Leitautoantikörper bei Wegener-Granulomatose (>90%) und dienen als sensitives diagnostisches Verlaufskriterium und Marker für ein Rezidiv [6, 23, 89]. Die Anti-PR3-Antikörper können an Granulozyten und Endothelzellen andocken, eine Zytokinantwort aktivieren und Apoptose auslösen und haben direkten Einfluss auf den Gefäßzerfall [6, 23, 89]. Bei *p*erinukleärer Fluoreszenz der p-ANCA (Abb. 4a) finden sich neben der Myeloperoxidase (MPO) multiple weitere lytische Granulozytenenzyme wie die Serinproteasen Elastase und Kathepsin G, auch β-Glukuronidase und Lysozym als Autoantigene. p-ANCA sind mit einem Spektrum an Autoimmunerkrankungen assoziiert (Tabelle 6). X-ANCA, auch atypische p-ANCA, wird ein von c-ANCA und p-ANCA differentes Fluoreszenzmuster genannt. X-ANCA werden am häufigsten bei entzündlichen Darmerkrankungen wie Colitis ulcerosa und Morbus Crohn gefunden.

Die Bestimmung der ANCA wird heute durch die spezifische ELISA-Methodik unterstützt und stellt eine wichtige Säule bei der Diagnostik von Autoimmunerkrankungen, insbesondere von primären systemischen Vaskulitiden dar [6, 23].

Autoantikörperdiagnostik bei blasenbildenden Autoimmunerkrankungen der Haut

Zur Diagnostik bullöser Dermatosen stehen heute neben der klinischen und dermatohistopathologischen Untersuchung verschiedene immundiagnostische Methoden bereit. Primär sollten bei Blasenbildung physikalische, chemische und biologische Einwirkungen wie Druck, Hitze, toxische Substanzen, Infektionen der Haut, allergische Reaktionen, Stoffwechsel- und hereditäre Erkrankungen differentialdiagnostisch erwogen werden. Wichtige Hinweise erbringt die Dermatohistopathologie mit Untersuchung des Spalts und Zustands der Epidermis und Dermis. Die Histopathologie entspricht oft dem Hautbefund, entweder mit erosiver, verletzlicher Epidermis bei oberflächlicher intraepidermaler Blasenbildung wie bei den Pemphiguserkrankungen, oder mit prallen, teils stabileren Blasen bei junktionaler Epidermolyse, Erkrankungen der Pemphigoidgruppe oder bei dermaler Epidermolysis bullosa. Zur genauen Unterscheidung von hereditären blasenbildenden Erkrankungen und autoimmunbedingten Epidermolysen sowie zur diagnostischen Einordnung sind jedoch verschiedene Verfahren wie Fluoreszenzmikroskopie, Immunhistochemie und immunserologische Untersuchungen einzusetzen [5, 15, 24, 32, 48, 51, 60, 62, 64, 77, 78, 81, 107]. Zur Diagnose und Klassifikation von hereditären Epidermolysen erfolgt möglichst eine elektronenmikroskopische Untersuchung und ein *Antigenmapping* mittels zahlreicher spezischer Antikörper gegen bekannte Strukturproteine der basalen Keratinozyten und der BMZ. Besteht eine hereditäre Erkrankung, kann diese durch genetisch determinierte Unterschiede in der Präsenz, Expression oder Funktion von wichtigen Adhäsionsmolekülen wie Typ-XVII-Kollagen (bullöses Pemphigoidantigen 2, BPAG2), Laminin 5 oder Typ-VII-Kollagen zur Blasenbildung führen. Gröbere Defekte, zum Beispiel mit partiellem Ausfall eines dieser wichtigen Strukturproteine, oder Veränderung der Proteinkonformation sind oft durch die diagnostisch eingesetzten Antikörper erkennbar. Finden diese ihr Zielantigen nicht, fehlt also der positive Nachweis, so ergibt sich der hochgradige Verdacht auf eine hereditäre Epidermolyse [15, 60, 78].

Bemerkenswerterweise sind bei den bullösen Autoimmundermatosen die gleichen Proteine häufig Zielantigene der humoralen Autoimmunantwort, welche durch direkte Antikörperbindung oder infolge sekundärer entzündlicher Prozesse die epidermalen Zellkontakte, die Kohärenz zwischen Epidermis und Dermis, schwächen und zu Blasen führen kann. Hier dient der Nachweis von gewebegebundenen Immunglobulinen, IgG oder IgA, entweder interzellulär (ic), netzartig an Keratinozyten (Pemphigusmuster), oder subepidermal in linearer Anordnung an der BMZ (Pemphigoidmuster), routinegemäß mit Hilfe der direkten Immunfluoreszenz zur genauen Diagnose. Läsionale oder periläsionale Haut wird in 6-μm-Kryostatschnitten auf eine spezifische Anlagerung der pathophysiologischen Autoantikörper *in situ* untersucht; diese reicht in den meisten Fällen zur Diagnosestellung einer bullösen Autoimmundermatose aus.

Ohne die Durchführung einer Haut- oder Schleimhautbiopsie ist ein serologischer Nachweis von zirkulierenden Autoantikörpern auch mittels indirekter Immunfluoreszenz (IIF)-Untersuchung möglich. Hierbei werden Patientenseren in Reihenverdünnungen mit Kryostatschnitten von normaler menschlicher Haut oder antigenexprimierenden tierischen Gewebesubstraten, wie zum Beispiel Primatenösophagus, inkubiert. Die spezifische Antikörperbindung wird durch fluoreszierende Zweitantikörper, die die aus dem Serum stammenden Autoantikörper am Substrat erkennen, visualisiert. Bei Verdacht auf eine bullöse Autoimmunerkrankung der

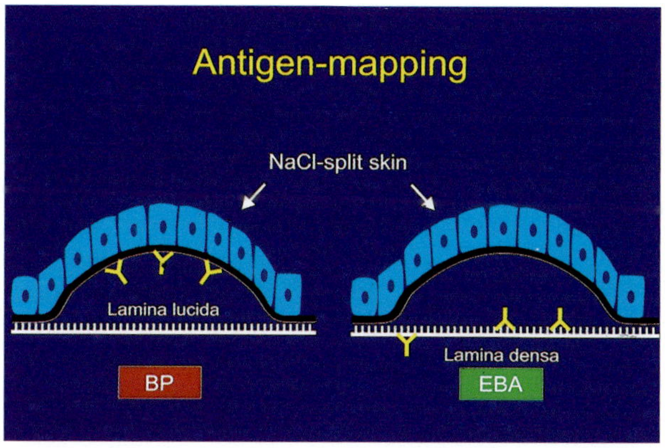

Abb. 5. Differentialdiagnose subepidermaler blasenbildender Autoimmunerkrankungen der Haut. Durch eine vorherige Inkubation des Hautsubstrates in einmolarer Kochsalzlösung (NaCl-split-skin-Technik) vor der indirekten Immunfluoreszenzuntersuchung (IIF) kommt es zu einer ultrastrukturell definierten Dissoziation im Bereich der Basalmembranzone (BMZ) mit Ausbildung eines künstlichen subepidermalen Spalts in der Lamina lucida. Durch Autoantikörperbindung entweder am Blasendach (oberhalb der Lamina densa) oder am Blasenboden (unterhalb der Lamina densa) können die Pemphigoiderkrankungen (*links*) von einer Epidermolysis bullosa acquisita (*rechts*) unterschieden werden

BMZ kann die Sensitivität der IIF durch vorherige Inkubation des Hautbioptats in einmolarer Kochsalzlösung (NaCl-*split-skin*-Technik) noch erhöht werden [32, 46]. Es wird so eine ultrastrukturell definierte Dissoziation im Bereich der BMZ mit Ausbildung einer künstlichen subepidermalen Blase in der *Lamina lucida* erreicht. Bei den meisten bullösen Autoimmundermatosen mit subepidermalen Blasen findet sich die Antikörperablagerung am Dach dieser künstlichen Blase (Abb. 5). In seltenen Fällen sind Antikörper gegen Blasendach und Blasenboden (zum Beispiel 200-kD-BP) und sehr selten ausschließlich Bindung gegen Antigene im Blasenboden (Epidermolysis bullosa acquisita) vorhanden.
Der genauen Bestimmung der Autoantikörperspezifität dient der Immunoblot (*Westernblot*), der heute eher zu wissenschaftlichen Zwecken durchgeführt wird. Standardisierte immunserologische Untersuchungen auf die Zielantigene Desmoglein 1, 3 und Typ-XVII-Kollagen werden heute auch nach dem Prinzip des ELISA durchgeführt [3, 38, 55, 107]. Hiermit können die häufigsten Antigenspezifitäten der zirkulierenden Autoantikörper bei Pemphigus und den Erkrankungen der Pemphigoid-Gruppe sehr schnell und sicher nachgewiesen und differenziert werden.

Pemphigusgruppe

Der Pemphigus vulgaris (PV) stellt sich in den meisten Fällen zu Beginn klinisch mit Entzündung und Erosionen an der Wangen- und Rachenschleimhaut, auch der Gingiva dar. Im Verlauf kommt es oft zur Ausbildung von schlaffen Blasen und Erosionen am Hautorgan. Bei PV sind Autoantikörper gegen Adhäsionsproteine im Bereich der Interzellularbrücken von Keratinozyten, der Desmosomen, gerichtet und führen zu einem charakteristischen Verlust der interzellulären Kohäsion, zur Akantholyse von Keratinozyten. In der DIF ist hier eine Antikörperbindung in der Epidermis, ausschließlich im Interzellularraum (ic), zumeist über die gesamte Breite mit einem netzförmigen Muster vorhanden. Dies entspricht dem charakteristischen dermatohistopathologischen Bild mit suprabasaler Akantholyse. In der Regel sind interzelluläre Autoantikörper der IgG-Klasse, entweder allein oder zusammen mit IgM-Antikörpern und Niederschlägen von Komplement-Komponenten (meist C3, C4), in gleicher Lokalisation nachweisbar. Dieses interzelluläre Muster ist charakteristisch für alle Formen des Pemphigus, jedoch bestehen Unterschiede im Expressionsmuster der Antigene. Desmoglein 3 wird in der Epidermis in den basalen Schichten und über die gesamte Höhe des nichtverhornenden Epithels der Schleimhäute exprimiert. Es ist somit am wichtigsten für die Kohärenz der Schleimhäute. In der oberen Hälfte der Epidermis findet man umgekehrt am stärksten Desmoglein 1 exprimiert. Bei PV finden sich zuerst Autoantikörper gegen Desmoglein 3, später auch in vielen Fällen gegen Desmoglein 1, wenn die Blasenbildung am Integument einsetzt.
Besteht ein Pemphigus foliaceus (PF), der vor allem in Brasilien (*Fogo selvagem*), aber auch in anderen subtropischen Regionen aus noch unbekannter Ursache endemisch auftreten kann, zeigen sich, überwiegend an lichtexponierter Haut und im Schulter- und Brustbereich multiple kleine Bläschen, die aufgrund ihrer Lokalisation in der oberen Epidermis, direkt unter dem Stratum corneum, bald nässend erodieren und von charakteristischen borkenartigen Krusten bedeckt sind. Im Gegensatz zu PV sind bei PF die Schleimhäute fast nie befallen [1, 3, 38]. Demgegenüber ist ein früher Schleimhautbefall typisch für den oft letal verlaufenden paraneoplastischen Pemphigus (PNP), ähnlich wie bei schweren Hautreaktionen wie Stevens-Johnson-Syndrom oder Erythema exsudativum multiforme majus [5, 72, 74, 80, 102]. Der PNP weist als Autoimmunerkrankung

mehrere Autoantigene im Serum auf. Bis zu acht verschiedene Spezifitäten sind im Immunoblot beschrieben; es liegt jedoch nahe, dass die oft nur schwach nachweisbaren Desmoglein-3-Antikörper die Akantholyse an Haut und Schleimhäuten und insbesondere auch am respiratorischen Epithel bei einer Lungenbeteiligung vermitteln [73, 102]. Für die sehr seltenen Sonderformen des Pemphigus vegetans und Pemphigus herpetiformis wurden sowohl Desmoglein 1 und 3 als Zielantigene gefunden [41, 42].

Der ausschließliche Nachweis von Antikörpern der IgA-Klasse in der Epidermis spricht für das Vorliegen der Sonderform IgA-Pemphigus, der sich klinisch und immunologisch öfter von den anderen Pemphigusformen durch eine mildere Verlaufsform und niedrigere Autoantikörpertiter unterscheidet [63, 80]. Die Identifikation der Zielstrukturen für interzelluläre IgA-Antikörper bereitete Probleme und war erst nach Untersuchungen an größten Mengen desmosomaler Proteine aus Rindermäulern möglich. Sensitivere immunologische Nachweismethoden erreichten Hashimoto et al. mittels gentechnologischer Ansätze durch stabile Transfektion der Komplementär-DNA der Cadherine Desmocollin (Dsc) 1, 2 und 3. Die unterschiedlichen transfizierten Zellinien reagierten mit den Patientenseren und es konnte gezeigt werden, dass das in den oberen Epidermisschichten exprimierte Desmocollin 1 das Hauptzielantigen für den subkornealen pustulösen IgA-Pemphigustyp ist [39].

Pemphigoidgruppe

Die Erstmanifestation des BP ist häufig schwer zu erkennen: An Rumpf und Extremitäten, oft im Bereich von Hautfalten, selten im Gesicht, entwickeln sich stark juckende, zum Teil urtikarielle Erytheme, in denen sich subepidermale, derbe Bläschen und Blasen ausbilden. Schwierig zu diagnostizieren sind Sonderformen des BP wie prurigo- oder ekzemartige Verläufe und lokalisierte Formen. Daher ist bei Verdacht die Anlage einer dermatohistopathologischen und gleichzeitig einer DIF-Untersuchung wichtig.

Charakteristisch sind hier lineare oder bandförmig homogene Niederschläge von IgG allein oder in Kombination mit IgM, IgA und Komplementspaltprodukten (meist C3) entlang der BMZ. Seltener sind IgA oder IgM positiv. Die Autoantikörperbindung an der dermoepidermalen Grenzzone der Haut und selterner der Schleimhäute löst eine Entzündungsreaktion mit Verlust der Verbindung basaler Keratinozyten zum dermalen Bindegewebe unter Ausbildung eines subepidermalen, junktionalen Spalts aus. Dieses Antikörperbindungsmuster der BMZ entspricht mit Abstand am häufigsten der Diagnose eines BP; der Altersgipfel liegt um das 75. Lebensjahr [44]. Bei initialem BP kann auch eine lineare Ablagerung von C3 allein den IgG-Niederschlägen vorausgehen. Obwohl das BP nicht zuletzt durch den selteneren Schleimhautbefall (<25%) prognostisch günstiger als die Pemphiguserkrankungen einzuschätzen ist, stellt die Therapie aufgrund des höheren Lebensalters der Patienten und der dadurch bedingten Multimorbidität auch heute eine therapeutische Herausforderung dar [51, 72].

Die Möglichkeiten der klinischen Diagnostik und Autoantikörperbestimmung müssen ausgeschöpft werden, um das vernarbende Pemphigoid (*cicatricial pemphigoid*) und andere, seltenere bullöse Dermatosen mit junktionalem Spalt vom BP zu unterscheiden [8, 19, 21, 24, 32, 48, 49–51, 62, 64, 75, 77, 84, 85, 96, 101, 105, 106]: Herpes (Pemphigoid) gestationis, das 105-kD-, 200-kD-BP, die lineare IgA-Dermatose und der Lichen ruber pemphigoides.

Das vernarbende Pemphigoid stellt auch heute noch eine der prognostisch ungünstigen und therapeutisch schwer beherrschbaren Erkrankungen dieser Gruppe dar, da hier die Blasenbildung fast ausschließlich im Schleimhautbereich – an der Mundschleimhaut und vor allem an den Konjunktiven – erfolgt, wo es in Folge chronischer Erosionen sekundär zu Narben zwischen Konjunktiven und der Hornhautoberfläche, Exsikkose der Kornea und zur Erblindung kommen kann [64, 77]. Wichtig ist hierbei eine sehr frühe Erkennung des vernarbenden Pemphigoids sowie eine konsequente antientzündliche und immunsuppressive Behandlung [64]. Die Erkrankung betrifft meist ältere Menschen, während der Herpes gestationis (HG) ausschließlich bei Frauen in der Schwangerschaft oder unmittelbar postpartal auftritt. Bei HG zeigen sich urtikarielle Erytheme mit Blasenbildung, welche, oft ausgehend vom Nabel und den distalen Extremitätenabschnitten auf die Bauchhaut und die rumpfnahen Extremitätenabschnitte übergehen. Zur Erhöhung der Sensitivität des Nachweises spezifischer Autoantikörper wird in der IIF an kochsalzseparierter Haut Normalserum als Komplementquelle hinzugegeben: Ein bandförmig positiver Niederschlag an der BMZ wird als HG-Faktor bezeichnet. Die Autoantikörperspezifitäten bei HG entsprechen überwiegend denen des BP; IgG_1 und IgG_3, die gegen die nichtkollagenöse Domäne 16 A (NC16 A) gerichtet sind [22]. Durch

eine diaplazentare Übertragung der pathognomonischen IgG-Antikörper der Mutter auf den sich entwickelnden Embryo kann in wenigen Fällen (5–10%) auch bei Neugeborenen erkrankter Mütter Erythem- und Blasenbildung gefunden werden, die mit der Rückbildung der maternalen Antikörper im kindlichen Organismus innerhalb weniger Wochen verschwindet.
Zeigt die DIF an der BMZ ausschließlich IgA-Ablagerungen in linearer Anordnung, kommt als weitere Form die lineare IgA-Dermatose (LAD) in Betracht, die vorwiegend bei Kindern und Jugendlichen mit chronisch-rezidivierenden ausgedehnten typischen, häufig Kranz- oder Rosetten-förmig angeordneten Bläschen und Blasen, Erosionen und Erythemen am Rumpf, perioral und an den rumpfnahen Extremitäten auftritt [15, 96, 101]. Die Hauptzielantigene der LAD sind das Typ-XVII-Kollagen sowie zwei proteolytische Fragmente von 120 kD- und 97 kD Molekülmasse. Seltener sind IgA-Autoantikörper gegen Integrine und Laminin 5.

Dermale, subbasale Autoantikörperbindung

Epidermolysis bullosa acquisita

Bei dermaler Antikörperbindung tritt ein subbasaler Spalt mit Vesikeln und teils stabilen Bläschen, Blasen, Erosionen und narbig-atrophischer Abheilung auf. Eine Erkrankung dieser Form ist die Epidermolysis bullosa acquisita (EBA), die meistens nur durch die moderne Autoantikörperdiagnostik mit kochsalzseparierter normaler Haut (NaCl-*split-skin*-Technik; Abb. 5) und ELISA von den vorab genannten bullösen Dermatosen zu differenzieren ist [15, 32, 60, 62, 95, 105]. Charakteristisch ist die bandförmige Ablagerung von Antikörpern der IgG-Klasse und von Komplementspaltprodukten in der oberen Dermis, beziehungsweise am Boden der subepidermalen Blase. Als Zielantigen wurde Typ-VII-Kollagen identifiziert [103]. Äußerst selten treten Anti-Typ-VII-Kollagen-Antikörper der Subklasse IgA auf [105].

Bullöser Lupus erythematodes

Der bullöse LE ist eine sehr seltene bullöse Autoimmunerkrankung mit gleichzeitigem Auftreten eines SLE und Autoantikörper-mediierter Blasenbildung als Kollision. Zur Diagnosestellung dienen die ACR-Kriterien; vier müssen erfüllt sein. Hinzu kommen Vesikel und Bullae, eine positive DIF mit linearen Ablagerungen von IgG, IgM oder oft auch IgA entlang der BMZ. Nach NaCl-*split-skin*-Technik zeigen sich überwiegend subbasale, unterhalb der *Lamina densa* (Typ-IV-Kollagen-Färbung) nachweisbare Ablagerungen. Dies führte zu der Vermutung, dass eine gleichzeitige EBA vorlag. Neuere Charakterisierungen haben für die bullöse Autoimmunreaktion bei LE Typ-VII-Kollagen und weitere seltenere Zielantigene nachweisen können [20].

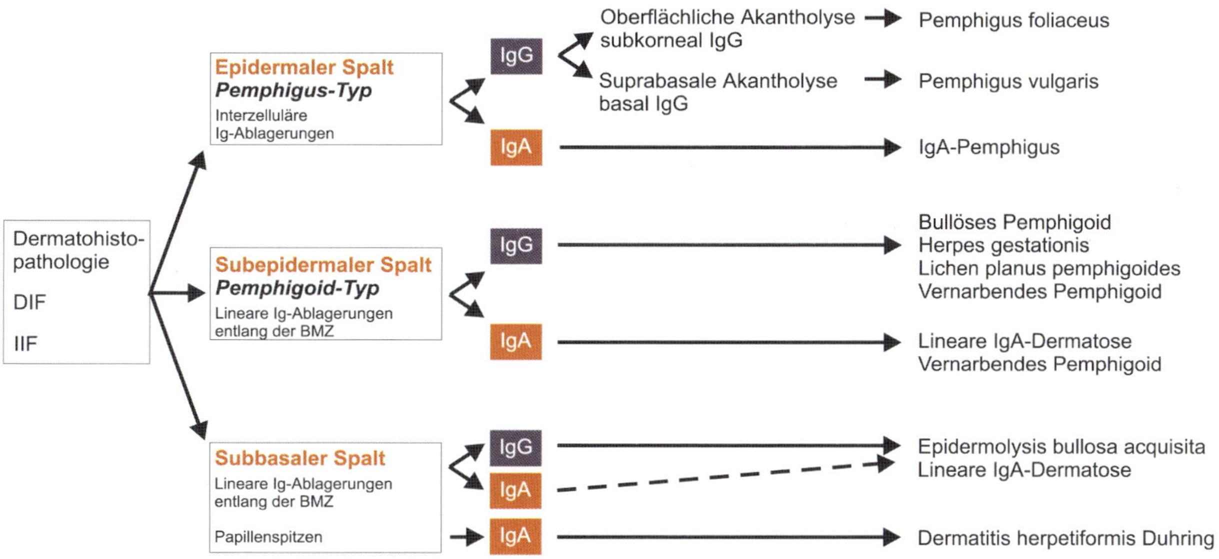

Abb. 6. Differentialdiagnose blasenbildender Autoimmunerkrankungen der Haut

Dermatitis herpetiformis Duhring

Ein charakteristisches Muster in der DIF mit unregelmäßigen dermalen IgA-Ablagerungen unterhalb der BMZ und in den dermalen Papillen bietet die Dermatitis herpetiformis Duhring, eine stark juckende, hoch chronisch verlaufende bullöse Dermatose, die ebenfalls ein dermales Spaltniveau aufweist [59]. Sie beginnt meist im Jugendalter und bei jungen Erwachsenen und ist fast immer mit einer klinisch oft gering ausgeprägten Zöliakie assoziiert. Viele Patienten weisen Autoantikörper gegen Gliadin auf. Eine gliadinfreie Diät gehört somit ebenfalls zur Therapie der Dermatitis herpetiformis. Als assoziiertes Autoantigen, gleichzusetzen mit dem Nachweis von Anti-Endomysium-Antikörpern, wurde kürzlich Gewebstransglutaminase 1 (*tissue transglutaminase*), welche Gliadin als spezifisches Antigen enzymatisch verändert und bei der Zöliakie entdeckt wurde, bei Dermatitis herpetiformis bestätigt [25, 45, 59, 81].
Hinweise zur differentialdiagnostischen Beurteilung blasenbildender Dermatosen liefert Abb. 6.

Literatur

1. Amagai M. Pemphigus (1996) Autoimmunity to epidermal cell adhesion molecules. In: Advances in Dermatology, Mosby-Year Book ,Vol. 11. Mosby, Chicago, pp 319–352
2. Amagai M, Hashimoto T, Tajima S, Inokuchi Y, Shimizu N, Saito M, Miki K, Nishikawa T (1990) Partial cDNA cloning of the 230-kD mouse bullous pemphigoid antigen by use of a human monoclonal antibasement membrane zone antibody. J Invest Dermatol 95: 252–259
3. Amagai M, Komai A, Hashimoto T, Shirakata Y, Hashimoto K, Yamada T, Kitajima Y, Ohya K, Iwanami H, Nishikawa T (1999) Usefulness of enzyme-linked immunosorbent assay using recombinant desmogleins 1 and 3 for serodiagnosis of pemphigus. Br J Dermatol 140: 351–357
4. Amoura Z, Piette JC, Bach JF, Koutouzov S (1999) The key role of nucleosomes in lupus. Arthritis Rheum 42: 833–843
5. Anhalt GJ, Kim SC, Stanley JR, Norman NJ, Jabs DA, Kory M, Izumi H, Ratrie H, Mutasim D, Ariss-Abdo L, Labib RS (1990) Paraneoplastic pemphigus: an autoimmune mucocutaneous disease associated with neoplasia. N Engl J Med 323: 1729–1735
6. Bajema IM, Hagen EC (1999) Evolving concepts about the role of antineutrophil cytoplasm autoantibodies in systemic vasculitides. Curr Opin Rheumatol 11: 34–40
7. Barnes L, Roduan GP, Medsger TA, Short D (1979) Eosinophilic fasciitis. A pathologic study of twenty cases. Am J Pathol 96: 493–517
8. Bédane C, McMillan JR, Balding SD, Bernard PH, Prost C, Bonnetblanc JM, Diaz LA, Eady RAJ, Giudice GJ (1997) Bullous pemphigoid and cicatricial pemphigoid autoantibodies react with ultrastructurally separable epitopes on the BP180 ectodomain: evidence that BP180 spans the lamina lucida. J Invest Dermatol 108: 901–907
9. Bell SA (1996) The toxic oil syndrome: an example of an exogenously induced autoimmune reaction. Mol Biol Rep 23: 261–262
10. Bell SA, Faust H, Mittermüller J, Kolb HJ, Meurer M (1996) Specificity of antinuclear antibodies in scleroderma-like chronic graft-versus-host disease: clinical correlation and histocompatibility locus antigen association. Br J Dermatol 134: 848–854
11. Beutner EH, Jordon RE, Chorzelski TP (1968) The immunopathology of pemphigus and bullous pemphigoid. J Invest Dermatol 51: 63–80
12. Blaszcyk M, Jarzabek-Chorzelska M, Jablonska S, Chorzelski T, Kolacinska-Strasz Z, Beutner EH, Kumar V (1990) Autoantibodies to nucleolar antigens in systemic scleroderma: clinical correlations. Br J Dermatol 123: 421–430
13. Bohan A, Peter JB, Bowman RL, Pearson CM (1977) Computer-assisted analysis of 153 patients with polymyositis and dermatomyositis. Medicine 56: 255–286
14. Borradori L, Sonnenberg A (1999) Structure and function of hemidesmosomes: more than simple adhesion complexes. J Invest Dermatol 112: 411–418
15. Bruckner-Tuderman L (1999) Erworbene Epidermolysen – häufig nicht erkannt. In: Plewig G, Wolff H (Hrsg) Fortschritte der praktischen Dermatologie und Venerologie 1998. Springer, Berlin, S 249–255
16. Büdinger L, Borradori L, Yee C, Eming R, Ferencik S, Grosse-Wilde H, Merk HF, Yancey K, Hertl M (1998) Identification and characterization of autoreactive T cell responses to bullous pemphigoid antigen 2 in patients and healthy controls. J Clin Invest 102: 2082–2089
17. Cabiedes J, Cabral AR, Alarcón-Segovia D (1995) Clinical manifestations of the antiphospholipid syndrome in patients with systemic lupus erythematosus associate more strongly with Anti-β_2-glycoprotein-I than with antiphospholipid antibodies. J Rheumatol 22: 1899–1906
18. Casiano CA, Martin SJ, Green DR, Tan EM (1996) Selective cleavage of nuclear autoantigens during CD95 (Fas/APO-1)-mediated T cell apoptosis. J Exp Med 184: 765–770
19. Chan LS, Fine J-D, Briggaman RA, Woodley DT, Hammerberg C, Drugge JR, Cooper KD (1993) Identification and partial characterization of a novel 105-kD lower lamina lucida autoantigen associated with a novel immune-mediated subepidermal blistering disease. J Invest Dermatol 101: 262–267
20. Chan LS, Lapiere J-C, Chen M, Traczyk T, Mancini AJ, Paller AS, Woodley DT, Marinkovich MP (1999) Bullous systemic lupus erythematosus with autoantibodies recognizing multiple skin basement membrane compomponents, bullous pemphigoid antigen 1, laminin-5, laminin-6, and type VII collagen. Arch Dermatol 135: 569–573
21. Chan LS, Majmudar AA, Tran HH, Meier F, Schaumburg-Lever G, Chen M, Anhalt G, Woodley DT, Marinkovich MP (1997) Laminin-6 and Laminin-5 are recognized by autoantibodies in a subset of cicatricial pemphigoid. J Invest Dermatol 108: 848–853

22. Chimanovitch I, Schmidt E, Messer G, Döpp R, Partscht K, Bröcker E-B, Giudice GJ, Zillikens D (1999) IgG_1 and IgG_3 are the major immunoglobulin subclasses targeting epitopes within the NC16 A domain of BP180 in pemphigoid gestationis. J Invest Dermatol 113: 140–142
23. Csernok E, Gross WL (2000) Primary vasculitides and vasculitis confined to skin: clinical features and new pathologic aspects. Arch Dermatol Res 292: 427–436
24. Diaz LA, Giudice GJ (2000) End of the century overview of skin blisters. Arch Dermatol 136: 106–112
25. Dieterich W, Laag E, Bruckner-Tuderman L, Reunala T, Kárpáti S, Zagoni T, Riecken EO, Schuppan D (1999) Antibodies to tissue transglutaminase as serologic markers in patients with dermatitis herpetiformis. J Invest Dermatol 113: 133–136
26. Egner W (2000) The use of laboratory tests in the diagnosis of SLE (2000) J Clin Pathol 53: 424–432
27. Euwer R, Sontheimer RD (1991) Amyopathic dermatomyositis. J Am Acad Dermatol 24: 959–966
28. Fischer GF, Pickl WF, Fae I, Anegg B, Milota S and Volc-Platzer B (1994) Association between chronic cutaneous lupus erythematosus and HLA class II alleles. Hum Immunol 41: 280–284
29. Fritzler MJ (1994) Drugs recently associated with lupus syndromes. Lupus 3: 455–459
30. Gaffney PM, Kearns GM, Shark KB, Ortmann WA, Selby SA, Malmgren ML, Rohlf KE, Ockenden TC, Messner RP, King RA, Rich SS, Behrens TW (1998) A genomewide search for susceptibility genes in human systemic lupus erythematosus sib-pair families. Proc Natl Acad Sci U S A 95: 14875–14879
31. Genth E, Mierau R, Genetzky P, von Mühlen CA, Kaufmann S, von Wilmowsky H, Meurer M, Krieg T, Pollmann H-J, Hartl PW (1990) Immunogenetic association of scleroderma-related antinuclear antibodies. Arthritis Rheum 33: 657–665
32. Ghohestani RF, Nicolas JF, Rousselle P, Claudy AL (1997) Diagnostic value of indirect immunofluorescence on sodium chloride-split skin in differential diagnosis of subepidermal autoimmune bullous dermatoses. Arch Dermatol 133: 1102–1107
33. Gibson GE, Su WP, Pittelkow MR (1997) Antiphospholipid syndrome and the skin. J Am Acad Dermatol 36: 970–982
34. Gilliam JN, Sontheimer RD (1981) Distinctive cutaneous subsets in the spectrum of lupus erythematosus. J Am Acad Dermatol 4: 471–475
35. Göttfried I, Seeber A, Anegg B, Rieger A, Stingl G, Volc-Platzer B (2000) High dose intravenous immunoglobulin (IVIG) in dermatomyositis: clinical responses and effect on sIL-2R levels. Eur J Dermatol 10: 29–35
36. Greaves M (1999) Antiphospholipid antibodies and thrombosis. Lancet 353: 1348–1353
37. Hahn BH (1998) Antibodies to DNA. N Engl J Med 338: 1359–1368
38. Harman KE, Gratian MJ, Seed PT, Bhogal BS, Challacombe SJ, Black MM (2000) Diagnosis of pemphigus by ELISA: A critical evaluation of two ELISAs for the detection of autoantibodies to the major pemphigus antigens, desmoglein 1 and 3. Clin Exp Dermatol: 25: 236–240
39. Hashimoto T, Kiyokawa C, Mori O, Miyasato M, Chidgey MAJ, Garrod DR, Kobayashi Y, Komori K, Ishi K, Amagai M, Nishikawa T (1997) Human desmocollin (Dsc1) is an autoantigen for the subcorneal pustular dermatosis type of IgA pemphigus. J Invest Dermatol 109: 127–131
40. Ihn H, Sato S, Fujimoto M, Igarashi A, Yazawa N, Kubo M, Kikuchi K, Takehara K, Tamaki K (2000) Characterization of autoantibodies to endothelial cells in systemic sclerosis (SSc): association with pulmonary fibrosis. Clin Exp Immunol 119: 203–209
41. Ishii K, Amagai M, Komai A, Ebihara T, Chorzelski TP, Jablonska S, Ohya K, Nishikawa T, Hashimoto T (1999) Desmoglein 1 and desmoglein 3 are the target autoantigens in herpetiform pemphigus. Arch Dermatol 135: 943–947
42. Jablonska S, Chorzelski T, Beutner EH, Chorzelska J (1975) Herpetiform pemphigus, a variable pattern of pemphigus. Int J Dermatol 14: 353–359
43. Jennette CJ, Milling DM, Falk RJ (1994) Vasculitis affecting the skin: a review. Arch Dermatol 130: 899–906
44. Jung M, Kippes W, Messer G, Zillikens D, Rzany B (1999) Increased risk of bullous pemphigoid in male and very old patients: a population-based study on incidence. J Am Acad Dermatol 41: 266–268
45. Kárpáti S, Meurer M, Stolz W, Burgin-Wolff A, Braun-Falco O, Krieg T (1992) Ultrastructural binding sites of endomysium antibodies from sera of patients with dermatitis herpetiformis and coeliac disease. Gut 33: 191–193
46. Kárpáti S, Stolz W, Meurer M, Braun-Falco O, Krieg T (1991) Ultrastructural basis for antigen mapping using sodium chloride-separated skin. Arch Dermatol Res 283: 529–532.
47. Kasukawa R. Preliminary diagnostic criteria for classification of mixed connected tissue disease (1987) In: Kasukawa R, Sharp GC (eds) Mixed connective tissue disease and antinuclear antibodies. Excerpta Medica, Amsterdam, pp 41–47
48. Kazama T, Yamamoto Y, Hashimoto T, Komai A, Ito M (1998) Application of confocal laser scanning microscopy to differential diagnosis of bullous pemphigoid and epidermolysis bullosa acquisita. Br J Dermatol 138: 593–601.
49. Kippes W, Schmidt E, Roth A, Rzany B, Bröcker EB, Zillikens D (1999) Immunopathologic changes in 115 bullous pemphigoid patients. Hautarzt 50: 866–872
50. Kirtschig G, Caux F, McMillan JR, Bédane C, Aberdam D, Ortonne JP, Eady RAJ, Prost C (1998) Acquired junctional epidermolysis bullosa associated with IgG autoantibodies to the β subunit of laminin-5. Br J Dermatol 138: 125–130
51. Korman NJ (1998) Bullous pemphigoid. The latest in diagnosis, prognosis, and therapy. Arch Dermatol 134: 1137–1141
52. Kovacs SO, Kovacs SC (1998) Dermatomyositis. J Am Acad Dermatol 39: 899–920
53. Krieg T, Meurer M (1988) Systemic scleroderma. Clinical and pathophysiologic aspects. J Am Acad Dermatol 18: 457–481
54. Labib RS, Anhalt GJ, Patel HP, Mutasim DF, Diaz LA (1986) Molecular heterogeneity of bullous pemphigoid antigen: a unique basement membrane protein of stratified epithelia. J Immunol 136: 1231–1235
55. Lenz P, Amagai M, Volc-Platzer B, Stingl G, Kirnbauer R

(1999) Desmoglein 3-ELISA: a pemphigus-specific diagnostic tool. Arch Dermatol 135: 143–148
56. Lindqvist AK, Allarcon-Riquelme ME (1999) The genetics of systemic lupus erythematosus. Scand J Immunol 50: 562–571
57. Masi AT, Rodnan GP, Medsger Jr TA, Altman RD, D'Angelo WA, Fries JF, LeRoy EC, Kirsner AB, MacKenzie AH, McShane DJ, Myers A, Sharp GC (1980) Preliminary criteria for the classification of systemis sclerosis (scleroderma). Arthritis Rheum 23: 581–590
58. Medsger TA. Classification of systemic sclerosis (1988) In: Jayson MIV, Black CM (eds) Systemic sclerosis. Scleroderma. John Wiley, New York, pp 1–6
59. Meer JB van der (1969) Granular deposits of immunoglobulins in the skin of patients with dermatitis herpetiformis. Br J Dermatol 81: 493–502
60. Messer G (1999) Dermoepidermale Grenzzone In: Plewig G, Wolff H (Hrsg) Fortschritte der praktischen Dermatologie und Venerologie 1998. Springer, Berlin, S 99–109
61. Messer G, Diederich R, Partscht K (1998) Immunogenetic control of autoantibody formation in bullous diseases of the skin. In: Conrad K, Humbel R-L, Meurer M, Shoenfeld Y, Tan EM (eds) Pathogenic and diagnostic relevance of autoantibodies. Pabst, Lengerich, pp 228–237
62. Messer G, Meurer M (2001) Diagnostische Bedeutung von Autoantikörpern bei bullösen Dermatosen. Dtsch Med Wochenschr 126: 79–82
63. Messer G, Rust A, Plewig G (1999) IgA-Pemphigus. In: Plewig G, Wolff H (Hrsg) Fortschritte der praktischen Dermatologie und Venerologie 1998. Springer, Berlin Heidelberg New York, S 668–672
64. Messmer EM, Hintschich CR, Partscht K, Messer G, Kampik A (2000) Okuläres vernarbendes Pemphigoid – Risikofaktoren und Komplikationen. Ophthalmologe 97: 113–120
65. Meurer M (1994) Das Antiphospholipid-Syndrom. Hautarzt 43: 729–738
66. Meurer M, Bieber T (1987) Immunhistologische und serologische Diagnostik von Autoimmunerkrankungen der Haut. Hautarzt 38: 59–68
67. Mevorach D (1999) The immune response to apoptotic cells. Ann N Y Acad Sci 887: 191–198
68. Milstein C (2000) With the benefit of hindsight. Immunol Today 21: 359–363
69. Morel PA, Chang HJ, Wilson JW, Conte C, Falkner D, Tweardy, Medsger Jr TA (1995) HLA and ethnic associations among systemic sclerosis patients with anticentromere antibodies. Hum Immunol 42: 35–42
70. Nahass GT (1997) Antiphospholipid antibodies and the antiphospholipid antibody syndrome. J Am Acad Dermatol 36: 149–168
71. Nelson JL (1998) Microchimerism and the pathogenesis of systemic sclerosis. Curr Opin Rheumatol 10: 564–571
72. Nousari HC, Anhalt GJ (1999) Pemphigus and bullous pemphigoid. Lancet 354: 667–672
73. Nousari HC, Detering R, Wojtczack H, Aho S, Uitto J, Hashimoto T, Anhalt GJ (1999) The mechanism of respiratory failure in paraneoplastic pemphigus. N Engl J Med 340: 1406–1410
74. Nousari HC, Brodsky RA, Jones RJ, Grever MR, Anhalt GJ (1999) Immunoablative high-dose cyclophosphamide without stem cell rescue in paraneoplastic pemphigus: Report of a case and review of this new therapy for severe autoimmune disease. J Am Acad Dermatol 40: 750–754
75. Pas HH, Kloosterhuis GJ, Heeren K, Meer JB van der, Jonkman MF (1997) Bullous pemphigoid and linear IgA dermatosis sera recognize a similar 120-kDa keratinocyte collagenous glycoprotein with antigenic cross-reactivity to BP180. J Invest Dermatol 108: 423–429
76. Pisetsky DS (1996) The immunologic properties of DNA. J Immunol 421–423
77. Power WJ, Neves RA, Rodriguez A, Dutt JE, Foster CS (1995) Increasing the diagnostic yield of conjunctival biopsy in patients with suspected ocular cicatricial pemphigoid. Ophthalmology 102: 1158–1163
78. Pulkkinen L, Uitto J (1998) Hemidesmosomal variants of epidermolysis bullosa. Exp Dermatol 7: 46–64
79. Reveille JD, Durban E, MacLeod St, Clair MJ, Goldstein R, Moreda R, Altman RD, Arnett FC (1992) Association of amino acid sequences in the HLA-DQB1 first domain with the antitopoisomerase I autoantibody response in scleroderma (progressive systemic sclerosis). J Clin Invest 90: 973–980
80. Robinson ND, Hashimoto T, Amagai M, Chan LS (1999) The new pemphigus variants. J Am Acad Dermatol 40: 649–671
81. Rose C, Dieterich W, Bröcker EB, Schuppan D, Zillikens D (1999) Circulating autoantibodies to tissue transglutaminase differentiate patients with dermatitis herpetiformis from those with linear IgA disease. J Am Acad Dermatol 41: 957–961
82. Rosen A, Casciola-Rosen L, Ahearn J (1995) Novel packages of viral and self-antigens are generated during apoptosis. J Exp Med 181: 1557–1561
83. Rupec RA, Petropoulou T, Belohradsky BH, Walchner M, Liese JG, Plewig G, Messer G (2000) Lupus erythematosus tumidus and chronic discoid lupus erythematosus in carriers of X-linked chronic granulomatous disease. Eur J Dermatol 10: 184–189
84. Sato M, Shimizu H, Ishiko A, Masunaga T, Akiyama M, Hashimoto T, Kitajima Y, Nishikawa T (1998) Precise ultrastructural localization of in vivo deposited IgG antibodies in fresh perilesional skin of patients with bullous pemphigoid. Br J Dermatol 138: 593–601
85. Schmidt E, Bröcker EB, Zillikens D (2000) Neue Aspekte zur Pathogenese des bullösen Pemphigoids. Hautarzt 51: 637–645
86. Seery JP, Carroll JM, Cattell V, Watt FM (1997) Antinuclear autoantibodies and lupus nephritis in transgenic mice expressing interferon γ in the epidermis. J Exp Med 186: 1451–1459
87. Shen GQ, Shoenfeld Y, Peter JB (1998) Anti-DNA, antihistone, and antinucleosome antibodies in systemic lupus erythematosus and drug-induced lupus. Clin Rev Allergy Immunol 16: 321–334
88. Shulman LE (1974) Diffuse fasciitis with hypergammaglobulinemia and eosinophilia: a new syndrome? J Rheumatol Suppl 1: 46
89. Sibelius U, Hattar K, Schenkel A, Noll T, Csernok E, Ludwig-Gross W, Mayet WJ, Piper HM, Seeger W, Grimminger F (1998) Wegener's granulomatosis: anti-proteinase 3 antibodies are potent inductors of human endothelial cell signalling and leakage response. J Exp Med 187: 497–503

90. Sontheimer RD, Thomas JR, Gilliam JN (1979) Subacute cutaneous lupus erythematosus. A cutaneous marker for a distinct lupus erythematosus subset. Arch Dermatol 115: 1409–1415
91. Takeda Y, Caudell P, Grady G, Wang G, Suwa A, Sharp GC, Dynan WS, Hardin JA (1999) Human RNA helicase A is a lupus autoantigen that is cleaved during apoptosis. J Immunol 163: 6269–6274
92. Tan EM (1982) Special antibodies for the study of systemic lupus erythematosus. An analysis. Arthritis Rheum 25: 753–756
93. Tan FK, Arnett FC, Antohi S, Saito S, Mirarchi A, Spiera H, Sasaki T, Shoichi O, Takeuchi K, Pandy JP, Silver RM, LeRoy C, Postlethwaite AE, Bona CA (1999) Autoantibodies to the extracellular matrix microfibrillar protein, fibrillin-1, in patients with scleroderma and other connective tissue diseases. J Immunol 163: 1066–1072
94. Tan EM, Cohen AS, Fries JF, Masi AT, McShane DJ, Rothfield NI, Schaller JG, Talal N, Winchester RJ (1982) The 1982 revised criteria for the classification of systemic lupus erythematosus. Arthritis Rheum 25: 1271–1277
95. Tanaka H, Ishida-Yamamoto A, Hashimoto T, Hiramoto K, Harada T, Kawachi Y, Shimizu H, Tanaka T, Kishiyama K, Höpfner B, Takahashi H, Iizuka H, Bruckner-Tuderman L (1997) A novel variant of acquired epidermolysis bullosa with autoantibodies against the central triple-helical domain of type VII collagen. Lab Invest 77: 623–632
96. Trueb RM, Didierjean L, Fellas A, Elias A, Borradori L (1999) Childhood bullous pemphigoid: report of a case with characterization of the targeted antigens. J Am Acad Dermatol 40: 338–344
97. Wahren-Herlenius M, Muller S, Isenberg D (1999) Analysis of B-cell epitopes of the Ro/SS-A autoantigen. Immunol Today 20: 234–240
98. Walchner M, Leib-Mösch C, Messer G, Germaier H, Plewig G, Kind P (1997) Endogenous retroviral sequences in the pathogenesis of systemic autoimmune disease. Arch Dermatol 133: 767–771
99. Walchner M, Messer G, Kind P (1997) Phototesting and photoprotection in LE. Lupus 6: 167–174
100. Wang D, Buyon JP, Zhu W, Chan EK (1999) Defining a novel 75-kDa phosphoprotein associated with SS-A/Ro and identification of distinct human autoantibodies. J Clin Invest 104: 1265–1275
101. Wojnarowska F, Marsden RA, Bhogal B, Black MM (1988) Chronic bullous disease of childhood, childhood cicatricial pemphigoid, and linear IgA disease of adults. J Am Acad Dermatol 19: 792–805
102. Wolff H, Kunte C, Messer G, Rappersberger K, Held E, Löhrs U, Plewig G, Meurer M (1999) Paraneoplastic pemphigus with fatal pulmonary involvement in a woman with a mesenteric Castleman tumour. Br J Dermatol 140: 313–316
103. Woodley DT, Burgeson RE, Lunstrum G, Bruckner-Tuderman L, Reese MJ, Briggaman RA (1988) Epidermolysis bullosa acquisita antigen is the globular carboxyl terminus of type VII procollagen. J Clin Invest 81: 683–687
104. Yang JJ, Tuttle RH, Hogan SL, Taylor JG, Phillips BD, Falk RJ, Jennette JC (2000) Target antigens for anti-neutrophil cytoplasmic autoantibodies (ANCA) are on the surface of primed and apoptotic but not unstimulated neutrophils. Clin Exp Immunol 121: 165–172
105. Zambruno G, Manca V, Kanitakis J, Cozani E, Nicolas J-F, Giannetti A (1994) Linear IgA bullous dermatosis with autoantibodies to a 290 kd antigen of anchoring fibrils. J Am Acad Dermatol 31: 884–888
106. Zillikens D, Kawahara Y, Ishiko A, Shimizu H, Mayer J, Rank CV, Liu Z, Giudice J, Tran HH, Marinkovich MP, Bröcker EB, Hashimoto T (1996) A novel subepidermal blistering disease with autoantibodies against a 200-kDa antigen of the basement membrane zone. J Invest Dermatol 106: 465–470
107. Zillikens D, Mascaro JM, Rose PA, Liu Z, Ewing SM, Caux F, Hoffmann G, Diaz LA, Giudice GJ (1997) A highly sensitive enzyme-linked immunosorbent assay for the detection of circulating anti-BP180 autoantibodies in patients with bullous pemphigoid. J Invest Dermatol 109: 679–683

Parodontitis und andere Parodontopathien

Reinhard Hickel, Matthias Folwaczny und Peter Wöhrl

Bei Parodontopathien handelt es sich um Erkrankungen des Zahnhalteapparates und der umgebenden Gewebe. Sie werden nach der noch gültigen Nomenklatur in Deutschland in fünf Hauptgruppen eingeteilt. Man unterscheidet entzündliche Formen, gingivoparodontale Manifestationen systemischer Erkrankungen, hyperplastische Formen, traumatogene Formen und involutive Erkrankungen. Entsprechend eines internationalen Workshops [2] wurde diese Einteilung neu strukturiert und nun in acht Hauptpunkte unterteilt. Dabei wurden unter anderem die Gingivitiden wie nekrotisierende Erkrankungen und parodontale Abszesse als eigene Hauptgruppe definiert.

Gingivitis und Parodontitis stellen mit Abstand die häufigsten Formen der Parodontopathien dar. Die Ursache ist vor allem in der bakteriell besiedelten Plaque, die zur Entzündung des Zahnfleischrandes führt, zu finden. Je nach immunologischer Abwehrreaktion kommt es bei bestimmten Patienten zum Fortschreiten der Entzündung mit Attachmentverlust und Knochenabbau. Ohne Therapie führt dies zur Zahnlockerung und Zahnverlust. Daneben können aber auch erhebliche systemische Auswirkungen bestehen. Nach neueren Publikationen ist das Risiko an einer koronaren Herzerkrankung oder einerApoplexie zu erkranken bei Patienten mit fortgeschrittener Parodontitis 2,8fach erhöht. Ähnliches gilt für chronisch-obstruktive Lungenerkrankungen und Frühgeburten.

Andererseits gibt es verschiedene Erkrankungen, die sich auf den Verlauf der Parodontitis auswirken können wie Diabetes oder Östrogenmangel. Rauchen gilt nach wie vor als der größte Risikofaktor, bei starken Rauchern wurde ein fünf- bis siebenfach höheres Risiko für Parodontalerkrankungen im Vergleich zu Nichtrauchern publiziert.

Gingivitis und Parodontitis mit Zahnfleischtaschen bis zu 6 mm werden meist konservativ behandelt (Zahnreinigung, Scaling und Rootplaning). Bei tiefen Zahnfleischtaschen sind operative Eingriffe nötig, gegebenenfalls in Kombination mit regenerativen Verfahren (Membranen oder speziellen Differenzierungsfaktoren). Die Langzeitprognose ist nur dann günstig, wenn der Patient konsequente Mundhygiene betreibt und regelmäßige unterstützende Therapie im Rahmen der Nachsorge durch den Zahnarzt erhält.

Einteilung der marginalen Parodontopathien

Die Deutsche Gesellschaft für Parodontologie hat in Zusammenarbeit mit den Hochschullehrern für Zahnerhaltung und Parodontologie 1987 die folgende Einteilung der Parodontopathien publiziert, die bislang in Deutschland gültig ist [6].

Einteilung marginaler Parodontitiden der Deutschen Gesellschaft für Parodontologie (1987)

1	**Entzündliche Formen**
1.1	Gingivitis
1.1.1	Akute Gingivitis
1.1.2	Akute nekrotisierende ulzerierende Gingivitis
1.1.3	Chronische Gingivitis
1.2	Marginale Parodontitis
1.2.1	Parodontitis marginalis superficialis
1.2.2	Parodontitis marginalis profunda
2	**Gingivo-parodontale Manifestationen systemischer Erkrankungen**
3	**Hyperplastische Formen**
3.1	Fibröse Gingivahyperplasie
3.1.1	Idiopathische fibröse Gingivahyperplasie
3.1.2	Medikamentös bedingte fibröse Gingivahyperplasie
3.2	Epuliden
4	**Traumatogene Formen**
4.1	Verletzung der Gingiva
4.2	Desmodontales Trauma
5	**Involutive Formen**
5.1	Parodontale Rezession
5.2	Alveolarathrophie

In bisherigen Einteilungen, wie der des World Workshop in Clinical Periodontics (1989), fehlten gingivale Erkrankungen und auch die Klassifikationskriterien blieben unklar, weshalb eine Neueinteilung vorgenommen wurde.
Im Jahr 1999 erfolgte durch den „International Workshop for a Classification of Periodontal Diseases and Conditions" eine neue Einteilung von Parodontopathien, die voraussichtlich in Kürze in Deutschland übernommen wird [2].

Einteilung der marginalen Parodontopathien des International Workshop for a Classification of Periodontal Diseases and Conditions (1999)

I **Gingivale Erkrankungen**

A **Dentale plaqueinduzierte gingivale Erkrankungen**

1. Durch dentale Plaque
2. Systemische Faktoren
   a) Endokrin bedingt (Pubertät, Zyklus, Schwangerschaft und Diabetes mellitus)
   b) Bluterkrankungen (Leukämie, andere)
3. Durch Medikamente (Zahnfleischwucherungen, Gingivitis)
4. Ernährungsbedingte Gingivitiden

B **Nichtplaqueinduzierte gingivale Erkrankungen**

1 Spezifische bakterielle Erreger (Neisseria gonorrhoe, Treponema pallidum, Streptokokken-Spezies,andere)
2 Virale Erreger (oraler Herpes, Varizella-Zoster-Infektion, andere)
3 Mykosen (Candida, lineare gingivale Erythem, Histoplasmose, andere)
4 Bedingt durch genetische Erkrankungen (erbliche Fibromatosis)
5 Bedingt durch systemische Veränderungen
   a) Mukokutane Erkrankungen (Lichen planus, Pemphigoid, Pemphigus vulgaris, Erythema multiforme, Lupus erythematodes, Medikamente, andere)
   b) Allergisch bedingt durch zahnärztliche Restaurationsmaterial (Amalgam, Nickel, Acrylate, andere) oder Zahnpasten, Mundspüllösungen, Kaugummibestandteilen, Nahrungsmittel und Zusatzstoffe sowie andere
6 Trauma
7 Fremdkörperreaktion
8 Sonstige Erkrankungen

II **Chronische Parodontitis (lokalisiert, generalisiert)**

III **Aggressive Parodontitis (lokalisiert, generalisiert)**

IV **Parodontitis durch systemische Erkrankungen**

A **Hämatologische Erkrankungen** (Erworbene Neutropenie, Leukämie, andere)

B **Genetische Veränderungen** (familiär und zyklisch bedingte Neutropenie, Down-Syndrom, Leukozyten-Adhäsionsmangel-Syndrom, Papillon-Lefèvre-Syndrom, Chediak-Higashi-Syndrom, Histiozytosis, Glykogenspeicherkrankheit, infantile genetische Agranulozytose, Cohen-Syndrom, Ehlers-Danlos-Syndrom (Typ IV und VIII), Hypophosphatasie und andere)

C **Sonstige**

V **Nekrotisierende parodontale Erkrankungen**
Nekrotisierende ulzerierende Gingivitis (NUG), nekrotisierende ulzerierende Parodontitis (NUP)

VI **Parodontalabszess (gingival, parodontal, perikoronal)**

VII **Paro-Endo-Läsionen**

VIII **Fortschreitende oder erworbene Erkrankungen**

A **Lokalisierte zahnbezogene Faktoren** die modifizierend oder prädisponierend auf plaqueinduzierte gingivale Erkrankungen oder Parodontitis wirken
(Zahnform, Zahnstellung, dentale Restaurationen, Zahnersatz, Geräte, Wurzelfrakturen, zervikale Wurzelresorption und Schmelzperlen)

B **Mukogingivale Veränderungen** um den Zahn herum
(Gingivale/Weichgewebsrezession, Fehlen keratinisierte Gingiva, vermindete vestibuläre Umschlagfalte, störendes Lippenbändchen oder Muskelposition, gingivale Hyperplasie, abnorma Farbe)

C **Mukogingivale Veränderungen zahnloser Bereiche**
(Vertikale und/oder horizontale Kammdefekte, gingivale/Weichgewebsvergrößerung, störendes Lippenbändchen oder Muskelposition, verminderte vestibuläre Umschlagfalte, abnorme Farbe)

D **Okklusales Trauma**

Gingivale Erkrankungen

Unter gingivalen Erkrankungen werden Erkrankungen verstanden, die den Zahnfleischsaum ohne Beteiligung des weiteren Zahnstützgewebes und zahntragenden Knochens betreffen. Die Einteilung sieht eine Unterscheidung zwischen plaque- und nichtplaqueinduzierten Veränderungen vor: Von allen Parodontopathien werden plaquebedingte Entzündungen, insbesondere die Gingivitis, am häufigsten gefunden. Bereits bei etwa 80 % der Jugendlichen kann eine Zahnfleischentzündung (Gingivitis) festgestellt werden (Abb. 1). Klinische Zeichen einer Gingivitis sind Rötung, Schwellung und Blutung. Durch gute Mundhygiene lassen sich Zahnfleischentzündungen weitestgehend vermeiden. Die Einlagerung von Mineralien aus dem Speichel verursacht die Entstehung von Zahnstein an vorhandener Plaque. Dieser ist am häufigsten lingual an den Unterkieferfrontzähnen vorzufinden.

Die Bedeutung der Zahnfleischentzündungen liegt darin, dass sie Ausgangspunkt für weitergehende Erkrankungen wie Parodontitis (umgangssprachlich fälschlicherweise Parodontose) sind. Dabei handelt es sich um eine Erkrankung des Zahnstützgewebes mit Abbau des umgebenden Knochens und des Faserapparats, was bei Fortschreiten zu einer erhöhten Beweglichkeit und schließlich zum Verlust des betreffenden Zahnes führt.

Im Weiteren führen systemische Faktoren wie endokrine Veränderungen (Östrogen) durch Pubertät, Zyklus und Schwangerschaft bei einigen Patientinnen zu einer gehäuften Anfälligkeit für eine Gingivitis. Durch besonders gründliche Mundhygiene kann diese Gingivitis vermindert werden.

Den Gingivitiden werden auch medikamentös bedingte Hyperplasien zugeordnet. Verschiedene Medikamente wie Hydantoin (Epilepsie), Kalzium-Kanalblocker (Bluthochdruck) oder Ciclosporin (Organtransplantation) führen über eine Veränderung des Kalziumeinstroms im gingivalen Gewebe bei etwa 20 – 60 % der Patienten zu Zahnfleischwucherungen (Abb. 2). Diese sind im Frontzahnbereich meist stärker ausgeprägt als im Seitenzahnbereich. Die Therapie besteht in der Entfernung der störenden Wucherungen und regelmäßigen professionellen Zahnreinigungen, wodurch erneute Hyperplasien weniger häufig und weniger schwer auftreten.

Ernährungsbedingte Gingivitiden wie Skorbut (Vitamin-C-Mangel) werden in den industrialisierten Ländern nur extrem selten beobachtet. Kofaktor der Mangelernährung ist immer eine unzureichende Mundhygiene.

Zu den nichtplaqueinduzierten gingivalen Erkrankungen werden weiterhin verschiedene Erkrankungen des Zahnfleisches gezählt, deren Therapie in der Regel gemeinsam mit dem Arzt beispielsweise Dermatologen vorgenommen werden sollte:

- spezifische bakterielle Erreger (*Neisseria gonorrhoeae, Treponema pallidum*, Streptokokken Spezies)
- virale Erreger (oraler Herpes oder Varizella-Zoster-Infektionen)

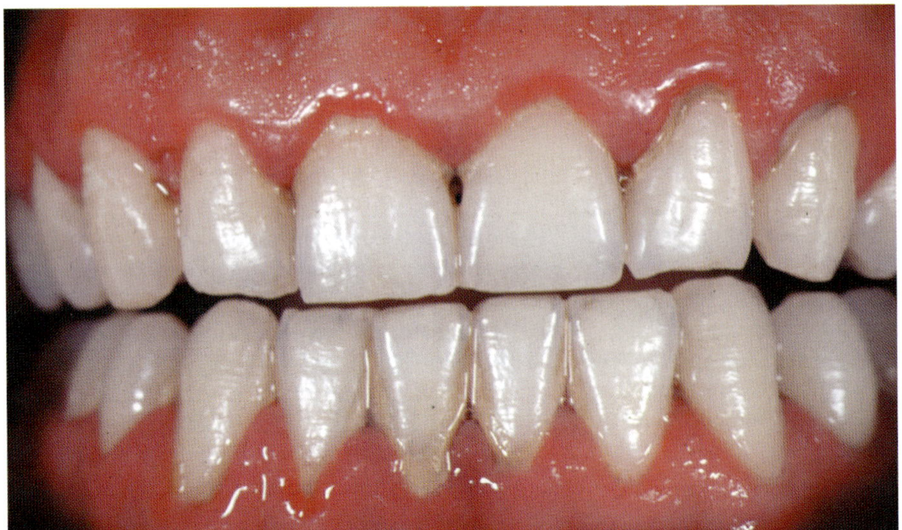

Abb. 1. Plaquebedingte Gingivitis bei einem 24jährigen Patienten

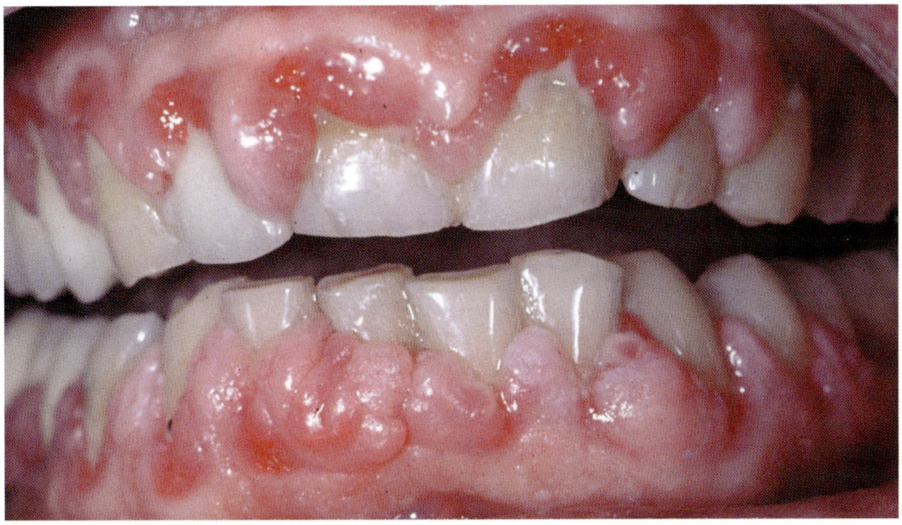

Abb. 2. Gingivahyperplasie bei einem 45jährigen Patienten unter Therapie mit Ciclosporin A, zehn Monate nach Herztransplantation

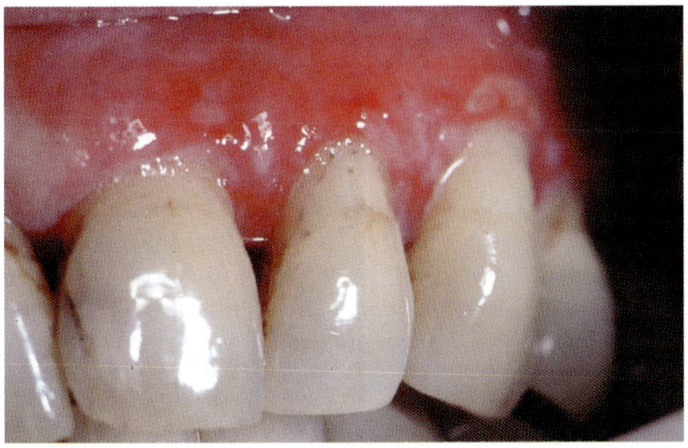

Abb. 3. Lichen ruber an der marginalen Gingiva

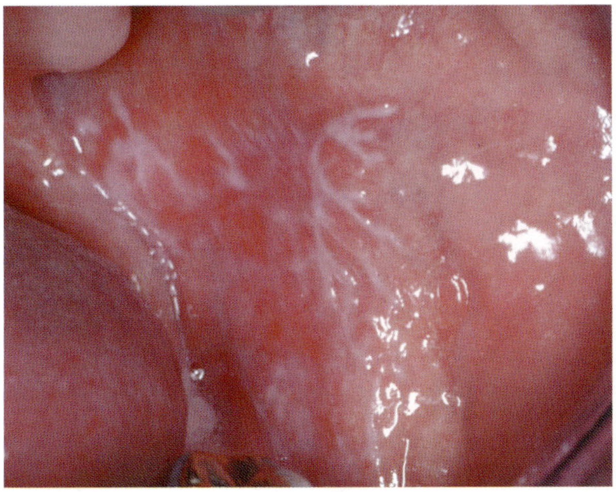

Abb. 4. Lichen ruber mit charakteristischen Wickham-Streifen an der Wangenschleimhaut

- Mykosen (vor allem die durch die Candidiasis bedingten Veränderungen an der Gingiva und Schleimhaut)
- mukokutane Erkrankungen (Lichen ruber planus, bullöses Pemphigoid oder Pemphigus vulgaris). Lichen ruber planus ist die mit Abstand häufigste Schleimhautveränderung (Abb. 3 und 4)
- Allergische Reaktionen (durch zahnärztliche Restaurationsmaterialien, Zahnpasten, Kaugummibestandteile oder Nahrungsmittel). Die genaue Abklärung ist oftmals schwierig

Chronische Parodontitis

Die charakteristischen Zeichen einer Parodontitis sind Abbau des zahntragenden Knochens mit Verlust an Zahnstützgewebe (bestehend aus Faserapparat und Wurzelzement). Mittels Sondierung (Abb. 5) und Röntgenaufnahmen (Abb. 6) werden Attachment- und Knochenverlust erkannt und die Diagnose Parodontitis gestellt. Bei mehrwurzeligen Zähnen im Seitenzahnbereich muss auch die Wurzelteilungsstelle sondiert werden.

Zahnfleischbluten (spontan oder auf Sondierung) ist eines der Symptome einer Parodontitis. Insbesondere bei Rauchern jedoch sind die klinischen Entzündungszeichen wie Rötung und Schwellung trotz fortgeschrittenem Knochenabbau kaum sichtbar. Rauchen gilt heute als der größte Risikofaktor für eine Parodontitis.

Die Therapie bei erhaltungsfähigen Zähnen beruht auf der möglichst vollständigen Entfernung der bakteriellen Plaque, der Konkremente sowie der Toxine

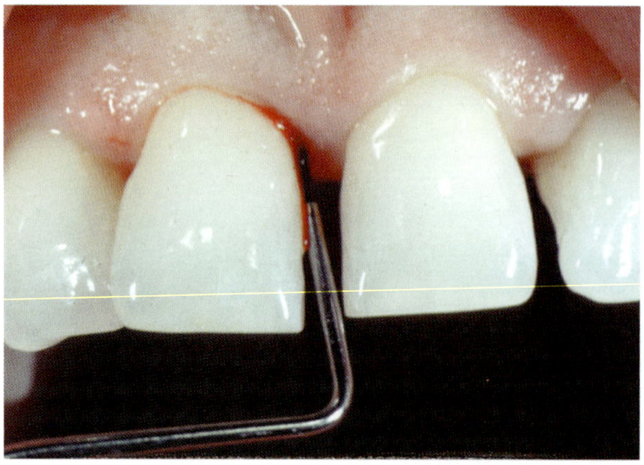

Abb. 5. Pathologisch erhöhte marginale Sondierungstiefe von 9 mm an einem mittleren Schneidezahn. Unter physiologischen Bedingungen beträgt die Sondierungstiefe 2 mm

von der Wurzeloberfläche. Wegen erneuter Kolonisierung der gereinigten Wurzeloberfläche mit Keimen muss die Reinigung der Wurzeloberfläche zyklisch wiederholt werden. Bei Taschentiefen von mehr als 6 mm ist meist ein chirurgischer Eingriff nötig. Bei vertikalem Knochenabbau kommen auch regenerative Verfahren (Membran, Differenzierungsfaktoren oder Knochenmaterial) in Betracht.
Die Parodontitis ist eine chronische langsam verlaufende Erkrankung mit kürzeren akuten Schüben, in denen es zu raschem Knochenabbau kommt. Erneute Reinigungen der Wurzeloberfläche (unterstützende Parodontitistherapie) sind erforderlich, um die akuten Schübe zu unterbinden. Es können einzelne Zähne des Gebisses (lokalisiert) oder nahezu alle Zähne (generalisiert) betroffen sein.

Aggressive Parodontitis

Unter aggressiven Parodontopathien werden schnell verlaufende Formen verstanden, wie sie meist bei Jugendlichen und jungen Erwachsenen beobachtet werden. Von allen Parodontitispatienten sind Jugendliche zu etwa 0,1% und junge Erwachsene zu etwa 4–7% betroffen. Unbehandelt kommt es aufgrund des raschen Knochenabbaus zu baldigem Verlust von Zähnen.
Neben zahlreichen pathogenen Bakterien dominiert bei Jugendlichen sehr oft der fakultativ anaerobe Keim *Actinobacillus actinomycetem comitans*, der auf die herkömmliche Therapie mit gründlicher Reinigung der Wurzeloberfläche schlecht anspricht, da er auch in das umliegende gingivale Gewebe invadiert. Bei positivem Nachweis durch Gen-Sonden-Teste sollte stets eine adjuvante systemische Antibiose erfolgen. Am häufigsten findet dabei die Kombination Amoxicillin und Metronidazol Anwendung. Unbedingt zu beachten ist, dass der Verabreichung von Antibiotika im Bereich der Parodontitis immer die mechanische Wurzeloberflächenreini-

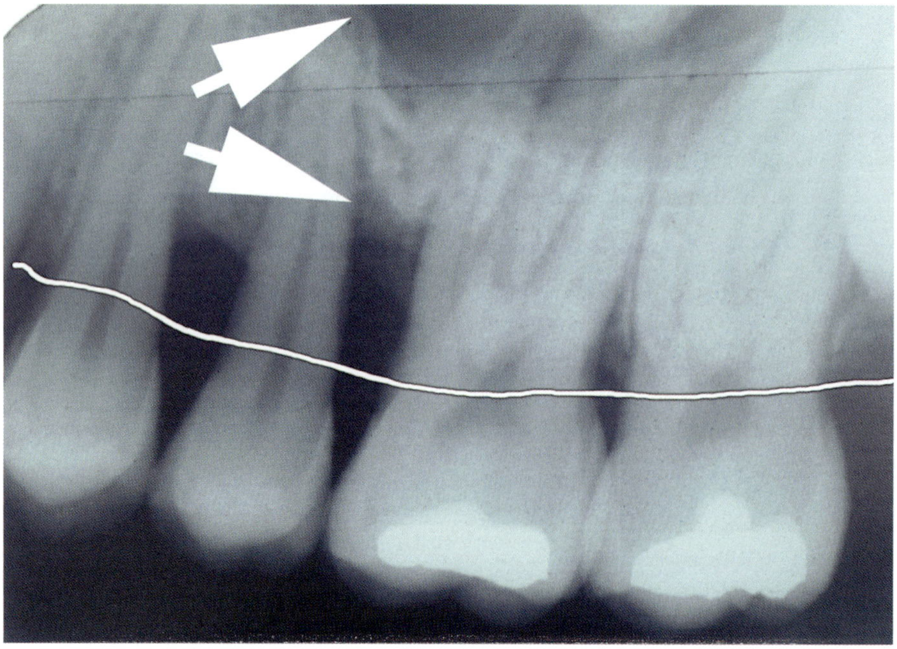

Abb. 6. Horizontaler Knochenabbau um etwa 50% der Wurzellänge (*untere Linie*: Ausgangszustand, *mittlerer Pfeil*: gegenwärtiger Limbus alveolaris, *oberer Pfeil*: Wurzelspitze)

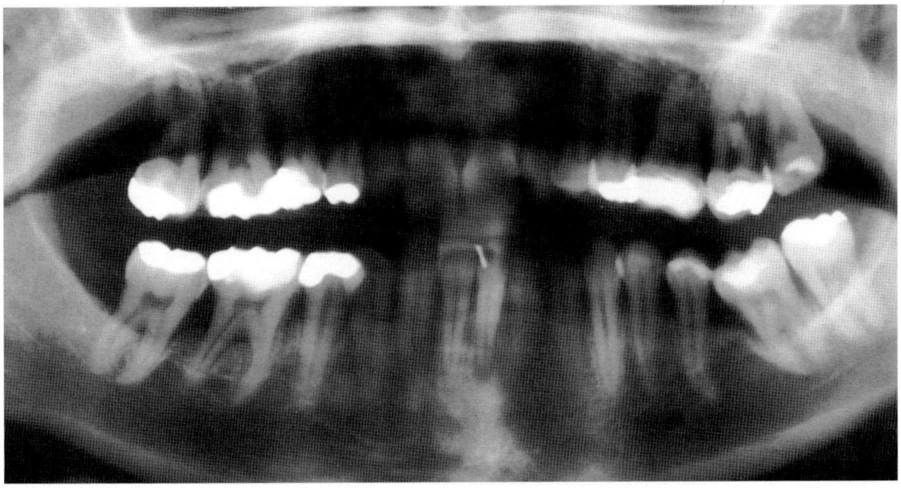

Abb. 7. Ausschnitt aus einer OPG-Röntgen-Aufnahme (Orthopantomogramm) einer 27jährigen Patientin, die wegen einer Neutropenie zunächst nicht therapiert werden konnte: Das klinische Bild zeigte eine hochrote Schwellung der Gingiva. Taschensondiertiefen bis zu 8 mm (Normalwert: 3 mm). Radiologisch generalisierter Knochenabbau um etwa 50 % der Wurzellänge. An Zahn 41 radiologische Zeichen einer chronischen Parodontitis apicalis. Die supra- und subgingivale Plaqueentfernung unter systemischer Antibiose führte zu einer vorübergehenden Verschlechterung des Allgemeinzustandes mit erneuten Fieberschüben. Der Zahn 41 wurde endodontisch versorgt

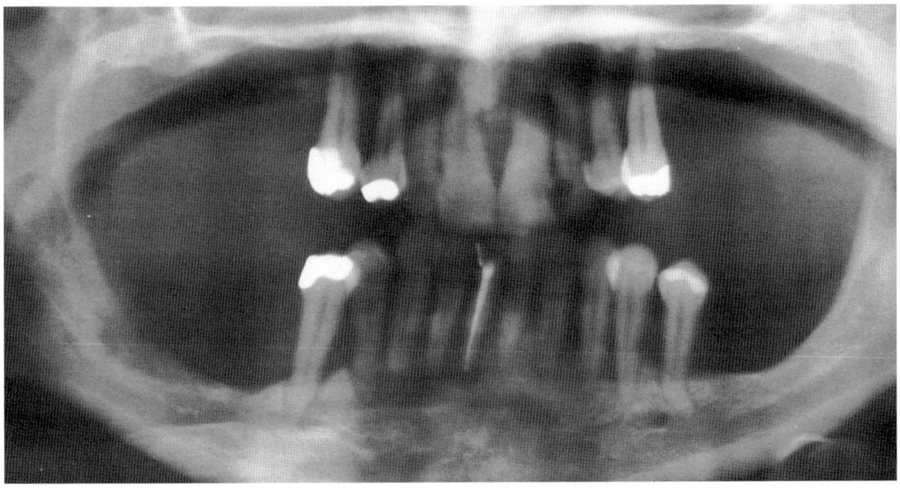

Abb. 8. Ausschnitt aus einer OPG-Röntgen-Aufnahme (Orthopantomogramm) der gleichen Patientin 18 Monate später: Der Knochenabbau hat sich deutlich verstärkt. Deshalb Entfernung aller Molaren sowie der zweiten Prämolaren. Die Prognose für die noch verbliebenen Zähne im Ober- und Unterkiefer ist wegen des weiter fortschreitenden Verlustes an Knochengewebe des zahntragenden Alveolarfortsatzes deutlich verschlechtert

gung vorausgehen muss, um den mikrobiellen Plaquefilm zu zerstören, da sonst die Wirkung des Antibiotikums stark vermindert ist [17].

Parodontitis bei systemischen Erkrankungen

Bei Patienten mit hämatologischen Erkrankungen (erworbene Neutropenie, Leukämie und andere) kommt es aufgrund des geschwächten Immunsystems am Parodontium zu massiven Entzündungen, die anders als bei plaquebedingten Entzündungen auch durch zahnärztliche Intervention kaum oder gar nicht abklingen und zu dramatischem Knochenabbau führen (Abb. 7 und 8).

Nekrotisierende parodontale Erkrankungen

Es wird zwischen einer nekrotisierenden ulzerösen Gingivitis (NUG) wie sie gehäuft bei Rauchern vorkommt und der nekrotisierenden ulzerösen Parodontitis (NUP) unterschieden.

Die klinischen Symptome sind geschwüriger Zerfall der interdentalen Papille, grauer Fibrinbelag, ausgeprägter Foetor ex ore und starke Schmerzen (Abb. 9). Bei Fortschreiten erfolgt ein Übergreifen auf die umgebende Gingiva (Abb. 10). Im weiteren Verlauf sind die regionären Lymphknoten druckdolent geschwollen und die Patienten haben eine stark erhöhte Körpertemperatur.

Die Behandlung besteht in der gründlichen Entfernung der bakteriellen Plaque und des nekrotischen

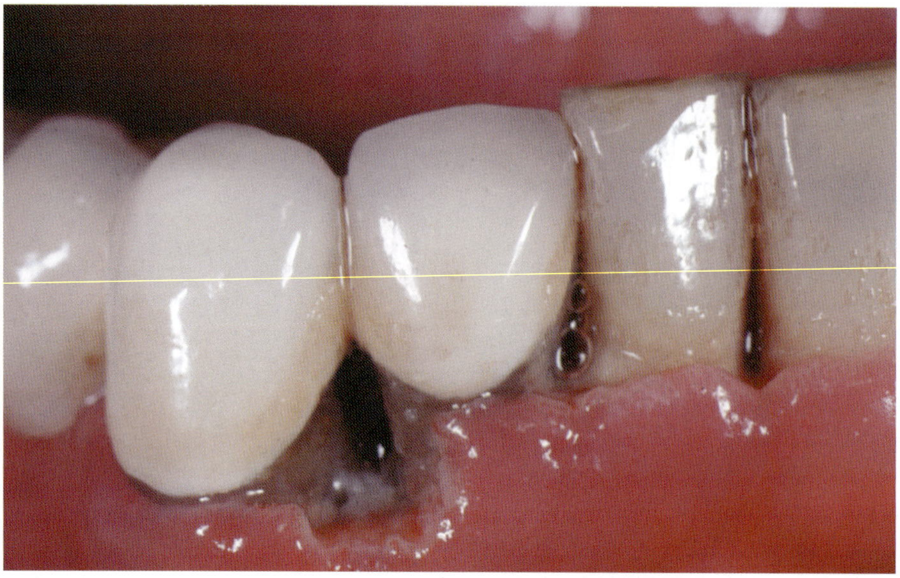

Abb. 9. Patient mit akuter nekrotischer ulzerierender Gingivitis: Nekrose der Interdentalpapille mit grauem, pseudomembranösem Belag

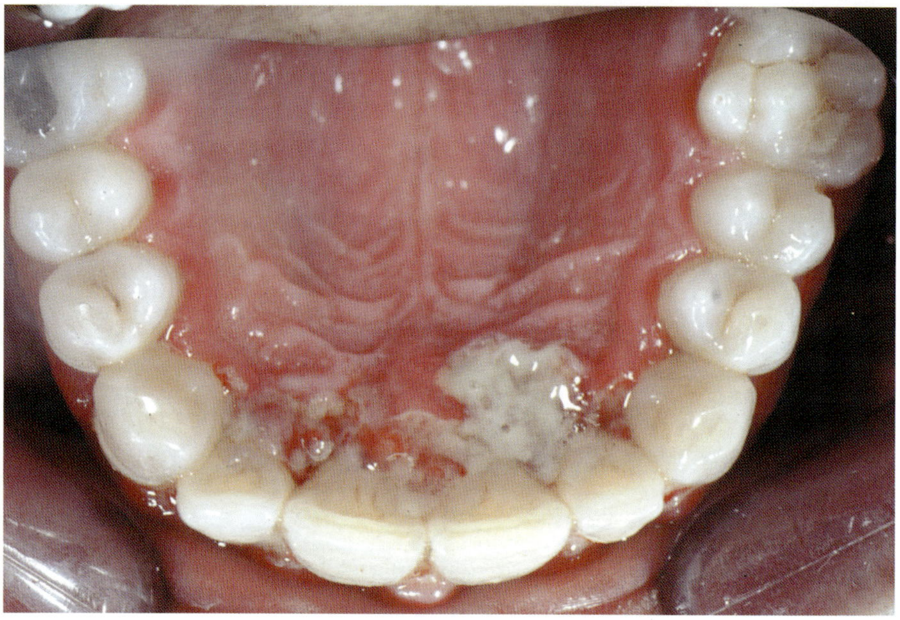

Abb. 10. Oberkieferansicht bei nekrotischer ulzerierender Gingivitis

Gewebes. Bei Fieber und Krankheitsgefühl wird begleitend die Gabe von 250 bis 300 mg Metronidazol dreimal täglich empfohlen. Das irreversibel verlorene Gewebe führt meist zu ästhetischen Einbußen im Zahnzwischenraum.

Bei der NUP kommt es im weiteren zu rapidem Knochenabbau mit Verlust der betroffenen Zähne. Nach neuesten epidemiologischen Daten kommt der NUP möglicherweise die Bedeutung einer Indikatorerkrankung für eine HIV-Infektion zu.

Parodontalabszess

Bei dem Parodontalabszess handelt es sich um eine von der bakteriell kontaminierten Wurzeloberfläche und pathologisch vertieften Zahnfleischtasche ausgehenden akut-eitrigen Entzündung mit Auftreibung am verursachenden Zahn, die gingival, parodontal oder perikoronal gelegen sein kann.

Parodontalabszesse treten zu etwa 60 % bei unbehandelten Parodontitispatienten und zu 14 % bei Patienten während der unterstützenden Parodontitistherapie auf. Ursachen sind die Exazerbation einer unbe-

handelten Parodontitis beziehungsweise die Einbringung von Fremdkörpern.
Die Mikrobiologie des Parodontalabzesses entspricht weitestgehend der mikrobiellen Zusammensetzung der Erwachsenenparodontitis. Es werden vermehrt gramnegative anaerobe Stäbchen mit parodontalpathogenen Bakterien wie *Porphyromonas gingivalis*, *Prevotella intermedia* und *Fusobacterium nucleatum* gefunden.
Die Erkrankung bedarf schneller zahnärztlicher Behandlung, da eine rasche Zerstörung des parodontalen Gewebes des betreffenden Zahnes eintritt, wodurch unter Umständen eine Entfernung des Zahnes erforderlich wird. Ferner besteht in seltenen Fällen die Gefahr einer Infektionsausbreitung.
Die Behandlung gingivaler Abszesse besteht darin, eventuelle Fremdkörper wie Zahnstocher, Zahnbürstenborsten oder Fischgräten zu entfernen.
Bei allen parodontalen Abzessformen wird die Entfernung der mikrobiellen Plaque und eine Drainage über die vorhandene Tasche mit Spülungen (Kochsalzlösung, 3 % H_2O_2 oder 0,12 – 0,2 % Chlorhexidindiglukonat) vorgenommen. Reicht die Drainage über die Tasche nicht aus, so erfolgt eine Pusentleerung durch Inzision. Bei schlechter Prognose muss der Zahn extrahiert werden.
Bei großen Abszessen mit diffuser Schwellung und starken Beschwerden nach der gründlichen Plaqueentfernung mit Inzision und Drainage wird die Verabreichung von Antibiotika empfohlen (meist Amoxicillin oder Metronidazol) [15].

Paro-Endo-Läsionen

Klinische Zeichen sind erhöhte Sondierungstiefen, die oftmals bis zur Wurzelspitze des betroffenen Zahnes reichen. Häufig handelt es sich um wurzelkanalbehandelte Zähne, bei denen es zu einer erneuten Exazerbation mit apikaler Parodontitis kam, die aber nicht zu einer seitlichen Fistelung oder Schwellung führte, sondern ihren Weg übers Parodontium nahm. Auch Längsfrakturen können zu einer Paro-Endo-Läsion führen. Bei Längsfrakturen muss der betroffene Zahn entfernt werden.
In den Fällen mit ausschließlicher endodontischer Ursache kann es durch geeignete endodontische Behandlung gegebenenfalls mit Wurzelspitzenresektion oder Antibiose zur Ausheilung kommen. In Fällen mit gemischter Form bleibt die durch die Parodontitis verursachte Tasche.

Erworbene oder fortschreitende Erkrankungen

Es handelt sich dabei um entwickelte oder erworbene Veränderungen, die zwar keine eigenen Erkrankungen verursachen, aber wichtige beeinflussende Faktoren für die Anfälligkeit parodontaler Erkrankungen darstellen. Hierzu zählen neben der Zahnform und Stellung dentale Restaurationen, Wurzelfrakturen, zervikale Wurzelresorptionen und Schmelzperlen.
In Abb. 11 ist als Beispiel dentaler Restaurationen eine chronische Entzündung der Gingiva dargestellt, die durch Missachtung der biologischen Breite, das heißt durch zu geringen Abstand der Kronenränder zum Alveolarknochen entstanden ist. In einigen Fällen kann es sich auch um allergische Reaktionen auf Materialien der Restauration handeln. Zu den erworbenen Erkrankungen zählen auch Rezessionen, die häufig durch falsche Zahnputztechnik verursacht werden (Abb. 12).

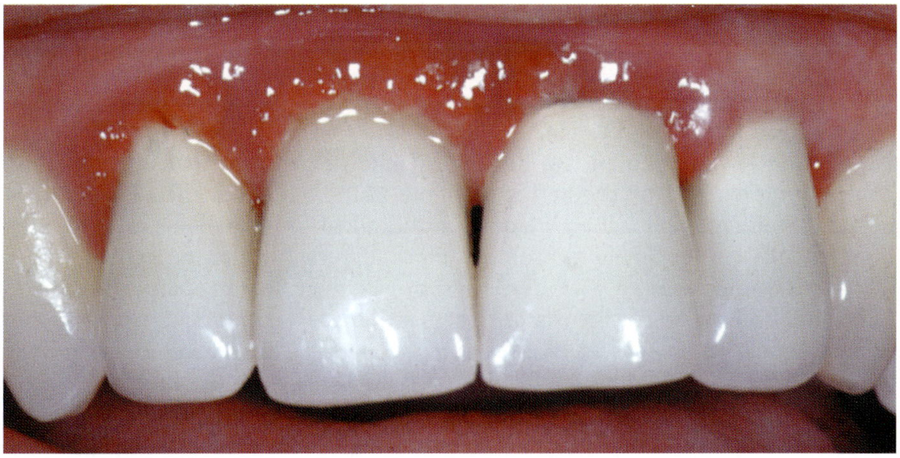

Abb. 11. Chronische Entzündung der marginalen Gingiva mit deutlich sichtbarer Rötung und Schwellung. Durch Missachtung der biologischen Breite verursacht der zu weit apikal positionierte Rand der prothetischen Krone eine chronische Irritation des Gewebes

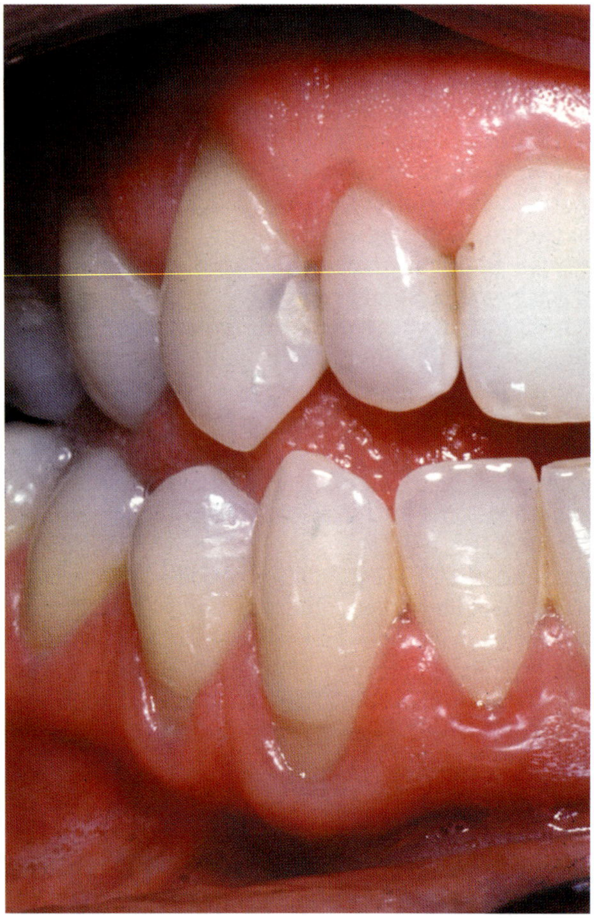

Abb. 12. Ausgeprägte gingivale Rezessionen der oberen Eckzähne und ersten Molaren hervorgerufen durch ungeeignete Putztechnik

Marginale Parodontitiden

Pathogenese der marginalen Parodontitis

Als Ursache für marginale Parodontitiden wurde im Wesentlichen die Vernachlässigung der regelmäßigen Mundhygiene und die daraus resultierende Ablagerung von harten und weichen Belägen, also von Plaque und Konkrementen, auf der Oberfläche des Zahnes angesehen. Durch eine insuffiziente Mundhygiene etabliert sich neben Plaque und Konkrementen auch eine spezielle mikrobielle Flora, die in ihrer Zusammensetzung von der physiologischen Mundhöhlenflora abweicht. Nach diesem ätiologischen Modell verursacht die Anwesenheit von pathogenen Zahnbelägen und Bakterien durch die Unterhaltung von chronischen und entzündlichen Prozessen eine mehr oder weniger rasch voranschreitende Zerstörung des Zahnhalteapparates, was schließlich in der irreversiblen Lockerung und im Verlust des betroffenen Zahnes mündet. Insgesamt finden sich über 400 verschiedene Bakterienspezies in der dentalen Plaque. Da bislang kein spezifischer, krankheitsauslösender Keim für entzündliche Erkrankungen des marginalen Parodontiums verantwortlich gemacht werden konnte, führte dies zu dem Schluss, dass die marginale Parodontitis zwar durch die Anwesenheit pathogener Bakterien ausgelöst und unterhalten wird, aber dennoch keine spezifische Infektionskrankheit entsprechend den Koch Postulaten darstellt [16].

Nach den Ergebnissen älterer epidemiologischer Studien ging man zunächst davon aus, dass bis zu 90 % der erwachsenen Bevölkerung in Industrienationen zumindestens einmal im Leben an einer infektiösen Entzündung des marginalen Zahnhalteapparates, also einer Entzündung der Gingiva oder der tiefer gelegenen Strukturen des Parodontiums (Zahnhalteapparat) leiden. In diesem Zusammenhang wurden die Gingivitis und die Parodontitis als zwei Stadien der gleichen Erkrankung, der marginalen Parodontitis angesehen. Neuere epidemiologische Untersuchungen ergaben jedoch ein differenzierteres Bild: So manifestiert sich insgesamt nur bei etwa 30 % der Bevölkerung tatsächlich eine Entzündung des Zahnhalteapparates. Im Übrigen fand sich bei einem sehr viel größeren Teil der Patienten, trotz einer im Durchschnitt vergleichbaren Qualität der Mundhygiene wie bei parodontal Erkrankten, eine über viele Jahre persistierende Entzündung der marginalen Gingiva ohne oder nur mit sehr geringem Verlust parodontalen Gewebes. Bei einigen Patienten bleibt also die Entzündung auf die marginale Gingiva beschränkt und hinterlässt keine dauerhaften Gewebezerstörungen, während sie bei anderen Patienten zusätzlich auch tiefere Abschnitte des Zahnhalteapparates erfasst und diese irreversibel schädigt [22].

Unter Berücksichtigung dieser klinischen Beobachtungen können offenbar individuelle Modulatoren den Verlauf der Krankheitsentwicklung so beeinflussen, dass bei verschiedenen Individuen trotz des identischen Einflusses der drei genannten pathogenetischen Faktoren verschiedene Erkrankungen resultieren. Neben der Infektion mit besonders virulenten Keimen aus der Gruppe der parodontopathogenen Bakterien könnten nach den heutigen Vorstellungen vor allem individuelle Unterschiede der Aktivität des Immunsystems für unterschiedliche Krankheitsverläufe ursächlich sein [10]. Beispielsweise sind die früh beginnenden, sehr aggressiv verlaufen-

den Formen der marginalen Parodontitis fast in allen Fällen an eine Infektion des Parodontiums durch *Actinobacillus actinomycetem comitans* gebunden. Im Hinblick auf immunologische Faktoren fanden Kornman et al. [14] einen Polymorphismus im Bereich der für das Interleukin-1 (IL-1) kodierenden Gene auf Chromsom 2, der zumindest bei Rauchern mit einem signifikant rascheren Krankheitsverlauf assoziiert ist. Neben diesen mikrobiologischen und genetischen Faktoren wurde in letzter Zeit auch verstärkt der Einfluss spezieller Risikofaktoren auf den klinischen Verlauf einer marginalen Parodontitis diskutiert [8]. In diesem Zusammenhang konnte inzwischen belegt werden, dass beispielsweise chronischer Nikotinabusus oder Diabetes mellitus mit einer signifikant erhöhten Prävalenz und Schwere einer marginalen Parodontitis assoziiert sind.
Obwohl heute erst einige pathogenetische Modulatoren wirklich bekannt und in ihrer Wirkung verstanden sind, hat man dennoch auf der Basis der bislang gefundenen Daten ein neues pathogenetisches Modell der marginalen Parodontitis, den sogenannten *Critical pathway*, entwickelt, welches vom einfachen Prinzip aus Ursache und nachfolgender Wirkung abweicht und eine differenziertere Betrachtungsweise des pathogenetischen Geschehens zulässt [19, 23].

Das pathogenetische Modell des Critical Pathway

Auch nach dem Modell des sogenannten *Critical pathway* stellen die Vernachlässigung der Mundhygiene und die daraus resultierende Ablagerung von Plaque und Konkrementen mit parodontopathogenen Bakterien die primärkrankheitsinduzierenden Ursachen der marginalen Parodontitis dar. Durch die Etablierung einer parodontopathogenen Mikroflora im subgingivalen Kompartiment des Zahnhalses werden immunologische Prozesse in Gang gesetzt, die letztendlich zur klinischen Manifestation einer Entzündung am marginalen Parodontium führen [23]. Das Modell des *Critical pathway* berücksichtigt entsprechend der verschiedenen Teile der immunologischen Infektionsabwehr zwei Phasen, vergleichbar mit zwei gestaffelt stehenden Verteidigungslinien. Die erste, schnelle, aber noch weitgehend unspezifische Abwehr beruht im Wesentlichen auf neutrophilen Granulozyten. Diese auf die Phagozytose von pathogenen Eindringlingen in den Körper ausgerichteten Leukozyten werden in ihrer Arbeit zum einen durch das ebenfalls unspezifisch wirkende Komplementsystem und zusätzlich durch spezifisch gegen die invadierenden Keime gerichtete Antikörper, vor allem der Klasse IgG, unterstützt. Die Effektivität der ersten Phase der Immunabwehr entscheidet nach diesem pathogenetischen Modell über den weiteren Krankheitsverlauf. Gelingt es eine weitere Propagierung sowie Invasion der pathogenen Erreger zu unterbinden, bleibt das entzündliche Geschehen ausschließlich oder zumindestens weitgehend auf die marginale Gingiva beschränkt. Eine umfangreichere irreversible Zerstörung des Zahnhalteapparates findet nicht statt. Gelingt dies nicht, werden nachfolgend zunehmend die Immunabwehrmechanismen der zweiten Phase in Gang gesetzt, die begleitend einen Abbau des marginalen Parodontiums induzieren können.
In der zweiten Phase der Immunabwehr spielen Monozyten beziehungsweise Makrophagen die Hauptrolle. Diese Zellen steuern die weiteren im Wesentlichen durch die Lymphozyten und Plasmazellen geleisteten spezifischen immunologischen Abwehrvorgänge. Durch die Produktion von spezifisch gegen die parodontopathogenen Bakterien gerichteten Antikörper unterstützen sie indirekt die durch die neutrophilen Granulozyten geleistete Phagozytose der entzündungsauslösenden Bakterien. Im Rahmen der Immunvorgänge sezernieren die aktivierten Makrophagen/Monozyten gleichzeitig eine Reihe von Chemokinen, die neben der Regulation und Steuerung der Aktivität von Lymphozyten und Plasmazellen vor allem auch einen Abbau von Knochen und Bindegewebe, zwei wichtigen Bestandteilen des Zahnhalteapparates, verursachen.
Insbesondere die Sekretion der Zellmediatoren IL-1β, IL-6, Tumornekrosefaktor-α (TNF-α) und Prostaglandin E_2 (PGE_2), aber auch die verstärkte Produktion von unmittelbar gewebeabbauenden Enzymen, wie beispielsweise der Matrixmetalloproteinasen Typ 1 und 8, führen zu irreversiblen Gewebedefekten. Da die Stärke der Aktivierung der Makrophagen in direktem Zusammenhang mit dem Ausmaß des bakteriellen Angriffs steht, erscheint es nur logisch, dass die Gewebezerstörung mit zunehmender Anwesenheit von Bakterien und bakteriellen Toxinen ebenfalls zunimmt.
Die Gewebezerstörung findet ihr klinisches Äquivalent in der Vertiefung des gingivalen Sulcus und der Entstehung einer Zahnfleischtasche. Diese entzündungsbedingten Umbauvorgänge im Bereich des Zahnfleischsaumes ziehen gleichzeitig wiederum eine Verbesserung der Lebensbedingungen für parodontopathogene Bakterien nach sich. Zum einen sind die überwiegend anaeroben, parodontopathogenen Bakterien in einer tiefen Zahnfleischtasche

vor dem Sauerstoffzutritt besser geschützt, zum anderen sorgen die entzündlichen Prozesse mit der Ausschüttung vasoaktiver Substanzen für eine Steigerung der Sekretion der sogenannten Sulcusflüssigkeit, die in ihrer Zusammensetzung dem Blutplasma gleicht. Dadurch wird den krankheitsinduzierenden Bakterien ein größeres Angebot an Nährstoffen zur Verfügung gestellt. Durch die entzündungbedingte Veränderung der Morphologie des marginalen Parodontiums schließt sich der Kreis des *Critical pathway.* Die verbesserten Lebensbedingungen der Bakterien können für eine weitere Verstärkung des bakteriellen Angriffs und dadurch einen erneuten Ablauf der beschriebenen pathologischen Prozesse sorgen. Letztendlich schreitet der Prozess solange fort, bis der Zahnhalteapparat mit dem ossären Stützgewebe um die Zahnwurzel vollständig abgebaut ist. Im Spätstadium bedeutet dies Zahnlockerung und Zahnverlust.

Umwandlung der physiologischen, residenten bakteriellen Flora in eine pathogene subgingivale Mikroflora

Obwohl für die marginale Parodontitis kein einzelner Keim als spezifischer Krankheitserreger ausgemacht werden kann, werden doch bestimmte Keimspezies sehr häufig an parodontal erkrankten Zähnen gefunden. Mit Hilfe von DNA-Sonden fanden Socransky et al. [26] in insgesamt 13.000 Plaqueproben von 185 Patienten vor allem *Porphyromonas gingivalis* und *Bacteroides forsythus* sowie zusätzlich *Treponema denticola* in parodontalen Taschen mit einer progredienten Vertiefung. Im Vergleich mit rein gingival erkrankten Zähnen konnten von Ashimoto et al. [3] an Zähnen mit parodontalen Läsionen *Porphyromonas gingivalis* mit einer 10,7fach, *Bacteroides forsythus* mit einer 5fach, *Treponema denticola* mit einer 3,4fach und *Actinobacillus actinomycetem comitans* mit einer 2,1fach größeren Häufigkeit beobachtet werden. Zusätzlich zu diesen vier Keimen konnten andere Autoren eine Assoziation zwischen der Infektion mit den Spezies *Campylobacter rectus, Prevotella intermedia* sowie *Fusobacterium nucleatum* und einem fortschreitenden parodontalen Krankheitsverlauf nachweisen. Insgesamt scheinen sich an parodontal erkrankten Zähnen vor allem anaerobe, teilweise mikroaerophile, gram-negative Keimspezies zu etablieren, während im gesunden subgingivalen Kompartiment bevorzugt aerobe, gram-positive Bakterien angetroffen werden können. Ungeachtet der nicht einheitlichen Ergebnisse werden nach einem Konsensuspapier der American Academy of Periodontology [1] zu den sehr häufig mit einer entzündlichen und destruktiven Parodontalerkrankung assoziierten Bakterien vor allem drei Spezies gerechnet: *Porphyromonas gingivalis, Actinobacillus actinomycetem comitans* und *Bacteroides forsythus* [1].

Interessanterweise treten die häufig an parodontal erkrankten Zähnen gefundenen Keimspezies nicht in einer zufälligen Zusammensetzung sondern bevorzugt in bestimmten Kombinationen auf. Socransky et al. [26] berichten für fortgeschrittene parodontale Defekte über das bevorzugte Auftreten von *Porphyromonas gingivalis* in Kombination mit *Bacteroides forsythus* und *Treponema denticola.* Ein weiterer bakterieller Komplex setzt sich nach den Ergebnissen dieser Studie aus *Fusobacterium spp., Prevotella spp., Campylobacter spp.* sowie zusätzlich aus *Eubacterium nodatum, Peptostreptococcus micros* und *Streptococcus constellatus* zusammen. Andere Autoren fanden eine häufige Assoziation zwischen *Bacteroides forsythus* und *Porphyromonas gingivalis* beziehungsweise zwischen *Porphyromonas gingivalis* und *Treponema denticola* [27]. Umgekehrt scheint sich *Porphyromonas gingivalis* im subgingivalen Kompartiment nicht etablieren zu können, solange *Streptococcus oralis* oder *Capnocytophaga sputigena* anwesend sind. Diese Beobachtungen können unter anderem durch die Organisation der bakteriellen Besiedelung der Zahnoberfläche als Biofilm erklärt werden.

Biofilme werden allgemein als Ansammlung von bakteriellen Populationen definiert, die vollständig von einer extrazellulären Matrix umgeben sind und untereinander sowie auf einer anorganischen Unterlage haften. Die spezielle Organisationsform als Biofilm bietet den parodontopathogenen Mikroorganismen den evolutionären Vorteil der metabolischen Kooperation unterschiedlicher Bakterienspezies untereinander. Außerdem bietet den pathogenen Bakterien der Biofilm Schutz vor immunologischen Abwehrmechanismen des Wirtsorganismus und der Wirkung von Antibiotika. Für manche Antibiotika scheint die extrazelluläre Matrix des Biofilms nur sehr schwer diffundierbar, weshalb sich tiefer im Biofilm gelegene Bakterien den antibiotischen Wirkungen entziehen können. Möglicherweise können Bakterien auch die Effektivität der medikamentösen Therapie herabsetzen, da sie gegen das betreffende Antibiotikum aufgrund von inaktivierenden Enzymen resistent sind, und dadurch das Antibiotikum auch für die übrigen, primär nicht resistenten Spezies inaktivieren. Im Hinblick auf therapeutische

Überlegungen ist auch die außerordentlich hohe mechanische Resistenz der Biofilme bemerkenswert. Da die parodontale Therapie sich wesentlich auf die mechanische Reinigung der Wurzeloberfläche stützt, wird die vollständige Entfernung des bakteriellen Biofilms durch die große mechanische Stabilität nachhaltig behindert [5].

Grundsätzlich findet im Rahmen der Etablierung der parodontopathogenen Bakterienflora eine Kooperation der pathogenen Bakterien mit residenten Kommensalen statt. Insbesondere zur Besiedelung und zur weiteren Propagierung im subgingivalen Kompartiment sind die pathogenen Spezies auf die Anwesenheit von residenten Bakterien angewiesen, da die Adhäsionsfähigkeit der meisten pathogenen Spezies auf der Zahnwurzeloberfläche außerordentlich gering ausgeprägt oder gar nicht vorhanden ist. Den ersten Schritt der Besiedelung bildet deshalb die Anheftung von residenten Bakterien an die Pellikelschicht der Zahnoberflächen. Diese Schicht überzieht innerhalb weniger Stunden nach gründlicher Reinigung alle intraoral gelegenen Glattflächen und formiert sich im Wesentlichen aus Bestandteilen des Speichels und der gingivalen Sulcusflüssigkeit, insbesondere Speichelproteinen und Glykoproteinen. Keime der Spezies *Streptococcus gordonii* und *Actinomyces naeslundii* können sich beispielsweise sehr gut an Prolin-reiche Domänen von Proteinen der Pellikel-Schicht binden [5]. Überraschenderweise benützen die Pionierkeime zur Anheftung unter anderem auch Proteine mit antibakterieller Aktivität, wie zum Beispiel das Lysozym. Über Fimbrien, Pili und die sogenannte Glykokalyx, die unter dem Begriff der Adhäsine subsummiert werden, können sich gram-negative Bakterien in einem zweiten Schritt an rezeptive Oberflächenstrukturen der Pionierkeime, meistens Proteine oder Polysaccharide, anheften und somit indirekt auf dem Weg der sogenannten Koaggregation die Zahnoberfläche besiedeln.

Die Beobachtung, dass die Bindung zwischen verschiedenen Keimspezies nicht universell möglich ist, wurde als Erklärung für das erwähnte Auftreten bestimmter Bakterienkombinationen innerhalb eines individuellen subgingivalen Kompartiments herangezogen. Bei der initialen Adhäsionsvermittlung parodontopathogener Bakterien könnte dabei insbesondere verschiedenen *Streptococcus* spp. sowie *Fusobacterium* spp. eine herausragende Rolle zukommen, da diese Keime Oberflächenrezeptoren für die Bindung mit zahlreichen parodontopathogenen Bakterien besitzen.

Erste Phase der Immunabwehr

Die krankheitsinduzierenden Keime werden anfänglich noch fast vollständig durch das Saumepithel von den Zellen des Immunsystems getrennt. Es stellte sich deshalb lange Zeit die Frage auf welchem Weg das Immunsystem dazu veranlasst wird, eine Abwehrreaktion des Organismus gegen die bakterielle Infektion in Gang zu setzen. An erster Stelle sind an der Vermittlung der Immunprozesse Toxine und Stoffwechselprodukte der pathogenen Bakterien beteiligt. Neben gesättigten kurzkettigen Fettsäuren wie Butyl- oder Propylsäure und einem bakteriellen Tripeptid, dem N-Formyl-Methionyl-Leucyl-Phenylalanin, stellt vor allem das Lipopolysaccharid der Zellwand gram-negativer Bakterien den potentesten Auslöser des immunologischen Entzündungsprozesses dar. Diese Mediatoren treffen zunächst auf die Zellen des Saumepithels. Dieses scheint durch die Produktion und Sekretion von Zellmediatoren sowie durch die Exprimierung spezifischer Oberflächenrezeptoren wesentlich an der Aktivierung und Rekrutierung der Zellen des Immunsystems, unter anderem der neutrophilen Granulozyten, beteiligt zu sein. Durch die Anwesenheit einiger bakterieller Noxen sezernieren verschiedene epitheliale Zellen des menschlichen Körpers verstärkt Interleukine, zum Beispiel IL-1β, IL-6 und IL-8, aber auch TNF-α sowie eine ganze Reihe weiterer Chemokine und Differenzierungsfaktoren. Analog wurde auch für gingivale Epithelzellen die verstärkte Produktion von Interleukinen durch die Einwirkung bakterieller Noxen nachgewiesen. Durch diese Zellmediatoren werden die Endothelzellen des subepithelialen Gewebes zur Exprimierung spezifischer Oberflächenrezeptoren angeregt. Diese sind dafür verantwortlich, dass Leukozyten aus dem Blutstrom in das entzündlich veränderte Gewebe einwandern. Darüberhinaus regen diese Mediatoren auch Fibroblasten zur verstärkten Chemokinproduktion an.

Neben der Informationsübermittlung scheinen dem Saumepithel noch weitere Aufgaben im Rahmen der Immunabwehr zugeordnet zu sein. So exprimieren die Epithelzellen unter einem bakteriellen Angriff und der Ausschüttung von Zytokinen spezifische Oberflächenrezeptoren (zum Beispiel *Intercellular adhesion molecule-1*, ICAM-1), die den einwandernden Leukozyten im Rahmen ihrer chemotaktischen Bewegung als Leitschiene in das Zentrum der bakteriellen Infektion dienen. In jüngerer Zeit wurde außerdem postuliert, dass den Keratinozyten des Saumepithels möglicherweise auch die Aufgabe der

Phagozytose von Bakterien zukommt. So wurden in den Zellen des Saumepithels membranbegrenzte Vesikel nachgewiesen, die degradierende Enzymsysteme wie das Calprotectin enthalten. Bei der Steuerung der intraepithelial stattfindenden Immunprozesse werden die Keratinozyten von immunkompetenten Zellen, unter anderem CD1a-positiven, antigenpräsentierenden Zellen vom Langerhans-Typ oder T-Lymphozyten unterstützt.
Nach dem Durchtritt durch das Endothel wandern die neutrophilen Granulozyten durch das Saumepithel auf das Zentrum der Infektion zu. Als Leitschiene dienen in diesem Zusammenhang wiederum verschiedene Chemokine und Oberflächenrezeptoren der Epithelzellen, vor allem IL-8 sowie ICAM-1.
Nach der Einwanderung der neutrophilen Granulozyten in das Zentrum der bakteriellen Infektion werden die pathogenen Keime auf dem Weg der Phagozytose in die Zelle aufgenommen und durch verschiedene oxidierende und nichtoxidierende Enzymsysteme abgebaut. Die oxidierenden Enzymsysteme zerstören die bakterielle Zelle durch die Bereitstellung von Sauerstoffradikalen (beispielsweise Superoxidanion oder Hydroxydradikal). Im Gegensatz dazu greifen nichtoxidierende Enzymsysteme (Lysozym, Calprotectin oder Kathepsin G), die Bakterienzelle direkt an und sorgen für deren Untergang durch die Störung der morphologischen Integrität. Die phagozytotische Funktion der neutrophilen Granulozyten kann, obwohl davon grundsätzlich unabhängig, durch humorale Faktoren wie das Komplementsystem oder spezifisch gegen die parodontopathogenen Bakterien gerichtete Antikörper, wesentlich verstärkt werden. Nach der Opsonierung, also Markierung der pathogenen Keime durch den Komplementfaktor C3b oder C4b sowie durch Immunglobuline der Klasse IgG_1 und IgG_2 können sich die neutrophilen Granulozyten über komplementäre Oberflächenrezeptoren an die Bakterienzelle anlagern. Gleichzeitig erfährt die neutrophile Zelle durch die Bindung an die Oberflächenrezeptoren eine zusätzliche Aktivierung. Die Komplementfaktoren werden durch Oberflächenrezeptoren aus der β-Integrinfamilie, den CR1- oder CR3-Rezeptor erkannt. Im Gegensatz dazu binden die Fc-Domänen der IgG-Antikörper über den FcγRIII (CD16)- sowie den FcγRIIA (CD32)-Rezeptor an die neutrophilen Granulozyten.

Zweite Phase der Immunabwehr

Nach dem Modell des *Critical pathway* bleibt die parodontale Entzündungsreaktion zunächst weitgehend auf die marginale Gingiva beschränkt, solange die Abwehr der bakteriellen Invasion durch die neutrophilen Granulozyten sowie deren Unterstützung durch das Komplementsystem und vor allem durch spezifische Antikörper ausreichend ist. Gelingt eine suffiziente Abwehr der pathogenen Bakterien nicht, schreitet das bakterielle Wachstum weiter voran. Es resultiert schließlich eine verstärkte Invasion der pathogenen Bakterien in das Saumepithel. Dadurch nehmen die Entzündungsreaktionen und begleitend die Ausschüttung der Zytokine in das parodontale Gewebe weiter zu.
Die in das entzündete Gewebe eingewanderten Monozyten werden durch die Bindung von Lipopolysaccharid an den CD14-Rezeptor aktiviert und zur Sekretion eines weiten Spektrums an Zytokinen und Enzymen veranlasst. Zur Bindung an den CD14-Rezeptor und seine Aktivierung ist die vorangehende Bindung eines Ko-Liganden, des Lipopolysaccharid-bindenden Proteins (LBP) an das freie Lipopolysaccharid notwendig. Neben Zytokinen [IL-1α, IL-1β, IL-6, TNF-α, Transforming-Growth-Factor-β (TGF-β), RANTES oder PGE_2] schütten die Makrophagen nach der CD14-Rezeptor-vermittelten Aktivierung außerdem verschiedene gewebeabbauende Enzyme, insbesondere Matrixmetalloproteinasen (MMP-1 und -9) aus. Die Freisetzung und Aktivierung der Matrixmetalloproteinasen durch Plasminogen mündet anschließend unmittelbar in einem massiven Abbau kollagener Strukturen des parodontalen Gewebes und somit erstmals in der irreversiblen Zerstörung des Zahnhalteapparates. Neben dem direkten Aktivierungsweg können einige der durch die Makrophagen ausgeschütteten Zytokine, insbesondere das IL-1β eine autokrine Verstärkung der Sekretion der Matrixmetalloproteinase herbeiführen. Begleitend wird durch die freigesetzten Zytokine die Neusynthese von Kollagen durch die Fibroblasten gehemmt. Schließlich geben die aktivierten Makrophagen PGE_2 ab, das den Abbau des ossären Anteils des parodontalen Gewebes induziert. Prostaglandin E_2ist ein außerordentlich potenter Aktivator der knochenabbauenden Osteoklasten und inhibiert darüber hinaus regenerative Prozesse.
Die gleichzeitig stattfindende verstärkte Rekrutierung und Aktivierung von CD4-positiven T-Lymphozyten (Helfer-Zellen) und konsekutiv von B-Lym-

phozyten beziehungsweise Plasmazellen ermöglicht die Bereitstellung von spezifisch wirkenden Antikörpern.

Risikofaktoren in der Pathogenese von marginalen Parodontitiden

Es scheint besondere Bedingungen zu geben, die das individuelle Risko für eine Parodontalerkrankung maßgeblich beeinflussen. In diesem Zusammenhang wurden in den vergangenen Jahren eine ganze Reihe von Risikofaktoren postuliert, deren Stellenwert für die Pathogenese marginaler Parodontitiden in einigen Fällen jedoch noch nicht vollständig gesichert ist. Deshalb wurde vorgeschlagen, die bislang unter dem Begriff Risikofaktor subsummierten pathogenetischen Einflussgrößen hinsichtlich ihrer aktuellen epidemiologischen Wertigkeit und der therapeutischen Beeinflussbarkeit in drei Gruppen einzuteilen [8]. Demnach stellen ausschließlich diejenigen Einflussgrößen echte Risikofaktoren dar, deren pathogenetischer Einfluss durch kontrollierte, longitudinale klinische Studien gesichert ist. Idealerweise sollte der Einfluss des betreffenden Faktors sowie die Möglichkeit durch eine geeignete Therapie die Wirkung dieser Einflussgröße aufzuheben durch Interventionsstudien zusätzlich verifiziert worden sein. Demgegenüber werden in der Gruppe der sogenannten Risikoindikatoren oder Risikomarker die Einflussgrößen zusammengefasst, deren Wirkung auf die Pathogenese aufgrund der Ergebnisse von Fallberichten und Querschnittsstudien vermutet wird, aber letztendlich noch nicht durch kontrollierte klinische Longitudinalstudien bestätigt wurde. Eine dritte Gruppe, die Kategorie der sogenannten Hintergrundfaktoren, bilden die Einflussgrößen deren Wechselwirkung mit den ursächlichen pathogenetischen Mechanismen einer marginalen Parodontitis zwar als gesichert gilt, die aber, wie zum Beispiel das Alter oder das Geschlecht des Patienten, durch eine Therapie nicht zu beeinflussen sind.

Pathogenetische Rolle von Risikofaktoren

Diabetes mellitus
Die Ergebnisse mehrerer prospektiver klinischer Studien haben den Einfluss von Diabetes mellitus auf die Pathogenese von marginalen Parodontitiden belegt. Die Risikoassoziation der Diabetes-Erkrankung mit einer marginalen Pardodontitis kann sowohl für Typ I als auch für Typ II des Diabetes mellitus beobachtet werden [22]. Neben einer deutlich vergößerten Prävalenz von entzündlichen Parodontalerkrankungen bei insulinpflichtigen Typ-I-Diabetikern konnte auch ein Zusammenhang zwischen der Qualität der medikamentösen Blutzuckerkontrolle und einer begleitend bestehenden Parodontalerkrankung gezeigt werden. Vergleichbare Ergebnisse fanden sich auch für Patienten mit Diabetes mellitus Typ II.
Als Ursache für das erhöhte parodontale Erkrankungsrisiko von Diabetikern kommen neben einer gestörten chemotaktischen und phagozytotischen Funktion von polymorphkernigen neutrophilen Granulozyten vor allem eine Diabetes-induzierte Störung des Kollagenstoffwechsels in Frage.

Rauchen
Chronischer Nikotinabusus ist ebenfalls mit einem deutlich größeren Risiko für eine Parodontalerkrankung assoziiert [25]. Für schwere Raucher wurde ein 5- bis 7fach höheres Risiko für die Manifestation einer entzündlichen Parodontalerkrankung im Vergleich zu Nichtrauchern postuliert [22]. Die Größe des Risikos korreliert unmittelbar mit der Stärke des regelmäßigen Nikotinabusus sowie mit der Gesamtdauer des Rauchens. Die Bedeutung des Rauchens als Risikofaktor unterstreichen außerdem zwei besondere epidemiologische Beobachtungen. Zum einen manifestiert sich die sogenannte refraktäre Parodontitis fast ausschließlich bei Patienten mit regelmäßigem Nikotinabusus. Nach den Angaben in der Literatur sind bis zu 90 % der Patienten mit einer refraktären Parodontitis regelmäßige Raucher, zum anderen trägt aus epidemiologischer Sicht das Rauchen stärker zum parodontalen Erkrankungsrisiko bei als die Infektion mit parodontopathogenen Bakterien.
Für die krankheitsinduzierende Wirkung des Nikotins wurden verschiedene Mechanismen diskutiert. An erster Stelle werden vor allem nikotinassoziierte Störungen der Funktion von neutrophilen Granulozyten postuliert. Zusätzlich könnten Veränderungen des oxidativen Milieus im subgingivalen Kompartiment sowie die Inhibition der Produktion von spezifisch gegen parodontopathogene Bakterien gerichteten Antikörpern des Typ IgG_2 zur Verstärkung der Krankheitsaktivität beitragen. Durch die bekannten zytotoxischen Effekte des Nikotins und seines Metaboliten, des Conitins, werden außerdem parodontale Heilungsprozesse nachhaltig behindert.
Zusätzlich scheint die bei Rauchern charakteristische klinische Symptomarmut von marginalen Parodontitiden in vielen Fällen zur Verzögerung der Diagnose beizutragen.

Pathogenetische Rolle von Risikomarkern

Interleukin-1

Es wurde kürzlich ein genetischer Polymorphismus im Bereich der für das IL-1 kodierenden Gene auf Chromsom 2 beschrieben, der mit einer signifikant stärkeren Progredienz marginaler Parodontitiden einhergeht [14]. In diesem Zusammenhang wurde postuliert, dass die Träger dieses Genpolymorphismus aufgrund der größeren Produktion von IL-1β einen stärkeren und rascheren Verlust an parodontalem Gewebe erleiden [10]. Obwohl etwa 30% der kaukasischen Bevölkerung Träger dieses Polymorphismus sind, konnten diese Ergebnisse bislang jedoch in klinischen Studien nur für Patienten mit regelmäßigem Nikotinkonsum bestätigt werden. Demgegenüber findet sich für Nichtraucher diese Risikoassoziation nicht.

Osteoporose

Mehrere klinische Querschnittsstudien zeigten einen Zusammenhang zwischen Osteoporose und der Stärke einer marginalen Parodontitis. Tatsächlich ist jedoch vorerst nur die Assoziation zwischen der Osteoporose und dem Verlust an Alveolarknochen durch klinische Daten belegt. Im Gegensatz dazu konnte bis heute der Nachweis eines risikoerhöhenden Effekts der Osteoporose für die parodontale Destruktion nicht geführt werden [23].

Psychosozialer Stress

Den Zusammenhang zwischen infektiösen Entzündungen des marginalen Zahnhalteapparates und psychosozialem Stress wurde erstmals während des ersten Weltkriegs beobachtet. Nach längeren Kampfeinsätzen manifestierte sich bei den Soldaten ungewöhnlich häufig eine nekrotisierende Form der marginalen Gingivitis. Inzwischen haben sich viele Studien mit dem Einfluss von psychsozialem Stress auf die Pathogenese marginaler Parodontitiden befasst und als eigentliche Ursache einen immunsuppressiven Effekt von Stress ausgemacht [18]. Möglicherweise vermittelt die unter der Einwirkung von Stress chronisch verstärkte Ausschüttung von Glukokortikoiden die hemmenden Wirkungen auf das Immunsystem. Einschränkend findet jedoch der Einfluss der unter chronischen Stresszuständen veränderten Lebensumstände wie eine Änderung der Mundhygienegewohnheiten oder der Diät in den meisten Studien keine Berücksichtigung.

HIV-Infektion

Bei HIV-Infizierten zeigt die adulte Form der marginalen Parodontitis meistens einen raschen Krankheitsverlauf. Darüber hinaus manifestieren sich bei diesen Patienten mit vergleichsweise hoher Prävalenz seltene Formen der marginalen Parodontitis, wie die NUP oder das lineare gingivale Erythem. Nach den Ergebnissen einer Querschnittsstudie konnte bei bis zu 66% der Patienten mit einer NUP im amerikanischen Bundesstaat Virginia eine Infektion mit dem HI-Virus entdeckt werden. Demnach kommt der nekrotisierenden Parodontitis möglicherweise die Bedeutung einer Indikatorerkrankung zu. Im Hinblick auf die charakteristische Zerstörung des Immunsystems bei HIV-Infizierten erscheint ein erhöhtes Risiko für eine Parodontalerkrankung für den betreffenden Patienten grundsätzlich nicht überraschend. Allerdings könnten nicht nur die aus der Reduktion der CD4-positiven T-Helfer-Lymphozyten resultierenden Einschränkungen der immunologischen Potenz zum erhöhten Erkrankungsrisiko beitragen. So fand sich bei HIV-Infizierten zusätzlich eine gestörte Funktion der neutrophilen Granulozyten sowie eine gestörte Chemotaxis von Monozyten. Außerdem zeigen marginale Parodontitiden dieser Patienten einige Besonderheiten, zum Beispiel die sonst untypische Besiedelung des subgingivalen Kompartiments durch Enterobacteriaceae oder Candida albicans. Diese spezifischen klinischen Symptome veranlassten einige Autoren dazu die HIV-assoziierte marginale Parodontitis als eigene Krankheitsentität zu definieren [23].

Wechselwirkungen von marginalen Parodontitiden mit systemischen Erkrankungen

Dass nicht nur systemische Erkrankungen das Risiko für eine Erkrankung an einer marginalen Parodontitis erhöhen können, sondern auch umgekehrt eine Parodontalerkrankung auf die Manifestation von systemischen Erkrankungen Einfluss nehmen kann, zeigen die Ergebnisse mehrerer retrospektiver Studien. In jüngerer Zeit wurde vor allem die Arteriosklerose, die Frühgeburtlichkeit sowie chronisch-obstruktive Lungenerkrankungen (COPD) in Zusammenhang mit Parodontalerkrankungen gebracht.

Arteriosklerose

Mehrere Studien der vergangenen Jahre konnten epidemiologische Zusammenhänge zwischen einer marginalen Parodontalerkrankung und verschiedenen Folgeerkrankungen der Arteriosklerose nachweisen [4]. Das relative Risiko durch einen chronischen parodontalen Entzündungsprozess eine Folgeerkrankung der Arteriosklerose, beispielsweise eine koronare Herzerkrankung, zu erleiden wurde mit Werten zwischen 1,2 und 2,8 angegeben. Je ausgeprägter die parodontale Schädigung war, desto häufiger fanden sich Folgeerkrankungen der Arteriosklerose. Bereits in der Vergangenheit wurde für chronische Infektionen mit *Helicobacter pylori* sowie *Chlamydia pneumoniae* ein arteriosklerosefördernder Effekt postuliert.

Die parodontale Infektion könnte auf zwei Wegen zur Arteriosklerose beitragen. Parodontopathogene Bakterien besiedeln unmittelbar die Gefäßwand und könnnen dadurch möglicherweise die Entzündungsreaktion in den arteriosklerotisch veränderten Gefäßbereichen verstärken. Nach Untersuchungen von Harashty et al. [9] kann mit Hilfe der PCR der Nachweis der DNA von parodontopathogenen Bakterien in arteriosklerotischen Plaques geführt werden. Andererseits könnte die parodontale Infektion atherogene Wirkungen auch indirekt durch die systemische Sezernierung von Entzündungsmediatoren, wie TNF-α oder IL-1β, auf die erkrankte Gefäßwand vermitteln. Beck et al. [4] sehen in der epidemiologisch beobachteten Assoziation zwischen Parodontitis und Arteriosklerose zumindestens teilweise eine Koinzidenz, die durch das Auftreten einer hyperreaktiven Monozytenpopulation begünstigt wird. Unter der Stimulation durch bakterielles Lipopolysaccharid sezernieren hyperreaktive Monozyten 3- bis 10fache Mengen an TNF-α und IL-1β im Vergleich zu normalen Monozyten. Da beide Entzündungsmediatoren eine entscheidende Rolle in der Pathogenese der Arteriosklerose und der marginalen Parodontitis spielen, könnten Träger von hyperreaktiven Monozyten gleichzeitig einem erhöhten Risiko für beide Erkrankungen unterliegen.

Frühgeburtlichkeit

Nach den Ergebnissen einer Fallkontrollstudie an 124 Schwangeren kann das relative, mit einer Parodontitis assoziierte Risiko für die Auslösung einer zu frühen Geburt mit 7,9 angegeben werden [21]. Demnach könnten mit einem Anteil von 18,2% nahezu ein Fünftel aller Frühgeburten auf eine schlechte parodontale Gesundheit der Mutter zurückgeführt werden. Die Stärke des epidemiologischen Zusammenhangs zwischen Frühgeburt und Parodontalerkrankung übersteigt damit sogar die Assoziation zwischen Frühgeburt und Alkoholkonsum während der Schwangerschaft. Jeffcoat et al. [13] berichten ebenfalls über eine signifikante Korrelation zwischen der Prävalenz von marginalen Parodontitiden und der Frühgeburtlichkeit, geben allerdings mit 3,0 ein kleineres relatives Risiko an.

Auf welchem Weg die Parodontitis zur frühzeitigen Auslösung einer Geburt beitragen kann, ist nicht geklärt. Zwei Pathomechanismen wurden diskutiert: Die Induktion der Frühgeburt durch die verstärkte Ausschüttung von Entzündungsmediatoren und die Infektion des Genitaltraktes einschließlich des Amnion und Deziduagewebes durch parodontopathogene Bakterien. Nach den Ergebnissen einer klinischen Studie an 30 schwangeren Patientinnen mit frühzeitiger Geburtsauslösung kann vor allem bei Manifestation einer genitalen Entzündung, zum Beispiel einer Chorioamnionitis, ein massiver und unphysiologisch starker intraamnionaler Anstieg des PGE_2-Spiegels angetroffen werden.

Extragenitale Infektionen, also auch parodontale Infektionen, vermitteln nach aktuellen pathogenetischen Modellen durch die vermehrte Freisetzung von Entzündungsmediatoren, insbesondere IL-1β, IL-6 sowie TNF-α aber auch durch das bakterielle Lipopolysaccharid ihre weheninduzierenden Wirkungen. Alle genannten Mediatoren sind in der Lage die Dezidua- beziehungsweise Amnionzellen direkt oder indirekt zur vermehrten Produktion von PGE_2 anzuregen. Tatsächlich konnte in einer Studie an 18 schwangeren Frauen eine signifikante Korrelation zwischen den PGE_2- und IL-1β-Spiegeln in der gingivalen Sulcusflüssigkeit und der Amnionflüssigkeit nachgewiesen werden [20].

Neben dem indirekten Weg der Weheninduktion durch die Vermittlung von Entzündungsmediatoren kann eine parodontale Infektion auch direkt Einfluss auf das Frühgeburtsrisiko nehmen. In zahlreichen Fällen von Frühgeburtlichkeit konnte eine direkte Besiedelung des Amnions mit parodontopathogenen Bakterien gefunden werden. Einerseits könnten die oralen Bakterien nach Übertragung durch orogenitale Sexualpraktiken über eine aufsteigende Infektion des Genitaltraktes eine Infektion des Amnions hervorrufen [12]. Andererseits ist auch die Infektion des Amnions durch hämatogene Übertragung möglich. Hill [12] konnte nach einem mikrobiologischen Vergleich der vaginalen Bakterienflora und der Amnionflüssigkeit von Frauen nach einer Chorionionitis-assoziierten Frühgeburt signifikant häufiger orale Fusobakterien in der Amnionflüsigkeit als im unteren Genitaltrakt beobachten. Nach diesen Ergebnissen scheint deshalb bei der Übertragung von parodontopathogenen Bakterien auf den Genitaltrakt der hämatogene Übertragungsweg im Vordergrund zu stehen.

Chronisch-obstruktive Lungenerkrankungen
Weniger eine echte Wechselwirkung als vielmehr eine Koinzidenz könnte der von Hayes et al. [11] sowie Scannapieco et al. [25] berichteten Assoziation von marginaler Parodontitis und chronisch obstruktiven Lungenerkrankungen (COPD) zugrunde liegen. Unter Verwendung unterschiedlicher Zielparameter für die Bestimmung der parodontalen Gesundheit und verschiedener diagnostischer Definitionen einer obstruktiven Lungenerkrankung fanden diese Autoren ein relatives Risiko von 1,8 – 4,5 für die Manifestation einer COPD durch parodontale Infektionen. Nach der statistischen Analyse der Ergebnisse kommt neben dem Rauchen als wichtigstem Auslöser einer chronisch-obstruktiven Lungenerkrankung nur der Parodontalerkrankung die Rolle eines unabhängigen Risikofaktors zu [24]. Von Hayes et al. [11] wurde postuliert, dass die beobachteten Assoziationen zwischen beiden Erkrankungen auf Gemeinsamkeiten der Pathogenese zurückgeführt werden können. Für beide Erkrankungen ist eine entscheidende pathogenetische Rolle der neutrophilen Granulozyten gesichert oder erscheint zumindestens wahrscheinlich.

Sterblichkeit
Die epidemiologisch belegbaren Wechselwirkungen zwischen einer chronischen, entzündlichen Parodontalererkrankung mit einer Reihe von schweren, potentiell lebensbedrohlichen Erkrankungen legt den Verdacht nahe, dass Parodontalerkrankungen sich auch auf die Lebenserwartung auswirken kann. Im Rahmen der *Normative Aging Study* (NAS) beziehungsweise *Dental Longitudinal Study* (DLS) wurden für 804 zu Beginn der Studie systemisch gesunde Probanden die Auswirkungen einer chronischen Parodontalerkrankung auf das Mortalitätsrisiko untersucht [7]. In Abhängigkeit vom Parameter, der zur Bestimmung des individuellen parodontalen Gesundheitszustands zu Beginn der Studie herangezogen wurde, berichten die Autoren über eine signifikante Steigerung des Sterblichkeitsrisikos. Für alle Studienteilnehmer mit Verlust an Alveolarknochen beziehungsweise pathologisch erhöhten marginalen Sondiertiefen als Zeichen einer marginalen Parodontitis fand sich gegenüber parodontal gesunden ein 1,52fach höheres Mortalitätsrisiko. Für die Kohorte der am stärksten parodontal Erkrankten betrug die Risikosteigerung sogar das 1,85fache beziehungsweise das 1,94fache je nachdem, ob der Verlust an zahntragendem Alveolarknochen oder die marginale Sondiertiefe zur Abschätzung des parodontalen Erkrankungszustands verwendet wurden. Da diese Assoziation auch für die Untergruppe der nichtrauchenden Studienteilnehmer eindeutig zu finden war, scheint ausgeschlossen, dass die Steigerung der Sterblichkeit und die marginale Parodontitis bei den beobachteten Fällen gemeinsam durch den chronischen Nikotinabusus verursacht worden waren.

Literatur

1. American Academy of Periodontology (AAP) (1996) Periodontal diseases: pathogenesis and microbial factors. Ann Periodontol 1: 926–932
2. American Academy of Periodontology (AAP) (1999) International workshop for a classification of periodontal diseases and conditions. Ann Periodontol 4: 1–108
3. Ashimoto A, Chen C, Bakker I, Slots J (1996) Polymerase chain reaction detection of 9 putative periodontal pathogens in subgingival plaque of gingivitis and advanced periodontal lesions. Oral Microbiol Immunol 11: 266–273
4. Beck JD, Slade G, Offenbacher S (2000) Oral disease, cardiovascular disease and systemic inflammation. Periodontology 2000 23: 110–120
5. Darveau RP, Tanner A, Page RC (1997) The microbial challenge in periodontitis. Periodontology 2000 14: 12–32
6. Deutsche Gesellschaft für Parodontologie (DGP) (1987) Neue verbesserte Nomenklatur für die Parodontopathien. Dtsch Zahnärztl Z 42: 851
7. Garcia RI, Krall EA, Vokonas PS (1998) Periodontal disease and mortality from all causes in VA dental longitudinal study. Ann Periodontol 3: 339–349
8. Genco RJ (1996) Current view of risk factors for periodontal disease J Periodontol 67: 1041–1049
9. Harashty VI, Zambon JJ, Trevisan M, Shah R, Zeid M, Genco RJ (1998) Identification of pathogens in the atheromatous plaques (abstract). J Dent Res 77: 666
10. Hart TC, Kornman KS (1997) Genetic factors in the pathogenesis of periodontitis. Periodontology 2000 14: 202–215
11. Hayes C, Sparrow D, Cohen M, Vokonas P, Garcia RI (1998) Periodontal disease and pulmonary function: the VA longitudinal study. Ann Periodontol 3: 257–261
12. Hill GB (1998) Preterm birth: associations with genital and possibly oral microflora. Ann Periodontol 3: 222–232
13. Jeffcoat MK (2000) Parodontale Erkrankung: Risikofaktor für Frühgeburten? Acta Med Dent Helv 5: 69–73
14. Kornman KS, Page RC, Tonetti MS (1997) The host response to the microbial challenge in periodontitis: assembling the players. Periodontology 2000 14: 33–53
15. Lewis MAO, MacFarlane TW (1986) Short-course high-dosage amoxycillin in the treatment of acute dento-alveolar abscess. Br Dent J 161: 299–302
16. Loesche WJ (1999) The antimicrobial treatment of periodontal disease: changing the treatment paradigm. Crit Rev Oral Biol Med 10: 245–275
17. Mombelli A (1998) Antibiotika in der Parodontaltherapie. Schweiz Monatsschr Zahnmed 108: 969–975

18. Moss ME, Beck JD, Kaplan BH, Offenbacher S, Weintraub JA, Koch GG, Genco RJ, Machtei EE, Tedesco LA (1996) Exploratory case-control analysis of psychosocial factors and adult periodontitis. J Periodontol 67: 1060–1069
19. Offenbacher S (1996) Periodontal disease: pathogenesis. Ann Periodontol 1: 821–878
20. Offenbacher S, Jared HL, O'Reilly PG, Wells SR, Salvi GE, Lawrence HP, Socransky SS, Beck JD (1998) Potential pathogenic mechanisms of periodontitis associated pregnancy complications. Ann Periodontol 3: 233–250
21. Offenbacher S, Katz V, Fertik G, Collins J, Boyd D, Maynor G, McKaig R, Beck J (1996) Periodontal disease as a possible risk factor for preterm low birth weight. J Periodontol 67: 1103–1113.
22. Page RC, Beck JD (1997) Risk assessment for periodontal disease. Int Dent J 47: 61–87
23. Salvi GE, Lawrence HP, Offenbacher S, Beck JD (1997) Influence of risk factors on the pathogenesis of periodontitis. Periodontology 2000 14: 173–201
24. Scannapieco FA (2000) Orale Erkrankungen und Infektionen der Atemwege. Acta Med Dent Helv 5: 74–77
25. Scannapieco FA, Stewart EM, Mylotte JM (1998) Colonization of dental plaque by respiratory pathogens in medical intensive care patients. Crit Care Med 20: 740–745
26. Socransky SS, Haffajee AD, Cugini MA, Smith CM, Kent RL (1998) Microbial complexes in subgingival plaque. J Clin Periodontol 25: 134–144
27. Umeda M, Tominaga Y, He T, Yano K, Waranabe H, Ishikawa J (1996) Microbial flora in the acute phase of periodontitis and the effect of local administration of minocycline. J Periodontol 67: 422–427

Spuren der Frühzeit: embryologische Verteilungsmuster bei Hauterkrankungen

Rudolf Happle

Was die Spuren der Embryogenese betrifft, so sind wir Dermatologen in einer privilegierten Position, da wir die Wachstumsvorgänge, die in der Haut ablaufen, bei Betrachtung von kutanen Mosaikphänotypen unmittelbar erkennen können. Andererseits existieren in der menschlichen Haut aber auch genetisch und embryologisch festgelegte Linienmuster, die mit dem Konzept der Mosaike gar nichts zu tun haben. Ein Ziel dieser Übersicht ist es, den Unterschied zwischen funktionellen X-chromosomalen Mosaiken und genomischen autosomalen Mosaiken herauszuarbeiten und dabei deutlich zu machen, dass die Blaschko-Linien in beiden Gruppen das häufigste, aber keineswegs einzige Mosaikmuster darstellen.

Der geteilte Nävus, überzeugendes Beispiel einer Spur der Frühzeit

Als geteilten Nävus bezeichnen wir einen kongenitalen melanozytären Nävus, welcher Ober- und Unterlid in der Weise befällt, dass er sich beim Lidschluss zu einem Ganzen zusammenfügt (Abb. 1). Dieser Nävus lässt uns auf den Ort und die Zeit seiner Entstehung schließen. Denn nur zwischen der 9. und 20. Schwangerschaftswoche kommt es zu einer Lidfusion, und diese ist rein epithelialer Natur. Der geteilte Nävus muss somit spätestens in der Phase der Lidfusion angelegt worden sein, und eine primär-epitheliale Entstehung ist sehr wahrscheinlich [22].

Funktionelles Mosaik der X-Chromosomen

In einem frühen Stadium der Embryogenese wird im weiblichen Genom eines der beiden X-Chromosomen inaktiviert, und die zufällige Entscheidung, ob hiervon das väterliche oder das mütterliche X-Chromosom betroffen ist, wird ein Leben lang beibehalten [6]. Hieraus resultiert ein funktionelles X-chromosomales Mosaik, das sich an der Haut in drei verschiedenen Mustern manifestieren kann. Diese sind die Blaschko-Linien, das Schachbrettmuster und die Lateralisierung.

X-Inaktivierung und Blaschko-Linien

Das Muster der Blaschko-Linien finden wir bei verschiedenen X-chromosomal dominanten Gendefekten mit Letalwirkung für männliche Embryonen. Beispiele sind Incontinentia pigmenti, fokale dermale Hypoplasie, X-chromosomaldominante Chondrodysplasia punctata und orofaziodigitales Syndrom Typ I [7]. Darüber hinaus finden wir die-

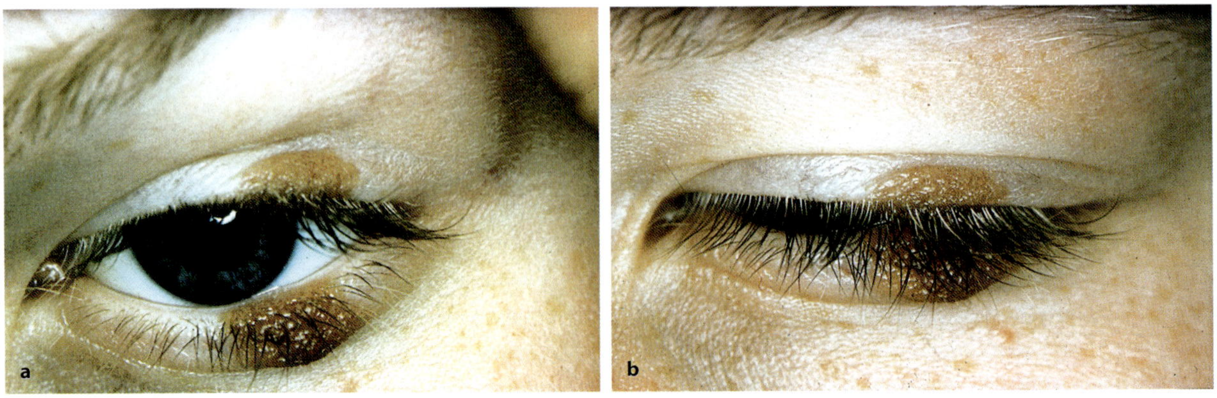

Abb. 1a,b. Geteilter Nävus

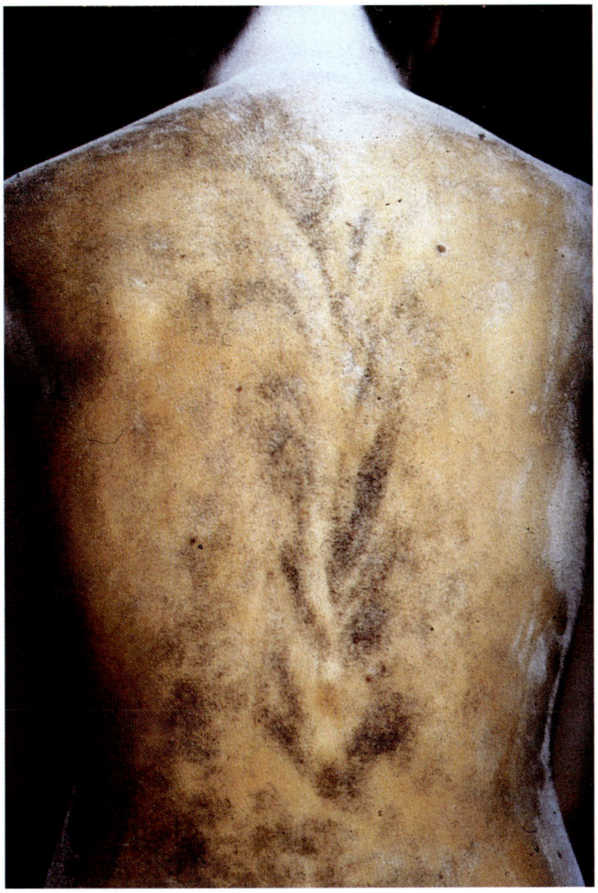

Abb. 2. Heterozygotentest bei X-chromosomaler hypohidrotischer ektodermaler Dysplasie: hidrotische und anhidrotische Areale bilden am Rücken das Springbrunnenmuster der Blaschko-Linien

ses Muster bei Frauen, die für eine X-chromosomal-rezessive Genodermatose heterozygot sind, wie zum Beipiel X-chromosomale hypohidrotische ektodermale Dysplasie (Abb. 2), Menkes-Syndrom, Partington-Syndrom [17] und X-chromosomale Dyskeratosis congenita [2].

X-Inaktivierung und Schachbrettmuster

Bei der X-chromosomalen Hypertrichosis sind die Männer in diffuser und ausgeprägter Weise befallen, während die heterozygoten Genträgerinnen eine mildere Hypertrichose in Form eines Schachbrettmusters zeigen [3].

X-Inaktivierung und Lateralisierung

Das Akronym CHILD steht für Congenital *H*emidysplasia with *I*chthyosiform nevus and *L*imb *D*efects [9]. Die kutanen und extrakutanen Anomalien dieses Syndroms weisen in ihrer Gesamtheit eine ausgeprägte Lateralisierung auf (Abb. 3). Der assoziierte CHILD-Nävus unterscheidet sich von allen anderen epidermalen Nävi [20]. Die Mittellinienbegrenzung ist insbesondere im ventralen Bereich überaus scharf. Als Ursache des CHILD-Syndroms hat die Marburger Arbeitsgruppe Mutationen im NSDHL-Gen (NAD(P)H-Steroid-dehydrogenase-ähnliches Protein) auf Chromosom Xq28 gefunden [23]. Dieses Gen kodiert eine spezielle Hydroxysteroid-Dehydrogenase, die im Cholesterinstoffwechel eine wesentliche Rolle spielt. In der Reihe der verschiedenen Epidermalnävussyndrome stellt das CHILD-Syndrom somit die erste molekular vollständig aufgeklärte Krankheit dar.

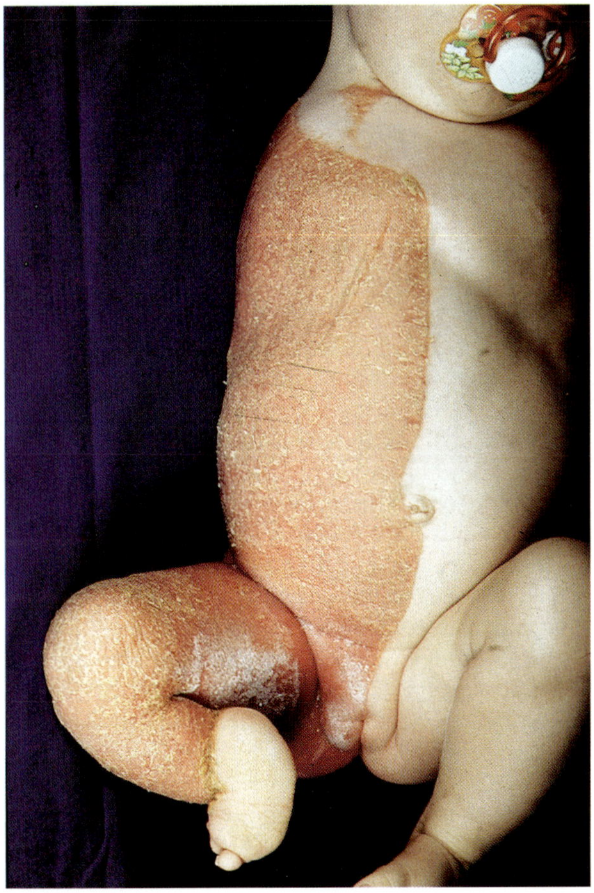

Abb. 3. CHILD-Syndrom: Das funktionelle X-chromosomale Mosaik manifestiert sich in einem Lateralisierungsmuster

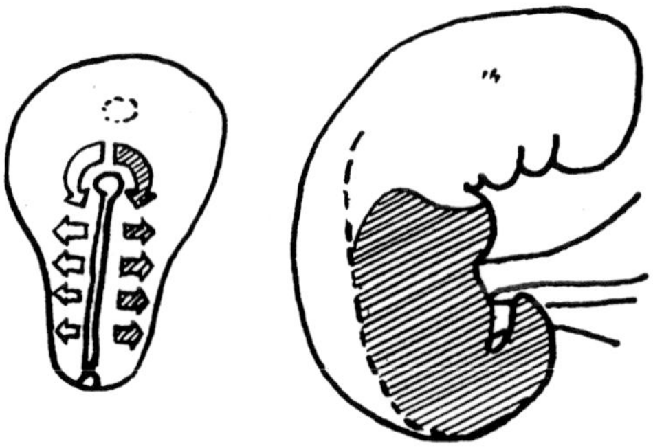

Abb. 4. Hypothetische Erklärung des Lateralisierungsmusters beim CHILD-Syndrom: Die Entstehung eines Induktorzellklons, der ein großes morphogenetisches Feld kontrolliert, interferiert mit der X-Inaktivierung, da diese zum selben Zeitpunkt stattfindet

Beim CHILD-Syndrom stehen wir vor dem Phänomen, dass ein Enzymdefekt zu einem Lateralisierungsmuster mit ipsilateralem Befall zahlreicher Organe führt. Als Erklärung kann man annehmen, dass die Entstehung eines Induktorzellklons, der ein großes morphogenetisches Feld kontrolliert, mit dem Zeitpunkt der X-Inaktivierung interferiert [11] (Abb. 4). Wenn die X-Inaktivierung zufälligerweise ein wenig später eintritt, ist der Induktorzellklon bereits expandiert, und die Folge wäre ein Streifenmuster entlang den Blaschko-Linien. Tatsächlich findet man beim CHILD-Syndrom mitunter auch dieses Muster in unilateraler oder bilateraler Verteilung [9].

Genomisches autosomales Mosaik

Während das funktionelle X-chromosomale Mosaik stets von der Mutter auf die Tochter übertragen werden kann, treten die meisten genomischen autosomalen Mosaike als solche nur sporadisch auf. Als wichtige Ausnahmen gelten zum Beipiel der Becker-Nävus und der Naevus sebaceus, die offenkundig paradominant vererbbar sind [9, 19].
Die Mutationen, welche einem autosomalen Mosaik zugrunde liegen, stellen für eine diffus betroffene Zygote oft einen Letalfaktor dar. Beispiele sind McCune-Albright-Syndrom, Schimmelpenning-Syndrom, Proteus-Syndrom, Naevus-comedonicus-Syndrom, Sturge-Weber-Klippel-Trenaunay-Syndrom und das Pigmentmosaik vom Typ Ito [8]. Oder aber es handelt sich um nichtletale Mutationen, wie zum Beipiel bei Neurofibromatose Typ 1, epidermolytischer Hyperkeratose Brocq oder Morbus Darier [11]. Tritt eine dieser Krankheiten in segmentaler Form auf, dann kann zugleich auch ein gonadales Mosaik vorliegen, so dass sich in der nächsten Generation derselbe Phänotyp in diffuser Form manifestieren kann.

Zwei unterschiedliche Typen der segmentalen Manifestation bei autosomal dominanten Hautkrankheiten

In den letzten Jahren hat sich die Erkenntnis durchgesetzt, dass es bei autosomal dominanten Genodermatosen zwei unterschiedliche Typen der segmentalen Manifestation gibt [14, 16]. Der segmentale Typ-1-Befall spiegelt Heterozygotie innerhalb des betroffenen Segmentes wider, wobei der Ausprägungsgrad der Hautveränderungen jenem entspricht, den man auch beim gewöhnlichen nichtsegmentalen Phänotyp antrifft. Im Gegensatz hierzu entsteht der segmentale Typ-2-Befall in einem frühen Entwicklungsstadium in einem Embryo, der für eine autosomal dominante Hautkrankheit heterozygot ist, durch Verlust der Heterozygotie in einer somatischen Zelle. Da hier in einem segmentalen Areal das Wildtyp-Allel verlorengegangen ist, sind die Hautveränderungen viel ausgeprägter [15]. Typischerweise sind diese dem diffusen gewöhnlichen Phänotyp überlagert, und Blutsverwandte weisen denselben gewöhnlichen Phänotyp in diffuser Verteilung auf. Krankheiten, bei denen eine segmentale Manifestation vom Typ 2 gefunden worden ist, sind Neurofibromatose-1, kutane Leiomyomatose, Glomangiomatose, epidermolytische Hyperkeratose Brocq, Morbus Darier, Morbus Hailey-Hailey und disseminierte superfizielle aktinische Porokeratose [16].

Vier verschiedene Pigmentmosaike

Das Melanozytensystem der menschlichen Haut ist besonders vielseitig in der Ausprägung unterschiedlicher Mosaikmuster. Bislang sind vier verschiedene Pigmentmosaike beschrieben worden: Blaschko-Linien, Schachbrettmuster, phylloides Muster und ein grobes Fleckenmuster ohne Mittellinienbegrenzung (Abb. 5) [12]. Bei den Blaschko-Linien lässt sich die Anordnung in schmalen Bändern von einem Muster in breiten Bändern unterscheiden.

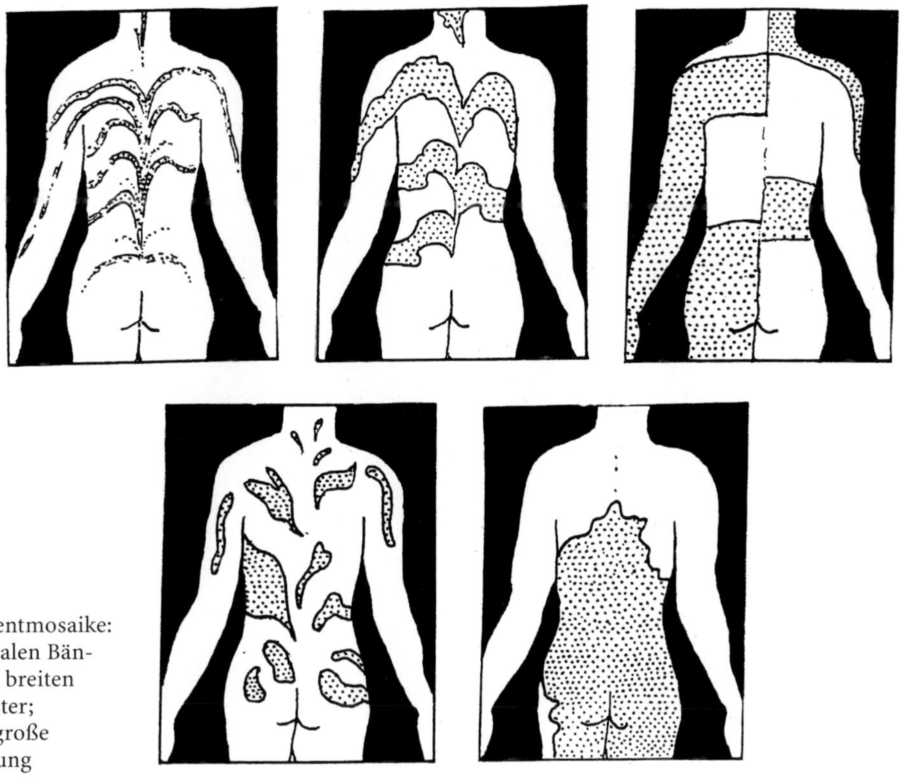

Abb. 5. Vier verschiedene Pigmentmosaike: *Typ 1a* Blaschko-Linien in schmalen Bändern; *Typ 1b* Blaschko-Linien in breiten Bändern; *Typ 2* Schachbrettmuster; *Typ 3* phylloides Muster; *Typ 4* große Flecken ohne Mittellinientrennung

Typ 1a: Blaschko-Linien in schmalen Bändern

Ein klinisches Beispiel für dieses wohlbekannte und häufige Verteilungsmuster ist das Pigmentmosaik vom Typ Ito (Abb. 6). Sowohl aus theoretischen als auch aus praktischen Gründen ist es wichtig, sich klarzumachen, dass die Hypomelanosis Ito keineswegs eine Krankheitsentität darstellt. Vielmehr handelt es sich um ein kutanes Symptom bei ganz unterschiedlichen Mosaikzuständen, wobei unter anderem die Chromosomen 12, 13, 15, 18, 22 und vor allem auch Xp betroffen sein können [25]. Es kann sich auch um ein Disomie-Trisomie-Mosaik handeln, oder es liegt ein Mosaik auf molekularer Ebene zugrunde. Es handelt sich jeweils um Letalmutationen, die nur im Mosaik überleben können [8].

Typ 1b: Blaschko-Linien in breiten Bändern

Den Subtyp der Blaschko-Linien in breiten Pigmentbändern finden wir beim McCune-Albright-Syndrom, das zusätzlich durch fibröse Knochendysplasie und endokrine Überfunktion in Mosaikverteilung charakterisiert ist (Abb. 7). Bei dieser Krankheit ist das Konzept einer Letalmutation, die im Mosaik überlebt, auf molekularer Ebene bewiesen worden. Es handelt sich um eine G-Proteinkrankheit [28, 32].

Typ 2: Schachbrettmuster

Das Schachbrettmuster finden wir beim Naevus spilus (gesprenkelter lentiginöser Nävus) [12] und beim Becker-Nävus, der mitunter auch systematisiert auftreten kann (Abb. 8). Bei diesen Phänotypen ist die Mosaiknatur einstweilen nicht bewiesen, jedoch mit Sicherheit anzunehmen.

Typ 3: Phylloides Muster

Beim phylloiden Muster (griechisch *phyllon* = Blatt) ähneln die Hautveränderungen den floralen Ornamenten des Jugendstils [12]. Wir finden rundliche oder ovale Flecken, große asymmetrische, an Begonienblätter erinnernde Maculae sowie lanzettförmige oder anders gestaltete längliche Areale. Entgegen der ursprünglichen Annahme scheint eine Mittellinientrennung keineswegs immer vorzuliegen. Bei den bisher veröffentlichten Beobachtungen hat es sich vereinzelt um eine Hypermelanose, überwie-

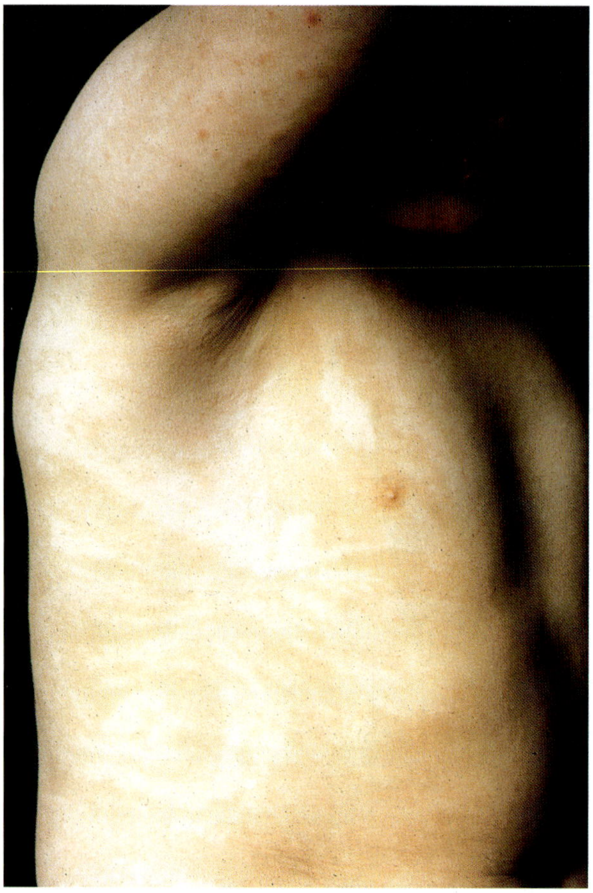

Abb. 6. Pigmentmosaik vom Typ Ito (Blaschko-Linien in schmalen Bändern)

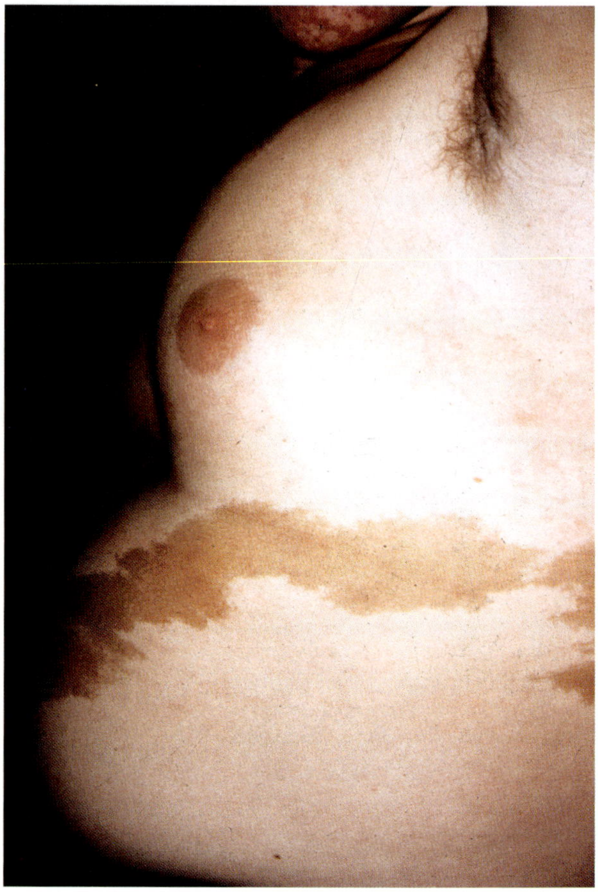

Abb. 7. Pigmentmosaik beim McCune-Albright-Syndrom (Blaschko-Linien in breiten Bändern)

gend jedoch um eine Hypomelanose gehandelt. Die intensive Beschäftigung mit dem phylloiden Muster setzt uns heute in den Stand, eine neue eigenständige Genodermatose zu postulieren [18].

Die phylloide Hypomelanose, eine neue ätiologisch definierte Genodermatose

Leitsymptom der phylloiden Hypomelanose ist das oben beschriebene Hypopigmentierungsmuster (Abb. 9). In 5 von 6 Fällen, in denen bislang über zytogenetische Befunde bei Patienten mit phylloider Hypomelanose berichtet worden ist, wurde eine Mosaiktrisomie 13 oder Translokationstrisomie 13 gefunden [18]. Die extrakutanen Symptome der phylloiden Hypomelanose sind in Tabelle 1 aufgeführt. Die phylloide Hypomelanose unterscheidet sich somit als eine ätiologisch definierbare Krankheit von der sogenannten Hypomelanosis Ito, die bekanntlich keine Krankheitsentität darstellt.

Tabelle 1. Extrakutane Anomalien der phylloiden Hypomelanose

ZNS
Mentale Retardierung, Balkenmangel, Innenohrschwerhörigkeit
Auge
Strabismus, Fehlstellung der Lidspalten, Kolobome
Kraniofaziale Anomalien
Mikrozephalie, Hypoplasie der Nasenwurzel, Hypognathie, Hypoplasie und Fehlstellung der Ohren, hoher Gaumen, Lippen-Kiefer-Gaumenspalte, Schmelzdefekte der Zähne
Skelett
Brachydaktylie, Klinodaktylie, Kamptodaktylie, Kurzhals, asymmetrische Beinlänge, Kyphoskoliose, Synostose der Rippen, Pectus carinatum
Sonstige Anomalien
Hernien der Leiste oder des Nabels

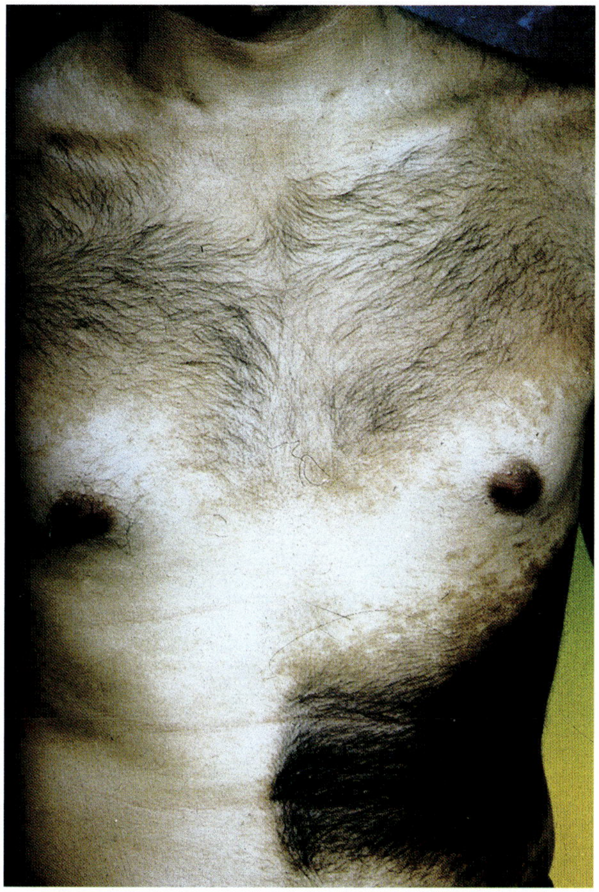

Abb. 8. Systematisierter Becker-Nävus. (Schachbrettmuster; Beobachtung Dr. Aïcha Salhi, Algier)

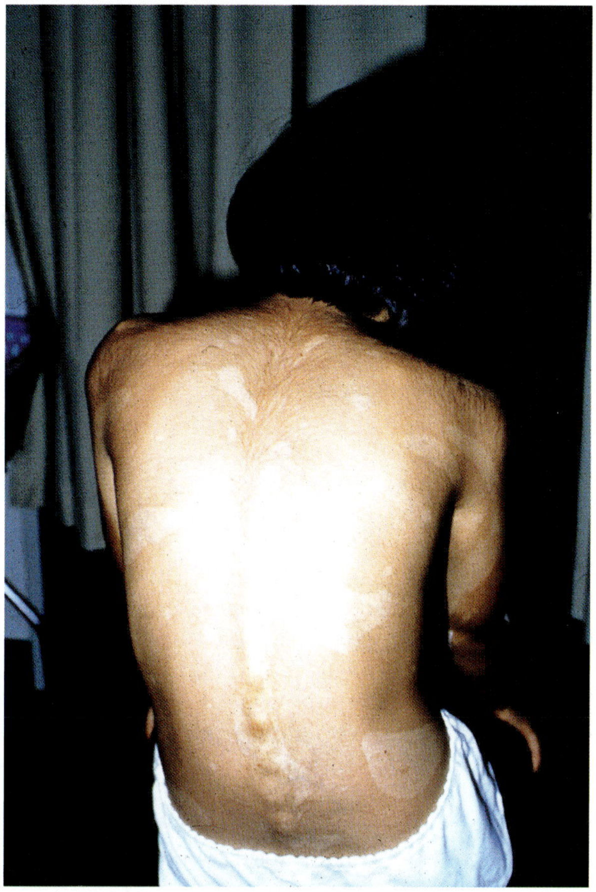

Abb. 9. Phylloide Hypomelanose bei einem 8jährigen Mädchen mit Mosaiktrisomie 13. (Beobachtung Dr. K. Naritomi, Nishihara, Okinawa, Japan)

Typ 4: Große Flecken ohne Mittellinienbegrenzung

Ein grobes Fleckenmuster ohne Mittellinientrennung beobachten wir beim melanozytären Riesennävus, der auch als kutane Komponente einer neurokutanen Melanose auftreten kann [12]. Die Mosaiknatur dieses Phänotyps ist nicht bewiesen, aber sehr wahrscheinlich.

Wie verlaufen die Blaschko-Linien an Kopf und Hals?

In seinem klassischen Schema aus dem Jahre 1901 hat Alfred Blaschko die „Nävuslinien" an Kopf und Hals nur sehr kursorisch und zum Teil gar nicht kartiert, da ihm hierzu das Anschauungsmaterial fehlte [1]. In der Nachfolge Alfred Blaschkos haben wir nun 100 Jahre später den Verlauf der Blaschko-Linien an Kopf und Hals in ergänzenden Archetypen dokumentiert [24]. Von der Stirn aus laufen die Linien zur Nasenwurzel hin trichterförmig zusammen. Von dort ziehen sie teils zur Nasenspitze, teils verlaufen sie in Richtung der Nasolabialfalten und weiter um die Mundwinkel herum zur Kinnspitze; teils folgen sie dem Rand der Unterlider zu den Ohrläppchen, während ein anderer Teil zunächst parallel zum Rand des Unterlides verläuft und anschließend in einem großen Bogen über die Wange zu den Mundwinkeln zieht. Bemerkenswerterweise kommt es an mehreren Stellen dieses Liniensystems zu interindividuellen Überschneidungen in einem Winkel von 90 Grad. Ähnliche Überschneidungen haben wir in den prä- und retroaurikulären Arealen dokumentiert. Einige Linien folgen der Mandibula zur Unterlippe, während ein anderer Teil zum Hals hin abweicht und sich in der Medianlinie in Form einer V-Figur trifft. Im Medianbereich des Nackens sind die Blaschko-Linien vertikal ausgerichtet, nach lateral hin lösen sie sich in medial konvexe Bögen auf, die zu den Ohren ziehen. Zum Vertex hin bilden die Blaschko-Linien eine Spirale, deren Richtung offenbar nicht mit jener des Haarwirbels übereinstimmt. Diese Archetypen in Form einer frontalen, lateralen und dorsalen Ansicht sind zwar immer noch nicht ganz vollständig, sie ergeben jedoch ein wesentlich genaueres Bild der Blaschko-Linien an Kopf und Hals, als es aufgrund der bisherigen kursorischen Beobachtungen möglich war.

Dermatome oder Blaschko-Linien?

Auch heute noch gibt es Ärzte, die bei der Betrachtung eines streifenförmigen Nävus an den metameren Bau des Nervensystems denken und etwa einen „Epidermalnävus im Verlauf von L3“ beschreiben wollen. Mit Nachdruck sei festgestellt, dass es bislang nicht eine einzige Beobachtung eines Nävus im Verlauf der Dermatomgrenzen gibt. Im Gegensatz zu den Blaschko-Linien ist die Begrenzung der Dermatome recht regelmäßig (obwohl es auch hier einige interindividuelle Abweichungen geben kann), und deren Anzahl ist festgelegt. Für die Praxis kann die Merkregel gelten: Wenn ein Autor von einem „zosteriformen Nävus“ spricht, dann handelt es sich nicht um einen zosteriformen Nävus, sondern um ein anderes Muster, zumeist um das System der Blaschko-Linien [13], seltener um ein Schachbrettmuster.

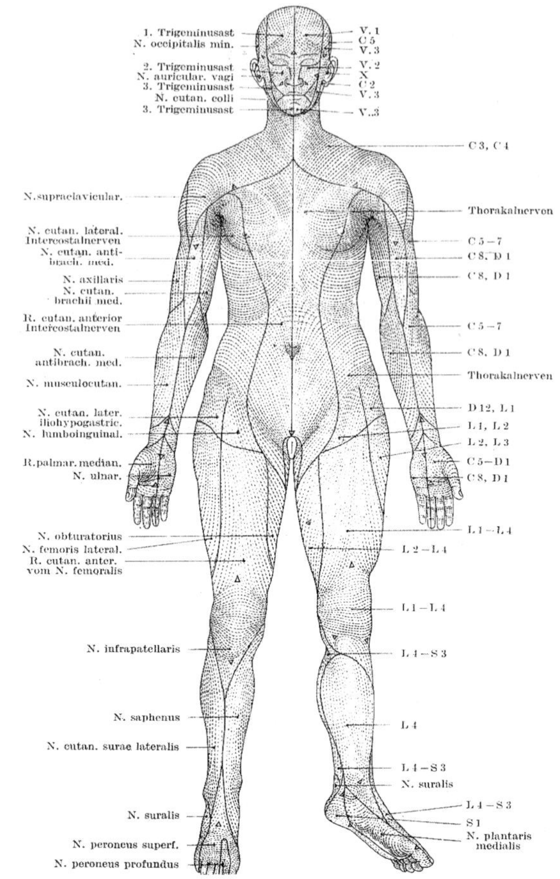

Abb. 10. Voigt-Linien. (Aus Pinkus 1927 [27])

Kein Mosaik widerspiegelnd: Voigt-Linien

Die Voigt-Linien sind definiert als Grenzlinien der peripheren Hautinnervation (Abb. 10) [27, 31]. Obwohl sie in der Literatur über streifenförmige Hautkrankheiten immer wieder erwähnt werden, ist bislang keine einzige Dermatose bekannt, die diesem Liniensystem folgt. Anders lautende Angaben beruhen wohl auf einem Irrtum [30].

Kein Mosaik widerspiegelnd: Matsumoto-Linie

Bei Menschen mit stärker pigmentierter Haut finden wir an den Oberarmen oft eine scharfe Grenzlinie zwischen der Streckseite und der heller pigmentierten Beugeseite (Abb. 11). Diese eigenartige Grenzlinie ist im Jahre 1913 von Matsumoto exakt beschrieben worden [26]. Ein Vierteljahrhundert später hat Futcher als erster Amerikaner dieselbe Linie entdeckt [4]. Die bislang international gebrauchte Bezeichnung „Futcher-Linie“ hätte nur dann ihre Berechtigung, wenn man unterstellen würde, dass eine Wiederentdeckung auf amerikanischem Boden bedeutsamer ist [5]. Matsumoto war seinerzeit davon überzeugt, dass sich die von ihm beschriebene Linie in das System der Voigt-Linien einfüge. Neuerdings haben Shelley et al. [30] diesen Gedanken aufgegriffen und paradoxerweise die Bezeichnung „Voigt-Futcher-Linie“ vorgeschlagen. Wir selbst ordnen die Matsumoto-Linie in die Gruppe der Pigmentdemarkierungslinien [29] ein und sehen sie unabhängig vom System der Voigt-Linien.

Nichtexistierende Linien: die Meridiane der Akupunktur

Bei den Akupunkturmeridianen, wie sie uns auf Statuetten dargeboten werden, handelt es sich um gedachte Kanäle, in denen sich nach der Vorstellung der chinesischen Schamanenmedizin die Lebens-

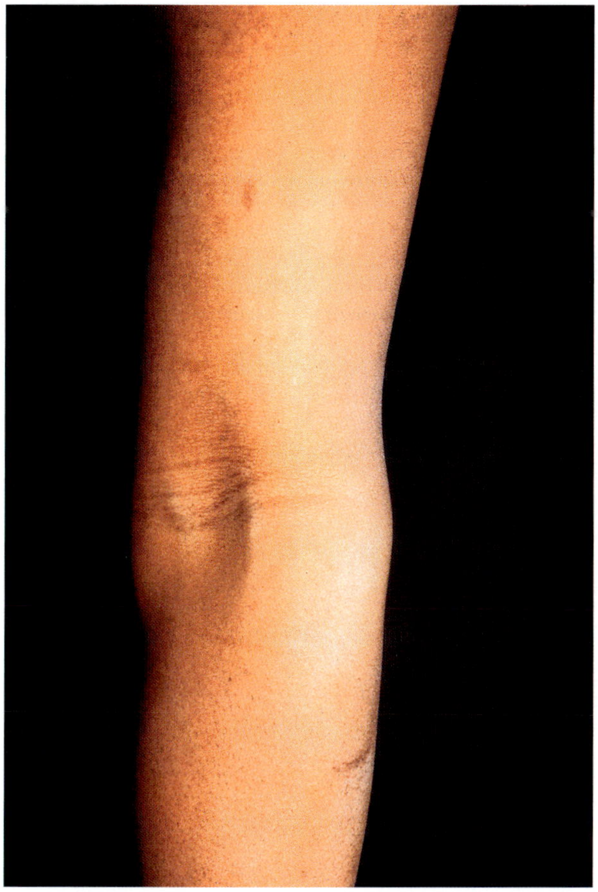

Abb. 11. Matsumoto-Linie

kraft *Chi* bewegen soll. Die Meridiane sind dadurch entstanden, dass man die verschiedenen frei erfundenen Akupunkturpunkte miteinander verbunden hat. Weder für die Akupunkturpunkte noch für die Meridiane gibt es ein morphologisches oder sonstwie fassbares Substrat. Die Darstellung entsprechender anatomischer Befunde [21] ist aus der Luft gegriffen. Dennoch findet die damit verbundene pseudowissenschaftliche Medizin hierzulande großen Anklang und ist derzeit auch Bestandteil der Gebührenordnung für Ärzte. Kaum einer wagt mehr auszusprechen, dass dieses Liniensystem gar nicht existiert.

Literatur

1. Blaschko A (1901) Die Nervenverteilung in der Haut in ihrer Beziehung zu den Erkrankungen der Haut. In: Beilage zu den Verhandlungen der Deutschen Dermatologischen Gesellschaft: VII. Congress zu Breslau. Braumüller, Wien
2. Devriendt K, Matthijs G, Legius E, Schollen E, Blockmans D, van Greet C, Degreef H, Cassiman JJ, Fryns JP (1997) Skewed X-chromosome inactivation in female carriers of dyskeratosis congenita. Am J Hum Genet 60: 581–587
3. Figueira LE, Pandolfo M, Dunne PW, Cantú JM, Patel PI (1995) Mapping of the congenital generalized hypertrichosis locus to chromosome Xq24-q27.1. Nat Genet 10: 202–207
4. Futcher PH (1938) A peculiarity of pigmentation of the upper arm of Negroes. Science 88: 570–571
5. Grosshans E, Tomb R (1992) 1492–1992: Il y a 500 ans Christophe Colomb redécouvrait l'Amérique: de la redécouverte des dermatoses déjà décrites. Ann Dermatol Venereol 119: 7–9
6. Happle R (1978) Genetische Interpretation streifenförmiger Hautanomalien. Hautarzt 29: 357–363
7. Happle R (1985) Lyonization and the lines of Blaschko. Hum Genet 70: 200–206
8. Happle R (1987) Lethal genes surviving by mosaicism: a possible explanation for sporadic birth defects involving the skin. J Am Acad Dermatol 16: 899–906
9. Happle R (1990) Ptychotropism as a cutaneous feature of the CHILD syndrome. J Am Acad Dermatol 23: 763–766
10. Happle R (1992) Paradominant inheritance: a possible explanation for Becker's pigmented hairy nevus. Eur J Dermatol 2: 39–40
11. Happle R (1993) Mosaicism in human skin: understanding the patterns and mechanisms. Arch Dermatol 129: 1460–1470
12. Happle R (1993) Pigmentary patterns associated with human mosaicism: a proposed classification. Eur J Dermatol 3: 170–174
13. Happle R (1993) „Zosteriform" lichen planus: is it zosteriform? Dermatology 192: 385–386
14. Happle R (1996) Segmental forms of autosomal dominant skin disorders: different types of severity reflect different states of zygosity. Am J Med Genet 66: 241–242
15. Happle R (1997) A rule concerning the segmental manifestation of autosomal dominant skin disorders: review of clinical examples providing evidence for dichotomous types of severity. Arch Dermatol 133: 1505–1509
16. Happle R (1999) Loss of heterozygosity in human skin. J Am Acad Dermatol 41: 143–161
17. Happle R (2000) Principles of genetics, mosaicism and molecular biology. In: Harper J, Oranje A, Prose N (eds) Textbook of pediatric dermatology. Blackwell, Oxford, pp 1037–1056
18. Happle R (2000) Phylloid hypomelanosis is closely related to mosaic trisomy 13. Eur J Dermatol 10: 511–512
19. Happle R, König A (1999) Familial naevus sebaceus may be explained by paradominant transmission. Br J Dermatol 141: 377
20. Happle R, Mittag H, Küster W (1995) The CHILD nevus: a distinct skin disorder. Dermatology 191: 210–216
21. Heine H (1998) Funktionelle Morphologie der Akupunkturpunkte. Akupunktur 16: 4–11
22. John SM, Hamm R, Happle R (1990) Der geteilte Nävus – ein embryologisches Experiment der Natur. Hautarzt 41: 696–698
23. König A, Happle R, Bornholdt D, Engel H, Grzeschik KH (2000) Mutations in the NSDHL gene, encoding a 3β-hy-

droxysteroid dehydrogenase, cause CHILD syndrome. Am J Med Genet 90: 339–346

24. Happle R, Assim A (2001) The lines of Blaschko on the head and neck. J Am Acad Dermatol 44: (im Druck)
25. Küster W, Ehrig T, Happle R (1998) Hypomelanosis of Ito and mosaicism. In: Nordlund JJ, Boissy RE, Hearing VJ, King RA, Ortonne JP (eds) The pigmentary system, Oxford University Press, New York, pp 594–601
26. Matzumoto S (1913) Über eine eigentümliche Pigmentverteilung an den Voigtschen Linien (Beitrag zur Kenntnis der Voigtschen Grenzen). Arch Dermatol Syph 118: 157–164
27. Pinkus F (1927) Die normale Anatomie der Haut. In: Jadassohn J (Hrsg) Handbuch der Haut- und Geschlechtskrankheiten. Springer, Berlin, S 1–369
28. Schwindinger WF, Francomano CA, Levine MA (1992) Identification of a mutation in the gene encoding the β subunit of the stimulatory G protein of adenylyl cyclase in McCune-Albright syndrome. Proc Natl Acad Sci USA 89: 5152–5156
29. Selmanowitz VJ, Krivo JM (1975) Pigmentary demarcation lines: comparison of Negroes with Japanese. Br J Dermatol 93: 371–373
30. Shelley ED, Shelley WB, Pansky B (1999) The drug line: the clinical expression of the pigmentary Voigt-Futcher line in turn derived from the embryonic ventral axial line. J Am Acad Dermatol 40: 736–740
31. Voigt CA (1856) Über ein System neu entdeckter Linien an der Oberfläche des menschlichen Körpers und über die Hauptverästelungen der Hautnerven, nebst der Art der Verteilung der Hautnerven in derselben. Sitzungsberichte der Kaiserlichen Akademie der Wissenschaften, Wien, Bd. 22
32. Weinstein LS, Shenker A, Gejman PV, Merino MJ, Friedman E, Spiegel AM (1991) Activating mutations of the stimulatory G protein in the McCune-Albright syndrome. N Engl J Med 325: 1688–1695

Hauterkrankungen bei dunkelpigmentierten Menschen

Niels Holm und Walter H.C. Burgdorf

Hauterkrankungen bei dunkelhäutigen Menschen bleiben eine diagnostische Herausforderung für Ärzte, die hauptsächlich hellhäutige Patienten betreuen.

Es gibt verschiedene Gründe für diese diagnostischen und therapeutischen Probleme:

- Es gibt häufige nichtpathologische Varianten der Pigmentierung bei dunkler Haut, die deutlich seltener bei weißer Haut vorkommen.
- Hypopigmentation, sowohl primäre (Vitiligo) als auch sekundäre (postläsional), ist optisch durch den Farbkontrast auffälliger. Die dunkle Haut neigt auch zur postläsionalen Hyperpigmentierung.
- Dunkle Haut zeigt eine erhöhte Neigung zur Vernarbung bei der Wundheilung und führt öfters zu Keloiden und hypertrophen Narben.
- Juckendes follikuläres Exanthem ist ein häufiges Reaktionsmuster der dunklen Haut auf verschiedene exogene und endogene Auslöser. Kenney hat dieses Phänomen als die follikuläre Reaktion der dunklen Haut bezeichnet [15]. Ein weiteres Muster sind annuläre Plaques oder Papeln zum Beispiel bei der Sarkoidose und der sekundären Syphilis. Sie werden sehr selten bei Weißen beobachtet.
- Entzündliche Dermatosen haben öfter ein eigenes Erscheinungsbild. Ein Erythem ist nicht sichtbar und die klassischen Farbvergleiche bei weißer Haut, wie lachsfarben für Pityriasis rubra pilaris und fliederfarben für Lichen ruber treffen nicht zu.
- Physiologische Unterschiede des Haarfollikels und Haarschafts der dunklen Haut führen zu eigenen Erkrankungen, besonders bei entzündlichen follikulären Läsionen.
- Es gibt einige Hauterkrankungen, die aus unerklärten Gründen nur bei dunkler Haut auftreten.

In dieser Übersicht wird auf zwei Hauptgruppen der Dermatosen nicht weiter eingegangen, die bei ähnlichen Abhandlungen oft vorkommen, da unserer Meinung nach diese Dermatosen nicht zu den Hauterkrankungen dunkelhäutiger Menschen zählen. Tropische Dermatosen, besonders infektiöse Erkrankungen, treten häufiger bei Dunkelhäutigen auf, da viele Dunkelhäutige in den Tropen leben. Weiße in diesen Gebieten leiden ebenso an diesen Dermatosen. Weiterhin wurden in der älteren Literatur, besonders aus Amerika, sexuell übertragbare Krankheiten und Vitaminmangel bei dunkelhäutigen Menschen als Erkrankungen der dunklen Haut klassifiziert [3, 20]. Beide Erkrankungen werden durch besondere soziale Gegebenheiten bedingt, wie die Tuskegee-Studie [35] oder Ernährungsstudien bei dunkelhäutigen Gefangenen belegen. Diese Krankheitsbilder können also nicht als Dermatosen der dunkelhäutigen Haut klassifiziert werden, und werden deswegen hier nicht weiter aufgeführt.

Anatomie der dunklen Haut

Die mikrostrukturellen Unterschiede zwischen der dunklen und weißen Haut sind erstaunlich gering. Die Gesamtanzahl der Melanozyten ist bei dunkelhäutiger und weißer Haut gleich, jedoch wird das Melanin in weniger und größeren Melanosomen gespeichert, die bis ins Stratum corneum vorkommen [8]. Mikroskopisch zeigt sich vermehrt Melanin in der basalen Schicht. Die minimale Erythemdosis dunkler Haut liegt bis zu 30fach höher als diejenige weißer Haut [3]. Die Vorteile sind geringerer Lichtschaden und eine niedrigere Inzidenz von photoinduzierten Hautkarzinomen bei Dunkelhäutigen. Nachteile der dunklen Haut sind geringere Vitamin-D-Produktion und erhöhte Hitzeabsorption [24]. Im Querschnitt ist der Haarschaft elliptisch, und im Aufbau spiralförmig. Die normale Behaarung bei dunkelhäutigen Menschen erscheint deswegen anders und führt leicht zu einer Pseudofolliculitis barbae. Die Haarfollikel werden leichter beschädigt und neigen zu Follikulitiden [32]. Mäßig erhöhte Sebumproduktion verursacht fettige Haut [20]. Wir vermuten, dass die Sekretion des Sebums bei verschiedenen dunkelhäutigen Völkern unterschiedlich ausgeprägt ist, da auch die trockene Haut ein allgemeines klinisches Problem darstellt.

Normale Pigmentierungsvarianten

Dunkelhäutige Menschen haben oft symmetrisch auftretende Pigmentveränderungen. Die häufigsten Formen sind bekannt als Demarkierungslinien, sichtbar bei etwa 75 % der Dunkelhäutigen. Am auffälligsten sieht man dies an den Oberarmen, wo die laterale dunklere Haut von der helleren medialen Haut durch eine scharfe Linie getrennt wird. Diese Linien sind bekannt als Futcher-Linien, Matsumoto-Linien oder Voigt-Linien [13, 30]. Ähnliche Veränderungen finden sich an den Unterarmen, Beinen (Abb. 1) sowie am Stamm und Rücken. Die Linea nigra, ein hyperpigmentierter Streifen vom Nabel zum Mons pubis, ist eine bekannte physiologische Erscheinung bei Weißen während der Schwangerschaft, aber tritt auch häufig bei Dunkelhäutigen beider Geschlechter unabhängig von hormonellen Einflüssen auf. Eine mediane Hypopigmentierung, bekannt als Linea alba, vom Nabel zum Xiphoid, wird gelegentlich bei der dunklen Haut gesehen.

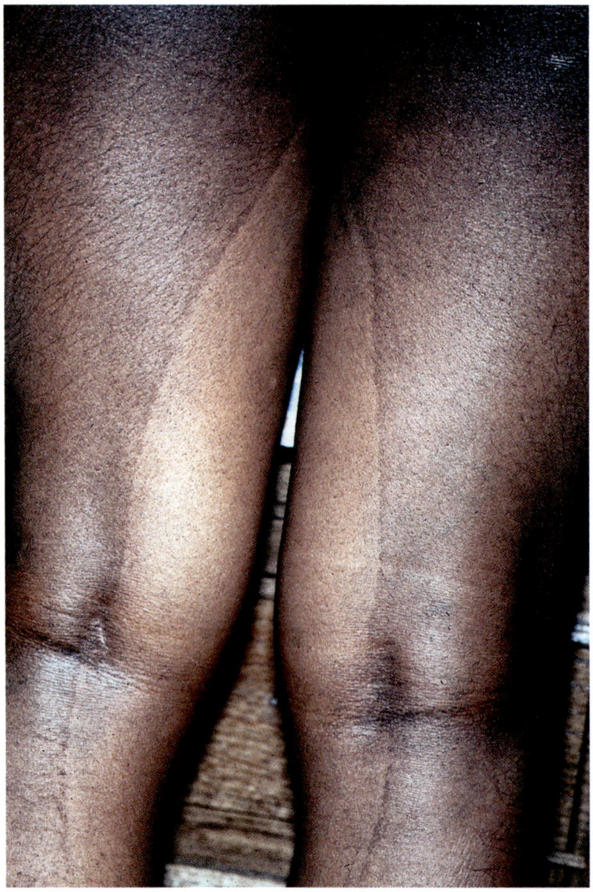

Abb. 1. Demarkierungslinien der Oberschenkel (aus: Braun-Falco O, Plewig G, Wolff HH, Burgdorf WHC (2000) Dermatology. Springer, Berlin; mit freundlicher Genehmigung von Rebat M. Halder, M.D., Washington DC, USA)

Mehr als 90 % der dunkelhäutigen Neugeborenen zeigen eine dermale Melanose im lumbosakralen Bereich, bekannt als Mongolenfleck. Diese Veränderung ist häufiger bei Dunkelhäutigen zu sehen und ist oft größer als bei neugeborenen Weißen, betrifft Stamm und akrale Areale und persistiert länger als bei Weißen. Weiterhin bestehen eine Vielfalt von pigmentierten Maculae, die zu diagnostischer Verwirrung führen können. Mehr als 50 % der dunkelhäutigen Menschen über 50 Jahre haben palmare und plantare Lentigines, die eine normale Variante darstellen. Ähnliche Veränderungen kommen auch auf den Schleimhäuten und im Mund vor [14]. Melanonychie tritt häufiger auf bei Dunkelfarbigen und ist meistens gutartig. Es ist wichtig diese gutartigen Varianten vom malignen Melanom abzugrenzen [34].

Die dunkle Haut hat eine Neigung zur Hypo- oder Hyperpigmentierung als Folge von entzündlichen Dermatosen. Pityriasis lichenoides et varioliformis acuta (PLEVA) und Pityriasis rosea führen zur postinflammatorischen Hypopigmentierung. Intraläsional verabreichte Glukokortikoide und Kryotherapie können auch Hypopigmentierung verursachen, die jedoch nur vorübergehend auftritt. Die Ursache dieser Pigmentstörungen ist unklar. Es besteht ein delikates Gleichgewicht zwischen Stimulation der Melanogenese und Beschädigung der Melanozyten bei diesen externen Faktoren, und Verschiebung dieses Gleichgewichts führt zur Hyper- oder Hypopigmentation [33, 38]. Postläsionale Hyperpigmentierung kommt allerdings bei dunkelhäutigen Menschen oft vor und führt zu starkem psychologischen Leidensdruck. Deswegen sollten dunkelhäutige Patienten, auch mit einer leichten Acne vulgaris, schnell und effektiv behandelt werden, da die hyperpigmentierten Narben meistens störender sind als die entzündlichen Primäreffloreszensen [1]. Atopisches Ekzem, allergisches Kontaktekzem, Psoriasis und Lichen ruber heilen mit dunkler und bleibender Hyperpigmentierung ab [3].

Obwohl Tyrosinase-negativer Albinismus bei den Ibo in Biafra und den Cuna-Indianern (Mondmenschen) in Panama häufiger vorkommt, tritt Albinismus insgesamt nicht häufiger auf. Albinismus ist aber eine auffälligere Erkrankung in Dunkelhäutigen [20]. Diese Patienten haben häufiger aktinische Schäden mit aktinischen Keratosen, spinozellulären Karzinomen und Basaliomen. Abhängig vom Typ des Albinismus haben dunkelhäutige Albinos eine weiße, hellbraune bis gelbe Hautfarbe, rötliches oder

gelbes Haar mit Café-au-lait-Flecken, Epheliden und pigmentierten Nävi.
Vitiligo ist bei Dunkelhäutigen nicht häufiger, aber wesentlich auffälliger, und begleitet von einem hohen Leidensdruck [16]. Die Therapie ist besonders schwierig und oft enttäuschend für Patient und Arzt. Die Stigmatisierung und sozialen Folgen sind schwierig abzuschätzen. Die trichrome Vitiligo, eine klinische Variante, ist häufiger bei dunkelhäutigen Menschen und besteht aus normalpigmentierter Haut, total depigmentierten sowie hypopigmentierten Arealen [3]. Obwohl eine Phototherapie wegen der erhöhten minimalen Erythemdosis (MED) der dunkelhäutigen Haut weniger Nebenwirkung hat, ist die Therapie schwierig und enttäuschend, besonders bei einer Vitiligo mit symmetrisch-akralen Befall. Alle Vitiligo-ähnlichen Erkrankungen wie Pityriasis versicolor, Konfetti-Hypopigmentierung bei tuberöser Sklerose und systemischer Sklerodermie, hypopigmentierter Lupus erythematodes oder Hypopigmentierung durch Phenol sind bei Dunkelhäutigen kosmetisch auffallend.
Melasma ist häufiger bei dunkelhäutigen Menschen als bei Weißen, aber längst nicht so häufig wie bei Hispanics. Nahezu alle Patienten sind weiblich. Melasma wird ausgelöst durch Ultraviolettstrahlung der Sonne im Zusammenhang mit einem erhöhten Hormonspiegel während der Schwangerschaft oder mit einer Hormontherapie. Bei dunkelhäutigen Menschen sollte die Bleichungstherapie mit Hydroquinon sehr vorsichtig eingeleitet werden, da Überbehandlung mit nachfolgender Hypopigmentierung eine Komplikation ist.
Exogene Ochronose ist eine erworbene Erkrankung bei Dunkelhäutigen, die Hydroquinon über längere Zeit in höheren Konzentrationen verwendeten. Es führt zu Schäden der dermalen Kollagenfasern und der Melanozyten mit einer paradoxen Hyperpigmentierung. Die Hyperpigmentierung ist meistens pechschwarz mit einer unebenen Hauttextur, die oft als kaviarartig beschrieben wird. Kolloidmilien und transepidermale Elimination von geschädigten kollagenen Fasern können vorkommen.

Keloide

Keloide (Abb. 2) und hypertrophe Narben bei dunkelhäutigen Menschen sind häufiger ein therapeutisches Problem [14]. Gutartige Hautläsionen im Bereich des Sternums und der Schulter sollten bei dunkelhäutigen Menschen möglichst nicht operativ angegangen werden. Ebenso sollte die Dermabrasio

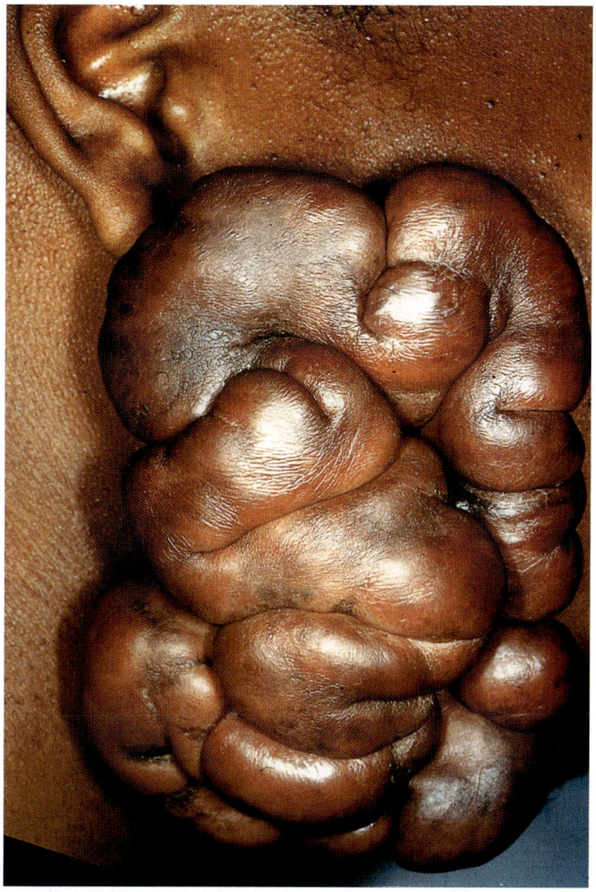

Abb. 2. Keloid

zurückhaltend, wenn überhaupt in Erwägung gezogen werden. Selbst relativ leicht entzündliche Dermatosen wie Akne, führen oft zu erheblicher Keloidformation. Aknekeloide kommen bei Weißen auf dem Rücken und im Sternalbereich vor, sind aber viel häufiger und größer bei dunkelhäutigen Menschen und können sogar im Gesicht als follikuläre Keloide von Haarfollikeln ausgehen. Keloide am Ohrläppchen sind eine bekannte Folge nach Piercing. Oft besteht eine positive Familienanamnese mit Neigung zu Keloid. Trauma, Verbrennungen, chirurgische Eingriffe und entzündliche Dermatosen können alle zu Keloiden führen [3, 20].

Ungewöhnliche Reaktionsmuster

Follikuläres Exanthem

Atopische Dermatitis
Die Prävalenz des atopischen Ekzems unter dunkelhäutigen Menschen variiert sehr stark. In Nigeria ist

sie gering, in Großbritannien sehr hoch, sogar höher als unter der weißen Bevölkerung in manchen westlichen Ländern [40]. Dieses Phänomen lässt vermuten, dass Umweltfaktoren bei der Pathogenese dieser Erkrankung eine große Rolle spielen. Die wichtigsten Merkmale des atopischen Ekzems bei dunkelhäutigen Menschen sind das follikuläre Verteilungsmuster, oft als Skabies oder Dermatitis herpetiformis verkannt, und ausgeprägte Hyper- oder Hypopigmentierung [22].

Annuläre Läsionen

Sarkoidose
Bei Dunkelhäutigen zeichnet sich die Sarkoidose durch annuläre Plaques und Papeln aus, die besonders perinasal im Gesicht auftreten. Hyper-und hypopigmentierte Maculae und Plaques kommen vor. Es gibt eine Vielfalt von kutanen Varianten der Sarkoidose bei Dunkelhäutigen wie die ichthyosiforme Variante am Stamm und Schienbeinen, Narbensarkoidose, keloidartige Sarkoidose, Lupus pernio und ulzerierende Läsionen [23]. Das Erythema nodosum ist seltener als bei Weißen. Sarkoidose kommt bis zu zehnmal häufiger bei dunkelhäutigen Menschen als bei Weißen vor [2]. Pulmonale Sarkoidose ist entweder tatsächlich selten oder wird als pulmonale Tuberkulose fehldiagnostiziert. Daher wird berichtet, dass kutane Sarkoidose viel häufiger als systemische Sarkoidose bei dunkelhäutigen Menschen ist.

Syphilis
Sekundäre Syphilis hat bei allen Hauttypen ein sehr variables Erscheinungsbild, die größte Vielfalt findet sich jedoch in der dunkelhäutigen Bevölkerung. Annuläre Gesichtsläsionen sowie zentral abgeheilte Läsionen mit umringenden Papeln (Abb. 3) sind typische Muster der dunkelhäutigen Haut [21]. Papulöse und follikuläre Läsionen sind häufiger als Maculae. Scharfbegrenzte figurierte Läsionen in unterschiedlichsten Formen und Farben können vorkommen [20].

Andere Entzündliche Dermatosen

Acne vulgaris bei dunkelhäutigen Patienten wird oft unterschätzt, besonders in Hinsicht auf die mögliche postinflammatorische Hyperpigmentation. Akne wird bei dunkelhäutigen Menschen oft als komedogen und nichtentzündlich beschrieben. Dies liegt aber wohl eher daran, dass die entzündliche Komponente nicht so sichtbar ist, was auch die rasche Rückbildung auf Antibiotika und Retinoide nahelegt. Oft liegt eine okklusive Ursache vor wie bei der Pomadenakne, womit die Neigung der dunklen Haut zur Komedobildung bei Anwendung von fettigen Haarölen oder Kosmetika beschrieben wird. Die komedogene Akne ist monomorph, später im Verlauf jedoch auch entzündlich mit postläsionaler Pigmentierung [26, 36].
Bei dunkelhäutigen Menschen neigen alle entzündlichen Erkrankungen zu Lichenifizierung. Dies ist

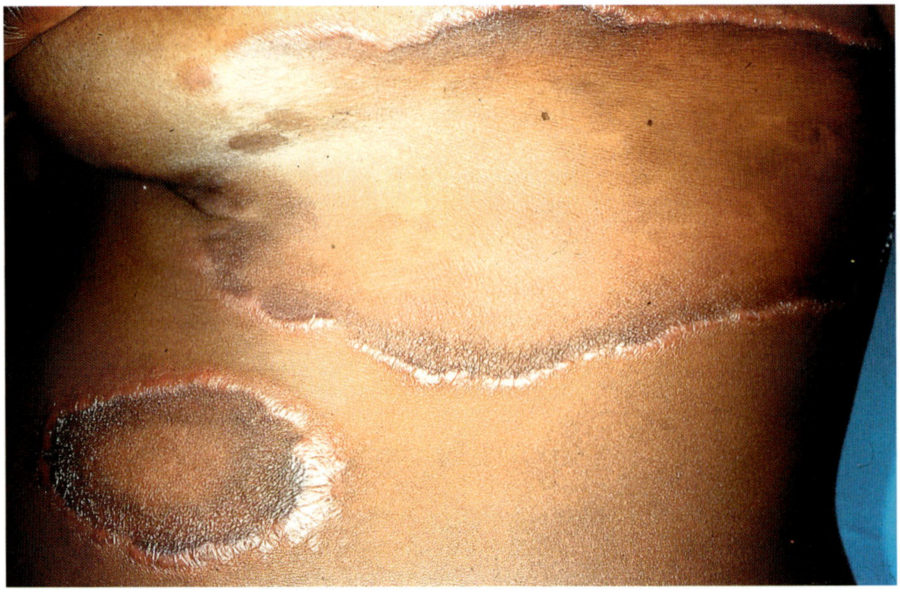

Abb. 3. Annuläre Syphilis

besonders bei chronisch-juckenden Zuständen wie bei Kindern mit atopischem Ekzem zu erkennen, die eine beträchtliche Lichenifikation von Beugen und Nacken haben. Lichen simplex chronicus ist häufiger bei dunkelhäutigen Menschen und neigt zur Hyperpigmentierung. Die üblichen Areale wie Nacken und distalen Extremitätenabschnitte sind betroffen, auch besonders das Skrotum mit betonter Hyperpigmentierung bei dunkelhäutigen Menschen [28]. Eine weitere Sondererkrankung ist die Dermatitis cruris pustulosa et atrophicans (DCPA), die bei dunkelhäutigen Menschen vorwiegend aus Zentralafrika an den Schienbeinen als hyperpigmentierte, tief schwarze Läsionen, mit anfangs perifollikulären Pusteln und später Haarverlust und Atrophie auffallen [10]. Die DCPA ist eine selbstinduzierte Hautkrankheit und entsteht durch wiederholtes Abscheuern der Schienbeine mit glatten Steinen, ein kosmetisches Ritual zur Glättung der Beine.

Die toxische und allergische Kontaktdermatitis können verschiedene Formen bei dunkelhäutigen Menschen annehmen. Angeblich haben Dunkelhäutige eine geringere Neigung zum toxischem Ekzem [3, 37]. Dieser Vorteil verschwindet, wenn das Stratum corneum abgetragen wird und beruht wahrscheinlich nur auf der besseren Barrierefunktion der hyperkeratotischen Haut. Bei allergischem Kontaktekzem ist die Empfindlichkeit bei allen Hauttypen gleich, jedoch sind die auslösenden Substanzen unterschiedlich. In Amerika und Afrika verwenden Dunkelhäutige völlig andere Haar- und Hautpflegemittel, mit weniger bekannten potentiellen Allergenen [20]. So wird zum Beispiel gelbe Vaseline verwendet, bestehend aus weißem Petrolatum mit Karbolsäure, die häufig eine Kontaktsensibilisierung auslöst.

Viele dunkelhäutige Menschen haben eine sehr trockene Haut. Viele Dinka und Ostafrikaner haben eine ausgeprägte Xerose. Das Vorkommen von Xerose oder Ichthyosis vulgaris an den Schienbeinen ist bei Dunkelhäutigen hoch. Klinisch zeigen sich große polygonale Schuppen.

Einige Autoren behaupten, dass die Psoriasis bei Dunkelhäutigen selten vorkommt. Bei Ostafrikanern ist die Prävalenz ähnlich wie bei Weißen, während die Psoriasis relativ selten bei Westafrikanern vorkommt [20]. Dies könnte die geringere Fallzahl von Afro-Amerikanern erklären, die hauptsächlich aus Westafrika stammen. Ein Vorkommen von 0,1% erscheint jedoch zu niedrig. Die Abwesenheit der typischen Farbveränderungen und Entzündung erklärt wahrscheinlich diese statistische Unterschätzung. Auch wird die erythrodermische Variante oft falsch eingeordnet. Bei dunkelhäutigen Menschen kommen alle Formen der Psoriasis vor, sehen aber oft anders aus, und haben eine stärkere Ausprägung, nicht zuletzt wegen der HIV-Pandemie im südlichen Afrika.

Bei dunkelhäutigen Menschen ist Lichen ruber nicht rot, auch nicht fliederfarben wie sonst typischerweise auf weißer Haut. Die Läsionen sind meist dunkler, glänzender und annulär figuriert, und heilen mit sehr ausgeprägter postläsionaler Hyperpigmentierung ab [22]. Bei dunkelhäutigen Menschen wird Lichen nitidus häufiger diagnostiziert, weil die Erkrankung leichter zu erkennen ist.

Jeder Arzt, der zum ersten Mal eine Pityriasis rosea bei Dunkelhäutigen sieht, wird diese Erkrankung fehldiagnostizieren, wenn er sich am klassischen Bild der Erkrankung bei Weißen orientiert. Die Hautveränderungen treten oft akral oder im Halsbereich auf, bestehen aus annulär gruppierten kleinen Papeln, die extrem jucken und mit Hypopigmentierung abheilen [11, 22]. Die typischen Erscheinungen wie Primärplaque und Tannenbaum-artige Verteilung liegen nicht vor. Ausgeprägter Juckreiz besteht oft über längere Zeit, bis zu sechs Monaten oder noch länger. Dieses Muster wird Pityriasis rosea inversa genannt und kann gelegentlich bei Weißen vorkommen. Die Erscheinungsbilder sind so unterschiedlich, dass verschiedene Auslöser vermutet werden können. Weiterhin ist es bemerkenswert, dass Pityriasis rosea saisonal mit einem erhöhten Vorkommen von Pityriasis lichenoides et varioliformis acuta in Südafrika zusammenfällt, was auf ähnliche Mechanismen, womöglich einen viralen Auslöser, hindeutet [3].

Follikuläre Dermatosen

Es gibt einige Erkrankungen des Haarfollikels, die zu Entzündungen, Narben oder Keloiden führen. Sperling et al. haben einige dieser Dermatosen als follikuläres Degenerationssyndrom zusammengefügt [32]. Der zugrunde liegende Defekt im Haarfollikel der Dunkelhäutigen ist eine erhöhte Empfindlichkeit des Haarfollikels auf Entzündung. Wahrscheinlich spielen externe Faktoren eine untergeordnete Rolle.

Pseudofolliculitis barbae

Fast jeder Dunkelhäutige leidet irgendwann im Laufe seines Lebens an Pseudofolliculitis barbae als Folge von wiederholtem Rasieren im Bartbereich.

Dieses Problem tritt am häufigsten bei Soldaten auf, die sich rasieren müssen. Auch Männer, bei denen eine Rasur aus anderen Gründen erforderlich ist und die eine positive Familienanamnese aufweisen, neigen zu Pseudofollikulitis. Das Problem ist einfach zu erklären, aber wesentlich schwieriger zu therapieren. Nach dem Rasieren wachsen die spiralförmigen Haare in die angrenzende Haut ein. Diese Haare lösen dort eine Fremdkörperreaktion aus. Bei näherer Untersuchung erkennt man bei fast jeder pustulösen Läsion ein penetrierendes Haar vom benachbarten Haarfollikel. Später entstehen postläsionale Hyperpigmentierung und Keloide [6]. Die Therapie sollte präventiv sein, indem auf das Rasieren verzichtet wird oder das Tragen eines Dreitagebarts empfohlen wird. Chemische Epilation oder ein Versuch die Haare vorsichtig aus den entzündlichen Herden herauszuheben, ohne sie aus dem Haarfollikel zu ziehen, helfen meistens [20].

Folliculitis sclerotisans nuchae

Die Folliculitis sclerotisans nuchae betrifft meistens das Nackenareal am Haaransatz, tritt hauptsächlich bei Männern auf und anamnestisch besteht meist der Hinweis auf eine Rasur im Nacken. Obwohl es klinisch eine Überlappung mit Pseudofollikulitis gibt, ist bei Acne keloidalis eine Follikulitis vorhanden, die sich zu derben Papeln und follikulären Keloiden weiterentwickelt [4]. Bündelhaare persistieren zwischen den Keloiden. Intraläsionale Glukokortikoide, Kryotherapie und chirurgische Methoden werden therapeutisch eingesetzt [18].

Perifolliculitis capitis abscedens et suffodiens

Diese chronische Erkrankung des Kapillitiums mit nichtinfektiöser Follikulitis, die zu tiefen Abszessen, vernarbender Alopezie und Keloiden führt, kommt hauptsächlich bei dunkelhäutigen Männern in Assoziation mit Acne conglobata, Acne inversa und Folliculitis sclerotisans nuchae vor [20]. Therapeutisch werden Antibiotika, Retinoiden und Glukokortikoide verabreicht und vernarbte Areale chirurgisch abgetragen [31].

Disseminierte und wiederkehrende Infundibulofollikulitis

Eine follikuläre Dermatose, die ausschließlich bei dunkelhäutigen Menschen, hauptsächlich Männern vorkommt, bestehend aus einer Vielzahl kleiner, pruritischer Papeln am Stamm, besonders supraklavikulär. Histologisch findet sich ein diskretes periinfundibuläres Infiltrat. Es gibt keine wirksame Therapie [22].

Follikuläres Degenerationssyndrom

Die frühere Gewohnheit heiße Kämme oder heiße Öle zu verwenden, um Haare zu glätten, wurde für follikuläre Schäden, Entzündung und letztendlich vernarbende Alopezie verantwortlich gemacht. Obwohl dies heute nicht mehr üblich ist, gibt es nach wie vor viele dunkelhäutige Patienten mit vernarbender Alopezie. Mittlerweile ist bekannt, dass diese kosmetische Gewohnheit wenig spezifisch für die resultierende Alopezie ist, da die Haarfollikel der Dunkelhäutigen auf Traumen jeglicher Art sehr empfindlich reagieren [29].

Erworbene Trichorrhexis nodosa

Die Anamnese bei diesen Patienten ist immer gleich: Die Patienten berichten, dass sie schon immer eine Afro-Frisur getragen haben, aber jetzt an bestimmten Stellen die Haare nicht mehr die erwünschte Länge erreichen und abbrechen [6]. Die Patienten gestehen meistens, dass sie sich mit Hilfe eines grobzahnigen Kammes die Haare toupieren. Bei dieser traumatisch induzierten Trichorrhexis nodosa zeigen sich mikroskopisch typische interdigitierende pinselborstenartige Veränderungen. Ein kürzerer Haarschnitt und eine sanftere Haarpflege lösen meistens das Problem [29].

Traktionsalopezie

Bei einigen Haarfrisuren, die besonders bei dunkelhäutigen Menschen gebräuchlich sind, wie zum Beispiel enge Pferdeschwänze, stehen die Haarfollikel unter permanenter Zugspannung. Dies führt zu Haarverlusten am Haarrand. Anfangs ist dieser Vorgang reversibel, führt jedoch über Jahre zu permanenten follikulären Schäden und bleibender Alopezie [6, 29].

Tumore

Melanozytäre Läsionen

Melanozytäre Nävi und Epheliden sind eine Seltenheit bei dunkelhäutigen Menschen, aber Café-au-lait Flecken und Lentigines kommen vor. Epheliden bei Dunkelhäutigen erscheinen typischerweise mit zahlreichen flachen Maculae über Nasenrücken und Wangen und haben rötlich-braunes Haar. Diese Veränderung wird zentrofaziale Lentiginose genannt, da diese Veränderungen im Gegensatz zu Epheliden persistieren.

Das häufigste Melanom bei Dunkelhäutigen ist das akrolentiginöse maligne Melanom und dessen subunguale Variante. Das akrolentiginöse Melanom hat die gleiche Prävalenz bei dunkelhäutigen Menschen wie bei Weißen. Andere Melanomtypen kommen bei Dunkelhäutigen sehr selten vor. Die hohe Mortalität beim akrolentiginösen Melanom kann auf die akrale Lokalisation mit folglich später Diagnose zurückgeführt werden [9].

Dermatosis papulosa nigra

Diese Hautveränderung kommt ausschließlich bei dunkelhäutigen Menschen vor. Sie besteht aus zahlreichen, 1–5 mm großen Papeln im Gesicht und am Hals (Abb. 4), die histologisch nicht von seborrhoischen Warzen zu unterscheiden sind. Es gibt auch vereinzelt größere Läsionen. Auf eine Therapie sollte verzichtet werden, da mit ihr ein beachtliches Risiko an postinflammatorischer Pigmentstörung und Keloidneigung verbunden ist [5].

Kaposi-Sarkom

In Äquatorialafrika gibt es die afrikanische (endemische) Variante des Kaposi-Sarkoms, die bei Erwachsenen aggressive lokale Tumoren bildet, und bei Kindern als eine schwere lymphadenopathische lymphomähnliche Variante vorkommt. Es wird ebenso wie die anderen drei klinischen Varianten des Kaposi-Sarkoms von HHV-8 verursacht, aber kommt aus unbekannten Gründen nur in Zentralafrika vor.

Spinozelluläre Karzinome und Basaliome

Ultraviolettstrahlung der Sonne ist der wichtigste Risikofaktor bei diesen Tumoren. Daher ist es nicht überraschend, dass beide Läsionen selten bei dunkelhäutigen Menschen auftreten. Dunkelhäutige mit Xeroderma pigmentosum und Gorlin-Goltz-Syndrom haben weniger Hauttumore als Weiße mit diesen Genodermatosen. Etwa 1–2% aller Tumore bei Dunkelhäutigen sind Hautkarzinome. Bei Weißen sind über 50% aller Tumore Karzinome der Haut, wenn Basaliome bei der Karzinomstatistik eingeschlossen werden. Das Verhältnis von Basaliomen zu spinozellulären Karzinomen verschiebt sich wegen

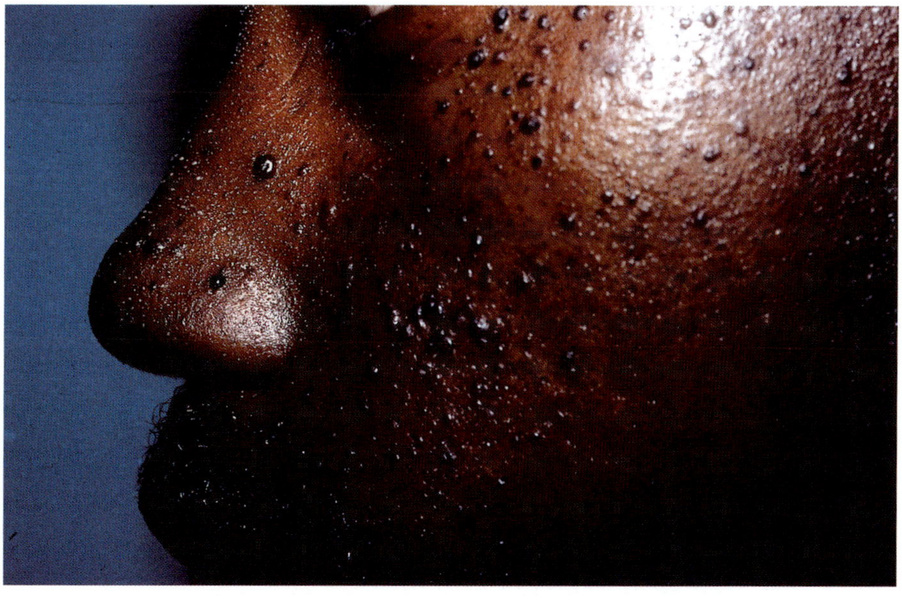

Abb. 4. Dermatosis papulosa nigra

der starken Zunahme von spinozellulären Karzinomen bei Albinismus, Vitiligo und Lupus erythematodes zugunsten von spinozellulären Karzinomen. Basaliome sind eine absolute Seltenheit; sie können stark pigmentiert wie Melanome erscheinen [3, 20].

Mycosis fungoides

Erstaunlich sind bei Dunkelhäutigen mit Mycosis fungoides die hypopigmentierten Maculae und Plaques, die manchmal alleine, aber auch in Begleitung von typischen knotigen Tumoren auftreten. Diese Läsionen erscheinen meist am Gesäß und Stamm, und stellen wahrscheinlich eine großherdige Parapsoriasis der dunklen Haut dar, wo der Schaden an der dermoepidermalen Junktionszone zu Pigmentinkontinenz und Hypopigmentierung führt [17]. Hyperkeratotische Plantarläsionen wurden auch bei dunkelhäutigen Menschen beschrieben.

Photodermatosen

Dunkle Haut hat eine 30fach höhere minimale Erythemdosis (MED), und folglich gibt es kaum Sonnenlicht-induzierte Dermatosen. Chronische aktinische Cheilitis und erhöhte Photosensitivität sind oft die ersten Anzeichen eines systemischen Lupus erythematodes. Die polymorphe Lichtdermatose kommt selten bei dunkelhäutigen Menschen vor, wird aber oft bei Indianern in Amerika und Kanada diagnostiziert.

Autoimmunerkrankungen

Systemische Sklerodermie

Die systemische Sklerodermie kommt wahrscheinlich seltener bei dunkelhäutigen Menschen als Weißen vor. Ungewöhnliche klinische Bilder wie Konfetti-artige Hypopigmentierungen von Stamm und Extremitäten sowie Hyper-und Hypopigmentierung in sklerotischen Arealen können die Diagnose bei Dunkelhäutigen erschweren [3].

Lupus erythematodes

Sowohl der diskoide als auch der systemische Lupus erythematodes kommen häufiger bei dunkelhäutigen Menschen vor. Bei Frauen ist die Prävalenz höher als 1:200. Die Kombination von multiplen Dermatofibromen in Assoziation mit systemischem Lupus erythematodes wurde ursprünglich bei dunkelhäutigen Patienten berichtet [19]. Dunkelhäutige Patienten mit Lupus erythematodes haben hypopigmentierte und erythematöse Läsionen. Die Diagnose Vitiligo sollte bei dunkelhäutigen Menschen mit hypopigmentierten Läsionen und Erythem im Randbereich vorsichtig gestellt werden, besonders am Kapillitium, da es sich oft um einen Lupus erythematodes handelt. Selten sind ausschließlich die Schleimhäute betroffen, dann besonders die Lippen [12].

Pustulöse Dermatosen

Infantile Akropustulosis wird hauptsächlich bei dunkelhäutigen Jungen im ersten Lebensjahr als zahlreiche, juckende Pusteln an Händen und Füßen gesehen. Es ist nicht geklärt, ob es sich um eine Skabies mit Id-Reaktion oder eine Dermatose sui generis handelt. Gute therapeutische Erfolge mit Dapson, nach unwirksamer Skabiestherapie, deuten auf eine eigenständige Erkrankung hin.
Transitorische neonatale pustulöse Melanose ist eine Variante des Erythema toxicum neonatorum, die hauptsächlich bei dunkelhäutigen Neugeborenen auftritt. Zusätzlich zu den eosinophilen Pusteln haben diese Kinder hyperpigmentierte Maculae mit feiner Randschuppung besonders am Stamm. Diese Läsionen sind abheilende Pusteln mit postinflammatorischer Hyperpigmentierung [3, 20].

Andere Dermatosen

Faziale Afro-Karibische Eruption der Kindheit (Facial Afro-Caribbean Childhood Eruption, FACE)

Diese granulomatöse entzündliche Erkrankung ist womöglich eine Variante der perioralen Dermatitis oder Rosazea, kommt aber fast ausschließlich bei dunkelhäutigen Kindern vor und ist selbstlimitierend. Die Kinder haben zahlreiche periorale disseminierte asymptomatische Papeln. Histologisch finden sich dermale Granulome, und die Läsionen heilen spontan ab [39].

Sichelzellanämie

Patienten mit Sichelzellanämie sind fast ausschließlich dunkelhäutig. Sie wird autosomal-dominant vererbt, und es gibt homozygote und heterozygote Träger. Kinder, die das volle Krankheitsbild entwickeln (Homozygote), haben eine ausgeprägte Dermatitis, die klinisch vom atopischen Ekzem nicht zu unterscheiden ist. Haut- und Knocheninfarkte der Finger verursachen beträchtliche Schmerzen und Ödeme, bekannt als Hand-Fuß-Syndrom. Ulcus cruris ist eine späte Folge von Sichelzellanämie bei Erwachsenen und äußerst schwierig zu therapieren [3].

Pityriasis rotunda

Pityriasis rotunda ist eine sehr charakteristische Hautveränderung, bestehend aus scharf begrenzten runden oder ovalen Herden, die konfluierend auch polyzyklisch erscheinen können und meistens am Stamm auftreten. Es gibt zwei Typen, eine erbliche Form, die hauptsächlich in Sardinien beschrieben wurde, und eine erworbene Form, die in einigen Fällen eine Assoziation mit Hepatitis, Tuberkulose, Lepra oder Malignomen hat. Histologisch findet sich eine lokalisierte Ichthyosis vulgaris; diese wird meistens bei Japanern und dunkelhäutigen Menschen beschrieben [25].

Palmoplantare Keratodermie

Keratosis punctata der Hände sowie eine diffuse palmoplantare Keratodermie treten häufig auf und entsprechen nicht den klassischen autosomal-dominant erblichen Keratodermien. Die fokale akrale Keratose besteht aus asymptomatischen, dunklen, hyperkeratotischen Papeln, die sich von Händen und Füßen nach proximal ausbreiten. Diese Hyperkeratose kommt fast ausschließlich bei dunkelhäutigen Menschen vor und ist klinisch nicht von der Akrokeratoelastoidosis Costa zu unterscheiden [3].

Die Autoren danken für die Unterstützung von Roselyn E. Epps und John A. Kenny, Jr., Autoren von: Diseases of Black Skin (Chapter 66), in: Braun-Falco O, Plewig G, Wolff HH, Burgdorf WHC (2000) Dermatology. Springer, Berlin

Literatur

1. Bulengo-Ransby SM, Griffiths CE, Kimbrough-Green CK, Finkel CJ, Hamilton TA, Ellis CN, Voorhees JJ (1993) Topical tretinoin (retinoic acid) therapy for hyperpigmented lesions caused by inflammation of the skin in black patients. N Engl J Med 328: 1438–1443
2. Edmonstone WM, Wilson AG (1985) Sarcoidosis in caucasians, blacks and asians in London. Br J Dis Chest 79: 227–236
3. Gawkrodger DJ (1998) Racial influences on skin disease. In Champion RH, Burton JL, Burns DA, Breathnach SM (eds) Textbook of dermatology. Blackwell, London, pp 3239–3258
4. George AO, Aknji AO, Nduka EU, Olasode JB, Odusan O (1993) Clinical, biochemical and morphologic features of acne keloidalis in a black population. Int J Dermatol 32: 243–246
5. Grimes PE, Arora S, Minus HR (1983) Dermatosis papulosa nigra. Cutis 32: 385–392
6. Halder RM (1988) Pseudofolliculitis barbae and related disorders. Dermatol Clin 6: 407–412
7. Henderson AL (1983) Skin variations in blacks. Cutis 32: 376–377
8. Hori Y, Toda K Pathak MA (1968) A fine structure study of the human epidermal melanosome complex and ist acid phosphate activity. J Ultrastruct Res 25: 109–120
9. Hudson D, Krige JE (1995) Melanoma in black South Africans. J Am Coll Surg 180: 65–71
10. Jacyk WK (1978) Clinical and pathologic observations in dermatitis cruris pustulosa et atrophicans. Int J Dermatol 17: 802–807
11. Jacyk WK (1980) Pityriasis rosea in Nigerians. Int J Dermatol 19: 397–399
12. Jacyk WK, Steenkamp KJ (1996) Systemic lupus erythematodes in South African blacks: prospective study. Int J Dermatol 35: 707–710
13. James WD, Carter JM, Rodman OG (1987) Pigmentary demarcation lines; a population survey. J Am Acad Dermatol 16: 584–590
14. Kelly AP (1988) Keloids. Dermatol Clin 6: 413–424
15. Kenney JA (1970) Dermatoses seen in American Negroes. Int J Dermatol 9: 110–113
16. Kenney JA (1988) Vitiligo. Dermatol Clin 6: 425–434
17. Lambrosa E, Cohen SR, Phelps R (1994) Hypopigmented variant of mycosis fungoides: demography, histopathology and treatment of seven cases. J Am Acad Dermatol 32: 987–993
18. Layton AM, Yip J, Cunliffe WJ (1994) A comparison of intralesional triamcinolone and cryosurgery in the treatment of acne keloids. Br J Dermatol 130: 498–501
19. Lu I, Cohen PR, Grossman ME (1995) Multiple dermatofibromas in a woman with HIV infection and systemic lupus erythematodes. J Am Acad Dermatol 32: 901–903
20. McDonald CJ, Vittorio CC, Fuller PA (1999) Dermatology in black skin. In: Demis DJ (ed) Clinical dermatology. Lippincott, Philadelphia, pp 1–35
21. McLaurin CI (1983) Annular facial dermatoses in blacks. Cutis 32: 369–370

22. McLaurin CI (1983) Unusual patterns of common dermatoses in blacks. Cutis 32: 352–360
23. Minus HR, Grimes PE (1983) Cutaneous manifestations of sarcoidosis in blacks. Cutis 32: 361–363
24. Olson RL, Gaylor J, Everett MA (1973) Skin color, melanin and erythema. Arch Dermatol 108: 541–544
25. Pari T, Pulimood S, Gearge S, Jacob M (1998) Pityriasis rotunda. J Eur Acad Dermatol Venereol 11: 82–83
26. Plewig G, Fulton JE, Kligman AM (1970) Pomade acne. Arch Dermatol 101: 580
27. Rosen T, Algra R (1980) Papular eruption in black men. Arch Dermatol 116: 416–418
28. Rosen T, Martin S (1981) Atlas of black dermatology. Little & Brown, Boston
29. Scott DA (1988) Disorders of the hair and scalp in blacks. Dermatol Clin 6: 387–395
30. Selmanowitz VJ, Krivo JM (1975) Pigmentary demarcation lines. Comparison of Negroes with Japanese. Br J Dermatol 93: 371–377
31. Shaffer N, Billick RC, Srolovitz H (1992) Perifolliculitis capitis abscedens et suffodiens. Resolution with combination therapy. Arch Dermatol 128: 1329–1331
32. Sperling LC, Homky C, Pratt L, Sau P (2000) Acne keloidalis is a form of primary scarring alopecia. Arch Dermatol 136: 479–484
33. Tomita Y, Maeda K, Tagami H (1992) Melanocyte-stimulating properties of arachidonic acid metabolites: possible role in postinflammatory pigmentation. Pigment Cell Res 5: 357–361
34. Tosti A et al. (1996) Nail matrix nevi: a clinical and histopathologic study of twenty-two patients. J Am Acad Dermatol 34: 765–771
35. Tuskegee (1973) The Tuskegee study. J Okla State Med Assoc 66: 47–538
36. Verhagen AR (1974) Pomade acne in black skin. Arch Dermatol 110: 465
37. Weigand DA, Gaylor JR (1974) Irritant reaction in negro and caucasian skin. South Med J 67: 548–551
38. Weiss JS, James WD, Cooper KD (1988) Melanophages in inflammatory skin disease demonstrate the surface phenotype of OKM5+ antigen-presenting cells and activated macrophages. J Am Acad Dermatol 19: 633–641
39. Williams HC, Ashworth J, Pembroke AC (1990) FACE-facial Afro-Caribbean childhood eruption. Clin Exp Dermatol 15: 163–166
40. Williams HC, Pembroke AC, Fordyke H (1995) London-born black Caribbean children are at increased risk of atopic dermatitis. J Am Acad Dermatol 32: 212–217
41. Worret WT, Vocks E, Frias G, Burgdorf WH, Lane P (2000) Aktinische Prurigo. Eine Standordbestimmung. Hautarzt 51: 474–478

Prognostische Faktoren beim spinozellulären Karzinom

Uwe-Frithjof Haustein

Seit Jahrzehnten sind zahlreiche Studien zur Epidemiologie, Klinik und Therapie des spinozellulären Karzinoms (SZK) der Haut erschienen, die aber größtenteils einer standardisierten multifaktoriellen Analyse entbehren. Das SZK stellt nach den Basalzellkarzinomen die zweithäufigste Form maligner Hauttumoren in einem Verhältnis von 3,5–4:1 dar. Seine ständig steigende Inzidenz beträgt in Deutschland gegenwärtig 25–30 Neuerkrankungen pro 100.000 Einwohner pro Jahr, wobei Männer häufiger als Frauen betroffen sind.

Ursächlich sind an der Entstehung ultraviolette und ionisierende Strahlen, Genodermatosen, humane Papillomviren, Arsen, polyzyklische aromatische Kohlenwasserstoffe, Immunsuppression, chronische Ulzerationen, straffe Narben oder chronisch entzündliche Dermatosen beteiligt. Auch Präkanzerosen gehen überzufällig häufig in SZK über, so aktinische Keratosen, Arsenkeratosen, Keratosen durch Röntgenstrahlen, Teer und Narbenzüge, der Morbus Bowen, Erythroplasie Queyrat und Läsionen der Epidermodysplasia verruciformis Lewandowski-Lutz [28].

Im Folgenden sollen aufgrund der Literaturmitteilungen und der eigenen Erfahrungen beziehungsweise Auswertung von 184 SZK die wichtigsten prognostischen Faktoren erörtert werden, die Risiko des Lokalrezidivs, Metastasierung und Überlebensraten bestimmen. Dabei ist zu beachten, dass diese Faktoren nicht unabhängig voneinander bestehen, sondern sich meistens gegenseitig begünstigen und oft einen Gradmesser der höheren Malignität darstellen. Erfreulicherweise wird jedoch die Mehrzahl der SZK relativ früh als kleine Tumore mit niedrigem Risiko erfasst und behandelt [33, 47]. Vor jedem Behandlungskonzept steht die Ausbreitungsdiagnostik einschließlich der histologischen Untersuchung und die Beurteilung der regionären Lymphknoten entsprechend der TNM-Klassifikation. Die Größe des Primärtumors wird durch den horizontalen Tumordurchmesser (Flächengröße) und die vertikale Tumordicke (Tiefenausdehnung) repräsentiert, wobei letztere den wichtigsten prognostischen Parameter darstellt.

Flächenausdehnung

Hier besteht ein eindeutiger Zusammenhang mit dem Metastasierungspotential [33, 41, 47, 48]. Bei Tumoren von einem Durchmesser über 2 cm sind die lokalen Rezidivraten mehr als verdoppelt (15,7% im Vergleich zu 5,8% bei unter 2 cm Durchmesser) und die Metastasierungsraten verdreifacht (23,4% im Vergleich zu 7,6%). Die Fünfjahresüberlebensraten betrugen bei den größeren Tumoren (>2 cm) 72,1% im Vergleich zu 98,4% bei den kleineren. Letztlich wird diesem Gesichtspunkt auch durch die T1- bis T4-Klassifikation im Rahmen der TNM Rechnung getragen (Tabelle 1).

Tabelle 1. TNM Klassifikation der spinozellulären Karzinome

T1	≤2 cm Ausdehnung
T2	2–5 cm
T3	>5 cm
T4	Infiltration extradermaler Strukturen (Knorpel, Skelettmuskel, Knochen)
N1	Metastasierung in regionäre Lymphknoten

Vertikale Tumordicke

Wahrscheinlich stellt die Tiefenausdehnung des Tumors den wichtigsten prognostischen Faktor für die Metastasierungstendenz dar [5, 22]. Nimmt man die untere retikuläre Dermis beziehungsweise darunter (Clark IV und V) als Grenze oder 4 mm Tiefenausdehnung als Maß, so ergibt sich eine Zunahme der Rückfall- und Metastasierungsrate ähnlich wie beim malignen Melanom [5, 6, 8, 16, 22, 23, 32, 47, 52]. In Tabelle 2 wird dieser Tatbestand durch die histopathologische Klassifizierung nach Tumordicke pT1 bis pT4b verdeutlicht [4, 6], nach der die Metastasierungsrate mit der Tumordicke zunimmt und bei Infiltration extradermaler Strukturen (T4) sogar auf bis zu 40% ansteigt [23, 32]. Entsprechend neueren Erkenntnissen und der Einteilung des deutsch-österreichisch-schweizerischen Arbeitskreises für Tumo-

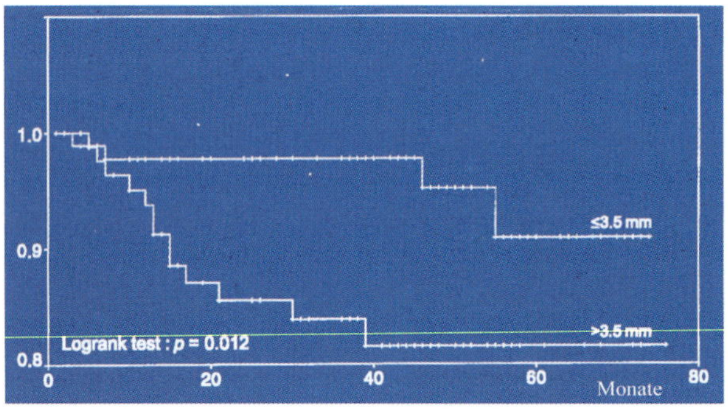

Abb. 1. Wahrscheinlichkeit der Rezidiv-Metastasen-Freiheit in Abhängigkeit von der Tumordicke

Tabelle 2. Histopathologische Klassifizierung nach Tumordicke (TD) und Metastasierungsrate (MR)

		Metastasierungsrate
pT1–3a	Begrenzt auf Dermis und Tumordicke bis 2 mm	0%
pT1–3b	Begrenzt auf Dermis und Tumordicke von mehr als 2 mm, aber nicht mehr als 6 mm	etwa 6%
pT1–3c	Invasion der Subkutis und/oder Tumordicke mehr als 6 mm	etwa 20%
Auch bei Infiltration tiefer extradermaler Strukturen (T4) kann nach der Tumordicke weiter unterteilt werden:		
pT4a	6 mm oder weniger	etwa 25%
pT4b	mehr als 6 mm	bis etwa 40%

ren im Kiefer- und Gesichtsbereich [45] wird die Festlegung der Grenze für eine höhere Metastasierungswahrscheinlichkeit bei 5 mm empfohlen [8]. In unserer Darstellung wurde die Grenze bei 3,5 mm gezogen [43] (Abb. 1).

Grad der Entdifferenzierung

Aufgrund zahlreicher Studien besteht eine strenge Korrelation zwischen dem histologischen Grad der Entdifferenzierung und der erhöhten Rezidiv- und Metastasierungsrate [14, 21, 24, 27, 33, 47]. Wenn man die Kategorien gut und wenig differenziert unterscheidet, so ergibt sich eine Zunahme der Rückfallrate um mehr als das Doppelte (25,0% gegenüber 11,8%) und der Metastasierungsrate um das fast Dreifache (16,4% gegenüber 6,0%) bei den wenig differenzierten Tumoren. Die Fünfjahresüberlebensrate liegt bei den gut differenzierten Tumoren mit 94,6% gegenüber 61,5% deutlich günstiger [10, 15, 35]. Immerhin sind nur 19,6% aller Tumoren undifferenziert, verursachen aber 51% aller Metastasen [47]. Das verruköse Karzinom gehört in der Regel zu den gut differenzierten Formen des SZK, das desmoplastische zu den Tumoren mit höherer Rezidiv- (25%) und Metastasierungspotenz (50%) [9]. Die Einteilung in vier Differenzierungsstufen nach Broder [10] gilt heute als obsolet, dennoch hat sich eine Einteilung in drei oder zwei Grade bezüglich einer besseren Diskriminierung des Metastasierungsrisikos als sinnvoll erwiesen [8]. Darüber hinaus stellt die immunhistochemische Untersuchung des p53-Proteins sich als nützliche Methode der Einschätzung des Malignitätsgrades dar, insofern, als die Überexpression von p53 das metastatische Potential von SZK widerspiegelt, und zwar ohne Beziehung zur gesteigerten Proliferation mit Ki67 als Indikator [50].

Tabelle 3. SZK der Haut: Histologische Subtypisierung unter Berücksichtigung der Dignität

1. In situ-SZK
- Aktinische Keratose
- M. Bowen, Arsen-, Teer- und Röntgenkeratosen

2. Invasives SZK

Niedrige Malignität (keine Metastasierung)
- Gewöhnliches SZK
  - SZK mit Hornformation (pT1 3a)
- Keratoakanthom-ähnliches SZK
- Verruköses SZK

Mittelgradige Malignität
- Gewöhnliches SZK
  - SZK mit Hornformation (pT1 3b)
- Basosquamöses Karzinom

Hohe Malignität (nachgewiesene Metastasierungsrate > 10%)
- Gewöhnliches SZK
  - SZK mit Hornformation (pT1 3c, pT4)
- Akantholytisches SZK
- Spindelzelliges/entdifferenziertes SZK
- Bowen-Karzinom
- Desmoplastisches SZK
- Neurotropes SZK
- Adenosquamöses SZK

Bisher unklare Malignität
- Klarzelliges SZK
- Kollisionstumoren
- Mischformen verschiedener Subtypen
- Lymphoepitheliom-ähnliches Karzinom
- Pigmentiertes SZK
- Andere: proliferierende Trichilemmalzyste, SZK in benignen Tumoren

Histologischer Tumortyp

Tumoren mit perineuraler Invasion [25] und akantholytischen Arealen verhalten sich aggressiv [31, 40]. Eine relativ hohe Malignität beziehungsweise Metastasierungsrate besitzen auch spindelzellige, desmoplastische und adenosquamöse SZK sowie das Bowen-Karzinom. Das verruköse Karzinom zeigt eher ein gutartiges Verhalten, das gleiche trifft für die Keratoakanthom-ähnlichen Formen zu [3]. Noch ungenügend beurteilbar hinsichtlich ihrer Malignität sind das klarzellige und pigmentierte SZK, Kollisionstumoren, Mischformen und das Lymphoepitheliom-ähnliche Karzinom. In Tabelle 3 sind die Tumoren nach ihrem Rezidiv- und Metastasierungsrisiko nochmals zusammenfassend aufgeführt [44].

Rasches Wachstum

Rasch wachsende Tumoren an Ohr und Augenlid zeigten eine Metastasierungsrate von 33% im Vergleich zu 5–10% bei langsam wachsenden Tumoren [20]. Dies korreliert nach unseren Erfahrungen mit dem Mitosereichtum [42, 43, 44], insbesondere an der Wachstumsfront [8, 23, 42, 43].

Ätiologie

Spinozelluläre Karzinome im Bereich chronischer Ulzerationen und Fisteln, der Strahlendermatitis oder von Narben besitzen ein hohes Risiko. Sie treten durchschnittlich nach 20- bis 30jähriger Latenzzeit auf und sind durch Größe, Tiefenausdehnung sowie Undifferenziertheit charakterisiert. Die Metastasierungsrate wurde mit 18–31% bei chronischen Ulzera [13], 20–30% bei Strahlenfibrosen [38] sowie 25–37,9% bei Narben [18] angegeben. Bei einigen Verbrennungsnarben-bezogenen SZK wurden Fas (Apo-1/CD95)-Gen-Mutationen gefunden, die pathogenetisch für die Tumorprogression bedeutsam sein könnten [34].

Anatomische Region

Unter den zahlreichen diskutierten Regionen wie Ohr, Schläfe, Handrücken, Stirn, Kopfhaut, Augenlid und Brust haben eigentlich nur das Ohr und die Lippen Bestand behalten [2, 47, 49]. Während für alle primären SZK der Haut die Kurzzeitmetastasierungsrate (<5 Jahre) 2,3% beträgt, wird sie für länger als fünf Jahre mit 5,2% angegeben. Beim Ohr steigt sie auf 11%, bei den Lippen sogar auf 13,7% [47].

Immunsuppression

Bei immunsupprimierten Patienten (Organtransplantation, immunsuppressive Therapie, Malignome, HIV-Infektion) liegt ein höheres Risiko zur Krebsentwicklung sowie zu deren größerer Aggressivität und höheren Metastasierungsraten vor [30]. Bei Nierentransplantierten ist das Krebsrisiko in sonnenarmen Regionen 4- bis 7fach, in sonnenreichen Gegenden gar 21fach nach 1–7 Jahren erhöht. Die Metastasierungsrate steigt auf 12,9% [47]. Das Verhältnis von Basalzellkarzinomen zu SZK wird von 4:1 auf 1:3,5 umgekehrt [11].

Neurotropismus

Die perineurale Invasion wurde als schlechter Prognosemarker erkannt [7, 26]. Von diesen Tumoren wiesen 47,2% Lokalrezidive und 34,8% Metastasen auf [25]. Schmerzen, Brennen, Stechen, Anästhesie und Parästhesie sowie Paralyse und Doppelsehen können auf diese perineurale Beteiligung und Ausbreitung hinweisen [12]. Relativ häufig sind der N. facialis und der zweite Ast des N. trigeminus betroffen. Hierher gehört auch das mit hohem Stromaanteil und schmalen Zellsträngen stark infiltrativ perineural und perivaskulär wachsende desmoplastische Karzinom [17].

Vorausgegangene Behandlung

Das Lokalrezidiv gilt als ungünstiges prognostisches Zeichen mit einer Metastasierungsrate von 25,1% insgesamt, beim Ohr und bei den Lippen beträgt sie sogar 45% beziehungsweise 31,5%. Dabei bleibt offen, ob das Lokalrezidiv selbst zu dieser Verschlechterung beiträgt oder ein Zeichen der Malignität des Tumors darstellt [37]. Andererseits ist das Risiko nachfolgender Zweittumoren (SZK) im Anschluss an In-situ- oder invasive Karzinome etwa gleich hoch, das heißt beide Gruppen haben ähnliche Vorschädigungen und ähnliche Empfänglichkeiten gegenüber SZK [29].

UV-Exposition

Die oft zitierte Arbeit von Lund [35], die die sonneninduzierten SZK mit 0,5% Metastasierungsrate veranschlagt, vermittelt ein falsches sich In-Sicherheit-Wiegen. Gerade in SZK auf aktinischen Keratosen kann ein aggressives Potential beobachtet werden [19, 36], insbesondere bei hellhäutigen Menschen mit Hauttyp I–II. In jedem Falle liegt das Metastasierungsrisiko solcher Tumoren unter dem der Gesamtheit.

Behandlung

Da die Mehrzahl der SZK klein und mit geringem Metastasierungsrisiko belegt ist, genügen in solchen initialen und minimalen SZK oft eine sorgfältige Kürettage, Elektrodissektion, Kryochirurgie und operative chirurgische Entfernung, in jedem Fall aber nach histologischer Beweisführung. Nach solchem Vorgehen sind engmaschige Nachkontrollen im ersten Jahr zu empfehlen.

Mikrographisch kontrollierte Chirurgie

Unübertroffen bleibt aber im Vergleich zu den eben genannten blinden Therapiemodalitäten die mikrographische chirurgische Entfernung mit dreidimensionaler Schnittrandkontrolle, wodurch eine topographische Zuordnung subklinischer Ausläufer möglich ist und gezielte Nachexzisionen erfolgen können. Damit kann der Prozentsatz der Lokalrezidive auf 3% im Vergleich zu 13% bei nichtschnittrandkontrollierenden Methoden gesenkt werden [47]. Selbst bei der Therapie der Lokalrezidive ist die mikrographisch kontrollierte chirurgische Entfernung noch Therapie der Wahl [39, 46]. Nach unserer Erfahrung treten die meisten Lokalrezidive und Lymphknotenmetastasen innerhalb der ersten zwei Jahre auf, so dass in dieser Periode besonders sorgfältig kontrolliert werden muss [17].

Sentinel-Lymphknoten

Gegenwärtig steht auch die Vorposten Lymphknotenentfernung bei SZK mit erhöhtem Metastasierungsrisiko auf dem Prüfstand. So konnten Wehner-Caroli und Breuninger [51] bei 2 von 10 Risikopatienten im Kopf-Hals-Bereich mit perioperativ palpatorisch und sonographisch unauffälligem Lymphknotenstatus einen metastatischen Befall des Sentinel-Lymphknotens finden. Diese ersten Ergebnisse weisen darauf hin, dass dieses Verfahren bei Patienten mit Hochrisiko-SZK einen bedeutenden diagnostischen Wert erlangen kann, dessen therapeutischer Wert sich aber erst nach mehrjähriger Nachbeobachtung mit größeren Kollektiven beurteilen lassen wird. Ähnliche Schlussfolgerungen wurden von Alex et al. [1] gezogen.

Nach Aufzeigen dieser vielen Faktoren, die die Prognose beeinflussen, sind multivariate Analysen anhand größerer Fallzahlen nötig, um Rangfolge und Stellenwert der Prognosefaktoren zu ermitteln. Dafür sind die Mitarbeit in sowie Nutzung des Karzinomregistern besonders empfehlenswert.

Anhand des relativ kleinen Kollektivs von 184 Patienten mit SZK konnten in einem Nachbeobachtungszeitraum von nunmehr vier Jahren die folgenden Prognoseparameter von uns bestätigt werden:

- Tumorausdehnung über 2 cm
- vertikale Tiefenausdehnung (Abb. 1)
- Grad der Entdifferenzierung (geringe Verhornung, hohe Zellpolymorphie, zahlreiche Mitosen)
- Art des histologischen Tumortyps (Tabelle 3)
- Desmoplasie
- Auftreten von Ulzeration (Abb. 2)

Darüber hinaus wiesen endophytisch wachsende SZK ein höheres Risiko auf als exophytisch wachsende SZK (Abb. 2), insbesondere in Kombination mit Ulzeration. In Tabelle 3 sind die histologischen Subtypen nach ihrem relativ niedrigen mittleren und hohen beziehungsweise indeterminierten Risiko für Rezidive und Metastasen nochmals zusammengefasst. Die Kenntnis dieser Prognosefaktoren sollte das Behandlungs- und Nachsorgekonzept der SZK nachhaltig bestimmen.

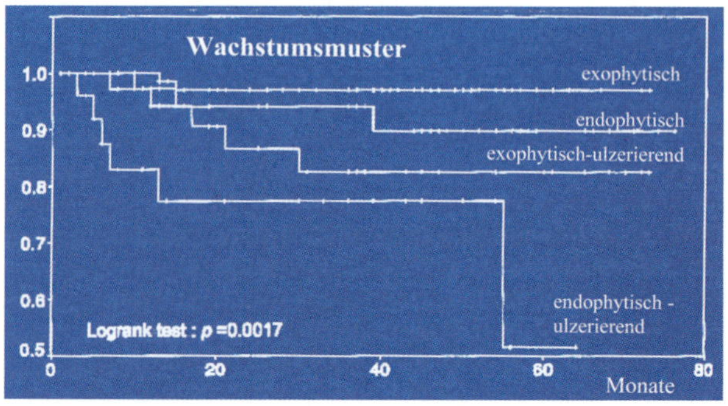

Abb. 2. Wahrscheinlichkeit der Rezidiv-Metastasen-Freiheit in Abhängigkeit vom Tumorwachstumsmuster

Literatur

1. Alex JC, Sasaki CT, Krag DN, Wenig B, Pyle PB (2000) Sentinel lymph node radiolocalization in head and neck squamous cell carcinoma. Laryngoscope 110: 198–203
2. Barksdale SK, O'Connor N, Barnhill R (1997) Prognostic factors for cutaneous squamous cell and basal cell carcinoma. Surg Oncol Clin North Am 6: 625–638
3. Bernstein SC, Lim KK, Brodland DG, Heidelberg KA (1996) The many faces of squamous cell carcinoma. Dermatol Surg 22: 243–254
4. Breuninger H (1998) Leitlinien für Diagnostik und Therapie epithelialer Tumoren der Haut. In: Garbe C, Rassner G (Hrsg) Dermatologie – Leitlinien und Qualitätssicherung für Diagnostik und Therapie. Springer, Berlin, S 317–325
5. Breuninger H, Black B, Rassner G (1990) Microstaging of squamous cell carcinoma. Am J Clin Pathol 94: 624–627
6. Breuninger H, Garbe C (1998) Plattenepithelkarzinom der Haut einschließlich des Unterlippenrotes und der Augenlider (Spinaliom, Stachelzellkarzinom). In: Garbe C (Hrsg) Diagnostische und therapeutische Standards in der dermatologischen Onkologie. Zuckschwerdt, München, S 14–27
7. Breuninger H, Gutknecht M, Dietz K, Rassner G (1991) Das lokale infiltrative Wachstum von Plattenepithelkarzinomen der Haut und daraus resultierende Behandlungsrichtlinien. Hautarzt 42: 559–563
8. Breuninger H, Hawlitschek E (1995) Das Mikrostaging des Plattenepithelkarzinoms der Haut und Lippen. Lichtmikroskopisch erfaßbare Prognosefaktoren. In: Tilgen W, Petzoldt D (Hrsg) Operative und konservative Dermato-Onkologie. Fortschritte der operativen und onkologischen Dermatologie, Bd. 10. Springer, Berlin, S 110–115
9. Breuninger H, Schaumburg-Lever G, Holzschuh J, Horny HP (1997) Desmoplastic squamous cell carcinoma of skin and vermilion surface. Cancer 79: 915–919
10. Broders AC (1921) Squamous cell epithelioma of the skin: a study of 256 cases. Ann Surg 73: 141–160
11. Brown JH, Hutchison T, Kelly AM, McGeown MG (1988) Dermatologic lesions in a transplant population. Transplantation 46: 530–532
12. Cottel WI (1982) Perineural invasion by squamous cell carcinoma. J Dermatol Surg Oncol 8: 589–600
13. Cruickshank AH, McConnell EM, Miller DG (1963) Malignancy in scars, chronic ulcers, and sinuses. J Clin Pathol 16: 573–580
14. Cruz NI (1989) Basal and squamous cell carcinoma of the skin. Bol Asoc Med P R 81: 87–93
15. De Vries NCT (1969) Metastasis of squamous cell carcinoma of the skin and lip. Dermatologica 138: 333–339
16. Dinehart SM, Pollack SV (1989) Metastases from squamous cell carcinoma of the skin and lip. J Am Acad Dermatol 21: 241–248
17. Dzubow LM, Rigel DS, Robins P (1982) Risk factors for local recurrence of primary cutaneous squamous cell carcinomas. Arch Dermatol 118: 900–902
18. Edwards MJ, Hirsch RM, Broadwater JR (1989) Squamous cell carcinoma arising in previously burned or irradiated skin. Arch Surg 124: 115–117
19. Epstein E (1983) Malignant sun-induced squamous cell carcinoma of the skin. J Dermatol Surg Oncol 9: 505–506
20. Fitzpatrick PJ, Harwood AA (1985) Acute epithelioma: an aggressive squamous cell carcinoma of the skin. Am J Clin Oncol 8: 468–471
21. Frankel DH (1992) Squamous cell carcinoma of the skin. Hosp Pract 27: 99–106
22. Friedman HI, Cooper PH, Wanebo HJ (1985) Prognostic and therapeutic use of microstaging of cutaneous squamous cell carcinoma of the trunk and extremities. Cancer 56: 1099–1105
23. Frierson HF, Cooper PH (1986) Prognostic factors in squamous cell carcinoma of the lower lip. Hum Pathol 17: 346–354
24. Gallagher RP, Ma B, McLeon DI, Yang CP, Ho V, Carruthers JA, Warshawski LM (1990) Trends in basal cell carcinoma, squamous cell carcinoma, and melanoma of the skin from 1973 through 1987. J Am Acad Dermatol 23: 413–421
25. Goepfert H, Dichtel WJ, Medina JE, Lindberg RD, Luna MD (1984) Perineural invasion of squamous cell carcinoma of the head and neck. Am J Surg 148: 542–547
26. Gupta A, Cardella C, Haberman H (1986) Cutaneous malignant neoplasm in patients with renal transplants. Arch Dermatol 122: 1288–1293
27. Hacker SM, Flowers FP (1993) Squamous cell carcinoma of the skin: will heightened awareness of risk factors slow its increase? Postgrad Med 93: 115–126
28. Haustein UF (1982) Epidermodysplasia verruciformis Lewandowsky-Lutz mit multiplen Plattenepithel- und Bowenkarzinomen. Dermatol Monatsschr 168: 821–828
29. Hemminki K, Dong C (2000) Subsequent cancers after in situ and invasive squamous cell carcinoma of the skin. Arch Dermatol 136: 647–651
30. Hoxtell EO, Mandel JJ, Murray SS, Schuman LM, Goltz RW (1977) Incidence of skin carcinoma after renal transplantation. Arch Dermatol 113: 436–438
31. Ikegawa S, Saida T, Takizawa Y, Tokuda Y, Ito T, Fujioka F, Sakaki T, Uchida N, Arase S, Takeda K (1989) Vimentin-positive squamous cell carcinoma arising in a burn scar: a highly malignant neoplasm composed of acantholythic round keratinocytes. Arch Dermatol 125: 1672–1676
32. Immerman SC, Scanlon EF, Christ M, Knox KL (1983) Recurrent squamous cell carcinoma of the skin. Cancer 51: 1537–1540
33. Johnson TM, Rowe DE, Nelson BR, Swanson NA (1992) Squamous cell carcinoma of the skin (excluding lip and oral mucosa). J Am Acad Dermatol 26: 467–484
34. Lee SH, Shin MS, Kim HS, Park WS, Kim SY, Jang JJ, Rhim KJ, Jang J, Lee HK, Park JY, Oh RR, Han SY, Lee JH, Lee JY, Yoo NJ (1999) Somatic mutations of Fas (Apo-1/CD95) gene in cutaneous squamous cell carcinoma arising from a burn scar. J Invest Dermatol 114: 122–126
35. Lund HZ (1984) Metastasis from sun-induced squamous-cell carcinoma of the skin: an uncommon event. J Dermatol Surg Oncol 10: 169–170
36. Lund HZ (1965) How often does squamous cell carcinoma of the skin metastasize? Arch Dermatol 92: 635–637
37. Maize JE (1977) Skin cancer in immunosuppressed patients. JAMA 237: 1857–1858

38. Martin H, Strong E, Spiro RH (1970) Radiation-induced skin cancer of the head and neck. Cancer 2: 61–71
39. Mohs F, Larson P, Iriondo M (1988) Micrographic surgery for the microscopically controlled excision of carcinoma of the external ear. J Am Acad Dermatol 10: 729–737
40. Nappi O, Pettinato G, Wick MR (1989) Adenoid (acantholytic) squamous cell carcinoma of the skin. J Cutan Pathol 16: 114–121
41. North JH, Spellmann JE, Driscoll D, Velez A, Kraybill WG, Petrelli JN (1997) Advanced cutaneous squamous cell carcinoma of the trunk and extremity: analysis of prognostic factors. J Surg Oncol 64: 212–217
42. Petter G, Haustein UF (1999) Pathohistologische und klinische Prognosefaktoren beim Plattenepithelkarzinom der Haut. Hautarzt 50: 412–417
43. Petter G, Haustein UF (1998) Squamous cell carcinoma of the skin – histopathological features and their significance for the clinical outcome. J Eur Acad Dermatol Venereol 11: 37–44
44. Petter G, Haustein UF (2000) Histologic subtyping and malignancy assessment of cutaneous squamous cell carcinoma. Dermatol Surg 26: 521–530
45. Pitz H, Howaldt HP, Frenz M (1995) Zentralregister des Deutsch-Österreich-Schweizerischen Arbeitskreises für Tumoren im Kiefer- und Gesichtsbereich (DÖSAK), 6. Projektbericht
46. Roenigk RK (1988) Mohs micrographic surgery. Mayo Clin Proc 63: 175–183
47. Rowe DE, Carroll RJ, Day CL (1992) Prognostic factors for local recurrence, metastasis, and survival rates in squamous cell carcinoma of the skin, ear, and lip: implications for treatment modality selection. J Am Acad Dermatol 26: 976–990
48. Scotto J, Fears TR, Fraumen JF Jr (1983) Incidence of nonmelanoma skin cancer in the United States. Publication No. 83–2433: National Institutes of Health, Bethesda, MD
49. Shiffman NJ (1975) Squamous cell carcinoma of the skin of the pinna. Can J Surg 18: 279–283
50. Shimizu T, Murakami T, Oga A, Furumoto H, Nakano J, Muto M (1999) Prognostic significance of expression of p53 protein and Ki-67 antigen in well-differentiated squamous cell carcinoma of the skin. J Dermatol 26: 837–840
51. Wehner-Caroli J, Breuninger H (2000) „Sentinel node"-Biopsie (SNB) bei Plattenepithelkarzinomen mit erhöhtem Metastasierungsrisiko. Z Hautkr 75: 300–301
52. Weinstock MA (1989) The epidemic of squamous cell carcinoma. JAMA 262: 2132–2139

Piercing, Temptoo, Tätowierung: dermatologische Aspekte

Michael Landthaler, Monika-Beatrix Wimmershoff und Rolf-Markus Szeimies

Der Wunsch des Menschen, seine Haut zu schmücken, ist sehr alt, wie wir von Grabbeigaben aus der Altsteinzeit und von Felsenmalereien aus dem 7. Jahrtausend vor Christus wissen. Auf allen Kontinenten und in allen Kulturen finden sich unterschiedliche Methoden, die Haut zu schmücken. Zu nennen sind beispielsweise Schmucknarben in Afrika, Malereien auf der Haut nahezu in allen Erdteilen, Tätowierungen, Piercings und neuerdings Temptoos, das heißt temporäre Tätowierungen [6]. Da bei allen Methoden des Schmuckes ein sehr intensiver Kontakt mit dem Fremdmaterial und der Haut besteht, sind naturgemäß dermatologisch relevante Komplikationen möglich.

Piercings

Schon im Altertum finden sich Hinweise auf das Piercen. Einerseits dient es dem Schmuck, andererseits wird es auch zur sexuellen Stimulation verwendet. Typische Lokalisationen für das Piercen sind Ohren, Augenbrauen, Nase, Lippen, Zunge (Abb. 1), Mamillen, Nabel und Genitale (Tabelle 1) [3–5, 9, 19]. Zu den lokalisationsunabhängigen Piercing-Komplikationen zählen Infektionen, Fremdkörperreaktionen, Typ-IV-Allergien, das Herauswachsen des Schmuckstückes, Narben, Keloide und Sensibilitätsstörungen [4, 5, 19]. Lokalisationstypische Komplikationen im Genitalbereich sind beispielsweise Paraphimose, Priapismus, Meatusstenose und Urethralfisteln, an den Mamillen Störungen der Laktation, und bei Piercing im Mund- und Nasenbereich Destruktion von Knorpel, Zahnfrakturen, Diastema und Mundbodenphlegmone [3–5, 9]. Auch über eine Verlegung der Luftwege durch ein Zungenödem unmittelbar nach Piercing sowie über profuse Blutungen wurde berichtet [3, 9].

Bei Patienten mit Piercing fanden sich signifikant häufiger positive Reaktionen im Epikutantest auf Nickelsulfat, Quecksilber-II-Chlorid und Goldsalze (Tabelle 2) [14]. Auch über eine granulomatöse Kontaktdermatitis auf Palladium wurde nach Piercen berichtet [8].

Als Erreger lokaler Infektionen wurden unter anderem Staphylokokken, Pseudomonas aeruginosa und

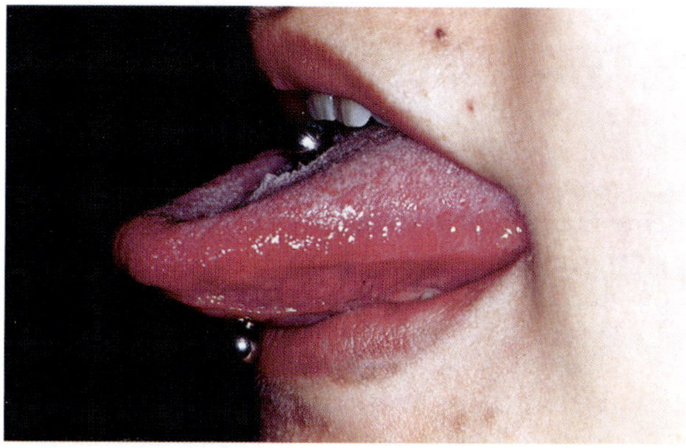

Abb. 1. Zungenpiercing

Tabelle 1. Sexuelles Piercing. (Nach Worret 1999 [19])

Männer	
Guiche	Raphe
Oetang	Präputium
Prinz Albert	Harnröhre-Frenulum
Ampallang	Glans (↔)
Dyode	Sulcus
Apadravya	Glans (↕)
Hafada	Skrotum
Frauen	
Hood	Klitoris/Präputium
Clit	Klitoris
Labia majores/minores	

Tabelle 2. Metallallergien nach Piercing. (Nach Nakada et al. [14])

	Piercing %	Kein Piercing %	
5% $NiSO_4$	38,3	25,6	$p \leq 0{,}05$
2% $NiSO_4$	37,9	23,3	$p \leq 0{,}05$
0,1% $HgCl_2$	25,5	12,6	$p \leq 0{,}01$
0,05% $HgCl_2$	27,1	10,7	$p \leq 0{,}01$
$HAuCl_4$	34,6	0,7	$p \leq 0{,}001$

Tabelle 3. Systemische Piercing-Komplikationen. (Nach Doede 2000 [4])

HIV-Infektion	Clin Infect Dis 26: 767 (1998)
Hepatitis	JAMA 227: 1165 (1974)
Endokarditis	Arch Dis Child 77: 187 (1997)
Tetanus	Clin Infect Dis 27: 1343 (1998)
TSS	Pediatr Infect Dis J 7: 741 (1988)
Poststreptogene Glomerulonephritis	Postgrad Med J 60: 73 (1984)
Osteomyelitis, Leberabszesse durch Staphylokokken	Pediatrics 46: 301 (1970)

TSS: Toxisches Schock-Syndrom

β-hämolysierende Streptokokken identifiziert. Seltener, aber klinisch bedeutsamer sind systemische Infektionen, die nach Piercing beschrieben wurden (Tabelle 3) [4, 18].

Temptoo (*Temp*orary Tatt*oo*)

Der temporäre Schmuck der Haut erfreut sich zunehmender Beliebtheit und wird in vielen Mittelmeerländern und in häufig frequentierten Urlaubszentren im fernen Osten von Straßenhändlern angeboten. Mit zunehmender Häufigkeit werden deshalb allergische Reaktionen nach Auftragen von Henna oder anderen Farbstoffen beobachtet. Als Inhaltsstoffe von Hennalösungen wurden neben dem roten Farbstoff Lawson Duftstoffe, Benzoylperoxid, Nickel, Kaliumdichromat und vor allem para-Phenylendiamin (PPD) identifiziert [11]. Allergien gegen Lawson sind nach den Erfahrungen in Indien, wo Henna sehr populär ist, allerdings sehr selten. In sogenannter „Schwarzer-Henna-Lösung“ wird als Farbverstärker ebenfalls PPD zugesetzt, das mit einer Latenzzeit von 12 bis 14 Tagen zur Sensibilisierung der Urlauber und zu teils schweren kontaktallergischen Reaktionen führt. Das mehrmalige Auftragen der Temptoos im zeitlichen Abstand erhöht das Risiko der Sensibilisierung erheblich [7, 12, 13, 17]. Die Allergie gegen PPD hat bei den oft jungen Patienten nachhaltige Konsequenzen, da ihnen in Zukunft zahlreiche Berufe und Tätigkeiten verschlossen sind; zu nennen sind Friseur, Drucker, Pelzfärber, Schuhverkäufer, Chemiewerker und Arbeiten in den Gummi-, Leder- und Textilbranchen. Bei den Patienten von Hausen et al. wurde neben der Allergie gegen PPD auch eine Sensibilisierung gegen *p*-Aminoazobenzol festgestellt, so dass die Patienten auch eine große Zahl von Azofarbstoffen, beispielsweise in Textilien und Kopfhörern von Walkman-Geräten, meiden müssen [7].

Neben den genannten Farbstoffen und Allergenen werden auch Nahrungsmittelfarbstoffe wie Brillantblau (E 133), Gelb (E 110) und Rot (E 122) für Temptoos verwendet, weiterhin Methylparabene, Alkyl-Acrylat, Propylenglykol und Schellack, die ebenfalls als Allergene in Frage kommen können.

Tätowierungen

Als Motivation für eine Tätowierung ist nicht nur der Wunsch, die Haut zu schmücken, zu nennen. Tätowierungen dienen auch dazu, die Zugehörigkeit zu einer Berufsgruppe, zum Beispiel Seeleute oder zu gesellschaftlichen Randgruppen (Drogenmilieu, Gefängnisinsassen) zu demonstrieren. In den letzten Jahren ist aber auch eine Renaissance der ornamentalen Schmucktätowierungen zu verzeichnen.

Schon lange wurden für Tätowierungen anorganische Pigmente wie TiO_2 (weiß), CdS (gelb), Cr_2O_3 (grün), CdSe (rot), HgS (rot), Fe_2O_3 (rot), Fe_3O_4 (schwarz) und Kohlenstoff (schwarz) verwendet, neuerdings auch organische Farbstoffe wie Azo- und polyzyklische Verbindungen. In der Regel werden diese Farbstoffe gut vertragen, aber es finden sich doch zahlreiche Berichte über Nebenwirkungen. Zu nennen sind allergische Reaktionen, die Entstehung von Pseudolymphomen oder sarkoiden Infiltraten, granulomatöse (Abb. 2) und lichenoide Reaktionen. Allergische Reaktionen werden überwiegend durch Quecksilber, Chrom und Kobalt ausgelöst, kadmiumhaltige Farbstoffe können zu phototoxischen Reaktionen führen. Gelegentlich wurde das Auftreten von malignen Tumoren in Tätowierungen beschrieben, zu nennen sind Basalzellkarzinome, Stachelzellkarzinome und maligne Melanome, wobei es sich hier natürlich auch um ein rein zufälliges Zusammentreffen handeln kann [2].

Da viele Menschen später ihre Tätowierungen als störend oder sogar als stigmatisierend empfinden, stellt sich häufig die Frage nach der bestmöglichen Entfernung. Früher wurden operative Verfahren wie Dermabrasion, Salabrasion und Exzision verwendet. Heute bieten gütegeschaltete Laser die Möglichkeit, Tätowierungen nach dem Prinzip der selektiven Photothermolyse zu entfernen (Tabelle 4). Während bei schwarzen Tätowierungen die Erfolgsaussichten relativ gut sind, ist die Entfernung von vielfarbigen Tätowierungen problematisch, da für die unterschiedlichen Farben auch unterschiedliche Wellenlängen des Laserlichtes erforderlich sind. So gelingt

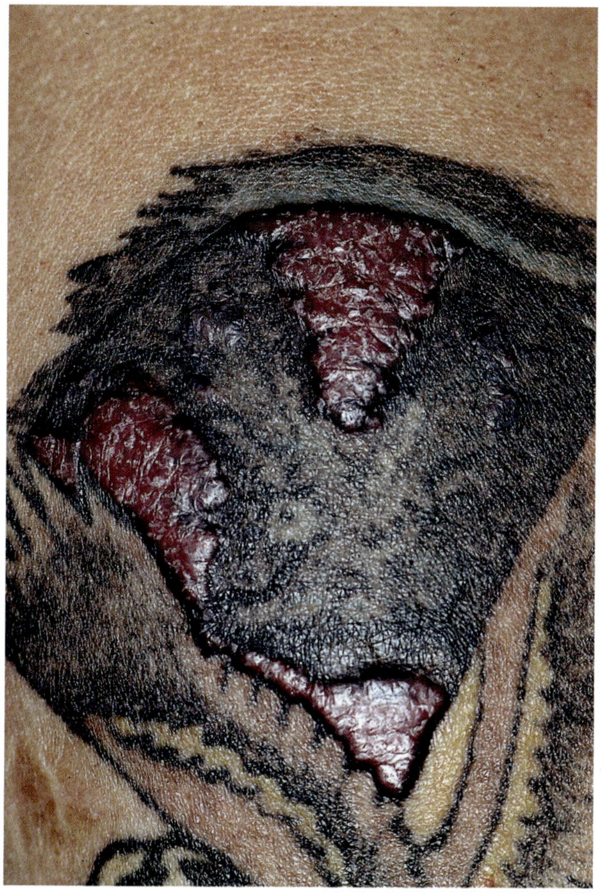

Abb. 2. Granulomatöse Entzündung durch rotes Tätowierungspigment

Tabelle 4. Gütegeschaltete Laser zur Entfernung von Tätowierungen

Laser	Wellenlänge (nm)	Besonders geeignet für
Rubin	694	schwarz/blau
Nd:YAG	1064	schwarz/blau
Alexandrit	755	schwarz/blau
fd Nd:YAG	532	rot
PLDL	510	rot

fd frequency doubled, *PLDL* Pigmented Lesion Dye Laser

die Entfernung von Schwarz, Blauschwarz und Grau mit dem Rubin-Laser, dem Nd:YAG-Laser und dem Alexandrit-Laser, während sich für rote Farben der frequenzverdoppelte Nd:YAG-Laser oder der sogenannte Pigmented Lesion Dye Laser (PLDL) eignen. Das Ansprechen der verschiedenen Tätowierungsfarbstoffe auf die Lasertherapie bei den einzelnen Patienten ist allerdings nicht vorhersehbar [10]. Eigene Untersuchungen über die chemische Zusammensetzung von Tätowierungsfarbstoffen ergaben, dass selbst Farben, die die gleiche chemische Struktur aufweisen, völlig unterschiedliche Kristallformen und Kristallgrößen besitzen, so dass hier von einem unterschiedlichen Ansprechen auf die Lasertherapie ausgegangen werden muss. Auch ist nach dem derzeitigen Kenntnisstand unklar, welche photochemischen Prozesse bei der Laserentfernung von Azo- und Disazofarbstoffen ablaufen und ob toxische oder gar karzinogene Produkte entstehen [2].

Ebenso wie die ornamentalen Tätowierungen erfreuen sich in letzter Zeit auch Permanent-Make-Ups zunehmender Beliebtheit. Häufig sind die Patientinnen mit dem erreichten Ergebnis allerdings nicht zufrieden, und missglückte Permanent-Make-Ups im Bereich der Augenbrauen (Abb. 3) oder der Lippen sollen wieder entfernt werden. Oft gelingt es, die schwarze Farbe im Bereich der Augenbrauen mit dem gütegeschalteten Rubin-Laser zu entfernen, die Entfernung von roten Farbstoffen im Bereich der Lippen gestaltet sich dagegen wesentlich schwieriger. Auch muss hier mit einem dunklen Farbumschlag durch Oxidation von eisenhaltigen Farbstoffen gerechnet werden [1].

Wie die Erfahrungen der letzten Jahre zeigen, werden wir zunehmend mit den Problemen des Körperschmuckes konfrontiert, sei es wegen lokaler Komplikationen, allergischer Reaktionen oder auch wegen gutachterlicher Stellungnahmen bei ästhetisch unbefriedigenden Ergebnissen. Eine eingehende Beschäftigung mit den Komplikationen von Piercing, Temptoos und Tätowierungen ist deshalb notwendig. Keinesfalls aber sollten aus unserer Sicht Dermatologen selber Piercings vornehmen wie dies von einzelnen Kollegen propagiert wird [15]. Hier handelt es sich nicht um eine ärztliche Tätigkeit, und in ethisch-moralischer Hinsicht widerspricht diese Tä-

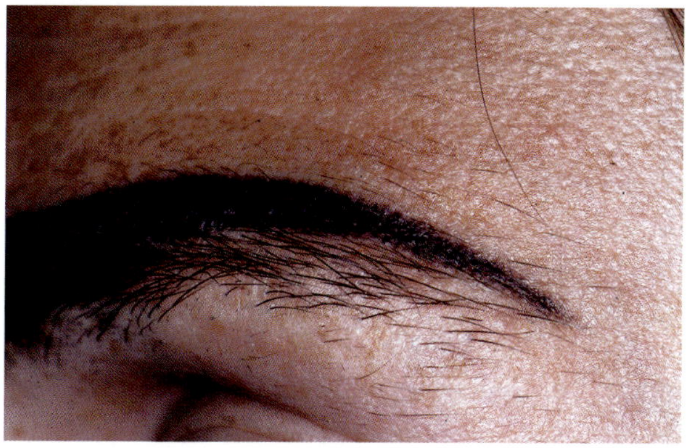

Abb. 3. Ästhetisch unbefriedigendes Permanent-Make-Up im Bereich der Augenbrauen

tigkeit dem Gelöbnis des Weltärztebundes, über dem das *primum nihil nocere* steht [16].

Literatur

1. Anderson RR, Geronemus R, Kilmer SL, Farinelli W, Fitzpatrick RE (1993) Cosmetic tattoo ink darkening. A complication of Q-switched and pulsed laser treatment. Arch Dermatol 129: 1010–1014
2. Bäumler W, Eibler E, Hohenleutner U, Sens B, Sauer J, Landthaler M (2000) Q-switch laser and tattoo pigments: first results of the chemical and photophysical analysis of 41 compounds. Lasers Surg Med 26: 13–21
3. Bethke G, Reichart PA (1999) Risiken des oralen Piercings. Mund Kiefer Gesichtschir 3: 98–101
4. Doede T (2000) Das Piercing – Formen und Risiken. Med Report 24: 5
5. Ferguson H (1999) Body piercing. BMJ 319: 1627–1629
6. Görnig K (1997) Geschmückte Haut. Eine Kulturgeschichte der Körperkunst. Frederking & Thaler, München
7. Hausen BM, Stephan U, Heidbreder G (2000) P-Phenylendiamin-Kontaktallergie als Urlaubssouvenir. Aktuelle Dermatol 26: 230–234
8. Jappe U, Bonnekoh B, Gollnick H (1999) Persistent granulomatous contact dermatitis due to palladium body-piercing ornaments. Contact Dermatitis 40: 111–112
9. Krause HR, Bremerich A, Sztraka M (2000) Komplikationen nach Piercing im Mund und im Gesicht. Mund Kiefer Gesichtschir 4: 21–24
10. Landthaler M, Hohenleutner U (1999) Lasertherapie in der Dermatologie. Atlas und Lehrbuch. Springer, Berlin, S 89–96
11. Lestringant GG, Bener A, Frossard PM (1999) Cutaneous reactions to henna and associated additives. Br J Dermatol 141: 598–600
12. Lyon MJ, Shaw JC, Linder JL (2000) Allergic contact dermatitis reaction to henna. Arch Dermatol 136: 124–125
13. Mohamed M, Nixon R (2000) Severe allergic contact dermatitis induced by paraphenylenediamine in paint-on temporary 'tattoos'. Australas J Dermatol 41: 168–171
14. Nakada T, Iijima M, Nakayama H, Maibach HI (1997) Role of ear piercing in metal allergic contact dermatitis. Contact Dermatitis 36: 233–236
15. Richter A (2000) Streitpunkt Piercen. Pro. Dtsch Dermatol 40: 552
16. Rudolph H (2000) Streitpunkt Piercen. Contra. Dtsch Dermatol 40: 553
17. Tosti A, Pazzaglia M, Bertazzoni M (2000) Contact allergy from temporary tattoos. Arch Dermatol 136: 1061–1062
18. Tweeten SM, Rickman LS (1998) Infectious complications of body piercing. Clin Infect Dis 26: 735–740
19. Worret WI (1999) Piercing – Techniken und Gefahren. Kosmet Med 20: 128–134

Internet-Dermatologie und multimediale Systeme: Grundlagen und Hinweise für Anwender

Matthias Augustin

Das Internet hat sich auch in der Medizin als der wachstumsstärkste und innovativste Kommunikationsbereich erwiesen. Zusammen mit den Möglichkeiten der moderen Computertechnologie bieten die Internet-Anwendungen auch für die Dermatologie große Chancen in Krankenversorgung, Praxis- und Klinik-Management, Forschung und Öffentlichkeitsarbeit. Nachfolgend werden die Entwicklung des Internets, Wissenswertes zur Internet- und Multimedia-Technologie sowie Anwendungsmöglichkeiten in der Dermatologie dargestellt.

Begriffsbestimmungen

Das *Internet* ist ein weltumspannendes System von dezentralen, kommunizierenden Rechnereinheiten. Über Server (zentrale Computer) kann sich jeder PC-Benutzer mittels einer Datenverbindung (zum Beispiel ISDN) in das Internet einwählen.

Multimedia bezeichnet Computeranwendungen, in denen Informationen über verschiedene Informationsträger übermittelt werden, insbesondere Text, Bilder, Video, Animationen und Ton. Im Gegensatz zu früheren, vorwiegenden Text-gestützten Informationen bieten Multimedia-Anwendungen in der Medizin eine weitaus größere Vielfalt an Darstellungsmöglichkeiten.

Entwicklung des Internets

Das Internet wurde nicht erfunden; es ist vielmehr aus einer Reihe von Militär- und Forschungsanwendungen hervorgegangen. Erste technologische Vorläufer des Internets waren US-amerikanische Militär-Computeranwendungen (ARPA), die in den 60er Jahren mit dem Ziel entwickelt wurden, militärische Daten gleichzeitig an verschiedenen Orten der USA verfügbar zu machen. Mehrere Universitäten wurden dabei beauftragt, ihre Großrechner miteinander zu verknüpfen und sie dem Militär zur Verfügung zu stellen. Ende der 60er Jahre wurden diese Großrechnerverbindungen über Telefonstandleitungen auch den zivilen Wissenschaftlern zugänglich gemacht. Die Netzwerksprachen *Telnet* und *FTP* wurden mit einer speziellen *Versende-Sprache*, dem *TCP/IP*, versehen. In den 70er und 80er Jahren entstanden auch in Europa nationale Forschungsnetze, in denen universitäre Großrechner verbunden wurden, zum Beispiel in Deutschland das DFN (Deutsches Forschungsnetz). Die Netze der europäischen Länder wurden schließlich über neu geschaffene Datenleitungen miteinander und mit der amerikanischen NSF-Netz verbunden. Anfang der 80er Jahre entstand somit ein erstes weltweites, den Großrechner-Anwendern vorbehaltenes Wissenschaftsnetz.

Dass dieses Netz überhaupt einer größeren Zahl von Wissenschaftlern, Medizinern und schließlich der Allgemeinheit zugänglich wurde, ist unter anderem Tim Berners-Lee zu verdanken, der 1989 am Genfer *CERN*-Forschungszentrum eine interne Kommunikationssprache entwickelte, die sich durch eine einfache Bedieneroberfläche (*Browser*, für die Erläuterung weiterer Internet-assoziierter Begriffe siehe Tabelle 1), die Möglichkeit von Multimedia-Elementen auf dem Computer (Texte, Bilder, Grafik, Töne) sowie eine einfache Kontaktaufnahme mit anderen Computern auszeichnet. Das im *CERN* entwickelte Kommunikationssystem wurde *HTML* (*H*yper*t*ext *M*arkup *L*anguage) genannt. Mit den *HTML*-Programmierungen war es nun möglich, ohne Kenntnis von Programmierbefehlen, geleitet durch grafisch dargestellte Befehle, mit anderen Computern in aller Welt zu kommunzieren. Das Netzwerk der vielen Tausend Computer, die auf diese Weise dezentral miteinander in Verbindung stehen, wird als *World wide web* bezeichnet.

Damit diese große Zahl von EDV-Anwendern über Datenleitung miteinander ungestört kommunizieren kann, sind einige technische Voraussetzungen notwendig:

Jeder PC oder Server muss weltweit eine einmalige Identifikation haben, damit er selektiv angewählt werden kann. Diese neunstellige Nummer wird IP-Adresse genannt (beispielsweise 184.89.16.55). Die IP-Adresse ist für viele schlecht zu merken, so dass sie übersetzt wird in eine Buchstabenkombination.

Tabelle 1. Wissenswerte Fachbegriffe aus dem Bereich des Internets

Begriff	Erklärung
Browser	Programm zur Teilnahme und Navigation im Internet, zum Beispiel Netscape oder Internet-Explorer
DNS = Domain Name System	Systematik der Adressen im Internet
E-Mail	Elektronische Mail; Senden und Empfangen von Nachrichten über das Internet
Homepage	Eingangsseite eines Internet-Anbieters
HTML = Hypertext Markup Language	Programmiersprache des Internets
Java	Programmiersprache zur besseren Übertragung von komplexen Anwendungen
LAN = Local Area Network	Lokales Netz, zum Beispiel innerhalb einer Klinik oder Praxis
Link	Verbindung von einer Internet-Seite zu einer anderen, durch einfaches Klicken erreichbar
Provider	Anbieter eines Internet-Zugangs, zum Beispiel AOL, T-Online, Debitel
Server	Zentraler Computer eines Netzwerkes
SMS = small message system	Mobile Form des E-Mail über Handy
Suchmaschine	Programm zum Suchen von Internetseiten nach Suchbegriffen
WAP = wireless application protocol	Handy-Zugang in das Internet
Webmaster	Verantwortlicher Gestalter oder Programmierer einer Internet-Seite
www = world wide web	Teil des Internets, größtes Informationssystem im Internet
XML	Neue, verbesserte Programmiersprache des Internets

Diese Buchstabenkombinationen sind inzwischen als *DNS* (Domain name system) bekannt geworden. Die sogenannten *Top level domains*, das heißt übergeordnete Endungen der Netzadressen, werden nach Ländern beziehungsweise Bereichen vergeben. „.de" ist die Endung für deutsche Server, „.ch" für Schweizer und „.at" für österreichische Anschlüsse. Mit „.com" werden weltweit kommerzielle Unternehmen bezeichnet.

Eine vollständige Web-Adresse lautet beispielsweise: www.derma.de; dies ist die Anschrift des Servers der deutschen dermatologischen Gesellschaft.

In naher Zukunft sind unter anderem auf EU-Ebene weitere Top level domains geplant, da die vorhandenen Namen inzwischen häufig schon reserviert sind.

Weiterentwicklung des Internets

Das Internet hat durch die erweiterten Nutzungsmöglichkeiten von Personalcomputern und dem Preisverfall im PC-Bereich weiter an Bedeutung gewonnen. Durch die Objekt-orientierten Benutzeroberflächen ist ein müheloses Navigieren im Internet möglich. Die Internet-Möglichkeiten sind inzwischen fast unbegrenzt bei Millionen von Benutzern und Anbietern. Die Entwicklung setzt sich fort mit derzeit bis zu dreistelligen Zuwachsraten, unüberschaubar vielen Nutzungsmöglichkeiten und einer immer größeren Vielfalt von Angeboten.

Trotz der zunehmenden Informationsflut bestehen auch für Medizin, Forschung und Wissenschaft multiple Vorteile.

In Zukunft wird die Nutzung des Internets zu Hause oder am Arbeitsplatz mehr und mehr ohne PC möglich sein. Entwickelt werden kleine mobile Bedienungselemente zum Anschluss an das Telefonnetz und neue Varianten von Handys mit Internet-Zugangsmöglichkeit.

Für Internet-Nutzer werden zukünftig auch Anwendungen mit Live-Videos und Audio-Übertragung sowie ein höherer Anteil an Grafik und Animationen möglich sein. Mit dieser technischen Ausreifung sind Multimedia-Anwendungen dann tatsächlich in vollem Umfang einsetzbar.

Praktische Hinweise zur Nutzung des Internets für Dermatologen

Zugänge in das Internet

Für den Zugang zum Internet werden lediglich zwei Komponenten benötigt: zum einen ein PC, der über eine ISDN-Karte an das Telefonnetz angeschlossen wird. Zum zweiten benötigt man einen Internet-Anbieter (Provider), über die man sich in das Internet einwählt. Mögliche Provider sind beispielsweise T-Online, AOL, Debitel und viele andere. Diese Anbieter vergeben eine Telefonnummer sowie eine Zugangsberechtigung, für die eine monatliche Gebühr zu entrichten ist (derzeit etwa DM 10–20). In Ab-

hängigkeit von der Nutzungszeit werden zusätzliche laufende Kosten erhoben.
Neuerdings werden *Flat rates* angeboten, das heißt monatliche Pauschaltarife, mit denen eine zeitlich unbegrenzte Nutzung zu einem Festpreis möglich ist. Dieser liegt derzeit zwischen etwa DM 60 – 80 pro Monat.

Anlegen einer eigenen Homepage

Immer mehr Patienten beschaffen sich ihre Informationen zur Hauterkrankung über das Internet. Dort finden sie neben Informationen von Kliniken und aus der Industrie auch vereinzelt ausführliche Beschreibungen dermatologischer Praxen. Viele Dermatologen in der Praxis möchten sich in gleicher Weise inzwischen einen eigenen Internet-Auftritt einrichten (lassen). In der Regel erfolgt dies über einen professionellen Anbieter. Sowohl von der DDG (über derma.de) als auch vom BVDD (über derminform) werden für den Einstieg auch einfache Homepages als *Praxisschilder* angeboten.

Elektronische Mail (E-Mail)

Eine der meistgenutzten Anwendungen im Internet ist die elektronische Mail. Über den Internet-Provider erhält jeder Nutzer die Möglichkeit eine *Mailbox* anzulegen. Über die Telefonverbindung kann er sich mit seinem Computer auf den Server des Providers einwählen und dort seine elektronische Post abholen. Neben Textmeldungen sind über E-Mail auch Dateien jeder Art versendbar, darunter Bilder, Ton oder Video.
Die E-Mail-Adressen werden wie auch die WWW-Adressen nach einem bestimmten Schema erstellt. Jede Adresse enthält einen Benutzernamen sowie den Server-Namen des Providers, „Paul. Mustermann@t-online. de“. Besonderes Erkennungsmerkmal der E-Mail-Adresse ist das Trennungszeichen „@“, gesprochen „ett“, welches in den WWW-Adressen nicht vorkommt.
Die DDG bietet über ihren Internet-Auftritt „derma.de“ auch die kostenlose Vergabe von Internet-Adressen für alle Mitglieder an. Dr. Paul Mustermann würde von der DDG die Internet-Adresse „P. Mustermann@derma. de“ erhalten. Zum gegenwärtigen Zeitpunkt sind bereits über 500 E-Mail-Adressen mit dem Kürzel „@derma.de“ vergeben.

Suchmöglichkeiten im Internet

Das Internet ist äußerst komplex und ohne sinnvolle Strategien zur Suche kaum nutzbar. Wer im Internet nach bestimmten medizinischen Inhalten suchen möchte, der hat grundsätzlich drei Vorgehensmöglichkeiten:

Möglichkeit 1: Eingabe einer bekannten Internet-Adresse
Wenn die Internet-Adresse bekannt ist, so kann diese direkt in den Browser eingegeben werden, die Web-Seite erscheint dann im PC. Beispiel: *www. derma. de* eingeben. Es erscheint die Seite der DDG.

Möglichkeit 2: Nutzung von Links
In fast allen Homepages werden Links angeboten, das heißt Verbindungsmöglichkeiten auf *Anklicken* zu weiteren zum Thema passenden Verbindungen. Mit Hilfe der Links kann man weiterführenden Inhalten nachgehen („browsen“). Allerdings kommt man so gelegentlich von der eigentlichen Suche ab. Auch lässt sich nicht vorher feststellen, wo man schließlich *landet*, da die Links vom Ersteller der Herkunftsseiteseite angelegt wwerden.

Möglichkeit 3: Systematische Suche mit Suchservern
Eine sehr gute Möglichkeit, um bestimmte gewünschte Inhalte im Internet zu finden, besteht in der Anwendung von Suchservern (Suchmaschinen). Nach Eingabe eines Suchwortes ermitteln die Suchmaschinen alle Webseiten, in denen das gesuchte Wort vorkommt. Es können auch mehrere Begriffe zur Eingrenzung des gewünschten Inhalts eingegeben werden. Die Suche im Internet mit Suchmaschinen ist in der Regel kostenlos. Einige Suchmaschinen haben sich darauf spezialisiert, mehrere verfügbare Suchmaschinen in die Suche miteinzubeziehen. Diese werden *Meta-Server* genannt. Beispiele für *Meta-Server* sind *Metager* für den deutschsprachigen Raum oder *Metacrawler* für Internet-Suchen im internationalen Bereich.
Beispiel: Die Suche nach den Begriffen *Psoriasis* und *Therapie* führt in der Suchmaschine *Metager* zu etwa 100 Treffern. Hierunter befinden sich sowohl Kliniken als auch Pharmafirmen, universitäre Einrichtungen, Krankenkassen, Selbsthilfegruppen, Bücher und vieles mehr. Die Suchserver finden also nicht nur medizinische Fachbegriffe, sondern auch Seiten, die sich eher an Patienten oder die Allgemeinheit richten. Dies ist ein gewisser Nachteil, auf der ande-

Für Dermatologen interessante Web-Seiten (Auswahl)

Allgemeine dermatologische Informationen

www.derma.de	Internet-Repräsentanz der Deutschen Dermatologischen Gesellschaft
www.derminform.de	Homepage des Berufsverbandes der Deutschen Dermatologen
www.aad.org	Homepage der American Academy of Dermatology
www.derma.de/ddg/links/links.html	Sammlung von dermatologisch interessanten Links
www.derma.de/ddg/Kliniken/kliniken.html	Liste der dermatologischen Kliniken in Deutschland

Leitlinien

www.awmf-online.de	Homepage der AWMF mit allen Leitlinien der medizinischen Fachgesellschaften

Medizinische Datenbanken

www.ncbi.nlm.nih.gov	Medline-Zugang der National Library of Medicine, auch Suchdatenbank für molekularbiologische Informationen, Gensequenzen, Molekulardatenbanken etc.
www.nlm.nih.gov/medlineplus/	Medline-Zugang mit Verbraucher-Informationen
www.dimdi.de	Medizinische Datenbanken des DIMDI in Köln
www.cochrane.de	Homepage der deutschen Cochrane Group
www.gelbe-liste.de	Pharmazeutischer Infodienst
www.pharma-berater.de/	Informationen zu neuen verschreibungspflichtigen Pharmaka (kommerziell)

Aus- und Weiterbildung

www.derma2000.uni-regensburg.de/portal/indexframe.htm	Online-Praktikum Dermatologie der Universitäts-Hautklinik Regensburg
www.uni-regensburg.de/Fakultaeten/Medizin/Dermatologie/mmindex.htm	Lernprogramm zum malignen Melanom
www.dermis.net	Umfassendes dermatologisches Informationssystem der Universitäts-Hautklinik Erlangen, enthält den Dermatologie-Online-Atlas
www.mittwochnachmittag.de	Dermatologische Fortbildungen online
link.springer.de/link/service/journals/00105/index.htm	Homepage der Zeitschrift „Der Hautarzt"

Teledermatologie

www.med.uni-magdeburg.de/fme/khaut/	Homepage der Hautklinik Magdeburg mit teledermatologischem Forschungsprojekt

Patienteninformationen

www.derma.de/bochum/skin/tiefonline/skin/onlin.html	Patientenmerkblätter der Hautklinik Bochum
www.dermis.net/epidermis/index/d.htm	Epidermis, Erlanger Patienteninformation
www.derma.uni-jena.de/	Patienteninformationen der Universitäts-Hautklinik Jena
www.hautarzt.de	Verzeichnis der Hautärzte in Deutschland (Firma Hermal)
www.pso-online.de/	Homepage der Selbsthilfe-Zeitschrift Pso aktuell
www.dnb-ev.de/	Homepage des Deutschen Neurodermitiker-Bundes e.V.
www.psoriasis-bund.de	Homepage des Deutschen Psoriasis-Bund

Suchserver

www.yahoo.de	Yahoo-Suchserver in Deutschland
www.yahoo.com	Internationaler Suchserver
www.metager.de	Meta-Suchmaschine in Deutschland
www.metacrawler.de	Internationale Meta-Suchmaschine

ren Seite werden so auch Informationen gefunden, die bei einer Suche in rein medizinischen Datenbanken wie *Medline* nicht erfasst würden.

Ausblick: Zukünftige Anwendung für die Dermatologie

Auch für Dermatologen in Kliniken und Praxis werden sich die Nutzungsmöglichkeiten im Internet weiter ausdehnen. Hierzu zählen:

Praxis-und Patientenverwaltung

- Digitaler Datenaustausch mit Kostenträgern unter verbesserten Maßnahmen der Datensicherheit
- elektronische Kommunikation mit den Patienten
- Online-Austausch mit Behörden und Finanzamt

Medizinische Informationssysteme

- Verbesserte Recherchemöglichkeiten nach dermatologisch interessanten Informationen
- Zugriff auf Histo-Bildbefunde und andere Bildarten
- telemedizinische Konsil-Verbindung zu *Centers of excellence*, das heißt spezialisierte Zentren, Unikliniken
- telemedizinische Versorgung eigener Patienten (Online-Visite)
- Zielgruppen-orientiertes digitales Fernsehen mit täglich aktualisierten Programmen
- Online-Nachrichten

Fort- und Weiterbildung

- Zertifizierte ärztliche Fortbildungskurse online

Marketing und Vertrieb

- Elektronische Praxisschilder und Selbstdarstellung im Internet
- Bundesweite digitale Arztsuchen nach Leistungs- und Tätigkeitsschwerpunkten
- elektronische Patientenbroschüren

Einkauf

- Online-Einkauf von Praxisbedarf, Dienstleistungsangeboten und Arzneimitteln
- Powershopping: Spezielle Programme suchen die besten Angebote automatisch heraus

Akne und Schweißdrüsen

Chlorakne

Gerd Plewig und Claudia Borelli

Einleitung

Chlorakne entsteht durch Exposition mit giftigen halogenierten Kohlenwasserstoffen. Die am besten bekannte Substanz ist 2-,3-,7-,8-Tetrachlorodibenzo-*p*-dioxin (TCDD). Im Fettgewebe akkumuliert TCDD und wird dabei kaum in den Stoffwechsel einbezogen. Chlorakne ist eines der typischen Zeichen dieser manchmal letal verlaufenden Erkrankung. Die Hautveränderungen bei Chlorakne können von wenigen Komedonen bis zu den allerschwersten Zeichen einer Akne mit Veränderungen am gesamten Integument unter Aussparung lediglich der Handflächen und Fußsohlen reichen. Das wesentliche Merkmal der Chlorakne sind Komedonen, zunächst als follikuläre Hyperkeratosen, dann als geschlossene und offene Komedonen, die allmählich in entzündliche Phasen übergehen und ausgedehnte Abszesse und Fistelgänge hinterlassen (Abb. 1, 2). Bei schweren Intoxikationen ist nahezu jeder Follikel betroffen [5, 6, 13, 14, 16–18, 21, 22].

Die Chlorakne wurde erstmals durch *von Bettmann* 1897 bei deutschen Industriearbeitern als Berufskrankheit beschrieben. 1899 verfasste *Herxheimer* einen wesentlichen Beitrag in der *Münchner Medizinischen Wochenschrift*, damals noch Ärztliches Intelligenz-Blatt genannt [10]. In der Originalpublikation von Herxheimer steht folgender sehr eindrücklicher Text:

„Der Patient, welchen ich Ihnen vorstelle, ist ein 22jähriger Fabrikarbeiter, der sich zur Heilung seines Leidens auf der Dermatologischen Abteilung aufhält. Die jetzige Erkrankung seiner Haut datiere seit der Zeit, da er begann, in einem bestimmten, noch näher zu besprechenden Raum seiner Fabrik zu arbeiten. Der Anblick, den Ihnen der Patient darbietet, ist ein etwas ungewöhnlicher. Gesicht, Hals, Brust, Bauch und Rücken sowie die angrenzenden Teile der Extremitäten sind bedeckt mit zahlreichen Knötchen und Knoten verschiedenster Größe und

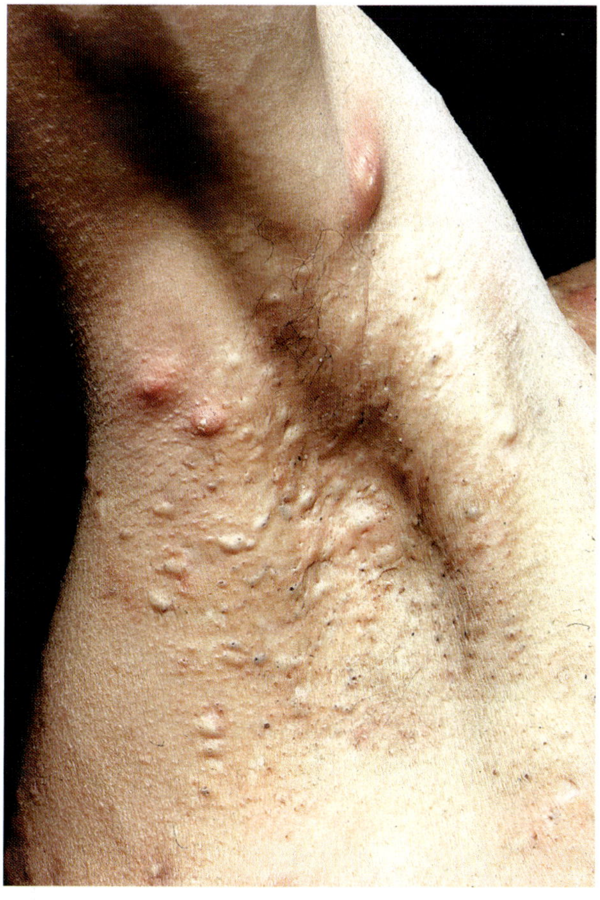

Abb. 1. Chlorakne typischem Befall der Axilla mit Komedonen, Fistelgängen und Narben. Gleicher Patient wie Abb. 4

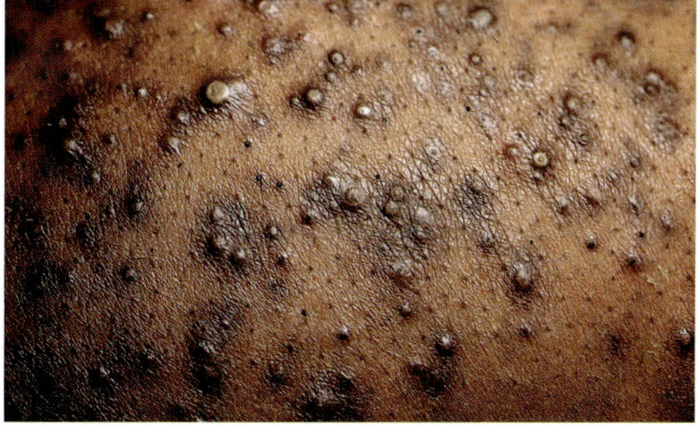

Abb. 2. Chlorakne (Halowax-Akne), Patient aus den USA

Derbheit. Von den Ersteren läßt sich leicht nachweisen, daß sie an Follikel gebunden sind. Die größeren Knoten erreichen die Größe von Walnüssen. Tatsächlich enthalten sie Eiter. Zwischen den verschiedenartigen Erhebungen sieht man eine unendliche Zahl von Komedonen.
Außer diesen Erscheinungen von seiten der Haut leidet der Patient etwa von der Zeit an, da er die Hautaffektion bekam, an Husten und Auswurf. Auch das Allgemeinbefinden des Patienten hat gelitten.
Die Hautveränderungen erinnern besonders an gewisse Fälle von Jodakne und namentlich Bromakne. In der Tat liegt auch hier eine halogene Akne vor. Es hat sich nämlich herausgestellt, daß als Ursache der Erscheinungen freies Chlor zu betrachten ist. Der Patient arbeitet in einem Raum, in welchen aus Chlorkali durch elektrolytische Dissoziation Ätzkali hergestellt wird (Fabriken der Aktiengesellschaft Farbwerke von Hoechst am Main).
Ich habe bisher im ganzen bisher vier Arbeiter gesehen, welche analoge Veränderungen ihrer Haut durch Arbeiten in dem bezeichneten Raum darboten.
Da die genaue Technik der Kaliumhypooxiddarstellung Fabrikgeheimnis ist, so ist dies zwar nur Vermutung, immerhin liegt keine Veranlassung vor, als Ursache der Akne etwa *gechlorte Kohlenwasserstoffe* zu beschuldigen."

Herxheimer nahm also Chlor als ursächlich für das Auftreten der chronischen akneartigen Veränderungen an. Erst ein halbes Jahrhundert später, 1957, wurde der Zusammenhang mit aromatischen halogenierten Verbindungen, insbesondere Chlorophenolen, als ursächlich erkannt [12].
Chlorakne ist weltweit immer wieder in Epidemien und Endemien vorgekommen. Auch heute noch muss mit neuen Ausbrüchen dieser fürchterlichen Erkrankung gerechnet werden. Die letzten Erkrankungsfälle stammen aus dem Jahr 1998 aus Wien [7].
Chlorakne wurde früher auch synonym mit *Halowax-Akne* bezeichnet. *Halowax* war der Handelsname eines Industrieproduktes, das vielfältig zu Isolierungszwecken benutzt wurde [16].

Toxinequivalenz

Auftreten und Schwere der Chlorakne sind dosisbezogen. Das Toxizitätsequivalent, *Toxicity Equivalent* (TEQ), ist das 2-,3-,7-,8-Tetrachlorodibenzo-*p*-dioxin. Coenrads hat die Höhe der Blutlipidkonzentrationen von TCDD als TEQ errechnet, die zur Auslösung einer Chlorakne notwendig ist [4]. Dabei liegt der TEQ zwischen 650–1200 pg/g. Nicht alle Substanzgruppen aus der Dioxin-Familie und den Dibenzofuranen haben die gleiche Toxizität. Die Toxizität der jeweiligen Stoffe hängt von der Anzahl und Position der Chloratome ab. Deshalb wurde ein TEQ entwickelt, der TCDD/F in eine Höhe konvertiert, der den Dioxin-TEQ repräsentiert. Dabei hat 2-,3-,7-, 8-TCDD eine Referenzgröße von 1.

Wege der Kontamination

Die Intoxikation mit Dioxinen und anderen halogenierten Kohlenwasserstoffen erfolgt durch direkten Kontakt mit Haut oder Schleimhäuten, die Nahrungsmittelkette oder durch Inhalation [16, 20]. Das Unangenehme ist, dass diese Substanzen weder auffällig riechen, schmecken oder sonstige Warnsymptome vermitteln. Die letale Dosis für den Menschen liegt bei ungefähr 50 μg Dioxin/kg Körpergewicht oder 100 μg TCDD/kg Körpergewicht. Chlorakne ist früher am häufigsten in chemischen Fabriken aufgetreten, insbesondere beim unachtsamen Umgang mit den halogenierten Kohlenwasserstoffen [10]. Mangelnde Arbeitsplatzhygiene und Unwissenheit über den Zusammenhang von chemischen Stoffen und der Erkrankung waren die Ursache. Chlorakne ist auch bei Brandunfällen und bei chemischer Kriegsführung gesehen worden.
Die Allgemeinbevölkerung ist in größeren Epidemien über die Nahrungsmittel kontaminiert worden, so über verunreinigtes Reisöl, Olivenöl oder kontaminierte Milchprodukte [8, 23, 24]. Dabei hatten Kühe das unachtsam auf Weiden verstreute kontaminierte Material mit dem Futter aufgenommen, und Menschen sind dann über den Verzehr von Milchprodukten dieser Tiere erkrankt.
In noch lebhafter Erinnerung ist die schwere Industriekatastrophe in Seveso, wo sich giftige chlorierte Kohlenwasserstoffe in die Luft entleerten und als Niederschläge auf die umgebenden Wohngebiete niedergingen, so die Agrarkulturflächen verseuchten, und bei Menschen die verheerenden Folgen einer Chlorakne auftraten [3].

Histopathologie

Die Komedonen bei Chlorakne unterscheiden sich in vielerlei Hinsicht von denen bei einer Akne vulgaris. Schon in den Anfangsstadien kommt es zu einer völligen Entdifferenzierung der Talgdrüsen und auf-

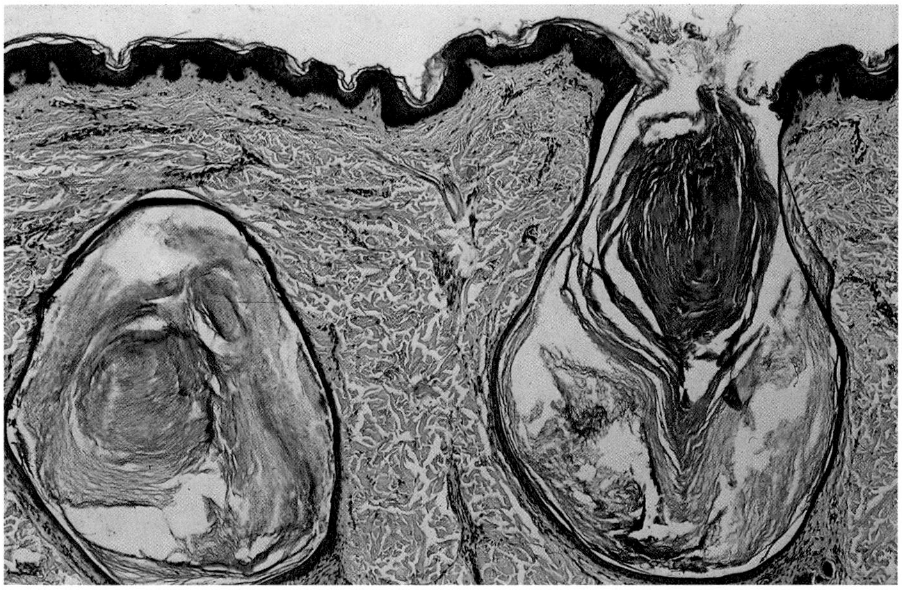

Abb. 3. Chlorakne. Komedonen mit kompakten Hornzellmassen ohne Bakterien, Verlust aller Talgdrüsenstrukturen

fälligen Induktion der Verhornungsstörung in den Taldrüsenausführungsgängen und Follikelinfundibilaepithelien [14]. Dabei wird die Zellproliferation des Follikelepithels um das Mehrfache gesteigert. Es bilden sich äußerst kompakte Hornzellmassen, in denen sich typischerweise fast keine Bakterien finden (Abb. 3). Auch die verhornenden Abschnitte der ekkrinen und apokrinen Schweißdrüsen sind in diese auffällige Verhornung einbezogen.

Durch Ruptur der Komedonen kommt es zu Papeln und Pusteln, Abszessen und fistulierenden Knoten. Je nach Dosis des auslösenden Toxins ist der Verlauf kurz oder im unglücklichen Falle auch protrahiert und gelegentlich lebenslang.

Nichtdermatologische Zeichen der Chlorakne

Zahlreiche innere Organe sind betroffen. Lebererkrankungen mit Hepatitis, hepatische Porphyrie, insbesondere Porphyria cutanea tarda, können auftreten. Gastrointestinale Symptome sind Übelkeit, Erbrechen und Durchfälle. Pulmonale Symptome sind Bronchitis und Dyspnoe. Bei Befall des peripheren Nervensystems zeigt sich Polyneuropathie mit motorischen und sensorischen Ausfällen [2,18]. Sexuelle Impotenz, Reizbarkeit, Schlaflosigkeit und Kopfschmerzen können als weitere Zeichen dieser zentralnervösen Symptome hinzukommen.

Eine Teratogenität wurde bisher nur in Tierversuchen bewiesen. Es ist ungewiss, ob eine Kanzerogenität gegeben ist. Über die nach dem Vietnamkrieg vermehrt beobachteten Missbildungen bei Kindern in den von *Agent Orange* kontaminierten Gebieten besteht noch Unklarheit.

Chlorakneepidemien oder Auftreten gehäufter Fälle von Chlorakne

1953. 2-,4-,5-Trichlorphenol-Unglück in Ludwigshafen bei der Firma BASF. Eine Explosion in einem Werkkessel setzte giftige halogenierte Kohlenwasserstoffe frei [9, 26]. Es erkrankten 42 Arbeiter unter dem Bild einer ausgedehnten Akne, teilweise auch mit schwerer systemischer Beteiligung. Bei einem Teil der Verunglückten persistierten die Hauterscheinungen noch 45 Jahre nach dem Unglück (Abb. 4).

1968. Yusho-Intoxikation in Japan. Reisöl wurde mit Tetrachlorbiphenylen und Chlorodibenzofuranen kontaminiert [23]. Insgesamt 1.665 Menschen erkrankten und 51 Menschen verstarben.

1973. Firemaster Flame Retardant in Michigan, USA. Versehentlich wurde der Feuerverzögerer hexabromiertes Biphenyl mit dem Viehfutter vermischt. Nicht nur die Tiere erkrankten, sondern auch Menschen erkrankten durch Verzehr von Milchprodukten kontaminierter Tiere oder durch den direkten Arbeitskontakt mit kontaminiertem Viehfutter. Tausende von Tieren starben, viele Menschen erkrankten, es kam jedoch nicht zu Todesfällen [16].

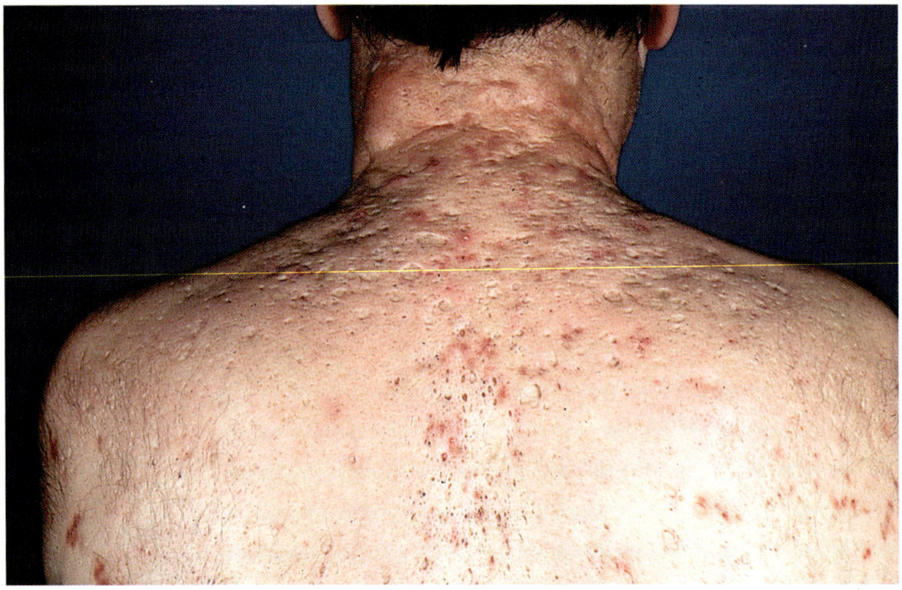

Abb. 4. Chlorakne am Rücken eines Patienten, 40 Jahre nach dem Unglück bei der BASF 1953

1976. TCDD-Intoxikation in Seveso, Italien. Aus einem Industriebetrieb entwichen etwa 600 kg 2-,4-,5-Trichlorphenat. Grünfutter, Ernteprodukte und Vieh wurden kontaminiert, ebenso zahlreiche Menschen in der Umgebung [3]. Tausende von Personen erkrankten; bei 447 Patienten trat eine schwere Akne auf. Bei 193 Patienten zeigten sich Spätfolgen.

1979. Taiwan. Kontaminiertes Reiskleiöl wurde in betrügerischer Absicht auf den Markt gebracht. Durch die polychlorierten Biphenyle erkrankten mehr als 1.000 Patienten, und über die Hälfte von ihnen entwickelte eine Akne [8, 24].

1981. Spanische Olivenölkatastrophe. Verunreinigtes Öl wurde wissentlich als sogenanntes reines Olivenöl in den Handel gebracht. Hunderte von Personen erkrankten, es gab zahlreiche Todesfälle [16].

Chemische Kriegsführung. Sowohl im Vietnamkrieg in den Jahren 1965–1970, insbesondere in Verbindung mit dem Entlaubungsmittel *Agent Orange*

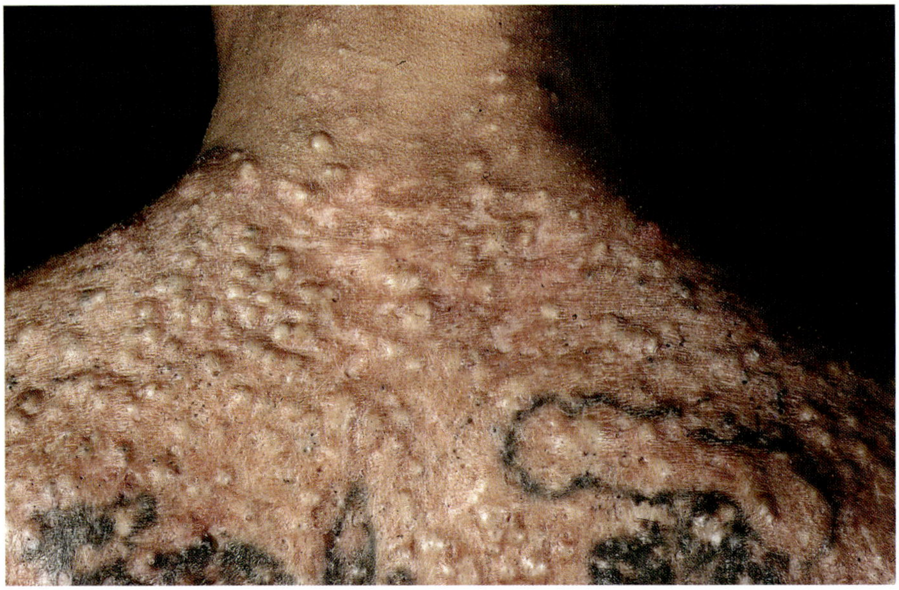

Abb. 5. Chlorakne, Exposition im Krieg zwischen Iran/Irak 1991. Befall fast jeden Follikels

als auch in den 80er Jahren im Krieg zwischen Iran und Irak, in dem unbekannte chemische Kampfstoffe eingesetzt wurden, traten Vergiftungssymptome auf [16]. Chorakne konnte im Vietnamkrieg nicht eindeutig belegt werden, jedoch im iranisch-irakischen Krieg (Abb. 5).

1998. Wien. Zwei Frauen erkrankten mysteriös an einer Chlorakne, eine davon in einer besonders schweren Form. Exzessive TCDD-Werte wurden verzeichnet, bei der besonders schwer erkrankten Frau der höchste jemals bei einem Menschen gemessene Wert [7]. Die Kontaminationsroute ist bislang nicht geklärt.

Prävention und Therapie der Chlorakne

Schon vor 100 Jahren wies Herxheimer auf die Schwierigkeiten bei der Therapie der Chlorakne hin. Das folgende Zitat aus der Originalpublikation schildert die damalige Situation einprägsam:

„Es muß hinzugefügt werden, daß die Fälle sich gegenüber der angewandten Therapie äußerst hartnäckig erwiesen. Weder protrahierte Naphthol-, Ichthyol- und Jodpräparate hatten eine sichtbare Einwirkung auf den Prozess. Fortwährend entstehen neben neuen Knötchen größere Abszesse, die teilweise Fieber erzeugen. Es ist uns auch bis jetzt trotz aller Sorgfalt nicht gelungen, das Allgemeinbefinden des Patienten zu heben. Besonders kräftige Ernährung, frische Luft, Arsenik, Ferrum, Tropon haben nach dieser Richtung keinen besonderen Erfolg erzielt."

Durch entsprechende Aufklärung und Arbeitsplatzschutzbestimmungen ist der Umgang mit den chlorakneauslösenden Verbindungen heute praktisch nicht mehr relevant für das Auftreten des Krankheitsbildes. Die Kontaminationsrouten in den letzten Jahren haben einen Wechsel von Industriekatastrophen zu kontaminierten Nahrungsmittelprodukten gezeigt.
Gerade bei kleinen Endemien kann es schwer sein, den Kontaminationsweg aufzuspüren.
Bei Chlorakne mit entsprechenden Hautveränderungen wird der frühe Einsatz von Isotretinoin (13-*cis*-Retinsäure, Handelsname *Roaccutan*) empfohlen. Wir selber haben günstige Erfahrungen bei einigen Patienten gemacht [16], andere Autoren nicht [19]. Die Behandlung ist jedoch langwierig und auch abhängig von der weiteren Erkrankung innerer Organe der oft schwer erkrankten Patienten. Ebenso wichtig erscheint die konsequente lokale Behandlung mit Komedolytika. Hier eignen sich alle topisch verfügbaren Retinoide, wie Vitamin-A-Säure (*Isotrex Gel*), Tretinoin = All-trans-Retinsäure (*Eudyna Creme, Airol Creme*), *Azelainsäure*, Adapalen (*Differin Gel*). Zusätzlich zur Lokaltherapie sollten physikalische Maßnahmen mit allen zur Verfügung stehenden Techniken der Abszesseröffnung, Komedonenentfernung und Zystenbeseitigung durchgeführt werden [25].
Wegen der langen Halbwertszeit des TCDD, in der Regel etwa sieben Jahre, dauert die natürliche Elimination extrem lang. Zum beschleunigten Ausscheiden der giftigen Substanzen wurde bei den beiden Patientinnen in Wien *Olestra*, ein nicht verdauliches lipophiles Diätfett zur schnelleren Ausscheidung von TCDD oral in Form von Kartoffelchips gegeben [7]. Es wird angenommen, dass die fäkale Ausscheidung von in Fettgewebe gespeicherten halogenierten Kohlenwasserstoffen nicht das Resultat eines biliären Mechanismus oder von Abschilferung von intestinalem Epithel ist, sondern dass diese Stoffe entlang des Konzentrationsgradienten zwischen Lumenfett im Darm und Blutfetten über die Darmwand diffundieren. Durch *Olestra* konnte bei den Patientinnen die fäkale Exkretion von 2-,3-,7-,8-Tetrachlorodibenzo-*p*-dioxin tatsächlich gesteigert werden. Ob diese gesteigerte Elimination tatsächlich den Krankheitsverlauf verkürzt, ist noch abzuwarten.

Bestimmung der Blutwerte bei Chlorakne

Aus der jüngsten Chlorakneerkrankung in Wien liegen folgende Ergebnisse vor: Die Blutwerte wurden über ein spezielles Labor der Ergo-Forschungsgesellschaft in Hamburg bestimmt. Die Ergo-Forschungsgesellschaft ist ein von der WHO zertifiziertes Labor zur Bestimmung aller relevanten Derivate bei Chlorakne. Ebenso gibt es in Amsterdam ein ebenfalls von der WHO zertifiziertes Labor am Lehrstuhl für Chemie zur Bestimmung von Dioxinen und ähnlichen Verbindungen. Die Laborbestimmungsmethoden sind komplex und umfassen die Extraktion über Karbonsäulen als Reinigung, gefolgt von Hochleistungsmassenspektrometrie und Chromatographie. Mit diesen analytischen Schritten können alle bekannten Kongenäre von PCDD und PCDF im Blut und Fetten des Körpers detektiert werden [11, 15].

Kontaktadresse

Ergo-Forschungsgesellschaft, *autorisiertes Labor der WHO*
Geierstraße 1, D-22305 Hamburg
Tel ++49-(0)40-697096-0/-27
Ansprechpartner für den Probenversand:
Tel ++49-(0)40-697096-0,
Fax ++49-(0)40-697096-99

Benötigtes Probenmaterial

Bei Verdacht auf eine Chlorakneerkrankung sollte man sich telefonisch mit einem der zertifizierten Forschungslabore in Verbindung setzen. Diese Labore schicken die entsprechenden Probenbehältnisse für die Blutabnahme zu. Diese Glasgefäße sind vorgereinigt und bruchsicher. Es wird empfohlen, die Blutabnahme morgens nach einem leichten Frühstück ohne Fett vorzunehmen, die Untersuchung kann jedoch auch nüchtern durchgeführt werden. Eine Zugabe von Koagulationshemmern ist nicht erforderlich, da diese schon in den Probengefäßen enthalten sind. Die Probengefäße sind mit genauer Adresse des Arztes, Initialen des Patienten und dessen Geburtsdatum zu versehen. Die Blutmenge soll etwa 60–80 ml betragen. Nach Abnahme des Blutes und dem Abfüllen in die Probenflasche ist das geschlossene Gefäß kräftig zu schütteln. In Ausnahmefällen können die Analysen auch schon mit geringeren Blutmengen durchgeführt werden. Die befüllten Probenflaschen sollten liegend tiefgefroren und bis zum Verschicken bei minus 18 Grad Celsius gelagert werden. Zur Verpackung der Proben sollten mitgeschickte Kühlboxen verwendet werden. Telefonisch wird den Analyselaboratorien mitgeteilt, wann die Proben abgeholt werden. Ein Kurier holt die Kühlbox ab. Die Analyse dauert etwa zehn bis fünfzehn Arbeitstage. In dringenden Fällen kann diese Zeitspanne jedoch verkürzt werden.

Literatur

1. Birnbaum LS (1994) The mechanism of dioxin toxicity: relationship to risk assessment. Environ Health Perspect 102 [Suppl 9]:157–167
2. Borelli S (1988) Dermatologischer Noxen-Katalog. Springer, Berlin
3. Caputo R, Monti M, Ermacora E, Carminati G, Gelmetti C, Gianotti R, Gianni E, Puccinelli V (1988) Cutaneous manifestations of tetrachlorodibenzo-*p*-dioxin in children and adolescents: follow up 10 years after the Seveso, Italy, accident. J Am Acad Dermatol 19: 812–819
4. Coenrads PJ, Brouwer A, Olie K, Tang N (1994) Chloracne: some recent issues. Dermatol Clin 12: 569–576
5. Crow KD (1981) Chloracne and its potential clinical implications. Clin Exp Dermatol 6: 243–257
6. Dunagin WG (1984) Cutaneous signs of systemic toxicity due to dioxins and related chemicals. J Am Acad Dermatol 10: 688–700
7. Gesau A, Tschachler E, Meixner M, Sandermann S, Papke O, Wolf C, Valic E, Stingl G, McLachlan M (1999) Olestra increases faecal excretion of 2, 3, 7, 8-tetrachlorodibenzo-*p*-dioxin. Lancet 354: 1266–1267
8. Gladen BC, Taylor JS, Wu YC, Ragan NB, Rogan WJ, Hsu CC (1990) Dermatological findings in children exposed transplacentally to heat-degraded polychlorinated biphenyls in Taiwan. Br J Dermatol 122: 799–808
9. Goldmann PJ (1973) Schwerste akute Chlorakne, eine Massenintoxikation durch 2-,3-,6-,7-Tetrachlordibenzodioxin. Hautarzt 24: 149–152
10. Herxheimer K (1899) Über Chlorakne. Münch Med Wochenschr 46: 278
11. Jansing PJ, Korff R (1994) Blood levels of 2-,3-,7-,8-tetrachlorodibenzo-*p*-dioxin and gamma-globulins in a follow-up investigation of employees with chloracne. J Dermatol Sci 8: 91–95
12. Kimmig J, Schulz KH (1957) Occupational acne due to chlorinated aromatic cyclic esters. Dermatologica 115: 540–546
13. McDonagh AJ, Gawkrodger DJ, Walger AE (1993) Chloracne – study of an outbreak with new clinical observations. Clin Exp Dermatol 18: 523–525
14. Moses M, Prileau PG (1985) Cutanous histologic findings in chemical workers with and without chloracne with past exposure to 2-,3-,7-,8-tetrachlorodibenzo-*p*-dioxin. J Am Acad Dermatol 12: 497–506
15. Passi S, Nazzaro-Porro M, Boniforti L, Gianotti F (1981) Analysis of lipids and dioxin in chloracne due to tetrachloro-2-,3-,7-,8-*p*-dibenzodioxin. Br J Dermatol 105: 137–143
16. Plewig G, Kligman AM (2000) Acne and rosacea, 3rd edn. Springer, Berlin, pp 400–419
17. Poskitt LB, Duffill MB, Rademaker M (1994) Chloracne, palmoplantar keratoderma and localized scleroderma in a weed sprayer. Clin Exp Dermatol 19: 264–267
18. Rosas-Vasquez E, Campos-Macias P, Ochoa-Tirado JG, Garcia-Solana C, Casanova A, Palomino-Moncada JF (1996) Chloracne in the 1990s. Int J Dermatol 35: 643–645
19. Scerri L, Zaki I, Millard LG (1995) Severe halogen acne due to a trifluromethylpyrazole derivative and its resistance to isotretinoin. Br J Dermatol 132: 144–148
20. Seghal VN, Ghorpade A (1983) Fume inhalation chloracne. Dermatologica 167: 33–36
21. Taylor JS, Wuthrich RC, Lloyd KM, Poland A (1977) Chloracne from manufacture of a new herbicide. Arch Dermatol 113: 616–619
22. Tindall JP (1985) Chloracne and chloracnegens. J Am Acad Dermatol 13: 539–558
23. Urabe H, Kodak H (1976) The dermatol symptomatology of Yusho. In: Higuchi K (ed) PCB poisoning and pollution. Academic Press, New York, pp 105–123

24. Wong CK, Chen PC, Chen PH (1982) Mucocutaneous manifestations of polychlorinated biphenyls (PCB) poisoning: a study of 122 cases in Taiwan. Br J Dermatol 107: 317–323
25. Yip J, Peppal L, Gawkrodger DJ, Cunliffe WJ (1993) Light cautery and EMLA in the treatment of chloracne lesions. Br J Dermatol 128: 313–316
26. Zober A, Ott MG, Messerer P (1994) Morbidity follow-up-study of BASF employees exposed to 2,3,7,8-tertachlorobenzo-p-dioxin (TCDD)(=Dioxin) after a 1953 chemical reactor incident. Occup Environ Med 51, 479–486

Endokrinologische Aspekte bei Akne

Klaus Degitz, Marianne Placzek, Barbara Arnold, Heinrich Schmidt und Gerd Plewig

Akne ist eine der häufigsten Hauterkrankungen. Etwa jeder dritte Mensch zwischen 15 und 44 Jahren ist betroffen [20]. Nach heutiger Auffassung wirken bei der Entstehung der Akne mehrere pathogenetische Faktoren zusammen (Tabelle 1). Die zu Komedonen führende follikuläre Hyperkeratose und eine hohe Sebumproduktion schaffen offenbar im Haarfollikel ein Milieu, das den zur Standortflora zählenden Propionibakterien ein exzessives Wachstum erlaubt. Vermehrt anfallende bakterielle Stoffwechselprodukte initiieren dann die follikulären und perifollikulären Entzündungen, die bis zur Abszedierung und Fistelgangbildung führen können [16].

Tabelle 1. Pathogenetische Faktoren der Akne

Follikuläre Hyperkeratose
Seborrhoe
Mikrobielle Besiedlung
Entzündung

Androgene und Akne

Es ist seit langem bekannt, dass die Talgproduktion der Sebozyten durch männliche Geschlechtshormone reguliert wird [10, 16]. Androgenproduktion, Talgbildung und Akne sind eng miteinander verbunden. In den ersten Lebensmonaten kommt es bei vorübergehend gesteigerter Androgenproduktion zu einer deutlichen Talgproduktion, und nicht selten besteht bei Neugeborenen Akne. Nach Abklingen der frühkindlichen Androgenproduktion wird im Kleinkindalter kaum Talg gebildet [21] und auch selten Akne beobachtet. Sobald ab dem siebten bis zehnten Lebensjahr die Nebennierenrinden (Adrenarche) und wenig später die Keimdrüsen die Androgenproduktion wieder aufnehmen, kommt es erneut zu Talgbildung und Akne. Die im Blut zirkulierenden Androgene werden überlappend in den Nebennierenrinden und in den Keimdrüsen produziert (Tabelle 2). Dehydroepiandrosteron-Sulfat (DHEA-S) und Androstendion werden vorzugsweise in den

Tabelle 2. Plasmakonzentrationen (nmol/l) und relative androgene Stärke[a] von Androgenen bei Erwachsenen

	Männlich	Weiblich	Relative androgene Stärke
Dehydroepiandrosteron-Sulfat	1300 – 6800	1300 – 6800	1
Androstendion	3,0 – 5,0	3,5 – 7,0	2
Testosteron	10 – 35	< 3,5	20
Dihydrotestosteron	0,87 – 2,6	0,17 – 1,0	60

[a] Nach Orth und Kovacs 1998 [14]

Nebennierenrinden gebildet, Testosteron und Dihydrotestosteron überwiegend in den Keimdrüsen. Androgene entfalten an ihren Zielorganen mannigfache Wirkungen [5]. Sie steuern die Geschlechtsdifferenzierung und fördern Knochenwachstum und Muskelaufbau. In der Haut stimulieren sie unter anderem die Talgproduktion in den Sebozyten.
Androgene erreichen die Talgdrüsen über die Blutzirkulation. DHEA-S, das Androgen mit den bei weitem höchsten Serumkonzentrationen (Tabelle 2) ist das für die Sebumproduktion bestimmende Androgen, das in seiner Wirkung durch andere zirkulierende Androgene unterstützt wird [22, 27]. Seine Serumkonzentration ist bei Frauen und Männern in etwa gleich. DHEA-S ist zwar nur schwach androgen wirksam, die Sebozyten verfügen aber über den kompletten Enzymapparat, um intrazellulär aus DHEA-S wirksamere Androgene herzustellen. So entsteht durch enzymatische Umwandlung nacheinander Androstendion, Testosteron und Dihydrotestosteron (Abb. 1).
Der generelle molekulare Wirkmechanismus der Androgene [5], der auch für Sebozyten angenommen werden kann, besteht in der Bindung von Testosteron oder Dihydrotestosteron an den zytoplasmatischen Androgenrezeptor (Abb. 1). Der Androgen-Rezeptor-Komplex transloziert in den Kern, wo er in der chromosomalen DNA an spezifische Erkennungssequenzen in Zielgenen bindet. Die Bindung des Androgen-Rezeptor-Komplexes beeinflusst die

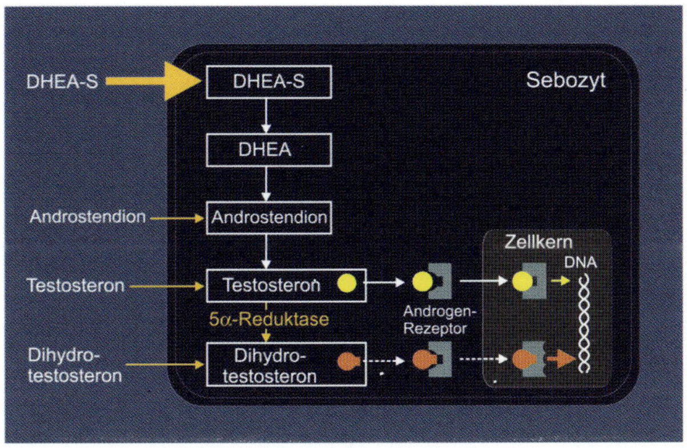

Abb. 1. Androgenstoffwechsel der Talgdrüsenzellen. Testosteronmolekül *gelb*, Dihydrotestosteronmolekül *rot*, Androgenrezeptor *grün*, *DHEA-S* Dehydroepiandrosteron-Sulfat. Weitere Erklärungen im Text

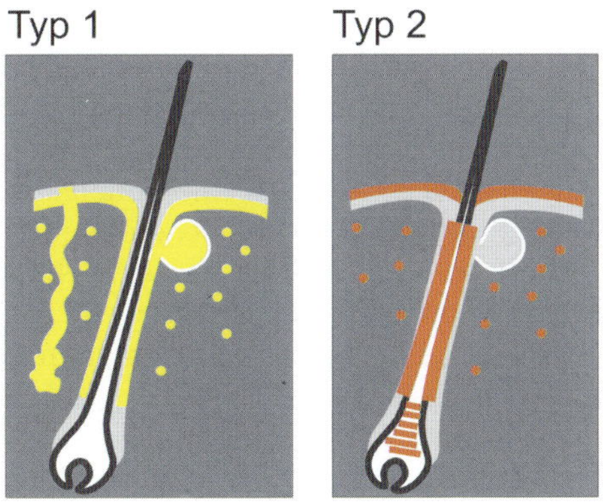

Abb. 2. Isoenzymverteilungsmuster der 5α-Reduktase in der Haut. Zusammengestellt nach Befunden von [3, 4]

Ablesefrequenz der Zielgene und somit die Produktion der kodierten Proteine. Über für die Talgproduktion wichtige Zielgene der Androgenregulation ist bisher nichts bekannt.

Im Androgenmetabolismus der Sebozyten kommt dem Enzym 5α-Reduktase besondere Bedeutung zu. Es wandelt Testosteron in Dihydrotestosteron um. DHEA-S ist das am stärksten wirksame Androgen, weil es viel besser als Testosteron an den Androgenrezeptor binden kann und so effizienter in die Genregulation eingreift [5]. Die 5α-Reduktase wirkt somit als intrazellulärer Verstärker der Androgenwirkung. Eine pharmakologische Hemmung der 5α-Reduktase ist ein interessantes Konzept zur Behandlung der Akne. Zur besseren Einschätzung des therapeutischen Potentials von 5α-Reduktasehemmern muss berücksichtigt werden, dass es zwei 5α-Reduktase-Isoenzyme gibt, die in der Haut ein unterschiedliches Expressionsmuster aufweisen [3, 5]. Die Isoenzyme werden von separaten Genen gebildet und weisen unterschiedliche biochemische Charakteristika auf. *5α-Reduktase Typ 2* ist zytoplasmatisch lokalisiert und bei saurem pH (pH 5,5) optimal aktiv. Sie findet sich in der Prostata und den Samenbläschen sowie in bestimmten Strukturen der Haut, insbesondere in der inneren Haarwurzelscheide und in Zellen der Haarmatrix (Abb. 2). Finasterid hemmt selektiv die 5α-Reduktase Typ 2, und dies soll der Grund für seine therapeutische Wirksamkeit bei der androgenetischen Alopezie sein [26]. Eine Hemmung der Talgproduktion und damit eine vorteilhafte Wirkung bei der Aknetherapie ist von Finasterid nicht zu erwarten, da 5α-Reduktase Typ 2 in Sebozyten nicht exprimiert ist (Abb. 2). Tatsächlich zeigen die bisher veröffentlichten Untersuchungen fehlende oder allenfalls sehr geringe Hemmwirkung von Finasterid auf die Talgproduktion (zusammengefasst in [3]). Das *Typ-1-Isoenzym* der 5α-Reduktase ist im Zellkern lokalisiert und bei pH 6–9 aktiv. Seine kutane Expression ist vielfältig (Abb. 2). Im Gegensatz zum Typ-2-Isoenzym ist die 5α-Reduktase Typ 1 in Sebozyten stark exprimiert [11] und deshalb potentiell von großer Wichtigkeit für die physiologische Sebumproduktion, aber auch für die Pathogenese der Akne. Als Hinweis hierfür lässt sich deuten, dass die Aktivität des Typ-1-Isoenzyms in seborrhoischen Arealen wie der Gesichtshaut signifikant höher ist als beispielsweise in der Bauchhaut [23]. Unterschiede in der Enzymaktivität der Gesichtshaut zwischen Aknepatienten und Gesunden ließen sich allerdings mit derzeit zur Verfügung stehenden Techniken bisher nicht nachweisen [24]. Medikamente auf Basis der Inhibiton des Typ-1-Isoenzyms der 5α-Reduktase sind derzeit noch nicht verfügbar, ergänzen aber möglicherweise in Zukunft die Palette der Aknetherapeutika.

Während die Rolle der 5α-Reduktase – als Verursacher eines intrazellulären Androgenüberangebots in Sebozyten – bei der Entstehung der Akne noch weiterer Abklärung bedarf, ist es unstrittig, dass ein extrasebozytär bedingtes Androgenüberangebot Akne provozieren oder verschlechtern kann.

Wichtige Ursachen für erhöhte Androgen-Blutkonzentrationen (Tabelle 3) sind das komplexe gynäkologische Krankheitsbild der polyzystischen Ovarien, androgenproduzierende Tumore und das in leichter Ausprägung nicht seltene adrenogenitale Syndrom. Akne kann aber nicht nur durch ein *endogenes* Überangebot an Androgenen, sondern auch durch *exogen* zugeführte Androgene hervorgerufen werden. Dies geschieht iatrogen bei Hypogonadismus oder zur

Tabelle 3. Ursachen für Androgenüberschuss

Nebennierenrinde	Adrenogenitales Syndrom Adenome, Karzinome
Ovarien	Polyzystische Ovarien Ovarielle Tumoren (unter anderen Arrhenoblastom, Hiluszelladenom, Luteom der Schwangerschaft)
ACTH-Überschuss	Cushing-Syndrom (hypophysäre und extrahypophysäre ACTH-Produktion)
XYY-Genotyp	
Exogene Androgenzufuhr	Testosteron-Injektionen Anabole Steroide

Begrenzung von Hochwuchs durch androgeninduzierten vorzeitigen Epiphysenfugenschluss [25]. Wichtig ist aber auch die Einnahme von androgen wirksamen Anabolika durch Personen, die Schwerathletik oder Bodybuilding betreiben [7, 13].
Eine häufige Ursache für Androgenüberschuss ist das adrenogenitale Syndrom. Diese Störung der Kortisol-Biosynthese der Nebennierenrinden wird durch eine heterogene Gruppe von autosomal-rezessiv vererbten Enzymdefekten hervorgerufen. In 95 % der Fälle handelt es sich um einen Defekt des Enzyms 21-Hydroxylase. Nach der Mukoviszidose repräsentieren 21-Hydroxylasedefekte das häufigste autosomal-rezessive Erbleiden mit einer Heterozygotenfrequenz von etwa 1:40 [9]. Zum Verständnis des adrenogenitalen Syndroms ist die Kenntnis der Glukokortikoidphysiologie wichtig. Die Kortisolbiosynthese unterliegt einem Regelkreis, in dem das Hypophysenhormon ACTH (Stellgröße) die Kortisolproduktion stimuliert und über ansteigende Kortisol-Serumkonzentration (Regelgröße) eine negative Rückkoppelung erfährt (Abb. 3).

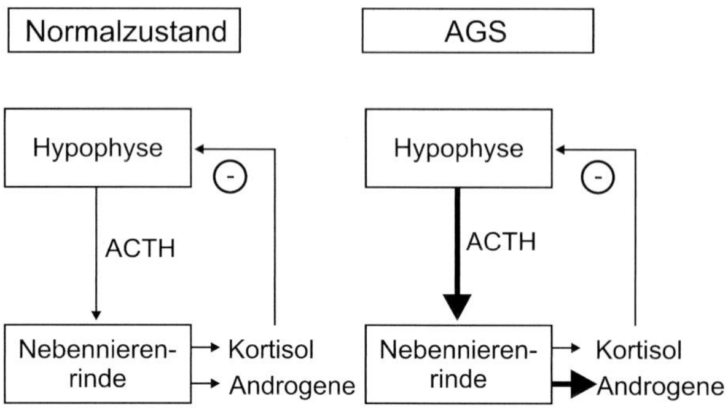

Abb. 3. Regulation der Glukokortikoidbiosynthese im Normalzustand und bei adrenogenitalem Syndrom (AGS). Erläuterungen im Text

Beim adrenogenitalen Syndrom führen die Enzymdefekte zu einer unzureichenden Kortisolproduktion. Durch die resultierende verstärkte ACTH-Ausschüttung kann die Kortisolunterproduktion häufig ausgeglichen werden, so dass normale Kortisolspiegel erreicht werden. Allerdings geschieht dies auf Kosten einer überschießenden Bildung von Nebennierenrindenandrogenen, deren Produktion ebenfalls von ACTH abhängig ist. Die Symptome des adrenogenitalen Syndroms hängen von der Schwere des Enzymdefekts und dem damit verbundenen Hyperandrogenismus ab. Schwere Defekte äußern sich schon bei der Geburt durch Virilisierung und zusätzlich durch das Salzverlustsyndrom, wenn auch die Mineralkortikoidsynthese betroffen ist (Gedeihstörungen, Erbrechen und Gewichtsverlust). Weniger schwere Enzymdefekte manifestieren sich im Kindesalter durch Pseudopubertas praecox (abzugrenzen von der hypothalamischen Pubertas praecox) und Wachstumsstörungen (zunächst beschleunigtes Wachstum durch Androgene, später Minderwuchs durch androgenbedingten vorzeitigen Epiphysenfugenschluss). Leichte Enzymdefekte treten häufig erst ab der Pubertät in Erscheinung (Late-onset-Variante), wenn zusätzlich zu den Nebennieren auch die Gonaden mit der Produktion von Androgenen beginnen. Bei Frauen äußert sich dann der Androgenüberschuss nicht nur in Akne, sondern auch in Zyklusstörungen und Hirsutismus. Bei Männern hingegen kann Akne das einzige Symptom sein.
Während bei Frauen Androgenüberschuss als Provokationsfaktor der Akne in der dermatologischen Betreuung regelmäßig in Erwägung gezogen wird, wird dies bei Männern unserer Einschätzung nach zu selten getan. Ähnliches gilt auch für die wissenschaftlichen Auseinandersetzung mit der Thematik. Es gibt zahllose Veröffentlichungen über den Zusammenhang zwischen Androgenüberschuss und Akne bei Frauen (Übersicht bei [10]), jedoch existieren kaum Publikationen zum selben Sachverhalt bei Männern. Immerhin belegen einige Studien, dass Männer mit schwerer oder persistierender Akne pathologisch erhöhte Androgenblutspiegel aufweisen können [12, 17]. Wir haben kürzlich bei einigen männlichen Aknepatienten Hinweise für Androgenüberschuss, insbesondere auf die Late-onset-Variante des andrenogenitalen Syndroms gefunden. Wir haben auch erstmals bei einen Patienten mit Acne fulminans ein adrenogenitales Syndrom diagnostiziert [15].
Nach unserer Einschätzung findet sich vor allem bei solchen Aknepatienten ein Androgenüberschuss, bei denen die Krankheit besonders schwer ausge-

prägt ist (Acne conglobata oder Acne fulminans), ungewöhnlich lange verläuft (über das 25.–30. Lebensjahr hinaus) oder die sonst hochwirksame systemische Verabreichung von Isotretinoin versagt. Allerdings ist ein Androgenüberschuss durchaus auch bei Patienten mit leichter Acne vulgaris anzutreffen. Wie häufig Androgenüberschuss bei Aknepatienten vorkommt, muss noch durch Untersuchungen größerer Patientenkollektive abgeklärt werden. Androgenüberschuss dürfte jedoch bei Aknepatienten häufiger sein als in der Gesamtbevölkerung.

Diagnostik hormoneller Störungen bei Aknepatienten

Zur diagnostischen Erfassung der unterschiedlichen Störungen im Androgenstoffwechsel bei Aknepatienten (neben Enzymdefekten der Nebennierenrinde auch polyzystische Ovarien oder androgenproduzierende Tumore) empfehlen sich Hormonbestimmungen im Serum (Tabelle 4). Zur Erkennung von Nebennierenrinden-bedingtem Androgenüberschuss eignet sich die Bestimmung der dort gebildeten Androgene Androstendion und DHEA-S. Ein weiteres Produkt der Nebennierenrinde, 17-OH-Progesteron, ist insbesondere für die Diagnostik des adrenogenitalen Syndroms von Bedeutung. Als Kortisolvorstufe ohne eigene biologische Aktivität wird es bei Defekten der 21-Hydroxylase erhöht gemessen. Das 17-OH-Progesteron ist jedoch bei leichten Enzymstörungen (Late-onset-Varianten des andrenogenitalen Syndroms) nicht immer erhöht. Hier ermöglicht der ACTH-Stimulationstest eine empfindlichere Erfassung von Betroffenen. Beim ACTH-Test wird nach Entnahme einer Blutprobe zur Bestimmung basaler Hormonwerte ACTH intravenös verabreicht. Standardmäßig wird hierzu eine Ampulle Synacthen (enthält das hormonell aktive ACTH-Fragment Tetracosactid entsprechend 25 IE ACTH) eingesetzt. Eine Stunde später werden die stimulierten Hormonwerte entnommen. Bei Personen mit Late-onset-Varianten des andrenogenitalen Syndroms lässt sich das 17-OH-Progesteron typischerweise deutlich stärker stimulieren als bei Gesunden. Da bei Aknepatienten eher mit diskreten, anderweitig klinisch stummen Late-onset-Varianten des andrenogenitalen Syndroms gerechnet werden muss, sollte der ACTH-Stimulationstest regelmäßig in die Diagnostik einbezogen werden. Die den Enzymdefekten zugrunde liegenden Genmutationen lassen sich mittels molekularbiologischer Techniken erfassen [1, 6]. Diese Nachweisverfahren sind aber methodisch aufwenig und kostenintensiv und haben noch keinen Eingang in die Routinediagnostik gefunden. Alle Blutabnahmen sollten morgens zwischen 8 und 9 Uhr erfolgen, da die Serumkonzentrationen von Testosteron, Androstendion und 17-OH-Progesteron zirkadianen Schwankungen unterliegen.

Zur Abklärung einer Androgenstörung der Nebennierenrinden bei Frauen muss beachtet werden, dass ovarielle Androgene mit einer Beurteilung der Androgenproduktion der Nebennierenrinde interferieren können. Daher sollten Bestimmungen der Nebennierenandrogene und der ACTH-Stimulationstest zu einem Zeitpunkt erfolgen, an dem die Androgenproduktion der Ovarien niedrig ist. Geeignet ist die erste Zyklushälfte, am besten um den 7. postmenstruellen Tag. Die Einnahme von oralen Kontrazeptiva stört die Bestimmungen nicht, sondern erhöht sogar ihre Aussagekraft durch Suppression der ovariellen Hormonproduktion. Die Interpretation der Befunde, insbesondere des ACTH-Stimulationstests sollte zusammen mit einem erfahrenen Endokrinologen erfolgen.

Tabelle 4. Laboruntersuchungen bei Androgenüberschuss

Testosteron
LH
FSH
Dehydroepiandrosteron-Sulfat
Androstendion
17-OH-Progesteron
ACTH-Stimulationstest

Therapeutisches Vorgehen bei Aknepatienten mit Androgenüberschuss

Es lohnt sich, nach Androgenüberschuss bei Aknepatienten zu suchen, denn Betroffene, deren Akne häufig nur schwer zu behandeln ist, können von einer hormonellen Therapie profitieren. Orale Kontrazeptiva mit antiandrogener Gestagen-Komponente (Tabelle 5) werden bereits auf breiter Basis zur Aknebehandlung eingesetzt. Gerade Aknepatientinnen mit Hyperandrogenismus dürften davon profitieren, dass antiandrogene Gestagene die Androgenwirkung am Zielorgan (Steigerung der Sebumproduktion) antagonisieren. Beim Syndrom der polyzystischen Ovarien bewirken orale Kontrazeptiva überdies eine Reduktion der überhöhten Androgenproduktion [2]. Die Patientinnen müssen darüber

Tabelle 5. Orale Kontrazeptiva mit antiandrogener Komponente

Diane 35	Ethinylestradiol 35 µg Cyproteronacetat 2 mg
Valette N	Ethinylestradiol 30 µg Dienogest 2 mg
Neo-Eunomin	Ethinylestradiol 50 µg Chlormadinonacetat 1 mg
Belara	Ethinylestradiol 30 µg Chlormadinonacetat 2 mg

aufgeklärt werden, dass die Therapie erst nach zwei bis fünf Monaten anspricht. Häufig ist es sinnvoll, orale Kontrazeptiva mit anderen Aknetherapeutika zu kombinieren, um sie nach weitgehendem Abklingen der Akne als Monotherapie weiterzuverwenden. Andere antiandrogen wirksame Medikamente, die zur Therapie der Akne bei Frauen eingesetzt werden können, sind das Diuretikum Spironolacton und Flutamid [19]. Beide Medikamente wirken durch Blockade des intrazellulären Androgenrezeptors. Ihr therapeutischer Einsatz bei Akne ist im deutschsprachigen Raum wenig verbreitet. Führt die antiandrogene Strategie nicht zum Erfolg, so ist insbesondere bei Patienten mit laborchemischen Hinweisen auf ein adrenogenitales Syndrom die Gabe niedrigdosierter Glukokortikoide ein aussichtsreicher Therapieansatz [12, 18].

Diese Therapieform steht bei männlichen Aknepatienten mit Hyperandrogenismus ganz im Vordergrund, da sich bei Männern der Einsatz von Antiandrogenen verbietet. Hierbei werden Glukokortikoidmengen in der Größenordnung der physiologischen Tagesproduktion oral verabreicht. Über die Glukokotikoid-vermittelte negative Rückkoppelung zur Hypophyse (Abb. 3) soll die beim adrenogenitalen Syndrom pathologisch erhöhte ACTH-Produktion reduziert werden. Hieraus resultiert eine abnehmende Stimulation der Nebennierenrinde und somit eine geringere Androgenproduktion. Eine typische

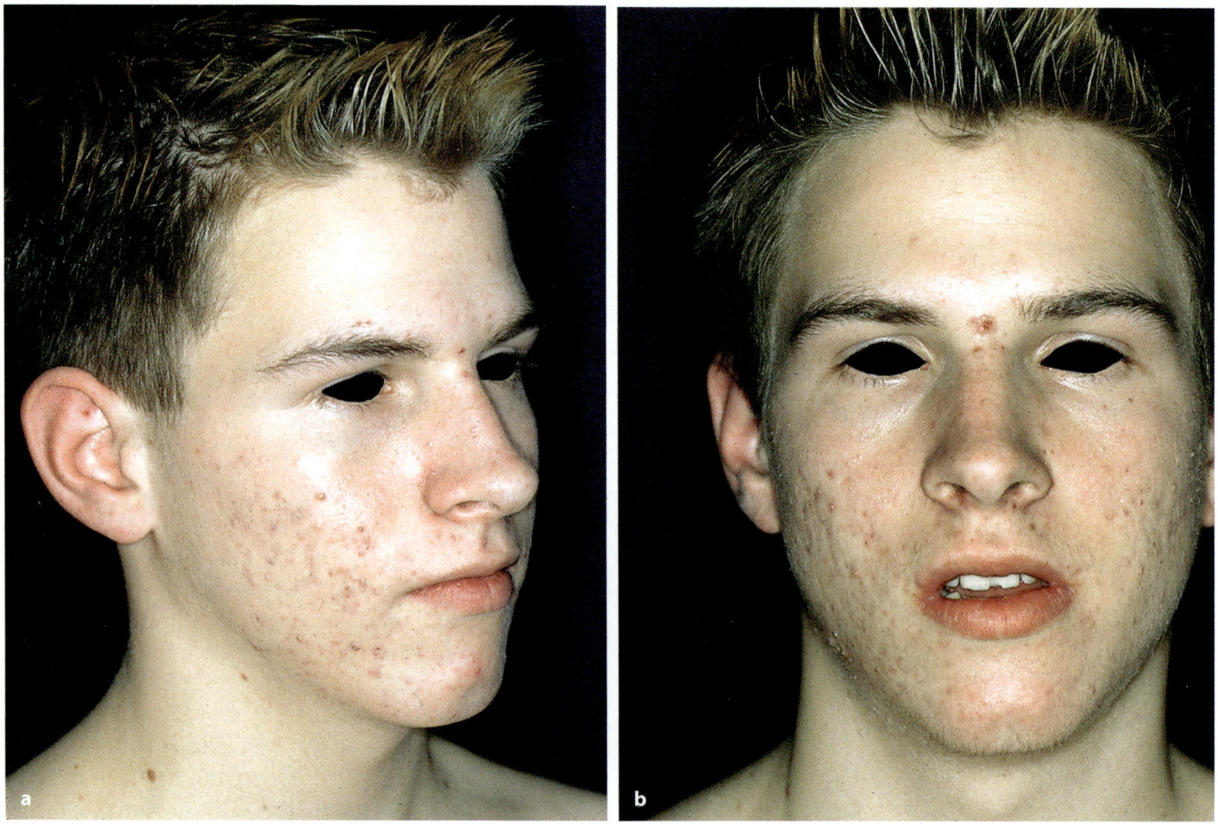

Abb. 4a–c. Patient mit seit fünf Jahren bestehender Acne papulopustulosa und laborchemischen Hinweisen für eine Late-onset-Form des adrenogenitalen Syndroms. Zustand **a** vor, **b** vier Wochen nach und **c** acht Wochen nach Beginn einer systemischen Therapie mit Methylprednisolon 4 mg jeden zweiten Tag. Begleitmedikation: Benzoylperoxid Waschlotion

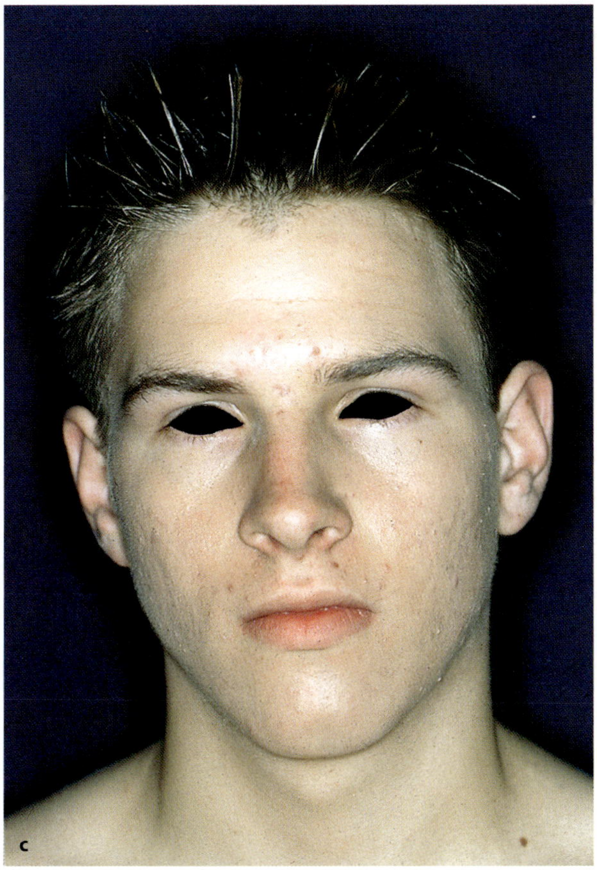

Abb. 4c

Medikation besteht aus der morgendlichen Gabe von 4 mg Methylprednisolon jeden zweiten Tag. Die intermittierende Glukokortikoidgabe ist ein Kompromiss, bei dem zur Erhaltung des physiologischen Regelkreises und zur Verhinderung einer Nebennierenrinden-Insuffizienz eine erhöhte Androgenproduktion an therapiefreien Tagen in Kauf genommen wird. Die Glukokortikoiddosis muss gelegentlich individuell angepasst werden. So kann bei ausbleibender Wirksamkeit die Glukokortikoiddosis gesteigert werden (zum Beispiel Methylprednisolon 4 mg im Wechsel mit 2 mg). Bei guter Wirksamkeit kann eine Reduktion der Glukokortikoiddosis versucht werden. Wir betreuen derzeit über 50 Aknepatienten mit laborchemischen Hinweisen auf Hyperandrogenismus. Die meisten der mit niedrigdosierten Glukokortikoiden behandelten Patienten erfuhren eine Abschwächung der Aknesymptomatik. Klinische Besserungen können nach einmonatiger Behandlung erkennbar werden und sind üblicherweise nach zwei Monaten deutlich ausgeprägt (Abb. 4).

Bei schweren Akneerkrankungen ist aufgrund der erst allmählich einsetzenden Wirkung eine ausschließliche Therapie mit niedrigdosierten Glukokortikoiden nicht indiziert und muss mit dem Ziel der raschen Symptomlinderung mit anderen wirksamen therapeutischen Strategien kombiniert werden. Synergieeffekte sind insbesondere bei der Kombination mit Isotretinoin zu erwarten, da Isotretinoin ebenfalls stark sebostatisch wirkt, wobei dieser Wirkung vermutlich ein von Androgenen unabhängiger molekularer Mechanismus zugrunde liegt [8]. Bei Patienten mit Androgenüberschuss führt die üblicherweise sehr gut wirksame Monotherapie mit Isotretinoin nicht selten auch nach mehreren Monaten Therapie zu keiner befriedigenden Besserung. Wir haben bei solchen Patienten öfter beobachtet, dass eine zusätzlich verabreichte niedrigdosierte Glukokotikoidtherapie zu einer deutlichen Besserung führte (Abb. 5).

Insbesondere bei schweren Krankheitsverläufen können Glukokortikoide anfangs statt in niedriger Dosierung auch in mittelhohen Dosen verabreicht werden, um ihr antiinflammatorisches Potential zu einer raschen klinischen Verbesserung zu nutzen. Hierzu werden initial 0,5 mg Prednisolonäquivalent pro kg Körpergewicht gegeben und über einen Zeitraum von vier Wochen auf die Niedrigdosen abgesenkt.

Ob eine hormonelle Therapie erfolgreich ist, wird am klinischen Verlauf abgelesen. Laborbestimmungen sind nicht unbedingt erforderlich. Bei Patienten mit adrenogenitalem Syndrom kann die Normalisierung von vor Behandlung erhöhten Androgenwerten als ein Indiz für eine ausreichende Glukokortikoiddosierung gewertet werden. Der ACTH-Stimulationstest liefert hingegen unter Glukokortikoidbehandlung keine verlässlichen Aussagen.

Trotz der niedrigen Dosierung ist auf Nebenwirkungen der Glukokortikoidbehandlung genau zu achten. Eine engmaschige ärztliche Kontrolle der Patienten ist erforderlich. Insbesondere besteht bei Jugendlichen zwischen dem 14. und 18. Lebensjahr die Gefahr der Knochenschädigung, da in dieser Periode die Hauptknochenmasse angelegt wird. Deshalb kann derzeit nicht empfohlen werden, die niedrigdosierte Glukokortikoidbehandlung länger als sechs Monate durchzuführen, wonach ein Auslassversuch erfolgen muss. Bei Besserung der Akne kann schon vorher versucht werden, die Glukokortikoiddosis abzusenken. Eine Addison-Krise als Ausdruck einer glukokortikoidinduzierten Nebenniereninsuffizienz kann bis zu 12 Monate nach Absetzen der Glukokortikoide auftreten, insbesondere wenn durch Infektion, Operation oder andere Stressfaktoren plötzlich ein erhöhter Bedarf an Glukokortikoiden besteht.

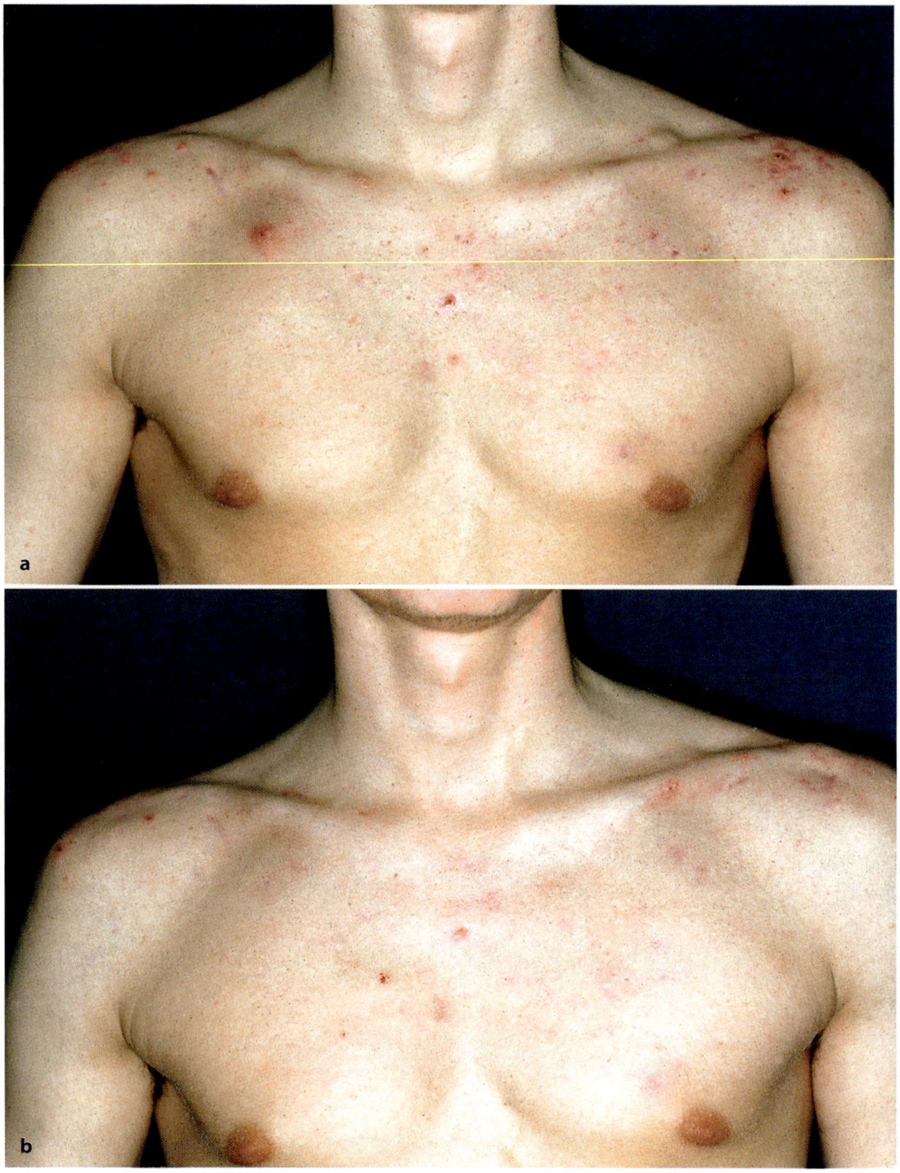

Abb. 5a,b. Patient mit seit fünf Jahren bestehender Akne und laborchemischen Hinweisen für eine Late-onset-Form des adrenogenitalen Syndroms. Zustand **a** nach fünfmonatiger systemischer Isotretinointherapie, **b** neun Wochen später nach einer Kombination von Isotretinoin und Methylprednisolon 4 mg jeden zweiten Tag

Literatur

1. Blanché H, Vexiau P, Clauin S, Le Gall I, Fiet J, Mornet E, Dausset J, Bellanné-Chantelot C (1997) Exhaustive screening of the 21-hydroxylase gene in a population of hyperandrogenic women. Hum Genet 101: 56–60
2. Carr BR (1998) Disorders of the ovaries and female reproductive tract. In: Wilson JD, Foster DW, Kronenberg HM, Larsen PR (eds) Williams textbook of endocrinology. WB Saunders, Philadelphia, pp 751–817
3. Chen W, Zouboulis CC, Orfanos CE (1996) The 5alpha-reductase system and its inhibitors. Dermatology 193: 177–184
4. Eicheler W, Dreher M, Hoffmann R, Happle R, Aumuller G (1995) Immunohistochemical evidence for differential distribution of 5 alpha-reductase isoenzymes in human skin. Br J Dermatol 133: 371–376
5. Griffin JE, Wilson JD (1998) Disorders of the testes and the male reproductive tract. In: Wilson JD, Foster DW, Kronenberg HM, Larsen PR (eds) Williams textbook of endocrinology. WB Saunders, Philadelphia, pp 819–875
6. Helmberg A, Tabarelli M, Fuchs MA, Keller E, Dobler G, Schnegg I, Knorr D, Albert E, Kofler R (1992) Identification of molecular defects causing congenital adrenal hyperplasia by cloning and differential hybridization of polymerase chain reaction-amplified 21-hydroxylase (CYP21) genes. DNA Cell Biol 11: 359–368
7. Heydenreich G (1989) Testosterone and anabolic steroids and acne fulminans. Arch Dermatol 125: 571–572

8. Kang S, Voorhees JJ (1999) Topical retinoids. In: Freedberg IM, Eisen AZ, Wolff K, Austen KF, Goldsmith LA, Katz SI, Fitzpatrick TB (eds) Dermatology in general medicine, 5th edn. McGraw-Hill, New York, pp 2726–2733
9. Knorr D, Schwarz HP, Müller OA (1994) Das kongenitale adrenogenitale Syndrom. Internist 35: 219–225
10. Lucky AW (1995) Hormonal correlates of acne and hirsutism. Am J Med 98 [Suppl 1A]: 89S–94S
11. Luu The V, Sugimoto Y, Puy L, Labrie Y, Lopez-Solache I, Singh M, Labrie F (1994) Characterization, expression, and immunohistochemical localization of 5 alpha-reductase in human skin. J Invest Dermatol 102: 221–226
12. Marynick SP, Chakmakjian ZH, McCaffree DL, Herndon JH (1983) Androgen excess in cystic acne. N Engl J Med 308: 981–986
13. Merkle T, Landthaler M, Braun-Falco O (1990) Acne-conglobata-artige Exazerbation einer Acne vulgaris nach Einnahme von Anabolika und Vitamin-B-Komplex-haltigen Präparaten. Hautarzt 41: 280–282
14. Orth DN, Kovacs WJ (1998) The adrenal cortex. In: Wilson JD, Foster DW, Kronenberg HM, Larsen PR (eds) Williams textbook of endocrinology. WB Saunders, Philadelphia, pp 517–664
15. Placzek M, Degitz K, Schmidt H, Plewig G (1999) Acne fulminans in a patient with late-onset congenital hyperplasia. Lancet 354: 739–740
16. Plewig G, Kligman AM (2000) Acne and rosacea, 4th edn. Springer, Berlin, pp 374–375
17. Ramsay B, Alaghband Zadeh J, Carter G, Wheeler MJ, Cream JJ (1995) Raised serum 11-deoxycortisol in men with persistent acne vulgaris. Clin Endocrinol (Oxf) 43: 305–310
18. Rose LI, Birnbaum MD (1979) Therapy of adrenocortical hydroxylase deficiencies in acne vulgaris. Int J Dermatol 18: 386–389
19. Shaw JC (1996) Antiandrogen and hormonal treatment of acne. Dermatol Clin 14: 803–811
20. Stern RS (1992) The prevalence of acne on the basis of physical examination. J Am Acad Dermatol 26: 931–935
21. Stewart ME, Downing DT (1985) Measurement of sebum secretion rates in young children. J Invest Dermatol 84: 59–61
22. Stewart ME, Downing DT, Cook JS, Hansen JR, Strauss JS (1992) Sebaceous gland activity and serum dehydroepiandrosteron sulfate levels in boys and girls. Arch Dermatol 128: 1345–1348
23. Thiboutot D, Harris G, Iles V, Cimis G, Gilliland K, Hagari S (1995) Activity of the type 1 5 alpha-reductase exhibits regional differences in isolated sebaceous glands and whole skin. J Invest Dermatol 105: 209–214
24. Thibotout D, Gilliland K, Light J, Lookingbill D (1999) Androgen metabolism in sebaceous glands from subjects with and without acne. Arch Dermatol 135: 1041–1045
25. Traupe H, Muhlendahl KE von, Bramswig J, Happle R (1988) Acne of the fulminans type following testosterone therapy in three excessively tall boys. Arch Dermatol 124: 414–417
26. Wolff H, Kunte C (1998) Die Behandlung der androgenetischen Alopezie des Mannes mittels systemischer 5alpha-Reduktase-Hemmung. Hautarzt 49: 813–817
27. Yamamoto A, Ito M (1994) Wax ester secretion rates and plasma dehydroepiandrosteron sulfate levels in children. J Dermatol 21: 59–60

Bromhidrose und Keratoma sulcatum

Wolfgang Tilgen

Einleitung

Schweißbildung ist eine physiologisch notwendige Funktion der Haut. Schwitzen an sich, sei es in den Achselhöhlen, an Handtellern oder Fußsohlen, ist ein überwiegend emotional gesteuertes Phänomen und daher in gewissem Ausmaß als physiologisch anzusehen. Vermehrte Schweißbildung und deren Folgeerscheinungen, insbesondere die Haut mazerierendes und geruchsintensives Schwitzen können hingegen zu gesellschaftlicher Isolierung führen und haben somit für den Betroffenen und seine Umwelt einen psychosozialen Stellenwert und belästigenden Krankheitswert. Insbesondere in den Achselhöhlen finden sich eine Vielzahl von geruchsproduzierenden Komponenten. Sekrete der ekkrinen und apokrinen Schweißdrüsen sowie teils auch der Talgdrüsen bilden das Substrat für eine Reihe von Mikroorganismen. Eine weitere Körperregion, an der Schwitzen als besonders unangenehm empfunden wird, sind die Handteller und Fußsohlen.

Sekretionsprodukte der axillären Drüsen und ihr Geruch sind andererseits der Ursprung verschiedener phylogenetisch wichtiger chemischer Signale. Es liegt eine Fülle von Erkenntnissen über die Signalfunktion bestimmter Stoffe vor, den Pheromonen, die bei der Schweißabsonderung auftreten.

Körpergeruch in seiner vielfältigen Ausprägung und unterschiedlichen Wahrnehmung hat eine symptomatische Bedeutung nicht nur in der Dermatologie, sondern auch in der Pädiatrie, inneren Medizin und Psychologie. Die Kenntnis der Krankheitsbilder und ihrer Pathogenese erlaubt es dem Arzt, den Leidensdruck den Patienten auf relativ einfache Weise zu nehmen.

Zwei Krankheitsbilder mit eigentlich banaler Pathogenese haben in der Dermatologie einen besonderen Stellenwert: die axilläre apokrine Bromhidrose und die plantare ekkrine Bromhidrose, das Keratoma sulcatum.

Zur Physiologie des Schwitzens

Drei verschiedene anatomische Strukturen produzieren Schweiß: Die ekkrinen und apokrinen Schweißdrüsen und ein dritter Typ, die apoekkrinen Schweißdrüsen, die in Morphologie und Funktion der ekkrinen Schweißdrüse nahe stehen. Letztere wurde im Rahmen von Untersuchungen zur Schweißisolierung aus der Achselhöhle entdeckt [11, 16, 17, 31].

Die ekkrinen Schweißdrüsen, die im dritten bis vierten Fetalmonat angelegt werden, münden mit ihren Ausführungsgängen direkt an der Epidermisoberfläche und finden sich am gesamten Integument. Sie sind für die Regulierung der Körpertemperatur durch Anpassung der Schweißsekretionsrate an Hitze und Kälte, an körperliche Anstrengung oder emotionale Reaktionen verantwortlich. Das Regulationszentrum im Hypothalamus wird durch innere und äußere Thermorezeptoren beeinflusst. Thermoregulatorisches Schwitzen ist besonders ausgeprägt im Kopf- und Stammbereich. Emotionale Reize führen vorwiegend zu Schwitzen in den Achselhöhlen, an Handtellern und Fußsohlen. Der originäre Schweiß ist geruchlos, steril, wässrig klar, mit einem pH zwischen 3,8 und 6,5. Die Anzahl der über den ganzen Körper verteilten ekkrinen Schweißdrüsen wird auf 2–4 Mio. geschätzt, mit besonderer Dichte an den Fußsohlen ($620/cm^2$) im Vergleich zum Rücken ($64/cm^2$). Die normale Schweißproduktion beträgt 0,8 bis 1,2 l/Tag, in extremen Situationen 2 l/Stunde bis 10 l/Tag. Die Bestandteile des ekkrinen Schweißes sind vorwiegend Elektrolyte (Natrium-, Kalium-, Kalzium-, Magnesium-, Chloridionen), Harnstoff, Milchsäurederivate, Aminosäuren und Ammoniak. Die einzelne Schweißdrüse wiegt 30–40 µg. Das Gesamtgewicht aller ekkrinen Schweißdrüsen ist mit 100 g vergleichbar dem einer Niere. Die ekkrinen Schweißdrüsen können durch Cholinergika pharmakologisch stimuliert werden, die Schweißrate ist fünf- bis zehnfach höher als durch eine β-adrenerge Stimulation.

Die apokrinen Schweißdrüsen und ihr Sekretionsverhalten unterscheiden sich in allen qualitativen und quantitativen Merkmalen (Tabelle 1, 2). Die apokrine Schweißdrüse wird im vierten bis fünften Fetalmonat im Ansatz angelegt, bildet sich dann bis auf bestimmte Körperregionen wieder zurück, in denen sie erst mit Beginn der Pubertät ihre Funktionsfähigkeit erlangt. Apokrine Schweißdrüsen münden mit ihrem Ausführungsgang oberhalb des Talgdrüsenausführungsganges in den Haarfollikel und sind präferentiell nur in bestimmten Hautregionen, den Achselhöhlen, perimamillär, perigenital und -anal zu finden. Die Funktion der apokrinen Schweißdrüsen ist im Gegensatz zu der der ekkrinen nicht gänzlich geklärt: Im Vordergrund steht die Entwicklung des lästigen, von der Umgebung meist als abstoßend empfundenen Schweißgeruches aus ihren Sekretionsprodukten. Nach neuesten Untersuchungen wird ihnen eine wichtige physiologische und positive Signalfunktion für soziales und sexuelles Verhalten zwischen den Geschlechtern zugeschrieben aufgrund der Produktion von Pheromonen, deren Bedeutung als „Soziohormone" im Tierreich seit langem bekannt ist, wie die Markierung eines Territoriums, die Wahrnehmung einer Geruchskomponente als Warnsignal oder die Steuerung sexueller Verhaltensmuster. Diese Funktion dürfte allerdings im täglichen Zusammenleben eher rudimentär ausgeprägt sein. Der apokrine Schweiß ist primär ebenfalls geruchlos und steril, jedoch viskös und trüb, mit einem pH von 5 bis 6,9. Die Menge ist nicht definiert, die Absonderung wird als langsamer, mehr oder weniger kontinuierlicher, pulsierender Prozess beschrieben. Die Zusammensetzung des apokrinen Schweißes ist nur schwierig zu definieren, da eine Kontamination mit Bestandteilen des ekkrinen Schweißes und mit den durch einen gemeinsamen Ausführungsgang abfließenden Talgdrüsensekreten nicht auszuschließen ist. Es finden sich Cholesterin(-ester), Triglyzeride, Fettsäuren, Wachsester und Squalene als Lipidanteile, ferner Eisenionen und Ammoniak. Die apokrine Schweißdrüse unterliegt überwiegend einer adrenergen, weniger einer cholinergen Steuerung.

Tabelle 1. Physiologie des Schwitzens

	Apokrin	Ekkrin
Funktion	Pheromone	Thermoregulation
Stimulation	Adrenerg/cholinerg	Cholinerg/adrenerg
Lokalisation	Bestimmte Hautregionen (Achselhöhlen, perimamillär, perigenital und perianal	Gesamtes Integument (Fußsohlen, Handflächen, Stirn)
Qualität	Geruchlos, steril, viskös, trüb pH 6–6,9	Geruchlos, steril, wässrig, klar pH 3,8–6,5
Quantität		2–4 Mio./Körperoberfläche (Rücken: $64/cm^2$, Fußsohle $620/cm^2$)
	Langsam/pulsierend	0,8–1,2 l/Tag (extrem: 2 l/h–10 l/Tag)
Gewicht		30–40 µg/Drüse total: 100 g = Gewicht einer Niere

Tabelle 2. Bestandteile des Schweißes

Apokrin	Ekkrin
Cholesterin(ester)	Elektrolyte (Na, K, Ca, Mg, Cl)
Triglyzeride	Harnstoff
Fettsäuren	Milchsäurederivate
Squalene	Aminosäuren
Ammoniak	Biogene Amine
Eisen	Ammoniak
Dehydroepiandrosteron-Sulfat	
Androsteronsulfat	

Geruchswahrnehmung und chemosensorische Signale

In den letzten Jahren wurden grundlegende Erkenntnisse über die Entwicklung des Körpergeruchs und seine unterschiedliche Wahrnehmung gewonnen. Zur Klärung der Physiologie und Pathophysiologie dieser Vorgänge wurden verschiedene Wege beschritten: Untersuchungen zur Physiologie der Geruchswahrnehmung (vomeronasales Organ), über die Art der Bakterien, welche in der Lage sind, duftende Substanzen freizusetzen (unter anderem lipophile Korynebakterien), über Ausgangssubstanzen (Lipide, Steroide), ihren Umbau (5α-Reduktase) und über die geruchsbildenden Endprodukte (Hexansäure, Pheromone).
Für die Fähigkeit des Menschen, eine Vielzahl von Geruchsqualitäten wahrzunehmen, zum Beispiel beißend, sauer, widerlich, ekelhaft, steht ein komplizierter Mechanismus, das vomeronasale Organ (VNO), zur Verfügung. Unterschiedliche Geruchsstoffe werden von unterschiedlichen Rezeptoren erkannt und aktivieren unterschiedliche Regionen des Riechorgans [2, 41].
Die verschiedenen Sinnesorgane Sehen, Hören, Riechen, Tasten, Schmecken sind phylogenetisch sehr unterschiedlich ausgeprägt. Ein Überblick über Spezies-spezifische Formen der Sinneswahrnehmung

findet sich in einem Artikel in der Zeitschrift Science unter dem Titel „Communication goes multimodal" [27]. Ein wesentliches, beim Menschen zunächst kaum untersuchtes Phänomen, über das in den letzen Jahren faszinierende Forschungsergebnisse erzielt wurden, ist die Existenz chemosensorischer Signale in „Ausdünstungen", die jenseits unserer fünf Sinne wahrgenommen werden. Sie beeinflussen außerhalb der bewussten Wahrnehmung Wechselwirkungen zwischen Individuen [2, 4, 6, 8, 13, 14, 28, 36, 41]. Die Verständigung über solche chemosensorischen Signale ist offensichtlich ein wesentlicher Faktor für die Kommunikation bei vielen Spezies einschließlich des Menschen. Signalüberträger sind sogenannte Pheromone. Der Begriff Pheromone (φερειν=tragen, Hormone) wurde 1959 von Karlson und Lüscher [18] für eine Substanz geprägt, die von Tieren nach „außen" sezerniert wird, von einem anderen Lebewesen, in klassischer Weise derselben Spezies, aufgenommen wird und in der Folge eine Reaktion im Verhalten oder in der Entwicklung hervorruft. In der Regel bezieht sich der Begriff auf eine Beeinflussung des physiologischen Sexual- und Zeugungsverhaltens sowie sozialer Verhaltensweisen im Sinne von „Soziohormonen": zum Beispiel Verständigung durch Warnsignale, Beeinflussung der sexuellen Attraktivität durch Lockstoffe oder bei Hunden, die durch Pheromone im Urin ihr Territorium markieren.

Hauptproduzent dieser phylogenetisch spannenden Signale ist das Integument und seine Anhangsgebilde. Beim Menschen werden die apokrinen Schweißdrüsen, beziehungsweise der apokrine Schweiß als eine Bildungsstelle angesehen. Chemosensorische und hormonale Systeme können auf verschiedenen Wegen interagieren: chemosensorische Signale können über das VNO eine Freisetzung von Hormonen bewirken, die ihrerseits physiologische Reaktionen oder Änderungen im Verhaltensmuster hervorrufen; andererseits sind Hormone, besonders Steroide, essentiell für Reaktionen auf chemosensorische Signale. Steroide können als geschlechtsspezifische chemische Signale beim Menschen wirken und über das VNO den Hormonspiegel beeinflussen.

Am besten ist die Wirkung von Pheromonen auf den Zyklusablauf der Frau untersucht [13, 36]. Wedekind et al.[40] konnten zeigen, dass einige genetisch determinierte Komponenten des Körpergeruchs wesentlich für die Partnerwahl sein können. Cutler et al. [8] gelang es mit synthetisierten männlichen Pheromonen in einem Experiment nachzuweisen, dass diese die sexuelle Attraktivität des Mannes für Frauen beeinflussen.

Neben dem Sexualverhalten kann Körpergeruch schon nach kurzfristiger Exposition zu Änderungen von Gemütsstimmungen führen [4]. Grosser et al. [14] konnten zeigen, dass Androstadienon das wichtigste Androsten ist, das auf männlicher Achselbehaarung und Achselhaut vorkommt. Dieses flüchtige Steroid ist in der Lage, das weibliche VNO in Picogramm-Einheiten zu stimulieren und damit Nervosität, Anspannung und andere negative Gefühlsmomente in signifikanter Weise zu reduzieren. Diese Wirkung ist geschlechtsspezifisch. Die Autoren schließen daraus, dass Androstadienon ein menschliches Pheromon ist, das über Chemorezeptoren im VNO wirkt. Darüber hinaus ist es vorstellbar, dass das Gehirn ein biologisches Erinnerungsvermögen für Wirkungen von Pheromonen besitzt, das von Eltern oder anderen Personen in der frühen Entwicklung außerhalb des Bereiches der bewussten Wahrnehmung geprägt wird. Wenn ein ähnliches chemisches Signal in späteren Jahren wahrgenommen wird, werden diese unbewussten Erinnerungen wieder wach und beeinflussen das Verhaltensmuster zwischen Menschen.

Im Gegensatz zu diesen Forschungsprojekten beschäftigt sich die Dermatologie in der täglichen Praxis mit den unangenehmen Auswirkungen des Schweißes: neben der überwiegend emotional ausgelösten Hyperhidrosis mit dem apokrinen unangenehm riechenden Achselschweiß und dem ebenfalls unangenehmen ekkrinen, von den Füßen ausgehenden Körpergeruch.

Bromhidrose

Der Begriff Körpergeruch ist irreführend. In aller Regel, mit Ausnahme von seltenen Stoffwechselerkrankungen oder einigen exogenen Faktoren, geht der Körpergeruch von bestimmten Körperregionen aus. Es lassen sich zwei Varianten voneinander unterscheiden: die erst in der Pubertät einsetzende apokrine und die altersunabhängige ekkrine Bromhidrose [1, 10, 12, 15, 17, 21, 23, 24, 29, 32, 35].

Apokrine Bromhidrose

Synonyme

Brom(h)idrosis (Bromos = Gestank, Hidros = Schweiß), Osm(ih)idrosis (Osmä = Geruch/Duft), Kak(h)idrosis (kakos = schlecht/übel), Stinkschweiß.

Definition

Unangenehmer Körpergeruch bei Erwachsenen bedingt durch Schweißsekretion der apokrinen Drüsen in den Achselhöhlen.

Pathogenese

In der Axilla finden sich einerseits Sekrete der apokrinen, ekkrinen und apoekkrinen Schweißdrüsen und Talgdrüsen, die als Substrat für eine große Flora von geruchsbildenden Mikroorganismen dienen. Andererseits sind diese Sekrete Ursprung chemosensorischer Signale, den Pheromonen. Die genaue Entstehung und Qualität des Schweißgeruches sind noch Gegenstand der Forschung. Feingeweblich weisen beide Drüsen keine pathologischen Veränderungen auf [17]. Eine Ursache des Achselschweißgeruches ist die schnelle bakterielle Zersetzung des apokrinen Schweißes, der zunächst, wenn er auf die Körperoberfläche sezerniert wird, steril und geruchlos ist. Der charakteristische scharfe Geruch entsteht, wenn residente Mikroorganismen den Schweiß zersetzen. Die bakterielle Flora der Achselhöhle besteht aus einer relativ stabilen Population von aeroben und anaeroben Organismen in einer Dichte zwischen 500.000 und 1 Mio. Bakterien pro cm^2. Verschiedene Arten von Bakterien sind offensichtlich in der Lage, geruchsbildende Substanzen aus dem Schweiß freizusetzen [29]. Untersuchungen von Leyden et al. [23] zeigten, dass die Fähigkeit, typischen unangenehmen Körpergeruch zu erzeugen, überwiegend auf aerobe Korynebakterien beschränkt ist. Korynebakterien ließen sich in großer Anzahl bei allen Personen mit typischem scharfem Körpergeruch nachweisen. Mikrokokken waren für die Produktion von weniger abstoßendem Geruch verantwortlich und dem Vorkommen von Isovaleriansäure zuzuschreiben. Der Nachweis konnte geführt werden, indem ein Tropfen apokrinen Schweißes mit den verschiedenen residenten Keimen inkubiert wurde und nur Kb den besonders unangenehmen Körpergeruch erzeugten. Dünnschichtchromatographische Untersuchungen zeigten, dass Lipide im sterilen apokrinen Schweiß zu 76,2 % aus Cholesterol, 0,9 % Cholesterolester, 3,6 % Wachsester, 0,2 % Squalenen und 19,2 % Triglyzeriden und Fettsäuren bestehen. Der Nachweis großer Mengen Cholesterol im apokrinen Schweiß ist von besonderem Interesse, da dieses als Grundlage für die Steroidsynthese dienen kann [23]. Im Rahmen von Untersuchungen zur Identifikation übelriechender Stoffe und ihrer Biosynthese wurden im sterilen apokrinen Schweiß die Steroide Dehydroepiandrosteron-Sulfat, Androsteron-Sulfat und verschiedene 16-Androstensteroide nachgewiesen, die als Pheromone wirken [12, 21]. Korynebakterien sind in der Lage, geruchlose Steroide in riechende umzuwandeln. Mallet et al. [24] konnten zeigen, dass Korynebakterien in vitro einen klassischen Moschusgeruch des Achselschweißes durch Metabolisierung von Testosteron zu 5α-Dihydrotestosteron (DHT) erzeugen, während Mikrokokken Testosteron zu 4-Androstenedion metabolisieren. Korynebakterien finden 16-Androstene bereits in geringer Quantität im apokrinen Schweiß vor und können aus diesen auf der Hautoberfläche der Achselhöhle einen entsprechend intensiven Geruch erzeugen. 5α-Androstenon-Spiegel wurden in signifikant höherer Menge bei Männern als bei Frauen gefunden. Ein weiterer Aspekt in der Pathogenese der apokrinen Bromhidrose wird von Sato et al. [31] diskutiert. In ihren Untersuchungen fanden sie bei Patienten mit Bromhidrose eine hohe 5α-Reduktase Aktivität in apokrinen Schweißdrüsen und eine hohe nukleäre Konzentration von DHT, das aus Testosteron umgewandelt wurde.

Spielmann et al. [35] beschreiben, dass der charakteristische beißende Achselgeruch hervorgerufen wird durch flüchtige ungesättigte verzweigte C6–C11-Säuren, hauptsächlich 3-Methyl-Hexansäure, die entweder durch Verseifung oder Bakteriolyse durch Korynebakterien freigesetzt werden. Diese Untersuchungen deuten darauf hin, dass der charakteristische Geruchsstoff zunächst nicht flüchtig, sondern gebunden an einen wasserlöslichen Vorläufer auf die Hautoberfläche der Achselhöhle gelangt, und dort erst durch die Interaktion mit Bakterien freigesetzt wird. Dieser wasserlösliche Anteil des apokrinen Schweißes ist reich an Proteinen. Spielmann et al. beschreiben die Aufreinigung und teilweise Charakterisierung von Apocrine secretion odor binding protein1 und 2 (ASOP1 und 2), die vergleichbar zu geruchsbindenden Proteinen anderer Spezies in den Transport chemischer Signale involviert sind. Dies ist eine interessante Parallele zwischen der Geruchsbildung im Tierreich, die als chemisches Signal zu verstehen ist, und dem menschlichen Achselgeruch.

Klinik

Der erst in der Pubertät einsetzende charakteristische Geruch wird von dem sehr differenzierten Riechorgan des Menschen in vielen Nuancen, allerdings sämtlichst unangenehm, wahrgenommen: ranzig, beißend, sauer, muffig, stechend, süß, fäkal, scharf, moschusartig. Häufig liegt eine mangelnde Körperhygiene zugrunde. Übermäßiges Schwitzen im Sommer muss den Geruch nicht zwangsläufig intensivieren. Paradoxerweise kann der penetrante Achselgeruch durch ekkrine Hyperhidrose gemindert werden als Verdünnungseffekt des apokrinen Schweißes. Verschärft werden kann der Geruch durch die Besiedelung der Haare mit Corynebacterium tenuis unter dem Krankheitsbild der Trichobacteriosis palmellina. Die Achselhaut selbst zeigt keine pathologischen Veränderungen.

Diagnostik

Die apokrine Bromhidrosis bedarf in aller Regel keiner besonderen Diagnostik, die Diagnose wird durch den Geruch bestimmt.
Eine Ausnahme bildet die sogenannte Pseudobromhidrosis bei zwanghaft neurotischen Patienten, die den Arzt aufsuchen wegen eines Körpergeruches, der von der Umwelt nicht wahrnehmbar ist (Bromhidrosiphobie). Sie kann Anzeichen einer beginnenden Schizophrenie sein. Schließlich können olfaktorische Halluzinationen durch einen Gehirntumor bedingt sein

Therapie

Im Vordergrund der Therapie steht eine intensive Körperhygiene. Neben regelmäßigem Waschen kommen antimikrobiell wirksame Seifen und Deodorants zur Beseitigung der bakteriellen Flora zur Anwendung, die wie bei der genuinen Hyperhidrose Aluminium- und Zinksalze enthalten. Die Hygienemaßnahmen schließen auch Haare und Kleidung ein, da sich hier der Geruch besonders festsetzt. Eine Rasur der Achselhaare ist eine schnell wirkende, praktische Maßnahme, ebenso wie die sorgfältige Wäsche von Kleidungsstücken, in denen getrockneter Schweiß unangenehmen Geruch entwickelt. Eine weitere Therapieoption, die in klassischer Weise bei emotionaler Hyperhidrose eingesetzt wird, ist die operative Beseitigung der axillären Schweißdrüsen. Eine Fülle von Behandlungsmodalitäten wird beschrieben: neben der Operation [42] verschiedene Formen der Lasertherapie [20], eine oberflächliche Fettabsaugung [25] und Kombinationsbehandlungen [5, 19, 26].

Ekkrine Bromhidrose

Definition

Unangenehmer, altersunabhängiger Körpergeruch bedingt durch Schweißsekretion ekkriner Drüsen, meist von den Füßen, seltener von den Intertrigines ausgehend.

Tabelle 3. Pathogenese der ekkrinen Bromhidrose

	Ekkrine Bromhidrose Pathogenese
Keratogen/ bakteriell	Mazeration des Stratum corneum durch Hyperhidrose, Zersetzung des Keratins durch Bakterien
Metabolisch	Hereditäre Störungen des Aminosäurestoffwechsels Phenylketonurie Ahornsirupkrankheit Methionin-Malabsorptionssyndrom Trimethylaminurie
Exogen	Ausscheidung von in Nahrungsmitteln (Knoblauch) und Medikamenten (Vitamin B) enthaltenen geruchsintensiven Substanzen

Pathogenese

Die Entstehung des penetranten Geruches ist multifaktoriell; er kann durch keratogene, bakterielle, metabolische und exogene Faktoren bedingt sein (Tabelle 3).
Hereditäre Störungen des Aminosäurestoffwechsels gehen mit der Sekretion unangenehm riechenden ekkrinen Schweißes einher.
Die *Trimethylaminurie* fällt wegen ihres besonders störenden Körpergeruches auf: Fischgeruch charakterisiert diese sehr seltene Krankheit. Ursache ist eine Akkumulation von Trimethylamin in Urin und Schweiß, im Schleim der Mundhöhle und des Respirationstraktes. Es liegt eine Defizienz der Trimethylaminoxidase in der Leber beziehungsweise eine gestörte Demethylierung vor, so dass Trimethylamin, welches im Darm durch bakteriellen Abbau cholin- und lecithinreicher Nahrung entsteht, nicht metabolisiert und in eine geruchslose Form umgewandelt wird, sondern resorbiert wird.
Exogene Faktoren, die mit Körpergeruch einhergehen, meist jedoch ohne den klinischen Krankheitswert einer echten Bromhidrose, sind die Ausscheidung von geruchsintensiven Substanzen in Nahrungsmitteln (beispielsweise Knoblauch) oder Medikamenten.
Das *Keratoma sulcatum* ist in die Gruppe der keratogenen ekkrinen Bromhidrose einzuordnen [9, 22, 33, 34, 37, 38, 39, 43].

Synonyme

Pitted keratolysis, Plantar pitting, Keratoma (Keratolysis) plantaris sulcatum, Ringed keratolysis, Superficial non-inflammatory lesions of the feet.

Definition
Grübchenförmige Hornhautdefekte überwiegend an den belasteten Bereichen der Fußsohle einhergehend mit brennenden Schmerzen.

Historie
1910 beschreibt Castellani erstmals ein Krankheitsbild, welches er als Keratoma plantare sulcatum bezeichnet [3]. Er ging er davon aus, dass es sich um umschriebene Hyperkeratosen der Fußsohlen handelt. Es war eine Erkrankung, die hauptsächlich in den Tropen bei barfußlaufenden Menschen beobachtet wurde. 1965 weisen Zaias et al. (zitiert in [43]) erstmals Bakterien als Ursache der Hautveränderungen an den Fußsohlen nach und prägen den Begriff Pitted keratolysis. 1967 gelingt es Taplin und Zaias Korynebakterien nachzuweisen (zitiert in [43]). In der Folgezeit wurden weitere Bakterien, wie *Micrococcus sedentarius* und *Dermatophilus congolenses* beschrieben.

Pathogenese
Hyperhidrose, emotional oder durch okklusiv wirkendes Schuhwerk bedingt, führt zu einer schweißbedingten Mazeration der Fußsohlenhornhaut. Es kommt zu einer Zersetzung der Hornschicht durch Korynebakterien mit charakteristischer Geruchsentwicklung. Untersuchungen bei Leistungssportlern [7, 30] zeigen eine deutlich gesteigerte Inzidenz des Krankheitsbildes in Relation zu einem Vergleichkollektiv (13,6% versus 0,6%). Es konnten sportartspezifische Unterschiede festgestellt werden, indem Sprung- und Sprintdisziplinen besonders häufig (bis zu 30%) betroffen waren [30]. In Untersuchungen bei Obdachlosen stellte das Keratoma sulcatum mit 20,4% nach der Fußmykose mit 38% die zweithäufigste Hauterkrankung als Ausdruck mangelnder Fußhygiene und Langzeitexposition mit Feuchtigkeit dar [37]. Noch deutlicher wird die Bedeutung dieser beiden Faktoren für die Pathogenese des Krankheitsbildes in Untersuchungen bei amerikanischen Soldaten während des Vietnamkrieges die in 53% an einer Pitted keratolysis litten [9].

Klinik
Es handelt sich um eine relativ häufige Hautveränderung, die jedoch selten zum Arzt führt, da sie nur in Extremfällen Beschwerden bereitet. Eine Hyperhidrose ist stets zu verzeichnen, ein Aufweichen der Haut und übler Geruch sind pathognomonische Zeichen, Road-rash with a rotton odor [33]. Die Hornhaut der Fußsohlen ist weißlich verfärbt und aufgequollen (Abb. 1). Überwiegend an den durch Druck belasteten und kallösen Abschnitten bilden sich zunächst umschriebene, wenige Millimeter große, grübchenförmige Hornhautdefekte, die zu großen Arealen konfluieren können (Abb. 2). Leichte Formen werden eher zufällig, beziehungsweise durch Geruchsbelästigung entdeckt. Ausgeprägte Formen führen aufgrund des Hitzegefühls, brennender und stechender Schmerzen bei längerer Belastung besonders im Bereich der mechanisch belasteten Stellen zur Behandlung. Der Krankheitswert des Keratoma sulcatum wird in Beschreibungen über US-Infanteristen deutlich, die während des Vietnamkrieges wegen starker Schmerzen und Marschunfähigkeit in ein Militärhospital eingewiesen und über mehrere Wochen behandelt werden mussten [22].

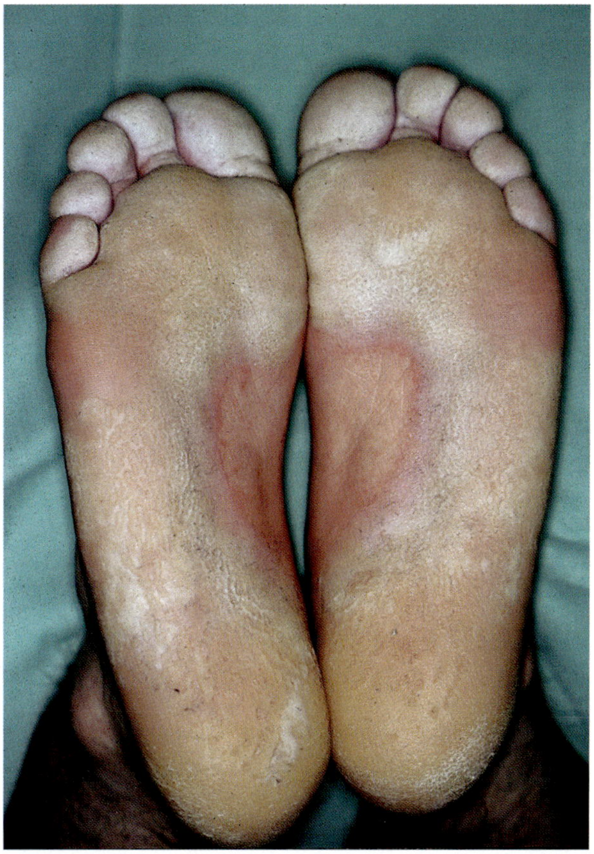

Abb. 1. Flächige Aufquellung der Fußsohlenhaut mit weißlicher Verfärbung. Im Bereich der Zehen grübchenförmige Hornschichtdefekte

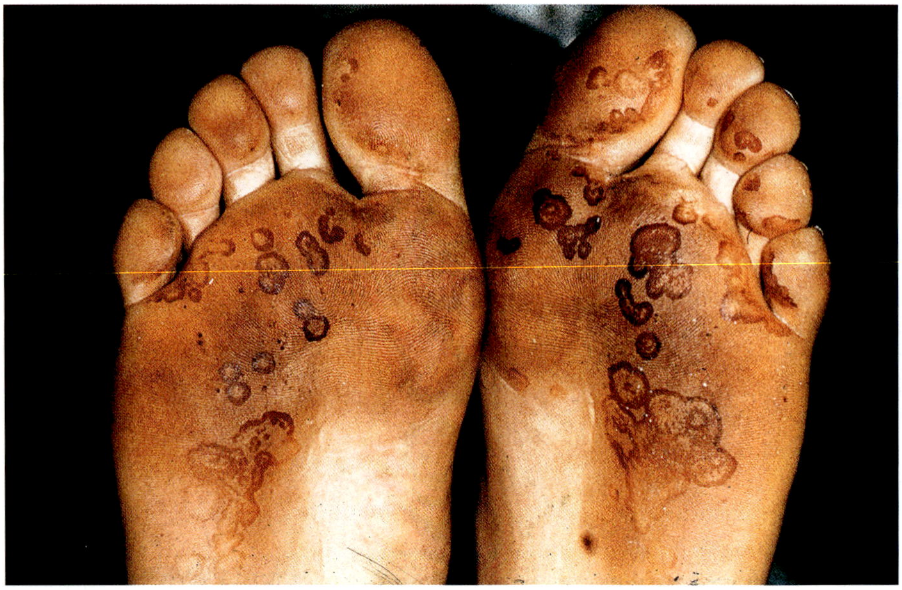

Abb. 2. Großflächig konfluierende, scharf begrenzte, gyrierte Hornhautdefekte, besonders im druckbelasteten Zehenballenbereich der Füße

Diagnostik

Klinisches Bild und Geruchsentwicklung sind in aller Regel typisch, so dass keine weitere Diagnostik erforderlich ist. Im Zweifelsfall kann eine histologische und mikrobiologische Untersuchung zur Diagnosesicherung herangezogen werden. Rasterelektronenmikroskopische Untersuchungen von tangentialen Biopsien zeigen eindrücklich die Besiedlung der kleinen Hornhautdefekte mit Bakterien (Abb. 3).

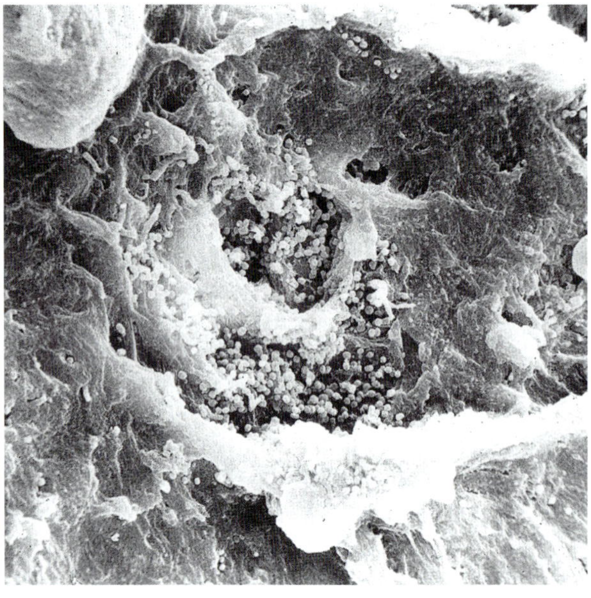

Abb. 3. Rasterelektronenmikroskopische Darstellung eines Grübchens mit ausgeprägter Besiedelung durch kokkoide Bakterien

In der Histologie (Abb. 4) und Elektronenmikroskopie (Abb. 5) können das Stratum corneum durchdringende kokkoide und stäbchenförmige Bakterien nachgewiesen werden, die kulturell als Korynebakterien und Mikrokokken definiert wurden [39, 43].

Therapie

Im Vordergrund steht die Beseitigung von Risikofaktoren, wie Hygienemängel und Milieufaktoren (feuchtes Milieu, geschlossene Schuhe). Die Behandlung der Hyperhidrose erfolgt mit Aluminiumsalzen, Iontophorese und – als aktuellste Therapieoption – mit Botulinumtoxin. Der bakterielle Infekt kann mit antibiotika- und antimykotikahaltigen Externa oder auch mit Solutio Castellani sine colore behandelt werden.

Die wesentlichen Funktionen der ekkrinen Schweißdrüsen im Rahmen der Thermoregulation sind lange bekannt. Bei Überfunktion steht als behandlungsbedürftiges Krankheitsbild die meist emotional bedingte Hyperhidrosis axillaris, manuum et pedum im Vordergrund. Eine weitere Beeinträchtigung durch starkes Schwitzen im Zusammenhang mit bakterieller Zersetzung der mazerierten Epidermis entwickelt nur im Extremfall Krankheitswert: das mit unangenehmer Geruchsentwicklung und grübchenförmigen Defekten meist der Fußsohlen einhergehende Krankheitsbild des Keratoma sulcatum. Besondere Formen der ekkrinen Bromhidrose, die durch metabolische und exogene Faktoren bedingt sind, führen den Patienten selten zum Dermatologen.

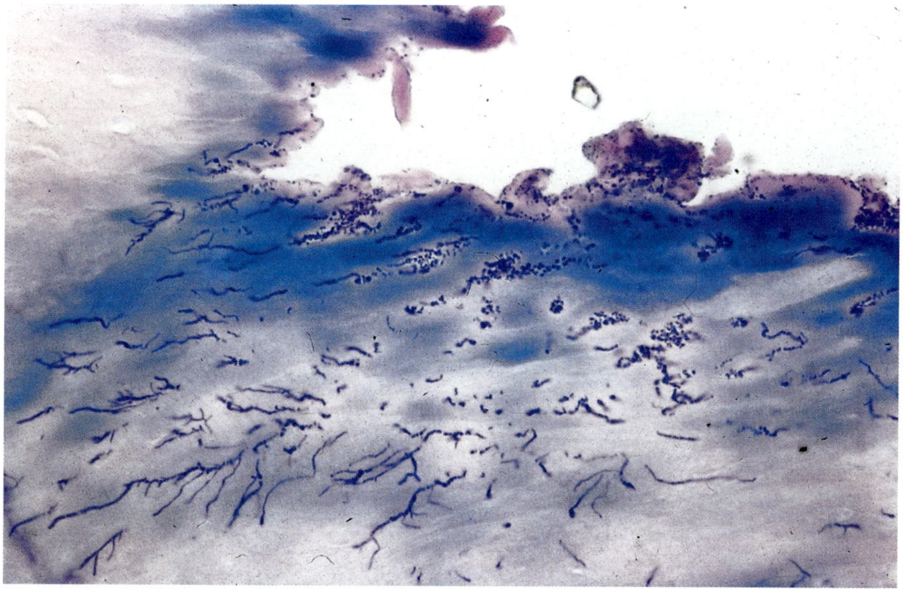

Abb. 4. Histologische Darstellung der Hornhautschicht der Fußsohle. Vom Boden des grübchenförmigen Defektes dringen kokkoide und fadenförmige, teils septierte Mikroorganismen in die Hornschicht ein. Tangentiale Biopsie, Hämatoxylin-Eosin

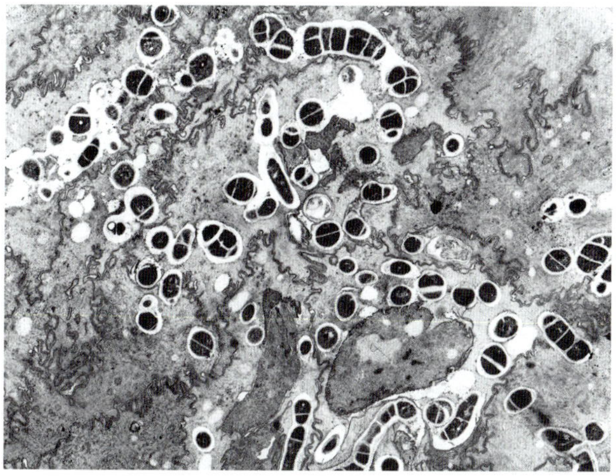

Abb. 5. Elektronenmikroskopische Darstellung von kokkoiden und in den tieferen Schichten des Stratum corneums fadenförmig wachsenden Bakterien mit deutlicher Septierung. Die Bakterien sind interzellulär und intrazellulär lokalisiert. (×5000)

Die Funktion der apokrinen Schweißdrüsen ist weiterhin Gegenstand der Forschung. Krankheitswert hat die mit penetrantem Geruch einhergehende Schweißabsonderung im Bereich der Achselhöhlen, der durch bakterielle Zersetzung der Schweißdrüsensekrete zustande kommt. Der dadurch entstehende unangenehme Körpergeruch kann bis zur gesellschaftlichen Isolierung führen. Forschungsergebnisse der letzten Jahre haben dem eher banalen, aber unangenehmen Symptom des Schweißgeruches eine spannende Facette hinzugefügt: Keinen Krankheitswert haben Pheromone, Wirkstoffe, deren Bedeutung im Tierreich seit langem bekannt sind, beim Menschen jedoch erst in den letzten Jahren als wichtige chemosensorische Signalüberträger definiert wurden, die entscheidend auf soziale und sexuelle Verhaltensweisen Einfluss nehmen können. Den apokrinen Schweißdrüsen und ihren Sekreten sind demnach verschiedene Auswirkungen zuzuschreiben: das unangenehme Krankheitsbild der apokrinen Bromhidrose und möglicherweise eine wichtige kommunikative Funktion.

Literatur

1. Braun-Falco O, Plewig G, Wolff HH (1996) Dermatologie und Venerologie, 4. Aufl. Springer, Berlin, S 207–212, S 977–980
2. Buck LB (2000) The molecular architecture of odor and pheromone sensing in mammals. Cell 100: 611–618
3. Castellani A (1910) On some subjects of tropical medicine which require further investigation. J Ceylon Branch Br Med Assoc 7: 1–10
4. Chen D, Haviland-Jones J (1999) Rapid mood change and human odors. Physiol Behav 68: 241–250
5. Chung S, Yoo WM, Park YG, Shin KS, Park BY (2000) Ultrasonic surgical aspiration with endoscopic confirmation for osmidrosis. Br J Plast Surg 53: 212–214
6. Cohn BA (1994) In search of human skin pheromones. Arch Dermatol 130: 1048–1051
7. Conklin RJ (1990) Common cutaneous disorders in athletes. Sports Med 9: 100–119
8. Cutler WB, Friedmann E, McCoy NL (1998) Pheromonal influences on sociosexual behavior in men. Arch Sex Behav 27: 1–13

9. Gill KA Jr, Buckels LJ (1968) Pitted keratolysis. Arch Dermatol 98: 7–11
10. Goffin V, Arrese JE, Pierard-Franchimont C, Pierard GE (1999) Do you have a good nose? Small lexicon of bromhidroses and other body odors. Rev Med Liege 54: 931–934
11. Goldsmith LA (1999) Biology of eccrine and apocrine sweat glands. In: Freedberg IM, Eisen AZ, Wolff K, Austen KF, Goldsmith LA, Katz SI, Fitzpatrick TB (eds) Dermatology in general medicine, 5th ed, McGraw-Hill, New York, pp 155–164
12. Gower DB, Holland KT, Mallet AI, Rennie PJ, Watkins WJ (1994) Comparison of 16-androstene steroid concentrations in sterile apocrine sweat and axillary secretions: interconversions of 16-androstenes by the axillary microflora – a mechanism for axillary odour production in man? J Steroid Biochem Mol Biol 48: 409–418
13. Grammer K, Jutte A (1997) Battle of odors: significance of pheromones for human reproduction. Gynakol Geburtshilfliche Rundsch 37: 150–153
14. Grosser BI, Monti-Bloch L, Jennings-White C, Berliner DL (2000) Behavioral and electrophysiological effects of androstadienone, a human pheromone. Psychoneuroendocrinology 25: 289–299
15. Guillet G, Zampetti A, Aballain-Colloc ML (2000) Correlation between bacterial population and axillary and plantar bromidrosis: study of 30 patients. Eur J Dermatol 10: 41–42
16. Hölzle E (1983) Pathophysiologische Aspekte und klinische Erscheinungsbilder der Hyperhidrosis. Hautarzt 34: 596–604
17. Hurley HJ Jr (1993) Apocrine glands. In: Fitzpatrick TB, Eisen A, Wolff K, Freedberg I, Austen KF (eds) Dermatology in general medicine, Vol 1. McGraw-Hill, New York, pp 753–756
18. Karlson P, Lüscher M (1959) Pheromones: a new term for a class of biologically active substances. Nature 183: 55–56
19. Kim IH, Seo SL, Oh CH (1999) Minimally invasive surgery for axillary osmidrosis: combined operation with CO_2 laser and subcutaneous tissue remover. Dermatol Surg 25: 875–879
20. Kunachak S, Wongwaisayawan S, Leelaudomlipi P (2000) Noninvasive treatment of bromidrosis by frequency-doubled Q-switched Nd: YAG laser. Aesthetic Plast Surg 24: 198–201
21. Kurata S, Itami S, Komada S, Takayasu S (1990) Intranuclear androgen and cytosolic receptor concentrations in the axillary skin of osmidrosis. Arch Dermatol Res 282: 33–37
22. Lamberg I (1969) Symptomatic pitted keratolysis. Arch Dermatol 100: 10–11
23. Leyden JJ, McGinley KJ, Hölzle E, Labows JN, Kligman AM (1981) The microbiology of the human axilla and its relationship to axillary odor. J Invest Dermatol 77: 413–416
24. Mallet AI, Holland KT, Rennie PJ, Watkins WJ, Gower DB (1991) Applications of gas chromatography-mass spectrometry in the study of androgen and odorous 16-androstene metabolism by human axillary bacteria. J Chromatogr 562: 647–658
25. Ou LF, Yan RS, Chen IC, Tang YW (1998) Treatment of axillary bromhidrosis with superficial liposuction. Plast Reconstr Surg 102: 1479–1485
26. Park DH, Kim TM, Han DG, Ahn KY (1998) A comparative study of the surgical treatment of axillary osmidrosis by instrument, manual, and combined subcutaneous shaving procedures. Ann Plast Surg 41: 488–497
27. Partan S, Marler P (1999) Communication goes multimodal. Science 283: 72–73
28. Preti G, Cutler WB, Christensen CM, Lawley HJ, Huggins GR, Garcia CR (1987) Human axillary extracts: analysis of compounds from samples which influence menstrual timing. J Chem Ecol 13: 717–731
29. Rennie PJ, Gower DB, Holland KT (1991) In-vitro and in-vivo studies of human axillary odour and the cutaneous microflora. Br J Dermatol 124: 596–602
30. Rohrbach D (2000) Die Prävalenz der Keratolysis sulcata (pitted keratolysis) bei Leistungssportlern. Med Dissertation, Martin-Luther-Universität, Halle-Wittenberg
31. Sato K (1993) Biology of the eccrine sweat gland. In: Fitzpatrick TB, Eisen A, Wolff K, Freedberg I, Austen KF (eds) Dermatology in general medicine, 4th ed, McGraw-Hill, New York, pp 221–241
32. Sato T, Sonoda T, Itami S, Takayasu S (1998) Predominance of type I 5α-reductase in apocrine sweat glands of patients with excessive or abnormal odour derived from apocrine sweat (osmidrosis). Br J Dermatol 139: 806–810
33. Schissel DJ, Aydelotte J, Keller R (1999) Road rash with a rotten odor. Mil Med 164: 65–67
34. Schwartz RA (1997) Pitted keratolysis. In: Demis DJ (ed) Clinical Dermatology, vol 3. Lippincott-Raven, New York, Section 16:pp 1–8
35. Spielman AI, Zeng XN, Leyden JJ, Preti G (1995) Proteinaceous precursors of human axillary odor: isolation of two novel odor-binding proteins. Experientia 51: 40–47
36. Stern K, McClintock MK (1998) Regulation of ovulation by human pheromones. Nature 392: 177–179
37. Stratigos AJ, Stern R, Gonzalez E, Johnson RA, O'Connell J, Dover JS (1999) Prevalence of skin disease in a cohort of shelter-based homeless men. J Am Acad Dermatol 41: 197–202
38. Takama H, Tamada Y, Yano K, Nitta Y, Ikeya T (1997) Pitted keratolysis: clinical manifestations in 53 cases. Br J Dermatol 137: 282–285
39. Tilgen W (1979) Pitted eratolysis – Ultrastructural study. J Cutan Pathol 6: 18–30
40. Wedekind C, Seebeck T, Bettens F, Paepke AJ (1995) MHC-dependent mate preferences in humans. Proc R Soc Lond B 260: 245–249
41. Weller A (1998) Human pheromones: communication through body odour. Nature 392: 126–127
42. Wu WH, Ma S, Lin JT, Tang YW, Fang RH, Yeh FL (1994) Surgical treatment of axillary osmidrosis: an analysis of 343 cases. Plast Reconstr Surg 94: 288–294
43. Zaias N (1982) Pitted and ringed keratolysis. A review and update. J Am Acad Dermatol 7: 787–791

Botulinumtoxin-A – aktueller Stand

Marc Heckmann

Patienten mit unmäßiger Schweißbildung in den Axillen, an den Händen und Füßen oder auch im Stirn- und Nackenbereich, die nicht selten über Jahre auf der Suche nach einer akzeptablen Therapie waren, können durch Injektionen von Botulinumtoxin-A (BT-A) innerhalb weniger Tage von ihren Beschwerden befreit werden. Die Wirksamkeit und Sicherheit dieses Behandlungsansatzes ist durch zahlreiche klinische Studien belegt. Die Behandlung ist im Einzelfall zu prüfen und im Rahmen eines individuellen Versuchs zur Heilung zu begründen, da momentan Botulinumtoxin als Medikament zugelassen ist, jedoch noch nicht namentlich zur Behandlung der Hyperhidrose. Eine sekundäre Hyperhidrose in Folge einer organischen Grunderkrankung sollte in jedem Fall ausgeschlossen beziehungsweise therapiert sein, bevor eine BT-A-Injektion in Betracht gezogen wird. Aktuelle klinische Untersuchungen beschäftigen sich mit einer Optimierung der Dosis.

Einleitung

Die klinische Erforschung und Anwendung von BT-A hat in den vergangenen beiden Jahren fachübergreifend eine rasante Entwicklung durchlaufen. Inzwischen finden sich mehr als hundert medizinische Anwendungsgebiete in der Fachliteratur, die buchstäblich von A wie Analfissur bis Z wie Zähneknirschen (Bruxismus) reichen. Kaum ein anderes Medikament kann sich hinsichtlich seiner selektiven Wirkungsweise einerseits und seinem vielseitigen Nutzen andererseits mit BT-A vergleichen [2].
Die Wirkung des BT-A beruht auf einer Hemmung der Acetylcholin-Freisetzung an der neuromuskulären Endplatte [4, 5]. In der Dermatologie kann dieser Mechanismus einerseits bei der Korrektur mimisch bedingter Falten, andererseits bei der Behandlung der fokalen Hyperhidrose therapeutisch genutzt werden, wobei die bisherigen Anwendungserfahrungen durchweg positiv und zukunftsweisend sind.

Pharmakologische Besonderheiten von Botulinumtoxin-A

Botulinumtoxin-A ist ein bakterielles Exotoxin, welches von *Clostridium botulinum* unter anaeroben Bedingungen gebildet wird. Daneben sind bislang sieben weitere Botulinumtoxin-Subtypen identifiziert worden, die sich zum Teil strukturell und funktionell unterscheiden [3]. Die größte pharmakologische Bedeutung und Verbreitung als Medikament besitzt jedoch BT-A. Es handelt sich um ein 150 kD großes dimeres Molekül, mit einer größeren (100 kD) und einer kleineren (50 kD) Untereinheit, welche durch eine einzige Sulfidbrücke miteinander verbunden sind. Praktisch bedeutet dies, dass das Molekül zerbrechlich ist und sowohl durch Wärme als auch durch mechanisches Traktieren (Schütteln oder Schaumbildung) inaktiviert werden kann. Deshalb wird BT-A für den medizinischen Gebrauch stets in lyophilisierter, gekühlter Form bereitgestellt und erst unmittelbar vor der Anwendung in 0,9 % NaCl-Lösung rekonstituiert. Danach sollte es nach Angaben der Hersteller innerhalb von Stunden verbraucht oder aber verworfen werden. Manche Autoren befürworten allerdings Umstände halber auch eine Lagerung des gelösten Toxins im Kühlschrank (+4°C) bis zu einer Woche. Exakte Daten zum Wirkungsverlust innerhalb eines solchen Zeitraums liegen nicht vor. Aufgrund seiner molekularen Größe ist BT-A nicht für eine transepidermale Anwendung in Form von Salben oder Badezusätzen geeignet, sondern muss stets durch Injektionen an den beabsichtigten Wirkort gebracht werden. Im Gewebe diffundiert BT-A frei, bis es aktiv über spezifische Proteine in der Zellmembran von Nervenzellen, sogenannte Akzeptoren, aufgenommen wird und ins Zellinnere gelangt. Dort kommt es über eine Reaktionskaskade zur Hemmung der neuronalen Acetylcholin-Freisetzung aus den Speichervesikeln und damit zur Unterbrechung der neuronalen Impulsübertragung überall dort, wo Acetylcholin der neurogene Transmitter ist: an der neuromuskulären Endplatte und an den sympathisch innervierten ekkrinen

Schweißdrüsen der Haut. Sensorische Nerven bleiben dagegen unbeeinflusst von BT-A. Die durch BT-A induzierte Muskellähmung ist dosisabhängig und tritt erst im Verlauf von zwei bis fünf Tagen nach Injektion auf. Obwohl die betroffenen Nervenzellen nach Aufnahme von BT-A irreversibel blockiert sind, bildet sich die Muskellähmung innerhalb von etwa drei Monaten wieder zurück, da neue Nervenendigungen in den Muskel einsprossen [7]. Ähnlich verhält es sich auch an den Schweißdrüsen der Haut, welche neue Verbindungen zu sympathischen Fasern erhalten. Die iatrogen erzeugte Wirkung von BT-A ist daher stets temporär, so dass für einen dauerhaften Effekt Wiederholungsbehandlungen in Abständen von etwa 4–12 Monaten erforderlich sind.

Klinische Wirksamkeit und Sicherheit

Nachdem erstmals im Jahr 1995 die klinische Wirksamkeit von BT-A zur Behandlung des fokalen Schwitzens bei einem Patienten mit Frey-Syndrom beschrieben wurde [1], sind inzwischen (Stand Juli 2000) mehr als 50 Arbeiten, darunter zwei doppelblind-, plazebokontrollierte Studien [8, 9] erschienen, die ausnahmslos eine verlässliche Wirksamkeit attestieren. Bislang wurde noch über keinen Hyperhidrosispatienten berichtet, bei dem eine Therapieresistenz aufgrund einer Induktion von neutralisierenden Antikörpern aufgetreten ist. Bei Patienten mit neuromuskulären Erkrankungen findet sich eine Antikörperinduktion bei 3–10% der behandelten Patienten, wobei das Risiko mit der Anzahl der erfolgten Behandlungen und der Höhe der verwendeten Dosis steigt [6].

Damit wird für künftige klinische Studien vor allem eine Optimierung des Dosis-Wirkung-Verhältnisses und eine Verlängerung des therapiefreien Intervalls im Mittelpunkt stehen. Im Rahmen der ersten bundesweiten multizentrischen Anwendungsstudie zur Wirksamkeit und Sicherheit von Botulinumtoxin bei axillärer Hyperhidrosis fanden sich Hinweise darauf, dass bereits mit 100 U (Dysport) pro Axilla gleichwertige Ergebnisse zu erzielen sind wie mit der früher verwendeten Dosis von 200 beziehungsweise 400 U pro Axilla. Dies bedeutet nicht nur eine höhere Sicherheit bei der Vermeidung der Antikörperbildung, sondern auch eine Halbierung der Arzneimittelkosten.

Schwerwiegende oder dauerhafte Nebenwirkungen wurden nach Behandlung der Hyperhidrose bislang nicht beobachtet. Bei der palmaren Behandlung muss der Patient in jedem Fall jedoch über eine passagere Schwächung der Handmuskulatur aufgeklärt werden, die sich zwar regelmäßig innerhalb von Wochen vollständig zurückbildet, bei Personen, die beruflich auf ihre Feinmotorik angewiesen sind jedoch einer vorübergehenden Umstellung bedarf. Insgesamt kann die Anwendung von BT-A jedoch als ausgesprochen sichere Therapieform eingestuft werden, eine Einschätzung, die übrigens auch von der amerikanischen Gesundheitsbehörde (FDA) geteilt wird.

Bei der praktischen Durchführung stellt die axilläre Hyperhidrose bei korrekter intradermaler Injektionstechnik mit 30-Gauge-Kanülen in der Regel keine Schwierigkeiten dar und kann ohne analgetische Vorbehandlung erfolgen. Palmoplantar ist dagegen fast immer eine Analgesie erforderlich, die in Form eines Hand- beziehungsweise Fußblocks oder einer Kombination von topischen Verfahren durchgeführt werden kann. Obwohl durch einen Block in der Regel eine bessere Analgesie erreicht werden kann, müssen mögliche Gefäß- und Nervenverletzungen ebenso wie nicht abschätzbare Effekte bei multipler Wiederholung (etwa 1- bis 2-mal pro Jahr) sorgfältig abgewogen werden. Als Alternative hierzu hat sich die Kombination folgender Verfahren bewährt: Schmierseifen-Handbad, Iontophorese mit 2% Mepivacain (Meaverin) über 20 Minuten oder EMLA okklusiv über 60–90 Minuten, zusätzliche Gabe von nichtsedierenden Analgetika (beispielsweise Paracetamol 1000 mg p.o. 30 Minuten vor Injektion), Anwendung von Kältespray (Chloräthyl-Spray) unmittelbar vor dem Einstich. Wenngleich dadurch keine komplette Analgesie erreicht werden kann, ist eine Kombination dieser Maßnahmen nach unserer Erfahrung in den meisten Fällen ausreichend, um den Patienten ohne invasive analgetische Verfahren über die Behandlung hinweg zu helfen.

Anwendung außerhalb der deklarierten Zulassungsindikationen

Die beiden derzeit im Handel befindlichen Präparate Botox (Hersteller: Allergan, Irvine, USA; Vertrieb: Merz, Deutschland) und Dysport (Hersteller: Ipsen-LTD, Wrexham GB, Vertrieb, Ipsen-Pharma, Ettlingen) sind zur Anwendung ausgewählter neurologischer Krankheitsbilder zugelassen. Wie bei kaum einem anderen Medikament hat sich jedoch für BT-A ein ausgesprochen weites Feld zusätzlicher Anwendungsgebiete (sogenannte *Off-lable uses*) entwickelt. Obwohl bereits mehrere Studien in Hinblick auf spätere Zulassung für Hyperhidrosis und für die

Korrektur mimischer Falten angelaufen sind, besteht aktuell noch keine Zulassung für dermatologsiche Indikationen.

Ein Arzt darf im Rahmen der Therapiefreiheit ein Medikament auch für eine nicht angegebene Indikation verwenden, wenn dies begründet und medizinisch geboten ist. Dieser Tatbestand liegt vor, wenn das Arzneimittel, wie im Falle des BT-A, in der beabsichtigten Anwendung medizinisch-wissenschaftlich erprobt wurde und seine unerwünschte Arzneimittelwirkungen in ausreichendem Maße bekannt sind. In einer Entscheidung des Oberlandesgerichtes Köln aus dem Jahr 1991 heißt es explizit: „Das Arzneimittelgesetz beschränkt die therapeutische Freiheit das Arztes nicht in der Weise, daß es den Einsatz eines Medikaments, das gegen bestimmte Erkrankungen zugelassen ist, gegen eine andere Erkrankung verbietet." Wichtig ist allerdings, dass der Arzt den Patienten darüber aufklärt und im Einzelfall begründen kann, warum ein individueller Versuch zur Heilung mit BT-A erforderlich ist.

Literatur

1. Drobik C, Laskawi R, Schwab S (1995) Therapie des Frey-Syndroms mit Botulinum-Toxin. Erfahrungen mit einer neuen Behandlungsmethode. HNO 43: 644–648
2. Hallett M (1999) One man's poison – clinical applications of botulinum toxin. N Engl J Med 341: 118–120
3. Hambleton P (1992) Clostridium botulinum toxins: a general review of involvement in disease, structure, mode of action and preparation for clinical use. J Neurol 239: 16–20
4. Heckmann M, Ceballos-Baumann A, Schaller M, Plewig G (1998) Botulinum-Toxin-A in der Dermatologie. Hautarzt 49: 87–90
5. Jankovic J (1994) Botulinum toxin in movement disorders. Curr Opin Neurol 7: 358–366
6. Jankovic J, Schwartz K (1995) Response and immunoresistance to botulinum toxin injections. Neurology 45: 1743–1746
7. Paiva de A, Meunier FA, Molgo J, Aoki KR, Dolly JO (1999) Functional repair of motor endplates after botulinum neurotoxin type A poisoning: biphasic switch of synaptic activity between nerve sprouts and their parent terminals. Proc Natl Acad Sci U S A 96: 3200–3205
8. Schnider P, Binder M, Auff E, Kittler H, Berger T, Wolff K (1997) Double blind trial of botulinum A toxin for the treatment of focal hyperhidrosis of the palms. Br J Dermatol 136: 548–552
9. Schnider P, Binder M, Kittler H, Birner P, Starkel D, Wolff K, Auff E (1999) A randomized, double-blind, placebo-controlled trial of botulinum A toxin for severe axillary hyperhidrosis. Br J Dermatol 140: 677–680

Allergologie

Tryptase, ein Marker für okkulte Mastozytose

Dagmar Ludolph-Hauser und Bernhard Przybilla

Mastozytosen sind eine Gruppe wahrscheinlich heterogener Erkrankungen, die durch eine Vermehrung von Mastzellen gekennzeichnet sind [11]. Die Mastzellvermehrung kann verschiedene Organsysteme betreffen und mit charakteristischen Symptomen oder Beschwerden, jedoch auch symptomlos auftreten. Hieraus ergibt sich eine derzeit gebräuchliche Einteilung der Mastozytosen (Tabelle 1). Bislang ist unbekannt, ob die Mastzellvermehrung reaktiv oder neoplastisch ist. Pathogenetisch könnten Besonderheiten des c-kit-Rezeptors oder seines Liganden, des Stammzellfaktors (Stem cell factor, SCF), von Bedeutung sein. Bei fehlender Kenntnis der Pathogenese von Mastozytosen ist ihre Klassifikation als vorläufig anzusehen.

Mastozytosen können mit einer Vielzahl von Symptomen einhergehen, die entweder durch die Zellvermehrung im Gewebe oder durch die gesteigerte Freisetzung von Mediatoren bedingt sind (Tabelle 2). Als bedeutsames Risiko der Mastozytosen wird die Neigung zu anaphylaktischen oder anaphylaktoiden Reaktionen auf bestimmte Stimuli angesehen [5], so insbesondere auf nichtsteroidale Antiphlogistika [1, 3, 7, 15], Kontrastmittel [1], Opioide [3] oder Allgemeinnarkosen [26].

Tabelle 1. Klassifikation der Mastozytosen. (Nach Metcalfe et al. 1998 [18])

Kutane Mastozytose
Urticaria pigmentosa
Mastozytom(e)
Diffuse Mastozytose
Teleangiectasia macularis eruptiva perstans
Systemische Mastozytose[a]
Mastzellinfiltration mindestens eines inneren Organes
Mastozytose in Verbindung mit hämatologischer Erkrankung[a]
Leukämie, Lymphom, myelodysplastische oder myeloproliferative Erkrankungen
Lymphadenopathische Mastozytose mit Eosinophilie[a]
Mastzell-Leukämie

[a] Mit oder ohne Hautbeteiligung

Tabelle 2. Symptome bei Mastozytosen

Haut	Pruritus, Flush, Urtikaria
Magen-Darm	Nausea, Krämpfe, Flatulenz, Erbrechen, Diarrhoe, Ulzera, Malabsorption
Herz-Kreislauf	Tachykardie, Hypotonie, Synkopen, Schock
Atemwege	Rhinorrhoe, Bronchospasmus
Skelett	Schmerzen, pathologische Frakturen, Osteoporose
Blut	Anämie, Leukozytose, Leukopenie, Eosinophilie, Gerinnungsstörung
Nerven, Psyche	Schwindel, Reizbarkeit, Gedächtnisstörung, Persönlichkeitsveränderung
Allgemein	Schwäche, Müdigkeit, Fieber, Gewichtsverlust

Die Diagnose einer Mastozytose gründet sich auf den Nachweis einer Mastzellvermehrung in der Haut oder in inneren Organen. Ergänzend kann der Nachweis erhöhter Konzentrationen von Mastzellmediatoren in Körperflüssigkeiten herangezogen werden. Die Bestimmung von Histamin beziehungsweise Histaminmetaboliten in Plasma oder Urin ist für einen routinemäßigen Einsatz zu aufwendig und störanfällig; dies gilt noch mehr für den Nachweis von Prostaglandin D2 im Urin. Demgegenüber erlaubt ein seit 1997 auf dem Markt befindlicher Fluoroenzymimmunoassay (Unicap Tryptase) die Bestimmung von Tryptase in Serum und anderen Körperflüssigkeiten [6, 13, 16, 27]. Tryptase ist ein in hohem Maße Mastzell-spezifisches Enzym [8], das einen erheblichen Anteil der Mastzellproteine ausmacht [21]. Es gibt verschiedene Isoenzyme, deren Freisetzung unterschiedlich reguliert ist. α-Tryptase wird in geringen Mengen kontinuierlich sezerniert. Anaphylaktische oder anaphylaktoide Reaktionen führen zu einer plötzlichen Mastzelldegranulation und damit zu einem raschen, oft über Stunden anhaltenden Anstieg der Serumkonzentration von β-Tryptase, die in mindestens drei Isoformen vorliegt [22, 24, 9, 23]. Mit dem Fluoroenzymimmunoassay werden sowohl α- als auch β-Tryptase erfasst. Bei vielen, nach eigener Beobachtung jedoch nicht bei allen Patienten mit systemischer Mastozytose, ist die Tryptasekonzentration im Serum kontinuierlich erhöht [23]. Umgekehrt haben wir in manchen Fällen eine Erhöhung der basalen Konzentration der Serummastzelltryptase gefunden, ohne dass Hinweise auf eine Mastozytose bestanden. Eine endgültige Diagnose kann anhand des basalen Serumtryptasespiegels nicht gestellt werden; hierzu müssen weitere Befunde herangezogen werden.

Bei Mastozytosen finden sich in den meisten Fällen Hauterscheinungen, in der Regel eine Urticaria pigmentosa, die durch den Dermatologen diagnostisch leicht einzuordnen ist [18]. Bisher wurde daher davon ausgegangen, dass die Krankheitserscheinungen einer Mastozytose der Haut ohne Schwierigkeiten klinisch erkennbar sind. Wir haben jedoch eine Gruppe von Patienten mit sehr schweren anaphylaktischen Reaktionen auf Hymenopterenstiche identifiziert, bei denen der basale Serumspiegel der Mastzelltryptase als Hinweis auf eine Mastozytose über 13,5 μg/l (95. Perzentile eines Normalkollektivs) erhöht war. Die Haut dieser Patienten war bereits früher dermatologisch untersucht worden; nur bei einzelnen war eine Urticaria pigmentosa erkennbar gewesen. Als nun in Kenntnis des erhöhten basalen Serumtryptasespiegels als Hinweis auf eine Mastozytose sorgfältig nachuntersucht wurde, fanden sich bei etwa drei Vierteln der Patienten wenig auffällige, 2–3 mm im Durchmesser große, livid-bräunliche Maculae, die histologisch das Bild einer kutanen Mastozytose zeigten [14]. Sofern sie überhaupt beachtet worden waren, wurden sie bei vorangegangenen Inspektionen für Lentigines, Epheliden oder Nävuszellnävi gehalten [2, 17]. Bei denjenigen Patienten, die auch internistisch untersucht wurden, konnte überraschenderweise in den meisten Fällen, vorwiegend aufgrund einer Mastzellvermehrung im Knochenmark, eine systemische Mastozytose belegt werden.

Klinisch auffällig war, dass Patienten mit erhöhtem basalem Serumtryptasespiegel in 75% schwerste, mit Bewusstseinsverlust einhergehende anaphylaktische Stichreaktionen erlitten hatten. Mastozytose ist daher ein Risikofaktor für außerordentlich gefährliche Insektenstichreaktionen. Eine Hymenopterengifthyposensibilisierung ist hier besonders dringlich angezeigt. Wegen der erheblichen Gefährdung durch neuerliche Stiche sollte diese Behandlung nach derzeitigem Wissensstand lebenslang erfolgen. Um die Wirksamkeit der Hyposensibilisierung zu erhöhen, kann eine Steigerung der üblichen Erhaltungsdosis von 100 μg/4 Wochen auf 200 μg/4 Wochen (notwendigenfalls auch höher) in Betracht gezogen werden; bei Therapie mit Bienengift sollte diese Dosissteigerung grundsätzlich erfolgen, da durch einen einzelnen Bienenstich bis zu 200 μg Gift abgegeben werden können (durch Wespenstiche 3–10 μg). Zu beachten ist, dass durch die Bestimmung des basalen Serumtryptasespiegels zwar viele Patienten mit okkulter Mastozytose identifiziert werden, bei eindeutiger kutaner Mastozytose aber nicht selten die basale Tryptasekonzentration im Serum nicht erhöht ist. Daher ist über die Bestimmung des basalen Serumtryptasespiegels hinaus bei jedem Patienten mit einer anaphylaktischen Reaktion auch eine gründliche Inspektion der Haut zum Ausschluss einer kutanen Mastozytose anzuraten.

Okkulte Mastozytosen wurden auch als Ursache unklarer Synkopen nachgewiesen [19]. Nach eigenen Erfahrungen bleiben Mastozytosen darüber hinaus trotz klinisch erkennbarer Urticaria pigmentosa häufig auch dann „okkult", wenn Symptome von Seiten anderer Organe im Vordergrund stehen, so beispielsweise Spontanfrakturen und Osteoporose [10], gastrointestinale [4] oder kardiale Beschwerden [25]. Ursächlich hierfür ist die in diesen Fällen auf den ersten Blick nicht augenscheinliche Verbindung zwischen der oftmals schwerwiegenden internistischen Symptomatik und den vom dermatologisch Ungeschulten nicht wahrgenommenen oder für „Muttermale" gehaltenen Hautveränderungen. Auch die seltene, vor allem im Kindesalter auftretende diffuse kutane Mastozytose kann trotz charakteristischer, aber diskreter Hauterscheinungen fehldiagnostiziert werden [12]. Die Bestimmung der Mastzelltryptase kann auch hier helfen, diese Mastozytoseform richtig einzuordnen.

Aktuelle Beobachtungen lassen erkennen, dass anaphylaktoide Überempfindlichkeitsreaktionen auf Acetylsalicylsäure, thermische Reize wie kaltes Wasser oder Sauna, bei Mastozytosen im Gegensatz zur gängigen Meinung nicht sehr häufig sind. Interessanterweise geben Patienten mit okkulter kutaner Mastozytose auch kaum Hautreaktionen wie Juckreiz, Flush oder Urtikaria an.

Literatur

1. Bandmann HJ, Kaess H, Langer HD (1983) Mastocytosis simulating a food allergy. Hautarzt 34: 217–220
2. Biedermann T, Ruëff F, Sander CA, Przybilla B (1999) Mastocytosis associated with severe wasp sting anaphylaxis detected by elevated serum mast cell tryptase levels. Br J Dermatol 146: 1110–1112

3. Braun-Falco O, Plewig G, Wolff HH (1995) Dermatologie und Venerologie, 4. Aufl. Springer, Berlin, S 1431–1438
4. Bredfeld JE, O'Laughlin JC, Durham JB, Blessing LD (1980) Malabsorption and gastric hyperacidity in systemic mastocytosis. Am J Gastroenterol 74: 133–137
5. Brouet JC (1979) Anaphylaxis and systemic mastocytosis. J Clin Pathol 32: 854
6. Buckley MG, Walters C, Wong WM, Cawley MI, Ren S, Schwartz LB, Walls AF (1997) Mast cell activation in arthritis: detection of alpha and beta tryptase, histamine and eosinophil cationic protein in synovial fluid. Clin Sci (Colch) 93: 363–370
7. Butterfield JH, Kao PC, Klee GC, Yocum MW (1995) Aspirin idiosyncrasy in systemic mast cell disease: a new look at mediator release during desensitization. Mayo Clin Proc 70: 481–487
8. Castells MC, Irani AM, Schwartz LB (1987) Evaluation of human peripheral blood leukocytes for mast cell tryptase. J Immunol 138: 2184–2189
9. Cottineau C, Drouet M, Costerousse F, Dussaussoy C, Sabbah A (1996) Importance of plasma (histamine and tryptase) and urinary (methylhistamine) in perianesthetic anaphylactic and/or anaphylactoid reactions. Allerg Immunol (Paris) 28: 273–276
10. De Gennes C, Kuntz D, Vernejoul MC de (1992) Bone mastocytosis. A report of nine cases with a bone histomorphometric study. Clin Orthop 279: 281–291
11. Golkar J, Jeffrey DB (1997) Mastocytosis. Lancet 349: 1379–1385
12. Grussendorf EL, Bar T, Behrendt H, Redemann M (1978) Diffuse cutaneous mastocytosis in childhood. Ann Dermatol Veneorol 105: 335–336
13. Hochstrasser G, Rasp K (1993) Tryptase in nasal fluids is a useful marker of allergic rhinitis. Allergy 48: 72–74
14. Kendal, ME, Fields JP, Kin LE (1984) Cutaneous mastocytosis without clinically obvious skin lesions. J Am Acad Dermatol 10: 903–905
15. Lorcene B, Arveux I, Chauffert B, Dalac S, Lambert D, Martin F (1989) Aspirin and systemic mastocytosis. Lancet ii: 1155
16. Ludolph-Hauser D, Ruëff F, Sommerhoff CP, Przybilla B (1999) Tryptase, ein Marker für die Aktivierung und Lokalisation von Mastzellen. Hautarzt 50: 556–561
17. Ludolph-Hauser D, Ruëff F, Fries C, Schoepf P, Przybilla B (2001) Constitutionally elevated serum levels of mast cell tryptase identify patients with mastocytosis and severe anaphylactic reactions to hymenoptera stings. Lancet (im Druck)
18. Metcalfe DD (1998) Mastocytosis syndromes. In: Middleton E, Reed CE, Ellis EF, Adkinson NF, Yunginger JW, Busse WW (eds) Allergy, principles and practice, 5th edn. Mosby, St. Louis, pp 1093–1103
19. Roberts LJ, Fields JP, Oates JA (1982) Mastocytosis without urticaria pigmentosa: a frequently unrecognized cause of recurrent syncope. Trans Assoc Am Physicians 5: 36–41
20. Rozniecki JJ, Hauser SL, Stein M, Lincoln R, Theoharides TC (1995) Elevated mast cell tryptase in cerebrospinal fluid of multiple sclerosis patients. Ann Neurol 37: 63–66
21. Schwartz LB (1994) Tryptase: a mast cell serine protease. Methods Enzymol 244: 88–100
22. Schwartz LB, Metcalfe DD, Miller JS, Earl H, Sullivan T (1987) Tryptase levels as an indicator of mast-cell activation in systemic anaphylaxis and mastocytosis N Engl J Med 316: 1622–1626
23. Schwartz LB, Sakai K, Bradford TR, Ren S, Zweimann B, Worobec AS (1995) The alpha form of human tryptase is the predominant type present in blood at baseline in normal subjects and is elevated in those with systemic mastocytosis. J Clin Invest 96: 2702–2710
24. Schwartz LB, Yunginger JW, Miller J, Bockhari R, Dull D (1989) Time course of appearance and disappearance of human mast cell tryptase in the circulation after anaphylaxis. J Clin Invest 83: 1551–1555
25. Thomas D, Dragodanne C, Frank R, Prier A, Chomette G, Grosgogeat Y (1981) Systemic mastocytosis with myopericardial localization and AV-block. Arch Mal Coeur Vaiss 74: 215–221
26. Vaughan ST, Jones GN (1998) Systemic mastocytosis presenting as profound cariovascular collaps during anesthesia. Anesthesia 53: 804–807
27. Walls AF, Bennett AR, Godfrey AC, Holgate ST, Church MK (1991) Mast cell tryptase and histamin concentrations in bronchoalveolar lavage fluid from patients with interstitial lung disease. Clin Sci (Colch) 81: 183–188

Stellenwert von In-vitro-Testen

Hans F. Merk

Einleitung

Allergische Reaktionen sind Folge einer spezifischen Sensibilisierung auf chemisch definierbare Antigene, die zur Bildung spezifischer, dieses Antigen erkennender T-Lymphozyten beziehungsweise Antikörper geführt hat. Durch Nachweis der entsprechenden spezifischen Antikörper oder Antigen-spezifischer Reaktionen der T-Lymphoyzten lässt sich daher mit In-vitro-Methoden eine Allergiediagnostik durchführen, die eine Ergänzung zur Anamnese und Hauttestung sein kann. Daher sind in der Regel In-vitro-Testungen der Diagnostik durch Anamnese und Hauttestungen nachgeordnet und nur bei einer aus klinischen Gründen nicht durchführbaren Hauttestung oder bei einer zu hohen Gefährdung des Patienten durch den Hauttest alleine aufgrund anamnestischer Angaben indiziert.

Serologische Methoden lassen sich von zellulären Testmethoden unterscheiden. Die serologischen Methoden dienen zur Bestimmung von Gesamt-IgE und spezifischem IgE, während bei den zellulären Methoden die Bestimmung der Basophilenaktivierung oder der T-Lymphozytenreaktionen auf einzelne Antigene im Vordergrund stehen (Tabelle 1).

Eine weitere Möglichkeit in der Allergiediagnostik bietet die Bestimmung von Entzündungsmediatoren und damit quantitative Beurteilung von Entzündungsreaktionen. Beispiele dafür sind die Bestimmung der Tryptase als Mediator der Basophilen und der Mastzellen sowie das eosinophile kationische Protein (ECP) als Mediator der eosinophilen Granulozyten. Schließlich kann man durch Laboruntersuchungen eine mögliche Allergenbelastung in der Umgebung von Patienten objektivieren. So lassen sich etwa in Staubproben Konzentrationen von Hausstaubmilben, Tierhaaren und anderen messen.

Tabelle 1. Klassifikation der Mastozytosen. (Nach Metcalfe et al. 1998 [18])

Serologische Teste
Spezifische IgE
Einzelallergen, beispielsweise CAP Pharmacia
Mischallergene, beispielsweise Phadiatop
Streifentest
Immunoblot
Spezifisches IgG
ECP
Tryptase
Zelluläre Teste
Basophilenaktivierung
Histaminfreisetzung
CAST-ELISA
CD63-Expression
Lymphozytentransformation
Proliferation
Zytokinbildung
Läsionale Lymphozyten

Bestimmung des spezischen Immunglobulin E

Die Entdeckung des Immunglobulin E (IgE) 1967 ermöglichte allergische Reaktionen vom Soforttyp sowie Krankheitsbilder des atopischen Syndroms insbesondere des Asthma bronchiale und der Rhinitis allergica immunologisch nachvollziehbar zu machen und war ein wesentlicher Beitrag dazu, die Allergie wissenschaftlich hoffähig zu machen. Mit Hilfe des Radio-Allergo-Sorbent-Testes (RAST) wurde eine Methode entwickelt, die die Bestimmung des spezifischen IgEs gegen einzelne Allergene erlaubt. Durch Optimierung der Antigenbindung im CAP-Test ließ sich eine verbesserte Sensitivität im Vergleich zum RAST entwickeln [3–5, 9, 20]. Vergleiche dieses Testsystems mit alternativen Bestimmungen haben in der Regel die Sensitivität dieses Testverfahrens unterstrichen [3–5, 9, 20, 39]. Ein wesentlicher Faktor bei der Bestimmung des spezifischen IgE ist in jedem Fall die Qualität der verwendeten Antigenextrakte [9, 21]. Tabelle 2 fasst beispielhaft für Gräserpollenallergene und Hausstaubmilbenallergene vier kommerziell zur Verfügung stehende Methoden und die Ergebnisse ihrer Testung bezüglich Spezifität und Sensitivität zusammen.

Durch Bindung mehrerer bei Atopie häufig relevanter Allergene (Atopene) versuchte man Testsysteme zur verbesserten Diagnostik einer allergischen Ver-

Tabelle 2. Spezifität und Sensitivität für Gräserpollen beziehungsweise Hausstaubmilben verschiedener am Markt befindlicher Teste zur Bestimmung des spezifischen IgE

	Spezifität (CAP)	Spezifität (Vergleich)	Sensitivität (CAP)	Spezifität (Vergleich)	Referenz
Gräserpollen	100%	Magiclite(1) 100%	83%	Magiclite(1) 90%	20
	97%	ELItest (2) 100%	85%	ELItest (2) 80%	5
	86%	AlaSTAT (3) 89%	87%	AlaSTAT (3) 53%	40
Dermatophagoides pteronissimus	98%	Magiclite (1) 72%	78%	Magiclite (1) 72%	20
	97%	ELItest (2) 100%	73%	ELItest (2) 72%	5
	81%	AlaSTAT (3) 95%	72%	AlaSTAT (3) 63%	40

ursachung geklagter Beschwerden zu erhalten. Insgesamt ist diese Methode aber prinzipiell nicht sensitiver als die Bestimmung des spezifischen IgE mittels RAST oder CAP und wegen der fehlenden Erfassung des exakten Allergens nur von begrenztem diagnostischen Wert. Der Test ist dann sinnvoll, wenn zum Beispiel bei Kleinkindern Serum eingespart werden soll und die Verursachung eines Krankheitsbildes durch allergische Reaktionen noch unklar ist [24, 25].

Einen anderen Ansatz besitzen kommerziell erhältliche Streifenteste, bei denen zumeist auf Zellulosestreifen mehrere Antigene gebunden sind, die mit dem zu untersuchenden Serum inkubiert werden. Bei Bindung von IgE lassen sich die entsprechenden Bindungsspots visualisieren. Der diagnostische Stellenwert dieser Testmethode besteht darin, die Differentialdiagnose allergische Ursache gegen nichtallergische Verursachung zu führen. Entsprechend wird man an diese Testmethoden die Forderung einer hohen Sensitivität stellen müssen, die über klassischen Bestimmungen des spezifischen IgE liegen bei möglicherweise geringerer Spezifität. Weiterhin sollten diese Teste wegen des Ansatzes als Screening-Test möglichst einfach durchführbar sein [6, 34]. Bei den bisherigen Untersuchungen haben sich noch keine Ansätze gefunden, die eine höhere Sensitivität als die Bestimmung des spezifischen IgE mittels CAP oder gar des Hauttestes ergeben haben. Vor allem aber sind die bislang zur Verfügung stehenden Streifenteste aufwendig und im Vergleich zu anderen Screeningtesten, etwa bei Diabetes-Verdacht, in unkundiger Hand fehleranfällig, so dass ihr Einsatz als Screening-Test bislang noch nicht empfohlen werden kann [19, 23, 39, 41]. Sie erlauben keine quantitative Bestimmung des spezifischen IgE.

Immunoblot

Nach Trennung eines Proteingemisches, beispielsweise eines pflanzlichen Allergenextraktes, werden einzelne Proteine nach Bindung auf Nitrozellulosefilter mit dem Serum des Patienten inkubiert. Nach Bindung von Antikörpern aus Patientenserum können diese mit Fluoreszenzmarkern oder radioaktiven Markern sichtbar gemacht werden. Bedeutung hat dieses Verfahren in der Allergiediagnostik neuer Allergene und bei Bienen- und Wespengiftallergie gewonnen, da Hinweise bestehen, dass der Effekt einer spezifischen Hyposensibilisierung objektiviert werden kann [32, 36]. Die Bewährung dieser Befunde in der Allergiediagnostik steht aber noch aus, genauso wie etwa die Proteincharakterisierung bei Naturlatexallergien in Bezug auf mögliche Kreuzreaktionen zu Nahrungsmitteln [13].

Umweltmedizinische Allergenbestimmung

Die Innenraumbelastung von Allergikern versucht man durch *Dustscreens* mit Messungen der Dichte der Haustaubmilbenproteine, Tierhaare und Federproteine zu erfassen. Gegenwärtig stehen sie in Deutschland im Gegensatz zu den USA aber kommerziell nicht zur Verfügung. Korrelationen zwischen Hausstaubmilbenbelastung und Sensibilisierung ließen sich ableiten. So wird von einer hohen Belastung und verstärkter Sensibilisierungsgefährdung bei >10000 ng Hausstaub/Mehlmilbe (Der p 1; Der f 1), >8000 ng Katzenhaare (Fel d 1) und >10 g Hundeprotein (Can f1) ausgegangen [34].

Tryptase/Eosinophiles kationisches Protein

Durch Bestimmung von Entzündungsmediatoren wie Tryptase der Basophilen oder Mastzellen und des eosinophilen kationischen Proteins (ECP) der Eosinophilen lassen sich die Stärke der Aktivierungen einzelner Entzündungszellen beurteilen [33].

Basophilenaktivierungsteste

Mastzellen und basophile Zellen sind bedeutende Effektorzellen allergischer Reaktionen. Daher wird seit langem versucht, durch zelluläre Testungen mit basophilen Zellen, vor allem mit Basophilen aus dem peripheren Blut, eine Allergiediagnostik durchzuführen. Ein Vorteil dieses Ansatzes ist, dass nicht nur immunologisch vermittelte pathophysiologische Reaktionen durch IgE-Bindung an den hochaffinen IgE-Rezeptor auf Basophilen zu einer Basophilenaktivierung führen, sondern auch pseudoallergische Reaktionen, die dadurch gekennzeichnet sind, dass sie auf nichtimmunologischem Weg zustande kommen, aber unter dem gleichen klinischen Bild verlaufen wie typische allergische Reaktionen. Daher bieten basophile Zellen und Basophilenaktivierungsteste potentiell auch die Möglichkeit unter In-vitro-Bedingungen pseudoallergische Reaktionen nachzuvollziehen [31]. Im Wesentlichen stehen heute drei Testmethoden zur Verfügung, die sich durch die Art der Messung der Basophilenaktivierung unterscheiden (Abb. 1). Der älteste Test ist die Messung des freigesetzten Histamins nach Inkubation der Basophilen mit entsprechenden anamnestisch relevanten Antigenen. Dieser Test hat insbesondere in der Verlaufsbeobachtung von Patienten unter spezifischer Hyposensibilisierung zum Beispiel gegenüber Bienen- und Wespengiftextrakten eine Bedeutung gefunden [8].
Eine weitere Möglichkeit besteht durch Bestimmung der bei Reaktionen der Basophilen freigesetzten Derivate der Arachidonsäure, den Leukotrienen. Dieser

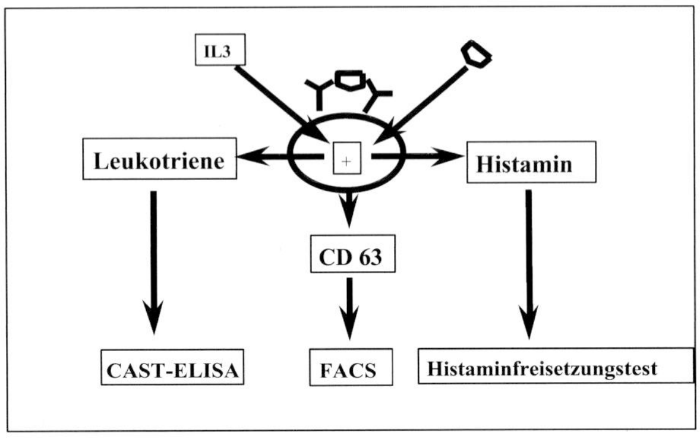

Abb. 1. Basophilenaktivierungsteste

Test wird zusätzlich sensibler gemacht, indem die basophilen Zellen beim CAST-ELISA mit Interleukin-3 präinkubiert werden, welches die Fähigkeit der Basophilen steigert, Entzündungsmediatoren freizusetzen [22]. Dieser Test hat ebenfalls in der Diagnostik der Insektengiftallergie Anwendung gefunden. Es wird auf die Notwendigkeit hingewiesen, jeweils individuelle Dosis-Wirkung-Beziehungen zu erstellen [8, 16]. Der CAST-ELISA hat in letzter Zeit vor allem neue diagnostische Möglichkeiten bei pseudoallergischen Reaktionen eröffnet. Es hat sich gezeigt, dass bei Patienten mit einer pseudoallergischen Analgetikaintoleranz eine vermehrte Bildung von Leukotrienen aus Arachidonsäure vorliegt, die nochmals gesteigert wird, wenn nichtsteroidale Antiphlogistika vom Typ des Aspirins gegeben werden, da dieses zu einer Hemmung der Zyklooxygenase und damit zu einer geringeren Bildung von Prostaglandinen aus der Arachidonsäure und entsprechend zu einer vermehrten Leukotrienbildung über den alternativen Stoffwechselweg der Leukotriensynthetase führt [37]. Es gibt Hinweise, dass Asthmapatienten, die auf Aspirin eine Verstärkung ihres Asthmas erleiden, eine vermehrte Leukotrienausscheidung im Harn besitzen [37]. Entsprechend findet man, dass eine Fülle unspezifischer Aktivierungsfaktoren von Basophilen bei Patienten mit einer Analgetikaintoleranz auch zu einer im Vergleich zu Kontrollen erhöhten Freisetzung von Arachidonsäurederivaten führt. Gegenwärtig werden klinische Untersuchungen durchgeführt, inwieweit diese Beobachtungen zu einem In-vitro-Testverfahren bei Analgetikaintoleranz Anwendung finden kann [7, 10, 27, 40, 43].
Es hat sich weiterhin gezeigt, dass bei einzelnen Patienten mit dem Befund einer vermehrten Bildung von Leukotrienen aus Arachidonsäure auf Mutationen im Promoter des Leukotrien-C4-Synthetasegens zurückzuführen ist, welche zu einer verstärkten Expression der Leukotrien-C4-Synthetase und damit erhöhten Aktivität des Enzyms führt [37]. Inzwischen ist es gelungen, mit Hilfe einer modifizierten PCR-Technik unter Anwendung des Light-Cyclers eine Methode zu entwickeln, die mit einem hohen Durchsatz diesen Polymorphismus in der Bevölkerung erfassen kann. Damit ist die Möglichkeit eröffnet, epidemiologische Untersuchungen durchzuführen, ob diese Mutation gehäuft bei Patienten mit einer Analgetikaintoleranz auftritt und als diagnostische Bestimmung verwendet werden kann.
Eine dritte Möglichkeit, die Basophilenaktivierung zu bestimmen, ist die Messung eines CD63 genannten Proteins auf der Membran von Basophilen, die nach Aktivierung von Basophilen auftritt. Bei der

Durchführung dieses Assays muss man durch Berücksichtigung entsprechender Kontrollen bedenken, dass auch Neutrophile dieses Protein exprimieren können. Bei verschiedenen allergologischen Fragestellungen, wie Nahrungsmittelallergie, Arzneimittelsensibilisierungen etwa auf β-Lactam-Antibiotika, Naturlatexsensibilisierungen und Reaktionen auf Muskelrelaxanzien, die zumindest teilweise durch pseudoallergische Reaktionen verursacht sein können, haben sich Reaktivitäten in diesem Test gezeigt [1, 31]. In eigenen Untersuchungen im Zusammenhang mit dem oralen Allergiesyndrom ließen sich vor allem eine enge Beziehung zwischen dem Nachweis der Basophilenaktivität und der klinischen Relevanz einer solchen Reaktion beziehungsweise einer Sensibilisierung auf entsprechende Nahrungsmittelallergene objektivieren.

Lymphozytentransformationstest

Ein weiterer zellulärer Test ist der T-Lymphozytentransformationstest (LTT). Hier wird versucht, auf das Antigen spezifisch reaktive T-Lymphozyten nachzuweisen. Ein Vorteil dieses Testes besteht darin, dass T-Lymphozyten sowohl bei allergischen Soforttypreaktionen wie auch bei allergischen Spättypreaktionen zur Auslösung der Sensibilisierung notwendig sind und damit für alle Formen der allergischen Reaktionen potentiell diese Methode zur Verfügung steht. Ein Nachteil der Methode insbesondere gegenüber serologischen Testungen ist die sehr aufwendige Durchführung. Aus diesem Grunde ist ihre Anwendung bislang in der allergologischen Diagnostik, insbesondere im Zusammenhang mit allergischen Arzneimittelreaktionen, begrenzt geblieben [31]. Bei diesen hat sich in einer kürzlichen Zusammenfassung mehrerer Lymphozytentransformationsteste und durch Vergleich der Ergebnisse mit starker oder geringer anamnestischer Relevanz für den Lymphozytentransformationstest eine höhere Sensitivität und eine höhere Spezifität im Vergleich zum Hauttest ergeben, was seine besondere Bedeutung bei schweren Arzneimittelreaktionen unterstreicht [32]. Eine weitere stärkere Sensitivität und Verbesserung des Lymphozytentransformationstestes ergeben sich durch die Möglichkeit Arzneimittelantigene zu modifizieren und auch Metabolite bei diesem Test zu berücksichtigen [29]. Sehr häufig richten sich allergische Reaktionen auf Medikamente nicht gegen die Ursprungssubstanz, sondern gegen Metabolite, die sich an Proteine zu einem Vollantigen binden können [29]. Bei einem Lymphozytentransformationstest wurde das verdächtigte Benzodiazepinderivat mit Zytochrom-P-450-Enzyme enthaltenden murinen Lebermikrosomen inkubiert, die dieses Medikament metabolisieren. Es ließ sich hiermit sowohl eine erhöhte Lymphozytenproliferation nachweisen als auch eine vermehrte Bildung von Interleukin-5 [30, 37]. Schließlich lässt sich die Sensitivität des Lymphozytentransformationstestes durch Verwendung von T-Lymphozyten aus der Läsion der Arzneimittelreaktion oder der Läsion eines Epikutantestes anstelle der peripher gewonnenen läsionalen T-Lymphozyten steigern [18, 19].

Die allergische Kontaktdermatitis ist die klassische allergische Spättypreaktion der Haut. Üblicherweise wird zur Diagnostik des verursachenden Antigens bei der allergischen Spättypreaktion der Epikutantest durchgeführt. Die vergleichsweise einfache und preisgünstige Durchführung des Testes werden bei dieser allergischen Reaktion dem Epikutantest stets eine besondere Stellung geben. Es ist gegenwärtig nicht abzusehen, dass dieser Test durch In-vitro-Testungen ersetzt werden kann. Jedoch können insbesondere In-vitro-Untersuchungen mit dem Lymphozytentransformationstest bei Fragestellungen im Bereich der allergischen Kontaktdermatitis wichtige prinzipielle Daten für die Durchführung des Epikutantestes liefern. So konnte von Steyskal et al. gezeigt werden, dass bei Vergleich der Daten aus dem Lymphozytentransformationstest mit Epikutantestreaktionen auf Kathon CG bei einer Anwendung von Konzentrationen von 100 ppm Kathon CG der Epikutantest eine ausreichende Sensitivität und Spezifität besitzt, während bei einer Konzentration von 50 ppm der Epikutantest keine befriedigende Sensitivität aufweist. Der Lymphozytentransformationstest ist sinnvoll gerade bei Allergenen, die im Epikutantest eine sehr hohe Konzentration erfordern, die bereits zum Teil im irritativen Konzentrationsbereich liegt. Vergleiche mit Ergebnissen im Lymphozytentransformationstest sind zu führen, um optimale Testkonzentrationen für die Epikutantestung zu finden. Eine andere Fragestellung, die mit dem Lymphozytentransformationstest überprüft werden kann, ist eine mögliche Sensibilisierung durch Kontaktallergene im Epikutantest und ihre Verminderung. So konnten wir bei Untersuchungen mit T-Lymphozytenklonen zeigen, dass diese sowohl *p*-Phenylendiamin als auch das Derivat des *p*-Phenylendiamins, die Bandowski-Base, erkennt, während azetylierte Derivate des *p*-Phenylendiamins, die aktiv in der Haut durch Acetyltransferase-1 gebildet werden können, T-Lymphozyten nicht aktivieren [20, Blömeke et al., unveröffentlichte Befunde].

Im Gegensatz zu *p*-Phenylendiamin muss die Bandowski-Base jedoch durch antigenpräsentierende Zellen prozessiert werden, während dieses bei sensibilisierten T-Lymphozyten für *p*-Phenylendiamin nicht gilt. Im Einklang mit diesem Befund konnte in einem Testsystem mit naiven T-Lymphozyten und antigenpräsentierenden Zellen gezeigt werden, dass eine Sensibilisierung durch *p*-Phenylendiamin selber nicht erfolgen kann, während das Oxidationsprodukt von *p*-Phenylendiamin, die Bandowski-Base, eine hochsensibilisierende Substanz ist, die in dem hier gewählten Untersuchungsmodell sogar genauso gut sensibilisiert wie das nahezu obligate Antigen Dinitrochlorbenzol. Die praktische Folgerung für den Epikutantest ist, dass der Stabilität der das *p*-Phenylendiamin enthaltenden Vaseline eine besondere Bedeutung zukommt, um sicher zu stellen, dass bei der Testung der Patient nur gegenüber einem reinen *p*-Phenylendiaminpräparat exponiert wird, ohne durch falsche oder zu lange Lagerung bereits einem Externum ausgesetzt zu sein, welches höhere Konzentrationen an Bandowski-Base enthält mit der Gefährdung einer Sensibilisierung durch den Test.

Literatur

1. Abuaf N, Rajoely B, Ghazouani E, Levy DA, Pecquet C, Chabane H, Leynadier F (1999) Validation of a flow cytometric assay detecting in vitro basophil activation for the diagnosis of muscle relaxant allergy. J Allergy Clin Immunol 104: 411–418
2. Bienvenu JAD, Monneret G, Gutowski MCl, Fabien N (1998) Cytokine assays in human sera and tissues. Toxicology 129: 55–61
3. Bousquet J, Chanez P, Chanel I, Michel FB (1990) Comparison between RAST and Pharmacia CAP system: a new automated specific IgE assay. J Allergy Clin Immunol 85: 1039–1043
4. Brock Williams P, Barnes JH, Szeinbach SL, Sullivan TJ (2000) Analytic precision and accuracy of commerical immunoassays for specific IgE: establishing a standard. J Allergy Clin Immunol 105: 1221–1230
5. Brunnée T, Seeberger A, Kleine-Tebbe J, Kunkel G (1996) Comparison between two automated systems to determine specific IgE: CAP and ELItest. Allergy 26: 1420–1427
6. Burow G (1997) In-vitro-Allergietestung. Rationelle In-vitro-Diagnostik mit Allergenmischungen: Wie zuverlässig sind die IgE-Bestimmungen mit Mischungen? Allergologie 6: SA7
7. Busse A, Czech W, Schöpf E, Simon JC (2000) Der CAST-ELISA in der Diagnostik von pseudoallergischen Reaktionen gegen Nahrungsmitteladditiva und Azetylsalizylsäure. Allergologie 23: 110–115
8. Cahen YD, Maly FE, Wüthrich B (1997) Cellular Antigen Stimulation Test (CAST) – Verwendbarkeit in der Diagnostik von Insektengiftallergien. Schweiz Med Wochenschr 127: 5–11
9. Costongs GMPJ, Janson PCW, Hermans WJTA, Oers RJM van, Leerkes B (1995) Evaluation of performance characteristics of automated measurement systems for allergy testing. Eur J Clin Chem Clin Biochem 33: 295–305
10. Czech W, Schöpf E, Kapp A (1995) Release of sulfidoleukotrienes in vitro: its relevance in the diagnosis of pseudoallergy to acetylsalicylic acid. Inflamm Res 44: 291–295
11. De Weck AL, Stadler BM, Urwyler A, Wehner HU, Bühlmann RP (1993) Cellular allergen stimulation test (CAST) – a new dimension in allergy diagnostics. ACI News 5/1
12. De Weck AL (1993) Diagnostic approaches to allergy. Int Arch Allergy Immunol 101: 346–351
13. Erdmann S, van Wahl PG, Hertl M, Merk HF (2000) Das Latex-Obst-Syndrom. Allergologie 23: 29–34
14. Hertl M, Bohlen H, Jugert F, Boecker C, Knaup R, Merk H (1993) Predominance of epidermal CD8+ T lymphocytes with bullous cutaneous reactions caused by beta-lactam-antibiotics. J Invest Dermatol 101: 794–799
15. Hertl M, Jugert F, Merk H (1995) CD8+ dermal T cells from a sulfamethoxazole-induced bullous exanthem proliferate in response to drug-modified liver microsomes. Br J Dermatol 132: 215–220
16. Hipler U-Ch, Schlenvoigt G, Bauer A, Gebhardt M, Elsner P (1999) Der Zellantigenstimulationstest (CAST) in der Diagnostik von Allergien und Intoleranzreaktionen auf Hymenopterengifte. Allergologie 22: 481–486
17. Jäger L (1998) Biochemie, Immunologie und Nomenklatur wichtiger Nahrungsmittelallergene unter Berücksichtigung deren Kreuzreaktivität. Allergologie 21: 24–32
18. Jeep S, Paul M, Müller U, Kunkel G (1996) Honeybee venom allergy: immunoblot studies in allergic patients after immunotherapy and before sting challenge. Allergy 51: 540–546
19. Jung K, Lehmann B, Linse R (1999) Die Bedeutung des AlaSTAT-AlaBLOT Immunoblot für die Diagnose von Insektengiftallergien. Allergologie 22: 421–427
20. Kawakubo Y, Merk HF, Masaouidi TA, Sieben S, Blönncke B (2000) N-Acetylation of paraphenylendiamine in human skin and keratinocytes. J Pharm Exp Ther 292: 150–155
21. Kleine-Tebbe J (1997) In-vitro-Diagnostik allergischer Sensibilisierungen vom Soforttyp. Allergologie 20: 607–609
22. Kurimoto Y, De Weck AL, Dahinden CA (1999) The effect of interleukin 3 upon IgE-dependent and IgE-independent basophil degranulation and leukotriene generation. Eur J Immunol 21: 361–368
23. Lau S, Schulz G, Wahn U (2001) Bestimmung von spezifischem Serum-IgE mit Hilfe des MAST CLA Atopy Panel 20 – eine Vergleichsstudie. Allergologie (im Druck)
24. Liappis N, Schlebusch H, Niesen M (1992) Referenzbereiche für die IgE-Konzentration im Serum von Kindern. Monatsschr Kinderheilkd 140: 300–302
25. Liappis N, Starke A (1999) In-vitro-Allergiescreening im Serum von Kindern. Allergologie 22: 388–391
26. Matricardi PM, Nisini R, Biselli R, D'Amelio R (1994) Evaluation of the overall degree of sensitization to airborne allergens by a single serologic test: Implications for epidemiologic studies of allergy. J Allergy Clin Immunol 93: 68–79

27. May A, Weber A, Gall H, Kaufmann R, Zollner TM (1999) Means of increasing sensitivity of an in vitro diagnostic test for aspirin intolerance. Clin Exp Allergy 29: 1402–1411
28. May A, Zollner Th, Weber A, Kaufmann R (2000) Der Cellular Antigen Stimulations Test (CAST) in der Diagnostik aspirinsensitiver Rhinosinusitiden. Allergologie 23: 103–109
29. Merk HF, Baron J, Kawakubo Y, Hertl M, Jugert FK (1998) Metabolites and allergic drug reactions. Clin Exp Allergy 28 [Suppl 4]: 21–24
30. Merk HF, Sachs B (2000) Neue diagnostische Möglichkeiten. Klinikarzt 29: 119
31. Nyfeler B, Pichler WJ (1997) The lymphocyte transformation test for the diagnosis of drug allergy: sensitivity and specificity. Clin Exp Allergy 27: 175–181
32. Ollert M, Ring J (1999) Prognostische Bedeutung von Immunoblot-Untersuchungen bei Hymenopterengift-Allergie. Allergologie 22: 78–79
33. Peterson CGB, Enander I, Nystrand J, Anderson AS, Nilsson L, Venge P (1990) Radioimmunoassay of human eosinophil cationic protein (ECP) by an improved method. Establishment of normal levels in serum and turnover in vivo. Clin Exp Allergy 21: 561–567
34. Renz H (1998) In-vitro-Diagnostik. In: Heppt W, Renz H, Röcken M (Hrsg) Allergologie. Springer, Berlin, S 139–145
35. Rieger-Ziegler V, Kränke B, Aberer W (1999) Vergleich der Wertigkeit von In-vitro-Diagnostik, Hauttest und oralem Provokationstest bei Patienten mit Überempfindlichkeit auf Azetylsalizylsäure. Allergologie 22: 645–649
36. Roos Th (1994) Immunoblot-Untersuchungen zum Verlauf von spezifischem IgE, IgG und IgG-Subklassen 1–4 bei Wespengiftallergikern während der spezifischen Hyposensiblisierung. Dissertation, Universität Köln
37. Sachs B, Erdmann S, Al-Masaouidi T, Merk HF (2001) In vitro drug allergy detection system incorporating human liver microsomes in induced skin: drug-specific proliferation associated with interleukin-5 secretion. Br J Dermatol (im Druck)
38. Szczeklik A, Stevenson DD (1999) Aspirin-induced asthma: advances in pathogenesis and management. J Allergy Clin Immunol 104: 5–13
39. van Houte AJ, Bartels PCM (1992) Comparative evaluation of the pharmacia CAP system and the DPC AlaSTAT system for in vitro detection of allergen-specific IgE with the skin prick test. Eur J Clin Chem Clin Biochem 30: 101–105
40. Wahl R, Debelic M, Müsken H, Kroidl R, Fiebig H, Bergmann KC, Cromwell O (1998) Der Stellenwert des Allergenstreifentests Allergodip im Rahmen der In-vitro-Allergiediagnostik. Allergologie 21: 481–488
41. Wedi B, Kapp A (1997) CAST-ELISA bei Intoleranz-Reaktionen. Hautarzt 48: 347–348
42. Wüthrich B, Wydler B (1999) Zur spezifischen IgE-Diagnostik: Vergleich zweier In-vitro-Streifentests (IgE-quick und Immunodot) mit dem CAP-FEIA-System und den Pricktests. Allergologie 22: 215–222
43. Yunginger JW, Ahlstedt S, Eggleston PA, Homburger HA, Nelson HS, Ownby DR, Platts-Mills Th AE, Sampson HA, Sicherer SH, Weinstein AM, Brock Williams P, Wood RA, Zeiger RS (2000) Quantitative IgE antibody assays in allergic diseases. J Allergy Clin Immunol 105: 1077–1084
44. Zollner TM, Röder C, Werner RJ, Diehl S, Kaufmann R (1997) Cellular allergen stimulation test in the diagnosis of intolerance to non-steroidal antiinflammatory drugs. Eur J Dermatol 7: 377–378

Naturlatexallergie vom Soforttyp

Franziska Ruëff, Pia Schöpf und Bernhard Przybilla

Einleitung

Seit an dieser Stelle [31] über das Krankheitsbild der Naturlatexallergie berichtet wurde, sind zahlreiche Veröffentlichungen in Fach- und Laienpresse erschienen, Forschungsprojekte haben in vielen Arbeitsgruppen zu wichtigen neuen Erkenntnissen geführt, und es sind auch praktische Fortschritte auf dem Gebiet der Diagnostik und Prävention gemacht worden. Allerdings sind noch längst nicht alle wissenschaftlichen Fragestellungen beantwortet und auch keineswegs alle praktischen Probleme gelöst. Der vorliegende Beitrag möchte auf aktuelle Entwicklungen eingehen und besonders auf noch ungelöste Probleme im Zusammenhang mit der Naturlatexallergie hinweisen.

Naturlatexallergene: Herkunft, Vorkommen und Bedeutung

Naturlatex (synonym mit Naturkautschuklatex, Naturgummilatex) wird durch Einschneiden der Rinde des Gummibaums *Hevea brasiliensis* (Familie *Euphorbiaceae*) gewonnen. Fertiger Gummi enthält etwa 93 % von dem für die Gummieigenschaften verantwortlichen Polyisopren und bis zu 3 % Proteine [12]. Mehrere der in Naturlatex enthaltenen Proteine, die in Abhängigkeit von der Art des Produktionsprozesses in unterschiedlicher Konzentration im fertigen Produkt enthalten sind, können die Bildung spezifischer IgE-Antikörper induzieren. Bislang sind über 200 Naturlatexproteine identifiziert, von denen etwa ein Viertel IgE binden kann, unter anderen *Hevein*, *Prohevein*, *Rubber elongation factor* oder *Hevamin* [28] (Tabelle 1).

Mehr als 10 Naturlatexallergene sind in der Zwischenzeit molekular charakterisiert [29] und können teilweise auch rekombinant hergestellt werden. Die bislang identifizierten Naturlatexallergene haben für verschiedene Patientengruppen eine unterschiedliche Bedeutung (Tabelle 2). Gegen einige Allergene finden sich Antikörper vornehmlich bei Patienten mit Spina bifida, andere werden fast nur von IgE-Antikörpern im Serum von Beschäftigten des Gesundheitswesens erkannt; allerdings variiert die Bedeutung der einzelnen Allergene zusätzlich in Abhängigkeit von der geographischen Herkunft der Untersuchten und den Untersuchern [28]. Das bedeutet, dass eine Diagnostik mit Extrakten erfolgen muss, die alle relevanten Allergene enthält.

Tabelle 1. Biologische Funktionen von Naturlatexallergenen (Nach Posch et al. 1998 [29])

	Allergenbezeichnung (Hev b)	Molekulargewicht (kD)	Funktion
Rubber elongation factor	1	14,6	Vernetzung, Elastizität
1,3-β-Glukosidase	2	36	Pilzabwehr?
	5	16	Strukturprotein
Hevein	6.02	4,7	Koagulation, Pilzabwehr
C-Domäne von Prohevein	6.03	14	Reparaturprotein
Patatin-artiges Protein	7	46	Speicherprotein
Profilin	8	14,1	Strukturprotein

Mit den intensiven Forschungstätigkeiten zur Identifizierung der relevanten Naturlatexallergene war auch die Hoffnung verbunden, diese Erkenntnisse vielleicht für die gentechnische Erzeugung allergenärmerer Kautschukbäume einsetzen zu können. Da es sich jedoch gezeigt hat, dass es sich bei mehreren bedeutsamen Naturlatexallergenen um wichtige Abwehr- oder Strukturproteine von *Hevea brasiliensis* handelt, ist diesbezüglich eine praktische Nutzanwendung nicht wahrscheinlich (Tabelle 1): Ein allergenfreier Kautschukbaum wäre wohl auch kaum lebensfähig.

Für die Sensibilisierung scheint neben einer atopischen Veranlagung ein intensiver Kontakt zu Naturlatexallergenen nötig zu sein, wie er vor allem durch Tragen von Naturlatexhandschuhen besteht. Gepuderte medizinische Einmalhandschuhe aus Naturla-

Tabelle 2. Bedeutung einzelner Allergene für Patienten mit Naturlatexallergie (Nach Posch et al. 1998 [29])

	Allergenbezeichnung (Hev b)	Relevanz spezifischer IgE-Antikörper für Gesundheitswesen	Relevanz spezifischer IgE-Antikörper für Spina-bifida-Patienten
Rubber elongation factor	1	++	+++
1,3-β-Glukosidase	2	+	+
Small rubber particle protein	3	(+)	+++
	5	+++	++
Prohevein	6.01		+++
Hevein	6.02	+++	+
Patatin-artiges Protein	7	(+)	(+)
Profilin	8	(+)	(+)

tex haben sich dabei als besonderer Risikofaktor erwiesen. Zum einen sind gepuderte Naturlatexhandschuhe grundsätzlich allergenreicher als ungepuderte, zum anderen werden an Maisstärkepuder gebundene Naturlatexallergene durch unmittelbaren Kontakt oder aerogen übertragen [3]. Allerdings kann eine Naturlatexsensibilisierung auch außerhalb des medizinischen Bereichs erworben werden. Es gibt zahlreiche Gegenstände des alltäglichen Gebrauchs, die beträchtliche Mengen an Naturlatexallergenen enthalten wie Luftballons, Kondome, Matratzen oder Textilien [3].

Während der medizinische Bereich seit einigen Jahren wesentlich von den allmählich einsetzenden Präventionsmaßnahmen profitiert, ist für die Naturlatexallergenexposition in der allgemeinen Umwelt bislang keine Verbesserung erkennbar. Insbesondere ist Naturlatex immer noch nicht deklarationspflichtig. Angesichts der weiten Verbreitung von Naturlatexallergenen ist bei atopischer Veranlagung auch außerhalb als intensiv geltender Exposition der Erwerb einer Naturlatexallergie beziehungsweise Naturlatexsensibilisierung möglich.

Krankheitsbild

Ist es zum Eintreten einer allergischen Reaktionlage gekommen, so umfasst das Spektrum der Symptomatik alle klassischen allergischen Reaktionen vom Soforttyp. Das klinische Bild der Soforttypallergie gegen Naturlatex reicht von Kontakturtikaria über Rhinoconjunctivitis allergica und Asthma bronchiale bis zum manchmal tödlich verlaufenden anaphylaktischen Schock. Im eigenen Patientengut sehen wir eine Kontakturtikaria häufig, jedoch nicht obligat bei jeweils etwa 96 % der Betroffenen, daneben treten eine generalisierte Urtikaria bei 10 %, Rhinokonjunktivitis bei 25 %, Asthma bei 20 % und Herz-/Kreislaufreaktionen bei 10 % auf. Auch bei beruflich erworbener Naturlatexallergie treten anaphylaktische Reaktionen vorwiegend bei intensivem Kontakt auf, wie er im Rahmen der medizinischen Versorgung erfolgt. Alle bislang berichteten durch eine Naturlatexallergie ausgelösten Todesfälle traten im Rahmen medizinischer Versorgung auf [17, 26]. Bei intensiver Sensibilisierung können bereits geringfügige Kontakte im Rahmen eines Pricktests oder auch aerogene Exposition zum anaphylaktischen Schock führen.

Der Kontakt zu den Naturlatexallergenen kann durch direkten oder aerogenen Kontakt an Haut- oder Schleimhaut, am Operationssitus sowie anderweitig systemisch parenteral erfolgen. Als bedeutsame aerogene Allergenquelle sind hier vor allem an Handschuhpuder gebundene Naturlatexallergene zu nennen [3], daneben können auch Abriebpartikel beispielsweise von Autoreifen Naturlatexallergene enthalten [40].

Vereinzelt wurden ungewöhnliche klinische Reaktionen infolge einer Naturlatexallergie beobachtet wie Wundheilungsstörungen [1], Handekzeme [38] oder die Provokation eines atopisches Ekzems [21].

Durch Nachweis kreuzreagierender Antikörper mittels RAST-Inhibition oder Immunoblot konnte unter anderem eine Allergenverwandtschaft zwischen Naturlatex und Banane, Esskastanie, Avocado sowie zu zahlreichen anderen Nahrungsmitteln [6] gezeigt werden. Mit dem Krankheitsbild der Naturlatexallergie verbunden ist bei vielen Patienten eine assoziierte Nahrungsmittelallergie gegen pflanzliche Nahrungsmittel, die ursprünglich meist tropischer Herkunft sind. Unter anderen sind hier zu nennen: Kartoffel, Tomate, Paprika, Feige, Mango, Passionsfrucht, Ananas, Papaya und Condurangorinde. Dass viele der mit Naturlatex kreuzreagierende Nahrungsmittelallergene nur selten als Auslöser von Relevanz sind, liegt wohl vor allem an regionalen Verzehrgewohnheiten.

Zwischen etwa 42 [6] und 50 [5] Prozent der Patienten mit einer Allergie gegen Naturlatex leiden auch an Unverträglichkeitsreaktionen gegen Nahrungsmittel [4–6]. Bei unseren Patienten besteht am häufigsten eine Unverträglichkeit gegen Kiwi. Zum Teil reflektiert eine Nahrungsmittelunverträglichkeit allerdings nur die atopische Diathese, die ihrerseits einen Risikofaktor für den Erwerb einer Naturlatexallergie darstellt. Unverträglichkeitsreaktionen gegen einige bestimmte, vor allem tropische Früchtebeziehungsweise Gemüsearten kommen jedoch gehäuft bei Patienten mit einer Naturlatexallergie vor und können bei einzelnen Patienten sogar im Vordergrund der Symptomatik stehen. Viele dieser Nahrungsmittel stellen heute einen Bestandteil durchschnittlicher mitteleuropäischer Ernährung dar, wie zum Beispiel Tomate, Paprika oder Kartoffel, und bei einigen Nahrungsmitteln handelt es sich nicht um Früchte wie beispielsweise die Condurangorinde. Wir finden daher die Bezeichnung *Latex-Frucht-Syndrom* unglücklich gewählt und bevorzugen den Terminus *Naturlatexallergie-assoziierte Nahrungsmittelallergie* (NAANA).

Auch Aeroallergene, wie jene im Pflanzensaft der als Zierpflanzen verbreiteten Gummibäume, vor allem *Ficus benjamina*, synonym mit Birkenfeige, können mit Naturlatexallergenen kreuzreagieren [30]. Im eigenen Patientengut sind etwa 20 % der Patienten mit Naturlatexallergie auch gegen Ficus sensibilisiert.

Epidemiologie

Bereits in den zwanziger Jahren dieses Jahrhunderts wurde erstmals beschrieben, dass durch den Kontakt zu naturlatexhaltigen Gegenständen allergische Reaktionen vom Soforttyp induziert werden können [13, 36]. Aufgrund der besonders intensiven Allergenexposition sind seit Mitte der 80er Jahre vor allem Beschäftigte des Gesundheitswesens von der Problematik der Naturlatexallergie betroffen. Es gibt allerdings beträchtlich nationale und wahrscheinlich auch regionale Unterschiede in der Häufigkeit der Naturlatexallergie: In einer schwedischen Untersuchung waren 1,7 % [41] und in den USA 17,0 % [42] der Beschäftigten im Gesundheitswesen betroffen. In Japan [2] oder Großbritannien [14] ist bei Beschäftigten im Gesundheitswesen eine Häufung der Naturlatexallergie nicht erkennbar.

Nach eigenen Untersuchungen an einer großen bayerischen Klinik bestand bei 5 % der Beschäftigten eine symptomatische Naturlatexallergie [32], bei weiteren 10 % fand sich eine klinisch stumme Naturlatexsensibilisierung. Eine atopische Diathese war sowohl für die Naturlatexallergie wie Naturlatexsensibilisierung ein wesentlicher Risikofaktor. Bei beruflicher Exposition außerhalb des Gesundheitswesens entwickeln ebenfalls zwischen 5 % [8] und über 10 % der Beschäftigten eine Naturlatexallergie [37].

Gehäuft findet sich eine Naturlatexallergie auch bei Patienten mit Spina bifida oder anderen angeborenen Fehlbildungen; diese Patienten müssen gehäuft operiert oder anderweitig medizinisch versorgt werden. In den USA wurde in einzelnen Studien bei über 70 % der Kinder mit Spina bifida eine Naturlatexallergie nachgewiesen [18]; in Deutschland waren etwa 12 % der Kinder betroffen [23]. Durch primär naturlatexfreie medizinische Versorgung der Kinder kann das Auftreten einer Naturlatexallergie verhindert werden [9].

Bislang war nicht untersucht, ob auch bei Erwachsenen durch wiederholte medizinische Versorgung oder zahlreiche operative Eingriffe vermehrt mit einer Naturlatexallergie gerechnet werden muss. Eigene Untersuchungen haben ergeben, dass bei mehr als zehn operativen Eingriffen auch bei erwachsenen Patienten gehäuft eine Naturlatexallergie zu finden ist [34]. In unserer Untersuchung wurde bei etwa 6 % der Patienten, die mehr als zehn frühere operative Eingriffe hatten, eine Naturlatexallergie festgestellt.

In letzter Zeit sehen wir zunehmend Patienten mit Naturlatexallergie, bei denen keine wesentliche Naturlatexexposition zu ermitteln ist [33]; wesentlicher Risikofaktor bei diesen Patienten ist das Vorliegen atopischer Erkrankungen. Werden routinemäßig Pa-

Tabelle 3. Naturlatexallergie (NLA) oder Naturlatexsensibilisierung (NLS) ohne intensive Exposition

Erstautor, Jahr	Nation	*n*	Untersuchte	NLS (%)	NLA (%)
Moneret-V 1993	F	452	Allergieambulanz	4,0	1,8
Fuchs 1994	D	1288	Allergieambulanz	4,2	3,0
Hadjiliadis 1995	CDN	224	Asthmapatienten	4,5	1,8
Merrett 1999	GB	1436	Blutspender	7,9	?
Liebke 1996	D	306	Kinder, Allergieambulanz	20,8	?
Ownby 1996	USA	1000	Blutspender	6,4	?
Novembre 1997	I	452	Kinder, Allergieambulanz	2,2	1,3
Ylitalo 1997	FIN	3269	Kinder, Allergieambulanz	1,7	1,0
Ruëff 1998	D	494	Allergieambulanz	27,2	2,6
Ruëff 2000[a]	D	119	Bürobeschäftigte	9,2	0,8

[a] Bislang nicht publizierte Daten

tienten, bei denen allergologische Teste durchgeführt werden, hinsichtlich einer Naturlatexallergie untersucht, so kann diese bei 1,0–3,0% festgestellt werden (Tabelle 3). Auch hier sind beträchtliche nationale Unterschiede erkennbar.
Auch in der Allgemeinbevölkerung ist mit dem Vorkommen einer Naturlatexallergie und Naturlatexsensibilisierung zu rechnen. In einer eigenen, bislang nicht publizierten Untersuchung fanden wir bei 9% der Bürobeschäftigten eine Naturlatexsensibilisierung. Diese Untersuchung wurde Arbeitsplatz-bezogen durchgeführt; eine Auswahl hinsichtlich Atopie erfolgte nicht. Auch in mehreren anderen Untersuchungen zeigten sich nicht außergewöhnlich exponierte Personen wie Blutspender häufig von einer Naturlatexsensibilisierung betroffen (Tabelle 3).

Diagnostik

Anamnese

Bei der Anamnese sind neben individuellen Risikofaktoren, wie erhöhter Naturlatexexposition oder atopischer Diathese, Bestandsdauer und Art von Unverträglichkeitsreaktionen bei Gebrauch von naturlatexhaltigen Materialien zu erfragen. Da Betroffene nicht selten ihre Naturlatexallergie ohne Diagnostik praktisch gelöst haben und Allergenkarenz betreiben, ohne von ihrer Naturlatexallergie zu wissen, wird die Frage nach Beschwerden bei Gummikontakten nicht selten verneint. Umgekehrt haben viele Personen, die Beschwerden bei Tragen von Handschuhen angeben, keine Naturlatexallergie. Gezielt muss nach anderen Expositionen, besonders im Rahmen eigener medizinischer Versorgung, und nach Hinweisen einer Nahrungsmittelunverträglichkeit gefragt werden.

Hauttest

Mehrere standardisierte Testsubstanzen sind kommerziell für den Hautpricktest erhältlich. Teilstandardisierte kommerzielle Naturlatextestextrakte, sogenannte Specifica, werden von mehreren Herstellern produziert (Abello, Madrid, Spanien; Allergopharma, Reinbek; Bencard, München; ALK-Scherax, Hamburg; HAL, Düsseldorf). Vom Paul Ehrlich Institut wurde bislang lediglich ein Testextrakt zugelassen (Stallergenes, Rheinberg).
Aufgrund der Unterschiede der Allergenzusammensetzung und der Unterschiede, mit der die einzelnen Allergene für verschiedene Patientengruppen relevant sind, wird empfohlen, mindestens zwei Allergenextrakte von verschiedenen Herstellern zu verwenden. Es kann zusätzlich auch auf Naturlatexmilch zurückgegriffen werden. Es handelt sich bei Naturlatexmilch allerdings nicht um ein zugelassenes Arzneimittel für Testzwecke; eine Standardisierung hinsichtlich Haltbarkeit oder Allergengehalt fehlt. In eigenen Untersuchungen hat sich die Sensitivität des Hautteste mit Naturlatexmilch als sehr gut erwiesen. Dies gilt nicht für die Spezifität, da gerade bei mit einem hohen Ammoniakanteil versetzter Naturlatexmilch häufig wahrscheinlich irritative Testreaktionen ohne fassbare klinische Relevanz auftreten.
Grundsätzlich ist bei hochsensibilisierten Patienten auch beim Pricktest mit dem Auftreten systemischer anaphylaktischer Reaktionen zu rechnen. Werden bei Patienten mit Anamnese schwerer Reaktionen in Notfallbereitschaft Verdünnungsreihen getestet, so kann der Test allerdings mit gut vertretbarem Risiko für den Betroffenen durchgeführt werden.

Nachweis spezifischer IgE-Antikörper

In der Routinediagnostik erfolgt der Nachweis spezifischer IgE-Antikörper im Serum mittels eines ELISA-Verfahrens. Die Empfindlichkeit der verschiedenen angebotenen Systeme ist sehr unterschiedlich. Auch bei nachgewiesener Naturlatexallergie lassen sich in Abhängigkeit von der verwendeten Methode spezifische IgE-Antikörper gegen Naturlatex nur bei einem Teil der Patienten, der zwischen etwa 41% [10] und 92% [5] liegt, nachweisen. Das bedeutet, dass ein „negativer" Nachweis spezifischer IgE-Antikörper im Serum eine klinisch relevante Naturlatexallergie nicht ausschließt.
Gelingt der Nachweis spezifischer IgE-Antikörper im Serum nicht, so kann versucht werden, andere Verfahren heranzuziehen (Basophilen-Histamin-Freisetzungstest, Immunoblot).

Provokationstest

Zur Bestätigung der klinischen Relevanz von Testbefunden und insbesondere bei berufsdermatologischen oder auch gutachterlichen Fragestellungen ist eine Provokation mit naturlatexallergenhaltigem Material notwendig. Ziel ist die klare Auslösung einer möglichst umschriebenen allergischen Reaktion vom Soforttyp, zum Beispiel einer Kontakturtikaria, ohne weiterreichende Symptome. Bei anamnestisch schwerer Reaktion ist der Test gegebenenfalls in intensivmedizinischer Notfallbereitschaft durchzuführen und eine ausreichende Nachbeobachtungszeit einzuhalten.
Für die Auslösung einer kutanen Reaktion führen wir einen modifizierten Epikutantest am Handrü-

cken durch, bei dem ein etwa 5×5 cm großes Stück eines gepuderten Naturlatexhandschuhs angefeuchtet und mittels eines Verbandes fixiert wird. Falls dabei keine Reaktion auftritt, wird ergänzend ein Handschuhtragetest durchgeführt. Die Auflagezeit beträgt jeweils 30 Minuten, wobei der Test bei Auftreten deutlicher subjektiver Symptome vorzeitig beendet und das Erscheinen einer objektiven Reaktion beobachtet werden soll. Falls bei verkürzter oder üblicher Auflagezeit keine eindeutige Reaktion auftritt, kann der Test mit der üblichen beziehungsweise längeren Auflagezeit wiederholt werden. Am kontralateralen Handrücken wird der Test in gleicher Weise mit einem naturlatexfreien Handschuh vorgenommen, um andere Reaktionen wie zum Beispiel Urticaria factitia zu erfassen.

Für die Provokationsteste wurden bislang meist gepuderte Naturlatexhandschuhe verwendet. Aus klinischer Erfahrung beziehungsweise teilweise aus Publikationen war bekannt, welche Handschuhe offensichtlich einen hohen Allergengehalt hatten und daher besonders geeignet für die Auslösung einer klinischen Reaktion waren. Von einem standardisierten Verfahren konnte beziehungsweise kann allerdings auch bei Provokationsteste mit diesen als allergenreich bekannten Handschuhen nicht gesprochen werden, da der aktuelle Allergengehalt des verwendeten Handschuhs nicht bekannt ist. Nur wenn der Patient eine eindeutige allergische Soforttypreaktion auf Naturlatexmaterial aufweist und ein gleichartig durchgeführter Test mit naturlatexallergenfreiem Material keine Reaktion auslöst, ist eine klinische Relevanz belegt. Tritt dagegen keine Reaktion auf, so kann damit eine Naturlatexallergie nicht ausgeschlossen werden.

Problematisch für die bislang gebräuchlichen Provokationsteste mit kommerziell erhältlichen Naturlatexhandschuhen ist, dass seit einiger Zeit als Resultat von Präventionsmaßnahmen auch gepuderte medizinische Einmalhandschuhe aus Naturlatex mittlerweile mit einem geringeren Allergengehalt hergestellt werden. So ist auch bei Vorliegen einer Naturlatexallergie nicht mehr sicher mit Symptomen zu rechnen, und es wird in absehbarer Zukunft das bisher zumeist verwendete Provokationsverfahren mit gepuderten medizinischen Naturlatexhandschuhen verlassen werden müssen.

Bewährt hat sich bei unauffälligem kutanen Provokationtest ein konjunktivaler oder nasaler Provokationstest. Hier eignen sich als Material des Provokationsteste verdünnte kommerzielle Testextrakte. Allerdings trifft auch für nasale, konjunktivale, bronchiale, orale oder sonstige Provokationsteste mit Naturlatex zu, dass ein „negativer" Test eine klinisch relevante allergische Reaktionslage nicht völlig ausschließt.

Problemfälle der Diagnostik

Schwer wiegt das Risiko einer nicht gestellten Diagnose bei tatsächlich bestehender Naturlatexallergie. Ein fehlender Nachweis spezifischer IgE-Antikörper schließt eine Naturlatexallergie nicht sicher aus. Obwohl mittlerweile bei Verwendung unterschiedlicher kommerzieller Allergenextrakte der Hautpricktest sehr zuverlässig ist, wäre denkbar, dass bei einzelnen Patienten Hauttestreaktionen nicht auslösbar sind, insbesondere bei fehlender atopischer Diathese und bei längerfristiger Allergenkarenz. Es ist dann anzustreben, die Hautteste zu wiederholen und dabei weitere kommerziell erhältliche Naturlatextestextrakte zu verwenden.

Ist dennoch bei eindeutiger Anamnese einer allergischen Soforttypreaktion bei Naturlatexkontakt eine Naturlatexsensibilisierung nicht nachweisbar und sind andere mögliche Gummiinhaltsstoffe, zum Beispiel Ethylenoxid, Thiurame, Carbamate [16, 39], Milchprotein [21] oder alternative Auslöser wie Arzneistoffe, Desinfektionsmittel, Nahrungsmittel als Ursache der allergischen Soforttypreaktion nicht zu ermitteln und kommen auch andere Ursachen wie eine Urticaria factitia nicht in Betracht, so kann es bei einzelnen Patienten dennoch angezeigt sein, lediglich aufgrund der Anamnese Karenzempfehlungen auszusprechen. Auch dann erhält der Patient einen Allergiepass, aus dem diese Konstellation ersichtlich ist.

Wird andererseits im Rahmen einer allergologischen Diagnostik zufällig eine Naturlatexsensibilisierung ohne bisher in Erscheinung getretene Symptomatik festgestellt, sollen dennoch Karenzempfehlungen ausgesprochen werden. Im Falle einer Naturlatexsensibilisierung unterscheidet sich damit das weitere Vorgehen grundsätzlich von dem, das bei anderen zufällig festgestellten Sensibilisierungen gegen Nahrungsmittelallergene oder Aeroallergene empfohlen wird. Denn sonst werden bei klinisch stummer Sensibilisierung grundsätzlich keine Karenzmaßnahmen empfohlen oder sonstige therapeutische Konsequenzen gezogen. Der Grund für das besondere Vorgehen liegt darin, dass im Falle einer Naturlatexsensibilisierung nicht völlig ausgeschlossen werden kann, ob nicht vielleicht doch bei intensiver Exposition eine allergische Reaktionslage eintritt. Als wesentlich schätzen wir das bisher nicht zahlenmäßig erfassbare Risiko ein, mit dem ein fortgesetzter Kontakt über einen *Booster-Effekt* zum Eintreten klinischer Relevanz zu einem späteren Zeitpunkt führt.

Aus diesen Gründen empfehlen wir bei nachgewiesener Sensibilisierung Karenzmaßnahmen hinsichtlich intensiver Naturlatexallergenkontakte. Der Patient erhält einen Allergiepass, in dem auch vermerkt wird, dass weder anamnestisch noch im Rahmen eines Provokationsteste Symptome bemerkt wurden und lediglich eine Naturlatexsensibilisierung festgestellt wurde. Der Patient muss über den Grund dieses Vorgehens aufgeklärt werden.

Therapeutische Konsequenzen, Prävention

Hyposensibilisierung

Bislang sind keine Extrakte zur Hyposensibilisierungsbehandlung kommerziell verfügbar. Allerdings ist zu hoffen, dass in absehbarer Zukunft Hyposensibilisierungslösungen zur Anwendung kommen. Eine wichtige Voraussetzung für die Herstellung wirksamer Allergenextrakte ist zumindest geschaffen: die Charakterisierung und Standardisierung der Allergene. Aufgrund der unterschiedlichen Bedeutung der Allergene für unterschiedliche Patientengruppen beziehungsweise individuelle Patienten muss ein wirksamer Allergenextrakt dabei eine Mischung mehrere Hauptallergene enthalten.

Primäre Prävention

Angesichts der Zunahme der Sensibilisierungen gegen Naturlatex und der Schwere des damit verbundenen Krankheitsbildes sind Maßnahmen der primären Prävention dringlich nötig. Im Rahmen der primären Prävention bei beruflicher Exposition ist als wesentlichste Maßnahme die Verwendung von allergenarmen, ungepuderten Naturlatexhandschuhen zu fordern. Seit 1997 ist in Deutschland nach der *technischen Regel für Gefahrstoffe* der Gebrauch gepuderter Naturlatexhandschuhe (TRGS 540) verboten [7]; es ist allerdings nicht untersagt, diese in Verkehr zu bringen oder zu erwerben. Weiter empfehlen wir grundsätzlich Personen mit schwerem atopischen Ekzem sowie Personen mit Handekzemen im Rahmen der primären Prophylaxe keine Naturlatexhandschuhe zu tragen.

Im Rahmen der primären Prävention bei medizinischer Versorgung ist ebenfalls eine wesentliche Maßnahme die Verwendung von allergenarmen, ungepuderten Naturlatexhandschuhen, die für alle Patienten verwendet werden sollen. Darüber hinaus sollen Patienten mit erhöhtem Risiko (angeborene Fehlbildungen, insbesondere Spina bifida; mehrfache operative Eingriffe, schwere atopische Erkrankungen) naturlatexallergenfrei versorgt werden.

Sekundäre Prävention

Bei Naturlatexallergie ist die wesentlichste Maßnahme eine konsequente Allergenkarenz. Jeder Patient erhält einen Allergieausweis, den er stets bei sich zu tragen und jedem Arzt vorzuzeigen hat. Es hat sich dabei in der Praxis bewährt, auch in den Allergiepass einen kurzen Hinweis auf Kontaktmöglichkeiten anzubringen (Tabelle 4). Wir geben betroffenen Patienten ein *Handschuh-Merkblatt* mit, in dem naturlatexallergenfreie Handschuhe vermerkt sind (Tabelle 5). Naturlatexfreie Kondome sind in Deutschland unter dem Markennamen Avanti erhältlich.

Bei assoziierter klinisch relevanter Nahrungsmittelallergie sind entsprechende Karenzmaßnahmen erforderlich. Nicht zu empfehlen ist ein prophylaktisches Meiden von bisher vertragenen Nahrungsmitteln, auch dann nicht, wenn eine Sensibilisierung gegen Nahrungsmittel nachgewiesen ist.

Karenzmaßnahmen sind dadurch erschwert, dass Naturlatex vielfältig eingesetzt wird und nicht selten versteckt, das heißt für den Benutzer nicht ohne weiteres erkennbar, vorkommt. Behindert wird die Karenz weiter durch das Fehlen einer Verpflichtung zur Deklaration des Naturlatexallergengehalts in Gegenständen. Insbesondere Patienten mit schweren systemischen Reaktionen oder auch mit Naturlatexaller-

Tabelle 4. Eintrag in den Allergiepass bei Naturlatexallergie

Naturlatex[a,b,c]
Naturlatex kann in zahlreichen Gegenständen des alltäglichen und insbesondere medizinischen Bedarfs enthalten sein, zum Beispiel in Handschuhen, Infusionsbestecken, Beatmungsbeuteln, Kathetern, Beißkeilen, Klarsichtpflastern oder Verbandsmaterial. Weitere Kontaktmöglichkeiten bestehen durch Puderpartikel von gepuderten Naturlatexhandschuhen.
Bei medizinischen Maßnahmen ist ein naturlatexallergenfreies Vorgehen erforderlich. Insbesondere intensive Kontakte an Schleimhäuten oder parenterale Kontakte (zum Beispiel über OP-Situs, Material von Gummistopfen der Infusionsflaschen) können lebensbedrohliche Reaktionen auslösen.

Legende (Nichtzutreffendes streichen)
[a] Anamnestischer Verdacht
[b] Nachweis spezifischer IgE-Antikörper im Serum und/oder Reaktion im Hautpricktest
[c] Provokationstest

Tabelle 5. Inhaltsstoffe von naturlatexfreien Handschuhen

Produktname	Hersteller/Vertrieb	Material	Bekannte Hilfsstoffe
Naturlatexfreie OP-Handschuhe (steril)			
Allergard	Ansell	Styrol-Ethylen-Butadien	Maisstärke
DermaPrene Dermashield	Ansell	Chloroprenkautschuk	Thioharnstoff Maisstärke
Duraprene	Allegiance	Chloroprenkautschuk	Maisstärke
Duraprene Powder-free	Allegiance	Chloroprenkautschuk	
Manex neoderm	Beiersdorf	Styrol-Ethylen-Butadien	Maisstärke
Peha-taft Syntex	Hartmann	Styrol-Butadien-Styrol Styrol-Isopren-Styrol	Maisstärke
Sympren	Medimex	Styrol-Butadien	Maisstärke
Biogel Neotech	SSL International	Chloroprenkautschuk	Hydrogel-Innenbeschichtung
Elastyren	Thiele	Styrol-Butadien	Maisstärke
Naturlatexfreie Untersuchungshandschuhe (unsteril)			
Triflex Vinyl	Allegiance	Polyvinylchlorid	Maisstärke
Synthetisch puderfrei	Allegiance	Polyvinylchlorid	
Flexam Nitrile	Allegiance	Nitril	
Nitra-Touch	Ansell	Nitril	Carbamat
Nitra-Tex	Ansell	Nitril	Carbamat
Synsation powdered/powderfree	Ansell	Polyvinylchlorid	mit/ohne Maisstärke
Glovex neoderm	Beiersdorf	Styrol-Ethylen-Butadien	Maisstärke
Glovex Vinyl	Beiersdorf	Polyvinylchlorid	
Manyl gepudert	B. Braun	Polyvinylchlorid	Maisstärke
Manyl puderfrei	B. Braun	Polyvinylchlorid	
Manufix latexfree	B. Braun	Nitril	Maisstärke
Manufix free	B. Braun	Nitril	
N-Dex-Nitril-HS	Dr. Korsing	Nitril	mit/ohne Maisstärke
SensiCare	Maxxim Medical	Polyvinylchlorid	
Vinyl 2000 mit/ohne	Meditrade	Polyvinylchlorid	mit/ohne Maisstärke
Nitril 3000	Meditrade	Nitrilbutadienkautschuk	
Glads vinyl	Mölnlycke	Polyvinylchlorid	Maisstärke
Naturlatexfreie Untersuchungshandschuhe (unsteril)			
Safeskin nitril	Safeskin	Acrylnitril-butadien	
Sempermed Nitril gepudert/ungepudert	Semperit	Nitril	mit/ohne Maisstärke
Naturlatexfreie Hygienehandschuhe (steril)			
Dispex steril	Beiersdorf	Polyethylen-Copolymer	
Clinhand elastic	Wilhelm Heisig	Polyethylen-Copolymer	
Naturlatexfreie Hygienehandschuhe (unsteril)			
Dispex	Beiersdorf	Polyethylen-Copolymer	
Peha-fol	Hartmann	Polyethylen-Copolymer	
ETHIPARAT	Ansell	Polyethylen-Copolymer	
Naturlatexfreie, gefütterte Haushalts- und Arbeitshandschuhe			
Suretech V 100 N	Marigold	Polyvinylchlorid	
Nitrile	Marigold	Nitril	
Long Nitrosolve	Marigold	Nitril	
MAPA Super Contact	MAPA	Nitril	
MAPA Einmal Vinyl	MAPA	Polyvinylchlorid	
Sempersoft	Semperit	Polyvinylchlorid	
Semperstar	Semperit	Polyvinylchlorid	
vileda Sanft & Sensitiv	Vileda	Nitril	

gie-assoziierte Nahrungsmittelallergie (NAANA) sollte daher ein Notfallset (oral einzunehmendes Glukokortikoid und Antihistaminikum, Adrenalinspray) verordnet werden, das stets mitzuführen ist.

Berufliche Relevanz

Um bei beruflich relevanter Allergenexposition eine Fortbeschäftigung am bisherigen Arbeitsplatz zu ermöglichen, ist es zumeist ausreichend, dem Betroffenen selbst naturlatexallergenfreie Handschuhe zur Verfügung zu stellen und im gesamten Arbeitsbereich gepuderte Naturlatexhandschuhe zu eliminieren. Verschiedentlich wurde empfohlen, dass nicht von einer Naturlatexallergie Betroffene ihre Hände pudern können, um das Anziehen der ungepuderten Naturlatexhandschuhe zu erleichtern. Es hat sich in unter Arbeitsplatzbedingungen durchgeführten Raumluftmessungen des Naturlatexallergengehalts gezeigt, dass der Kontakt des Puders in allergenarmen ungepuderten Handschuhen nicht zu einer messbaren Allergenbelastung der Raumluft führt (Prof. Dr. X. Baur, Bochum, persönliche Mitteilung 2000). Damit erscheint diese Hilfsmaßnahme unbedenklich. Selten muss sich die Naturlatexallergenkarenz auf weitere Arbeitsmaterialien erstrecken, sofern durch Hautkontakt oder Abrieb eine Exposition für den Betroffenen entstehen kann. Eine allgemeine Umstellung auf naturlatexfreie Handschuhe für andere Beschäftigte ist bei den von uns betreuten Betroffenen nie erforderlich geworden.

Leider werden die erforderlichen Maßnahmen nicht überall umgesetzt. Noch 1999 betrug laut Auskunft der Gesellschaft für Pharmainformationssysteme der Marktanteil gepuderter Naturlatexhandschuhe bei OP-Handschuhen etwa 44 Prozent und bei Untersuchungshandschuhen etwa 20 Prozent. Dies belegt zwar einerseits durchaus erfreuliche Erfolge der vereinten Bemühungen von Allergologen und Berufsgenossenschaften, zeigt aber andererseits auch, dass die TRGS 540 noch längst nicht überall beachtet wird. So wurde in manchen Kliniken die Einhaltung der TRGS 540 durch Betriebsärzte oder auf Betreiben Betroffener durchgesetzt (latexfreies Krankenhaus). Da ungepuderte Naturlatexhandschuhe aber oft einen schlechteren Tragekomfort haben als gepuderte, kommt es immer wieder vor, dass sich manche Beschäftigte auf eigene Kosten gepuderte Naturlatexhandschuhe beschaffen und diese am Arbeitsplatz benutzen. Damit werden Präventionsmaßnahmen unterlaufen und von einer Naturlatexallergie Betroffene unkalkulierbar gefährdet. Zumindest auf den durchschnittlichen Arbeitsmarkt des Gesundheitswesens bezogen besteht für die Betroffenen aufgrund weiterhin verwendeter gepuderter Naturlatexhandschuhe ein wesentliches Gesundheitsrisiko und damit Beschäftigungshindernis.

Eigene Verlaufsuntersuchungen zeigten sowohl bei Beschäftigten mit Naturlatexallergie als auch mit Naturlatexsensibilisierung nach Präventionsmaßnahmen einen Rückgang von Parametern der Naturlatexsensibilisierung bei Hauttesten und In-vitro-Testen [35]. Aufgrund der Häufigkeit und der Schwere der Naturlatexallergie müssen die notwendigen Präventionsmaßnahmen unverzüglich und konsequenter als bisher umgesetzt werden.

Literatur

1. Abeck D, Przybilla B, Enders F, Ring J (1992) Latex allergy and repeated graft rejections. Lancet 339: 1609
2. Akasawa A, Matsumoto K, Saito H, Sakaguchi N, Tanaka K, Obata T, Tsubaki T, Uchiyama H, Matsunaga T, Kurosaka K, Iikura Y (1993) Incidence of latex allergy in atopic children and hospital workers in Japan. Int Arch Allergy Immunol 101: 177–181
3. Baur X, Chen Z, Raulf-Heimsoth M, Degens P (1997) Protein and allergen content of various natural latex articles. Allergy 52: 661–664
4. Beezhold DH, Sussman GL, Liss GM, Chang N-S (1996) Latex allergy can induce clinical reactions to specific foods. Clin Exp Allergy 26: 416–422
5. Blanco C, Carrillo T, Castillo R, Quiralte J, Cuevas M (1994) Latex allergy: clinical features and cross-reactivity with fruits. Ann Allergy 73: 309–314
6. Brehler R, Theissen U, Mohr C, Luger T (1997) „Latex-fruit syndrome“: frequency of cross reacting IgE antibodies. Allergy 52: 404–410
7. Bundesarbeitsblatt (1997) Neue TRGS 540. 12: 58–63
8. Carillo T, Blanco C, Quiralte J, Castillo R, Cuevas M, de Castro FR (1995) Prevalence of latex allergy among greenhouse workers. J Allergy Clin Immunol 96: 699–701
9. Cremer R, Kleine-Diepenbruck U, Hoppe A, Bläker F (1998) Latex allergy in spina bifida patients – prevention by primary prophylaxis. Allergy 53: 709–711
10. Fuchs T, Wahl R (1992) Allergische Soforttypreaktionen auf Naturlatex unter besonderer Berücksichtigung von Operationshandschuhen. Med Klin 87: 355–363
11. Fuchs T (1994) Latex allergy. J Allergy Clin Immunol 94: 951–952
12. Fuchs T (1995) Gummi und Allergie. Dustri, München-Deisenhofen
13. Grimm (1927) Überempfindlichkeit gegen Kautschuk als Ursache von Urtikaria und Quinckeschem Ödem. Klin Wochenschr 6: 1479
14. Handfield-Jones SE (1998) Latex allergy in health-care workers in an English district general hospital. Br J Dermatol 138: 273–276
15. Hadjiliadis D, Khan K, Tarlo SM (1995) Skin test responses to latex in an allergy and asthma clinic. J Allergy Clin Immunol 96: 431–432
16. Helander I, Mäkelä A (1983) Contact urticaria to zinc die-

thyldithiocarbamate (ZDC). Contact Dermatitis 9: 327–328
17. Klinge J, Wild F, Drexler S, Heese A, Scharf J (1994) Schwerer Narkosezwischenfall durch Sensibilisierung auf Latex. Letaler Verlauf bei einem 3jährigen Patienten mit Blasenekstrophie. Monatsschr Kinderheilkd 142: 784–786
18. Konz KR, Chia JK, Kurup VP, Resnick A, Kelly KJ, Fink JN (1995) Comparison of latex hypersensitivity among patients with neurologic defects. J Allergy Clin Immunol 95: 950–954
19. Liebke C, Niggemann B, Wahn U (1996) Sensitivity and allergy to latex in atopic and non-atopic children. Pediatr Allergy Immunol 7: 103–107
20. Mäkinen-Kiljunen S, Sorva R, Juntunen-Backman K (1992) Latex dummies as allergens. Lancet 339: 1608–1609
21. Mäkinen-Kiljunen S, Reunala T, Turjanmaa K, Cacioli P (1993) Is cow's milk casein an allergen in latex-rubber gloves? Lancet 342: 863–864
22. Merrett TG, Merrett J, Kekwick R (1999) The prevalence of immunoglobulin E antibodies to the proteins of rubber (*Hevea brasiliensis*) latex and grass (*Phleum pratense*) pollen in sera of British blood donors. Clin Exp Allergy 29: 1572–1578
23. Michael T, Niggemann B, Moers A, Seidel U, Wahn U, Scheffner D (1996) Risk factors for latex allergy in patients with spina bifida. Clin Exp Allergy 26: 934–939
24. Moneret-Vautrin DA, Beaudouin E, Widmer S, Mouton C, Kanny G, Prestat F, Kohler C, Feldmann L (1993) Prospective study of risk factors in natural rubber latex hypersensitivity. J Allergy Clin Immunol 92: 668–677
25. Novembre E, Bernardini R, Brizzi I, Bertini G, Mugnaini L, Azzari C, Vierucci A (1997) The prevalence of latex allergy in children seen in a university hospital allergy clinic. Allergy 52: 101–105
26. Ownby DR, Tomlanovich M, Sammons N, McCullough J (1991) Anaphylaxis associated with latex allergy during barium enema examinations. AJR 156: 903–908
27. Ownby DR, Ownby HE, McCullough J, Shafer AW (1996) The prevalence of anti-latex IgE antibodies in 1000 volunteer blood donors. J Allergy Clin Immunol 97: 1188–1192
28. Posch A, Chen Z, Wheeler C, Dunn MJ, Raulf-Heimsoth M, Baur X (1997) Characterization and identification of latex allergens by two-dimensional electrophoresis and protein microsequencing. J Allergy Clin Immunol 99: 385–395
29. Posch A, Chen Z, Raulf-Heimsoth M, Baur X (1998) Latex allergens. Clin Exp Allergy 28: 134–140
30. Przybilla B, Rueff F (1997) Allergy to *Ficus benjamina* and to natural latex (abstract). J Allergy Clin Immunol 99: 350
31. Przybilla B, Rueff F, Pfützner W (1997) Naturlatexallergie – ein ernstes Risiko. In: Plewig G, Przybilla B (Hrsg) Fortschritte der praktischen Dermatologie und Venerologie 1996, Bd 15. Springer, Berlin, S 186–195
32. Rueff F, Schöpf P, Huber R, Lang S, Kapfhammer W, Przybilla B (1998) Naturlatexallergie – die verdrängte Berufskrankheit. Dtsch Ärztebl 96: A1204–A1207
33. Rueff F, Thomas P, Reißig G, Przybilla B (1998) Natural rubber-latex allergy in patients not intensely exposed. Allergy 53: 445–449
34. Rueff F, Kienitz A, Hartl WH, Andreß H-J, Zaak D, Menninger M, Przybilla B (2000) Frequency of natural rubber latex allergy in adults is increased after multiple medical procedures (abstract). Allergy 55 [Suppl 63]: 248
35. Rueff F, Schöpf P, Przybilla B (2000) Parameters of natural rubber latex sensitization decrease in health care workers following reduction of natural rubber latex exposure (abstract). J Allergy Clin Immunol 105: 246
36. Stern G (1927) Überempfindlichkeit gegen Kautschuk als Ursache von Urtikaria und Quinckeschem Ödem. Klin Wochenschr 6: 1096–1097
37. Tarlo SM, Wong L, Roos J, Booth N (1990) Occupational asthma caused by latex in a surgical glove manufacturing plant. J Allergy Clin Immunol 85: 626–631
38. Taylor JS, Praditsuwan P (1996) Latex allergy. Arch Dermatol 132: 265–271
39. Van Ketel WG (1984) Contact urticaria from rubber gloves after dermatitis from thiurams. Contact Dermatitis 11: 323–324
40. Wilkinson SM, Burd R (1998) Latex: a cause of allergic contact eczema in users of natural rubber gloves. J Am Acad Dermatol 38: 36–42
41. Wrangsjö K, Osterman K, Hage-Hamsten M van (1994) Glove-related skin symptoms among operating theatre and dental care unit personnel (II). Clinical examination, tests, and laboratory findings indicating latex allergy. Contact Dermatitis 30: 139–143
42. Yassin MS, Lierl MB, Fischer TJ, O'Brien K, Cross J, Steinmetz C (1994) Latex allergy in hospital employees. Ann Allergy 72: 245–249
43. Ylitalo L, Turjanmaa K, Palosuo T, Reunala T (1997) Natural rubber latex allergy in children who had not undergone surgery and children who had undergone multiple operations. J Allergy Clin Immunol 100: 606–612

Kontaktallergene aus dem Pflanzen- und Tierreich

Björn M. Hausen

Allergene des Pflanzenreichs

Der Kontakt mit Pflanzen oder Pflanzenextrakten kann sowohl zu irritativen als auch allergischen Reaktionen an der Haut führen. Inhaltsstoffe mit sensibilisierender, aber auch photoallergener Wirkung sind im Reich der Pflanzen weit verbreitet. Man kennt rund 10.000 Arten, denen eine allergieinduzierende Wirkung zugesprochen werden muss. Während bei Floristen und Gärtnern der berufliche Umgang mit Primeln, Alstroemerien, Tulpen, Hortensien, Chrysanthemen und anderen Kompositenarten im Vordergrund steht, geraten in den letzten Jahren zunehmend natürliche Heilmittel und *Naturkosmetika* beziehungsweise *Biokosmetika* in das Blickfeld der Allergologen. Hier spielen Arnika, Kamille, Mutterkraut, Lorbeeröl, Propolis und Teebaumöl eine wichtige Rolle [13, 14, 17, 23]. Bei der nicht selten zu beobachtenden aerogenen Kontaktdermatitis von Landwirten, Schrebergärtnern, Rentnern und anderen Personen, die sich viel im Freien aufhalten, kommen Rainfarn, Schafgarbe, Mutterkraut, Wegwarte und Kamillenarten ins Spiel. Ihre verwelkten Härchen und anderen Pflanzenteile werden bei trockenem Wetter über weite Strecken als feine Partikel durch die Luft auf die Haut übertragen und provozieren an den unbedeckten Körperregionen eine Dermatitis [20]. Nicht zu unterschätzen ist die sensibilisierende Potenz der Allergene des Efeus, mit denen man beim Trimmen von Hecken und Hausbewachsungen Kontakt hat, des Milchsafts des Löwenzahns [16], der dem Kaninchenzüchter beim Ausstechen und Einsammeln der Pflanze über die Hände läuft und der Hortensien, die man beim Vermehren durch Einpflanzen eines abgebrochenen Stengels berührt [18]. Zimmerpflanzen stellen nur ein geringes Sensibilisierungsrisiko dar, solange es sich nicht um die Becherprimel handelt. Eine Allergie auf Orchideen ist ebenfalls bekannt, aber selten [10].

Ätiologisch kommen bei den Primeln und Orchideen Chinone, bei den Tulpen und Alstroemerien Laktone, bei Propolis Kaffeesäureester und bei den Kompositen Sesquiterpenlaktone als Sensibilisatoren in Betracht [14, 17, 23] Die Kompositenfamilie enthält als weitere allergologisch interessante Inhaltsstoffe Polyazetylene [14]. In der Hortensie zählt das stark wirksame Allergen zu den sonst völlig unauffälligen Isokumarinen [18]. Das australische Teebaumöl aus der Art *Melaleuca alternifolia* liefert neben Terpinolen und α-Terpinen neue, bisher unbekannte Sensibilisatoren, die erst durch oxidative Veränderungen im alternden Öl gebildeten werden. Sowohl das Endoperoxid Ascaridol als auch das mit drei Sauerstoffatomen versehene 1,2,4-Trihydroxymenthan waren als Kontaktallergene bisher unbekannt [13].

Kontaktallergene der Tierwelt

Gemessen an den vielen bereits identifizierten Kontaktallergenen aus dem Pflanzenreich ist die Zahl der aus dem Tierreich stammenden Sensibilisatoren, und auch das Interesse an diesen, relativ gering. Viele Tiere produzieren Stoffe, die hochgradig irritativ und toxisch sind, systemisch oder als Nervengift wirken und über den Weg durch die Haut sogar zu Todesfällen führen können [8]. Eine Differenzierung zwischen echten allergischen und Unverträglichkeitsreaktionen erweist sich gelegentlich als schwierig. Ausgehend von Fallbeschreibungen, denen eine Typ-IV-Reaktion zugrunde liegt oder liegen könnte, muss man unterscheiden, ob nur positive Teste den Verdacht untermauern, Allergene bekannter Struktur aber untergeordneter Bedeutung gefunden wurden, neue Allergene als Hauptnebenwirkung identifiziert werden konnten oder Stoffe vorliegen, deren Strukturähnlichkeit mit Pflanzeninhaltsstoffen einen Analogschluss zu bekannten Sensibilisatoren zulassen. Ätiologisch stehen hier Meeresbewohner wie Schwämme, Korallen, Seeigel, Wattwürmer, Fische und Tintenfische sowie Tiere im Vordergrund, die aus dem Wasser stammen, zum Beispiel Blutegel, Frösche und Wasserflöhe [2, 7, 9, 11, 15, 21, 25]. Der Teppichkäfer stellt als Landbewohner eine der wenigen Ausnahmen dar [6]. Unter den animalischen Allergenen mögen früher vielleicht auch die Sekrete der Geschlechtsdrüsen des Moschusochsen, der Zibetkatze, des kanadischen Bibers und das Ambra des Wals eine Rolle gespielt haben, die aber wegen des hohen Preises nur in Luxusparfüms zur Verwendung kamen. Fallbeschreibungen lassen sich in der älteren Literatur jedoch nicht nachweisen. Die Sekrete der Ameisen, Termiten und Wanzen imponieren mit ihren hochgradig wirksamen Irritanzien, doch Beimengungen wie Limonen, α- und β-Pinen, Citral, Farnesol und Linalool können bei bekannter Sensibilisierung auch zu einer allergischen Kontaktdermatitis führen [22].

Nur in wenigen Fällen gelang es, die Struktur bisher unbekannter Allergene im Tierreich aufzuklären. Einerseits unterscheiden sich die dabei identifizierten Sensibilisatoren deutlich von denen des Pflanzenreichs, andererseits findet man eine bemerkenswerte Übereinstimmung bei Strukturen von Chinonen, die in Schwämmen vorkommen. Da die allergische Kontaktdermatitis der Schwammtaucher seit langem bekannt ist [26], lässt sich daraus der Schluss ziehen, dass die Benzochinone mit langer Seitenkette (Abb. 1) [4, 5], die denen aus Primeln, Giftefeu und Palisanderarten verblüffend nahe kommen, mit höchster Wahrscheinlichkeit als Ursache der beobachteten und in einigen Ländern als Berufsdermatosen auch anerkannten Hautveränderungen anzusprechen sind.

Sehr selten, aber erwähnenswert ist die Kontaktallergie auf den roten Farbstoff Karmin aus der Cochenillenlaus *Dyctylopius coccus*, die man früher *Coccus cacti* nannte. Man züchtet diese Schildlaus auf der Unterseite der dicken Kakteenblätter der indischen Kaktusfeige *Opuntia ficus indica* (L.) Mill., presst ihren Körpersaft aus und gewinnt daraus den Lebensmittelfarbstoff E 120. Die Karminsäure als Hauptbestandteil des Karmins ist sowohl ein Allergen vom

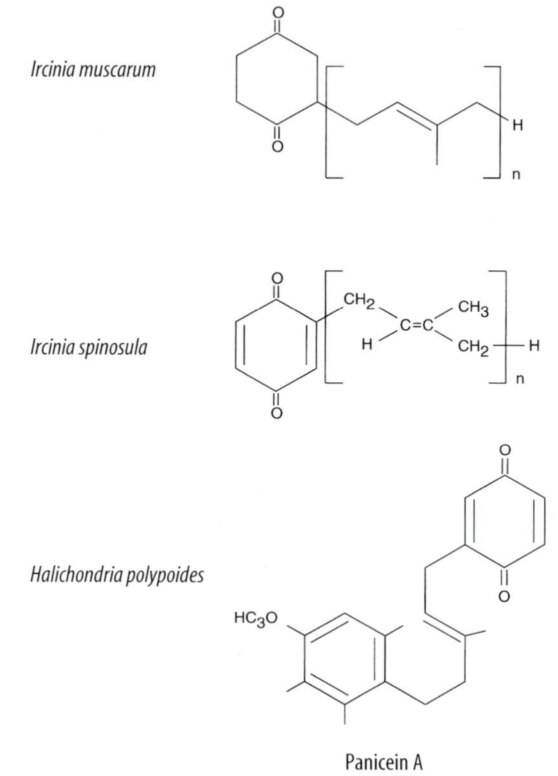

Abb. 1. Chinoide Inhaltstoffe von Schwämmen

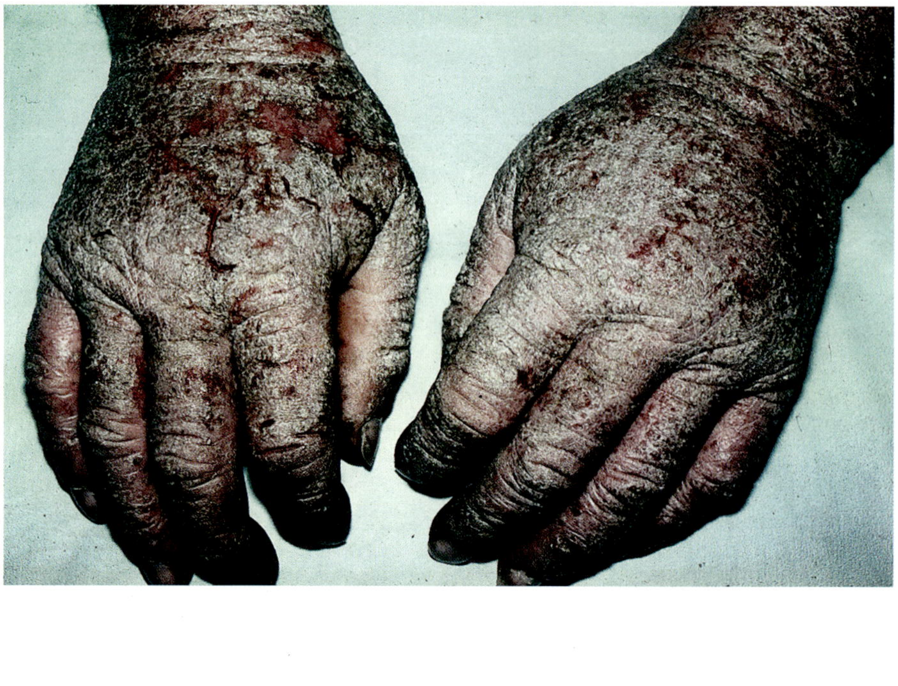

Abb. 2. Schwere Form der allergischen Kontaktdermatitis auf das Gallert-Moostierchen *Alcyonidium gelatinosum*

Soforttyp (Allergie auf Campari) als auch ein Kontaktallergen. Fallbeschreibungen aus den sechziger Jahren beweisen seine (wenn auch geringe) sensibilisierende Wirkung, als man den Farbstoff noch in Lippenstiften einsetzte [24].

Unter dem Begriff *Dogger bank itch* versteht man eine Berufsdermatose bei Hochseefischern, die kleine glitschige Lebewesen von wenigen Zentimeter Größe zu Tausenden in ihren Netzen finden [1]. Die durch das Gallert-Moostierchen *Alcyonidium gelatinosum* verursachten schweren bis schwersten allergischen Kontaktdermatitiden (Abb. 2) beobachtet man nicht nur an der Doggerbank, sondern auch in anderen Weltmeeren. Die Struktur der allergenen organischen Schwefelverbindung aus dieser Bryozoenart konnte 1982 von den dänischen Chemikern Carlé und Christophersen aufgeklärt werden (Abb. 3) [3].

Seeigel gibt es überall auf der Welt. Rund ums Mittelmeer ist der schwarze Seeigel *Paracentrotus lividus* zu Hause. Nach dem Eindringen seiner Stacheln in die Haut entwickeln sich gewöhnlich Granulome. Bemerkenswert ist jedoch, dass die entzündeten Knoten auch hartnäckig jucken. Mit Extrakten aus den Stacheln konnte der italienische Dermatologe Meneghini [19] allergische Spätreaktionen nachweisen. Stacheln von jungen Seeigeln, die im Mittelmeerraum auch als Delikatesse gelten, sind mit einem feinen Überzug aus organischen Stoffen versehen, von denen Reste auch an der Spitze von Stacheln älterer Seeigel verbleiben. Aus einem 1-kg-Extrakt von Seeigelstacheln ließ sich Primin isolieren. Der zunächst unglaubwürdige Befund wurde im nächsten Sommer mit Hilfe eines 2-kg-Extrakts überprüft. Wieder wurde Primin gefunden [12] (Abb. 4). Mit diesem gemeinsamen Kontaktallergen schließt sich erneut der Kreis zwischen Pflanzen- und Tierreich.

Gallert-Moostierchen

Alcyonidium gelatinosum

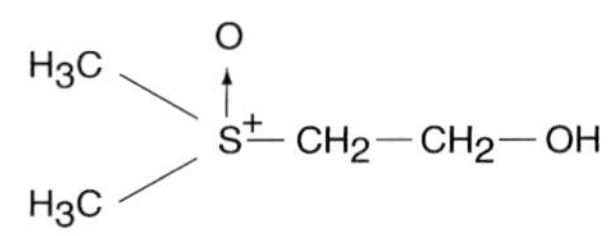

Abb. 3. Das Kontaktallergen des Gallert-Moostierchens: (2-Hyrdoxyethyl)dimethylsulfoxonium-Ion

Schwarzer Seeigel

Paracentrotus lividus

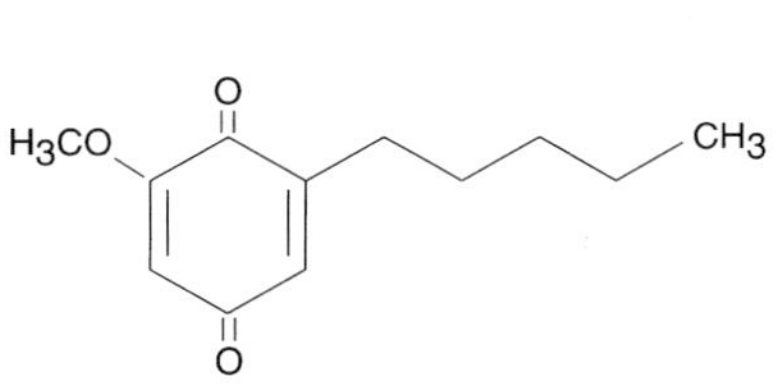

Primin

Abb. 4. Primin als Kontaktallergen im schwarzen Seeigel *Paracentrotus lividus*

Literatur

1. Bonnevie P (1948) Fisher men's Dogger bank itch, an allergy contact eczema due to the coralline *Alcyonidum hirsutum*. Acta Allergol 1: 40–46
2. Burches E, Morales C, Pelaez A (1992) Contact dermatitis from cuttle fish. Contact Dermatitis 26: 277
3. Carlé JS, Thybo H, Christophersen C (1982) Dogger bank itch (3). Isolation and structure determination and synthesis of a hapten. Contact Dermatitis 8: 43–47
4. Cimino G, Stefano S de, Minale L (1972) Prenylated quinones in marine sponges: *Ircina sp*. Experientia 28: 1401–1402
5. Cimino G, Stefano S de, Minale L (1973) Panicein, unusual aromatic sesquiterpenoids linked to a quinol or quinone system from the marine sponge *Halichondria panicea*. Tetrahydron 29: 2565–2570
6. Cormia FE, Lewis GM (1948) Contact dermatitis from beetles, with a report of a case due to the carpet beetle *Anthrenus scrophularia*. N Y State J Med 48: 2037–2039
7. Dejobert Y, Martin P, Thomas P, Bergoend H (1991) Contact dermatitis from tropical leech extract. Contact Dermatitis 24: 366–367
8. Fisher AA (1978) Atlas of aquatic dermatology. Grune & Stratton, New York
9. Fisher AA (1987) Toxic and allergic cutaneous reactions to jellyfish with special reference to delayed reactions. Cutis 40: 303–305
10. Hausen BM (1980) Allergic contact dermatitis to quinones in *Paphiopedilum haynaldianum* (Reichenb. f.) Pfitzer (Orchidaceae). Arch Dermatol 116: 327–328
11. Hausen BM (1984) Allergic contact dermatitis from the shoal worm *Arenicola marina* L. Contact Dermatitis 10: 61
12. Hausen BM, Faasch H, König WA (1987) Primin as the source of sea-urchin hypersensitivity. Contact Dermatitis 17: 319–321
13. Hausen BM, Reichelt J, Harkenthal M (1999) Degradation products of monoterpenes are the sensitizing agents of tea tree oil. Am J Contact Dermatitis 10: 68–77
14. Hausen BM, Vieluf I (1998) Allergiepflanzen – Pflanzenallergene. Ecomed, Landsberg
15. Kokelj F, Stinco G, Avian M, Mianzan H, Burnett JW (1995) Cell-mediated sensitization to jellyfish antigens confirmed by positive patch tests to *Olindias sambaquiensis* preparations. J Am Acad Dermatol 33: 307–309
16. Lovell CR (1991) Dandelion dermatitis. Contact Dermatitis 25: 185–188
17. Lovell CR (1993) Plants and the skin. Blackwell, London
18. Meijer P, Coenraads PJ, Hausen BM (1990) Allergic contact dermatitis from hydrangea. Contact Dermatitis 23: 59–60
19. Meneghini CL (1972) Cases of sea-urchin granuloma with positive intradermal tests to spine extracts. Contact Dermatitis Newslett 12: 316
20. Mensing H, Kimmig W, Hausen BM (1985) Airborne contact dermatitis. Hautarzt 36: 398–402

21. Metzner HH (1985) Kontaktekzem durch Daphnien. Dermatol Monatsschr 171: 523–524
22. Nahrstedt A (1982) Strukturelle Beziehungen zwischen pflanzlichen und tierischen Sekundärstoffen. Planta Med 44: 2–14
23. Ott A (1991) Haut und Pflanzen. Allergie, phototoxische Reaktionen und andere Schadwirkungen. Gustav Fischer, Stuttgart
24. Sarkany I, Meara RH, Everall J (1961) Cheilitis due to carmine in lip salve. Trans St John's Hosp Dermatol Soc 46: 39–40
25. Steurich F, Barnstedt E (1986) Froschschenkelallergie. Allergologie 9: 36–38
26. Yafee HS, Stargardter S (1963) Erythema multiforme frome *Tedania ignis*. Arch Dermatol 87: 601

Atopisches Ekzem

Neue genetische und immunologische Aspekte in der Pathogenese der atopischen Dermatitis

Hildegard Klüken und Thomas Bieber

Die atopische Dermatitis (Neurodermitis) entsteht in der Regel vor dem Hintergrund der atopischen Diathese (Neurodermitis, allergisches Asthma und allergische Rhinokonjunktivitis), wobei die Prävalenz der genetischen Disposition zur atopischen Diathese bei 15–30 % der Bevölkerung liegt. Die Lebenszeitprävalenz der Neurodermitis ist je nach Studie mit 15–20 % berechnet worden. Neurodermitis ist eine komplexe, das heißt multifaktorielle Krankheit mit typischem Erscheinungsbild. Genetische und Umweltfaktoren spielen in der Pathogenese, die nach wie vor nicht ganz erforscht ist, eine Rolle. Wir möchten im Folgenden auf die neuesten Entwicklungen in der Erforschung der Hintergründe der atopischen Dermatitis eingehen.

Die Dichotomie der atopischen Dermatitis: intrinsische und extrinsische Form

Große Fortschritte wurden in der Erforschung der der Neurodermitis zugrunde liegenden zellulären Pathomechanismen gemacht. Dabei fand man eine bis dahin unbekannte Untergruppe der Erkrankung, die ohne den allergologischen Hintergrund der atopischen Diathese entsteht [22]. Diese sogenannte intrinsische Form – für die bisher keine genetischen Erkenntnisse vorliegen – betrifft etwa 10–20 % aller Patienten. Das klinische Erscheinungsbild ist nicht von dem der klassischen extrinsischen Neurodermitis zu unterscheiden. Der Krankheitsbeginn scheint bei der extrinsischen Form der atopischen Dermatitis (EAD) früher zu sein als bei der intrinsischen atopischen Dermatitis (IAD) [12]. Für die EAD sind eine Sensibilisierung gegenüber Umweltallergenen und eine IgE-Erhöhung typisch. Die intrinsische Form ist dagegen nicht mit einem erhöhten Serum-Gesamt-IgE assoziiert, und Sensibilisierungen gegenüber Nahrungs- und/oder Umweltallergenen sind nicht vorhanden.
Die Pathogenese der IAD scheint sich von der der EAD zu unterscheiden. Während das klinische Bild beider Formen gleich ist, zeigt die entzündliche zelluläre Mikroumgebung Unterschiede, die durch Phänotypisierung von epidermalen dendritischen Zellen detektiert werden können [12]. Hierzu gehört zum Beispiel die Expression des hochaffinen IgE-Rezeptors FcεRI auf dendritischen Zellen, die mittels tangentialer Exzisionsbiopsien aus betroffenen Hautstellen quantifiziert werden kann.
Akdis et al. [2] analysierten Unterschiede in den immunregulatorischen Mechanismen bei IAD- und EAD-Patienten. Sie fanden eine charakteristische Bluteosinophilie bei beiden Gruppen, aber im Gegensatz zur IAD vermehrt CD23-positive B-Lymphozyten bei EAD. Interleukin-5 und Interleukin-13 sowie die Kapazität zur Produktion dieser Zytokine durch T-Lymphozyten der Haut sind bei IAD-Patienten reduziert. Unter anderem könnten unterschiedliche zugrunde liegende genetische Faktoren für die verschiedenen Zytokinexpressionen beider Formen verantwortlich sein.
Patienten, die klinisch das Bild einer Neurodermitis zeigen, beispielsweise nach den Kriterien von Hanifin und Rajka [7] oder dem Atopiescore von Diepgen et al. [5], können anhand laborchemischer Untersuchungen (Bestimmung des Gesamt-IgE im Serum, RAST, FcεRI auf dendritischen Zellen) als Patienten mit intrinsischer oder extrinsischer Form eingeordnet werden. Nach Wüthrich (persönliche Mitteilung) und unserem eigenen Verständnis sollten die diagnostischen Kriterien zur Diagnose einer IAD folgendermaßen definiert werden:

- Klinischer Phänotyp der atopischen Dermatitis gemäß Hanifin und Rajka [7]
- Niedriges Serum-Gesamt-IgE (< 200 kU/l), kombiniert mit einem negativen In-vitro-IgE-Screening für Aeroallergene und Nahrungsmittelallergene (SX1-RAST und SX5-RAST) und mit negativen Pricktestergebnissen für die Standard-Aero- und Nahrungsmittelallergene
- Fehlen von anderen atopischen Krankheiten wie allergische Rhinokonjunktivitis oder allergisches Asthma bronchiale

Genetik

Das atopische Ekzem (OMIM 603165) gehört genetisch zu den komplexen Krankheiten, deren Ätiologie multifaktoriell ist und von Umweltfaktoren mitbeeinflusst wird.
Die Krankheiten des atopischen Formenkreises, allergisches Asthma, allergische Rhinitis und Neurodermitis, gehören mit zu den häufigsten Krankheiten in industrialisierten Ländern [10, 13]. In den letzten drei Jahrzehnten wurde eine zunehmende Prävalenz der Neurodermitis beobachtet [20], was sich nicht durch die Rolle der genetischen Faktoren alleine erklären lässt [3], sondern durch das multifaktorielle pathogenetische Konzept.
Schäfer et al. [15] fanden in Deutschland eine Prävalenz der atopischen Dermatitis von 10,4%. Dabei ist die Prävalenz in Ostdeutschland (ehemalige DDR) signifikant höher (12,9%) als im früheren Westdeutschland (8,2%), was durch eine unterschiedliche Zunahme der intrinsischen Form erklärt wird. Die Prävalenz für IAD ist im ehemaligen Osten mit 8,5% fast zweimal so hoch ist wie im Westen (4,7%).
Eine positive Familienanamnese gilt als der größte Risikofaktor für die Entwicklung einer atopischen Dermatitis. Ist ein Elternteil betroffen, verdoppelt sich die Inzidenzrate, und sie verdreifacht sich, wenn beide Eltern betroffen sind [1]. Durch Zwillingsstudien an Neurodermitikern konnte dieser Hinweis auf genetische Faktoren eindeutig bewiesen werden, da monozygote Zwillinge (MZ) höhere Konkordanzraten zeigten als dizygote (DZ) Zwillinge. Zwillingsstudien aus Dänemark zeigten paarweise Konkordanzraten von 0,77 für MZ und 0,15 für DZ [17]; einige Jahre später wurden in einer ähnlichen Untersuchung Raten von 0,72 beziehungsweise 0,23 gefunden [18]. Besonders die Zunahme der Konkordanzrate für DZ in dieser zweiten Zwillingsstudie könnte durch eine immer wichtiger werdende Rolle der exogenen Faktoren erklärt werden.
Diepgen und Blettner [6] fanden in einer Familienstudie *Odds ratios* (OR) von 2,16 (95%-Konfidenzintervall (CI) 1,58 – 2,96) für atopische Dermatitis ohne Beachtung des Familiengrades und von 3,86 (95% CI 2,10 – 7,09) bei Verwandten. Eine andere Studie zeigte OR zwischen 3,4 (95% CI 2,6 – 4,4) und 6,2 (95% CI 3,3 – 11,5), wenn ein Elternteil ebenfalls an atopischer Dermatitis erkrankt ist [16]. Da *Odds ratios* größer als 1 auf eine familiäre Häufung hinweisen, ist hier ein eindeutiger genetischer Zusammenhang gegeben.

In den bisher durchgeführten Zwillingsstudien wurde nicht zwischen IAD und EAD differenziert. Für die IAD sind die genetischen Zusammenhänge also noch ungeklärt. Eigene Beobachtungen zeigen bisher eine wesentlich geringere familiäre Häufung für IAD im Vergleich zur EAD. Es bleibt zu klären, ob es sich bei der IAD um eine sporadische Form handelt, oder ob rezessive Vererbungsfaktoren eine Rolle spielen, die zu einem niedrigen vertikalen Transmissionsrisiko führen. Gerade die Abwesenheit exogener Faktoren könnte auf die Bedeutung intrinsischer, besonders genetischer Mechanismen hinweisen.
Verschiedene Kandidatenregionen und mögliche Gene für die Ausprägung der atopischen Diathese wurden basierend auf Familienstudien bei Patienten mit allergischem Asthma beschrieben (Tabelle 1). Hinweise auf Kopplung zwischen maternalen Allelen und Atopie fanden sich beispielsweise für die Chromosomenbereiche 11q13 und 16q24.1 [4]. Die bisher durchgeführten genetischen Studien atopischer Krankheiten erbrachten aber zum Teil auch widersprüchliche Ergebnisse zu zahlreichen Kopplungen zu chromosomalen Regionen. Nur wenige Ergebnisse konnten mehr als einmal reproduziert werden, zum Beispiel 5q: Zytokinkluster, 11q : β-Kette von FcεRI. Hier besteht noch großer Forschungsbedarf in der Erforschung des komplexen genetischen Hintergrunds der atopischen Dermatitis.

Tabelle 1. Kandidatengene der atopischen Diathese

Chromosomale Region	Kandidatengen	Klinischer oder biologischer Phänotyp
2q21–23	Unbekannt	Spezifisches IgE
5q31	CD14	Atopie
5q31.1	IL-4-Cluster	Gesamt IgE
5q32–33	Rezeptor für Glukokortikoide	Gesamt IgE
	β2-adrenergischer Rezeptor	Asthma
6p21.2	MHC Klasse II	Spezifisches IgE
	TNF-α	Gesamt IgE
8p21–23	Unbekannt	Spezifisches IgE
11q13	β-Kette von FcεRI	Gesamt IgE, Asthma, Atopie
12q15–24.1	IGF1, SCF	Gesamt IgE, Atopie
14q11.2	T-Zell-Rezeptor	Spezifisches IgE
	Mastzellchymase	Atopische Dermatitis
14q32	IgG schwere Kette	Atopie
16p11.2–12.1	IL-4 Rezeptor α-Kette	Gesamt IgE

Rolle der Umwelt: Die „Urwaldtheorie"

Das *erworbene Immunsystem* hat sich evolutionsbedingt im Wesentlichen gegen zwei unterschiedliche Arten von Noxen wehren müssen: Zum einen gegen intrazelluläre Keime wie Viren und Bakterien, zum anderen gegen extrazelluläre Fremdorganismen wie Parasiten. Es entstanden zwei wesentliche Arme des Immunsystems mit dem sogenannten TH1-Schenkel, der gegen virale und bakterielle Infektionen ausgerichtet ist und zum anderen mit dem sogeannten TH2-Schenkel, der im Wesentlichen über die Produktion von IgE in der Lage ist, Parasiten zu bekämpfen. Über Millionen von Jahren wurde dieses System verfeinert. Im Zuge der Fortschritte in der Mikrobiologie und der daraus folgenden hygienischen Maßnahmen, sowie der Eradikation parasitärer Erkrankungen, insbesondere in den westlichen Ländern, kam es in einer relativ kurzen Zeit von etwa 150 Jahren zur dramatischen Abnahme der parasitären Erkrankungen sowie durch die Entwicklung und Verbesserung der Impfstrategie zu einer Reduktion vieler bakterieller und viraler Infektionen [14]. Durch diesen „Urwaldverlust" könnte die feine TH1-TH2-Balance ins Ungleichgewicht geraten sein, indem der TH2-Schenkel seine natürlichen Partner – die Parasiten – relativ abrupt verloren hat und sich nun gegen immunologisch verwandte, jedoch harmlose Parasiten wie Milben richtet. Die Zunahme der Umweltbelastung durch zum Beispiel Dieselpartikel und die dadurch verursachte Änderung des Antigenprofils vieler Pollenarten würde zu einer gesteigerten Antigenität dieser Strukturen und als Folge zu einer erhöhten IgE-vermittelten Immunantwort führen. Dieses Konzept der „Urwaldtheorie" könnte zumindest zum Teil den raschen Anstieg allergologischer Erkrankungen im letzten Jahrhundert erklären. Darüber hinaus spielen mit Sicherheit auch noch weitere Umweltfaktoren bzw. Veränderungen der unmittelbaren mikrobiellen Umgebung des Menschen eine Rolle.

Immunologische Faktoren während der Schwangerschaft und der frühen Kindheit

Eine Serie von Kontrollmechanismen scheint offensichtlich während der Schwangerschaft auf der Ebene der Plazenta einzuwirken, um den immunologisch fremden Fetus vom mütterlichen Immunsystem akzeptieren zu lassen. Neben der Produktion von immunsupressiven Tryptophanmetaboliten durch die Syncytiotrophoblasten und Makrophagen [11] produziert die Plazenta größere Mengen an Interleukin-4 und Interleukin-10 sowie Prostaglandine E2 und Progesterone [19]. Alle diese Mediatoren fördern eine TH2-Antwort vor Ort und konditionieren das Immunsystem des Fetus in Richtung TH2, wenn Umweltallergene/Antigene den Fetus erreichen. Die Schwangerschaft ist also durch eine TH2-Dominanz geprägt.

Neuere Studien haben dann gezeigt, dass die wesentlichen Stimuli der postnatalen Maturation des Immunsystems bei Säugetieren von Signalen der mikrobiellen Umwelt, insbesondere der gastrointestinalen Mikroflora, stammen [8]. Infektionen im Gastrointestinal- und im Respirationstrakt tragen zu diesem Reifungsprozess bei. Es wird vermutet, dass bestimmte bakterielle Produkte über CD14 assoziierte und neuerdings charakterisierte Rezeptoren (TOLL-Rezeptoren) [21], sowie spezialisierte antigenpräsentierende Zellen in der Lage sind, diese Ausreifung optimal zu gestalten. Das Endergebnis dieser Reifung ist eine Deviation in Richtung TH1-Antwort.

Durch eine unzureichende oder eine qualitativ inadäquate mikrobielle Stimulation während der frühesten Kindheit findet diese Umstellung wahrscheinlich nicht statt, so dass beim Kleinkind die TH2-Dominanz persistiert [9]. Ob die frühzeitige Anwendung von Antibiotika bei Säuglingen und die dadurch bedingte Umstellung der Mikroflora im

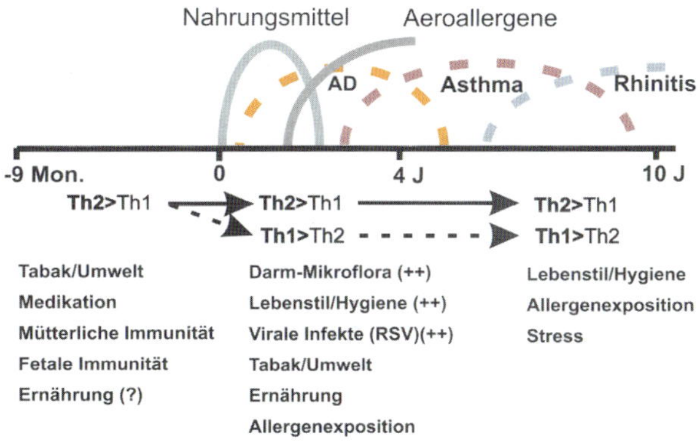

Abb. 1. Die prä- und postnatalen Phasen der atopischen Erkrankungen und die Faktoren, die sie beeinflussen. Während der Schwangerschaft herrscht eine TH2-Dominanz, die zur Toleranz des Fetus beiträgt. In der postnatalen Zeit führen unter anderem mikrobiologische Signale aus dem gastrointestinalen und dem respiratorischen Trakt zu einer Umstellung auf eine TH1-Dominanz. Das Fehlen solcher Signale bei Individuen mit einem atopischen Hintergrund (Tabelle 1) könnte zur Fortsetzung einer TH2-Dominanz und somit zur Entwicklung einer atopischen Diathese beitragen. *AD* atopische Dermatitis

Gastrointestinaltrakt hier eine wichtige Rolle spielen, bleibt zu überprüfen. Die postnatale Reifung des Immunsystems spielt auf jeden Fall eine entscheidende Rolle für die Ausrichtung der Immunantwort im Sinne einer TH1-Dominanz (Abb. 1).

Ausblick

Zahlreiche genetische, epidemiologische und immunologische Untersuchungen haben neue Gesichtspunkte der sehr komplexen Pathophysiologie atopischer Erkrankungen gebracht. Die Differenzierung zwischen einer extrinsischen und einer intrinsischen atopischen Dermatitis könnte in Zukunft bei der Überlegung geeigneter prophylaktischer und therapeutischer Maßnahmen von erheblicher Bedeutung sein. Während die Charakterisierung neuer potentieller Gene der atopischen Erkrankungen sicherlich wichtige Hinweise auf die Entstehung der Erkrankungen geben werden, richtet sich die Aufmerksamkeit zunehmend auf die Phänomene, die die postnatale Reifung des Immunsystems steuern.

Literatur

1. Aberg N (1993) Familial occurrence of atopic disease: genetic versus environmental factors. Clin Exp Allergy 23: 829–834
2. Akdis CA, Akdis M, Simon D, Dibbert B, Weber M, Gratzl S, Kreyden O, Disch R, Wüthrich B, Blaser K, Simon HU (1999) Role of T cells and cytokines in the intrinsic form of atopic dermatitis. Curr Probl Dermatol 28: 37–44
3. Bos JD, Kapsenberg ML, Sillevis Smitt JH (1994) Pathogenesis of atopic eczema. Lancet 343: 1338–1341
4. Deichmann KA, Heinzmann A, Forster J, Dischinger S, Mehl C, Brueggenolte E, Hildebrandt F, Moseler M, Kuehr J (1998) Linkage and allelic association of atopy and markers flanking the IL4-receptor gene. Clin Exp Allergy 28: 151–155
5. Diepgen TL, Sauerbrei W, Fartasch M (1996) Development and validation of diagnostic scores for atopic dermatitis incorporating criteria of data quality and practical usefulness. J Clin Epidemiol 49: 1031–1038
6. Diepgen TL, Blettner M (1996) Analysis of familial aggregation of atopic eczema and other atopic diseases by odds ratio regression models. J Invest Dermatol 106: 977–981
7. Hanifin JM, Rajka G (1980) Diagnostic features of atopic dermatitis. Acta Derm Venereol Suppl (Stockh) 92: 44–47
8. Holt PG, Macaubas C, Prescott SL, Sly PD (1999) Microbial stimulation as an aetiologic factor in atopic disease. Allergy 54 [Suppl 49]:12–16
9. Holt PG, Jones CA (2000) The development of the immune system during pregnancy and early life. Allergy 55: 688–697
10. Jarvis D, Burney P (1998) ABC of allergies. The epidemiology of allergic diseases. BMJ 316: 607–609
11. Munn DH, Zhou M, Attwood JT, Bondarev I, Conway SJ, Marshall B, Brown C, Mellor AL (1998) Prevention of allogeneic fetal rejection by tryptophan catabolism. Science 281: 1191–1193
12. Oppel T, Schuller E, Günther S, Moderer M, Haberstock J, Bieber T, Wollenberg A (2000) Phenotyping of epidermal dendritic cells allows the differentiation between extrinsic and intrinsic forms of atopic dermatitis. Br J Dermatol 143: 1193–1198
13. Ring J (1991) Epidemiologie allergischer Erkrankungen. MMV Medizin, München
14. Rook AG (2000) Clean living increases more than atopic diseases. Immunol Today 21: 249–250
15. Schäfer T, Krämer U, Vieluf D, Abeck D, Behrendt H, Ring J (2000) The excess of atopic eczema in East Germany is related to the intrinsic type. Br J Dermatol 143: 992–998
16. Schäfer T, Ring J (1999) Umwelteinflüsse und atopisches Ekzem (Neurodermitis). Allergologie 22: 38–47
17. Schultz-Larsen F, Holm NV, Henigsen K (1986) Atopic dermatitis: a genetic-epidemiologic study in a population-based twin sample. J Am Acad Dermatol 15: 487–494
18. Schultz-Larsen F (1993) Atopic dermatitis: a genetic-epidemiologic study in a population-based twin sample. J Am Acad Dermatol 28: 719–723
19. Szekeres-Bartho J, Wegmann TG (1996) A progesterone-dependent immunomodulatory protein alters the Th1/Th2 balance. J Reprod Immunol 31:81–95
20. Williams HC (1992) Is the prevalence of atopic dermatitis increasing? Clin Exp Dermatol 17: 385–391
21. Wright SD (1999) TOLL, a new piece in the puzzle of innate immunity. J Exp Med 189: 605–609
22. Wüthrich B (1989) Neurodermitis atopica. Wien Med Wochenschr 139: 156–165

Aeroallergene und atopisches Ekzem: praktische Aspekte

Ulf Darsow und Johannes Ring

Einleitung

Das atopische Ekzem (AE) ist eine entzündliche, chronisch-rezidivierende, pruriginöse Erkrankung. Mit einer Prävalenz von 2–5% (bei Kindern und jungen Erwachsenen etwa 10%) ist das AE eine der häufigsten Dermatosen [16, 19, 24]. Die anhaltende Diskussion über die Pathogenese dieser Erkrankung spiegelt sich in einer Reihe ihrer Namen wie Prurigo Besnier, Neurodermitis, endogenes Ekzem, Neurodermitis constitutionalis siva atopica. Atopie ist ein sehr regelmäßiger Befund bei Patienten mit dieser Erkrankung [15, 16, 28, 29]. Atopie ist definiert als die familiäre Tendenz zur Entwicklung bestimmter Erkrankungen (extrinsisches Asthma bronchiale, allergische Rhinokonjunktivis und/oder atopisches Ekzem) auf der Basis einer Überempfindlichkeit von Haut und Schleimhäuten gegenüber Umweltsubstanzen, assoziiert mit erhöhter IgE-Produktion und/oder veränderter unspezifischer Reaktivität [29]. Eine typische altersabhängige Verteilung und Morphologie charakterisieren ebenfalls das AE [15, 16, 28]. Das entzündliche Infiltrat der Läsionen beim AE besteht hauptsächlich aus CD4-positiven T-Lymphozyten. Die erhöhte Produktion von IgE ist ein Resultat eines Ungleichgewichts der T-Helfer-Zell-Populationen (TH) 1 und 2 mit einem Überwiegen der Interleukin-4 sezernierenden TH2-Zellen [17, 19, 36]. Interleukin-4 ist ein potenter Stimulator der IgE-Synthese [19]. Das AE ist eine multifaktorielle Erkrankung, im Einzelfall können sehr unterschiedliche Faktoren eine Exazerbation einleiten [7, 19, 23, 26]. Vor dem Hintergrund der bekannten epidermalen Barrierestörung bei AE ist von Interesse, dass manche Patienten mit AE nach Kontakten mit bestimmten Aeroallergenen wie Hausstaubmilben, Pollen oder Tierepithelien Exazerbationen erleiden und nach Einsatz von geeigneten Meidungsstrategien Remissionen erleben [1, 2, 7, 8, 13, 18, 20, 31, 33, 35]. Die Abklärung, ob es sich um eine durch Aeroallergene getriggerte allergische Hauterkrankung handelt, ist nicht nur von theoretischer, sondern für den Patienten von essentieller praktischer Bedeutung. In diesem Fall ist nur dann eine vollständige Abheilung des atopischen Ekzems zu erwarten, wenn das schädigende Allergen gemieden wird. Sensibilisierungen gegen Aeroallergene, die mit dem Haut-Prick-Test oder dem Nachweis von spezifischem IgE im Serum der Patienten diagnostiziert werden, gehören zu den häufigsten Befunden bei dieser Erkrankung. Der wichtigste Schritt zur Aufdeckung spezifischer Provokationsfaktoren ist eine gründliche allergologische Anamnese [6, 26, 28]. Die Patienten sollten gezielt auf eine saisonale Komponente der Ekzemerkrankung hin befragt werden: So berichtet nach Rajka etwa ein Drittel aller Patienten mit atopischem Ekzem während Frühjahr und Sommer über verstärkte Ekzemschübe, nur bei 10% sind keine saisonalen Schwankungen der Krankheitsaktivität aufgefallen [24]. Bei Patienten, deren Ekzem diese sogenannte *summer eruption* aufweist, kommen Gräserpollenallergene als Auslöser in Betracht [8]. Bei Exazerbationen im Frühjahr ist an Exposition gegenüber Birkenpollen zu denken. Werden wiederholte Ekzemschübe nach Kontakt mit bestimmten Haustieren wie Katzen beobachtet, liegt der Verdacht auf eine Allergie gegen Tierepithelien als Provokationsfaktor des atopischen Ekzems nahe. Die Anamnese im Bezug auf Hausstaubmilbenexposition hat allerdings einen deutlich niedrigeren prädiktiven Wert. Eine auffällige Verschlechterung ekzematöser Hautläsionen beziehungsweise das neue Auftreten von Effloreszenzen kann nach Allergenkontakt auch mit bis zu eintägiger Verspätung auftreten.

Spezielle allergologische Diagnostik

Die allergologische Diagnostik umfasst in diesem Zusammenhang eine Hauttestung (initial Pricktest, in speziellen Fällen danach Intrakutantestung) mit einer Reihe von saisonalen und perennialen Aeroallergenen [6, 28]. Sollte eine Hauttestung nicht möglich sein (Non-Compliance oder ausgedehnte ekzematöse Hauterscheinungen), so kann das spezifische Serumimmunglobulin E für das gleiche Allergenspektrum untersucht werden. Diese Untersuchung kann auch bei Nichtübereinstimmung von Hauttests und Anamnese weitere Erkenntnisse bringen. Die mangelnde Spezifität der klassischen Methoden zum Nachweis der IgE-vermittelten Sensibilisierung (Hauttestung und Radio-Allergo-Sorbent-Test, RAST) gab jedoch Anlass für eine jahrelange Debatte über die tatsächliche klinische Relevanz der nachgewiesenen Reaktionen für den Krankheitsverlauf. Nach eigenen Untersuchungen zeigte für das Allergen Gräserpollen der Pricktest in einer Gruppe von 79 Patienten (Erwachsene und Kinder, bezogen auf die prospektiv erhobene anamnestische klinische Relevanz) eine Spezifität von 0,33. Die gleiche niedrige Spezifität wurde auch für den Nachweis von spezifischem IgE gegen Gräserpollenallergen gesehen [8].

Ein neueres Hauttestverfahren bei Patienten mit atopischem Ekzem kann hier zusätzliche diagnostische Informationen liefern. Seit den Arbeiten von Mitchell et al. [22] ist bekannt, dass bei einem Teil der Patienten mit atopischem Ekzem experimentell ekzematöse Hautläsionen durch die Epikutantestung von Aeroallergenen ausgelöst werden können. Bereits 1937 wurden Epikutantestungen mit einzelnen Aeroallergenen von Rostenberg und Sulzberger publiziert [30]. Der Epikutantest mit Allergenen, die bekanntermaßen IgE-vermittelte Sensibilisierungen hervorrufen und die Beurteilung von ausgelösten Ekzemreaktionen wurde von uns Atopie-Patch-Test (APT) genannt [27]. Das Verfahren konnten wir in verschiedenen methodologischen Studien weitgehend standardisieren, nachdem frühere Studien deutlich divergierende Reaktionsraten zeigten [14, 32, 34, 37]. Die jetzt zur Verfügung stehende Methodik führt selektiv bei den Patienten, die nach Kontakt mit bestimmten Aeroallergenen über Exazerbationen ihres Ekzems klagten, zu einer signifikant höheren Frequenz eindeutig positiver APT-Ergebnisse. Der APT kann auch positive Reaktionen zeigen, wenn im Pricktest beziehungsweise im RAST keine spezifische Sensibilisierung gegen dasselbe Allergen gefunden werden konnte. Dabei scheint die Übereinstimmung mit der relevanzbegründenden Anamnese in einer größeren Gruppe von Patienten höher zu sein als bei den klassischen Methoden. Pilotstudien zeigten galenische Vorteile eines Vaselinvehikels [10] sowie signifikante Bezüge der positiven APT-Reaktionen zu einem prädiktiven, „freigetragenen" Ekzemmuster [11] und der relevanzbegründenden Anamnese der Patienten [10]. In eine randomisierte, doppelblinde Multizenterstudie an 7 Universitätshautkliniken, die der Aufdeckung von klinischen Korrelationen und Dosiswirkungsbeziehungen der Epikutantestreaktion auf Aeroallergene diente, wurden 283 Patienten eingeschlossen [9, 12]. Von den 253 erwachsenen Patienten berichteten je nach Allergen 10–52% der Patienten über vorhergegangene Ekzemschübe im zeitlichen Zusammenhang mit spezifischem Allergenkontakt. Positive APT-Reaktionen wurden bei 44% mit dem Hausstaubmilbenallergen *Dermatophagoides pteronyssinus*, bei 24% mit Gräserpollenallergen, bei 17% mit Birkenpollenallergen, bei 15% mit Katzenepithelien und bei 5% mit Beifußpollenallergen ausgelöst (bezogen auf die Zahl der Patienten mit eindeutig ablesbarer Reaktion, ein Beispiel zeigt Abb. 1).

Erwartungsgemäß waren positive Pricktestbefunde (36–65%) und spezifische IgE-Befunde (49–75%) deutlich häufiger. Univariate und logistische Regressionsuntersuchungen zeigten signifikante Korrelationen des APT-Resultates mit allergenspezifischer Anamnese, Pricktest und spezifischem IgE für *Dermatophagoides pteronyssinus*, Katzenepithelien und Gräserpollen ($p < 0{,}0001$). Darüber hinaus konnten für diese Allergene erstmals optimale Testkonzentrationen für die klinische Anwendung des

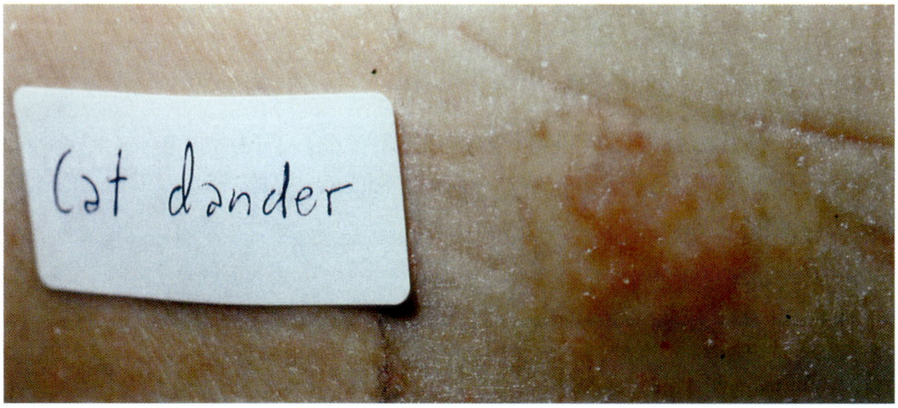

Abb. 1. APT-Reaktion (48 Stunden) auf Katzenepithelien (*cat dander*) bei einem Patienten mit atopischem Ekzem

Tabelle 1. Sensitivität und Spezifität der allergologischen Diagnostik im Vergleich. (Daten aus Darsow et al. 1997 [8], Darsow et al. 1999 [12])

Multicenterstudie $n = 253$, **3 Allergene**		
Test	**Sensitivität**[a] **(%)**	**Spezifität**[a] **(%)**
Pricktest	69–82	44–53
RAST	65–94	42–64
APT	42–56	69–92
Studie mit verschiedenen Gräserpollenpräparationen, $n = 79$		
Test	**Sensitivität**[a] **(%)**	**Spezifität**[a] **(%)**
Pricktest	100	33
RAST	92	33
APT	75	84

[a] Allergenabhängig, bezogen auf eine prädiktive Anamnese mit Ekzemexazerbation in der Pollensaison oder in direktem Kontakt mit dem Allergen

APT bestimmt werden. Diese liegen je nach Allergen zwischen 5.000 und 7.000 PNU/g (*protein nitrogen units*). Im Hinblick auf die klinische Relevanz eines Allergens für die Entwicklung ekzematöser Hautveränderungen bei dem untersuchten Patientenkollektiv zeigte der APT eine höhere Spezifität als Pricktest und RAST (Tabelle 1).

Der Nachweis von IgE und IgE-bindenden Strukturen auf der Oberfläche epidermaler Langerhans-Zellen [3, 4, 5] in Nachbarschaft zum Hauptallergen der Hausstaubmilbe *Dermatophagoides pteronyssinus* (Der p 1) [14, 34] lässt eine Funktion von Langerhans-Zellen bei der Bindung und Präsentation von Aeroallergenen in der Haut von Patienten mit atopischem Ekzem vermuten. Tatsächlich konnte die Antigenpräsentation über diesen Weg nachgewiesen werden [21]. Dies könnte eine Verbindung zwischen einer humoralen (IgE-vermittelten) und zellulären Komponente beim atopischen Ekzem erklären. Darüber hinaus wurden aus APT-Arealen und läsionaler Haut allergenspezifische T-Zellklone mit charakteristischem TH2-Zytokin-Muster isoliert [25, 36]. Diesem Zytokinmuster wird wie bereits erwähnt in der Pathogenese des atopischen Ekzems eine besondere Rolle zugemessen. Zwischen APT-Reaktivität und allergenspezifischer Lymphozytenproliferation in vitro konnte kürzlich ein signifikanter Zusammenhang gezeigt werden [38].

Therapeutische Konsequenzen

Wenn ein individuell relevantes Aeroallergen als Provokationsfaktor identifiziert werden konnte, kommt der Allergenkarenz für die Rezidivvermeidung eine essentielle Bedeutung zu. Wenn die Sensibilisierung und (zum Beispiel mit dem Acarex-Test) die aktuelle Exposition gegenüber Hausstaubmilben nachgewiesen wurde, sollte ein milbenallergendichter Überzug für Matratze und Bettzeug der Patienten verordnet werden. Die Krankenkassen erstatten die Aufwendungen der Patienten unter diesen Umständen in der Regel. Demgegenüber ist die Anwendung von sogenannten Akariziden im Haushalt der Patienten in kontrollierten Untersuchungen von wenig zusätzlichem Nutzen [18, 33]. Weitere sinnvolle Maßnahmen umfassen regelmäßiges Lüften der Wohnung, Verzicht auf „Staubfänger" und Textilwäsche bei 60°C. Im Falle einer Allergie gegenüber Tierepithelien ist oft die Trennung vom geliebten Haustier kaum zu vermeiden. Versuche der Allergenreduktion durch regelmäßiges Waschen des Fells von Hauskatzen erbrachten widersprüchliche Ergebnisse, diese Methode kann auch unter praktischen Aspekten nicht unbedingt empfohlen werden. Leider persistiert das Katzenallergen Fel d 1 auch nach dem Abschaffen einer Katze für lange Zeit im gesamten Haushalt. Daher ist nicht mit einer sofortigen Wirkung dieser Allergenkarenz zu rechnen. Auch ist bekannt, dass eine Exposition gegenüber Katzen- und Hundeepithelien nicht nur im eigenen Haushalt, sondern auch in der Schule und im Kindergarten stattfindet. Schwieriger gestaltet sich die Karenz gegenüber einem ubiquitären saisonalen Pollenallergen [7]. Zusammenfassend dienen alle Maßnahmen dazu, den Kontakt zwischen dem Aeroallergen und der ungeschützten Haut der sensibilisierten Patienten mit atopischem Ekzem zu vermindern. Dazu kann auch der Aufenthalt in allergenarmer Umgebung (Hochgebirge, Seeklima) gehören [26]. In diesem Zusammenhang ist auch die Diskussion um die spezifische Hyposensibilisierung bei atopischem Ekzem durch die allergenspezifischen Reaktionen der Patienten wieder angeregt worden. Möglicherweise bringt eine gezielte Hyposensibilisierung gegen ein anamnestisch relevantes und im APT positives Allergen ähnlich wie eine gezielte Allergenkarenz einen erhöhten Nutzen. Dies sollte in weiteren Studien untersucht werden.

Literatur

1. Adinoff A, Tellez P, Clark R (1988) Atopic dermatitis and aeroallergen contact sensitivity. J Allergy Clin Immunol 81: 736–742
2. Barnetson RSTC, MacFarlane HAF, Benton EC (1987) House dust mite allergy and atopic eczema: a case report. Br J Dermatol 116: 857–860
3. Bieber T, Salle C de la, Wollenberg A, Hakimi J, Chizzonite R, Ring J (1992) Constitutive expression of the high affinity receptor for IgE (FCeR1) on human Langerhans-cells. J Exp Med 175: 1285–1290
4. Bieber T (1994) FCeRI on human Langerhans cells: a receptor in search of new functions. Immunol Today 15: 52–53
5. Bruynzeel-Koomen C, Wichen DF van, Toonstra J, Berrens L, Bruynzeel PLB (1986) The presence of IgE molecules on epidermal Langerhans-cells in patients with atopic dermatitis. Arch Dermatol Res 278: 199–205
6. Darsow U (1998) Etablierte Diagnostikverfahren. In: Ring J (Hrsg) Neurodermitis. Ecomed, Landsberg, S 61–73
7. Darsow U, Abeck D, Ring J (1997) Allergie und atopisches Ekzem: Zur Bedeutung des „Atopie-Patch-Tests". Hautarzt 48: 528–535
8. Darsow U, Behrendt H, Ring J (1997) Gramineae pollen as trigger factors of atopic eczema: evaluation of diagnostic measures using the atopy patch test. Br J Dermatol 137: 201–207
9. Darsow U, Vieluf D, Berg B, Berger J, Busse A, Czech W, Heese A, Heidelbach U, Peters KP, Przybilla B, Richter G, Rueff F, Werfel T, Wistokat-Wülfing A, Ring J (1999) Dose response study of atopy patch test in children with atopic eczema. Pediatr Asthma Allergy Immunol 13: 115–122
10. Darsow U, Vieluf D, Ring J (1995) Atopy patch test with different vehicles and allergen concentrations – an approach to standardization. J Allergy Clin Immunol 95: 677–684
11. Darsow U, Vieluf D, Ring J (1996) The atopy patch test: an increased rate of reactivity in patients who have an air-exposed pattern of atopic eczema. Br J Dermatol 135: 182–186
12. Darsow U, Vieluf D, Ring J for the APT study group (1999) Evaluating the relevance of aeroallergen sensitization in atopic eczema using the tool „atopy patch test": a randomized, double-blind multicenter study. J Am Acad Dermatol 40: 187–193
13. Fukuda H, Imayama S, Okada T (1991) Mite-free room (MFR) for the management of atopic dermatitis. Jpn J Allergol 40: 626–632
14. Gondo A, Saeki N, Tokuda Y (1986) Challenge reactions in atopic dermatitis after percutaneous entry of mite antigen. Br J Dermatol 115: 485–493
15. Hanifin JM, Rajka G (1980) Diagnostic features of atopic dermatitis. Acta Derm Venereol 114: 146–148
16. Hanifin JM (1983) Clinical and basic aspects of atopic dermatitis. Semin Dermatol 2: 5
17. Jones HE, Inouye JC, McGerity JL, Lewis CW (1975) Atopic disease and serum immunoglobulin-E. Br J Dermatol 92: 17–25
18. Lau S, Ehnert B, Cremer B, Nasert S, Büttner P, Czarnetzki BM, Wahn U (1995) Häusliche Milbenallergenreduktion bei spezifisch sensibilisierten Patienten mit atopischem Ekzem. Allergol J 4: 432–435
19. Leung DYM, Rhodes AR, Geha RS, Schneider LC, Ring J (1993) Atopic dermatitis (atopic eczema). In: Fitzpatrick TB, Eisen AZ, Wolff K, Freedberg IM, Austen KF (eds) Dermatology in general medicine, 4th edn. McGraw Hill, New York, pp 1543–1563
20. Maeda K, Yamamoto K, Tanaka Y, Anan S, Yoshida H (1992) House dust mite (HDM) antigen in naturally occurring lesions of atopic dermatitis (AD): the relationship between HDM antigen in the skin and HDM antigen-specific IgE antibody. J Dermatol Sci 3: 73–77
21. Maurer D, Ebner C, Reininger B, Fiebiger E, Kraft D, Kinet JP, Stingl G (1995) The high affinity IgE receptor mediates IgE-dependent allergen presentation. J Immunol 154: 6285–6290
22. Mitchell E, Chapman M, Pope F, Crow J, Jouhal S, Platts-Mills T (1982) Basophils in allergen-induced patch test sites in atopic dermatitis. Lancet i: 127–130
23. Morren MA, Przybilla B, Bamelis M et al.(1994) Atopic dermatitis: triggering factors. J Am Acad Dermatol 31: 467–73
24. Rajka G (1989) Essential aspects of atopic dermatitis. Springer, Berlin
25. Ramb-Lindhauer CH, Feldmann A, Rotte M, Neumann CH (1991) Characterization of grass pollen reactive T-cell lines derived from lesional atopic skin. Arch Dermatol Res 283:71–76
26. Ring J, Brockow K, Abeck D (1996) The therapeutic concept of „patient management" in atopic eczema. Allergy 51: 206–215
27. Ring J, Kunz B, Bieber T, Vieluf D, Przybilla B (1989) The „atopy patch test" with aeroallergens in atopic eczema (abstract). J Allergy Clin Immunol 82: 195
28. Ring J (1995) Angewandte Allergologie, 2. Aufl. MMV Medizin Verlag, München
29. Ring J (1991) Atopy: condition, disease, or syndrome? In: Ruzicka T, Ring J, Przybilla B (eds) Handbook of atopic eczema. Springer, Berlin, pp 3–8
30. Rostenberg A, Sulzberger MD (1937) Some results of patch tests. Arch Dermatol 35: 433–54
31. Sanda T, Yasue T. Oohashi M, Yasue A (1992) Effectiveness of house dust-mite allergen avoidance with atopic dermatitis. J Allergy Clin Immunol 89: 653–657
32. Seifert H, Wollemann G, Seifert B, Borelli S (1987) Neurodermitis: Eine Protein-Kontaktdermatitis? Dtsch Dermatol 35: 1204–1214
33. Tan B, Weald D, Strickland I, Friedman P (1996) Double-blind controlled trial of effect of housedust-mite allergen avoidance on atopic dermatitis. Lancet 347: 15–18
34. Tanaka Y, Anan S, Yoshida H (1990) Immunohistochemical studies in mite antigen-induced patch test sites in atopic dermatitis. J Dermatol Sci 1: 361–368
35. Tupker R, DeMonchy J, Coenraads P, Homan A, Meer J van der (1996) Induction of atopic dermatitis by inhalation of house dust mite. J Allergy Clin Immunol 97: 1064–1070
36. Van Reijsen FC, Bruynzeel-Koomen CAFM, Kalthoff FS, Maggi E, Romagnani S, Westland JKT, Mudde GC (1992)

Skin-derived aeroallergen-specific T-cell clones of TH2 phenotype in patients with atopic dermatitis. J Allergy Clin Immunol 90:184–192

37. Vieluf D, Kunz B, Bieber T, Przybilla B, Ring J (1993) „Atopy Patch Test" with aeroallergens in patients with atopic eczema. Allergol J 2: 9–12

38. Wistokat-Wülfing A, Schmidt P, Darsow U, Ring J, Kapp A, Werfel T (1999) Atopy patch test reactions are associated with T lymphocyte-mediated allergen-specific immune responses in atopic dermatitis. Clin Exp Allergy 29: 513–521

Tacrolimus in der Dermatologie

Thomas Ruzicka

Einleitung

Die Beobachtung, dass Ciclosporin A zur Remission bei häufigen entzündlichen Dermatosen wie Psoriasis, atopischem Ekzem, Pyoderma gangraenosum, Morbus Behçet und anderen führt, läutete den Beginn der Ära der Immunsuppressiva in der Dermatologie ein. Die klinische Wirksamkeit des Ciclosporins ermöglichte die erfolgreiche Behandlung schwerster Dermatosen, stimulierte die immundermatologische Grundlagenforschung und leitete die Suche nach topisch wirksamen Immunsuppressiva ein. Mehrere Substanzen unterschiedlicher pharmazeutischer Hersteller befinden sich in verschiedenen Stadien der präklinischen und klinischen Entwicklung, beispielsweise Ascormycin. Im Folgenden soll über den möglichen Einsatz von Tacrolimus in der Dermatologie berichtet werden, da mit dieser Substanz an unserer Klinik die meisten Erfahrungen bestehen. Darüber hinaus wird der Substanzklasse der topisch wirksamen Immunsuppressiva vom Makrolidtyp, insbesondere auch dem Tacrolimus (FK 506), ein großes Potential in der Dermatotherapie zugeschrieben [2, 3, 11, 17].

Im Jahre 1984 wurde FK 506 aus dem japanischen Bodenpilz *Streptomyces tsukubaensis* isoliert. Die Bezeichnung Tacrolimus ist eine Abkürzung zusammengesetzt aus *Tsukuba macrolide immunosuppressant*. Die Substanz wurde im Jahre 1989 in die Klinik eingeführt und wird seitdem besonders in der Lebertransplantation eingesetzt.

Pharmakologische Eigenschaften

Wirkungsmechanismus

Das hydrophobe Makrolid-Lakton besitzt ein Molekulargewicht von 829 kD. Dieses im Vergleich zu Ciclosporin deutlich geringere Molekulargewicht ist vermutlich für die verbesserte topische Wirksamkeit verantwortlich. Die immunsuppressiven Eigenschaften sind deutlich höher als diejenigen des Ciclosporins (Übersicht bei [2]).

Die Wirksamkeit bei entzündlichen Dermatosen ist nach heutiger Kenntnis auf folgende Wirkungsmechanismen zurückzuführen.

Hemmung der T-Lymphozytenfunktion

In T-Lymphozyten wird die Transkription inflammatorischer Zytokingene durch Tacrolimus unterdrückt. Die Wirkung ist auf die Hemmung der Phosphatase Calcineurin zurückzuführen, die für die Aktivierung des Transkriptionsfaktors NF-AT erforderlich ist.

Im *local lymphnode-assay* (LLNA) kommt es nach topischer Applikation des Tacrolimus auf Mäuseohren zu profunden Änderungen von immunologischen Marker- und Effektormolekülen in drainierenden Lymphknoten [8]. Erwähnenswert ist die ausgeprägte Hemmung sowohl von TH1- als auch TH2- Lymphozyten, zumal im Gegensatz zu bisher geäußerten Hypothesen beiden Lymphozytenpopulationen eine wichtige Rolle in der Immunpathogenese des atopischen Ekzems zugeschrieben wird [7].

Einfluss auf Mastzellen und Basophile

Die ausgeprägte Hemmung der Mastzell- und Basophilenfunktion durch Tacrolimus könnte die antipruriginösen Effekte beim atopischen Ekzem erklären und einen möglichen Einfluss des Medikaments bei der Urtikaria, in Analogie zum Ciclosporin, nahe legen [5, 10].

Einfluss auf Keratinozyten

Nach topischer Applikation konnte in der Mausepidermis eine nachhaltige Beeinflussung des epidermalen Zytokinnetzwerkes nachgewiesen werden [8]. Die Induktion des Zellzyklus-Regulators p53 und des negativ-regulatorischen Zytokinrezeptors für Interleukin-10 sowie die reziproke Inhibition des proinflammatorischen Zytokins Interleukin-8 und seines Rezeptors könnten eine Erklärung für die antipsoriatische Wirkung des Tacrolimus liefern [12], zumal ähnliche Effekte auch bei anderen Antipsoriatika beschrieben wurden [9].

Einfluss auf Langerhans-Zellen
Die Bindung des Immunglobulins E an Langerhans-Zellen durch Fcε-Rezeptoren wird als ein zentrales pathogenetisches Ereignis bei atopischem Ekzem angesehen. Die Herunterregulierung des Fcε-Rezeptors durch Tacrolimus scheint deshalb besonders erwähnenswert [3].
Die pleiotrope Wirkung des Tacrolimus, das verschiedene zelluläre Elemente der komplexen Entzündungsreaktion nachhaltig beeinflusst, scheint für die antiinflammatorische Wirksamkeit verantwortlich zu sein.

Pharmokokinetische Eigenschaften

Die pharmakokinetischen Eigenschaften wurden vor kurzem im Rahmen einer Übersicht dargestellt [2] und sollen hier deshalb nicht wiederholt werden.

Systemische Nebenwirkungen

Auch hier sei auf die Übersicht von Assman et al. verwiesen [2].

Kutane Nebenwirkungen

Im Vergleich zu den Glukokortikoiden ähnlicher antiinflammatorischer Wirksamkeit zeichnet sich Tacrolimus durch eine fehlende atrophogene Wirkung aus. Diese wurde in vitro durch einen fehlenden Einfluss auf die Fibroblastenfunktion bestätigt [14].
Aus Tierexperimenten und Erfahrungen am Menschen wurden bisher keine wesentlichen kutanen toxischen oder phototoxischen Effekte beobachtet. Eine allergische Sensibilisierung wurde bislang nicht beschrieben. In klinischen Kurz- und Langzeitstudien bei Erwachsenen und Kindern wurde eine lokale Irritation, die möglicherweise auf das Vehikel zurückzuführen ist, als einzige Nebenwirkung beschrieben. Die Anzahl kutaner Infekte in Langzeitstudien lag bislang nicht höher als bei unbehandelten Vergleichspatienten. Dennoch legt der Wirkungsmechanismus des Tacrolimus und verwandter Immunsuppressiva die Möglichkeit von kutanen Infekten nahe. Das aus der klinischen Erfahrung bei Transplantationspatienten bekannte photokarzinogene Risiko immunsuppressiver Makrolide dürfte bei dem vollkommen andersartigen Anwendungsmodus (lebenslange systemische immunsuppressive Behandlungen bei Transplantationspatienten gegenüber intermittierender topischer Behandlung bei entzündlichen Dermatosen) nach unserem Dafürhalten keine wesentliche Problematik bereiten. Dennoch wird eine sorgfältige Langzeitbeobachtung der Patienten, wie sie bei verschiedenen PUVA-Nachuntersuchungen gezeigt wurde, notwendig sein. Das theoretisch mögliche photokarzinogene Risiko sollte durch Lichtschutzmaßnahmen und zurückhaltende Anwendung an exponierten Hautarealen minimiert werden.

Klinische Indikationsgebiete in der Dermatologie

Vom Grundsatz her stellen alle auf Ciclosporin ansprechenden Dermatosen ein mögliches Einsatzgebiet des Tacrolimus dar. Dies sind neben den Ekzemen und der Psoriasis beispielsweise der Morbus Behçet, für den noch keine Erfahrungen vorliegen, sowie das Pyoderma gangraenosum. Die ersten Erfahrungen bei einer limitierten Anzahl von Patienten mit Alopecia areata waren enttäuschend [Firma Fujisawa, persönliche Mitteilung].

Atopisches Ekzem

Das atopische Ekzem, und möglicherweise auch andere Ekzemformen, werden wohl die wichtigste Indikation des Tacrolimus darstellen. Nach den ersten unkontrollierten Beobachtungen an einer kleinen Anzahl von Patienten konnte erstmals der Wirksamkeitsnachweis in einer kontrollierten Studie der *European Tacrolimus-Multicenter Atopic Dermatitis Study Group* nachgewiesen werden [17]. Die therapeutische Wirksamkeit in dieser dreiwöchigen Studie an Erwachsenen konnte in einer in der USA durchgeführten Untersuchung an Kindern reproduziert werden [4]. Die therapeutische Wirksamkeit und die niedrige Nebenwirkungsrate konnten ferner in einer europäischen Langzeitstudie bestätigt werden [15]. Noch unveröffentlichte, und derzeit sich in verschiedenen Stadien befindliche klinische Untersuchungen, die parallel in den USA, in Europa und in Japan durchgeführt werden, bestätigen die initialen positiven Eindrücke hinsichtlich der Wirksamkeit und geringen Inzidenz von Nebenwirkungen. Dennoch ist davon auszugehen, dass wie mit jedem neuen Medikament ein abschließendes Urteil über die Nebenwirkungen erst durch Feldstudien und *Post-marketing surveillance* möglich sein wird.

Psoriasis

Anekdotische und kontrollierte Studien bei der Psoriasis [6] zeigten eine Wirksamkeit des Tacrolimus nach systemischer Applikation. Ob das Medikament bei dieser Darreichungsform Vorteile gegenüber Ciclosporin bietet, bleibt abzuwarten.
Die topische Applikation von Tacrolimus zeigte dagegen bislang enttäuschende Ergebnisse, möglicherweise auf Grund einer ungenügenden Penetration [20]. Unter Okklusion war das Medikament jedoch wirksam [16], so dass eine verbesserte Wirksamkeit des Tacrolimus durch eine verbesserte Galenik möglich erscheint. Auf Grund des relativ hohen Molekulargewichts des Tacrolimus wird aber möglicherweise die Entwicklung von Makrolid-Immunsuppressiva mit niedrigerer Größe für eine antipsoriatische Wirksamkeit erforderlich sein.

Pyoderma gangraenosum

Die systemische Anwendung des Tacrolimus führte bei therapieresistentem Pyoderma gangraenosum zur Remission [1]. Die von uns initial beobachtete Wirksamkeit der topischen Tacrolimusanwendung bei Ulzera des Pyoderma gangraenosum [18] konnte bei weiteren Fällen bestätigt werden [13]. Bei Kontraindikationen für eine systemische Immunsuppression oder bei nicht bedrohlichen Krankheitsbildern scheinen deshalb topische Makrolid-Immunsuppressiva eine interessante Alternative in der Behandlung des Pyoderma gangraenosum und anderer nekrotisierender Vaskulitiden, wie der rheumatoiden Ulzera [19], darzustellen.

Literatur

1. Abu Elmagd K, Jegasothy BV, Ackerman CD, Thomason AW, Rile H, Nikolaidis N, von Thiell D, Fung JJ, Todo S, Sturz TE (1991) Efficacy of FK506 in the treatment of recalcitrant pyoderma gangrenosum. Transplant Proc 23: 3328–3329
2. Assmann T, Homey B, Ruzicka T (2000) Applications of tacrolimus for the treatment of skin disorders. Immunopharmacology 47: 203–213
3. Bieber T (1998) Topical tacrolimus (FK 506): a new milestone in the management of atopic dermatitis. J Allergy Clin Immunol 102: 555–557
4. Boguniewicz M, Fiedler C v, Raimer S, Lawrence ID, Leung DY, Marifiu JM (1998) A randomized vehicle-controlled trial of tacrolimus ointment for treatment of atopic eczema in children. J Allergy Clin Immunol 102: 637–644
5. Eberlein-König B, Ruzicka T, Michel G, Przybilla B (1997) Modulation of histamine release in vitro by FK506 and interleukin-3 is determined by sequence of incubation. Arch Dermatol Res 289: 606–608
6. The European FK 506 Multicentre Psoriasis Study Group (1996) Systemic tacrolimus (FK506) is effective for the treatment of psoriasis in a double-blind, placebo-controlled study. Arch Dermatol 132: 419–423
7. Grewe M, Bruynzeel-Koomen CA, Schöpf E, Thepen T, Langeveld-Wildschut AG, Ruzicka T, Krutmann J (1998) A role of Th1 and Th2 cells in the immunopathogenesis of atopic dermatitis. Immunol Today 19: 359–361
8. Homey B, Schuppe HC, Assmann T, Vohr HW, Lauerma AI, Ruzicka T, Lehmann P (1997) A local lymph node assay to analyse immunosuppressive effects of topically applied drugs. Eur J Pharmacol 325: 199–207
9. KeméNy L, Kenderessy AS, Olasz E, Michel G, Ruzicka T, Farkas B, Dobozy A (1994) The interleukin-8 receptor: a potential target for antipsoriatic therapy. Eur J Pharmacol 258: 269–272
10. De Paulis A, Stellato C, Cirillo R, Ciccarellli A, Oriente A, Marone G (1992) Antiinflammatory effect of FK-506 on human skin mast cells. J Invest Dermatol 99: 723–728
11. Michel G, Kemeny L, Homey B, Ruzicka T (1996) FK506 in the treatment of inflammatory skin disease: promises and perspectives. Immunol Today 17: 106–108
12. Michel G, Auer H, Kemeny L, Bocking A, Ruzicka T (1996) Antioncogene P53 and mitogenic cytokine interleukin-8 aberrantly expressed in psoriatic skin are inversely regulated by the antipsoriatic drug tacrolimus (FK506). Biochem Pharmacol 51: 1315–1320
13. Plettenberg H, Berneburg M, Martins R, Schuppe HD, Ruzicka T, Krutmann J (2000) Topisches FK506 bei Pyoderma gangraenosum. Z Hautkr 75: 175–176
14. Reitamo S, Rissnen J, Remitz A, Gramlund H, Erkko P, Elg P, Autio P, Lauerman AL (1998) Tacrolimus ointment does not affect collagen synthesis: result of a single-center randomized trial. J Invest Dermatol 111: 396–398
15. Reitamo S, Wollenberg A, Schöpf E, Cambazard F, Marks R, Ruzicka T, Christophers E, Kapp A, Dubertret L, Rubins A, Jablonska S, Rustin M, for the European Tacrolimus Ointment Study Group (2000) Long-term efficacy and safety of tacrolimus ointment in adult patient with atopic dermatitis. Arch Dermatol 136: 999–1006
16. Remitz A, Reitamo S, Erkko P, Granlund H, Lauerma AI (1999) Tacrolimus ointment improves psoriasis in a microplaque assay. Br J Dermatol 141: 103–107
17. Ruzicka T, Assmann T, Homey B (1999) Tacrolimus. The drug for the turn of the millennium. Arch Dermatol 135: 473–580
18. Schuppe HC, Homey B, Assmann T, Martens R, Ruzicka T (1998) Topical tacrolimus for pyoderma gangrenosum. Lancet 351: 832
19. Schuppe HC, Richter-Hintz D, Stierle HE, Homey B, Ruzicka T, Lehmann P (2000) Topical tacrolimus for recalcitrant leg ulcer in rheumatoid arthritis. Rheumatology 39: 105–113
20. Zonneveld LM, Rubins A, Jablonska S, Kind P, Dubertret L, Bos JD (1998) Topical tacrolimus is not effective in chronic plaque type psoriasis. A pilot study. Arch Dermatol 134: 1101–1102

Haare, Nägel und Schleimhäute

Therapie der Alopezien

Hans Wolff, Christian Kunte und Markus Stockmeier

Gab es in den letzten beiden Jahren neue Entwicklungen bei der Therapie der wichtigsten Alopezien? Welche Behandlungen haben sich einer evidenzbasierten Überprüfung unterzogen? Diesen Fragen soll für die vier wichtigsten Alopeziearten nachgegangen werden: Alopecia areata, vernarbende Alopezien, Alopecia androgenetica der Frau und Alopecia androgenetica des Mannes (Tabelle 1).

Tabelle 1. Therapie häufiger Alopezien

Alopezie	Therapie	Wirksamkeit
Alopecia areata	Diphenylcyclopropenon (DCP) topisch	Gut
Lichen ruber capillitii	Klasse-IV-Glukokortikoide topisch	Schwach
	Acitretin systemisch	Fraglich
Chronisch-diskoider Lupus erythematodes	Klasse-IV-Glukokortikoide topisch	Schwach
	Hydroxychloroquin systemisch	Fraglich
Folliculitis decalvans	Rifampicin + Clindamycin systemisch	Gut
Androgenetische Alopezie der Frau	17α-Östradiol topisch	Schwach
	Minoxidil 5 % topisch	Gut
	Antiandrogene systemisch	Unklar
Androgenetische Alopezie des Mannes	Minoxidil 5 % topisch	Gut
	Finasterid systemisch	Gut

Alopecia areata

Die Alopecia areata ist eine Autoimmunerkrankung mit der Zielstruktur Haarfollikel. Eine dichte Infiltration von T-Lymphozyten, vor allem auf Ebene des Haarbulbus, führt zu einer reversiblen „Lähmung" des Haarfollikels [5]. Kleinere haarlose Areale wachsen meist innerhalb von 6–12 Monaten von selbst wieder zu. Versuche mit topisch applizierter Immunsuppression mittels Klasse-IV-Glukokortikoiden, Ciclosporin A oder Tacrolimus sind bei ausgedehnter, lang bestehender Alopecia areata leider weitgehend erfolglos [11].

Die effektivste Behandlung der ausgeprägten Alopecia areata ist die von Happle etablierte topische Immuntherapie mit dem obligaten Kontaktallergen Diphenylcyclopropenon (DCP) [5]. Hierbei wird nach erfolgter Sensibilisierung wöchentlich das Kontaktallergen in steigender Konzentration auf die Kopfhaut aufgetragen, bis die Dosis erreicht wird, bei der eine leichte Rötung hervorgerufen wird. Zunächst wird die Therapie nur halbseitig durchgeführt, um den Therapieerfolg von einer Spontanheilung unterscheiden zu können. Nach Auftreten von Haarwachstum auf der behandelten Seite wird die gesamte Kopfhaut behandelt. Bei etwa jedem zweiten Patienten ist ein gutes Wiederwachstum der Haare zu erreichen (Abb. 1).

Das Wirkprinzip der DCP-Behandlung ist nicht bekannt. Man vermutet, dass die durch DCP in die Haut gelockten Lymphozyten die gegen den Haarfollikel gerichteten Alopecia-areata-Lymphozyten mittels antientzündlicher Zytokine unterdrücken [5].

Da die Substanz DCP nicht patentierbar ist, und weil die Therapie aufgrund ihrer Komplexität nur für spezialisierte Zentren geeignet ist, findet sich keine Pharmafirma, die die hohen Kosten für ein Zulassungsverfahren übernehmen will. Es handelt sich bei DCP somit um eine sogenannte *Orphan drug*, die in absehbarer Zeit nicht als Arzneimittel zugelassen sein wird. Als Indikation für die Durchführung der DCP-Therapie sehen wir einen Haarverlust von über 30 % der Kopfhautoberfläche, eine mindestens sechsmonatige Bestandsdauer der Alopecia areata und einen hohen Leidensdruck. Nur hoch motivierte Patienten kommen für die Behandlung in Frage, da sie sich wöchentlich in der Klinik vorstellen müssen und ein leichtes Ekzem der Kopfhaut als Ziel der Therapie akzeptieren müssen.

Insgesamt muss festgestellt werden, dass sich bei der Alopecia areata in den letzten Jahren leider keine neuen Behandlungsansätze ergeben haben.

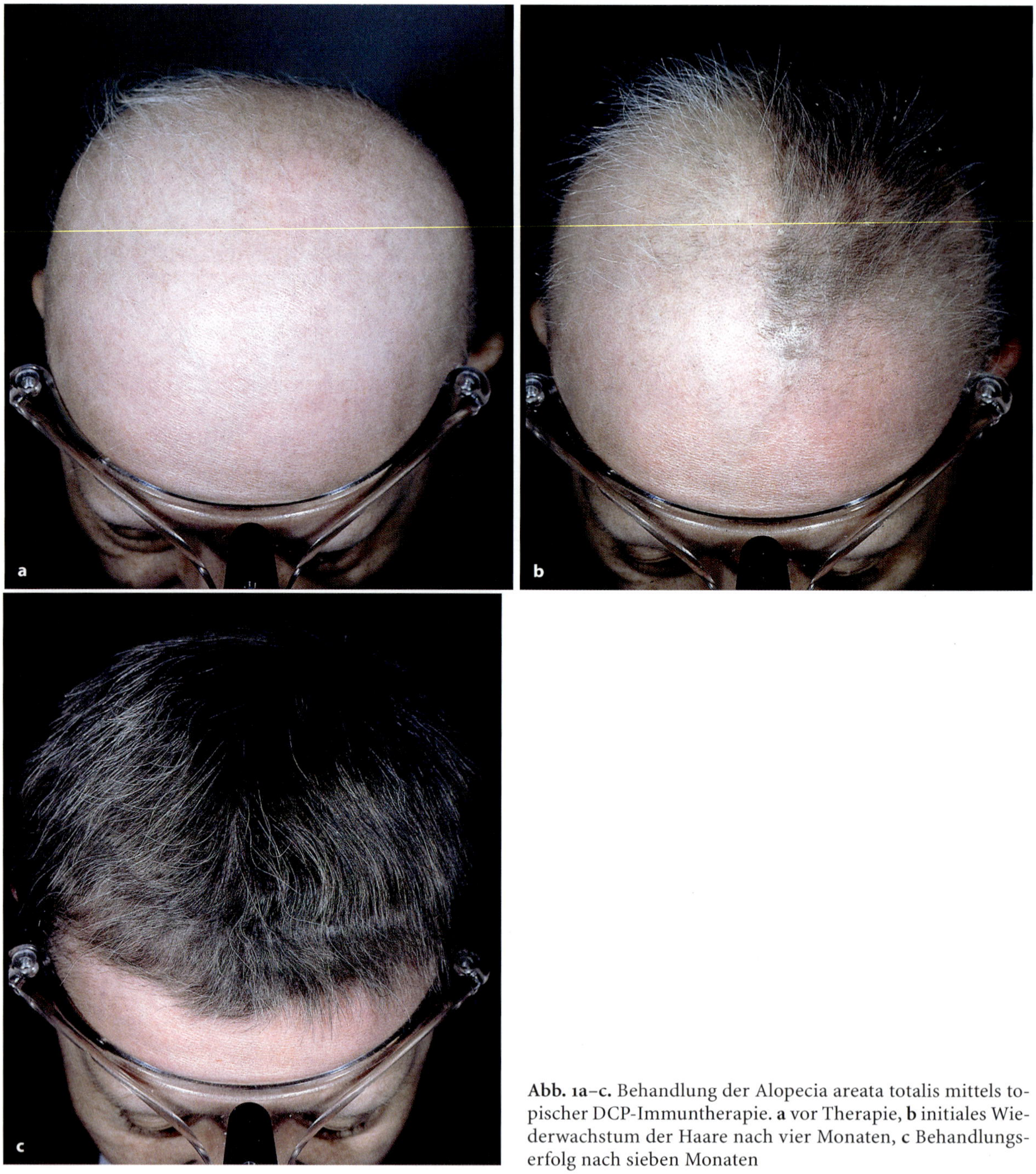

Abb. 1a–c. Behandlung der Alopecia areata totalis mittels topischer DCP-Immuntherapie. **a** vor Therapie, **b** initiales Wiederwachstum der Haare nach vier Monaten, **c** Behandlungserfolg nach sieben Monaten

Vernarbende Alopezien

Auch in der Behandlung der vernarbenden Alopezien hat sich in den letzten Jahren wenig Neues ergeben. Beim chronisch-diskoiden Lupus erythematodes der Kopfhaut können Lichtschutz, topische Klasse-IV-Glukokortikoide und in Einzelfällen systemisch Hydroxychloroquin sinnvoll sein; beim Lichen ruber capillitii topische Klasse-IV-Glukokortikoide und systemisch Acitretin [13]. Der tatsächliche Behandlungserfolg ist nur schwer zu evaluieren, da der Verlauf oft über Jahre subklinisch schwelend ist [13]. Bei der Folliculitis decalvans gibt es eine beachtenswerte Mitteilung. Während bislang fast nur kasuistische Einzelmitteilungen existierten, beschrieben Powell et al. ihre Therapieergebnisse [9] bei 18 Patienten mit Folliculitis decalvans. Ihr Behandlungskonzept beruht auf der Tatsache, dass die Folliculitis decalvans fast immer durch Staphylokokken getriggert wird. Daher wurde jeweils über zehn Wochen hinweg eine antibiotische Kombinationstherapie verabreicht, bestehend aus Rifampicin (300–0–300 mg/Tag) und Clindamycin (300–0–300 mg/Tag). Bei 10 der 18 Patienten stellte sich daraufhin eine teils monatelange Remission ein, bei den anderen 8 Patienten ließen sich längere Remissionen schließlich nach einem zweiten 10-Wochen-Zyklus erzielen. Unsere eigenen Erfahrungen mit der Rifampicin-Clindamycin Kombinationstherapie sind ähnlich positiv: Bei bisher 12 Patienten war die Therapie immer in der Lage, innerhalb von etwa zwei bis vier Wochen die Entzündungsaktivität fast völlig zurückzudrängen. Leider kam es bei etwa der Hälfte der Behandelten nach Therapieende innerhalb der nächsten zwei Monate zu einem Rezidiv der Folliculitis decalvans. Der Einsatz nur eines der beiden Antibiotika ist der Kombinationsbehandlung unterlegen.

Alopecia androgenetica der Frau

Für die androgenetische Alopezie der Frau lassen sich leider im Augenblick keine neuen Therapieansätze erkennen. Es gibt bislang keine wissenschaftlich überzeugenden Daten zur Wirksamkeit topischer 17β-Östrogene. Bei nur angedeuteter androgenetischer Alopezie oder wahrscheinlich nur vorübergehend gesteigertem Effluvium setzen wir vorwiegend eine 0,025%ige 17α-Östradiollösung (Ell-Cranell-α) ein. Zwar ist eine Wirkung systemisch gegebener Antiandrogene wie Chlormadinonacetat oder Cyproteronacetat bei der androgenetischen Alopezie der Frau zu vermuten, aber der wissenschaftliche Beweis, erbracht in doppelblinden, plazebokontrollierten Studien mit präzisen Haarzählungen und standardisierten Übersichtsfotografien, steht sowohl für Östrogene als auch Antiandrogene aus. Bei sich deutlich abzeichnender androgenetischer Alopezie vom Typ Ludwig I-III verwenden wir 2- und 5%ige Minoxidillösungen (Regaine). Zu diesen Präparaten gibt es wissenschaftliche Studiener-

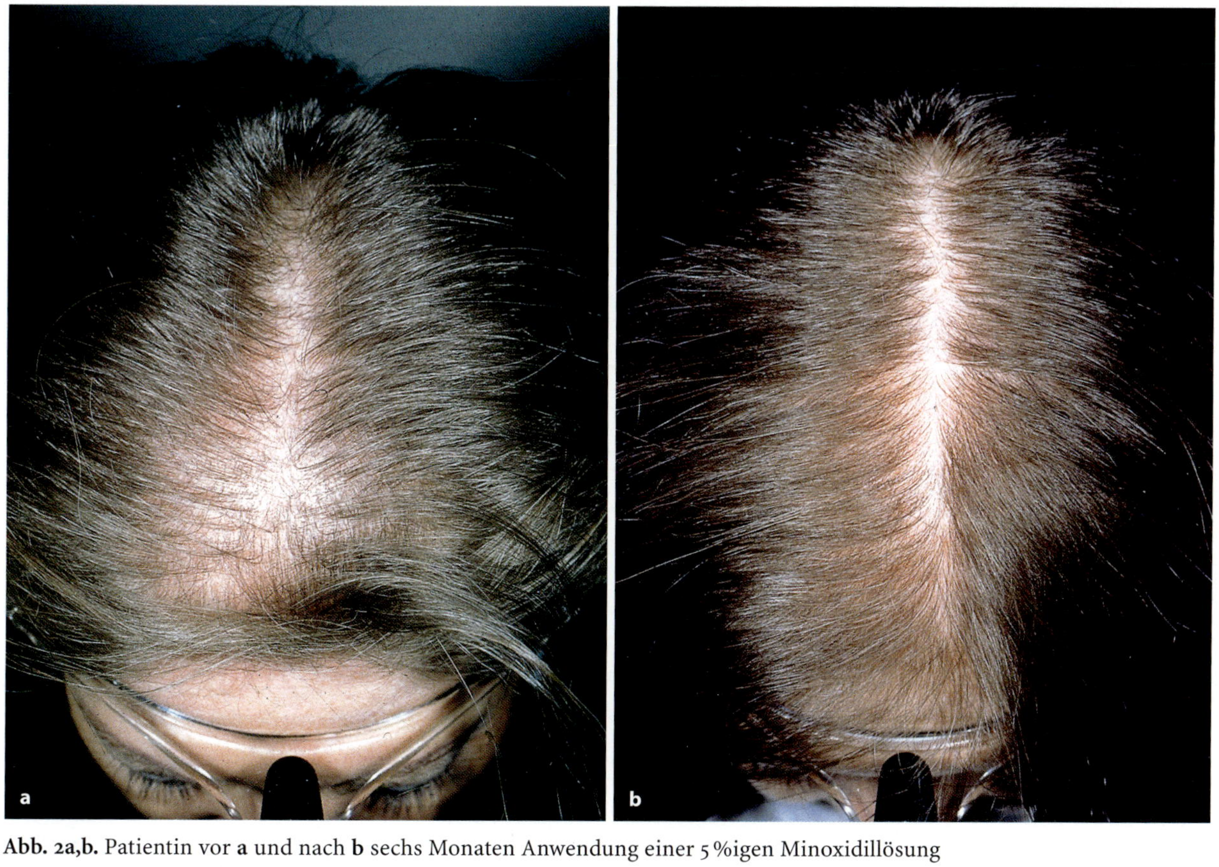

Abb. 2a,b. Patientin vor **a** und nach **b** sechs Monaten Anwendung einer 5%igen Minoxidillösung

gebnisse, die auf eine relativ gute Wirksamkeit hindeuten [3, 8, 12]. In Abbildung 2 ist der Verlauf bei einer Patientin gezeigt, die über sechs Monate zweimal täglich ein Minoxidil-haltiges Haarwasser verwendet hat.
Anzumerken ist dabei, dass es sich bei der Behandlung jeweils um einen individuellen Heilversuch handelt, da Minoxidil-haltige Haarwasser in Deutschland nicht zur Behandlung bei Frauen zugelassen sind.

Alopecia androgenetica des Mannes

Etwa jeder zweite Mann macht im Lauf seines Lebens die Beobachtung, dass sich sein Kopfhaar lichtet. Vor allem jüngere Männer fühlen sich durch den Haarausfall gestört. Seit kurzem stehen nun auch in Deutschland zwei Mittel zur Verfügung, die sich doppelblinden, plazebokontrollierten Wirksamkeitsstudien unterzogen haben: Finasteridtabletten (Propecia) und Minoxidil-haltige Lösung (Regaine).
Finasterid hemmt die Bildung von Dihydrotestosteron (DHT), das für die androgenetische Alopezie entscheidende Androgen [14]. Bei täglicher Einnahme einer 1-mg-Finasteridtablette kommt es zur etwa 70%igen Absenkung der Serum-DHT-Spiegel [4]. Die Wirksamkeit von Finasterid bei der androgenetischen Alopezie des Mannes wurde in einer Multicenterstudie an 1553 Männern zwischen 18 und 41 Jahren mit aktiver androgenetischer Alopezie nachgewiesen [6]. Die Hälfte der Probanden erhielt 1 mg Finasterid pro Tag, die andere Hälfte eine Plazebotablette. Die beiden wichtigsten Zielparameter der Studie waren die Veränderung der Haarzahl in einem Vertex-Kreisareal (5,1 cm^2) und das Erscheinungsbild auf Übersichtsfotografien.
Vor Studienbeginn sowie nach 12 und 24 Monaten wurden frontale, fronto-temporale und vertikale Übersichtsphotographien angefertigt. Nach den Übersichtsphotographien wurden die Haare in einem 1-Inch-Kreisareal am vorderen Rand der Vertexlichtung auf 1 Millimeter gekürzt und mit einer speziellen Makrokamera fotografiert. Die exakte Wiederfindung des Kreisareals nach 12 und 24 Monaten wurde durch eine Tätowierung gewährleistet. Die Zählung der Haare erfolgte ohne Kenntnis der jeweiligen Medikation mit Hilfe computerisierter Bildverarbeitung [1].
Nach 12 Monaten hatten die Finasterid-Probanden im Mittel 86 Haare mehr im 1-Inch-Kreisareal. Dagegen wiesen die Plazebo-Probanden nach 12 Monaten im Testareal 21 Haare weniger auf. Der Unterschied zwischen Finasterid- und Plazebogruppe betrug nach 12 Monaten insgesamt 107 Haare im Testareal. Nach 24 Monaten betrug der Unterschied 138 Haare im Testareal [6].
Wichtiger als die Haarzahl ist für die Probanden jedoch das Erscheinungsbild. Nach 12 Monaten wurden die Übersichtsfotografien von 48% der Finasterid-Probanden als gebessert (Haarkleid optisch verdichtet) eingestuft, in der Plazebo-Gruppe dagegen nur 7%. Nach 24 Monaten wurden 66% der Finasterid-Probanden als gebessert eingestuft, in der Plazebogruppe blieb es bei 7% gebesserten Probanden. Auch die Einschätzung der Prüfärzte und Probanden selbst zeigte signifikant günstigere Ergebnisse in der Finasterid-Behandlungsgruppe [6]. Einen so behandelten Patienten vor und nach sechs Monaten Therapie zeigt Abb. 3.
Mit welchen Nebenwirkungen muss bei der Finasterid-Behandlung gerechnet werden? Sowohl in der großen Multicenterstudie als auch bei den eigenen Patienten kommt es bei etwa 1–2% der Männer zu subjektiven Nebenwirkungen im Sinne einer Libido- und Potenzabschwächung. Alle anderen, also etwa 98% der Anwender, haben keinerlei Nebenwirkungen. Die Behandlungskosten betragen etwa DM 110 pro Monat.
Minoxidil wurde ursprünglich als orales Antihypertonikum eingesetzt. Bei einigen Anwendern kam es als Nebenwirkung zu einer ausgeprägten Hypertrichose. Daraufhin wurde in einer Reihe klinischer Studien die Wirksamkeit einer äußerlich anzuwendenden Minoxidillösung bei der androgenetischen Alopezie untersucht. Ein Resümee der früheren Studien ist schwierig, da meist keine harten Endpunkte wie Haarzahl im Testareal oder standardisierte Übersichtsfotografien verwendet wurden [2, 10]. Die 2%ige Minoxidillösung wurde von den Gesundheitsbehörden 1988 als erstes Haarwuchsmittel in den USA zugelassen. Die Lösung muss zweimal täglich angewendet werden. Seit 1996 ist sie in den USA und vielen anderen Ländern der Welt sogar rezeptfrei in Apotheken erhältlich. Der genaue Wirkmechanismus der Minoxidillösung ist nicht geklärt. Vermutet wird unter anderem eine Verbesserung der Mikrozirkulation im Bereich der dermalen Papille [7].
In den letzten Jahren wurde untersucht, ob eine Wirkungssteigerung durch Erhöhung der Minoxidilkonzentration erzielt werden kann. Es wurden mehrere Studien mit 5%iger topischer Minoxidillösung zur Behandlung der androgenetischen Alopezie des Mannes durchgeführt. In einer noch nicht veröffentlichten doppelblinden, randomisierten, plazebokontollierten Studie über 48 Wochen an 393 Männern zwischen 18–49 Jahren erhielten je 40% der Männer

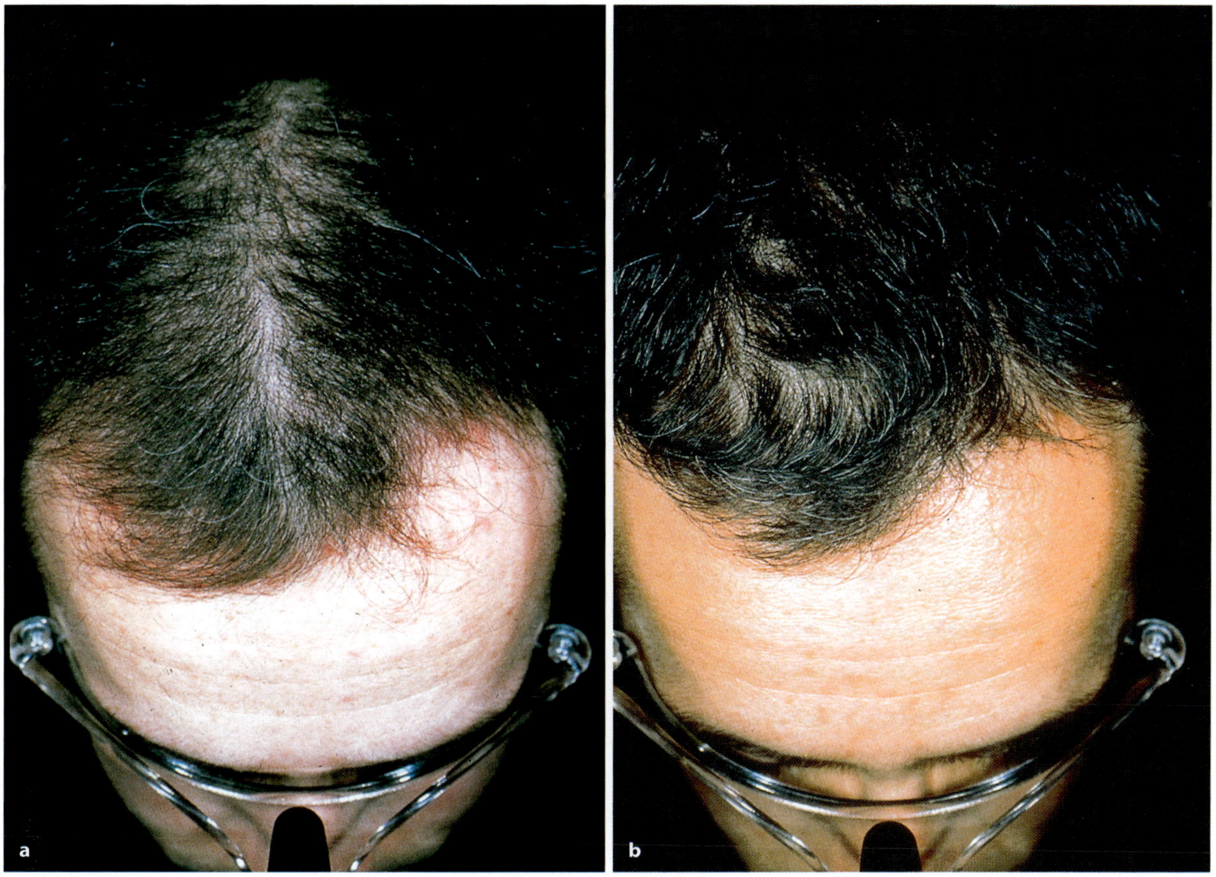

Abb. 3a,b. Patient vor **a** und nach **b** sechs Monaten Einnahme von 1 mg Finasterid/Tag

5%ige oder 2%ige Minoxidillösung, 20% der Männer erhielten nur die wirkstofffreie Trägerlösung (Vehikel). Jeweils ein Milliliter der Studienmedikation wurde zweimal täglich auf die Kopfhaut aufgebracht. Untersucht wurde die Veränderung der Haarzahl in einem 1 cm^2 großen Areal. Vom Probanden wurde die Veränderung der Haardichte am Kapillitium sowie der Nutzen der Therapie erfragt.

Bereits nach acht Wochen kam es zu einem Anstieg der Haarzahl, wahrscheinlich durch eine Verlängerung der Anagen- und vielleicht auch der Telogenphasen. Nach 16 Wochen waren sowohl bei der 5%igen als auch der 2%igen Minoxidillösung das Maximum der Haardichte erreicht (Abb. 4). Wie schon in früheren Studien zu Minoxidil beobachtet, fiel auch eine Zunahme der Haardichte bei der Trägerlösung auf. Eine mögliche Eigenwirkung bestimmter Lösungsvermittler wie Propylenglykol ist anzunehmen.

Das Wirkmaximum war für alle drei Testlösungen nach 16 Wochen erreicht. Im Anschluss nahm die Haardichte wieder etwas ab. Für alle drei Lösungen war die Haarzahl nach 48 Wochen allerdings immer noch höher als zu Beginn der Studie (Abb. 4). Insgesamt wurde die 5%ige Minoxidillösung als bes-

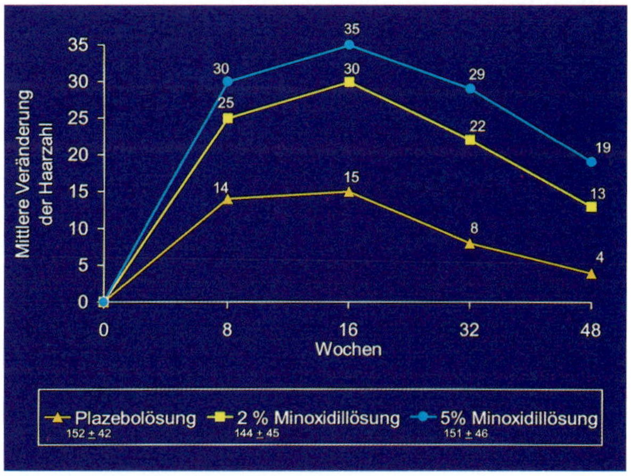

Abb. 4. Zunahme der Haarzahl im Testareal bei unterschiedlichen Minoxidil-haltigen Lösungen

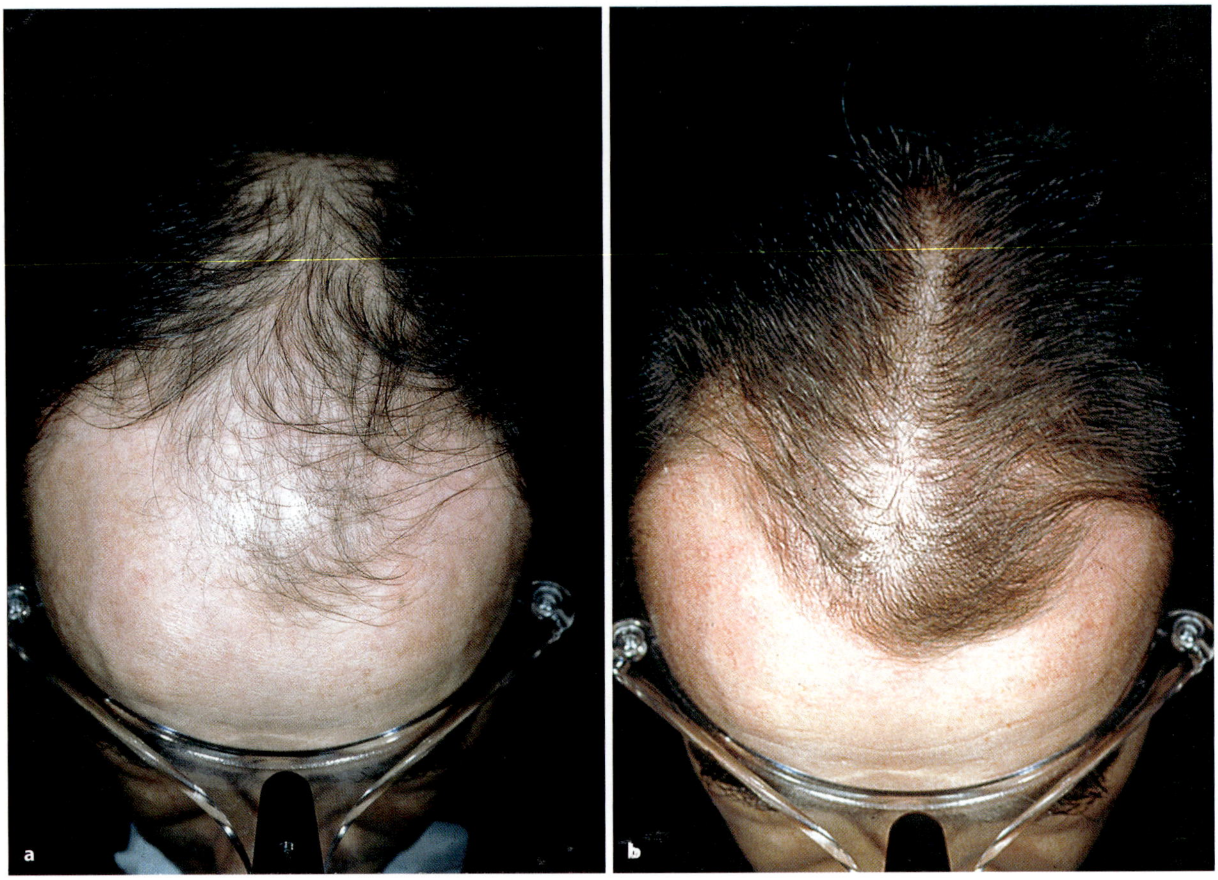

Abb. 5a,b. Patient vor **a** und nach **b** fünf Monaten Anwendung einer Kombinationstherapie mit Finasterid 1 mg/Tag und 5%iger Minoxidillösung

ser eingestuft als die 2%ige Minoxidillösung und diese wiederum besser als das Vehikel allein. Auch eigene klinische Bilder zeigen zum Teil deutliche Effekte im Sinne einer verstärkten Behaarung bei Therapie mit 5%iger Minoxidillösung.

Mit der 5%igen Minoxidillösung steht ein für viele Männer relativ effektives Therapeutikum zur topischen Behandlung der androgenetischen Alopezie zur Verfügung. Als Nebenwirkung treten bei etwa 5% der Männer Rötung und Juckreiz am Kopf auf. Systemische Nebenwirkungen sind nicht zu erwarten. In Deutschland ist die 5%ige Minoxidillösung unter dem Handelsnamen Regaine seit September 2000 auf Rezept erhältlich. Die vom Patienten zu zahlenden Kosten betragen etwa DM 80 pro Monat. Von Individualrezepturen mit 5%iger Minoxidillösung wird abgeraten, da eine so hohe Minoxidilkonzentration schlecht in Lösung geht und deswegen eine spezielle Galenik erfordert.

Häufig wird die Frage gestellt, ob eine Kombination von Finasteridtabletten und Minoxidillösung sinnvoll ist. Bei den meisten Männern ist die Doppelbehandlung nicht notwendig, da beide Medikamente für sich allein meist ausreichen, um den Haarausfall zu stoppen. Studiendaten zur Wirksamkeit der Kombinationstherapie gibt es nicht. Allerdings ist eine additive Wirkung wahrscheinlich, da beide Medikamente unterschiedliche Wirkprinzipien haben [14]. Der Erfolg einer Finasterid-Minoxidil-Kombinationsbehandlung zeigte sich bei einem Patienten eindrucksvoll bereits nach fünf Monaten Anwendung beider Präparate (Abb. 5).

Literatur

1. Canfield D (1996) Photographic documentation of hair growth in androgenetic alopecia. Dermatol Clin 14: 713–721
2. De Groot A, Nater JP, Herxheimer A (1987) Minoxidil: hope for the bald? Lancet 329: 1019–1022
3. DeVillez RL, Jacobs JP, Szpunar CA, Warner ML (1994) Androgenetic alopecia in the female. Treatment with 2% topical minoxidil solution. Arch Dermatol 130: 303–307

4. Gormley GJ (1995) Finasteride: a clinical review. Biomed Pharmacother 49: 319–24
5. Hoffmann R, Happle R (1999) Alopecia areata – Klinik, Ätiologie, Pathogenese. Hautarzt 50: 222–231
6. Kaufman KD, Olsen EA, Whiting D, Savin R, DeVillez R, Bergfeld W, Price VH, Neste D van, Roberts JL, Hordinsky M, Shapiro J, Binkowitz B, Gormley GJ, Group FMPHLS (1998) Finasteride in the treatment of men with androgenetic alopecia (male pattern hair loss). J Am Acad Dermatol 36: 578–589
7. Lachgar S, Charveron M, Gall Y, Bonafe JL (1998) Minoxidil upregulates the expression of vascular endothelial growth factor in human hair dermal papilla cells. Br J Dermatol 138: 407–411
8. Olsen EA (1991) Topical minoxidil in the treatment of androgenetic alopecia in women. Cutis 48: 243–248
9. Powell J, Dawber RPR, Gatter K (1999) Folliculitis decalvans including tufted folliculitis: clinical, histological and therapeutic findings. Br J Dermatol 140: 328–333
10. Savin RC, Atton AV (1993) Minoxidil. Update on its clinical role. Dermatol Clin 11: 55–64
11. Thiers BH (2000) Topical tacrolimus: treatment failure in a patient with alopecia areata. Arch Dermatol 136: 124
12. Whiting D, Jacobson C (1992) Treatment of female androgenetic alopecia with minoxidil 2%. Int J Dermatol 31: 800–804
13. Wolff H (1997) Aktuelle Therapie von Haarerkrankungen. In: Plewig G, Przybilla B (Hrsg) Fortschritte der praktischen Dermatologie und Venerologie, Springer, Berlin Heidelberg New York, S 152–158
14. Wolff H, Kunte C (1999) Die androgenetische Alopezie des Mannes – Pathogenese und Therapie. Z Hautkr 74: 201–208

Lichen ruber der Mundhöhle

Manfred Goos, Stefan Esser und Christoph Willers

Lichen ruber ist eine nicht seltene mukokutane Erkrankung, die in allen Lokalisationen mit einem geschichteten Plattenepithel auftreten kann. Außer am Integument sind deshalb grundsätzlich Manifestationen an der Mundschleimhaut, an den Konjunktiven, in der Nase, im Larynx und Ösophagus, in der Vagina und Urethra und am Anus möglich. Diese Manifestationen können isoliert vorkommen oder in verschiedenen Kombinationen von Haut- und Schleimhautläsionen. Histomorphologisch findet man isomorphe Veränderungen, nämlich fokale Hyperkeratose, irreguläre Akanthose, vakuolige Alterationen der Basalzellschicht, Apoptosen und ein bandförmiges lymphozytäres Infiltrat subepithelial.

Die Prävalenz des oralen Lichen ruber wird mit 0,5–2% angegeben [16]. Er ist häufig asymptomatisch. Die häufigsten Lokalisationen sind der hintere Bereich der Wangenschleimhaut (80–90%), Zungenschleimhaut (30–40%) und Gingiva (10–20%), seltener Gaumen und Lippenschleimhaut. Die klinisch wegweisenden Ausdrucksformen sind weiße retikuläre Strukturen, Papeln, Plaques, Erosionen und oberflächliche Ulzerationen und bei längerer Bestandsdauer Atrophien. Erosiv-ulzerative Läsionen und Atrophien gehen häufig mit Schmerzen einher und sind meist der eigentliche Anlass für eine ärztliche Untersuchung, während die symptomlosen Formen Zufallsbefunde sind oder im Zusammenhang mit der Durchuntersuchung bei integumentalem Lichen ruber entdeckt werden [11,17].

Die *Differentialdiagnose* orientiert sich primär an den klinischen Erscheinungsformen. Bei retikulären, papulösen und plaqueförmigen Läsionen ist an Leukoplakien im engeren und weiteren Sinne zu denken. Bei erosiv-ulzerativen Veränderungen umfasst die Differentialdiagnose vor allem das vernarbende Pemphigoid, Pemphigus, Lupus erythematodes und die chronisch-ulzerative Stomatitis (CUS). Erstere sind mit den bekannten Methoden der Histopathologie, Immunhistologie und Immunserologie abzugrenzen. CUS ist charakterisiert durch zirkulierende und gewebegebundene Autoantikörper gegen die Kerne der basalen Keratinozyten [7].

Chronische erosive Veränderungen der Gingiva sind klinisch meist nicht eindeutig zu definieren und werden deshalb gern mit deskriptiven Prädikaten wie desquamative Gingivitis oder Ginigivite érosive chronique versehen. Retrospektive Untersuchungen an einem größeren Patientenkollektiv haben aber gezeigt, dass es sich dabei in drei Viertel der Fälle um ein vernarbendes Pemphigoid oder einen oralen Lichen ruber handelt, weitaus seltener um einen Pemphigus. Die Abgrenzung zwischen vernarbendem Pemphigoid und oralem Lichen ruber war dabei in fast allen Fällen durch das Pinzetten-Phänomen zugunsten des vernarbenden Pemphigoids möglich [14].

Bei gingivalen Läsionen weiblicher Patienten ist immer auch an das vulvovaginal-gingivale Syndrom zu denken [5], das ebenfalls meist mit Erosionen zur Untersuchung kommt. Betroffen sind überwiegend Frauen im mittleren Alter. Die oralen Läsionen können der genitalen Manifestation vorausgehen und umgekehrt. In der Hälfte der Fälle treten die Läsionen jedoch gleichzeitig auf. Kutane Manifestationen sind selten. Die wesentlichen Symptome, die zum Arzt führen, sind Schmerzen, Dyspareunie und Fluor.

Während der Lichen ruber außerhalb der Organe mit geschichtetem Plattenepithel nicht auftritt, kann er aber als Leitsymptom auf viszerale Erkrankungen anderer Nosologie hindeuten und in Gestalt definierter Syndrome erkennbar werden. Zu nennen ist die Trias aus Lichen ruber, Myasthenia gravis und Thymon [1]. Der Lichen ruber kann dabei sowohl an der Haut als auch an den Schleimhäuten auftreten. Dies gilt auch für die Trias aus Castleman-Tumor, Lichen ruber und Pemphigus vulgaris [9].

Eine andere Konstellation aus oralem Lichen ruber und viszeraler Erkrankung, die lange Zeit kontrovers interpretiert wurde, betrifft assoziierte Lebererkrankungen. Diese Frage ist durch zwei Studien offenbar entschieden: Es existiert kein Zusammenhang. In einer 1993 publizierten Untersuchung an 180 Patienten mit oralem Lichen ruber, verglichen mit zwei Kontrollgruppen aus Gesunden und Patienten mit oralem Sicca-Syndrom war keine signifikante Assoziation zwischen oralem Lichen ruber und chronischen Leberkrankheiten nachweisbar [6]. In einer 1994 publizierten Untersuchung wurde eine mögliche Assoziation zwischen oralem Lichen ruber und Hepatitis-C-Virus-Infektion geprüft. Dabei war die Prävalenz der HCV-Infektion bei 72 Patienten mit oralem Lichen ruber nicht signifikant höher als in einer Kontrollgruppe von 5.216 Patienten desselben Pariser Krankenhauses (5,5% gebenüber 3,7%) [3].

Die Assoziation von oralem Lichen ruber und Autoimmunerkrankungen wie Myasthenia gravis und Pemphigus hat die Frage nach einer möglichen Autoimmunpathogenese des Lichen ruber aufgeworfen. Dafür gibt es bisher keine zwingenden Hinweise [10]. Es gibt einige Arbeiten zur formalen Pathogenese des oralen Lichen ruber, in denen das entzündliche Infiltrat näher untersucht wurde. Beispielsweise wurden bei einer Analyse der T-Lymphozyten in der Basalmembranzone eine Induktion der β1-Integrine VLA-1 und VLA-3 und eine Hochregulation von VLA-6 nachgewiesen [8]. Eine Untersuchung der T-Lymphozytenklone, die aus Läsionen von oralem Lichen ruber gewonnen wurden, zeigten überwiegend (73%) einen Immunphänotyp CD_3+CD_4−CD_8+ und in den meisten Fällen funktionelle Suppressor-Aktivität [13].

Klinisch immer wieder diskutierte *Auslöser* eines oralen Lichen ruber sind Dentalmaterialien und Arzneimittel. Vor allem die Relevanz von Kontaktsensibilisierungen wurde untersucht. In einer retrospektiven Analyse der Epikutantestreaktionen bei 46 Patienten mit oralem Lichen ruber wurden in 54% positive Testreaktionen gefunden. Bei 72% der Patienten mit positivem Test war die Reaktion von klinischer Relevanz. Insgesamt 37% der Patienten hatten positive Testreaktionen auf Metalle, nach Entfernung der Prothesen oder Füllungen besserte sich der klinische Befund [17]. Derartige Ergebnisse bedürfen aber noch der kritischen Bestätigung, vor allem im Hinblick auf die Konsequenz zahnärztlicher Maßnahmen. Zu den Arzneimitteln, die einen oralen Lichen ruber auslösen können, werden vor allem Allopurinol, ACE-Hemmer, Goldsalze, Ketoconazol und nichtsteroidale Entzündungshemmer gezählt [2].

Vor jeder therapeutischen Entscheidung ist die Frage nach relevanten Kontaktnoxen und Arzneimitteln zu klären. Zu klären ist auch, vor allem wenn Immunsuppressiva in Erwägung gezogen werden, ob ein koexistentes Plattenepithelkarzinom vorliegt. Dies gilt vor allem für die erosiven und atrophischen Verlaufsformen.

Das *Risiko der malignen Entartung* wird nach wie vor kontrovers diskutiert, trotz der inzwischen publizierten 25 Follow-up-Studien. Das Hauptproblem dieser Studien ist, dass die Einschlusskriterien häufig unscharf definiert sind. Vor allem fehlen oft histopathologische Untersuchungen, und wenn histopathologische Untersuchungen durchgeführt wurden, ist die Abgrenzung gegenüber Leukoplakien nicht immer eindeutig. Wenn man jedoch die 11 Studien zugrunde legt, in denen mehr als 200 Patienten untersucht wurden, dann findet man als ziemlich übereinstimmendes Ergebnis, dass bei einer Verlaufsbeobachtung von 0,5 bis zu mehr als 20 Jahren ein relativ niedriges Entartungsrisiko von 0,4–3,3% besteht [11]. Die Gründe für dieses niedrige, aber klinisch bedeutsame Entartungsrisiko sind unklar. Die Bedeutung humaner Papillomviren ist bisher nicht ausreichend untersucht.

Die *Therapie* des oralen Lichen ruber folgt am besten einem pragmatischen Algorithmus. Dabei ist zunächst zu fragen, ob Beschwerden vorliegen oder nicht. Ein asymptomatischer oraler Lichen ruber bedarf keiner Behandlung, aber der Verlaufsbeobachtung. Wenn Beschwerden angegeben werden, ist weiter zu prüfen, ob eine Candidiasis nachgewiesen werden kann. Wenn das der Fall ist, muss zunächst entsprechend antimykotisch therapiert werden. Danach orientiert sich die Therapie in jedem Fall am subjektiven Schweregrad der Schleimhautläsionen. Therapie der ersten Wahl sind Glukokortikoide, bei leichten Beschwerden in topischer Applikation, bei starken Beschwerden mit systemischer Gabe von Prednison (Tagesdosis von 40–60 mg). Die topische Behandlung wird meist mit 0,1% oder 0,2% Triamcinolonacetonid, einer wässrigen Suspension zur Mundspülung durchgeführt oder in der seit langem bekannten Anwendungsform mit einer Haftpaste. Bei erosiv-ulzerativen Veränderungen ist eine Unterspritzung mit Triamcinolonacetonid (10 mg/ml) angezeigt, was allerdings bei gingivalen Läsionen nur bedingt möglich ist.

Nach allgemeinen Erfahrungen und auch systematischen Untersuchungen [5] beträgt die Ansprechrate bei topischer Therapie höchstens 50% und die minimale Therapiedauer, um eine mittelgradige Besserung zu erreichen, liegt bei 12 Wochen. Bei systemischer Glukokortikoidtherapie dagegen kommt es in 100% der Fälle nach dreiwöchiger Behandlung zur vollständigen Abheilung. Allerdings führt keine dieser Behandlungsformen zu einer Langzeitremission, und es kommt zu Rezidiven nach Absetzen der Therapie. Dies gilt auch für andere Behandlungsmodalitäten, beispielsweise für die nach acht Wochen zu

kompletter Abheilung führende Behandlung mit Ciclosporin A (1–2 mg/kg/Tag). Behandlungen mit Dapson (100 mg/Tag), Griseofulvin (1 g/Tag) und Doxycyclin (200 mg/Tag) waren auch nach acht- bis zehnwöchiger Therapie ohne jeden Effekt. In einer offenen Studie mit Hydroxychloroquin-Sulfat in einer Dosis von 200–400 mg/Tag zeigten neun von zehn Patienten nach ein- bis zweimonatiger Behandlung eine deutliche Besserung. Bei erosiven Läsionen war diese Zahl wesentlich länger (drei bis sechs Monate) [4].
Die gelegentlich favorisierte topische Therapie mit Ciclosporin A, 500 mg, 5 Minuten, 3-mal pro Tag, findet nach einer kontrollierten, randomisierten prospektiven Studie keine Unterstützung. Nach sechswöchiger Behandlung fand sich im Vergleich mit Triamcinolonacetonidpaste kein signifikanter Unterschied [12].
Alle genannten Therapieformen haben nur palliative Wirkung. Im Vergleich zu Ciclosporin A sind möglicherweise in Zukunft bessere Ergebnisse mit Tacrolimus (FK 506) zu erwarten, da die Penetration in die Schleimhaut wegen des kleineren Moleküls besser ist. In einer ersten Untersuchung an sechs Patienten, denen vier Wochen lang 2-mal pro Tag eine hydrophile Salbe mit 0,1% Tacrolimus appliziert wurde, kam es bei drei Patienten zu kompletter Abheilung und bei den anderen Patienten zu deutlicher Besserung. Bei Fortführung der Therapie konnte auch bei diesen Patienten völlige Abheilung erreicht werden. Nach Absetzen der Therapie kam es allerdings bei fünf der Patienten nach drei bis acht Wochen zum Rezidiv, ein Patient war auch nach sechs Monaten Nachbeobachtung noch in Vollremission [15]. Gleicherweise günstige Therapieeffekte waren bisher nur mit systemischer Gabe von Glukokortikoiden und Cyclosporin A möglich, allerdings mit den bekannten Nebenwirkungen.

Literatur

1. Aronson IK, Soltani K, Paik KI, Rubenstein D, Lorincz AL (1978) Triad of lichen planus, myasthenia gravis and thymoma. Arch Dermatol 114: 225–258
2. Daoud MS, Pittelkow MR (1999) Lichen planus. In: Freedberg IM, Eisen AZ, Wolff K, Austen KF, Goldsmith LA, Katz SI, Fitzpatrick TB (eds) Fitzpatrick's dermatology in general medicine. 4th ed. McGraw-Hill, New York, pp 561–577
3. Dupin N, Chosidow O, Lund F (1994) Lichen buccal et infection par le virus de l'hépatite C: étude épidémiologique préliminaire. Ann Dermatol Venereol 121: S52-S53
4. Eisen D (1993) Hydroxychloroquine sulfate (Plaquenil) improves oral lichen planus: an open trial. J Am Acad Dermatol 28: 609–612
5. Eisen D (1994) The vulvovaginal-gingival syndrome of lichen planus. The clinical characteristics of 22 patients. Arch Dermatol 130: 1379–1382
6. El-Kabir M, Scully C, Porter S, Porter K, MacNamara E (1993) Liver function in UK patients with oral lichen planus. Clin Exp Dermatol 18: 12–16
7. Gallagher GT (1999) Biology and pathology of the oral mucosa. In: Freedberg IM, Eisen AZ, Wolff K, Austen KF, Goldsmith LA, Katz SI, Fitzpatrick TB (eds) Fitzpatrick's dermatology in general medicine. 4th ed. Mc Graw-Hill, New York, pp 1318–1319
8. Konter U, Kellner I, Hoffmeister B, Sterry W (1990) Induction and upregulation of adhesion receptors in oral and dermal lichen planus. J Oral Pathol Med 19: 459–463
9. Plewig G, Jansen Th, Jungblut RM, Röher HD (1990) Castleman-Tumor, Lichen ruber und Pemphigus vulgaris: Paraneoplastische Assoziation immunologischer Erkrankungen? Hautarzt 41: 662–670
10. Porter SR, Kirby A, Olsen I, Barrett W (1997) Immunologische aspects of dermal and oral lichen planus. A review. Oral Surg Oral Med Oral Pathol Oral Radiol Endod 83: 358–366
11. Scully C, Beyli M, Ferreira MC, Ficarra G, Gill Y, Griffiths M, Holmstrup P, Mutlu S, Porter S, Wray D (1998) Update on oral lichen planus: etiopathogenesis and management. Crit Rev Oral Med 9: 86–122
12. Sieg P, von Domarus H, von Zitzewitz V, Iven H, Färber L (1995) Topical cyclosporin in oral lichen planus: a controlled, randomized, prospective trial. Br J Dermatol 132: 790–794
13. Sugerman PB, Savage NW, Seymour GJ (1994) Phenotype and suppressor activity of T-lymphocyte clones extracted from lesions of oral lichen planus. Br J Dermatol 131: 319–324
14. Vaillant L, Chauchaix-Barthès S, Hüttenberger B, Arbeille B, Machet MC, Jan V, Goga D, Lorette G (2000) Le syndrome „gingivite érosive chronique": étude retrospective de 33 cas. Ann Dermatol Venereol 127: 381–387
15. Vente C, Reich K, Rupprecht R, Neumann C (1999) Erosive mucosal lichen planus: response to topical treatment with tacrolimus. Br J Dermatol 140: 338–342
16. Vincent SD, Fotos G, Baker KA, Williams TP (1990) Oral lichen planus: the clinical, historical, and therapeutic features of 100 cases. Oral Surg Oral Med Oral Pathol 70: 165–171
17. Yiannis JA, EL-Azhary RA, Hand JH, Pakzad SY, Rogers RS (2000) Relevant contact sensitivities in patients with the diagnosis of oral lichen planus. J Am Acad Dermatol 42: 177–182

Therapie der Onychomykose: systemisch oder topisch?

Hans Christian Korting

Die Onychomykose zählt zu den häufigen Hauterkrankungen, nicht zuletzt aufgrund ihrer beim Betroffenen in der Regel langen Bestandsdauer. Verlässliche epidemiologische Daten haben gerade auch für Deutschland lange nicht vorgelegen. Dies hat sich in neuester Zeit aufgrund der *Foot-check*-Studie im Rahmen des *Achilles-Projektes* der *European Nail Society* wesentlich geändert. Im Rahmen der Untersuchung von 10.339 Personen fand sich bei 3.265 (31,6 %) eine Fußmykose. Eine kulturell gesicherte Onychomykose fand sich bei 1.285 Patienten, also 12,4 %. Grundsätzlich ließ sich zeigen, dass alle Pilzerkrankungen des Fußes, ganz gleich ob sie die freie Haut oder das Nagelorgan betreffen, mit dem Lebensalter an Häufigkeit zunehmen, und zwar von Beginn des Erwachsenenalters an. Während sich aber ab dem 65. Lebensjahr bei den Pilzinfektionen der freien Haut im Fußbereich eine Abflachung der Häufigkeitskurve ergibt, nimmt die Häufigkeit der Onychomykose mit steigendem Lebensalter kontinuierlich weiter zu (Abb. 1) [2]. Obwohl bislang nur unzureichende Daten zur Häufigkeit der Onychomykose in Deutschland vorliegen, kommen Abeck et al. [2] dennoch zu dem Schluss, dass die Onychomykoseprävalenz in Deutschland in letzter Zeit gestiegen sei. Lange Zeit galt die Onychomykose, auch die häufigere Manifestationsform, die Onychomykose der Füße, als für den Betroffenen wenig bedeutsam, ja nicht wenige sprachen auch im Rahmen der wissenschaftlichen Debatte von einer sogenannten kosmetischen Störung [18]. In allerletzter Zeit hat sich international aber die Auffassung zunehmend durchgesetzt, dass Onychomykose mit einer erheblichen Beeinträchtigung der Lebensqualität in vielen Fällen verbunden ist. Diese Erkenntnis ist Ausdruck der Anwendung der neu etablierten Methoden der Lebensqualitätforschung auf diese Fragestellung [4]. Wie häufig die Onychomykose auch der Füße mit Beschwerden, ja insbesondere sogar unter Umständen auch Schmerzen und definitiver Einschränkung der Möglichkeiten verbunden ist, zeigt Abb. 2. Da im Rahmen der Studie die Erreger auch identifiziert wurden, verfügen wir derzeit über einen aktuellen Überblick über die Bedeutung der unterschiedlichen Pilze bei der Erkrankung (Abb. 3). Die Dermatophyten stehen somit ganz im Vordergrund, gefolgt von Hefen und Schimmelpilzen. Dies deckt sich im Grundsatz mit früheren Mitteilungen zu dieser Frage, welche sich freilich nicht auf so umfassende Untersuchungen stützen konnten [21]. Die Bedeutung der Onychomykose spiegelt sich aber nicht nur in Daten zur Epidemiologie und zur Lebensqualität wider, sondern auch in der Anzahl indikationsbezogener Verordnungen in Deutschland und den damit für die Träger der gesetzlichen Krankenversicherung verbundenen Kosten. Der Arzneiverordnungsreport 1999 erlaubt zu dieser Frage keine umfassende Aussage. Die Bedeutung systemischer und topischer Mittel zur Behandlung der Onychomykose lässt sich aber ableiten aus der Verordnung zweier für die Be-

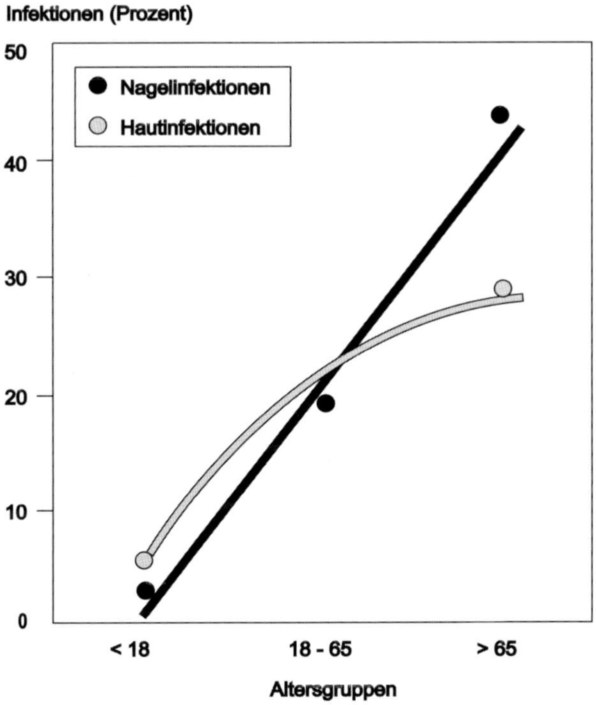

Abb. 1. Häufigkeit von Pilzinfektionen der freien Haut und der Nagelorgane des Fußes in Abhängigkeit vom Lebensalter in Deutschland. (Aus Abeck et al. 2000 [2] mit Genehmigung)

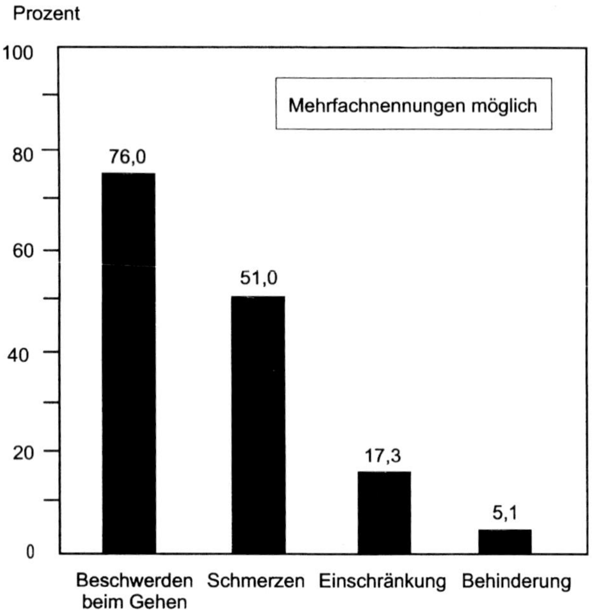

Abb. 2. Häufigkeit der Beeinträchtigung gemessen an unterschiedlichen Einzelparametern im Zusammenhang mit der Onychomykose der Füße in Deutschland. (Aus Abeck et al. 2000 [2] mit Genehmigung)

Tabelle 1. Verordnung von Onychomykosemitteln in der GKV 1998. (Aus Schwabe 1999 [20])

Rang	Präparat	Verordnungen (in Tausend)	Umsatz (in Mio. DM)
575	Lamisil Tablette	332,6	69,5
1025	Loceryl Creme/ Nagellack	182,0	17,7

handlung der Onychomykose derzeit bedeutsamer Arzneimittel, die ausschließlich oder doch fast ausschließlich bei dieser Erkrankung eingesetzt werden (Tabelle 1) [20].

Gerade auch unter dem Aspekt der Frage der Route der Applikation des Antimykotikums wird die Onychomykose klinisch in unterschiedliche Typen eingeteilt [1]. Nach Zaias [23] wird zwischen der distalen subungualen Onychomykose (DSO) als häufigster Form sowie der proximalen subungualen Onychomykose (PSO), der weißen oberflächlichen Onychomykose (WOO) sowie der totalen dystrophischen Onychomykose (TDO) unterschieden. Je nach dem relativen Anteil der befallenen Fläche an der Gesamtfläche der Nagelplatte wird dann weiter in die Schweregrade I–III unterteilt. Sind weniger als 30 % der Nagelplatte befallen, so liegt Schweregrad I vor, bei einem Befall von 30–60 % Schweregrad II und bei noch stärkerem Befall Schweregrad III.

Angesichts der großen klinischen Bedeutung der Onychomykose kann es nicht Wunder nehmen, dass im Rahmen der Bemühungen um das Qualitätsmanagement in der Dermatologie frühzeitig auch eine Leitlinie zur Onychomykose erarbeitet worden ist und, wie bei Leitlinien üblich, der Arbeitsgemeinschaft der Wissenschaftlichen Medizinischen Fachgesellschaften (AWMF) übergeben wurde. Die Leitlinie wird dort unter der Nummer 013/003 geführt und kann über das Internet aufgerufen werden unter. Wie Tabelle 2 ausweist, billigt das Expertengremium, das die Leitlinie für die Deutschsprachige Mykologische Gesellschaft und die Deutsche Der-

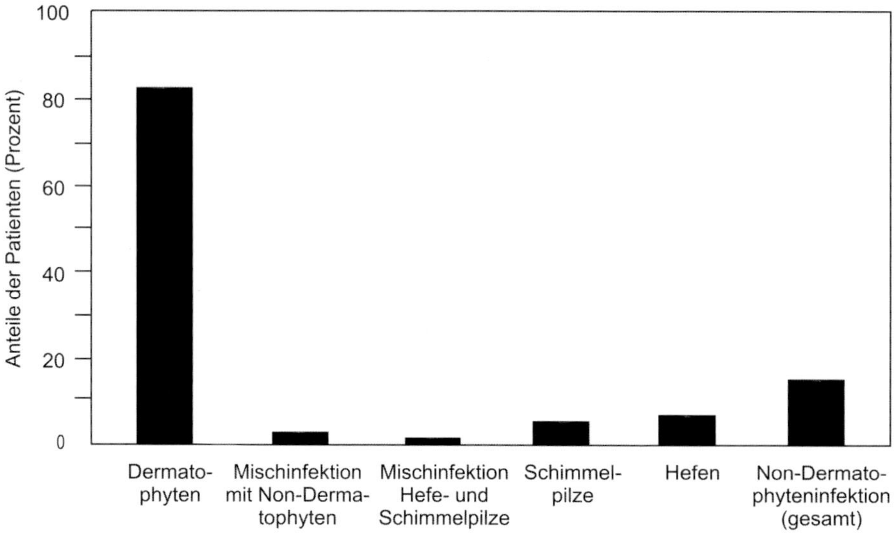

Abb. 3. Häufigkeitsverteilung unterschiedlicher Pilzgruppen bei der Onychomykose der Füße in Deutschland. (Aus Abeck et al. 2000 [2] mit Genehmigung)

Tabelle 2. Therapie der Onychomykose gemäß AWMF-Leitlinie Nr. 013/003. (Aus Korting et al. 2000 [10])

1. Bei distaler Onychomykose (Befallsfläche maximal 70 %) „alleinige Lokalbehandlung indiziert", mit:
   Ciclopirox-Nagellack
   Amorolfin-Nagellack
   Bifonazol-Harnstoff-Salbe
2. Systemische Behandlung der Onychomykose, mit:
   Griseofulvin, mikronisiert (500 mg/Tag), eventuell nach vorheriger „atraumatischer Nagelentfernung"
   Itraconazol (Puls/200 mg/Tag)
   Terbinafin (250 mg/Tag)
   (Fluconazol)
3. „Im Einzelfall nützlich":
   Atraumatische Nagelentfernung
   Kombinationsbehandlung

matologische Gesellschaft erarbeitet hat, der topischen Therapie einen erheblichen Stellenwert zu. Bezüglich der Einzelheiten wird auf Tabelle 2 verwiesen.

Ausdrücklich hervorgehoben wird, dass zufolge der Leitlinie bei distaler Onychomykose mit einer Befallsfläche von maximal 70 % die „alleinige Lokalbehandlung" als „indiziert" bezeichnet wird. Besonders wird darauf hingewiesen, dass die schon im Kontext der Griseofulvintherapie gezielt angesprochene „atraumatische Nagelentfernung" als „im Einzelfall nützlich" bezeichnet wird, ebenso wie „Kombinationsbehandlungen".

Was die Auswahl der Wirkstoffe oder Wirkstoffklassen bei der Behandlung der Onychomykose anbetrifft, so wird man sich speziell an der Wirksamkeit gegenüber Dermatophyten und hier wiederum dem häufigsten Vertreter Trichophyton rubrum zu orientieren haben. Die Abb. 4 gibt die Daten zur In-vitro-Aktivität für die wichtigsten Stoffe, also das traditionell eingesetzte und nur systemisch anwendbare Griseofulvin, wieder sowie für die bei der Onychomykose bislang wichtigsten Vertreter der Wirkstoffklassen der Azole, der Allylamine sowie der Hydroxypyridone. Die Daten stammen aus einer vor eini-

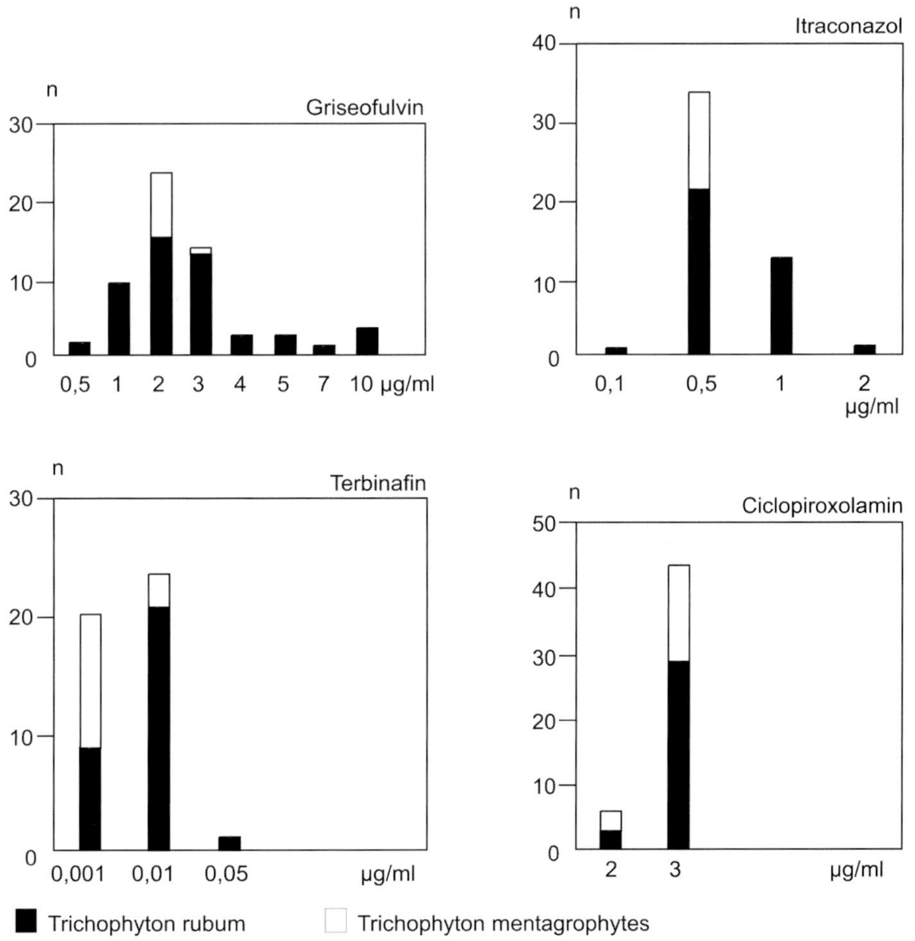

Abb. 4. Minimale Hemmkonzentrationen in µg/ml gegenüber Trichophyton rubrum und Trichophyton mentagrophytes (geschlossene oder offene Säulen) in Deutschland. (Aus Korting et al. 1995 [11] mit Genehmigung)

Tabelle 3. Serumspiegel und sonstige relevante Gewebsspiegel wichtiger Antimykotika. (Nach Faergemann und Laufen 1993 [7])

Präparat/Anwendungsform		Serum (μg/ml)	Sebum (μg/ml)	Schweiß (μg/ml)	Epidermis/Dermis (μg/g)	Stratum corneum (μg/g)
Griseofulvin	500 mg/2 Wo.	2,0	ND	200,300	ND	20,6
Ketoconazol	200 mg/2 Wo.	7,9	0	0,084	ND	5,18
Itraconazol	200 mg/1 Wo.	0,5	4–64	0,072	ND	0,79
Terbinafin	250 mg/12 Tage	1,0	45–1	0	0,3	9,1
Fluconazol	50 mg/12 Tage	1,81	ND	4,89	2,93	66,4
Fluconazol	150 mg/Wo, f. 2 Wo.	2,12	ND	4,69	4,62	23,4

ND nicht determiniert

ger Zeit in Deutschland durchgeführten multizentrischen Studie [11]. Die dargestellte Verteilung der minimalen Hemmkonzentrationen der unterschiedlichen Antimykotika gegenüber Trichophyton rubrum und Trichophyton mentagrophytes macht deutlich, dass auf der Ebene der In-vitro-Aktivität die meisten auf Griseofulvin als erstes wirklich wirksames Medikament folgenden Substanzen keinen wesentlichen Fortschritt bringen, mit der einen, aber umso bedeutsameren Ausnahme des Allylamins Terbinafin, das um Zehnerpotenzen wirksamer ist. Relativen Unterschieden in der In-vitro-Aktivität kommt insbesondere bei den systemischen Antimykotika umso mehr Bedeutung zu, als die Hornschichtspiegel beim Menschen bei den üblichen Dosen in derselben Größenordnung liegen (Tabelle 3). In der Zusammenschau fällt auf, dass vergleichsweise hohe Hornschichtspiegel bei Fluconazol gefunden werden, was mit einer In-vitro-Aktivität korrespondiert, die der der anderen relevanten Azole entspricht (frühere, hohe minimale Hemmkonzentration in der Literatur gehen auf ungeeignete Prüfverfahren zurück).

Die seit einigen Jahren etablierten heute vor allem gewählten Therapieprotokolle zur systemischen Therapie können hier nicht im einzelnen abgehandelt werden, es sei auf aktuelle Übersichten in diesem Zusammenhang verwiesen [16, 17]. Was die relative Bewertung der systemischen Onychomykose anbetrifft, so war schon zu Beginn der 90er Jahre deutlich, dass Griseofulvin entgegen früheren Auffassungen als letztlich kaum geeignet einzustufen ist [12]. An der Überlegenheit von Terbinafin [9] wie Itraconazol [13] kann heute kein Zweifel mehr bestehen. Wenn überhaupt, lassen sich mit einer peroralen Griseofulvin-Monotherapie höchstens dann definitive Heilungen erzielen, wenn so hohe Dosen gegeben werden, dass dies letztlich über längere Zeit aufgrund an sich nicht schwerwiegender unerwünschter Arzneimittelwirkungen untragbar erscheint. Insbesondere sind hier die arzneimittelbedingten Kopfschmerzen zu nennen. Die Wirksamkeit der kontinuierlichen wie auch der diskontinuierlichen (Pulstherapie) Anwendung von Itraconazol sowie der kontinuierlichen Anwendung von Terbinafin kann heute als hinreichend abgesichert, also als Evidenzbasiert gelten. Insbesondere auch aufgrund einer neuen internationalen multizentrischen Vergleichsstudie kann die kontinuierliche Gabe von Terbinafin als zumindest etwas wirksamer als die diskontinuierliche von Itraconazol eingeschätzt werden, wobei in dieser Studie keine Unterschiede hinsichtlich der Verträglichkeit verzeichnet wurden [6]. Freilich dürfen zwei seltene beziehungsweise sehr seltene unerwünschte Arzneimittelwirkungen des Terbinafins nicht unbeachtet bleiben, die in der Regel nach Absetzen reversible Geschmacksstörung (Dysgeusie) sowie die schweren Hautreaktionen im Sinne des Erythema exsudativum multiforme maius. Somit ergibt sich eine letztlich größenordnungsmäßig gleiche Nutzen-Risiko-Relation für Terbinafin und Itraconazol [16]. Derzeit stehen sowohl das virtuell zugelassene Griseofulvin als auch die neu zugelassenen Präparate Itraconazol und Terbinafin in Deutschland zur systemischen Therapie der Onychomykose zur Verfügung. Beim Fluconazol liegt eine entsprechende Zulassung in Deutschland – anders als in anderen europäischen Ländern – nicht vor, die Wirksamkeit und Verträglichkeit ist aber auch hier in letzter Zeit unzweifelhaft gesichert worden. Nachdem schon zu Beginn der 90er Jahre über den erfolgreichen Einsatz von Fluconazol einmal je Woche berichtet worden war [15], wurde kürzlich über das Ergebnis einer Plazebo-kontrollierten randomisierten Blindstudie mit Fluconazol einmal wöchentlich in unterschiedlichen Dosen von 150–450 mg bei distaler subungualer Onychomykose der Füße berichtet [19].

Die weithin geübte topische Therapie der Onychomykose ist vergleichsweise weniger gut durch entsprechende Studien abgesichert. Das älteste unzweifelhaft wirksame Verfahren besteht in der Anwendung von Bifonazol und Harnstoff (1% beziehungsweise 40%) enthaltender halbfester Form (im Ergebnis einer Paste) unter Okklusion durch zusätzliche Anwendung von an der Form der einzelnen Nagelorgane orientierten Pflastern und unter Abtragung des abgeweichten krankhaften Nagelmaterials mittels beigefügter Feile (Mycospor Nagelset) [22]. In neuerer Zeit eingeführt wurden zwei Lacke, der eine mit Ciclopirox (8%), der andere mit Amorolfin (5%). Für den 5%igen Amorolfinlack konnte bei einmal wöchentlicher Anwendung die Überlegenheit gegenüber einer korrespondierenden 2%igen Formulierung aufgezeigt werden, als geheilt erwiesen sich 38 beziehungsweise 12% der so behandelten Patienten [14]. Daten aus publizierten kontrollierten Studien zu Ciclopirox-Lack gibt es bislang nicht. Dafür gibt es aber Daten aus zwei unabhängigen kontrollierten, rezenten Studien in den USA, die aktuellen Anforderungen der amerikanischen Arzneimittelzulassungsbehörde FDA erfüllen (Abb. 5) [Nietsch KH, persönliche Mitteilung, 2000]. Aufgrund dieser Ergebnisse wurde der Ciclopirox-haltige Lack kürzlich in den USA zugelassen, bei Amorolfinlack liegt eine entsprechende Zulassung nicht vor, freilich aber – wie bei Ciclopirox – eine für die Bundesrepublik Deutschland.

Vergleichende kontrollierte Doppelblind-Studien zwischen systemischen und topischen Mitteln zur Behandlung der Onychomykose gibt es bislang nicht, es ist aber zum gegenwärtigen Zeitpunkt davon auszugehen, dass die Heilungsraten bei den etablierten Anwendungsschemata für systemische Mittel höher liegen als bei denen für Topika.

Angesichts dieser Datenlage kann das folgende Vorgehen bezüglich der Auswahl von Systemika oder Topika bei kulturell gesicherter Onychomykose vorgeschlagen werden, das vor einiger Zeit bereits im Deutschen Ärzteblatt angeraten wurde (Tabelle 4) [1].

Grundsätzlich sind topische und systemische Antimykotika bei der Onychomykose aber nicht nur als geeignete Alternativen sondern auch als mögliche Kombinationspartner anzusehen. Der Hintergrund für solche Überlegungen besteht darin, dass zwar nunmehr insbesondere durch die hohe Wirksamkeit der neuen systemischen Mittel zur Behandlung der

Tabelle 4. Anwendung topischer/systemischer Antimykotika bei Onychomykose in Abhängigkeit von Befallstyp und Schweregrad. (Nach Abeck et al. 1996 [1])

Befallstyp	Schweregrad	Antimykotikatherapie
WOO	I–III	Topisch (und eventuell Nagelentfernung)
DSO	I–II	Topisch (und eventuell Nagelentfernung)
DSO	II–III	Systemisch
PSO	I–III	Systemisch
TDO		Systemisch

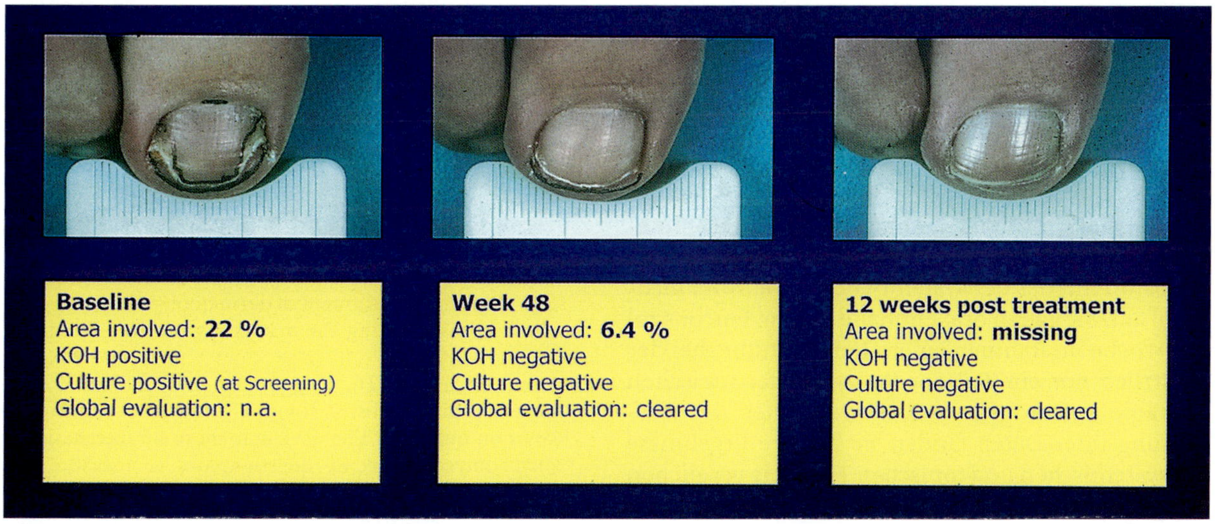

Abb. 5. Klinisches Bild der Onychomykose vor, unter und nach Therapie mit Ciclopirox Lack im Rahmen einer Zulassungsstudie in den USA. (Offizielle Befund-Dokumentation des pharmazeutischen Herstellers für die Zulassungsbehörde FDA, überlassen von Nietsch, Aventis Pharma, Bad Soden, mit Dank)

Onychomykose, anders als in der Griseofulvin-Ära, die Mehrzahl der Patienten auch mit Onychomykose der Füße, die ja mehr therapeutische Probleme bietet als die der Hände, geheilt werden kann. Dies bedeutet aber immer noch nicht, dass beim einzelnen Patienten mit Sicherheit ein Heilungserfolg vorausgesagt werden kann, bleibt doch immer noch bei kritischer Bewertung des Therapieergebnisses zumindest etwa ein Drittel der Patienten ungeheilt. Bis jetzt ist es nicht möglich gewesen, in unzweifelhafter Weise Prognosefaktoren herauszuarbeiten, die es erlauben, die Problempatienten im voraus zu identifizieren. Neuartige antimykotische Wirkstoffe mit noch viel größerer Wirksamkeit als der der gegenwärtig eingesetzten Mittel sind gegenwärtig nicht Gegenstand der klinischen Forschung. Vor diesem Hintergrund kann eine weitere Steigerung der Heilungschancen eigentlich nur von der Kombination systemischer und topischer Antimykotika erwartet werden, sieht man einmal von andersartigen örtlichen Maßnahmen wie der atraumatischen Nagelentfernung ab, die von unterschiedlichen Autorengruppen durchaus unterschiedlich bewertet wird, was Nutzen und Risiken anbetrifft. Letztere bestehen insbesondere in der Gefahr der unmittelbaren und mittelbaren Traumatisierung der Nagelmatrix mit konsekutiver Nagelwachstumsstörung selbst im Falle einer erfolgreichen Eradikation der Pilze als Erreger der Onychomykose. Zum gegenwärtigen Zeitpunkt gibt es keine etablierten, allgemein anerkannten Protokolle für die systemische *und* topische Therapie der Onychomykose. Deshalb kann sie im Augenblick auch nicht als Regelbehandlung für die Praxis empfohlen werden. In Betracht kommt aber durchaus ein Heilversuch, wenn die Anwendung eines etablierten Therapieschemas, sei es auf der Basis eines systemischen oder eines topischen Mittels, insbesondere aber im ersteren Falle, nicht den gewünschten Erfolg gebracht hat. Zwei denkbare Möglichkeiten werden abschließend kurz aufgezeigt: Fräki et al. [8] griffen die Möglichkeit der Kombination der topischen Nagelplattenablösung mittels Harnstoff mit der der systemischen Gabe von Fluconazol auf. Sie gaben oral einmalig 150 mg Fluconazol pro Woche im Rahmen einer offenen Studie, bei der zusätzlich nur ein Teil der Patienten der topischen Therapie unterzogen wurde. Im Rahmen der Auswertung ihrer Daten fanden sie bessere Ergebnisse der systemischen und topischen Therapie verglichen mit der ausschließlichen systemischen Therapie, konnten statistisch diesen Unterschied aber nicht absichern. Eine erneute Datenanalyse von dritter Seite mit einem als geeignet angesehenen Test erbrachte zwischenzeitlich aber diesen Nachweis [Seebacher, persönliche Mitteilung 2000]. Baran et al. [3] gaben entweder Terbinafin 250 mg pro Tag peroral allein oder dieses Mittel zusammen mit 5%igem Amorolfin-Nagellack. Dabei fand sich wiederum eine Überlegenheit der Kombinationsbehandlung. Darüberhinaus fanden die Autoren [3] Hinweise für die Überlegenheit des Kombinations-Therapieprotokolls unter pharmakoökonomischen Gesichtspunkten. Dies unterstreicht die schon früher vertretene Auffassung, wonach die Arzneimittelkosten isoliert betrachtet, also die sogenannten Akquisitionskosten, nicht unbedingt ausschlaggebend sind für Gesamtkosten der Behandlung, in die ja auch Kosten für Untersuchungen und ähnliches eingehen [5].

Die klinische Arzneimittelforschung bei der Onychomykose in den nächsten Jahren wird wesentlich geprägt sein von der Etablierung von Schemata zur systemischen *und* topischen Therapie. Dies lässt wesentliche weitere Steigerungen der Heilungsraten bei gleichbleibenden Raten unerwünschter Wirkungen erwarten. In der langen Frist wird die Einführung andersartiger Antimykotika uns weiterbringen, der von Terbinafin repräsentierte Sprung in der antimikrobiellen Aktivität gegenüber dem Hauptzielkeim Trichophyton rubrum belegt das einschlägige Potential, das lange Zeit als nicht existent angesehen worden war.

Literatur

1. Abeck D, Grusek E, Korting HC, Ring J (1996) Onychomykose: Epidemiologie, Pathogenese, Klinik, Mikrobiologie und Therapie. Dtsch Ärztebl 93: A2027-A2032
2. Abeck D, Haneke E, Nolting S, Reinel D, Seebacher C (2000) Onychomykose: Aktuelle Daten zu Epidemiologie, Erregerspektrum, Risikofaktoren sowie Beeinflussung der Lebensqualität. Dtsch Ärztebl 97: A1984-A1986
3. Baran R, Feuilhade M, Datry A, Goettmann S, Pietrini P, Viguie C, Badillet G, Larnier C, Czernielewski J (2000) A randomized trial of amorolfine 5% solution nail lacquer combined with oral terbinafine compared with terbinafine alone in the treatment of dermatophytic toenail onychomycoses affecting the matrix region. Br J Dermatol 142: 1177–1183
4. Drake LA, Patrick DL, Flaggman P, Andr J, Baran R, Haneke E, Sapide C, Tosti A (1999) The impact of onychomycosis on quality of life: development of an international onychomycosis-specific questionnaire to measure patient quality of life. J Am Acad Dermatol 41: 189–196
5. Einarson TR, Arikian SR, Shier NH (1994) Cost-effectiveness analysis for onychomycosis therapy in Canada from a government perspective. Br J Dermatol 130: 32–34

6. Evans EGV, Sigurgeirsson B (1999) Double-blind, randomised study of continuous terbinafine compared with intermittent itraconazole in treatment of toenail onychomycosis. The LION Study group. Br Med J 318: 1031–1035
7. Faergemann J, Laufen HL (1993) Levels of fluconazole in serum, stratum corneum, epidermis-dermis (without stratum corneum) and eccrine sweat. Clin Exp Dermatol 18: 102–106
8. Fräki JE, Heikkila HT, Kero MO, Kuokkanen KE, Oksman RO, Rantanen TT, Aari SS, Sten ML, Stubb SHA, Uggeldahl PE (1997) An open-label, noncomparative, multicenter evaluation of fluconazole with or without urea nail pedicure for treatment of onychomycosis. Curr Ther Res 58: 481–491
9. Hofmann H, Bräutigam M, Weidinger G (1995) Treatment of toenail onychomycosis: a randomized, double-blind study with terbinafine and griseofulvin. Arch Dermatol 131: 919–922
10. Korting HC, Callies R, Reusch M, Schlaeger M, Schöpf E, Sterry W (2000) Dermatologische Qualitätssicherung: Leitlinien und Empfehlungen. Zuckschwerdt, München
11. Korting HC, Ollert M, Abeck D (1995) Results of a German multicenter study of antimicrobial susceptibilities of Trichophyton rubrum und Trichophyton mentagrophytes strains causing Tinea unguium. Antimicrob Agents Chemother 39: 1206–1208
12. Korting HC, Schäfer-Korting M (1992) Is Tinea unguium still widely incurable? Arch Dermatol 128: 243–248
13. Korting HC, Schäfer-Korting M, Zienecke H, Georgii A, Ollert MW (1993) Treatment of Tinea unguium with medium and high doses of ultramicrosize griseofulvin compared with itraconazole. Antimicrob Agents Chemother 37: 2064–2068
14. Lauharanta J (1992) Comparative efficacy and safety of amorolfine nail lacquer 2% vs. 5% once weekly. Clin Exp Dermatol 17: 41–43
15. Nahass GT, Sisto M (1993) Onychomycosis: successful treatment with once-weekly fluconazole. Dermatology 186: 59–61
16. Niewerth M, Korting HC (1999) Management of onychomycoses. Drugs 58: 283–296
17. Niewerth M, Korting HC (2000) The use of systemic antimycotics in dermatotherapy. Eur J Dermatol 10: 155–160
18. Scher RK (1994) Onychomycosis is more than a cosmetic problem. Br J Dermatol 130: 15
19. Scher RK (1997) A placebo-controlled, randomized, double-blind trial of once-weekly fluconazole (150, 300, or 450 mg) in the treatment of distal subungual onychomycosis of the toenail (abstract), 37th Interscience Conference on Antimicrobial Agents and Chemotherapy, Sept. 28–Oct. 1; Toronto, Canada; 380
20. Schwabe U (Hrsg) Arzneiverordnungsreport 1999. Aktuelle Daten, Kosten, Trends und Kommentare. Springer, Berlin
21. Seebacher C (1968) Untersuchungen über die Pilzflora kranker und gesunder Nägel. Mykosen 11: 893–902
22. Stettendorf S (1990) Topical treatment of onychomycoses with bifonazole-urea ointment. In: Nolting S, Korting HC (eds) Onychomycoses. Springer, Berlin
23. Zaias N (1992) Clinical manifestations of onychomycoses. Clin Exp Dermatol 17: 6–7

Mechanische Therapie von Nagelerkrankungen: Polsterung, Pflasterzug, Röhrchen, Spangen, Kunstnägel

Eckart Haneke und Hiroko Arai

Die medikomechanische Therapie hat bei der Behandlung von Nagelanomalien und Nagelkrankheiten eine lange Tradition. Sie wird vorzugsweise von Fußpflegern vorgenommen, jedoch sollte jeder Mediziner, insbesondere aber der Dermatologe, diese Techniken kennen, um gegebenenfalls Patienten adäquat an Fußpfleger verweisen oder die Techniken sogar selbst vornehmen zu können. In Anbetracht der Tatsache, dass Fußpfleger, also nichtmedizinisches Personal, viele ärztliche Tätigkeiten nicht durchführen können und dürfen, sie deshalb meist nicht kennen und oft falsch einschätzen, kann es nicht verwundern, dass die Ansichten zwischen Ärzten und Fußpflegern über die richtige Behandlung nicht immer überein stimmen.

Feilen

Feilen der Nägel als Therapie kommt vor allem bei sehr dicken Nägeln, starker Querwölbung und als Hilfsmaßnahme bei Onychomykosen in Betracht. Bei der kosmetischen Nagelpflege spielt es eine große Rolle, obwohl sauberes Schneiden mindestens ebenso gut ist; vor allem wird beim Kurzfeilen oft erheblicher Druck auf den freien Rand des Nagels ausgeübt, der zum Aufspleißen der Nagelplatte führen kann. Exzessives Feilen, das zu (fast) völligem Nagelverlust führt, ist der Onychotemnomanie vergleichbar und als Verhaltensstörung anzusehen.

Sehr dicke Nägel lassen sich oft nicht mehr mit einer normalen Nagelschere schneiden. Hier hilft das Dünnfeilen, wozu zunächst eine grobe Feile benutzt wird, die recht viel Substanz wegnimmt. Dann wird die Oberfläche mit einer feinen Feile bearbeitet und kann schließlich mit einem Lederkissen poliert werden. Indikationen sind milde Formen der Onychogrypose und Nagelverdickung bei (traumatisch bedingt) sehr langsam wachsenden Nägeln.

Bei stark gewölbten Nägeln, die sich schmerzhaft in die seitlichen Nagelfalze eindrücken, wird gelegentlich versucht, durch Feilen entlang der medianen Wölbung eine Verdünnung herbei zu führen, die den Nagel leichter faltbar macht und somit Druck von den Nagelfalzen nehmen kann [15]. Mit Hilfe einer Fräse lassen sich auch mehrere flache Längsrinnen erzeugen, die eine noch gleichmäßigere Faltung erlauben. Vereinzelt wurde auch empfohlen, ein V-förmiges Nagelstück distal-median herauszuschneiden, um den Druck distal-lateral zu mindern. Diese Maßnahmen sind jedoch praktisch immer nur temporär wirksam und müssen regelmäßig wiederholt werden, bis doch schließlich eine definitive Sanierung vorgenommen wird.

Feilen der Nageloberfläche wird auch bei der topischen Behandlung von Onychomykosen empfohlen. So werden nicht nur der Nagel verdünnt und die Penetrationsstrecke verkürzt, sondern der Nagel wird auch aufgerauht, was die Oberfläche erheblich vergrößert, die besonders feste oberflächliche Nagelschicht reduziert und damit die Penetration enorm verbessert.

Fräsen und Bohren

Die Materialentnahme von mykotischen Nägeln mittels Fräse für die kulturelle Sicherung soll der Kultivierung von Nagelbröckeln und subungualer Keratose deutlich überlegen sein [8, 25]. Sie hat allerdings den Nachteil, dass selbst bei guter Absaugvorrichtung reichlich mit Bakterien und Pilzen beladener Keratinstaub in die Zimmerluft gelangt [1, 2].

Auf die Möglichkeit, Nägel dünn zu fräsen, wurde bereits hingewiesen.

Das Bohren von Löchern hat sich bei zwei verschiedenen Indikationen bewährt. Zum einen wird bei traumatisch bedingtem subungualem Hämatom durch Bohren eines Loches in die Nagelplatte eine Druckentlastung und damit fast augenblickliche Schmerzlinderung erreicht [17]. Dazu kann man ein spitzes Skalpell oder das glühend gemachte Ende einer aufgebogenen Papierklemme benutzen, wenn man keinen entsprechenden Bohrer oder – sehr elegant – Erbium-YAG-Laser zur Verfügung hat.

Zur Lokalbehandlung von Onychomykosen wurde empfohlen, im Abstand von einigen Millimetern mehrere Reihen kleiner Löcher durch die befallene und angrenzende unbefallene Nagelplatte zu bohren und diese täglich mit einem antimykotischen Mittel zu füllen. Wenn der Nagel nachwächst, werden neue Bohrlochreihen angelegt, bis schließlich der gesamte Nagel gesund nachgewachsen ist [6]. Diese Technik hat sich uns bei der Therapie von Onychomykosen mit besonders ausgeprägter subungualer Keratose als Zusatzmaßnahme zur systemischen Behandlung bewährt.

Polsterung

Neben den Zangennägeln sind die Ungues incarnati, insbesondere im Anfangsstadium, eine Domäne der mechanischen Therapie. Um den Druck des seitlichen Nagelrandes vorn abzufangen, hat es sich im Anfangsstadium bewährt, etwas Watte oder Fettgaze unter die Ecken zu legen. Dazu wird die Nagelecke mit einer Klemme, wie sie auch zur Blutstillung verwendet wird, angefasst und hochgehoben. Dann lässt sich ein Polster aus antibiotischer Fettgaze oder Watte einlegen, das mehrmals täglich mit einem Desinfektionsmittel getränkt werden kann und anfangs täglich, später alle 2–3 Tage erneuert wird. Das Polster kann mit einem Pflasterstreifen fixiert werden. So klingen die Schmerzen schnell ab, und gelegentlich sind dann, wenn sich der Patient an die Anweisungen zum richtigen Nagelschneiden hält, keine weiteren Behandlungsmaßnahmen mehr erforderlich. Der Patient sollte lernen, das Polster selbst unter den seitlichen Nagelrand zu schieben. Damit diese auch als Packing bezeichnete Methode [3, 19, 23] erfolgreich sein kann, dürfen keine zu ausgeprägten Nagelspikula vorhanden sein.

Pflastern

Im sehr akuten, schmerzhaften Initialstadium des Unguis incarnatus kann man dem Patienten Linderung verschaffen, indem man mit einem Pflasterstreifen von 20–50 mm Länge den lateralen Nagelwall von der Nagelkante wegzieht. Nach dem Entfetten und Trocknen der Haut wird ein Pflasterstreifen schräg auf den Nagelwall aufgelegt, leicht angehalten und dann nach palmar-proximal gezogen und mittels einer dreiviertel Umrundung der Zehe der Nagelwall nach lateral gezogen. Das Pflaster kann der Patient täglich erneuern, bis er weitgehend schmerz- und entzündungsfrei ist [16, 20]. Diese Methode eignet sich auch für zu kurz geschnittene Nägel, wenn sich ein distaler Nagelwall ausgebildet hat, oder wenn die Nagelecken sehr weit nach proximal weggeschnitten wurden, so dass weder Röhrchen noch Polster eingelegt werden können.

Nagelkeil

Bei hypertrophischem Nagelwall kann ein flacher Keil so auf den Nagel gelegt werden, dass seine schmale Basis im Nagelfalz lokalisiert wird und dadurch den seitlichen Nagelwall entlastet. Der Keil wird mit einem Pflaster befestigt. Durch Pflasterzug lässt sich, wie oben beschrieben, die Wirkung noch verbessern.

Röhrchen

Schon lange wurde versucht, den Druck der in die lateralen Nagelfalze einschneidenden seitlichen Nagelränder abzufangen, was bereits durch Pflasterung zu einem gewissen Grade erreicht wird. Da die meisten Patienten jedoch versuchen, die Nägel vorn seitlich abzuschneiden, sie dabei äußerst schmerzhaft mit der Scherenspitze in den Nagelfalz eindringen, bleiben dabei fast immer kleine Nagelsporne erhalten, die sich beim Vorwachsen des Nagels in das Weichgewebe einbohren. Hier kann Pflasterung nur kurzfristig Linderung verschaffen. Eine bessere Lösung stellt das Einlegen eines Kunststoffröhrchens dar [14, 24]. In Leitungsanästhesie, die an der Basis der Zehe gesetzt wird, wird die vordere eingewachsene Nagelecke mit einer kleinen Gefäßklemme gefasst und herausgehebelt, so dass der seitliche Nagelrand mit dem Nagelspikulum sichtbar wird. Ein etwa 2 cm langes Stück eines Infusionsschlauches wird längs aufgeschnitten und dann über den seitlichen Rand bis möglichst unter den proximalen Nagelwall geschoben. Anschließend wird es auf die richtige Länge gekürzt. Dabei ist es wichtig, das Nagelspikulum zu belassen, weil es dem Röhrchen mehr Halt gibt. Wenn die Nagelplatte vorher gut entfettet wurde, kann man nun mit Acrylkleber, der in jedem Bastlergeschäft erhältlich ist, das Röhrchen fixieren, so dass es mehrere Tage hält. Meist lässt sich mit dieser Methode bereits innerhalb von 24 Stunden Schmerzfreiheit erreichen [3, 22, 24].

Eine milde Entzündung stellt keine Kontraindikation für diese Methode dar.

Für die Behandlung von Fingernägeln ist ein dünneres Silikonröhrchen erforderlich.

Künstlicher Nagel

Zur Behandlung eingewachsener Nägel, jedoch auch zur Camouflage verschiedener Nagelveränderungen, eignen sich Kunstnägel, die sich in Form und Größe gut anmodellieren lassen [5, 7, 10]. Auf die möglichen Komplikationen, insbesondere bei zu langen Nägeln und bei Entwicklung einer Allergie, kann hier nicht näher eingegangen werde.
Wenn ein Nagellack nicht zur Abdeckung von Unregelmäßigkeiten der Nageloberfläche, etwa von psoriatischen Grübchennägeln und von mit dem Alter zunehmender Längsriffelung der Nägel, oder von Farbveränderungen ausreicht, können Acrylnägel anmodelliert werden. Es ist dabei darauf zu achten, dass sich insbesondere entzündliche und infektiöse Nagelveränderungen unter Kunstnägeln häufig verschlechtern, Onycholysen meist sehr viel schlimmer werden und allergische Reaktionen auf deren Bestandteile sehr häufig extraungual auftreten.
Die Grundstoffe für Kunstnägel sind in jedem einschlägigen Geschäft erhältlich. Sie sind praktisch mit den für die Herstellung von Zahnprothesen benutzten Materialien identisch. Wenn man das pulverisierte Acrylpuder-Polymer mit dem flüssigen Monomer mischt, kommt es rasch zur Polymerisation mit Härtung dieser zunächst noch sehr gut formbaren Masse [5, 7, 10–13].
Der Kunstnagel wirkt abflachend auf die Nagelwölbung und lässt sich auch als Nagelersatz bei verschiedenen Nagelkrankheiten anwenden [5, 7, 10]. Besonders zur Therapie sehr kurzer eingewachsener Nägel, bei rund geschnittenen und Zangennägeln haben sich künstliche Nägel bewährt. Nach der Behandlung einer akuten Entzündung, zum Beispiel mittels Pflastern, Packing oder Röhrchen, wird der zu stark eingerollte Nagelanteil entfernt und ein Kunstnagel anmodelliert. Dafür benötigt man lediglich Pinsel, Acrylpuder, Monomerlösung, einen als Primer bezeichneten Polymerisationsinitiator und eine Plastikmembran, die als eine Art Rahmen zum Modellieren dient [11–13]. Dieser wird um und unter den Nagel gelegt und mit einem Pflasterstreifen fixiert. Nach Alkoholreinigung wird die Nageloberfläche mit dem Primer eingepinselt. Der Pinsel wird in die Acryllösung eingetaucht und dann damit ein Quantum Acrylpuder aufgenommen und zu einer kleinen Kugel geformt. Diese wird auf dem Nagel und dem umgebenden Rahmen zu einem den gesamten Nagel bedeckenden Kunstnagel geformt. Die Polymerisation dauert etwa fünf Minuten. Anschließend wird er mit einer groben, dann feinen Feile in die gewünschte Form gebracht und schließlich poliert. Es ist aber darauf zu achten, dass er dick genug bleibt, da Kunstnägel relativ spröde sind und leicht brechen. Sie lassen sich mit Azeton wieder entfernen.
Die Behandlungsdauer entspricht in etwa der Zeit, die der Nagel zum Herauswachsen benötigt. Bei Röhrennägeln ist eine zwei- bis dreimalige Erneuerung erforderlich [10–13].

Nagelspangen

Nagelspangen haben die Aufgabe, durch Innen-Aufwärtszug die Querwölbung des Nagels zu vermindern. Seit der Patentierung der Omega-Spange von Stedman wurden bisher mindestens 15 verschiedene Spangentypen entwickelt [21]. Zu unterscheiden sind drei Hauptgruppen:

- Vorgespannte Stahlspangen
- Dreiteilige elastische Stahlspangen ohne Vorspannung, die nachjustiert werden können
- Plastikbänder

Stahlspangen, die bereits eine Vorspannung haben, lassen sich meist nur unter Lokalanästhesie anlegen, weil diese Prozedur sonst zu schmerzhaft ist. Hingegen kann die mehrteilige Drahtspange (beispielsweise VHO-Osthold Spange) auch bei entzündetem Paronychium ohne Anästhesie angebracht werden. Der Vorteil ist, dass sie sich regelmäßig nachspannen und so dem allmählichen Prozess der Aufdehnung des zu stark gewölbten Nagels anpassen lässt [21]. Die B/S-Spange ist ein elastischer Kunststoffstreifen, der als eine Feder wirkt. Er wird auf den gereinigten und am besten auch etwas dünner gefeilten Nagel mit einem unter Licht härtenden Cyanoacrylatkleber fixiert [3, 9, 21]. Mit dem Herauswachsen des Nagels müssen neue Spangenstreifen aufgeklebt werden. Unter der Spangentherapie weitet sich der Nagel fast unmerklich auf. Leider wird die eigentliche Ursache der Hyperkurvatur durch die Orthonyxie nicht beseitigt [4, 18], so dass es oft sehr schnell zum Rezidiv kommt, wenn die Behandlung nicht regelmäßig wiederholt wird.

Kombination verschiedener Methoden

Durch Kombination verschiedener Methoden, wie gleichzeitige oder konsekutive Anwendung, lassen sich oft noch bessere Ergebnisse erzielen. Beim typischen Unguis incarnatus erlaubt Pflasterzug für wenige Tage bald die Einlage von antibiotischer Tulle grasse und anschließend von Nagelfalzröhrchen, bis der Nagel komplett herausgewachsen ist. Pflasterzug kann auch zur Vorbereitung künstlicher Nägel bei der Behandlung des distalen Nagelwalls nach Extraktion des Großzehennagels sinnvoll sein. Mit zunehmender Erfahrung wird man bald weitere sinnvolle Kombinationsmöglichkeiten herausfinden.

Literatur

1. Abramson C, Wilton J (1992) Inhalation of nail dust from onychomycotic toenails. Part I. Characterization of particles. J Am Podiatr Med Assoc 82: 111–115
2. Abramson C, Wilton J (1992) Nail dust aerosols from onychomycotic toenails. Part II. Clinical and serologic aspects. J Am Podiatr Med Assoc 82: 116–123
3. Arai H, Arai T, Nakajima H (1999) Conservative outpatient treatment of ingrowing nail – Gutter treatment combined with the application of acrylic resin for sculptured nail and sculptured artificial nail. Hifubyoh Shinryoh 21: 1159–1166
4. Baran R, Dawber R, Haneke E, Tosti A (1996) Traumatic nail disorders – onychocryptosis. In Baran R, Dawber R, Haneke E, Tosti A (eds) A text atlas of nail disorders. Martin Dunitz, London, pp 179-187
5. Baran R, Dawber R, Haneke E, Tosti A (1996) Treatment of common nail disorders – sculptured artificial nails. In Baran R, Dawber R, Haneke E, Tosti A(eds) A text atlas of nail disorders. Martin Dunitz, London, p 201
6. Brem J (1981) Effective topical method of therapy for onychomycosis. Cutis 27: 69–76
7. Draelos ZD (1998) Nail cosmetic issues: artificial nail sculptures In: Hordinsky MK, Sawaya RK, Scher RK (eds) Atlas of hair and nails, 1st edn. Churchill, Livingstone, pp 184–188
8. Effendy I, Kolczak H, Friederich HC (1989) Noncompliancerelevante Variablen bei Onychomykosepatienten. Wien Med Wochenschr 139: 356–359
9. Effendy I, Ossowski B, Happle R (1993) Zangennagel. Konservative Korrektur durch Aufkleben einer Kunststoffspange. Hautarzt 44: 800–802
10. Furujanic S, Flynn J (1996) Acrylic nails. In: Furujanic S, Flynn J (eds) Milady's art and science of nail technology. Milady/Delmar Publishers, pp 175–190
11. Higashi N (1993) Application of artificial nail for the treatment of ingrown nail. Rinsho Derma (Tokyo) 35: 417–421
12. Higashi N, Kume A, Ueda K (1996) Treatment of nail deformity with sculptured nail. Skin Research 38: 296–300
13. Higashi N, Sano S, Kume A (1995) Treatment for ingrown toenail with sculptured nail. Skin Research 37: 391–402
14. Ilfeld FW, August W (1974) Treatment of ingrown toenail with plastic insert. Orthop Clin North Am 5: 95–97
15. Maeda N, Mizuno NM, Ichikawa K (1990) Nail abrasion: a new treatment for ingrown toenails. J Dermatol 17: 746–749
16. Manca D (1998) Practice Tips: taping toes. Effective treatment for ingrown toenails. Can Fam Physician 44: 275
17. Meek S, White M (1998) Subungual haematomas: is simple trephining enough? J Accid Emerg Med 15: 269–271
18. Murray WR (1979) Onychocryptosis: principles of nonoperative and operative care. Clin Orthop 142: 96–102
19. Nakajima A (1977) Noninvasive treatment of ingrown nail. Rinsho Derma (Tokyo) 19: 15
20. Nishioka,K, Katayama I, Kobayashi Y, Takijiri C, Nishioka K (1985) Taping for embedded toenails. Br J Dermatol 113: 246–247
21. Scholz N, Harrer J, Schneider I (1999) Die konservative Behandlung eingewachsener Zehennägel mit Nagel-Korrekturspangen. Akt Dermatol 25: 340–345
22. Schulte K. W, Neumann N J, Ruzicka (1998) Surgical pearl: Nail splinting by flexible tube. A new noninvasive treatment for ingrown toenails. J Am Acad Dermatol 39: 629–630
23. Uchiyama M (1999) Treatment of ingrowing nail. Hifubyoh-shinryo 21: 71–74
24. Wallace W, Milne DD, Andrew T (1979) Gutter treatment for ingrowing toenails. Br Med J 2: 168–171
25. Zaumseil RP (1974) Materialentnahme zur mykologischen Diagnostik von Nagelerkrankungen. Dermatol Monatsschr 160: 112–117

Aktuelle Aspekte zum Lichen sclerosus et atrophicus

Ulrich R. Hengge

Der Lichen sclerosus et atrophicus ist nach wie vor eine wenig aufgeklärte Krankheitsentität, die häufig zu einer deutlichen Beeinflussung der Lebensqualität führt. Durch einen entsprechenden diagnostischen und therapeutischen Algorithmus kann jedoch bei den meisten Patienten eine deutliche subjektive und objektive Verbesserung erzielt werden.

Epidemiologisch besteht eine Bevorzugung des weiblichen Geschlechts mit einem mittleren Erkrankungsbeginn in der 5.–6. Dekade. Die Inzidenz beträgt 14 pro 100.000 und Jahr.

Ätiologisch finden sich keine gesicherten Hinweise auf eine genetische Assoziation.

Serologisch und klinisch sind jedoch Assoziationen zu Schilddrüsenerkrankungen, Alopecia areata und Vitiligo bekannt. Hinweise für die seit langem vermutete infektiöse Genese durch säurefeste Stäbchen, Spirochäten und Borrelien konnten nicht bewiesen werden.

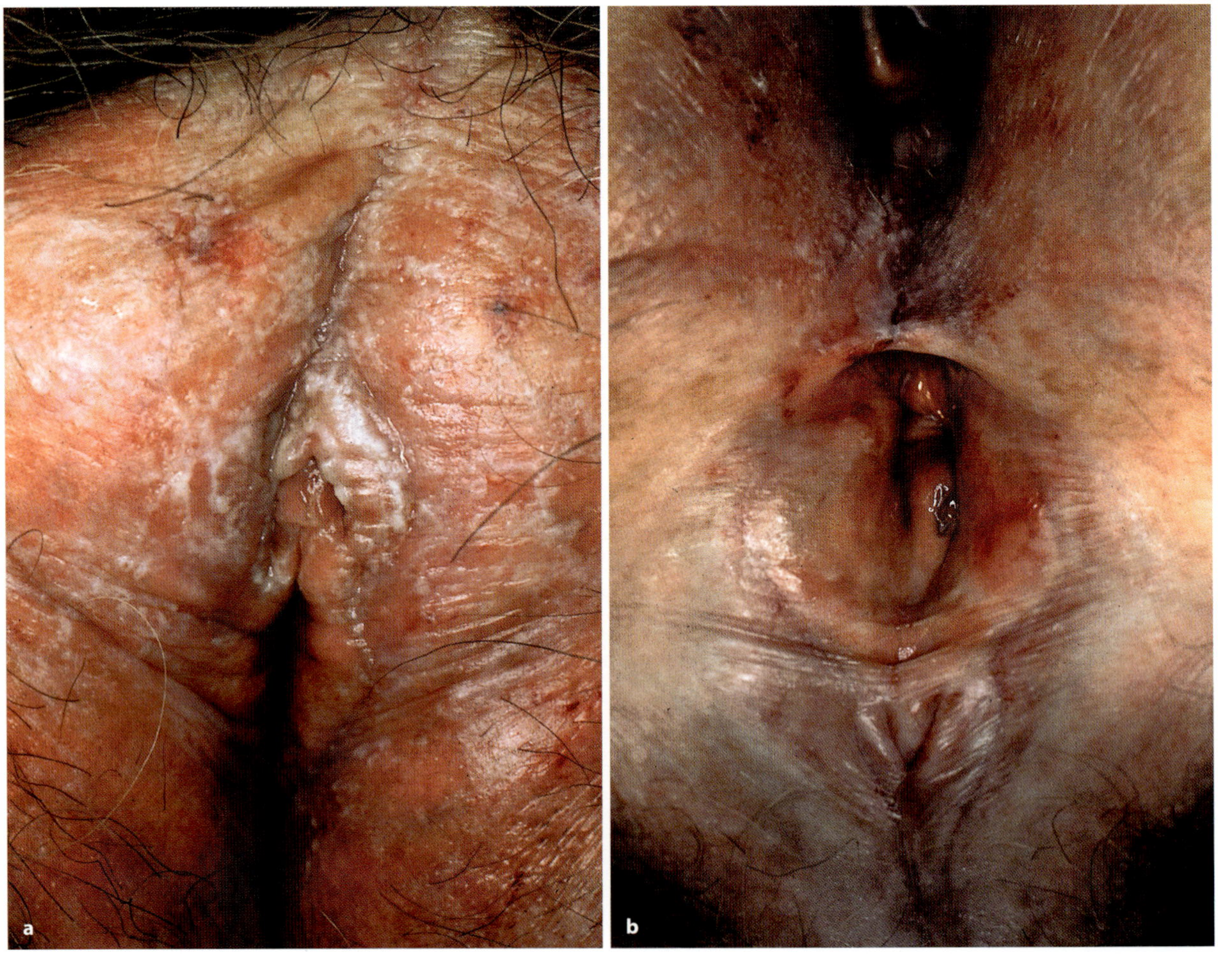

Abb. 1. a Weißliche polygonale Papeln und bizarr konfigurierte Plaques auf atropher Haut an der Vulva einer 69jährigen Patientin. Cave: Vulväre intraepitheliale Neoplasie im kranialen Anteil. **b** Leicht verletzliche Haut mit Erosionen, Fissuren und Sklerose am Introitus einer 52jährigen Patientin, die sich unter dem Beschwerdebild des „Wundseins" vorstellte

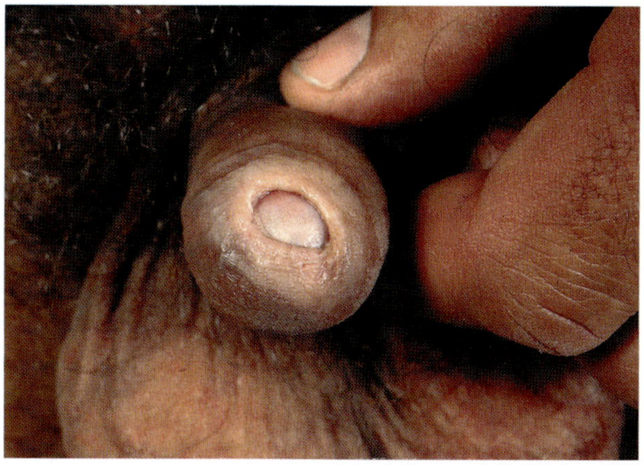

Abb. 2. 38jährigerPatient mit sklerotisch verengtem Präputium, das eine Retraktion unmöglich machte und den Harnstrahl umgelenkt hat

Klinisch ist zu über 85 % die Anogenitalregion (achterförmige Verteilung um die Vulva und den Anus) befallen (Abb. 1 und 2). Weißliche, polygonale Plaques mit atrophischer, verletzlicher Haut, Teleangiektasien, Purpura sowie Erosionen und verschiedengradige Sklerose sind typisch. Klinische Beschwerden bestehen im Sinne eines unstillbaren Pruritus, des „Wundseins“, Kohabitations- und Defäkationsbeschwerden sowie im Auftreten traumatischer Fissuren. Bei Männern findet sich nach Zirkumzision ein häufiges Rezidiv. Der extragenitale Befall (in 15 – 20 %) betrifft häufig die Oberschenkelinnenseiten (Abb. 3), die Submammärregion sowie Nacken, Schultern und Handgelenke.

Histologisch zeigt sich eine hydrope Degeneration der Basalzellen mit einer darunter liegenden homogenen Zone von deponierten sauren Mukopolysacchariden und einer verdickten Basalmembran. Die Epidermis ist häufig verdickt (Folge des Kratzens?). Im entzündlichen Infiltrat wurden kürzlich auch CD8/CD57 positive, epidermotrope Lymphozyten identifiziert, die allgemein als Marker für eine chronische exzessive Antigendeposition dienen. Ob dies eine Ursache oder Folge des Lichen sclerosus darstellt, ist gegenwärtig unklar. Ebenfalls fand sich eine Erhöhung der intraepidermalen MHC-Klasse-II-positiven Zellen, was ebenfalls auf eine Antigenpräsentation hinweist. In der Elektronenmikroskopie finden sich unreife Kollagenfibrillen, Reduktion des Elastins, Fibrillins und Fibronektins sowie eine Vermehrung des Tenascins.

Klinisch relevante Differentialdiagnosen sind erosive Lichen planus, vernarbendes Schleimhautpemphigoid, Lichen simplex sowie Morphaea. Ob die klinisch und histologisch schwer abzugrenzende Morphaea möglicherweise die Manifestation der gleichen Erkrankung ist, lässt sich gegenwärtig nicht beurteilen.

Hinsichtlich der Pathogenese der Fibrose wurden kürzlich erhöhte Interleukin-4- und TGF-βb-Expressionen beim Lichen sclerosus nachgewiesen. Ebenfalls konnte bei einem Teil der Patienten (13 %) das Vorhandensein des Androgenrezeptors mit einer weitgehenden Beschwerdefreiheit in Beziehung gebracht werden. Darüber hinaus fand sich eine Erhöhung des Tumorsuppressorgens p53 in läsionaler Vulva, bei signifikant reduzierter Zellproliferation.

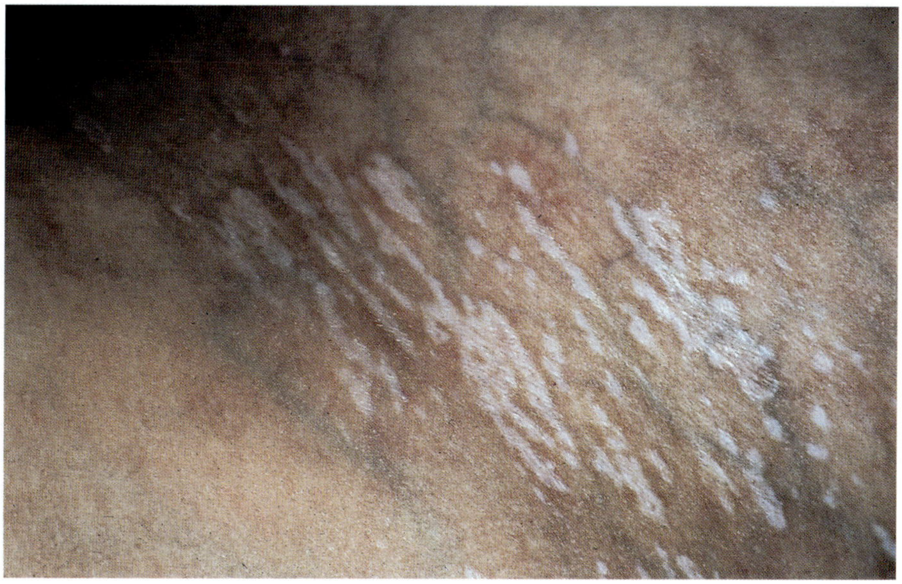

Abb. 3. Extragenitaler Lichen sclerosus et atrophicus in der Leiste mit perlmuttfarbenen konfluierenden Papeln in striärer Anordnung bei einem 49jährigen Patienten

Verschiedene Therapiemodalitäten wurden zur Therapie des Lichen sclerosus untersucht. Die Langzeit-Steroidtherapie mit initial potenten, später schwächeren Glukokortikoiden war in kontrollierten, randomisierten Studien wirkungsvoll. Ebenfalls können hierdurch Steroidfolgeschäden minimiert werden. Weitgehende Beschwerdelinderung für sechs Monate konnte nach durchschnittlich einem Zyklus einer photodynamischen Therapie mit 5-Aminolävulinsäure in einer kleinen prospektiven Pilotstudie demonstriert werden. Der Wert einer topischen Testosterontherapie, der Hochdosis-Vitamineinnahme sowie verschiedener Antibiotika beziehungsweise von Cyclosporin und Retinoiden konnte nicht gesichert werden.
Chirurgische Therapieformen des Lichen sclerosus (Kryotherapie, Vulvektomie) können nur als Sekundärtherapie bei Therapieversagen oder Verdacht auf Präkanzerose/Plattenepithelkarzinom empfohlen werden. Generell gilt es hierbei, Radikalität mit klinisch und subjektiver Befundverbesserung abzuwägen. Das Lebenszeitrisiko des Plattenepithelkarzinoms als Komplikation des lang bestehenden Lichen sclerosus wird mit 4–6 % angegeben. Das relative Risiko betroffener Patientinnen gegenüber der Normalbevölkerung, ein Vulvakarzinom zu entwickeln, beträgt 247.
Der in Tabelle 1 aufgeführte Algorithmus zum Management des Lichen sclerosus hat sich bewährt.

Tabelle 1. Algorithmus zum Management des Lichen sclerosus

Behandlung in einer spezialisierten Klinik
Histologische Sicherung
Ausschluss von Karzinomen
Allgemeine klinisch-chemische Parameter, Differentialblutbild, Autoantikörper-Screening und gegebenenfalls Abstriche zum Ausschluss der Differentialdiagnosen
Aufklärung über Hautpflege und Vermeidung lokaler Irritantien
Aufklärung über Chronizität der Erkrankung, Assoziation zu Krebs und Nebenwirkungen der topischen Glykokortikoidtherapie
Behandlung mit Steroiden in absteigender Potenz und mit gradueller Dosisreduktion, auch bei Symptomfreiheit
Regelmäßige Kontrolluntersuchungen (2-mal jährlich)
Zusammenarbeit mit dem Hausarzt
Psychosomatische Therapie

Literatur

1. Carlson JA, Grabowski R, Chichester P, Paunovich E, Malfetano J (2000) Comparative immunophenotypic study of lichen sclerosus: epidermotropic CD57+ lymphocytes are numerous – implications für pathogenesis. Am J Dermatopathol 22: 7–16
2. Dahlman-Ghozlan K, Hedblad MA, Krogh G von (1999) Penile lichen sclerosus et atrophicus treated with clobetasol dipropionate 0.05% cream: a retrospective clinical and histopathological study. J Am Acad Dermatol 40: 451–457
3. Farrell AM, Marren P, Dean D, Wojnarowska F (1999) Lichen sclerosus: evidence that immunological changes occur at all levels of the skin. Br J Dermatol 140: 1087–1092
4. Feldmann R, Harms M (1991) Lichen sclerosus et atrophicus. Hautarzt 42: 147–153
5. Hillemanns P, Untch M, Prove F, Baumgartner R, Hillemanns M, Korell M (1999) Photodynamic therapy of vulvar lichen sclerosus with 5-aminolevulinic acid. Obstet Gynecol 93: 71–74
6. Powell JJ, Wojnarowska F (1999) Lichen sclerosus. Lancet 353: 1777–1783
7. Scrimin F, Rustja S, Radillo O, Volpe C, Abrami R, Guaschino S (2000) Vulvar lichen sclerosus: an immunologic study. Obstet Gynecol 95: 147–150
8. Sinha P, Sorinola O, Luesley DM (1999) Lichen sclerosus of the vulva. Long-term steroid maintenance therapy. J Reprod Med 44: 621–624

Operative Dermatologie

Subkutane Infusionsanästhesie (SIA), eine schmerzarme, halbautomatische Tumeszenzlokalanästhesie

Helmut Breuninger

Tumescere bedeutet anschwellen, bedingt durch die Infiltration großer Mengen verdünnter Lokalanästhetika. Schon der deutsche Chirurg Schleich hatte 1892 auf die Tatsache hingewiesen [14], dass auch verdünnte Lokalanästhetika wirksam sind. Sein propagiertes Prinzip der verdünnten Lösungen ist allerdings in der damaligen Auseinandersetzung mit der Inhalationsnarkose in Vergessenheit geraten. Die Technik wurde von Klein im Rahmen der Liposuktion neu entdeckt. Er verwandte Lidocain (Xylocain®) mit physiologischer Kochsalzlösung verdünnt mit Adrenalin und Natriumbikarbonatzusatz. Weiter zeigte er, dass etwa fünffach höhere Dosierungen, als bisher verwendet wurden, toleriert werden können [10], da diese Mischungen lange im subkutanen Gewebe gebunden werden. Insbesondere mag diese Höherdosierung möglich sein, wenn im Rahmen einer Liposuktion ein großer Teil der Lösung wieder abgesaugt wird. Sattler hat nun die Idee der Tumeszenz wieder nach Deutschland reimportiert und statt Lidocain das Prilocain (Xylonest®) verwendet. Letzteres ist etwas weniger toxisch und gering länger wirksam als ersteres, hat aber den Nachteil der Methämoglobinbildung. Mittlerweile hat die Methode eine fast universelle Anwendbarkeit bewiesen. Bei der täglichen Anwendung der Tumeszenzanästhesie kommt man aber unserer Erfahrung sehr gut ohne Höherdosierung aus. Die Injektion erfolgte mittels Selbstfüllerspritzen oder bei großen Volumina durch Rollenpumpen mit hohem Flow von 6 Liter/Stunde.

Dem Autor erschien es für die meisten Anwendungen vorteilhafter zu sein, einen volumen- und flowgesteuerten handelsüblichen Infusomaten zur langsamen subkutanen Infusion zu nutzen, daher der Name *s*ubkutane *I*nfusions*a*näthesie (SIA nach Breuninger). Diese halbautomatisch durchgeführte Lokalanästhesie macht die Injektion vom Temperament und der Zeitknappheit des Arztes unabhängig und damit schmerzfrei. Die Infusion kann selbsttätig laufen, spart damit Zeit des Arztes und ist für jede Art der Lokalanästhesie anwendbar. Die vom Autor statt der Kochsalzlöung eingesetzte Ringerlösung vermeidet ein Brennen und muss nicht mit Natriumbikarbonat neutralisiert werden. Das erstmals in großem Stil zusätzlich zum Prilocain eingesetzte Ropivacain (Naropin®) verlängert die Wirkdauer erheblich. Die SIA erweitert das Indikationsspektrum der Lokalanästhesie insbesondere für Kinder und empfindliche Patienten und lässt eine rationelle parallele Anästhesie von mehreren Patienten zu. Hier wird die Methode vorgestellt.

Methode

Geräteausstattung. Handelsübliche Infusomaten mit feststellbarer Infusionsgeschwindigkeit (flow) und Volumenbegrenzung (Fresenius INKA ST, flow 0–1500 ml/Stunde, mit erhöhtem Verschlussdruck auf 3 bar; Abb. 1). An das gerätespezifische Infusionsset wird ein Verlängerungsstück einfach bis vierfach angeschlossen. Es können mehrere Automaten am Patienten gleichzeitig zum Einsatz kommen.

Nadeln. Alle handelsübliche Nadeln von 30 bis 18 Gauge(G) oder Butterfly Nadeln von 27–21 G werden verwendet, die Sprotte Periduralnadel, nach einer kleinen Stichinzision im Bereich der Axilla und Leiste. Die Insertion erfolgt immer unter bereits laufender Infusion. Mit der 30-G-Nadel kann man nahezu schmerzlos eine Quaddel setzen für dickere Nadeln.

Anästhesielösung. Die 0,3 %ige Lösung wird für kleinere Eingriffe mit Höchstmengen von 150–200 ml, die einen raschen Wirkungseintritt erfordern, die mittlere für größere Eingriffe mit einer Höchstmenge von 300–400 ml (beziehungsweise für Kinder mit 4 ml/kg Körpergewicht) und die 0,8 %ige für Venenstrippingoperationen mit einer Höchstmenge von 600–1000 ml eingesetzt (für Kinder bis 8 ml/kg Körpergewicht). Die Lösungen können nach Wechsel des Verlängerungstückes für mehrere Patienten verwendet werden, da eine Aspiration völlig ausgeschlossen ist. Die Haltbarkeit beträgt mindestens zwei Tage (Lagerung nachts im Kühlschrank; Tabelle 2).

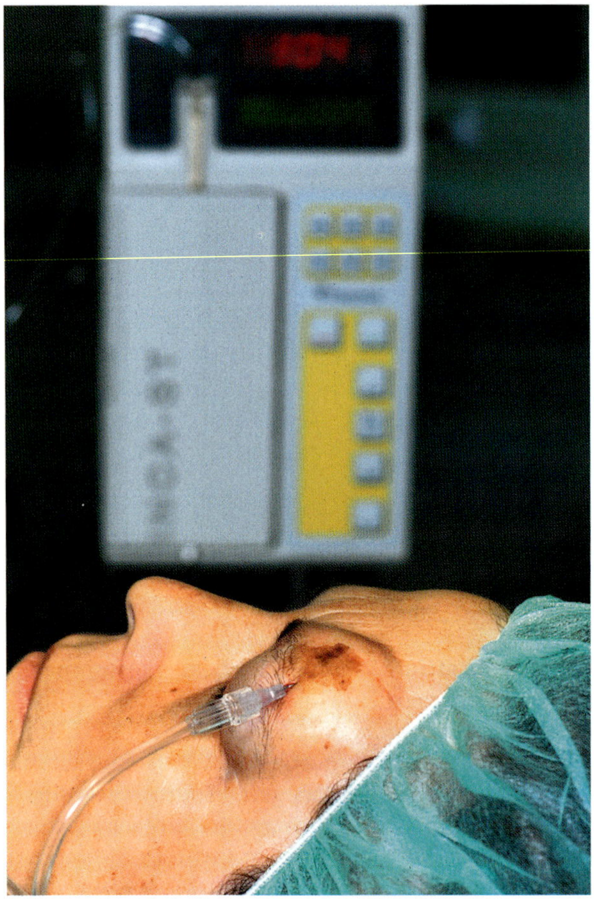

Abb. 1. Selbsttätige SIA entsprechend einer Parainfusion unter einer Lentigo maligna

Tabelle 1. Methode der subkutanen Infusionsanästhesie (SIA)

Handelsübliche Infusomaten (Fresenius INKA mit maximalem Flow 1500 ml mit erhöhtem Verschlussdruck auf 3 bar[a])
Alle Nadeln, inklusive Sprotte Periduralnadel. Nadel nur unter laufender Infusion setzen
Lösungen (Tabelle 2). Mindestens zwei Tage haltbar. Nachts im Kühlschrank
Infusionstiefe subkoreal für die Haut, bei Lipomen in das Lipom. In der Axilla und Leiste knapp über der Faszie beziehungsweise an die Krosse. Bei Infiltration den Hautnervenverlauf beachten und die Infusion so legen, dass eine Leitungsblockade ausgenutzt werden kann. An Extremitäten von proximal beginnen oder im Gesicht die Austrittspunkte des N. trigeminus beachten
Volumina entsprechend der Konzentration und OP-Größe (reichlich). Das einzelne wiederholt zu verabreichende Volumen auf 10 ml bis maximal 70 ml begrenzen
Flow 40–1500 ml/Stunde, je nach Nadel, Lokalisation und OP (benötigt längere Erfahrung). *Langsame Infusion führt zu gleichmässigerer Verteilung*
Wartezeit je nach Lösung 3–30 Minuten

[a] MC Medizintechnik GmbH 63755 Alzenau-Hörstein, Tel: 06023 97220

Tabelle 2. Anästhesielösungen nach Breuninger

0,3 %ige Lösung für ambulante kleinere Operationen
400 ml Ringerlösung
+ 50 ml 1 % (10 mg/ml) Ropivacain (Naropin)
+ 50 ml 2 % Prilocain (Xylonest)
+ 0,5 ml Suprarenin
Höchstmenge 150 ml pro Patient
0,15 %ige Lösung für mittlere Operationen
425 ml Ringerlösung
+ 25 ml 1 % (10 mg/ml) Ropivacain (Naropin)
+ 50 ml 1 % Prilocain (Xylonest)
+ 0,5 ml Suprarenin
Höchstmenge 300 ml pro Patient (Kinder 4 ml/kg)
0,08 %ige Lösung für Venen, Leiste, Axilla
460 ml Ringerlösung
+ 15 ml 1 % (10 mg/ml) Ropivacain (Naropin)
+ 25 ml 1 % Prilocain (Xylonest)
+ 0,5 ml Suprarenin
Höchstmenge 600 ml pro Patient (Kinder 8 ml/kg)
0,04 %ige Lösung
480 ml Ringerlösung
+ 7 ml 1 % (10 mg/ml) Ropivacain (Naropin)
+ 14 ml 1 % Prilocain (Xylonest)
+ 0,5 ml Suprarenin
Höchstmenge 1500 ml pro Patient, bei Liposuktion etwa das Doppelte

Infusionstiefe. Bei normaler Hautoberflächenchirurgie wird die Nadel direkt unter das Korium plaziert (Abb. 1). Für eine Krossektomie, Leisten- oder Axilladissektion ist eine zusätzliche tiefe Infiltration notwendig (Abb. 2). Eine intravasale Infusion wird wegen des Adrenalizusatzes sofort an der Tachykardie erkannt.

Infusionsvolumina. Es sind durchweg deutlich größere Volumina als bei konventioneller Lokalanästhesie vorteilhaft. Die automatische Volumenbegrenzung von etwa 10–70 ml vermeidet eine Überinfusion. Die Nadel kann im bereits infundierten Bezirk von Zeit zu Zeit dem noch zu infundierenden Areal angepasst werden, ohne dass neue Einstichschmerzen entstehen.

Infusionsgeschwindigkeit (Flow). Der Flow variiert entsprechend der Nadelstärke (maximale Volumina/Stunde bei 30-G-Nadel etwa 130 ml, bei 27-G-Nadel etwa 250 ml, bei 25-G-Nadel etwa 500 ml und bei 22-G-Nadel 1500 ml), der Lokalisation und der Operationsgröße zwischen 40 und 600 ml/Stunde, eher langsamer bei automatischer Infusion und schnell bei Nadelführung durch den Arzt. Bei Stenosealarm muss er reduziert und oder die Nadelspitze anders positioniert werden.

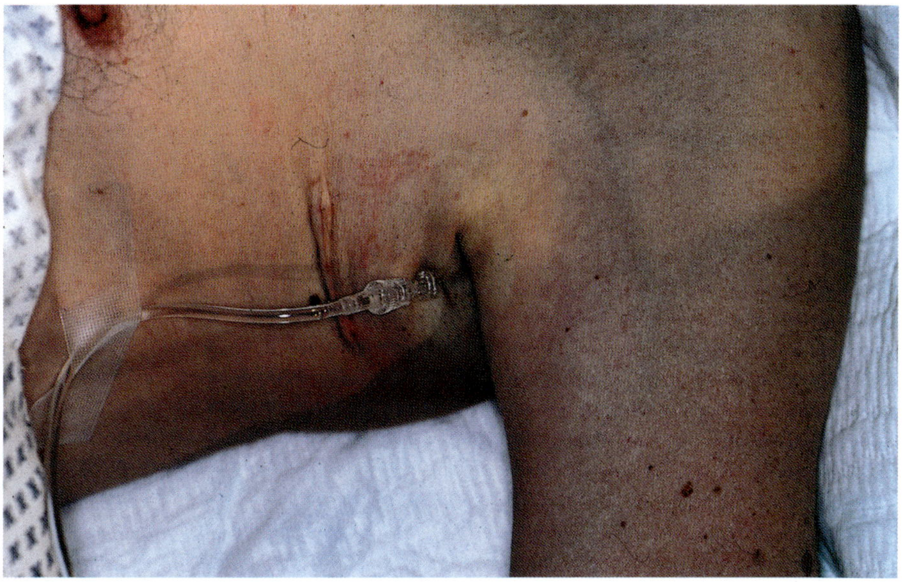

Abb. 2. Tiefe Infusion in einer Axilla bei geplanter Axilladissektion. Vorher erfolgte bereits die superfizielle SIA der Haut

Wartezeit. Bei 0,3 %iger Lösung nur wenige Minuten wie bei jeder Lokalanästhesie üblich. Bei stärker verdünnten Lösungen mindestens 15 Minuten nach Ende der Infusion, besser 30 Minuten.

Medikation. Eine perioperative Medikation mit Diazepamanaloga oral oder i.v. kann man bei ängstlichen Patienten oder Kindern am Beginn der Operation geben. Es erfolgt keine prophylaktische Antibiotikagabe außer bei bereits infizierten Wunden. Venenpatienten ohne Thromboserisikofaktoren erhielten bei ambulanter Operation keine niedermolekulare Low-dose-Heparinisierung, da intraoperativ die Venenmuskelpumpe immer intakt bleibt.

Monitoring. Die Überwachung durch ein Pulsoxymeter ist notwendig. Der Arzt kann bei einer langsamen SIA den Patienten nach Setzen des Systems und einer etwa zweiminütigen Wartezeit verlassen. Eine Supervision durch das OP-Personal ist notwendig.

Patienten und Indikationen

Wir wenden zwischenzeitlich die SIA bei allen Patienten im Alter von 0,5–98 Jahren an, bei denen die Operation in Lokalanästhesie durchgeführt wird. Nur Patienten, bei denen die Indikation zu Vollnarkose bestand, wurden ausgeschlossen. Mit unserem EDV-Dokumentationssystem hatten wir über 7000 Eingriffe in SIA erfasst: 4200 kleine Operationen und 3100 größere wie Tumoroperationen, Dermabrasionen, Venenstrippingoperationen, Sentinel-node-Biopsien, komplette Lymphknotendissektionen der Axilla und Leiste, operative Behandlungen der Akne inversa sowie größere Nävusoperationen und darüber hinaus eine Vielzahl ästhetisch korrektiver Eingriffe.

Ergebnisse

Es trat kein einziger schwerer Zwischenfall auf. Eine intravasale Infusion ereignete sich bei neun Patienten während Infusion entlang der V. saphena magna. Sie war sofort durch die unmittelbar ausgelöste Tachykardie am Monitor zu erkennen. Gegenmaßnahmen waren nicht erforderlich. Nachblutungen traten unserer Statistik nach Anwendung der SIA mit Naropinkombination deutlich weniger häufiger auf. Eine Methämoglobinämie wurde bei Anwendung der Kombinationslösung mit Naropin nicht festgestellt. Auf die wichtigsten Sicherheitsvorschriften weist Tabelle 3 hin.

Diskussion

Die hier vorgestellte Methode kann die von Hand gesetzte Lokalanästhesie nahezu vollständig zum Nutzen des Arztes und der Patienten ersetzen. Es sollten dabei aber die Sicherheitsvorschriften beachtet werden (Tabelle 3). Die Anästhesielösung penetriert entsprechend einer paravenösen Infusion langsamer

Tabelle 3. Sicherheitvorschriften

- Durchführung der SIA *primär ärztliche Tätigkeit*. Infusionsphasen sind an das Pflegepersonal delegierbar. Klare nachvollziehbare Verantwortung. Vor der Operation Vergewisserung der Suffizienz der Anästhesie
- *Pulsoxymeter-Überwachung* unerlässlich. Ausnahmen möglich bei kleinen Hautarealen von Hand anästhesiert. Indikation für *intravenösen Zugang* individuell. Im Gebiet der *A. angularis* (Nasenseite/medialer Augenwinkel) Nadel nicht in Richtung Augenwinkel einführen zur Vermeidung einer akzidentellen Infusion in die A. angularis
- Lokale Desinfektion, Handschuhe (unsteril). Das *Infusionsendstück* (Heidelberger Verlängerung[a] oder Mehrfachadapter[b]) nach Beendigung der Anästhesie eines Patienten *erneuern*. Ausnahme: kleine Kurzinfusionen von Hand gehalten
- Nadel nur unter laufender Infusion setzen. Flow je nach Nadel und Lokalisation. Volumina richten sich nach der OP-Größe, entsprechend auch die Konzentration der Lösung. *Höchstdosisrichtlinien beachten!*

[a] Airplast GmbH, 66538 Neunkirchen-Saar
[b] pvb medizintechnik gmbh, 86614 Kirchseeon

als üblich, wodurch der Patient weder ein Schmerz- noch ein Druckgefühl verspürt. Die langsame Infusion führt durch die längere Zeitdauer auch zu einer besseren Flüssigkeitsverteilung und Oberflächenanästhesie, ohne dass die Nadel vom Arzt dauernd geführt werden muss [3–5,7]. Auch bei kleineren Operationen kann keine menschliche Hand das Anästhetikum so gleichmäßig und langsam injizieren wie ein Infusomat. Die Überinfusion erleichtert in der Regel jedoch eher die Operation, da sie dann sehr blutarm abläuft und die Präparation in der Subkutis leichter ist (Abb. 3).

Die automatisierte, nicht die handgeführte SIA, benötigt auf jeden Fall mehr Zeit als eine Injektion mit der Spritze. Da sie aber durch den Infusomaten weitgehend selbsttätig abläuft, kann der Arzt in der Zwischenzeit andere Tätigkeiten ausüben, zum Beispiel die vorausgehende Operation durchführen oder mehrere Patienten anästhesieren. Die langsame automatische Infusion ohne die Nähe des Arztes wirkt insbesondere für Kinder und empfindliche Patienten sehr beruhigend (Abb. 4) [2]. Wegen der „Langsamkeit" der Methode und der Möglichkeit von parallel durchführbaren Lokalanästhesien wurde der Lösung das lang wirksame Ropivacain (Naropin) zugesetzt. Nach Lage der Literatur und unserer eigenen fast zweijährigen Erfahrungen [6] kann man Ropivacain als sehr gering toxisch einstufen [1, 8, 11–13, 15, 17]. Die angegebene Mischung hat sich im klinischen Versuch als effektiver erwiesen als Ropivacain alleine bei nur unbedeutendem Verlust der langen Wirkungsdauer. Die Mischung ist auch kostengünstiger. Durch die Verwendung des sehr lang wirksamen Naropin wurde es erstmalig möglich die Operationsplanung relativ unabhängig von der Lokalanästhesie zu machen. Außerdem hält postoperativ die Anästhesie sehr lange an, was die Patienten sehr begrüßen.

Für den Operationsablauf ist wichtig die Vorplanung und rechtzeitige Einleitung der SIA, was in der Regel

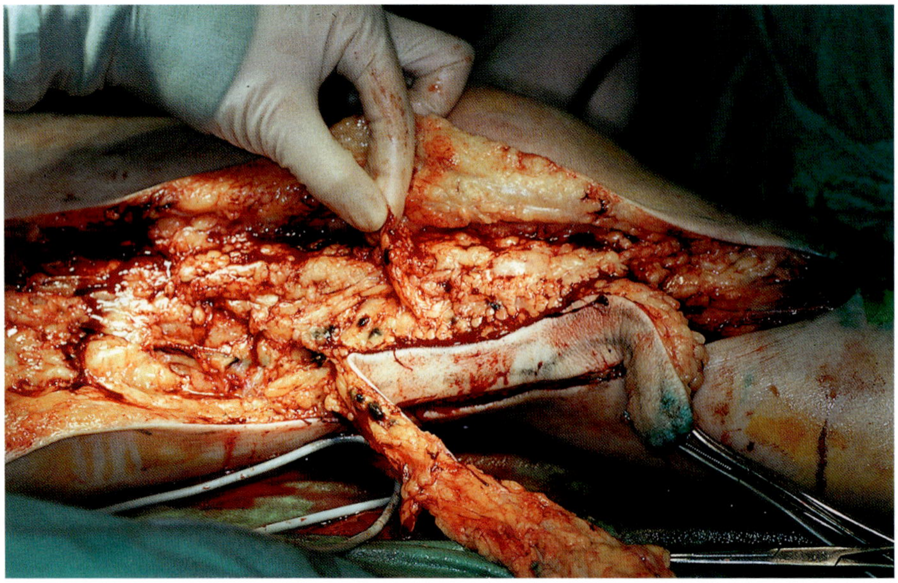

Abb. 3. Durch den Adrenalinzusatz sind auch ausgedehnte Operationen, wie hier bei einer Kontinuitätsdissektion von In-transit-Metastasen eines Melanoms übersichtlich und blutarm

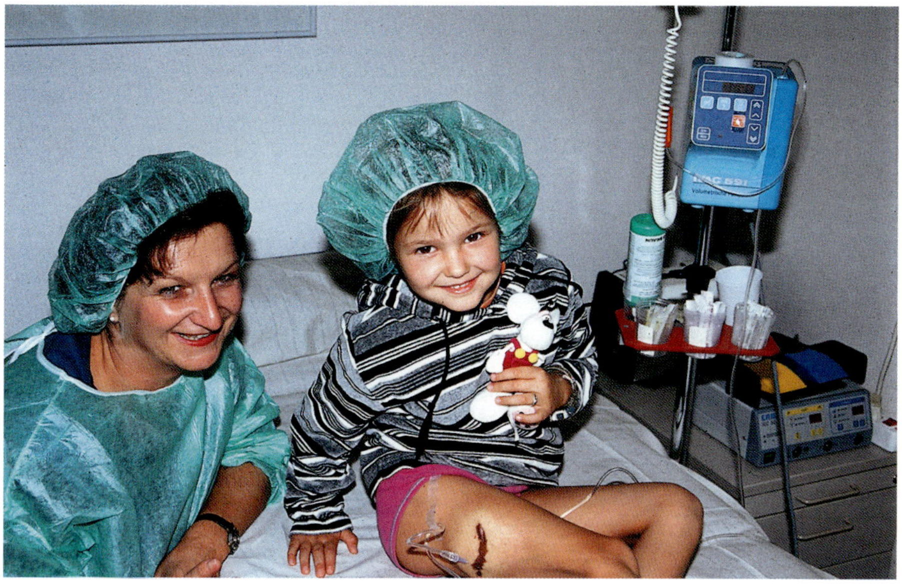

Abb. 4. Besonders Kinder tolerieren diese Form der schmerzarmen Lokalanästhesie. Bei diesem Kind erfolgt bereits die dritte und letzte Teilexzision eines Nävus am rechten Oberschenkel

durch das Vorhandensein eines Einleitungsraumes kein Problem darstellt. Bei großen Operationen oder solchen mit mehreren Lokalisationen können mehrere Infusomaten gleichzeitig eingesetzt werden. Der Patient kann bei uns während der Infusion in seinem Bett liegen und dabei etwas lesen, Musik hören oder ein Video sehen.

Die Wahl der Nadel und der richtigen Infusionsgeschwindigkeit und des Volumens erfordert einige Erfahrung. Grob kann man sagen: Je kleiner die geplante Operation ist um so höher die Konzentration, um so schneller der Wirkungseintritt, um so dünner die Nadel, und um so langsamer die Infusionsgeschwindigkeit (besonders im Nasenbereich) und umgekehrt.

Die postoperative Überwachung ist in der Regel nicht notwendig. Die Komplikationsrate war niedrig [15]. Wundinfekte und Nachblutungen sind nicht der Methode anzulasten. Die Methämoglobinämie ist durch die Art der Verstoffwechselung beim Prilocain eine Nebenwirkung, die auch innerhalb der erlaubten Gesamtdosis von 600 mg auftreten kann, jedoch in der Kombination mit Naropin sich klinisch in keinem Fall manifestierte. Die Rate von Lappennekrosen war weder durch den Adrenalinzusatz noch durch das Ropivacain erhöht.

Schlussfolgerung

Die SIA mit Prilocain und Ropivacain, durch Ringerlösung verdünnt, ist eine ökonomische, sichere und äußerst schmerzarme lang anhaltende Anästhesiemethode für nahezu alle Arten von Operationen am Hautorgan, speziell auch für Kinder und sensible Patienten. Das höhere Volumen und die längere Wartezeit müssen einkalkuliert werden. Eine parallele Anästhesie mehrerer Patienten ist möglich. Zur konkreten Anwendung wie Wahl der Nadel, Konzentration der Anästhesielösung, Infusionsgeschwindigkeit und Infusionsvolumen ist einige Erfahrung notwendig. Die Sicherheitsvorschriften sind zu beachten.

Literatur

1. Arlock P (1988) Actions of three local anesthetics: lidocaine, bupivacaine and ropivacaine on guinea pig papillary muscle sodium channels (V max). Pharmacol Toxicol 63: 96–104
2. Breuninger H (1999) Kinderlokalanästhesie. In: Sommer B, Sattler G. Hanke CW (Hrsg) Die Tumeszenzlokalanästhesie. Springer, Berlin, S 203–207
3. Breuninger H (1999) Sentinel Lymphknotenbiopsie in subkutaner Infusionsanästhesie (SIA). In: Sommer B, Sattler G. Hanke CW (Hrsg) Die Tumeszenzlokalanästhesie. Springer, Berlin, S 152–155
4. Breuninger H, Wehner-Caroli J (1999) Slow infusion tumescent anesthesia (SIA) J Dermatol Surg 24: 759–763
5. Breuninger H, Wehner-Caroli J (1998) Subkutane Infusionsanästhesie (SIA) mit durch Ringer-Lösung verdünntem Prilocain. Hautarzt 49: 709–713
6. Breuninger H, Hobbach PS, Schimek F (1999) Ropivacaine: an important anesthetic agent for slow infusion and other forms of tumescent anesthesia. J Dermatol Surg 25: 799–802

7. Breuninger H, Wehner-Caroli J (1998) Strippingoperationen in subkutaner Infusionsanästhesie (SIA) eine automatisierte Form der Tumeszenzanästhesie. Vasomed 6: 353–356
8. Feldman HS, Arthur R, Covino BG (1989) Comparative systemic toxicity of convulsant and supraconvulsant doses of intravenous ropivacaine, bupivacaine and lidocaine in the concious dog. Anesth Analg 69: 794–801
9. Geiger P, Oldenburger K, Ventour W, Mehrkens HH (1998) Ropivacaine 0.5% vs 1.0% for 3-in-1 block combined with sciatic nerve block in orthopedic knee surgery. Medicom Int 10: 218
10. Klein JA (1990) Tumescent technique for regional anesthesia permits lidocain doses of 35 mg/kg for liposuction: peak plasma lidocain levels are diminished and delayed 12 hours. J Dermatol Surg Oncol 16: 248–263
11. Knudsen K, Beckmann-Suurküla M, Blomberg S, Edvardsson S, Edvardsson N (1997) Central nervous and cardiovacular effects of i.v. infusions of ropivacaine, bupivacaine and placebo in volunteers. Br J Anaesth 78: 507–514
12. Reiz S, Häggmark S, Johansson G, Nath S (1989) Cardiotoxicity of ropivacaine – a new amide local anesthetic agent. Acta Anaesthesiol Scand 33: 93–98
13. Rosenberg PH, Kyttä J, Alila A (1986) Absorption of bupivacaine, etidocaine, lignocaine and ropivacaine into n-heptane, rat sciatic nerve, and human extradural and subcutaneous fat. Br J Anaesth 58: 310–314
14. Schleich CL (1892) Die Infiltrationsanästhesie (lokale Anästhesie) und ihr Verhältnis zur allgemeinen Narkose (Inhalationsanästhesie). Verh Dtsch Ges Chir 1: 121
15. Scott DB, Lee A, Fagan D, Bowler GMR, Bloomfield P, Lundh R (1989) Acute toxicity of ropivacaine compared with that of bupivacaine. Anesth Analg 69: 563–569
16. Sommer B, Sattler G (1999) Tumeszenz-Lokalanästhesie bei ambulanten Operationen. Am Op 1: 9–14
17. Sztark F, Malgat M, Dabadine Ph, Mazat JP (1998) Comparison of the effects of bupivacaine and ropivacaine on heart cell mitochondrial bioenergetics. Anesthesiology 88: 1340–1349

Operative Therapie im intertriginösen Bereich: Acne inversa und Hyperhidrosis axillaris

Manfred Hagedorn, Sabine Neukirch und Ernst Hasche

Die Acne inversa ist klinisch charakterisiert durch chronisch-rezidivierende, abszedierende und fistulierende Entzündungen der Terminalhaarfollikel unter Einbeziehung der apokrinen Drüsen. Damit sind vor allem die intertriginösen Areale befallen. Die Acne inversa umfasst die teilweise noch gebräuchlichen Diagnosen wie Pyodermia fistulans sinifica, Aknetriade beziehungsweise Aknetetrade, Perifolliculitis capitis abscedens et suffodiens, Hidradenitis suppurativa sowie mit Einschränkung auch den Pilonidalsinus. Im Gegensatz zur Acne vulgaris ist aber der Terminalhaarfollikel primärer Angriffspunkt bei gleicher formaler Pathogenese. Diese follikuläre Verhornungsstörung mit segmentaler Ruptur des Follikelepithels und entzündlicher Reaktion sowie sekundärer bakterieller Besiedlung kann im Extremfall zu Kontrakturen und zu elephantiasisartigen Schwellungen des Genitale führen [5, 11].

Therapeutisch hat sich allein die großzügige Exzision der betroffenen Areale als wirksam erwiesen. Im Folgenden sollen die Erfahrungen mit dieser Technik dargelegt werden.

Der Hyperhidrosis axillaris liegt eine vermehrte, lokalisierte Schweißbildung idiopathischer Genese zu Grunde. Pathogenetisch besteht eine erhöhte Aktivität der ekkrinen Schweißdrüsen. Das führende Leitsymptom ist das exzessive Schwitzen unabhängig von psychischer oder körperlicher Belastung. Die Durchnässung der Kleidung mit unangenehmer Geruchsbildung durch bakterielle Einwirkung führt zu einer erheblichen Belastung im beruflichen und privaten Bereich [13].

Therapeutisch kommen neben den konservativen Verfahren vor allem ein operatives Vorgehen in Frage. Dabei hat sich die subkutane Saugkürettage nach unserer Meinung als wirksam erwiesen [9]. Die Ergebnisse dieser Operationsmethode sollen hier dargestellt werden.

Methoden und Ergebnisse

In den Jahren 1989–1999 haben wir 136 Patienten mit Acne inversa behandelt, wobei ein Drittel Männer und zwei Drittel Frauen waren. Insgesamt 78 von 136 Patienten waren 21–41 Jahre alt. Die Anamnesedauer lag bei fast der Hälfte der Fälle über fünf Jahre. Die Lokalisationsverteilung zeigte bei Frauen ein Überwiegen der inguinalen Herde, während Männer am häufigsten einen axillären Befall aufwiesen (Abb. 1). Von besonderer Bedeutung waren die Risikofaktoren, wobei das Rauchen bei 115 von 136 Patienten an erster Stelle stand. Eine Akne vulgaris bestand oder besteht nur bei 48 von 136 Patienten. Über die Hälfte der Patienten waren normalgewichtig, nur 13 % waren adipös, 26 % übergewichtig, 8 % sogar untergewichtig.

Bei diesen 136 Patienten wurden 180 Eingriffe durchgeführt, weil es teilweise nicht möglich war, mehrere befallene Bezirke zu exzidieren, so dass zweizeitige und sogar dreizeitige Operationen erforderlich wa-

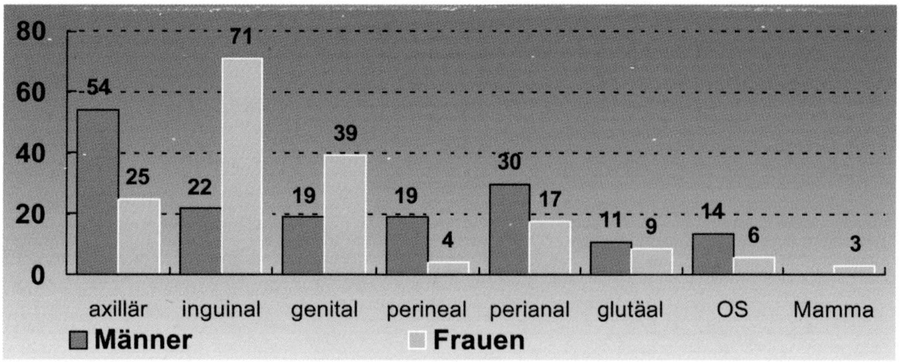

Abb. 1. Lokalisation der Akne inversa

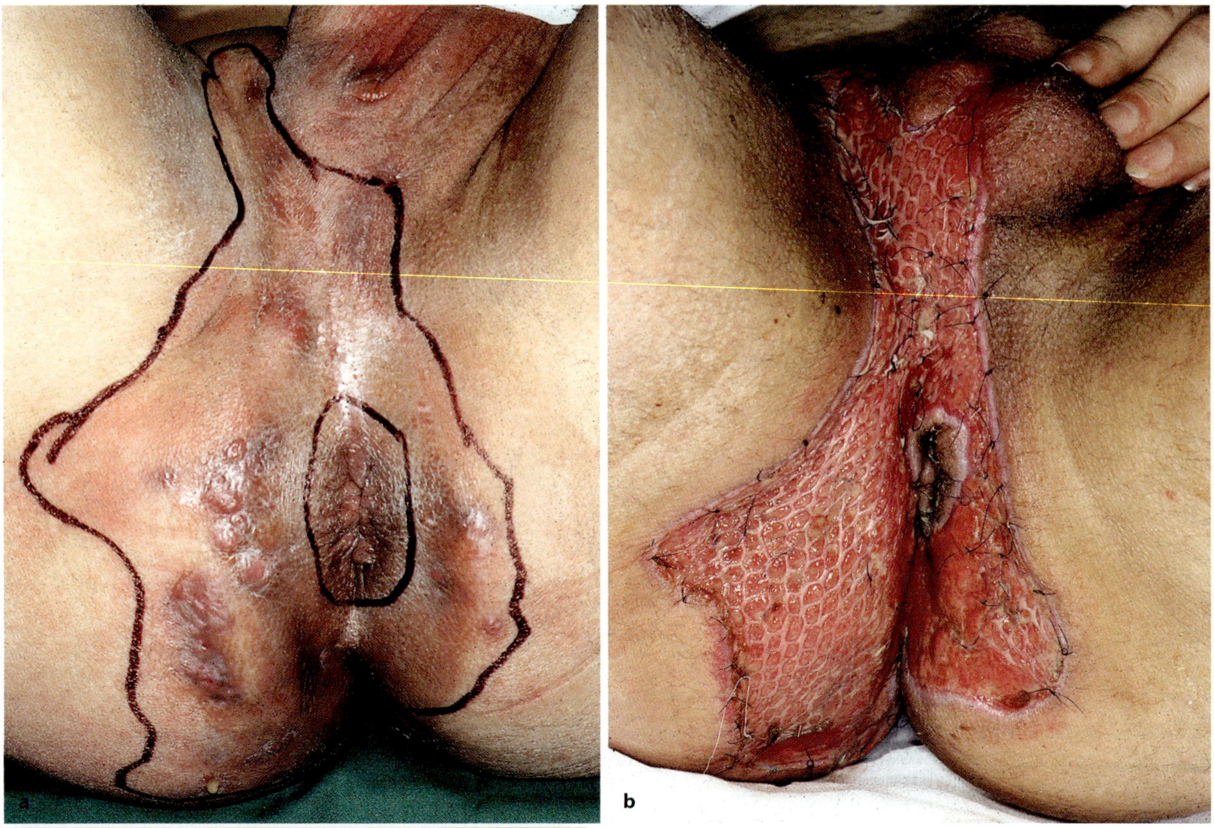

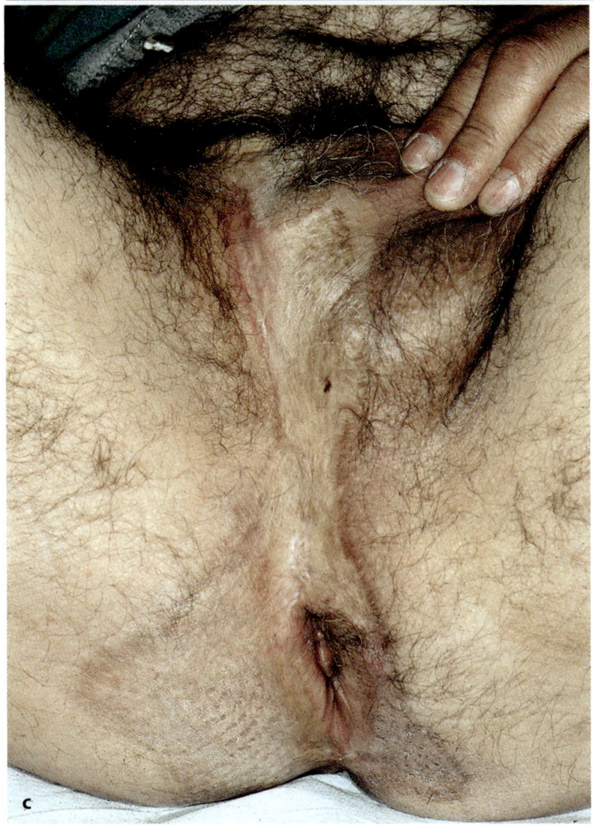

Abb. 2a–c. Acne inversa. **a** Zustand vor Op, **b** Zustand 3 Wochen nach mesh graft, **c** Zustand nach fünf Jahren

ren. Als Anästhesieverfahren wurde überwiegend die Tumeszenzlokalanästhesie (TLA) verwendet. Im Falle einer Allgemeinnarkose wurden die Areale dennoch zwecks leichterer Präparation zusätzlich eine TLA benutzt. Die Operationsplanung und das Infiltrationsverfahren wurden bereits ausführlich beschrieben [2]. Dabei ist zu betonen, dass es wesentliche Vorteile der Operation in TLA gibt. Selbst ein beidseitiger Befall macht keine Vollnarkose notwendig. Zum einen ist die Präparation wesentlich einfacher, zumal auch weniger Blutungen entstehen. Zum anderen ist die Mobilisation früher möglich. Die Blutstillung ist weniger exakt durchführbar, was als relativer Nachteil anzuführen ist. Die Exzision des befallenen Areals muss bis zur Faszie erfolgen, wobei ein Sicherheitsabstand je nach Lokalisation von 1–3 cm eingehalten werden muss. Die Wunde soll per secundam abheilen, wobei wir als granulationsfördernde Substanz 0,1 %ige Zink-Chlorid-Lösung einsetzen. Bei sehr großen Defekten kann nach Abschluss der Wundkonditionierung auch eine plastische Deckung mittels *mesh graft* erfolgen (Abb. 2).

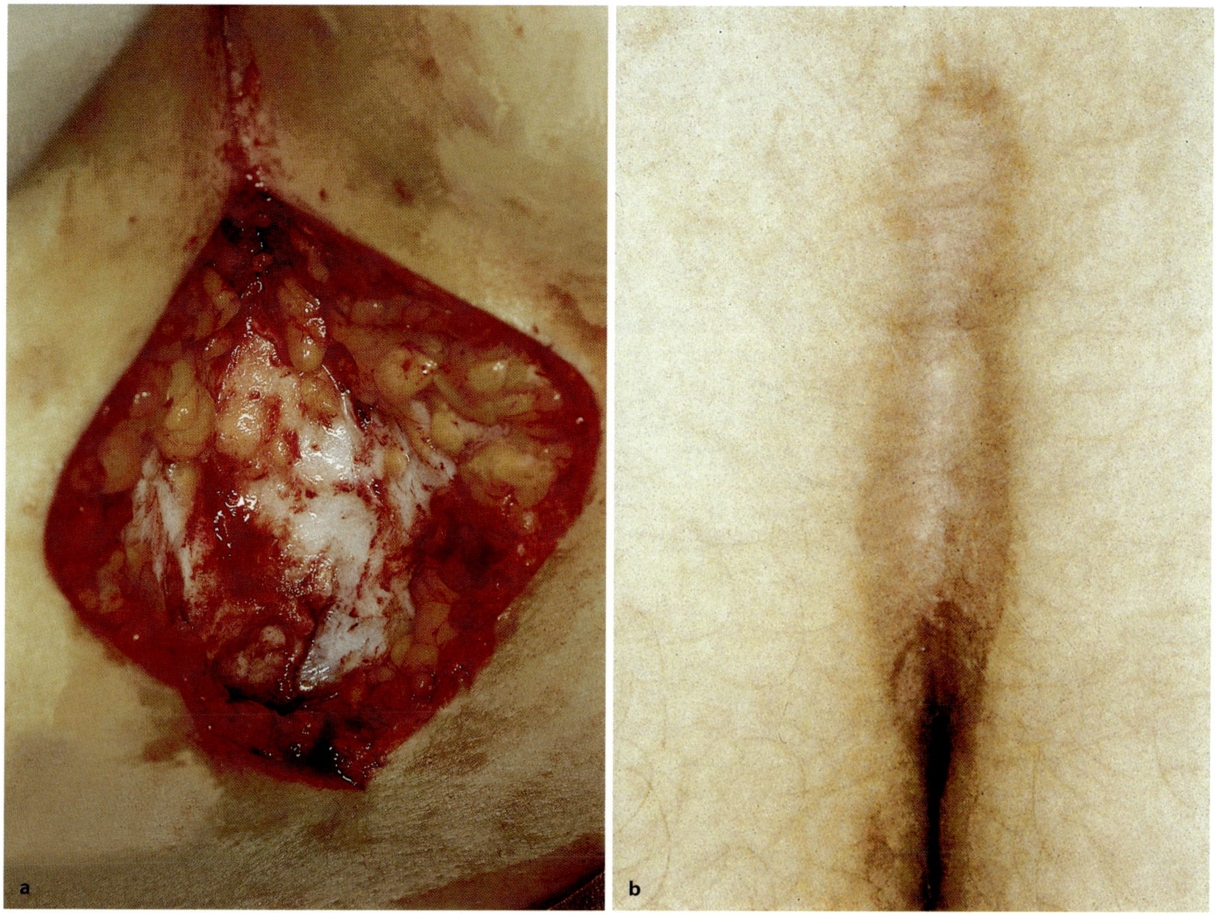

Abb. 3a–b. Pionidalsinus. **a** Zustand nach Op, **b** Zustand nach einem Jahr

Der Pilonidalsinus hat zahlreiche Synonyme wie Pilonidalzyste, Sakraldermoid, Steißbein beziehungsweise Sakralfistel oder „*Jeep disease*". Im zweiten Weltkrieg erkrankten etwa 80000 Soldaten in der US-Armee daran. Pathogenetisch handelt es sich um eine erworbene Erkrankung, der eine Fremdkörperreaktion auf Haare zu Grunde liegt. Schweiß, Schmutz und mechanische Irritation sind Kofaktoren [8]. Das klinische Bild und das therapeutische Vorgehen entsprechen der Acne inversa (Abb. 3). Als Spätkomplikation wurden selten Lymphödeme (1%), Hypästhesien (2%) und Bewegungseinschränkungen (5%) beobachtet.

Die Nachuntersuchungen von 106 Fällen ergab bei 78 Patienten kein Rezidiv, in 28 Fällen Rezidive. Pseudorezidive, das heißt abszedierende Knoten außerhalb der Narben, traten bei 40 Patienten auf. Die echten Rezidive traten größtenteils im unmittelbaren Narbenrand, seltener in der Narbe selbst auf. Eine Erklärung ist schwierig, möglicherweise ist keine exakte Präparation bis zur Faszie erfolgt, oder die Faszie ist doch durchbrochen worden. 106 Patienten konnten nach der Ergebnisbeurteilung befragt werden, dabei waren 76% sehr zufrieden, 7% zufrieden und nur 17% unzufrieden. In letzterer Gruppe waren vor allem Patienten mit Pseudorezidiven.

In den Jahren 1995 bis März 2000 haben wir 93 Schweißdrüsensaugkürettagen in TLA bei 35 Männern und 58 Frauen durchgeführt. Das durchschnittliche Alter war 29,9 Jahre, und es vergingen in der Regel fünf Jahre bis sich die Patienten zu diesem Eingriff entschlossen. Zuvor waren zahlreiche konservative Behandlungsmaßnahmen erfolgt, wobei bei einzelnen Fällen auch bereits Botulinumtoxin-Injektionen ohne Erfolg durchgeführt worden waren.

Die Technik wurde von Hasche et al. [3] und Hasche [4] ausführlich beschrieben. Die Vorteile dieser Operationsmethode in TLA sollen noch einmal erwähnt werden. Es handelt sich um ein minimalinvasives Verfahren, es entstehen kaum sichtbare Narben. Die

Gewebetraumatisierung ist durch die stumpfe Mobilisation sehr gering, so dass nur ein geringes Blutungsrisiko besteht. Durch die prolongierte Analgesie kann frühzeitig mobilisiert werden. Als Nachteil wird das Herauslaufen der TLA-Flüssigkeit durch die kleinen Inzisionen empfunden, so dass am ersten Tag postoperativ die Verbände nass werden.
Bei einer Nachuntersuchung von 43 Patienten wurde nach einer durchschnittlichen Beobachtungszeit von 1,8 Jahren folgende Ergebnisse festgestellt:
Von 43 Patienten gaben 32 ein deutlich reduziertes Schwitzen an, was mit dem Minor-Schwitzversuch objektiviert werden konnte. An Operationskomplikationen sahen wir in 4% temporäre Indurationen, die postoperativ bis zu sechs Wochen bestanden, bei einem Patienten ein Serom sowie verminderter Haarwuchs bei drei Patienten. Nekrosen, Wundinfekte oder Lymphödeme wurden nicht beobachtet.

Diskussion

Die Tumeszenzlokalanästhesie ist in idealer Weise geeignet um eine operative Therapie der Acne inversa und der Hyperhidrosis axillaris durchzuführen. Dabei werden große Volumina eines verdünnten Lokalanästhetikums injiziert, wodurch es zu einem Anschwellen und einem erhöhten Turgor der infiltrierten Hautabschnitte kommt [14]. Es können alle mittellang wirkenden Lokalanästhetika vom Amidtyp in 0,1–0,05%iger Konzentration verwendet werden. Eine typische Injektionslösung ist in Tabelle 1 beschrieben.
Das chirurgische Vorgehen bei Acne inversa steht inzwischen außer Frage, allein über die Art des Verschlusses gibt es unterschiedliche Meinungen. Während die primäre Wundnaht weitgehend verlassen wurde, haben Petres und Rompel [10] zur Deckung der Defekte Nahplastiken verwendet. Nach unseren eigenen Untersuchungen ist die Heilung per secundam vorteilhafter, was die Rezidivhäufigkeit betrifft. Gleiches gilt für den Pilonidalsinus. Hier hat Kuhner [8] bei 119 Patienten mit Pilonidalsinus auch die sekundäre Wundheilung als allen anderen Verfahren bezüglich der Rezidivrate überlegen nachgewiesen.

Tabelle 1. Zusammensetzung der Tumeszenzlokalanästhesie

Prilocain 1%	50 ml
Suprarenin 1:1000	1 ml
Natriumbicarbonat 8,4%	8 ml
Natriumchlorid 0,9%	1000 ml

Trotz der großzügigen Exzisionen und der sekundären Wundheilung, sind die in 25% aufgetretenen echten Rezidive zu hoch. Das operative Verfahren muss noch verbessert werden, eventuell durch Mitnahme der Faszie.
Pseudorezidive lassen sich sicherlich aufgrund der Natur der Erkrankung nicht verhindern. Aber auch die Anwendung von Isotretinoin bei der Acne inversa hat keinerlei therapeutischen Nutzen und nach eigenen Erfahrungen hemmt es eher die Wundkonditionierung. In einem Fall einer Acne inversa bestand auch eine Acne conglobata, die durch eine Isotretinoin-Behandlung deutlich besser wurde, während die Acne inversa unbeeinflusst blieb.
Die Behandlung der Hyperhidrosis axillaris durch den minimalchirurgischen Eingriff der Saugkürettage ist einfach durchzuführen und ist nach unserer Überzeugung mit den hier vorgelegten vorläufigen Ergebnissen, allen anderen operativen Verfahren, was Praktikabilität und Resultate betrifft, überlegen. Die alternative Methode mit der spindelförmigen Exzision mit und ohne Kürettage, wird häufig zu Wundheilungsstörungen sowie durch die erforderliche Ruhigstellung zu Bewegungseinschränkungen führen. Die angegebene Rezidivrate mit 10–20% [7] ist relativ hoch, wenn man die doch nicht unerheblichen Spätkomplikationen berücksichtigt.
Derzeit stehen keine Langzeitergebnisse bei der Saugkürettagemethode in TLA zur Verfügung, so dass eine endgültige Beurteilung nicht möglich ist. Vor allem wird von Bedeutung sein, wie lange das Operationsergebnis anhält. Es ist aber von ähnlichen, wenn nicht besseren Ergebnissen wie bei der subkutanen Kürettage auszugehen [12]. Ganz vereinzelt haben wir aber den Eingriff wiederholen müssen, weil bei der Einführung der Methode die Absaugung noch nicht ausgereift war. Inzwischen haben wir das Verfahren aber so verbessert, dass wir bei den ersten Auswertungen an 43 Patienten durchweg positive Ergebnisse ermitteln konnten.

Literatur

1. Becker C (1998) Ergebnisse der operativen Therapie bei Patienten der Hautklinik Darmstadt mit Acne inversa. Inaugural-Dissertation der Medizinischen Fakultät Frankfurt
2. Hagedorn M (1999) Acne inversa. In: Sommer B, Sattler G, Hanke CW (Hrsg) Tumeszenzlokalanästhesie – Praktische Anwendung. Springer, Berlin, S 131–135
3. Hasche E, Hagedorn M, Sattler G (1997) Die subkutane Schweißdrüsensaugkürettage in Tumeszenzlokalanästhesie bei Hyperhidrosis axillaris. Hautarzt 48: 817–819

4. Hasche E (1999) Hyperhidrosis axillaris. In: Sommer B, Sattler G, Hanke CW (Hrsg) Tumeszenzlokalanästhesie – Praktische Anwendung. Springer, Berlin, S 127–130
5. Jansen T, Plewig G (1994) Einordnung der Hidradenitis suppurativa. Hautarzt 45: 652–653
6. Jansen T, Plewig G (1998) Review – Acne inversa. Int J Dermatol 37: 96–100
7. Kaufmann R, Landes E (1992) Dermatologische Operationen. Farbatlas und Lehrbuch der Hautchirurgie, 2. Aufl. Thieme, Stuttgart, S 159–162
8. Kuhner C (1986) Pilonidalsinus – Operation und Verlauf. Inaugural-Dissertation der Medizinischen Fakultät Freiburg
9. Lillis PJ, Coleman WP (1990) Liposuction for treatment of axillary hyperhidrosis. Dermatol Clin 8: 479–482
10. Petres J, Rompel R (1996) Operative Dermatologie, Lehrbuch und Atlas. Springer, Berlin
11. Plewig G, Kligman AM (2000) Acne and Rosacea, 3rd edn. Springer, Berlin, pp 309–341
12. Rompel R, Peros I, Petres J (1994) Langzeitergebnisse nach subkutaner Schweißdrüsenkürettage bei Hyperhidrosis axillaris. Zentralbl Haut Geschlechtskr 164: 169
13. Salfeld K (1978) Operative Behandlung der Hyperhidrosis axillaris. Ther Gegenwart 117: 183–184, 187–188, 190 passim
14. Sattler G, Rapprich S, Hagedorn M (1997) Tumeszenz-Lokalanästhesie –Untersuchung zur Pharmakokinetik von Prilocain. Z Hautkr 7: 522–525

Skin resurfacing: klassische Dermabrasion versus Laser

Roland Kaufmann

In der operativen Dermatologie sind tieferreichende Exzisionen bei zahlreichen Indikationen krankhafter oder ästhethisch störender Hautveränderungen unnötig und zur Entfernung vieler an der Hautoberfläche gelegenen Läsionen ist ein superfizielles Abtragen als adäquate Behandlungsmethode vorzuziehen. Insbesondere ist dies bei ausgedehnteren Oberflächenschädigungen, zum Beispiel Elastosis cutis, oder großflächig ausgebreiteten Neu- und Fehlbildungen, wie epidermaler Nävus, der Fall. Zur flächenhaften Hautabtragung stehen heute als Alternative zu konservativen Techniken des Peelings verschiedene dermatochirurgische Wege offen. Hierbei konkurrieren inzwischen die klassischen Verfahren der mechanischen Schleifbehandlung mit einer wachsenden Zahl an thermischen und/oder ablativen Methoden der Laserchirurgie (Vaporisation, Dermablation, Laserpeeling). Wenngleich das Prinzip einer stufenweisen Abtragung bei allen ablativen Techniken identisch ist und auch bei gleicher Abtragungstiefe oder Schädigungstiefe unabhängig vom Verfahren die Folgen für die Wundheilung und das Narbenrisiko ähnlich zu bewerten sind [8, 11, 14], so unterscheiden sich die Methoden der mechanischen Gewebeabrasion von den verschiedenen Varianten der Laserabtragung doch in verschiedener Hinsicht.
Im Gegensatz zur Dermabrasion, die von je her überwiegend in der ambulanten und stationären Klinikbehandlung Einsatz fand, haben die Laserbehandlungen auch in der niedergelassenen Praxis des Dermatologen in den vergangenen Jahren eine wachsende Akzeptanz und rasante Verbreitung erlebt. Unterstützt wird diese Entwicklung nicht zuletzt durch die gestiegene Nachfrage bezüglich korrektiv-ästhetischer Eingriffe am Hautorgan. Gerade bei umschriebenen oder oberflächlichen Läsionen wird heute meist eine schonende Laserablation bevorzugt, andererseits kann auch in kritischer oder für die Dermabrasion kontraindizierter beziehungsweise nicht praktikabler Lokalisation eine Therapie überhaupt erst ermöglicht werden. Zahlreiche neue Lasertypen mit unterschiedlichen methodischen Ansatzpunkten stellen den Therapeuten hierbei vor die zum Teil schwierige Entscheidung, ein für sein bevorzugt zu behandelndes Indikationsspektrum geeignetes Verfahren auszuwählen, da gerade in der Praxis selten verschiedene ablative und vaporisierende Lasertypen, ganz abgesehen von zusätzlichen Dermabrasionsgeräten, vorhaltbar sind. Es gilt daher, sowohl Besonderheiten der einzelnen Verfahren und Möglichkeiten wie Grenzen der Hautabtragung zu kennen, aber auch Unterschiede hinsichtlich der Indikationsgebiete zu berücksichtigen.

Technik und Indikation der Dermabrasion

Zum flächenhaften Abschleifen der Haut wurde nach anfänglichen Bemühungen mit Glaspapier oder mit der für kleine Areale aus zahnärztlichen Instrumenten entwickelten Kromeyer-Fräse schließlich die hochtourige Dermabrasion in den 50er Jahren durch Schreus eingeführt [56] und auch in den USA insbesondere durch Pionierarbeiten von Kurtin gefördert [38]. Bereits in ersten Mitteilungen beschrieb Schreus ein breitgefächertes Indikationsspektrum dieser versatilen Methode wie Tätowierungen, Nävi, Teleangiektasien, Epitheliome, Leukoplakien, Narben, Keloide und auch kongenitale Nävuszellnävi, bei denen er schon damals die Vorteile der Frühbehandlung im Kleinkindesalter vor Ausreifung tieferer Nävusanteile herausstellte.
In den folgenden Jahrzehnten etablierte sich die Dermabrasion als dermatochirurgisches Standardverfahren. Technische Weiterentwicklung mit unterschiedlichen Antriebssystemen, Schleifköpfen, Materialien und Handstücken hatten rasch zu einer weiten Verbreitung dieser vielseitigen Methode geführt. Hauptsächlich hatte sich die Dermabrasion bei Aknenarben, bei ausgedehnten kongenitalen Nävuszellnävi im Neugeborenen- und Säuglingsalter, bei epidermalen Nävi und bei Tätowierungen als Methode der Wahl etabliert [39, 53, 62]. Aber auch weitere Anwendungsmöglichkeiten wurden erfolgreich genutzt, so die Dermabrasion bei Morbus Hailey-Hailey, Hyperkeratosen, aktinische Keratosen, Lymphangiomen, Adenoma sebaceum, elastotischer Haut, Xeroderma pigmentosum, Kolloidmilium,

Nävus Ota, Psoriasisplaques und andere [5, 9, 12, 37, 42, 45, 46, 48, 55]. In verschiedenen Indikationen wird sie kombiniert mit anderen Verfahren eingesetzt, so zusammen mit dem Dermashaving bei Rhinophym, als Chemabrasion kombiniert mit chemokaustischen Methoden (bei Tätowierungen oder Altershaut), komplementär zu Stanzenexzisionen und Stanzenelevationen bei Aknenarben, oder zusammen mit autologem Melanozytentransfer bei Vitiligo [1, 25, 28].

Technik und Indikation der Laserabtragung

Zur flächenhaften Hautabtragung wurde insbesondere der CO_2-Laser im defokussierten Modus als vaporisierendes Instrument zunächst im Dauerstrichmodus alternativ zur Dermabrasion vor allem bei Tätowierungen und epidermalen Nävi eingesetzt. Vorteilhaft gegenüber der Schleiftherapie war der im Rahmen der Koagulationsnekrose auftretende blutungsfreie Wundgrund, nachteilig hingegen waren die infolge der thermischen Schädigung verzögerte Wundheilung und das Narbenrisiko [28]. Die Entwicklung gepulster CO_2-Lasersysteme führte zu einer Verminderung der thermischen Begleitwirkungen. Eine rasche Verbreitung dieser schonenderen Anwendung war insbesondere bei kosmetisch geprägten Indikationen (*skin resurfacing*) die Folge [13]. Dennoch treten auch hier thermische Effekte mit Verschluss der papillären Kapillaren und trockener Abtragungsfläche auf, die als Gewebeschrumpfung und Wundgrundverfärbung sichtbar sind und bei tieferer Abtragung mit wiederholten Pulsserien kumulative Schädigungen mit nachteiligen Nekrosezonen zur Folge haben.
Im Gegensatz hierzu wurde die nahezu kalte Laserablation im Rahmen der Dermatologie ursprünglich in der Intention entwickelt, die Nachteile der mechanischen Dermabrasion zu umgehen und eine exakt steuerbare operative Abtragung der Haut an jeder Körperstelle zu ermöglichen, wobei gleichermaßen eine flächenhafte, im Gegensatz zur Dermabrasion aber auch umschriebene Anwendung realisierbar sein sollte und dennoch keine nennenswerten Hitzeschäden in Kauf genommen werden mussten. Nach anfänglichen experimentellen Versuchen mit unterschiedlichen gepulsten UV- und Infrarotlasern [26, 29] ist dieses Ziel schließlich durch den Einsatz der Erbium-YAG-Lasertechnologie in besonderem Maße gelungen, dessen Wellenlänge zehnfach stärker als diejenige des CO_2-Lasers im Gewebewasser absorbiert wird [21, 27]. Das System steht inzwischen in technisch ausgereifter und unterschiedlich modifizierbarer Form für einen breiten Einsatz in Klinik und Praxis zur Verfügung und wird den ursprünglich formulierten Ansprüchen an eine Laserablation voll gerecht [3, 30].
Beide Lasertypen (Erbium:YAG und CO_2) werden von einigen Operateuren heute auch kombiniert eingesetzt, um einerseits ein schädigungsarmes Abtragen der Oberfläche zu gewährleisten, andererseits aber auch thermisch-koagulative Pulse zusätzlich bei Bedarf, beispielsweise in der Faltenbehandlung oder Narbenbehandlung, applizieren zu können [19, 42, 62]. In dieser Intention wurde auch der Erbium:YAG-Laser dahingehend weiterentwickelt, mittels zusätzlicher subablativer Pulse thermische (nichtablative) Begleiteffekte im Gewebe, beispielsweise zur Hämostase, zu ermöglichen [22, 63]. Einige Operateure nutzen den ablativen Erbium:YAG-Laserpuls auch ergänzend nach CO_2-Laser-Resurfacing, um die hierdurch induzierte und für die Wundheilung nachteilige oberflächliche Nekrosezone wieder abzutragen. Allerdings wären die endgültig hiermit erreichte Wundtiefe und die Beschaffenheit des Wundgrundes dieselben, hätte man alternativ mit einem ablativen System alleine bis in das hierdurch erreichte Abtragungsniveau abgetragen. Es bleibt hier spekulativ, ob durch die vorausgehenden CO_2-Laserpulse die eingestrahlte Lichtenergie in den der Nekrosezone unmittelbar unterliegenden Koriumanteile derart in Wärme umsetzbar ist, dass hierdurch induzierte Schrumpfungsphänome das Ausmaß der anschließenden Fibrose im Rahmen der Regeneration vorteilhaft für das ästhetische Ergebnis beeinflussen.
Neuere Entwicklungen der Lasertechnologie verfolgen schließlich noch das Ziel, das dermale Bindegewebe transepidermal unter Aussparung des Oberflächenepithels mittels der eingestrahlten Lichtenergie bei gleichzeitiger Oberflächenkühlung selektiv aufzuheizen, um hier eine Kollagenschrumpfung zu erreichen. Neben Lasergeräten mit tieferreichenden Wellenlängen wie dem 1320-nm-Nd:YAG Laser, werden für dieses *subsurface collagen remodelling* auch hochenergetische Blitzlampen eingesetzt [16].

Vergleich der Methoden

Die Vorteile einer Dermabrasion sind in der Hand des erfahrenen und mit der Technik vertrauten Operateurs die vielseitige Anwendungsmöglichkeit. Vorteilhaft ist auch die Möglichkeit zu einem sehr raschen großflächigen Arbeiten. Günstig gestalten sich

ebenfalls die Anschaffungskosten für moderne Schleifgeräte, deren Motor und Antriebswelle unter Umständen auch für andere Einsatzbereiche (Dermatom zur Spalthautentnahme) genutzt werden können [29]. Störend kann insbesondere bei tieferem Schleifen der blutende Wundgrund empfunden werden, der andererseits aufgrund des Fehlens von Koagulationsschäden als Voraussetzung für eine rasche Reepithelisation wiederum vorteilhaft ist. Die Freisetzung von Blutpartikeln birgt das Risiko der Kontamination des Op-Personals und erfordert die Beachtung entsprechender Sicherheitskautelen. Ebenso ist bei hochtourigem Schleifen in Problemzonen mit einer erhöhten Verletzungsgefahr der entsprechenden Behandlungsareale zu rechnen. Nicht alle Lokalisationen sind daher einer risiko- und problemlosen Dermabrasion zugänglich. Auch ist die Tiefe der Abtragung mitunter schwer abschätzbar und damit einhergend das Narbenrisiko bei versehentlich zu tiefer Schleifung erhöht.
Im Gegensatz zur Dermabrasion ist der Laserstrahl an der gesamten Hautoberfläche prinzipiell sowohl für ein umschriebenes punktuelles Abtragen (fokussierter Strahl) einsetzbar, aber ebenso für ein großflächiges Entfernen läsionaler Haut (defokussierter Strahl). Durch die Verbreitung von Scannereinrichtungen lässt sich der Strahl zudem kontrolliert und rasch über definierte Flächen führen und das Arbeiten beschleunigen. Bei den thermischen Dauerstrichlasern ist die begleitende Karbonisation und Koagulation für ein trockenes Arbeiten günstig, für die Wundheilung und das Narbenrisiko nachteilig. Insbesondere bei großflächigen und tiefen Vaporisationen mit dem Dauerstrich-CO_2-Laser (Rhinophymabtragung, Tätowierungsbehandlung) war daher das Narbenrisiko im Vergleich zur Dermabrasion entsprechend hoch. Bei heutigen gepulsten CO_2-Lasern ist diese Gefahr bei kosmetischer Indikation (*skin resurfacing* bei Elastose, Falten) zwar vermindert, dennoch sind die Systeme aber aufgrund der kumulativen thermischen Begleitschäden bei tieferem Arbeiten mit entsprechenden Risiken der Hitzeschädigung behaftet. Die Laserablation mit dem gepulsten Erbium-YAG-Laser verhindert thermische Schädigungen im Gegensatz hierzu weitgehend, so dass die Verhältnisse bezüglich der Wundheilung mit derjenigen bei Dermabrasion vergleichbar sind [34, 50, 54, 58]. Im Gegensatz zu letzterer ist die Laserablation aber auch für alle delikaten Läsionen und an kritischen Lokalisationen einsetzbar wie im Halsbereich [17]. Ferner lässt sich die Hautoberfläche über größere Areale stufenweise kontrolliert und homogen in reproduzierbarer Dicke abtragen, so dass selbst sehr feine partielle Epithelentfernungen ohne Eröffnung des Koriums ermöglicht werden (Laserpeeling).

Indikationen

Für zahlreiche oberflächlich gelagerten Neu- und Fehlbildungen des Hautorgans können sowohl die Dermabrasion als auch die Laserabtragung eingesetzt werden (Tabelle 1). Im Idealfall stehen dem Operateur beide Optionen zur Auswahl, und er hat mit beiden Techniken ausreichend Erfahrung. Auch werden bei bestimmten Indikationen beide Verfahren komplementär eingesetzt, so zum Beispiel in der Behandlung von Narben.
Prinzipiell lassen sich heute alle einer Dermabrasion zugänglichen superfiziellen Läsionen auch durch eine flächenhafte Laserabtragung schichtweise entfernen. Auch seltenere Indikationen der Schleifbehandlung wurden zwischenzeitlich analog durch laserablative Techniken behandelt. Hierzu zählen beispielsweise das Abtragen chronisch-inveterierter Psoriasisplaques oder der Einsatz bei Morbus Hailey-Hailey [4, 6, 10]. Nachteilig sind lediglich ausgetrocknete Gewebeanteile (Zielchromophor-Gewebewasser) mit ungünstigen Absorptionsverhältnissen,

Tabelle 1. Vorzugsindikationen von Dermabrasion und Laserablation

	Derm-abrasion	**Laser-ablation**
Epidermale Nävi	+	+++
Kongenitale Nävi	++	++
Aknenarben	+	++
Elastotische Altershaut	++	+++
Morbus Favre-Racouchot	++	+++
Superfizielle Tätowierungen	++	++[a]
Keloide	+	+
Morbus Darier	+	++
Morbus Hailey-Hailey	+++	+++
Aktinische Keratosen	+	++
Aktinische Cheilitis	–	++
Syringome	–	++
Adenoma sebaceum	+	++
Epithelioma adenoides	+	++
Osteoma cutis	+	++
Senile Lentigines	+	+
Rhinophym	+	++

– ungeeignet; + prinzipiell geeignet; ++ gut geeignet; +++ sehr gut geeignet
[a] bei bestimmten Farben und schwarzblauen Laientätowierungen selektive Laserphotothermolyse

wodurch insbesondere beim vaporisierenden CO_2-Laser der abtragende Prozess durch rasch Dessikation des Wundgrundes behindert würde, zum Beispiel stark hyperkeratotische Anteile eines epidermalen Nävus. Die Laserabtragung kann aber an kritischen Stellen oder bei punktuell aggregierten Läsionen (Syringome, Adenoma sebaceum, weiche epidermale Nävi, Osteoma cutis) der Dermabrasion überlegen sein [31]. An Problemzonen der Dermabrasion (Augenlid, perioraler Bereich, Mamma, Handrücken, Genitalregion) lassen sich insbesondere durch die schonende Laserablation kontrolliert entsprechende Veränderungen abtragen, ohne die Verletzungsgefahr der Schleifbehandlung oder die thermische Schädigung der CO_2-Laservaporisation in Kauf nehmen zu müssen [17].

Bei verschiedenen altbewährten Indikationen der Dermabrasion kann diese jedoch in der Hand des geübten Operateurs einfacher, rascher und kostengünstiger als die Laserabtragung zum Ziele führen. Dies gilt vornehmlich bei der Abtragung hyperkeratotischer Areale (verruköse epidermale Nävi) oder oberflächlicher multikolorierter Tätowierungen, die einer selektiven Pigmentphotothermolyse nicht zugänglich oder für eine Exzision zu großflächig sind. Aber auch hier sind die Grenzen der Dermabrasion an Problemstellen erreicht. Im Falle von Tätowierungen ist zudem das flächenhafte Abschleifen mit unnötiger Tiefenpenetration auch an umgebenden Koriumanteilen methodentechnisch vorgegeben, während mittels Laserablation nach anfänglicher flächiger Abtragung punktuell weitergearbeitet werden kann. Dies gilt auch bei Morbus Darier, wo die kleinpapulösen follikulär tieferreichenden Anteile gezielter und schonender durch Laserablation erreicht werden können [32] oder analog bei Osteoma cutis [49].

Einige Indikationen des Schleifens sind inzwischen durch spezielle nichtablative Lasertechniken abgelöst, die eine gezielte Zerstörung absorbierender Chromophore (Hämoglobin, Melanin, Tätowierungspigmente) ermöglichen. So werden tief gelegene schwarzblaue Laientätowierungen bevorzugt mit gütegeschalteten Lasern (Alexandrit, Nd:YAG, Rubin) durch eine selektive Photothermolyse behandelt [32]. Während Schmutztätowierungen in der Frühphase einer Bürstenabrasion zugänglich sind, können bei Spätentfernung nur superfiziell gelagerte Einsprengungen durch die hochtourige Schleifbehandlung erreicht werden, während tiefere Partikel punktuell mittels Laserablation, Ministanzenexzision oder Pigmentphotothermolyse entfernt werden müssen [32].

Ebenso ist bei verschiedenen melaninhaltigen Pigmentläsionen eine selektive Pigmentphotothermolyse durch gütegeschaltete Laser der Schleifbehandlung, aber auch der Laserablation vorzuziehen. Dies gilt insbesondere bei Patienten mit Nävus Ota, bei denen auch kombiniert mit Peelingverfahren Schleifbehandlungen eingesetzt wurden und die heute mittels güteschaltetem Nd:YAG-Laser oder Rubinlaser erfolgreich behandelt werden können [32], aber auch für flächenhaft aggregierte Lentigines in Problemzonen der Dermabrasion (Handrücken). Auch Teleangiektasien sind heute kaum noch eine Indikation für die Dermabrasion, sondern können in geeigneter Ausprägung und Lokalisation auch oberflächlich photokoaguliert werden (Argonlaser, KTP-Laser) oder bei flächenhaft aggregiertem Auftreten mittels Photothermolyse (gepulster Farbstofflaser) selektiv zerstört werden.

Die Dermabrasion im Gesichtsbereich ist sowohl bei Aknenarben als auch bei aktinischen Spätfolgen heute weitgehend durch das Verfahren des *Laserpeeling* (Epithelabtragung) oder des bis in das Korium reichende *skin resurfacing* abgelöst worden. Insbesondere der gepulste CO_2-Laser hat für diese Indikation in verschiedenen Varianten eine weite Verbreitung unter Dermatologen und plastischen Chirurgen gefunden [8, 13, 20, 60]. Allerdings bevorzugen wir für beide Indikationen den Einsatz der Laserablation mittels Erbium-YAG-Lasers, um möglichst thermische Begleitschäden und das Risiko posttherapeutischer Pigmentverschiebung insbesondere bei diesbezüglich gefährdeten Hauttypen zu vermeiden [34, 36, 51]. Vorteilhaft ist hierbei wiederum die im Gegensatz zur Dermabrasion problemlose Einsatzmöglichkeit des Erbiumlasers in periokulären, perioralen und zervikalen Hautarealen. Nach Auffassung zahlreicher mit dem gepulsten CO_2-Laser vertrauten Operateure ist für ein *Resurfacing* von Falten die im Rahmen der thermischen Begleitwirkung erzielte Schrumpfung des kollagenen Bindegewebes mit nachfolgender Fibrose für eine glättende Wirkung vorteilhaft und daher der CO_2-Laser entweder in Kombination mit dem Erbium-Laser (ergänzende thermische Pulsfolge) oder alleine für eine Faltenbehandlung zu bevorzugen [13, 60]. Alternativ wird heute in der gleichen Vorstellung auch der Erbium:YAG-Laser im thermischen subablativen Modus zusammen mit ablativen Pulsen kombiniert. Allerdings sind vergleichende Untersuchungen bezüglich der Ergebnisse mit beiden Techniken sowohl in der Behandlung aktinischer Spätfolgen als auch bei Aknenarben und auch im Vergleich mit der Dermabrasion widersprüchlich, da sich die genauen Schädigungstiefen mit den unterschiedlichen Systemen schwer abschätzen und vergleichen lassen und auch die Kriterien zur subjektiven und objektiven Nachbeurteilung meist fehlen [23, 25, 45, 47]. Es wird jedoch deutlich, dass eine vermehrte Schädigung (tiefere Ablation, zusätzliche thermische Einflüsse) zu besseren Ergebnissen führen kann, andererseits aber auch vermehrt Risiken und postoperative Wundheilungsverzögerungen in Kauf zu nehmen sind. Ebenso ist noch unklar, ob eine reine Schädigung des dermalen Bindegewebes ohne Abtragung der Oberfläche gleiche Ergebnisse herbeiführen kann (*subsurface collagen modelling*).

Komplikationsmöglichkeiten bei Dermabrasion und Laserabtragung

Nur durch eine sorgfältige Patientenaufklärung und standardisierte Vor- und Nachbetreuung sowie Beachtung der Sicherheitskautelen im Umgang mit der Dermabrasion oder Lasertechnologie lassen sich Begleitkomplikationen, die grundsätzlich sowohl im Rahmen der Dermabrasion als auch der Laserablation auftreten können, sicher verhindern. Ebenso sind die Patientenselektion und korrekte Indikationsstellung unter Kenntnis der Möglichkeiten und Grenzen aller hautabtragender Verfahren bei verschiedenen Diagnosen und potentiellen Einsatzgebieten eine essentielle Voraussetzung für eine erfolgreiche und risikoarme Arbeit. Tabelle 2 fasst die im Rahmen einer operativen Hautabtragung mit den unterschiedlichen Techniken der Ablation oder Vaporisation beschriebenen Komplikationsmöglichkeiten zusammen. Mit diesen Nebenwirkungen ist je nach Ausdehnung und Tiefe des Eingriffes in unterschiedlicher Häufigkeit zu rechnen. Abzugrenzen von den unterschiedlichen Früh- und Spätkomplikationen sind eine Reihe von Schäden durch die Begleitumstände des jeweiligen operativen Verfahrens im Rahmen der Vorbehandlung, perioperativen Medikation, Lokalanästhesie, oder Nachsorge, die es ebenfalls zu berücksichtigen gilt [35].

Frühkomplikationen

Hierzu zählen methodenbedingte Komplikationsmöglichkeiten, die im Falle der Dermabrasion Verletzungsmöglichkeiten für den Patienten und das Personal durch unsachgerechten Umgang mit den Schleifinstrumenten beinhalten (mechanische Gewebedestruktionen, tiefe Exkoriationen, Riss-Quetsch-Wunden), im Falle der Laserabtragung in erster Linie

Tabelle 2. Komplikationsmöglichkeiten bei operativer Hautabtragung

	Dermabrasion	Laserablation/Vaporisation	
		Superfiziell	Tief
Frühkomplikationen			
Mechanisches Gewebetrauma	++		
Thermisches Gewebetrauma	+		++
Ödeme	+	(+)	++
Brennen/Schmerzen	+	+	++
Superinfektionen	+	+	++
Akne Exazerbation			+
Postoperative Erytheme	+	+	+
Temporäre Hyperpigmentierungen	+	(+)	+
Linear streaks			+
Temporäre Gefäßproliferationen			+
Pruritus	+	+	+
Hyperreagibilität/Fragilität	(+)	(+)	+
Bullöse Reaktionen			+
Spätkomplikationen			
Persistierende Erytheme	+	(+)	+
Hyperpigmentierungen	++	+	++
Späthypopigmentierungen	+	+	++
Atrophien	+	+	+
Milien	+	+	
Keloide	+		+
Ektropium			+
Hypertrichosen	+		

mit thermischen Gewebeschädigungen in Zusammenhang stehen. Die Möglichkeit von Verbrennungsschädigungen und konsekutiven Narbenbildungen sind insbesondere bei vaporisierenden CO_2-Lasern mit begleitender Gewebekoagulation, aber auch bei übertriebenem Einsatz des gepulsten CO_2-Lasers gegeben. Hier wurde neben Verbrennungsschäden an der Haut zum Beispiel auch über thermische Begleitschäden der Sklera bei *resurfacing* der Lidhaut berichtet [57]. Reibungshitze kann aber auch bei Dermabrasionen mit ungeeigneten Schleifkörpern und Tourenzahlen vor allem an der Stirn über der Schädelkalotte und bei fehlender Kühlung (Spülflüssigkeit) leichter auftreten und hier zu Schädigungen führen. Weitere Frühkomplikationen ergeben sich unabhängig von der Methode in unterschiedlicher Häufigkeit je nach Abtragungstiefe und Hauttyp. Hierzu zählen prolongierte postoperative Erytheme, temporäre Hyperpigmentierungen (auch streifenförmig bei überlappenden Lasertechniken), Ödeme und subjektive Beschwerden (Schmerzen, Brennen) [8, 43]. Temporäre postoperative Erytheme sind bei allen Techniken obligat und variieren in ihrer Dauer von wenigen Tagen (Laserpeeling, oberflächliches Schleifen) bis hin zu mehreren Monaten nach tieferreichender CO_2-Laserabtragung. Nahezu obligat treten ebenfalls schädigungsabhängig Ödeme und brennende Sensationen innerhalb der ersten postoperativen Woche auf. Seltener kommt es zu therapiebedürftigen Schmerzen. Einzelberichte betreffen beispielsweise das unerklärte Auftreten von postoperativen Blasen oder vorübergehende flächenhafte Verrucae vulgares nach CO_2-*resurfacing* [2, 59]. Unter den Infektionen sind aber insbesondere virale Superinfektionen durch Herpes simplex gefürchtet. Diese zählten nicht zu den typischen Risiken der Dermabrasion, wurden aber speziell im Falle des mit thermischen Schädigungen einhergehenden CO_2-Laser-*skin resurfacing* beschrieben und sind hier durch eine entsprechende antivirale Begleitbehandlung zu vermeiden, die im Gegensatz zur früheren Ära der Dermabrasion heute zur Verfügung steht. Bakterielle Infektionen mit Staphylokokken zeigen sich als Impetiginisation, aber auch die Infektionen mit gramnegativen Keimen und mit Methicillin-resistenten Staphylococcus-aureus-Stämmen (MRSA) wurde beschrieben [7]. Hier kann topisch Mupirocin-Salbe eingesetzt werden, systemisch wird die Gabe von Minocyclin in Kombination mit Rifampicin empfohlen. Eine weitere Infektionsquelle stellen Besiedelungen der Wundfläche mit Candida-Hefen dar. In nahezu allen Fällen wird mehr oder weniger starker Pruritus während der Zeit der Reepithelisation angegeben, der in schwereren Fällen Anlass zu artifiziellen Kratzexkoriationen geben kann und daher systemisch mit Antihistaminika und lokal mit Steroidexterna kurzfristig supprimiert werden sollte [15, 43]. Milien und subkorneale akneiformer Pusteln sind nicht nur bei Dermabrasion sondern analog auch bei Laserablation und Vaporisation häufig innerhalb der ersten 2–3 Wochen postoperativ zu beobachten und topisch mechanisch zu entfernen oder auch mit 0.025% Retinsäurepräparaten zu therapieren. Bei entsprechendem Keimnachweis und Pusteln kann eine systemische Antibiotikagabe indiziert sein. Transiente Hyperpigmentierungen entwickeln sich sowohl nach Dermabrasion als auch nach CO_2-Laservaporisation insbesondere in pigmentierter Haut (Typ III bis IV) [15]. In diesen Fällen sind eine entsprechende Hydrochinon- und Vitamin-A-Säure-haltige Vorbehandlung und ein oberflächliches *resurfacing* mit dem Er:YAG Laser zu bevorzugen [15, 43]. Bei überlappender Technik des CO_2-*resurfacings* sind streifenförmige Pigmentierungen zu befürchten (*linear streaks*) [15]. Eine generelle Überempfindlichkeit der Gesichtshaut gegenüber Externa unterschiedlichster Galenik (Sonnenschutzmittel, Kosmetika, Seifen) kann auch ohne Nachweis einer Typ-IV-Sensibilisierung insbesondere nach tieferer Laservaporisation noch über mehrere Wochen nach Reepithelisation beobachtet werden [15].

Spätkomplikationen

Hier sind die früher bereits bei Dermabrasionen beschriebenen Spätfolgen in Abhängigkeit von der Tiefenschädigung, Anwendungsart und Lokalisation ebenfalls für die Laserabtragungen gültig [14, 39]. Prinzipiell ist mit tiefreichender korialer Schädigung und bei thermischen Begleitschäden (Laservaporisation) mit einer entsprechend verzögerten Wundheilung und mit Narben zu rechnen [52]. Persistierende Hyperpigmentierungen sind selten und eher bei diesbezüglich gefärdeten Hauttypen oder in Problemlokalisationen, zum Beispiel perimammär, zu erwarten, bei denen tieferreichende thermische Verfahren ohnehin abgelehnt werden müssen. Hypopigmentierungen hingegen können alle Hauttypen betreffen. Sie entwickeln sich gewöhnlich erst später nach Abblassen der Erytheme und werden als Spätfolge zum Teil auch erst nach vielen Monaten sichtbar (*alabaster skin*) [40]. Atrophe Narben treten ebenfalls gehäuft in Verbindung mit Pigmentverlust und texturaler Veränderung der Hautoberfläche sowohl nach Dermabrasion als auch nach *resurfacing* in Erscheinung. Hypertrophe Narben haben im Gegensatz zu Keloiden eine spontane Besserungstendenz. Mit dem Auftreten von Keloiden ist sowohl nach tiefreichender Dermabrasion als auch nach thermisch schädigender vaporisierender Laseranwendung als Verbrennungsfolge zu rechnen [20], insbesondere in diesbezüglich prädestinierten Körperarealen und Gesichtsbereichen. Früher wurden sie besonders häufig nach CO_2-Laservaporisationen oder tieferreichender Dermabrasion von Schmucktätowierungen beobachtet. Aber auch im Rahmen des *resurfacing* sind kritische Regionen (Handrücken, zervikal) für vaporisierende Techniken oder eine entsprechende Dermabrasio ungeeignet und hier gegebenenfalls eine oberflächliche kalte Ablation in Betracht zu ziehen.

Literatur

1. Ayhan S, Bran CN (1998) Combined chemical peeling and dermabrasion for deep acne and posttraumatic scars as well as aging face. Plast Reconstr Surg 102: 1238–1246
2. Alora MB, Dover JS (2000) Spontaneous bullae over laser resurfaced skin. J Am Acad Dermatol 42: 288–290
3. Alster TS (1999) Clinical and histological evaluation of six Erbium:YAG lasers for cutaneous resurfacing. Lasers Surg Med 24: 87–92
4. Asawanonda P, Anderson RR, Taylor CR (2000) Pendulaser carbon dioxide resurfacing laser versus electrodesiccation with curettage in the treatment of isolated, recalcitrant psoriatic plaques. J Am Acad Dermatol 42: 660–666
5. Baker TM (1998) Dermabrasion as a complement to aesthetic surgery. Clin Plast Surg 25: 81–88
6. Beier Ch, Kaufmann R (1999) Erbium:YAG laser ablation of Darier's and Hailey-Hailey's disease. Arch Dermatol 135: 423–427
7. Bellmann B, Brandt FS, Holtmann M, Bebell WR (1998) Infection with methicillin-resistant Staphylococcus aureus after carbon dioxide resurfacing of the face: successful treatment with minocycline, rifampicin, and mupiricin ointment. Dermatol Surg 24: 279–281
8. Bernstein LJ, Kauvar AN, Grossman MC, Geronemus RG (1997) The short-term and long-term side effects of carbon dioxide laser resurfacing. Dermatol Surg 23: 519–525
9. Bjerring P, Zachariae H (1997) The flashlamp-pumped dye laser and dermabrasion in psoriasis – further studies on the reversed Kobner phenomenon. Acta Derm Venereol 77: 59–61
10. Boehncke WH, Ochsendorf FR, Wolter M, Kaufmann R (1999) Ablative technique in psoriasis vulgaris resistant to conventional techniques. Dermatol Surg 25: 618–621
11. Campbell JP, Terhune MH (1998) An ultrastructural comparison of mechanical dermabrasion and carbon dioxide laser resurfacing in the minipig model. Arch Otolaryngol 124: 758–760
12. Coleman WP, Yarborough JM (1996) Dermabrasion for prophylaxis and treatment of actinic keratoses. Dermatol Surg 22: 17–21
13. Fitzpatrick RE, Goldman MP, Satur NM, Tope WD (1996) Pulsed carbon dioxide laser resurfacing of photoaged facial skin. Arch Dermatol 132: 395–402
14. Fulton JE (1996) Dermabrasion, chemabrasion, and laserabrasion. Historical perspectives, modern dermabrasion techniques, and future trends. Dermatol Surg 22: 619–628
15. Fulton JE (1998) Complications of laser resurfacing: methods of prevention and management. J Dermatol Surg 24: 91–99
16. Goldberg DJ, Cutler KB (2000) Nonablative treatment of rhytides with intense pulsed light. Lasers Surg Med 26: 196–200
17. Goldman MP (1999) Laser resurfacing of the neck with the erbium:YAG laser. Dermatol Surg 25: 164–168
18. Goldman MP, Marchell N, Fitzpatrick RE (2000) Laser skin resurfacing of the face with a combined CO_2/Er:YAG Laser. Dermatol Surg 26: 102–104
19. Goodmann GJ (1998) Carbon dioxide laser resurfacing: preliminary observations on short-term follow-up: a subjective study of 100 patients' attitudes and outcomes. J Dematol Surg 24: 665–672
20. Grossman AR, Majidian AM, Grossman PH (1998) Thermal injuries as a result of CO_2 laser resurfacing. Plast Reconstr Surg 102:1247–1252
21. Hibst R, Kaufmann R (1991) Effects of laser parameters on pulsed erbium:YAG laser skin ablation. Lasers Med Sci 6: 391–397
22. Hibst R, Stock K, Kaufmann R (1997) Ablation and controlled heating of skin with the Er:YAG Laser. 17th Annual Meeting. American Soc Laser Medicine and Surgery. Lasers Surg Med 9: 40
23. Holmkvist KA, Rogers GS (2000) Treatment of perioral rhytides: a comparison of dermabrasion and superpulsed carbon dioxide laser. Arch Dermatol 136: 725–731
24. Jordan R, Cummins C, Burls A (2000) Laser resurfacing of the skin for the improvement of facial acne scarring: a systematic review of the evidence. Br J Dermatol 142: 413–423
25. Kahn AM, Cohen MJ (1995) Vitiligo: treatment by dermabrasion and epithelial sheet grafting. J Am Acad Dermatol 33: 646–648
26. Kaufmann R, Hibst R (1989) Pulsed erbium:YAG and 308nm UV-excimer laser: an in vitro and vivo study of skin-ablative effects. Lasers Surg Med 9: 132–140
27. Kaufmann R, Hibst R (1990) Pulsed 2.94µm erbium-YAG laser skin ablation: experimental results and first clinical application. Clin Exp Dermatol 15: 389–393
28. Kaufmann R, Landes E (1992) Dermatologische Operationen, 2. Aufl. Thieme, Stuttgart
29. Kaufmann R, Hartmann A, Hibst R (1994) Cutting and skin-ablative properties of pulsed mid-infrared laser surgery. J Dermtol Surg Oncol 20: 112–118
30. Kaufmann R, Hibst R (1996) Clinical evaluation of Er:YAG lasers in cutaneous surgery. Lasers Surg Med 19: 324–330
31. Kaufmann R (1997) Stellenwert der Lasertherapie bei Pigmentläsionen. In: Landthaler M, Hohenleutner U

(Hrsg) Operative Dermatologie im Kindes- und Jugendalter. Blackwell, Berlin, S 23–28
32. Kaufmann R (1998) Lasertherapie von Tätowierungen. Hessisches Ärtzebl 59:57–59
33. Kaufmann R, Beier C (1998) Narben-Korrekturmöglichkeiten mit dem Laser. In: Mang WL, Kokoschka EM (Hrsg) Ästhetische Chirurgie, Band II. Einhorn Presse, Reinbek, S 20–25
34. Kaufmann R (2000) Klassische Dermabrasion versus Laserverfahren. In: Plettenberg A, WN Meigel, I Moll (Hrsg) Dermatologie an der Schwelle zum neuen Jahrtausend. Aktueller Stand von Klinik und Forschung. Springer, Berlin, S 669–672
35. Kaufmann R, Beier C (2000) Fehler und Risiken der Hautablation. In: Bull HG, Mang WL (Hrsg) Ästhetische Chirurgie, Band III. Einhorn Presse, Reinbek (im Druck)
36. Kim JW, Lee JO (1997) Skin resurfacing with laser in Asians. Aesthetic Plast Surg 21: 115–117
37. Kunachak S, Kunachakr S (1996) Dermabrasion is an effective treatment for acquired bilateral nevus of Ota-like macules. Dermatol Surg 22: 559–562
38. Kurtin A (1953) Corrective surgical planing of the skin. Arch Dermatol Syph 68: 389–395
39. Landes E (1984) Dermabrasion, eine vielseitige Therapieform. In: Müller RPA, Friederich H C, Petres J (Hrsg) Operative Dermatologie im Kopf-Hals-Bereich. Springer, Berlin, S 295–302
40. Laws RA, Finley EM, McCollough, ML Grabski WJ (1998) Alabaster skin after carbon dioxide laser resurfacing with histologic correlation. Dermatol Surg 24: 633–636
41. Manuskiatti W, Fitzpatrick RE, Goldman MP (2000) Treatment of facial skin using combinations of CO_2, Q-switched alexandrite, flashlamp-pumped pulsed dye, and Er:YAG lasers in the same treatment session. Dermatol Surg 26: 114–120
42. Metz RD (1996) A comparison of wire brush and diamond fraise superficial dermabrasion for photoaged skin. J Am Acad Dermatol 34: 235–243
43. Nanni CA, Alster T (1998) Complications of carbon dioxide laser resurfacing. An evaluation of 500 patients. Dermatol Surg 24: 315–320
44. Nehal KS, Levine VJ (1998) Comparison of high-energy pulsed carbon dioxide laser resurfacing and dermabrasion in the revision of surgical scars. Dermatol Surg: 24: 647–650
45. Nelson BR, Fader DJ (1995) The role of dermabrasion and chemical peels in the treatment of patients with xeroderma pigmentosum. J Am Acad Dermatol 32: 623–626
46. Netscher DT, Sharma S (1996) Adult-type colloid milium of hands and face successfully treated with dermabrasion. South Med J 89: 1004–1007
47. Newman JB, Lord SL, Ash K, McDaniel DH (2000) Variable pulse erbium:YAG laser resurfacing of perioral rhytides and side-by-side comparison with carbon dioxide laser. Lasers Surg Med 26: 208–214
48. Ocampo-Candiani J, Silva-Siwady G (1996) Dermabrasion in xeroderma pigmentosum. Dermatol Surg 22: 575–577
49. Ochsendorf FR, Kaufmann R (1998) Erbium:YAG laser assisted treatment of miliary osteoma cutis. Br J Dermatol 138: 371–372
50. Perez MI, Bank DE, Silvers D (1998) Skin resurfacing of the face with the erbium:YAG laser. Dermatol Surg 24: 653–659
51. Polnikorn N, Goldberg DJ, Suwanchinda A, Ng SW (1998) Erbium:YAG laser resurfacing in Asians. Dermatol Surg 24: 1303–1307
52. Ragland HP, McBurney E (1996) Complications of resurfacing. Semin Cutan Med Surg 15: 200–207
53. Rompel R, Moser M (1997) Dermabrasion of congenital nevocellular nevi: experience in 215 patients. Dermatology 194: 261–267
54. Ross EV, Naseef GS, McKinlay JR, Barnette DJ, Skrobal M, Grevelink J, Anderson RR (2000) Comparison of carbon dioxide laser, erbium:YAG laser, dermabrasion, and dermatome: a study of thermal damage, wound contraction, and wound healing in a live pig model: implications for skin resurfacing. J Am Acad Dermatol 42: 92–105
55. Runne U, Wolter M, Kaufmann R (1997) Erfolgreiche Behandlung ausgedehnter kongenitaler superfizieller Lymphangiome mit Dermabrasion. In: Landthaler M, Hohenleutner U (Hrsg) Operative Dermatologie im Kindes- und Jugendalter. Blackwell, Berlin, S 228–232
56. Schreus HTh (1950) Hochtouriges Schleifen der Haut (Ein neues Behandlungsverfahren). Z Hautkr 8: 151–156
57. Spelsberg H, Hering P, Reinhard T, Sundmacher R (2000) Bilateral scleral thermal injury: complication after skin laser resurfacing. Arch Ophthalmol 118: 848–850
58. Teikemeier G, Goldberg DJ (1997) Skin resurfacing with the erbium:YAG laser. Dermatol Surg 23: 685–687
59. Torezan LA, Osorio N, Neto CF (2000) Development of multiple warts after skin resurfacing with CO_2 laser. Dermatol Surg 26: 70–72
60. Weinstein C (1998) Carbon dioxide laser resurfacing. Long-term follow-up in 2123 patients. Clin Plast Surg 25: 109–130
61. Weinstein C (2000) Simultaneously combined Er:YAG and carbon dioxide laser (derma K) for skin resurfacing. Clin Plast Surg 27: 273–285
62. Wirth H, Schnyder UW, Osswald F, Sheikh M (1979) Korrektive und kurative Indikation der Dermabrasio. In: Salfeld K (Hrsg) Operative Dermatologie. Springer, Berlin, S 245–250
63. Zachary CB (2000) Modulating the Er:YAG laser. Lasers Surg Med 26: 223–226

Melanom

Resektionsabstand und Vorposten-Lymphknoten: aktuelle Empfehlungen zur operativen Therapie

Birger Konz und Birgit Wörle

Die therapeutische Größe des Resektionsabstandes sowie die Behandlung der regionalen Lymphknotenstationen wurden in der operativen Therapie maligner Melanome im klinischen Stadium I und II in den letzten 30 Jahren ausgiebig und teilweise kontrovers diskutiert. Im Rahmen dieser Diskussion traten zwei wichtige Punkte in den Vordergrund. Für den Verlauf und die Prognose der Melanomerkrankung wurden die Tumordicke sowie der Zustand der regionalen Lymphknotenstationen bei der operativen Erstbehandlung des Melanoms als entscheidende Parameter herausgestellt. Die zu beiden Komplexen durchgeführten Studien erbrachten im Gegensatz zu früher eine rational begründete chirurgische Vorgehensweise für die malignen Melanome. Der aktuelle Stand soll im Folgenden dargestellt werden.

Resektionsabstand

Bis in die achtziger Jahre des letzten Jahrhunderts war es üblich maligne Melanome mit einem großen Sicherheitsabstand bei der Primäroperation zu behandeln. Erste konkrete Angaben über den Resektionsabstand finden sich bei Handley 1907 [14], der in einer ausführlichen Arbeit seine Beobachtungen aufgrund der Autopsie eines Patienten mit einem metastasierenden Melanom darlegte. Er kommt zu dem Schluss, dass maligne Melanome im Bereich der Haut mit 1 inch (2,5 cm), im Bereich des subkutanen Fettgewebes mit 2 inch unter Mitnahme der Muskelfaszie operiert werden sollen (Abb. 1). Durch dieses Vorgehen sollten mehrere Ziele erreicht werden: Komplette Tumorentfernung; Entfernung von Mikrosatelliten; Vermeidung von Lokalrezidiven und Verlängerung der Überlebenszeit.

In den folgenden Jahrzehnten waren jedoch die Empfehlungen für die lokale operative Behandlung maligner Melanome der Haut sehr unterschiedlich. Als Ursache für diese widersprüchlichen Behandlungsvorschläge waren die unterschiedlichen klinischen Stadien bei der Ersttherapie, meist lagen fortgeschrittene Tumoren mit metastatischer Absiedlung in das regionale Lymphabflussgebiet vor, sowie das Nichtvorhandensein therapeutischer beziehungsweise prognostischer Studien. Erst die genaue klinische Klassifikation der malignen Melanome [7] und die Erkenntnis, dass die Prognose von der Tumordicke abhängig ist [5] schufen die Voraussetzung für die Initiierung prognostisch angelegter Studien. Das Gupta publizierte 1977 eine erste Studie unter Berücksichtigung dieser Kriterien, wobei für die Exzision des Primärtumors ein Resektionsabstand von 5 cm zugrunde gelegt wurde [13].

Komplette Tumorentfernung

Die Wahrscheinlichkeit der histologisch nachweisbaren Totalexzision wächst mit der Zunahme des Re-

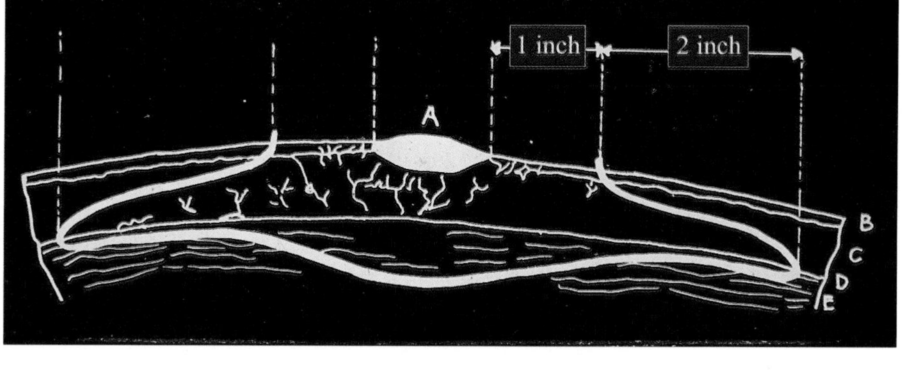

Abb. 1. Resektionsschema nach Handley [14]. *A* Malignes Melanom, *B* Epidermis, *C* Korium und Subkutis, *D* Muskelfaszie, *E* Muskulatur

sektionsabstandes. Hierbei erhebt sich die Frage, wie groß der Randsaum sein muss um alle Tumorzellen zu entfernen und Rezidive zu vermeiden [1, 31]. Eigene Untersuchungen bei 672 Nachexzidaten von nodulären und oberflächlich spreitenden malignen Melanomen ergaben, dass über einen Resektionsabstand von 1 cm hinaus keine Tumorzellen histologisch nachweisbar waren. Zitelli et al. [32] untersuchten mittels mikrographischer Chirurgie 553 primäre kutane Melanome hinsichtlich der subklinischen Ausdehnung des Tumors. Dabei fanden die Autoren, dass 83% der Melanome mit einem Resektionsabstand von 6 mm entfernt waren, 95% mit einem solchen von 9 mm und 97% mit einem Abstand von 1,2 cm (Tabelle 1). Als Konsequenz dieser Untersuchungen wird für die chirurgische Praxis bei malignen Melanomen an Rumpf und Extremitäten ein Resektionsabstand von 1 cm empfohlen, wenn deren horizontaler klinischer Durchmesser kleiner als 2 cm ist. Für Melanome mit einem klinischen Durchmesser größer als 2 cm wird ein Resektionsabstand von 1,5 cm vorgeschlagen. Dieser Abstand wird auch bei Lokalisationen am Kopf, den Händen und den Füßen als ausreichend angesehen. Für maligne Melanome mit einem klinischen horizontalen Durchmesser von größer 3 cm wird eine Exzision mit einem Resektionsabstand von 2,5 cm empfohlen. Breuninger et al. [6] fanden bei der histologischen Untersuchung mittels Schnittrandkontrolle, dass bei oberflächlich spreitenden und nodulären Melanomen Tumorzellnester sich in 92% innerhalb eines 6 mm breiten Randsaumes jenseits der eigentlichen Tumorgrenzen befanden. Dies war bei oberflächlich spreitenden Melanomen deutlicher als bei nodulären Melanomen (Tabelle 2). Breuninger et al. weisen darauf hin, dass bei Lentigo-maligna-Melanomen (LMM) und akrolentiginösen Melanomen (ALM) die Tumorzellen deutlich weiter in der Tumorumgebung verteilt waren, so dass bei diesen beiden Melanomtypen prinzipiell eine mikrographische Chirurgie zu empfehlen ist.

Als Schlussfolgerung dieser Publikationen kann davon ausgegangen werden, dass mit Ausnahme von LMM und ALM mit einem Resektionsabstand von 1,5 cm maligne Melanome mit großer Sicherheit histologisch im Gesunden entfernt sind.

Tabelle 1. Resektionsabstand (RA) primärer maligner Melanome. (Zitelli et al. 1997 [32])

Resektionsabstand	Exzision in toto
6 mm	83%
9 mm	95%
12 mm	97%
Lokalisation: Kopf, Hals, Akren	RA = 1,5 cm
Tumordurchmesser: > 3 cm	RA = 2,5 cm

Tabelle 2. Anzahl der Tumorzellnester in der Umgebung des Primärtumors. (Breuninger et al. 1999 [6])

Tumorzellnester RA = 1 cm	SSM *n* = 34	NMM *n* = 5
6–9	5	–
3–5	7	–
2	4	1
1	6	1
0	12	3

Entfernung von Mikrosatelliten

Das Auftreten von Mikrosatelliten in der Tumorumgebung ist Ausdruck einer meist lymphogenen Metastasierung des Primärherdes in die direkte Tumorumgebung. Dieses Ereignis tritt meist mit zunehmender Tumordicke auf [12]. Das Auftreten von klinischen oder mikroskopisch sichtbaren Satelliten in der Umgebung des primären Melanoms muss biologisch mit dem Auftreten von In-transit-Metastasen gleichgesetzt werden. Mikroskopische Satelliten werden heute als Tumorzellnester definiert, die einen Durchmesser von größer als 0,05 mm aufweisen und sich in der direkten Umgebung der maximalen Tumordicke befinden, von diesen aber histologisch deutlich getrennt sind [4]. Das Auftreten von Mikrometastasen kann als ein prognostisch ungünstiges Zeichen angesehen werden und als Hinweis gelten, dass die Melanomerkrankung den Primärort überschritten hat. Der weitere Verlauf ist durch größere Resektionsabstände nicht zu beeinflussen, da die Erkrankung als klinisches Stadium III einzuordnen ist.

Vermeidung von Lokalrezidiven

Echte Lokalrezidive setzen eine inadäquate Tumorresektion voraus und sollten bei Einhaltung der aktuellen Richtlinien der Melanomchirurgie nicht vorkommen [17]. In einer großen Literaturstudie von Urist et al. [28] wird die Häufigkeit mit 3,2% angegeben. Dies ist darauf zurückzuführen, dass in der Literatur der Begriff Lokalrezidiv nicht klar definiert ist. So wird als Lokalrezidiv jegliches neuerliche Tumorwachstum in der Narbe, unterhalb eines Transplantates oder innerhalb eines 3 cm breiten Streifens um

Tabelle 3. Angaben über die Häufigkeit von Lokalrezidiven in der Literatur

	RA klein	RA groß	Gesamt (%)
Veronesi 1991	4	0	0,7
Balch 1993	2	4	0,9
Ringborg 1996	3	4	1,2
Karakousis 1996	10	12	2,8

RA Resektionsabstand

eine großzügige Exzision bezeichnet [16]. Aufgrund der unterschiedlichen Definitionen ist es schwierig zu entscheiden, ob die Ursache für ein Lokalrezidiv zurückgebliebene Melanomzellen bei unzureichendem Resektionsabstand sind oder ob die Ursache in der Absiedlung zirkulierender Melanomzellen zu suchen ist, die als erstes Zeichen einer allgemeinen Metastasierung gelten kann. Heenan und Ghaznawie [15] konnten in einer retrospektiven histologischen Studie zeigen, dass in 90 % Melanommetastasen im Bereich der Primäroperation als Lokalrezidiv fehlinterpretiert wurden. Sie vermuten, dass Narben ein besonders günstiges Terrain für die Entwicklung von Metastasen sind. Tabelle 3 gibt eine Übersicht über die prozentuale Häufigkeit von Lokalrezidiven in der neueren Literatur. Die Schwankungsbreite der prozentualen Häufigkeit ist vermutlich auf die unterschiedliche Beurteilung beziehungsweise Definition zurückzuführen. Letztendlich lässt sich feststellen, dass Lokalrezidive äußerst selten sind und für die Festlegung des optimalen Resektionsabstandes wenig aussagekräftig, da in den zitierten Studien in der Regel mit Resektionsabständen von größer als 2 cm therapiert wurde [8].

Verlängerung der Überlebenszeit

In allen prospektiven, randomisierten Studien wird keine signifikant feststellbare Beziehung zwischen der Größe des Resektionsabstandes und der Verlängerung der Überlebenszeit von Melanompatienten deutlich. Bezogen auf den Primärtumor mit klinischem Stadium I und II ist für die Prognose der Melanomerkrankung die Tumordicke ein wesentlicher Parameter. Die Beziehungen zwischen Tumordicke, Resektionsabstand und Überlebenszeit wurden in zahlreichen Studien untersucht [21]. Auf drei Arbeiten wird kurz verwiesen. In der retrospektiven randomisierten Studie von Veronesi et al. [29] wurden zwei Patientengruppen (305 und 307 Patienten, Tumordicke 1 mm) mit einem Resektionsabstand von 1 beziehungsweise 3 cm operiert. Die Achtjahresüberlebensrate zeigte keine signifikanten Unterschiede (Tabelle 4). Die Studie von Balch et al. [3] untersuchte zwei Patientengruppen (244 und 242 Patienten, mittlere Tumordicke 1,8 mm), die mit einem Resektionsabstand von 2 cm beziehungsweise 4 cm behandelt wurden. Die Fünfjahresüberlebensraten in beiden Gruppen zeigten keine signifikanten Unterschiede (Tabelle 5). Die Studie der schwedischen Melanomgruppe um Ringborg et al. [25] behandelte 769 Patienten mit Extremitäten- und Rumpfmelanomen, die in zwei Gruppen mit einer mittleren Tumordicke von 1,2 mm aufgeteilt wurden (Tabelle 6). Die eine Gruppe wurde mit einem Resektionsabstand von 2 cm, die andere mit einem solchen von 5 cm chirurgisch behandelt. Auch hier fanden sich in beiden Gruppen keine signifikanten Unterschiede in der Fünfjahresüberlebensrate.

Tabelle 4. Resektionsabstand, Tumordicke und Überlebensrate. (Studie Veronesi u. Cascinelli 1991 [29])

Resektionsabstand 1 cm	612 Patienten	Resektionsabstand ≥3 cm
305 Patienten, TD = 0,99 mm 8 Jahre ÜLR 89,6 %		307 Patienten, TD = 1,02 mm 8 Jahre ÜLR 90,3 %

ÜLR Überlebensrate

Tabelle 5. Resektionsabstand, Tumordicke und Überlebensrate. (Studie Balch et al. 1993 [3])

Resektionsabstand 2 cm	486 Patienten	Resektionsabstand 4 cm
244 Patienten, TD = 1 – 4 mm Mittel 1,8 5 Jahre ÜLR 79,5 %		242 Patienten, TD = 1 – 4 mm Mittel 1,8 8 Jahre ÜLR 83,7 %

ÜLR Überlebensrate

Tabelle 6. Resektionsabstand, Tumordicke und Überlebensrate. (Studie Ringborg et al. 1996 [25])

Resektionsabstand 2 cm	769 Patienten	Resektionsabstand 5 cm
373 Patienten, TD = 0,8 – 2,0 mm Mittel 1,2 5,8 Jahre ÜLR 86,4 %		396 Patienten, TD = 0,8 – 2,0 mm Mittel 1,2 5,8 Jahre ÜLR 88,7 %

ÜLR Überlebensrate

Das Auftreten von Lokalrezidiven wurde in den drei prospektiven randomisierten Studien registriert (Veronesi 0,7%, Balch 0,8%, Ringborg 1,2%). Lokalrezidive traten ohne signifikanten Unterschied sowohl in der Gruppe mit kleinem als auch in der mit großem Resektionsabstand auf.
Fasst man die Ergebnisse dieser Untersuchungen zusammen, so ist festzuhalten, dass erstens ein Resektionsabstand von 1 cm für maligne Melanome bis zu einer Tumordicke von 2 mm ausreichend ist und zweitens ein Resektionsabstand von 2 cm für maligne Melanome bis zu einer Tumordicke von 4 mm als sicherer Behandlungsstandard gelten kann. In Tabelle 7 sind die Empfehlungen der Deutschen Dermatologischen Gesellschaft, die in Abstimmung mit anderen Fachgesellschaften und der Deutschen Krebsgesellschaft herausgegeben wurden, dargestellt [17]. Neu im Vergleich zu früheren Empfehlungen ist der von 3 cm auf 2 cm reduzierte Sicherheitsabstand bei Melanomen mit mittlerer Tumordicke (1–4 mm).
Die variablen Resektionsabstände entsprechend der Tumordicken haben erhebliche Konsequenzen für die operative Therapie maligner Melanome. Die früher starren Regeln sind verlassen, die therapeutischen Entscheidungen können stadiengerecht vorgenommen werden und sind somit der individuellen Patientensituation angepasst. Im Melanomregister des Tumorzentrums München finden sich 92% aller Patienten in der Gruppe Tumordicke bis 4 mm [30]. Somit kann im Vergleich zu früher die große Mehrzahl der Patienten durch wesentlich kleinere operative Eingriffe primär behandelt werden. Große Lappenplastiken am Rumpf sind unnötig, da hier die Resektionsdefekte meist durch Dehnungs- oder Mobilisationsplastiken verschlossen werden können. Postoperative Komplikationen sind minimiert und längere stationäre Aufenthalte entfallen. Lediglich im distalen Extremitätenbereich sind freie Hauttransplantate notwendig, deren Flächen jedoch deutlich kleiner sind.

Tabelle 7. Abgestufte Resektionsabstände für maligne Melanome im klinischen Stadium I und II

Tumordicke	Sicherheitsabstand[a]
In situ	0,5 cm
≤1 mm	1 cm
1 mm bis ≤4 cm	2 cm
>4 mm	3 cm

[a] Bei Vorliegen zusätzlicher Risikofaktoren (z. B. Ulzeration, ausgeprägte Regression) wird die Wahl des nächsthöheren Sicherheitsabstandes empfohlen

Entfernung von Vorposten-Lymphknoten

Neben der Tumordicke ist die frühzeitige Erfassung regionaler Lymphknotenmetastasen ein weiterer entscheidender prognostischer Faktor für das Überleben von Patienten mit primären malignen Melanomen. Das Auffinden okkulter Mikrometastasen in der drainierenden Lymphknotenstation entzieht sich meist der klinisch-palpatorischen Bestimmung und auch die sonographische Untersuchung ergibt oft keine eindeutigen, für diagnostische Eingriffe in der Lymphknotenstation verwertbare Befunde. 1992 publizierten Morton et al. ihr Konzept der *Sentinel-lymph-node-Ektomie*, wodurch es möglich ist okkulte Mikrometastasen im regionalen Lymphknotenbassin nachzuweisen [22, 23]. Dieses Konzept tritt heute an die Stelle der elektiven Lymphknotendissektion. Zum jetzigen Zeitpunkt besteht darüber Einigkeit, dass die *Sentinel-lymph-node-Ektomie* zunächst ein diagnostisches Verfahren ist, welches bei der Primärbehandlung des malignen Melanoms ein frühzeitiges Staging im regionalen Lymphabstromgebiet möglich macht. Aufgrund dieser Methode ist es weiterhin möglich, Patienten mit primären malignen Melanomen auszuwählen, die von weiteren operativ-therapeutischen Maßnahmen im Lymphabstromgebiet profitieren können. Die bisherigen Ergebnisse zur diagnostischen Relevanz des Verfahrens sind überzeugend und es besteht weitgehend Übereinstimmung darüber, dass der Nachweis beziehungsweise das Nichtvorhandensein von okkulten Mikrometastasen im regionalen Lymphabstromgebiet gegenüber der Tumordicke ein sensiblerer oder zusätzlicher Parameter für die prognostische Beurteilung der Melanomerkrankung im klinischen Stadium I und II ist [4, 11, 18, 19, 20].

Methode der *Sentinel-lymph-node-Ektomie*

Das Vorgehen bei der Darstellung des *sentinel lymph node* beziehungsweise *Vorposten-Lymphknotens* ist heute weitgehend standardisiert und ausführlich dargestellt worden [2, 18, 19, 20, 22, 23]. Das methodische Vorgehen entspricht der Grundprämisse von Morton, dass primäre maligne Melanome der Körperoberfläche durch einen oder mehrere individuelle Lymphknoten drainiert werden. Bei regionaler Metastasierung wird im anatomisch zugeordneten Lymphknotenbassin der *Vorposten-Lymphknoten* als erste Filterstation betroffen. Zum Aufspüren dieses Vorposten-Lymphknoten sind mehrere Schritte notwendig, die nuklearmedizinische, operative und histopathologische Maßnahmen beziehungsweise Untersuchungen beinhalten. Ganz entscheidend für den Erfolg des diagnostischen Verfahrens ist dessen exakte Durchführung, die ein hohes Maß an Erfahrung in den Teilbereichen der nuklearmedizinischen Lymphabstromszintigraphie mit exakter Markierung des *sentinel lymph node*, der präoperativen und intraoperativen Sondenortung des radioaktiv markierten Lymphknotens und der nachfolgenden sorgfältigen Lymphknotenextirpation erfordert undein histopathologisches Untersuchungsspektrum voraussetzt, welches qualitativ hochwertige Routine- und Immunfärbungen gewährleistet. Eine gleichartige Präzision muss für die operativ-therapeutischen Maßnahmen bei positiven *sentinel lymph node* und der histopathologischen Untersuchung der Lymphknotendissekate gelten.

Besonderheiten des Lymphabstroms

Eine der wesentlichen Erkenntnisse infolge der Beschäftigung mit der *Sentinel-lymph-node-Ektomie* bezieht sich auf die Variabilität des kutanen Lymphabstroms im Bereich der Körperoberfläche und demzufolge auf die Lokalisation des *sentinel lymph node* [24]. Thompson et al. haben hierauf 1999 erneut hingewiesen [27]. Die Zuordnung des Lymphabstroms zu einer regionalen Filterstation ist bei malignen Melanomen im Extremitätenbereich anatomisch eindeutig. Anders verhält es sich bei Melanomen im Stamm- und Kopfbereich, wo sich die drainierenden Lymphbahnen nicht immer eindeutig einem Drainagebassin zuordnen lassen. Bei Melanomen im Stammbereich fanden sich bei den eigenen Untersuchungen in 18 % kontralaterale Lokalisationen des Sentinel-Lymphknotens, Steinke et al. [26] geben 22 % und Thompson et al. [27] sogar 37 % kontralaterale Lokalisationen an. Die herausragende Bedeutung dieses Sachverhalts muss besonders gewertet werden, da durch die Zunahme der malignen Melanome im Rumpfbereich, heute 60 % der Patienten betroffen sind [30]. Daher ist eine operative Melanomtherapie im Stammbereich ohne *Sentinel-lymph-node-Technik* kaum vorstellbar [10].
Drei klinische Beispiele sollen den unterschiedlichen Lymphabstrom illustrieren. Bei einem 38jährigen Patienten mit einem knotigen Melanom auf dem Boden eines kongenitalen Nävuszellnävus (Abb. 2b) an der linken Abdominalseite in Höhe der Nabellinie konnte durch die dynamische Lymphabstromszintigraphie sowohl eine Drainage im Bereich

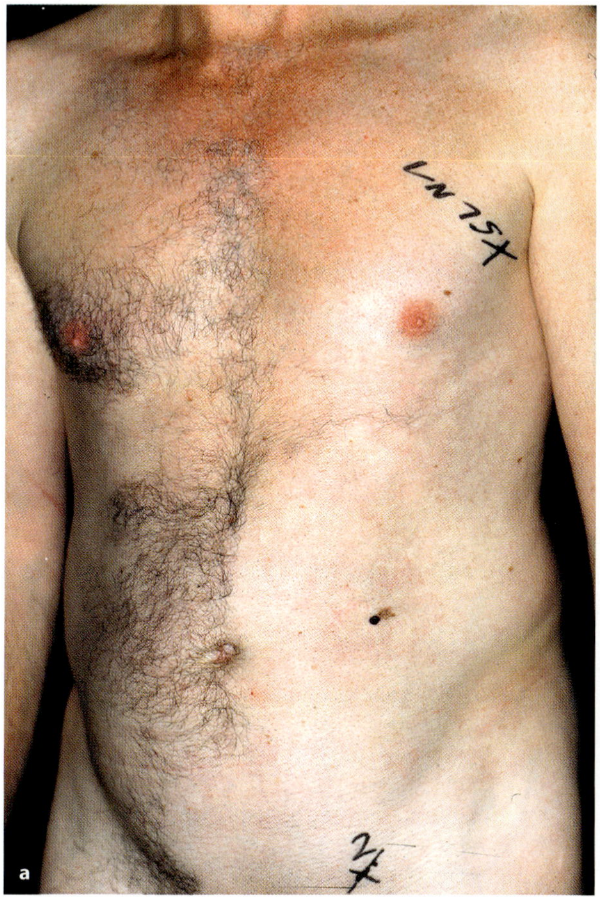

Abb. 2. a Zustand nach Lymphabstromszintigraphie mit Markierung eines Sentinel-Lymphknoten in der linken Axilla und der linken Inguinalregion, **b** primär knotiges malignes Melanom auf kongenitalem Nävuszellnävus (Detail von Abb. 2a)

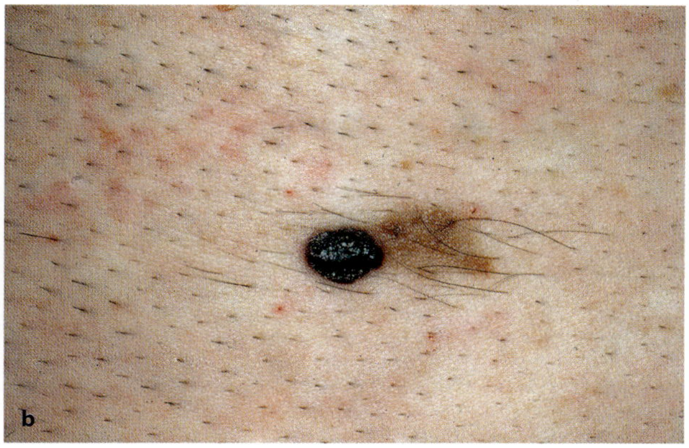

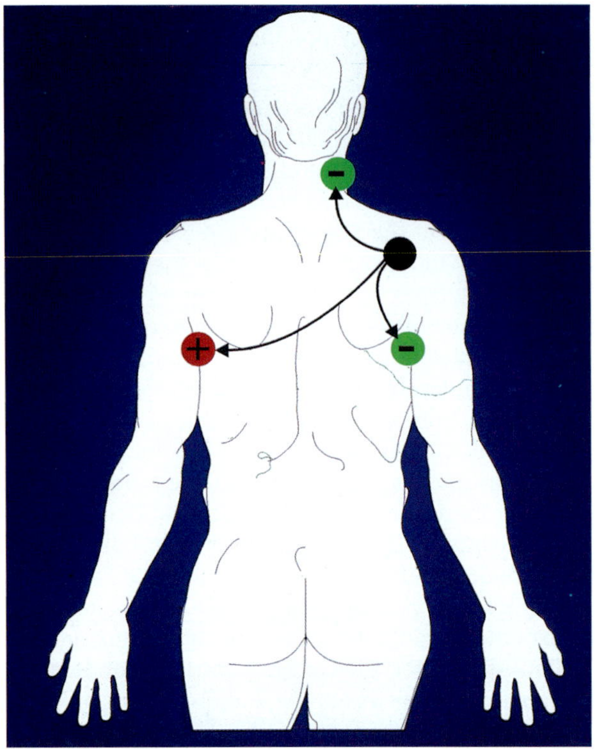

Abb. 3. Lymphabstrom bei einem malignen Melanom an der rechten Skapularregion (*grün* negatives histopathologisches Ergebnis, *rot* positives Ergebnis)

der linken Axilla als auch in der linken Leistenregion nachgewiesen werden (Abb. 2a). Die beiden Lymphknoten wurden extirpiert, die histologische Untersuchung war negativ. In Abb. 3 sind die Untersuchungsresultate bei einem 46jährigen Patienten mit einem oberflächlich spreitenden malignen Melanom an der rechten Schulter wiedergegeben. Die Lymphdrainage mit Darstellung eines Sentinel-Lymphknotens erfolgte in die rechte Zervikal-, die rechte und linke Axillaregion. Die histopathologische Untersuchung der exstirpierten Lymphknoten zeigte eine metastatische Absiedlung im kontralateral gelegenen Lymphknoten.

Im Bereich der oberen und unteren Extremität kommen die Sentinel-Lymphknoten in über 95% in der

Abb. 4. **a** Lymphabstromszintigraphie mit Darstellung von zwei Sentinel-Lymphknoten in der Kniekehle, **b** Markierung der Sentinel-Lymphknoten auf der Haut aus Abb. 4a. Das maligne Melanom im Lateralbereich der Kniekehle ist mit Patentblau intrakutan umspritzt. Gut sichtbar ist die Auffärbung der Lymphbahnen in Richtung der Sentinel-Lymphknoten

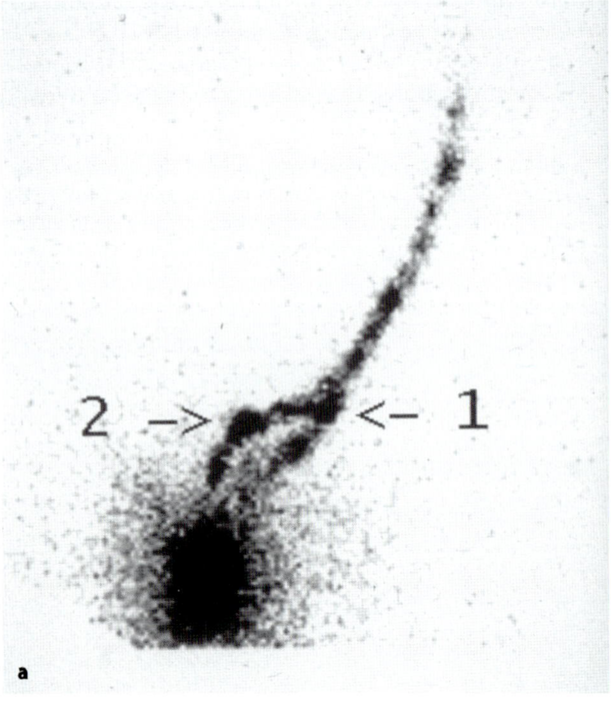

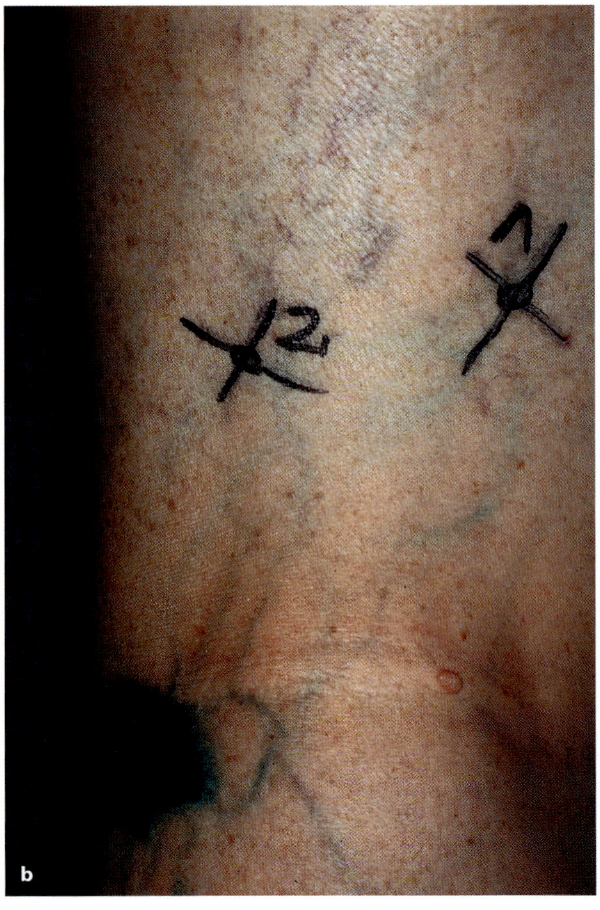

Tabelle 8. Szintigraphische Darstellung und operatives Auffinden des Sentinel-Lymphknoten bei 300 Patienten (1996–2000)

Methodische Probleme	(12/300)	4,0 %
Nuklearmedizinisch negativ	(5/300)	1,6 %
Prä- und intraoperativ negativ	(7/295)	2,4 %
Identifikationsrate	96,0 %	

Axillar- beziehungsweise Inguinalregion zur Darstellung, doch gibt es auch hier drainierende Lymphknoten außerhalb dieser Hauptbassins. Die Abb. 4a zeigt die szintigraphische Darstellung von zwei Sentinel-Lymphknoten im oberen Anteil der Kniegelenkregion bei einem malignen Melanom im Lateralbereich der linken Kniekehle (Abb. 4b).
Die Identifikationsrate des Sentinel-Lymphknotens bei unseren Melanompatienten lag bei 96 % (Tabelle 8). Bei fünf Patienten stellte sich bei der nuklearmedizinischen Untersuchung kein Lymphknoten dar, bei sieben Patienten war trotz nuklearmedizinischer Darstellung eine präoperative Sondenortung beziehungsweise eine intraoperative Darstellung des Lymphknotens nicht erfolgreich. Mit diesen methodischen Problemen sollte gerechnet werden, insbesondere muss dies bei der präoperativen Patientenaufklärung besprochen sein.

Ergebnisse der *Sentinel-lymph-node-Ektomie*

An der Klinik und Poliklinik für Dermatologie und Allergologie der Ludwig-Maximilians-Universität München wurde bei 263 Patienten mit malignen Melanomen, die eine Tumordicke größer als 1 mm aufwiesen, die *Sentinel-lymph-node-Ektomie* erfolgreich durchgeführt. Bei 24,7 % (65 Patienten) ließ sich ein positiver Sentinel-Lymphknoten histopathologisch nachweisen. Auch bei unseren Patienten konnte die bekannte Tatsache festgestellt werden, dass mit zunehmender Tumordicke die prozentuale Häufigkeit von Mikrometastasen im erstdrainierenden Lymphknoten kontinuierlich ansteigt (Tabelle 9). Bei den Sentinel-positiven Patienten wurde anschließend eine therapeutische Lymphknotendissektion der betroffenen Region durchgeführt. Dabei zeigte sich, dass bei 8 von 65 Patienten (12,3 %) nachgeschaltete Lymphknoten metastatisch befallen waren. Die sorgfältige Aufarbeitung der therapeutischen Dissekate, die teilweise bis zu 15 einzelne Lymphknoten enthielten, ergab, dass in über 90 % lediglich ein Lymphknoten metastatisch befallen war. Auch bei den positiven Dissektaten zeigte sich,

Tabelle 9. Eigene Ergebnisse nach *Sentinel-lymph-node-Ektomie*

Tumordicke in mm	Patientenzahl	Sentinel-Lymphknoten positiv	Therapeutische Lymphknoten-Dissektion positiv
1,00–1,50	118	21 (17,8 %)	2 (9,5 %)
1,51–3,00	104	23 (22,1 %)	2 (8,7 %)
>3,01	41	21 (51,2 %)	4 (19,0 %)
	263	65 = 24,7 %	8 = 12,3 %

dass mit zunehmender Tumordicke die metastatische Absiedlung in der Lymphknotenregion ansteigt.
Die von uns erhobenen Daten decken sich im Wesentlichen mit den Angaben in der Literatur [11, 18]. Festzustellen ist jedoch, dass der Befund von 24,7 % positiver Sentinel-Lymphknoten um einiges höher liegt als in der Literatur angegeben. Dies kann nicht auf ein Überwiegen dicker Tumoren in unserer Studie zurückgeführt werden. Möglicherweise kommt hier zum Tragen, dass auf eine eingehende histopathologische Untersuchung der entnommenen Sentinel-Lymphknoten besonderen Wert gelegt wurde und seit Beginn der Studie sowohl Hämatoxilin-Eosin- als auch Immunfärbungen angefertigt wurden [9].
Betrachtet man den bisherigen klinischen Verlauf der 263 Patienten, kann festgestellt werden, dass von 198 Patienten mit negativem Sentinel-Lymphknoten-Befund 14 Patienten (7 %) eine Progression erlitten haben. Demgegenüber ist die Progressionshäufigkeit bei den Patienten mit positiven Sentinel-Lymphknoten-Befunden mit 24,6 % deutlich höher (Tabelle 10). Diese mehr als dreifach höhere Progression bei positiven Sentinel-Lymphknoten lässt erkennen, was ein negativer Lymphknotenbefund in der prognostischen Beurteilung bedeutet.

Tabelle 10. Klinischer Verlauf nach *Sentinel-lymph-node-Ektomie* (1996–2000): 263 Patienten mit Tumordicke >1 mm

Sentinel-Lymphknoten negativ	198 Patienten	75,3 %
Sentinel-Lymphknoten positiv	65 Patienten	24,7 %
Progression bei negativem Sentinel-Lymphknoten	14/198 Patienten	7,0 %
Progression bei positivem Sentinel-Lymphknoten	16/65 Patienten	24,6 %

Bedeutung der *Sentinel-lymph-node-Ektomie*

Zum heutigen Zeitpunkt kann von einer hohen diagnostischen Wertigkeit der Methode als sicheres und frühzeitiges Stagingverfahren bei der prognostischen Beurteilung primärer maligner Melanome im klinischen Stadium I und II ausgegangen werden. Die Identifikationsrate für den Vorposten-Lymphknoten von 96% ist hoch. Bereits beim minimal invasiven und gezielten Eingriff im drainierenden Lymphknotenbassin konnten bei einem Viertel der Patienten okkulte Mikrometastasen entfernt werden. Lediglich bei acht Patienten mit positivem Sentinel-Lymphknoten erbrachte die therapeutische regionale Lymphknotendissektion einen metastatischen Befall nachgeschalteter Lymphknoten. Im Vergleich zur klassischen elektiven Lymphknotendissektion war somit lediglich bei 12,3% (8/65) der Patienten ein ausgedehnter chirurgischer Eingriff im regionalen Lymphabflussgebiet notwendig. Die bisherigen Erfahrungen mit der *Sentinel-lymph-node-Ektomie* machen in mehrfacher Weise deutlich, warum die elektive Lymphknotendissektion bei Patienten mit malignen Melanomen trotz gut konzipierter prospektiver Studien keinen Erfolg haben konnten [8]. Eine dynamische Lymphabstromszintigraphie wurde nicht durchgeführt, so dass insbesondere bei Lokalisation an Rumpf und Kopf der Melanome keine exakte Drainagestation lokalisierbar war. Als weitere Folge der routinemäßig durchgeführten Lymphknotendissektion wurden aberrierende Lymphknoten in der Region nicht mitentfernt. Außerdem wurden bei der postoperativen histopathologischen Untersuchung der Lymphknotendissektate lediglich HE-Färbungen angewendet, da die heute üblichen Immunfärbungen noch nicht praktiziert und daher Mikrometastasen übersehen wurden. Aus diesen Gründen ist es nicht gerechtfertigt, die Erfahrungen der elektiven Lymphknotendissektion auf die Methode der *Sentinel-lymph-node-Ektomie* zu übertragen.

Die *Sentinel-lymph-node-Ektomie* erlaubt es, die Patienten auszuwählen, die von einer therapeutischen regionalen Lymphknotendissektion profitieren können. Es werden unnötige große operative Eingriffe im regionalen Lymphabflussgebiet vermieden. Das komplikationsarme Staging-Verfahren kann adjuvante Therapieansätze frühzeitig zum Einsatz bringen. Aufgrund dieser Bedeutung sollte die Methode keinem Patienten mit einem malignen Melanom vorenthalten werden. Durch die frühzeitige stadiengerechte Einteilung seiner Erkrankung können dem Patienten individuelle Empfehlungen erteilt werden, die sich auf das notwendige Nachsorgeprogramm günstig auswirken.

Aktuelles Fazit

Durch eine große Anzahl von Studien hat sich das therapeutische Konzept für die malignen Melanome der Haut in den letzten zehn Jahren grundsätzlich geändert. Die starren Regeln bezüglich der Resektionsabstände sind individuellen Empfehlungen gewichen, die sich an der Tumordicke orientieren. Die Erkenntnis, dass sich die Größe des Resektionsabstandes nicht mit der Überlebensrate der Patienten korrelieren lässt, hat die Möglichkeit eröffnet, große operative Eingriffe bei der Erstbehandlung maligner Melanome zu verlassen. Es wurden Leitlinien und Empfehlungen erarbeitet, die das operative Vorgehen entsprechend der klinischen Diagnose und der sonographischen Dickenmessung vorgeben. Gleichzeitig hat sich mit der Einführung der *Sentinel-lymph-node-Ektomie* in den letzten Jahren eine Methode etabliert, die Auskunft über den jeweiligen Zustand der regionalen Lymphknotenstation gibt. Die Verlässlichkeit dieser Methode war möglich geworden durch Fortschritte im nuklearmedizinischen Bereich, durch die Entwicklung prä- und intraoperativ verwendbarer Sondensysteme mit hoher Punktgenauigkeit und der Weiterentwicklungen histopathologischer Untersuchungsmethoden. Der prognostische Aussagewert der Sentinel-Lymphknoten-Diagnostik ergänzt beziehungsweise verfeinert den der Tumordicke. Von prognostischer Bedeutung ist in diesem Zusammenhang nicht das Ausmaß der metastatischen Tumorausdehnung in einem Lymphknoten, sondern die Anzahl der histopathologisch positiven Lymphknoten im regionalen Drainagebassin. Weiterhin kann festgestellt werden, ohne dass größere kontrollierte Studien bisher vorliegen, dass Patienten mit einem negativen Sentinel-Lymphknoten eine bessere Prognose haben, als solche mit einem positiven Befund.

Insgesamt hat das Zusammenspiel von frühzeitiger klinischer Melanomdiagnostik, einer an der Tumordicke orientierten operativen Erstversorgung des Primärtumors und der gleichzeitigen chirurgische Entfernung sowie histopathologischen Diagnostik des Vorposten-Lymphknotens im regionalen Abflussgebiet einen wesentlichen Fortschritt in der Behandlung primärer maligner Melanome erbracht, die sich durch eine Reduzierung invasiver Eingriffe an der Haut und regionalen Lymphabstromgebiet ausdrückt, ohne jedoch die therapeutische Wirksamkeit zu gefährden.

Literatur

1. Ackerman AB, Scheimer AM (1983) How wide and deep is wide and deep enough? A critique of surgical practice in excisions of primary cutaneous malignant melanoma. Hum Pathol 14:743–744
2. Bachter D, Starz H, Volkmar C, Vogt H, Büchels H, Balda BR (1999) Die Sentinel-Lymphnodektomie beim malignen Melanom. Nuklearmediziner 22:245–252
3. Balch CM, Urist MM, Karakousis P, Smith TJ (1993) Efficacy of 2-cm surgical margins for intermediate-thickness melanomas (1–4 mm). Ann Surg 218:262–269
4. Balch CM, Buzaid AC, Atkins MB, Cascinelli N, Coit DG, Fleming JD, Houghton A (2000) A new American Joint Committee on Cancer staging system for cutaneous melanoma. Cancer 88:1484–1491
5. Breslow A (1970) Thickness, cross-sectional areas, and depth of invasion in the prognosis of cutaneous melanoma. Ann Surg 172:902–908
6. Breuninger H, Schlangerhauff B, Stroebel W, Schaumburg-Lever G, Rassner G (1999) Patterns of local horizontal spread of melanoma: consequences for surgery and histopathologic investigation. Am J Surg Pathol 23:1493–1498
7. Clark WH, From L, Bernardino EA, Mihm MC (1969) The histogenesis and biologic behavior of primary human malignant melanoma of the skin. Cancer Res 29:705–726
8. Cohn-Cedermark G, Mansson-Brahme E, Rutqvist LE, Larsson O (1997) Outcomes of patients with local recurrences of cutaneous malignant melanoma. Cancer 80:1418–1425
9. Driest PJ, Peterse HL, Borgstein PJ, Hoekstra O, Mejer CJ (1999) Pathological investigation of pathological lymph node. Eur J Nucl Med 26:43–49
10. Esser R (1997) The role of lymphoscintigraphy and sentinel node mapping in assessing patients risk in melanoma. Semin Oncol 24 [Suppl]:S4-8–S4-10
11. Gershenwald JE, Thompson W, Mansfield PF Lee JE, Colome MJ (1999) Multi-institutional melanoma lymphatic mapping experience: The prognostic value of sentinel lymph node status in 612 stage I or II melanoma patients. J Clin Oncol 17:976–983
12. Griffiths RW, Briggs J (1986) Incidence of locally metastatic („recurrent") cutaneous malignant melanoma following conventional wide margin excisional surgery for invasive clinical stage I tumours: importance of maximal primary tumour thickness. Br J Surg 73:349–353
13. Gupta TK (1977) Results of treatment of 269 patients with primary cutaneous melanoma. Ann Surg 18:201–209
14. Handley WS (1907) The pathology of melanotic growths in relation to their operative treatment. Lancet i: 927–933; 996–1003
15. Heenan PJ, Ghaznawie M (1999) The pathogenesis of local recurrence of melanoma at the primary excision site. Br J Plast Surg 52:209–213
16. Karakousis CP, Bartolucci AA, Balch CM (1998) Local recurrence and its management. In: Balch CM (ed) Cutaneous melanoma, 3rd ed. Quality Medical Publishing, St. Louis, pp 155–163
17. Kaufmann R, Tilgen W, Garbe C (1998) Malignes Melanom. In: Garbe C (Hrsg) Diagnostische und therapeutische Standards in der dermatologischen Onkologie. Zuckschwerdt, München, S 33–47
18. Koller J, Rettensbacher L (2000) Sentinel-Lymph-Node-Biopsie. Hautarzt 51:47–56
19. Konz B (1999) Entfernung von Vorpostenlymphknoten („sentinel lymph node") bei Patienten mit malignen Melanomen. In: Plewig G, Wolff H (Hrsg) Fortschritte der praktischen Dermatologie und Venerologie, Bd 16. Springer, Berlin, S 238–246
20. Konz B, Weiss M, Sander C, Volkenandt M, Hahn K, Plewig G (1998) „Sentinel-Lymph-Node" Exstirpation. Münch Med Wochenschr 140:320–325
21. Landthaler M, Braun-Falco O, Hölzel D, Konz B, Schubert-Fritschle G (1990) Der Sicherheitsabstand bei der primären operativen Versorgung des malignen Melanoms. In: Orfanos CE, Garbe C (Hrsg) Das maligne Melanom der Haut. Zuckschwerdt, München, S 209–213
22. Morton DL, Wen DR, Cochran A (1992) Management of early-stage melanoma by interoperative lymphatic mapping and selective lymphadenectomy. Surg Oncol Clin N Am 1:247–259
23. Morton DL, Wen DR, Wong JH (1992) Technical details of intraoperative lymphatic mapping of early-stage melanoma. Arch Surg 127:392–399
24. Norman J, Cruse CW, Espinosa C, Cox C, Reintgen D (1991) Redefinition of cutaneous lymphatic drainage with the use of lymphoscintigraphy for malignant melanoma. Am J Surg 162:432–437
25. Ringborg U, Anderson R, Eldh J, Glanmann B (1996) Resection margins of 2 versus 5cm for cutaneous malignant melanoma with a tumor thickness of 0.8 to 2.0 mm. Cancer 77:1809–1814
26. Steinke R, Schuldt S, Kühne KH, Otto HJ, Gollnick A (1997) Die Lymphabstromszintigraphie beim malignen Melanom – Stellenwert für Therapie und Prognose. Nuklearmedizin 37:A96
27. Thompson JF, Uren RF, Shaw HM, Carthy WH, Quihn MJ (1999) Location of sentinel lymph nodes in patients with cutaneous melanoma: new insights into lymphatic anatomy. J Am Coll Surg 189:195–206
28. Urist MM, Balch CM, Soong SJ, Shaw H, Milton G, Maddox W (1985) The influence of surgical margins and prognostic factors predicting the risk of local recurrence in 3445 patients with primary cutaneous melanoma. Cancer 55:1398–1403
29. Veronesi U, Cascinelli M (1991) Narrow excision (1-cm margin): a safe procedure for thin cutaneous melanoma. Arch Surg 126:438–441
30. Volkenandt M, Schmidt M, Konz B, Gummer M, Hein R, Plewig G, Hölzel D (1999) Klinisch-epidemiologische Daten von Patienten mit malignen Melanomen aus dem Bereich des Tumorzentrums München von 1977 bis 1997. Hautarzt 50:470–478
31. Weyers W (1997) Excision of melanoma in historical perspective: triumph of irrationality for nearly a century. Dermatopathology 3:238–246
32. Zitelli JA, Brown CD, Hannsa BH (1997) Surgical margins for excision of primary cutaneous melanoma. J Am Acad Dermatol 37:422–429

Der Einsatz von Tumormarkern bei Patienten mit malignem Melanom

Axel Hauschild, Christiane Schmitz, Nicole Weise und Enno Christophers

Einleitung

Unter Tumormarkern versteht man Tumor-assoziierte Erkennungsmoleküle, zum Beispiel Proteine oder Peptide, die sich durch unterschiedliche Methoden nachweisen lassen und einen möglichst hohen Wert für Screening, Differentialdiagnostik, Routine-Staging oder auch Therapiemonitoring von Tumorpatienten besitzen. Der klinische Wert derartiger Tumormarker hängt entscheidend von deren Spezifität (möglichst wenig falsch-positive Resultate), aber auch der Sensitivität (möglichst wenig falsch-negative Resultate) ab. Eine weitere zu beachtende Größe bei der Beurteilung von Tumormarkern ist der prädiktive Wert eines Markers, der eine Art Validitätskontrolle darstellt [12, 31]. Leider erfüllt auch heute kein Tumormarker die Idealvorstellung einer 100%igen Spezifität sowie einer gleichfalls hohen Sensitivität, die idealerweise auch 100% betragen sollte. Vielleicht erreicht das Prostata-spezifische Antigen (PSA), ein relativ organspezifischer Marker, der einen breiten Einsatz in der Routine beim Prostatakarzinom eingenommen hat, am ehesten die Kriterien eines unabhängigen wertvollen Tumormarkers. Leider ist auch der PSA-Spiegel im Blut bei nichtmalignen Erkrankungen, wie der Prostatahyperplasie, erhöht, so dass eine Erhöhung des PSA-Spiegels nicht immer ein Hinweis für eine Malignität ist [8].

In einem Übersichtsreferat [23] zum allgemeinen Wert von Tumormarkern in der klinischen Onkologie ohne besondere Betonung des malignen Melanoms kommt Hossfeld 1996 zu dem Schluss, dass es sehr viele nutzlose Tumormarker gibt und leider würde nicht immer hinterfragt werden, ob die Bestimmung des Tumormarkers wirklich eine verbindliche Aussage bezüglich der Prognose oder des weiteren Therapievorgehens für die Patienten erlaubt. Als Beispiel führt Hossfeld an, dass bekannt ist, dass eine gesunde Person, bei der dreizehn Tumormarker im Blut bestimmt werden, eine Chance von nur 51% hat, auch als wirklich „gesund" klassifiziert zu werden. Somit würden fast 50% falsch-positive Resultate durch eine derartige Multi-Marker-Bestimmung zustande kommen [23, 37]. Ein weiterer Faktor sind die teilweise erheblichen Kosten, die durch eine Tumormarkerbestimmung im Blut entstehen.

Im Folgenden soll zur Bestimmung von sogenannten Routinelaborparametern sowie Melanom-assoziierten Molekülen, die durch Tumorzellen synthetisiert und/oder sezerniert werden und somit prinzipiell als Tumormarker dienen könnten, Stellung genommen werden. Dabei wird der Sensitivität und Spezifität der einzelnen Substanzgruppen Rechnung getragen und Schwierigkeiten des Einsatzes in der Routine herausgestellt.

Routinelaborparameter

Im Rahmen des Stagings beim Melanom werden während der Nachsorgephase in nahezu allen Melanomschwerpunktzentren Blutabnahmen durchgeführt. Eine kürzlich veröffentlichte internationale Umfrage unter Ärzten, die große Erfahrung im Melanommanagement aufweisen, zeigte, dass die große Mehrzahl in der Nachsorge auf Blutentnahmen und/oder radiologische Untersuchungen wie einen Röntgenthorax oder eine Abdomensonographie nicht verzichtet [25, 38]. Allerdings wird das genaue Schema der Nachsorgeuntersuchungen überwiegend an das individuelle Risiko des einzelnen Patienten adaptiert. Dies bedeutet, dass in Abhängigkeit von der Tumordicke nach Breslow bei Primärtumoren und dem aktuellen Tumorstadium gemäß der UICC (*U*nion *I*nternationale *C*ontre le *C*ancer), AJCC (*A*merican *J*oint *C*ommittee on *C*ancer) beziehungsweise DDG-Klassifikation [36] Blut- und apparative Untersuchungen veranlasst werden.

In den deutschen Empfehlungen wird die Abnahme der folgenden Laborparameter befürwortet: Blutbild und Differentialblutbild, Blutkörperchensenkungsgeschwindigkeit (BSG), Leberenzymbestimmungen (GOT, GPT, γ-GT, LDH) und Nierenwertbestimmungen (Kreatinin, Harnstoff) [27, 36].

Zweifellos ist eine routinemäßige Bestimmung von Blutparametern bei Patienten unter adjuvanter systemischer Chemotherapie oder Immuntherapie aufgrund des zu erwartenden Toxizitätsprofils sinnvoll und auch notwendig. Es stellt sich jedoch die Frage, ob die Bestimmung von Laborparametern als Indikator einer Metastasierung von Nutzen ist [11]. Mehrere Studien zu klinischen und serologischen Prognosefaktoren beim Melanom konnten im Stadium der Fernmetastasierung zeigen, dass die LDH als Stratifikationsfaktor von prognostisch unterschiedlichen Patientengruppen geeignet ist [28, 33]. Aus den Studien wurde klar, dass mit Hilfe der LDH-Bestimmung im Serum überwiegend Patienten mit Lebermetastasen und/oder sehr hoher Tumorlast erkannt werden können [28]. Da die LDH-Erhöhung keineswegs spezifisch für Metastasen von Melanomen ist, bleibt der Wert als Melanommarker fraglich. Außerdem deuteten Arbeiten zu Melanompatienten mit Fernmetastasen darauf hin, dass sowohl die erhöhte LDH, ein erniedrigter Albuminwert als auch eine Thrombozytose als unabhängige prognostische Faktoren im Stadium der Fernmetastasierung angesehen werden können [42]. Andererseits ist aus verschiedenen früheren Untersuchungen bekannt, dass die beschriebenen Laborwertveränderungen auf eine sehr kurze Restüberlebenszeit hindeuten. Insofern stellt sich die Frage, ob aus Veränderungen der Routinelaborparameter, die nicht Therapiebedingt sind, überhaupt noch therapeutische Konsequenzen gezogen werden können. Nach den Kriterien des Tumormarker-Expertengremiums der American Society of Clinical Oncology (ASCO) sind derartige Marker nicht als Routineuntersuchungsprogramm zu empfehlen [1].

In Nachsorgerichtlinien der Niederlande zum malignen Melanom wird ausdrücklich empfohlen, keine Bestimmungen der Routinelaborparameter außerhalb von klinischen Studien durchzuführen [11].

Eine eigene Untersuchung zu einem Vergleich des Wertes von Routinelaborparametern zu einer Protein S-100B-Quantifizierung im Blut zeigte, dass mit der S-100-Bestimmung eine wesentlich höhere Sensitivität für den Nachweis von Makrometastasen erreichbar ist [18]. Somit dürfte eigentlich auch das Monitoring von Melanompatienten unter systemischer Therapie mittels der Bestimmung, zum Beispiel der LDH, nur deutlich schlechter möglich sein als unter Verwendung von der S-100-Bestimmung im peripheren Blut. Dies wird jedoch von einer neueren Arbeit [10] bestritten. Eine Heidelberger Arbeitsgruppe stellte fest, dass unter der Einbeziehung der Spezifität und Sensitivität die Bestimmung der Laktatdehydrogenase (LDH) im Vergleich zur Bestimmung von S-100B und auch der Bestimmung von Melanoma inhibitory activity (MIA) im peripheren Blut überlegen sei [10].

Zusammenfassend kann festgestellt werden, dass Routinelaborparameter ein unverzichtbarer Bestandteil der Nachsorge im Rahmen einer adjuvanten und palliativen systemischen Therapie darstellen. Der Wert derartiger Laborparameterbestimmungen in Hinblick auf die Entdeckung einer Metastasierung ist jedoch kritisch zu betrachten. Zudem können Erhöhungen von Routinelaborparametern wie der LDH nicht als Melanomspezifisch angesehen, sondern treten auch bei einer Reihe weiterer benigner Erkrankungen sowie maligner Erkrankungen anderer Entitäten auf.

Protein S-100B

Den Begriff S-100 prägte Moore [35] in der Erstbeschreibung eines kalziumbindenden Proteins, das aus Rinderhirn stammte und bei neutralem pH in 100% Ammoniumsulfat löslich war. Heute weiß man, dass die S-100-Proteinfamilie mehrere Subgruppen besitzt [15], von denen nur die Untereinheit S-100B durch einen kommerziell erhältlichen Kit (Sangtec 100-LIA) in der Routine bestimmt werden kann.

Eine deutsche [14] und eine schweizer Arbeitsgruppe [19] sammelten Serumproben von 126 beziehungsweise 73 Melanompatienten und konnten erhöhte S-100-Spiegel in einer stadiumabhängigen Verteilung feststellen (Stadium I/II 1,3/4,0%; Stadium III 8,7/21,4%; Stadium IV 73,9/79,4%). Diese Resultate, die eine hohe Sensitivität des S-100B-Tumormarkers im Stadium der Fernmetastasierung nahe legen, werden unterstützt durch umfangreiche Untersuchungen einer Stockholmer Arbeitsgruppe [41] an 643 Melanompatienten. Hier zeigte sich ein statistisch hoch signifikanter Unterschied zwischen S-100B-positiven im Vergleich zu S-100B-negativen Patienten im Serum hinsichtlich der Überlebenszeit. Die schwedische Arbeitsgruppe sieht den S-100B-Test im Serum als einen unabhängigen prognostischen Faktor für Melanompatienten an und legt somit die Bestimmung in der Routine nahe.

In einer weiteren Studie an 270 Patienten kommen Miliotes et al. zu dem Schluss, dass die S-100B-Bestimmung im Serum sowohl ein signifikanter Prädiktor für ein Rezidiv als auch für die Gesamtüberlebenszeit ist [34]. Die Autoren empfehlen eine prospektive Untersuchung während angewandter Therapiestudien bei Patienten, die nach den vorliegenden Staging-Untersuchungen tumorfrei sind und eine engmaschigen Nachsorge bedürfen [34].

In unserer eigenen Arbeitsgruppe [16] konnte anhand von 1339 Serumproben von 412 verschiedenen Melanompatienten und 107 Kontrollpatienten festgestellt werden, dass 1,7% von Patienten im Stadium mit einem Primärtumor ohne Hinweis für eine Metastasierung, 19,2% der Patienten mit lokoregionärer Metastasierung sowie 67,9% der Patienten mit Fernmetastasierung erhöhte S-100B-Werte im Serum aufwiesen. Hierbei zeigten sich signifikante Unterschiede zwischen dem Primärstadium (I/II) und den Stadien der Metastasierung (III/IV). Die daraus errechnete Überlebenszeit während der 30-monatigen Nachbeobachtung der Tumorpatienten ergab, dass Patienten mit Normalwerten für S-100B im Serum eine mediane Überlebenszeit von 28 Monaten aufwiesen, während Patienten mit erhöhten S-100B-Werten im Serum lediglich sechs Monate überlebten [16]. Sowohl im Stadium der regionären Metastasierung (Stadium III) als auch im Stadium der Fernmetastasierung erwies sich der S-100B-Wert im Serum als ein signifikanter Prognoseparameter [16].
Eine daraus resultierende Untersuchung zum Monitoring von Patienten mit metastasiertem malignen Melanom während der Therapie erbrachte ebenfalls wichtige Informationen [17]. Bei 77 Therapiezyklen von 64 unterschiedlichen Patienten konnte klar gezeigt werden, dass das Therapieergebnis anhand des Verlaufes der S-100B-Werte im Serum vorhersagbar ist. Bei Patienten, die auf eine Therapie mit einer Stabilisierung der Erkrankung oder einer Tumorregression reagierten, fiel der S-100B-Wert im Serum in 98% (39 von 40 Patienten). Bei Patienten, die eine Progredienz der Tumorerkrankung aufwiesen, zeigte sich in 84% (31 von 37 Patienten) ein steigender S-100B-Wert. Bereits bei einer Zwischenanalyse nach vier Wochen war bei der Mehrzahl der Patienten das Therapieergebnis gut vorherzusagen [17]. Daraus resultierend könnte gefolgert werden, dass nicht nur apparative Untersuchungsverfahren imstande sind, das Therapieergebnis zu verifizieren, sondern mit einer relativ großen Wahrscheinlichkeit auch Laborwerte zur Beurteilung herangezogen werden könnten.
Wie bereits im Zusammenhang mit der Bestimmung der Routinelaborparameter erwähnt, konnte bei 64 Patienten mit fernmetastasierten malignen Melanomen eine Vergleichsanalyse zwischen Routinelaborparametern und der S-100B-Bestimmung im Blut durchgeführt werden [18]. Hierbei erwies sich die LDH neben verschiedenen klinischen Parametern als ein prognostisch signifikanter Parameter in der Univarianzanalyse, in der Multivarianzanalyse zeigte sich jedoch ausschließlich S-100B als ein unabhängiger Prognosefaktor. Alle anderen klinischen Faktoren sowie Laborparameter wiesen in der Multivarianzanalyse keine Signifikanz mehr auf [18]. Somit kann gefolgert werden, dass sich die S-100B-Bestimmung im Serum besser zur Entdeckung einer Metastasierung eignet als alle bisher in den Nachsorgerichtlinien empfohlenen Routinelaborparametern. Die S-100B-Bestimmung im Serum ist sowohl spezifischer als auch sensitiver für das maligne Melanom. Mit Hilfe des kommerziell erhältlichen Test-Kits (S-100-LIA MAT), der den Nachweis von okkulten Melanommetastasen noch erhöhte [3], ist eine Untersuchung mittels eines standardisierten Testverfahrens heute möglich. Es stellt sich allerdings die Frage nach den geeigneten Indikationen. In erster Linie eignet sich sicherlich die Monitoring-Untersuchung während der Therapie und die Bestimmung während der Nachsorgephase nach kompletter Exzision eines Hochrisikomelanoms oder von regionären Melanommetastasen. Die Bestimmung bei Niedrigrisikomelanomen dürfte aufgrund der geringen Metastasierungswahrscheinlichkeit dieser Tumoren nicht notwendig sein und zudem eine schlechte Kosten-Nutzen-Effektivität aufweisen.

Melanoma Inhibitory Activity

Das Protein *Melanoma inhibitory activity* (MIA) wurde vor wenigen Jahren aus einer langsam wachsenden Metastase eines Patienten mit malignem Melanom isoliert. Das 10 Kilodalton schwere Protein wird nach Untersuchungen einer Regensburger Arbeitsgruppe von Melanomzellen in die extrazelluläre Matrix sezerniert, von normalen Melanozyten wird es offensichtlich nicht exprimiert. In einer ersten monozentrischen Untersuchung zeigte sich bei allen Patienten mit Melanommetastasen (Stadium III/IV) ein erhöhter MIA-Wert im Serum. Als Referenzwert wurde die 95% Perzentile von gesunden Kontrollpatienten angesehen [4].
Nachfolgend wurden in einer Untersuchung mehrerer Zentren [5] von 259 Patienten mit metastasiertem malignen Melanom 419 Serumproben sowohl prä- als auch postoperativ entnommen und untersucht. Die Bestimmung von MIA im Serum erfolgte mittels einer ELISA-Technik. Positive MIA-Werte im Serum wurden präoperativ bei 22 der 37 Stadium-III-Patienten (59%) sowie 157 der 176 (89%) der Stadium-IV-Patienten erhoben. Die Untersuchung postoperativer Seren nach vollständiger Tumorentfernung ergab in 31,8% (Stadium III) beziehungsweise 21% (Stadium IV) erhöhte Serumwerte [5].

Die Untersuchungsergebnisse dieser Multizenterstudie lassen erwarten, dass aufgrund der unterschiedlichen Überlebenszeiten für MIA-positive beziehungsweise MIA-negative Melanompatienten die Bestimmung des MIA-Wertes im Serum von klinischer Bedeutung ist. Aus diesem Grunde stellt MIA einen interessanten neuen Melanommarker dar, der hinsichtlich seiner Sensitivität und Spezifität weiter untersucht werden sollte.

TA90-Protein

Eine amerikanische Arbeitsgruppe publizierte 1992 Ergebnisse zur Bestimmung eines „Tumor-assoziierten Antigen-spezifischen Immunkomplexes" mittels eines murinen monoklonalen Antikörpers. In der Weiterentwicklung dieses Ansatzes der Bestimmung des Tumor-assoziierten Glykoproteinantigens TA90 und seiner IgG-Antikörper mittels eines ELISA-Testes konnte die Arbeitsgruppe klinische Ergebnisse erarbeiten [24, 30]. Der TA90-ELISA war imstande, bei Patienten nach vollständiger Tumorresektion das Rezidiv (Metastasierung) mit einem positiv prädiktiven Wert von 75% vorherzusagen. In einer klinischen Nachsorgestudie wurde die Korrelation einer Positronenemissionstomographie (PET) mit der Bestimmung des Tumor-assoziierten 90 kD schweren Glykoproteinantigens (TA90) mittels des ELISA-Testes verglichen. Der TA90-ELISA hatte eine 60%ige Sensitivität, die PET-Bestimmung alleine eine 72%ige Sensitivität bei der Entdeckung klinisch okkulter Metastasen in der Nachsorge. Die Kombination beider Testverfahren (PET und TA90-ELISA) ergab eine Steigerung der Sensitivität auf 88% [24]. Die Autoren folgern daraus, dass die Kombination der apparativen Diagnostik und Tumormarkerbestimmung das Nachsorgeverfahren beim malignen Melanom verändern könne. Insbesondere wurde auf die hohen Kosten von routinemäßig durchgeführten MRT- und CT-Untersuchungen in der Melanomnachsorge hingewiesen. Die Bestimmung des Tumormarkers TA90 im Zusammenhang mit einer Ganzkörperpositronenemissionstomographie sei wesentlich preiswerter [24]. Allerdings müssten die Ergebnisse der klinischen Studie im Rahmen einer prospektiven Studie bei einer größeren Patientengruppe überprüft werden.

5-S-Cysteinyl-DOPA

5-S-Cysteinyl-DOPA (5-S-CD) repräsentiert einen Metaboliten in der Melaninbiosynthese. Da Melanin nur von Melanozyten und Melanomzellen gebildet wird, dürfte dieser Untersuchungsansatz aufgrund seiner Spezifität als Tumormarker des malignen Melanoms sehr interessant sein. Melanomvorstufen werden sowohl in das Blut als auch in den Urin sezerniert, so dass beim metastasierten Melanom entsprechend erhöhte Blut- und Urinspiegel zu erwarten wären. Bereits vor Jahren untersuchte eine japanische Arbeitsgruppe um Horikoshi [22, 23] vier verschiedene Melaninmetaboliten auf ihren prädiktiven Wert bei verschiedenen Stadien des malignen Melanoms., wobei sich 5-S-CD als der wertvollste biochemische Marker erwies. Es zeigte sich eine Tumorstadien-assoziierte Konzentration von 5-S-CD im peripheren Blut und auch im Urin [21].
Eine Untersuchung aus der Züricher Hautklinik konnte vor kurzem zeigen, dass ein Monitoring mittels 5-S-CD imstande ist, das Therapieergebnis in der Behandlung des metastasierten malignen Melanoms anhand von Veränderungen der 5-S-CD-Werte gut vorherzusagen [44].
Zur Zeit bedarf die Bestimmungsmethodik allerdings einer deutlichen Verbesserung. Standardisierte Testverfahren stehen derzeit noch nicht zur Verfügung, ein Test-Kit wird nicht kommerziell vertrieben.

Molekularbiologischer Nachweis Melanom-assoziierter Moleküle

Durch die Einführung der Polymerase-Kettenreaktion (Polymerase chain reaction, PCR) Mitte der achtziger Jahre gelang es, Tumor-spezifische RNA zu analysieren. Die Technik ist so sensitiv, dass der Nachweis einer Tumorzelle in zehn Millionen Normalzellen gelingt. Somit wurde der molekularbiologische Nachweis von wenigen Tumorzellen in verschiedenen Körperkompartimenten wie dem Blut oder dem Knochenmark bei unterschiedlichen Tumorerkrankungen möglich (Übersicht bei [9]).
Durch die Arbeitsgruppe von Barbara Smith wurde 1991 eine neue Ära der molekularbiologischen Diagnostik auch beim malignen Melanom eingeleitet [43]. Mit Hilfe der RT-PCR von Tyrosinase-mRNA, die spezifisch für melanozytäre Zellen ist, gelang es der Arbeitsgruppe bei vier der insgesamt sieben untersuchten Melanompatienten im peripheren Blut Tyrosinase-positive Zellen nachzuweisen. Da Mela-

nozyten nicht in die Blutzirkulation gelangen und eine artifizielle Kontamination durch die perkutane Blutabnahme ausgeschlossen wurde, konnte auf die Präsenz zirkulierender Melanomzellen geschlossen werden [43]. In den folgenden Jahren führten verschiedene Arbeitsgruppen Optimierungen der Blutaufbearbeitung und der RT-PCR-Technologie durch. Untersuchungen an größeren Patientenkollektiven folgten und ergaben sehr heterogene Resultate (Übersicht bei [15]). Als Referenzkollektiv zur Überprüfung der Sensitivität wurden in fast allen Untersuchungen Patienten mit fernmetastasierten malignen Melanomen herangezogen.

Die Prozentzahl der Tyrosinase-positiven Patienten im Stadium IV variierte dabei zwischen 0–100%. Eine klinische Studie an den Universitäts-Hautkliniken Kiel und Homburg/Saar [13] an 112 Blutproben von 96 verschiedenen Kontroll- und Melanompatienten zeigte, dass die Untersuchung von peripherem Blut mittels Tyrosinase-RT-PCR eine sehr hohe Spezifität für die Melanomerkrankung aufweist. Andererseits waren aber nur 12 von 44 untersuchten Patienten mit Fernmetastasierung (Stadium IV) Tyrosinase-RT-PCR-positiv [13]. Weitere deutsche Arbeitsgruppen [2, 32, 39] bestätigten die relativ geringe Sensitivität der Tyrosinase-RT-PCR für metastasierte Melanompatienten. Eine andere Arbeitsgruppe konnte hingegen mehrfach zeigen, dass mehr als 90% aller Patienten mit metastasierten Melanomen nachweisbare Tyrosinase-mRNA im peripheren Blut aufweisen [6]. Untersuchungen zur Optimierung der Methodik und vor allem zur Standardisierung der Technik sind erforderlich, um den klinischen Wert der Tyrosinase-RT-PCR beim Melanom sicherer beurteilen zu können [29].

Angesichts dieser kritisch zu bewertenden Ergebnisse der RT-PCR beim Melanom im peripheren Blut wird versucht, mit einer „Multimarker-Diagnostik" bestehend aus dem RT-PCR-Nachweis von mehreren Melanom-assoziierten Molekülen wie MART-1/Melan A, gp100, MUC18 oder MAGE-3 für die Routinediagnostik im Blut einzusetzen [20]. Erste Untersuchungen zeigten eine höhere Sensitivität bei der Identifizierung fernmetastasierter Patienten. Allerdings muss kritisch diskutiert werden, was der Nachweis einer einzelnen Melanomzelle im peripheren Blut bedeutet. Jauch et al. vertreten in einem Übersichtsreferat zur Mikrometastasierung den Standpunkt, dass nicht der Nachweis einer Tumorzelle allein, sondern vielmehr ihr biologisches Potential für Wachstum und Angiogenese entscheidende Kriterien für die Definition einer metastatischen Zelle sein sollten [26].

Vor diesem Hintergrund ist es auch interessant, dass die bisher einzige Untersuchung mit einem Vergleich der Tyrosinase-RT-PCR und einem kommerziell erhältlichen Tumormarker-Kit (S-100-LIA) folgende Ergebnisse zeigte: Berking et al. [2] untersuchten bei Melanompatienten Blut unter Verwendung beider Nachweisverfahren. Im Stadium der Fernmetastasierung zeigte sich, dass sich in 45% der Blutproben mit Hilfe einer Multimarker-RT-PCR mRNA von Melanom-assoziierten Antigenen nachweisen ließ, während 80% aller Patienten mit fernmetastasierten Melanomen erhöhte S-100B-Werte im luminoimmunometrischen Assay (S-100-LIA) aufwiesen. Die Autoren fassten zusammen, dass der S-100-LIA sensitiver als die Multimarker RT-PCR ist und bei weiteren Studien eingesetzt werden sollte [2].

Zusammenfassend lässt sich sagen, dass bei allen Schwierigkeiten der Verwendung und Interpretation von Ergebnissen einer Multimarker-RT-PCR heute die Möglichkeit besteht, disseminierte Tumorzellen in verschiedenen Körperkompartimenten nachzuweisen. Somit werden neue Einblicke in die Biologie der Metastasierung ermöglicht. Da die serologischen Tumormarker (S-100B, MIA) wahrscheinlich nicht imstande sind, eine nur geringe Anzahl von Melanomzellen im peripheren Blut nachzuweisen, bleibt zumindest theoretisch die Hoffnung, dass dies mit Hilfe der RT-PCR von Melanom-assoziierten Molekülen möglich sein wird.

Zusammenfassung

Die Untersuchung von Tumor-assoziierten Molekülen im Blut (Tumormarker) hat sich bei einer Reihe von soliden malignen Tumoren insbesondere in der Nachsorge bewährt. Beim malignen Melanom haben Bestimmungen von Melanom-assoziierten Molekülen im peripheren Blut bisher keinen Eingang in die Empfehlungen zur Betreuung von Melanompatienten gefunden. Dies ist um so erstaunlicher, als mit den kommerziell erhältlichen Markern, die mittels standardisierter Testverfahren im Routinelabor bestimmt werden können, auch beim Melanom eine Tumormarkerdiagnostik möglich ist. Das Protein S-100B sowie die *Melanoma inhibitory activity* (MIA) weisen in verschiedenen Untersuchungen bei einer Spezifität von 95% eine Sensitivität von 80–90% für das fernmetastasierte maligne Melanom auf. Dies bedeutet, dass die Mehrzahl der Patienten mit einem fernmetastasierten malignen Melanom mittels einer serologischen Untersuchung erkannt werden könnten. Die Rate falsch-positiver Resultate ist dabei mit etwa 5 % relativ gering.

Die Bestimmung von Routinelaborparametern wie BSG, Blutbild und Leberenzyme ergibt hingegen in den allermeisten Fällen keinen Hinweis für eine Fernmetastasierung. Veränderungen dieser Laborparameter treten zumeist erst bei einer relativ hohen Tumormasse auf und führen dann nicht mehr zu therapeutischen Konsequenzen. Aus diesem Grunde kann ein Verzicht derartiger Laborwertbestimmungen in der Melanomnachsorge durchaus diskutiert werden.

Als experimentell ist die Erkennung von Melanom-assoziierten Molekülen im peripheren Blut durch die Polymerase-Kettenreaktion (PCR) anzusehen. Umfangreiche Untersuchungen zur Tyrosinase-PCR legen nahe, dass die Technik der Bestimmung noch zu wenig standardisiert ist und daher uneinheitliche Testergebnisse bei Patienten mit malignen Melanomen produziert werden. So liegt die Rate Tyrosinase-PCR-positiver Patienten im Stadium der Fernmetastasierung je nach Arbeitsgruppe zwischen 0–100 %. Dennoch ermöglicht die PCR-Bestimmung im peripheren Blut und auch in anderen Körperkompartimenten, wie Lymphknoten, neue Einblicke in die Biologie der Metastasierung und stellt damit eine Bereicherung der molekularbiologischen diagnostischen Möglichkeiten dar.

Laborwertuntersuchungen im Rahmen der Melanomnachsorge und im Rahmen des Monitorings während der Therapie des metastasierten malignen Melanoms sollten hinsichtlich ihrer Effektivität im Rahmen von prospektiven Untersuchungen zunehmend kritisch überprüft werden. Mit neueren Tumormarker-Kits stehen relativ sensitive und spezifische Untersuchungsverfahren zur Verfügung.

Literatur

1. ASCO Tumor Marker Expert Panel (1996) Clinical practice guidelines for the use of tumor markers in breast and colorectal cancer. J Clin Oncol 14: 2843–2877
2. Berking C, Schlüpen EM, Schrader A, Atzpodien J, Volkenandt M (1999) Tumor markers in peripheral blood of patients with malignant melanoma: multimarker RT-PCR versus a luminoimmunometric assay for S-100. Arch Dermatol Res 291: 479–484
3. Bonfrer JM, Korse CM, Nieweg OE, Rankin EM (1998) The luminescence immunoassay S-100: a sensitive test to measure circulating S-100B: its prognostic value in malignant melanoma. Br J Cancer 77: 2210–2214
4. Bosserhoff AK, Kaufmann M, Kaluza B, Bartke I, Zirngibl H, Hein R, Stolz W, Buettner R (1997) Melanoma-inhibiting activity, a novel serum marker for progression of malignant melanoma. Cancer Res 57: 3149–3153
5. Bosserhoff AK, Hauschild A, Hein R, Schadendorf D, Stockfleth E, Bogenrieder T, Landthaler M, Buettner R, Stolz W (2000) Elevated MIA serum levels are of relevance for management of metastasized malignant melanomas: results of a German multicenter study. J Invest Dermatol 114: 395–396
6. Brossart P, Keilholz U, Willhauck M, Scheibenbogen C, Möhler T, Hunstein W (1993) Hematogenous spread of malignant melanoma cells in different stages of disease. J Invest Dermatol 10: 887–889
7. Buzaid AC, Balch CM (1996) Polymerase chain reaction for detection of melanoma in peripheral blood: too early to assess clinical value. J Natl Cancer Inst 88: 569–570
8. Chu TM (1992) Prostate-specific antigen. In: Sell S (ed) Serological cancer markers. Humana Press, Totowa, pp 99–115
9. Degitz K, Volkenandt M (1993) Polymerase-Kettenreaktion. Hautarzt 44: 681–689
10. Deichmann M, Benner A, Bock M, Jackel A, Uhl K, Waldmann V, Näher H (1999) S100-β, melanoma-inhibiting activity, and lactate dehydrogenase discriminate progressive from nonprogressive. American Joint Committee on Cancer stage IV melanoma. J Clin Oncol 17: 1891–1896
11. Eggermont AMM (1996) Nachbeobachtung von Patienten mit einem Melanom im Stadium I nach Exzision des Primärtumors: einfach und kosteneffizient. Onkologe 2: 476–480
12. Gläser R (1997) Tumormarker des malignen Melanoms. In: Garbe C, Dummer R, Kaufmann R, Tilgen W (Hrsg) Dermatologische Onkologie. Springer, Berlin, S 324–329
13. Gläser R, Rass K, Seiter S, Hauschild A, Christophers E, Tilgen W (1997) Detection of circulating melanoma cells by specific amplification of tyrosinase complementary DNA is not a reliable tumor marker in melanoma patients: a clinical two-center study. J Clin Oncol 15: 2818–2825
14. Guo HB, Stoffel-Wagner B, Bierwirth T, Mezger J, Klingmüller D (1995) Clinical significance of serum S100 in metastatic malignant melanoma. Eur J Cancer 31: 924–928
15. Hauschild A (1997) The use of serological tumor markers for malignant melanoma. Onkologie 20: 462–465
16. Hauschild A, Engel G, Brenner W, Gläser R, Monig H, Henze E, Christophers E (1999) S100B protein detection in serum is a significant prognostic factor in metastatic melanoma. Oncology 56: 338–344
17. Hauschild A, Engel G, Brenner W, Gläser R, Monig H, Henze E, Christophers E (1999) Predictive value of serum S100B for monitoring patients with metastatic melanoma during chemotherapy and/or immunotherapy. Br J Dermatol 140: 1065–1071
18. Hauschild A, Michaelsen J, Brenner W, Rudolph P, Gläser R, Henze E, Christophers E (1999) Prognostic significance of serum S100B detection compared with routine blood parameters in advanced metastatic melanoma patients. Melanoma Res 9: 155–161
19. Henze G, Dummer R, Joller-Jemelka HI, Böni R, Burg G (1997) Serum S100 – a marker for disease monitoring in metastatic melanoma. Dermatology 194: 208–212
20. Hoon DSB, Wang Y, Dale PS, Conrad AJ, Schmid P, Garrison D, Kuo C, Foshag LJ, Nizze AJ, Morton DL (1995) De-

tection of occult melanoma cells in blood with a multiple-marker polymerase chain reaction assay. J Clin Oncol 13: 2109–2116
21. Horikoshi T, Ito S (1992) Serum 5-S-cyteinyldopa (5-S-CD) as a marker of melanoma progression. J Dermatol 19: 809–813
22. Horikoshi T, Ito S, Wakamatsu K, Onodera H, Eguchi H (1994) Evaluation of melanin-related metabolites as markers of melanoma progression. Cancer 73: 629–636
23. Hossfeld DK (1996) Tumor marker terrorism. Educational Book; 21. Congress European Society of Medical Oncology (ESMO); 1. -5.11.1996; Wien, pp 191–192
24. Hsueh EC, Gupta RK, Glass EC, Yee R, Qi K, Morton DL (1998) Positron emission tomography plus serum TA90 immune complex assay for detection of occult metastatic melanoma. J Am Coll Surg 187: 191–197
25. Huang Clark Level, Provost N, Marghoob AA, Kopf AW, Levin L, Bart RS (1998) Laboratory tests and imaging studies in patients with cutaneous malignant melanoma. J Am Acad Dermatol 39: 451–463
26. Jauch KW, Friess S, Grützner U, Heiss MM, Funke I (1995) Prognostic significance of micrometastases. Oncology 18: 525–532
27. Kaufmann R, Tilgen W, Garbe C (1998) Malignes Melanom. Hautarzt 49: S30-S38
28. Keilholz U, Goey SH, Punt CJ, Pröbstle TM, Salzmann R, Scheibenbogen C, Schadendorf D, Lienard D, Enk A, Dummer R, Hantich B, Geueke AM, Eggermont AM (1997) Interferon alpha-2a and interleukin-2 with or without cisplatin in metastatic melanoma: a randomized trial of the European Organization for Research and Treatment of Cancer Melanoma Cooperative Group. J Clin Oncol 15: 2579–2588
29. Keilholz U, Willhauck M, Scheibenbogen C, Vries TJ de, Burchill S (1997) Polymerase chain reaction detection of circulating tumor cells. EORTC Melanoma Cooperative Group, Immunotherapy Subgroup. Melanoma Res 7 [Suppl 2]: S133–S141
30. Kelley MC, Jones RC, Gupta RK, Yee R, Stern S, Wanek L, Morton DL (1998) Tumor-associated antigen TA-90 immune complex assay predicts subclinical metastasis and survival for patients with early stage melanoma. Cancer 83: 1355–1361
31. Klapdor R (1995) Überlegungen zu einem sinnvollen Einsatz von Tumormarkern. Onkologe 1: 627–633
32. Kunter U, Buer J, Probst M, Duensing S, Dallmann I, Grosse J, Kirchner H, Schluepen EM, Volkenandt M, Ganser A, Atzpodien J (1996) Peripheral blood tyrosinase messenger RNA detection and survival in malignant melanoma. J Nat Cancer Inst 88: 590–594
33. Leyvraz S, Spataro V, Bauer J, Pampanona S, Salmon R, Dorval T, Meuli R, Gillet M, Lejeune F, Zografos L (1997) Treatment of ocular melanoma metastasis to the liver by hepatic arterial chemotherapy. J Clin Oncol 15: 2589–2595
34. Miliotes G, Lyman GH, Cruse CW, Puleo C, Albertini J, Rapaport D, Glass F, Fenske N, Soriano T, Cuny C, Van-Voorhis N, Reintgen D (1996) Evaluation of new putative tumor markers for melanoma. Ann Surg Oncol 3: 558–563
35. Moore BW (1965) A soluble protein characteristic of the nervous system. Biochem Biophys Res Commun 19: 739–744
36. Orfanos CE, Jung EG, Rassner G, Wolff HH, Garbe C (1994) Stellungnahme und Empfehlungen der Kommission Malignes Melanom der Deutschen Gesellschaft zur Diagnostik, Behandlung und Nachsorge des malignen Melanoms der Haut. Hautarzt 45: 285–291
37. Pohl AL (1992) Multiple testing with cancer markers. In: Sell S (ed), Serological cancer markers. Humana Press, Totowa, pp 473–494
38. Provost N, Marghoob AA, Kopf AW, DeDavid M, Wasti Q, Bart RS (1997) Laboratory tests and imaging studies in patients with cutaneous malignant melanomas: a survey of experienced physicians. J Am Acad Dermatol 36: 711–720
39. Reinhold U, Lüdtke-Handjery HC, Schnautz S, Kreysel H-W, Abken H (1997) The analysis of tyrosinase-specific mRNA in blood samples of melanoma patients by RT-PCR is not a useful test for metastastic tumor progression. J Invest Dermatol 108: 166–169
40. Schäfer BW, Wicki R, Engelkamp D, Mattei MG, Heizman CW (1995) Isolation of a YAC clone covering a cluster of nine S 100 genes on human chromosome 1 q 21: rationale for a new nomenclature of S 100 calcium-binding protein family. Genomics 25: 638–643
41. Schoultz von E, Hansson LO, Djureen E, Hansson J, Kärnell R, Nilsson B, Stigbrand T, Ringborg U (1996) Prognostic value of serum analyses of S-100β protein in malignant melanoma. Melanoma Res 6: 133–137
42. Sirott MN, Bajorin DF, Wong GY, Tao Y, Chapman PB, Templeton MA, Houghton AN (1993) Prognostic factors in patients with metastatic malignant melanoma. A multivariate analysis. Cancer 72: 3091–3098
43. Smith B, Selby P, Southgate J, Pittman K, Bradley C, Blair GE (1991) Detection of melanoma cells in peripheral blood by means of reverse transcriptase and polymerase chain reaction. Lancet 338: 1227–1229
44. Wimmer I, Meyer JC, Seifert B, Dummer R, Flace A, Burg G (1997) Prognostic value of serum 5-S-cysteinyldopa for monitoring human metastatic melanoma during immunochemotherapy. Cancer Res 57: 5073–5076

Systemische Therapie des malignen Melanoms

Matthias Volkenandt, Monika-Hildegard Schmid-Wendtner und Axel Hauschild

Eine systemische Therapie des malignen Melanoms ist als adjuvante oder als palliative Behandlung von großer Bedeutung. Unter adjuvanter Therapie wird eine vorbeugende Behandlung zum Zeitpunkt vollständiger klinischer Tumorfreiheit verstanden. Ziel ist die Erhöhung der Chance vollständiger Heilung des Patienten. Diese Therapiesituation ist beispielsweise bei Patienten nach Exzision eines dickeren Melanoms oder von regionären Lymphknotenmetastasen gegeben. Eine palliative systemische Therapie erfolgt bei Patienten mit Fernmetastasen des malignen Melanoms. In dieser Therapiesituation ist eine Heilung des Patienten nur noch in Ausnahmefällen möglich.

Adjuvante Therapie des malignen Melanoms

Bei Patienten nach Exzision eines dickeren primären Melanoms und insbesondere nach Exzision von regionären Lymphknotenmetastasen besteht ein hoher Bedarf an einer wirksamen adjuvanten Therapie. Während Patienten mit Tumoren bis zu einer Tumordicke von etwa 1,5 mm entsprechend den Daten des Registers des Tumorzentrums München eine im Vergleich zur Allgemeinbevölkerung vergleichbare Lebenserwartung haben [28], ist mit zunehmender Dicke des Primärtumors eine zunehmend schlechtere Prognose verbunden. Bei einer Tumordicke von mehr als 4 mm liegt die Fünfjahresüberlebensrate bei etwa 45%, bei Patienten mit regionären Lymphknotenmetastasen liegt sie bei etwa 10–30%. Ohne Zweifel liegt der größte Erfolg im Gesamtbereich der Diagnostik und Therapie des malignen Melanoms der vergangenen Jahrzehnte in der kontinuierlichen Abnahme der medianen Tumordicke bei Erstdiagnose. Diese mediane Tumordicke bei Diagnose und Exzision des Melanoms liegt derzeit im Bereich des Tumorzentrums München und ähnlich auch in der gesamten Bundesrepublik bei etwa 0,75 mm. Sie ist somit nur etwa noch halb so hoch wie vor etwa 20 Jahren. Patienten mit diesen dünnen Tumoren sollte deutlich vermittelt werden, wie gut ihre Prognose ist. Bei Patienten mit Tumoren größerer Dicke und nach Exzision von regionären Lymphknotenmetastasen ist jedoch ein hoher Bedarf für eine wirksame adjuvante Therapie vorhanden. Bei einer adjuvanten Therapie müssen immer besondere Aspekte mitbedacht werden, die es so bei anderen Therapien nicht gibt und die besonders hohe Anforderungen an die Sicherheit und Verträglichkeit einer solchen Therapie mit sich bringen. So erfolgt eine Übertherapie von Patienten, die durch die Exzision des Tumors bereits geheilt sind. Dies ist unvermeidlich, da diese Gruppe von Patienten bisher nicht identifiziert werden kann. Weiterhin erfolgt bei jenen Patienten, bei denen zu einem späteren Zeitpunkt eine Metastasierung auftritt, eine Therapie bereits zum Zeitpunkt vollkommener Tumorfreiheit und nichteingeschränkter Lebensqualität. Dennoch sind wirksame adjuvante Therapien bei Patienten mit hohem Metastasierungsrisiko von größtem Wert. Zu fordern ist jedoch eine Orientierung an den Ergebnissen wissenschaftlich solider Therapiestudien.

Im Folgenden sollen die derzeit vorliegenden Ergebnisse prospektiver Studien und die darauf gründenden aktuellen Therapieempfehlungen sowie die derzeit laufenden Therapiestudien zusammenfassend vorgestellt werden [6, 9, 11, 14].

Chemotherapie

Beim malignen Melanom wurden nahezu alle Substanzen, die im Stadium der Fernmetastasierung wirksam sind, auch in der adjuvanten Situation evaluiert, in fast allen Kombinationen und allen Dosierungen, bis hin zu einer Hochdosis-Chemotherapie mit nachfolgender Knochenmarktransplantation. Während einzelne, kleine, nichtrandomisierte, retrospektive, monozentrische Studien gelegentlich einen Vorteil für die Behandelten erhoffen ließen, haben große, randomisierte, prospektive, multizentrische Studien keinen Überlebensvorteil für die Behandelten im Vergleich zu unbehandelten Kontrollgruppen erbracht. Vielmehr führten die Behandlungen zu zusätzlicher Belastung und Morbidität der Patienten. Eine der umfangreichsten Untersuchun-

gen der *Central Oncology Group* (COG) aus den USA weist sogar bemerkenswerterweise schlechtere Überlebensraten in der mit *Dacarbazin* behandelten Chemotherapiegruppe im Vergleich zu unbehandelten Kontrollen auf [12]. Ein Grund für diese Prognoseverschlechterung könnte die Selektionierung Chemotherapie-resistenter Zellklone sein. Eine alleinige Chemotherapie sollte daher in der adjuvanten Situation außerhalb von Studien nicht mehr erfolgen.
Im Jahre 1994 wurde eine Studie zum Wert einer adjuvanten Chemotherapie mit *Vindesin* nach operativer Entfernung von Lymphknotenmetastasen publiziert [25]. In dieser allerdings nicht prospektiv-randomisierten Untersuchung erhielten Patienten nach Exzision von regionären Lymphknotenmetastasen (Stadium IIIb) zunächst über ein Jahr alle zwei Wochen, in den folgenden sechs Monaten alle drei Wochen und in weiteren sechs Monaten alle vier Wochen jeweils eine einmalige Gabe von Vindesin (3 mg/m^2 Körperoberfläche). Nach einer medianen Nachbeobachtungszeit von acht Jahren wiesen die behandelten Patienten eine Fünfjahresüberlebensrate von 49% gegenüber 28% bei einer Gruppe gleichzeitig beobachteter nicht adjuvant behandelter Patienten im gleichen Tumorstadium auf. Dieses Ergebnis einer einzelnen, nicht randomisierten Studie kann jedoch noch nicht zu allgemeinen Therapieempfehlungen führen. Die *Arbeitsgemeinschaft Dermatologische Onkologie* (ADO) der Deutschen Dermatologischen Gesellschaft entschloss sich zu einer Überprüfung der Wirksamkeit einer adjuvanten Therapie mit Vindesin im Rahmen einer prospektiv randomisierten Studie, deren Ergebnisse noch ausstehen.

Immuntherapie

Unspezifische Immuntherapien, insbesondere mit *BCG (Bacille-Calmette-Guérin)* wurden bereits vor zwei Jahrzehnten intensiv und bei einer großen Anzahl von Patienten untersucht. Nach anfänglichen positiven Ergebnissen einzelner kleiner Studien zeigten jedoch große prospektive Studien übereinstimmend keine signifikanten Prognosenvorteile für die Behandelten, so dass diese Therapien verlassen werden mussten [27].
Spezifischere immuntherapeutische Verfahren werden derzeit intensiv diskutiert. Eines der wichtigsten Konzepte ist die Induktion von *Gangliosidantikörpern* [20]. Ganglioside, insbesondere das *GM-2*, sind Lipide, die auf neuroektodermalen Tumoren, einschließlich Melanomen, exprimiert werden. Es gibt einzelne Hinweise, dass Anti-GM-2-Antikörper bei Patienten mit malignen Melanomen prognostisch günstig sein könnten [20]. Im Rahmen der EORTC (European Organisation for Research and Treatment of Cancer) ist in den vergangenen Jahren die Initiierung einer prospektiv-randomisierten Studie zur Prüfung der Wirksamkeit einer Vakzination mit GM-2 intensiv vorbereitet worden. Derzeit ist aus verschiedenen Gründen fraglich, ob diese Studie tatsächlich durchgeführt wird. In jedem Falle liegen keine sicheren Ergebnisse zur Wertigkeit einer Vakzination mit GM-2 zur Induktion entsprechender Antikörper bei Patienten mit malignen Melanomen vor.
Eine interessante Beobachtung zur möglichen Wirksamkeit einer Therapie mit *granulocyte macrophage-colony stimulating factor (GM-CSF)* wurde kürzlich von Spitler et al. publiziert [26]. *Granulocyte macrophage-colony stimulating factor* kann Makrophagen und dendritische Zellen aktivieren und Monozyten des peripheren Blutes stimulieren und so ihre zytotoxische Aktivität gegen Melanomzellen erhöhen. Bei 48 Patienten nach operativer Entfernung von Metastasen im Stadium III und IV erfolgte eine adjuvante Therapie mit GM-CSF über insgesamt ein Jahr. Die Autoren beobachteten in der behandelten Gruppe ein deutlich verbessertes medianes Überleben (37,5 Monate versus 12,2 Monate). Allerdings handelt es sich bei dieser Studie um eine kleine und nicht prospektiv-randomisierte Studie mit einem historischen Vergleichskollektiv. Eine Aussage über die tatsächliche Bedeutung dieser Therapie kann derzeit noch nicht getroffen werden.
Die wichtigste Substanz im Gesamtbereich der adjuvanten Therapie des malignen Melanoms ist derzeit zweifelsohne *Interferon-α* (IFN-α). Es ist die erste Substanz, mit der signifikante Prognosevorteile für die Behandelten im Vergleich zu Unbehandelten erzielt werden konnten. Beide auf dem deutschen Arzneimittelmarkt verfügbaren Präparate sind inzwischen in der Indikation der adjuvanten Therapie des malignen Melanoms zugelassen (IFN-α2a, Roferon A; IFN-α2b, Intron A).
Die von Kirkwood et al. geleitete US-amerikanische *Eastern Cooperative Oncology Group* (ECOG) hat bisher drei Studien zur Evaluation der Wirksamkeit einer Hochdosis-IFN-α-Therapie vorgestellt, die im Wesentlichen bei Patienten nach Exzision regionärer Lymphknotenmetastasen (Stadium IIIb) durchgeführt wurden. In einer ersten Studie [15] (ECOG 1684) wurden Patienten zunächst vier Wochen lang mit hochdosiertem IFN-α2b (20 Mio. Einheiten/m^2/Tag, 5 Tage pro Woche) intravenös behandelt. Da-

nach erfolgte eine Erhaltungstherapie mit subkutan appliziertem IFN-α (10 Mio. Einheiten/m², dreimal pro Woche) über 11 Monate. Nach einer medianen Nachbeobachtungszeit von 6,9 Jahren zeigten sich im Vergleich zu unbehandelten Kontrollpatienten nicht nur eine verbesserte redizivfreie Überlebenszeit (Fünfjahresrezidivfreiheit: 37% gegenüber 26%), sondern auch eine verlängerte Gesamtüberlebenszeit von 3,8 Jahren gegenüber 2,8 Jahren und eine verbesserte Fünfjahresgesamtüberlebensrate (Heilungsrate?) von 46% gegenüber 37%. Durch diese Studie konnten erstmals signifikante Überlebensvorteile bei Patienten mit malignen Melanomen durch eine adjuvante Therapie erzielt werden. Allerdings ist die Toxizität einer Hochdosis-IFN-α-Therapie ausgeprägt. Bei der Mehrzahl der Patienten musste die Dosis reduziert werden, bei 25% der Patienten wurde die Therapie aufgrund von Nebenwirkungen abgebrochen. In jedem Fall bedarf die Therapie einer intensiven klinischen und laborchemischen Überwachung der Patienten.

Im Anschluss an die oben genannte Studie wurde im Jahre 1990 durch die ECOG eine Nachfolgestudie (ECOG 1690) initiiert. Hierbei erfolgte ein Vergleich einer Hochdosistherapie (wie bei ECOG 1684) mit einer Niedrigdosis-IFN-Therapie (dreimal 3 Mio. E IFN-α/Woche über zwei Jahre) sowie mit einer unbehandelten Kontrollgruppe [16]. Zwar konnte für die Hochdosis-IFN-Therapie und tendenziell auch für die Niedrigdosis-IFN-Therapie eine Verlängerung der rezidivfreien Überlebenszeit beobachtet werden, die Gesamtüberlebenszeit wurde jedoch im Vergleich zu den ausschließlich kontrollierten und nichtbehandelten Patienten in dieser Studie nicht signifikant verlängert. In einer sich an diese Daten anschließenden Stellungnahme der *Arbeitsgemeinschaft Dermatologische Onkologie* (ADO) zur Hochdosistherapie mit IFN-α [18] erfolgte eine Bewertung der unterschiedlichen Ergebnisse der beiden Studien mit der Schlussfolgerung, dass weder für eine Aufgabe der adjuvanten Therapie mit IFN-α noch für eine generelle Akzeptanz als Standardtherapie genügend Daten vorliegen, so dass die Durchführung weiterer Studien zu fordern ist. Unterschiedliche Studienergebnisse bezüglich der Gesamtüberlebenszeit von Patienten mit malignen Melanomen nach Tumorprogression könnten möglicherweise auch durch unterschiedliche Therapien nach erfolgter Progression bedingt sein und diskrepante Studienergebnisse erklären.

Im Juli 2000 stellte Kirkwood anlässlich eines Kongresses in Mailand die Ergebnisse einer dritten Studie (ECOG 1694) vor. Bei dieser Studie wurde eine Hochdosis-IFN-α-Therapie mit einer Vakzination mit GM-2 bei Patienten im Stadium IIIb verglichen (unpublizierte Mitteilung). Ausgewertet wurden die Daten von insgesamt 774 Patienten mit einer medianen Nachbeobachtungszeit von 16,6 Monaten. Hierbei zeigte sich eine so deutliche Überlegenheit des Therapiearmes mit IFN-α (Verbesserung des rezidivfreien Überlebens und des Gesamtüberlebens), dass die Studie aus ethischen Gründen vorzeitig beendet wurde. Diese Ergebnisse werden die Diskussion um die Wertigkeit der Hochdosis-IFN-α-Therapie erneut in Gang setzen.

Von großem Interesse werden die Zwischenergebnisse einer europäischen Studie der EORTC sein, die Ende 2000 erwartet werden. In dieser Studie wird die Wirksamkeit einer mittelhohen Dosis von IFN-α in verschiedenen Dosierungsformen (ein Monat 10 Mio. Einheiten IFN-α fünfmal pro Woche, gefolgt von einem Jahr 10 Mio. Einheiten IFN-α dreimal pro Woche verglichen mit ein Monat 10 Mio. Einheiten IFN-α fünfmal pro Woche, gefolgt von zwei Jahre 5 Mio. Einheiten IFN-α dreimal pro Woche) im Vergleich zu unbehandelten Kontrollen evaluiert. Ebenso werden die Ergebnisse der derzeit laufenden Studie der ADO von Interesse sein, in der eine Niedrigdosis-IFN-α-Therapie mit einer Niedrigdosis-IFN-α-Therapie plus DTIC sowie mit einem Beobachtungsarm verglichen wird (Tabelle 1).

Zur Therapie von Patienten im Stadium II (Tumordicke >1,5 mm ohne Nachweis regionärer Lymphknotenmetastasen) liegen Ergebnisse von zwei relevanten Studien mit einer niedrig dosierten IFN-α2a-

Tabelle 1. Aktuelle Multizenterstudien zur adjuvanten medikamentösen Therapie des Melanoms. Arbeitsgemeinschaft Dermatologische Onkologie (ADO)

Indikation	Stadium II	Stadium IIIb
Substanz	IFNα2b	IFNα2a
Protokoll	5×10 Mio./m²/Woche i.v. (1.+2. Woche) s.c. (3.+4. Woche) danach 3×3 Mio./ Woche über 2 Jahre oder 3×3 Mio./Woche über 2 Jahre	3×3 Mio./Woche s.c. über 2 Jahre oder 3×3 Mio./ Woche +DTIC (850 mg/m²) Tag 1 alle 28 Tage (Monat 1–6); alle 42 Tage (Monat 7–12); alle 56 Tage (Monat 13–24) über 2 Jahre Verglichen mit unbehandelte Kontrollen

Therapie vor. Pehamberger et al. [24] behandelten 311 Patienten mit primären Melanomen im Stadium II über ein Jahr mit niedrig dosiertem IFN-α2a (3 Wochen 3 Mio. Einheiten subkutan täglich, anschließend ein Jahr 3 Mio. Einheiten subkutan dreimal pro Woche). Nach einer medianen Nachbeobachtungszeit von 3,4 Jahren ergab sich ein signifikant verbessertes rezidivfreies Überleben (75,9% verglichen mit 63,6%). In einer Studie von Grob et al. [7] wurden 499 Patienten im Stadium II über 18 Monate mit niedrig dosiertem IFN-α2a (3 Mio. Einheiten dreimal pro Woche subkutan) behandelt. Nach einer medianen Beobachtungszeit von fünf Jahren ergab sich ein signifikant verbessertes rezidivfreies Überleben der Behandelten (59% verglichen mit 51,4%). Eine Studie der ADO überprüft derzeit, ob eine initiale mittelhohe Dosis über einen Monat, gefolgt von niedrig dosiertem IFN-α über zwei Jahre im Vergleich zur niedrig dosiertem IFN-α allein einen Vorteil erbringen kann (Tabelle 1).

Zusammenfassend gibt es eine zunehmende Evidenz dafür, dass IFN-α in der adjuvanten Therapie des malignen Melanoms wirksam ist. Allerdings sind die optimale Dosis und Dauer der Therapie noch zu ermitteln. Auch wird die therapeutische Wertigkeit anderer Applikationsweisen (wie zum Beispiel die Verwendung von pegyliertem IFN-α) zu evaluieren sein.

Patienten nach Exzision eines primären Melanoms mit einer Tumordicke <1,5 mm sollten üblicherweise keine adjuvante Therapie erhalten. Diese Patientengruppe hat eine gute Prognose, und Daten zu einer möglichen Wirksamkeit einer adjuvanten systemischen Therapie liegen nicht vor. Patienten mit einem höheren Risiko einer Metastasierung (Stadium II/IIIb) sollten vorzugsweise im Rahmen kontrollierter Studien behandelt werden, die im deutschsprachigen Raum von der *Arbeitsgemeinschaft Dermatologische Onkologie* (ADO) der *Deutschen Krebsgesellschaft* und der *Deutschen Dermatologischen Gesellschaft* sowie von der EORTC *(European Organisation for Research and Treatment of Cancer)* durchgeführt werden. Mit Patienten, die nicht in Studien aufgenommen werden können (zum Beispiel bei Vorliegen von Ausschlusskriterien) oder die nicht an Studien teilnehmen wollen, sollte eine Therapie mit IFN-α, adaptiert an gängige Behandlungsprotokolle, diskutiert werden.

Palliative systemische Therapie des malignen Melanoms

Im Stadium der Fernmetastasierung (Stadium IV) wird ein Langzeitüberleben oder gar eine Heilung der Patienten nur in Ausnahmefällen zu erzielen sein [30]. Bei inoperablen Fernmetastasen ist die *Chemotherapie* beziehungsweise *Chemoimmuntherapie* die weiterhin einzige etablierte Therapiemöglichkeit. Angesichts der insgesamt sehr unbefriedigenden Ergebnisse dieser Therapien werden derzeit größte Erwartungen in neue experimentelle Therapiekonzepte gesetzt, wie etwa die Vakzination mit dendritischen Zellen oder mit gentechnisch veränderten autologen oder allogenen Melanomzellen zur Induktion einer spezifischen Immunantwort [8, 23].

Systemische Therapien im Stadium IV sind als palliativ einzuordnen und insbesondere auch in Bezug auf die Auswirkungen auf die Lebensqualität der Patienten zu beurteilen [17]. Die wichtigste Einzelsubstanz in der Therapie des metastasierten Melanoms ist weiterhin Dacarbazin mit Ansprechraten (vorwiegend kurz anhaltende Remissionen) bei etwa 20–25% der Behandelten. Da *Dacarbazin (DTIC)* schlecht liquorgängig ist, kann eine Wirkung auf Hirnmetastasen von dieser Substanz kaum erwartet werden. Insbesondere bei Vorliegen von Hirnmetastasen ist mit der seit kurzem verfügbaren Substanz *Temozolomid* (Temodal-Kapseln) eine neue Therapiemöglichkeit gegeben. Temozolomid ist ein orales Alkylans der zweiten Generation, welches im Unterschied zu DTIC nicht in der Leber aktiviert und metabolisiert wird, liquorgängig ist und oral in Form von Kapseln appliziert werden kann [30].

In einer Studie von Bleehen et. al konnte durch Temozolomid eine Remissionsrate von 21% bei Patienten mit metastasiertem Melanom erzielt werden, wobei auch bei einem Patienten mit Hirnmetastasen ein Ansprechen erzielt wurde [2]. In einer prospektiv randomisierten Studie zum Vergleich der Wirksamkeit von Temozolomid und DTIC beim metastasierten malignem Melanom erwies sich Temozolomid als mindestens ebenso wirksam wie DTIC [22]. Allerdings wurden mit beiden Substanzen nur sehr niedrige Remissionsraten erzielt (Temozolomid 13,5%; DTIC 12,1%).

Den Vorteilen von Temozolomid steht jedoch ein im Vergleich zu DTIC etwa 20facher Preis gegenüber. Temodal-Kapseln sind seit 1999 auf dem deutschen Arzneimittelmarkt zur Therapie von Glioblastomen zugelassen. Eine Zulassung zur Therapie des metastasierten Melanoms wird erwartet.

Eine weitere medikamentöse Therapie des metastasierten malignen Melanoms mit Hirnmetastasen ist durch das liquorgängige Nitrosoharnstoffderivat *Fotemustin* (Muphoran) gegeben, mit dem bei bis zu 28% der Patienten ein Ansprechen erreicht wurde [13]. Aufgrund seiner Verwandtschaft zu den Nitrosoharnstoffderivaten ist neben Übelkeit und Erbrechen insbesondere die verzögert auftretende und kumulative Knochenmarkssuppression als dosislimitierende Toxizität zu beachten. Fotemustin ist derzeit auf dem deutschen Arzneimittelmarkt nicht zugelassen, kann jedoch über internationale Apotheken bezogen werden (200 mg Fotemustin kosten etwa DM 2.100).

Prinzipiell können durch *Polychemotherapien* höhere Ansprechraten als durch Monotherapien erzielt werden. Diese sind jedoch häufig mit einer höheren Toxizität und auch mit längeren Zeiten einer Hospitalisation zu erkaufen. Trotz objektivierbarer Remissionen durch Polychemotherapien bei einzelnen Patienten ist nicht erwiesen, ob hierdurch auch die absolute Überlebenszeit tatsächlich verlängert wird oder ob nur eine weitere Selektion von Erkrankten erfolgt, die auch ohne Behandlung länger gelebt hätten [17]. Die Indikation einer Polychemotherapie ist daher sorgfältig abzuwägen. Insbesondere bei älteren Patienten und bei Patienten mit reduziertem Allgemeinzustand kann eine Monotherapie einer Polychemotherapie vorzuziehen sein. Publiziert und evaluiert wurden eine Fülle von Kombinationstherapien mit unterschiedlichen Ansprechraten. Die in der Literatur angegebenen Remissionsraten, die häufig in monozentrischen, nicht randomisierten Studien erzielt wurden, lassen sich im klinischen Alltag nicht immer in gleicher Höhe bei einer unselektionierten Gruppe von Patienten erreichen. In monozentrischen Studien wurden die höchsten Ansprechraten (teilweise bis zu 55%) mit dem DBCT-Protokoll [21] erzielt. Zu den wichtigsten derzeit verwendeten Polychemotherapie-Protokollen gehören die in Tabelle 2 aufgeführten Therapien.

Sehr ernüchternd sind die kürzlich publizierten Ergebnisse einer großen prospektiv kontrollierten Multizenterstudie zur Evaluation der Wirksamkeit einer Polychemotherapie nach dem DBCT-Protokoll im Vergleich zu einer Monotherapie mit DTIC [4]. In dieser Studie führte das Dartmouth-Protokoll nur zu einer Response-Rate von 18,5% (DTIC: 10,2%). Weiterhin zeigten sich keine signifikanten Unterschiede im Gesamtüberleben der Patienten in beiden Behandlungsarmen. Eine Intensivierung der Chemotherapie führt also keinesfalls sicher zu besseren Ergebnissen.

Zytokine, wie insbesondere *IFN-α* und *Interleukin-2* (IL-2), haben in der Monotherapie des metastasierten malignen Melanoms weitgehend enttäuscht. Höhere Ansprechraten als jene, die mit einer DTIC-Monotherapie erzielt wurden, konnten nicht erreicht werden. Möglicherweise kann jedoch die kombinierte Applikation von chemotherapeutisch wirksamen Substanzen und Zytokinen zu verbesserten Ergebnissen und längeren Remissionszeiten führen [1, 3, 10].

Zur Evaluierung der Wirksamkeit kombinierter Chemoimmuntherapien ist die Durchführung prospektiv randomisierter Studien erforderlich und die Behandlung von Patienten innerhalb dieser Studien zu empfehlen. Derzeit werden von der EORTC und der ADO Studien zur Chemoimmuntherapie des metastasierten malignen Melanoms durchgeführt (Tabellen 3 und 4).

Tabelle 2. Polychemotherapie des malignen Melanoms

BOLD-Protokoll	Bleomycin 15 mg	i.v.	Tag 1 + 4
	Vincristin 1 mg/m^2	i.v.	Tag 1 + 5
	CCNU 80 mg/m^2	p.o.	Tag 1
	DTIC 200 mg/m^2	i.v.	Tag 1 - 5 alle 4 - 6 Wochen
BHD-Protokoll	BCNU 150 mg/m^2	i.v.	Tag 1, nur jeden 2. Zyklus
	Hydroxyurea 1500 mg/m^2	p.o.	Tag 1 - 5
	DTIC 400 mg/m^2	i.v.	Tag 3 + 5 alle 4 Wochen
DVP-Protokoll	DTIC 250 mg/m$_2$	i.v.	Tag 1 - 5
	Vindesin 3 mg/m^2	i.v.	Tag 1
	Cisplatin 100 mg/m^2	i.v.	Tag 1
	oder		
	DTIC 450 mg/m^2	i.v.	Tag 1 + 8
	Vindesin 3 mg/m^2	i.v.	Tag 1 + 8
	Cisplatin 50 mg/m^2	i.v.	Tag 1 + 8 alle 3 - 4 Wochen
DBCT-Protokoll	DTIC 220 mg/m^2	i.v.	Tag 1 - 3
	BCNU 150 mg/m^2	i.v.	Tag 1, nur jeden 2. Zyklus
	Cisplatin 25 mg/m^2	i.v.	Tag 1 - 3
	Tamoxifen 2 × 10 mg	p.o.	täglich alle 3 - 4 Wochen

Tabelle 3. Studienprotokoll der EORTC (Trial 18951)

DTIC	250 mg/m^2	i.v.	Tag 1 – 3
Cisplatin	30 mg/m^2	i.v.	Tag 1 – 3
IFN-α	10 Mio. IE/m^2	s.c.	Tag 1 – 5
	+/–		
IL-2	18 Mio. IE/m^2/6 h	i.v.	Tag 4
	18 Mio. IE/m2/12 h		
	18 Mio. IE/m2/24 h		
	4,5 Mio. IE/m2/24 h	i.v.	über 3 Tage
	Wiederholung ab Tag 29		

Tabelle 4. Studienprotokoll der Arbeitsgemeinschaft Dermatologische Onkologie (ADO)

Temozolomid	200 mg/m^2	p.o.	Tag 1 – 5
	+/–		
IFN-α	5 Mio. IE/m^2	s.c.	Tag 1, 3 u. 5 jeder Woche

(Einleitungsphase: Tag 1 – 5: 5 Mio. IE/m^2 s.c. , dann Tag 1, 3, 5: 5 Mio. IE/m^2 s.c.), Wiederholung ab Tag 29

Ziel der Hinzufügung einer Immuntherapie (IL-2/ IFN-α) zu einer Polychemotherapie ist neben einer Erhöhung der Remissionsrate vor allem auch eine Verlängerung der Remissionszeit [19]. So konnten Enk et al. [5] bei Patienten, bei denen eine vorherige Polychemotherapie zu einem Ansprechen führte, durch eine Immuntherapie mit IFN-α und IL-2 eine Verlängerung der progressionsfreien Überlebenszeiten erzielen (*postjuvante Therapie*). Dieses Konzept wird derzeit in einer prospektiv randomisierten Studie näher evaluiert.

Polychemoimmuntherapien führen vermutlich zu höheren Remissionsraten als weniger aggressive Therapiekonzepte. Dennoch können diese Therapieprotokolle derzeit noch keineswegs als Standardtherapie bei Patienten mit metastasierten malignen Melanomen angesehen werden, da die Überlegenheit dieser Protokolle in bezug auf eine Verbesserung des Gesamtüberlebens der Patienten noch nachzuweisen ist.

Literatur

1. Atzpodien J, Schrader AJ (1999) Chemoimmuntherapie des malignen Melanoms. In: Plewig G, Wolff H (Hrsg) Fortschritte der praktischen Dermatologie und Venerologie 1998. Springer, Berlin, S 325–329
2. Bleehen NM, Newlands ES, Lee SM, Thatcher N, Selby P, Calvert AH, Rustin GJ, Brampton M, Stevens MF (1995) Cancer Research Campaign phase II trial of temozolomide in metastatic melanoma. J Clin Oncol 13: 910–913
3. Buzaid AC, Bedikian A, Houghton AN (1998) Systemic chemotherapy and biochemotherapy. In: Balch CM, Houghton AN, Sober AJ, Soong S (eds) Cutaneous melanoma. Quality Medical Publishing, St. Louis, pp 405–418
4. Chapman PB, Einhorn LH, Meyers ML, Saxman S, Destro AN, Panageas KS, Begg CB, Agarwala SS, Schuchter LM, Ernstorff MS, Houghton AN, Kirkwood JM (1999) Phase III multicenter randomized trial of the Dartmouth regimen versus dacarbazine in patients with metastatic melanoma. J Clin Oncol 17: 2745–2751
5. Enk AH, Wölfel T, Knop J (1999) Verminderte Progressionsrate und Induktion tumorspezifischer Immunantworten durch adjuvante Immuntherapie bei Stadium-IV-Melanomen. Hautarzt 50: 103–108
6. Garbe C (Hrsg) (1998) Diagnostische und therapeutische Standards in der Dermatologischen Onkologie. Zuckschwerdt, München
7. Grob JJ, Dreno B, Salmonière P de la, Delaunay M, Cupissol D, Guillot Souteyrand P, Sassolas B, Cesarini JP, Lionnet S, Lok C, Chastang C, Bonerandi JJ (1998) Randomised trial of interferon α-2a as adjuvant therapy in resected primary melanoma thicker than 1.5 mm without clinically detectable node metastases. Lancet 351:1905–1910
8. Hallek M, Wendtner CM, Schmid-Wendtner MH, Volkenandt M (2000) Experimentelle Therapien. In: Volkenandt M, Plewig G (Hrsg) Manual maligne Melanome. Empfehlungen zur Diagnostik, Therapie und Nachsorge des Tumorzentrums München. Zuckschwerdt, München, S 72–75
9. Hauschild A, Dummer R, Garbe C, Kaufmann R, Schadendorf D, Soyer HP, Stadler R, Tilgen W (1998) Adjuvante Interferon-α-Therapie beim Melanom. Hautarzt 49: 167–169
10. Hauschild A, Garbe C, Dummer R, Tilgen W (1998) Dacarbacine plus interferon-alpha with and without interleukin-2 in advanced metastatic melanoma: a German/Swiss phase III multicenter trial (abstract). Proc Am Soc Clin Oncol 17: 516
11. Hauschild A, Volkenandt M, Garbe C (2000) Adjuvante medikamentöse Therapie des malignen Melanoms. Aktueller Wissensstand und derzeitige Multicenterstudien in deutschsprachigen Ländern. Dtsch Med Wochenschr 125: 1272–1278
12. Hill GJ, Moss SE, Golomb FM, Grage TB, Fletcher WS, Minton JP, Krementz ET (1981) DTIC and combination therapy for melanoma, III: DTIC (NSC 45388) surgical adjuvant study GOC protocol 7040. Cancer 47: 2556–2562
13. Jacquillat C, Khayat D, Banzet P (1990) Chemotherapy by fotemustine in cerebral metastases of disseminated malignant melanoma. Cancer Chemother Pharmacol 25: 263–266
14. Kaufmann R, Tilgen W, Garbe C (1998) Malignes Melanom. In: Garbe C (Hrsg) Diagnostische und therapeutische Standards in der Dermatologischen Onkologie. Zuckschwerdt, München, S 33–47
15. Kirkwood JM, Strawderman MH, Ernstoff MS, Smith TJ, Borden EC, Blum RH (1996) Interferon α-2b adjuvant therapy of high risk resected cutaneous melanoma: the Eastern Cooperative Oncology Group Trial EST 1684. J Clin Oncol 14: 7–17

16. Kirkwood JM, Ibrahim JG, Sondak VK, Richards J, Flaherty LE, Ernstoff MS, Smith TJ, Rao U, Steele M, Blum RH (2000) High- and low-dose interferon alpha-2b in high-risk melanoma: first analysis of intergroup trial E1690/S9111/C9190. J Clin Oncol 18: 2444–2458
17. Kleeberg UR, Tilgen W (1996) Palliative und supportive Therapie bei Melanompatienten – das Primat des nihil nocere. Onkologe 2: 465–472
18. Kommission klinische Studien der ADO (1999) Aktuelle Stellungnahme der Arbeitsgemeinschaft Dermatologische Onkologie zur Hochdosistherapie mit Interferon-α2b. Hautarzt 50: 395–397
19. Legha SS, Buzaid AC, Ring S (1994) Improved results of treatment of metastatic melanoma with combined uses of biotherapy and chemotherapy (Biochemo). Proc Am Soc Clin Oncol 13: 394
20. Livingston P, Sznol M (1998) Vaccine therapy. In: Balch CM, Houghton AN, Sober AJ, Soong S (eds) Cutaneous melanoma, 2nd edn. Quality Medical, St. Louis, pp 437–450
21. McClay EF, Mastrangelo MJ, Bellet RE (1987) Combination chemotherapy and hormonal therapy in the treatment of malignant melanoma. Cancer Treat Rep 71: 465–469
22. Middleton MR, Gore M, Tilgen W, Fierlbeck G, Grob A, Coates A, Rao S, Fraass U, Thatcher N (1999) A randomized phase III study of temozolomide (TZM) versus dacarbazine (DTIC) in the treatment of patients with advanced metastatic melanoma (abstract). Proc Am Soc Clin Oncol 18: 2069
23. Nestle Fo, Alijagic S, Gilliet M, Sun Y, Grabbe S, Dummer R, Burg G, Schadendorf D (1998) Vaccination of melanoma patients with peptide- or tumor lysate-pulsed dendritic cells. Nat Med 4: 328–332
24. Pehamberger H, Soyer HP, Steiner A, Kofler R, Binder M, Mischer P, Pachinger W, Aubock J, Fritsch P, Kerl H, Wolff K (1998) Adjuvant interferon α-2a treatment in resected primary stage II cutaneous melanoma. J Clin Oncol 16: 1425–1429
25. Retsas S, Quigley M, Pectasides D, Macrae K, Henry K (1994) Clinical and histologic involvement of regional lymph nódes in malignant melanoma. Adjuvant vindesine improves survival. Cancer 73: 2119–2130
26. Spitler LE, Grossbard ML, Ernstoff MS, Silver G, Jacobs M, Hayes FA, Soong SJ (2000) Adjuvant therapy of stage III and IV malignant melanoma using granulocyte-macrophage colony-stimulating factor. J Clin Oncol 18: 1614–1621
27. Veronesi U, Adamus J, Aubert C, Bajetta E, Beretta G, Bonadonna G, Bufalino R, Cascinelli N, Cocconi G, Durand J, De Marsillac J, Ikonopisov RL, Kiss B, Lejeune F, MacKie R, Madej G, Mulder H, Mechl Z, Milton GW, Morabito A, Peter H, Priario J, Paul E, Rumke P, Sertoli R, Tomin R (1982) A randomized trial of adjuvant chemotherapy and immunotherapy in cutaneous melanoma. N Engl J Med 307: 913–916
28. Volkenandt M, Schmidt M, Konz B, Gummer M, Plewig G, Hölzel D (1999) Klinisch-epidemiologische Daten von Patienten mit malignen Melanomen aus dem Bereich des Tumorzentrums München von 1977 bis 1997. Hautarzt 50: 470–478
29. Volkenandt M, Hallek M, Schmid-Wendtner MH, Wendtner CM (2000) Adjuvante medikamentöse Therapie des malignen Melanoms. In: Volkenandt M, Plewig G (Hrsg) Manual maligne Melanome. Empfehlungen zur Diagnostik, Therapie und Nachsorge des Tumorzentrums München. Zuckschwerdt, München, S 49–53
30. Wendtner CM, Hallek M, Schmid-Wendtner MH, Volkenandt M (2000) Medikamentöse Therapie bei Fernmetastasierung. In: Volkenandt M, Plewig G (Hrsg) Manual maligne Melanome. Empfehlungen zur Diagnostik, Therapie und Nachsorge des Tumorzentrums München. Zuckschwerdt, München, S 65–71

Tumorvakzination: neuer therapeutischer Ansatz

Frank O. Nestle

William B. Coley war einer der ärztlichen Pioniere auf dem Gebiet der Immuntherapie von Krebserkrankungen. Generationen von Ärzten haben wie Coley mit allen zur Verfügung stehenden Mitteln versucht den Kampf des Immunsystems gegen Krebs zugunsten der oft verzweifelten Krebspatienten zu beeinflussen. Das Auf und Ab zwischen Hoffnung und Enttäuschung, zwischen Wunsch und Wirklichkeit verknüpft auf tragische Weise die Schicksale von Arzt und Patient, von Immuntherapeut und Immuntherapierten. Mehrfach wurde von verschiedenen medizinischen Autoritäten die Immuntherapie zur Bekämpfung von Krebserkrankungen für aussichtlos erklärt. Zur Behandlung des Melanoms wurden in letzter Zeit neuartige therapeutische Impfstrategien unter Verwendung dendritischer Zellen entwickelt, welche berechtigte Hoffnungen auf eine neue Runde im ewigen Kampf gegen Krebserkrankungen aufkommen lassen.

Grundlagen der Vakzinierung

Die Vakzinierung (Impfung, lateinisch *vacca* = Kuh, erste Pockenschutzimpfung mittels Kuhlymphe durch Jenner) ist eine Säule der modernen Medizin in der Prophylaxe und Bekämpfung von Infektionskrankheiten. Weniger bekannt ist die Tatsache, dass eine gezielte Aktivierung des Immunsystems durch Vakzinierung auch unter therapeutischen Gesichtspunkten angestrebt werden kann.

Jeder Mensch besitzt ein Schutzsystem gegen die Entstehung eines Tumors, sein körpereigenes Abwehrsystem (Immunsystem). Dieses Überwachungssystem, welches sich im Rahmen der evolutionären Notwendigkeit zur Bekämpfung immer komplizierterer Krankheitserreger entwickelt hat, besitzt auch die Fähigkeit Krebszellen zu erkennen und zu vernichten. Ein typisches klinisches Zeichen für die Immunogenität des Melanoms ist das Phänomen der Tumorregression. In bis zu 60% aller superfiziell spreitenden Melanome kommt es zur Rückbildung eines Teils oder in seltenen Fällen des ganzen Primärmelanoms. Im Rahmen der natürlichen Auseinandersetzung zwischen den Effektorzellen des Immunsystems und dem Melanom kann es auch zur Zerstörung nichttumorös entarteter Melanozyten und damit zur Entstehung einer Vitiligo kommen. Auf diese klinischen Beobachtungen gründet sich die Hypothese, dass spezifische Killerzellen in der Lage sind Melanomzellen zu zerstören und damit zur Regression des Tumors führen. Rosenberg et al. waren als erste in der Lage aus Melanommetastasen Tumor-infiltrierende Killer-T-Zellen (TIL) zu isolieren (zitiert aus [3]). Ausserhalb des Körpers expandierte TIL führten nach Reinfusion zur Rückbildung von Melanommetastasen im Patienten. Diese Studien bewiesen das Konzept der Immunüberwachung durch tumorspezifische Killer-T-Zellen beim Menschen.

Verschiedene Ansätze der Vakzinierung

Da das Melanom ein immunogener Tumor ist, haben Versuche zur Immuntherapie und damit auch Vakzinierung (Tabelle 1) eine lange Tradition [4]. Vakzine wurden dabei auf verschiedenste Weise gewonnen. Bei der aktiven Immunisierung können Melanomzellen oder Melanompeptide verwendet werden. Autologe oder heterologe Melanomzellen können zum Beispiel durch ionisierende Strahlung inaktiviert und als intakte Zellen, Membranextrakte oder Tumorlysate zumeist subkutan oder intradermal injiziert werden. Neben nativen Tumorzellen können auch virusmodifizierte Tumorlysate (virale Onkolysate) oder Lysate in Kombination mit einem nicht für

Tabelle 1. Optionen der Immuntherapie

Aktive Immunisierung
Tumorzelle
Tumorpeptide
Passive Immunisierung
Antikörper
Adoptive Immuntherapie
Unspezifische Immunstimulation

das Melanom spezifischen Immunstimulanz wie BCG (*Bacille-Calmette-Guérin*) verwendet werden. Diese Vakzine haben verschiedene Nachteile. Sie sind nur sehr aufwendig und nicht standardisierbar herzustellen. Eine Immunantwort als Endpunkt der Vakzinieriung ist schwierig nachzuweisen. Zum Nachweis einer klinischen Wirksamkeit werden sehr viele Patienten benötigt. Bist jetzt konnte noch keine dieser Vakzine einen entsprechenden Wirksamkeitsnachweis erbringen.

Eine neue Ära der Antigen-spezifischen Vakzinierung wurde durch die Entdeckung von Peptidepitopen auf Melanomzellen eingeläutet [2]. Solche Peptide können sich von melanozytären Differenzierungsantigenen ableiten, beispielsweise Tyrosinase, MelanA/Mart-1, gp100, oder zur Gruppe der sogenannten *Cancer-testis*-Antigene (MAGE, GAGE etc.) gehören. Verschiedenste klinische Studien unter Verwendung dieser Peptide in Kombination mit einer intradermalen oder subkutanen Injektionstechnik wurden bereits durchgeführt. Bei einer kleinen Anzahl von Patienten konnten dabei klinische Remissionen beobachtet werden. Die bisher vorliegenden Ergebnisse sind trotz einiger klinischer Erfolge enttäuschend, so dass gegenwärtig eine Optimierung der Verabreichung der Peptide angestrebt wird. Eine zukunftsträchtige Möglichkeit besteht in der Verabreichung von Peptiden über dendritsche Zellen (DC), das heißt in ihrem natürlichen immunogenen Kontext [5].

Dendritische Zellen: Das Adjuvans der Natur

Entscheidend für die Aktivierung des spezifisch adaptiven Immunsystems und damit seiner wichtigen Effektorzellen, den T-Zellen, sind dendritische Zellen (DC) [1]. Deshalb wurden DC auch als natürliches Adjuvans (immunverstärkendes Mittel) bezeichnet. Sie befinden sich unter anderem in der Haut (epidermale Langerhans-Zelle) als Vorposten des Immunsystems. Sie haben die Fähigkeit Antigene von der Peripherie ins Zentrum der Immunantwort, zum Beispiel in einen Lymphknoten, zu tragen. Dendritische Zellen können apoptotische oder nekrotische Tumorzellbestandteile phagozytieren, sie innerhalb der Zelle prozessieren und in den nächstgelegenen Lymphknoten wandern. Dort werden Tumorantigene in Form von Peptiden auf MHC-Klasse-I-Molekülen unter Anwesenheit von ko-stimulatorischen Molekülen Killer-T-Zellen präsentiert. Aktivierte Killer-T-Zellen schwärmen in die Haut und andere Organe aus, mit der Fähigkeit versehen, Krebszellen spezifisch zu bekämpfen. Durch die Aktivierung des spezifisch adaptiven Immunsystems wird meistens vermieden normales Gewebe zu zerstören. Killer-T-Zellen gegen melanozytäre Differenzierungsantigene attackieren allerdings nicht nur Melanomzellen sondern potentiell auch normales melanozytäres Gewebe und können damit zum Auftreten einer Vitiligo führen.

Ein neuer Ansatz zur Vakzinierung unter Verwendung dendritischer Zellen

Die tägliche Praxis zeigt, dass das System der natürlichen Immunüberwachung vom Tumor umgangen werden kann. Eigene Untersuchungen belegen, dass der Tumor verschiedene Möglichkeiten besitzt dendritische Zellen auszuschalten oder zu paralysieren. Tumorzellen können unter anderem Zytokine wie Interleukin-10 ausschütten und damit die Migration von DC sowie die Expression von ko-stimulatorischen Molekülen verhindern. Unter diesen Umständen sind dendritische Zellen nicht in der Lage eine effektive Tumorabwehr einzuleiten. Unsere Idee bestand darin DC *ex vivo* aus dem Blut zu generieren und sie in gebührender Entfernung zur immunsuppressiven Umgebung des Tumors nach Beladung mit einem spezifischen Tumorantigen direkt in ein sekundäres lymphoides Organ zu injizieren [3]. In einer klinischen Pilotstudie wurden bis jetzt über 30 Patienten mit fortgeschrittenem, metastasierendem Melanom behandelt. Peptidbeladene DC werden in einen Leistenlymphknoten unter Ultraschallkontrolle injiziert. Die Therapie wurde bis jetzt bei allen Patienten sehr gut vertragen. In der Mehrheit der Fälle konnte eine spezifische Immunantwort induziert werden. Bei rund einem Drittel der Patienten kam es zu partiellen oder kompletten Remissionen mit eindrücklicher Rückbildungen der Metastasen unter anderen in Lunge, Pankreas, Weichteile und Haut. Vorteile der Therapie sind die ambulante Behandlung und das fast vollständige Fehlen von Nebenwirkungen. Bis jetzt befindet sich diese Therapieform allerdings noch im Versuchsstadium. Derzeit laufen Bemühungen diese Therapie auch einer grösseren Gruppe von Patienten im Rahmen von Mulitzenterstudien zugänglich zu machen. Ein wichtiges zukünftiges Ziel wird die Behandlung von Hochrisikopatienten in der Phase der klinischen Remission nach vollständiger chirurgischer Entfernung des Tumors, beziehungsweise der Metastasen sein.

Zusammenfassend kann gesagt werden, dass die dendritsche Zellvakzinierung eine hoffnungsvolle neuartige Immuntherapie des fortgeschrittenen Melanoms, aber auch anderer Tumoren darstellt. Die deutschsprachige Dermatologie ist mit Vertretern aus verschiedenen Kliniken derzeit weltweit führend in der Weiterentwicklung dieser Therapie beteiligt. Unter Mobilisierung aller Kräfte sollte es gelingen aus der Dermatologie heraus einen wichtigen Beitrag zur zukünftigen Entwicklung der Immuntherapie von Krebs liefern.

Literatur

1. Banchereau J, Steinman RM (1998) Dendritic cells and the control of immunity. Nature 392: 245–252
2. Boon T, Cerottini J-C, Eynde BVd, Bruggen Pvd, Pel AV (1994) Tumor antigens recognized by T lymphocytes. Ann Rev Immunol 12: 337–365
3. Nestle FO, Alijagic S, Gilliet M, Sun Y, Grabbe S, Dummer R, Burg G, Schadendorf D (1998) Vaccination of melanoma patients with peptide- or tumor lysate pulsed dendritic cells. Nature Med 4: 328–332
4. Nestle FO, Burg G, Dummer R (1999) New perspectives on immunobiology and immunotherapy of melanoma. Immunol Today 20: 5–7
5. Schuler G, Steinman RM (1997) Dendritic cells as adjuvants for immune-mediated resistance to tumors. J Exp Med 186: 1183–1187

Melanomnachsorge: Welche Untersuchungen sind sinnvoll?

Claus Garbe

Epidemiologische Entwicklungen und neue Anforderungen an die Nachsorge

Die Epidemiologie des malignen Melanoms ist in den letzten zwei Jahrzehnten hauptsächlich durch zwei Trends geprägt: Zum einen findet sich eine Zunahme der Inzidenz in den Industrienationen mit weißer Bevölkerung, die stärker ausgeprägt als bei jedem anderen Tumor ist [19, 38]. Die Inzidenz des malignen Melanoms liegt heute im deutschsprachigen Raum bei etwa 12 Fällen pro 100.000 Einwohner und Jahr, sie ist in den skandinavischen Ländern und in den USA um 50–100% höher, und die höchsten Inzidenzraten werden aus Australien gemeldet, wo zum Teil Zahlen von 50 Fällen pro 100.000 Einwohner und Jahr überschritten wurden (Übersicht bei [15]). In Deutschland und in den meisten anderen westlichen Industrieländern ist in den nächsten Jahrzehnten mit einem weiteren Anstieg der Inzidenzraten zu rechnen. Zur Zeit werden in Deutschland jährlich etwa 10.000 maligne Melanome neu diagnostiziert.

Der zweite wichtige Trend beim malignen Melanom ist eine deutliche Verbesserung der Früherkennung im deutschsprachigen Raum, die sich in einer erheblichen Abnahme der Tumordicke widerspiegelt [15, 16]. Seit Beginn der 80er Jahre bis heute sank die mediane Tumordicke von ungefähr 1,5 mm auf 0,75 mm. Heute kommen etwa 50% aller Patienten mit Melanomen mit einer Tumordicke mit < 0,75 mm zur ersten Diagnose. Die Patienten mit Melanomen dünnerer Tumordicke haben insgesamt eine exzellente Prognose mit einer Zehnjahresüberlebensrate von etwa 97%. Alle neu diagnostizierten Melanompatienten haben heute eine Überlebenswahrscheinlichkeit von 75–80%.

Diese beiden prägenden Entwicklungen in der Epidemiologie des Melanoms haben erhebliche Auswirkungen auf die Nachsorge. Zum einen wird eine schnelle Zunahme der Patientenzahlen verzeichnet. In der Universitätshautklinik in Tübingen befinden sich zur Zeit mehr als 2.000 Patienten in der Nachsorge. Jährlich kommen mehr als 400 neue Melanompatienten hinzu. Bei einem Teil der Patienten besteht Krankheitsprogression, und hier werden zunehmend aufwendigere Screeningkonzepte und Therapiekonzepte realisiert. Die Nachsorge von Melanompatienten in den Kliniken hat längst die zur Verfügung stehenden Kapazitäten ausgelastet und überschritten. In Tübingen wurde bereits vor Jahren ein kooperatives Nachsorgemodell mit niedergelassenen Ärzten verwirklicht, in dem Patienten mit dünnen Melanomen einmal jährlich in der Klinik und zwischenzeitlich bei niedergelassenen Ärzten nachuntersucht werden.

Eine weitere wichtige Entwicklung besteht darin, dass eine wachsende Zahl von Patienten mit Niedrigrisikomelanomen nachgesorgt wird. Die vorliegende Studie zeigt, wie aufgrund der epidemiologischen Entwicklung zu erwarten, dass mehr als 50% aller Patienten in der Nachsorge Tumoren ≤ 0,75 mm aufweisen, die eine äußerst günstige Prognose haben. Auch bei diesen Patienten sind bisher – nach den Richtlinien der *Deutschen Dermatologischen Gesellschaft* – viermal jährlich körperliche Untersuchungen und einmal jährlich technische Untersuchungen empfohlen worden. Es erscheint einleuchtend, dass hier eine Reduktion des Aufwandes angezeigt ist. Etwa 75% aller Patienten, die sich zur Zeit in der Nachsorge befinden, sind im klinischen Stadium I des Melanoms, das mit einer Überlebenswahrscheinlichkeit von etwa 90% eine sehr günstige Prognose besitzt. Gerade für dieses Kollektiv ist zu prüfen, ob die Nachsorgestrategie nicht verändert werden sollte.

Relevanz der Früherkennung von Rezidiven für die Prognose des malignen Melanoms

Die ersten Rezidive bei primären Melanomen finden sich in 70% im lokoregionären Bereich, bei 30% der Patienten erfolgt eine erste Metastasierung bereits als Fernmetastasierung.

Bei der lokoregionären Metastasierung, insbesondere bei der Lymphknotenmetastasierung ist bekannt, dass das Ausmaß der Tumormasse einen er-

heblichen Einfluss auf die Prognose besitzt. In der TNM-Klassifikation wird deshalb nach dem größten befallenen Lymphknoten zwischen N_1 und N_2 aufgrund des Durchmessers von weniger und mehr als 3 cm unterschieden [46]. Aus Studien ist bekannt, dass die Zahl der befallenen Lymphknoten im Stadium der regionären Metastasierung ein prognostischer Faktor ist [41]. Nach eigenen, bisher unveröffentlichten Auswertungen zeigt sich, dass bei einer intensiven Nachsorgestrategie das Vorkommen mehrerer befallener Lymphknoten selten ist, und dass in diesem Falle das Volumen des ersten befallenen Lymphknotens ein relevanter, prognostischer Faktor ist. Die Prognose bei Lymphknotenmetastasierung variiert bei einer Fünfjahresüberlebensrate von 20–40%, das bedeutet, dass eine Früherkennung diesem Kollektiv die Überlebenschance verdoppeln kann.
Die Situation ist weniger klar im Stadium der Fernmetastasierung. Es wurde anhand von zwei sehr gut dokumentierten Patientenkollektiven in Tübingen und Berlin untersucht, welche Patienten bei Fernmetastasierung zwei Jahre und länger zu überleben. In der ersten Untersuchung zeigte sich, dass es Patienten sind, die entweder durch chirurgische Eingriffe im Stadium der Fernmetastasierung tumorfrei wurden oder durch eine systemische Therapie komplette Remission erfuhren [14]. In der zweiten Studie – an einem Patientenkollektiv aus Tübingen – zeigte sich, dass der wesentliche Faktor in der Möglichkeit zur chirurgischen Ausräumung aller Tumormassen bestand. Allerdings wurden hier keine eingreifenderen systemischen Therapien durchgeführt. Das Ansprechen auf Chemotherapien ist beim malignen Melanom nach den vorliegenden Erfahrungen ebenfalls abhängig von der vorhandenen Tumormasse. Sobald diese eine bestimmte Größe überschreitet, ist ein Ansprechen nicht mehr zu erwarten. Die Früherkennung von Rezidiven scheint daher auch im Stadium der Fernmetastasierung für die Überlebenschancen der Patienten von relevanter Bedeutung zu sein.

Nachsorgestrategien beim malignen Melanom

Zur Nachsorgestrategie beim malignen Melanom gibt es heute in verschiedenen Ländern unterschiedliche Empfehlungen. Die Deutsche Dermatologische Gesellschaft ebenso wie die Schweizerische Gesellschaft für Dermatologie und Venerologie empfehlen neben Blutuntersuchungen regelmäßige Röntgenthoraxuntersuchungen und Abdomensonographien sowie Lymphknotensonographien. Die Empfehlungen beider Gesellschaften unterscheiden sich kaum [33, 39]. In Frankreich und in den Niederlanden wurden jedoch für die Nachsorge primärer maligner Melanome keine technischen Untersuchungen empfohlen, sondern es wurden nur klinische Untersuchungen vorgeschlagen [1, 36]. In den USA fand eine Konsensuskonferenz des *National Institute of Health* (NIH) 1992 zu Melanomen bis zu 1 mm Tumordicke statt, die für diese Tumoren keine Untersuchungen zur Ausbreitungsdiagnostik empfahl [31, 32]. Nachuntersuchungen der Patienten werden generell für sinnvoll gehalten, über die Rolle von Blutuntersuchungen und bildgebenden Verfahren in diesem Zusammenhang bestehen aber unterschiedliche Ansichten [26].
Von Provost et al. wurde 1997 eine Studie publiziert, in der 30 weltweit bekannte Experten zum malignen Melanom insbesondere aus den Fächern Chirurgie und Dermatologie zum praktischen Vorgehen in der Ausbreitungsdiagnostik und Nachsorge befragt wurden. Unter diesen Experten waren 23 aus den USA, 2 aus Australien und 5 aus Europa. Die Befragung zeigte, dass in der Praxis unterschiedlich vorgegangen wurde. Nur etwa die Hälfte der Befragten nahmen eine initiale Ausbreitungsdiagnostik bei Melanomen bis zu 0,75 mm Tumordicke vor. Technische Untersuchungen in der Nachsorge wurden nur etwa von einem Drittel der Befragten bei dem Kollektiv mit Niedrigrisikotumoren durchgeführt. Bei Tumoren mit 0,76–1,5 mm Tumordicke wurde eine initiale Ausbreitungsdiagnostik von 80% der Befragten vorgenommen. Etwa 50–80% der Befragten wandten Blutuntersuchungen und bildgebende Verfahren in der Nachsorge an. Bei dickeren Tumoren steigt der Prozentsatz der Experten, die bildgebende Verfahren in der Nachsorge verwenden [35]. Diese Befragung zeigt, dass nicht nur unterschiedliche Empfehlungen in verschiedenen Ländern gegeben werden, sondern dass auch innerhalb eines Landes das praktische Vorgehen in der Nachsorge deutlich variiert. In der Tat gibt es wenig Daten, die die unterschiedlichen Vorgehensweisen stützen können. Die Autoren weisen darauf hin, dass die Datenlage verbessert werden müsste.

Bedeutung technischer Untersuchungsmethoden für die Entdeckung von Metastasen

In der bereits zitierten Untersuchung über das praktische Vorgehen von 30 Experten in der Nachsorge des Melanoms war die Röntgenthoraxuntersuchung das häufigste bildgebende Verfahren, das verwendet wurde. Die wenigen systematischen Untersuchungen, die zur Überprüfung der Bedeutung der Röntgenthoraxuntersuchung durchgeführt worden sind, zeigten, dass durch sie nur selten Metastasen entdeckt werden können. Weiss et al. analysierten die Daten von 261 Patienten mit Melanomen mit mehr als 1,7 mm Tumordicke und zum Teil mit regionären Lymphknotenmetastasierungen. Dabei entwickelten 145 Patienten Tumorrezidive; 68 % wurden aufgrund anamnestischer Angaben diagnostiziert, 26 % aufgrund einer körperlichen Untersuchung und nur 6 % durch Röntgenthoraxuntersuchungen [45]. Eine ähnlich angelegte Studie zeigte, dass von 49 Patienten mit Rezidiven 47 aufgrund der Anamnese oder körperlichen Untersuchung gefunden wurden und nur 2 (5 %) aufgrund der Röntgenthoraxuntersuchung. Auch die Anzahl positiver Befunde in der Abdomensonographie wurde ähnlich niedrig angegeben [2].

In einer französischen Untersuchung wurden die Ergebnisse der Nachsorge bei 528 Patienten mit primären Melanomen ausgewertet, die zweimal jährlich mittels Röntgenthorax und Abdomensonographie untersucht worden waren. Von 528 Patienten entwickelten 115 Patienten Tumorrezidive, 30 davon Fernmetastasen. Mittels Röntgenthorax und Abdomensonographie wurden jeweils sechs Fernmetastasierungen entdeckt. Angesichts der Vielzahl der durchgeführten Untersuchungen sehen die Autoren ein ungünstiges Verhältnis zwischen Untersuchungsaufswand und Ergebnis für die Patienten [3].

Die Ausbreitungsdiagnostik zur Entdeckung von Metastasierungen bei primären Melanomen zum Zeitpunkt der Diagnosestellung ist ebenfalls fraglich. So wurden die Röntgenthoraxuntersuchungen von 876 konsekutiven, asymptomatischen Patienten mit primären kutanen Melanomen in den Stadien I und II ausgewertet. Es fanden sich richtig-positive Metastasierungen bei einem Patienten (0,1 %) [43]. Bei 393 Patienten mit primären Melanomen in den Stadien I und II wurde der prädiktive Wert einer Routineausbreitungsdiagnostik untersucht, die Blutuntersuchungen, Röntgenthorax und bei einem Teil der Patienten auch Computertomographien, Leberszintigraphien und Knochenszintigraphien umfassten. Nur bei neun Patienten wurden Metastasierungen erkannt, in acht Fällen durch die körperliche Untersuchung. Nur bei einem Patienten wurde eine Metastasierung aufgrund der bildgebenden Verfahren gefunden. Dagegen wurden bei 15 Patienten durch die bildgebenden Verfahren falsch-positive Befunde erhoben [27]. Bei Untersuchungen an kleineren Kollektiven wurden ähnliche Ergebnisse erzielt.

Eine günstigere Bilanz zeigte sich für die Lymphknotensonographie. Mit dieser Technik konnte etwa in einem Drittel aller Fälle eine Lymphknotenmetastasierung erkannt werden, bevor sie palpabel wurde [7, 34]. Da im Stadium des Primärtumors 70 % der Metastasierungen lokoregionär sind [21], hat die Lymphknotensonographie einen wichtigen Stellenwert unter den technischen Untersuchungen. Die weiter unten dargestellte Untersuchung ist die erste Studie, bei der der Aussagewert der Lymphknotensonographie an einem großen Patientenkollektiv untersucht wird. Bisher sind dazu noch keine systematischen Untersuchungen vorgenommen worden.

Computertomographien erwiesen sich im Rahmen der primären Ausbreitungsdiagnostik maligner Melanome als wenig geeignet, da die Befunde selten richtig-positiv waren. Somit waren sie nicht hilfreich für die Identifizierung von Patienten, die später eine Metastasierung entwickelten. Darüber hinaus führten sie bei 17 % der Befunde zu falsch-positiven Beurteilungen, die eine weitere zum Teil kostspielige Abklärung erforderlich machten [8]. Bei Patienten mit regionärer Lymphknotenmetastasierung betrug die Rate richtig-positiver Befunde immerhin 7 %. Dagegen wurden aber bei 22 % der Patienten mittels Ganzkörper-Computertomographie falsch-positive Befunde erhoben, die mittels weiterer Untersuchungen oder durch Kontrolluntersuchungen abgeklärt werden mussten. Computertomographien wurden von den Autoren für Patienten mit lokoregionärer Metastasierung empfohlen [9]. Mittels Computertomographien können auch bei Patienten im Stadium des Primärtumors Metastasen entdeckt werden. Hier liegt die Rate bei etwa 0,5 % [19]. Bei Patienten im Stadium des Primärtumors ist die Rate der falsch-positiven Ergebnisse im Vergleich zu den richtig-positiven Ergebnissen als besonders hoch anzusehen [29]. Bei Patienten mit lokoregionärer Metastasierung berichteten Kuvshinoff et al. in einer Auswertung von 788 Computertomographieuntersuchungen über 4,2 % richtig-positive Befunde und 8,4 % falsch-positive Befunde [30]. In einer ähnlichen Untersuchung fanden Johnson et al. mit der Computertomographie bei 127 Patienten mit lokoregionärer Metastasierung 16 % richtig positive Ergebnisse und 12 % falsch positive Ergebnisse. Computertomographische Untersuchungen sind offenbar am besten geeignet, um frühzeitig Metastasierungen im Stadium der lokoregionären Metastasierung zu erkennen [4].

Stellenwert von Blutuntersuchungen für die Diagnostik von Metastasen

Die Laktatdehydrogenase (LDH) wurde als nützlicher Marker für die Erkennung von Lebermetastasen beschrieben [13], obgleich auch ihre Erhöhung für diese Metastasierung nicht sehr spezifisch ist. Bei den meisten Patienten mit Fernmetastasierung fanden Khansur et al. erhöhte Serum-LDH-Werte [29]. LDH-Erhöhungen können allerdings auch durch andere Erkrankungen oder durch eine Operation ausgelöst werden. Eine Erhöhung der LDH wurde in bis zu 12% aller Fälle als erster Hinweis auf eine Metastasierung gefunden [13]. Insgesamt erweist sich die LDH allerdings als eine Untersuchungsmethode mit niedriger Sensitivität für die Entdeckung von Fernmetastasen.
Untersuchungen des Blutbildes geben kaum Hinweise auf eine sich entwickelnde Metastasierung [24, 45]. Auch biochemische Untersuchungen für 5-S-Cysteinyldopa, 6-Hydroxy-5-Methoxyindol-2-Carboxylsäure, L-Dopa, α-MSH erwiesen sich nicht als geeignete Marker für die Erkennung einer Metastasierung im Blut.

Neue diagnostische Entwicklungen

Unter den bildgebenden Verfahren ist die Positronen-Emissions-Tomographie (PET) eines der interessantesten Verfahren für die Diagnostik von Metastasierungen. Damit kann der ganze Körper in einem Untersuchungsgang erfasst werden [42]. Die Sensitivität in den ersten Untersuchungen wurde mit 91–93% angegeben, die Spezifität lag allerdings unter 80%. Da Patienten zur PET-Untersuchung nur nach Voruntersuchungen mit bildgebenden Verfahren überwiesen wurden, ist zu erwarten, dass bei Einsatz von PET-Untersuchungen als primärem Untersuchungsverfahren die Sensitivität deutlich sinken würde. Im Rahmen von Nachsorgeuntersuchungen lag die diagnostische Treffsicherheit von PET-Untersuchungen zwischen 55–77% [37]. Bei Lymphknotenmetastasierung scheinen die PET-Untersuchungen der Sonographie unterlegen zu sein [6, 37]. Allerdings können auch nichtpalpable Lymphknoten bereits mit PET-Untersuchungen erkannt werden [44].
In den letzten Jahren wurden verstärkte Anstrengungen unternommen, Tumormarker für das maligne Melanom zu entwickeln. Hier erwies sich das Protein-S-100 als ein interessanter Marker der insbesondere bei Patienten mit disseminierter Erkrankung positiv werden kann [20, 23, 25]. Untersuchungen bei Melanompatienten in verschiedenen Stadien der Erkrankung zeigten, dass die Zahl der positiven Befunde in höheren Stadien zunimmt. Bisher liegen keine Untersuchungen vor, in wieweit dieser Marker für eine frühe Entdeckung von Metastasierungen geeignet ist.
In neueren Untersuchungen wird auch die Polymerase-Kettenreaktion verwendet, um zirkulierende Tumorzellen im Blut zu entdecken. Hier wird der Effekt genutzt, dass Melanomzellen in der Regel Gene exprimieren, die für die Pigmentsynthese erforderlich sind und in anderen Blutzellen nicht exprimiert werden. Mittels reverser Transkriptase wird die mRNA des Schlüsselenzyms Tyrosinase in cDNA umgeschrieben und mittels Polymerase-Kettenreaktion amplifiziert und dargestellt. Positive Befunde weisen auf zirkulierende Melanomzellen im Blut hin [11]. Dieselbe Technik wird inzwischen auch verwendet, um Mikrometastasierung in Lymphknoten nachzuweisen [5, 40]. In neueren Untersuchungen fanden sich positive Befunde mit RT-PCR-Untersuchungen bei etwa der Hälfte aller Patienten die eine bekannte disseminierte Metastasierung aufwiesen [18]. Auch ein Teil der Patienten mit früheren Tumorstadien weisen positive Befunde auf, die möglicherweise eine prognostische Bedeutung haben. Neuerdings wurde versucht, mehrere Marker für diese Untersuchungen zu kombinieren [22]. Als eine sehr spezifische Kombination mit erhöhter Sensitivität der Untersuchung hat sich der parallele Nachweis des Tyrosinasegens sowie von MART1/Melan A erwiesen [10, 12]. Es ist bisher jedoch noch nicht untersucht worden, ob die RT-PCR-Diagnostik im Blut für das Monitoring von Patienten in der Nachsorge sinnvoll ist.

Nachsorgestudie des Zentralregisters Malignes Melanom

Die vorliegende Studie wurde mit dem Ziel durchgeführt, eine deskriptive Analyse der derzeitigen Nachsorgestrategie beim malignen Melanom vorzunehmen. Insbesondere sollte herausgefunden werden, mit welchen Mitteln und wie früh Rezidive erkannt werden. Es wurde auch untersucht, wer Zweitmelanome entdeckt hatte.
In dieser prospektiven monozentrischen Studie wurden alle Nachsorgeuntersuchungen an der Universitätshautklinik in Tübingen im Zeitraum von August 1996 bis August 1998 dokumentiert. Mittels eines

speziell dafür entwickelten Computerprogramms wurden die Ergebnisse aller körperlichen Untersuchungen, Blutuntersuchungen und bildgebender Verfahren standardisiert erfasst. Neu erkannte Tumorrezidive wurden detailliert analysiert. Die statistische Auswertung wurde mit dem Computerprogramm *Statistical Package for Social Sciences* (SPSS) und mit dem Programm *S-Plus* durchgeführt.
Bei 2.008 Patienten wurden 3.800 klinische Untersuchungen, etwa 3.000 Blutuntersuchungen und etwa 9.400 Untersuchungen mit bildgebenden Verfahren ausgewertet. Bei 112 Patienten traten im Beobachtungszeitraum 233 Tumorrezidive auf. Zusätzlich wurden 62 Zweitmelanome entdeckt. Etwa 84% der Tumorrezidive wurden in den Nachsorgeuntersuchungen erstdiagnostiziert. In 17% aller Fälle gab der Patient selbst den ersten Hinweis auf das Vorliegen einer Metastasierung. Etwa die Hälfte wurde zuerst durch klinischen Untersuchungen erkannt. In den Stadien des Primärtumors wurden zusätzlich etwa 20% der Rezidive durch Lymphknotensonographie gefunden. In den Stadien der Metastasierung hatte unter den bildgebenden Verfahren die gezielte Computertomographie den größten Stellenwert, mit der etwa 28% der Rezidive erkannt wurden. Im Stadium des Primärtumors wurden in 1.981 Röntgenthoraxuntersuchungen 4 Rezidive erkannt und in 2.034 Abdomensonographien 1 Rezidiv. Etwa 50% aller Rezidive wurden in einem frühen Wachstumsstadium erkannt. Dadurch entstand die Patienten prognostischer Vorteil. Die übrigen 50% wurden trotz der umfangreichen Nachuntersuchungen erst spät erkannt, dieses gilt insbesondere für Fernmetastasen und für die Befunde mit Röntgenthorax, Abdomensonographie und Computertomographie. Die Gruppe mit frühzeitiger Erkennung der Rezidive zeigte ein medianes Überleben von 18 Monaten, während die Gruppe mit später Erkennung ein medianes Überleben von 12 Monaten zeigte ($p < 0{,}01$). In den Stadien I+II betrugen die Zweijahresüberlebensraten für die beiden Untergruppen mit früher und später Diagnose von Rezidiven 80 versus 30%.
Die vorliegende Untersuchung stellt bei weitem die größte Untersuchung zur Nachsorge des malignen Melanoms dar, die bisher durchgeführt wurde. Die größten bisher publizierten Untersuchungen haben in der Regel nicht mehr als 500 Patienten eingeschlossen und auch wesentlich geringere Zahlen klinischer und technischer Untersuchungen ausgewertet [2, 3, 28, 45]. Die vorliegende Untersuchung wurde auf der Basis einer Nachsorgestrategie durchgeführt, die von der Deutschen Dermatologischen Gesellschaft empfohlen worden war [17, 33]. Die von der Deutschen Dermatologischen Gesellschaft formulierten Empfehlungen sind aufgrund der Erfahrungen von Experten zusammengestellt worden, systematische Untersuchungen lagen nicht zugrunde. Bei allen Patienten wurden in viertel- bis halbjährlichen Abständen klinische Untersuchungen durchgeführt, daneben in den Stadien des Primärtumors (Stadium I und II) jährlich technische Untersuchungen. Im Stadium der lokoregionären Metastasierung wurden zweimal jährlich technische Untersuchungen durchgeführt. In der vorliegenden Studie wurden die Untersuchungsergebnisse der klinischen und technischen Untersuchungen ausgewertet. Es wurde berücksichtigt, ob Rezidive von niedergelassenen Ärzten oder von Ärzten des Tübinger Klinikums erkannt worden waren. Es wurde ebenfalls dokumentiert, durch welche Untersuchungen die Rezidive erkannt worden waren.
Mithilfe dieser Nachsorgestrategie konnten bei ungefähr 2% der Patienten Zweitmelanome erkannt werden. Sie führte auch zu einem frühzeitigen Erkennung von sich entwickelnden Metastasen in etwa der Hälfte der Fälle. Die Effektivität der Nachsorgestrategie wurde dadurch verdeutlicht, dass 84% der Rezidive in Nachsorgeuntersuchungen erkannt wur-

Tabelle 1. Revidiertes Nachsorgeschema für das maligne Melanom, Vorschlag für eine vergleichende Studie (Untersuchungsintervalle in Monaten)

Stadium	**Klinische Untersuchung 1.–5. Jahr**	**Klinische Untersuchung 6.–10. Jahr**	**Lymphknoten-Sonographie 1.–10. Jahr**	**Bluntuntersuchungen[a] 1.–10. Jahr**	**Technische Untersuchungen[b] 1.–10. Jahr**
I < 1 mm TD	6	12	Keine	Keine	Keine
I + II > 1 mm TD	3	6	6	6	Keine
III	3	6	3–6	3–6	6
IV	Individuell				

[a] LDH, Alkalische Phosphatase, Blutbild, BSG, Protein- S-100
[b] Röntgenthorax, Abdomensonographie oder Computertomographie

den. Die Lymphknotensonographie trug ab dem Stadium II zur Entdeckung von Tumorrezidiven bei, während die übrigen bildgebenden Verfahren erst ab dem Stadium III vermehrt zur Entdeckung von Tumorrezidiven führten. Die Ergebnisse legen eine Änderung der Nachsorgestrategie beim malignen Melanom mit folgenden Schwerpunkten nahe: Reduktion technischer Untersuchungen mit bildgebender Verfahren in den frühen Stadien des Melanoms; Stärkung der Selbstverantwortung des Patienten durch Anleitung zur Selbstuntersuchung und intensivierter Aufklärung über die Zielsetzung der Nachsorge; Verlagerung der Untersuchungen bei Patienten mit niedrigem Rezidivrisiko aus der Klinik in die Praxis; und Intensivierung der Nachsorgeuntersuchungen bei Patienten mit erhöhtem Rezidivrisiko. Ein revidiertes Nachsorgeschema für das maligne Melanom wurde vorgeschlagen, das in Tabelle 1 zusammengefasst ist. Dieses Nachsorgeschema soll in einer weiteren, vergleichenden Studie im Vergleich zu dem bisher gültigen untersucht werden.

Literatur

1. Anonymus (1995) Conference de consensus. Suivi des patients operes d'un melanome de stade I. Paris, France, 30 mars 1995. Ann Dermatol Venereol 122: 250–391
2. Ardizzoni A, Grimaldi A, Repetto L, Bruzzone M, Sertoli MR, Rosso R (1987) Stage I-II melanoma: the value of metastatic work-up. Oncology 44: 87–89
3. Basseres N, Grob JJ, Richard MA, Thirion X, Zarour H, Noe C, Collet VA, Lota I, Bonerandi JJ (1995) Cost-effectiveness of surveillance of stage I melanoma. A retrospective appraisal based on a 10-year experience in a dermatology department in France. Dermatology 191: 199–203
4. Berman C, Reintgen D (1993) Radiologic imaging in malignant melanoma: a review. Semin Surg Oncol 9: 232–238
5. Blaheta HJ, Schittek B, Breuninger H, Maczey E, Kroeber S, Sotlar K, Ellwanger U, Thelen MH, Rassner G, Bultmann B, Garbe C (1998) Lymph node micrometastases of cutaneous melanoma: increased sensitivity of molecular diagnosis in comparison to immunohistochemistry. Int J Cancer 79: 318–323
6. Blessing C, Feine U, Geiger L, Carl M, Rassner G, Fierlbeck G (1995) Positron emission tomography and ultrasonography. A comparative retrospective study assessing the diagnostic validity in lymph node metastases of malignant melanoma. Arch Dermatol 131: 1394–1398
7. Blum A, Dill-Müller D (1998) Sonographie der Lymphknoten und der Subkutis in der Dermatologie. Hautarzt 49: 942–949
8. Buzaid AC, Sandler AB, Mani S, Curtis AM, Poo WJ, Bolognia JL, Ariyan S (1993) Role of computed tomography in the staging of primary melanoma. J Clin Oncol 11: 638–643
9. Buzaid AC, Tinoco L, Ross MI, Legha SS, Benjamin RS (1995) Role of computed tomography in the staging of patients with local-regional metastases of melanoma. J Clin Oncol 13: 2104–2108
10. Curry BJ, Myers K, Hersey P (1998) Polymerase chain reaction detection of melanoma cells in the circulation: relation to clinical stage, surgical treatment, and recurrence from melanoma. J Clin Oncol 16: 1760–1769
11. Curry BJ, Smith MJ, Hersey P (1996) Detection and quantitation of melanoma cells in the circulation of patients. Melanoma Res 6: 45–54
12. Farthmann B, Eberle J, Krasagakis K, Gstottner M, Wang N, Bisson S, Orfanos CE (1998) RT-PCR for tyrosinase-mRNA-positive cells in peripheral blood: evaluation strategy and correlation with known prognostic markers in 123 melanoma patients. J Invest Dermatol 110: 263–267
13. Finck SJ, Giuliano AE, Morton DL (1983) LDH and melanoma. Cancer 51: 840–843
14. Garbe C (1996) Verlängertes Überleben bei fernmetastasiertem Melanom und der Einfluss von Behandlungen: Analyse des Krankheitsverlaufs von 22 Patienten mit einer Überlebenszeit von zwei Jahren und länger. Hautarzt 47: 35–43
15. Garbe C (1997) Epidemiologie des Hautkrebses. In: Garbe C, Dummer R, Kaufmann R, Tilgen W (Hrsg) Dermatologische Onkologie. Springer, Berlin, S 40–56
16. Garbe C, Büttner P, Ellwanger U, Bröcker EB, Jung EG, Orfanos CE, Rassner G, Wolff HH (1995) Das Zentralregister Malignes Melanom der Deutschen Dermatologischen Gesellschaft in den Jahren 1983–1993. Epidemiologische Entwicklungen und aktuelle therapeutische Versorgung des malignen Melanoms der Haut. Hautarzt 46: 683–692
17. Garbe C, Reusch M, Breuninger H, Dummer R, Hauschild A, Kaufmann R, Mensing HO, Meyer, Panizzon R, Schmöckel C, Schöfer H, Sebastian G, Soyer HP, Sterry W, Tilgen W, Volkenandt M (1998) Diagnostische und therapeutische Standards in der dermatologischen Onkologie. Hautarzt 48 [Suppl 1]: S 13–55
18. Gläser R, Rass K, Seiter S, Hauschild A, Christophers E, Tilgen W (1997) Detection of circulating melanoma cells by specific amplification of tyrosinase complementary DNA is not a reliable tumor marker in melanoma patients: a clinical two-center study. J Clin Oncol 15: 2818–2825
19. Goerz G, Schulte BR, Roder K, Schoppe WD, Munchhoff C, Jungblut RM (1986) Malignes Melanom. Welche Untersuchungen sind für Staging und Verlaufskontrollen sinnvoll? Dtsch Med Wochenschr 111: 1230–1233
20. Guo HB, Stoffel WB, Bierwirth T, Mezger J, Klingmüller D (1995) Clinical significance of serum S100 in metastatic malignant melanoma. Eur J Cancer 31A: 1898–1902
21. Häffner AC, Garbe C, Burg G, Büttner P, Orfanos CE, Rassner G (1992) The prognosis of primary and metastasising melanoma. An evaluation of the TNM classification in 2,495 patients. Br J Cancer 66: 856–861
22. Hanekom GS, Johnson CA, Kidson SH (1997) An improved and combined reverse transcription-polymerase chain reaction assay for reliable detection of metastatic melanoma cells in peripheral blood. Melanoma Res 7: 111–116

23. Hauschild A, Engel G, Brenner W, Gläser R, Mönig H, Henze E, Christophers E (1999) S100B protein detection in serum is a significant prognostic factor in metastatic melanoma. Oncology 56: 338–344
24. Hauschild A, Michaelsen J, Brenner W, Rudolph P, Gläser R, Henze E, Christophers E (1999) Prognostic significance of serum S100B detection compared with routine blood parameters in advanced metastatic melanoma patients. Melanoma Res 9: 155–161
25. Henze G, Dummer R, Joller JH, Böni R, Burg G (1997) Serum S100 – a marker for disease monitoring in metastatic melanoma. Dermatology 194: 208–212
26. Huang CL, Provost N, Marghoob AA, Kopf AW, Levin L, Bart RS (1998) Laboratory tests and imaging studies in patients with cutaneous malignant melanoma. J Am Acad Dermatol 39: 451–463
27. Iscoe N, Kersey P, Gapski J, Osoba D, From L, DeBoer G, Quirt I (1987) Predictive value of staging investigations in patients with clinical stage I malignant melanoma. Plast Reconstr Surg 80: 233–239
28. Kersey PA, Iscoe NA, Gapski JA, Osoba D, From L, DeBoer G, Quirt IC (1985) The value of staging and serial follow-up investigations in patients with completely resected, primary, cutaneous malignant melanoma. Br J Surg 72: 614–617
29. Khansur T, Sanders J, Das SK (1989) Evaluation of staging workup in malignant melanoma. Arch Surg 124: 847–849
30. Kuvshinoff BW, Kurtz C, Coit DG (1997) Computed tomography in evaluation of patients with stage III melanoma. Ann Surg Oncol 4: 252–258
31. NIH (1992) Diagnosis and treatment of early melanoma. NIH Consensus Development Conference. January 27–29, 1992. Consensus Statement 10: 1–25
32. NIH (1992) NIH Consensus conference. Diagnosis and treatment of early melanoma. JAMA 268: 1314–1319
33. Orfanos CE, Jung EG, Rassner G, Wolff HH, Garbe C (1994) Stellungnahme und Empfehlungen der Kommission malignes Melanom der Deutschen Dermatologischen Gesellschaft zur Diagnostik, Behandlung und Nachsorge des malignen Melanoms der Haut. Stand 1993/94. Hautarzt 45: 285–291
34. Prayer L, Winkelbauer H, Gritzmann N, Winkelbauer F, Helmer M, Pehamberger H (1990) Sonography versus palpation in the detection of regional lymph-node metastases in patients with malignant melanoma. Eur J Cancer 26: 827–830
35. Provost N, Marghoob AA, Kopf AW, DeDavid M, Wasti Q, Bart RS (1997) Laboratory tests and imaging studies in patients with cutaneous malignant melanomas: a survey of experienced physicians. J Am Acad Dermatol 36: 711–720
36. Rümke P, van-Everdingen JE (1992) Consensus on the management of melanoma of the skin in The Netherlands. Dutch Melanoma Working Party. Eur J Cancer 28: 600–604
37. Rinne D, Baum RP, Hor G, Kaufmann R (1998) Primary staging and follow-up of high risk melanoma patients with whole-body 18F-fluorodeoxyglucose positron emission tomography: results of a prospective study of 100 patients. Cancer 82: 1664–1671
38. Salopek TG, Marghoob AA, Slade JM, Rao B, Rigel DS, Kopf AW, Bart RS (1995) An estimate of the incidence of malignant melanoma in the United States. Based on a survey of members of the American Academy of Dermatology. Dermatol Surg 21: 301–305
39. Schweizerische Gesellschaft für Dermatologie und Venerologie (1993) Das primäre maligne Melanom der Haut. Bull Med Suisse 74: 1021–1024
40. Shivers SC, Wang X, Li W, Joseph E, Messina J, Glass LF, DeConti R, Cruse CW, Berman C, Fenske NA, Lyman GH, Reintgen DS (1998) Molecular staging of malignant melanoma: correlation with clinical outcome. JAMA 280: 1410–1415
41. Stadelmann WK, Rapaport D P, Soong SJ, Reintgen DS, Buzaid AC, Balch CM (1998) Prognostic clinical and pathologic features. In: Balch CM, Houghton AN, Sober AJ, Soong SJ (eds) Cutaneous melanoma. Quality Medical Publishing, St. Luis, pp 11–50
42. Steinert HC, Huch BR, Buck A, Böni R, Berthold T, Marincek B, Burg G, von-Schulthess GK (1995) Malignant melanoma: staging with whole-body positron emission tomography and 2-[F-18]-fluoro-2-deoxy-D-glucose. Radiology 195: 705–709
43. Terhune MH, Swanson N, Johnson TM (1998) Use of chest radiography in the initial evaluation of patients with localized melanoma. Arch Dermatol 134: 569–572
44. Wagner JD, Schauwecker D, Hutchins G, Coleman JJ (1997) Initial assessment of positron emission tomography for detection of nonpalpable regional lymphatic metastases in melanoma. J Surg Oncol 64: 181–189
45. Weiss M, Loprinzi CL, Creagan ET, Dalton RJ, Novotny P, O'Fallon JR (1995) Utility of follow-up tests for detecting recurrent disease in patients with malignant melanomas. JAMA 274: 1703–1705
46. Wittekind C , Wagner G (1997) TNM Klassifikation maligner Tumoren, 5. Aufl. Springer, Berlin

Phototherapie

UV-Kombinationstherapien

Martin Röcken und Kamran Ghoreschi

Phototherapien haben in den letzten 20 Jahren in der Therapie von Hautkrankheiten einen ebenso festen Platz gewonnen wie die dermatochirurgische, die antiinfektiöse oder die verschiedenen Formen der immunsuppressiven Therapie. Eine Reihe von Behandlungsmethoden lassen sich unter dem Begriff Phototherapie zusammenfassen, von der Klimatherapie bis zur photodynamischen Therapie. Im engeren Sinne werden jedoch unter dem Begriff Phototherapien UV-Therapien zur Behandlung von entzündlichen Erkrankungen und T-Zell-Lymphomen der Haut verstanden. Zu diesen UV-Therapien zählen heute die UV-B-Therapien (Breitspektrum-UV-B, 290–320 nm; selektive UV-B-Phototherapie, SUP, 300–320 nm; UV-B 311 nm), die UV-A1-Therapien (340–400 nm) und die Photochemotherapien, eigentlich bereits Kombinationstherapien, bei denen die Haut vor der Bestrahlung mit niedrigen UV-A-Dosen (0,2–10,0 J/cm^2) mit einem Photosensibilisator, in der Regel 8-Methoxypsoralen (8-MOP), vorbehandelt wird. Eine große Reihe entzündlicher Hauterkrankungen können mit den verschiedenen Phototherapien wirksam behandelt werden, wobei unter den meisten Bedingungen Photochemotherapien (PUVA) mit Psoralen und UV-A deutlich wirksamer sind als Breitspektrum-UV-B; dies gilt aber nicht für alle Indikationen. Probleme der Phototherapien liegen in den assoziierten Risiken, ihren therapeutischen Grenzen und dem großen Zeitaufwand. Um die Wirksamkeit von Phototherapien zu erhöhen, wurden die UV-B-Therapien durch Photochemotherapien ersetzt und verschiedene Kombinationsansätze untersucht, vorwiegend mit dem Ziel:

- den Anteil der Patienten zu erhöhen, bei denen die Therapie wirksam ist
- den Grad der Besserung zu erhöhen
- die Abheilung zu beschleunigen

Für zahlreiche Indikationen wurden verschiedene Kombinationstherapien mit UV-B, UV-B 311 nm oder PUVA untersucht, allerdings liegen nur für wenige gut kontrollierte Studien vor. Die wichtigsten Indikationen für Kombinationstherapien sind Psoriasis, atopisches Ekzem, kutane T-Zell-Lymphome und Lichen ruber. Kombiniert wurden Phototherapien unter anderem mit Dithranol, Glukokortikoiden, Vitamin-A- und D_3-Derivaten, Antimetaboliten oder Immunsuppressiva wie Methotrexat oder Ciclosporin A.

Monotherapien

Grundsätzlich wird primär immer die Möglichkeit einer Monotherapie erwogen werden, da so das Spektrum von Wirkung und Nebenwirkung besser erfasst werden kann (Tabelle 1).

Topische Therapien. Für die Psoriasis stehen Glukokortikoide, Vitamin-D_3- und Vitamin-A-Derivate in Cremes, Salben und Lotionen zur Verfügung und können bei leicht ausgeprägter Psoriasis Besserung bringen. Trotz ihrer weiten Verbreitung legen die meisten Studien jedoch nahe bei der Psoriasis, von Ausnahmen abgesehen, auf die Anwendung von Glukokortikoiden zu verzichten, während sie bei Ekzemen unangefochten den sichersten und bis heute wirksamsten Therapieansatz darstellen.

Tabelle 1. Therapieansätze bei Psoriasis

Leichte Psoriasis
Vitamin-A-Derivate topisch
Vitamin-D_3-Derivate topisch
UV-B 311 nm/Breitsprektrum UV-B
Mittelschwere Psoriasis
UV-B 311 nm
UV-B 311 nm kombiniert mit Vitamin-A- oder Vitamin-D_3-Derivaten topisch
UV-B 311 nm in Kombination mit systemischen Retinoiden
Fumarate
Schwere Psoriasis
Bade-PUVA-Therapie
UV-B 311 nm in Kombination mit Isotretinoin
Fumarate
Methotrexat

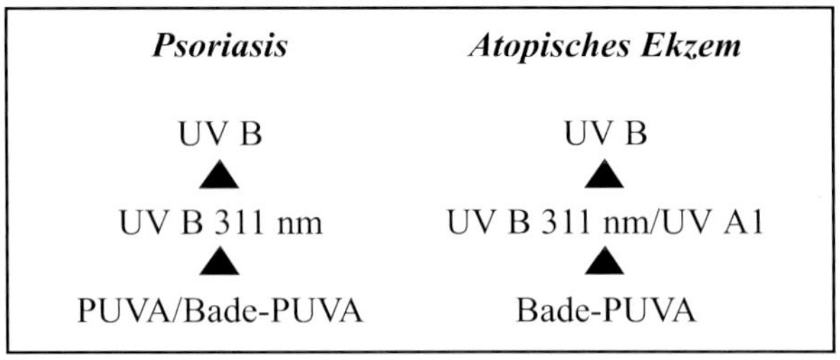

Abb. 1. Relative Wirksamkeit verschiedener UV-Therapien bei Psoriasis und atopischem Ekzem (von oben nach unten mit zunehmender Wirksamkeit)

Phototherapien. Sie stellen den wichtigsten Therapieansatz bei der Behandlung der schweren Psoriasis und des kutanen T-Zell-Lymphoms dar und sind beim Lichen ruber und dem atopischen Ekzem von großer therapeutischer Bedeutung [10, 12, 29, 31]. Insbesondere haben sich UV-B 311 nm und die Photochemotherapie bewährt (Abb. 1). Allerdings ist die Photochemotherapie mit möglichen Langzeitnebenwirkungen verbunden. Auch ist bei etwa 10–20 % der Behandlungen damit zu rechnen, dass eine Monotherapie nicht anspricht. Dies zeigt sich durch fehlendes oder unzureichendes Ansprechen während der ersten 20–30 Behandlungen. Wichtig ist, dass dies nicht mit einer allgemeinen Resistenz gegenüber Phototherapien gleichzusetzen ist; bei erneutem Auftreten dieser rezidivierenden Krankheiten ist die gleiche Form der Phototherapie oft wieder wirksam.

Systemtherapien bei schwerer Psoriasis. Die Behandlung mit Methotrexat ist noch immer die sicherste und wirksamste Systemtherapie [4]. Methotrexat ist teratogen und somit bei der Behandlung der meist jungen Frauen und Männer problematisch. Bei den seltenen Patienten mit sehr schweren, schnell rezidivierenden Verläufen der Psoriasis, insbesondere wenn die Gelenke mitbetroffen sind, kann eine mehrmonatige bis mehrjährige Therapie angezeigt sein. Mit einer jahrelangen Behandlung und den nicht ganz zu unterschätzenden Nebenwirkungen auf Knochenmetabolismus und Leber ist man besonders in Europa zurückhaltend. Trotz dieser Bedenken stellt die Methotrexattherapie die derzeit günstigste Kombination aus Wirksamkeit und Sicherheit bei der systemischen Behandlung der Psoriasis dar. Eine interessante, wenn auch weniger wirksame Alternative scheinen die Fumarate zu bieten [2, 21]. Wenn auch keine gut kontrollierten Langzeitbeobachtungen vorliegen, weisen unkontrollierte Beobachtungen von Selbstmedikationen darauf hin, dass dieses Medikament eine gute Langzeitsicherheit bieten könnte. Vitamin-A-Derivate sind als Monotherapie weniger wirksam und eignen sich vorwiegend für Kombinationstherapien [8, 22].

Kombinationen: Voraussetzungen für eine optimierte Therapie

Viele Hautkrankheiten können durch externe Reize oder falsche Pflege verschlechtert und allein durch eine optimale Pflege oft deutlich gebessert werden. Dies gilt besonders auch für Erkrankungen, die mit Phototherapien behandelt werden. Die Patienten müssen daher im Rahmen der Behandlung genau in der optimalen Hautpflege, wie der Häufigkeit des Waschens und Duschens, der optimalen Begleitbehandlung mit Lotionen, Cremes und Salben sowie dem Meiden schädigender Einflüsse, wie zusätzliche Sonnenexposition, falsche Hautpflege oder Kontaktallergene unterwiesen werden.
Eine weitere Voraussetzung für eine optimale Behandlung sind auch die richtige Wahl und Gestaltung der Phototherapie. Phototherapien sind dynamische Behandlungsverfahren, die mit steigenden UV-Dosen durchgeführt werden, wobei Dosis und Dosissteigerung durch folgende Faktoren bestimmt werden [7, 23, 24]:

- individuelle Empfindlichkeit des Patienten gegenüber UV-B
- Therapiedauer
- zugrunde liegende Krankheit
- spektrale Zusammensetzung der emittierten UV-Strahlung

Interferenzen äußerlicher Behandlungen mit Phototherapien

Äußerlich aufzutragende Medikamente, die in Kombination mit UV-Therapien zur Anwendung kommen, können auf verschiedene Weise mit Phototherapien interferieren. Lotionen und fettarme Cremes lassen die UV-B-Erythemschwelle weitgehend unbeeinflusst. Sehr fetthaltige Externa dagegen können die biologisch wirksame UV-Dosis beeinflussen. Bei sehr dünnem Auftragen kann durch Änderung der optischen Eigenschaften der Haut die Penetration der UV-Strahlung verbessert bei dickerem Auftragen dagegen abgeschwächt werden. Einige Arzneistoffe wie Salicylsäure oder Vitamin-D_3-Derivate können durch die Filterwirkung die Erythemschwelle anheben [16]. In den Stunden vor der UV-Therapie werden deshalb nur rückfettende Lotionen und Cremes angewendet. Bei Kombinationsbehandlungen mit Dithranol, Vitamin-A- oder Vitamin-D_3-Derivaten werden diese nach der UV-Therapie angewendet [3, 20, 30].

Kombinationstherapien: historische Erfahrung

Da die Therapieansätze, die für die Psoriasis entwickelt wurden, auf sehr unterschiedliche Art in den Zellmetabolismus und den Entzündungsverlauf eingreifen, wurde seit langem nach Kombinationstherapien gesucht (Tabelle 2). Die älteste und eine der wirksamsten ist die mit Dithranol und UV-B/PUVA. Diese kann bisher allerdings kaum ambulant durchgeführt werden, ein zentrales Ziel jeder Psoriasistherapie. Das Konzept der Kombinationstherapie erhielt in den achtziger Jahren einen Rückschlag, als gezeigt wurde, dass die Kombination von Glukokortikoiden mit Phototherapien die Abheilung der Psoriaisplaques eher verzögert, und die Kombination von Cyclosporin A mit Phototherapien ein besonders großes karzinogenes Risiko beinhaltet.
Lange Zeit bestand die einzig moderne Kombinationstherapie, die einen eindeutigen Wirkungsvorteil erbrachte, aus der Kombination der Photochemotherapie mit systemisch applizierten Vitamin-A-Derivaten, insbesondere Etretinat (Tigason) und Acitretin (Neotigason) [11]. Wegen der langandauernden Kontrazeption (zwei Jahre nach Absetzen von Acitretin) war diese Therapie für junge Frauen kaum akzeptabel und fand trotz ihrer Wirksamkeit und Langzeitsicherheit wenig Verbreitung.

Tabelle 2. Kombinationstherapien: Aussichten und Anforderungen

Aussichten
Schnelleres Ansprechen
Größere Wirksamkeit
Bessere Steuerung bei ambulanter Therapie
Längere Remissionsphasen
Verzicht auf stationäre Behandlung und Kuren
Größere Sicherheit: kurz- und langzeitig
Anforderungen
Wirksamkeitsnachweis durch klinische Studien

Kombinationstherapien: neue Ansätze bei Psoriasis

Der mit Dithranol und Acitretin erbrachte Nachweis, dass Kombinationstherapien den Wirkungsgrad, die Geschwindigkeit der Rückbildung und die Dauer der

Topisch	*Systemisch*
Cignolin	Retinoide
Vitamin-A-Derivate	Methotrexat
Vitamin-D -Derivate	

Abb. 2. In der Literatur dokumentierte topische und systemische Therapien, die mit einer UV-Behandlung kombiniert werden können und deren Wirksamkeit erhöhen

Remission deutlich verbessern können, hat in den vergangenen zehn Jahren zu einer Reihe teils empirischer, teils kontrollierter Studien geführt, in denen insbesondere die Kombination von topisch applizierbaren Vitamin-D_3- und Vitamin-A-Derivaten mit einer UV-B-Behandlung untersucht wurde [3, 6, 13, 20]. Der Tenor dieser Studien ist, dass diese Kombinationstherapien den Monotherapien mit UV-B oder PUVA überlegen sind (Abb. 2). Ein besonders interessanter Aspekt ist, dass diese Therapien nicht nur als Kombinationstherapien sinnvoll erscheinen. Es ist günstig, die Kombinationstherapien zeitlich zu staffeln. Eine Vorbehandlung der Patienten mit Vitamin-A- oder Vitamin-D_3-Derivaten für etwa zwei bis drei Wochen vor Einleitung der Phototherapie scheint besonders sinnvoll (Abb. 3) [19], ähnlich wie dies für die Kombination aus Acitretin und PUVA gezeigt wurde [11]. Spätere Daten haben dies auch für die Acitretin-UV-B-Kombination gezeigt [9, 14, 15]. Auch die Kombination von Isotretinoin mit UV-B 311 nm oder einer Bade-PUVA-Therapie ist wirksamer als jede der Monotherapien. Dies wurde allerdings bisher nicht in größeren Studien belegt, trotz der Vorteile von Isotretinoin gegenüber Acitretin.

Kombinationstherapien bei Psoriasis: neue Entwicklungen

Autoimmunkrankheiten schließen immer eine fehlgeleitete Entzündungsreaktion und einen lokalen Gewebeschaden ein. Aufgrund dieser Erfahrung ist man seit Beginn der 90er Jahre dazu übergegangen, diese Krankheiten mit Kombinationstherapien zu behandeln, die einerseits die lokale Entzündung und Keratinozytenproliferation normalisieren (durch Gabe von Antikörpern gegen Tumornekrosefaktor) und andererseits die Immunantwort der T- und B-Lymphozyten modifizieren oder unterdrücken. Als Immunsuppressivum scheint sich besonders Metho-

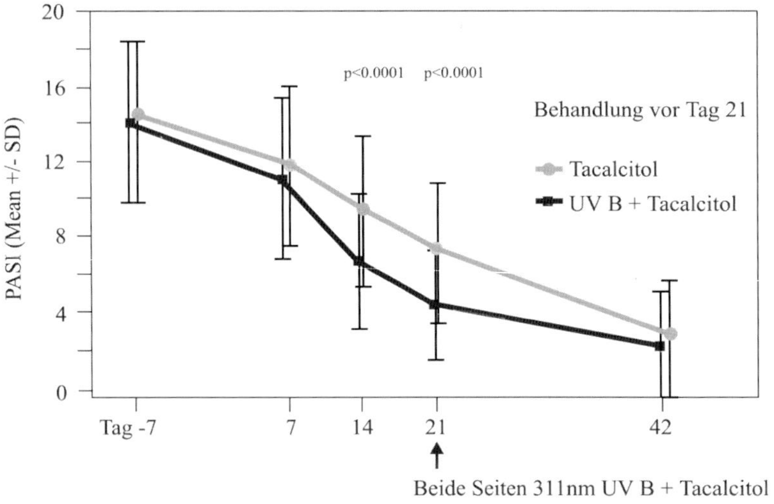

Abb. 3. In einem Halbseitenvergleich wurden Patienten mit Psoriasis entweder sofort mit UVB 311 nm und Tacalcitol oder konsekutiv, erst 21 Tage lang mit Tacalcitol und anschließend mit Tacalcitol und UVB 311 nm behandelt. (Modifiziert nach Messer et al. 2001 [19])

trexat zu bewähren. Diese Behandlungsansätze haben sich in der Behandlung der rheumatoiden Arthritis und der Colitis ulcerosa bewährt [5, 28].
In den letzten zehn Jahre wurden mehr als zwanzig neue Therapieansätze zur Behandlung der Psoriasis entwickelt oder in Phase-I- bis Phase-III-Studien untersucht. Entsprechend den Erfahrungen aus der Rheumatologie und Gastroenterologie ist einer Reihe der modernen Therapieansätze gemeinsam, nicht darauf abzuzielen, die bei der Psoriasis veränderte Proliferation und Differenzierung der Keratinozyten direkt zu beeinflussen (Abb. 4). Sie scheinen eher indirekt zu wirken, indem sie das entzündliche Infiltrat entweder beseitigen oder funktionell die proentzündliche Immunantwort in eine antientzündliche überführen [1, 5, 18, 28].
In diesem Zusammenhang ist ein besonders interessanter Aspekt, dass für zumindest drei der bisher etablierten Behandlungsansätze, Fumarate, Vitamin-D_3- und Vitamin-A-Derivate gezeigt wurde, dass auch diese empirisch entwickelten Therapien, die eigentlich die abnorme Proliferation und Diffe-

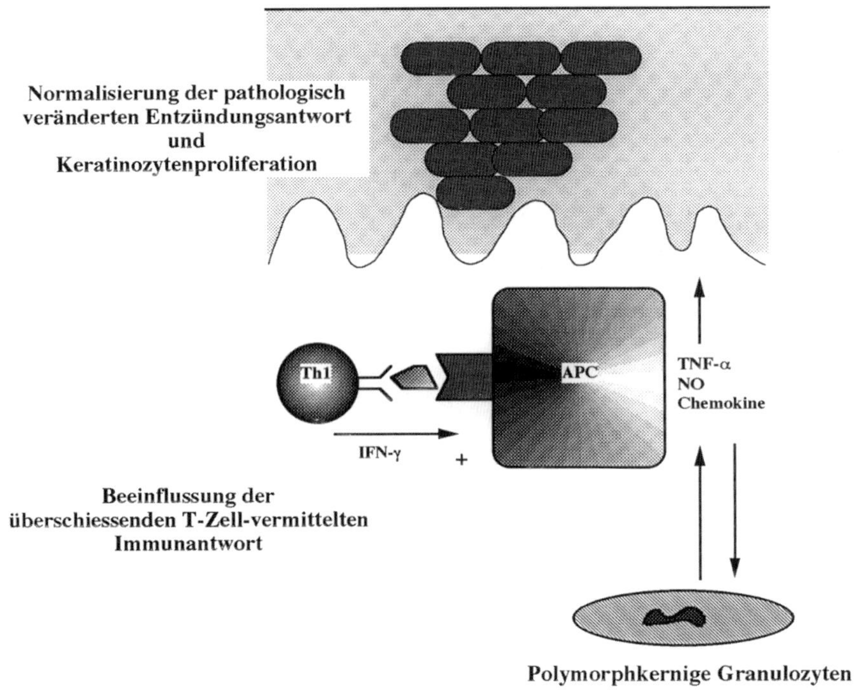

Abb. 4. Unterschiedliche Ansatzpunkte von Therapieverfahren (*Th1* T-Helferzellen Typ 1, *APC* antigenpräsentierende Zellen, *TNF-α* Tumornekrosefaktor-α, *NO* Stickstoffmonoxid)

renzierung der Keratinozyten normalisieren sollten, nicht nur eine Psoriasis bessern, sondern auch einen wichtigen Einfluss auf die Qualität von Entzündungszellen nehmen. Für alle drei Medikamentengruppen wurde gezeigt, dass sie proentzündliche T-Lymphozyten in einen Phänotyp überführen können, der antientzündliche Eigenschaften besitzt. Dies wurde nicht nur für die T-Lymphozyten des Menschen gezeigt. Die Bedeutung wird dadurch unterstrichen, dass alle drei Medikamentengruppen nicht nur bei der Psoriasis wirksam sind, sondern auch bei Tieren den Verlauf von entzündlichen Autoimmunkrankheiten verbessern können. Somit liefert die mit der Psoriasis gewonnene Erfahrung wichtige Grundlagen für die Entwicklung neuer Behandlungen bei chronischen Autoimmunkrankheiten, wie rheumatoide Arthritis oder multiple Sklerose.

Praktische Konsequenzen für UV-Kombinationstherapien

Psoriasis

Bei UV-Kombinationstherapien sollte die UV-Therapie ein bis zwei Wochen nach dem Kombinationspartner begonnen werden (Abb. 5). Bei mittelschwerer und schwerer Psoriasis haben sich als UV-Therapie insbesondere UV-B 311 nm und PUVA bewährt. Bei mittelschwerer Psoriasis wird die Wirksamkeit einer UV-Therapie durch die topische Applikation von Vitamin-A- oder Vitamin-D_3-Derivaten verbessert; dies scheint sowohl den Grad als auch die Geschwindigkeit der Rückbildung zu betreffen.
Bei schwerer Psoriasis, insbesondere bei Patienten mit akuten Gelenkentzündungen oder Psoriasis pustulosa, wird in der Regel eine PUVA-Therapie empfohlen. Es ist günstig die PUVA-Therapie, gemeinsam mit Methotrexat (15 mg pro Woche), für zwei bis drei Wochen überlappend, zu beginnen. Gleichzeitig oder auch im Anschluss an das Methotrexat kann dann, zumindest bis zur Abheilung, ein systemisch appliziertes Vitamin-A-Derivat mit PUVA kombiniert werden. In der Regel reichen hierfür sehr niedrige Dosen, etwa 10–20 mg/Tag aus. Insbesondere bei Frauen darf diese Kombination aber nie ohne einen vorherigen, sicheren Schwangerschaftsausschluss und eine ausreichend lang anhaltende Kontrazeption verabreicht werden. Wegen der wesentlich kürzeren Halbwertzeit ist insbesondere bei Frauen das Isotretinoin (Roaccutan) zu bevorzugen, da die Kontrazeption im Gegensatz zu Acitretin nur zwei Monate anstelle von zwei Jahren nach Absetzen des Isotretinoin durchgeführt werden muss.
Außer in diesen Notfällen ist eine Isotretinoin-PUVA-Kombinationstherapie auch bei Patienten mit psoriatischer Arthropathie sinnvoll, bei sehr ausgeprägter Plaque-Psoriasis oder rupiaartiger Schuppung.

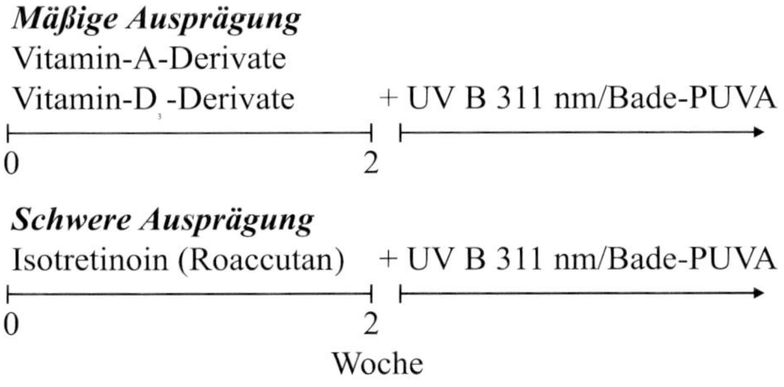

Abb. 5. Optimale zeitliche Koordination von Kombinationstherapien

Atopisches Ekzem

Beim atopischen Ekzem scheinen die Kombinationen einer Therapie mit UV-B 311 nm oder PUVA und örtlich applizierten Glukokortikoiden erfolgreich zu sein. Wegen der fast obligaten Superinfektion des atopischen Ekzems durch Staphylokokken werden häufig sogar Tripelkombinationen durchgeführt, bei denen zusätzlich zu Glukokortikoiden und UV-Therapie penizillinasefeste Antibiotika hinzugefügt werden (Abb. 6). Diese Kombinationen lassen sich pathophysiologisch rechtfertigen, erscheinen oft sogar zwingend und werden auch regelmäßig angewendet. Allerdings wurde die Wirksamkeit dieser Kombinationstherapien bisher nicht im Sinne der *Evidence-based medicine* gesichert.

UV B 311 nm, Bade-PUVA-Therapie
Glukokortikoide, topisch
Antibiotika, systemisch

Abb. 6. Häufig praktizierte UV-Kombinationstherapien bei Patienten mit atopischem Ekzem

T-Zell-Lymphome

Bei kutanen T-Zell-Lymphomen werden in der Regel Monotherapien nur mit PUVA durchgeführt. Die Wirksamkeit von UV-B 311 nm ist nicht ausreichend belegt. Die Wirksamkeit einer Kombination von PUVA mit Retinoiden oder Interferon-α (IFN-α) wurde analysiert. Dabei zeigte die Kombination aus PUVA und IFN-α Vorteile gegenüber einer PUVA-Monotherapie oder einer IFN-α-Kombination mit Acitretin [25, 27]. Auch die Kombination von PUVA mit einem Retinoid ist einer PUVA-Monotherapie überlegen [26]. Die Datenlage ist allerdings bis heute nicht ausreichend. Es wurden nur kleinere Populationen kontrolliert miteinander verglichen. Allgemein wird mit einer PUVA-Monotherapie begonnen und erst bei Nichtansprechen eine Kombinationstherapie erwogen. Wegen der deutlich besseren Verträglichkeit wird in der Regel eine Retinoid-PUVA-Kombination vorgezogen.

Lichen ruber

Beim Lichen ruber wird meist eine Monotherapie mit PUVA durchgeführt. Eigene Daten haben ergeben, dass hierbei die Bade-PUVA-Therapie von besonderer Wirksamkeit [17] und, im historischen Vergleich, allen anderen Therapien überlegen ist. Die Daten lassen weiter annehmen, dass eine Kombination aus Glukokortikoiden und PUVA die Abheilung eher verzögert, da das Absetzen der Glukokortikoide nicht selten zu einem Rückfall führt. Dagegen scheint die Kombination einer PUVA-Therapie mit Isotretinoin bei der Behandlung des Lichen ruber das Ansprechen zu beschleunigen und den Grad der Wirksamkeit zu erhöhen.

Aussichten und Anforderungen an die Zukunft

Aussichten. Der Nachweis der möglichen Wirkungsverstärkung von UV-Therapien durch die Kombination mit örtlich oder systemisch applizierten Medikamenten sollte in Zukunft die Behandlung der Psoriasis oder des schweren atopischen Ekzems deutlich verbessern und den Betroffenen das Leben mit ihrer chronischen Krankheit erleichtern. Ein wichtiges Ziel besteht darin, sowohl Wirksamkeit als auch Sicherheit der antientzündlichen Therapien weiter zu entwickeln. So werden gezielt Behandlungsansätze für Autoimmunerkrankungen und Ekzeme weiterentwickelt, die besondere Vorteile versprechen lassen (Tabelle 2).

Anforderungen. Viele Ansätze sind sehr vielversprechend und werden den Patienten mit Psoriasis oder atopischem Ekzem noch eine deutliche Verbesserung der Lebensqualität bringen. Allerdings sind viele Behandlungsformen erst empirisch untersucht worden. Nur sehr wenige kontrollierte Studien wurden mit Kombinationstherapien durchgeführt. Diese Situation ist nicht mehr zu rechtfertigen, und die Wirksamkeit der verschiedenen Behandlungsansätze muss in kontrollierten Studien belegt werden. Zu beachten ist dabei allerdings, dass Phototherapien nicht durch doppel- oder einfachblinde Studien belegt werden können.

Literatur

1. Abrams JR, Kelley SL, Hayes E, Kikuchi T, Brown MJ, Kang S, Lebwohl MG, Guzzo CA, Jegasothy BV, Linsley PS, Krueger JG (2000) Blockade of T lymphocyte costimulation with cytotoxic T lymphocyte-associated antigen 4-immunoglobulin (CTLA4Ig) reverses the cellular pathology of psoriatic plaques, including the activation of keratinocytes, dendritic cells, and endothelial cells. J Exp Med 192: 681–694
2. Altmeyer PJ, Matthes U, Pawlak F, Hoffmann K, Frosch PJ, Ruppert P, Wassilew SW, Horn T, Kreysel HW, Lutz G, Barth J, Rietzschel I, Joshi RK (1994) Antipsoriatic effect of fumaric acid derivatives. Results of a multicenter double-blind study in 100 patients. J Am Acad Dermatol 30: 977–981
3. Behrens S, Grundmann-Kollmann M, Schiener R, Peter RU, Kerscher M (2000) Combination phototherapy of psoriasis with narrow-band UVB irradiation and topical tazarotene gel. J Am Acad Dermatol 42: 493–495
4. Bright RD (1999) Methotrexate in the treatment of psoriasis. Cutis 64: 332–334
5. Brune K, Kalden J, Zacher J, Zeilhofer HU (2000) Aktuelle Rheumatologie: Selektive Inhibitoren der Zyklooxygenase 2. Dtsch Ärztebl 26: A-1818–1825
6. De Rie MA, Out TA, Bos JD (1998) Low-dose narrow-band UVB phototherapy combined with topical therapy is effective in psoriasis and does not inhibit systemic T-cell activation. Dermatology 196: 412–417
7. Degitz K, Messer G, Plewig G, Röcken M (1998) Schmalspektrum-UVB 311nm versus Breitspektrum-UVB. Hautarzt 49: 795–806
8. Gollnick HP (1996) Oral retinoids-efficacy and toxicity in psoriasis. Br J Dermatol 49: 6–17
9. Green C, Lakshmipathi T, Johnson BE, Ferguson J (1992) A comparison of the efficacy and relapse rates of narrow-band UV B (TL-01) monotherapy vs. etretinate (re-TL-01) vs. etretinate-PUVA (re-PUVA) in the treatment of psoriasis patients. Br J Dermatol 127: 5–9
10. Grundmann-Kollmann M, Behrens S, Podda M, Peter RU, Kaufmann R, Kerscher M (1999) Phototherapy for atopic eczema with narrow-band UVB. J Am Acad Dermatol 40: 995–997
11. Hönigsmann H, Wolff K (1983) Isotretinoin-PUVA for psoriasis. Lancet 1: 236
12. Kerscher M, Volkenandt M, Lehmann P, Plewig G, Röcken M (1995) PUVA-bath photochemotherapy of lichen planus. Arch Dermatol 131: 1210–1211

13. Kerscher M, Volkenandt M, Plewig G, Lehmann P (1993) Combination phototherapy of psoriasis with calcipotriol and narrow-band UVB. Lancet 342: 923
14. Koo J (1999) Systemic sequential therapy of psoriasis: a new paradigm for improved therapeutic results. J Am Acad Dermatol 41: S25–28
15. Lebwohl M (1999) Acitretin in combination with UVB or PUVA. J Am Acad Dermatol 41: 22–24
16. Lebwohl M, Martinez J, Weber P, DeLuca R (1995) Effects of topical preparations on the erythemogenicity of UVB: implications for psoriasis phototherapy. J Am Acad Dermatol 32: 469–471
17. Lüftl M, Degitz K, Plewig G, Röcken M (1997) Psoralen bath plus UV-A therapy. Possibilities and limitations. Arch Dermatol 133: 1597–1603
18. Mease PJ, Goffe BS, Metz J, VanderStoep A, Finck B, Burge DJ (2000) Etanercept in the treatment of psoriatic arthritis and psoriasis: a randomised trial. Lancet 356: 385–390
19. Messer G, Degitz K, Plewig G, Röcken M (2001) Pretreatment of psoriasis with the vitamin D3-derivative tacalcitol increases the responsiveness to 311-nm-UVB: results of a controlled, right/left study. Br J Dermatol (im Druck)
20. Molin L (1999) Topical calcipotriol combined with phototherapy for psoriasis. The results of two randomized trials and a review of the literature. Calcipotriol-UVB Study Group. Dermatology 198: 375–381
21. Nieboer C, Hoop D de, Loenen AC van, Langendijk PN, Dijk E van (1989) Systemic therapy with fumaric acid derivates: new possibilities in the treatment of psoriasis. J Am Acad Dermatol 20: 601–608
22. Orfanos CE, Ehlert R, Gollnick H (1987) The retinoids. A review of their clinical pharmacology and therapeutic use. Drugs 34: 459–503
23. Paul BS, Larkö O, Swanbeck G, Parrish JA (1993) Therapeutic photomedicine: phototherapy. In: Fitzpatrick TB, Eisen AZ, Wolff K, Freddberg IM, Austen KF (eds) Dermatology in general medicine, 4th edn. McGraw Hill, New York, pp 1717–1727
24. Röcken M (1999) Schmalspektrum UVB 311 nm, Breitspektrum UVB und UVB-Kombinationstherapien. In: Plewig G, Wolff H (Hrsg) Fortschritte der praktischen Dermatologie und Venerologie, Band 16. Springer, Berlin, S 350–358
25. Rupoli S, Barulli S, Guiducci B et al. (1999) Low dose interferon-alpha2b combined with PUVA is an effective treatment of early stage mycosis fungoides: results of a multicenter study. Cutaneous-T Cell Lymphoma Multicenter Study Group. Haematologica 84: 809–813
26. Serri F, De Simone C, Venier A, Rusciani L, Marchetti F (1990) Combination of retinoids and PUVA (Re-PUVA) in the treatment of cutaneous T cell lymphomas. Curr Probl Dermatol 19: 252–257
27. Stadler R, Otte HG, Luger T, Henz BM, Kuhl P, Zwingers T, Sterry W (1998) Prospective randomized multicenter clinical trial on the use of interferon –2a plus acitretin versus interferon – 2a plus PUVA in patients with cutaneous T-cell lymphoma stages I and II. Blood 92: 3578–3581
28. Stange EF, Neurath MF (2000) Evidenzbasierte Immunsuppression bei chronisch entzündlichen Darmerkrankungen. Dtsch Ärztebl 28–29: A-1977–1983
29. Van Weelden H, Baart de la Faille H, Young E, van der Leun JC (1990) Comparison of narrow-band UV-B phototherapy and PUVA photochemotherapy in the treatment of psoriasis. Acta Derm Venereol 70: 212–215
30. Walchner M, Röcken M (1999) Topical treatment regimens: PUVA. Dermatol Ther 11: 37–45
31. Zackheim HS (1999) Cutaneous T cell lymphoma: update of treatment. Dermatology 199: 102–105

Ultraviolett-A1-Phototherapie bei Mycosis fungoides

Jean Krutmann

Einleitung

Bei der UV-A1-Phototherapie kommen Metallohalogenidstrahler zum Einsatz, deren Emission so gefiltert ist, dass sie nahezu ausschließlich im langwelligen UV-A-Bereich, das heißt UV-A1 (340–400 nm) emittieren [12]. In der Dermatologie eingesetzt wurden UV-A1-Bestrahlungsgeräte bereits in den achtziger Jahren von Plewig und Hölzle zur Diagnostik von Photodermatosen, insbesondere der polymorphen Lichtdermatose. Der erste therapeutische Einsatz erfolgte 1991 durch Krutmann und Schöpf bei der Behandlung von Patienten mit atopischer Dermatitis [8, 9]. Heute stellt die UV-A1-Therapie einen wichtigen Bestandteil der modernen Phototherapie dar [7]. Neben der Behandlung von Bindegewebeerkrankungen [14], Mastzell-vermittelten Hauterkrankungen wie der Urticaria pigmentosa [15] und der Phototherapie von HIV-positiven Patienten [1] ist vor allem die Behandlung T-Zell-vermittelter Hauterkrankungen eine wichtige Indikation für die UV-A1-Phototherapie. Neben der atopischen Dermatitis [6, 9] ist hier seit neuestem auch die Mycosis fungoides zu nennen. Angeregt wurde diese Entwicklung durch Untersuchungen, die sich mit dem Wirkmechanismus der UV-A1-Phototherapie bei der atopischen Dermatitis beschäftigen. So wurde erstmals 1997 durch Morita et al. gezeigt, dass eine UV-A1-Bestrahlung des atopischen Ekzems zur Induktion des programmierten Zelltodes (Apoptose) in hautinfiltrierenden T-Helferzellen führt [10]. Die hieraus resultierende Depletion dieser Zellen aus den ekzematösen Hautveränderungen geht sodann mit einer Abheilung des Ekzems einher [3]. Diese Erkenntnisse legten die Frage nahe, inwieweit neben aktivierten T-Zellen, wie sie sich in der Haut von Patienten mit atopischer Dermatitis finden, auch in malignen T-Zellen, zum Beispiel bei Patienten mit kutanem T-Zell-Lymphom, durch eine UV-A1-Bestrahlung Apoptose und damit eine klinische Besserung erzielt werden kann.

UV-A1-Phototherapie bei Mycosis fungoides

Plettenberg et al. berichteten als erste über den erfolgreichen Einsatz einer UV-A1-Phototherapie bei der Behandlung von Patienten mit kutanem T-Zell-Lymphom. In dieser offenen Pilotstudie wurden insgesamt drei Patienten mit frühen Stadien einer Mycosis fungoides (CTCL-Stadium IA und IB) entweder mit Einzeldosen von 130 J/cm² UV-A1 oder 60 J/cm² UV-A1 behandelt [13]. Klinische und histopathologische Untersuchungen ergaben eine rasche und komplette Rückbildung der Hautveränderungen bei diesen Patienten (Abb. 1). Mittlerweile wurden in der Universitätshautklinik Düsseldorf insgesamt 10 Patienten mit histologisch gesichertem kutanem T-Zell-Lymphom in den Stadien IA und IB behandelt. Nach durchschnittlich 32 UV-A1-Bestrahlungen konnten bei sechs Patienten komplette und bei vier Patienten partielle Remissionen beobachtet werden. Bei keinem der Patienten kam es zum Auftreten von schweren Nebenwirkungen [Plettenberg H, Krutmann J, unveröffentlichte Befunde].

In der Zwischenzeit wurden diese positiven Erfahrungen auch durch andere Gruppen bestätigt. So berichteten Calzavara-Pinton et al. über eine offene Studie, bei der 13 Patienten mit kutanem T-Zell-Lymphom in fortgeschrittenen klinischen Stadien (IB, IIB, III) einer UV-A1-Phototherapie mit Einzeldosen von 130 J/cm² unterzogen wurden [16]. Bei 11 Patienten konnten komplette und bei zwei Patienten partielle Remissionen beobachtet werden. In einem Einzelfallbericht beobachteten Kobyletzki et al. ebenfalls eine partielle Remission bei einem Patienten mit kutanem T-Zell-Lymphom im Stadium III nach einer UV-A1-Phototherapie [4].

Zusammengenommen weisen diese Untersuchungen daraufhin, dass die UV-A1-Phototherapie effektiv in der Behandlung früher Stadien des kutanen T-Zell-Lymphoms ist. Sie könnte somit eine Alternative zum Standard, nämlich der PUVA-Therapie darstellen. Im Vergleich zur PUVA-Therapie böte die UV-A1-Phototherapie eine Reihe von interessanten Vorteilen. Da bei der UV-A1-Therapie, im Gegensatz zur PUVA-Therapie, die Gabe eines Photosensibili-

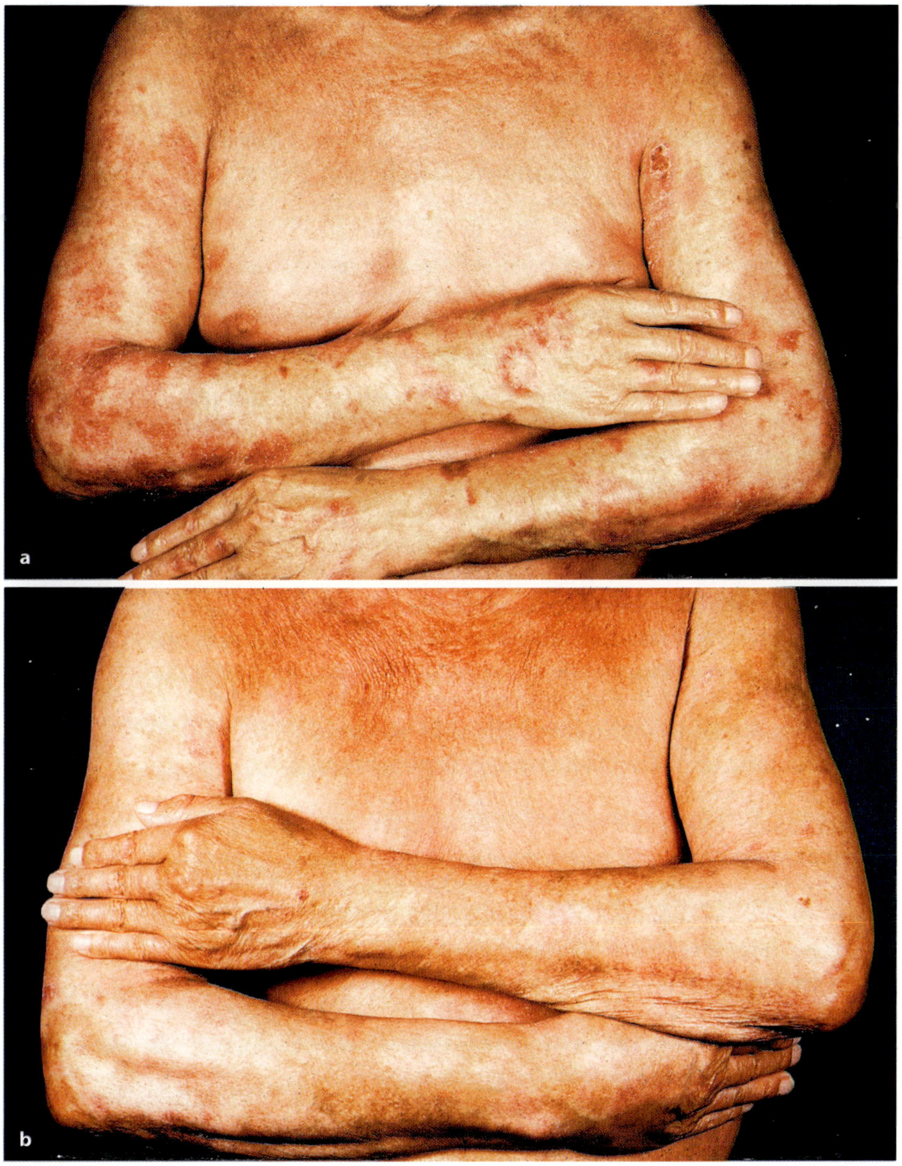

Abb. 1. Patient mit CTCL Stadium IA vor (*A*) und nach (*B*) UV-A1-Phototherapie

sators nicht erforderlich ist, wird sowohl das Auftreten von phototoxischen Reaktionen als auch von systemischen Nebenwirkungen vollständig vermieden. Somit wäre die Behandlung sowohl für den Patienten als auch für den Arzt einfacher und sicherer durchzuführen und die Anforderungen an die Patienten-Compliance wären deutlich herabgesetzt. Darüber hinaus könnte es zumindest theoretisch so sein, dass die UV-A1-Therapie der PUVA-Therapie hinsichtlich ihrer Effektivität überlegen ist. Untersuchungen zu den molekularen Mechanismen, durch die UV-A1 beziehungsweise PUVA in T-Zellen Apoptose induzieren können, haben ergeben, dass eine PUVA-Therapie den programmierten Zelltod nur durch einen einzigen Mechanismus, der auf der Neusynthese von Proteinen beruht, auslösen kann. Im Gegensatz dazu kann die UV-A1-Therapie neben dieser Proteinsynthese-abhängigen Apoptose auch eine bereits nach wenigen Minuten in den T-Zellen einsetzende, Proteinsynthese-unabhängige, sogenannte frühe Apoptose auslösen, die auf der Generation von Singulett-Sauerstoff beruht [2, 10].

UV-A1-induzierte Apoptose

Untersuchungen zur UV-A1-Phototherapie bei der atopischen Dermatitis haben gezeigt, dass der therapeutische Effekt von der UV-A1-Dosis abhängig ist, und dass optimale Behandlungsergebnisse mit einem Hochdosis-Regime, das heißt mit Einzeldosen von 130 J/cm^2 UV-A1 erzielt werden [5, und Dittmar et al., unveröffentlichte Befunde]. Bei der Behandlung von Patienten mit kutanem T-Zell-Lymphom konnte die Beobachtung gemacht werden, dass vergleichbar gute Ergebnisse erzielt werden konnten, unabhängig davon, ob die Patienten mit 60 J/cm^2 oder mit 130 J/cm^2 UV-A1 bestrahlt wurden [13]. Dies könnte daraufhin weisen, dass maligne T-Helferzellen, wie sie sich in der Haut der Patienten mit Mycosis fungoides befinden, empfindlicher gegenüber der UV-A1-induzierten Apoptose sind als normale T-Helfer-Zellen, die bei der Pathogenese der atopischen Dermatitis von Bedeutung sind. In der Tat konnten neuere In-vitro-Untersuchungen erstmals zeigen, dass in malignen T-Helfer-Zellen weitaus geringere UV-A1-Dosen erforderlich sind, um Apoptose zu induzieren, als in normalen T-Helfer-Zellen [11]. Interessanterweise war dieser Unterschied nur nachweisbar, wenn die Zellen mit UV-A1, nicht jedoch mit UV-B bestrahlt wurden. Diese Beobachtungen sind in mehrfacher Hinsicht von großer Bedeutung. So steht durch diese Beobachtung erstmals ein experimentelles System zur Verfügung, in dem *sensitive* und *resistente* T-Helfer-Zellen miteinander verglichen und somit neue Informationen über die Mechanismen gesammelt werden können, durch die UV-A1-Strahlung in der Lage ist, T-Zell-Apoptose hervorzurufen. Darüber hinaus sind sie auch von unmittelbarer klinischer Relevanz, weisen sie doch daraufhin, in welchem Dosisbereich sich das therapeutische Optimum für eine UV-A1-Phototherapie bei Mycosis fungoides befinden müsste.

Ausblick

Gerade der letztgenannte Punkt ist auch bereits in das Design einer internationalen Multizenter-Studie eingegangen, die unter der Leitung der Universitätshautklinik Düsseldorf durchgeführt wird und an der die Universitätshautkliniken in Münster, Wien, Brescia und Nagoya teilnehmen. Randomisierung und statistische Auswertung werden zentral für alle Studienteilnehmer von der Abteilung für Klinische Sozialmedizin – Schwerpunkt Gesundheitssystem-Forschung- der Universität Heidelberg durchgeführt. Im Rahmen dieser kontrollierten, randomisierten, vergleichenden Studie werden Patienten mit kutanem T-Zell-Lymphom entweder mit UV-A1 oder PUVA behandelt. Nach Beendigung der Therapie werden die Patienten über mehrere Monate nachbeobachtet, um Informationen über die Rezidivhäufigkeit zu erhalten. Eine endgültige Beurteilung des Stellenwertes der UV-A1-Phototherapie bei der Behandlung von Patienten mit Mycosis fungoides wird erst nach Durchführung dieser kontrollierten klinischen Untersuchung möglich sein.

Literatur

1. Cruz P Jr, Dougherty I, Dawson B, Krutmann J (2000) Unlike UVB, UVA-1 radiation does not activate HIV in human skin (abstract). J Invest Dermatol 114: 842
2. Godar DE (1999) UVA1 radiation mediates singlet-oxygen and superoxide-anion production which trigger two different final apoptotic pathways: the S and P site of mitochondria. J Invest Dermatol 112: 3–12
3. Grewe M, Gyufko K, Schöpf E, Krutmann J (1994) Lesional expression of interferon-γ in atopic eczema. Lancet 343: 25–26
4. Kobyletzki G, Dirschka T, Freitag M, Hoffmann K, Altmeyer P (1999) Ultraviolet-A1 phototherapy improves the status of the skin in cutaneous T-cell lymphoma. Br J Dermatol 140: 768–769
5. Kowalzick L, Kleinhenz A, Weichenthal M, Ring J (1995) Low dose versus medium dose UVA-1 treatment in severe atopic dermatitis. Acta Derm Venereol 75: 43–45
6. Krutmann J (1996) Phototherapy for atopic dermatitis. Dermatol Ther 1: 24–31
7. Krutmann J (1999) Therapeutic photomedicine: phototherapy. In: Freedberg I M, Eisen AZ, Wolff K, Austen KF, Goldsmith LA, Katz SI, Fitzpatrick TB (eds) Fitzpatricks's dermatology in general medicine, 5th edn. McGraw-Hill, New York, pp 2870–2879
8. Krutmann J, Schöpf E (1992) High-dose UVA1 therapy: a novel and highly effective approach for the treatment of patients with acute exacerbation of atopic dermatitis. Acta Derm Venereol 176: 120–122
9. Krutmann J, Czech W, Diepgen T, Niedner R, Kapp A, Schöpf E (1992) High-dose UVA1 therapy in the treatment of patients with atopic dermatitis. J Am Acad Dermatol 26: 225–230
10. Morita A, Werfel T, Stege H, Ahrens C, Karmann K, Grewe M, Grether-Beck S, Ruzicka T, Kapp A, Klotz LO, Sies H, Krutmann J (1997) Evidence that singlet oxygen-induced human T helper cell apoptosis is the basic mechanism of ultraviolet- A radiation phototherapy. J Exp Med 186: 1763–1768
11. Morita A, Yamauchi Y, Yasuda Y, Tsuji T, Krutmann J (2000) Malignant T-cells are exquisitely sensitive to ultraviolet A-1 (UVA-1) radiation-induced apoptosis (abstract). J Invest Dermatol 114: 791
12. Mutzhas MF, Hölzle E, Hofmann C, Plewig G (1981) A new apparatus with high radiation energy betwenn 320–460 nm: physical description and dermatological applications. J Invest Dermatol 76: 42–47
13. Plettenberg H, Stege H, Megahed M, Ruzicka T, Hosokawa Y, Tsuji T, Morita A, Krutmann J (1999) Ultraviolet

A1 (340–400 nm) phototherapy for cutaneous T-cell lymphoma. J Am Acad Dermatol 41: 47–50
14. Stege H, Humke S, Berneburg M, Klammer M, Grewe M, Grether-Beck S, Dierks K, Goerz G, Ruzicka T, Krutmann J (1996) High-dose ultraviolet A1 radiation therapy of localized scleroderma. J Am Acad Dermatol 36: 938–943
15. Stege H, Schöpf E, Ruzicka T, Krutmann J (1996) High-dose UVA1 for urticaria pigmentosa. Lancet 347: 64
16. Zane C, Leali C, Airò P, De Panfilis G, Calzavara-Pinton PC (2001) High-dose UVA1 therapy of widespread plaque-type, nodular and erythrodermic mycosis fungoides. J Am Acad Dermatol (im Druck)

UV-A1-Therapie bei fibrosierenden Dermatosen

Dorothee Pflieger, Kristin Technau und Jan C. Simon

Die fibrosierenden Hautveränderungen stellen eine heterogene Gruppe chronisch-entzündlicher Erkrankungen des kollagenen Bindegewebes dar, die mit dem klinischen Merkmal der Hautsklerose einhergehen (Tabelle 1). Dabei unterscheidet man primäre Sklerodermien (beispielsweise Morphaea, systemische Sklerodermie) von den Sklerodermie-ähnlichen, oft durch exogene Noxen hervorgerufenen Erkrankungen (Medikamente, Röntgenstrahlen) und von den mit Pseudosklerodermien assoziierten Krankheiten (chronisch-venöse Insuffizienz, Graft-versus-host-disease).
In diesem Kapitel wird ein Überblick über den aktuellen Stand der experimentellen und etablierten Therapieverfahren insbesondere der UV-A1-Phototherapie bei den häufigsten fibrosierenden Dermatosen gegeben.

Tabelle 1. Einteilung fibrosierender Hautkrankheiten

Lokal begrenzt	Systemische Beteiligung
Zirkumskripte Sklerodermie	Systemische Sklerodermie
Plaqueförmige Morphaea	
Lineare Morphaea	
Scleroderma anularis	
Scleroderma en coup de sabre	
Morphaea guttata	
Pansklerotische Morphaea	
Eosinophile Faszitiis	
Morphaea profunda	
Sklerodermieähnliche Erkrankungen	Sklerodermieähnliche Erkrankungen
Dupuytren-Krankheit	Skleromyxödem
Peyroniers disease	Skleroporphyrie
Durch physikalische/chemische Noxen	Sclerema adiposum neonatorum
Dermatosklerose/Atrophie blanche bei chronisch venöser Insuffizienz	
Lichen sclerosus et atrophicus	Sklerodermieforme Veränderungen bei Graft versus host disease
Überlappungssyndrome	Überlappungssyndrome

UV-Spektrum und Wirkungsweise

Die physiologisch unterschiedliche Wirkungsweise ultravioletter Strahlen beruht auf dem unterschiedlichen Wellenlängenbereich. Die Einteilung in die Spektren UV-A1 (340–400 nm) und UV-A2 (320–340 nm) wurde aufgrund unterschiedlicher Pigmentationsreaktionen der Epidermis festgelegt. Da bei UV-Strahlen mit einer Wellenlänge von 366 nm eine vielfach höhere Energie (500- bis 1000fach) aufgewendet werden muss – als bei einer Strahlung von 297 nm (UV-B) – um ein Erythem auszulösen, können erheblich höhere Dosen ohne das Risiko einer Verbrennung appliziert werden.
Folgende Effekte sind für die UV-A1-Therapie nachgewiesen:

- Immunmodulation
- induzierte Apoptose von T-Lymphozyten und Mastzellen
- Kollagenase-1-Induktion

Therapieverfahren bei fibrosierenden Dermatosen

Zirkumskripte Sklerodermie

Die zirkumskripte Sklerodermie (Morphaea) ist eine durch umschriebene, sklerodermische Herde gekennzeichnete Dermatose von langwierigem, aber selbstlimitiertem Verlauf, die in Hautatrophie mündet und gelegentlich von Atrophie extrakutaner Gewebe (zum Beispiel pansklerotische Morphaea) begleitet wird [2]. Eine Systembeteiligung tritt nicht auf. Die Ätiologie ist unklar. Lokale Traumen gehen der Morphaea in etwa 20 % voraus [3]. Eine Assoziation mit Borrelia-burgdorferi-Infektionen konnte bisher nicht sicher nachgewiesen werden [16]. Etablierte Therapieverfahren sind eine systemische Behandlung mit Penizillin G beziehungsweise dem Abbauprodukt D-Penicillamin, Bade-PUVA und seit einigen Jahren die UV-A1-Bestrahlungstherapie (Tabelle 2).
Die Wirkungmechanismen dieser Therapieverfahren sind nur zum Teil geklärt. D-Penicillamin greift

Tabelle 2. Etablierte Therapieverfahren bei zirkumskripter Sklerodermie

Therapie	Dosierung	Behandlungszeit
Penizillin G	10 Mega IE/Tag	Über 10 Tage, eventuell 3–4 Zyklen alle 4 Wochen
D-Penicillamin	450–500 mg/Tag	3–6 Wochen
UV-A1-Bestrahlung	20–130 J/cm²	15–30 Bestrahlungen
PUVA-Badetherapie	0,5–5 J/cm²	15–25 Bestrahlungen

von zwei Seiten in den Kollagenstoffwechsel ein: Es hemmt die Quervernetzung des Kollagens direkt und indirekt durch eine Hemmung der β-Galaktosidase, die pathogenetisch für diesen Krankheitskomplex bedeutsam ist [14]. Für Penicillin G ließ sich keine direkte Wirkung auf die Kollagen-I-Expression oder ein Einfluss auf die an dem Kollagenaufbau und der Vernetzung beteiligten Enzyme, aber die Hemmung der Interferon-γ-Sekretion von autoreaktiven T-Zellen belegen [1, 11]. Zur erfolgreichen Behandlung mit Bade-PUVA-Therapie sind in der Literatur vielfache Einzelbeobachtungen beschrieben, ohne dass der Mechanismus befriedigend geklärt werden konnte [5, 7].

Die hochdosierte UV-A1-Phototherapie (Tabelle 3) stellt durch Kollagenase-I-Induktion insofern eine Besonderheit dar, als sie die Fibrosierung nicht nur aufzuhalten, sondern auch umzukehren vermag [10, 13, 15].

Klinische befriedigende Erfolge werden auch von der niedrig dosierten UV-A1-Therapie berichtet [8, 10]. Bemerkenswerte Regression sklerotischer Herde wurden sogar bei einer seltenen, schwer verlaufenden Variante der zirkumskripten Sklerodermie (Pansklerodermie) in einem Fallbericht beschrieben [6]. Der Patient wurde mit 20 J/cm² in 32 Sitzungen bestrahlt (Gesamtstrahlendosis: 640 J/cm²). Keine positiven Effekte zeigte UV-A1-Phototherapie bei sechs Patienten mit Sklerodermie en coup de sabre, die wir bei mit Einzeldosen von 65 J/cm² in einer Serie von 15 Behandlungen (kumulative Gesamtdosis: 975 J/cm²) therapierten [unveröffentlicht].

Tabelle 3. Dosierungsschema UV-A1-Phototherapie

Schema	Dosierung	Anzahl der UV-A1-Bestrahlungen
Niedrig-Dosis	20–35 J/cm²	30–40
Mittel-Dosis	60–65 J/cm²	20–30
Hoch-Dosis	90–135 J/cm²	15

Wir führten eine Vergleichsstudie zur Effektivität der Penicillin G gegen Bade-PUVA gegen UV-A1-Therapie an Patienten mit zirkumskripter Sklerodermie durch. Die Wirksamkeit der Verfahren konnte erneut bestätigt werden; die Auswertung wird demnächst veröffentlicht.

Durchführung der UV-A1-Therapie

Jeder UV-Therapie geht ein ausführliches Aufklärungsgespräch voraus, in dem auf die möglichen Nebenwirkungen und Langzeitrisiken hingewiesen und mit dem Patienten der Therapieabblauf besprochen wird. Zur Beurteilung der individuellen Lichtempfindlichkeit erfolgt die Messung der minimalen Tanningdosis (MTD-Ablesung nach 24 Stunden) und des Schwellenwertes zur Sofortpigmentierung (*Immediate pigment darkening*, Ablesung direkt nach der Bestrahlung) auf einem unbestrahltem Areal, beispielsweise der unteren Rückenpartie [9].

UV-A1-Dosierung

Kerscher et al. behandelten 20 Morphaea-Patienten nach einem Niedrigdosis-Schema mit 20 J/cm² Einzeldosis über 12 Wochen (30 Behandlungen) bis zu einer Gesamtdosis von 600 J/cm² mit deutlicher Indurationsminderung und Hautdickenreduktion [6]. Stege et al. verglichen bei 17 Patienten mit zirkumskripter Sklerodermie die Hochdosis-(Einzeldosis: 130 J/cm²) mit der Niedrigdosis-Therapie (Einzeldosis: 20 J/cm²) bei identischer Behandlungszahl; beide Verfahren zeigten eine langfristige Hautdickenabnahme und deutliche Elastizitätszunahme aller untersuchten Patienten, wobei die Hochdosis der niedrig dosierten Therapie deutlich überlegen war [15].

Systemische Sklerodermie

Die systemische Sklerodermie ist eine langsam progredient verlaufende Multisystemkrankheit mit Fibrosklerose von Haut und Unterhaut, inneren Organen und Gefäßen. Die Pathogenese ist weitgehend unklar, diskutiert werden drei beteiligte Systeme: Blutgefäßsystem (Raynaud-Symptomatik, Dysregulation des Gefäßtonus durch verminderte Freisetzung vasodilatativer Neuropeptide, Mikroangiopathie), Immunsystem (polyklonale Aktivierung des humoralen und zellulären Immunsystems) und Bindegewebe (Anstieg der Kollagensynthese) [3].

Eine kausale Therapie ist nicht bekannt; Behandlungsansätze sind antientzündliche/immunsuppressive Therapie (Glukokortikoide, Cyclophosphamid, Metothrexat), Durchblutungssteigerung durch vasoaktive Substanzen (Kalziumantagonisten, ACE-Hemmer, Prostazyklininfusion, Calcitonin), antifibrotische Therapie (D-Penicillamin, Interferon-γ, CD4-Antikörper, CD25-Antikörper, IL-2-Rezeptor) und individuelle Allgemeinmaßnahmen (Nikotinverzicht, Kälteschutz, Verbesserung der intestinalen Peristaltik, physikalische Therapie) [3]. Die extrakorporale Photopherese zeigte in einigen Fällen Erfolg [12].

Eine UV-A1-Therapie in mittlerer Dosierung wurde von Morita et al. in einer Studie an Patienten mit sytemischer Sklerodermie in ihrer Effektivität bestätigt. Hautläsionen an den Unterarmen wurden täglich 60 J/cm^2 (kumulative Dosis: 1740 J/cm^2) ausgesetzt, die klinische Besserung mit Messung der Hautelastitätszunahme, Hauttemperatur und histologischer Kontrolle dokumentiert [10].

Sklerodermie-ähnliche Erkrankungen

Lichen sclerosus et atrophicus

Lichen sclerosus et atrophicus ist eine vorwiegend die genitalen Schleimhäute befallende und zur Sklerosierung führende chronische Dermatose unklarer Genese. Den Läsionen liegt die hyaline Umwandlung der papillären Dermis, Zerstörung der Melanozyten und Hyperkeratose zugrunde. Auch die Fragilität des Gewebes wird durch die Hyalinisierung bedingt [3].

Lokale und intraläsionale Glukokortikoide mildern den häufig quälenden Juckreiz und die Infiltration durch Entzündungszellen. Weiterhin wird von erfolgreicher Behandlung mit dem gepulsten Farbstofflaser, der eine gezielte Photothermolyse bei 585 nm induziert, berichtet [4]. Ebenfalls findet der CO_2-Laser effektive Anwendung [17]. Nach unserer Erfahrung ist in Einzelfällen auch bei dieser Entität eine UV-A1-Phototherapie nach dem Mitteldosis-Schema erfolgreich.

Wir behandelten Patientinnen mit genitalem Lichen sclerosus et atrophicus mit 65 J/cm^2-Einzeldosis bis zu einer Gesamtdosis von 1950 J/cm^2. Unter Therapie besserte sich der Juckreiz wesentlich, die genitale Entzündung und Sklerosierung waren deutlich rückläufig [unveröffentlicht].

Ausblick

Die UV-A1-Phototherapie stellt eine effektive, bei sklerodermieformen Prozessen vielfach erfolgreich angewendete Therapieform dar, die sich bei guter Verträglichkeit durch eine hohe Patientenmitarbeit auszeichnet. Vermehrte Induktion der Kollagenase-I-Aktivität und damit ein vermehrter Abbau von Typ-I- und Typ-III-Kollagen im fibrotischem Plaque erklären die Wirkung der langwelligen UV-A1-Strahlung.

Nach derzeitigen Kenntnistand stellt die zirkumskripte Sklerodermie eine gesicherte Indikation zur UV-A1-Phototherapie dar. Weitere mögliche Indikationen sind bei dermaler Manifestation der sytemischen Sklerodermie, bei Lichen sclerosus et atrophicus, Pseudosklerodermien, hypertrophen Narben und Graft-versus-host-Disease gegeben.

Es ist jedoch zu beachten, dass sich mögliche Langzeitnebenwirkungen der UV-A1-Phototherapie, wie Lichtalterung und erhöhtes Karzinomrisiko, derzeit noch nicht abschätzen lassen.

Literatur

1. Anderegg U, Wilczek A, Haustein UF (2000) Penicillin G does not alter collagen type I metabolism of dermal fibroblasts in culture. Dermatology 200: 111–114
2. Arbeitsgruppe Sklerodermie der Arbeitsgemeinschaft Dermatologische Forschung (1990) Zur Klassifikation der zirkumskripten Sklerodermie. Hautarzt 41: 16–21
3. Fritsch P, Grassegger A (1998) Sklerodermie. In: Fritsch P (Hrsg) Dermatologie und Venerologie, Lehrbuch und Atlas. Springer, Berlin, S 466–480
4. Greve B, Hartschuh W, Raulin C (1999) Extragenitaler lichen sclerosus et atrophicus – Behandlung durch gepulsten Farbstofflaser. Hautarzt 50: 805–808
5. Grundmann-Kollmann M, Ochsendorf F, Zollner TM, Spieth K, Sachsenberg-Studer E, Kaufmann R, Podda M (2000) PUVA-cream photochemotherapy for the treatment of localized scleroderma. J Am Acad Dermatol 43: 675–678
6. Gruss C, Stucker M, Kobyletzky G von, Schreiber D, Altmeyer P, Kerscher M (1997) Low dose UVA1 phototherapy in disabling pansclerotic morphoea of a child. Br J Dermatol 136: 293–294
7. Kanekura T, Fukumaru S, Matsushita S, Terusaki K, Mizoguchi S, Kanzaki T (1996) Successful treatment of scleroderma with PUVA therapy. J Dermatol 23: 445–449
8. Kerscher M, Volkenandt M, Gruss C, Reuther T, Kobyletzki G von, Freitag M, Dirschka T, Altmeyer P (1998) Low dose UVA1 phototherapy for treatment of localized scleroderma. J Am Acad Dermatol 38: 21–26
9. Lautenschläger S (1998) Phototherapie – psikalische Therapie in der Dermatologie. Blackwell, Berlin, S 120–132

10. Morita A, Kobayashi K, Isomura I, Tsuji T, Krutmann J (2000) Ultraviolet A1 (340–400 nm) phototherapy for scleroderma in systemic sclerosis. J Am Acad Dermatol 43: 670–674
11. Padovan E, von Greyerz S, Pilcher WJ, Weltzien HU (1999) Antigen-dependent and -independent IFN-gamma modulation by penicillins. J Immunol 162: 1171–1177
12. Rook AH, Freundlich B, Jegasothy BV, Perez MI, Barr WG, Jimenez SA, Rietschel RL, Wintroub B, Kahaleh MB, Varga J (1992) Treatment of systemic sclerosis with extracorporeal photochemotherapy. Results of a multicenter trial. Arch Dermatol 128: 337–346
13. Scharffetter K, Wlaschek M, Hogg A, Bolsen K, Schothorst A, Goerz G, Krieg T, Plewig G (1991) UVA irradiation induces collagenase in human dermal fibroblasts in vitro and in vivo. Arch Dermatol Res 283: 506–511
14. Schulze E, Herrmann K, Haustein UF, Krusche U, Rothenburger I (1988) Einfluss von Penicillin und D-Penicillinamin auf die β-Galaktosidaseaktivität bei Patienten mit progressiver Sklerodermie. Dermatol Monatsschr 174: 661–666
15. Stege H, Berneburg M, Humke S, Klammer M, Grewe M, Grether-Beck S, Boedeker R, Diepgen T, Dierks K, Goerz G, Ruzicka T, Krutmann J (1997) High-dose UVA1 radiation therapy for localized scleroderma. J Am Acad Dermatol 36: 938–944
16. Weide B, Walz T, Garbe C (2000) Is morphaea caused by borrelia burgdorferi? A review. Br J Dermatol 142: 636–644
17. Windahl T, Hellsten S (1993) Carbon dioxide laser treatment of lichen sclerosus et atrophicus. J Urol 150: 868–870

Infrarotstrahlung

Michael Buslau

Einleitung

Unsichtbare Strahlen im Sonnenlicht jenseits des roten Endes des sichtbaren Lichts wurden erstmals im Jahre 1800 von dem britischen Musiker und Astronomen, Sir Friedrich Wilhelm Herschel (1738–1822), nachgewiesen. Er konnte zeigen, dass beim Auftreffen der durch ein Prisma zerlegten Sonnenstrahlung auf absorbierende Flächen hinter dem Rot die höchsten Temperaturen erzeugt wurden, ein Phänomen, das er als *dark heat* beschrieb. Diese Strahlen wurden aufgrund ihrer Position im Wellenlängenspektrum später als infrarote Strahlungen bezeichnet.
Während sich die praktische und forschende Dermatologie sehr intensiv mit den erwünschten und unerwünschten Wirkungen der Ultraviolettstrahlung beschäftigt, mit entsprechendem umfangreichen publikatorischen Niederschlag, existieren vergleichsweise nur sehr wenige Arbeiten zur Anwendung der Infrarotstrahlung (IR-Strahlung) in der Dermatologie. Nimmt das fünfbändige Handbuch der Dermatologie und Venerologie von Gottron und Schönfeld noch auf sieben Seiten zur Wärmeanwendung in der Dermatologie Stellung [27], so streifen neuere dermatologische Lehrbücher und selbst aktuelle Übersichten zur physikalischen Therapie in der Dermatologie die Infrarotstrahlung nur in wenigen Sätzen [6].

Physikalische Gesichtspunkte

Die IR-Strahlung umfasst den Teil unsichtbarer elektromagnetischer Strahlung im Wellenlängenbereich zwischen 760 und 10^6 nm (Tabelle 1) [20]

Tabelle 1. Wellenlängenspektrum der IR-Strahlung

Strahlung	Abkürzung	Wellenlänge (nm)
Nahes IR	NIR (IR-A)	760–1400
	NIR (IR-B)	1400–3000
Mittleres IR	MIR (IR-C)	3000–25000
Fernes IR	FIR (IR-C)	25000–10^6

NIR nahes Infrarot, *MIR* mittleres Infrarot, *FIR* fernes Infrarot

Die Angaben der DIN 5031–7 weichen von diesen Werten geringfügig ab [15].
Im Unterschied zur Ultraviolett-, Röntgen- und Gammastrahlung besitzt Infrarotstrahlung praktisch keine ionisierende Quantenenergie und damit keine photochemische Wirksamkeit [17]. Infrarotstrahlung ist eine reine Temperaturstrahlung. Das infrarote Licht regt die Atome und Moleküle von Festkörpern, auf die es trifft, zu (Resonanz-)Schwingungen an. Die dabei entstehenden Infrarotquanten erzeugen eine Temperaturerhöhung in der Materie, in der sie durch Absorption aufgenommen werden.
Als IR-Strahlungsquellen kommen in erster Linie Temperaturstrahler (thermische Lichtquellen) infrage, ferner Gasentladungslampen, verschiedene Laser, Lumineszenz- und Laserdioden. Eine hohe Ausbeute an kurzwelligem IR-A liefern technische Strahler mit Glühdrähten aus Wolfram, ferner Xenon-Hochdrucklampen [8].
Der wichtigste und effektivste Infrarotstrahler für die Erde ist die Sonne, die immense Mengen IR abstrahlt, das nahezu verlustfrei den Weltraum durchdringt und erst in der Erdatmosphäre eine unterschiedliche Absorption und Streuung erfährt. Etwa die Hälfte der Sonnenstrahlung liegt im nahen Infrarot-Bereich. Von der gesamten Temperaturstrahlung, die von der Sonne angeliefert wird, werden etwa 26,5% unmittelbar in den Weltraum zurückgestrahlt, der Rest kommt am Erdboden an und wird dort vor allem in Wärme umgesetzt.
Außer für den Wärmehaushalt der Erde hat die IR-Strahlung für die Molekülspektroskopie, die Wärmebildtechnik und die IR-Trockentechnik besondere Bedeutung [20]. Als IR-Strahlungsempfänger dienen insbesondere Thermoelemente, Bolometer sowie Halbleiterdetektoren.

Dermatologische Gesichtspunkte

Infrarotstrahlung gehorcht weitgehend den auch für andere elektromagnetische Strahlung geltenden Gesetzen der Reflexion, Brechung und Beugung. Der Grad der Remission und Transmission der Haut

Tabelle 2. Spezifische Thermosensoren der Haut (22)

Thermosensor	Nervenfasertyp	Temperaturbereich zunehmender Entladungsfrequenz	Schmerzschwelle der Haut
Warmsensoren	Gruppe III- (Aδ-)	30–43°C	≥45°C
Kaltsensoren	Gruppe IV- (C-)	<33°C	≤17°C

hängt von der Hautdurchblutung und dem Blutgehalt, von der Dicke der Haut, ihrer Schichtung, Pigmentierung, ihrem Wassergehalt und der Hauttemperatur ab. Oberhalb von 1200 nm Wellenlänge beträgt die Reflexion der Haut etwa 6–10% [1, 9].

Im Unterschied zu bestimmten Schlangenarten (Klapperschlangen und Grubenottern) besitzt der Mensch kein spezielles Sinnesorgan für Infrarotstrahlung. Für die Thermorezeption der Haut stehen spezifische, diskontinuierlich verteilte Kalt- und Warmsensoren zur Verfügung, mit besonders großer Dichte im Gesichtsbereich (Tabelle 2). Die Temperaturempfindlichkeit der Haut ist an der Regulation der Körpertemperatur beteiligt. Die bewusste Wahrnehmung thermischer Reize hat darüber hinaus affektive Wirkungen [22].

Die menschliche Haut ist für IR-Strahlung im Wellenlängenbereich von 700 – 1400 nm bis zu Schichttiefen von etwa 2,5 mm mäßig transparent. Das Licht des kurzwelligen oder nahen Infrarots wird bis 6000 nm Wellenlänge vom Hautgewebe teilweise reflektiert [5]. Infrarotstrahlung wird in menschlichen Zellen und Geweben besonders durch das Chromophor Wasser absorbiert. Die Absorptionsmaxima liegen bei 940 nm, 1180 nm und 1380 nm (Jori und Perria 1995, zitiert nach [15]).

Die Absorptionsfähigkeit der oberen Schichten der menschlichen Haut liegt für IR-A-Strahlen niedriger als für IR-B und IR-C. Das hat zur Folge, dass IR-A einige Millimeter tiefer in die Haut einzudringen vermag und so der Haut bedeutend mehr Wärme zuführen kann, die mit dem strömenden Blut im Körper verteilt wird, als IR-B oder IR-C-Strahlung. Ein weiterer für die therapeutische Praxis bedeutsamer Vorteil der IR-A Strahlen ist die im Unterschied zu IR-B und IR-C bessere Toleranz der Haut (weitgehendes Fehlen des von IR-B und IR-C her bekannten Hitzeschmerzes, der Hitzeentzündung und der Hitzepigmentierung). Als gefährlichste Langzeitnebenwirkung kann sich bei jahrelanger Wärmeexposition ein Hautkrebs entwickeln [19]. In diesem Zusammenhang könnte zur Herabsetzung der IR-Exposition die Auswahl geeigneter Textilien mit besonders niedriger IR-Permeabilität (vergleichbar der Situation für den textilen UV-Schutz) von Bedeutung sein. So zeigte zum Beispiel dunkelgrüne Baumwollfaser von allen untersuchten Textilien die niedrigste IR-Durchlässigkeit [7].

Der Körper absorbiert nicht nur Infrarotstrahlung, er sendet selbst Temperaturstrahlung aus und verliert auf diese Weise Wärmeenergie [12]. Hierbei handelt es sich, bei längerer Beobachtungszeit, um ein konstantes individuelles Merkmal, wobei zwischen rechter und linker Körperhälfte eine weitgehende Symmetrie der Wärmestrahlung von der Hautoberfläche vorliegt [23]. Das Maximum der emittierten Temperatureigenstrahlung liegt bei etwa 800–10000 nm Wellenlänge. Unter Ruhebedingungen und Zimmertemperatur erfolgt die transkutane Wärmeabgabe überwiegend durch die Abstrahlung von IR. Es verhalten sich dabei die Wärmemengen, die durch Wärmestrahlung, Verdunstung und Wärmeleitung an die Umgebung abgegeben werden, wie 10:3:1. Zu beachten sind größere Veränderungen der Strahlungseigenschaften der Haut durch topische Therapeutika und Kosmetika [5, 13]. Auch eine stärkere Hydratisierung der Haut führt zu einer Reduktion der emittierten Strahlungsleistung der Haut. Daher kann nur bei trockener und rückstandsfreier Haut aus der emittierten IR-Strahlung auf die Oberflächentemperatur geschlossen werden.

Diagnostik

Die *IR-Fotografie* der Haut nutzt Unterschiede in den Oberflächeneigenschaften hinsichtlich der Absorption und Emission. Sie ist dabei von der Reflexion sehr kurzer infraroter Wellenlängen (750–1200 nm) abhängig. Diese stammen von äußeren Quellen, die sehr viel wärmer sind als die Haut selbst (Sonne oder geeignete Lampen). Über eine Wellenlänge von 1200 nm hinaus ist der konventionelle Infrarotfilm nicht empfindlich [20]. Mit der IR-Fotografie war es möglich, die Ausbreitung des Kaposi-Sarkoms besonders gut zu präzisieren [26].

Im Unterschied zur *IR-Fotografie* erfasst die *IR-Thermographie* mittels unterschiedlicher Detektoren Wellenlängen oberhalb von 800 bis 10^6 nm. Sie liefert im Rahmen der Hautphysiologie wichtige Daten für funktionelle Abläufe, soweit sie den konvektiven Wärmetransport durch verschiedene endogene und exogene Reize betreffen. Dies schließt auch die Darstellung reflektorischer nervöser Projektionen innerer Organe auf die Haut ein [23]. Die IR-Fotografie ist sowohl für flächenhafte Aufzeichnungen der Hautoberflächentemperatur als auch für die bildhafte Wiedergabe angiologischer Fragestellungen, einschließlich der Aufzeichnung dynamischer Teste gut geeignet. Aufgrund der aufwendigen Messvorrichtungen und der Forderungen nach standardisierten Untersuchungsbedingungen (Konstanz von Raumtemperatur und Raumfeuchtigkeit), konnte sich die IR-Thermografie im praktischen Alltag des Dermatologen bislang nicht durchsetzen. Für wissenschaftliche hautphysiologische und pharmakologische Fragestellungen scheint sie gleichwohl immer noch interessant.

Bei der *IR-Mikroskopie* werden die zu untersuchenden Objekte mit infraroter Strahlung abgebildet, wobei die Abbildung strukturierter Objekte durch die spektrale Empfindlichkeit der Detektoren begrenzt wird. Die IR-Mikroskopie ist insbesondere bei der Untersuchung von Oberflächen von Nutzen, die im Sichtbaren nicht oder nur wenig reflektieren sowie von undurchsichtigen Objekten [20]. Von großer Bedeutung ist die *Mikrospektroskopie*, die charakteristische IR-Absorptionsbanden im Bereich 8 bis 10^6 nm erfasst und so die chemische Analyse von sehr geringen Mengen komplexer organischer Substanzen beispielsweise von Medikamenten im menschlichen Haar ermöglicht [11]. Mit der *Confocal-scanning-laser-Mikroskopie*, die zur Abtastung NIR-Strahlen im Wellenlängenbereich von 830 nm und 1064 nm verwendet, kann mit hoher Auflösung (lateral 500–1000 nm, axial 3000–5000 nm) eine kontrastreiche In-vivo-Darstellung epidermaler und dermaler Strukturen und Zellen erreicht werden [10, 21].

Therapie

Edwards et al. [4] beschreiben die experimentelle Wirkung einer IR-A-Bestrahlung der Haut von Normalpersonen (UVA-Strahler Hydrosun, 440 mW cm^2). Sie beobachteten im Vergleich zu einer kontralateralen, nichtinfrarotbestrahlten Stelle eine Epidermisverdickung und eine Aktivitätssteigerung der Glukose-6-Phosphat-Dehydrogenase innerhalb der Epidermis. Bei Porphyrie führte die kombinierte Bestrahlung der Haut mit UV- und IR-Strahlen, ebenso wie die Bestrahlung mit UV und nachfolgend mit IR, zum Erythem und Ödem, hingegen konnte eine Vorbestrahlung der Haut mit IR das UV-bedingte Erythem deutlich abschwächen oder ganz verhindern (zitiert nach [18]). Andere Untersucher kamen bei Normalpersonen hinsichtlicher einer möglichen Beeinflussung des UV-Erythems durch IR-Bestrahlung zu widersprüchlichen Ergebnissen [18].

Die therapeutische Anwendung von IR-Strahlen in der Dermatologie betrifft zum einen die Lasertherapie, zum anderen die lokale und die Ganzkörperhyperthermie.

So verwenden der Nd:YAG-, der Er:YAG- und der CO_2-Laser IR-Strahlen mit einer Wellenlänge von 1064 nm (Nd:YAG), 2094 nm (Er:YAG) oder 10600 nm (CO_2-Laser). Die Zielchromophoren sind für den Nd:YAG das Melanin, für den Er:YAG und den CO_2-Laser das Wasser. Hieraus leiten sich auch die Haupteinsatzmöglichkeiten der genannten Laser ab: pigmentierte Hautveränderungen, Tätowierungen beim Nd:YAG-Laser, skin resurfacing beim Er:YAG-Laser, Gewebeablation beim Er:YAG und beim CO_2-Laser [3]. Die jeweils induzierten Temperatureffekte sind von der Energiedichte, Impulsdauer und thermalen Relaxationszeit (Zeit, die eine Struktur braucht, um um 50% abzukühlen) abhängig. Durch den Einsatz gepulster Infrarotlaser lassen sich die von der Dauerstrichanwendung bekannten unerwünschten Hitzeschädigungen minimieren.

Die *Wärmetherapie mittels IR-Strahlung* hat auch in der Dermatologie eine lange Tradition. Bereits in den fünfziger Jahren des letzten Jahrhunderts wurden zur Optimierung der Hautverträglichkeit IR-A-Strahler mit Wasserfilterung verwendet (Sollux-Aquasol, Hanau) [27]. Wenn auch die meisten der damals genannten Indikationen für diese Tiefen-Wärmetherapie heute verlassen sind, so beschreibt eine Arbeit positive Wirkungen von IR-Strahlen bei der Behandlung der Psoriasis [25], und eine weitere Arbeit beschäftigt sich mit dem Einsatz der typischen Thermotherapie bei Sporotrichose [24]. Diskutiert werden im Fall der Sporotrichose eine fungistatische und fungizide Wirkung der Thermotherapie, ferner eine Hemmung der Erregervermehrung durch Stimulierung der unspezifischen Abwehr. Darüber hinaus gibt es Hinweise für eine Beeinflussung des Immunsystems mit Förderung der mitogenen Stimulierbarkeit von T-Lymphozyten durch längerfristige serielle Überwärmungen [2].

Bei Patienten mit systemischer Sklerodermie konnte gezeigt werden, dass eine milde *IR-A-Ganzkörperhyperthermie* (maximale Bestrahlungsstärke 12 W/dm^2, 15 Bestrahlungen für 30 Minuten, Steigerung der Körperkerntemperatur bis maximal 38,5°C) bei der Hälfte der Patienten zur deutlichen Verminderung der Zahl und Schwere der Raynaud-Attaken führte, mit Besserung der akralen Wiedererwärmungszeit und mit unerwartet lang anhaltender Verbesserung der peripheren Durchblutung (Nachuntersuchungszeitraum 6 beziehungsweise 14 Wochen) [14, 16]

Eigene Erfahrungen an über 200 Patienten mit systemischer Sklerodermie können die von Meffert beschriebenen günstigen Effekte der Ganzkörperhyperthermie mit milder IR-A Bestrahlung bestätigen. Ein wesentliches Phänomen dieser Behandlung ist, dass über die Abschwächung der Raynaud-Symptomatik hinaus auch das von den Patienten immer wieder angesprochene „allgemeine Kältegefühl" langfristig gebessert werden kann. Derzeit laufen Untersuchungen zur Regulationsstörung der Körperkerntemperatur bei systemsicher Sklerodermie. Erste Daten weisen darauf hin, dass der normalerweise fein einregulierte Abfall der Körperkerntemperatur in der zweiten Nachthälfte bei Patienten mit systemischer Sklerodermie gestört ist. Durch regelmäßige Ganzkörperhyperthermie kann dieser Störung entgegengewirkt werden, ohne allerdings eine Normalisierung herbeizuführen [unveröffentlichte Befunde].

Zusammenfassend kann gesagt werden, dass die Beschäftigung mit IR-Strahlen im Rahmen der dermatologischen Diagnostik und Therapie weiterhin lohnenswert erscheint und in dieser Hinsicht Forschungsbedarf besteht.

Literatur

1. Blazek V (1976) Verhalten der menschlichen Haut gegenüber elektromagnetischer Strahlung im sichtbaren und nahen IR-Bereich. Z Rechtsmed 77: 91–103
2. Bühring M (1985) Die Beeinflussung des Immunsystems durch Thermotherapie. Z Phys Med Baln Med Klim 14: 32–45
3. Dummer R, Graf P (1998) Lasertherapie. In: Dummer R, Panizzon R, Burg G (Hrsg) Physikalische Therapie in der Dermatologie. Blackwell, Berlin, S 83–91
4. Edwards C, Gaskell S A, Hill S A, Heggie R, Pearse A D, Marks R (1999) Effects on human epidermis of chronic suberythemal exposure to pure infrared radiation. Arch Dermatol 135: 608–609
5. Flesch U (1983) Physik der Hautoberflächentemperatur. In: Engel JM, Flesch U, Stüttgen G (Hrsg) Thermologische Meßmethodik, Notamed, Baden-Baden, S 30–42
6. Frenk E, Applegate LA (1998) Einführung in die Photobiologie. In: Dummer R, Panizzon R, Burg G (Hrsg) Physikalische Therapie in der Dermatologie. Blackwell, Berlin, S 111–119
7. Genkov D, Atmazov P (1968) Permeability of ultra-violet and infrared rays through cotton and synthetic textiles. Folia Medica 10: 277–280
8. Gobrecht H (1987) Infrarote (ultrarote) und ultraviolette Strahlung. In: Gobrecht H (Hrsg) Lehrbuch der Experimentalphysik, Bd III, Kap 2.5, 8. Aufl. Walter de Gruyter, Berlin, S 239–261
9. Göpfert H (1965) Die Abstrahlung der menschlichen Haut. Arch Phys Med 17: 209–220
10. Gonzalez S, Gonzalez E, White WM, Rajadhyaksha M, Anderson RR (1999) Allergic contact dermatitis: correlation of in vivo confocal imaging to routine histology J Am Acad Dermatol 40: 708–713
11. Kalinsky KS (1998) Drug distribution in human hair by infrared microskopy. Cell Mol Biol 44: 81–87
12. Kroebel W (1965) Physikalische Grundlagen der Hautthermometrie bei Strahlenmessungen im Ultraroten. Arch Phys Ther (Leipz) 17: 275–282
13. Low MJD (1966) Infrared emission spectra of in vivo human skin. Experientia 15: 262–264
14. Meffert H, Buchholtz I, Brenke A (1990) Milde Infrarot-A-Hyperthermie zur Behandlung der systemsichen Sklerodermie. Dermatol Monatsschr 176: 683–686
15. Meffert B, Meffert H (2000) Optische Strahlung und ihre Wirkungen auf die Haut. Biomed Technik 45: 98–104
16. Meffert H, Scherf H-P, Meffert B (1994) Milde Infrarot-A-Hyperthermie. Grundlagen, Bestrahlungstechnik, biologische Effekte und therapeutische Anwendungen. Aktuelle Dermatol 20: 25–30
17. Meffert H, Scherf H-P, Bäumler H, Ziegler-Böhme H, Gülke L, Sruy H, Strangfeld D, Siewert H, Sönnichsen N (1989) Systemische Effekte der Ultraviolett-, sichtbaren bzw. Infrarotstrahlung bei seriellen Ganzkörperbestrahlungen. Dermatol Monatsschr 175: 609–622
18. Montgomery PC (1973) The compounding effects of infrared and ultraviolet irradiation upon normal human skin. Phys Ther 53: 489–495
19. Peterkin GA (1955) Malignant change in erythema ab igne. BMJ 2: 1599–1602
20. Paul H (1999) Lexikon der Optik in zwei Bänden, Bd I. Spectrum, Heidelberg, S 297–302
21. Rajadhyaksha M, Gonzalez S, Zavislan J M, Anderson R R, Webb R H (1999) In vivo confocal scanning laser microscopy of human skin II: advances in instrumentation and comparison with histology. J Invest Dermatol 113: 293–303
22. Simon E (1997) Wärmehaushalt und Temperaturregulation. In: Schmidt R, Thews G (Hrsg) Physiologie des Menschen, 27. Aufl. Springer, Berlin, S 649–671
23. Stüttgen G (1983) Dermatologie und Thermographie. In: Engel J-M, Flesch U, Stüttgen G (Hrsg) Thermologische Meßmethodik, Notamed, Baden-Baden, S 237–242
24. Takahashi S, Masahashi T, Maie O (1981) Lokale Thermotherapie bei Sporotrichose. Hautarzt 32: 525–528
25. Westerhof W, Siddiqui AH, Cormane RH, Scholten A (1987) Infrared hyperthermia and psoriasis. Arch Dermatol Res 279: 209–210
26. Wolf R, Sandbank M (1982) Studies of Kaposi's sarcoma with infrared photography. Cutis 30: 235–236
27. Zierz P (1958) Wärme. In: Gottron H A, Schönfeld W (Hrsg) Dermatologie und Venerologie Bd II/1, Physikalische Behandlung. Thieme, Stuttgart, S 232–237

Polymorphe Lichtdermatose: Was hilft wirklich?

Percy Lehmann

Einleitung

Die polymorphe Lichtdermatose (PLD) ist mit 90 % aller lichtinduzierten Hauterkrankungen die häufigste Photodermatose. Die Angaben über die Prävalenz sind nicht einheitlich und schwanken zwischen 10 – 20 %. Frauen sind deutlich häufiger betroffen als Männer.

Die Pathogenese der PLD ist unbekannt. Als ein auslösender Faktor steht lediglich die elektromagnetische Strahlung der Sonne fest.

Klinik

Die Hautveränderungen treten im Frühjahr beziehungsweise Sommer auf, manchmal erst im Urlaub in Gebieten mit hoher Sonnenintensität. Sie beginnt meist mit einem ausgeprägten Juckreiz.

Die Art der Hautveränderungen variiert zwischen den Patienten; sie ist aber bezogen auf den einzelnen Patienten relativ monomorph. Der Ausprägungsgrad der Symptome hängt von der Strahlungsdosis ab.

Die Hautveränderungen sind ausschließlich in lichtexponierten Arealen zu beobachten. Prädilektionsstellen sind Brust, Rücken, Streckseiten der Arme, Oberschenkel und Unterschenkel sowie Hände und Fußrücken. Das Gesicht ist bei erwachsenen Patienten häufig nicht betroffen. Vielleicht ist die auf den Gewöhnungseffekt der Gesichtshaut (*light hardening*) im Laufe der Jahre zurückzuführen.

Die Symptome treten einige Stunden bis wenige Tage nach der Sonnenexposition auf. Die Angaben in der Literatur zum zeitlichen Verlauf der PLD weisen eine große Varianz auf. Nachdem das Sonnenlicht gemieden wurde, bilden sich die Hautveränderungen nach mehreren Tagen wieder zurück und heilen komplikationslos ab.

Bei erneuter Sonnenlichtexposition kann die PLD wieder auftreten, verläuft dann aber häufig wesentliche milder. Über viele Jahre kann sich die PLD im darauffolgenden Frühjahr oder Sommer erneut manifestieren.

Aktionsspektrum

Im Vordergrund steht der UV-A-Bereich, gelegentlich ist auch der Bereich der UV-B-Strahlung von Bedeutung. Bei etwa 80 % der Patienten lassen sich die Hauterscheinungen ausschließlich durch UV-A, bei etwa 8 % sowohl durch UV-A als auch durch UV-B und bei 12 % nur durch UV-B auslösen.

Was hilft wirklich?

Bei der Behandlung der PLD muss zwischen symptomatischer Therapie einer ausgebrochenen PLD und der Prophylaxe unterschieden werden. Die symptomatische Therapie ist einfach und folgt den Grundsätzen der Akutbehandlung entzündlicher Dermatosen: Externe Glukokortikoide in Form von Lotionen oder Cremes in Kombination mit systemischen Antihistaminika führen rasch zur Besserung der quälenden Symptome. Selbstverständlich ist in dieser Situation strenge UV-Karenz.

Wesentlich wichtiger, aber ungleich schwieriger, gestaltet sich die Prophylaxe. Vorneweg muss festgestellt werden, dass es keine einheitliche Behandlungsstrategie gibt, die die Evidenzstufe eins (höchster Standard), entsprechend der kürzlich im Deutschen Ärzteblatt veröffentlichten Richtlinien über die Bewertung ärztlicher Behandlungsmethoden erreicht (Tabelle 1). Die Schwierigkeiten bei der Beurteilung von Therapieschemata für die PLD liegen einerseits in der großen inter- und intraindividuellen Variabilität dieser Dermatose, andererseits aber auch in den starken Schwankungen der UV-Intensität, die es in Mittel- und Nordeuropa fast unmöglich machen, unter konstanten Bedingungen Behandlungsmodalitäten zu überprüfen. Einen entscheidenden Fortschritt bei der Untersuchung der PLD konnte durch die Etablierung standardisierter Photoprovokationstestverfahren erzielt werden [12 – 14]. Durch die experimentelle Auslösung der PLD im photobiologischen Testlabor kann die Wirksamkeit einer Behandlung regelhaft überprüft werden (Abb. 1). Die kontrollierte klinische Über-

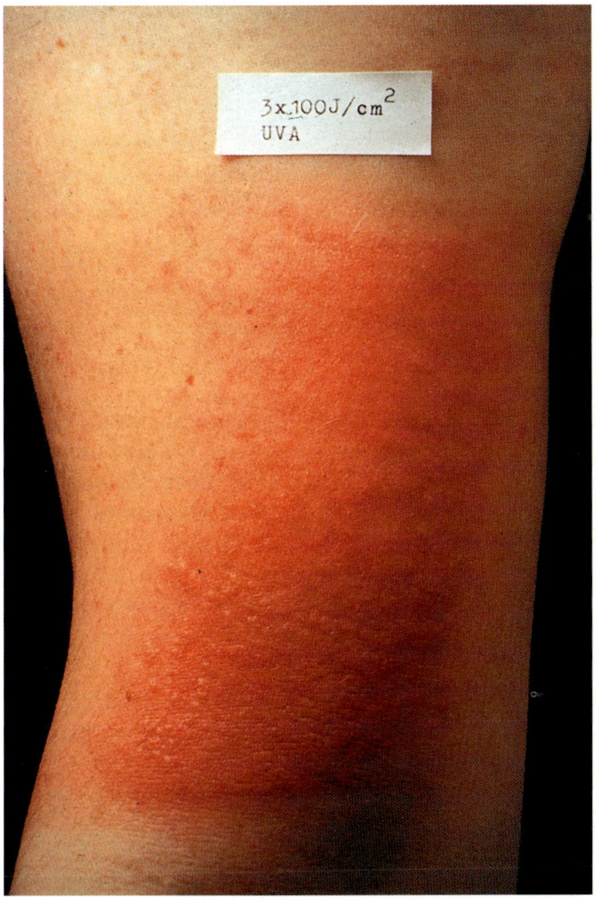

Abb. 1. Experimentelle Auslösung der PLD (papulovesikulöser Typ) durch repetitive UV-A-Bestrahlung

Tabelle 1. Richtlinien über die Bewertung ärztlicher Untersuchungs- und Behandlungsmethoden

Evidenzstufen

I. Randomisierte, kontrollierte, nach den Standards der *Good Clinical Practice* (GCP) durchgeführte und veröffentlichte Studien

II. a) Prospektive Interventionsstudien
b) Kohorten-Fallkontrollstudien

III. Meinungen anerkannter Experten, Assoziationsüberlegungen, pathopysiologische Überlegungen oder deskriptive Darstellungen: Berichte von Expertenkomitees; Konsensuskonferenzen

Fritsche et al., Dtsch Ärztebl 97: A-766–767

prüfung nach den Regeln der *evidence based medicine* sollte idealtypisch folgen, was aber aus oben genannten Gründen schwierig ist.

Schon seit langem hat man versucht mit systemischer Medikation eine Prophylaxe durchzuführen. Bereits 1956 wurde erstmalig über gute Erfahrungen mit Chloroquin berichtet [4, 5, 52]. Nachfolgende kontrollierte Studien konnten jedoch keine übereinstimmende hohe Effizienz von Antimalariamittel demonstrieren [6, 33]. Möglicherweise sind die diskrepanten Ergebnisse durch uneinheitliche Krankheitsdefinitionen zu erklären. Sicherlich wurden bei einigen der veröffentlichten Studien photosensitive Formen des Lupus erythematodes als PLD angesehen, wodurch die Wirksamkeit der Antimalariamittel in diesen Fällen zu erklären wäre. Eine genaue und umfassende Charakterisierung der besonders photosensitiven Formen des LE, dem subakut-kutanem LE und dem LE tumidus, erfolgte erst 1979 durch Sontheimer et al. [48] und 2000 durch Kuhn et al. [23]. Beide LE-Subtypen sprechen sehr gut auf Antimalariamittel an und insbesondere durch photodiagnostische Testverfahren lassen sie sich von der PLD gut abtrennen [24, 25, 36].

Auch die systemische Gabe von Beta-Karotin erfährt in zahlreichen Berichten positive Beachtung mit Ansprechraten zwischen 30–80% [27, 49, 50], die jedoch wiederum in kontrollierten Studien nicht bestätigt werden konnten [6, 19].

In der Bundesrepublik fand in den 80er Jahren die Hypothese Beachtung, dass die PLD durch eine Störung des Tryptophanstoffwechsels verursacht wird, die zu einer Anhäufung von Kynureninsäure führt. Darauf beruhend wurde gefolgert, dass Nicotinamid eine prophylaktische Wirkung ausüben könnte. Kasuistische Mitteilungen und unkontrollierte Anwendungsbeobachtungen beschrieben zunächst eine dementsprechende gute Wirksamkeit [28, 37]. Versuche diese guten Resultate in kontrollierten Studien und experimentellen Untersuchungen zu reproduzieren waren erfolglos, so dass dieses Therapiekonzept von den meisten Untersuchern keine weitere Berücksichtigung fand [10, 42, 47].

Kalzium wird zur Prophylaxe der PLD außerordentlich häufig verschrieben und viele Patienten berichten über gute Wirksamkeit. Allerdings fehlen auch hierfür nach anerkannten Standards durchgeführte klinisch-experimentelle Untersuchungen zum Beweis der Wirksamkeit. In einer eigenen durchgeführten Untersuchung mit Photoprovokationstestungen konnte kein statistisch nachweisbarer Therapieeffekt dokumentiert werden [47].

Ebenfalls durch Photoprovokationstestung nachgewiesen wurde der supprimierende Effekt auf die Auslösung von PLD-Hautveränderungen durch Gabe von *Escherichia-Coli*-Extrakten [45]. Diese Untersuchungen wurden nachfolgend weder bestätigt

noch widerlegt, und es folgten keine klinischen Testungen, so dass eine endgültige Beurteilung zu diesem originellen Ansatz derzeit nicht gegeben werden kann.
Bei sehr schweren Verläufen wurde die systemische Gabe von Glukokortikoiden oder Azathioprin als wirksam beschrieben [31, 40]. Der Einsatz dieser hochwirksamen Medikamente sollte aber aufgrund der langfristigen Nebenwirkungen nur unter strenger Berücksichtigung des Nutzen-Risiko-Verhältnisses in Betracht gezogen werden.
Die prophylaktische Phototherapie konnte in gut dokumentierten experimentellen und klinischen Studien eine überzeugende Effektivität aufweisen. Durch eine einschleichende Dosierung lässt sich eine graduelle Lichtgewöhnung (*Light hardening*) erreichen, die meist ausreicht, um die Eruption einer PLD durch natürliche Sonnenstrahlung zu verhindern. Uneinigkeit herrscht noch, welche spezifischen Wellenlängenbereiche und Kombinationen am effektivsten sind. Sowohl mit UV-A als auch mit UV-B (auch 311 nm Schmalspektrum UV-B) alleine oder in Kombination wurden gute Wirkungen erzielt [1, 30, 32, 34, 44, 51]. Da die PLD vor allem durch UV-A ausgelöst wird, kann es während des UV-A-*hardenings* zur Provokation von PLD-Hautveränderungen kommen. Sollte die konventionelle Phototherapie nicht ausreichend sein, kann als nächster Schritt die Photochemotherapie mit Psoralen und UV-A (PUVA) initiiert werden, die übereinstimmend als die wirksamste Prophylaxe berichtet wird. Auch hier sind jedoch bei der Indikationsstellung die bekannten Langzeitrisiken abzuwägen [12, 21, 31]. Extern gelten Breitspektrum-Lichtschutzfilter mit hohen Lichtschutzfaktoren als sehr effizient bei leichteren bis mittelschweren PLD-Formen [15, 18, 29, 41], jedoch fehlen auch hier umfassende Wirksamkeitsstudien.
Einen interessanten neuen Ansatz der prophylaktischen Externatherapie wird unter Berücksichtigung neuer Erkenntnisse der Pathogenese der PLD durch die topische Applikation geeigneter Antioxidantien verfolgt. Bislang liegen positive Berichte über doppelblind durchgeführte Photoprovokationsstudien vor sowie eine Anwendungsstudie, so dass dieser Ansatz als vielversprechend angesehen werden kann [8, 11, 17, 22].
Die oben diskutierten veröffentlichten Studien in Zusammenhang mit persönlicher jahrelanger Erfahrung bei der Betreuung von Patienten mit PLD, lassen sich zu folgenden Therapiestrategien zusammenfassen, die insbesondere auch den Schweregrad der PLD berücksichtigen (Tabelle 2).

Tabelle 2. Stufentherapie der Polymorphen Lichtdermatose

Leichte Formen
Allgemeine Lichtschutzmaßnahmen (Aufklärung)
UV-Adaption
Breitband Lichtschutzfilter
Topische Applikation von Antioxidantien
Mittlere Formen
Zusätzlich: Phototherapie (UV-A, UV-B)
Schwere Formen
Anstatt UV-A/B-Phototherapie: PUVA-Therapie

Grundlage der Betreuung von Patienten mit PLD ist eine ausführliche Erläuterung der Erkrankung, insbesondere aber die Aufklärung über die entscheidenden Aspekte der auslösenden Sonnenexposition. Auch nach jahrelangen öffentlichen Aufklärungskampagnen zur Prävention des UV-induzierten Hautkrebses ist es immer noch erstaunlich, wie wenig verbreitet Kenntnisse über die Sonnenstrahlung sind.
Vielfach genügt bei *leichten Formen* der PLD eine langsame UV-Adaption zu Beginn der sonnenreichen Jahreszeit und konsekutiv bei den ersten stärkeren Sonnenbestrahlungen, beispielsweise im Urlaub, geeignete Lichtschutzfilter mit hohen Lichtschutzfaktoren mit Breitbandwirkung (UV-A + UV-B). Die zusätzliche vorbeugende Applikation von Antioxidantien vermag offenbar die Wirkung der Lichtgewöhnung und Lichtschutzmittel deutlich zu verbessern.
Bei *mittelschweren Formen* kann zusätzlich eine Phototherapie erforderlich werden, die sowohl mit UV-A oder mit UV-B einer Kombination beider Wellenlängen durchgeführt werden kann. Die prophylaktische PUVA-Therapie sollte angesichts der Langzeitnebenwirkungen den *schweren Formen* vorbehalten bleiben, bei denen die oben genannten Maßnahmen nicht ausreichend effektiv sind. Nur in Extremfällen, bei denen alle diese Modalitäten versagen, sollte die als sehr wirksam beschriebenen systemischen Gaben von Glukokortikoiden und Azathioprin in Erwägung gezogen werden. In der eigenen Erfahrung war dies jedoch bei Einsatz des beschriebenen Stufentherapieschemas noch nie notwendig.

Literatur

1. Addo HA, Sharma SC (1987) UVB phototherapy and photochemotherapy (PUVA) in the treatment of polymorphic light eruption and solar urticaria. Br J Dermatol 116: 539–547

2. Becker SW (1959) Prevention of sunburn and light allergy with methoxalen. Gener Practitioner 19: 115–117
3. Brehm G, Bröcker EB, Elsner P, Jung EG, Zaun H (1998) UV-B induzierte polymorphe Lichtdermatose: Protektion durch topische Antioxidantien. Aktuelle Dermatol 24: 11–14
4. Cahn MM, Levy EJ, Shaffer B (1959) Experimentally induced reactions to ultraviolet light. I. Polymorphous light eruption and phototoxciity to drugs. J Invest Dermatol 32: 355–361
5. Christiansen JV, Brodthagen H (1956) The treatment of polymorphous light eruption with chloroquine. Br J Dermatol 68: 204–208
6. Corbett MF, Hawk JL, Herxheimer A, Magnus IA (1982) Controlled therapeutic trials in polymorphous light eruption. Br J Dermatol 107: 571–581
7. Diepgen TL, Häberle M, Fartasch M, Stüben O, Hornstein OP (1989) Charakteristika der polymorphen Lichtdermatose: Ergebnis einer prospektiven Befragung und Untersuchung 302 Betroffener. Z Hautkr 64: 279–285
8. Grether-Beck S, Olaizola-Horn S, Schmitt H, Grewe M, Jahnke A, Johnson J, Briviba K, Sies H, Krutmann J (1996) Activation of transcription factor AP-2 mediates UVA radiation and singlet oxygen-induced expression of the human intercellular adhesion molecule 1 gene. Proc Natl Acad Sci U S A 93: 1–6
9. Gschnait F, Schwarz T, Ladich I (1983) Treatment of polymorphous light eruption. Arch Dermatol Res 275: 379–382
10. Häberle M, Arnold M, Koch HU, Grühn E, Hornstein OP (1991) Nikotinsäureamid zur Prophylaxe der polymorphen Lichtdermatose PLD – eine plazebokontrollierte Doppelblindstudie. Vita Min Spur 6: 29–37
11. Hadshiew I, Stäb F, Untiedt S, Bohnsack K, Rippke F, Hölzle E (1997) Effects of topically applied antioxidants in experimentally provoked polymorphous light eruption. Dermatology 195: 362–368
12. Hölzle E, Lehmann P (1999) Polymorphous light eruption. In: Demis DJ (ed) Clinical dermatology. Lippincott Williams & Wilkins 19–3: 1–9
13. Hölzle E, Plewig G, Hofmann C, Roser-Maas E (1982) Polymorphous light eruption. Experimental reproduction of skin lesions. J Am Acad Dermatol 7: 111–125
14. Hölzle E, Plewig G, Kries R, Lehmann P (1987) Polymorphous light eruption. J Invest Dermatol 88: 32–38
15. Hönigsmann H (1989) Wirkung einer therapeutischen Lichtschutzcreme auf die Phototestreaktion bei polymorpher Lichtdermatose. Z Hautkr 64: 1065–1068
16. Hönigsmann H, Ortel B (1988) Die polymorphe Lichtdermatose – Photobiologische Diagnostik und Therapie. Z Hautkr 63: 676–678
17. Husain SR, Cillard J, Cillard P (1987) Hydroxyl radical scavenger activity of flavinoids. Phytochemistry 26: 2489–2491
18. Ippen H, Kölmel K (1980) Lichtschutz gegen Ultraviolett A. Ärztl Kosmetol 10: 219–226
19. Jansen CT (1974) Beta-carotene treatment of polymorphous light eruption. Dermatologica 149: 363–373
20. Jansen CT (1985) Oral carotinoid treatment in polymorphous light eruption: a cross-over comparison with oxychloroquine and placebo. Photodermatology 2: 166–169
21. Jansen CT, Karvonen J, Malmiharju T (1982) PUVA therapy for polymorphous light eruptions: comparison of systemic methoxsalen and topical trioxsalen regimens and evaluation of local protective mechanisms. Acta Derm Venereol 62: 317–320
22. Krutmann J, Grewe M (1995) Involvement of cytokines, DNA damage and reactive oxygen intermediates in ultraviolet radiation induced modulation of intercellular adhesion molecule-1 expression. J Invest Dermatol 105: 67–70
23. Kuhn A, Richter-Hintz D, Oslislo C, Ruzicka T, Megahed M, Lehmann P (2000) Lupus erythematosus tumidus. A neglected subset of cutaneous lupus erythematosus: report of 40 cases. Arch Dermatol 136: 1033–1041
24. Lehmann P (1996) Photosensitivität des Lupus erythematodes. Aktuelle Dermatol 22: 47–51
25. Lehmann P, Hölzle E, Kind P, Goerz G, Plewig G (1990) Experimental reproduction of skin lesions in lupus erythematosus by UVA and UVB radiation. J Am Dermatol 22: 181–187
26. Lovell CR, Hawk JCM, Calnan CD, Magnus IA (1983) Thalidomide in actinic prurigo. Br J Dermatol 108: 467–471
27. Mathews-Roth MM, Pathak MA, Fitzpatrick TB, Harber LC, Kass EM (1977) Beta-carotene therapy for erythropoetic protoporphyria and other photosensitivity diseases. Arch Dermatol 113: 1229–1232
28. Mattheus A, Rader C, Heise H (1988) Nicotinsäureamid bei polymorphen Lichtdermatosen. Dermatol Monatschr 174: 142–146
29. McFadden N (1984) UVA sensitivity and topical photoprotection in polymorphous light eruption. Photodermatology 1: 76–78
30. Meffert H, Sönnichsen N (1984) Photokonditionierung bei polymorpher Lichtdermatose. Dermatol Monatsschr 170: 274–276
31. Molin L, Volden G (1987) Treatment of polymorphous light eruption with PUVA and prednisolone. Photodermatology 4: 107–108
32. Morison WL, Momtaz K, Mosher DB, Parrish JA (1982) UV-B phototherapy and prophylaxis of polymorphous light eruption. Br J Dermatol 106: 231–233
33. Murphy GM, Hawk JLM, Magnus IA (1987) Hydroxychloroquine in polymorphic light eruption: a controlled trial with drug and visual sensitivity monitoring. Br J Dermatol 116: 379–386
34. Murphy GM, Logan RA, Lovell CR, Morris RW, Hawk JLM, Magnus IA (1987) Prophylactic PUVA and UVB therapy in polymorphic light eruption – a controlled trial. Br J Dermatol 116: 531–538
35. Neumann JR (1988) Polymorphous light eruption and oral contraceptives. Photodermatology 5: 40–41
36. Neumann NJ, Lehmann P (2000) Polymorphe Lichtdermatose (PLD). In: Photodermatosen. Ein Leitfaden zur Diagnostik. Steinkopff, Darmstadt
37. Neumann R, Rappold E (1985) Therapie der polymorphen Lichtdermatose mit Nicotinamid. Zentralbl Haut Geschlechtskr 150: 628
38. Neumann R, Rappold E, Pohl-Markl H (1986) Treatment of polymorphous light eruption with nicotinamide: a pilot study. Br J Dermatol 115: 77–80
39. Norris PG, Barker JNWN, Allen MH, Leifermann KM,

MacDonald DM, Haskard DO, Hawk JLM (1992) Adhesion molecule expression in polymorphous light eruption. J Invest Dermatol 99: 504–508
40. Norris PG, Hawk JLM (1989) Successful treatment of severe polymorphous light eruption with azathioprine. Arch Dermatol 125: 1377–1379
41. Ortel B, Tanew H, Hönigsmann W, Wolff K (1986) Polymorphous light eruption. Action spectrum and photoprotection. J Am Acad Dermatol 14: 748–753
42. Ortel B, Wechdorn D, Tanew A, Hönigsmann H (1988) Effect of nicotinamide on the phototest reaction in polymorphous light eruption. Br J Dermatol 118: 669–673
43. Parrish JA, Levin MJ, Morison WL, Gonzalez E, Fitzpatrick TB (1979) Comparison of PUVA and beta-carotene in the treatment of polymorphous light eruption. Br J Dermatol 100: 187–198
44. Plewig G, Hölzle E, Lehmann P (1986) Phototherapy for photodermatoses. In: Höngismann H, Stingl G (eds) Therapeutic photomedicine. Karger, Basel, pp 254–264
45. Przybilla B, Heppeler M, Ruzicka T (1989) Preventive effect of an E. coli filtrate (Colibiogen) in polymorphous light eruption. Br J Dermatol 121: 229–233
46. Saul A, Flores O, Novales J (1976) Polymorphous light eruption: treatment with thalidomide. Australas J Dermatol 17: 17–21
47. Sippel A (1996) Klinisch-experimentelle Untersuchungen zur Wirksamkeit einer systemischen Medikation zur Prophylaxe der polymorphen Lichtdermatose. Deutsche Hochschulschr 2321, Hänsel-Hohenhausen, Egelsbach
48. Sontheimer RD, Thomas JR, Gilliam JN (1989) Subacute cutaneous lupus erythematosus: a cutaneous marker for a distinct lupus erythematosus subset. Arch Dermatol 115: 1409–1415
49. Swanbeck G, Wennersten G (1972) Treatment of polymorphous light eruption with beta-carotene. Acta Derm Venereol 52: 462–466
50. Thune P (1976) Chronic polymorphic light eruption. Particular wavebands and the effect of carotene therapy. Acta Derm Venereol 56: 127–133
51. Van der Leun JC, van Weelden H (1975) Light-induced tolerance to light in photodermatoses. J Invest Dermatol 64: 280
52. Woodburne AR, Philpott OS, Philpott JA (1964) Quinacrine (Atabrine) in treatment of solar dermatoses. Arch Dermatol 70: 116–118

Schwierige therapeutische Situationen

Genitoanale HPV-Infektionen – Imiquimod

Helmut Schöfer

Einleitung

Genitoanale Warzen sind in den letzten Jahrzehnten zur häufigsten sexuell übertragenen Virusinfektion geworden. Man schätzt, dass sich ihre Inzidenz von 1971 bis zum Jahr 2000 um 300–600% vergrößert hat. Etwa 1–2% der geschlechtsreifen Bevölkerung leidet unter klinisch manifesten Erkrankungen durch humane Papillomviren (HPV) im Genitoanalbereich, weitere 4% unter subklinischen Infektionen, die erst mit dem Kolposkop und anderen Hilfsmitteln sichtbar werden. Nimmt man molekularbiologische Nachweismethoden hinzu, sind nochmals 10% der Erwachsenen subklinisch HPV infiziert. Die Durchseuchung nimmt mit der Geschlechtsreife rasch zu und zeigt eine deutliche Abhängigkeit von Promiskuität und Partnerpromiskuität.

Als Erreger kommen vor allem HPV6 und HPV11, insgesamt aber mehr als 35 HPV-Subtypen in genitoanalen Warzen vor. Besondere Beachtung verdienen Infektionen mit HPV16 und HPV18, da diese und einige seltenere Subtypen (beispielsweise HPV31, HPV45) eine onkogene Potenz besitzen. Ihre ätiopathogenetische Bedeutung für das Zervix-, Penis- und Analkarzinom gilt als gesichert.

Das klinische Erscheinungsbild der genitoanalen Warzen reicht von Condylomata acuminata über zervikale, penile oder anale intraepitheliale Neoplasien bis zu den Condylomata gigantea (Buschke-Löwenstein), die Dignität variiert von benignen Befunden (gelegentlich mit Selbstheilungstendenz) bis zu invasiv wachsenden, metastasierenden Plattenepithelkarzinomen.

Die Behandlung genitoanaler Warzen wird durch verschiedene klinische Faktoren erschwert. Hierzu zählen Größe, Zahl, Morphologie und Lokalisation, vor allem aber die extreme Rezidivfreudigkeit der Viruspapillome. Auch individuelle Faktoren der Patienten wie Begleiterkrankungen (Immundefizienz), Schwangerschaft, Erfahrungen mit Vorbehandlungen und Rezidiven (Therapiewunsch) sowie notwendige Überlegungen seitens des behandelnden Arztes zur Kosten-Nutzen-Relation der einzusetzenden Verfahren (ambulant/stationär/Narkose) komplizieren die Therapie.

Behandlungsmethoden

Unter den klassischen Behandlungsmethoden finden sich eine Vielzahl destruktiver Verfahren, deren Ziel die Zerstörung der virusinfizierten epidermalen Zellen ist:

- Chirurgische Abtragung sichtbarer Läsionen
  Exzision, Kürettage, Elektrokauter
- Laser-Abtragung
  CO_2- oder Nd-YAG-Laser-Vaporisation
- Kryotherapie
  Kältekontakt-, Sprühverfahren
- Kaustika
  Podophyllotoxin 0,15–0,5% (Lösung, Creme)
  Trichloressigsäure 70–90%
- Topische/intraläsionale Chemotherapie
  5-Fluorouracil oder Bleomycin

Da, unabhängig von der Wahl der Methode, klinisch unauffällige aber virusinfizierte Zellen in der Umgebung der zerstörten Viruspapillome zurückbleiben können, haben alle diese destruktiven Therapieverfahren eine sehr hohe Rezidivrate (meist $\geq$50%, Tabelle 1). Liegt eine zelluläre Immundefizienz (zum Beispiel HIV-Infektion, Zustand nach Organtransplantation, langfristige immunsuppressive Behandlung) zugrunde, kann die Rezidivrate sogar 60–70% erreichen.

Tabelle 1. Therapeutische Effektivität verschiedener Therapiemethoden in der Behandlung genitoanaler Warzen. (Modifiziert nach Beutner et al. 1998 [2])

	Heilung %, initial	Rezidive %
Podophyllin	38–79	21–65
Podophyllotoxin	68–88	16–34
Kryotherapie	70–96	25–39
Elektrodissecation	72–94	25–78
CO_2-Laser	72–97	6–81
Intraläsional IFN	36–53	21–25
Topisch IFN	6–90	6
Systemisch IFN	7–82	23
Imiquimod	56 (77)	13

Aus dieser für Arzt und Patienten gleichermaßen frustrierenden Situation ergaben sich mit der Einführung der Interferone hoffnungsvolle Ansätze, die genitoanalen Viruswarzen auf immunologischem Wege erfolgreich zu beseitigen. Klinische Studien, zunächst mit systemischen Interferonen, später auch mit intraläsionaler und topischer Applikation zeigten, dass diese Substanzgruppe wirksam ist. Der hohe Preis, systemische Nebenwirkungen und eine bei der topischen Therapie gegenüber den destruktiven Methoden geringere initiale Ansprechrate verhinderten jedoch den breiten Einsatz. Intraläsionale Injektionen im Genitoanalbereich sind zudem sehr schmerzhaft.
Weitere antiviral wirksame oder immunologisch aktive Substanzen (Cidofovir-Gel, IDU, Imiquimod, Hypericin, Antisense-Oligonukleotide, das Ubiquitin-conjugating enzyme) und verschiedene Vakzine, zum Beispiel TA-GW, TA-HPV, Theradigm-HPV, werden gegen HPV-Infektionen geprüft.

Imiquimod

Mit Imiquimod, einer neu synthetisierten Substanz aus der Gruppe der Aminoquinoline (1-(2-Methylpropyl)-1H-imidazo-[4,5-c]quinolin-4-amin), wurde im September 1998 ein weiteres Präparat mit immunologischer Wirkung zur Behandlung von Condylomata acuminata zugelassen. Der neuartige Wirkungsmechanismus der Substanz, die man vielleicht am treffensten als Verstärker physiologischer Immunreaktionen (*immune enhancer*) bezeichnet, eröffnet eine Vielzahl neuer Therapieperspektiven für virale Infektionen und in der Behandlung von Tumoren [12, 14]. Zur Behandlung genitoanaler Warzen wurde Imiquimod neben einer Reihe anderer Lokaltherapeutika in die aktuellen Leitlinien des *European course on HPV associated pathology* [11], sowie der Deutschen STD Gesellschaft (erstellt am 17. Juni 2000, im Druck) aufgenommen.

Wirkungsweise

Da die molekulare Struktur des Imiquimods nukleosidanaloge Eigenschaften vermuten ließ, wurde es zunächst als falscher Nukleosidbaustein zur Hemmung der Herpesvirusreplikation geprüft. Statt der erwarteten Wirkung setzte Imiquimod aus verschiedenen Zellen, insbesondere aus Monozyten, Makrophagen und Keratinozyten erhebliche Mengen von Zytokinen frei. Sowohl in vitro als auch in vivo ließen sich, zum Teil über mehrere Stunden anhaltend, hohe Spiegel von Interferon-α (IFN-α), Tumornekrosefaktor-α (TNF-α), Interleukin-1 (IL-1), IL-6, IL-8 und anderen nachweisen. Vermutlich führt Imiquimod über die Bindung an einen bisher noch nicht darstellbaren Rezeptor zur Aktivierung von NFκB, TNF-α, IFN-α und IL-12p40. Die sekundär freigesetzten Zytokine aktivieren die natürliche Killerzellen, steigern die Zytotoxizität der T-Lymphozyten gegen spezifische Antigene, regen die Plasmazellen zu einer erhöhten Antikörperproduktion an und fördern die Phagozytosefähigkeit polymorphkerniger Neutrophiler (Abb. 1a,b). Letztlich lässt sich die Imiquimodwirkung als zelluläre Immunreaktion vom Th-1-Typ zusammenfassen. Th-2 Reaktionen werden gehemmt. Wie neuere Untersuchungen bestätigen [16], fördert Imiquimod auch die Migration Antigen-präsentierender kutaner Langerhans-Zellen zu den regionalen Lymphknoten und führt zu einer erhöhten kontaktallergischen Reaktionsbereitschaft.
Zahlreiche Tierversuche haben gezeigt, dass Imiquimod prophylaktisch und therapeutisch gegen eine Reihe von Virusinfektionen (Herpesviren, CMV, Rift Valley Fever Virus) und bei Leishmaniasis wirksam ist. Bei Mäusen wurde das Wachstum experimenteller Tumoren (FCB-Blasenkarzinome) gehemmt und in ersten klinischen Studien wurde die antitumorale Wirkung auch beim Menschen nachgewiesen. Prinzipiell ist neben dem topischen Einsatz auch eine systemische Applikation möglich, hierfür besteht jedoch bisher keine Zulassung. Es ist vorstellbar, dass Imiquimod erst den Anfang einer ganzen Gruppe neuer Wirkstoffe vom Typ der Immunverstärker darstellt.

Klinische Studien

In mehreren klinischen Studien (Phase-III-Studien) konnte gezeigt werden, dass Imiquimod als 5%ige Creme topisch bei Condylomata acuminata eingesetzt, zur Abheilung der HPV-bedingten Viruspapillome führt [2, 7]. Dabei zeigte sich die 5%ige Zubereitung einer 1%igen Creme überlegen. Eine tägliche Applikation auf Schleimhäute oder intertriginöse Areale führte nach Einsetzen der immunologischen Reaktionen zu unerwünscht heftigen Entzündungsreaktionen und Therapieabbrüchen. In weiteren Studien konnte schließlich die Wirksamkeit bei Condylomata acuminata auch bei Applikation dreimal pro Woche bei wesentlich günstigerem Nebenwirkungsprofil gezeigt werden. Eine geringgradige Ent-

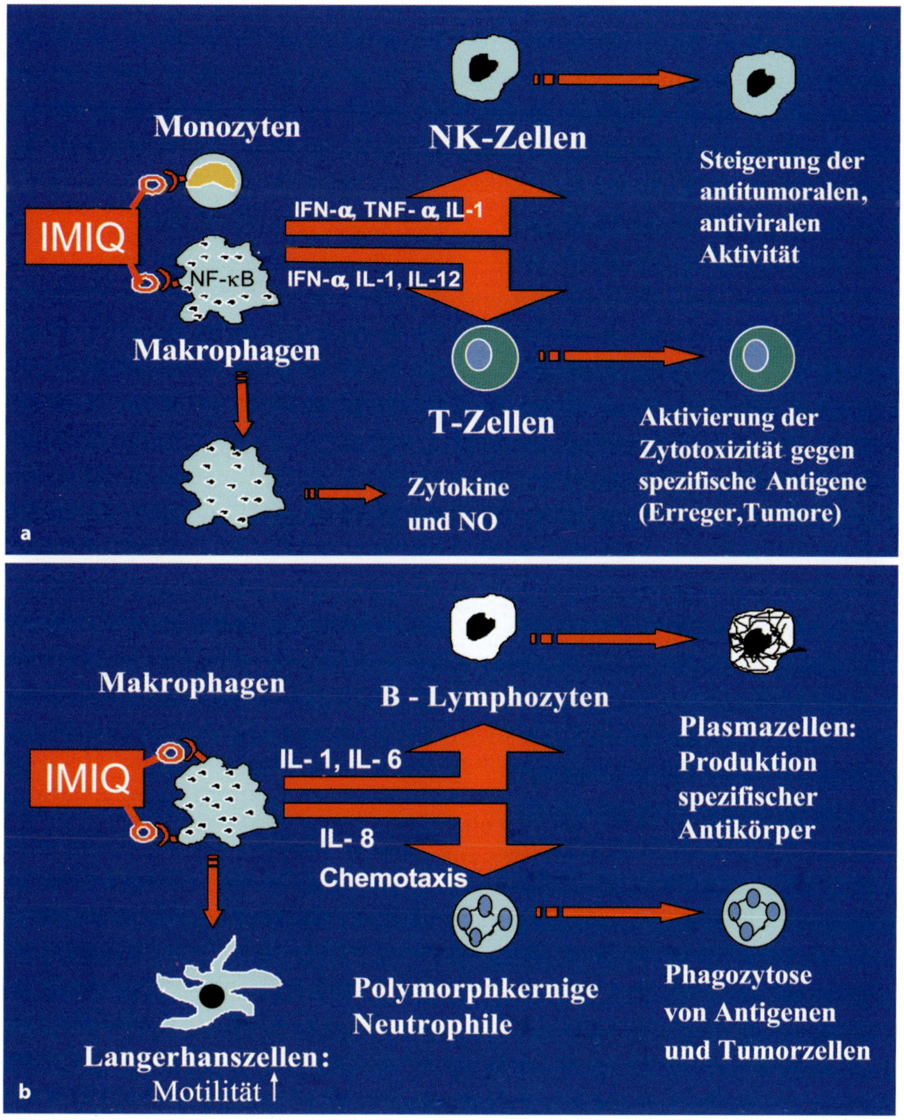

Abb. 1a,b. Schematische Erläuterung der Wirkmechanismen von Imiquimod (IMIQ)

zündungsreaktion mit Rötung und gelegentlichem leichten Brennen scheint jedoch obligat mit der Wirksamkeit (Freisetzung von Zytokinen) zu korrelieren: keine Entzündung, keine Wirkung. Tritt im Einzelfall eine stärkere Reizung auf (hochrote Entzündungsreaktion, Nässen, Erosionen) sollte eine Behandlungspause eingelegt werden. Wird die Therapie danach wieder aufgenommen, müssen eventuell die Behandlungsintervalle verlängert werden, beispielsweise zweimal pro Woche.

Mit relevanten systemischen Nebenwirkungen (wie bei Interferonbehandlungen) ist bei Einhaltung der Anwendungsvorschriften nicht zu rechnen. Es wird empfohlen, maximal 12,5 mg Imiquimod pro Anwendung zu applizieren und die Behandlung nur dreimal pro Woche durchzuführen. Mit dem Inhalt eines Sachets (eine Tagesdosis) kann eine Fläche von bis zu 20 cm^2 behandelt werden. Imiquimod wird abends aufgetragen und morgens mit Wasser, eventuell unter Zusatz einer milden Seife abgewaschen. Kondome und intrauterine Pessare können durch direkte Einwirkung von Imiquimod ihre Schutzfunktion verlieren (Verminderung der mechanischen Belastbarkeit). Die Patienten sind auf dieses Risiko hinzuweisen. Nach Anwendung des Imiquimods sollte auf Geschlechtsverkehr verzichtet werden.

Bei der bisher größten ausgewerteten Studie [7] konnten komplette Remissionen (CR) der genitalen Warzen bei 50 % aller behandelten Patienten erreicht

werden. Aus bisher noch ungeklärten Gründen sprachen Frauen mit Condylomata acuminata (CR 72%) besser auf die Imiquimodbehandlung an als Männer (CR 33%). Es wird vermutet, dass der unterschiedliche Keratinisierungsgrad der männlichen und weiblichen Genitalhaut/Übergangsschleimhaut dabei eine Rolle spielt. Betrachtet man einen Rückgang der Kondylome um >50% bereits als Therapieerfolg, so zeigten sich mit 91% partieller Remissionen bei Frauen und 74% bei Männern noch bessere Ergebnisse. Bemerkenswert ist gegenüber allen destruktiven Therapieformen der Kondylome bei denen mit hohen Rezidivraten von ≥50% gerechnet werden muss, die nach erfolgreicher Imiquimodbehandlung erzielte Rezidivrate von nur 13% bei dreimonatiger Nachbeobachtungszeit [7]. Ein weiterer Vorteil dieser Therapieform liegt in der Selbstbehandlung durch den Patienten, die die Zahl der erforderlichen Arztbesuche gegenüber den konservativen Standardtherapien erheblich reduziert.
Eine erste plazebokontrollierte Studie bei HIV-Infizierten mit genitoanalen Kondylomen zeigte eine geringere komplette Remissionsrate (11%) als in vergleichbaren Studien immunkompetenter Patienten, jedoch bildeten sich bei weiteren 38% der HIV-Patienten die Warzen um mehr als 50% der initialen Fläche zurück [9]. Voraussetzungen für einen Therapieerfolg sind eine gute Aufklärung des Patienten über Wirkungsweise und Anwendung sowie entsprechende Geduld: die Wirkung des Imiquimods setzt frühestens nach drei bis vier Behandlungswochen ein. Es muss mit einer Behandlungsdauer zwischen 4 und 16 Wochen gerechnet werden.

Weitere Anwendungsgebiete in der Dermatologie

Neben Condylomata acuminata der äußeren Haut der Genitoanalregion wurden durch Einarbeitung der Wirksubstanz in Analtampositorien auch intraanale Kondylome [15] sowie durch Anwendung auf Scheidenpessaren auch zervikale intraepitheliale Neoplasien erfolgreich behandelt [10]. Im eigenen Patientengut kam es zu kompletten Remissionen bei planen Warzen und Verrucae vulgares sowie bei immundefizienten HIV-infizierten Patienten, die zum Teil bereits mehrfach kaustisch oder operativ vorbehandelt waren, zum Abheilen von Condylomata acuminata, perianalem Morbus Bowen und einer HPV-assoziierten Lippenpapillomatose [13]. Auch massive Mollusca contagiosa des Gesichtes einer 39jährigen HIV-infizierten Patientin verschwanden ohne Änderung der antiretroviralen Therapie vollständig (seit 14 Monaten rezidivfrei). In der Literatur wurde kürzlich über den erfolgreichen Einsatz bei Verrucae vulgares, bei Mollusca contagiosa und bei Gesichtswarzen HIV-Infizierter, bei aktinischen Keratosen, bei Basalzellkarzinomen und bei einer ausgedehnten Lentigo maligna berichtet (Tabelle 2).
Auch wenn für alle hier aufgelistete Indikationen und insbesondere für den Einsatz bei immundefizienten HIV-infizierten Patienten noch keine Zulassung besteht, zeigt das Spektrum der Einzelfallbeobachtungen und erster klinischer Studien die Wirkungsbreite dieser neuartigen Substanz an. Mit der Entwicklung des Imiquimods und der Aussicht auf weitere immunologisch ähnlich aktive Substanzen zur Behandlung von Infektionen und epithelialen Neoplasien eröffnet sich ein neues Spektrum therapeutischer Möglichkeiten in der Dermatologie.

Tabelle 2. Einsatzmöglichkeiten des Imiquimods

Zugelassene Indikation	
Condylomata acuminata	
Experimentelle Therapie	**Referenz**
Condylomata acuminata bei HIV-Infektion	[a, 9]
Intraanale Condylomata acuminata	[15]
Zervikale intraepitheliale Neoplasien-CIN	[13]
Verrucae vulgares	[a, 8]
Verrucae planae	[a]
Verrucae vulgares des Gesichtes bei HIV-Infektion	[5]
Mollusca contagiosa	[a, 4, 5]
Bowenoide Papulose	[a]
Morbus Bowen	[a]
Aktinische Keratosen	[6]
Basalzellkarzinome/Basaliome	[3]
Lentigo maligna	[1]

[a] Eigene Erfahrungen, Schöfer 1998–2000

Literatur

1. Ahmed I, Berth-Jones J (2000) A novel treatment for lentigo maligna. 58th Annual Meeting of the American Academy of Dermatology, San Francisco, Poster 412
2. Beutner K, Spruance SL, Hougham AJ, Fox TL, Owens ML, Douglas JM (1998) Treatment of genital warts with an immune-response modifier (imiquimod). J Am Acad Dermatol 38: 230–239
3. Beutner KR, Geisse JK, Helman D, Fox TL, Ginkel A, Owens ML (1999) Therapeutic response of basal cell carcinoma to the immune response modifier imiquimod 5% cream. J Am Acad Dermatol 41: 1002–1007
4. Buckley R, Smith K (1999) Topical imiquimod therapy for chronic giant molluscum contagiosum in a patient with

advanced human immunodeficiency virus 1 disease. Arch Dermatol 135: 1167–1169
5. Cutler K, Kagen M, Don PC, McAleer P, Weinberg JM (2000) Treatment of facial verruce with topical imiquimod cream in a patient with human immunodeficiency virus. Acta Derm Venereol 80: 134–135
6. Edwards L (2000) A pilot study evaluating imiquimod 5% cream versus vehicle in the treatment of actinic keratoses. 58th Annual Meeting of the American Academy of Dermatology, San Francisco (oral presentation)
7. Edwards L, Ferenczy A, Eron L et al. (1998) The HPV study group. Self administered topical 5% imiquimod cream for external anogenital warts. Arch Dermatol 134: 25–30
8. Hengge UR, Goos M, Arndt R (2000) Topical treatment of warts and mollusca with imiquimod (letter). Ann Intern Med 132: 95
9. Gilson RJ, Shupack JL, Friedman-Kien AE, Conant MA, Weber JN, Nayagam AT, Swann RV, Pietig DC, Smith MH, Owens ML (1999) A randomized, controlled, safety study using imiquimod for the topical treatment of anogenital warts in HIV-infected patients. Imiquimod Study Group. AIDS 13: 2397–2404
10. Ikenberg H et al. (2000) Vortrag 53. Kongress der DGGG, München 2000
11. Krogh G von, Lacey CJN, Gross G, Barrasso R, Schneider A (2000) European course on HPV associated pathology: guidelines for primary care physicians for the diagnosis and management of anogenital warts. Sex Transm Infect 76: 162–168
12. Miller RL, Gerster JF, Owens ML, Slade HB, Tomai MA (1999) Imiquimod applied topically: a novel immune response modifier and new class of drug. Int J Immunopathol 21: 1–14
13. Rinne D, Linhart C, Schöfer H (2000) Lip papillomatosis in immunodeficiency: therapy with imiquimod. Br J Dermatol 142: 196–197
14. Sauder DN (2000) Immunomodulatory and pharmacologic properties of imiquimod. J Am Acad Dermatol 43: 6–11
15. Schommer M (2000) Erste Erfahrungen mit Imiquimod im rektalen Bereich. 26. Münchner Coloproktologie – Tage, 26.-28. Mai 2000
16. Suzuki H, Wang B, Shivji GM, Toto P, Amerio P, Tomai MA, Miller RL, Sander DN (2000) Imiquimod, a topical immune response modifier, induces migration of Langerhans cells. J Invest Dermatol 114: 135–141

Urämischer Pruritus

Jürgen Steinhoff

Dialysepatienten, aber auch schon Patienten mit einer kompensierten Niereninsuffizienz leiden häufig unter dermatologischen Begleiterscheinungen. An erster Stelle ist der urämische Juckreiz zu nennen, der besonders nachts auftritt und sich therapeutisch als ausgesprochen hartnäckig erweisen kann. Besonders problematisch ist die Tatsache, dass Kratzen zu Hautläsionen führt, die dann bei den immuninkompetenten Dialysepatienten Ausgangspunkt schwerwiegender systemischer Infektionen sein können.
Trotz vielfältiger Untersuchungen gibt es bislang kein etabliertes pathophysiologisches Konzept. Somit bleiben auch die therapeutischen Strategien vielfältig und sind empirisch entwickelt worden. Aufgrund der Tatsache, dass auch der Patient mit einer kompensierten Niereninsuffizienz häufig an Pruritus leidet, wird vermutet, dass die eingeschränkte Nierenfunktion dafür verantwortlich ist. Andererseits steht es außer Frage, dass der Pruritus während der Dialysebehandlung häufig an Intensität zunimmt, oder sogar erst auftritt. Es ist daher anzunehmen, dass sowohl die Niereninsuffizienz als auch die maschinellen Behandlungsbedingungen zur Zunahme des Pruritus beitragen können.

Pathophysiologische Konzepte

Einheitliche pathophysiologische Konzepte zur Erklärung des urämischen Pruritus bestehen nicht. Aus didaktischer Sicht ist die folgende Einteilung sinnvoll:

- fördernde Faktoren
- stimulierende Faktoren
- neuropathische Veränderungen und Rezeptorproliferation
- zentralnervöse Veränderungen

Zu den allgemein anerkannten fördernden Einflüssen zählt die trockene Haut [12] der Patienten. Ob auch erhöhte Vitamin-A-Spiegel im Blut [9] einen fördernden Einfluss darstellen, ist bislang umstritten. Für Dialysepatienten ist daher die Verabreichung Vitamin-A-haltiger Arzneimittel kontraindiziert.
Zu den stimulierenden Faktoren wird der medikamentös schlecht eingestellte sekundäre Hyperparathyreodismus gezählt [11]. So konnte zum Beispiel nachgewiesen werden, dass bei Patienten mit urämischem Pruritus die Parathormospiegel deutlich höher als bei Patienten ohne diese Symptome lagen. Von anderen Autoren konnte jedoch kein Zusammenhang zwischen Juckreiz und Parathormon gefunden werden. Andererseits steht außer Frage, dass bei einigen Patienten die Parathyreoidektomie den Juckreiz gänzlich zum Erliegen brachte. Naheliegend ist auch der Zusammenhang zwischen dem urämischen Juckreiz und den bei diesem Patientenkollektiv häufig erhöhten Plasmahistaminspiegel [2]. Hier sind die Widersprüche besonders ausgeprägt. Für die eher geringe Bedeutung in der Pathogenese dieser Befunde spricht die therapeutische Resistenz gegenüber den meisten H_1-Antagonisten und Mastzelldegranulationshemmern.
Die in der Dialysetechnik reichlich eingesetzten Xenobiotika (Dialysemembranen, Blutschläuche etc.) sind weitere stimulierende Faktoren. Hier ist besonders auf die Verwendung biokompatiblen Membranmaterials, wie Polysulfon und auf die Verwendung von relativ biokompatiblen Weichmachern für die Blutschlauchsysteme zu achten. Von noch viel größerer Bedeutung ist jedoch die Dialyseeffektivität. So konnten Studien belegen, dass eine erhöhte Dialysewochendosis den Juckreiz positiv beeinflusst [6]. Es sollte zur Kontrolle der Dialyseeffektivität die Harnstoffclearanceberechung herangezogen werden.
Als weiterer Aspekt in der Pathogenese wurde nach Veränderungen bei den sensorischen Nervenendigungen gesucht. Ob dabei die Tatsache, dass neuronenspezifische-Enolase-positive Nervenfasern beim Dialysepatienten bis in die Epidermis reichen, eine Erklärung sein könnte, ist noch nicht abschließend geklärt. Auch die Rolle des zentralen Nervensystems ist weitgehend im Hinblick auf die Erklärung des urämischen Pruritus unklar. So konnte gezeigt werden, dass Endorphine bei chronischer Niereninsuffizienz kumulieren. Ob diese dann den μ-Rezeptor sti-

mulieren können und dann zu einem verstärkten Juckreiz führen ist nicht belegt [4].

Therapeutische Strategien

An erster Stelle steht sicher die Verschreibung fetthaltiger Basistherapeutika, die bei einem erheblichen Teil der Patienten schon zu einer Besserung führen. Auf die Dialysequalität ist besonders zu achten. So sollte bei schwerem Juckreiz die Dialysedosis erhöht werden und nur biokompatibles Material zum Einsatz kommen. Auch die Umstellung auf eine Hämodiafiltration statt einer Hämodialyse kann in Einzelfällen hilfreich sein. Antihistamika sind meist zwecklos, wohingegen die Gabe von Cholestyramin oder aber Aktivkohle oft Erfolg hat [5]. Andererseits ist die Obstipation bei diesen Substanzen nicht zu unterschätzen. Als ausgesprochen hilfreich hat sich die UV-B-Strahlentherapie erwiesen, die deutlich zur Linderung des Juckreizes beiträgt [7]. Grundsätzlich ist auch die ausreichende Therapie der renalen Anämie mit Erythropoetin von Bedeutung. So konnte gezeigt werden, dass die Histaminspiegel im Blut durch Erythropoetin gesenkt werden [3]. Von kurzfristem Erfolg sind auch Morphinantagonisten, wie Naltrexon [8], wohingegen die Therapie mit dem Serotoninantagonisten Ondansetron wenig erfolgreich ist [1]. Der Wirkmechanismus von Thalidomid bei urämischen Pruritus ist unklar und aufgrund der teratogenen Nebenwirkungen nicht unumstritten [10]. In schwierigen Fällen, auch mit einer nicht selten der Verzweiflung entspringenden suizidalen Komponente des Patienten muss über eine schnelle Nierentransplantation nachgedacht werden, die das Problem in den meisten Fällen komplett beseitigt. Dies belegt einmal mehr die ätiologische Bedeutung der zunehmenden Niereninsuffizienz für das Auftreten des urämischen Pruritus.

Literatur

1. Ashmore SD, Jones CH, Newstead CG, Daly MJ, Chrystyn H (2000) Ondansetron therapy for uremic pruritus in hemodialysis patients. Am J Kidney Dis 35: 827–831
2. De Filippi C, Regazzini R, Piazza V, Galli F, Pisati P, Sacchi S, Salvadeo A (1995) Uraemic pruritus is not related to plasma histamine concentrations. Clin Exp Dermatol 20: 294–296
3. De Marchi S, Cecchin E, Villalta D, Sepiacci G, Santini G, Bartoli E (1992) Relief of pruritus and decreases in plasma histamine concentrations during erythropoietin therapy in patients with uremia. N Engl J Med 326: 969–974
4. Denman ST (1986) A review of pruritus. J Am Acad Dermatol 14: 375–392
5. Giovannetti S, Barsotti G, Cupisiti A, Dani L, Bandini S, Angelini D, Antonelli A, Salvadori M, Urti DA (1995) Oral activated charcoal in patients with uremic pruritus. Nephron 70: 193–196
6. Hiroshige K, Kabashima N, Takasugi M, Kuroiwa A (1995) Optimal dialysis improves uremic pruritus. Am J Kidney Dis 25: 413–419
7. Imazu LE, Tachibana T, Danno K, Tanaka M, Imamura S (1993) Histamine-releasing factor(s) in sera of uraemic pruritus patients in a possible mechanism of UVB therapy. Arch Dermatol Res 285: 423–427
8. Peer G, Kivity S, Agami O, Fireman E, Silverberg D, Blum M, Iaina A (1996) Randomised crossover trial of naltrexone in uraemic pruritus. Lancet 348: 1552–1554
9. Ponticelli C, Bencini P (1992) Uremic pruritus: a review. Nephron 60: 1–5
10. Silva SR, Viana PC, Lugon NV, Hoette M, Ruzany F, Lugon JR (1994) Thalidomide for the treatment of uremic pruritus: a crossover randomized double-blind trial. Nephron 67: 270–273
11. Stahle-Backdahl M, Hagermark O, Lins LE, Torring O, Hilliges M, Johansson O (1989) Experimental and immunhistochemical studies on the possible role of parathyroid hormone in uraemic pruritus. J Intern Med 225: 411–415
12. Young AW, Sweeney EW, David DS, Cheigh J, Hochgelerenel EL, Sakai S, Stenzel KH, Rubin AL (1973) Dermatologic evaluation of pruritus in patients on hemodialysis. N Y State J Med 73: 2670–2674

Dialyse-Dermatosen

Wolfgang Christian Marsch

Die Hämodialyse dient dem temporären (akuter Nierenfunktionsschaden) und chronisch-repetierenden (terminale Niereninsuffizienz) Funktionsersatz der Nieren mit dem besonderen Ziel der Bewältigung der Urämie. Die Dermatologie ist insbesondere bei dauerhaft hämodialysepflichtigen Patienten durch eine erhebliche Zahl beschwerdenreicher, sogar lebensgefährlicher, sich an der Haut manifestierender Erkrankungen interdisziplinär anspruchsvoll einbezogen.

Die einer dauerhaften Hämodialyse vorangegangene längere Phase der Urämie hat selbst direkt und indirekt vielfältige Effekte auf verschiedene strukturelle und funktionelle Einheiten der Haut. Einige Hinweise mögen dies beleuchten. So liegt in der kutanen Mikrozirkulation eine durch die Hämodialyse reversible Reduktion der vasodilatatorischen Kapazität vor [46]. Weiterhin findet sich in der urämisch belasteten Haut ein abnormes Muster und eine offenkundige Vermehrung kutaner Nervenendigungen [17, 41]. Spektakulär ist das völlige Schwinden des emotionellen Schwitzens und dessen rasche Restitution nach erfolgreicher Nierentransplantation. Ein ungewöhnliches urämisches Zeichen ist das kutane Histamin-Toleranz-Phänomen [42]. Die Langerhans-Zell-Dichte ist in der urämischen Epidermis normal, vermindert sich allerdings unter den Konditionen der Hämo- und auch der Peritonealdialyse [25]. Der urämische Status bietet somit eine Vielfalt von kutanen Funktionsveränderungen und Funktionsstörungen und damit gleichsam den Hintergrund für die hämodialyseabhängigen Dermatosen. Diese sind teilweise urämieabhängig, wobei eine Langzeit-Hämodialyse zwangsläufig deren Prävalenz verändert. Einige urämieabhängige Störungen und Symptome sind gar reversibel. Andererseits gibt es auch hämodialyseabhängige Hautveränderungen, insbesondere durch nichtdialysierbare urämisch induzierte toxische Substanzen.

Die meist chronisch bestehende Urämie führt an Haut, hautnahen Strukturen und Nägeln (Halb-und Halb-Nägel) zu einer Vielzahl von Erkrankungen, strukturellen und funktionellen Veränderungen mit teils hohen Prävalenzen, so Kälteempfindlichkeit, Raynaud-Symptomatik und Dupuytren-Kontraktur [27]. Dabei wird die Beeinflussung der Hornschicht, des kutanen Blutflusses, der Synthesefunktion von Fibroblasten im Korium und an der Palmaraponeurose, der sensiblen Hautnerven und insbesondere der vegetativen Innervation ekkriner Schweißdrüsen offenkundig. Einige urämiebedingte strukturelle und funktionelle Veränderungen können durch die Hämodialyse und natürlich durch eine Nierentransplantation gebessert werden [1], allerdings sind die verfrühte und verstärkte Elastose lichtexponierter Areale und die Dupuytren-Kontraktur nicht mehr reversibel. Das Karpaltunnelsyndrom mit Kompression des N. medianus ist dagegen eine erst unter Hämodialyse auftretende spezifische Folgeerkrankung in Kombination mit der hämodialyseassoziierten Amyloidose. Klinisch wichtig ist der unter Hämodialyse stark reduzierte Sauerstoffpartialdruck in der Subkutis, wahrscheinlich eine wesentliche Ursache einer potentiell gestörten Wundheilung und einer verminderten Resistenz gegenüber bakteriellen Keimen [16].

Weshalb sind also nicht alle urämieabhängigen Störungen durch eine ansonsten wirksame Hämodialyse reversibel? Die Hämodialyse ist nicht in der Lage, bestimmte potentielle gewebetoxische Substanzen effektiv zu eliminieren, wie Uroporphyrin und sogenannte Pentosidine [34, 38]. Letztere entstammen einem gestörten und abnormen Pentosephosphatzyklus, der zu einer erhöhten Fraktion glykosylierter, sich im Plasma und im Gewebe anreichernder toxischer Endprodukte führt (*advanced glycation endproducts* AGE). Die abnorme Stoffwechselsituation führt zu einer ähnlich erhöhten Glykosylierungsrate wie beim Diabetes mellitus. Derartige erhöhte Konzentrationen von zell- und gewebetoxischen AGE ergeben sich grundsätzlich außer beim Diabetes mellitus und der Niereninsuffizienz auch im höheren Alter und betreffen als Zielstrukturen Blutgefäße (Retina), Nieren, Haut und Nervengewebe.

Die urämiebedingten und durch Hämodialyse nicht besserbaren Belastungen von empfindlichen Zielgeweben und Zielzellen durch permanent gesteigerten oxidativen Stress führen zu modifizierten Plasmaproteinen und der Induktion einer hämodialyseabhängigen Amyloidose, andererseits zu lokalisationsspezifischen aberranten Syntheseleistungen von Fibroblasten, beispielsweise zu forcierter aktinischer Elastose sowie zum *Karpaltunnelsyndrom* am Ligamentum transversum carpi.

Die AGE modifizieren das β-2-Mikroglobulin des Blutserums. Dieses bildet die Hauptkomponente der dialyseabhängigen und lokal entzündungsauslösenden Amyloidablagerungen.

Die hämodialyseassoziierte Amyloidose [10] ist klinisch charakterisiert durch Gelenkschmerzen, einen bevorzugten Befall von Gelenkstrukturen und des gelenknahen Knochens am Hüftgelenk [32], das Risiko einer spontanen Schenkelhalsfraktur, an der Haut durch Ausbildung subkutaner Knoten sowie lichenoider Papeln meist an der Palmarhaut der Finger [37] sowie das Karpaltunnelsyndrom [43]. Der feingewebliche Nachweis ist relativ frühzeitig durch die histologische Untersuchung kleiner Speicheldrüsen mittels Mundschleimhautbiopsie möglich. Außer der konventionellen Histologie hat sich der immunhistologische Nachweis des hohen Anteils von β-2-Mikroglobulin bewährt, da die hyalinen Ablagerungen im allgemeinen Kongorot-negativ sind.

Eine weitere, wahrscheinlich durch gewebliche Anreicherung von Pentosidinen bedingte und nicht reversible charakteristische Hautveränderung ist die gemessen am Lebensalter der Dialysepatienten verfrühte und akzelerierte Elastose in lichtexponierten Arealen [2]. Hier scheint auch mit Hinblick auf die in tiefen Koriumschichten vorhandene Elastose eine metabolisch bedingte permanente toxische Belastung der dermalen Fibroblasten vorzuliegen, die durch weitere Kofaktoren wie Ultraviolettlicht und auch Rauchen akzentuiert wird. Eine frühzeitige dermatologische Beratung und konsequente und kontrollierte Minderung der Ultraviolettlichtexposition sowie die zusätzliche Anwendung von Lichtschutzpräparaten im UV-B- und UV-A-Bereich sind eine sinnvolle Maßnahme.

Bei Blasen an der Haut (Abb. 1) sind bei Hämodialysepatienten folgende Differentialdiagnosen zu erwägen [11]: Porphyria cutanea tarda, Pseudoporphyrie und eine phototoxische Dermatitis durch photoaktive Medikamente.

Wie die urämisch bedingten toxischen Pentosidine sind auch Uroporphyrine nicht dialysierbar. Somit kann es bei genetisch bedingter enzymatischer Defizienz (Uroporphyrinogendecarboxylase) zur einer Erhöhung der Uroporphyrine im Serum mit Überschreitung von Schwellenwerten kommen, so dass die kutanen Zeichen einer Porphyria cutanea tarda, insbesondere erhöhte Hautfragilität sowie Blasen und Erosionen auftreten. Die Erhöhung der Plasmaporphyrine ist allerdings bereits im Stadium der kompensierten chronischen Niereninsuffizienz manifest, während der Hämodialyse dann fast obligat. Verglichen mit der genetisch bedingten echten Porphyria cutanea tarda mit einem breiteren Spektrum erhöhter Porphyrine rekrutiert sich die pathologische Erhöhung der Plasmaporphyrine bei Hämodialysepatienten fast ausschließlich aus Uroporphyrin. Uroporphyrine können die Kollagenbiosynthese an Fibroblasten steigern und komplementaktivierend

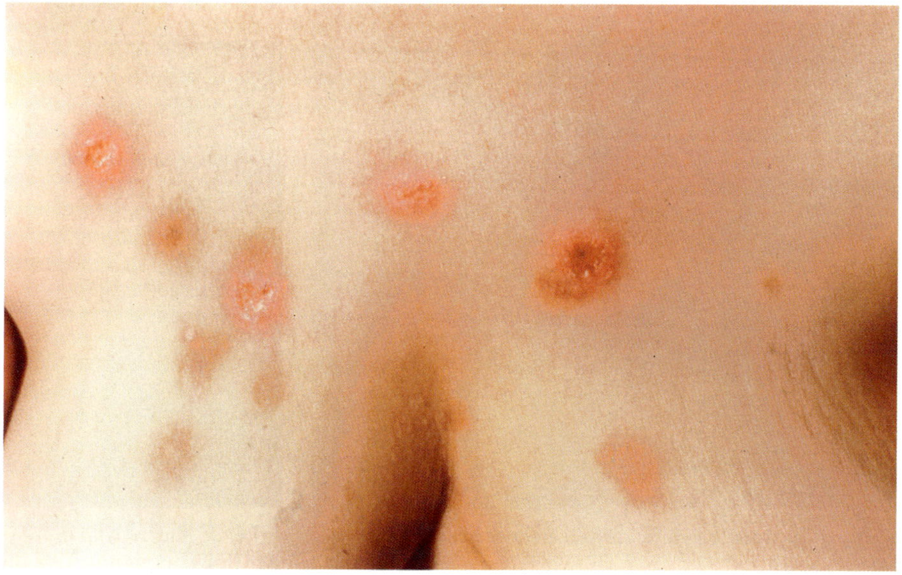

Abb. 1. Bullöse Porphyria cutanea tarda bei Hämodialyse in terminaler Niereninsuffizienz

wirken. Da bei Hämodialysepatienten ein von der echten Porphyria cutanea tarda differentes Porphyrinverteilungsmuster auftritt und die offenkundige Ursache im Status uraemicus begründet liegt, schlagen Senger et al. [39] den Terminus Porphyria cutanea uraemica (als obligate Systemerkrankung bei chronischer Niereninsuffizienz mit und ohne Hämodialyse) vor.

Dem gegenüber bleiben die Fälle von sogenannter idiopathischer Pseudoporphyrie ohne nachweisbare Porphyrinerhöhung im Blutplasma ätiopathogenetisch unklar, gar zweifelhaft [33]. Außerdem kann das Krankheitsbild durch eine bullöse Arzneireaktion auf photoaktive Medikamente imitiert werden, wie durch Naproxen oder das Antiandrogen Flutamid [11, 23].

Therapeutisch können die Uroporhyrine durch Aktivkohle eliminiert werden, die in Kollodium mikroverkapselt mittels einer Kartusche der Dialysatorkapillare nachgeschaltet wird [28]. Bei der Pseudoporphyrie ist unlängst die Gabe von N-Acetylcystein als wirksam mitgeteilt worden [45].

Bei papulokeratotischen Effloreszenzen am Stamm und den Extremitäten sind bei Hämodialysepatienten folgende perforierende Dermatosen zu erwägen [9, 26]: perforierende Kollagenose (Abb. 2), perforierende Follikulitis sowie der Morbus Kyrle. Auch hier ist die permanente toxische Wirkung von Pentosidinen auf die Aktivität dermaler Fibroblasten, den Kollagenmetabolismus sowie auf follikelepitheliale sowie epidermale Keratinozyten pathogenetisch zu erwägen. Immerhin ergaben sich gute pharmakotherapeutische Wirkungen des Allopurinols bei Fällen von perforierender Kollagenose [20], wobei dieses als Antioxidans und Radikalfänger und somit gegen den oxidativen Stress wirkt. Dass die Erkrankung außer bei der chronischen Niereninsuffizienz mit und ohne Hämodialyse auch beim Diabetes mellitus auftritt, stützt die Annahme einer Induktion durch erhöhte Gewebespiegel der urämisch induzierten Endprodukte (AGE).

Als gravierende und mit sehr hohen Letalitätsrisiko belastete Erkrankung bei Hämodialyse sollte der Dermatologe die *Kalziphylaxie* kennen [8, 13, 30]. Sie betrifft etwa 1% der Langzeithämodialysepatienten pro Jahr und fällt durch das primäre Leitsymptom einer regionalisierten, meist auch schmerzhaften Livedo racemosa auf. Sie bietet dadurch zunächst die Differentialdiagnose zu einer kutanen Cholesterinembolie (untere Extremitäten, Gesäßregion), da auch diese Areale in wenigen Tagen zu unregelmäßig begrenzten, sehr schmerzhaften und weitgehend therapieresistenten Ulzera führen (Abb. 3a). Meist sind die distalen Partien der Beine symmetrisch betroffen (90%), seltener die proximalen Abschnitte der Beine sowie der Stamm, was eine deutlich schlechtere Prognose bedeutet. Sehr sensitiv und auch gleichermaßen zur Abgrenzung einer kutanen Cholesterinembolie ist eine tiefe, die Subkutis erfassende Biopsie unabdingbar und durch die Darstellung der Verkalkung von Blutgefäßwänden und Bindegewebssepten, insbesondere an der Korium-Subkutis-Region beweisend (Abb. 3b,c). Die Prognose ist bestimmt durch die von den Ulzera ausgehende bak-

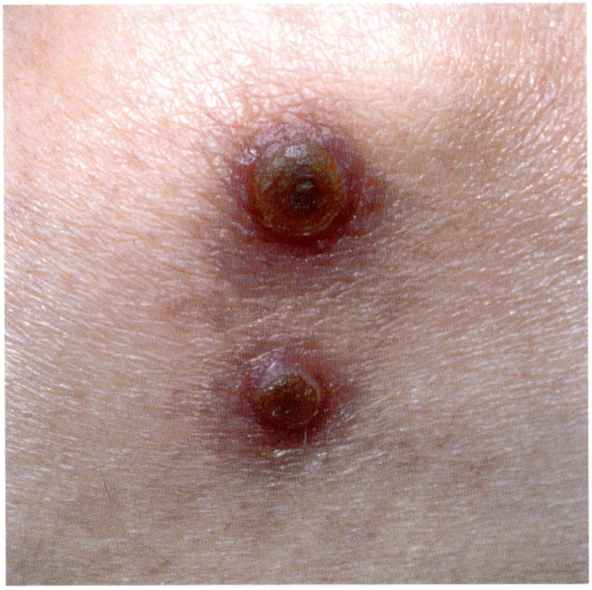

Abb. 2. Reaktive perforierende Kollagenose bei Hämodialyse

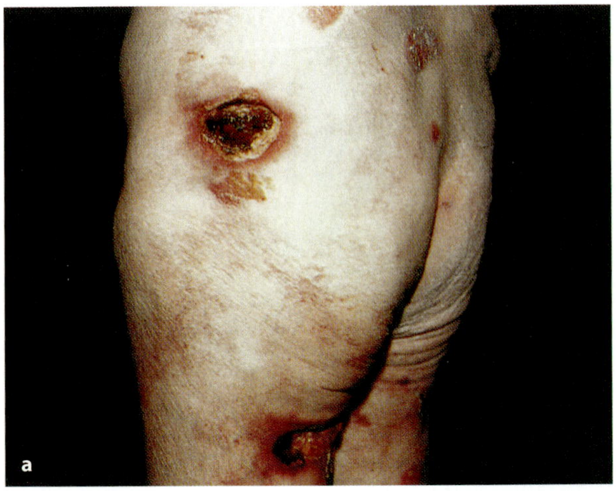

Abb. 3a. Kalziphylaxie. Ulzeration mit Livedo racemosa in der Umgebung (mit freundlicher Genehmigung aus [13])

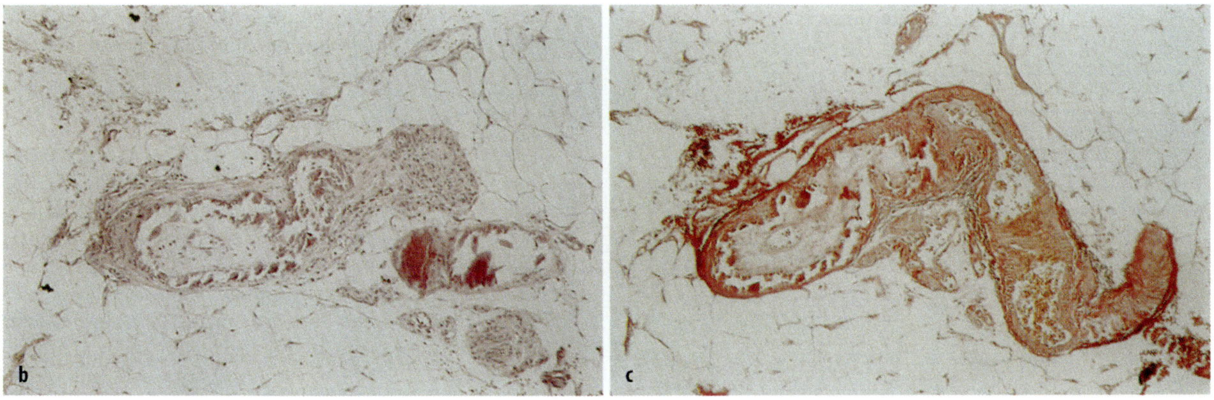

Abb. 3b,c. Kalziphylaxie. Verkalkungen in den Blutgefäßen (mit freundlicher Genehmigung aus [13])

terielle Superinfektion mit der Gefahr einer potentiell letalen Sepsis. Wegen des bevorzugten Befalls distaler Unterschenkelabschnitte unter dem primären Leitsymptom der Livedo racemosa sind Kryofibrinogenämie [36], Vaskulitiden und aufgrund der überwiegenden Verkalkung in subkutanen Abschnitten auch Pannikulitiden zu erwägen [15]. Häufig, aber nicht obligatorisch sind der Kalzium- und Phosphatstoffwechsel im Sinne eines Hyperparathyreoidismus gestört, der Parathormon-Serumspiegel ist meist nur gering erhöht. Eine Parathyreodektomie kann in Einzelfällen zu einer raschen Abheilung der ischämischen Hautnekrosen führen, ändert im Allgemeinen aber an der Lebensprognose des Patienten wenig. Es gilt daher mehr, die infektionsträchtigen Nekrosen operativ durch Amputation zu beseitigen, bedarfsweise eine Antibiose durchzuführen und die Durchblutung zu verbessern [13].

Eine weitere hämodialyseabhängige Erkrankung, die sich in der diagnostischen Verifizierung dem Dermatologen erschließen kann, ist die *sekundäre Oxalose* bei Langzeithämodialyse [31]. Oxalatablagerungen können als subkutane Knoten oder miliare Papeln an der Palmarhaut der Finger (ähnlich wie bei hämodialyseassoziierter Amyloidose) auftreten, die Zehen bleiben dagegen unbetroffen. Die Histologie sichert mit hoher Sensitivität die Diagnose durch den Nachweis der Kristallablagerungen. Die sekundäre Oxalose hat keinen genetischen ätiologischen Hintergrund wie die primäre Oxalose, kann bei Hämodialysepatienten durch einen abnormen Vitamin-C-Metabolismus bei alimentärer Ascorbinsäureüberlastung (empfohlenes Limit: 100 mg pro Tag) auftreten [44].

Dermatologisch relevant sind auch Erkrankungen, deren Ursachen im Bereich des Zugangs zum Blutgefäßsystem des Patienten liegen, nämlich am AV-Shunt und dem Hämodialysesystem. An der Katheterstelle kann eine infektiöse Besiedlung durch *Staphylococcus aureus* zu lokalen eitrigen Infektionen, mehr noch zu Bakteriämien und potentiell auch zu Septikämien führen [29]. Wichtig ist dabei die Erfassung eines nasalen *Staphylococcus-aureus*-Dauerträgertums, welches analog zu anderen dermatologischen Erkrankungen wie atopischer Dermatitis, rezidivierender Furunkulose auch hier eine Keimreduktion an der Nasenschleimhaut durch intermittierende topische Anwendung von Fusidinsäure oder Mupirocin veranlassen sollte.

Ein durch exsudative Streupapeln charakterisiertes akutes oder auch subakutes allergisches Kontaktekzem an der Katheterregion ist meist durch Gummiinhaltsstoffe bedingt und eher durch die medizinisch-pflegerische Assistenz ausgelöst [21].

Bei systemischer allergischer oder pseudoallergischer Reaktion mit den Symptomen generalisierter Juckreiz, Flush, Rhinitis oder gar Schock kommen als Ursachen in Betracht [6, 24]: das zur Sterilisation der Schlauchsysteme verwandte Äthylenoxid (meist nicht IgE-vermittelte, folglich pseudoallergische Reaktion), das entsprechend alternativ genutzte Formaldehyd, das im Dialysat enthaltene Acetat oder Bicarbonat sowie Substanzen als Kontaminationen oder Weichmacher in den Schlauchmaterialien.

Im AV-Shunt-Bereich können regional, aber auch in distalen Abschnitten an der Hand charakteristische Veränderungen an Haut und dem Nagelorgan auftreten, deren pathogenetische Grundlage im arteriellen Versorgungsdefizit und der Druckerhöhung im venösen System begründet liegt. Regional im AV-Shunt-Bereich können hämatomartige Hautverfärbungen ein Kaposi-Sarkom imitieren (Abb. 4). Das *Pseudo-Kaposi-Sarkom* [5, 22] entsteht hier, ähnlich wie beim Stewart-Bluefarb-Syndrom (AV-Fistel im Fußbereich) oder bei chronisch-venöser Insuffizi-

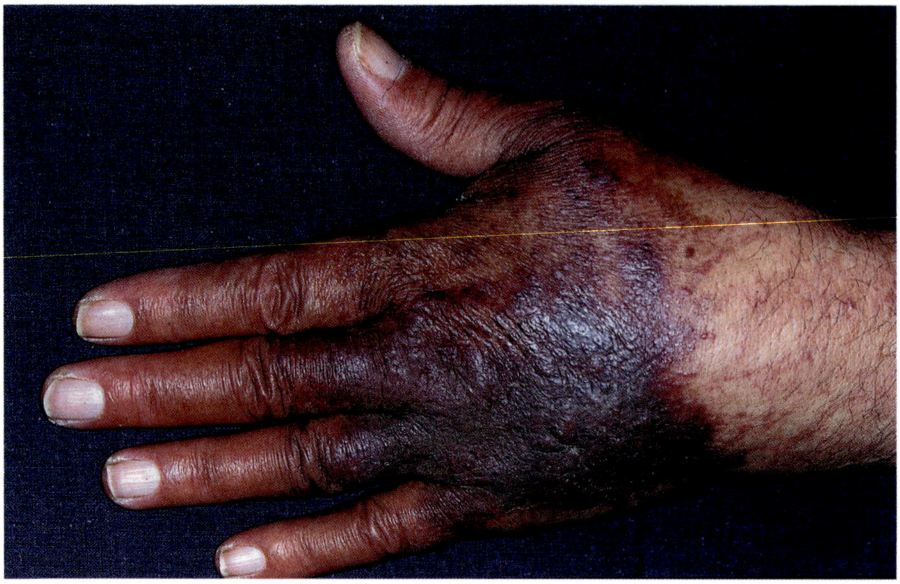

Abb. 4. Pseudo-Kaposi-Sarkom. Die Abbildung wurde freundlicherweise von Herrn Prof. Landthaler, Regensburg, zur Verfügung gestellt

enz. Die Klinik ist äußerst charakteristisch, die Diagnose benötigt im Allgemeinen mit Hinblick auf das erhöhte regionale Infektionsrisiko auch keine Sicherung durch eine Biopsie. Ein systemischer Therapieversuch mit Erythromycin erscheint gerechtfertigt [19].

An den Akren können trophische Hautveränderungen auftreten, außerdem sehr charakteristische Zangennägel *(Pincer nails)* mit übersteigerter Krümmung im Quergewölbe der Nagelplatte [14]. Diese Veränderungen sind nach Beseitigung der hämodynamischen Shuntsituation rasch reversibel, ansonsten aber nicht beeinflussbar.

Sehr seltene einzelne Berichte künden von der Entstehung eines kutanen *Angiosarkoms* [4], andererseits einer intravaskulären und diffusen dermalen Angioendotheliomatose [35].

Problematisch ist die Situation des Hämo- oder Peritonealdialysepatienten bei *Heparintherapie* [3]. Hier sind insbesondere latent hereditär-bedingt oder durch hämodialyseinduzierte Minderungen die Serumkonzentrationen antikoagulatorischer Substanzen (Protein S, Protein C, Antithrombin III) kritisch und können zu thrombotisch-hämorrhagischen, frühzeitig an der Haut manifestierten Erkrankungen führen [18]. Diese fallen durch die Leitsymptome Ekchymosen, Sugillationen und Nekrosen auf, können somit das klinische Bild einer Purpura fulminans imitieren. Deshalb ist der Einsatz von Heparinen bei Hämodialysepatienten kritisch abzuwägen und durch regelmäßige Hautinspektion zu begleiten.

Weitere Besonderheiten sind das erhöhte Tuberkuloseinfektionsrisiko in der Anfangsphase der Hämodialysetherapie, aber auch für das ärztliche und pflegerische Personal [12], weiterhin ein periumbilikal lokalisiertes *erworbenes Pseudoxanthoma elasticum.* Auch die Anfälligkeit für häufig letal verlaufende *Vibrio-vulnificus*-Infektionen (Septikämie mit Hautblasen und Nekrosen, Wundinfektionen), selbst bei kurzfristigen Aufenthalten in Asien, ist zu beachten [40].

Tabelle 1. Dermatologische Leitsymptome bei Hämodialyse-Patienten

Papeln, Knötchen, Knoten	Hände: hämodialyseassoziierte Amyloidose Sekundäre Oxalose Stamm und Extremitäten: perforierende Dermatosen Morbus Grover Calcinosis cutis
Erosionen, Blasen	Porphyria cutanea tarda (uraemica) Pseudoporphyrie Phototoxische Arzneireaktion
Purpura, Ekchymosen, Sugillationen, Nekrosen	heparininduzierter Mangel antithrombotischer Faktoren (Protein C,S, Antithrombin III) sowie Heparin-induzierte Immunthrombozytopenie
Livedo racemosa (regionalisiert)	Kalziphylaxie (DD: kutane Cholesterinembolie) Kryofibrinogenämie

Der Dermatologe hat eine besonders diagnostisch und therapeutisch assistierende Funktion im Bemühen um den Hämodialysepatienten. Er kann dessen krankheitsimmanente Risiken mindern und seine bereits erheblich eingeschränkte Lebensqualität bis zum glücklichen Zeitpunkt der Nierentransplantation verbessern helfen. Er ist damit ein unverzichtbarer Partner des Nephrologen und kann durch die korrekte Wertung von dermatologischen Leitsymptomen zur raschen Diagnose gravierender hämodialyseassoziierter Dermatosen und systemischer Krankheiten beitragen (Tabelle 1).

Literatur

1. Altmeyer P, Kachel HG, Schäfer G, Faßbinder W (1986) Normalisierung der urämischen Hautveränderungen nach Nierentransplantation. Hautarzt 37: 217–221
2. Anderson CD, Gibson IM, Rossi E (1988) Actinic damage in the skin of patients on haemodialysis for chronic renal failure. Photodermatol Photoimmunol Photomed 5: 15–24
3. Bang SW, Bredlich RO, Stracke S, Gall H, Proebstle TM (1997) Heparin-associated platelet aggregation syndrome with skin necrosis during hemodialysis. Dtsch Med Wochenschr 122: 328–332
4. Bessis D, Sotto A, Roubert P, Chabrier PE, Mourad G, Guilhou JJ (1998) Endothelin-secreting angiosarcoma occurring at the site of an arteriovenous fistula for haemodialysis in a renal transplant recipient. Br J Dermatol 138: 361–363
5. Bogaert AM, Vanholder R, De Roose J, De Keyzer L, Kint A, Matthys E, Ringoir S (1987) Pseudo-Kaposi's sarcoma as a complication of Cimino-Brescia arteriovenous fistulas in hemodialysis patients. Nephron 46: 170–173
6. Bommer J, Ritz E (1987) Ethylene oxide (ETO) as a major cause of anaphylactoid reactions in dialysis (a review). Artif Organs 11: 111–117
7. Bousquet J, Rivory JP, Maurice F, Skassa W, Brociek W, Larrson P, Johansson SG, Florence P, Michel FB (1987) Allergy in chronic haemodialysis. 1. Double-blind intravenous challenge with formaldehyde. Clin Allergy 17: 499–506
8. Budisavljevic MN, Cheek D, Ploth DW (1996) Calciphylaxis in chronic renal failure. J Am Soc Nephrol 7: 978–982
9. Chang P, Fernandez V (1993) Acquired perforating disease: report of nine cases. Int J Dermatol 32: 874–876
10. DiRaimondo CR, Casey TT, DiRaimondo CV, Stone WJ (1986) Pathologic fractures associated with idiopathic amyloidosis of bone in chronic hemodialysis patients. Nephron 43: 22–27
11. Gibson GE, McGinnity E, McGrath P, Carmody M, Walshe M, Donohoe J, O'Moore R, Murphy M (1997) Cutaneous abnormalities and metabolic disturbance of porphyrins in patients on maintenance haemodialysis. Clin Exp Dermatol 22: 124–127
12. Harada T, Sakata H, Yasumori R, Tadokoro M, Kohara N, Matsuo S, Muraya Y, Ozono Y, Kouno S, Hirota M et al. (1989) Tuberculosis in patients undergoing hemodialysis. Kekkaku 64: 641–648
13. Henschel A, Dannenberg L, Göbel U, Ott A, Schultz-Ehrenburg U (1999) Disseminated ischemic necrosis and livedo racemosa in a chronic dialysis patient with calciphylaxis. Hautarzt 50: 439–444
14. Hwang SM, Lee SH, Ahn SK (1999) Pincer nail deformity and pseudo-Kaposi's sarcoma: complications of an arteficial arteriovenous fistula for haemodialysis. Br J Dermatol 141: 1129–1132
15. Ivker RA, Woosley J, Briggaman RA (1995) Calciphylaxis in three patients with end-stage renal disease. Arch Dermatol 131: 63–68
16. Jensen JA, Goodson WH, Omachi RS, Lindenfeld SM, Hunt TK (1987) Subcutaneous tissue oxygen tension falls during hemodialysis. Surgery 101: 416–421
17. Johansson O, Hilliges M, Stahle Backdahl M (1989) Intraepidermal neuron-specific enolase (NSE)-immunoreactive nerve fibres: evidence for sprouting in uremic patients on maintenance hemodialysis. Neurosci Lett 99: 281–286
18. Kant KS, Glueck HI, Coots MC, Tonne VA, Brubaker R, Penn I (1992) Protein S deficiency and skin necrosis associated with continuous ambulatory peritoneal dialysis. Am J Kidney Dis 19: 264–271
19. Kim TH, Kim KH, Kang JS, Kim JH, Hwang IY (1997) Pseudo-Kaposi's sarcoma associated with acquired arteriovenous fistula. J Dermatol 24: 28–33
20. Krüger K, Tebbe B, Krengel S, Goerdt S, Orfanos CE (1999) Erworbene reaktiv perforierende Dermatose. Erfolgreiche Behandlung mit Allopurinol in 2 Fällen. Hautarzt 50: 115–120
21. Kruis de Vries MH, Coenraads PJ, Nater JP (1987) Allergic contact dermatitis due to rubber chemicals in haemodialysis equipment. Contact Dermatitis 17: 303–305
22. Landthaler M, Stolz W, Eckert F, Schmoeckel C, Braun-Falco O (1989) Pseudo-Kaposi's sarcoma occurring after placement of arteriovenous shunt. A case report with DNA content analysis. J Am Acad Dermatol 21: 499–505
23. Mantoux F, Bahadoran P, Perrin C, Bermon C, Lacour JP, Ortonne JP (1999) Flutamide-induced late cutaneous pseudoporphyria. Ann Dermatol Venereol 126: 150–152
24. Maurice F, Rivory JP, Larsson PH, Johansson SG, Bousquet J (1986) Anaphylactic shock caused by formaldehyde in a patient undergoing long-term hemodialysis. J Allergy Clin Immunol 77: 594–597
25. Mettang T, Fritz P, Weber J, Machleidt C, Hubel E, Kiefer T, Kuhlmann U (1993) Epidermal Langerhans cells in uremic patients on hemodialysis or continuous ambulatory peritoneal dialysis. Nephron 65: 278–283
26. Morton CA, Henderson IS, Jones MC, Lowe JG (1996) Acquired perforating dermatosis in a British dialysis population. Br J Dermatol 135: 671–677
27. Morvay M, Lubach D, Froese P, Lüth BJ (1987) Hautveränderungen bei Hämodialyse-Patienten. Z Hautkr 62: 891–893
28. Müller C, Jacob K, Hillebrand GF, Samtleben W (1998) Ulzerierende Hautveränderungen bei terminaler Niereninsuffizienz. Erfolgreiche Therapie mit Kohleperfusion. Internist 39: 523–526

29. Nielsen J, Ladefoged SD, Kolmos HJ (1998) Dialysis catheter-related septicaemia – focus on Staphylococcus aureus septicaemia. Nephrol Dial Transplant 13: 2847–2852
30. Oh DH, Eulau D, Tokugawa A, McGuire JS, Kohler S (1999) Five cases of calciphylaxis and a review of the literature. J Am Acad Dermatol 40: 979–987
31. Ohtake N, Uchiyama H, Furue M, Tamaki K (1994) Secondary cutaneous oxalosis: cutaneous deposition of calcium oxalate dihydrate after long-term hemodialysis. J Am Acad Dermatol 31: 368–372
32. Otake S, Tsuruta Y, Yamana D, Mizutani H, Ohba S (1998) Amyloid arthropathy of the hip joint: MR demonstration of presumed amyloid lesions in 152 patients with long-term hemodialysis. Eur Radiol 8: 1352–1356
33. Poh Fitzpatrick MB (1986) Porphyria, pseudoporphyria, pseudopseudoporphyria? Arch Dermatol 122: 403–404
34. Raj DS, Choudhury D, Welbourne TC, Levi M (2000) Advanced glycation end products: a nephrologist's perspective. Am J Kidney Dis 35: 365–380
35. Requena L, Farina MC, Renedo G, Alvarez A, Yus ES, Sangueza OP (1999) Intravascular and diffuse dermal reactive angioendotheliomatosis secondary to iatrogenic arteriovenous fistulas. J Cutan Pathol 26: 159–164
36. Sankarasubbaiyan S, Scott G, Holley JL (1998) Cryofibrinogenemia: an addition to the differential diagnosis of calciphylaxis in end-stage renal disease. Am J Kidney Dis 32: 494–498
37. Sato KC, Kumakiri M, Koizumi H, Ando M, Ohkawara A, Fujioka Y, Kon T (1993) Lichenoid skin lesions as a sign of beta 2-microglobulin-induced amyloidosis in a long-term haemodialysis patient. Br J Dermatol 128: 686–689
38. Sell DR, Monnier VM (1990) End-stage renal disease and diabetes catalyze the formation of a pentose-derived crosslink from aging human collagen. J Clin Invest 85: 380–384
39. Senger E, Bernd A, Kachel HG, Schoeppe W, Holzmann H (1991) Porphyria cutanea uraemica: eine obligate Systemerkrankung bei chronischer Niereninsuffizienz? Hautarzt 42: 764–769
40. Stabellini N, Camerani A, Lambertini D, Rossi MR, Bettoli V, Virgili A, Gilli P (1998) Fatal sepsis from Vibrio vulnificus in a hemodialyzed patient. Nephron 78: 221–224
41. Stahle Backdahl M (1989) Uremic pruritus. Clinical and experimental studies. Acta Derm Venereol Suppl (Stockh) 145: 1–38
42. Stahle Backdahl M, Hagermark O, Lins LE (1988) The sensitivity of uremic and normal human skin to histamine. Acta Derm Venereol (Stockh) 68: 230–235
43. Takahashi M, Hoshino H, Kushida K, Murata H, Baba S, Inoue T (1998) The advanced glycation endproduct, pentosidine, in the carpal ligament in patients with carpal tunnel syndrome undergoing hemodialysis: comparison with idiopathic carpal tunnel syndrome. Nephron 80: 444–449
44. Tocik J, Knetl P, Khun K, Vachtenheim J (1992) Oxalosis in patients on regular dialysis therapy. Vnitr Lek 38: 701–706
45. Vadoud-Seyedi J, Dobbeleer G de, Simonart T (2000) Treatment of haemodialysis-associated pseudoporphyria with N-acetylcysteine: report of two cases. Br J Dermatol 142: 580–581
46. Wilkinson SP, Spence VA, Stewart WK (1989) Arterial stiffening and reduced cutaneous hyperaemic response in patients with end-stage renal failure. Nephron 52: 149–153

Hauttumoren bei organtransplantierten Patienten

Michael Meurer

Einleitung

In Deutschland wurden im Jahre 1999 fast 4000 Organtransplantationen durchgeführt, darunter 2.275 Nieren-, 757 Leber- und 500 Herztransplantationen. Es kann geschätzt werden, dass von mehreren 10.000 organtransplantierten Patienten etwa 80% Hautveränderungen aufweisen oder entwickeln, die einer dermatologischen Behandlung bedürfen. Zu diesen Hautveränderungen gehören neben kutanen Nebenwirkungen von Immunsuppressiva und Hautinfektionen vor allem Hauttumoren, die in Mitteleuropa bei etwa 30–40% der organtransplantierten Patienten zu erwarten sind [1, 12, 16, 19, 23, 26, 34].

Epidemiologie

- Krebsrisiko bei Transplantatempfängern drei- bis viermal höher als bei altersgleichen Personen
- keine Häufung von Tumorarten, die in der allgemeinen Bevölkerung auftreten
- hohe Inzidenz seltener Tumoren
- Hautkrebsrisiko nach Transplantation um das 4- bis 21fache erhöht

Nach der Publikation erster Fälle von malignem Lymphom nach Nierentransplantation wurde 1968 in Denver, USA ein Tumorregister zur Erfassung von malignen Tumoren bei organtransplantierten Patienten eingerichtet [35, 38]. Es wurde später nach Cincinnati, USA, verlegt und ist seither als *Cincinnati Transplant Tumor Registry* (CTTR-UNOS) bekannt. Im CTTR werden weltweit publizierte Zahlen erfasst; daneben gibt es verschiedene regionale Erfassungszentren, welche die epidemiologische Situation in umschriebenen geographischen Regionen, wie zum Beispiel in Mitteleuropa oder in Australien, besser widerspiegeln [23, 31].
Im CTTR wurden bis 1999 11.483 maligne Tumoren erfasst, die nach Transplantation aufgetreten sind. Da es sich um ein chirurgisches Zentrum handelt, sind Nierentransplantationen mit 8.312 und Herztransplantationen mit 1.041 Fällen überrepräsentiert, während Knochenmarktransplantationen mit 173 Fällen nur teilweise beziehungsweise Stammzelltransplantationen überhaupt noch nicht erfasst sind [10, 15].
Die generelle Tumorprävalenz nach Transplantation liegt zwischen 4–18%; Transplantatempfänger weisen im Vergleich zur altersentsprechenden Bevölkerung ein drei- bis viermal höheres Krebsrisiko auf. Die zehn häufigsten transplantationsassoziierten Krebsarten im CTTR sind in Tabelle 1 aufgeführt. Das Durchschnittsalter der betroffenen Patienten beträgt 43 Jahre, wobei 46% jünger als 40 Jahre sind. In 65% der Fälle sind es Männer, ein Prozentsatz, der dem Geschlechtsverhältnis bei Transplantatempfängern entspricht.
Die Tabelle 1 zeigt, dass Hauttumoren, einschließlich Lippenkarzinome, mit fast 40% die häufigste Krebsart darstellen, gefolgt von Lymphomen, Lungentumoren und dem Kaposi-Sarkom.
Die Analyse der CTTR-Daten hat ergeben, dass die in der allgemeinen Bevölkerung häufigen Tumoren, wie Bronchialkarzinom, Karzinom der Mamma, der Prostata und des Dickdarms bei Transplantatempfängern nicht gehäuft auftreten [15, 35].
Wie Tabelle 2 zeigt, werden bei Transplantatempfängern dagegen Tumoren gesehen, die, mit Ausnahme von Hauttumoren, in der allgemeinen Bevölkerung eher selten sind. Dazu gehören vor allem Lym-

Tabelle 1. Die zehn häufigsten Krebsarten bei Transplantatempfängern ($n = 10.813$)

Hauttumoren, einschließlich Lippenkarzinome	40,2%
Lymphome	17,7%
Lungentumore	5,9%
Kaposi-Sarkome	4,2%
Uteruskarzinome	4,0%
Nierenkarzinome	3,7%
Kolon-Rektum-Karzinome	3,4%
Mammakarzinome	3,3%
Karzinome im Kopf- und Nackenbereich	2,9%
Anogenitalkarzinome	2,6%

Daten des Cincinnati Transplant Tumor Registry (http://www.unos.org)

Tabelle 2. Prozentuales Vorkommen seltener Tumoren bei Transplantatempfängern beziehungsweise in altersentsprechenden Kontrollen [36–41]

	Transplantatempfänger (%)	Allgemeine Bevölkerung (%)
Lymphome	24,0	6,0
Lippenkarzinome	6,0	0,2
Kaposi-Sarkome	6,0	–
Nierenkarzinome	5,0	2,0
Anogenitalkarzinome	3,0	0,7
Hepatobiliäre Tumoren	2,3	1,7
Sarkome	1,8	0,5

phome, Lippenkarzinome und das Kaposi-Sarkom [13, 24, 32].

Das Hautkrebsrisiko ist nach Organtransplantationen um das 4- bis 21fache erhöht, vor allem in Gebieten mit hoher UV-Exposition [33].

Es besteht ein deutlicher Zusammenhang zwischen der Überlebenszeit nach Organtransplantation und der Tumorinzidenz: Sie steigt bei transplantierten Patienten von 2,7±1,9% ein Jahr nach Transplantation auf 25,6±11% fünf Jahre nach Transplantation an [15, 35].

Die Latenzzeit zwischen Transplantation und Tumorerstmanifestation ist für unterschiedliche Tumoren sehr variabel und reicht von durchschnittlich 22 Monaten bei Lymphomen bis zu 115 Monaten, also fast zehn Jahren, bei Vulva- und Analkarzinomen. Hauttumoren entwickeln sich im Durchschnitt etwa 66 Monate nach einer Transplantation [11, 12].

Bei organtransplantierten Kindern treten lymphoproliferative Erkrankungen und Lymphome noch häufiger als bei erwachsenen Transplantatempfängern auf. Sie machen 52% aller bei kindlichen Transplantatempfängern gefundener Tumore aus, wobei sich 84% dieser Tumore im Kindesalter entwickeln. Hauttumoren wurden nur bei 19% diagnostiziert und damit weniger als bei erwachsenen Organtransplantierten. Bemerkenswert ist, dass sich unter den Hauttumoren bei kindlichen Transplantatempfängern häufiger Melanome (12%) als bei Erwachsenen (5%) befinden [37, 44].

In der von Kolb et al. [25] publizierten europäischen multizentrischen Studie wurden 1.036 Patienten mehr als fünf Jahre nach Knochenmarktransplantation auf maligne Tumoren untersucht: Die Tumorinzidenz betrug nach 10 Jahren 3,5%±0,6 und nach 15 Jahren 12,8%±2,6 und liegt damit niedriger als die publizierten Tumorinzidenzen nach Organtransplantationen. Auch nach Knochenmarktransplantationen war das spinozelluläre Karzinom (14 von 53 Patienten) der am häufigsten diagnostizierte Tumor [8, 25].

Hauttumore bei Organtransplantierten unterscheiden sich von spontan auftretenden Tumoren innerhalb der altersentsprechenden Bevölkerung im folgenden durch die aufgelisteten Merkmale:

- jüngeres Manifestationsalter
- multiples Auftreten
- ungewöhnliche Lokalisation
- höheres Metastasierungsrisiko

Die kumulative Inzidenz von Hauttumoren steigt in geographischen Regionen mit mäßiger UV-Einstrahlung, wie in Mitteleuropa, von 10% nach zehn Jahren auf 40% nach 20 Jahren, in Australien dagegen von 40% nach zehn Jahren auf 70% 20 Jahre nach Organtransplantation [31].

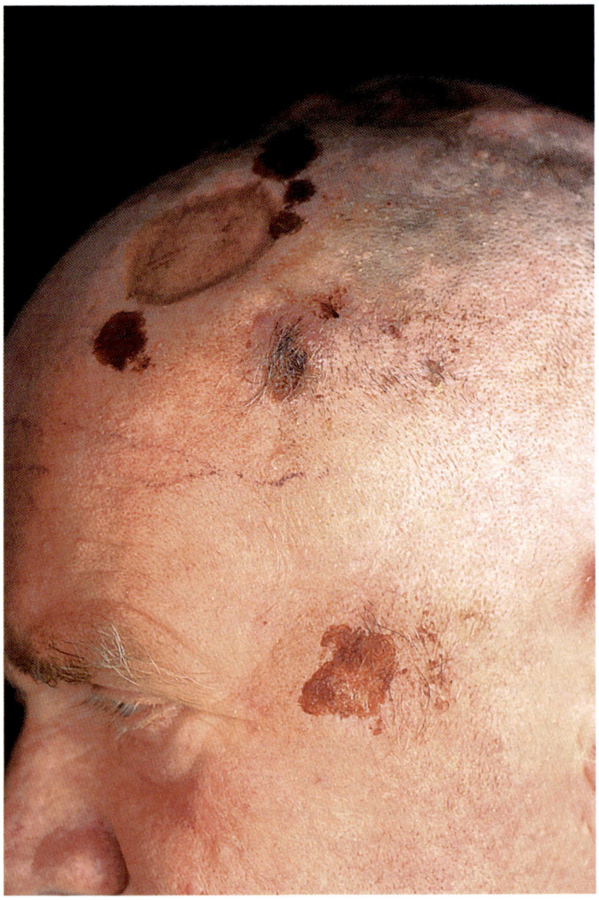

Abb. 1. Ein 59jähriger nierentransplantierter Patient mit Rezidiv eines malignen fibrösen Histiozytoms im Kopfbereich: Zustand nach mehrmaliger Operation mit Transplantatdeckung und Kürettagen von Präkanzerosen und Rezidivtumoren

Tabelle 3. Hauttumoren bei organtransplantierten Patienten

Häufig (90%)
Spinozelluläre Karzinome
Basaliome
Selten (10%)
Malignes Melanom
Kaposi-Sarkom
Andere Sarkome
Merkel-Zellkarzinom
Kutane Lymphome
Adnextumoren

90% der Hauttumoren bei Organtransplantierten sind spinozelluläre Karzinome oder Basaliome, in 10% kommt es nach Transplantation zur Entwicklung von malignen Melanomen, Kaposi-Sarkomen, kutanen T-Zell-Lymphomen, Merkel-Zellkarzinomen oder seltenen Sarkomen wie das maligne fibröse Histiozytom (Tabelle 3, Abb. 1–4).

Präkanzerosen und Viruspapillome

Nach Studien von Euvrard et al. [12] und Ramsay et al. [42] zeigen 15–27% der Nieren- oder Herztransplantatempfänger an der Haut Präkanzerosen, meist aktinische Keratosen, seltener Keratoakanthome oder aktinische Porokeratosen. Die Mehrzahl dieser Präkanzerosen entsteht erst nach Transplantation und steigt mit der Transplantatüberlebenszeit stetig an. Fast 50% aller Transplantatempfänger weisen

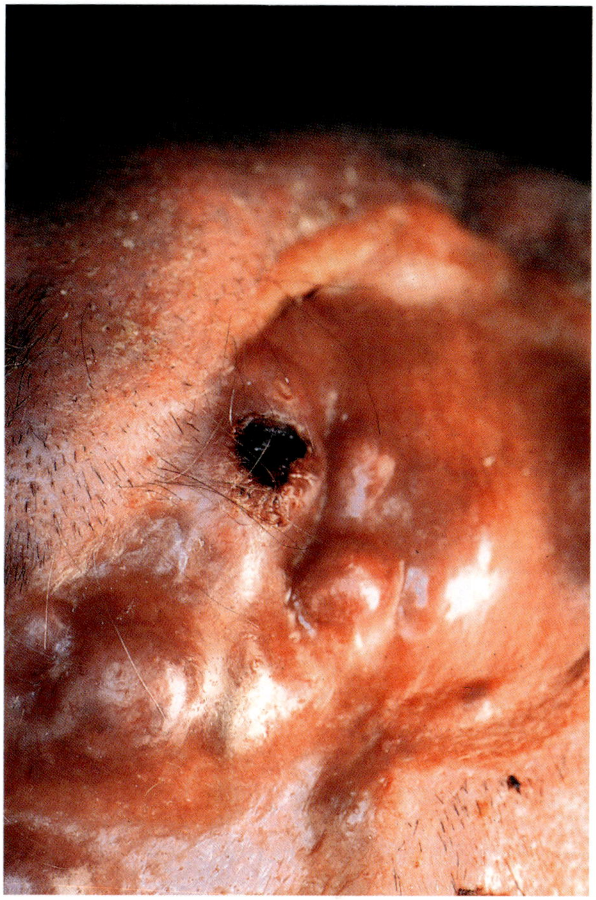

Abb. 2. Detail: Rezidiv des malignen fibrösen Histiozytoms

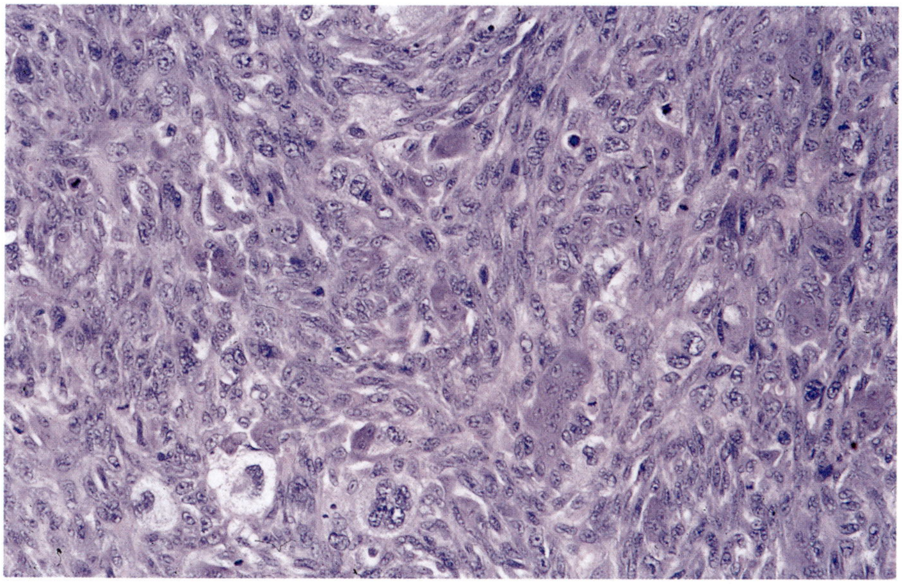

Abb. 3. Histologie: malignes fibröses Histiozytom vom storiform-pleomorphen Typ, überwiegend pleomorphe histiozytomartige, einkernige Zellen und mehrkernige Riesenzellen (HE, ×100)

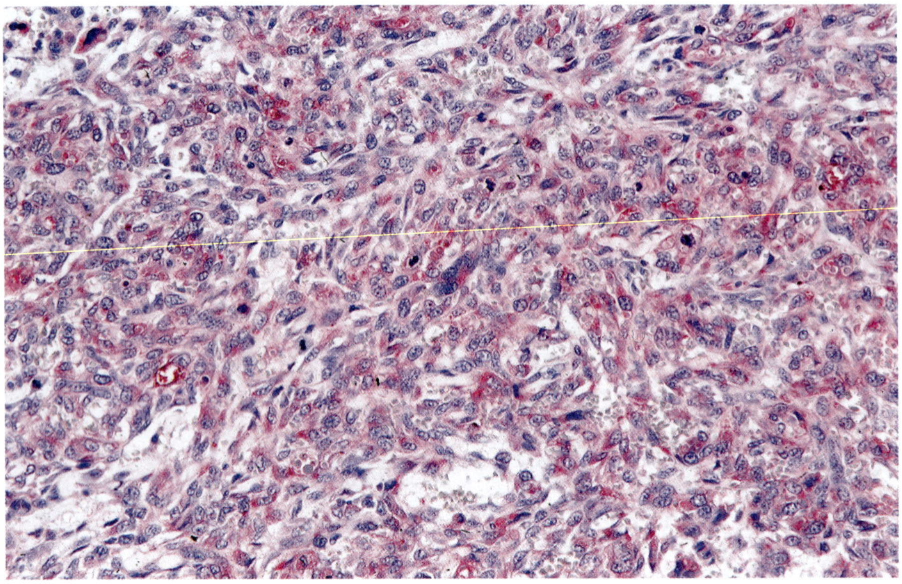

Abb. 4. Immunhistochemie: transplantationsassoziiertes malignes fibröses Histiozytom mit zahlreichen Tumorzellen positiv mit monoklonalen Antikörpern gegen α1-Antitrypsin (×100)

Viruspapillome auf; meist disseminiert, und in gleicher Lokalisation wie Präkanzerosen [4, 6]. Die Latenzzeit zwischen Transplantation und dem Auftreten von Hautveränderungen ist bei vulgären Warzen deutlich kürzer als bei spinozellulären Karzinomen [6].

Die klinische und auch histologische Unterscheidung von spinozellulären Karzinomen, aktinischen Keratosen, Verrucae planae oder Verrucae vulgares beziehungsweise Epidermodysplasia-verruciformis-artigen Hautveränderungen kann, vor allem auf lichtvorgeschädigter Haut, bei transplantierten Patienten sehr schwierig sein. Da transplanationsassoziierte Präkanzerosen als klinische Marker für ein erhöhtes Krebsrisiko gelten können, ist die engmaschige Kontrolle betroffener Patienten und die konsequente Entfernung von Präkanzerosen eine wichtige Aufgabe der Dermatologie [3, 11, 21].

Spinozelluläre Karzinome und Basaliome

Das *standardisierte Inzidenzrisiko* (SIR) für die Entwicklung von spinozellulären Karzinomen in Mittel- und Nordeuropa ist nach Transplantation auf das 65fache erhöht, die für Lippenkarzinome auf das 20fache [23, 24].

Die kumulative Inzidenz von spinozellulären Karzinomen und Basaliomen bei Herztransplantierten beträgt 16–28 % nach fünf Jahren und 31–35 % nach zehn Jahren Transplantationsüberlebenszeit. Bei nierentransplantierten Patienten liegt die kumulative Inzidenz von spinozellulären Karzinomen und Basaliomen mit 14 % beziehungsweise 26 % etwas niedriger [12, 23]. Auffällig ist, dass, vor allem in Ländern mit hoher UV-Exposition, spinozelluläre Karzinome nach Organtransplantationen 3- bis 16-mal häufiger als Basaliome auftreten können, während das Verhältnis von spinozellulärem Karzinom zu Basaliom in der Normalbevölkerung bei 1:4 liegt [12, 34].

Spinozelluläre Karzinome treten nach Transplantation im Durchschnitt später (6,2 ± 2,5 Jahre) als Basaliome (4,3 ± 2,6 Jahre) auf. Fast 50 % der Betroffenen entwickeln multiple Hauttumoren, wobei Basaliome nicht selten (in etwa 20 %) auf UV-geschützter Haut entstehen und daher häufig von Patienten übersehen werden, während sich spinozelluläre Karzinome bei Organtransplantierten fast immer auf lichtexponierter Haut ausbilden [3]; typische Lokalisationen sind hier neben dem Kopfbereich und Lippen die Handrücken, eine Lokalisation, die für die chirurgische Versorgung der spinozellulären Karzinome Probleme bereiten kann [48].

Obwohl das Basaliomrisiko für Transplantatempfänger mehr als 20mal höher als für die Normalbevölkerung ist, sind metastasierende Verlaufsformen nach Transplantation nicht beschrieben. Dagegen liegt das Metastasierungsrisiko bei transplantationsassoziierten spinozellulären Karzinomen mit 8–11 % höher als das in der altersgleichen Normalbevölkerung, vor allem wenn spinozelluläre Karzinome multipel und im Kopfbereich auftreten [1, 26].

Nävi und Melanome

Mehrere Fallkontrollstudien haben gezeigt, dass die Anzahl von Nävi unter der Immunsuppression nach Organtransplantation ansteigen kann, vor allem auch bei transplantierten Kindern [18, 43]; die Zunahme von Nävi ist nicht generell feststellbar, sondern betrifft nur einzelne Patienten und beruht möglicherweise auf einer genetischen Prädisposition [46].

Melanome stellen bei transplantierten Patienten ein besonderes Problem dar [28]: Über die Prognose von Melanomen, die vor Transplantation aufgetreten und entfernt worden waren, liegen in der Literatur keine Angaben vor, da meist genaue Tumordaten fehlen. Von den 31 Patienten des CTTR, die im Durchschnitt 25 Monate vor Transplantation an einem Melanom operiert worden waren, verstarben etwa 20 % innerhalb von 30 Monaten nach der Transplantation [33].

Eine sehr seltene Konstellation, über die vor allem in den Pionierzeiten der Transplantationsmedizin berichtet wurde, stellt die unbeabsichtigte Übertragung eines Melanoms mit dem Spenderorgan auf den Transplantatempfänger dar; die Organe stammten dabei von Spendern, die an einem nicht erkannten Melanom verstorben waren. Das CTTR enthält Unterlagen von 20 Patienten, die Organe von Spendern mit einem nicht diagnostizierten metastasierten Melanom erhalten haben und von denen 16 ebenfalls ein metastasiertes Melanom entwickelten, an dem 11 der Patienten verstarben [36].

Das Risiko, nach Transplantation de novo ein malignes Melanom zu entwickeln, ist für immunsupprimierte Transplantatempfänger etwa auf das 2- bis 10fache erhöht [28]. In einer norwegischen Studie von Jensen et al. [23] liegt das standardisierte Inzidenzrisiko für die Entwicklung eines Melanoms nach Herz- oder Nierentransplantationen bei 3,4. Etwa 5 % der im CTTR registrierten Tumoren sind Melanome; bei organtransplantierten Kindern entwickeln sich Melanome deutlich häufiger und machen 14 % aller Tumoren aus [37]. Ein besonderes Problem stellen Melanome bei Kindern und Jugendlichen nach allogener Knochenmarktransplantation dar: Nach Socié et al. [44] ist das standardisierte Inzidenzrisiko von Kindern, die wegen einer akuten Leukämie eine Knochenmarktransplantation, meist von HLA-identischen Geschwistern erhalten hatten, im ersten Jahr nach der Transplantation ein Melanom zu entwickeln, hochsignifikant auf 176 erhöht, nimmt allerdings vom zweiten Jahr nach Transplantation an deutlich ab. Als Risikofaktor für die Tumorentstehung bei knochenmarktransplantierten Kindern konnten vor allem die vorherige Ganzkörperbestrahlung (TBI) und das Alter der Patienten ermittelt werden, wobei sehr junge Patienten besonders gefährdet sind [8, 10].

Kaposi-Sarkom

Die Inzidenz des Kaposi-Sarkoms (KS) nach Transplantation liegt um den Faktor 400–500 höher als in ethnisch vergleichbaren Kontrollpopulationen und zeigt ausgeprägte geographische Unterschiede: Frances et al. [17] ermittelten bei Organtransplantierten aus Frankreich und Kanada eine kumulative KS-Prävalenz von 0,5 %, während die Prävalenzen in Israel bei 2,4 % und in Saudi-Arabien, wo das KS den häufigsten transplantationsassoziierten Tumor überhaupt darstellt, bei 4,5 % liegt [41]. Wie bei dem endemischen KS im Mittelmeerraum sind deutlich mehr Männer als Frauen betroffen. Vor allem nach Lebertransplantationen, bei Patienten mit chronischer Hepatitis B und unter Cyclosporintherapie können KS sehr rasch, das heißt innerhalb weniger Wochen bis Monate nach Transplantation auftreten. Bei 90 % der Betroffenen zeigen sich mukokutane Manifestationen; häufigster Systembefall sind Lymphknoten, Gastrointestinaltrakt und Lungen. Die Prognose des transplantationsassoziierten KS ist sehr schlecht, und 57–78 % versterben an der viszeralen Beteiligung [13].

Weitere Sarkome

Zu den seltenen Sarkomen, die nach Transplantation beobachtet wurden, gehören Fibrosarkome, Angiosarkome, atypische Fibrosarkome und das maligne fibröse Histiozytom [20]. Die Abb. 1–4 zeigen das klinische und histologische Bild eines 60jährigen Patienten der Dresdener Universitätshautklinik, der acht Jahre nach Nierentransplantation ein malignes fibröses Histiozytom im Kopf entwickelte, an dessen metastatischem Verlauf er innerhalb von drei Jahren verstarb.

Seltene Hauttumoren

In der Literatur finden sich etwa 70 Fälle von transplantationsassoziierten Merkelzell-Karzinomen, meist nach Nierentransplantation; die Merkelzell- Karzinome werden bei betroffenen Patienten vorwiegend an UV-exponierter Haut in Verbindung mit anderen Präkanzerosen und auch spinozellulären Karzinomen entdeckt [40]. Merkelzell-Karzinome treten relativ spät auf (durchschnittlich 91 Monate nach Transplantation) und zeigen eine dem KS ähnliche schlechte Prognose mit einer Sterberate von 50–60% [47].

Kutane Lymphome

Neben den Hauttumoren und den In-situ-Zervixkarzinomen sind Lymphome und lymphoproliferative Erkrankungen die dritthäufigste transplantationsassoziierte Tumorart bei Erwachsenen [45], im Kindesalter sogar die häufigste Tumorart [37]. Lymphome treten wesentlich früher als andere transplantationsassoziierte Tumoren auf (im Durchschnitt 28 Monate nach Transplantation), häufiger nach Herz- als nach Nierentransplantationen, möglicherweise bedingt durch die intensivere Immunsuppression.

Hodgkin-Lymphome nach Transplantation sind sehr selten (2–3%). Die Mehrzahl der transplantationsassoziierten Lymphome entstammen der B-Zell-Reihe und manifestieren sich in 75% außerhalb der Lymphknoten, häufig im Gehirn (in 30–60%) und im Gastrointestinaltrakt sowie, als Besonderheit dieser malignen Erkrankung, in etwa 20% im Transplantat [45]. Im Vergleich zu den systemischen Lymphomen sind dagegen kutane Lymphome nach Transplantation sehr selten, treten sehr viel später auf und haben eine günstigere Prognose [29]. Wesentlich schlechter war dagegen die Prognose der wenigen kutanen transplantationsassoziierten T-Zell-Lymphome (Sézary-Syndrom, erythrodermatische Mycosis fungoides), die in der Literatur erwähnt sind [29].

Risiko- und Kofaktoren

Als Risiko- und Kofaktoren für die Entwicklung von Tumoren nach Transplantation gelten:

- Immunsuppression
- UV-Exposition
- Patientenalter
- Viren
- genetische Faktoren

Generell stellen die *Dauer der Immunsuppression* und damit die Transplantatüberlebenszeit wohl die wichtigsten Risikofaktoren für die Entstehung von spinozellulären Karzinomen und anderen Hauttumoren bei Transplantatempfängern dar [11, 12]. Der Einfluss einzelner Immunsuppressiva wie Cyclosporin A [22, 27] oder von Mehrfachkombinationen verschiedener Immunsuppressiva, von Anti-T-Zell-Antikörpern (zum Beispiel OKT 3) und der T-Zell-Depletion oder Ganzkörperbestrahlungen (TBI) im Rahmen der Konditionierung vor Knochenmark- oder Stammzelltransplantationen auf die Tumorentstehung nach Transplantation wird dagegen in der Literatur kontrovers diskutiert [10, 16, 42]. Vor allem für das KS, für Lymphome und andere lymphoproliferative Erkrankungen, die relativ früh nach Transplantation auftreten können, scheint die Art und Dosis der Immunsuppression von Bedeutung zu sein [45].

Neben der Dauer der Immunsuppression wurden Patientenalter bei Transplantation, Hauttyp sowie Intensität und Dauer der *UV-Exposition* in verschiedenen Studien übereinstimmend als statistisch signifikante Risikofaktoren für die Entstehung von spinozellulären Karzinomen nach Transplantation ermittelt [11, 12, 39]; männliches Geschlecht, vorbestehende Präkanzerosen und Nikotinabusus stellen mögliche Kofaktoren dar. Die intensive UV-Exposition vor dem 30. Lebensjahr ist vor allem bei hellhäutigen australischen Transplantatempfängern, wo die Inzidenz von spinozellulären Karzinomen von 21% fünf Jahre nach Transplantation auf 43% nach zehn Jahren und sogar 70% 20 Jahre nach Transplantation ansteigt, bei weitem der wichtigste Hautkrebsrisikofaktor [31].

Humane Papillomviren (HPV) gelten als weiterer ätiologischer Kofaktor für die Entstehung von Haut- und Schleimhautttumoren nach Transplantation, die Mechanismen im Einzelnen sind noch unbekannt [2]. HPV-DNA kann in 60–80% von Biopsien aus spinozellulären Karzinomen, auch in 40% aus Basaliomen sowie in 40–90% aus Präkanzerosen von nierentransplantierten Patienten nachgewiesen werden, auch wenn diese Befunde, möglicherweise aufgrund unterschiedlicher Methoden, nicht von allen Untersuchern bestätigt werden [4, 6]. Auch die Daten in Bezug auf die Virustypisierung sind nicht einheitlich, in transplantationsassoziierten aktinischen Keratosen und Hauttumoren fanden sich eine Vielzahl von zum Teil schleimhautassoziierten HPV-Typen (zum Beispiel Typ 6, 11, 16 und 18), seltener von Epidermodysplasia-verruciformis-assoziierten HPV [9].

Zusätzliche Hinweise auf Viren als ätiologische Kofaktoren finden sich auch für humane Papillomviren

(Typ 6 und 11, seltener 16 und 18) bei Präkanzerosen und Karzinomen im Anogenitalbereich, für das Ebstein-Barr-Virus bei oraler Haarleukoplakie und vor allem für das humane Herpesvirus 8 (HHV 8) bei KS [14]: HHV-8-Serumpositivität bereits vor oder nach Transplantation gehört neben der ethnischen Herkunft aus Afrika oder dem Nahen Osten, einer zusätzlichen Infektion mit Hepatitis B und einer Therapie mit Antilymphozytenserum zu den Risikofaktoren des transplantationsassoziierten KS [17].
Genetische Faktoren für die Hautkrebsentstehung sind vor allem im Zusammenhang mit humanen Leukozyten-Antigenen (HLA) bei nieren- oder herztransplantierten Patienten untersucht worden: Beschrieben ist die Assoziation zwischen spinozellulären Karzinomen und den Klasse-II-Antigen HLA-DR7. HLA-A11 soll dagegen negativ mit der Entwicklung von Hauttumoren bei Nierentransplantierten assoziiert sein [5], obwohl auch die positive Assoziation von HLA-A11 mit spinozellulären Karzinomen, zum Beispiel in der australischen Bevölkerung beschrieben wurde [4]. Übereinstimmend wurde HLA-B27 als genetischer Risikofaktor für Hauttumoren bei den Nierentransplantierten ermittelt [5, 6]. Weiterhin sollen eine Inkompatibilität zwischen Spender und Empfänger im Bereich des HLA-B-Allels und die Homozygosität von HLA-DR3 signifikant mit einem erhöhten Hautkrebsrisiko nach Transplantation assoziiert sein [6].

Behandlungsoptionen

Folgende therapeutische Möglichkeiten stehen zur Verfügung:

- operative Versorgung, Laser
- Reduzierung oder Anpassung der immunsuppressiven Therapie
- hochdosierte intravenöse Immunglobulintherapie
- Virustatika
- Retinoide

Vor allem bei Transplantatempfängern, die ein KS oder ein Lymphom mit schlechter Prognose entwickeln, kann das Absetzen oder die *Reduzierung der medikamentösen Immunsuppression* erwogen werden, nach Herz-, Leber- oder Mehrfachtransplantation kann das dadurch erhöhte Risiko einer Transplantatabstoßung jedoch nicht eingegangen werden. Zur Behandlung des transplantationsassoziierten KS stehen weiterhin Virustatika, eventuell hochdosiert verabreichte *intravenöse Immunglobuline* (IVIG) und die örtliche Bestrahlung mit schnellen Elektronen zur Verfügung [13, 17].
Die Therapie der Wahl bei transplantationsassoziierten Hauttumoren, vor allem bei spinozellulären Karzinomen, ist die sorgfältige und konsequente *operative Versorgung*. Postoperativ kann, nach Ausschluss bekannter Kontraindikationen, eine langfristige Therapie mit Retinoiden in niedriger Dosierung von 0,3–0,5 mg/kg Körpergewicht täglich erwogen werden.

Prophylaxe

Zu den Maßnahmen, die der Entstehung von Hauttumoren nach Organtransplantation entgegenwirken sollen, zählen:

- Chemoprävention mit Retinoiden
- konsequenter Lichtschutz
- engmaschige, wiederholte vollständige Inspektion der Haut
- dermatoskopische Kontrolle von Nävi

Die *Chemoprophylaxe mit Acitretin* erscheint vor allem bei Transplantatempfängern mit multiplen spinozellulären Karzinomen im Kopfbereich indiziert, da hier die Rezidivrate sehr hoch und das Metastasierungsrisiko bei etwa 10 % liegt [16]. In dieser Patientengruppe konnte im intraindividuellen Vergleich unter mehrjähriger Therapie mit Acitretin eine statistisch deutlich signifikante Reduktion neuer spinozellulärer Karzinome im Vergleich zu gleichlangen behandlungsfreien Intervallen festgestellt werden [30]. Allerdings lässt der onkoprotektive Effekt nach Absetzen von Retinoiden rasch nach [11], so dass die Acitretintherapie bei gleichzeitigem UV-Schutz und Osteoporoseprophylaxe über viele Jahre, möglicherweise in Intervallen, durchgeführt werden sollte.
Neben der nicht bei allen Patienten durchführbaren Acitretintherapie umfaßt die Prophylaxe von Hauttumoren bei Transplantatempfängern die rigorose Vermeidung weiterer UV-Exposition, die möglichst vollständige Entfernung von bestehenden Präkanzerosen und Viruspapillomen mit operativen Verfahren, aber auch mittels Kryotherapie, Laser, bei Schleimhautpapillomen auch mit topischer Immuntherapie und die regelmäßige Inspektion des Hautorgans durch den Dermatologen, einschließlich der dermatoskopischen Kontrolle naevozytischer Nävi.
Dem Dermatologen kommt daher eine verantwortungsvolle Aufgabe nicht nur in der Behandlung, sondern auch in der Prophylaxe von Hauttumoren, Präkanzerosen und Viruspapillomen bei organ-

transplantierten Patienten zu [7]. In Anbetracht der stark zunehmenden Zahl und dem steigenden Alter überlebender Transplantatempfänger, sowie von transplantierten Kindern und jüngeren Patienten nach Knochenmark- oder Stammzelltransplantation sind die regelmäßige, monatliche bis vierteljährliche klinische Kontrolle, Behandlung und Beratung dieser Patienten in besonderen dermatologischen Transplantationsambulanzen, wie sie an einigen deutschen Universitätshautkliniken eingerichtet sind, aber auch in der Praxis besonders wichtig.

Danksagung: Frau Dr. med. A. Stein sei für die Durchführung der Histologie und Immunhistologie gedankt.

Literatur

1. Abel EA (1989) Cutaneous manifestations of immunosuppression in organ transplant recipients. J Am Acad Dermatol 21: 167–179
2. Bouwes Bavinck JN, Berkhout RJM (1997) HPV infections and immunosuppression. Clin Dermatol 15: 427–437
3. Bouwes Bavinck JN, De Boer A, Vermeer BJ, Hartevelt MM, van der Woude FJ, Claas FHJ, Wolterbeek R, Vandenbroucke JP (1993) Sunlight, keratotic skin lesions and skin cancer in renal transplant recipients. Br J Dermatol 129: 242–249
4. Bouwes Bavinck JN, Gissmann L, Claas FHJ, Van der Woude FJ, Persijn GG, Ter Schegget J, Vermeer BJ, Jochmus I, Müller M, Steger G, Gebert S, Pfister H (1993) Relation between skin cancer, humoral responses to human papillomaviruses, and HLA class II molecules in renal transplant recipients. J Immunol 151: 1579–1586
5. Bouwes Bavinck JN, Vermeer BJ, Fokko J, Van der Woude FJ, Vandenbroucke JP, Geziena M, Schreuder Th, Thorogood J, Persijn GG, Claas FHJ (1991) Relation between skin cancer and HLA antigens in renal-transplant recipients. N Eng J Med 352: 843–848
6. Bouwes Bavinck JN, Vanzooren EJ, Ter Schegget J (1998) Cutaneous warts and carcinomas. In: Euvrard S, Kanitakis J, Claudy A (eds) Skin diseases after organ transplantation. John Libby Eurotext, Paris, pp 122–127
7. Cowen EW, Billingsley EM (1999) Awareness of skin cancer by kidney transplant patients. J Am Acad Dermatol 40: 697–701
8. Curtis RE, Rowlings PA, Deeg J, Shriner DA, Sociè G, Travis LB, Horowitz MM, Witherspoon RP, Hoover RN, Sobocinski KA, Fraumeni JF, Boice JD (1997) Solid cancers after bone marrow transplantation. N Engl J Med 336: 897–904
9. De Jong-Tieben LM, Berkhout RJM, Smits HL, Bouwes Bavinck JN, Vermeer BJ, Woude J van der, Ter Schegget J (1995) High frequency of detection of epidermodysplasia verruciformis-associated human papillomavirus DNA in biopsies from malignant and premalignant skin lesions from renal transplant recipients. J Invest Dermatol 105: 367–371
10. Deeg HJ, Socié G (1998) Malignancies after hematopoietic stem cell transplantation: many questions, some answers. Blood 91: 1833–1844
11. DiGiovanna JJ (1998) Posttransplantation skin cancer: scope of the problem, management and role for systemic retinoid chemoprevention. Transplant Proc 30: 2771–2775
12. Euvrard S, Kanitakis J, Pouteil-Noble C, Dureau G, Touraine JL, Faure M, Claudy A, Thivolet J (1995) Comparative epidemiologic study of premalignant and malignant epithelial cutaneous lesions developing after kidney and heart transplantation. J Am Acad Dermatol 33: 222–229
13. Farge D and The Collaborative Transplantation Research Group of Ile de France (1993) Kaposi's sarcoma in organ transplant recipients. Eur J Med 2: 339–343
14. Farge D and The Collaborative Transplantation Research Group of Ile de France (1999) Human herpes virus-8 and other risk factors for Kaposi's sarkoma in kidney transplant recipients. Transplantation 67: 1236–1242
15. Flattery MP (1998) Incidence and treatment of cancer in transplant recipients. Transpl Coord 8: 42–48
16. Fortina AB, Caforio AL, Piaserico S, Alaibac M, Tona F, Feltrin G, Livi U, Peserico A (2000) Skin cancer in heart transplant recipients: frequency and risk factor analysis. J Heart Lung Transplant 19: 249–255
17. Frances C, Lagrange S (1998) Kaposi's sarkoma. In: Euvrard S, Kanitakis J, Claudy A (eds) Skin diseases after organ transplantation. John Libby Eurotext, Paris, pp 131–138
18. Grob JJ, Bastuji-Garin S, Vaillant L, Roujeau JC, Bernard P, Sassolas B, Guillaume JC (1996) Excess naevi related to immunodeficiency: a study in HIV infected patients and renal transplant recipients. J Invest Dermatol 107: 694–697
19. Gupta AK, Cardella CJ, Haberman HF (1986) Cutaneous malignant neoplasms in patients with renal transplants. Arch Dermatol 122: 1288–1293
20. Hafner J, Künzi W, Weinreich T (1998) Malignant fibrous histiocytoma and atypical fibroxanthoma in renal transplant recipients. Dermatology 198: 29–32
21. Herranz P, Pizarro A, De Lucas R, Robayna MG, Rubio FA, Sanz A, Contreras F, Casado M (1997) High incidence of porokeratosis in renal transplant recipients. Br J Dermatol 136: 176–179
22. Hojo M, Morimoto T, Maluccio M (1999) Cyclosporine induces cancer progression by a cell-autonomous mechanism. Nature 397: 530–534
23. Jensen P, Hansen S, Moller B, Leivestad T, Pfeffer P, Geiran O, Fauchald P, Simonsen (1999) Skin cancer in kidney and heart transplant recipients and different long-term immunosuppressive therapy regimens. J Am Acad Dermatol 40: 177–186
24. King GN, Healy CM, Dent B, Glover MT, Kwanj TC, William DM, Lee GH, Washing ton HV (1995) Increased prevalence of dysplastic and malignant lip lesions in renal transplant recipients. N Engl J Med 332: 1052–1057
25. Kolb HJ, Socié G, Duell T, Van Lint MT, Tichelli A, Apperley JF, Nekolla E, Ljungmann P, Jacobsen N, Weel M van, Wick L, Weiss M, Prentic HG (1999) Malignant neoplasms in long-term survivors of bone marrow transplantation. Ann Intern Med 131: 738–744
26. Lampros TD, Cobanoglu A, Parker F, Ratkovec R, Nor-

man DJ, Hershberger R (1998) Squamous and basal cell carcinoma in heart transplant recipients. J Heart Lung Transplant 17: 586–591
27. Landewé RBM, Borne EEM van den, Breedveld FC, Dijkmans AC (1999) Does cyclosporin A cause cancer? Nat Med 7: 714
28. Leveque L, Dalac S, Dompmartin A, Louvet S, Euvrard S, Catteau B, Hazan M, Schollhamer M, Aubin F, Dreno B, Daguin P, Chevrant-Breton J, Frances C, Bismuth MJ, Tanter Y, Labert D (2000) Melanoma in organ transplant patients. Ann Dermatol Venerol 127: 160 - 165
29. McGregor JM, Yu CC-W, Lu QL, Cotter FE, Levison DA, MacDonald DM (1993) Posttransplant cutaneous lymphoma. J Am Acad Dermatol 29: 549–554
30. McKenna DM, Murphy GM (1999) Skin cancer chemoprophylaxis in renal transplant recipients: 5 years of experience using low-dose acitretin. Br J Dermatol 140: 656–660
31. Ong CS, Keogh AM, Kossard S, MacDonald PS, Spratt PM (1999) Skin cancer in Australian heart transplant recipients. J Am Acad Dermatol 40: 27–34
32. Penn I (1981) Malignant lymphomas in organ transplant recipients. Transplant Proc 13: 736–738
33. Penn I (1996) Malignant melanoma in organ allograft recipients. Transplantation 61: 274–278
34. Penn I (1997) Skin disorders in organ transplant recipients. Arch Dermatol 133: 221–223
35. Penn I (1997) Overview of the problem of cancer in organ transplant recipients. Ann Transplant 2: 5–6
36. Penn I (1997) Transmission of cancer from organ donors. Ann Transplant 2: 7–12
37. Penn I (1998) De novo malignancies in pediatric organ transplant recipients. Pediatr Transplant 2: 56–63
38. Penn I (1999) Posttransplant malignancies. Transplant Proc 31: 1260–1262
39. Penn I (2000) Cancers in renal transplant recipients. Adv Ren Replace Ther 7: 147–156
40. Penn I, First MR (1999) Merkel cell carcinoma in organ recipiens: report of 41 cases. Transplantation 68: 1717–1721
41. Quinbi W, Akhtar M, Sheth K, Ginn HE, Al-Furayh O, DeVol E, Taher S (1988) Kaposi's sarcoma: the most common tumor after renal transplantation in Saudi Arabia. Am J Med 84: 225–232
42. Ramsay HM, Freyer AA, Reece S, Smith AG, Harden PN (2000) Clinical risk factors associated with nonmelanoma skin cancer in renal transplant recipients. Am J Kidney Dis 36: 167–176
43. Smith CH, McGregor JM, Barker JNW, Morris RW, Rigden SPA, MacDonald DM (1993) Excess melanocytic naevi in children with renal allografts. J Am Acad Dermatol 28: 51–55
44. Socié G, Curtis RE, Deeg J, Sobocinski KA, Filipovich AH, Travis LB, Sullivan KM, Rowlings PA, Kingma DW, Banks PM, Travis WD, Witherspoon RP, Sanders J, Jaffe ES, Horowitz MM (2000) New malignant diseases after allogenic marrow transplantation for childhood acute leucemia. J Clin Oncol 18: 348–357
45. Swinnen LJ (2000) Diagnosis and treatment of transplant-related lymphoma. Ann Oncol 11 [Suppl 1]: 45–48
46. Szepietowski J, Wasik F, Szepietowski T, Wlodarczyk M, Sobczak-Radwan K, Czy W (1997) Excess benign melanocytic naevi in renal transplant recipients. Dermatology 194: 17–19
47. Urbatsch A, Sams WM, Urist MM, Sturdivant R (1999) Merkel cell carcinoma occurring in renal transplant patients. J Am Acad Dermatol 41: 289–291
48. Van Zuuren EJ, Posma AN, Scholtens REM, Vermeer BJ, Woude FJ van der, Bouwes Bavinck JN (1994) Resurfacing the back of the hand as treatment and prevention of multiple skin cancers in kidney transplant recipients. J Am Acad Dermatol 31: 760 - 764

Pädiatrische Dermatologie

Interdisziplinäre Betreuung bei Phakomatosen

Günter Burg und Reto Schaffner

Phakomatosen: ein historischer Begriff

Die Bezeichnung *Phakomatose* wurde 1921 von dem Ophthalmologen von der Hoeve geprägt (*Phakos* = Linse, Muttermal; *-om* = Tumor; *-ose* = Krankheit). Dieser Begriff kann heute nicht mehr als klar definierte Bezeichnung für eine Krankheitsgruppe angesehen werden und beinhaltet ein heterogenes Spektrum von neurokutanen Syndromen mit ektodermalen und/oder mesenchymalen Tumoren und Fehlbildungen sowie kongenitalen Gefäßveränderungen an Haut, Augen, zentralem Nervensystem (ZNS) und weiteren Organen. Im weitesten Sinne handelt es sich um nävoide Systemerkrankungen, bei denen entweder die dermatologischen Manifestationen im Vordergrund stehen können oder aber, beim Vorliegen primär extrakutaner Manifestationen und Symptome, die Haut eine diagnostisch bedeutsame Begleitsymptomatik aufweisen kann. Bei wenig stringenter Fassung des Begriffes finden sich mehr als 100 Diagnosen mit neurokutanen Manifestationen. Im Folgenden sollen die wichtigsten Phakomatosen in engerem Sinne Erwähnung finden, bei denen Hautveränderungen einen wesentlichen Bestandteil der Symptomatik ausmachen. Im Bewusstsein der Unschärfe des Begriffes *Phakomatosen* wird dieser im Folgenden als nosologischer Gattungsbegriff benutzt.

Dermatologisch relevante Phakomatosen

Vorwiegend neuroektodermale Phakomatosen

Neurofibromatose von Recklinghausen

Von Recklinghausen (1833–1910), Pathologe in Königsberg, Würzburg und Strassburg, erkannte 1882 den Zusammenhang zwischen den typischen Hauttumoren und dem Nervensystem [25]. Das Krankheitsbild war bereits 1793 von Silesius und 1849 von Smith beschrieben worden [20, 21]. Auch Virchow bringt bereits 1863 in seinen Vorlesungsaufzeichnungen eine Darstellung ausgedehnter Wammenbildung bei diesem Krankheitsbild [4], das Ricardi 1981 aufgrund unterschiedlich ausgeprägter Symptomatik in die Typen I–VIII einteilte [13], aufgrund der neueren molekularbiologischen Erkenntnisse jedoch wieder verlassen musste und sich die aktuelle Einteilung auf die Neurofibromatose Typ 1 (NF 1) und Neurofibromatose Typ 2 (NF 2) beschränkt [14]. Neurophakomatosen umfassen verschiedene genetische Störungen, die zur Bildung von Tumoren führen, die von den peripheren Nerven ihren Ausgang nehmen sowie zahlreiche weitere pathologische Veränderungen zeigen.

Neurofibromatose Typ 1

Neurofibromatose Typ 1 ist eine autosomal-dominante Erkrankung mit 100 % Penetranz ab dem fünften Lebensjahr. Typisch ist das Auftreten von mindestens sechs Café-au-lait-Flecken (CALF), axillärer ephelidenartiger Hyperpigmentierung und Lisch-Knötchen, bei denen es sich um pigmentierte Hamartome der Iris handelt. Die Häufigkeit ist mit etwa 1 pro 3000 Geburten anzunehmen.
Der *genetische Defekt* wurde 1987 auf Chromosom 17 lokalisiert [6, 18, 19], das für das Protein Neurofibromin kodiert [11]. Dieses gehört zur Guanosin-Triphosphatase (GTP-ase) aktivierenden Protein (GAP)-Familie, die bei der Regulation des Protoonkogen-Produktes Ras eine wichtige Rolle spielt. Neurofibromin ist für die Kontrolle des Zellwachstums und der Zelldifferenzierung erforderlich.

Klinisches Bild
Gemäß dem Ergebnis der NIH-Konsensus-Konferenz aus dem Jahre 1988 basiert die Diagnose einer NF 1 auf dem Nachweis von zwei oder mehr der folgenden Kriterien:

- sechs oder mehr Café-au-lait-Flecken mit einem Durchmesser >5 mm vor beziehungsweise >15 mm nach der Pubertät
- zwei oder mehr Neurofibrome ohne nähere Differenzierung oder ein plexiformes Neurofibrom
- Pigmentierung der Axillar- oder Inguinalregion
- Optikusgliom
- zwei oder mehr Lisch-Knötchen
- Knochenveränderungen, zum Beispiel Kortex-Atrophie gegebenenfalls mit Pseudarthrose

Kutane Neurofibrome finden sich disseminiert an Stamm und Extremitäten und können anatomisch eng mit den peripheren Nerven verbunden sein, was ihre operative Entfernung erschweren kann. Diffuse Nervenstamm-assoziierte Fibrome in Kombination mit massiver Bindegewebs- und Fettgewebswucherung führen zu Elephantiasis neurofibromatosa (Wammen). Bei 70 % der NF-1-Patienten zeigen sich fleckförmige Pigmentierungen im Bereich der Axillen oder inguinal. Lisch-Knötchen sind pigmentierte Iris-Hamartome, die bei 90 % der Patienten mit NF 1 vorhanden sind und besonders gut mit der Spaltlampenuntersuchung zu erkennen sind. Seltenere Manifestationen sind papillomatöse Tumoren im Mundbereich (5–10 %), Kyphoskoliose (2 %) und Pseudarthrose (1 %).
Das Ausmaß des Hautbefalles steht in keiner Beziehung zum Ausmaß des Befalles in anderen Organen. Neurologische Manifestationen sind bei 40 % der Patienten zu finden. Am häufigsten findet sich ein Gliom des N. opticus, daneben gibt es Tumoren mit Ausgang von den peripheren Nerven oder des Spinalkanals. Das Auftreten einer sarkomatösen Entartung wird mit bis zu 15 % angegeben. Zudem stellt die NF 1 einen Risikofaktor für das Auftreten einer juvenilen chronischen myeloischen Leukämie dar.
Der Krankheitsverlauf ist sehr unterschiedlich und lässt sich nicht am Grad der Krankheitsausprägung im Kindesalter messen. Schwangerschaft kann eine rasche Progredienz induzieren. Ein Teil der sekundär auftretenden Symptome ist auf die Entwicklung eines Hypertonus zurückzuführen.
Die *Therapie* ist symptomatisch. Die operative Entfernung der Neurofibrome ist beim Vorhandensein von Schmerzhaftigkeit oder funktionellen Störungen indiziert.
Zusammenfassend stellt die NF 1 eine relativ häufige Erkrankung dar, bei der die Hautsymptomatik wegweisend ist und bei der die begleitende Symptomatik an peripheren Nerven, ZNS, Augen und Knochen weitere Untersuchungen erforderlich macht.

Neurofibromatose 2
Die Häufigkeit dieses Krankheitsbildes wird mit 1:30000 Geburten angenommen.
Der *genetische Defekt* wurde auf Chromosom 22 lokalisiert [16, 17]. Das NF-2-Gen kodiert für das Protein Merlin oder Schwannomin, das eine Tumorsuppressorfunktion ausübt.
Im Vordergrund des *klinischen Bildes* stehen nicht die Hautveränderungen (allenfalls kutane Schwannome) sondern das bilaterale Auftreten vestibulärer Schwannome (Akustikusneurinome) sowie weitere meningeale und gliale Tumoren des ZNS. Café-au-lait-Flecken und kutane Neurofibrome sind, wenn überhaupt, nur in geringer Zahl vorhanden.
Der Nachweis vestibulärer Schwannome, NF-2-Befall bei Verwandten ersten Grades sind beweisend für die Diagnose.
Zusammenfassend ist darauf hinzuweisen, dass die Hautveränderungen bei der NF 2 im Gegensatz zur NF 1 nur sehr diskret sind und allenfalls als Indikatorsymptome Anlass zur Suche nach Tumoren an Augen und ZNS geben.

Tuberöse Sklerose
Bourneville, ein französischer Neurologe, beschrieb 1880 dieses Krankheitsbild [3]. Die Häufigkeit wird mit 1: 10000 Geburten angenommen.
Genetisch ist die tuberöse Sklerose durch eine autosomal-dominante Vererbung geprägt, wobei die Mutation auf Chromosom 9q34 (TSC1-Gen) und Chromosom 16p13.3 (TSC2-Gen) lokalisiert werden konnte.
Das Tumorsuppressorgen TSC1 kodiert für das Protein Hamartin, dessen Funktion unbekannt ist, das aber in fast allen Geweben exprimiert wird. TSC2, das bereits vier Jahre (1993) vor dem TSC1-Gen (1997) kloniert wurde, kodiert für das ein mit Hamartin interagierendes Protein Tuberin, das mit diesem einen zytosolischen Komplex bildet [12].
Im Rahmen einer Konsensuskonferenz über tuberöse Sklerose wurden Empfehlungen zur diagnostischen Evaluation dieses Krankheitsbildes zusammengestellt [15].
Klinisch besteht die klassische Trias aus Anfällen, mentaler Retardierung und Angiofibrome (historisch: Adenoma sebaceum) [24]. Im anglo-amerikanischen Schrifttum findet sich die Wortbildung *Epiloia* (*Epi*lesie, *lo*w *i*ntelligence, *A*denoma sebaceum). Weitere Symptome sind an der Haut peri- oder subunguale Fibrome (Koenen-Tumoren), Café-au-lait-Flecken, Bindegewebstumoren sowie Veränderungen weiterer Organe wie Falxverkalkungen, Retinatumoren und Tumoren innerer Organe. Hinsichtlich ihrer diagnostischen Wertigkeit sind die Symptome in Haupt- und Nebenkriterien eingeteilt worden [15]:

- Hauptkriterien: Angiofibrome im Gesicht, unguale oder periunguale Fibrome (Koenen-Tumoren), hypomelanotische Flecken (drei oder mehr), Bindegewebsnaevi (Shagreen patch), Hamartome der Retina, zerebrale Knoten, subependymale Knoten im Ventrikelbereich, subependymale Riesenzellastrozytome, kardiale Rhabdomyome, Lymphangiomyomatose, Angiolipome der Nieren

- Nebenkriterien: Zahnschmelzdefekte, hamartöse Rektumpolypen, Knochenzysten, Defekte der weißen Hirnsubstanz, Gingivahyperplasie, Hamartome (nicht der Nieren), Retinaveränderungen, „Konfetti"-Hyperpigmentierung, multiple Nierenzysten.

Eine Erkrankung liegt sicher vor, wenn zwei Hauptkriterien und ein Nebenkriterium erfüllt sind. Eine Erkrankung ist wahrscheinlich beim Vorhandensein eines Haupt- und eines Nebenkriteriums. Hautveränderungen können bei 60–70% der Patienten zu finden sein, wobei Angiofibrome, unguale und periunguale Fibrome sowie sakraler Bindegewebsnävus als typisch anzusehen sind. Mentale Retardierung und Epilepsie finden sich bei etwa 70% der Patienten, Augenbeteiligung in 50%. Tumoren von Niere und anderen Organen wie kardiale Rhabdomyome lassen sich bei bis zu 50% der Patienten nachweisen. Hieraus resultiert eine insgesamt schlechte Prognose.

Differentialdiagnostisch unterscheiden sich die Hautveränderungen bei tuberöser Sklerose von der Acne vulgaris durch das Vorhandensein von Teleangiektasien bei Fehlen von Komedonen und Pusteln.

Die Abtragung der Adenofibrome im Gesichtsbereich durch CO_2-Laser ist eine zwar nur eine symptomatische aber kosmetisch sehr zufriedenstellende Maßnahme.

Die tuberöse Sklerose gehört zu den angeborenen Syndromen mit erhöhter Prädisposition zur Entwicklung von Tumoren.

Vorwiegend vaskuläre Phakomatosen

Von-Hippel-Lindau-Erkrankung

Auge und Kleinhirn sind die bei diesem Krankheitsbild bevorzugt befallenen Organe. An der Haut findet sich gelegentlich ein Naevus flammeus.

Die Erstbeschreibung erfolgte durch den Ophthalmologen Eugen von Hippel [4]. Der Pathologe Lindau wies 1926 auf den systemischen Charakter des Syndroms hin [10].

Genetisch liegt der von-Hippel-Lindau (VHL)-Erkrankung ein autosomal dominanter Erbgang mit Mutation des VHL-Tumorsuppressorgens auf Chromosom 3p25 zugrunde [19]. Dem Protein des mutierten VHL-Suppressorgens geht die Fähigkeit verloren, die durch Hypoxie induzierte Produktion von Vascular endothelial growth factor (VEGF) zu bremsen, so dass es zu einer vermehrten Gefäßproliferation kommt.

Wenngleich auch Hautveränderungen (Naevus flammeus) bei diesem Krankheitsbild auftreten können, so wird das *klinische Bild* jedoch im Wesentlichen durch extrakutane Manifestationen geprägt. Diagnostisch ist das Auftreten von mindestens zwei Hauptkriterien (Angioblastome von Medulla oblongata, Rückenmark, Retina) und familiärer Belastung oder mindestens zwei Organhämangiomen und familiäre Belastung. Typisch ist weiterhin das Auftreten von viszeralen Tumoren (Nierenzellkarzinom, Phäochromozytom) sowie von Zysten in Knochen, Pankreas, Leber, Milz, Lungen und Genitalorganen. Häufige, im Jugendalter auftretende Initialsymptome sind Hirndruckzeichen, Netzhautablösung oder Glaskörperblutungen.

Sturge-Weber- und Klippel-Trenaunay-Syndrom

Die englischen Ärzte William Sturge (1879) und Frederick Parkes Weber (1922) haben dieses auch als Angiomatosis encephalotrigeminalis bezeichnete Syndrom in seinen wesentlichen Merkmalen dargestellt [22, 26]. Krabbe konnte 1934 nachweisen, dass die Verkalkungen nicht in den Meningen sondern im Kortex lokalisiert sind [4].

Die Trias Naevus flammeus, variköse Venen und Knochen- und Weichteilhypertrophie der Extremitäten sind die Merkmale des Naevus varicosus osteohypertrophicus (Klippel-Trenaunay-Syndrom), dem eine überwiegend sporadisch auftretende lokalisierte Störung der Gefäßentwicklung während der Embryogenese zugrunde liegt. Das gleichzeitige Vorhandensein arteriovenöser Shunts kann sekundär zur Herzinsuffizienz führen [9].

Andere Phakomatosen

Basalzell-Nävus-Syndrom (Gorlin-Goltz)

Der Stomatologe Gorlin und der Dermatologe Goltz aus Minneapolis haben dieses Syndrom erstmals 1960 ausführlich mitgeteilt [7]. Zuvor hatten bereits Kaposi 1872 und Jarisch 1894 über entsprechende Krankheitsbilder berichtet [4].

Der *Erbgang* ist autosomal-dominant. Das Gen wurde 1997 kloniert und entspricht einem Tumorsuppressorgen [5].

Diagnostische Leitkriterien sind in der frühesten Jugend auftretende multiple nävoide Basaliome, deren Wachstumsdynamik meist geringer ist als die der üblichen Basaliome. Weitere Merkmale sind Kieferzysten (maligne Entartung möglich), die ein cherubistisches Gesichtsprofil bedingen, Gabelrippen, Kyphoskoliose, Verkalkung der Falx ceribri, Hypertelorismus, Palmar pits, die histologisch entweder Verhornungsstörungen oder initialen Basaliomen entsprechen. Spina bifida, ovarielle Fibrome, Hypogonadismus, Amaurose, mesenteriale Lymphzysten sind weitere Symptome, die beim Gorlin-Goltz-Syndrom vorhanden sein können.

Pigmentierte neurokutane Syndrome

Incontinentia pigmenti (Bloch-Sulzberger)
Dieses 1926 von Bloch [2] und anschließend 1927 von Sulzberger [23] anhand eines in Zürich beobachteten Falles beschriebene Krankheitsbild hat auch schon 1925 durch Bardoch und 1925 von Lechleuthner Erwähnung gefunden [4].
Die *Vererbung* ist x-chromosomal dominant.
Klinisch stehen die Hautveränderungen im Vordergrund, die einen phasenhaften Verlauf zeigen mit papulovesikulösen Veränderungen in streifiger Anordnung entsprechend den Blaschko-Linien bei oder nach der Geburt, die in ein verruköses Stadium, anschließend in Hyperpigmentierungen und in späteren Lebensjahren in Depigmentierung übergehen.
Genetisch liegt diesem Verteilungsmuster ein Mosaik zugrunde.
Weitere klinische Auffälligkeiten betreffen das periphere Blut (Eosinophilie in frühen Krankheitsstadien), Aplasia cutis, Alopezie, Nageldystrophie und Zahnanomalien.

Phakomatosis pigmentovascularis
Dieses Krankheitsbild ist durch das Nebeneinander von angiomatösen Fehlbildungen (Naevus flammeus) und melanozytären Veränderungen gekennzeichnet. Es findet sich im asiatischen Raum und ist aufgrund unterschiedlicher Konstellationen in vier Typen mit Untertypen a/b unterteilt worden. Genetisch liegt ein Mosaik zugrunde.

Phakomatosis pigmentokeratotika
Die *Phakomatosis pigmentokeratotika* ist durch das Vorhandensein eines organoiden epidermalen Nävus und eines gesprenkelten (zerebriformen) lentiginösen Nävus charakterisiert und entspricht genetisch den Zwillingsflecken [8].

Phakomatosis christoma
Die Phakomatosis choristoma ist ein seltener kongenitaler Tumor des Augenlids, der ein typisches klinisches, histologisches und immunhistochemisches Bild erkennen lässt. Dreizehn Patienten sind bisher in der Literatur mitgeteilt worden [1].

Neurokutane Melanoblastose
Auch die *neurokutane Melanoblastose* ist im weitesten Sinne zu den Phakomatosen zu rechnen, da auch hier Haut und Strukturen des zentralen und peripheren Nervensystems betroffen sind.

Interdisziplinäre Betreuung bei Phakomatosen

Trotz ihrer genetischen und symptomatischen Heterogenität ist den genannten Krankheitsbildern gemeinsam, dass neben den Hautveränderungen auch Symptome an anderen Organsystemen, insbesondere an ZNS, Augen, peripheren Nerven, Knochen und einigen viszeralen Organen auftreten. Zysten ergeben kontrollbedürftige, differentialdiagnostisch von weniger harmlosen Veränderungen abzugrenzende Befunde. Fehlbildungen, wie arteriovenöse Shunts, kön-

Tabelle 1. Besonderheiten der Phakomatosen

	NF 1	NF 2	TS	HL	KT	SW
Manifestation						
Haut	+++	(+)	+++	++	++	++
Auge	++	+	+	++	++	++
Zentrales Nervensystem	++	++	+++	++	+	++
Peripheres Nervensystem	+++	+	–	–	–	–
Fehlbildungen						
Gefäße	+	–	+	++	++	++
Skelett	++	–	–	–	++	–
Innere Organe	–	–	–	++	–	–
Tumorbildung	+++	+	+++	–	–	–
Entartungsrisiko	++	(+)	+	–	–	–
Assoziierte Tumoren	++	–	++	+	+	–

NF Neurofibromatose, *TS* Tuberöse Sklerose, *HL* von Hippel-Lindau, *KT* Klippel-Trenaunay, *SW* Sturge-Weber nen zu sekundären Symptomen, zum Beispiel Steigerung des Herzkreislauf-Volumens mit Gefahr der Herzinsuffizienz, führen. Tumoren machen Verdrängungssymptome wie Hirndruck oder beinhalten die Gefahr der Entartung mit Metastasen (Tabelle 1).

Aus diesem Grunde ist ein interdisziplinärer diagnostischer Ansatz bei diesen Erkrankungen unbedingt erforderlich. Dabei geben entweder die Hautveränderungen den Anstoß zur Untersuchung von ZNS, Augen, weiteren Organsystemen oder aber in selteneren Fällen, zum Beispiel bei der von-Hippel-Lindau-Erkrankung, kann der zusätzliche Befund diskreter Hautveränderungen (Naevus flammeus) die Verdachtsdiagnose einer primär aufgrund extrakutaner Symptome gestellten Diagnose einer sogenannten Phakomatose bestätigen.

In Anbetracht der Tatsache, dass eine kausale Therapie der sogenannten Phakomatosen nicht möglich ist, kommt der frühzeitigen Erkennung von Organveränderungen besondere Bedeutung zu, um mögliche Komplikationen (Entartung, verdrängendes Tumorwachstum, funktionelle Störungen) rechtzeitig erkennen zu können.

Literatur

1. Blenc AM, Gomez JA, Lee MW, Torres FX, Linder JS (2000) Phacomatoses choristoma: a case report and review of the literature. Am J Dermatopathol 22: 55–59
2. Bloch B (1926) Eigentümliche bisher nicht beschriebene Pigmentaffektion (incontinentia pigmenti). Schweiz Med Wochenschr 56: 404–405
3. Bourneville DM (1880) Sclerose tubéreuse des circonvulutions cérébrales: idiotie et épilepsie hémiplégique. Arch Neurol 1: 81–91
4. Burg G, Kunze J, Pongratz D, Scheurlen PG, Schinzel A, Spranger J (Hrsg) (1990) Leiber. Die klinischen Syndrome. Urban & Schwarzenberg, München
5. Cowan R, Hoban P, Kelsey A, Birch JM, Gattamaneni R, Evans DG (1997) The gene for the naevoid basal cell carcinoma syndrome acts as a tumour-suppressor gene in medulloblastoma. Br J Cancer 76: 141–145
6. Diehl SR, Boehnke M, Erickson RP, Baxter AB, Bruce MA, Liebermann JL, Platt DJ, Ploughman LM, Seiler KA, Sweet AM (1987) Linkage analysis of von Recklinghausen neurofibromatosis to DNA markers for chromosome 17. Genomics 1: 361–363
7. Gorlin RJ, Goltz RW (1960) Multiple nevoid basal-cell epithelioma, jaw cysts and bifid rib. A syndrome. N Engl J Med 262: 908–912
8. Happle R (1993) Mosaicism in human skin. Understanding the patterns and mechanisms. Arch Dermatol 129: 1460–1470
9. Jacob AG, Driscoll DJ, Shaughnessy WJ, Stanson AW, Clay RP, Gloviczki P (1998) Klippel-Trenaunay syndrome: spectrum and management. Mayo Clin Proc 73: 28–36
10. Lindau A (1926) Studien über Kleinhirnzysten: Bau, Pathogenese und Beziehungen zur Angiomatosis retinae. APMIS 1 [Suppl 1]: 1–128
11. Marchuk DA, Saulino AM, Tavakkol R, Swaroop M, Wallace MR, Andersen LB, Mitchell AL, Gutmann DH, Boguski M, Collins FS (1991) cDNA cloning of the type 1 neurofibromatosis gene: complete sequence of the NF 1 gene product. Genomics 11: 931–940
12. Nellist M, Slegtenhorst MA van, Goedbloed M, Ouweland AM van den, Halley DJ, Sluijs P van der (1999) Characterization of the cytosolic tuberin-hamartin complex. Tuberin is a cytosolic chaperone for hamartin. J Biol Chem 274: 35647–35652
13. Riccardi VM (1981) Von Recklinghausen neurofibromatosis. N Engl J Med 305: 1617–1627
14. Riccardi VM, Eichner J (1986) Neurofibromatosis: phenotype, natural history, and pathogenesis. Johns Hopkins University Press, Baltimore
15. Roach ES, Gomez MR, Northrup H (1998) Tuberous sclerosis complex consensus conference: revised clinical diagnostic criteria. J Child Neurol 13: 624–628
16. Rouleau GA, Wertelecki W, Haines JL, Hobbs WJ, Trofatter JA, Seizinger BR, Martuza RL, Superneau DW, Conneally PM, Gusella JF (1987) Genetic linkage of bilateral acoustic neurofibromatosis to a DNA marker on chromosom 22. Nature 329: 246–248
17. Rouleau GA, Merel P, Lutchman M, Sanson M, Zucman J, Marineau C, Hoang-Xuan K, Demczuk S, Desmaze C, Plougastel B (1993) Alteration in a new gene encoding a putative membrane-organizing protein causes neurofibromatosis type 2. Nature 363: 515–521
18. Seizinger BR, Rouleau GA, Ozelius LJ, Lane AH, Faryniarz AG, Chao MV, Huson S, Korf BR, Parry DM, Pericak-Vance MA (1987) Genetic linkage of von Recklinghausen neurofibromatosis to the nerve growth factor receptor gene. Cell 49: 589–594
19. Seizinger BR, Rouleau GA, Ozelius LJ, Lane AH, Farmer GE, Lamiell JM, Haines J, Yuen JW, Collins D, Majoor-Krakauer D (1988) Von Hippel-Lindau maps to the region of chromosome 3 associated with renal cell carcinoma. Nature 332: 268–269
20. Silesius WG (1793) Historia pathologica singularis cutis turpitudinus. Leipzig
21. Smith RW (1849) A treatise on the pathology, diagnosis and treatment of neuroma. Hodges and Smith, Dublin
22. Sturge WA (1879) A case of partial epilepsy, apparently due to a lesion of one of the vasomotor centres of the brain. Clin Soc Transact 12: 162–167
23. Sulzberger MB (1927) Über eine bisher nicht beschriebene kongenitale Pigmentanomalie (Incontinentia pigmenti). Arch Dermatol Syph 154: 19–32
24. Vogt H (1908) Zur Pathologie und pathologischen Anatomie der verschiedenen Idiotie-Formen: II – Tuberöse Sklerose. Monatsschr Psychiatr Neurol 24: 106–150
25. Von Recklinghausen F (1882) über die multiplen Fibrome der Haut und ihre Beziehung zu den multiplen Neuromen. Hirschwald, Berlin
26. Weber FP (1922) Right-sided hemi-hypertrophy resulting from right-sided congenital spastic hemiplegia, with a morbid condition of the left side of the brain, revealed by radiograms. J Neurol Psychopathol 37: 301–311

Vesikulöse und pustulöse Erkrankungen beim Kind

Regina Fölster-Holst

Vesikulöse und pustulöse Erkrankungen, nicht selten vereint (vesikulopustulös), begegnen uns häufig im Kindesalter. Das Spektrum der möglichen Ursachen ist groß und den Tabellen 1 und 2 zu entnehmen.

Die Diagnose wird erleichtert durch Beachtung folgender Kriterien:

- Anamnese
- Morphologie
- Verteilung der Hautveränderungen
- körperliche Untersuchung
- Abstrich (Infektionserreger, Entzündungszellen)
- Blutuntersuchungen (Erregernachweis, Entzündungszellen)
- Histologie/Immunfluoreszenz

Eine Auswahl vesikulöser und pustulöser Erkrankungen beim Kind in Abhängigkeit von Lebensalter und Prädilektionsstellen wird dargestellt. Dabei erfahren die Prädilektionsstellen (palmoplantar, perioral) in den Tabellen 3 und 4 besondere Beachtung.

Neugeborenenalter

Schwerwiegende, lebensbedrohliche Infektionen können sich an der Haut des Neugeborenen vesikulopustulös zeigen. Viel häufiger jedoch ist diese Morphologie Ausdruck eines typischen transienten, harmlosen Neugeborenenexanthems, dessen Ätiologie nach wie vor unklar ist.

Neugeborenenexanthem (früher Erythema toxicum neonatorum)

Aus voller Gesundheit heraus zeigen etwa 30 % der Neugeborenen 24–48 Stunden nach der Geburt stamm- und extremitätenbetont verwaschene Erytheme, auf denen sich stecknadelkopfgroße Papeln und Pusteln entwickeln (Abb. 1). Die Palmoplantarregion bleibt ausgespart, ein in den ersten Lebenstagen wichtiges differentialdiagnostisches Unterscheidungsmerkmal zu infektiösen (Skabies, konnatale Lues, Candidiasis, Herpesinfektionen) und anderen distinkten transienten vesikulopustulösen Erkrankungen (infantile Akropustulose). Der Abstrich der sterilen Pustel zeigt überwiegend eosinophile Gra-

Tabelle 1. Auswahl vesikulöser (V) und pustulöser (P) Erkrankungen im Neugeborenenalter

Transient, unklare Ätiologie	Infektionen kongenital, neonatal	Obstruktion ekkriner Schweißdrüsenausführungsgänge
Neugeborenenexanthem[a] (P)	Candidiasis (P)	Miliaria cristallina (V)
Transiente neonatale pustulöse Melanose[a] (P)	Impetigo (V/P)	Miliaria rubra (P)
Infantile Akropustulose[a] (P)	Herpes (V/P)	**Genodermatosen**
Eosinophile pustulöse Follikulitis [10, 15] (P)	Varizellen (V/P)	Incontinentia pigmenti Bloch-Sulzberger[a] (V/P)
Acne neonatorum (kindl. und/oder mütterl. Androgene?) (P)	Enterovirusinfektionen (V/P) Malassezia furfur Pustulose [9] (P) Neonatale Skabies[a] (V/P)	**Monoklonal proliferativ** Langerhans-Zell-Histiozytosen [12] (V/P)

[a] Erkrankungen werden im Text berücksichtigt; die anderen sind mit Literaturangaben versehen oder in entsprechenden Lehrbüchern [14] nachzuschlagen.
V Vesikel, *P* Pustel

Tabelle 2. Auswahl vesikulöser (V) und pustulöser (P) Erkrankungen im Säuglings- bis Schulalter

Infektionen	
Herpesviren	
Gingivostomatitis herpetica	(V/P)
Herpes simplex recidivans	(V/P)
Varizellen	(V/P)
Zoster	(V/P)
Gianotti-Crosti-Syndrom[a] (Papulovesikulöse Form)	(V)
Enteroviren	
Vesikulopustulöse Exantheme	(V/P)
Hand-Fuß-Mund-Erkrankung[a]	(V)
Bakterien	
Impetigo/toxinvermittelte Erkrankungen	(V/P)
Follikulitiden	(P)
Whirlpool-Follikulitis [11]	
Pilze	
Candidiasis	(P)
Malassezia-Follikulitis	(P)
Tiefe Trichophytie	(P)
Epizoonosen	
Skabies[a]	(V/P)
Autoimmunerkrankungen, erworben	
Bullöses Pemphigoid	(V)
Dermatitis herpetiformis Duhring	(V)
Lineare IgA-Dermatose[a]	(V)
Ekzemerkrankungen	
Kontaktekzem	(V)
Atopisches Ekzem	(V/P)
Metabolische Erkrankungen	
Acrodermatitis enteropathica[a]	(V/P)
Talgdrüsen- und Haarfollikelerkrankungen, multifaktoriell	
Formen der Akne	(P)

[a] Erkrankungen werden im Text berücksichtigt; die anderen sind mit Literaturangaben versehen oder in entsprechenden Lehrbüchern [14] nachzuschlagen.
V Vesikel, *P* Pustel

Tabelle 3. Nichtinfektiöse (außer Skabies) vesikulopustulöse Erkrankungen des Neugeborenen und Säuglings

Erkrankung/ Häufigkeit	Manifestationsalter	Verteilung/ Prädilektion	Allgemeinzustand/ Extrakutane Manifestation	Juckreiz	Diagnostik/Histologie
Neugeborenenexanthem[a] 30% der NG	12–48 Stunden nach Geburt	generalisiert, nicht palmoplantar	gut/–	–	Eosinophile (Abstrich, Blut)/Perifollikulitis mit Eosinophilen
Transiente neonatale pustulöse Melanose[a] <1% der NG	bei Geburt	generalisiert, einschließlich palmoplantar	gut/–	–	Neutrophile (Abstrich)/ subkorneale Pustulose, nichtfollikulär
Infantile Akropustulose[a] selten	selten bei Geburt, 2.–10. Monat	vor allem palmoplantar	gut/–	+	vor allem Neutrophile (Abstrich)/subkorneale Pusteln mit Neutrophilen und Eosinophilen, nichtfollikulär
Eosinophile pustulöse Follikulitis selten [10, 15]	innerhalb der ersten 6 Monate	vor allem Kopfhaut, seltener Stamm, Extremitäten	gut/–	+	Eosinophile (Abstrich, Blut)/Perifollikulitis mit Eosinophilen
Skabies[a] häufig	frühestens 2 Wochen nach Geburt	vor allem axillär, periumbilical, gluteal, palmoplantar	gut/–	+	Anamnese, Milbennachweis/Milben im Stratum corneum, Spongiose im Stratum spinosum
Incontinentia pigmenti Bloch-Sulzberger[a] selten	bei Geburt	generalisiert, Blaschko-Linien	gut/Zähne, Augen, ZNS, Skelett	–	Anamnese, Eosinophile (Abstrich, Blut)/intraepidermale Vesikel mit Eosinophilen

[a] Erkrankungen werden im Text berücksichtigt; die anderen sind mit Literaturangaben versehen oder in entsprechenden Lehrbüchern [14] nachzuschlagen.
NG Neugeborene

Tabelle 4. Vesikulopustulöse Erkrankungen des Kindes – Lokalisation perioral – Differentialdiagnosen

Erkrankung/ Häufigkeit	Manifestationsalter	Weitere Prädilektionsstellen	Allgemeinzustand/ Extrakutane Manifestation	Juckreiz (J)/ Schmerz (S)	Diagnostik/Histologie
Impetigo contagiosa häufig	Vorschul- u. Schulalter	perioral	gut/–	–	Abstrich: Bakterien / subkorneale Pustel mit Neutrophilen
Impetigo bullosa (Maximal: staphylococcal scalded skin syndrome) selten	vor allem infantile Phase	große Beugen, Hals, Gesicht	relativ gut/selten Multiorganbefall	S	sterile subkorneale Vesikel (Akantholyse)
Herpes/häufig **Gingivostomatitis herpetica**	1.–5. Lebensjahr	perioral, orale Schleimhaut	beeinträchtigt/Fieber Lymphadenopathie	S	Antigennachweis (IF, PCR)/akantholytische multinukleäre Zellen
Herpes simplex recidivans	Schulalter	perioral, Hände	gut/–	S	
Acrodermatitis enteropathica[a] selten	autosomal rezessive Form nach dem Abstillen, erworbene Form in jedem Alter	Akren und periorifiziell	stark beeinträchtigt/ Diarrhoe, Alopezie, Wachstumsstörung	–	Zinkspiegel (auch in Leukozyten)/subkorneale Vesikel
Lineare IgA Dermatose des Kindes[a] selten	Manifestationsgipfel im 4. Lebensjahr	perioral, Unterbauch, perineal, okuläre und orale Schleimhaut	gut/vor Hautveränderungen bei 30% Infekt	J	Immunfluoreszenz/subepidermale Blasen mit Neutrophilen und Eosinophilen
Bullöses Pemphigoid selten	< 10. Lebensjahr	Gesicht, anogenital, orale Schleimhaut	gut/im Vergleich zum Erwachsenen kein paraneopl. Syndrom	J	Immunfluoreszenz/subepidermale Blasen, Eosinophile

[a] Erkrankungen werden im Text berücksichtigt; die anderen sind mit Literaturangaben versehen oder in entsprechenden Lehrbüchern [14] nachzuschlagen.

nulozyten, die über ein perifollikuläres infundibuläres Infiltrat eine Aussaat in die Epidermis erfahren (histologisches Korrelat zur Pustel). Das Neugeborenenexanthem ist harmloser, transienter Natur (Dauer 3–4 Tage) und bedarf keiner Therapie [5].

Transiente neonatale pustulöse Melanose

Die transiente neonatale pustulöse Melanose, eine seltene, vorübergehende und harmlose Dermatose beim Neugeborenen, gilt als wichtigste Differentialdiagnose des Neugeborenenexanthems und ist von diesem durch folgende Kriterien zu unterscheiden [1, 7]:

- Bereits bei Geburt manifest
- Schlaffe Vesikulopusteln, die schnell rupturieren und eine Colleretteschuppung auf einer gelbbraunen Hyperpigmentierung hinterlassen (Abb. 2). Die Pigmentierung persistiert über Wochen bis Monate
- Die Palmoplantarregion ist mitbetroffen
- Die intraepidermalen oder subkornealen sterilen Pusteln enthalten überwiegend neutrophile Granulozyten. Eine Anbindung an den Follikel besteht nicht
- Die transiente neonatale pustulöse Melanose ist wesentlich seltener und kommt bei Neugeborenen dunkler Hautfarbe (4%) häufiger vor als bei Neugeborenen heller Hautfarbe (0,6%)

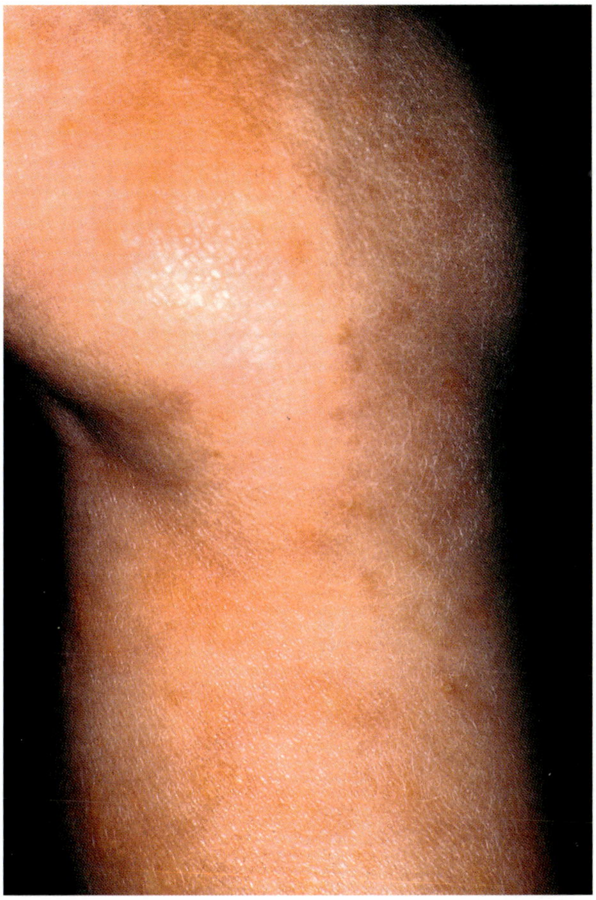

Abb. 1. Neugeborenenexanthem. Drei Tage altes Neugeborenes. Verwaschene Erytheme mit winzigen Pusteln oder Papeln im Zentrum (Bein)

Incontinentia pigmenti (Bloch-Sulzberger)

Vesikulopusteln auf gerötetem Grund charakterisieren das erste Stadium der Incontinentia pigmenti. Bei dieser Genodermatose, die aufgrund der X-chromosalen dominanten Vererbung (Xq28) [13] zu 95% Mädchen betrifft, ist die Verteilung in den Blaschko-Linien diagnoseweisend (Abb. 3). Bereits im Säuglingsalter wird das stark entzündliche erste Stadium (erythematovesikulös) durch das verruköse Stadium abgelöst. Das Pigmentstadium im späteren Kindes- und Erwachsenenalter zeigt braune Hyperpigmentierungen, im Verlauf können sich diese bei einem Teil der Patienten zu Depigmentierungen umwandeln. Die Bindung an die Blaschko-Linien ist in allen Stadien offensichtlich.

Die Incontinentia pigmenti ist bereits bei der Geburt manifest und bietet sowohl in der Haut (Abstrich der Vesikel, Histologie) als auch im Blut eine ausgeprägte Eosinophilie. Diese führt in Verbindung mit den in den Blaschko-Linien verlaufenden Hautveränderungen zur Diagnose, die aufgrund der möglichen extrakutanen Anomalien (Zähne, ZNS, Auge, Skelett) einer interdisziplinären Zusammenarbeit bedarf.

Infantile Skabies

Zur Manifestation der Skabies bedarf es einer immunologischen Reaktion des Neugeborenen, mit der

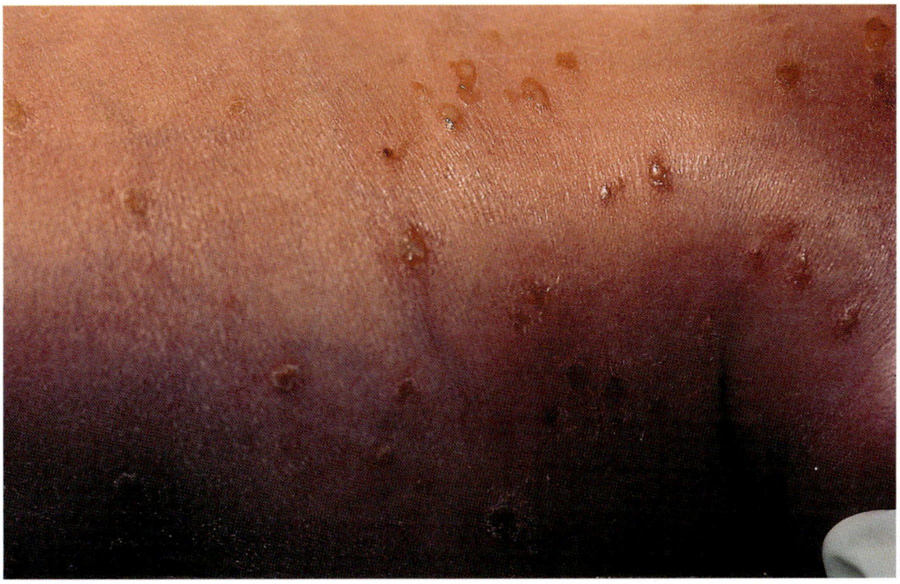

Abb. 2. Transiente neonatale pustulöse Melanose. Zwei Tage altes Neugeborenes. Schlaffe Vesikulopusteln und Hyperpigmentierungen mit Colleretteschuppung (Stamm)

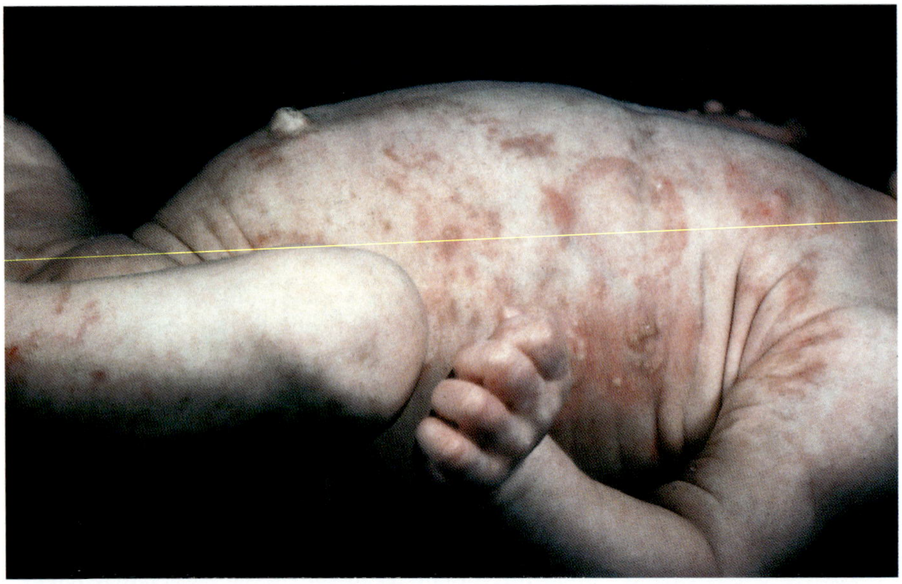

Abb. 3. Incontinentia pigmenti. Stadium I, Neugeborenes. Blaschko-Linien-betont (bogenförmig am Stamm) Erytheme mit Vesikeln und Pusteln

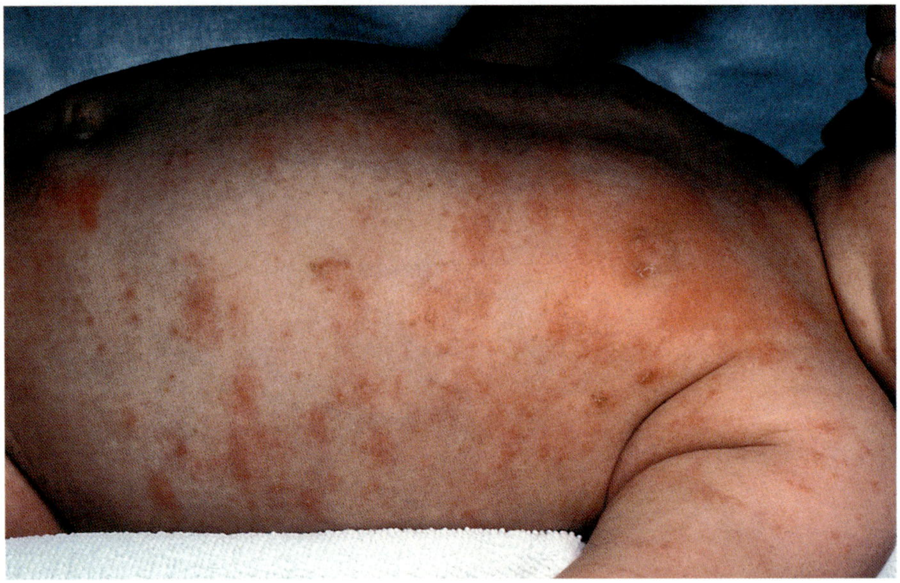

Abb. 4. Skabies. Multiple Papulovesikel und Papulopusteln auf gerötetem Grund. Axillanah Granulome

frühestens 2–3 Wochen nach Ansteckung zu rechnen ist. Die infantile Skabies zeigt einen Häufigkeitsgipfel in der Säuglingszeit.
In exanthematischer Aussaat entwickeln die Kinder hauptsächlich von Erythemen umgebene Papulovesikel, die vor allem in der Palmoplantarregion eine Umwandlung zu Pusteln erfahren. Im Verlauf sind über mehrere Wochen persistierende Skabiesgranulome typisch, die hauptsächlich axillanah und genital auftreten (Abb. 4, 5). Der Skabiesnachweis bleibt in den Granulomen negativ. Im Gegensatz zu älteren Kindern und Erwachsenen zählen Kopf und Gesicht zu den Prädilektionsstellen der infantilen Skabies. Bei Früh- und Neugeborenen ist Permethrin (2,5%) oder Crotamiton den topischen Antiskabiosa Lindan und Benzylbenzoat vorzuziehen. Die Durchführung der Skabiestherapie einschließlich sozialmedizinischer Aspekte ist der Literatur zu entnehmen [6].

Infantile Akropustulose

Entsprechend der infantilen Skabies gilt die Palmoplantarregion als Prädilektion für die infantile Akropustulose. Sie ist gekennzeichnet durch stecknadelkopf-kleinlinsengroße Pusteln/Vesikulopusteln an

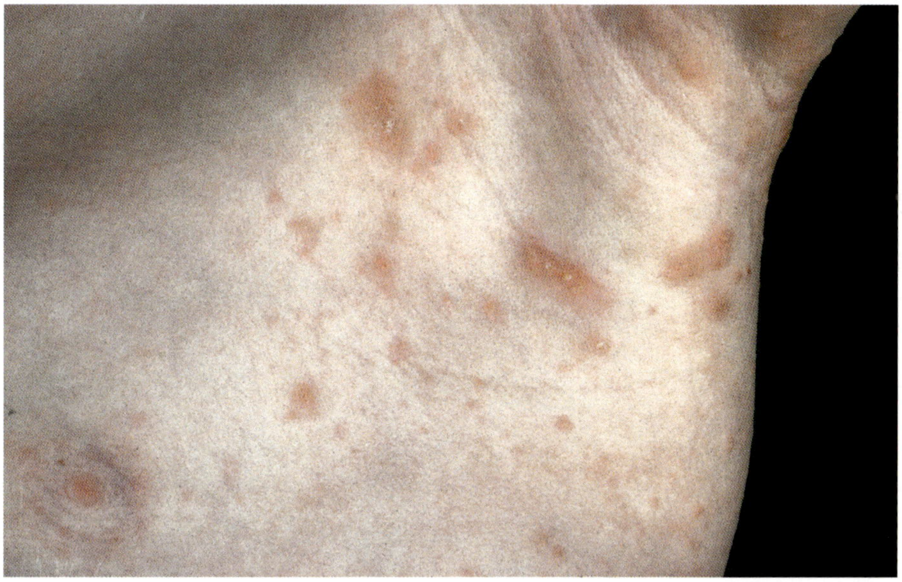

Abb. 5. Skabies. Gänge zeigen sich als striär angeordnete Pusteln (axillär)

Händen und Füßen, die von hartnäckigem Juckreiz begleitet sind.
Die Erkrankung weist Ähnlichkeiten sowohl zu infektiösen (Impetigo, konnatale Lues, Candidiasis, Herpes simplex, pustulöse Tinea, Skabies) als auch zu anderen ätiologisch unklaren transienten pustulösen Erkrankungen in der frühkindlichen Phase auf:

- Neugeborenenexanthem
- transiente neonatale pustulöse Melanose
- eosinophile pustulöse Follikulitis

Die Unterscheidungsmerkmale sind in der Tabelle 3 herausgearbeitet [1, 5, 7, 10, 15]. Die Hypothese einer persistierenden Immunreaktion auf Skabiesmilbenbestandteile wird durch identische Prädilektionsstellen, dem hartnäckigen Juckreiz beider Erkrankungen sowie anamnestischer Beobachtungen vorangegangener Skabiesinfektionen bei Kindern mit infantiler Akropustulose unterstützt. Antiskabiosa erwiesen sich bei der Therapie der infantile Akropustulose als unwirksam. Der extreme Juckreiz spricht nicht immer auf Antihistaminika und topische Steroide an; in diesen Fällen gilt Dapson (1,5 – 2,0 mg/kg/Tag) als Therapie der Wahl. Vor Einleitung sind die Glukose-6-Phosphatdehydrogenaseaktivität und während der Therapie Blutbild, Met-Hämoglobin und Leberwerte zu kontrollieren.

Säuglings- und Kleinkindesalter

Hand-Fuß-Mund-Erkrankung

Die Hand-Fuß-Mund-Erkrankung ist eine vesikulöse exanthematische Erkrankung des Kleinkindes, deren Prädilektion zur Krankheitsbezeichnung geführt hat. Gräulich, ovaläre, 2 – 5 mm große Bläschen mit umgebener Rötung kennzeichnen die Morphologie (Abb. 6), wobei eine fehlende Impetiginisierung die Erkrankung von anderen vesikulösen Virusinfektionen (Herpes simplex, Varizellen) unterscheidet.
Nicht selten bieten auch Eltern und/oder Geschwister Läsionen dieser Enterovirusinfektion. Coxsackievirus, vor allem A 16, bedingte Hand-Fuß-Mund-Erkrankungen zeigen normalerweise einen harmlosen Verlauf [4]. Komplikationen (zerebral) können vorwiegend bei Enterovirus-71-assoziierten Hand-Fuß-Mund-Exanthemen vorkommen [8].

Gianotti-Crosti-Syndrom

Das Gianotti-Crosti-Syndrom ist eine Exanthemerkrankung des Kleinkindes, die typische Prädilektionen aufweist (Wangen, Streckseiten der Extremitäten, gluteal). Morphologisch lassen sich zwei Formen unterscheiden (lichenoide Papeln oder Papulovesikel), die jedoch keine Rückschlüsse auf den Erreger zulassen. Am häufigsten ist das Gianotti-Crosti-Syndrom auf eine Epstein-Barr-Infektion zurückzu-

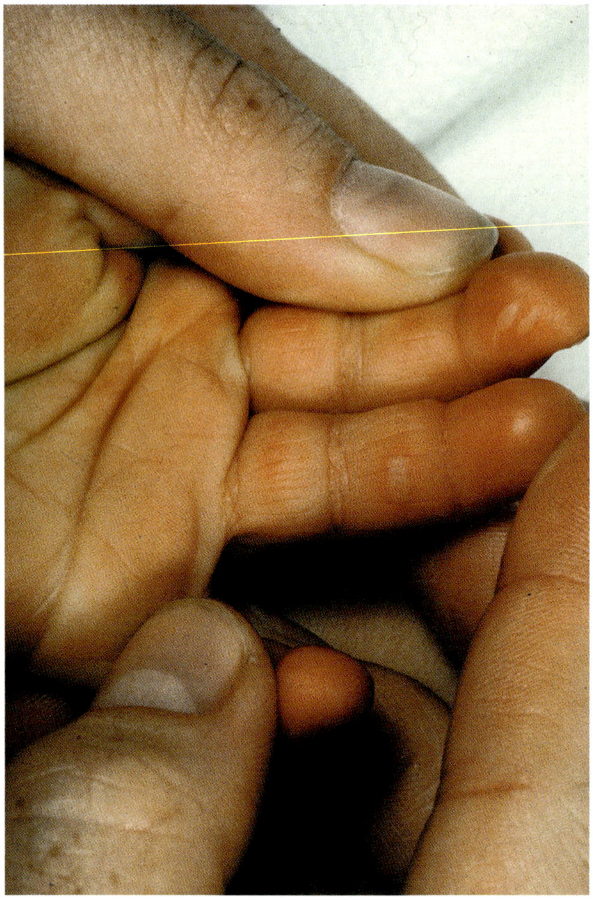

Abb. 6. Hand-Fuß-Munderkrankung. Kleinkind. An der Beugeseite des rechten Ringfingers ovaläres Bläschen auf gerötetem Grund

führen [4]. Heptitis-B-Infektionen sind zwar seltener verantwortlich, sollten jedoch aufgrund des chronischen Verlaufes serologisch ausgeschlossen werden. Die Virusdiagnostik ist ebenso hinsichtlich der Ätiopathogenese anderer möglicher Begleiterkrankungen (insgesamt selten) hilfreich: Ein Gianotti-Crosti-Syndrom bei Nachweis von Coxsackie-B-Viren wies auf die Ätiologie unklarer Pleurititiden bei einem zehnjährigen Jungen hin (Abb. 7; unveröffentlichte Beobachtung). Das Gianotti-Crosti-Syndrom wurde bisher in Assoziation mit folgenden Viren beschrieben: Epstein-Barr, HHV6, Zytomegalie, Coxsackie, RS-Viren, Parvovirus B19, Parainfluenza, Hepatitis Viren A, B, C. Eigene Erfahrungen bestätigen zudem das Auftreten des Gianotti-Crosti-Syndroms nach Impfungen [4]. Eine Therapie ist normalerweise nicht erforderlich.

Acrodermatitis enteropathica (Zinkmangelsyndrom)

Bei der autosomal rezessiven Form der Acrodermatitis enteropathica zeigen die Säuglinge die Hautveränderungen erstmals nach dem Abstillen, während die erworbenen Zinkmangelzustände in jedem Alter auftreten können. Die Acrodermatitis enteropathica beginnt mit Vesikulopusteln, die schnell rupturieren und über eine Hyperproliferation sowohl klinisch als auch histologisch psoriasiform anmuten. Eine ausgeprägt exsudative Note unterscheidet die Acrodermatitis enteropathica von der Psoriasis. Die periorifiziell und akral lokalisierten Hautveränderun-

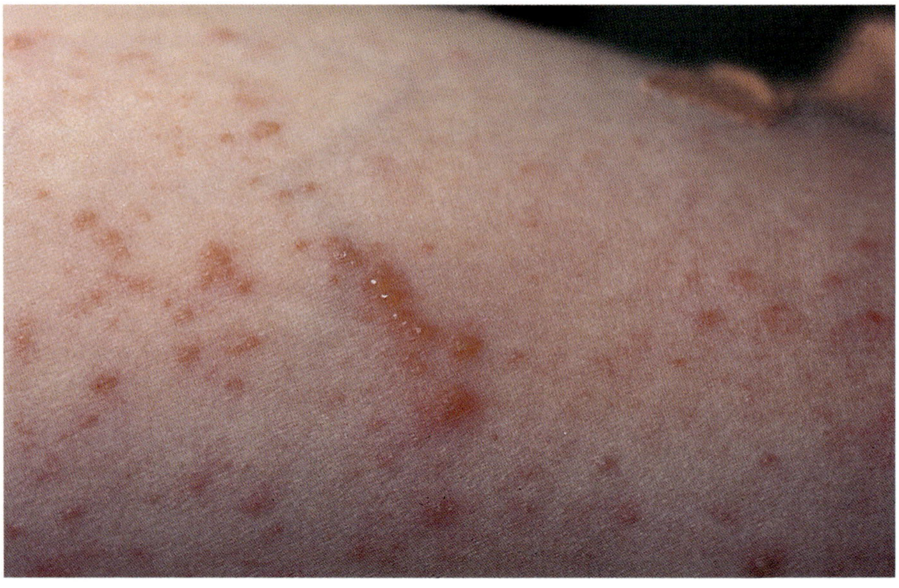

Abb. 7. Gianotti-Crosti-Syndrom. Zehnjähriger Junge. Köbner-Phänomen bei der papulovesikulären Form des Gianotti-Crosti-Syndroms. Nachweis von Coxsackie-B-Viren

gen, eine Alopezie sowie Diarrhoe kennzeichnen die Trias der Acrodermatitis enteropathica. Begleitend zeigen die Patienten häufig eine Blepharokonjunktivitis und Cheilitis. Therapeutisch ist die Zinksubstitution die wichtigste Maßnahme.

Lineare IgA-Dermatose des Kindes

Die lineare IgA-Dermatose des Kindes (chronische bullöse Dermatose des Kindes) stellt die häufigste blasenbildende Autoimmundermatose in der Kindheit dar. Die kutanen Prädilektionsstellen, die häufige Beteiligung der Schleimhaut (64% der Patienten), die typische Rosettenbildung sowie die deutlichere Assoziation zu HLA B8, DR3 und DQ2 unterscheiden die lineare IgA-Dermatose des Kindes von der des Erwachsenen [2, 3]. Bei beiden Erkrankungen führen die Autoantikörper gegen Basalmembranproteine (97 kD Protein in der Lamina lucida, das einen Teil der extrazellulären Domäne des 180 kD bullösen Pemphigoidantigens darstellt, sowie weniger häufig dermale Proteine wie 230 kD und 285 kD) zur subepidermalen Spaltbildung. Diese ist mit der Rekrutierung von neutrophilen und eosinophilen Granulozyten (Histologie) und linearer IgA-Ablagerung innerhalb der Basalmembranzone (Immunfluoreszenz) verbunden. Ob Infektionen, die bei einem Drittel der Kinder den Hautveränderungen vorausgehen, zur Autoantikörperbildung führen, bleibt spekulativ [2, 3].

Hauptmanifestationsalter der linearen IgA-Dermatose des Kindes ist das Vorschulalter. An den Prädilektionsstellen (perioral, glutäal, Unterbauch, Oberschenkel, orale und okuläre Schleimhaut) kommt es abrupt zum Auftreten von Vesikel, die sich zügig zu Blasen vergrößern und zentrifugale Ausbreitung zeigen. Diese führt zu einer Rosettenform der Blasen, die die polyzyklischen krustenschorfbedeckten Erosionen wie eine Perlenkette umgeben.

Therapeutisch gilt Dapson (1,5–2,0 mg/kg/Tag) als Therapie der Wahl, das bei Nichtansprechen oder Nebenwirkungen, vor allem Hämolyse, mit Steroiden zu kombinieren ist. Alternativ kann Sulfapyridin eingesetzt werden. Antihistaminika reduzieren den Juckreiz.

Die Dapsonmedikation erfordert vor Beginn der Therapie den Ausschluss eines Glukose-6-Phosphatdehydrogenasemangels und während der Behandlung regelmäßige Blutbild-, Leberenzym- und Methämoglobinbestimmungen.

Literatur

1. Burgdorf WHC, Worret W (1982) Neonatale pustulöse Melanose. Aktuelle Dermatol 8: 13–15
2. Collier PM, Wojnarowska F (2000) Chronic bullous disease of childhood. In: Harper J, Oranje A, Prose N (eds) Textbook of pediatric dermatology. Blackwell, London, pp 711–723
3. Egan CA, Zone JJ (1999) Linear IgA bullous dermatosis. Int J Dermatol 38: 818–827
4. Fölster-Holst R, Christophers E (1999) Exantheme im Kindesalter Teil I: Exantheme durch Viren. Hautarzt 50: 531–551
5. Fölster-Holst R, Christophers E (1999) Exantheme im Kindesalter Teil II: Bakterien- und medikamenteninduzierte Exantheme, Exantheme nach Knochenmarktransplantation, Exantheme unklarer Ätiopathogenese. Hautarzt 50: 601–617
6. Fölster-Holst R, Rufli T, Christophers E (2000) Die Skabiestherapie unter besonderer Berücksichtigung des frühen Kindesalters, der Schwangerschaft und Stillzeit. Hautarzt 51: 7–13
7. Hansen LP, Brandrup F, Zori R (1985) Erythema toxicum neonatorum mit Pustulation versus transitorische neonatale pustulöse Melanose. Hautarzt 36: 475–477
8. Huang C-C, Liu C-C, Chang Y-C, Chen C-Y, Wang S-T, Yeh T-F (1999) Neurologic complications in children with enterovirus 71 infection. N Engl J Med 341: 936–942
9. Rapelanero R, Mortureux P, Couprie B, Maleville J, Taib A (1996) Neonatal malassezia furfur pustulosis. Arch Dermatol 132: 190–193
10. Roberts N, Antaya R, Staugton R (2000) Hypereosinophilic disorders. In: Harper J, Oranje A, Prose N (eds) Textbook of pediatric dermatology. Blackwell, London, pp 1865–1869
11. Schirren CG, Stolz W, Plewig G (1992) Whirlpool-Dermatitis: Eine neue epidemische Freizeitdermatose. Dtsch Ärztebl 89: 1756–1758
12. Scully RE, Mark EJ, McNeely WF, Ebeling SH (1996) Case records of the Massachusetts General Hospital, Case 18–1996. N Engl J Med 334: 1591–1597
13. Sefiani A, Abel L, Heuertz S, Sinnett D, Laverque L, Labuda D, Hors-Cayla MC (1989) The gene for incontinentia pigmenti is assigned to Xq28. Genomics 4: 427–429
14. Traupe H, Hamm H (1999) Pädiatrische Dermatologie. Springer, Berlin
15. Vicente J, Espana A, Idoate M, Ilglesias M, Quintanilia E (1996) Are eosinophilic pustular folliculitis of infancy and infantile acropustulosis the same entity? Br J Dermatol 135: 807–809

Hämangiome bei Kleinkindern

Ulrich Hohenleutner

Bei den Hämangiomen des Kindesalters handelt es sich um echte, proliferierende vaskuläre Tumoren. Diese sind abzugrenzen von den Fehlbildungen des Gefäßsystems, sei es arteriell, venös, lymphatisch oder kombiniert. Da Letztere im Gegensatz zu den echten Hämangiomen keine Spontanregressionstendenz, aber auch keine akute Proliferationstendenz besitzen, ist im Hinblick auf das zu wählende Vorgehen (abwartende Haltung gegen aktives Vorgehen) eine möglichst frühe Differenzierung zwischen Hämangiom und vaskulärer Fehlbildung wichtig.

Epidemiologie und Klinik

Hämangiome treten bei 8–12% aller Säuglinge auf, bei Frühgeborenen sind sie noch häufiger (bis zu 22% bei einem Geburtsgewicht unter 1 kg), und es besteht eine Prädilektion für das weibliche Geschlecht (3–5:1) [3, 10, 20]. Prinzipiell können Hämangiome bei der Geburt vorhanden sein, treten jedoch meist erst in den ersten Tagen oder Wochen nach Geburt auf und zeigen in etwa 50% eine Vorläuferläsion wie umschriebene Teleangiektasien, anämische rötliche oder bläuliche Maculae, Naevus-flammeus-artige Veränderungen. Es schließt sich gewöhnlich eine Wachstumsphase an, während der das Hämangiom unterschiedlich rasch proliferiert. Diese Phase dauert meist 3–9, in Einzelfällen bis zu 18 Monaten. Diese Wachstumsphase kann sowohl aus einer Flächenausbreitung, einer Dickenzunahme (exophytisches Wachstum) oder einer endophytisch subkutanen Proliferation bestehen. Nach einer unterschiedlich lang dauernden Phase des Wachstumsstillstands schließt sich dann obligat eine Regressionsphase an, die meist bis zum 10.–12. Lebensjahr abgeschlossen ist. Insbesondere bei kleinen Hämangiomen (etwa 50% der Kinder) findet sich nach der Rückbildung normale Haut. Bei größeren oder subkutan sitzenden Hämangiomen sind verbleibende Teleangiektasien, eine atrophische vermehrt fältelbare Haut, Hyper- oder Hypopigmentierungen oder auch wammenartige Faltenbildung aus fibrös-lipomatösem Gewebe nicht selten [1, 3, 4, 14, 20].

Tabelle 1. Differenzierungskriterien zwischen Hämangiomen und Fehlbildungen

Kindliche Hämangiome	Vaskuläre Fehlbildungen
1.–4. Lebensjahr	Bei Geburt angelegt, oft späte Manifestation
Obligate Regressionsphase	Keine Regressionstendenz, eher zunehmende Ektasie bei fehlender echter Progression
Meist nicht vollständig ausdrückbar	Oft ausdrückbar Umfangs- und Längendifferenzen, Temperaturdifferenz
Histologisch Proliferation von Gefäßzellen	Histologisch ektatische Gefäße, Gefäßverschlüsse
Mastzellen vermehrt	variable Wanddicke oder gestörter Wandaufbau
Blutfluss hoch	Blutfluss meist niedrig, bei AV-Fisteln hoch
Muskel- und Skelettbeteiligung selten	Muskel- und Skelettbeteiligung häufig

Im Unterschied zu Hämangiomen sind vaskuläre Fehlbildungen bei Geburt angelegt. Sie können zwar bei Geburt klinisch apparent sein, manifestieren sich jedoch häufig auch noch im späten Lebensalter aufgrund zunehmender Gefäßektasie. Einige wichtige Differenzierungskriterien zwischen kindlichen Hämangiomen und vaskulären Fehlbildungen sind in Tabelle 1 aufgeführt. Bei der Vorstellung eines Kindes mit einer vaskulären Hautveränderung sollte anhand der dort beschriebenen Kriterien eine Differenzierung zwischen Hämangiom und vaskulärer Fehlbildung versucht werden.

Diagnostik bei Hämangiomen

Klinische Einteilung der Hämangiome

Insbesondere zur Festlegung des weiteren Vorgehens hat sich eine Einteilung der Hämangiome nach klinischen Kriterien bewährt. Einerseits sollte gemäß der Wachstumsphase zwischen Vorläuferläsion, Phase raschen Wachstums, Stillstandsphase und Regressionsphase unterschieden werden, andererseits nach dem klinischen Befund zwischen *initialen* (kleiner 5 mm), *plan-flächigen* (teleangiektatisch im Hautniveau oder plaqueartig erhaben), *kutan-knotigen* (klassische, sogenannte Erdbeer-Hämangiome ohne aktuell nachweisbaren subkutanen Anteil), *kombinierten* (kutaner, flächiger oder knotiger Anteil plus subkutaner Anteil) und *rein subkutanen* Hämangiomen (ausgeprägte subkutane Infiltration, oberflächlich lediglich vereinzelte Gefäße).

Anamnese

Mit das wichtigste diagnostische Instrument bei Säuglingshämangiomen ist die Anamnese. Der typische Ablauf von Initialläsion, Wachstums- und regressiver Phase schließt eine vaskuläre Fehlbildung nahezu aus. Bei einem relativ frühen Vorstellungszeitpunkt beziehungsweise bei initialen Veränderungen (teleangiektatische Maculae, Naevus-flammeus-artige Läsionen) muss jedoch nicht selten der weitere Verlauf abgewartet werden, um eine sichere Einordnung zu ermöglichen.
Auch bei klaren Hämangiomen ist zur Festlegung des weiteren Vorgehens die Anamnese entscheidend wichtig. Ein aktives Vorgehen empfiehlt sich in der Regel nur bei noch wachsenden Hämangiomen; bei Veränderungen in der stabilen oder in der Rückbildungsphase kann, von Sondersituationen abgesehen, das zu erwartende kosmetische Ergebnis durch eine aktive Therapie nicht wesentlich gebessert werden, so dass sich hier eher ein abwartendes Vorgehen empfiehlt. Die Frage, ob das Hämangiom noch wächst, sollte daher zusammen mit den Eltern genauestens abgeklärt werden; in Zweifelsfällen sollte engmaschig beobachtet werden, eventuell auch unter Ultraschallkontrolle.

Sonographische Diagnostik

Die moderne Sonographie mit 7,5- oder 10-MHz-Geräten, insbesondere unter Einsatz der farbkodierten Duplexsonographie, erlaubt wertvolle Aussagen sowohl über die Ausdehnung eines Hämangioms (kutan-subkutan) als auch über dessen Vaskularisierung [11]. Sicher ist nicht bei jedem kleinen, umschriebenen Hämangiom, welches sich bereits klinisch den entsprechenden Wachstumsphasen zuordnen lässt, eine Sonographie erforderlich. Erhebliche Entscheidungshilfe kann die Sonographie jedoch bei kutan-subkutanen Hämangiomen leisten. Wird sonographisch eine starke Vaskularisation nachgewiesen, so ist dies ein deutlicher Hinweis darauf, dass sich dieses Hämangiom noch in der Wachstumsphase befindet. Insbesondere im Gesicht besteht dann eine klare Indikation zur aktiven Therapie. Desgleichen bedeutet eine geringe oder im Verlauf deutlich abnehmende Vaskularisation, dass sich trotz vielleicht klinisch fraglicher Rückbildung das Hämangiom in der stabilen beziehungsweise am Übergang in die Regressionsphase befindet. Hier ist eine abwartende Haltung zu rechtfertigen [11]. Darüber hinaus ist die Sonographie gut geeignet, um präoperativ oder vor einer intraläsionalen Nd:YAG-Lasertherapie die Ausdehnung des Hämangioms festzulegen.

Weiterführende diagnostische Maßnahmen

Bei komplizierten oder lebensbedrohlichen Hämangiomen, vor allem in Problemlokalisationen (peri- und intraorbital, Kopf-/Genitalbereich, Abdomen) können weiterführende Untersuchungen wie Magnetresonanztomographie (MRT), Computertomographie bei Verdacht auf Knochenbeteiligung oder Angiographie bei der Frage nach einer möglichen Embolisation erforderlich werden. Bei komplizierten und bedrohlichen Hämangiomen ist ein möglichst frühzeitiger interdisziplinärer diagnostischer und therapeutischer Ansatz wichtig [1, 3, 10, 20].

Komplikationen durch Hämangiome

Bei Stamm- und Extremitätenlokalisation ist bei den gewöhnlichen Säuglingshämangiomen meist nicht mit Komplikationen zu rechnen.
Bei peri- oder intraorbitaler Lokalisation besteht bei Behinderung der Augenöffnung durch das Hämangiom erhebliche Amblyopiegefahr, Bulbuskompression kann zu Anisometropie und Astigmatismus, im Extremfall mit der Konsequenz der Erblindung, führen.
Periorale Lokalisation kann zu Behinderungen der Nahrungsaufnahme, dauerhaften Verziehungen vor allem der Lippen sowie zu Unterkiefer- und Zahnanomalien führen. Ähnliches gilt für die Nase; Nasenskelettanomalien oder Verlegung der Nasenatmung sind hier denkbar. Im Ohrbereich führen stark vaskularisierte Hämangiome häufig zu Hypertro-

phie des Ohrwachstums, Knorpeldeformierungen sind ebenfalls möglich. In perianogenitaler Lokalisation führen die Hämangiome oft aufgrund der hier häufigen Ulzerationen zu Komplikationen wie Schmerzen und Dermatitiden.

Ausgedehnte Hämangiome des Gesichtes, insbesondere im sogenannten Bartbereich, können ein Hinweis auf Mitbeteiligung der Atemwege sein, hier sind besonders engmaschige Kontrollen erforderlich [20].

Bei flächigen oder ausgedehnt teleangiektatischen Hämangiomen des Lumbosakralbereichs ist an das Vorliegen weiterer Fehlbildungen in diesem Bereich zu denken. Die gefährlichste ist der spinale Dysraphismus, da er zu spätmanifesten Lähmungserscheinungen führen kann. Hier erscheint eine frühe MRT-Diagnostik angezeigt [20].

Auf die Komplikationen von sehr großen oder Riesenhämangiomen und solchen bei Organ- oder Atemwegsbeteiligung kann hier nicht eingegangen werden. Hier wird auf pädiatrische Lehrbücher verwiesen.

Therapie der Säuglingshämangiome

Indikationsstellung zum aktiven Vorgehen

Unser derzeitiges therapeutisches Vorgehen bei Säuglingshämangiomen zeigt in stark schematisierter Form Abbildung 1. Initiale, plane oder kleine kutane Hämangiome, bei denen eine Behandlung durch Blitzlampen-gepumpte Farbstofflaser (FPDL) oder Kryotherapie schnell und unkompliziert möglich ist, werden von uns generell behandelt, um weiterem Wachstum und eventuell Komplikationen vorzubeugen. Handelt es sich um Hämangiome, deren Therapie kompliziert oder aufwendig wäre (direkt periokuläre Lokalisation, große oder ausgedehnte Hämangiome, Narkose erforderlich), ist eine Therapie dann erforderlich, wenn weiteres Wachstum zu erwarten ist (Anamnese, Sonographie) und dies mit Wahrscheinlichkeit zu Komplikationen führen würde. Bei unkomplizierter Lokalisation sind engmaschige Kontrolluntersuchungen zu empfehlen.

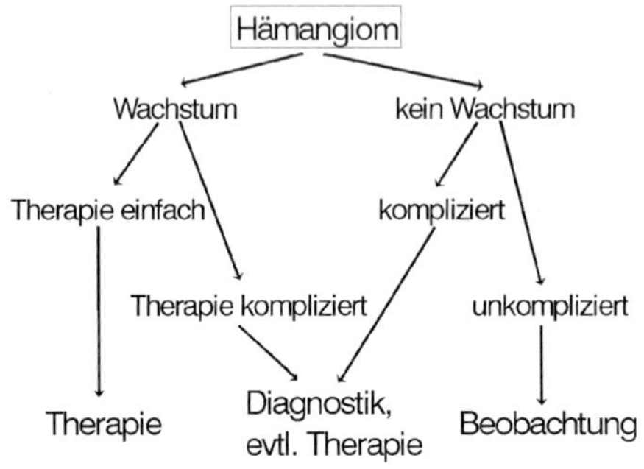

Abb. 1. Indikationsstellung zur Therapie bei Hämangiomen

Bei Hämangiomen, die ihre Stillstands- oder Regressionsphase erreicht haben, wird in der Regel keine Therapie durchgeführt. Wenn durch das Hämangiom jedoch akut Komplikationen zu befürchten sind, oder durch ausgedehnte Ulzerationen im Rahmen der Regressionsphase Schmerzen und Superinfektion aufgetreten sind, führen wir eine entsprechende Therapie durch.

Bezüglich der Residuen regressiver Hämangiome empfehlen wir ebenfalls eher eine abwartende Haltung, da der gelegentlich bestehende Hautüberschuss oft im Rahmen des Wachstums des Kindes aufgebraucht wird und sich eine spätere Korrektur erübrigt. Generell sollte jedoch insbesondere bei auffälligen Residuen im Gesichtsbereich eine Korrektur bis zum Schulalter erfolgt sein.

Operative Therapie

Die Exzision eines Hämangioms, wenn unkompliziert möglich, stellt sicher die schnellste und einzig definitive Behandlungsmöglichkeit dar. Insbesondere wenn die obligate Narbe keine wesentliche kosmetische Beeinträchtigung darstellt, ist eine Exzision zu diskutieren, wenn Komplikationen drohen und die operative Entfernung gut möglich ist.

Zu berücksichtigen ist, dass diese Eingriffe in der Regel nur unter Vollnarkose durchgeführt werden können; insbesondere bei unkomplizierten Hämangiomen ist daher zunächst an den Einsatz schnell und ambulant durchführbarer Therapieverfahren zu denken (Lasertherapie, Kryotherapie). Bei ausgedehnten Hämangiomen kann vor einem operativen Eingriff auch eine Volumenreduktion durch Einsatz des Nd:YAG-Lasers erwogen werden.

Lasertherapie

Der Einsatz der Lasertherapie, insbesondere des FPDL, hat breiten Einzug in die Therapie bei Hämangiomen gefunden [6, 9, 10, 12, 17]. Insbesondere indiziert sind die Lasergeräte bei initialen Hämangiomen, planen oder großen flächigen Hämangiomen sowie den klassischen, kleinknotig-kutanen Hämangiomen ohne wesentlichen subkutanen Anteil.

Die Behandlung ist einfach und bei nicht zu großen Hämangiomen rasch und ohne anästhesierende Maßnahmen durchführbar. Sie zeigt, abgesehen von der obligaten Blauverfärbung und gelegentlichen Bläschen und Krusten, nahezu keine Nebenwirkungen. Das Behandlungsziel, das heißt eine Verhinderung der weiteren Progression und Induktion der Regressionsphase, kann insbesondere bei initialen und den klassischen kleinknotig kutanen Hämangiomen (Abb. 2–5) in der weit überwiegenden Zahl der Fälle durch ein- oder mehrfache Behandlung erreicht werden [9]. Bei den kombinierten kutan-subkutanen Hämangiomen ist dies allerdings meist nur für den kutanen Anteil zu erreichen. Solche Häman-

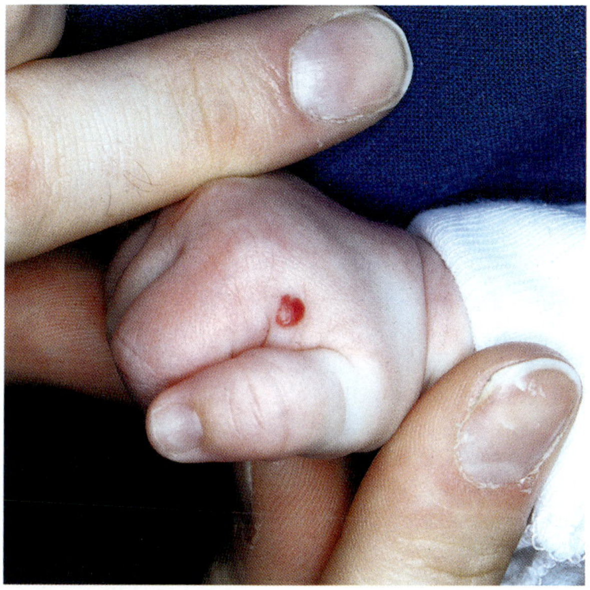

Abb. 2. Initiales Hämangiom mit starker Wachstumstendenz

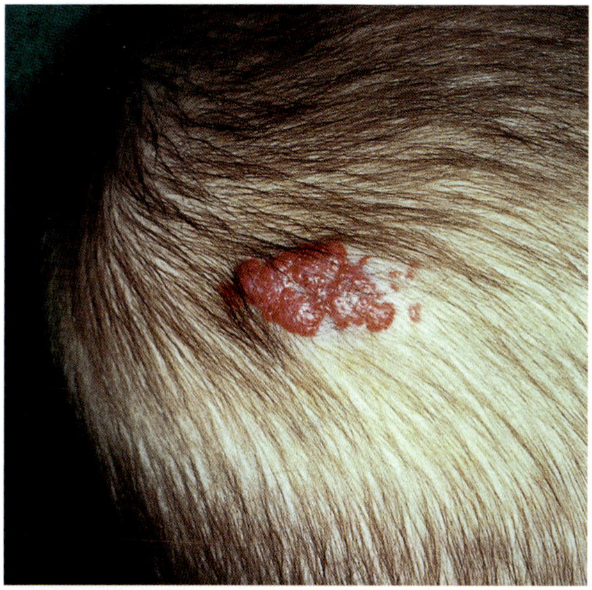

Abb. 4. Kutan-knotiges Hämangiom mit ebenfalls noch starker Wachstumstendenz

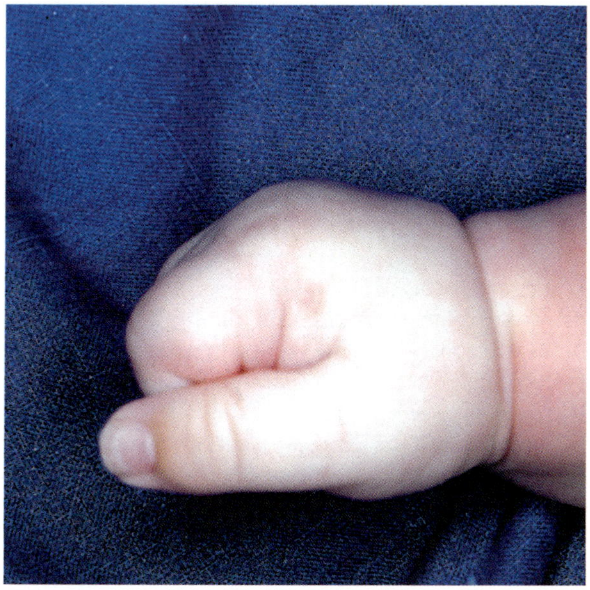

Abb. 3. Nahezu vollständige Rückbildung 4 Wochen nach einmaliger Therapie mit dem Blitzlampen-gepumpten Fabstofflaser (FPDL)

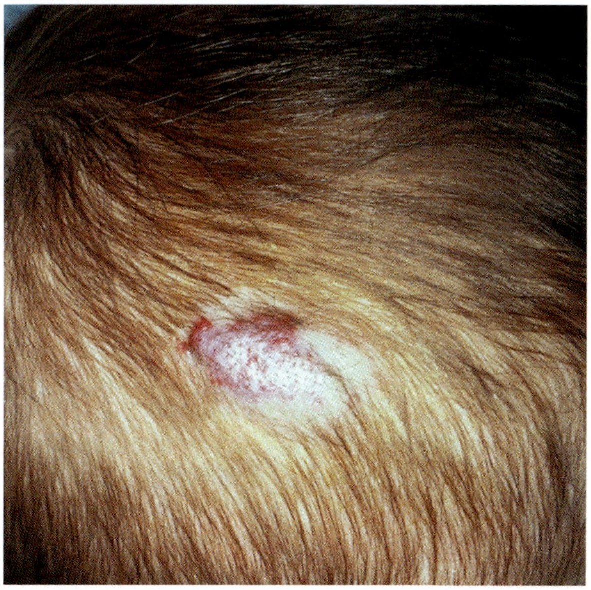

Abb. 5. Stabiler Wachstumsstillstand mit einsetzender Regression nach zweimaliger FPDL-Therapie. Hier kann die weitere Rückbildung abgewartet werden, keine weitere Therapie erforderlich

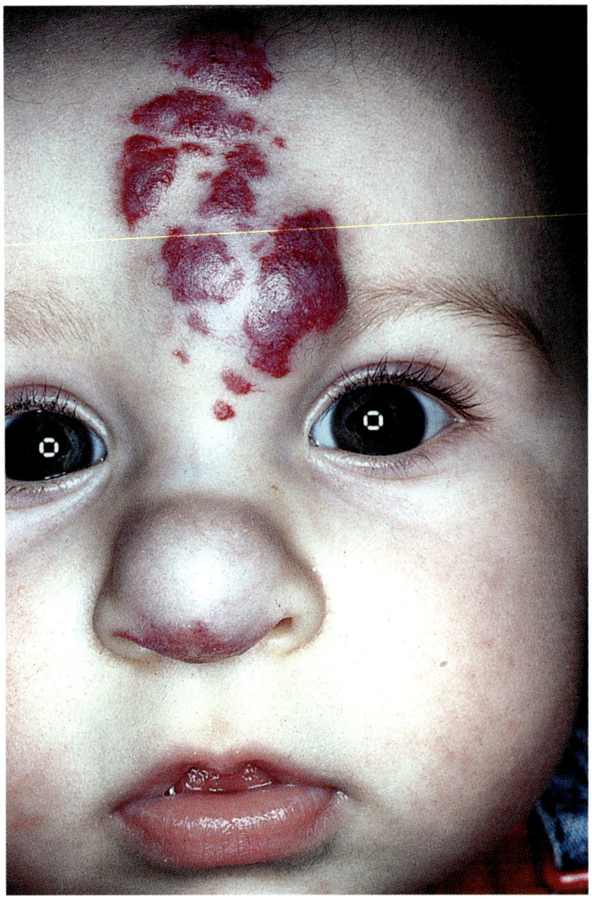

Abb. 6. Ausgedehntes, kutan-subkutanes Hämangiom mit Nasenbeteiligung. Nach einer Therapie mit dem FPDL zeigen die oberflächlichen Anteile Regressionszeichen, jedoch weiteres Wachstum des subkutanen Anteils. Hier ist weitere Diagnostik (Ultraschall) erforderlich und eventuell eine systemische oder Nd:YAG-Laser-Therapie angezeigt

giome (Abb. 6), die primär noch ein rasches Wachstum des subkutanen Anteils zeigen, sollten nicht in erster Linie mit dem FPDL, sondern mit anderen Modalitäten behandelt werden.
Allerdings kann bei größeren, kutan-subkutanen Hämangiomen in der Proliferationsphase der primäre Einsatz des FPDL sinnvoll sein. Nicht selten zeigt sich nach ein- bis zweimaliger oberflächlicher Therapie eine Regression nicht nur des oberflächlichen Anteils, sondern auch ein Wachstumsstillstand des subkutanen Knotens. Da die Behandlung so unkompliziert durchführbar ist, ist daher individuell zu entscheiden, ob ein ein- bis zweimaliger Behandlungsversuch mit dem FPD-Laser vor einer eventuell aggressiveren oder systemischen Behandlung sinnvoll ist.
Der Nd:YAG-Laser ermöglicht aufgrund seiner tiefen Koagulationswirkung und seiner Eindringtiefe von 5–7 mm eine aggressivere Therapie. Diese kann sowohl perkutan unter Eis- oder Eiswasserkühlung als auch intraläsional unter Einsatz von Quarzfasern durchgeführt werden. Hierzu ist allerdings meist eine Allgemeinnarkose erforderlich; bei komplizierten Läsionen empfiehlt sich eine intraoperative Ultraschallkontrolle [21, 22]. Nach einer anfangs ausgeprägten Schwellungsphase lassen sich häufig gute Remissionen induzieren; insbesondere auch zur Reduktion des Hämangiomvolumens vor einem geplanten operativen Eingriff ist diese Methode gut einsetzbar [7].

Kryotherapie

Die Kryotherapie, insbesondere im Kryokontaktverfahren, ist ebenfalls eine etablierte Therapie für initiale und kutan-knotige Hämangiome [2, 8, 15, 18]. Bei sachgerechtem Einsatz sind Nebenwirkungen wie Narben selten, die exsudative Phase mit Blasen und Krusten ist jedoch stärker ausgeprägt als beim Laser. Andererseits kann durch die intraoperativ mögliche Kompression durch den Kryostempel insbesondere ein etwas dickeres Hämangiom effektiv und rasch behandelt werden [13]. Bei entsprechend sachgerechter Therapie sind die Ergebnisse nach Kryotherapie denen der Lasertherapie durchaus vergleichbar. Unserer Auffassung nach liegt die Stärke der Lasertherapie insbesondere bei der Behandlung von ganz initialen flachen und planen Hämangiomen, während die Kryotherapie aufgrund der intraoperativen Kompression Vorteile bei der Behandlung nodulärer Hämangiome besitzt.

Weitere therapeutische Möglichkeiten

Insbesondere bei großen, rasch proliferierenden und/ oder komplizierten Hämangiomen, zum Beispiel beim Kasabach-Merritt-Syndrom, sind nicht selten systemische Therapiemaßnahmen erforderlich.
Alt bewährt ist hier insbesondere der Einsatz von Glukokortikoiden. Diese werden hauptsächlich systemisch in einer Dosierung von 2–3 mg/kg Körpergewicht (bis zu 5 mg/kg Körpergewicht möglich) eingesetzt. Die Ansprechrate liegt bei 60–70 %, und die Therapie ist meist langfristig über Wochen und Monate unter langsamem Ausschleichen erforderlich. An Nebenwirkungen ist insbesondere eine reversible Wachstumsverzögerung möglich, an Immunsuppression, Hypertension und gastrointesti-

nale Probleme ist zu denken. Eine Kooperation mit dem Kinderarzt ist hier sinnvoll [3, 10, 16, 20]. Glukokortikoide können auch intraläsional eingesetzt werden, insbesondere bei umschriebenen Hämangiomen; hier sind allerdings Komplikationen wie Kristallembolisationen möglich, die Anwendung ist nur Erfahrenen zu empfehlen. Eine adjuvante topische Therapie mit potenten Glukokortikoidcremes ist zu diskutieren, hier sind insbesondere periorbital Erfolge beschrieben [10].

In Fällen von lebensbedrohlichen Hämangiomen, welche auf eine Glukokortikoidtherapie nicht ansprechen, ist der Einsatz von Interferon-α beschrieben. Die Dosierung beträgt hier 3 Mio U/m^2 Körperoberfläche pro Tag; Nebenwirkungen wie Irritabilität, Neutropenie und Erhöhung der Leberenzyme sind häufig, die gefürchtetste Komplikation ist die spastische Diplegie, welche in bis zu 20 % der Patienten beschrieben wurde und in Einzelfällen irreversibel war. Auch diese Therapie ist über Monate erforderlich und ist derzeit als Ultima ratio anzusehen [5, 19, 20].

Des Weiteren sind Embolisationstherapien mit sklerosierenden oder verklebenden Agenzien, Spickungstherapien mit oxidierenden Metallen und in verzweifelten Situationen der Einsatz von Röntgen- oder Zytostatikatherapie beschrieben, hierzu wird auf die entsprechenden Übersichten verwiesen [1, 4, 10, 20].

Literatur

1. Kautz G, Cremer H (1999) Hämangiome. Springer, Berlin
2. Cremer HJ, Djawari D (1996) Hämangiomtherapie. Kinderarzt 27: 491–499
3. Drolet BA, Esterly NB, Frieden IJ (1999) Hemangiomas in children. New Engl J Med 341: 173–181
4. Enjolras O, Mulliken JB (1993) The current management of vascular birthmarks. Pediatr Dermatol 10: 311–333
5. Ezekowitz RA, Mulliken JB, Folkman J (1992) Interferon alpha-2a therapy for life-threatening hemangiomas of infancy. N Engl J Med 326: 1456–1463
6. Geronemus RG, Kauvar AN (1996) The pulsed-dye laser for infantile hemangiomas. Plast Reconstr Surg 97: 1302–1303
7. Grantzow R (1996) Kombinierte Laser- und chirurgische Therapie der Hämangiome. Zentralbl Hautkr 168: 8
8. Henderson RL (1971) Cryosurgical treatment of hemangiomas. Arch Otolaryngol 93: 511–513
9. Hohenleutner U, Bäumler W, Karrer S, Michel S, Landthaler M (1996) Die Behandlung kindlicher Hämangiome mit dem blitzlampengepumpten gepulsten Farbstofflaser. Hautarzt 47: 183–189
10. Hohenleutner U, Landthaler M (1997) Die Behandlung der Säuglingshämangiome. Kinderarzt 28: 989–1000
11. Kautz G, Weinhofer F, Bahmer FA (1999) Diagnostische Möglichkeiten bei Hämangiomen. In: Kautz G, Cremer H (Hrsg) Hämangiome. Springer, Berlin, S 41–53
12. Landthaler M, Hohenleutner U, Abd-El Raheem TA (1995) Laser therapy of childhood hemangiomas. Br J Dermatol 133: 275–281
13. Michel S, Wlotzke U, Hohenleutner U, Landthaler M (1998) Laser- und Kryotherapie der Säuglingshämangiome im direkten Vergleich. Hautarzt 49: 192–196
14. Mulliken JB, Glowacki J (1982) Hemangiomas and vascular malformations in infants and children: a classification based on endothelial characteristics. Plast Reconstr Surg 69: 412–420
15. Ohtsuka H, Shioya N, Tanaka S (1980) Cryosurgery for hemangiomas of the body surface and oral cavity. Ann Plast Surg 4: 462–468
16. Pongprasit P (1992) Corticosteroid treatment of extensive hemangiomas: analysis of 22 cases in children. J Med Assoc Thai 75: 671–679
17. Scheepers JH, Quaba AA (1995) Does the pulsed tunable dye laser have a role in the management of infantile hemangiomas? Observations based on 3 years experience. Plast Reconstr Surg 95: 305–312
18. Scholz A, Sebastian G, Baerthold W, Matthaus W, Passler L (1980) Ergebnisse der Kryochirurgie bei der Behandlung benigner vaskulärer Fehl- und Neubildungen. Arch Geschwulstforsch 50: 785–793
19. Vora AJ, Lilleyman JS (1992) Caution in regard to treatment of hemangiomas with interferon alpha-2a. N Engl J Med 327: 1321–1322
20. Walker-Metry D, Hebert AA (2000) Benign cutaneous vascular tumors of infancy. Arch Dermatol 136: 905–914
21. Werner JA, Lippert BM, Gottschlich S, Folz BJ, Fleiner B, Hoeft S, Rudert H (1998) Ultrasound-guided interstitial Nd:YAG laser treatment of voluminous hemangiomas and vascular malformations in 92 patients. Laryngoscope 108: 463–470
22. Werner JA, Lippert BM, Hoffmann P, Rudert H (1995) Nd:YAG laser therapy of voluminous hemangiomas and vascular malformations. Adv Otorhinolaryngol 49: 75–80

Neue Dermatosen im Kindesalter

Henning Hamm

In dieser Arbeit sind einige sich ausschließlich oder ganz überwiegend im Kindesalter manifestierende Dermatosen zusammengestellt, die im Laufe der letzten Jahre neu beschrieben, von anderen Entitäten abgegrenzt oder vielleicht auch nur „wiederentdeckt" wurden. Die nachfolgend diskutierten sieben Erkrankungen, vier genetisch bedingte und drei erworbene Dermatosen, sind naturgemäß nur eine kleine, persönlich geprägte Auswahl aus einer Vielzahl ebenso interessanter neuerer Beobachtungen.

Neue genetisch bedingte Dermatosen im Kindesalter

Epidermolysis bullosa simplex durch Mutationen im Plektin-1-Gen

Klinisch ist diese schwere, autosomal rezessiv vererbte Form der Epidermolysis bullosa (EB) durch bei Geburt einsetzende Blasen der Mundschleimhaut und der Haut, besonders an Händen, Füßen, Gesicht und Knien, sowie eine Dystrophie der Nägel gekennzeichnet. Frühzeitig sind auch die oberen Luftwege betroffen, was sich in heiserem Schrei und inspiratorischem Stridor äußert. Stärkere Obstruktion kann Anfälle von Luftnot auslösen und intensivmedizinische Maßnahmen erfordern. Mehrfach wurden auch Urethralstrikturen beschrieben. Das besonders Unangenehme an der Erkrankung ist jedoch eine Muskeldystrophie, die bei den bisher betroffenen Patienten zu einem sehr unterschiedlichen Zeitpunkt auftrat, zwischen dem zweiten Lebensjahr und der vierten Lebensdekade. In der Regel ist die Muskeldystrophie so schwer, dass sie die Patienten an den Rollstuhl fesselt.

Klinisch erstmals 1988 von anderen EB-Typen abgegrenzt [19] ist seit 1996 auch die molekulargenetische Ursache dieser Entität bekannt, die auch die Beteiligung der Muskulatur erklärt: Der Erkrankung liegen Mutationen im Plektin-1-Gen (PLEC1) zugrunde [13, 24]. Plektin ist ein 518 kD großes Protein der Zytoskelett-Plasmamembran-Verankerung, das am inneren hemidesmosomalen Plaque der Haut und Schleimhäute lokalisiert ist sowie im Muskelsarkolemm (Typ-1-Muskelfasern) und Muskelsarkomer vorkommt. Die wichtige Rolle von Plektin bei der Hemidesmosomenintegrität und Hemidesmosomenstabilisierung ist bei den beschriebenen Mutationen empfindlich gestört. Bislang wurden 21 verschiedene Plektin-Mutationen bei 14 Patienten beschrieben; bei sieben Patienten, darunter auch ein eigener Fall [13], lag eine Compound-Heterozygotie vor [24]. In den meisten Fällen war das außergewöhnlich große Exon 32 von den Mutationen betroffen.

Elektronenmikroskopisch findet sich ein tiefer intraepidermaler Spalt, die Hemidesmosomen sind hypoplastisch, und die Verankerung der Keratinfilamente am hemidesmosomalen inneren Plaque ist vermindert. Das Ergebnis des Immunmappings entspricht dem bei EB-simplex-Typen, weswegen die besprochene Entität als außergewöhnlicher Typ innerhalb der EB-simplex-Gruppe angesehen werden kann. Pulkkinen und Uitto [23] schlagen demgegenüber eine eigenständige Gruppe hemidesmosomaler EB-Varianten vor, der sie außer der EB mit spätmanifester Muskeldystrophie (Plektin) die EB mit Pylorusatresie ($\alpha 6\beta 4$-Integrin) und die generalisierte atrophische benigne EB (180 kD bullöses Pemphigoidantigen) zuordnen.

Für die Diagnose der EB mit Muskeldystrophie ist der fehlende oder stark verminderte immunhistologische Nachweis von Plektin an den Hemidesmosomen wegweisend. Diese Untersuchung ist bei allen schweren kongenitalen Formen der EB, die nicht anderweitig erklärt sind, anzustreben und hat bei positivem Ausfall nicht zuletzt auch prognostische Bedeutung (Abb. 1.).

Streifen- und wirbelförmige nävoide Hypermelanose

Unter der Bezeichnung *streifen- und wirbelförmige nävoide Hypermelanose* (SWNH) beschrieben Kalter et al. zwei Patienten mit einer Pigmentanomalie, die sich durch kleine, ein feinretikuläres Muster bildende Pigmentflecken entlang der Blaschko-Linien

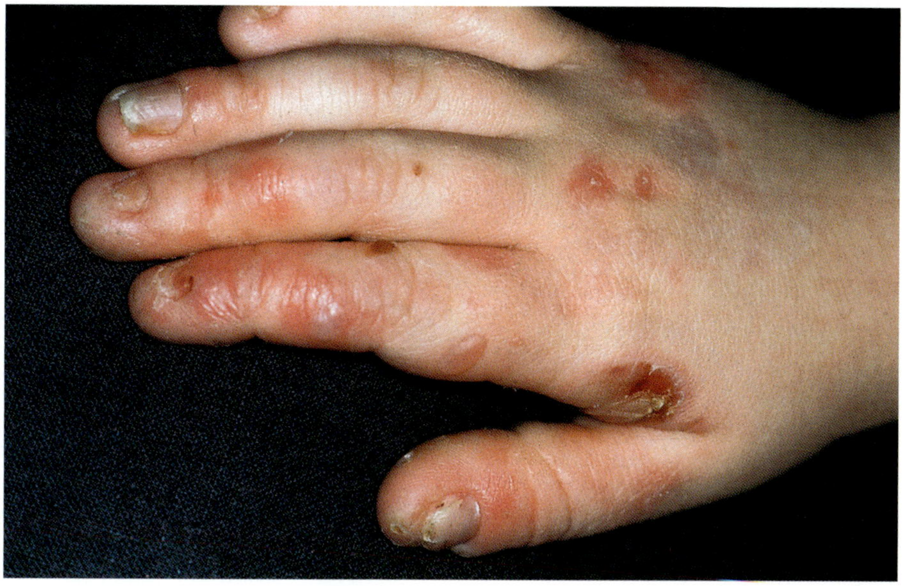

Abb. 1. Epidermolysis bullosa simplex durch Mutationen im Plektin-1-Gen. Rechte Hand eines dreijährigen Jungen mit Blasen, Erosionen, atrophen Narben und ausgeprägter Nageldystrophie

auszeichnet [11]. In der Folgezeit wurden weitere gleichartige Patienten beschrieben, und einige vor 1988 unter verschiedenen Diagnosen publizierte Fallberichte wurden nachträglich der SWNH zugeordnet. Die Pigmentflecken fallen in den ersten Lebenswochen bis Lebensmonaten auf, dehnen sich in den ersten zwei bis drei Lebensjahren aus und bleiben anschließend in der Regel konstant. Im Gegensatz zur Incontinentia pigmenti geht den Pigmentflecken kein entzündliches Stadium voraus. Konjunktiven, Mundschleimhaut, Palmae und Plantae bleiben ausgespart. Histologisch findet sich lediglich eine verstärkte Pigmentierung des Stratum basale mit prominenten Melanozyten. Eine Pigmentinkontinenz ist nicht oder nur in geringem Ausmaß vorhanden [10].

Inzwischen wurden bei einer Reihe von SWNH-Patienten verschiedenartige assoziierte Anomalien beobachtet. Hierzu zählen unter anderem Herz- und ZNS-Fehlbildungen, Zahnanomalien, Hemihypertrophie, T-Zell-Funktionsdefekt, männlicher Pseudohermaphroditismus und Bluteosinophilie [15]. In einer retrospektiven Analyse von 54 Fällen mit streifenförmigen Pigmentstörungen wurden extrakutane, vor allem neurologische Auffälligkeiten bei knapp einem Drittel der Fälle von SWNH gefunden, in derselben Größenordnung wie bei Hypomelanosis Ito [18].

Ebenso wie bei Hypomelanosis Ito wurden bei einigen Fällen von SWNH zytogenetische Auffälligkeiten in Blutlymphozyten und – häufiger noch – in Fibroblastenkulturen von Hautbiopsien festgestellt. Deswegen setzt sich immer mehr die Auffassung durch, dass es sich weder bei der SWNH noch bei der Hypomelanosis Ito um eigenständige Entitäten handelt, sondern um verschiedene Formen eines somatischen Mosaiks, das durch sehr variable Genmutationen, zum Beispiel Tetraploidie, partielle oder komplette Trisomien, Translokationen und Punktmutationen entstehen kann [15, 21]. Sehr viel seltener kann dem Pigmentmosaik auch ein Chimärismus zugrunde liegen, also ein Zustand, bei dem das Individuum von zwei verschiedenen Zygoten abstammt. Zu den wichtigsten Differentialdiagnosen der SWNH zählen die Incontinentia pigmenti (drittes Stadium), der lineare verruköse epidermale Nävus (frühes Stadium) sowie die Atrophodermia linearis Moulin. Diese Differentialdiagnosen können meist schon anamnestisch und klinisch, in Zweifelsfällen histologisch ausgeschlossen werden.

Bei Kindern mit streifenförmigen Pigmentanomalien kommt der Suche nach assoziierten Veränderungen vor allem des ZNS, der Augen, des Herzens und des Skelettsystems besondere Bedeutung zu. Ferner sollte in jedem Fall der Kariotyp zunächst in Blutlymphozyten bestimmt werden, bei negativem Ausfall gegebenenfalls auch an Fibroblastenkulturen von Hautbiopsien (Abb. 2).

Phacomatosis pigmentokeratotica

Die Phacomatosis pigmentokeratotica ist durch die Kombination eines systematisierten, den Blaschko-Linien folgenden Naevus sebaceus und eines syste-

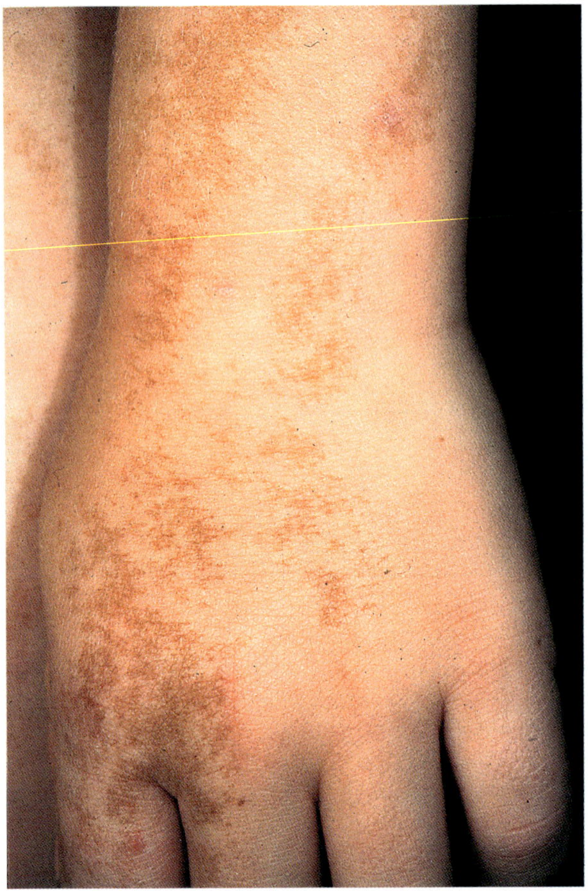

Abb. 2. Streifen- und wirbelförmige nävoide Hypermelanose. Retikuläre Hyperpigmentierungen in linearer Anordnung am linken Handrücken eines siebenjährigen Jungen

matisierten Naevus spilus vom papulösen Typ in benachbarten oder – häufiger – kontralateralen Körperregionen charakterisiert. Die Eigenständigkeit dieses durch zwei verschiedene Nävi definierten, melanozytär-epidermalen Syndroms wurde von Happle et al. an acht vorausgegangenen Fallbeschreibungen erkannt [9]. Seitdem wurden neun weitere Patienten mitgeteilt [3, 28].

An assoziierten Anomalien liegt häufig eine Hemiatrophie mit unterschiedlich ausgeprägter Muskelschwäche vor. Darüber hinaus sind weitere Skelett- und neurologische Fehlbildungen in Form von Skoliose, segmentaler Dysästhesie, segmentaler Hyperhidrose, leichter mentaler Retardierung, Epilepsie, Taubheit, Ptosis und Strabismus beschrieben. Die neurologische Symptomatik unterscheidet sich wesentlich von derjenigen beim Schimmelpenning-Feuerstein-Mims-Syndrom. Dessen kutanes Leitsymptom ist ebenfalls ein linearer beziehungsweise systematisierter Naevus sebaceus, ein melanozytärer Naevus ist jedoch nicht vorhanden.

Erklärt wird das gemeinsame Vorkommen morphogenetisch verschiedenartiger, systematisierter Nävi durch das genetische Konzept nichtallelischer Zwillingsflecken [9]. Dieser Hypothese folgend wäre ein Patient mit Phacomatosis pigmentokeratotica heterozygot für zwei verschiedene rezessive Mutationen auf demselben Chromosom, wobei sich die eine Mutation auf dem einen, die andere Mutation auf dem anderen, homologen Chromosom befände. In einem frühen Stadium der Embryogenese würde die postzygotische Rekombination (Crossing-over) zu zwei verschiedenen homozygoten Tochterzellen führen, welche die Stammzellen der beiden Nävustypen und der extrakutanen Anomalien darstellen.

Familiäre Fälle von Phacomatosis pigmentokeratotica wurden bislang nicht beschrieben. Dies legt die Annahme nahe, dass es sich zumindest bei einer der beiden zugrunde liegenden Mutationen um eine Letalmutation handeln könnte, die nur im Mosaikzustand mit dem Leben vereinbar ist [7].

Isolierte kongenitale Nageldysplasie

Vor kurzem hatten wir die Gelegenheit, eine süddeutsche Familie zu untersuchen, in der kongenitale Nagelveränderungen in autosomal-dominanter Weise über fünf Generationen vererbt wurden. Anhand von 22 untersuchten Familienmitgliedern konnte die Erkrankung als eine kongenitale Dysplasie eingeordnet werden, die sich in Form von dünnen, längs gestreiften, gelegentlich deformierten Nagelplatten mit erhöhter Verletzlichkeit äußert. Bei fast allen Patienten waren sämtliche Fingernägel und Fußnägel betroffen. Das auffälligste, jedoch nicht bei jedem Erkrankten vorhandene Zeichen bestand in einer medianen longitudinalen Winkel-, Grat- oder Furchenbildung einzelner Nägel, die oft von einer rötlichen Vorwölbung der Nagelbasis, unmittelbar distal des proximalen Nagelfalz, ihren Ausgang nahm. Ferner beobachteten wir häufiger eine Platonychie oder Koilonychie einzelner Nägel sowie ein Überwachsen der dünnen Nagelplatten über die lateralen Nagelfalze hinweg, besonders an Daumen und Großzehen. Longitudinale Nagelbiopsien bei zwei Patienten zeigten eine abnorme Keratinisierung des Nagelmatrixepithels mit einem breiten Stratum granulosum, das normalerweise an dieser Stelle fehlt. Das histologische Korrelat der Konvexitäten der Nagelbasis besteht offenbar in epithelialen Knospen und Strängen, die von einer

umschriebenen Region des Nagelbetts ihren Ausgang nehmen [8].
In den meisten Fällen war die Nageldysplasie bereits bei Geburt erkennbar und erreichte rasch einen individuell unterschiedlichen Ausprägungsgrad bei recht variabler Expressivität. Assoziierte Anomalien zum Beispiel von Seiten anderer ektodermaler Strukturen, der Sinnesorgane oder des Skelettsystems waren nicht vorhanden. Wir haben die Erkrankung daher *isolierte kongenitale Nageldysplasie* genannt.
Eine Vielzahl erblicher Syndrome manifestiert sich auch am Nagelorgan. Genetische Erkrankungen, die isoliert die Nägel betreffen, sind jedoch sehr viel seltener und betreffen meist nur einzelne oder einige Nägel. Am ähnlichsten, klinisch und histologisch jedoch von unserer Erkrankung unterscheidbar ist die *familiäre schwere Zwanzig-Nägel-Dystrophie*, die bei einer US-amerikanischen Familie beschrieben wurde [1]. In unserer Familie konnte der zugrunde liegende Gendefekt durch eine Linkageanalyse der DNA von 22 betroffenen und 19 gesunden Familienmitgliedern einer 6 Zentimorgan großen Region fast am distalen Ende des kurzen Arms von Chromosom 17 (17p13) zugeordnet werden [12]. In dieser Region liegen keine Gene, von denen eine Beteiligung an Haut- oder Nagelentwicklung bekannt wäre (Abb. 3).

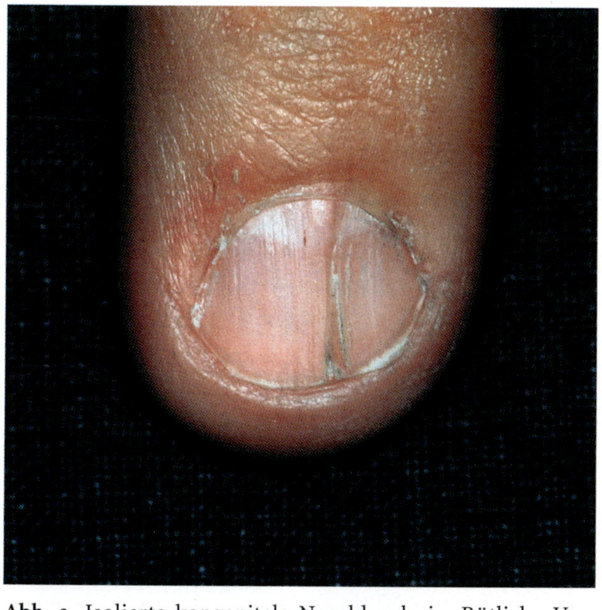

Abb. 3. Isolierte kongenitale Nageldysplasie. Rötliche Vorwölbung der proximalen Nagelplatte mit davon ausgehender longitudinaler Furche am rechten Mittelfinger eines 15jährigen Jungen

Neue erworbene Dermatosen im Kindesalter

Unilaterales laterothorakales Exanthem (asymmetrisches periflexurales Exanthem)

Die Krankheitsbezeichnung *unilaterales laterothorakales Exanthem* wurde von Bodemer und de Prost [2] geprägt. Im englischsprachigen Schrifttum hat sich mehr der ein Jahr später vorgeschlagene und zutreffendere Name *asymmetrisches periflexurales Exanthem* durchgesetzt [29].
Charakteristisch für dieses ätiologisch ungeklärte, fast nur im Kleinkindesalter auftretende Exanthem ist die Asymmetrie der Hauterscheinungen mit streng unilateralem Beginn. Dem Ausschlag geht häufig eine Prodromalphase mit Infektzeichen der Hals-Nasen-Ohrenregion, des Gastrointestinaltraktes oder der oberen Luftwege voraus. Anschließend treten, meist axillanah, seltener inguinal, an einer Körperhälfte teils einzeln, teils etwas gruppiert stehende, kleine Papeln auf, die von einem anämischen Hof umgeben sein können. Die Papeln konfluieren, breiten sich zentrifugal aus und können durch Schuppung eine ekzemartige Morphe annehmen. Mit Fortschreiten wird in etwa zwei Drittel der Patienten auch die kontralaterale Seite befallen, die Dominanz der primär betroffenen Körperhälfte bleibt jedoch gewahrt. Das Exanthem ist typischerweise stammbetont, Oberschenkel und Oberarme können jedoch auch betroffen sein, während Gesicht, Palmae, Plantae und fast immer auch die Mundschleimhaut ausgespart bleiben. Das Exanthem juckt gering bis mäßig. Häufig findet sich eine regionale Lymphknotenschwellung am Ort der Entstehung; auch Allgemeinsymptome mit leichtem Fieber über einige Tage sind nicht ungewöhnlich. Die Hauterscheinungen heilen unter Desquamation üblicherweise nach drei bis sechs Wochen ohne Residuen ab; die Rezidivneigung ist sehr gering [4, 16, 27].
Histologisch findet sich eine von CD8-positiven T-Lymphozyten dominierte Interface-Dermatitis. Typisch scheint ferner eine Ausrichtung des mononukleären Infiltrates um Strukturen ekkriner Schweißdrüsen zu sein [4].
Die Besonderheiten des Exanthems und seines Verlaufs lassen eine virale, vielleicht auch eine infektallergische Genese vermuten. Triggerfaktoren, sichere Hinweise auf eine Übertragung von Mensch zu Mensch oder serologische Indizien für einen bestimmten Erreger ließen sich jedoch bislang nicht identifizieren [5]. Auch scheint es sich nicht wie beim Gianotti-Crosti-Syndrom um ein spezielles ku-

tanes Reaktionsmuster auf verschiedene Virusantigene zu handeln. Bei zwei Patienten mit unilateralem laterothorakalen Exanthem bestand eine akute lymphatische Leukämie [22].
Aufgrund der üblicherweise geringen Beschwerden und der Selbstlimitierung der Erkrankung ist eine Therapie in der Mehrzahl der Fälle nicht erforderlich. Als hilfreich werden hydratisierende Cremes, antipruriginöse Badezusätze sowie systemische Antihistaminika beschrieben.
Differentialdiagnostisch kommen Arzneimittel- und Virusexantheme, insbesondere irritierte oder atypische Pityriasis rosea, akute allergische oder irritative Kontaktdermatitis, Gianotti-Crosti-Syndrom (bei Befall der Extremitäten) und vielleicht noch Tinea corporis, Scharlach und Skabies in Betracht.

Idiopathische palmoplantare Hidradenitis

Diese Krankheitsbezeichnung geht auf eine Publikation von Stahr et al. [26] zurück; allerdings wurden ähnliche Fälle schon seit 1988 unter zum Teil sehr unterschiedlichen Diagnosen mitgeteilt. Das mit 22 Patienten bisher größte Kollektiv wurde von Simon et al. publiziert [25] (Abb. 4).
Die idiopathische palmoplantare Hidradenitis tritt bei Kindern im Alter von 2–15 Jahren, selten auch bei jungen Erwachsenen, plötzlich aus völliger Gesundheit heraus auf. An den Fußsohlen, deutlich seltener auch an den Handinnenflächen, entwickeln sich wenige bis zahlreiche schmerzhafte, erythematöse Plaques und Knoten von 0,5–3 cm Durchmesser. Mädchen sind offenbar etwas häufiger betroffen als Jungen. Selten ist leichtes Fieber vorhanden. Bei der Labordiagnostik werden gelegentlich leichte Leukozytose, BSG- und CRP-Erhöhungen beobachtet. Nach durchschnittlich sieben bis zehn Tagen, höchstens drei Wochen, kommt es zur vollständigen Abheilung; allerdings rezidiviert die Erkrankung bei etwa der Hälfte der Patienten einmalig oder mehrfach [14, 25].
Der histologische Befund ist typisch, in Anbetracht der Benignität der Erkrankung kann jedoch in den meisten Fällen auf eine Biopsie zur Diagnose verzichtet werden. Um die sekretorischen Anteile der ekkrinen Schweißdrüsen finden sich fokale, dichte Infiltrate überwiegend neutrophiler Granulozyten, die auch in die Drüsengänge vordringen können. In der Umgebung der Schweißdrüsenknäuel kommt es häufig zu neutrophilen Abszessen [25, 26]. Das histologische Bild ähnelt dem der neutrophilen ekkrinen Hidradenitis, einer ebenfalls selbstlimitierten Dermatose mit vielfältigen klinischen Bildern, die jedoch überwiegend im Erwachsenenalter bei Patienten mit malignen Erkrankungen im Rahmen einer Chemotherapie auftritt [20]. Auch die hierfür typischen Nekrosen der Schweißdrüsen treten bei der idiopathischen palmoplantaren Hidradenitis nicht auf. Als weitere Differentialdiagnosen der idiopathischen palmoplantaren Hidradenitis können Erythema multiforme, Sweet-Syndrom, Pernionen, infektiöse Abszesse, Morbus Behçet und andere Vaskulitiden aufgeführt werden.
Die Pathogenese der Erkrankung ist unklar. Immer wieder wird auf die mögliche Rolle mechanischer

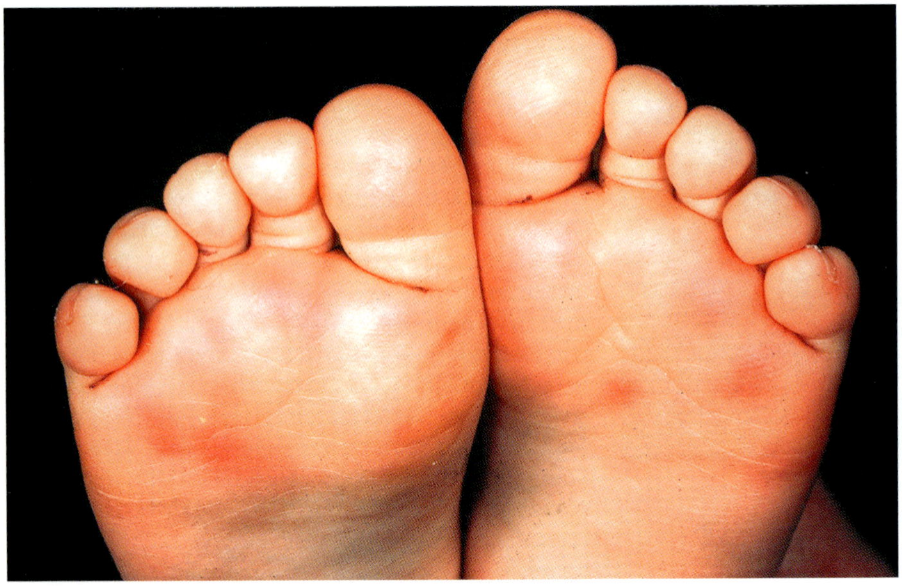

Abb. 4. Idiopathische palmoplantare Hidradenitis. Zahlreiche druckschmerzhafte rote Knoten an den Fußsohlen eines dreijährigen Mädchens

oder thermischer Traumen hingewiesen, wodurch es zu Ruptur, Nekrosen oder Okklusion der Schweißdrüsengänge kommen und eine neutrophile Entzündungsreaktion in Gang gesetzt werden soll. Interessant ist die von Simon et al. beobachtete Häufung der Erkrankung im Herbst und Frühjahr [25].
Die Kenntnis dieser neuen Dermatose des Kindesalters, die an ein auf die Fußsohlen verrutschtes Erythema nodosum erinnert, ist wichtig, um Patienten und Eltern beruhigen und unnötige Untersuchungen vermeiden zu können. Über topische symptomatische Maßnahmen hinaus ist die Gabe nichtsteroidaler Antiphlogistika nur selten erforderlich.

Disseminierte hypopigmentierte Keratosen

Im Jahr 1991 berichteten Morison et al. über zwei Patientinnen im Alter von 19 und 5 Jahren, bei denen es wenige Monate zuvor plötzlich zum disseminierten Auftreten zahlloser kleiner, weißlicher, keratotischer Papeln an Stamm und Extremitäten gekommen war [17]. Die Papeln waren nur flach über das Hautniveau erhaben, scharf begrenzt, nicht follikulär gebunden und verursachten keine über die kosmetische Beeinträchtigung hinausgehenden Beschwerden. Gesicht, Palmae und Plantae waren ausgespart. Anamnestisch war in beiden Fällen eine UV-Therapie vorausgegangen, bei der älteren Patientin eine PUVA-Therapie wegen Vitiligo bis mehrere Monate vor Auftreten der Papeln, bei dem fünfjährigen Mädchen PUVA- und UV-B-Behandlungen wegen einer lymphomatoiden Granulomatose. Fortgesetzte UV-Therapien hatten jedoch keinen offensichtlichen Einfluss auf die langsame Vermehrung der Papeln bei beiden Patientinnen.
Histologisch fanden sich lediglich eine Orthohyperkeratose und Papillomatose bei normalem Melaningehalt der basalen Kertinozyten, ähnlich wie bei Stukkokeratosen. Dies ist auch die wichtigste Differentialdiagnose, die sich im Wesentlichen durch die Bevorzugung der distalen Extremitätenabschnitte älterer Menschen unterscheidet. Ferner ähnelt die von Grosshans et al. beschriebene weiße Lentiginose den disseminierten hypopigmentierten Keratosen [6]. Hierbei finden sich ebenfalls flache, papulokeratotische Effloreszenzen, die jedoch nur am Stamm hypopigmentiert, in lichtexponierten Arealen dagegen pigmentiert erscheinen. Eine klare Unterscheidung lässt sich histologisch treffen: Die weiße Lentiginose ist durch eine lentiginöse Hyperplasie der Epidermis mit keulenförmig ausgezogenen Reteleisten gekennzeichnet. Klinisch oder histologisch müssen ferner Verrucae planae, Lichen nitidus, Lichen sclerosus et atrophicus, Pityriasis lichenoides chronica und Pityriasis alba, Keratosis punctata, disseminierte spinuläre Hyperkeratosen sowie hypopigmentierten Papeln bei Morbus Darier abgegrenzt werden. In die weitere Differentialdiagnose sind auch hyperpigmentierte Flecken und Dyschromien einzubeziehen.
Zusammenfassend handelt es sich bei den disseminierten hypopigmentierten Keratosen um kleine, weißliche, wie auf die Haut geklebt erscheinende, keratotische Papeln, die möglicherweise durch UV-Exposition getriggert nahezu generalisiert am Integument auftreten. Wir fanden die in der Erstbeschreibung [17] mitgeteilten Charakteristika bei einer eigenen Patientin bestätigt. Die Pathogenese der disseminierten hypopigmentierten Keratosen bleibt einstweilen unklar.

Literatur

1. Arias AM, Yung CW, Rendler S, Soltani K, Lorincz AL (1982) Familial severe twenty-nail dystrophy. J Am Acad Dermatol 7: 349–352
2. Bodemer C, Prost Y de (1992) Unilateral laterothoracic exanthem in children: a new disease? J Am Acad Dermatol 27: 693–696
3. Boente MC, Pizzi de Parra N, Larralde de Luna M, Bibas Bonet H, Santos Muñoz A, Parra V, Gramajo P, Moreno S, Asial RA (2000)) Phacomatosis pigmentokeratotica: another epidermal nevus syndrome and a distinctive type of twin spotting. Eur J Dermatol 10: 190–194
4. Coustou D, Léauté-Labrèze C, Bioulac-Sage P, Labbé L, Taïeb A (1999) Asymmetric periflexural exanthem of childhood. A clinical, pathologic, and epidemiologic prospective study. Arch Dermatol 135: 799–803
5. Coustou D, Masquelier B, Lafon ME, Labrèze C, Roul S, Bioulac-Sage P, Mégraud F, Fleury HJA, Taïeb A (2000) Asymmetric periflexural exanthem of childhood: microbiologic case-control study. Pediatr Dermatol 17: 169–173
6. Grosshans E, Sengel D, Heid E (1994) La lentiginose blanche. Ann Dermatol Venereol 121: 7–10
7. Hamm H (1999) Cutaneous mosaicism of lethal mutations. Am J Med Genet 85: 342–345
8. Hamm H, Karl S, Bröcker EB (2000) Isolated congenital nail dysplasia: a new autosomal dominant condition. Arch Dermatol 136: 1239–1243
9. Happle R, Hoffmann R, Restano L, Caputo R, Tadini G (1996) Phacomatosis pigmentokeratotica: a melanocytic-epidermal twin nevus syndrome. Am J Med Genet 65: 363–365
10. Hofmann U, Wagner N, Grimm T, Bröcker EB, Hamm H (1998) Streifen- und wirbelförmige nävoide Hypermelanose. Hautarzt 49: 408–412
11. Kalter DC, Griffiths WA, Atherton DJ (1988) Linear and whorled nevoid hypermelanosis. J Am Acad Dermatol 19: 1037–1044

12. Krebsová A, Hamm H, Karl S, Reis A, Hennies HC (2000) Assignment of the gene for a new hereditary nail disorder, isolated congenital nail dysplasia, to chromosome 17p13. J Invest Dermatol 115: 664–667
13. Kunz M, Rouan F, Pulkkinen L, Hamm H, Jeschke R, Bruckner-Tuderman L, Bröcker EB, Wiche G, Uitto J, Zillikens D (2000) Mutation reports: epidermolysis bullosa simplex associated with severe mucous membrane involvement and novel mutations in the plectin gene. J Invest Dermatol 114: 376–380
14. Landau M, Metzker A, Gat A, Ben-Amitai D, Brenner S (1998) Palmoplantar eccrine hidradenitis: three new cases and review. Pediatr Dermatol 15: 97–102
15. Loomis CA (1997) Linear hypopigmentation and hyperpigmentation, including mosaicism. Semin Cutan Med Surg 16: 44–53
16. McCuaig CC, Russo P, Powell J, Pedneault L, Lebel P, Marcoux D (1996) Unilateral laterothoracic exanthem. A clinicopathologic study of forty-eight patients. J Am Acad Dermatol 34: 979–984
17. Morison WL, Kerker BJ, Tunnessen WW, Farmer ER (1991) Disseminated hypopigmented keratoses. Arch Dermatol 127: 848–850
18. Nehal KS, PeBenito R, Orlow SJ (1996) Analysis of 54 cases of hypopigmentation and hyperpigmentation along the lines of Blaschko. Arch Dermatol 132: 1167–1170
19. Niemi KM, Sommer H, Kero M, Kanerva L, Haltia M (1988) Epidermolysis bullosa simplex associated with muscular dystrophy with recessive inheritance. Arch Dermatol 124: 551–554
20. Okcu A, Soyer HP, Kaddu S, Lackner H, Aberer E (1997) Ekkrine Hidradenitis. Kasuistik und Literaturübersicht. Hautarzt 48: 743–748
21. Paller AS (1996) Pigmentary patterning as a clinical clue of genetic mosaicism. Arch Dermatol 132: 1234–1235
22. Peker S, Höger PH, Moll I (2000) Das unilaterale laterothorakale Exanthem. Kasuistik und Literaturübersicht. Hautarzt 51: 505–508
23. Pulkkinen L, Uitto J (1998) Hemidesmosomal variants of epidermolysis bullosa. Mutations in the $\alpha6\beta4$ integrin and the 180-kD bullous pemphigoid antigen/type XVII collagen genes. Exp Dermatol 7: 46–64
24. Rouan F, Pulkkinen L, Meneguzzi G, LaForgia S, Hyde P, Kim DU, Richard G, Uitto J (2000) Epidermolysis bullosa: novel and *de novo* premature termination codon and deletion mutations in the plectin gene predict late-onset muscular dystrophy. J Invest Dermatol 114: 381–387
25. Simon M Jr, Cremer H, Driesch P von den (1998) Idiopathic recurrent palmoplantar hidradenitis in children. Arch Dermatol 134: 76–79
26. Stahr BJ, Cooper PH, Caputo RV (1994) Idiopathic plantar hidradenitis: a neutrophilic eccrine hidradenitis occurring primarily in children. J Cutan Pathol 21: 289–296
27. Strom K, Mempel M, Fölster-Holst R, Abeck D (1999) Unilaterales laterothorakales Exanthem im Kindesalter. Klinische Besonderheiten und diagnostische Kriterien bei 5 Patienten. Hautarzt 50: 39–41
28. Tadini G, Restano L, Gonzáles-Pérez R, Gonzáles-Enseñat A, Vincente-Villa MA, Cambiaghi S, Marchettini P, Mastrangelo M, Happle R (1998) Phacomatosis pigmentokeratotica. Report of new cases and further delineation of the syndrome. Arch Dermatol 134: 333–337
29. Taieb A, Mégraud F, Legrain V, Mortureux P, Maleville J (1993) Asymmetric periflexural exanthem of childhood. J Am Acad Dermatol 29: 391–393

Hauttumoren im Kindesalter

Christian A. Sander, Kathrin Schuhmann und Walter H. C. Burgdorf

Einführung

Viele der im Erwachsenenalter vorkommenden Tumoren können auch bei Kindern auftreten, oftmals sind diese bei Kindern jedoch sehr selten. Einzelne Entitäten wiederum treten bei Kindern häufiger als bei Erwachsenen auf. Klinisch-pathologisch unterscheidet man benigne von malignen Tumoren, wobei bei Kindern die benignen Tumoren überwiegen. Die Einordnung von Tumoren im Kindesalter bereitet des Öfteren sowohl klinisch als auch histologisch große Schwierigkeiten, insbesondere von Tumoren, die extrem selten vorkommen. Im Folgenden sollen einzelne, bei Kindern selten auftretende Tumoren diskutiert werden.

Epidermale Tumoren

Epidermale Tumoren wie das spinozelluläre Karzinom und das Basaliom sind bei Kindern sehr selten. Lediglich beim Xeroderma pigmentosum können diese Tumoren vermehrt vorkommen [9, 12]. Basaliome treten bei Kindern beim Basalzellnävussyndrom (Gorlin-Goltz-Syndrom) auf [11].

Xeroderma pigmentosum

Das Xeroderma pigmentosum ist eine autosomaldominant vererbte Erkrankung. Ursächlich ist ein Defekt der DNA-Reparatursysteme. Schon im Kleinkindesalter fällt eine erhöhte Lichtempfindlichkeit auf. In lichtexponierter Haut entstehen über die Jahre multiple Lentigines, sowie Hyper- und Hypopigmentierungen und Teleangiektasien. Im Kindes- und Jugendalter treten erste Tumoren auf. Das Spektrum der beim Xeroderma pigmentosum vorkommenden Tumoren beinhaltet Keratoakanthome, spinozelluläre Karzinome, Basaliome, Melanome und Sarkome. Therapeutisch ist ein absolutes Meiden jeglicher UV-Strahlung angezeigt. Ständige klinische Kontrollen sollten eine frühzeitige chirurgische Entfernung initialer Tumoren sichern [9,12].

Gorlin-Goltz-Syndrom (Basalzellnävussyndrom)

Das Gorlin-Goltz-Syndrom wird autosomal dominant vererbt. Klinisch kann es schon vor insbesondere aber nach der Pubertät zur Entwicklung von einzelnen bis zu mehr als hundert Basaliomen kommen (Abb. 1). Betroffen sind vor allem Gesicht, Hals, Rücken, Thorax, Abdomen und die Arme. Weitere Merkmale des Gorlin-Goltz-Syndroms sind die bei diesem Syndrom auftretende Facies mit Hypertelorismus, ausgeprägten Stirnhöcker, verbreitertem Nasenrücken, Makrozephalus. Weiterhin an den Handflächen kleine Grübchen, sogenannte *pits*, Verkalkung der Falx cerebri und Kieferzysten mit Neigung zur malignen Entartung. Assoziierte Tumoren sind das Medulloblastom sowie Ovarialfibrome [11].

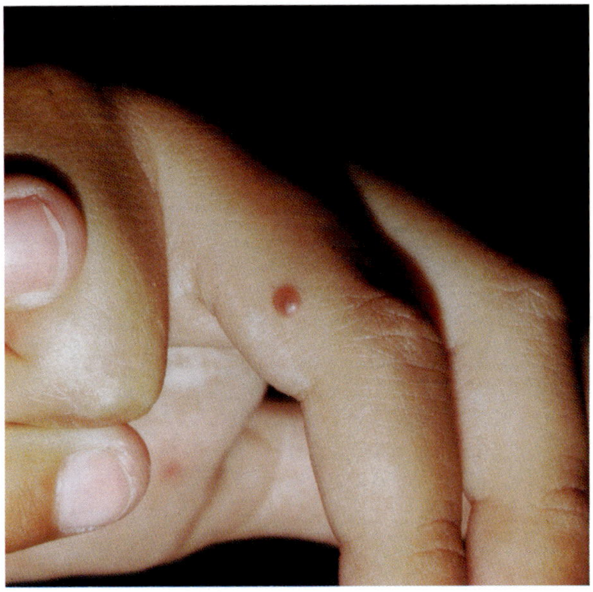

Abb. 1. Basalzellnävussyndrom. Basaliom am Finger eines achtjährigen Jungen

Gardner-Syndrom (familiäre Polyposis des Kolons)

Das Gardner-Syndrom wird autosomal-dominant vererbt [8,16]. Die Inzidenz beträgt 1 auf 14.000 Kinder; Männer wie Frauen sind gleich betroffen. Klinisch treten oft schon in den ersten zehn Lebensjahren im Gesicht, am Kapillitium, Hals, Rücken und am Scrotum multiple epidermale Zysten auf. Meist kommt es schon vor dem zwanzigsten Lebensjahr zur Ausbildung multipler Polypen im Kolon, die unweigerlich zum Karzinom führen. Weiterhin treten Osteome besonders im Kopf-Hals-Bereich auf.

Maligne Lymphome

Maligne Lymphome der Haut kommen bei Kindern selten vor.
Ein bei Kindern häufiger als beim Erwachsenen auftretendes malignes Lymphom ist das lymphoblastische Lymphom. Die häufigste Lokalisation ist der Kopf-Hals- Bereich. Hier kommt es zur Ausbildung von Plaques, Knoten oder Tumoren.
Das lymphoblastische Lymphom ist ein hochmalignes Lymphom, das relativ rasch mit Knochenmarkbefall und Leukämie generalisiert, insofern ist frühzeitig eine Chemotherapie angezeigt [15].
Die Mycosis fungoides tritt bei Kindern und Jugendlichen sehr selten auf. Dennoch sollte bei klinischem Verdacht eine repräsentative Biopsie und eine Klonalitätsanalyse durchgeführt werden. Therapeutisch hat sich aus eigener Erfahrung eine PUVA-Badetherapie bewährt.
Ein malignes Lymphom muss immer von einem Pseudolymphom abgegrenzt werden. Pseudolymphome treten bei Kindern bevorzugt im Kopfbereich, an den oberen Extremitäten, im Genitalbereich und an der Brust auf. Klinisch bestehen Plaques beziehungsweise Knoten. Oft liegt eine Borrelieninfektion zugrunde, therapeutisch ist dann eine antibiotische Therapie indiziert.

Lymphomatoide Papulose

Die lymphomatoide Papulose kommt bei Kindern sehr viel seltener als bei Erwachsenen vor. Klinisch bestehen einzelne beziehungsweise diffus angeordnete Papeln (Abb. 2). Diese zeigen eine Rückbildung innerhalb mehrerer Wochen, währenddessen können neue Papeln entstehen.
Ein Übergang in ein großzellig-anaplastisches Lymphom, der beim Erwachsenen in 10 % der Fälle vorkommt, ist sicherlich extrem selten. Dennoch sollten Kinder mit einer lymphomatoiden Papulose ebenso wie Erwachsene in regelmäßigen Abständen kontrolliert werden. Über mehrere Wochen persistierende Papeln sollten biopsiert werden. Therapeutisch hat sich unserer Erfahrung nach eine PUVA-Badetherapie bewährt [10, 18].

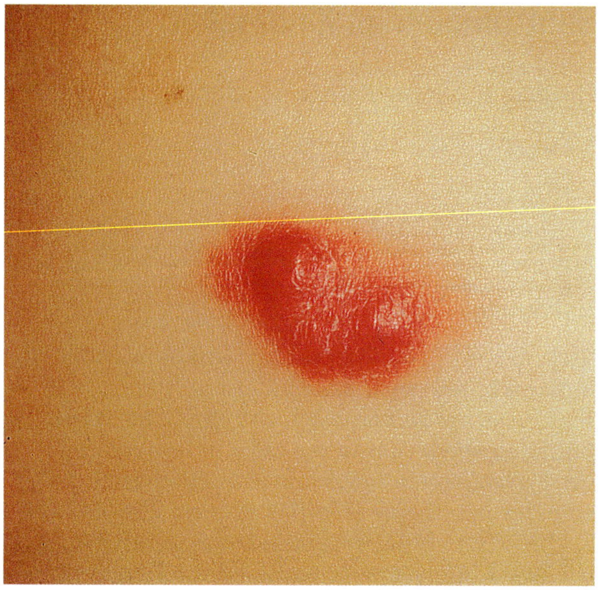

Abb. 2. Erythematöse Papel bei lymphomatoider Papulose

Malignes Melanom

Maligne Melanome kommen im Kindesalter vor der Pubertät extrem selten vor. Man schätzt den Anteil der malignen Melanome im Kindesalter auf etwa 0,4% aller Melanome [1, 6, 13, 17]. Bei Diagnose sollten die beim Erwachsenen üblichen Therapieformen zum Einsatz kommen. Differentialdiagnostisch sollte bei Verdacht auf ein malignes Melanom im Kindesalter stets ein Naevus Spitz sowohl klinisch, als auch histologisch abgegrenzt werden.

Dermatofibrosarcoma protuberans

Das Dermatofibrosarcoma protuberans ist ein langsam wachsender Tumor der schon bei Neugeborenen vorkommen kann. Zehn Prozent aller Fälle treten bei Kindern auf [4, 8]. Am häufigsten ist dieser Tumor am Stamm und Schultergürtel lokalisiert. Klinisch besteht ein indurierter Plaque, aus dem im weiteren Verlauf Knoten und Tumoren entstehen. Eine Ulzeration ist möglich. Therapeutisch sollte eine großzügige Exzision erfolgen.

Infantile Myofibromatose

Die infantile Myofibromatose tritt gewöhnlich vor dem zweiten Lebensjahr auf. Oft besteht ein einzelner Knoten, bei ungefähr 25% aller Patienten multiple Läsionen. Betroffen sind die Dermis und das subkutane Bindegewebe besonders im Kopf-Hals-Bereich und am Stamm. Häufig besteht auch eine Knochenbeteiligung. Bei Kindern mit multiplen Läsionen ist eine viszerale Beteiligung häufig, wobei besonders der Gastrointestinaltrakt und die Lungen betroffen sind [5]. Der klinische Verlauf ist bei einzelnen Läsionen oder bei multiplen Läsionen gutartig. Oft kommt es zur spontanen Regression der Knoten innerhalb von ein bis zwei Jahren. Die generalisierte Form mit viszeraler Beteiligung hat eine Mortalitätsrate von 80%. Für diese Form wird bei einer Störung der vitalen Funktionen durch den Tumor eine chirurgische Entfernung soweit wie möglich, sowie eine Chemotherapie vorgeschlagen.

Fibröses Hamartom der Kindheit

Das fibröse Hamartom der Kindheit tritt innerhalb der ersten Lebensjahre auf. Jungen sind häufiger betroffen als Mädchen. Klinisch besteht ein einzelner intrakutaner beziehungsweise subkutaner Tumor. Bevorzugte Lokalisationen in absteigender Häufigkeit sind die Axillen, Oberarme, Oberschenkel, Leisten, Schultern, Rücken und Unterarme [5,19]. Therapeutisch sollte eine chirurgische Entfernung erfolgen.

Kaposiformes Hämangioendotheliom

Das kaposiforme Hämangioendotheliom tritt in den ersten zehn Lebensjahren, vor allem in den ersten zwei Lebensjahren auf. Betroffen ist meistens das Retroperitoneum, jedoch können auch Tumoren im Weichteilgewebe der oberen Extremität, der Kopf-Hals-Region und an der Brust auftreten [5]. Das biologische Verhalten dieses Tumors korreliert streng mit der Lokalisation des Tumors. Tumoren an der Haut können chirurgisch entfernt werden und haben eine gute Prognose, im Gegensatz zu Tumoren im Retroperitonealraum, die oft nicht vollständig entfernt werden können. Eine weitere häufige Komplikation bei Vorhandensein retroperitonealer Tumoren ist ein Kasabach-Merritt-Syndrom. Hierbei kommt es zu einer Verbrauchskoagulopathie sowie einer hämolytischen Anämie, die fast immer zum Tode führt, falls der Tumor nicht vollständig entfernt werden kann.

Blue-Rubber-Bleb-Naevus-Syndrom

Dieses tritt meistens sporadisch auf, ein Teil der Fälle wird jedoch autosomal-dominant vererbt, wobei das männliche Geschlecht häufiger betroffen ist. Klinisch-pathologisch treten an der Haut sowie im Gastrointestinaltrakt einzelne, beziehungsweise multiple Hämangiome auf [14]. Hierdurch kommt es häufig zu teilweise lebensbedrohenden Blutungen.
Therapeutisch können einzelne Hämangiome an der Haut entfernt werden, die Behandlung der gastrointestinalen Hämangiome kann nur symptomatisch erfolgen.

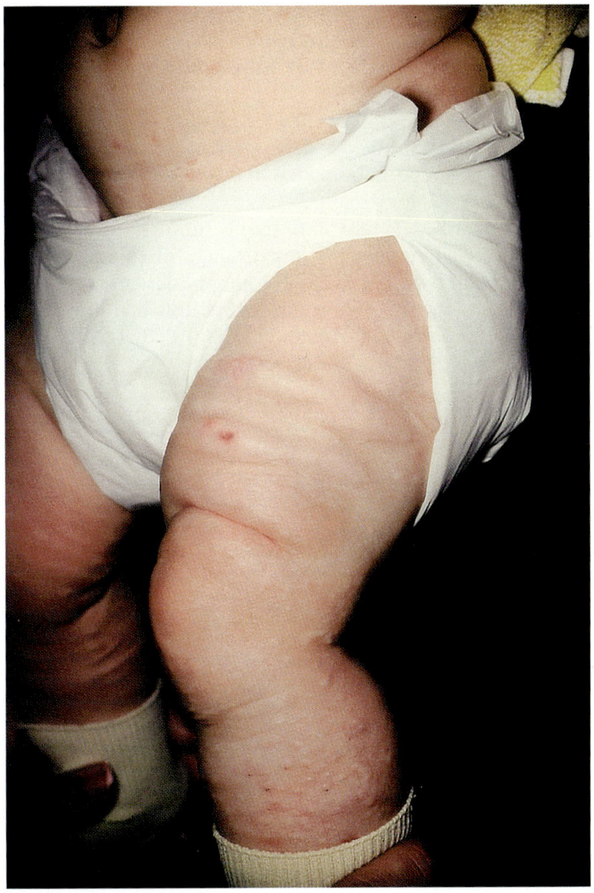

Abb. 3. Michelin-Reifen-Baby-Syndrom. Wulstige Hautfalten am Oberschenkel

Michelin-Reifen-Baby-Syndrom

Die sehr seltene Erkrankung tritt bei Neugeborenen auf. Klinisch bestehen insbesondere an den Oberschenkel, oft aber am ganzen Körper wulstförmige Hautfalten, die dem Markenzeichen des französischen Reifenherstellers Michelin ähnlich sind (Abb. 3). Die Erkrankung wird autosomal-dominant vererbt. Assoziierte Fehlbildungen sind mentale Retardierung, Mikrozephalus, Metatarsus abductus, Hemiplegie und Hemihypertrophie. Eine Therapie der Hautfalten ist nicht erforderlich, mit zunehmendem Alter verliert sich die Hautfaltenbildung [2, 3].

Literatur

1. Boddie AW, Smith L, McBride CM (1978) Malignant melanoma in children and young adults. South Med J 71: 1074–1078
2. Burgdorf WH (1980) Deletion of chromosome 11 in babies with Michelin tire syndrome. Arch Dermatol 116: 621–622
3. Burgdorf WH, Doran CK, Worret WI (1982) Folded skin with scarring: Michelin tire baby syndrome? J Am Acad Dermatol 7: 90–93
4. Checketts SR, Hamilton TK, Baughman RD (2000) Congenital and childhood dermatofibrosarcoma protuberans: a case report and review of the literature. J Am Acad Dermatol 42: 907–913
5. Fletcher CDM (1998) Soft tissue tumors. In: Fletcher CDM (ed) Diagnostic histopathology of tumors, vol 2. Churchill Livingstone, Edinburgh, pp 1043–1096
6. Garbe C (1999) Melanozytäre Nävi und maligne Melanome. In: Traupe H, Hamm H (Hrsg) Pädiatrische Dermatologie. Springer, Berlin, S 146–167
7. Gardner EJ, Richards RC (1953) Multiple cutaneous and subcutaneous lesions occurring simultaneously with hereditary polyposis and osteomatosis. Am J Hum Genet 5: 139–147
8. Goldberg DJ, Maso M (1990) Dermatofibrosarcoma protuberans in a 9-year-old child: treatment by MOHS micrographic surgery. Pediatr Dermatol 7: 57–59
9. Hurwitz S (1993) Cutaneous tumors in childhood. In: Hurwitz S (ed) Clinical pediatric dermatology, WB Saunders, Philadelphia, pp 198–241
10. Kaudewitz P, Kind P, Sander C (1994) CD30+ anaplastic large cell lymphomas. Semin Dermatol 13: 180–186
11. Kimonis VE, Goldstein AM, Pastakia B, Yang ML, Kase R, DiGiovanna JJ, Bale AE, Bale SJ (1997) Clinical manifestations in 105 persons with nevoid basal cell carcinoma syndrome. Am J Med Genet 69: 299–308
12. Lambert WC, Kuo HR, Lambert MW (1995) Xeroderma pigmentosum. Dermatol Clin 13: 169–209
13. Mahre E (1963) Malignant melanomas in children. Arch Pathol Microbiol Scand 59: 184–193
14. Moodley M, Ramdial P (1993) Blue rubber bleb nevus syndrome: case report and review of the literature. Pediatrics 92: 160–162
15. Sander CA, Medeiros JL, Abruzzo LV, Horak ID, Jaffe ES (1991) Lymphoblastic lymphoma presenting in cutaneous sites: a clinicopathologic analysis of six cases. J Am Acad Dermatol 25: 1023–1031
16. Seidel DR, Burgdorf WHC (1993) Gardner's syndrome. In: Demis JD (ed) Clinical dermatology, vol 1. Lippincott-Raven, Philadelphia, chapt 4–62
17. Vandeweyer E, Sales F, Deraemaecker R (2000) Cutaneous malignant melanoma in children. Eur J Pediatr 159: 582–584
18. Volkenandt M, Kerscher M, Sander C, Meurer M, Röcken M (1995) PUVA-bath phototherapy resulting in rapid clearance of lymphomatoid papulosis in a child. Arch Dermatol 131: 1094
19. Worret WI, Burgdorf WHC (1999) Nichtmelanozytäre Hauttumoren und Tumorsyndrome. In: Traupe H, Hamm H (Hrsg) Pädiatrische Dermatologie. Springer, Berlin, S 169–190

Therapie-Telegramm

Fumarsäureester

Peter Altmeyer

Chemie und Wirkmechanismus

Fumarsäureester sind Ester der Fumarsäure ($C_4H_4O_4$), einer ungesättigten, aliphatischen Dicarbonsäure. Die in Deutschland zugelassenen Präparate Fumaderm initial und Fumaderm enthalten Fumarsäuredimethylester (30 mg beziehungsweise 120 mg/Dragee) sowie das Kalziumsalz (67 mg beziehungsweise 87 mg/Dragee), das Magnesiumsalz (5 mg/Dragee) und das Zinksalz (3 mg/Dragee) des Fumarsäuremonoethylesters.
Der Wirkmechanismus der Fumarsäureester ist bisher nicht vollständig geklärt und Gegenstand der aktuellen Forschung. Dabei belegen jüngste Untersuchungen neben einer proliferationshemmenden Wirkung auf die Keratinozyten immunmodulatorische Einflüsse auf T-Lymphozyten-Zelllinien. Fumarsäureester bewirken in vitro an Keratinozyten und Endothelzellen eine Hemmung der ICAM-1-Expression, wodurch die Leukozyteninfiltration sowohl im Bereich der Kapillaren als auch im psoriatischen Plaque unterdrückt werden könnte [16, 19]. Darüber hinaus zeigen In-vitro-Untersuchungen eine Proliferationshemmung der Keratinozyten durch Fumarate, wahrscheinlich hervorgerufen durch einen Anstieg der intrazellulären Ca^{2+}- und c-AMP-Konzentration [13, 18]. Durchflusszytometrische Untersuchungen des peripheren Blutes zeigen, dass es parallel zur klinischen Wirkung der Fumarate zu einer kontinuierlichen Suppression sowohl der T-Helfer- als auch der T-Suppressor-Lymphozyten kommt. Dabei können sich die Helferzellen (CD4) bis auf 100 pro µl Blut und die Suppressorzellen (CD8) bis auf 40 pro µl Blut reduzieren [2, 10].
Andererseits wirken Fumarate immunmodulierend durch Änderung des Psoriasis-typischen, pathologischen TH1-Zytokinmusters der T-Helfer-Zellen. Durch den Zytokin-Switch wird eine übersteigerte entzündliche TH1-Immunantwort [Interleukin-2 (IL-2), Interferon-γ (IFN-γ)] durch eine antientzündliche TH2-Immunantwort (IL-4, IL-5) moduliert, ohne dabei die für die antimikrobielle Abwehr des Immunsystems zuständigen Mechanismen Chemotaxis, Sauerstofffreisetzung, Phagozytose und zelluläre Migration zu beeinflussen [11]. Histologisch zeigt sich innerhalb weniger Wochen nach Therapiebeginn ein komplettes Verschwinden zunächst der Granulozyteninfiltrate und nachfolgend auch der T-Helfer-Zellen intra- sowie subepidermal [6].

Pharmakokinetik

Dimethylfumarat wird innerhalb kurzer Zeit ($t_{1/2}$ = 11,6 Minuten) offenbar im Darm vollständig in seinen ersten Metaboliten Monomethylfumarat hydrolisiert und ist daher im Blut nicht nachweisbar. Die maximale Konzentration von Monomethylfumarat (c_{max} = 1,70 – 2,40 mg/l) im Blut wird nach 5 – 6 Stunden erreicht, die mittlere Eliminationshalbwertszeit liegt zwischen 61,5 und 80 Minuten [12, Joshi RK persönliche Mitteilung]. Die maximale Konzentration von Monoethylfumarat im Blut beträgt 1,06 mg/l bei einer Eliminationshalbwertszeit von 51,8 Minuten. Die Proteinbindung von Monomethylfumarat beträgt etwa 50%, die von Monoethylfumarat etwa 60%.

Pharmakodynamik

Die gute antipsoriatische Wirksamkeit von Fumarsäureestern konnte in den letzten Jahren anhand von mehreren, zum Teil plazebokontrollierten und doppelblind angelegten Studien eindeutig belegt werden [7, 14, 15]. So kam es bei 53% der mit Fumarsäureestern monotherapeutisch behandelten Patienten nach einem Zeitraum von 16 Wochen zur kompletten Remission oder deutlichen Verbesserung des Hautbefundes (70 – 100%ige Abheilung), bei weiteren 18% zu einer partiellen Remission (30 – 69%ige Abheilung). Der durchschnittliche PASI-Score reduzierte sich von anfangs 21,6 auf 10,8 nach 16 Wochen [3].
Nach einem Therapiezeitraum von 12 Monaten konnte bei 42,2% der Patienten eine komplette Remission (Abheilung > 95%) und bei weiteren 28,9%

eine gute Befundverbesserung (70–95% Abheilung) erzielt werden [1]. Dabei kam es zu einer Reduktion des PASI-Indexes auf durchschnittlich ein Sechstel des Ausgangswertes.
Besserungen der psoriatischen Arthropathie finden sich bei etwa 25% der Patienten [4].
Die klinisch erfassbare Wirksamkeit setzt nach einer Initialphase von zwei bis sechs Wochen ein. Nach Absetzen des Medikamentes werden innerhalb von Wochen bis Monaten Rezidive beobachtet [4].

Toxikologie

Die LD50 liegt bei peroraler Gabe einer Fumarsäureestermischung (ohne Hilfsstoffe), wie sie in dem Präparat Fumaderm enthalten ist, bei der männlichen Ratte bei 1685 mg/kg KG (weibliche Ratte 1398 mg/kg KG) und bei der männlichen Maus bei 2007 mg/kg KG (weibliche Maus 2491 mg/kg KG). Bei intraperitonealer Applikation verringert sich die LD50 bei der männlichen Ratte auf 826,8 mg/kg KG, bei der weiblichen auf 673,5 mg/kg KG [Joshi RK persönliche Mitteilung].
Die maximale Tagesdosis von 1290 mg Fumarsäureestermischung (6 Tabletten Fumaderm) liegt daher bei einem 70 kg schweren Patienten um den Faktor 83,7 niedriger als die LD50 der Ratte und um den Faktor 122,2 niedriger als die LD50 der Maus.
Untersuchungen an Ratten und Kaninchen haben bei Dosierungen bis in den maternaltoxischen Bereich keine Hinweise auf teratogene Wirkungen ergeben. Erst in den maternaltoxischen Dosierungen traten embryo- und fetotoxische Wirkungen (Wachstumsretardierung, Letalität) auf. Bei Menschen liegen keine Erfahrungen mit der Anwendung in der Schwangerschaft und Stillzeit vor [13].

Dosis und Art der Applikation/Arzneiformen

Um ein optimales Wirkungs- und Verträglichkeitsprofil zu erreichen, erfolgt die orale Applikation der Fumarsäureester einschleichend mit zunehmender Dosierung.

Indikationen

Indikationen für eine interne Behandlung mit Fumarsäureestern sind schwere, rezidivierende Formen der chronischen Plaque-Psoriasis sowie schwere, rezidivierende, lokalisierte oder generalisierte exsudative Psoriasisformen wie die Psoriasis pustulosa palmaris et plantaris, die Akrodermatitis continua suppurativa Hallopeau und die Psoriasis pustulosa generalisata. Ebenfalls kommen Fumarsäureester bei der therapieresistenten Psoriasis capitis und bei ausgedehnter Nagelpsoriasis in Betracht. Versucht werden können die Verbindungen außerdem bei der psoriatischen Arthropathie [4].

Unerwünschte Wirkungen

Nebenwirkungen treten unter einer Therapie mit Fumaraten häufig auf. Sie sind jedoch meist dosisabhängig, reversibel und werden im Verlauf der Behandlung geringer [1, 3, 4].
Kutane Nebenwirkungen treten bei nahezu 75% der Patienten in Form von flushartigen Sensationen und Hitzegefühl 1,5 bis 6 Stunden nach Tabletteneinnahme auf, verschwinden jedoch nach einer Persistenz von Minuten bis zu einer halben Stunde vollständig. Gegebenenfalls ist eine alleinige abendliche Tabletteneinnahme zu empfehlen, da die Symptomatik in diesem Falle meist „verschlafen" wird. Die Flushsymptomatik wird in der Regel im Laufe der Therapie zunehmend geringer.
Gastrointestinale Nebenwirkungen wie Diarrhoe, Oberbauchkrämpfe, Völlegefühl und Blähungen finden sich bei bis zu zwei Drittel der Patienten zu Therapiebeginn, werden jedoch im Laufe der Behandlung meist weniger. Bei zu starker Symptomatik kann eine vorübergehende Dosisreduktion die Beschwerden erheblich mildern.
ZNS-Symptome wie Müdigkeit, Benommenheit, Augen- und Kopfschmerzen treten bei etwa 5% der Patienten auf. Auch in diesen Fällen sollte eine vorübergehende Dosisreduktion versucht werden.
Schwere *nephrotoxische Nebenwirkungen* bis hin zur Niereninsuffizienz, wie sie in den 70er und 80er Jahren in Einzelfallberichten beschrieben wurden [8, 17], waren meist auf Überdosierungen infolge kombinierter oraler und topischer Fumarsäuretherapie zurückzuführen und wurden bei sachgemäßer Anwendung nicht beobachtet. Kasuistisch beschrieben wurde auch die Entwicklung einer reversiblen Osteomalazie aufgrund einer Fumarat-induzierten Störung des renalen Tubulussystems [9]. Bei einem Kreatininanstieg über 30% des Ausgangswertes muss eine Dosisreduktion vorgenommen werden und bei Persistenz die Therapie abgebrochen werden.
Blutbildveränderungen in Form von leichten Leukopenien und mäßigen bis deutlichen Lymphopenien

sind ebenso wie Eosinophilien häufige Begleiterscheinungen der Therapie [1].
Leichte Leukopenien mit Leukozytenwerten zwischen 2500 und 4000/µl finden sich bei etwa 20 % der Patienten. Leichte Eosinophilien mit Werten über 4 % der Leukozyten treten bei etwa 50 % der Patienten auf und sind meist vorübergehend. Schwere Eosinophilien mit Werten über 10 % werden bei etwa 15 % der Patienten beobachtet; in diesen Fällen sollte eine kurzzeitige Dosisreduktion vorgenommen werden. Lymphopenien mit Werten zwischen 10–25 % der Gesamtleukozytenzahl finden sich bei etwa 80 % der Patienten, schwere Lymphopenien mit Werten unter 10 % bei etwa 10 % der Patienten. Dabei können sich die T-Helferzellen auf bis zu 100/µl und die T-Suppressorzellen auf bis zu 40/µl Blut reduzieren [2, 10]. Auch ausgedehnte, durch Fumarsäureester induzierte Leuko- und Lymphopenien führen nach bisherigen Erkenntnissen nicht zu opportunistischen Infektionen beziehungsweise zu einer erhöhten Infektanfälligkeit.
Die Blutbildveränderungen sind reversibel und bilden sich nach Absetzen der Therapie zurück. Im Einzelfall ist jedoch auch das Auftreten einer irreversiblen Panzytopenie beschrieben worden [12].

Wechselwirkungen

Da derzeit keine Erfahrungen vorliegen, sollten Fumarsäureester nicht gleichzeitig mit Methotrexat, Retinoiden oder Psoralenen angewendet werden. Cyclosporin A und Medikamente mit bekanntem schädlichen Einfluss auf die Nieren sollten ebensowenig mit Fumarsäureestern kombiniert werden wie Immunsuppressiva und Zytostatika [12]. Allerdings wurden positive Einzelfallbeobachtungen der Kombination Methotrexat-Fumarate bei schweren Formen der Psoriasis bekannt.

Kontraindikationen

Kontraindikationen einer Therapie mit Fumarsäureestern sind schwere gastrointestinale Erkrankungen wie Ulcus ventriculi und Ulcus duodeni sowie schwere Leber- und alle Nierenerkrankungen. Ebenfalls kontraindiziert ist der Einsatz bei Personen unter 18 Jahren sowie bei bestehender Schwangerschaft, obwohl aufgrund tierexperimenteller Untersuchungen keine Anhaltspunkte für eine teratogene Wirkung bestehen. Da nicht bekannt ist, ob die Präparate in die Muttermilch übergehen, verbietet sich ebenfalls ein Einsatz in der Stillzeit [4].

Kontrolluntersuchungen

Vor Beginn und im Verlauf der Behandlung (in den ersten 3 Monaten im 14-tägigen Abstand, dann monatlich) sollten Kontrollen des Blutbildes (einschließlich Differentialblutbild) sowie der Leber- [Serum-Glutamat-Oxalacetat-Transaminase (SGOT), Serum-Glutamat-Pyruvat-Transaminase (SGPT), γ-Glutamyltransferase (γ-GT), alkalische Phophatase (AP)] und Nierenfunktion (Serumkreatinin, Urinstatus) erfolgen. Empfehlenswert ist auch die Durchführung einer Urin-Eiweiß-Elektrophorese vor Therapiebeginn und bei neu aufgetretener Proteinurie im Urinstatus auch unter Therapie. Bei geringfügigem Nachweis tubulärer Proteine kann zunächst eine abwartende Haltung angenommen werden; in diesem Falle sollten jedoch zunächst Kontrollzeiträume von 2 Wochen eingehalten werden. Bei einem Kreatininanstieg über 30 % des Ausgangswertes ist die Therapie abzubrechen.
Eine Schwangerschaft muss vor Therapiebeginn ausgeschlossen und während der Behandlung durch geeignete Kontrazeptionsmaßnahmen sicher ausgeschlossen werden.

Kombinierter Einsatz

Die interne Behandlung mit Fumarsäureestern kann mit Ausnahme von topisch anwendbaren Fumarsäurederivaten mit allen topischen Antipsoriatika (Dithranol, Salizylsäure, Teerderivate, topische Vitamin-D3-Analoga, topische Retinoide, topische Glukokortikoide) kombiniert werden. Über eine Langzeitkombination von Fumarsäureestern mit UV-A- und UV-B-Phototherapien liegen bisher keine ausreichenden Erfahrungen vor.

Auswahlkriterien und Alternativen

Fumarsäureester sind hoch wirksame Präparate zur Behandlung der chronisch-aktiven Plaque-Psoriasis, die sich zudem nach bisherigen Erkenntnissen verglichen mit anderen Systemantipsoriatika durch eine gute Langzeitsicherheit und Langzeitverträglichkeit auszeichnen. Daher stellen sie unserer Ansicht nach das Mittel der Wahl zur Behandlung dieser Psoriasisform dar, sofern eine Systemtherapie indiziert ist. Gleiches gilt für schwere Formen der Psoriasis capitis und der Nagelpsoriasis [5].
Bei der Psoriasis palmoplantaris stellen sie eine gute

Alternative zu Acitretin dar, insbesondere dann, wenn die Therapie aufgrund der Aktivität der Erkrankung über Jahre durchgeführt werden muss. Auch wenn Fumarsäureester bei der generalisierten pustulösen Psoriasis und bei der Psoriasiserythrodermie schwächer wirksam sind als Methotrexat und Cyclosporin A, so ist dennoch ein Therapieversuch aufgrund der guten Nutzen-Risiko-Relation insbesondere bei jüngeren Patienten abzuwägen. Dies gilt ebenso für die Psoriasisarthritis.

Literatur

1. Altmeyer P, Hartwig R, Matthes U (1996) Das Wirkungs- und Sicherheitsprofil von Fumarsäureestern in der oralen Langzeittherapie bei schwerer therapieresistenter Psoriasis vulgaris - Eine Untersuchung an 83 Patienten. Hautarzt 47: 190–196
2. Altmeyer P, Höxtermann S, Auer T (1996) Verlaufsbeobachtungen der Lymphozytensubpopulationen bei Psoriasispatienten unter oraler Therapie mit Fumaraten. Aktuelle Derm 22: 272–277
3. Altmeyer P, Matthes U, Pawlak F, Hoffmann K, Frosch PJ, Ruppert P, Wassilew SW, Horn T, Kreysel HW, Lutz G, Barth J, Rietzschel I, Joshi RK (1994) Anti-psoriatic effect of fumaric acid derivatives: results of a multicenter double-blind study in 100 patients. J Am Acad Dermatol 30: 977–981
4. Altmeyer P, Nüchel C (1996) Fumarate zur Behandlung der Psoriasis. Dtsch Ärztebl 93: A3194–A3196
5. Altmeyer P, Nüchel C (1996) Systemtherapie der Psoriasis. Dtsch Med Wochenschr 121: 1605–1607
6. Bacharach-Buhles M, Pawlak FM, Matthes U, Joshi RK, Altmeyer P (1994) Fumaric acid esters (FAEs) suppress CD 15- and ODP 4-positive cells in psoriasis. Acta Derm Venereol Suppl (Stockh) 186: 79–82
7. Bayard W, Hunziker T, Krebs A, Speiser P, Joshi R (1987) Perorale Langzeitbehandlung der Psoriasis mit Fumarsäurederivaten. Hautarzt 38: 279–285
8. Dalhoff K, Faerber P, Arnholdt H, Sack K, Strubelt O (1990) Akutes Nierenversagen unter Psoriasistherapie mit Fumarsäurederivaten. Dtsch Med Wochenschr 115: 1014–1017
9. Fliegner L, Spiegel P (1992) Osteomalazie als offenbar seltene Nebenwirkung der oralen Fumarsäuretherapie. Hautarzt 43: 554–560
10. Höxtermann S, Nüchel C, Altmeyer P (1998) Fumaric acid esters suppress peripheral CD4- and CD8-positive lymphocytes in psoriasis. Dermatology 196: 223–230
11. De Jong R, Bezemer AC, Zomerdijk TPL, Pouw-Kraan T van de, Ottenhoff THM, Nibbering PH (1996) Selective stimulation of T helper 2 cytokine responses by the antipsoriasis agent monomethylfumarat. Eur J Immunol 26: 2067–2074
12. Fachinformation Fumaderm initial/Fumaderm. Bundesverband der Pharmazeutischen Industrie e. V., Aulendorf
13. Nibbering PH, Thio B, Zomerdjik TPL, Bezemer AC, Beijersbergen RL, Van Furth R (1993) Effects of monomethylfumarate on human granulocytes. J Invest Dermatol 101: 37–42
14. Nieboer C, Hoop D de, Langendijk PNJ, Loenen AC van, Gubbels J (1990) Fumaric acid therapy in psoriasis: a double-blind comparison between fumaric acid compound therapy and monotherapy with dimethylfumaric acid ester. Dermatologica 181: 33–37
15. Nugteren-Huying WM, Schroeff JG van der, Hermans J, Suurmond D (1990) Fumaric acid therapy for psoriasis: A randomized, double-blind, placebo-controlled study. J Am Acad Dermatol 22: 311–312
16. Sebök B, Bonnekoh B, Mahrle G (1994) IL-1 alpha-induced expression of ICAM-1 on cultured hyperproliferative keratinocytes: suppression by antipsoriatic dimethyl-fumarate. Int J Dermatol 33: 367–370
17. Stühlinger W, Innerebner M, Aberer W (1990) Nephrotoxische Wirkung einer Therapie mit Fumarsäureestern bei Psoriasis. Dtsch Med Wochenschr 115: 1712–1715
18. Thio HB, Zomerdijk TPL, Oudshoorn C, Kempenaar J, Nibbering PH, Van der Schroeff JG, Ponec M (1994) Fumaric acid derivates evoke a transient increase in intracellular free calcium concentration and inhibit the proliferation of human keratinocytes. Br J Dermatol 131: 856–861
19. Vandermeeren M, Janssens S, Borgers M, Geysen J (1997) Dimethylfumarate is an inhibitor of cytokine-induced E-selectin, VCAM-1, and ICAM-1 expression on human endothelial cells. Biochem Biophys Res Commun 234: 19–23

Thalidomid

Thomas Schwarz

Einleitung

Thalidomid (α-N-Phtalimidoglutarimid) ist ein Derivat von Glutaminsäure, das 1957 als Beruhigungs-/Schlafmittel eingesetzt wurde. Der potent teratogene Effekt von Thalidomid, der zu schweren Missbildungen vor allem an den Extremitäten (Phokomelie) führte, wurde 1961 erkannt; das Präparat wurde unverzüglich vom Markt genommen. Jedoch wurde Thalidomid 1964 als einzig wirksame Substanz bei der Typ-II-Leprareaktion identifiziert [16], was erklärt, dass Thalidomid trotz dieser Katastrophe heute noch erhältlich ist und auch bleiben wird. Erst vor zwei Jahren wurde Thalidomid in den USA für diese Indikation zugelassen. Aufgrund seiner potenten immunmodulatorischen und vor allem antiinflammatorischen Wirkungen wurde Thalidomid bei den verschiedensten therapieresistenten Erkankungen probatorisch mit durchaus positiven Erfahrungen eingesetzt. Dies gilt auch für verschiedene Dermatosen, so dass Thalidomid auch in der Dermatologie eine Renaissance erfährt [17].

Wirkungsmechanismus

Trotz intensiver Untersuchungen sind die Wirkungsmechanismen von Thalidomid nicht in allen Einzelheiten geklärt. Wesentlich dürfte jedoch die Fähigkeit sein, die Freisetzung von Zytokinen, insbesondere Tumornekrosefaktor-α (TNF-α), zu blockieren [11]. Tumornekrosefaktor-α ist zum Beispiel an der Pathogenese der Typ-II-Leprareaktion beteiligt, es konnten massiv erhöhte TNF-Spiegel gefunden werden. Tumornekrosefaktor-α dürfte auch bei der *graft versus host disease* eine wesentliche Rolle spielen, was die rationale Basis für den Einsatz von Thalidomid bei dieser Krankheit darstellt. Zusätzlich übt Thalidomid vielfältige Effekte auf Leukozyten und Endothelzellen aus, deren Bedeutungen im Einzelnen jedoch noch nicht komplett geklärt sind [1, 19].

Dosis und Art der Applikation

In Deutschland wird Thalidomid unter seinem generischen Namen in Tabletten zu 100 mg ausschließlich von der Firma Grünenthal hergestellt. Zugelassen ist Thalidomid nur für die Behandlung der Typ-II-Leprareaktion. Bei allen anderen Erkrankungen ist die Behandlung lediglich im Rahmen eines Therapieversuches möglich. Dieses bedeutet, dass der behandelnde Arzt, der den Einsatz von Thalidomid plant, vorerst eine „Erklärung zur Durchführung eines Therapieversuchs mit Thalidomid" an die Firma Grünenthal senden muss. Diese überprüft ihrerseits, ob die Bereitstellung des Medikamentes bei der jeweiligen Indikation gerechtfertigt ist, und stellt dem Arzt in der Folge über eine vom Antragssteller benannte Auftragsapotheke das Präparat zur Verfügung. Im Antrag des Arztes sind Initialen, Geburtsdatum, Geschlecht und Krankheitsbild des Patienten sowie die benötigte Thalidomiddosis anzugeben. Beizufügen ist dem eine von der Herstellerfirma entworfene Einwilligungserklärung des Patienten und eine Bestätigung des Arztes über das von ihm durchgeführte Aufklärungsgespräch. Alle für einen Therapieversuch notwendigen Unterlagen sind auf Anfrage direkt bei der Firma Grünenthal (Postadresse: Grünenthal GmbH, D-52220 Stollberg) zu beziehen. In den USA erhielt Thalidomid vor etwa zwei Jahren die Zulassung für die Leprareaktion; es wird unter dem Handelsnamen *Thalomid* von der Firma Celgene als Tabletten zu 50 mg vertrieben.

Einsatz in der Dermatologie

Diskoider Lupus erythematodes

Zahlreiche Kasuistiken und offene klinische Studien bestätigen die Wirksamkeit von Thalidomid beim chronisch-diskoiden Lupus erythematodes (CDLE). Unter initialen Dosen von 100–400 mg/Tag wurde eine rasche und deutliche Besserung der Hautveränderungen beschrieben. Knop et al. beobachteten bei 60 Patienten in 90 % der Fälle eine vollständige oder

zumindest deutliche Rückbildung der Läsionen [7]. Nach einem Beobachtungszeitraum von zwei Monaten waren in 25 % der Fälle mäßig ausgeprägte Symptome einer Polyneuritis festzustellen. Aufgrund dieser doch recht hohen Nebenwirkungsrate wird der Einsatz von Thalidomid beim CDLE nur in Fällen einer Resistenz oder Unverträglichkeit gegenüber konventionellen Therapien empfohlen.
Seit dem erstmaligen Einsatz von Thalidomid beim CDLE 1980 wurde in der Literatur über 100 Patienten berichtet. Die Erfahrungen lassen sich folgendermaßen zusammenfassen [12]: Die Versagerquote liegt unter 10 %, Männer mit hyperkeratotischen Läsionen scheinen weniger gut anzusprechen, Anzahl der Läsionen sowie Bestandsdauer beeinflussen das Ansprechen auf Thalidomid nicht. Gleiches gilt für Therapieresistenz gegenüber konventioneller Behandlung; eine initiale Dosis von 100 – 200 mg ist in den meisten Fällen ausreichend, ein Effekt meist bereits nach zwei Wochen zu sehen, ein komplettes Abheilen allerdings frühestens nach ein bis zwei Monaten; eine Erhaltungstherapie mit 25 – 50 mg/Tag ist in etwa 75 % notwendig, Rezidive sprechen auf die erneute Gabe von Thalidomid gut an.
Aufgrund episodischer Berichte scheint Thalidomid auch beim subakut-kutanen LE, beim LE profundus und beim systemischen LE wirksam zu sein. Während die systemischen Manifestationen meist nicht beeinflusst wurden, fand sich auch hier ein guter Effekt auf die Hautveränderungen, insbesondere Effluvium sowie zum Teil auch auf die Gelenkbeschwerden.

Chronisch rezidivierende Aphthose

Mascaro et al. beobachteten 1979 erstmals einen guten therapeutischen Effekt von Thalidomid bei chronisch rezidivierenden Aphthen. Bei fünf der sechs von ihnen berichteten Patienten dürfte jedoch vermutlich ein Morbus Behçet vorgelegen haben [9]. Es folgten mehrere offene, unkontrollierte Studien von bis zu 40 Patienten mit rezidivierenden Aphthen, die alle Thalidomid einen guten Effekt bescheinigten. In einer randomisierten, plazebokontrollierten Multizenterstudie mit 73 Patienten mit ausgeprägten aphthösen Mundschleimhautveränderungen über sechs Monate war eine komplette Remission bei 48 % unter 100 mg Thalidomid pro Tag zu beobachten, während in der Plazebogruppe nur 9 % eine Verbesserung erfuhren [15]. Die meisten erfolgreich behandelten Patienten erlitten jedoch innerhalb der ersten 20 Tage nach Absetzen einen Rückfall. Nach den bisherigen Erfahrungen scheinen in der Regel 100 – 200 mg/Tag für fünf bis zehn Tage zur Akutbehandlung bei rezidiverenden Aphthen ausreichend. Zur Prophylaxe wird eine Erhaltungsdosis von 25 – 50 mg zweimal pro Woche empfohlen. Unter der im Rahmen eines Morbus Behçet auftretenden assoziierten Symptome sind Befundbesserungen oder Abheilungen von genitalen Aphthen, palmoplantarer Pustulosis, entzündlichen Darmveränderungen, Pleuraerguss und Pyoderma gangraenosum in Einzelfällen beschrieben, wohingegen die Augenveränderungen beim Morbus Behçet kein Ansprechen zeigen [19].

Prurigo nodularis

1975 wurde erstmals über den erfolgreichen Einsatz von Thalidomid bei Prurigo nodularis berichtet. Es folgten zahlreiche Veröffentlichungen von Einzelfällen und kleineren Studien [18], die diese Erfahrung bestätigten. Die notwendigen Tagesdosen lagen jedoch im Vergleich zu anderen Dermatosen mit 200 – 400 mg/Tag relativ hoch. Unter dieser Medikation bildeten sich in wenigen Wochen zunächst der Juckreiz sowie im Verlauf von etwa drei Monaten die Prurigoknoten zurück. Ein Behandlungszeitraum von mindestens sechs Monaten war jedoch in allen Fällen erforderlich. Trotzdem kam es wie bei anderen Therapieformen auch nach Absetzen von Thalidomid zu raschen Rezidiven. Die hohe Dosis und die lange Gabe dürften auch die hohe Häufigkeit von neurologischen Nebenwirkungen erklären, die in einigen Studien mit über 70 % angegeben wird [12]. Aufgrund der hohen Rate neurotoxischer Nebenwirkungen sollte Thalidomid bei der Prurigo nodularis nur in Einzelfällen nach sorgfältiger Abwägung des Nutzen-Risiko-Verhältnisses eingesetzt werden. Darüberhinaus scheint mit dem Opiatantagonisten Naltrexon eine wirkungsvolle und besser verträgliche Alternative zur Verfügung zu stehen [10].

HIV-Infektion

Ein neues viel versprechendes Indikationsgebiet für Thalidomid dürfte die HIV-Infektion darstellen. Die rationale Basis für den Einsatz von Thalidomid ist die Beobachtung, dass Thalidomid die Replikation des HI-Virus zumindest in vitro hemmt [8]. Positive Erfahrungen bestehen derzeit beim Einsatz von Thalidomid bei ausgedehnten oralen und ösophagealen Ulzera [6]. Eine Gabe von 100 – 200 mg/Tag führte in den meisten Fällen zu einer Abheilung oder deutlichen Besserung innerhalb von zwei Wochen. Die Anzahl der CD4-positiven Lymphozyten dürfte durch Thalidomid jedoch nicht beeinflusst werden. Der positive Effekt von Thalidomid bei aphthösen Ulzera im Rahmen der HIV-Infektion wurde in einer Doppelblindstudie, die 57 Patienten einschloss, bestätigt [6]. Bei dieser Indikation erscheint die Thalidomidbehandlung besonders wertvoll, da eine Besserung der Schleimhautläsionen ohne breite Immunsuppression, wie sie unter Steroidtherapie auftritt, zu erzielen ist. Neben dem positiven Effekt auf die Ulzera wurde bei der Verabreichung von Thalidomid bei vielen Patienten auch eine deutliche Gewichtszunahme, Abnahme von Muskelschwäche und Diarrhoen beobachtet. Da dies Kardinalsymptome des *Aids waisting syndrome* sind, scheint damit eine weitere Indikation für den Einsatz von Thalidomid gegeben, zumal Tumornekrosefaktor-α (TNF-α) als ein Schlüsselmediator des *wasting syndrome* angesehen wird [3].

Andere Indikationen in der Dermatologie

Neben den oben genannten Krankheitsbildern wurde Thalidomid auch episodisch bei zahlreichen anderen Dermatosen ex juvantibus, zumeist erfolgreich, eingesetzt. Hierbei ist allerdings zu berücksichtigen, dass zumeist nur positive Erfahrungen berichtet werden, während Therapieversager meist verschwiegen bleiben. Dazu gehören das chronisch rezidivierende Erythema exsudativum multiforme, Pyoderma gangraenosum, Langerhanszell-Histiozytose, postzosterische Neuralgie, Sarkoidose, Lichen ruber planus, Erythema elevatum et diutinum, *lymphocytic infiltration* und suppurative Pannikulitis [4, 5, 17]. In der Regel handelt es sich hier jedoch um Einzelfallberichte oder kleinere, nicht kontrollierte Studien, so dass aussagekräftige Ergebnisse zum Nutzen-Risiko-Verhältnis einer Thalidomidtherapie bei diesen Indikationen nicht vorliegen. Eine interessante und vermutlich zukunftsträchtige Indikation für Thalidomid dürften Schleimhautveränderungen im Rahmen eines Lichen ruber planus beziehungsweise bullöser Autoimmunerkrankungen darstellen. Der Einsatz von Thalidomid sollte aber auch hier nur nach Ausschöpfung der konventionellen Therapiemöglichkeiten erfolgen.

Einsatz außerhalb der Dermatologie

Im Tiermodell wurde ein hemmender Effekt von Thalidomid auf die Transplantatabstoßung nach allogenen Knochenmarktransplantationen beobachtet. Klinische Untersuchungen scheinen dies zu bestätigen, da Thalidomid bei einigen Fällen mit *graft versus host disease* mit ermutigenden Ergebnissen eingesetzt wurde. Dabei scheint die Wirksamkeit auf die chronische *graft versus host disease* besser zu sein als auf die akute Form [13]. Kleinere, offene Studien zeigten klinische Verbesserungen auch bei rheumatoider Arthritis, Sarkoidose und Colitis ulcerosa.

Nebenwirkungen

Teratogenität

Im Jahre 1961 führte die Entdeckung, dass die Einnahme von Thalidomid bei schwangeren Frauen schwere Kindesmissbildungen zur Folge hat, zur unverzüglichen Rücknahme des bis dahin sehr verbreiteten Sedativums vom Markt. Die kritische Phase für Embryopathien scheint zwischen dem 34.–50. Tag post conceptionem zu liegen, eine einmalige Dosis von 100 mg zur Auslösung von Schäden reicht aus. Der genaue Mechanismus der Teratogenität war bis vor kurzem weitgehend unklar. Neuen Untersuchungen zufolge scheint Thalidomid über eine Freisetzung von Sauerstoffradikalen embryonale DNA oxidativ zu schädigen [14]. Thalidomid sollte bei Frauen im gebärfähigen Alter nur im Ausnahmefall, das heißt nur nach Ausschöpfung aller anderen Therapiealternativen, unter absolut sicherem Konzeptionsschutz, nach vorherigem Schwangerschaftstest und nach entsprechender Aufklärung mit schriftlichem Einverständnis eingesetzt werden.

Neuropathie

Aufgrund strenger Richtlinien hat die Teratogenität als Nebenwirkung an Bedeutung verloren. An erster Stelle der limitierenden Nebenwirkungen steht daher heute die Neurotoxizität. Insbesondere bei Langzeitverabreichung ist mit sensorischen Neuropathien an den Extremitäten mit handschuh- oder strumpfförmig begrenzten hypästhetischen oder hypalgetischen, vereinzelt aber auch hyperalgetischen Zonen zu rechnen. Abschwächung oder Verlust der

Reflexe sowie Paresen, letzeres allerdings wesentlich seltener, sind beschrieben. Die Häufigkeitsangaben für neurotoxische Nebenwirkungen schwanken in der Literatur zwischen unter 1% bei der Therapie von Patienten mit Typ-II-Leprareaktionen und 70% bei Patienten mit Prurigo nodularis [2, 12].
Diese sensorischen Nebenwirkungen sind auch nach Absetzen des Medikaments nur langsam und unvollständig reversibel, können sogar noch zunehmen, so dass vor Beginn und unter der Therapie neurologische Kontrolluntersuchungen mit Messung der Nervenleitgeschwindigkeit und der Amplituden der Aktionspotentiale an allen Extremitäten erforderlich sind. Regelmäßige neurologische Kontrollen sind daher im Rahmen einer Thalidomidverabreichung zu fordern. Bei Auftreten entsprechender Veränderungen ist die Therapie zu unterbrechen. Ob ein Zusammenhang zwischen der täglichen Thalidomiddosis oder der kumulativen Gesamtdosis und dem Risiko einer Neuropathie besteht, ist aufgrund unterschiedlicher Literaturberichte unklar. Neben Schwangerschaft und Stillzeit stellen vorbestehende Polyneuritiden oder Polyneuropathien die bedeutsamsten Kontraindikationen für eine Therapie mit Thalidomid dar. Besondere Aufmerksamkeit gilt hier aufgrund des höheren Neuropathierisikos Diabetikern, Alkoholabhängigen und HIV-Patienten. Ausgenommen sind Neuritiden bei Leprapatienten, da diese durch Thalidomid eher positiv beeinflusst werden.

Sedative Wirkung und weitere Nebenwirkungen

Entsprechend dem früheren Einsatz als Sedativum können ausgeprägte Müdigkeit mit verlangsamter Reaktionszeit, allgemeines Unsicherheitsgefühl, Schwindel und vereinzelt Kopfschmerzen auftreten. Eine diesbezügliche umfassende Aufklärung ist zu fordern, um Unfällen beispielsweise am Arbeitsplatz oder im Straßenverkehr vorzubeugen. Als häufigste gastrointestinale Reaktion sind Obstipation, seltener Nausea, Erbrechen oder Meteorismus zu beobachten. An Hautreaktionen sind vereinzelt erythematöse, makulopapulöse oder auch vesikulöse Exantheme, Urtikaria und Pruritus beschrieben. Zusammenfassend können mit Ausnahme der Neuropathie schwere Nebenwirkungen als selten betrachtet werden, so dass die Therapie von Dermatosen mit Thalidomid nur vereinzelt aufgrund solcher, dann meist neurotoxischer Nebenwirkungen, unterbrochen werden muss.

Literatur

1. Barnhill RL, Doll NJ, Millikan LE, Hastings RC (1984) Studies on the anti-inflammatory properties of thalidomide: effects on polymorphonuclear leukocytes and monocytes. J Am Acad Dermatol 11: 814–819
2. Clemmensen OJ, Olsen PZ, Andersen KE (1984) Thalidomide neurotoxicity. Arch Dermatol 120: 338–341
3. Corcoran C, Grinspoon S (1999) Treatments for wasting in patients with the acquired immunodeficiency syndrome. N Engl J Med 340: 1740–1750
4. Grosshans E, Illy G (1984) Thalidomide therapy of inflammatory dermatoses. Int J Dermatol 23: 598–602
5. Hunziker T, Krebs A (1983) Thalidomid in der Dermatologie. Hautarzt 34: 66–72
6. Jacobson JM, Greenspan JS, Spritzler J, Ketter N, Fahey JL, Jackson JB, Fox L, Chernoff M, Wu AW, MacPhail LA, Vasquez GJ, Wohl DA (1997) Thalidomide for the treatment of oral aphthous ulcers in patients with human immunodeficiency virus infection. N Engl J Med 336: 1487–1493
7. Knop J, Bonsmann G, Happle R, Ludolph A, Matz DR, Mifsud EJ, Macher E (1983) Thalidomide in the treatment of sixty cases of chronic discoid lupus erythematosus. Br J Dermatol 108: 461–466
8. Makonkawkeyoon S, Limson-Pobre RN, Schauf AL, Kaplan G (1993) Thalidomide inhibits the replication of human immunodeficiency virus type I. Proc Natl Acad Sci U S A 90: 5974–5978
9. Mascaro JM, Lecha M, Torras H (1979) Thalidomide in the treatment of recurrent, necrotic, and giant mucocutaneous aphthae and aphthosis. Arch Dermatol 115: 636–637
10. Metze D, Reimann S, Beissert S, Luger T (1999) Efficacy and safety of naltrexone, an oral opiate receptor antagonist, in the treatment of pruritus in internal and dermatological diseases. J Am Acad Dermatol 41: 533–539
11. Moreira AL, Sampaio EP, Zmuidzinas A, Frindt P, Smith KA, Kaplan G (1993) Thalidomide exerts its inhibitory action of tumor necrosis factor alpha by enhancing mRNA degradation. J Exp Med 177: 1675–1680
12. Ochonisky S, Revuz J (1994) Thalidomide use in dermatology. Eur J Dermatol 4: 9–25
13. Parker PM, Chao N, Nadermanee A, O'Donnell MR, Schmidt GM, Snyder DS, Stein AS, Smith EP, Molina A, Stepan DE, Kashyap A, Planas I, Spielberger R, Somlo G, Margolin K, Zwingenberger K, Wilsman K, Negrin RS, Long GD, Niland JC, Blume KG, Forman SJ (1995) Thalidomide as salvage therapy for chronic graft-versus-host disease. Blood 86: 3604–3609
14. Parman T, Wiley MJ, Wells PG (1999) Free radical-mediated oxidative DNA damage in the mechanism of thalidomide teratogenicity. Nat Med 5: 582–585
15. Revuz J, Guillaume JC, Janier M, Hans P, Marchand C, Souteyrand P, Bonnetblanc JM, Claudy A, Dallace S, Klene C, Crickx B, Sancho-Garnier H, Chaumeil JC (1990) Crossover study of thalidomide vs placebo in severe recurrent aphthous stomatitis. Arch Dermatol 126: 923–927
16. Sheskin J (1980) The treatment of lepra reaction in lepromatous leprosy. Fifteen years experience with thalidomide. Int J Dermatol 19: 318–322

17. Tseng S, Pak G, Washenik K, Keltz M, Pomeranz J, Shupack L (1996) Rediscovering thalidomide: a review for its mechanism of action, side effects, and potential uses. J Am Acad Dermatol 35: 969–979
18. Winkelmann RK, Connolly SM, Doyle JA, Padilha-Goncalves A (1984) Thalidomide treatment of prurigo nodularis. Acta Derm Venereol 64: 412–417
19. Zwingenberger K, Wnendt S (1996) Immunomodulation by thalidomide: systemic review of the literature and of unpublished observations. J Inflamm 46: 177–211

Schwere Arzneimittelreaktionen

Erwin Schöpf und Maja Mockenhaupt

Klinisches Bild und neue Klassifizierung von schweren Hautreaktionen

Zu den durch Arzneimittel ausgelösten Unverträglichkeitsreaktionen gehören auch die schweren Hautreaktionen wie zum Beispiel die toxische epidermale Nekrolyse (TEN), das Stevens-Johnson-Syndrom (SJS) und das Erythema exsudativum multiforme majus (EEMM). Diese sind gekennzeichnet durch Erytheme mit Übergang in eine mehr oder weniger großflächige Blasenbildung. Neben Fieber und oft ausgeprägtem Krankheitsgefühl finden sich Schleimhautmanifestationen in Form erosiver Schleimhautveränderungen des Mundes und der Lippen (Abb. 1), des Genitales sowie der Konjunktiven.
Leider sind Nomenklatur und klinische Einteilung der schweren Hautreaktionen sehr uneinheitlich, wobei eine Vielzahl von Synonymen und Eponymen verwendet wird, oft auch ohne die klinischen Erstbeschreibungen zu berücksichtigen [8, 25, 12].
In Zusammenarbeit mit einer internationalen Dermatologengruppe wurde eine Neueinteilung der schweren Hautreaktionen vorgenommen, welche auf der Form der Einzeleffloreszenzen, deren Verteilungsmuster sowie des Prozentsatzes an Blasen und Erosionen bezogen auf die Körperoberfläche basiert, und vor einigen Jahren publiziert wurde.
Im Gegensatz zum EEMM, bei dem typische Kokarden vorwiegend im Hand- und Fußbereich bei gleichzeitiger Schleimhautbeteiligung auftreten, fällt beim SJS eine stammbetonte beziehungsweise generalisierte Verteilung von eher atypischen Kokarden mit Maculae auf. Da eine klare Abgrenzung zwischen SJS und TEN kaum möglich ist, wurde eine Übergangsform SJS/TEN definiert mit Blasen und Erosionen zwischen 10–30 % der Körperoberfläche (Abb. 2).
Der größte Prozentsatz an Hautablösung mit mehr als 30 % liegt bei der TEN mit Maculae vor, wogegen sich bei der sehr seltenen Form der TEN auf großflächigen Erythemen (ohne Vorkommen von Flecken) der erosive Anteil auf wenig über 10 % der Körperoberfläche beschränkt [1].

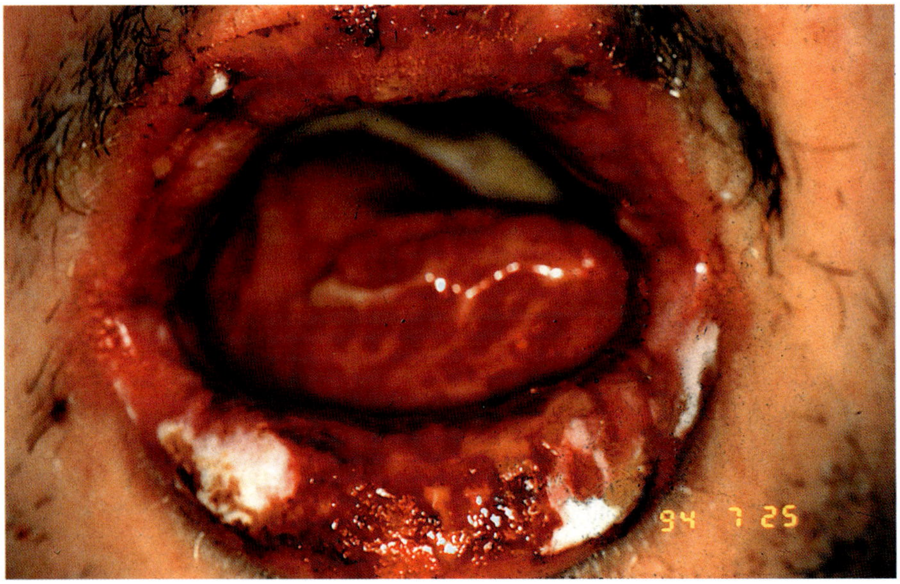

Abb. 1. Orale Schleimhautbeteiligung bei schwere Hautreaktion

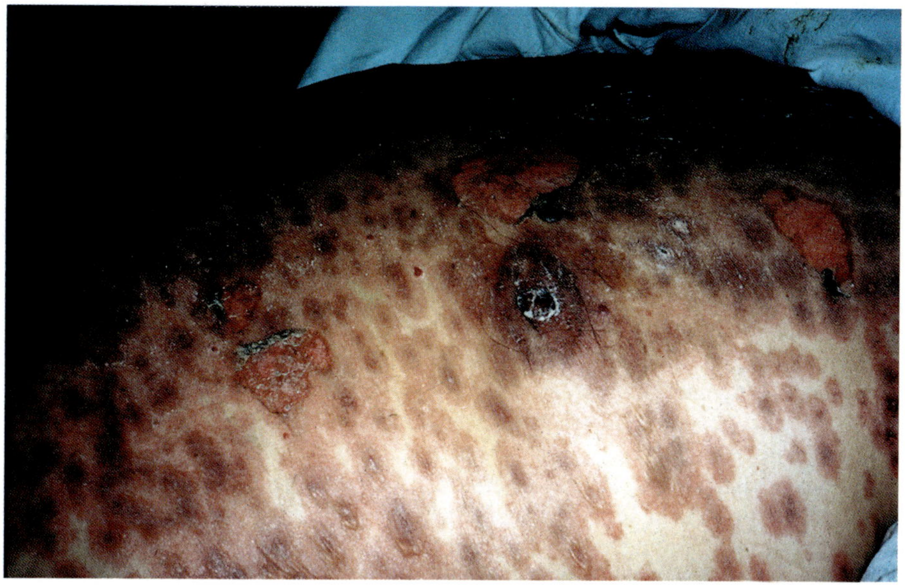

Abb. 2. SJS/TEN-Übergangsform

Inzidenz und Epidemiologie

Seit April 1990 werden vom *Dokumentationszentrum schwerer Hautreaktionen* (dZh) an der Universitätshautklinik in Freiburg alle hospitalisierten Fälle von EEMM, SJS und TEN in Westdeutschland und Berlin erfasst, wobei seit Januar 1996 auch die neuen Bundesländer in die Erfassung einbezogen sind. Das dZh steht im direkten Kontakt mit mehr als 1.700 Abteilungen, die für die Behandlung von Patienten mit schweren Hautreaktionen infrage kommen. Hierbei sind vor allem die Verbrennungszentren (bei Patienten mit großflächiger Hautablösung >30%) sowie die Haut- und Kinderkliniken zu nennen, aber auch internistische und interdisziplinäre Intensivstationen. Des Weiteren arbeitet das dZh mit den Spontanmeldesystemen des *Bundesinstituts für Arzneimittel und Medizinprodukte* (BfArM) und der *Arzneimittelkommission der Deutschen Ärzteschaft* zusammen.

Das Dokumentationszentrum ist ein intensives Erfassungssystem, welches über einen festen Ansprechpartner mit den jeweiligen Kliniken und Abteilungen kooperiert. Dadurch ergibt sich eine hohe Erfassungsrate von etwa 90%.

Die Fallaufnahme wird durch einen ärztlichen Mitarbeiter des Dokumentationszentrums im direkten Gespräch mit dem Patienten, den Angehörigen sowie dem behandelnden Arzt und gegebenfalls anhand der Krankenakte mit Hilfe eines standardisierten Fragebogens vorgenommen. Jeder vom Dokumentationszentrum erfasste Fall wird in anonymisierter Form von einem unabhängigen dermatologischen Expertengremium (Prof. K. Bork, Mainz; Prof. U.-F. Haustein, Leipzig; PD Dr. D. Vieluf, Borkum) beurteilt, welches über die endgültige diagnostische Einordnung entscheidet. Dies geschieht, und das ist sehr wichtig, ohne Kenntnis der Arzneimittelexposition [22, 15].

Seit dem Bestehen des Dokumentationszentrums wurden bis Ende 1999 mehr als 3.000 Fälle gemeldet, wovon etwa 1.700 erfasst wurden, das heißt etwa 1.300 Fallmeldungen konnten bereits telefonisch ausgeschlossen werden. Von den erfassten und durch die Experten befundeten Fällen wurden 1.449 endgültig in die Studie aufgenommen. Dabei handelte es sich um 391 Fälle von EEMM, 492 Fälle von SJS, 312 Fälle von SJS/TEN-Übergangsform, 164 Fälle von TEN mit Maculae und 17 Fälle von TEN auf großflächigen Erythemen. In 7–8% der Fälle von EEMM und SJS lässt sich keine klare Trennung der beiden Krankheitsbilder feststellen, da zum Beispiel typische Kokarden in generalisierter Verteilung auftreten. Dieses klinische Mischbild lässt sich vor allem bei Kindern finden ($n=73$). SJS, SJS/TEN-Übergangsform und TEN mit Maculae werden dagegen als eine Krankheitsentität von verschieden starker Ausprägung aufgefasst.

Wenn man nun die schweren Hautreaktionen gemeinsam betrachtet, ergibt sich eine Gesamtinzidenz von etwa zwei Fällen von schweren Hautreaktionen pro eine Million Einwohner pro Jahr [15].

Demographische Daten

Hinsichtlich des Alters fällt auf, dass 80 % der Patienten mit EEMM jünger als 40 Jahre sind, während diese Altersgruppe beim SJS etwa die Hälfte ausmacht. Bei den schweren Reaktionsformen wie der SJS/TEN-Übergangsform und der TEN sind zwei Drittel bis drei Viertel der Patienten älter als 40 Jahre.
Hinsichtlich der Geschlechterverteilung überwiegen beim EEMM die Männer, bei der SJS/TEN-Übergangsform hingegen die Frauen. Beim SJS und der TEN mit Maculae ist die Geschlechterverteilung beinah ausgewogen.
Vergleicht man die Letalität innerhalb der Gruppen, so ist diese für EEMM sehr gering, für SJS mit etwa 6 % bereits etwas höher. Deutlich höher ist die Letalität für die Übergangsform von SJS und TEN mit 25 % und noch höher bei der TEN mit Maculae (etwa 45 %). Für die Gruppen SJS, TEN und die Übergangsform zusammen genommen liegt die Letalität bei etwa 18 %.
Schwere Hautreaktionen werden unter anderem bei HIV-Patienten beobachtet, wobei in den ersten Jahren der Fallerfassung zwischen 1990 und 1994 die meisten der erfassten HIV-infizierten Patienten mit einer schweren Hautreaktion bereits das Stadium Aids erreicht hatten. Seit 1995 sind keine schweren Hautreaktionen bei HIV-infizierten Patienten im Aids-Stadium beobachtet worden, was sicherlich mit den neuen Möglichkeiten der HIV-Therapie zusammenhängt. Schaut man sich aber die durchschnittliche Inzidenz von SJS und TEN bei Patienten mit Aids an, so liegt diese mehr als 500fach höher als in der Allgemeinbevölkerung ohne Aids-Erkrankung [13].

Ätiologische Faktoren

Als möglicher Auslöser von schweren Hautreaktionen werden einerseits Arzneimittel, andererseits verschiedene Infektionen angenommen.
Das typische EEMM mit Kokarden im Bereich der Beine ist in erster Linie mit Herpes-simplex-Infektionen oder -Rezidiven assoziiert, während sich beim eher untypischen EEMM mit Kokardenläsionen im Bereich der proximalen Extremitäten und des Stammes vor allem Mykoplasmeninfektionen kurz vor Auftreten der schweren Hautreaktion finden [14, 23].
Neben Infektionen sind verschiedenste Arzneimittel als ätiologische Faktoren der schweren Hautreaktionen bekannt. Bei SJS, TEN sowie der SJS/TEN-Übergangsform sind in etwa 95 % der Fälle Arzneimittel als Auslöser der schweren Hautreaktion anzusehen.
Im Einzelfall kann es schwierig werden, ein für die unerwünschte Arzneimittelreaktion verantwortliches Agens zu finden, da bei vielen Patienten eine Multimedikation vorliegt.
Dennoch versucht das unabhängige dermatologische Expertengremium den Zusammenhang zwischen der unerwünschten Hautreaktion und einer vorangegangenen Arzneimitteleinnahme anhand eines Algorithmus zu evaluieren. Dies geschieht in einem von der klinischen Beurteilung unabhängigen und zeitlich getrennten Schritt.
Schaut man sich die Induktionszeiten beziehungsweise Induktionsmuster dieser verschiedenen Arzneimittel an, so fällt auf, dass der Großteil der Patienten die schwere Hautreaktion bereits wenige Tage nach der Einnahme von antibakteriellen Sulfonamiden wie Cotrimoxazol entwickelte. Nur wenige Patienten mit SJS, SJS/TEN-Übergangsform oder TEN mit Maculae hatten Cotrimoxazol länger als zwei Wochen eingenommen, bevor es zur schweren Hautreaktion kam (Abb. 3). Allopurinol hingegen wurde oft über mehrere Wochen vertragen, bis es zum Auftreten der unerwünschten Hautreaktion kam (Abb. 4). Bei beiden Substanzen findet sich relativ häufig eine Begleitmedikation mit Arzneimitteln, die als häufige Auslöser von schweren Hautreaktionen bekannt sind. Als hochverdächtige Substanzen gelten neben Cotrimoxazol und Allopurinol verschiedene Antikonvulsiva, Chlormezanon und Antirheumatika vom Oxicamtyp, während andere nichtsteroidale Antirheumatika und viele Antibiotika als verdächtige Substanzen angesehen werden.
Neben bereits bekannten Auslösern von schweren Hautreaktionen kommen auch neue Arzneimittel als potentielle Auslöser schwerer Hautreaktionen in Frage, zum Beispiel einige neue nichtsteroidale Antirheumatika wie Leflunomid, Celecoxib, aber auch das bei HIV-Patienten eingesetzte Nevirapin.
Neben der Einzelfallbegutachtung durch das Expertengremium und die oben genannten deskriptiven Daten werden epidemiologisch-statistische Auswertungen zur Risikoabschätzung vorgenommen. Dies geschieht einerseits mit externen Referenzdaten, wie Verordnungszahlen in definierten Tagesdosen [22], aber auch mit Hilfe des Fall-Kontroll-Studienansatzes [11]. Die Ergebnisse der Phase I der *internationalen Fall-Kontroll-Studie schwerer Hautreaktionen [International Case Control Study on Severe Cutaneous Adverse Reactions (SCAR)]*, an der das Dokumentationszentrum beteiligt war, wurde Ende 1995 publiziert [19].

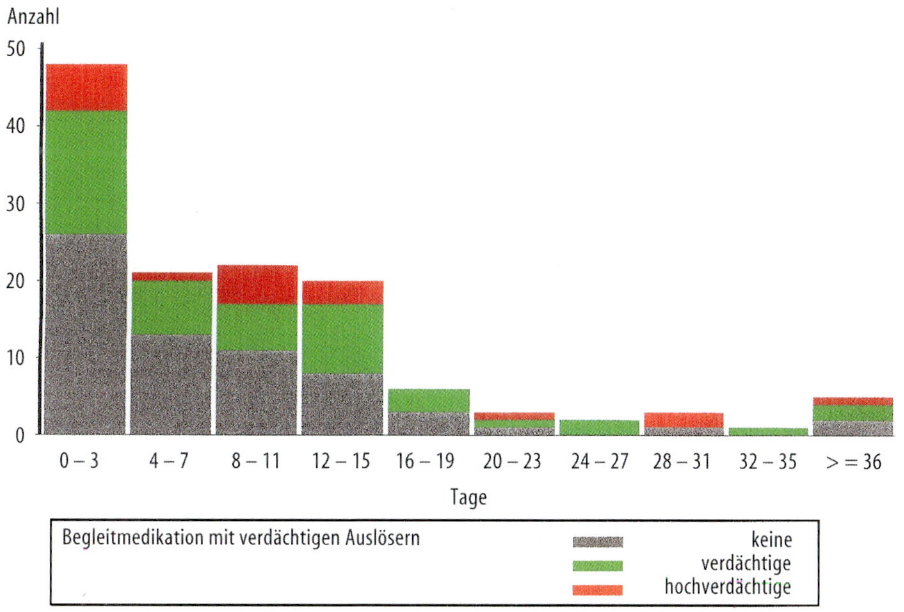

Abb. 3. Fälle von schweren Hautreaktionen nach Einnahme von Cotrimoxazol: Zeitdifferenz zwischen Beginn der Einnahme und Beginn der Reaktion

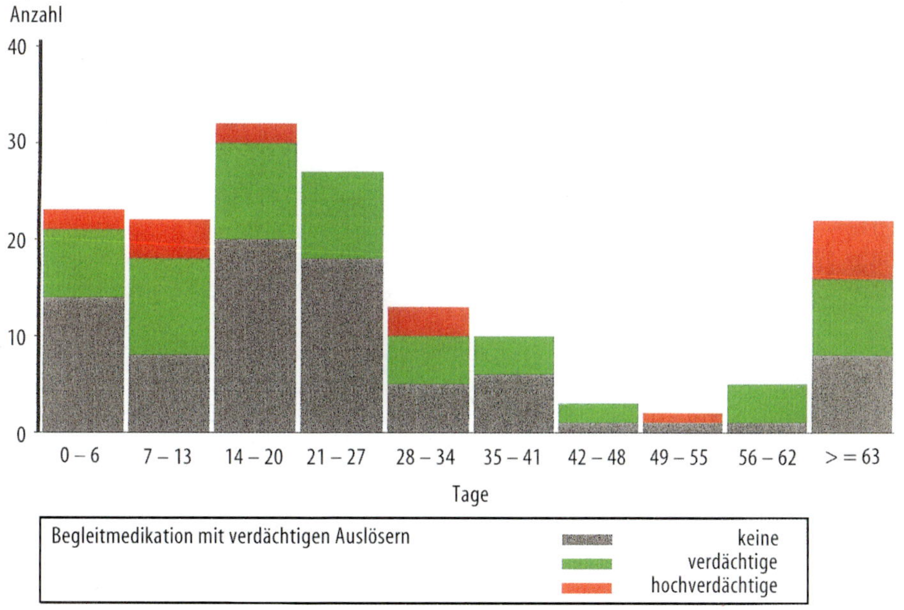

Abb. 4. Fälle von schweren Hautreaktionen nach Einnahme von Allopurinol: Zeitdifferenz zwischen Beginn der Einnahme und Beginn der Reaktion

In der SCAR-Studie fand sich ein deutlich erhöhtes Risiko für eine Reihe von Arzneimitteln, die bereits als Auslöser von schweren Hautreaktionen bekannt waren oder vermutet wurden, wie antibakterielle Sulfonamide, Antikonvulsiva, Antirheumatika vom Oxicamtyp, Allopurinol und Chlormezanon. Kein erhöhtes Risiko hingegen ergab sich für viele andere Arzneimittel, unter anderem Thiazid-Diuretika, orale Antidiabetika und verschiedene Antihypertensiva.

Ein erhöhtes Risiko für die Glukokortikoide war eines der unerwarteten Ergebnisse der internationalen Fall-Kontroll-Studie schwerer Hautreaktionen, welches sicherlich geprüft werden muss. Des Weiteren stellte sich Paracetamol als Risikofaktor in Frankreich, aber nicht in den anderen europäischen Ländern dar. Um die unerwarteten Ergebnisse der SCAR-Studie zu überprüfen und eine detailliertere Analyse von Antibiotika und Infektionen zu ermöglichen sowie das Risikoprofil neuerer Arzneimittel zu evaluieren, wurde die *EuroSCAR-Studie (Ongoing Case Control Surveillance of Severe Cutaneous Adverse Reactions)* initiiert, die bis Mitte des Jahres

2001 in verschiedenen europäischen Ländern und Israel durchgeführt wird.

Überlegungen zur Pathogenese

Obwohl umfangreiche Erkenntnisse zur Ätiologie von schweren Hautreaktionen vorliegen, ist der exakte pathogenetische Mechanismus bislang nicht aufgeklärt. So wurden als mögliche genetische Faktoren bestimmte HLA-Muster bei SJS und vor allem TEN festgestellt, die sich bei Sulfonamid- beziehungsweise Oxicam-induzierten Fällen unterscheiden [18].

Als einer von verschiedenen pathogenetischen Faktoren der schweren Hautreaktionen wird ein veränderter Arzneimittelmetabolismus diskutiert. So fanden Mitarbeiter aus der Freiburger Klinik eine erniedrigte Azetylierungskapazität bei Patienten mit SJS und TEN gegenüber Kontrollpersonen [3]. Autoantikörper gegen Desmoplakin I und II, wie man sie beim paraneoplastischen Pemphigus findet, wurden beim Erythema multiforme nachgewiesen [4]. Ob diesen Autoantikörpern eine pathogenetische Rolle zukommt oder ob sie ein Epiphänomen darstellen, ist noch nicht geklärt.

Immunhistochemisch überwiegen in der Dermis CD4+-Zellen, in der Epidermis CD8+-Zellen, weshalb man die schweren Hautreaktionen, ähnlich einer Graft-versus-host-Reaktion, als T-Zell-vermittelte Reaktion auffasst [2].

Basierend auf einem immunologischen Modell von Nickoloff kann man davon ausgehen, dass aktivierte T-Zellen Interferon-γ (IFN-γ) produzieren, welches die Expression von ICAM-1 und HLA-DR induziert. Die zytotoxischen T-Zellen adherieren an Zytokin-aktivierte Keratinozyten, wobei durch die Freisetzung von Perforinen und Zytokinen wie Tumornekrosefaktor-α (TNF-α) die Degeneration und Lyse von Keratinozyten ausgelöst wird [16].

Ein anderes Modell schlägt vor, dass Proteine induziert werden, wie Fas-Antigen (CD95) oder p55-TNF-α-Rezeptor, welche Apoptose in Keratinozyten hervorrufen [6].

Auf der möglichen Pathogenese basierende Therapieregime

Basierend auf der möglichen pathogenetischen Rolle von TNF-α bei der TEN und der Funktion von Thalidomid als potentem TNF-α-Inhibitor, wurde in Frankreich eine doppelblinde, randomisierte Studie von Thalidomid verglichen mit Plazebo bei TEN-Patienten durchgeführt. Insgesamt wurden 22 Patienten in die Studie eingeschlossen, 12 in die Thalidomid- und 10 in die Plazebogruppe. Da die Todesrate insgesamt höher war als erwartet, wurde die Entblindung vorzeitig vorgenommen und eine Datenanalyse durchgeführt. Hier zeigte sich, dass die Letalität in der mit Thalidomid behandelten Patientengruppe signifikant höher war als in der Plazebogruppe, woraufhin die Studie gestoppt wurde [27]. Die Autoren vermuten eine paradoxe Steigerung der TNF-α-Produktion durch die Behandlung von TEN-Patienten mit Thalidomid.

Eine Arbeitsgruppe aus der Schweiz publizierte 1998 eine Arbeit über die Inhibition der epidermalen Nekrose durch Blockade von CD95 mit humanem intravenösem Immunglobulin [26].

Antikörper in gepoolten humanen intravenösen Immunglobulinen (IVIG) blockieren in-vitro Fas-mediierte Keratinozytennekrosen. Die Autoren halten die Hochregulation der Fas-Liganden-Expression von Keratinozyten für den kritischen Trigger der Keratinozytennekrose bei der TEN. Hieraus schließen sie auf den therapeutischen Effekt von FAS-blockierenden Antikörpern in Präparationen von intravenösen Immunglobulinen. Insgesamt wurden 10 Patienten mit schweren Hautreaktionen mit human-intravenösen Immunglobulinen behandelt, doch diese Untersuchung zeigt einige Probleme: einerseits ist die klinische Einordnung der Fälle sehr unklar, während andererseits jeweils nur ein Arzneimittel als Auslöser pro Fall angeschuldigt wird. Außerdem entspricht die Abheilungszeit von zwei Wochen unter Therapie mit intravenösen Immunglobulinen der durchschnittlichen Abheilungszeit, wie sie auch im Dokumentationszentrum beobachtet wird. Es handelt sich bei dieser sehr interessanten Untersuchung aber nicht um eine kontrollierte Studie, so dass über die Effektivität der Behandlung nicht entschieden werden kann.

Ähnlich verhält es sich mit anderen neueren Therapieansätzen, über die in kasuistischer Form berichtet wurde, wie Plasmapherese, hyperbare Sauerstofftherapie, Ciclosporin A oder Cyclophosphamid [10, 21, 17, 9].

Auch die Frage nach dem therapeutischen Einsatz von Glukokortikoiden kann bislang nicht abschließend beantwortet werden. In der Literatur finden sich mehr Publikationen, die gegen den Einsatz von Glukokortikoiden sprechen, wobei es sich allerdings meist um Einzelfallberichte und Fallserien handelt [7, 20]. Probleme bei der Interpretation der Literatur entstehen vor allem dadurch, dass uneinheitliche

Kriterien zur klinischen Einteilung der schweren Hautreaktionen verwendet und unterschiedliche Behandlungsschemata eingesetzt wurden, dass retrospektiv erhobene Daten mit prospektiver Patientenbeobachtung verglichen wurden und die Letalität als einzig valides Kriterium zur Beurteilung des Behandlungsergebnisses herangezogen wurde.
Die Therapie der schweren Hautreaktionen mit immunmodulierenden Substanzen stützt sich nach wie vor auf Einzelerfahrungen. Von Evidenz-basierter Therapie im engeren Sinne kann man derzeit noch nicht sprechen.
Einig sind sich die Experten verschiedener Disziplinen aber hinsichtlich der grundlegenden supportiven Maßnahmen, wie die Verlegung in eine Verbrennungseinheit oder adäquate Intensivabteilung bei Hautablösung von mehr als 30 % der Körperoberfläche, sowie hinsichtlich des Absetzens aller verdächtigen Arzneimittel, vor allen derer, die in den letzten Wochen neu angesetzt wurden.
Im Jahr 2000 wurden die Ergebnisse einer Studie mitgeteilt, die retrospektiv über einen Beobachtungszeitraum von etwa 10 Jahren Patienten mit SJS und TEN analysierte, die auf einer dermatologischen Intensivstation behandelt wurden. Insgesamt wurden die Krankenakten von 203 Patienten mit einer schweren Hautreaktion mit dem Ziel untersucht, festzustellen, ob der Zeitpunkt des Absetzens von auslösenden Medikamenten im Zusammenhang mit der Prognose der schweren Hautreaktionen steht. Bei 113 dieser Patienten, von denen beinahe zwei Drittel an einer TEN litten, ließen sich verwertbare Angaben finden. Bei 64 Patienten wurde das verdächtige Medikament frühzeitig, bei 49 Patienten erst spät abgesetzt. Je früher die Applikation des verdächtigen Arzneimittels gestoppt wurde, desto geringer war die Letalität von Patienten mit SJS und TEN [5].
In derselben Ausgabe der Zeitschrift stellte einer der Herausgeber die Verbesserung der Chancen für SJS- und TEN-Patienten zusammen. Auch er geht davon aus, dass nicht dringend notwendige Medikamente abgesetzt werden sollten, wenn der begründete Verdacht auf eine schwere Hautreaktion besteht. Dabei weist er ausdrücklich darauf hin, dass Substanzen mit langer Halbwertzeit ein höheres Risiko für den letalen Ausgang von TEN zu besitzen scheinen, als Substanzen mit kurzer Halbwertzeit. Die klinische Herausforderung besteht seiner Meinung nach vor allem darin, leichte und schwere Reaktionsformen so früh wie möglich zu unterscheiden, was sich zu Beginn der Entwicklung einer schweren Hautreaktion schwierig gestalten kann. Die Basis der Behandlung schwerer Hautreaktionen, vor allen Dingen der Übergangsform von SJS zu TEN und der TEN selbst stellt für ihn die supportive Therapie dar. Therapieregime, die das Fortschreiten der Hautablösung aufhalten sollen, werden kontrovers diskutiert, da keine kontrollierten Studien vorliegen, zum Beispiel die systemische Applikation von Glukokortikoiden, Immunsuppressiva, intravenösen Immunglobulinen, aber auch die Plasmapherese. Er folgert daraus, und dieser Zusammenfassung kann man sich nur anschließen, dass keine Standardtherapie (zum Beispiel mit Steroiden oder intravenösen Immunglobulinen) postuliert werden kann, bevor keine validen Daten aus kontrollierten Studien zur Therapie von schweren Hautreaktionen vorliegen [24].

Literatur

1. Bastuji-Garin S, Rzany B, Stern RS, Shear NH, Roujeau JC (1993) Clinical classification of cases of toxic epidermal necrolysis, Stevens-Johnson syndrome, and erythema multiforme. Arch Dermatol 129: 92–96
2. Correia O, Delgado L, Ramos JP, Resende C, Torrinha JAF (1993) Cutaneous T-cell recruitment in toxic epidermal necrolysis: further evidence of $CD8^+$ lymphocyte involvement. Arch Dermatol 129: 466–468
3. Dietrich A, Kawakubo Y, Rzany B, Mockenhaupt M, Simon JC, Schöpf E (1995) Low N-acetylating capacity in patients with Stevens-Johnson syndrome and toxic epidermal necrolysis. Exp Dermatol 4: 313–316
4. Foedinger D, Anhalt G J, Boecskoer B, Elbe A, Wolff K, Rappersberger K (1995) Autoantibodies to desmoplakin I and II in patients with erythema multiforme. J Exp Med 181: 169–179
5. Garcia-Doval I, LeCleach L, Bocquet H, Otero XL, Roujeau JC (2000) Toxic epidermal necrolysis and Stevens-Johnson syndrome: does early withdrawal of causative drugs decrease the risk of death? Arch Dermatol 136: 323–327
6. Haake AR, Polaskowska RR (1993) Cell death by apoptosis and epidermal biology. J Invest Dermatol 101: 107–112
7. Halebian PH, Corder VJ, Madden MR, Finklestein JL, Shires GT (1986) Improved burn center survival of patients with toxic epidermal necrolysis managed without corticosteroids. Ann Surg 204: 503–512
8. Hebra F (1866) Erythema exsudativum multiforme. Kaiserliche Akademie der Wissenschaften. Atlas der Hautkrankheiten, Wien, Fascikel 6: 54
9. Heng MCY, Allen SG (1991) Efficacy of cyclophosphamide in toxic epidermal necrolysis. J Am Acad Dermatol 25: 778–786
10. Kamanabroo D, Schmitz-Landgraf W, Czarnetzki BM (1985) Plasmapheresis in severe drug-induced toxic epidermal necrolysis. Arch Dermatol 121: 1548–1549
11. Kelly JP, Auquier A, Rzany B, Naldi L, Bastuji-Garin S, Correia O, Shapiro S, Kaufman D (1995) An international collaborative case-control study of severe cutaneous adverse reactions (SCAR). Design and methods. J Clin Epidemiol 48: 1099–1108

12. Lyell A (1956) Toxic epidermal necrolysis: an eruption resembling scalding of the skin. Br J Dermatol 68: 355–361
13. Mockenhaupt M, Schlingmann J, Schröder W, Schöpf E (1998) Stevens-Johnson-Syndrom und Toxisch epidermale Nekrolyse bei AIDS-Patienten: Inzidenz und Medikamentenanamnese. In: Garbe C, Rassner G (Hrsg) Dermatologie: Leitlinien und Qualitätssicherung für Diagnostik und Therapie. Springer, Berlin, S 409–412
14. Mockenhaupt M, Schröder W, Schlingmann J, Schneck B, Hering O, Schöpf E (1999) Clinical re-evaluation of erythema exsudativum multiforme majus and Stevens-Johnson syndrome resulting in a different etiology (abstract). J Invest Dermatol 112: 661
15. Mockenhaupt M, Schröder W, Schneck B, Hering O, Schlingmann J, Schöpf E (1998) Populationsbezogene Erfassung von schweren Hautreaktionen in Deutschland. Allergol J 7: 381–384
16. Nickoloff BJ (1988) Role of interferon-γ in cutaneous trafficking of lymphocytes with emphasis on molecular and cellular adhesion events. Arch Dermatol 124: 1835–1843
17. Renfro L, Grant-Kels JM, Daman LA (1989) Drug-induced toxic epidermal necrolysis treated with cyclosporin. Int J Dermatol 28: 441–444
18. Roujeau J, Huynh C, Bracq TN, Guillaume C, Revuz JC, Touraine R (1987) Genetic susceptibility to toxic epidermal necrolysis. Arch Dermatol 123: 1171–1173
19. Roujeau JC, Kelly JP, Naldi L, Rzany B, Stern RS, Anderson T, Auquier A, Bastuji-Garin S, Correia O, Locati F, Mockenhaupt M, Paoletti C, Shapiro S, Shear N, Schöpf E, Kaufman DW (1995) Medication use and the risk of Stevens-Johnson syndrome or toxic epidermal necrolysis. N Eng J Med 333: 1600–1607
20. Ruiz-Maldonado R (1985) Acute disseminated epidermal necrosis types 1, 2 and 3: Study of sixty cases. J Am Acad Dermatol 13: 623–635
21. Ruocco V, Bimonde D, Luongo C et al. (1985) Hyperbaric oxygen treatment of toxic epidermal necrolysis. Cutis 38: 267–271
22. Rzany B, Mockenhaupt M, Baur S, Schröder W, Stocker U, Mueller J, Holländer N, Bruppacher R, Schöpf E (1996) Epidemiology of erythema exsudativum multiforme majus (EEMM), Stevens-Johnsonsyndrome (SJS) and toxic epidermal necrolysis (TEN) in Germany (1990–1992). Structure and results of a population-based registry. J Clin Epidemiol 49: 769–773
23. Schneck B, Schröder W, Schlingmann J, Hering O, Mockenhaupt M, Schöpf E (1999) Ausprägung schwerer Hautreaktionen im Zusammenhang mit Mycoplasma pneumoniae und Herpes simplex-Virus (abstract). Hautarzt 50 [Suppl. 1]: 146
24. Stern R (2000) Improving the outcome of patients with toxic epidermal necrolysis and Stevens-Johnson syndrome. Arch Dermatol 136: 410–411
25. Stevens AM, Johnson FC (1922) A new eruptive fever associated with stomatitis and ophthalmia: report of two cases in children. Am J Dis Child 24: 526–533
26. Viard I, Wehrli Ph, Bullani R, Schneider P, Holler N, Salomon D, Hunziker T, Saurat JH, Tschopp J, French LE (1998) Inhibition of toxic epidermal necrolysis by blockade of CD95 with human intravenous immunoglobulin. Science 282: 490–493
27. Wolkenstein P, Latarjet J, Roujeau JC, Duguet C, Boudeau S, Vaillant L, Maignan M, Schuhmacher MH, Milpied B, Pilorget A, Bocquet H (1998) Randomised comparison of thalidomide versus placebo in toxic epidermal necrolysis. Lancet 352: 1586–1589

Intravenöse Immunglobulintherapie

Gerold Schuler und Beatrice Schuler-Thurner

Immunglobuline (Ig) sind seit vielen Jahren therapeutisch im Gebrauch und werden einerseits zur Substitution, andererseits zur Immunmodulation und somit auf zwei völlig unterschiedlichen Gebieten eingesetzt (Tabelle 1).

Die Gabe von Immunglobulinen zur *Substitution* beziehungsweise Bereitstellung von Antikörpern erfolgt bei primären und sekundären Antikörpermangelzuständen (humorale Immundefizienz), bei der Behandlung schwerer viraler und bakterieller Infektionen (bei Letzteren in Kombination mit Antibiotika) und zur Sofortprophylaxe bei Virusinfektionen, wobei für manche Viren – zum Beispiel Varicella Zoster, Hepatitis B, Röteln, CMV – spezielle Ig-Präparate mit hohen spezifischen Antikörpertitern zur Verfügung stehen (Tabelle 2). Die entsprechenden Ig wurden früher subkutan oder intramuskulär verabreicht, die Applikation erfolgt heute hauptsächlich intravenös in einer Dosis von 0,1 – 0,4 g/kg/Monat. Es steht eine Vielzahl von Präparaten zur Verfügung, die vorwiegend IgG in der normalen Subklassenverteilung enthalten. Ein IgM-angereichertes Präparat (Pentaglobin) steht seit kurzem ebenfalls zur Verfügung und zeigt eine starke opsonisierende Aktivität [23]. Es hat dadurch wahrscheinlich starke antibakterielle Aktivität, zum Beispiel bei septischen Zuständen und ist für die Therapie von bakteriellen und septischen Zuständen zugelassen. Die Ig-Präparate werden aus dem Plasma gesunder Spender hergestellt, wobei zumindestens 1.000 Spender gepoolt werden, bei manchen Präparaten 10.000 – 30.000 (insbesondere bei in den USA hergestellten Präparaten).

Die *Immunmodulation* als das zweite Einsatzgebiet der Ig eröffnete sich erstmals im Rahmen einer Zufallsbeobachtung bei der idiopathischen thrombozytopenischen Purpura (ITP) bei Kindern im Jahre 1981. Die durch Autoantikörper gegen thrombozytäre Antigene mediierte ITP ist nach wie vor die einzige zugelassene Indikation [45] für die intravenöse Ig-Therapie (IVIg) auf diesem Anwendungsgebiet neben dem Kawasaki-Syndrom (Tabelle 1). Die IVIg haben sich in mehreren kontrollierten Studien bei diesen beiden Indikationen als wirksam erwiesen. Für die Zwecke der Immunmodulation werden die intravenösen Ig mit etwa 2 g/kg KG pro Monat intravenös etwa zehnfach höher als für die Substitution dosiert, wobei diese Gesamtdosis auf zwei oder fünf Tage verteilt werden kann (Tabelle 2).

In den letzten Jahren ergaben sich durch zum Teil kontrollierte Studien einige weitere wissenschaftlich belegte aber noch nicht zugelassene Indikationen, insbesondere bei neurologischen Erkrankungen, beispielsweise dem Guillain-Barré-Syndrom. Auf dem Gebiete der Dermatologie [32] ist die therapeutische Effektivität hochdosierter intravenöser Immunglobuline (hd IVIg) nur für die *Dermatomyositis* belegt (Tabelle 3). Hier existiert eine kleine an zehn Patienten kontrollierte Studie, welche die Effektivität von zusätzlich zur konventionellen immunsuppressiven Therapie verabreichtem hd IVIg belegte [15, 16]. Weitere kontrollierte Studien sind

Tabelle 1. Intravenöse Immunglobulintherapie (IVIg)

Substitution bei primärer oder sekundärer humoraler Immundefizienz
Niedrige Dosen: ≈ 0,2 g/kg KG/Monat i.v. (0,1 – 0,4 g/kg/Monat)
Immunmodulation bei immunologisch vermittelten Erkrankungen
Bei bestimmten Autoantikörper- oder Immunkomplex-vermittelten Erkrankungen (als Alternative zur Plasmapherese)
Hohe Dosen: ≈ 2,0 g/kg KG/Monat i.v., i.e. 2 Tage á 1,0 g/kg KG oder 5 Tage á 0,4 g/kg KG i.v.

Tabelle 2. Zugelassene Indikationen der IVIg

Substitution	Substitutionstherapie von primären und sekundären Antikörper-Mangelzuständen Sofortprophylaxe bei Virusinfektionen Behandlung schwerer viraler und bakterielle Infektionen
Immunmodulation	Idiopathische thrombozytopenische Purpura (ITP) Kawasaki-Syndrom

zur Bestätigung der therapeutischen Effektivität nötig. Solche Studien müssen auch durchgeführt werden, um Dosis und Dosierungsintervalle zu optimieren sowie die Dauer der Wirkung und die Dosis und Intervalle für die Erhaltungstherapie festzulegen. Die prinzipielle Wirksamkeit der hd IVIg bei der Dermatomyositis scheint allerdings sehr wahrscheinlich, da sich an insgesamt etwa 100 publizierten Patienten (Fallberichte und kleine unkontrollierte Studien) die Wirksamkeit bestätigt hat. Es ist auch festzuhalten, dass sich nur bei wenigen der 100 mit hd IVIg behandelten Dermatomyositis-Patienten der Zustand verschlechterte und dass fehlendes oder schlechtes Ansprechen gehäuft bei Neoplasie-assoziierter Dermatomyositis auftritt [32]. In fast allen Fällen wurden die hd IVIg in Kombination mit therapeutisch nicht ausreichender oder zu starker Nebenwirkung führender Standard-immunsuppressiver Therapie insbesondere Kortikosteroiden eingesetzt.

Als weiteres viel versprechendes, aber noch nicht definitiv belegtes Einsatzgebiet der hd IVIg kristallisieren sich gegen Standardtherapien resistente *bullöse Autoimmundermatosen* [32] heraus (Tabelle 3). Zu betonen ist allerdings, dass insgesamt nur etwa 40 Patienten mit diversen bullösen Autoimmundermatosen bis heute behandelt oder publiziert wurden und keinerlei kontrollierte Studie vorliegt. Interessanterweise erfolgte der erste Einsatz von Immunglobulinen bei dieser Indikationsgruppe 1985 beim bullösen Pemphigoid, welches in der Regel kein besonderes therapeutisches Problem darstellt und zudem selbstlimitiert ist [1, 9, 26, 30, 56]. Am häufigsten wurden hd IVIg bisher bei therapieresistentem Pemphigus vulgaris eingesetzt, wobei bis Ende 1990 auch nur über 21 Patienten in Publikationen berichtet wurde [9, 10, 14, 30–32, 42, 62]. Einzelne Berichte über den erfolgreichen Einsatz existieren auch für die ebenfalls sehr häufig ein großes therapeutisches Problem darstellende Epidermolysis bullosa acquisita [9, 13, 30, 41, 44], wobei auch über den erfolgreichen Einsatz bei einem völlig therapieresistenten Patienten unter Einsatz von nur 1/10 der für die Immunmodulation sonst üblichen Immunglobulindosis berichtet wurde [38]. Einzelne Fallberichte gibt es auch zur lineären IgA-Dermatose [35], zum vernarbenden Schleimhautpemphigoid [22], zum Pemphigus foliaceus [20,57] und Pemphigoid gestationis [40].

Tabelle 3. Dermatologische Anwendungen der IVIg

Dermatomyositis (etwa 100 Patienten, 1 kontrollierte Studie, $n=15$)
Bullöse Autoimmundermatosen (etwa 40 Patienten insgesamt)
Pemphigus vulgaris (21 Patienten in 9 Publikationen bis 1999)
Epidermolysis bullosa acquisita
Lineare IgA-Dermatose
Bullöses Pemphigoid (erster Einsatz von IVIg 1985)
TEN (toxische epidermale Nekrolyse; 1 Studie, 10 Patienten)
Chronische Urtikaria (Anti-FcεRI, Auto-Antikörper +; 1 Studie, 10 Patienten)
Pyoderma gangraenosum
SLE und Antiphospholipidsyndrom
Vaskulitis (ANCA, PAN)

In einer aufsehenerregenden Arbeit (offene Studie an 10 Patienten) ergaben sich starke Hinweise darauf, dass hd IVIg eine Effektivität bei der Behandlung der toxischen epidermalen Nekrolyse (TEN) zeigen [59]. Die entsprechende Arbeit erscheint deshalb bemerkenswert, da einleuchtende Belege für den Wirkmechanismus erbracht werden konnten. So wurde gezeigt, dass nur bei TEN-Patienten die Keratinozyten massiv Fas (CD95) und Fas-Ligand (CD95L) exprimierten, wobei in vitro eine Apoptose-induzierende Kapazität des Fas-Liganden auf den TEN-Keratinoyzten belegt werden konnte. Im Gegensatz zu diversen Kontrollpatienten war löslicher Fas-Ligand im Serum der TEN-Patienten deutlich erhöht nachweisbar. Die verwendeten intravenösen Immunglobuline konnten die Fas/FasL-Interaktion offenbar durch gegen Fas gerichtete Antikörper blockieren. Trotzdem gilt auch für diese Indikation, dass bis zum Vorliegen einer kontrollierten Studie eine Effektivität der hd-IVIg-Therapie nur angenommen werden kann, aber noch keineswegs sicher oder bewiesen ist.

Auf Grund kleiner offener Studien oder Kasuistiken ergibt sich auch der Hinweis auf eine mögliche Wirksamkeit bei etlichen anderen, oft schwer zu behandelnden dermatologischen Erkrankungen, zum Beispiel der chronischen, durch Autoantikörper gegen den Fc-epsilon-Rezeptor-I bedingten Urtikaria (eine Studie an 10 Patienten) [46], dem Pyoderma gangraenosum [25, 28], dem systemischen Lupus erythematodes [21, 27, 39], Vaskulitiden (ANCA-mediierte Vaskulitis, Panarteriitis nodosa) [51, 58] und dem Antiphospholipidsyndrom (insbesondere des *catastrophic antiphospholipid syndrome*) [5, 53]. Anekdotische Berichte gibt es für das atopische Ekzem [34, 47], Sklerodermie-Dermatomyositis-Overlap-Syndrom [11], prätibiale Myxödem [4] und einige andere Erkrankungen.

Tabelle 4. Schlussfolgerungen aus den *limitierten* Erfahrungen bei dermatologischen Anwendungen der IVIg

Sicherheitsprofil gut bei Beachten der Vorsichtsmaßnahmen
Effektive Gesamt-Dosis 1 – 2 g/kg KG/Monat
Zweitage- und Fünftageprotokoll gleich effektiv, Fünftageprotokoll verträglicher
Rascher, aber vorübergehender Effekt ist typisch
IVIg kombiniert mit Immunsuppressiva effektiver als Monotherapie (z.B. IVIg + Glukokortikoide 88 % gegenüber 46 % Ansprechen bei alleiniger Gabe von IVIg)
Einsatz von IVIg indiziert sinnvoll, wenn
Bisherige Therapie alleine nicht ausreicht, IVIg um eine Remission zu erreichen
Bisherige Therapie zu massiven Nebenwirkungen führte IVIg zur Dosisreduktion der Immunsuppressiva
Der Verlauf perakut ist. Initial als Alternative zur Plasmapherese
Therapieversuch über 3 – 4 Monate sinnvoll, Fortführung nur bei Ansprechen

Aus den limitierten Erfahrungen bei dermatologischen Anwendungen können eine Reihe von allgemeinen Schlussfolgerungen für den praktischen Einsatz der hd IVIg gezogen werden, die in Tabelle 4 aufgelistet sind. Besonders betont werden soll, dass für die hd IVIg ein rascher, aber transienter Effekt typisch ist, so dass in aller Regel wiederholte Gaben notwendig sind. Beim bullösen Pemphigoid scheint ein länger anhaltender Effekt auch einer einzigen IVIg-Gabe eher möglich, so dass bei besonders ausgedehnten Fällen und speziellen Umständen (schlechter Allgemeinzustand) eine kurzzeitige hd-IVIg-Gabe sinnvoll erscheint. Die bisher vorliegenden Daten sprechen auch dafür, dass Immunglobuline kombiniert mit immunsuppresssiver Therapie effektiver als bei Monotherapie sind. Der Einsatz der außerordentlich kostspieligen und hinsichtlich der Wirksamkeit bei den meisten Indikationen keineswegs belegten hd IVIg sollte nach Möglichkeit im Rahmen klinischer kontrollierter Studien erfolgen und/oder nur in Betracht gezogen werden, wenn die standardmäßig durchgeführte immunsuppressive Therapie nicht ausreicht oder zu unakzeptablen Nebenwirkungen geführt hat. Als weitere mögliche Indikation erscheint auch der sofortige Einsatz bei akuten Verläufen, insbesondere der Dermatomyositis [60] oder des Pemphigus vulgaris [42] sinnvoll, um einen raschen Effekt zu erzielen und ein Überbrücken der Zeit bis zum Wirksamwerden einer eingeleiteten immunsuppressiven Therapie zu ermöglichen. Ein therapeutischer Einsatz der Immunglobuline ist initial für drei oder vier monatliche Zyklen angezeigt, bei fehlendem Ansprechen ist eine Fortführung nicht sinnvoll. Bei einem Ansprechen wird die IVIg-Gabe fortgeführt, wobei aber noch keine objektiven Daten existieren, die die Formulierung verbindlicher Empfehlungen für die Gestaltung einer Konsolidierungs- oder Erhaltungstherape zuließen. Häufig wird nach der Induktionsphase in einer Konsolidierungsphase das Dosierungsintervall bei gleichbleibender Dosis schrittweise von vier auf acht Wochen verlängert. Anschließend kann eine Erhaltungsphase folgen, bei der die IVIg in 8- bis maximal 16wöchentlichem Abstand verabreicht werden. Je nach Schwere des Krankheitsbildes und Symptomkontrolle durch die bestehende immunsuppressive Basistherapie kann dann beispielsweise nach sechs Zyklen auf die Therapie mit Ig verzichtet werden. In manchen Fällen wird allerdings eine längerdauernde Erhaltungsphase folgen müssen, bei der die IVIg hochdosiert in 8- bis maximal 16-wöchentlichen Abständen verabreicht werden oder alternativ in zwei- bis vierwöchentlichen Abständen die Ig in niedriger Dosierung, beispielsweise 10 g alle 14 Tage. Angesichts der Halbwertszeit der IVIg von etwa drei Wochen und des jeweils wahrscheinlichen Wirkungsmechanismus kann bei verschiedenen Erkrankungen – allerdings nicht schlüssig – in beide Richtungen argumentiert werden, das heißt gleichbleibende Dosis/Dosisintervall verlängern gegenüber Dosis reduzieren/Dosierungsintervall gleich lassen.

Das *Sicherheitsprofil* der hochdosierten intravenösen Immunglobulin-Therapie ist sehr gut, insbesondere auch im Vergleich zu den Nebenwirkungen einer massiven immunsuppressiven Therapie [18, 43, 61] (Tabelle 5). Die einzelnen Angaben zur Häufigkeit der verschiedenen Nebenwirkungen (<5 % der Infusionen, bis 15 % der Patienten) schwanken [18, 43, 61], wobei teilweise zu den jeweiligen Präparaten Pharmakovigilanzstudien verfügbar sind. Bei an 2.554 Patienten durchgeführten Anwendungen des Präparates Octagam kamen hierbei Nebenwirkungen bei 6,5 % der Patienten beziehungsweise 1,18 % der Behandlungen vor, wobei die Nebenwirkungen allerdings nur in 5 % schwerer Natur waren. Die Nebenwirkungen sind minimierbar durch Beachtung der Regeln und Vorsichtsmaßnahmen (Tabelle 5). Die meisten Nebenwirkungen sind mild und selbstlimitiert und treten zumeist innerhalb von 30 – 60 Minuten nach Infusionsbeginn auf. Ein Auftreten von Nebenwirkungen, insbesondere Fieber, zu einem späteren Zeitpunkt, muss an eine Kontamination

Tabelle 5. Nebenwirkungen der IVIg

Nebenwirkungen insgesamt selten und leicht, bei Fünftageprotokoll eventuell seltener Nebenwirkungen in ≤ 15 % der Patienten bzw. < 5 % der Infusionen, nur etwa 5 % schwer
Die meisten Nebenwirkungen sind mild, treten innerhalb von 30 - 60 Minuten nach Infusionsbeginn auf und sind meist selbstlimitiert Grippale oder pseudoallergische Symptomatik Kopfschmerzen, Unwohlsein, Übelkeit, Mattigkeit, leichtes Fieber, Schüttelfrost, Hitzegefühl, Hautrötung (Flush), Juckreiz, urtikarielle Exantheme, Tachykardie, RR-Anstieg oder leichter Abfall Beherrschung meist durch Anhalten der Infusion, nach 30 Minuten Wiederaufnahme mit geringerer Infusionsgeschwindigkeit. Laufende Überwachung, um echte Anaphylaxie zu erkennen und zu bekämpfen
Echte Anaphylaxie selten, fast nur bei Patienten mit IgA-Defizienz
Selten: Nierenversagen, Thromboseneigung, aseptische Meningitis, Coombs-positive hämolytische Anämien, transiente Neutropenie (nach ≈ 4 Tagen), diverse kutane Nebenwirkungen

mit Pyrogenen oder Keimen denken lassen. Eine der häufigsten Nebenwirkungen ist das Auftreten, auch verzögert bis zu sieben Tage nach der Infusion möglich, eines wahrscheinlich osmotisch durch die hohe Proteinzufuhr bedingten Kopfschmerzes, der aber in der Regel gut auf Paracetamol anspricht und bei Verlangsamung der Infusionsgeschwindigkeit und/oder Anwendung des Fünftageprotokolls, welches insgesamt nebenwirkungsärmer zu sein scheint, weniger stark ist. Bei neurologischen Patienten, welche mit IVIg behandelt wurden, wurden auch schwerste Kopfschmerzen beobachtet, die zum Teil durch eine aseptische Meningitis bedingt waren [52] und differentialdiagnostische Probleme bereiteten (Ausschluss bakterieller Meningitis oder Blutung). Häufigere Nebenwirkungen sind auch Unwohlsein, Mattigkeit, Übelkeit, leichter Schüttelfrost und leichtes Fieber. Bei manchen Patienten kann es auch zum Auftreten von Hitzegefühl, Hautrötung, Flush, Juckreiz, urtikariellen Exanthemen sowie Tachykardie, Blutdruckanstieg oder Blutdruckabfall kommen, ohne dass diese sich als Vorzeichen einer sich entwickelnden Anaphylaxie entpuppen. Diese pseudoallergischen Reaktionen bereiten verständlicherweise häufig differentialdiagnostische Probleme. Praktisch geht man beim Auftreten dieser Nebenwirkungen, die zumeist innerhalb von 30 - 60 Minuten nach Infusionsbeginn auftreten, wie folgt vor. Die Infusion wird gestoppt und bei Rückbildung der Nebenwirkungen nach 30 Minuten mit geringerer Infusionsgeschwindigkeit wieder aufgenommen. Bei anhaltenden oder schwereren Nebenwirkungen muss man natürlich sofort entsprechende Maßnahmen ergreifen, zum Beispiel Gabe von Antihistaminika, Glukokortikoiden, Schockbekämpfung. Eine echte Anaphylaxie ist glücklicherweise sehr selten und tritt praktisch nur bei Patienten mit IgA-Defizienz nach repetitiver Gabe auf [12]. Bei Nebenwirkungen sollte, falls die Immunglobulindosis auf zwei Tage verteilt gegeben wurde, eine Aufteilung über fünf Tage versucht werden, da das Fünftageprotokoll nebenwirkungsärmer zu sein scheint. Zu erwägen ist bei anhaltenden Nebenwirkungen auch ein Wechsel des Präparates, da die Verträglichkeit von Patient zu Patient bei den einzelnen Präparaten unterschiedlich sein kann. In Erlangen wurde die Erfahrung gemacht, dass der Wechsel von lyophilisierten Präparaten zu flüssigen Fertigprodukten in dieser Hinsicht günstig sein kann. Bei vereinzelten Patienten kann es trotz des Fehlens einer anaphylaktischen Reaktion wegen der schlechten Verträglichkeit, zum Beispiel bei nicht nur einem Präparat, trotz langsamer Infusionsgeschwindigkeit und trotz eines Fünftageprotokolls, notwendig sein, vor den nachfolgenden Immunglobulingaben Glukokortikoide (50 - 100 mg Solu-Decortin i.v.) und/oder Antihistaminika (Tavegil i.v. oder Fenistil-Tropfen) und/oder Antipyretika (Benuron) zu verabreichen. Neben den oben erwähnten Nebenwirkungen gibt es sehr selten auch weitere, die aber trotz der Seltenheit nicht vernachlässigt werden sollten. So ist die hohe Flüssigkeits- und Proteinzufuhr bei Patienten mit Herz- und Niereninsuffizienz problematisch. Insbesondere bei exsikkierten Patienten mit einer kompensierten renalen Retention kann ein akutes Nierenversagen, welches in der Regel zum Glück reversibel ist, auftreten [3, 12, 37, 55]. Auf Grund der Erhöhung der Plasmaviskosität durch die hd-IVIg-Gabe steigt auch das Thromboserisiko [17, 19]. Neben den in Tabelle 5 genannten akuten Nebenwirkungen ist auch das nicht auszuschließende Risiko der Transmission von unter Umständen noch gar nicht bekannten infektiösen Agenzien zu bedenken. In der Tat wurde Anfang der 80er Jahre durch Immunglobulin-Präparate in mehreren Fällen Hepatitis C übertragen vor Einführung der jetzt üblichen effektiveren Virusinaktivierungsschritte; eine akzidentelle HIV-Übertragung ist offenbar nicht aufgetreten.

Es gibt zahlreiche kommerziell verfügbare intravenöse Immunglobulinpräparate. Die meisten Hersteller übertreffen die unter anderem von der Welt-

Tabelle 6. Präparate für die IVIg

Zumindest 90 % intaktes IgG mit normaler Subklassenverteilung und möglichst wenig IgA
Hohe Antikörper-Titer bei relevanten Pathogenen
Maßnahmen zur Verhinderung der Transmission infektiöser Agenzien Sorgfältige Selektion der Spender (keine Risikogruppen, Nachuntersuchungen) Screening der Spender (HBsAg; Antikörper gegen Hepatitis C, HIV-1,2, Leberwerte) Virale Inaktivierungsschritte (Virusabreicherung/-inaktivierung der Cohn-Fraktionierung plus zwei weitere Verfahren, beispielsweise pH 5, Detergens; Validierung der Verfahren durch Modellviren) Quarantäne als Einzelspende oder als Kleinpool, genaue Dokumentation (*Look-back-Verfahren*)
Wenig Isoagglutinine
Wenig Präkallikreinaktivator (RR-Abfall durch Kallikrein → Bradykinin)
Wenig spontane Komplementaktivierung (Aggregate)

gesundheitsorganisation WHO vorgeschriebenen Qualitäts-Kriterien. Von Bedeutung zur Sicherstellung der Wirkung und Verhinderung von Nebenwirkungen sind insbesondere die in Tabelle 6 aufgelisteten Punkte. Es existieren derzeit keine harten Daten, dass bestimmte Präparate nebenwirkungsärmer, effektiver und/oder sicherer sind [50]. Es gibt aber Unterschiede, die entsprechenden Publikationen [49] und den Fachinformationen entnommen werden können und die in speziellen Situationen die Präparateauswahl durchaus beeinflussen können. So sind Präparate mit einem pH unter 5,0 bei Neugeborenen oder bei Irritationen an der Infusionsstelle ungünstig. Bei Patienten mit Niereninsuffizienz, bei Neugeborenen und Patienten in höherem Alter sind Präparate mit Sukrose als Stabilisator und hoher Osmolarität weniger vorteilhaft, da eine Niereninsuffizienz bei Verwendung solcher Präparate eher aufzutreten scheint (eventuell hyperosmolarer Nierenschaden durch intravaskuläre Spaltung der Sukrose in zwei Glukosemoleküle [2, 29]). IVIg-Präparate mit möglichst niedrigem IgA-Gehalt kommen zum Einsatz, wenn bei Patienten mit selektiven IgA-Mangel die Gabe von Ig, zum Beispiel wegen eines Mangels auch sonstiger Immunglobulinklassen oder bei Sepsis notwendig ist. Bei selektiver IgA-Defizienz besteht die Möglichkeit der Bestimmung von IgE-Antikörpern gegen IgA und somit Anaphylaxiegefahr [12], in der Regel allerdings werden bei dringlicher Indikation auch ohne vorherige Bestimmung dieser Antikörper Ig-Präparate mit sehr niedrigem IgA-Gehalt gegeben. Völlig IgA-freie Präparate gibt es bislang nicht; der IgA-Gehalt der einzelnen Produkte ist aber sehr unterschiedlich (von ~6,0 g/l bis < 0,008 g/l: siehe Fachinformationen [45, 49]). Unterschiede bestehen durchaus auch hinsichtlich des Einsatzes und der Validierung der eingesetzten Virusinaktivierungsschritte. Alle Hersteller genügen natürlich den international und national zwingend vorgeschriebenen Anforderungen, manche Präparate erfüllen allerdings sogar die weltweit strengsten Empfehlungen zur Virusinaktivierung, die das Paul Ehrlich Institut im Jahre 1995 empfohlen, aber nicht zwingend vorgeschrieben hat. Lipidumhüllte Viren werden durch Virusinaktivierungsschritte mit großer Sicherheit inaktiviert, die Entfernung von nicht von Lipiden umgebenen Viren ist allerdings problematischer. Zu diesen Viren gehören auch das Hepatitis-A-Virus und das Parvo-Virus B 19. Um auf jeden Fall einen Schutz durch neutralisierende Antikörper gegen diese beiden bekannten Viren zu garantieren, werden die neutralisierenden Antikörpertiter in den Immunglobulinpräparaten gemessen, um eine ausreichende Höhe zu dokumentieren. Bedenken sind kürzlich auch aufgetreten wegen der Möglichkeit der Übertragung von Hepatitis G, die aber eher unwahrscheinlich ist, da durch die derzeitigen Inaktivierungsschritte dieses wie Hepatitis C ein umhülltes Flavivirus darstellende Virus zerstört werden sollte. Hinsichtlich einer möglichen Übertragung von Prionen (Creutzfeldt-Jakob-Erkrankung) bestehen auch prinzipiell Gefahren.

Vor Beginn der Therapie sind verschiedene Punkte im Sinn einer Checkliste zu bedenken oder zu überprüfen (Tabelle 7). Besonders wichtig sind die ausführliche Aufklärung des Patienten (in den meisten Fällen handelt es sich ja um einen juristisch nicht unproblematischen Heilversuch), der Ausschluss früherer schwerer Reaktionen nach Ig-Gabe, Ausschluss einer IgA-Defizienz, hochtitriger Rheumafaktoren und auch einer Kryoglobulinämie (unter den beiden letztgenannten Bedingungen ist durch die Bindung der Rheumafaktoren oder Kryoglobuline an das verabreichte Ig das Auftreten eines irreversiblen Nierenversagens möglich) [6]. Besonders betont werden soll auch die Wichtigkeit der exakten Beachtung der für die Anwendung eines speziellen Präparates in der entsprechenden Fachinformation angegebenen Vorschriften hinsichtlich Auflösung und Infusionsgeschwindigkeit. Insbesondere bei lyophilisierten Präparaten muss auf die völlige Auflösung peinlichst geachtet werden, da die Infusion nicht vollständig gelöster Präparate durch die vorhandenen Aggregate zu Zwischenfällen infolge Komplementaktivierung etc. führen kann.

Tabelle 7. Checkliste vor IVIg-Therapiebeginn

Anwendung wirklich vertretbar (Heilversuch)?
Patienten ausführlich aufklären
Frühere schwere Nebenwirkungen auf Ig-Gabe erfragen
Ausgangsuntersuchungen Photodokumentation, Antikörper-Titer (nötig für Beurteilung eines Therapieerfolges) Selektive IgA-Defizienz (Ig quantitativ; Kontraindikation) Hochtitrige Rheumafaktoren und Kryoglobuline (Kontraindikation) Schwere Nieren- oder Herzinsuffizienz (Kontraindikation) Hepatitis- und HIV-Serologie (zu Dokumentationszwecken) Basisuntersuchung („großes" Labor zur Erfassung fallweiser Nebenwirkungen)
Vorschriften zur Anwendung des speziellen Präparates genau beachten (Auflösung, Infusionsgeschwindigkeit)
Ausreichende Mengen eines Batches für Therapie sicherstellen, um den Patienten einer möglichst geringen Infektionsgefahr auszusetzen[a]
Serum-Aliquot einfrieren und aufbewahren. Spätere Klärung bei Verdacht auf Transmission infektiöser Agenzien, zum Beispiel Hepatitis G[a]

[a] Nur an manchen Zentren durchgeführt

Tabelle 8. Wirkmechanismus der IVIg. Effekte insbesondere der Bindung der Fc-Stücke an Fc-Rezeptoren und Komplementfaktoren

Blockade von Fc-Rezeptoren an Phagozyten
Inhibition der Komplementkaskade
Anti-idiotypischer Antikörper (Immunregulation, Neutralisation zirkulierender Auto-Antikörper)
Effekte auf Synthese von (Anti-)Zytokinen
Neutralisation von Mikroben/mikrobiellen Produkten
Blockade der Fc-Rezeptoren Typ II auf B Zellen → Hemmung der B-Zell-Aktivierung und Ig-Synthese
Blockade (Sättigung) des FcRn (sogenannter neonataler Fc-Rezeptor) → Verstärkter IgG-Katabolismus

Hinsichtlich des möglichen Wirkmechanismus der intravenösen Immunglobuline gibt es eine Reihe von Vorstellungen (Tabelle 8), welche zum Teil auch experimentell untermauert sind [32]. So scheint der Effekt bei der ITP durch eine Blockade der Fc-Rezeptoren bedingt zu sein, da ein Anstieg der Thrombozyten auch erreicht werden kann durch Antikörper gegen den Fc-Rezeptor oder Infusion von Fc-Fragmenten. Auch die Verhinderung der Komplementaktivierung scheint als möglicher Mechanismus belegt. So wurde bei der Dermatomyositis in vitro und in vivo eine verminderte Bildung des pathogenetisch bei dieser Erkrankung wahrscheinlich relevanten *membrane attack complex* (MAC) demonstriert [7, 8]. Das einzige IgM-angereicherte Ig-Präparat (Pentaglobin) hat eine starke antibakterielle Aktivität aufgrund des opsonisierenden Effekt des IgM [23]. IgM inaktiviert aber auch stärker als IgG die Komplementkaskade [48]. Daraus ergibt sich in der Therapie ein therapeutischer Vorteil bei akuten entzündlichen Prozessen, die mit starker Komplementaktivierung einhergehen wie bei einem SLE-Schub. Außer Hinweisen in ersten klinischen Anwendungen [20] gibt es aber noch keine kontrollierten Daten für eine solche klinische Aktivität. Bei erworbenem Faktor-VIII-Mangel ließ sich der Mechanismus über anti-idiotypische Antikörper wahrscheinlich machen, da eine Neutralisation beziehungsweise Entfernung der Autoantikörper gegen Faktor VIII auch in vitro durch $F(ab)_2$-Fragmente oder Bindung der Ig an eine Sepharosesäule möglich war. Die Beeinflussung der Synthese von Zytokinen und Antizytokinen ist in vitro gut, in vivo wegen der Komplizität aber schwer beziehungsweise kaum nachweisbar. Die Neutralisation von Mikroben oder mikrobiellen Produkten, welche für (Autoimmun)-Krankheiten bedeutsam sein können, ist mehr Hypothese als bewiesene Tatsache, ebenso wie eine Hemmung der B-Zell-Aktivierung und Immunglobulinsynthese durch Blockade der Fc-Rezeptoren des Typs II auf B-Zellen [54]. Ein vielleicht bei allen Antikörper-mediierten Erkrankungen einheitlicher Wirkmechanismus der hd-IVIg-Therapie wurde kürzlich identifiziert, die Sättigung des sogenannten neonatalen Fc-Rezeptors FcRn [63]. Der erst vor kurzem entdeckte FcRn-Rezeptor ist insbesondere an Endothelzellen für die Aufnahme der Immunglobuline und Durchschleusung durch die Zelle unter Verhinderung des Abbaus in Lysosomen verantwortlich. Bei Gabe hoher Dosen von Ig scheint es so zu sein, dass eine Absättigung dieses Rezeptors durch die im Plasma des Patienten nach hd-IVIg-Gabe in hoher Konzentration vorhandenen Ig beziehungsweise IgG-Moleküle erfolgt. Die in viel geringerer Menge vorkommenden Autoantikörper können sich nicht mehr an den gesättigten FcRn binden und fallen dadurch einem verstärkten Abbau in den Lysosomen anheim, wodurch es zu einem Absinken des Spiegels der pathologischen Ig im Blut des Patienten kommt. Die Entdeckung dieses neuen Rezeptors bietet auch einen Ansatzpunkt zur rationalen Entwicklung von Pharmaka, die den Einsatz der extrem kostenintensiven und hinsichtlich der Gefahr der Transmission, insbesondere unbekannter infektiöser Agenzien, nicht unproblematischen IVIg zum Zwecke der Immunmodulation ersetzen könnten. Hier ist zu denken an blockierende monoklonale Antikörper, modifizierte IgG-Moleküle mit veränderter Affinität zum FcRn sowie hochaffine synthetische Liganden für den neonatalen Fc-Rezeptor [24].

Von großer Wichtigkeit auch im Interesse unseres Faches ist in Zukunft auch die Durchführung kontrollierter Studien für die wichtigsten Indikationen, einerseits um die Effektivität zu beweisen und andererseits, um die für die Induktions- beziehungsweise Erhaltungsphase notwendige Dosierung und die Dosierungsintervalle zu klären.

Literatur

1. Adoue D, Vilain C, Fontan B, Le Tallec Y, Albarede JL, Oksman F (1987) Use of very low doses of intravenous immunoglobulins for the treatment of bullous pemphigoid. Presse Med 16: 1625–1627
2. Ahsan N, Wiegand LA, Abendroth CS, Manning EC (1996) Acute renal failure following immunoglobulin therapy. Am J Nephrol 16: 532–536
3. Ahsan N (1998) Intravenous immunglobulin induced nephropathy: a complication of IVIG therapy. J Nephrol 11: 157–161
4. Antonelli A, Navarranne A, Palla R, Alberti B, Saracino A, Mestre C, Roger P, Agostini S, Baschieri L (1994) Pretibial myxedema and high-dose intravenous immunoglobulin treatment. Thyroid 4: 399–408
5. Asherson RA (1998) The catastrophic antiphospholipid syndrome. A review of the clinical features, possible pathogenesis and treatment. Lupus 7 [Suppl 2]: 55–62
6. Barton JC, Herrera GA, Galla JH, Bertoli LF, Work J, Koopman WJ (1987) Acute cryoglobulinemic renal failure after intravenous infusion of gamma globulin. Am J Med 92: 624–629
7. Basta M, Dalakas MC (1994) High-dose intravenous immunoglobulin exerts its beneficial effect in patients with dermatomyositis by blocking endomysial deposition of activated complement fragments. J Clin Invest 94: 1729–35
8. Basta M (1996) Modulation of complement-mediated immune damage by intravenous immune globulin. Clin Exp Immunol 104 [Suppl 1]: 21–25
9. Beckers RC, Brand A, Vermeer BJ, Boom BW (1995) Adjuvant high-dose intravenous gammaglobulin in the treatment of pemphigus and bullous pemphigoid: experience in six patients. Br J Dermatol 133: 289–293
10. Bewley AP, Keefe M (1996) Successful treatment of pemphigus vulgaris by pulsed intravenous immunoglobulin therapy. Br J Dermatol 135: 128–129
11. Bodemer C, Teillac D, Le Bourgeois M, Wechsler B, Prost Y de (1990) Efficacy of intravenous immunoglobulins in sclerodermatomyositis. Br J Dermatol 123: 545–546
12. Burks AW, Sampson HA, Buckley RH (1986) Anaphylactic reactions after gamma globulin administration in patients with hypogammaglobulinemia. Detection of IgE antibodies to IgA. N Engl J Med 314: 560–564
13. Caldwell JB, Yancey KB, Engler RJ, James WD (1994) Epidermolysis bullosa acquisita efficacy of high-dose intravenous immunoglobulins. J Am Acad Dermatol 31: 827–838
14. Colonna L, Cianchini G, Frezzolini A, De Pita O, Di Lella G, Puddu P (1998) Intravenous immunoglobulins for pemphigus vulgaris: adjuvant or first choice therapy? Br J Dermatol 138: 1102–1103
15. Dalakas MC, Illa I, Dambrosia JM (1993) A controlled trial of high-dose intravenous immune globulin infusions as treatment for dermatomyotisis. N Engl J Med 329: 1993–2000
16. Dalakas MC (1994) High-dose intravenous immunoglobulin and serum viscosity: risk of precipitating thromboembolic events. Neurology 44: 223–226
17. Dalakas MC (1998) Controlled studies with high-dose intravenous immunglobulin in the treatment of dermatomyositis, inclusion body myositis, and polymyositis. Neurology 51 [Suppl 5]: 37–45
18. Duhem C (1994) Side-effects of intravenous immune globulins. Clin Exp Immunol 97 [Suppl 97]: 79–83
19. Elkayam O, Paran D, Milo R, Davidovitz Y, Almoznino-Sarafian D, Zeltser D, Yaron M, Caspi D (2000) Acute myocardial infarction associated with high dose intravenous immunoglobulin infusion for autoimmune disorders. A study of four cases. Ann Rheum Dis 59: 77–80
20. Enk AH, Knop J (1998) Adjuvante Therapie von Pemphigus vulgaris und Pemphigus foliaceus mit intravenösen Immunglobulinen. Hautarzt 49: 774–776
21. Enk AH, Knop J (2000) Erfolgreiche Behandlung des systemischen Lupus erythematodes mit IgM-angereicherten Immunglobulinen. Hautarzt 51: 416–418
22. Foster CS, Ahmed AR (1999) Intravenous immunglobulin therapy for ocular cicatricial pemphigoid. Ophthalmology 106: 2136–2143
23. Garbett ND, Munro CS, Cole PJ (1989) Opsonic activity of a new intravenous immunoglobulin preparation: pentaglobin compared with sandoglobulin. Clin Exp Immunol 76: 8–12
24. Ghetie V, Ward ES (2000) Multiple roles for the major histocompatibility complex class i-related receptor fcRn. Annu Rev Immunol 18: 739–766
25. Gleichmann US, Otte HG, Körfer R, Stadler R (1999) Posttraumatisches Pyoderma gangraenosum: Kombinationstherapie mit intravenösen Immunglobulinen und systemischen Kortikosteroiden. Hautarzt 50: 879–883
26. Godard W, Roujeau JC, Guillot B, Andre C, Rifle G (1985) Bullous pemphigoid and intravenous gammaglobulin. Ann Intern Med 103: 964–965
27. Gordon C, Kilby MD (1998) Use of intravenous immunoglobulin therapy in pregnancy in systemic lupus erythematosus and antiphospholipid antibody syndrome. Lupus 7: 429–433
28. Gupta AK, Shear NH, Sauder DN (1995) Efficacy of human intravenous immune globulin in pyoderma gangrenosum. J Am Acad Dermatol 32: 140–142
29. Hansen-Schmidt S, Silimon J, Keller F (1996) Osmotic nephrosis due to high-dose immunoglobulin therapy containing sucrose (but not glycine) in a patient with immunoglobulin A nephritis. Am J Kidney Dis 28: 451–453
30. Harman KE, Black MM (1999) High-dose intravenous

immune globulin for the treatment of autoimmune blistering disease: an evaluation of its use in 14 cases. Br J Dermatol 140: 865–874
31. Humbert P, Derancourt C, Aubin F, Agache P (1990) Effects of intravenous gamma-globulin in pemphigus. J Am Acad Dermatol 22: 326
32. Jolles S, Hughes J, Whittaker S (1998) Dermatological uses of high-dose intravenous immunoglobulin. Arch Dermatol 134: 80–86
33. Jolles S, Hughes J, Rustin M (1999) Therapeutic failure of high-dose intravenous immunoglobulin in pemphigus vulgaris. J Am Acad Dermatol 40: 499–500
34. Jolles S, Hughes J, Rustin M (2000) The treatment of atopic dermatitis with adjunctive high-dose intravenous immunoglobulin: a report of three patients and review of the literature. Br J Dermatol 142: 551–554
35. Kahn IU, Bhol KC, Ahmed AR (1999) Linear IgA bullous dermatosis in a patient with chronic renal failure: response to intravenous immunoglobulin therapy. J Am Acad Dermatol 40: 485–488
36. Keilholz U, Eggermont AM (2000) The emerging role of cytokines in the treatment of advanced melanoma. For the EORTC Melanoma Cooperative Group. Oncology 58: 89–95
37. Kobosko J, Nicol O (1992) Renal toxicity of intravenous immunglobulin. Clin Nephrol 37: 216–217
38. Kofler H, Wambacher-Grasser B, Topar G, Weinlich G, Schuler G, Hintner H, Romani N, Fritsch P (1997) Intravenous immunglobulin treatment in therapy-resistant epidermolysis bullosa acquisita. J Am Acad Dermatol 36: 331–335
39. Levy Y, Sherer Y, George J, Rovensky J, Lukac J, Rauova L, Poprac P, Langevitz P, Fabrizzi F, Shoenfeld Y (2000) Intravenous immunglobulin treatment of lupus nephritis. Semin Arthritis Rheum 29: 321–327
40. Matthiesen L, Andersson T, Vahlquist C, Selbing A (1995) Intravenous immunoglobulin in gestational pemphigoid. The itching disappeared and skin changes healed. Lakartidningen 92: 409–410
41. Meier F, Sönnichsen K, Schaumburg-Lever G, Dopfer R, Rassner G (1993) Epidermolysis bullosa acquisita: efficacy of high-dose intravenous immunoglobulins. J Am Acad Dermatol 29: 334–337
42. Messer G, Sizmann N, Feucht H, Meurer M (1995) High-dose intravenous immunoglobulins for immediate control of severe pemphigus vulgaris. Br J Dermatol 133: 1014–1016
43. Misbah SA u. Chapel HM (1993) Adverse Effects of Intravenous Immunglobulin. Drug Safety 9: 254–262
44. Mohr C, Sunderkotter C, Hildebrand A, Biel K, Rutter A, Rutter GH, Luger TA, Kolde G (1995) Successful treatment of epidermolysis bullosa acquisita using intravenous immunoglobulins. Br J Dermatol 132: 824–826
45. Nowak-Wegrzyn A, Lederman HM (1999) Supply, use, and abuse of intravenous immunoglobulin. Curr Opin Pediatr 11: 533–539
46. O'Donnell BF, Barr RM, Black AK (1998) Intravenous immunglobulin in chronic autoimmune criteria. Br J Dermatol 138: 101–104
47. Rabinovitch N, Gelfand EW, Leung DY (1999) The role of immunoglobulin therapy in allergic diseases. Allergy 54: 662–668
48. Rieben R, Roos A, Muizert Y, Tinguely C, Gerritsen AF, Daha MR (1999) Immunoglobulin M-enriched human intravenous immunoglobulin prevents complement activation in vitro and in vivo in a rat model of acute inflammation. Blood 93: 942–951
49. Schaffer C, Blanché-Ganter E (1998) Qualität polyvalenter Immunglobuline. Krankenhauspharmazie 19: 280–286
50. Schiff RI, Williams LW, Nelson RP, Buckley RH, Burks W, Good RA (1997) Multicenter crossover comparison of the safety and efficacy of Intraglobulin-F with Gamimune-N, Sandoglobulin and Gammagard in patients with primary immunodeficiency diseases. J Clin Immunol 17: 21–28
51. Schmitt WH, Gross WL (1998) Vasculitis in the seriously ill patient: diagnostic approaches and therapeutic options in ANCA-associated vasculitis. Kidney Int Suppl 64: 39–44
52. Sekul EA, Cupler EJ, Dalakas MC (1994) Aseptic meningitis associated with high-dose intravenous immunoglobulin therapy: frequency and risk factors. Ann Intern Med 121:259–262
53. Sherer Y, Levy Y, Shoenfeld Y (2000) Intravenous immunglobulin therapy of antiphospholipid syndrome. Rheumatology 39: 421–426
54. Spellberg B (1999) Mechanism of intravenous immune globulin therapy. N Engl J Med 341: 57–58
55. Tan E, Hajinazarian M, Bay W, Neff J, Mendell JR (1993) Acute renal failure resulting from intravenous immunglobulin therapy. Arch Neurol 50: 137–139
56. Tappeiner G, Steiner A (1989) High-dosage intravenous gamma globulin: therapeutic failure in pemphigus and pemphigoid. J Am Acad Dermatol 20: 684–685
57. Toth GG, Jonkman MF (1999) Successful treatment of recalcitrant penicillamine-induced pemphigus foliaceus by low-dose intravenous immunoglobulins. Br J Dermatol 141: 583–585
58. Uziel Y, Silverman ED (1998) Intravenous immunglobulin therapy in a child with cutaneous polyarteritis nodosa. Clin Exp Rheumatol 16: 187–189
59. Viard I, Wehrli P, Bullani R, Schneider P, Holler N, Salomon D, Hunziker T, Saurat JH, Tschopp J, French LE (1998) Inhibition of toxic epidermal necrolysis by blockade of CD95 with human intravenous immunoglobulin. Science 282: 490–493
60. Villalba L, Adams EM (1996) Update on therapy for refractory dermatomyositis and polymyositis. Curr Opin Rheumatol 8: 544–551
61. Weisman LE (1994) The safety of intravenous immunglobulin preparations. Isr J Med Sci 30: 459–463
62. Wever S, Zillikens D, Brocker EB (1996) Successful treatment of refractory mucosal lesions of pemphigus vulgaris using intravenous gammaglobulin as adjuvant therapy. Br J Dermatol 135: 862–863
63. Yu Z, Lennon VA (1999) Mechanism of intravenous immune globulin therapy in antibody-mediated autoimmune diseases. N Engl J Med 340: 227–228

Das Allerneueste

Reinhard Breit

Was ist das Allerneueste?

Das Allerneueste in der Therapie im Fachgebiet der Dermatologie zusammenzustellen, erweist sich schon vom Ansatz her als schwierig, wenn nicht gar unmöglich. So lässt einen schon der Duden bei der Frage, was unterscheide denn das Allerneueste vom Neuesten, im Stich. In der 13. Ausgabe aus den eigenen Schülerzeiten von 1949 findet sich das Wort zwischen allernächst und allerorten gleich gar nicht, in der umstrittenen 21. Auflage ist zwar zwischen diese zwei Worte das Allerneueste und das Allernötigste eingefügt, erläutert werden aber nur die neuen Trennregelungen. Dafür fehlt jetzt wenige Stichworte vorher der allerhöchste Befehl, der doch sicher bei der Einladung an den Autor, das Allerneueste in der Therapie vorzustellen, eine gewisse Rolle gespielt haben dürfte.

Betrachten wir also versuchsweise das Allerneueste als eine quasi dritte Steigerungsform von neu und halten wir es mit den alten Griechen, die sich und andere auf dem Marktplatz der Neuigkeiten in Athen zu fragen pflegten: Ti neoteron, was gibt es, was neuer als neu ist? (Abb. 1)

Quellen für das Allerneueste

Das Allerneueste pflegt der informationsversessene mündige Bürger am Bildschirm aus dem Internet aufzurufen. Es könnte also sein, dass ein derartig Suchender auf den Internet-Auftritt unseres Krankenhauses München-Schwabing stößt und bei Dermatologie dann folgendermaßen fündig wird: „Als einzige Abteilung für Dermatologie und Allergologie in München, die eng in ein Großkrankenhaus eingebunden ist, ist sie besonders für die Behandlung multimorbider Patienten qualifiziert – dank der guten Zusammenarbeit mit sämtlichen Abteilungen des Hauses. Das Leistungsspektrum beinhaltet alle modernen und klassischen Diagnose- und Behandlungsverfahren der Dermatologie, Allergologie, Phlebologie,... „ Beenden wir also eine Suche im Internet nach dem Allerneuesten, verlassen wir uns nicht auf das Diktat der schieren Zeit, um das Allerneueste zu finden, das dann zwar sicher das Allerletzte, vielleicht in des Wortes doppelter Bedeutung sein könnte, wohl kaum aber das Allernötigste, das zur Verbesserung der Patientenbetreuung weiterverbreitet werden sollte. Wenden wir uns dem Men-

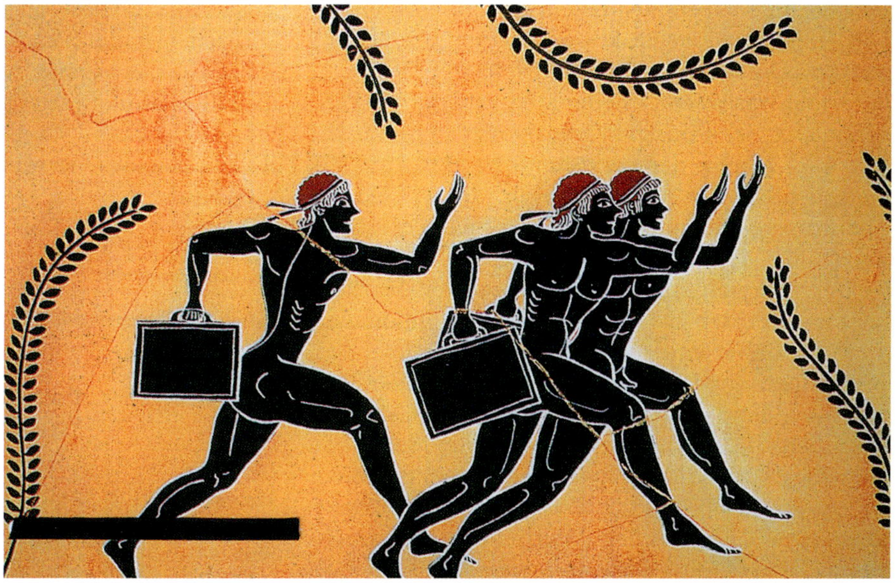

Abb. 1. Vasenbild: Antike Yupies auf dem Weg zum Marktplatz

schen zu, in diesem Falle den Mitarbeitern der Schwabinger Dermatologie und fragen sie, was sie aus ihrem jeweiligen Fachgebiet zu einem bunten Strauß des Allerneuesten beizutragen wünschen.

Das Allerneueste in der Allergologie

An erster Stelle nach dem Alphabet der Gebiete und der Namen und auch der Bedeutung in der Abteilung steht die Allergologie, in der Schwabinger Dermatologie unter der besonderen Fürsorge von Dr. Monika Agathos.
Die Therapie einer Kontaktdermatitis besteht ganz wesentlich in der künftigen Vermeidung des schuldigen Allergens. Seine Erkennung stößt beim Vorliegen einer Duftstoffallergie auf eine Reihe von Hindernissen. So haben Katsarma und Gawkrodger [7] vor kurzem darauf hingewiesen, dass eine Testung mit dem Duftstoff-Mix allein nicht ausreichend ist, um den Verdacht einer Duftstoffallergie abzuklären. Von 91 Patienten reagierten 15 gegen weitere, nicht im Mix enthaltene Duftstoffe positiv, 5 sogar nur gegen diese. Hendriks und van Ginkel [5] zeigten bei der Analyse von 757 Patienten mit einem klinischen Verdacht auf das Vorliegen einer Duftstoffallergie, die mit der Europäischen Standardserie getestet worden waren, dass nur 112/757 positive Reaktionen gegenüber dem Duftstoff-Mix zeigten. Unbefriedigend war in diesem Zusammenhang auch, dass nur 50/757, also weniger als die Hälfte der Duftstoff-Mix-positiven Patienten, auch gegenüber einzelnen Inhaltsstoffen dieses Mix reagierten. Um die Verwirrung komplett zu machen, gab es noch 9/757 Patienten, die nur gegenüber einem oder mehreren Inhaltsstoffen positive Reaktionen zeigten, die Testung mit dem Duftstoff-Mix allerdings ohne Reaktion tolerierten. Was ist nun mit der Mehrzahl der 757 Patienten, ging der klinische Verdacht hier so weit in die Irre oder genügt der herkömmliche Duftstoff-Mix einfach nicht den Anforderungen, die wir bei der Abklärung einer Duftstoff-Allergie stellen müssen?
Bereits bei der 22. Arbeitssitzung der Deutschen-Kontaktallergie-Gruppe im April 1999 in Marburg berichtete Frosch aus Dortmund über Kontaktallergien gegenüber einem seit 15 Jahren existierenden, vollsynthetischen Duftstoff Lyral. Da sich der Duft von Maiglöckchen nicht aus pflanzlichem Material extrahieren lässt, wird hier Lyral in einer Menge von über 500 Tonnen pro Jahr weltweit eingesetzt. In der Zwischenzeit wurden von Frosch et al. die Ergebnisse einer europäischen Multizenterstudie publiziert [4]. Bei der Routinetestung waren 210/1855 Patienten gegenüber dem Standardallergen Duftstoff-Mix positiv; 50/1855 gegenüber dem neuen Testallergen Lyral. Von Bedeutung in diesem Zusammenhang ist aber zunächst die Tatsache, dass 21/1855 (wenn man die fraglich positiven Testreaktionen einbezieht, sogar 28/1855) Patienten ohne die Testung mit Lyral nicht als Duftstoffallergiker erkannt worden wären (Abb. 2). Wie Tabelle 1 zeigt, hat Lyral nicht die eingeschränkte Sensitivität bei der Erkennung von Duftstoffallergikern, die den Wert des Duftstoff-Mix bei der Epikutantestung einschränkt. Während bei einer klinisch gesicherten Duftstoffanamnese 53,2% der Patienten positiv auf den Mix reagierten, zeigten immerhin 6,1% der Patienten, die keinerlei klinische Hinweise auf eine Duftstoffallergie boten, eine positive Reaktion. Bei der Testung mit Lyral waren zwar nur 7,2% bei klinisch gesicherter Anamnese positiv, dafür führte nur in 0,3% eine positive Reaktion bei leerer Anamnese in die Irre. Wenn man nun berücksichtigt, dass sich Lyral zum Beispiel in über der Hälfte aller Deodorants auf dem europäischen Markt findet, dass es auch in Parfüms, Kosmetika, Seifen und Haushaltsprodukten weit verbreitet ist, dann kann man mit Fug und Recht erwarten (erste eigene Testergebnisse weisen in die gleiche Richtung), dass Lyral in Kürze bei der Epikutantestung einen Stammplatz zumindest in jedem Kosmetikablock, wenn nicht im Standard einnehmen wird.

		Lyral		
		+	(+)	-
Duftstoffmix	+	24	10	164
	(+)	5	3	95
	-	21	7	1526

Abb. 2. Nachweis einer Duftstoffallergie bei der Epikutantestung von 1.855 Patienten. (Nach Frosch et al. 1999 [4])

Tabelle 1. Nachweis einer Duftstoffallergie bei der Epikutantestung von 1.855 Patienten. (Nach Frosch et al. 1999 [4])

Anamnese Positiv	Duftstoff-Mix Positiv %	Nur Lyral Positiv %
Gesichert	53,2	7,2
Wahrscheinlich	24,0	4,0
Fraglich	12,3	3,5
Keine	6,1	0,3

Das Allerneueste in der operativen Dermatologie

Den zweiten Hinweis auf Allerneuestes verdanken wir der Situation, dass Dr. Michael Gummer nicht nur für die operative Dermatologie, sondern auch die dermatologische Endoskopie, die Histologie zuständig ist.

Zwar hat schon 1991 Lawrence [8] festgestellt, dass die operative Entfernung des befallenen Knorpels hinreichend und ausreichend bei der Behandlung der Chondrodermatitis nodularis helicis Winkler ist. Sonnenlicht oder Kälte hielt er nicht für einen Faktor bei der Entstehung dieser schmerzhaften Erkrankung, da nur 7/58 seiner Patienten im Freien arbeiteten. Weil 99 % seiner Patienten auf der erkrankten Seite zu schlafen pflegten, nahm er an, dass dadurch eine zeitweilige relative Ischämie auftrete, die zu einer Nekrose und sekundären Entzündung führe. Die Behandlung habe deshalb in einer Entfernung des nekrotischen Knorpels und in einer sorgfältigen Glättung des Knorpels in der Druckzone zu bestehen. Auf diese Zusammenhänge haben kürzlich Hudson-Peacock et al. [6] erneut hingewiesen. Mit einer Operationstechnik, bei der sie entlang einer vom Grunde zunächst nicht gelösten 3-mm-Stanze den befallenen Knorpel unter dem Perichondrium herausschälten und alle Kanten sorgfältig glätteten, gelang es ihnen, 52/62 Patienten beschwerdefrei zu machen, ohne eine Deformation der Ohrmuschel zu verursachen. Bei 10/62 kam es zu einem Rezidiv, das einer Nachoperation therapeutisch zugänglich war. Zum Allerneuesten wird dieser Hinweis deshalb, da wir in unserer Einsendehistologie unter der klinischen Diagnose einer Chondrodermatitis nodularis helicis Winkler fast ausschließlich Hautproben erhalten. Wie man sieht, sollte der Dermatologe hier kurz zum Chondrologen mutieren!

Das Allerneueste in der mikroskopischen Dermatologie

Seit über 25 Jahren stellt die dermatologische Histologie einen Schwerpunkt der Schwabinger Dermatologie dar. Begründet durch H. J. Bandmann wird sie heute von mehreren Schultern getragen, die Mikroskope werden bei uns kaum dunkel. Dr. Thomas Doll ist einer der Mitarbeiter, der sich den feingeweblichen Untersuchungen mit besonderer Akribie widmet.

Für eine Dissertation, die kurz vor dem Abschluss steht, wurden von Moday [10] 5.040 Basaliome aus der eigenen Abteilung und aus Hautarztpraxen der Umgebung retrospektiv histologisch klinisch ausgewertet. Hierbei zeigten sich natürlich die bekannten Subtypen (Tabelle 2). Trotz dieser großen Zahl von Fällen sind wir allerdings auf keinen Befund gestoßen, vielleicht wurde aber auch nicht genügend darauf geachtet, der mit einer kürzlich von Megahed [9] vorgestellten Variante vergleichbar wäre. Er stellte ein ausgeprägt polypoides Basalzellkarzinom, also Basaliom vor, das klinisch sicher mit einer seborrhoischen Keratose verwechselt werden könnte. Nicht nur bei pigmentierten seborrhoischen Keratosen sollte man also um der Differentialdiagnose eines Melanoms wegen keineswegs auf eine histologische Untersuchung des entfernten Gewebes verzichten, sondern auch bei papillomatösen Veränderungen an diese Möglichkeit eines Basaliom denken. Ein derartiger Patient bedarf wegen der Eigenschaft der Basaliome, gehäuft bei einem Patienten aufzutreten, sicher einer dermatologischen Überwachung und nicht nur der Behandlung durch einen möglicherweise nichtärztlichen Kosmetiker. Dies ist zwar vielleicht nicht das Allerneueste in seiner therapeutischen Konsequenz, sicher aber das Allernötigste in unserer jetzigen gesundheitspolitischen Diskussion.

Tabelle 2. Häufigkeit von Basaliom-Typen. (Moday [10])

n = 5040	%
Solid	42,4
Superfiziell	24,0
Metatypisch	5,9
Sklerodermieform	2,4
Adenoid	0,8
Gemischt	24,4

Das Allerneueste in der experimentellen Dermatologie

Krankenversorgung und auch Lehre sind die wichtigsten Aufgabengebiete einer kommunalen Hautklinik; eine Forschung, die den Rahmen einer qualitätssichernden Maßnahme wesentlich überschreitet, gehört weniger zu ihren Aufgabengebieten. Prof. Dr. Martin Röcken war früher einer unserer engagiertesten klinischen Mitarbeiter; sein Weg, auch in die experimentelle Dermatologie, hat über die Schweiz und die USA in unsere Münchner Nachbarklinik und akademische Mutter, die Ludwig-Maximilians-Universität geführt, so dass es nahe lag, ihn zu diesem Bereich um das Allerneueste zu bitten.

Tabelle 3. Erfolg einer Monotherapie der Psoriasis. (Al-Suwaidan und Feldman 2000 [2])

	Erscheinungsfrei (cleared) %
Betamethasone (2-mal/Tag)	3,5
Calcipotriol (2-mal/Tag)	6,5
Dithranol (nachts)	16,0
Etretinat (50 mg/Tag)	19,4
UV-B (3-mal/Woche)	63,0
PUVA (4-mal/Woche)	80,0
Methotrexat (< 15 mg/Woche)	81,0
UV-B 311 nm (täglich)	86,0

Tabelle 4. Erfolg einer Kombinationstherapie der Psoriasis. (Al-Suwaidan und Feldman 2000 [2])

	Erscheinungsfrei (cleared) %
Calcipotriol (2-mal/Tag) + UV-B (3-mal/Woche)	39
Fluocinonid (2-mal/Tag) + UV-B (3-mal/Woche)	87
Acitretin (50 mg) + PUVA (3-mal/Woche)	94
Teer (2-mal/Tag) + UV-B (3-mal/Woche)	100
Etretinat (40 mg) + PUVA-Bad (3-mal/Woche)	100

Vor kurzem stellten Al-Suwaidan und Feldman [2] die These auf, dass Erscheinungsfreiheit keine realistische Erwartungshaltung bei der Therapie der Psoriasis sei. In einer Metaanalyse von wichtigen, allerdings nur englischsprachigen Arbeiten zeigten sie, dass „erscheinungsfrei (cleared)" nach einer Monotherapie höchstens 86% der Patienten wurden (Tabelle 3). Dies wurde mit einer täglichen UV-B-311-nm-Bestrahlung erreicht. Zwar konnten 100% als „erscheinungsfrei (cleared)" bezeichnet werden, wenn eine Kombinationstherapie, und zwar die klassische Goeckerman-Therapie oder eine Kombination von Etretinat und Bade-PUVA eingesetzt wurden (Tabelle 4), doch wiesen die Autoren darauf hin, dass die Definition „cleared" nur mit großer Einschränkung zu verstehen ist. Sie subsumierten darunter folgende Bezeichnungen: healed, cleared, complete resolution of at least 90%, remission, more than 90% improvement of the PASI score, clear or almost clear, more than 90% improvement, and clear skin or trace disease. Nicht nur die hohe Prävalenz der Schuppenflechte, sondern auch die bei aller Fülle von Behandlungsmodalitäten immer wieder schmerzlich empfundene Hilflosigkeit der Dermatologie im Einzelfall, führt damit immer wieder zu gesundheitspolitischen Debatten über alternative Behandlungskonzepte, muss aber für das Fach eine stete Herausforderung zum Beschreiten neuer und allerneuester therapeutischer Wege sein. So hat nun die Arbeitsgruppe von Röcken sich in die Entwicklung eines immunologischen Zugangs zur Therapie der Psoriasis eingebracht [12]. Ausgehend von der Überlegung, dass die Entzündungsreaktion bei der Psoriasis dominiert ist von Interferon-γ (IFN-γ) produzierenden Typ-1-Lymphozyten und die Induktion einer Interleukin-4 (IL-4) dominierten Typ-2-Reaktion diese Entzündung bessert, können sie zeigen, dass die systemische Gabe von IL-4 eine nebenwirkungsarme, effektive Behandlung der Psoriasis darstellen könnte. Wir werden uns also in Zukunft auf Allerneuestes auch bei der Behandlung einer Erkrankung, der sich die Dermatologie von ihrem allerersten Anfang an gewidmet hat, rechnen dürfen und aufmerksam die Entwicklung verfolgen müssen.

Das Allerneueste in der dermatologischen Photobiologie

Das Allerneueste im Leben des Autors sind ohne Zweifel seine heranwachsenden Enkelkinder. So nimmt es nicht Wunder, dass sein lebenslanges Interesse an der Photobiologie sich ganz besonders der Primärprophylaxe als der vornehmsten Aufgabe eines jeden Arztes zuwendet.
Erschreckend sind in diesem Zusammenhang die Ergebnisse einer Telefonrundfrage in 503 Haushalten der Vereinigten Staaten mit Kindern, die jüngst von Robinson et al. [11] veröffentlicht wurden. So gaben

Tabelle 5. Sonnenexposition, Hauttyp, Sonnenbrand von (Nicht-)Anwendern von Sonnencreme. (Nach Robinson et al. 2000 [11])

	Sonnencreme	
n = 503	Ja	Nein
Alter des Kindes	6,4	6,9
Expositionsdauer (Stunden)[a]	8,3	6,9
Haut-Typ[a]		
Dunkel	36%	48%
Hell	64%	51%
Familienanamnese für Hautkrebs positiv[a]	17%	4%
Sonnenbrand (letzte Woche)		
Eltern	12%	7%
Kind[a]	20%	7%

[a] $p < 0{,}05$

56 % der Eltern zu, ihre bis zu 12 Jahren alten Kinder nicht mit einer Kopfbedeckung vor der UV-Belastung zu schützen. Dabei hingen 45 % dem Wahn an, dass eine Bräunung gesund aussehe und 26 % spendeten ihren Kindern Anerkennung für eine Sonnenbräune. Einen regelmäßigen Sonnenschutz hielten 32 % für zu schwierig und 11 % bezeichneten Sonnencremes als zu teuer. Da ist es dann eigentlich nicht mehr verwunderlich, dass 21 % der acht- bis zehnjährigen Kinder, aber sogar 7 % der Unter-Zweijährigen in der Woche vor dem Interview einen Sonnenbrand erlitten hatten. Auf den ersten Blick verwirrend ist die Analyse der Umfrageergebnisse, wenn man in Anwender und Nichtanwender von Sonnencreme unterteilt (Tabelle 5). Signifikant mehr Anwender als Nichtanwender hatten in der vergangenen Woche einen Sonnenbrand. Verständlich wird dies durch die signifikant längere Verweildauer der durch Sonnencreme „geschützten" Kinder in der Sonne und die signifikant helleren Hauttypen der Anwender. Wenn man dann noch erfährt, dass diese Gruppe signifikant häufiger eine positive Hautkrebsanamnese in der Familie hatte, dann wird verständlich, dass immer wieder in retrospektiven Untersuchungen der Wert eines Sonnenschutzes durch die Anwendung von Sonnenschutzpräparaten fälschlicherweise angezweifelt wird. Aber auch die richtige Anwendung von Sonnenschutzmitteln liegt im Argen, ganz besonders seit sich, ausgehend von den USA, vehement gefordert durch die europäischen Kosmetikhersteller, gegen die ursprünglichen DIN-Vorschriften zur Testung von Sonnenschutzmittel, jetzt eine Verdoppelung der Auftragsmenge auf nunmehr 2 mg/cm^2 durchgesetzt hat. Wie Untersuchungen von Azurdia et al. [3] ergeben haben, wird diese Menge selbst von Patienten, die an einer UV-verursachten Hautkrankheit leiden, praktisch nie erreicht. Erst nach einer intensiven Aufklärung besserte sich dieses Verhalten etwas; es wurden dann zumindest im Gesichtsbereich langfristig etwa 1,5 mg/cm^2 aufgetragen.

Auch der Sonnenschutz von Vorschulkindern in Deutschland ist nicht wesentlich besser. Abeck et. al. [1] untersuchten die Kenntnisse über den Zusammenhang von Sonnenexposition und Hautkrebs, als einer wesentlichen Motivation für einen ausreichenden Sonnenschutz ihrer Kinder, bei deutschen und ausländischen Müttern. Hier zeigte sich bei einem ganz guten Abschneiden der einheimischen Mütter ein großes Defizit bei ausländischen Müttern. Immerhin einem Viertel der ausländischen Mütter war ein derartiger Zusammenhang unbekannt. Generell wurde der Sonnenschutz durch Sonnenschutzpräparate gegenüber dem durch Kleidung oder gar durch Schatten überbewertet. Ihre Kenntnisse bezogen die Mütter erstaunlicherweise überwiegend aus den Print-Medien noch vor Fernsehen und Radio. Wir Ärzte spielten, wenigstens noch vor Freunden und Verwandten, eine eher unwichtigere Rolle. Hier besteht sicher noch ein großes Verbesserungspotential auch für uns Dermatologen, insbesondere wenn man aus dieser Untersuchung erfährt, dass nur gut die Hälfte aller Mütter ihre Kinder vor einer Besonnung, die vorhersehbar länger als eine halbe Stunde anhalten wird, durch Anwendung eines Sonnenschutzmittels schützen, immerhin 14 % aber zugaben, dies niemals zu tun.

Das Allerneueste schon für einen Vortrag, erst recht aber für einen Berichtsband zusammenzutragen, ist wohl das Allerunmöglichste, denn es ist in unserer Zeit der Wissensexplosion schon beim Aussprechen, spätestens aber beim Lesen des Niedergeschriebenen kaum mehr das Neueste. Unsere wissenschaftlichen Vorfahren hatten so unrecht nicht, wenn sie es zum Beispiel nur wagten, über neuere Untersuchungen zu irgendeinem Thema zu berichten. Die hier getroffene Auswahl (Tabelle 6) ist zudem naturgemäß auch noch sehr subjektiv. Andererseits zeigt sie nicht nur die Präferenzen des Autors und seiner Mitarbeiter, sondern auch die faszinierende Weite des Faches Dermatologie und Allergologie, wie sie sich in den Fortbildungswochen, aber auch in der Schwabinger Hautklinik und nicht zuletzt in jeder Facharztpraxis widerspiegelt.

Tabelle 6. „Das Allerneuste"

Lyral ist ein wichtiges neues Duftstoffallergen
Bei der Chondrodermatitis nodularis helicis Winkler unbedingt die Knorpelkante exzidieren
Auch jedes Papillom könnte ein Basaliom sein
Die Immuntherapie der Psoriasis kommt
UV-Schutz von Kindern muss verbessert werden

Literatur

1. Abeck D, Feucht J, SchäferT, Behrendt H, Krämer U, Ring J (2000) Parental sun protection management in preschool children. Photodermatol Photoimmunol Photomed 16: 139–143
2. Al-Suwaidan SN, Feldman SR (2000) Clearance is not a realistic expectation of psoriasis treatment. J Am Acad Dermatol 42: 796–802
3. Azurdia RM, Pagliaro JA, Rhodes LE (2000) Sunscreen application technique in photosensitive patients: a quantitative assessment of the effect of education. Photodermatol Photoimmunol Photomed 16: 53–56

4. Frosch PJ, Johansen JD, Menné T, Rastogi SC, Bruze M, Andersen KE, Lepoittevin JP, Giménez Arnau E, Pirker C, Goossens A, White IR (1999) Lyral is an important sensitizer in patients sensitive to fragrances. Br J Dermatol 141: 1076–1083
5. Hendriks SA, van Ginkel CJW (1999) Evaluation of the fragrance mix in the European standard series. Contact Dermatitis 41: 161–162
6. Hudson-Peacock MJ, Cox NH, Lawrence CM (1999) The long-term results of cartilage removal alone for the treatment of chondrodermatitis nodularis. Br J Dermatol 141: 703–705
7. Katsarma G, Gawkrodger DJ (1999) Suspected fragrance allergy requires extended patch testing to individual fragrance allergens. Contact Dermatitis 41: 193–197
8. Lawrence CM (1991) The treatment of chondrodermatitis nodularis with cartilage removal alone. Arch Dermatol 127: 530–535
9. Megahed M (1999) Polypoid basal cell carcinoma: a new clinicopathological variant. Br J Dermatol 140: 701–703
10. Moday D Retrospektive histologisch-klinische Analyse von 5040 Basaliom-Fällen. Inaugural-Dissertation (in Vorbereitung)
11. Robinson JK, Rigel DS, Amonette RA (2000) Summertime sun protection used by adults for their children. J Am Acad Dermatol 42: 746–753
12. Thomas P, Ghoreschi K, Biedermann T, Breit S, Prinz J, Sander C, Plewig G, Röcken M (2000) Safety and efficiency of IL-4 therapy for psoriasis: early results (abstract 067). 30th Meeting of the European Society for Dermatological Research, 21.-23. September 2000, Berlin

Mycophenolat mofetil

Alexander Enk

Einleitung

Mycophenolat mofetil (MMF) ist ein Immunsuppressivum der neuesten Generation, welches nach seiner Zulassung für den Bereich der Transplantatabstoßung nunmehr auch in der Dermatologie vermehrt Verwendung findet. Chemisch gesehen ist MMF der 2-Morpholinoethylester der Mycophenolsäure, welche zugleich den aktiven Wirkmetaboliten von MMF darstellt. Die Mycophenolsäure wurde bereits 1946 aus dem Pilz *Penicillium breviopactum* isoliert [3]. Da die ursprünglich erwarteten antibiotischen Eigenschaften der Substanz vergleichsweise gering ausfielen, wurde eine Weiterentwicklung zunächst nicht vorangetrieben. Anfang der 70er Jahre bemerkte man jedoch die gute Wirksamkeit der Substanz bei therapierefraktärer Psoriasis [8]. Die daraufhin durchgeführten Studien an Psoriasispatienten (mit sehr hohen Dosierungen von Mycophenolsäure) zeigten zwar eine gute Wirksamkeit der Substanz, aber auch ein hohes Nebenwirkungspotential und Blutbildveränderungen [6]. Daher wurde die weitere Entwicklung von Mycophenolsäure als Anti-Psoriatikum nicht weiter verfolgt. Erst als in den 80er Jahren die Weiterentwicklung MMF wegen ihres immunsupprimierenden Effektes propagiert wurde, erlebte die Substanz auch für dermatologische Erkrankungen eine Renaissance.

Wirkmechanismus und Stoffwechsel

Mycophenolat mofetil ist der 2-Morpholinoethylester der Mycophenolsäure. Dieser aktive Metabolit wird nach oraler Resorption in Minuten aus MMF gebildet, so dass MMF selbst in der Zirkulation nicht mehr nachweisbar ist [4]. Die Mycophenolsäure wird dann zum Teil glukoronidiert und kann damit rasch renal eliminiert werden. Andererseits kann zirkulierende, glukoronidierte Mycophenolsäure mittels β-Glukoronidase-Aktvität in vielen Geweben abgebaut werden und als aktive Substanz zur Verfügung stehen [4].

Der Hauptwirkmechanismus von MMF besteht darin, dass die Inosinmonophosphat-Dehydrogenase (IMPDH) reversibel, spezifisch und nicht kompetitiv von Mycophenolsäure gehemmt wird. Die IMPDH ist das Schlüsselenzym der De-novo-Synthese von Purinen, wichtigen Bausteinen der DNA. Da insbesondere T- und B-Lymphozyten ihre DNA-Synthese vollständig über den De-novo-Aufbau von Purinen steuern, wirkt MMF somit relativ selektiv auf lymphozytäre Zellelemente. Dies bewirkt letztlich einen immunsuppressiven Effekt über die Proliferation- und Antikörperbildungshemmung in Lymphozyten. Andere Körperzellen umgehen diesen Enzymblock durch Verwertung bereits vorhandener Purine und werden in ihrer Proliferation nicht beeinflusst. Die hier erläuterten Wirkmechanismen ergeben auch einige Unterschiede zu einem verwandten Immunsuppressivum, dem Azathioprin. Auch Azathioprin hemmt über seinen Wirkmetaboliten 6-Mercaptopurin die Purinbiosynthese. Allerdings werden hier verschiedene Enzyme in verschiedenen Zellpopulationen gehemmt, was die höhere Spezifität von MMF und ein benigneres Nebenwirkungsspektrum erklärt.

Als weitere Effekte von MMF neben der Hemmung der IMPDH sind eine Hemmung des Mannose- und Fukoseeinbaus in Glykoproteine [10], eine Lipoxygenasehemmung und eine Hemmung der Mastzellgranulation beschrieben [9]. Die Hemmung des Mannoseeinbaus in Glykoproteine führt zur verminderten funktionellen Expression bestimmter Adhäsionsmoleküle, während die Lipoxygenasehemmung einen hemmenden Effekt auf die lokale Produktion von Leukotrienen hat. Keinen Effekt scheint MMF auf die Freisetzung früher Entzündungszytokine wie Interleukin-1 (IL-1) oder Interleukin-2 (IL-2) zu haben. Kürzlich wurde ferner beschrieben, dass MMF einen reifungsinhibierenden Effekt auf dendritische Zellen ausübt und hierdurch die Induktion von T-Zellantworten herabsetzt. Dies könnte ein weiterer Angriffspunkt für die MMF-induzierte Immunsuppression sein.

Bestimmung von Mycophenolat mofetil im Blut

Für die Bestimmung der Plasmaspiegel von MMF stehen heute zwei unterschiedliche Verfahren zur Verfügung: eine Reversed-Phase-HPLC und ein EMIT-Immunassay [7, 11]. Mit dem EMIT-Verfahren werden durchweg 20 % höhere Messwerte gemessen, was vermutlich auf einen weiteren Metaboliten von MMF zurückzuführen ist, der mit der HPLC nicht erfasst wird. Die biologische Wertigkeit dieser Metaboliten ist derzeit noch unklar.
Bedeutung erlangt die Bestimmung des Plasmaspiegels von MMF deshalb, weil festgestellt wurde, dass es große Schwankungen innerhalb eines Patientenkollektivs gab. Hier könnte durch Bestimmung des Plasmaspiegels zwischen echten Therapieversagern und zu niedrigem Plasmaspiegel unterschieden werden. Auch im Hinblick auf Kombinationstherapien mit anderen Immunsuppressiva mit hoher Eiweißbindung ist das therapeutische Monitoring von Bedeutung.

Klinischer Einsatz von Mycophenolat mofetil

Die meisten Studien unter Einsatz von MMF sind im Bereich der Abstoßung von Allotransplantaten durchgeführt worden [7]. Bis heute besitzt MMF auch lediglich für diese Indikation eine offizielle Zulassung. Die in diesem Bereich durchgeführten Studien verwendeten Dosierungen von 0,1 – 5 g/Tag. Es zeigte sich, dass Dosierungen unter 2 g/Tag ineffektiv sind, aber auch, dass Dosierungen über 3 g/Tag ein erhöhtes Nebenwirkungsprofil aufweisen. Die derzeit empfohlenen Tagesdosierungen liegen daher üblicherweise zwischen 2 und 3 g/Tag. In der Dermatologie hat MMF mittlerweile bei zahlreichen entzündlichen Dermatosen Verwendung gefunden. Besonders häufige Indikationen sind die Psoriasis und Autoimmundermatosen.
Für die Therapie der Psoriasis sowie anderer benigner entzündlicher Hauterkrankungen mit MMF bleibt vorweg zu konstatieren, dass der Einsatz von MMF hier schweren Verlaufsformen, die externen Therapien nicht zugänglich sind, vorbehalten bleiben soll. Vor allem erythrodermische Varianten der Psoriasis vulgaris sprechen nach unserer Erfahrung gut auf eine Therapie mit MMF an [1]. Die Initialdosis sollte bei wenigstens 2 g/Tag liegen, Reduktionsversuche können nach erfolgter Besserung unternommen werden. Demgegenüber scheinen pustulöse Verlaufsformen der Psoriasis eher weniger gut auf MMF anzusprechen. Unsere Erfahrungen decken sich mit Berichten anderer Autoren [5].
Das zweite große Indikationsgebiet für MMF-Therapien sind die dermatologischen Autoimmunerkrankungen. Zahlreiche Therapieberichte existieren bereits zum Einsatz von MMF bei blasenbildenden Autoimmunerkrankungen wie Pemphigus vulgaris oder bullöses Pemphigoid [1, 2]. Beide Erkrankungen wurden meist in Kombination mit Prednisolon (1,5 – 2 mg/kg KG/Tag) mit Dosierungen von 2 – 3 g MMF/Tag therapiert. Die Therapieerfolge werden im Allgemeinen als gut beschrieben, die Nebenwirkungen des MMF sind mäßig bis gering. Häufige Komplikationen sind gastrointestinale Nebenwirkungen und Leukopenien. In den U.S.A. scheint sich die MMF-Therapie in Kombination mit Prednisolon bereits zur Standardtherapie bei blasenbildenden Autoimmunerkrankungen entwickelt zu haben.
Auch andere Autoimmunerkrankungen wie der Lupus erythematodes oder systemische Vaskulitiden sind bereits erfolgreich mit MMF in Dosierungen von 2 – 3 g/Tag therapiert worden. Gleiches gilt für das Pyoderma gangraenosum, den Morbus Pfeifer-Weber-Christian und Ekzeme. Für die letztgenannten Erkrankungen gilt, dass die Therapie mit MMF nur schwersten Formen vorbehalten bleiben sollte.

Nebenwirkungen

Gastrointestinale Beschwerden (Durchfälle, Erbrechen) stellen die Hauptnebenwirkung einer MMF-Therapie dar. Daneben kann es in einigen Fällen zu Leukopenien oder Anämien kommen. Zur Entstehung von späteren Malignomen nach MMF-Therapie sind derzeit noch keine sicheren Aussagen möglich. Erhöht ist sicher die Anfälligkeit gegenüber opportunistischen Infektionen. Beschrieben wurde eine erhöht CMV-Inzidenz und erhöhte Frequenz von Herpes zoster. Allgemein wird das Sicherheitsprofil von MMF als gut eingestuft.

Literatur

1. Böhm M, Beissert S, Schwarz T, Metze D, Luger T (1997) Bullous pemphigoid treated with mycophenolate mofetil. Lancet 349: 541
2. Enk AH, Knop J (1997) Treatment of pemphigus vulgaris with mycophenolate mofetil. Lancet 350: 494
3. Florey HW, Gilliver K, Jennings MA, Sanders AC (1946) Mycophenolic acid – an antibiotic from penicillium brevicompactum. Lancet i: 46–49
4. Fulton B, Markham A (1996) Mycophenolate mofetil. A

review of its pharmacodynamic and pharmacokinetic properties and clinical efficacy in renal transplantation. Drugs 51: 278–298
5. Geilen CC, Tebbe B, Bartels CG, Krengel S, Orfanos CE (1998) Successful treatment of erythrodermic psoriasis with mycophenolate mofetil. Br J Dermatol 138: 1101–1102
6. Gomes EC, Menendez L, Frost P (1979) Efficacy of mycophenolic acid for the treatment of psoriasis. J Am Acad Dermatol 1: 531–537
7. Halloran P, Mathew T, Tomlanovich S, Groth C, Hooftman L, Barker C (1997) Mycophenolate mofetil in renal allograft recipients: a pooled efficacy analysis of three randomized, double-blind, clinical studies in prevention of rejection. The International Mycophenolate mofetil Renal Transplantation Study Group. Transplantation 63: 39–47
8. Jones EL, Epinette WW, Hackney VC, Menendez L, Frost P (1975) Treatment of psoriasis with oral mycophenolic acid. J Invest Dermatol 65: 537–542
9. Mulkins MA, Ng M, Lewis RA (1992) Mycophenolic acid inhibits the degranulation of rat peritoneal mast cells. Cell Immunol 141: 508–517
10. Sokoloski JA, Sartorelli AC (1985) Effects of the inhibitors of IMP dehydrogenase, tiazofurin and mycophenolic acid, on glycoprotein metabolism. Mol Pharmacol 28: 567–573
11. Tsina I, Chu F, Hama K, Kaloostian M, Tam YL, Tarnowski T, Wong B (1996) Manual and automated (robotic) high-performance liquid chromatography methods for the determination of mycophenolic acid and its glucuronide conjugate in plasma. J Chromatogr 675: 119–129

Ivermectin

Gisela Albrecht

Seit 1687, nach der Entdeckung (zitiert aus Orkin und Maibach 1978 [17]) der Milbe *Sarcoptes scabiei hominis* durch G. C. Bonomo, kennt man die Ursache der Krätze. Obwohl die weibliche Milbe ziemlich groß ist, mag ein Grund für deren späte Entdeckung gewesen sein, dass ihre Anzahl auf der erkrankten Körperhaut gering ist (im Schnitt nicht mehr als 10–20). Die sichtbare Dermatose wird interpretiert als Reaktion der Haut auf die Milbe.

Bis heute ist es immer noch schwierig, insbesondere atypische Verläufe als Skabies zu identifizieren. So imponiert die Infestationserkrankung bei Kindern durch Befall der sonst ausgesparten Kopf-, Palmar- und Plantarregion [10, 12, 17]. Auch eine langfristige lokale oder beziehungsweise orale Glukokortikoidtherapie (Scabies incognita) erschwert die Diagnose erheblich. Eine Skabies kann unter dem Bild einer Dermatitis herpetiformis, eines Morbus Darier oder eines Kontaktekzems verlaufen [15]. Krätze, die in Altersheimen zu kleinen Endemien führen kann [9], wird häufig fehldiagnostiziert, da sie durch ihre Lokalisation im Rückenbereich, das heißt der Auflageflächen [15], andere Krankheiten, insbesondere Ekzeme, vortäuscht.

Als therapeutisch schwer beeinflussbar hat sich bis heute die Scabies crustosa (Synonym: Borkenkrätze, Scabies norvegica) gerade wegen der dicken Schuppenkruste erwiesen. Durch starkes Kratzen sitzen die Milben gehäuft subungual.

Trotz der Kenntnis der Ursache und trotz zahlreicher *lokaler* Antiscabiosa (Abb. 1) kann die Therapie der Skabies in einzelnen Fällen bis heute problematisch sein.

So ist es ein Glücksfall, dass uns mit dem *Ivermectin* erstmals eine effektive orale Therapie zur Verfügung steht. Die Entdeckung des Ivermectins geht auf intensive Bemühungen der Forscher des Kitasato Institutes (Japan) und Merck Institutes für therapeutische Forschung (USA) zurück, die in einer Kooperation während der Suche nach antihelminthisch wirksamen Substanzen über 40.000 Aktinomyzetenkulturen durchsuchten [20]. Ivermectin hat sich bereits weltweit zur Therapie der Onchozerkose sowie der Strongyloidiasis durchgesetzt. Letzten Schätzungen

Wirkstoff	Handelsname	Besonderheiten
Sulfur praecip. in Vas. flavum 2%-6%-20% 10%	-	Stinkt, färbt, umständlich, billig Wahrscheinlich toxikologisch ungedenklich → Säuglinge, Schwangere
γ-Hexachlorcyclohexan γ-HCH (Lindan) 0,3%	Jacutin- Gel	Toxisch, Resistenzen
(γ-HCH + Benzylbenzoat →)	- Emulsion	
Benzylbenzoat 10-25%	Antiscabiosum 10% und 25%	Schwächer, in Schwangerschaft und Stillzeit anwendbar
Pyrethroide		
→ Permethrin 5%	Elimite cream (USA) Lyclear (Großbritannien)	Hoch wirksam bei einmaliger Anwendung Teuer, in Deutschland nicht im Handel, aus Permethrin 25% (Infecto Pharm) herstellbar
→ Allethrin/ Piperonylbutoxid	Spregal	Keine Resistenzen Schwach wirksam
Crotamiton 10%	Euraxil Creme Euraxil Lotio Acarosan-Schaum	Weniger wirksam Antipruriginös

Abb. 1. Übersicht der gebräuchlichsten lokalen Antiscabiosa. (Modifiziert nach Melnik 1999 [15])

entsprechend wurden bisher mehr als 6 Millionen Menschen in über 30 Ländern gegen diese Erkrankungen behandelt [20]. Dem Ivermectin konnte eine starke Wirkung gegen eine Reihe von Insekten, Nematoden, Filarien und Askariden nachgewiesen werden, sowohl in der Behandlung des Tieres als auch des Menschen [4, 5].

Ivermectin ist ursprünglich ein halbsynthetisches Wurmmittel zur oralen Anwendung. Es gehört in die Gruppe der Avermectine; das sind hochwirksame, aus den Fermentationsprodukten von *Streptomyces avermitilis* gewonnene Breitbandparasitizide. Beim Ivermectin handelt es sich um eine Mischung aus etwa 90 % der Avermectinkomponente B_{1a} und etwa 10 % des Homologs, der Komponente B_{1b}. Ivermectin wird in der Leber verstoffwechselt. Das Besondere jedoch ist, dass die Muttersubstanz beziehungsweise deren Abbauprodukte schnell, über einen Zeitraum von etwa 12 Tagen nahezu ausschließlich mit dem Fäzes ausgeschieden werden. Nach oraler Gabe liegt die scheinbare Plasmahalbwertszeit von Ivermectin bei mindestens 16 Stunden.

Ivermectin bindet wahrscheinlich selektiv und hochaffin an Glutamat-abhängige Chloridionenkanäle, die in Nerven- und Muskelzellen wirbelloser Tierarten vorkommen, sich beim Menschen nur im Gehirn befinden. Dadurch kommt es unter anderem zu einem erhöhten Chlorioneneinstrom, damit zu einer Hyperpolarisierung der Muskelzellen, so dass die postsynaptische Überleitung von Nervenimpulsen blockiert wird. Dies führt schließlich über eine Lähmung zum Tod des Parasiten [4, 21].

Da Glutamat-gesteuerte Chloridkanäle bei einigen Säugetieren ganz fehlen oder aber die Avermectine eine nur geringe Affinität zu den ligandengesteuerten Chloridkanälen von Säugetieren aufweisen, darüber hinaus Ivermectin die Blut-Hirn-Schranke beim Menschen nur schwer passiert, ist Ivermectin für den Menschen und für die Wirbeltiere kaum toxisch. Diese gute Verträglichkeit ist auch durch die breite Anwendung insbesondere in der Behandlung der Onchozerkose am Menschen bewiesen. Als Barkwell und Shields [3] 1997 über ein Altersheim berichteten, in dem nach einer Einmaldosis Ivermectin von 0,2 mg/kg KG an 47 Heiminsassen innerhalb von 6 Monaten 15 davon verstarben, wurde dieser äußerst fragwürdige Zusammenhang sofort dementiert [7, 9].

Ivermectin ist als Stromectol in Frankreich für den Humangebrauch zur Behandlung der Onchozerkose und der Strongyloidiasis zugelassen, nicht jedoch für die Skabies. Es muss also gemäß § 73 Arzneimittelgesetz (AMG) für den deutschen Patienten importiert werden.

Durch zahlreiche Studien belegt, hat sich die Einmaldosis von 0,2 mg/kg KG in der Behandlung von Skabies am besten bewährt. Aufgrund der selektiven Wirkung an den Synapsen der Nerven- und Muskel-

Tabelle 1. Wirksamkeit von Ivermectin bei Einmaldosis

Studie	Anzahl Patienten	Ansprechrate	Kommentar
Studien bei immunkompetenten Patienten mit einer Niedrigdosis von Ivermectin < 0,2 mg/kg KG			
Kar et al. 1994	2	Schlecht	Keine ausreichende Dosierung (eigentlich 60 Patienten gegen *Wucheria bancrofti*), 2 hatten Skabies
Dunne et al. 1991	7	Schlecht	Kein Vorteil im Vergleich zu anderen Antiscabiosa
Glaziou et al. 1993	23	70 %	Ivermectin besser als Benzoylbenzoat mit 48 %
Studien bei immunkompetenten Patienten mit 0,2 mg/kg KG			
Meinking et al. 1995	11	100 %	Ivermectin sehr effektiv
Macotela-Ruiz et al. 1996	152	100 %	Ausrottung der Skabies innerhalb einer Gemeinschaft
Barkwell et al. 1997	47	100 %	Ausrottung der Skabies innerhalb einer Gemeinschaft in einem Krankenhaus
Wolff et al. 1998	20	85 %	3 Patienten hatten ein Rezidiv, wobei eine Reinfektion nicht ausgeschlossen werden konnte
Usha et al. 2000	40	70 %	Permethrin erwies sich als wirksamer
Studien bei immundefizienten Patienten, insbesondere HIV/AIDS			
Meinking et al. 1995	11	73 %	3 Patienten benötigten wiederholte Dosen
Campell et al. 1993	2	100 %	Zusätzlich Salizylvaseline, schnelles Ansprechen
Pellizzer et al. 1996	6	100 %	
Corbett et al. 1996	2	100 %	Zusätzlich Gebrauch von Malathion
Alberici et al. 2000	21	57 %	Kombination + Benzoylbenzoat→100 %

zellen wirbelloser Tierarten scheint Ivermectin *nicht ovozid* zu wirken. Dies mag ein Grund dafür sein, dass sich nach anfänglicher Euphorie in größeren Studien die Wirksamkeit des Ivermectins bei der Skabies auf 70–80% einpendelt. Eine Zusammenfassung der wichtigsten Studien zu Ivermectin als Einmaldosis zeigt die Tabelle 1. Die nicht 100%ige Wirksamkeit bedingt, dass man insbesondere bei Problemfällen gegebenenfalls im Abstand von 14 Tagen eine zweite Ivermectingabe anschließen oder aber eine zusätzlich lokale Therapie vornehmen sollte. Dabei scheint sich international immer mehr Permethrin in einer 5%igen Salbengrundlage durchzusetzen. Permethrin ist toxikologisch unbedenklicher als das in Deutschland gebraucht Lindan und muss nur einmal angewendet werden.

Zusammenfassend empfiehlt sich die orale Anwendung mit Ivermectin nach heutigem Kenntnisstand, wenn eine vergebliche Therapie mit Lindan erfolgte (Lindanresistenz) [15, 19, 21]; wenn viele Kontaktpersonen simultan behandelt werden, wie beispielsweise bei rekurrierenden Ausbrüchen in Heimen [9, 23]; und es sich um immunsupprimierte Patienten (Diabetes mellitus, Zustand nach Transplantation, Zustand nach Glukokortikoid- oder anderer immunsuppressiver Therapie, HIV, etc.) handelt, bei denen gehäuft die Scabies crustosa zu finden ist. Diese spricht nur zögerlich oder gar nicht auf alleinige lokale Antiskabiosa an [2, 19]. Mit dem Ivermectin und dem Permethrin stehen uns somit zwei derzeit in Deutschland noch nicht zugelassene Antiskabiosa zur Verfügung, die eine leichtere Eradikation der Skabies versprechen und die Therapie vereinfachen beziehungsweise verbessern werden.

Literatur

1. Alberci F, Pagani L, Ratti G, Viale P (2000) Ivermectin alone or in combination with benzyl benzoate in the treatment of human immunodeficiency virus-associated scabies. Br J Dermatol 142: 969–972
2. Aubin F, Humbert P (1995) Ivermectin for crusted (norwegian) scabies (letter). N Engl J Med 332: 612
3. Barkwell R, Shields S (1997) Deaths associated with ivermectin treatment of scabies. Lancet 349: 1144–1145
4. Campbell WC (1985) Ivermectin: an update. Parasitol Today 1: 10–16
5. Campbell WC (1993) Ivermectin, an antiparasitic agent. Med Res Rev 13: 61–79
6. Corbett EL, Crossley I, Holton J, Levell N, Miller RF, De Cock KM (1996) Crusted scabies in a specialist HIV unit: successful use of ivermectin and failure to prevent nosocomial transmission. Genitourin Med 72: 115–117
7. Diazgranados GA, Costa JL (1997) Death after ivermectin treatment. Lancet 349: 1698
8. Dunne CL, Malone CJ, Whitworth JAG (1991) A field study of the effects of ivermectin on ectoparasites of man. Trans R Soc Trop Med Hyg 85: 550–551
9. Epidemiologisches Bulletin(1997) 21 Scabies: Bekämpfung rekurrierender Ausbrüche in Heimen. Robert-Koch-Institut für Infektionskrankheiten und übertragbare Krankheiten
10. Fölster-Holst R, Rufli T, Christophers E (2000) Die Scabiestherapie unter besonderer Berücksichtigung des frühen Kindesalters, der Schwangerschaft und Stillzeit. Hautarzt 51: 7–13
11. Glaziou P, Cartel JL, Alzieu P, Briot C, Moulia-Pelat JP, Martin PMV (1993) Comparison of ivermectin and benzyl benzoate for treatment of scabies. Trop Med Parasitol 44: 331–332
12. Haas N, Stüttgen G (1987) Gesichtsbefall bei der Skabies des Säuglings. Hautarzt 38: 622–623
13. Kar SK, Mania J, Petnaik S (1994) The use of ivermectin in scabies. Nat Med J India 7: 15–16
14. Macotela-Ruiz I CCM, Ramos F (1996) Tratamiento de escabiasis con ivermectina por via oral en una comunidad rural cerrden. Implicaciones epidemiologicas. Dermatol Rev Mex 40: 179–184
15. Melnik B (1999) Besonderheiten der Skabiestherapie. Schwangerschaft, Ivermectin, Resistenzprobleme. In: Plewig G, Wolff H (Hrsg) Fortschritte der praktischen Dermatologie und Venerologie, Band 16. Springer Berlin, S 511–517
16. Meinking TL, Taplin D, Hermida JL, Pardo R, Kerdel FA (1995) The treatment of scabies with ivermectin. N Engl J Med 333: 26–30
17. Orkin M, Maibach HI (1978) Scabies in children. Pediatr Clin North Am 25: 371–386
18. Pellizzer G, Betto P, Benedetto P, De Lalla F (1996) Ivermectin treatment of AIDS-related, crusted scabies. Eur J Dermatol 6: 396
19. Quadripur SA, Schauder S (1997) Orale Therapie einer lindanresistenten Skabies crustosa mit Ivermectin. Z Hautkr 72: 121–126
20. Roos TC, Loew W, Roos S, Quadripur SA, Merk HF (1999) Aktuelles zur Therapie der Epizoonosen. Z Hautkr 74: 716–730
21. Tzenow I, Wehmeier M, Melnik B (1997) Orale Behandlung der Scabies mit Ivermectin. Hautarzt 48: 2–4
22. Usha V, Gopalakrishnan Nair TV (2000) A comparative study of oral ivermectin and topical permethrin cream in the treatment of scabies. J Am Acad Dermatol 42: 236–240
23. Wolff HH, Kock S (1998) Ivermectin als orale Einmalbehandlung der Skabies. Das Ende der Lokaltherapie? Dtsch Ärztebl 36: A2095–A2097

Serotoninantagonisten bei Pruritus

Sawko W. Wassilew

Pruritus ist neben Schmerzen die häufigste subjektive Missempfindung, über die von Patienten in der dermatologischen Praxis geklagt wird. Generalisierter Pruritus [16] kommt bei sehr unterschiedlichen Haut-, aber auch Systemerkrankungen vor, wie insbesondere bei terminaler Niereninsuffizienz, cholestatischen Lebererkrankungen oder HIV-Infektion. Der pruritogene Stimulus ist bei all diesen Erkrankungen letztlich nicht identifiziert, und es ist wahrscheinlich, dass verschiedene Pruritogene beteiligt sind.

Polymodale Nozizeptoren sind an der Empfindung von Pruritus und auch von Schmerz beteiligt. Sie bestehen zu 80–90% aus unmyelinisierten C-Fasern und innervieren die äußeren Bereiche der Haut. Die These, dass Pruritus eine Sonderform des Schmerzes darstelle, ist heute nicht mehr haltbar. Auch wenn nicht alle anatomischen Strukturen und Prozesse, die an der Entstehung des Juckreizes beteiligt sind, klar definiert sind und verstanden werden, sind heute eine Fülle ganz unterschiedlicher pruritogener Stimuli bekannt. So können verbale oder visuelle Suggestionen Juckreiz auslösen. Auch Kratzen kann im Sinne eines Circulus vitiosus Juckreiz verstärken. Eine Fülle chemischer Substanzen kann pruritogen wirken. Hierzu gehören die biogenen Amine Histamin und Serotonin als am besten untersuchte Substanzen, aber auch Neuropeptide, zum Beispiel Substanz P, auch Enzyme wie Endopeptidasen in entzündlichen Infiltraten. Diese können C-Fasern direkt, das heißt ohne Freisetzung von Histamin, aktivieren. Endogene Substanzen wie Prostaglandine und Serotonin [5-Hydroxytryptamin (5-HT)], sowie Opioide können Juckreiz induzieren oder Stimuli potenzieren, die pruritogen wirken können [13, 16].

Das mangelnde Wissen über die Pathophysiologie des generalisierten Pruritus bei den verschiedenen Systemerkrankungen, des sogenannten idiopathischen Pruritus oder Pruritus sine materia, bedingt bei vielen Patienten eine aufwändige und nicht immer erfolgreiche Suche nach einer wirksamen Therapie.

Im Gegensatz insbesondere zur Tumorschmerztherapie, zu der es ein von der WHO empfohlenes Stufenkonzept gibt, existiert ein solches institutionell abgesichertes Stufenkonzept für die Therapie des generalisierten idiopathischen Pruritus nicht, auch wenn aufgrund persönlicher Erfahrungen in Kliniken und Praxen häufig unbewusst Stufenkonzepte eingesetzt werden. Bei Versagen der gängigen lokalen und systemischen Maßnahmen werden seit einigen Jahren Erfolge bei der Therapie des Pruritus mit Opioidrezeptor-Antagonisten, wie Naltrexon und 5-Hydroxytryptamin-Subtyp-3 (5-HT_3)-Rezeptor-Antagonisten, wie Ondansetron, berichtet.

In den letzten Jahren wurden vier Haupttypen von 5-Hydroxytryptamin-Rezeptoren klassifiziert. Weitere 5-HT-Rezeptoren wurden zwar identifiziert, ihre Funktion ist jedoch weitgehend unbekannt. Die unterschiedlichen 5-HT-Rezeptoren können in Subgruppen zusammengefasst werden, die aufgrund ihrer Aminosäuresequenz gebildet werden [5]. Verschiedene Serotoninrezeptor-Antagonisten (5 HT-1, 2, 4...) befinden sich als Migränemittel (Methysergid, Deseril) im Handel oder als Antiallergikum und Appetitstimulans (Cyproheptadin, Peritol), ohne dass die antipruritogene Wirksamkeit dieser Substanzen detailliert untersucht wurde.

Antidepressiva haben häufig Serotonin-antagonistische Wirkungen, ohne dass untersucht wurde, ob diese für die antipruritogene Wirksamkeit einiger Antidepressiva verantwortlich ist. Hierüber wurde auf der 58. American Academy of Dermatology im März 2000 in San Francisco berichtet. Insbesondere wurde von Dr. Koo auf die antipruritogene Wirksamkeit des Antidepressivums Venlafaxin (Trevilor), einem Serotonin-Noradrenalin-Wiederaufnahmehemmer, hingewiesen.

Die spezifischen HT_3-Rezeptor-Antagonisten Ondansetron (Zofran), Granisetron (Kefatril), Tropisetron (Navoban) und Dolasetron (Anemet) werden als sehr effektive Antiemetika bei Zytostatika-induziertem Erbrechen eingesetzt. Seit 1993 werden Fallberichte publiziert, die eine gute Wirksamkeit gegen idiopathischen Pruritus unterschiedlicher Genese beschreiben.

Methodik

Im Dezember 1999 wurde eine Literaturrecherche bezüglich Serotoninantagonisten bei Pruritus unter Beteiligung der Herstellerfirmen durchgeführt. Die recherchierten Datenbanken waren PubMed medline und XMed, DIMDI. Es wurden 19 ganz unterschiedliche Publikationen genannt, von denen sich 17 auf Serotoninantagonisten bei Pruritus bezogen. Es handelt sich um Kurzmitteilungen, Briefe an Herausgeber, kontrollierte klinische Untersuchungen und experimentelle Studien. Nach Elimination von Überschneidungen und Doppelpublikationen konnten 12 publizierte Arbeiten ausgewertet werden, im Einzelnen waren dies zwei experimentelle Studien [14, 15] ergänzt durch zwei weitere, selbst recherchierte Publikationen [8, 10], fünf kontrollierte Studien [1, 2, 6, 7, 12]. Von besonderem Interesse für eine Auswertung erschienen auch drei Einzelmitteilungen [3]. Bei den kontrollierten Studien erfolgte eine Auswertung gemäß der CONSORT (Consolidated Standard of Reporting Trials) - Checkliste [4].

Ergebnisse

Bezüglich der Wirksamkeit von Serotoninantagonisten bei cholestatischem Pruritus liegen die umfangreichsten Mitteilungen vor, insbesondere in Bezug auf Ondansetron. Bereits 1993 wurden Fallberichte publiziert, die eine gute Wirksamkeit von Ondansetron gegen Pruritus bei Cholestase beschrieben [13]. Im Jahr 1995 wurde eine Plazebo-kontrollierte Studie bei 10 Patienten publiziert. Alle litten an einer cholestatischen Lebererkrankung unterschiedlicher Genese mit assoziiertem Pruritus, der vom Patienten auf einer Skala 0 = kein Pruritus bis 10 = maximaler Pruritus mit mindestens der Intensität 7 angegeben wurde. Alle Patienten waren erfolglos konventionell mit Antihistaminika, mit Cholestyramin und, falls erforderlich, mit Ursodeoxycholsäure behandelt worden. Diese Patienten erhielten Ondansetron in der Dosierung von 8 mg in physiologischer NaCl, ein- bis dreimal pro Tag, intravenös appliziert. Die Plazebo-Behandlung erfolgte mit physiologischer NaCl. Nach der Injektion kam es zu einer Reduktion der Pruritusintensität um 80–100%. Ein reproduzierbarer Effekt mit einer Reduktion um mindestens 50% des Juckreizes hielt für zwei bis sechs Stunden nach Injektion an [12]. Die intravenöse Gabe von physiologischer NaCl führte bei 30% der Patienten zu einer Reduktion der Juckreizintensität.

In einer weiteren, Plazebo-kontrollierten, doppelblinden Cross-over-Studie bei 18 Patienten wurde mit der Dosierung von 8 mg Ondansetron, dreimal täglich per os, behandelt. Die Juckreizintensität wurde auch in dieser Untersuchung mit einem visuellen Score von 0 bis 10 mehrmals täglich gemessen, zusätzlich wurde der Verbrauch einer Antihistaminhaltigen Salbe dokumentiert. In dieser Studie wurde nach Aussage der Autoren ein kleiner, aber signifikanter Effekt auf den Juckreiz bei chronischen Lebererkrankungen ganz unterschiedlicher Genese beschrieben. In den beiden kontrollierten Studien wurde der 5-HT_3-Rezeptor-Antagonist Ondansetron gut vertragen. Der erwünschte Effekt hielt jeweils nur für die Dauer der Gabe an.
Bezüglich Tropisetron (Navoban), mit einer unterschiedlichen chemischen Struktur, wird eine vergleichbare antipruriginöse Wirkung berichtet [13]. Kontrollierte Studien hierzu konnten nicht gefunden werden. Quigley berichtet in einem Brief an den Herausgeber über die erfolgreiche Behandlung einer Patientin mit Granisetron, 1 mg zweimal täglich per os, bei cholestatischem Pruritus, die auf Antihistamine, Steroide und Cholestyramin nicht ansprach [9].
Hinsichtlich des urämischen Pruritus bei Patienten mit Hämodialyse oder Peritonealdialyse ist neben Einzelfallbeschreibungen ein Bericht publiziert, bei dem 11 Patienten innerhalb von zwei Wochen unter der Therapie mit zweimal täglich 4 mg Ondansetron per os keinen Juckreiz mehr angaben [1]. Die Messung des Juckreizes erfolgte mit Hilfe einer Punkteskala, die sich aus Juckreizintensität, Juckreizfrequenz und Juckreizverteilung sowie Anzahl der Schlafstunden und Häufigkeit des Erweckens ergab. Plazebo-kontrollierte Untersuchungen in Bezug auf die 5-HT_3-Rezeptor-Antagonist-Wirksamkeit gegen urämischen Pruritus lagen bis Dezember 1999 nicht vor.
In zwei Berichten belegt ist die Effizienz von intravenös appliziertem Ondansetron 4 mg i.v. als Einzeldosis [6] beziehungsweise 8 mg als Einzeldosis zur Behandlung des Pruritus nach spinaler oder epiduraler Morphin-Injektion [2]. In der zuletzt genannten Studie konnte die Juckreizintensität, gemessen von 0 bis 10, bei 70% der Patienten durch Ondansetron und nur bei 30% der Patienten unter Plazebo (NaCl) um mindestens 4 Punkte gesenkt werden.
In einer Einzelfallbeschreibung wird auf die erfolgreiche Behandlung eines ansonsten therapieresistenten palmoplantaren Pruritus mit Ondansetron hingewiesen. Die Patientin wurde zunächst mit 8 mg Ondansetron täglich per os, dann ein Jahr lang mit 8 mg jeden zweiten Tag während des Sommers und

8 mg pro Woche während des Winters behandelt. Sie war unter dieser Behandlung ohne Juckreiz, Nebenwirkungen werden nicht beschrieben. Auf die erheblichen Kosten der Therapie wird in diesem Bericht hingewiesen (564 $ für 30 Tabletten à 8 mg) [3].

Besprechung

Die zitierten Berichte deuten darauf hin, dass Serotonin bei der Entstehung insbesondere des cholestatischen und urämischen Pruritus sowie des Opioid-induzierten Juckreizes eine Rolle spielt, die allerdings nicht exakt definiert werden kann. Hierfür spricht, dass Serotonin an der nozizeptiven Transmission im peripheren und zentralen Nervensystem beteiligt ist, indem es verschiedene Serotonin-Rezeptor-Subtypen aktiviert. Es wird auch spekuliert, dass der durch Morphin ausgelöste Pruritus durch eine Freisetzung von Serotonin vermittelt sein könnte. Die unterschiedlichen Wirkungen von Morphin (Analgesie, Pruritus) könnten durch Aktivierung verschiedener 5-HT-Rezeptor-Subtypen zu Stande kommen [13]. Für eine Wirksamkeit von 5-HT_3-Rezeptor-Antagonisten spricht das Vorkommen von 5-HT_3-Rezeptoren auf C-Fasern, die sowohl durch pruritogene als auch durch algetische Stimuli stimulierbar sind. Dieses ist zumindest für die Rattenhaut nachgewiesen worden. 5-HT_3-Rezeptoren wurden außerdem in hoher Dichte in der Substantia gelatinosa des Rückenmarks nachgewiesen [13].
Serotonin kann im Versuch Pruritus auslösen. Die Empfindung ist jedoch im Vergleich zu Histamin schwächer ausgeprägt. Die Schmerzreaktion, die durch Auftragung von Serotonin auf den Blasengrund einer durch Cantharidin erzeugten Blase ausgelöst werden kann, wird durch 5-HT_3-Rezeptor-Antagonisten antagonisiert [8, 10]. Neue experimentelle Arbeiten weisen darauf hin, dass experimentell ausgelöster Pruritus durch Histamin mit Antihistaminika und durch Serotonin ausgelöster Pruritus mit 5-HT_3-Rezeptor-Antagonisten, im Falle dieser Studien mit Tropisetron, beherrschbar ist [14, 15]. In diesen Untersuchungen beeinflusste Tropisetron den Histamin-induzierten Juckreiz nicht. Serotonin-induzierter Juckreiz sowie Alloknesis, definiert als die Induktion von perifokalem Juckreiz durch einen mechanischen Stimulus, wurde erst nach Degranulation der Mastzellen in der Haut inhibiert. Aus ihren Untersuchungen schließen die Autoren, dass Tropisetron bei bestimmten Juckreiztypen therapeutisch effektiv sein kann, zum Beispiel bei urämischem Pruritus mit erhöhten Serotoninblutspiegeln.

Zusammenfassung

Eine Wirksamkeit von Ondansetron bei cholestatischem Pruritus wird in den Dosierungen 8 mg i.v. , ein- bis dreimal täglich, sowie 8 mg oral, zwei- bis dreimal täglich, beschrieben. Gegen urämischen Pruritus wird eine Dosierung von 8 mg per os, zweimal täglich, mitgeteilt. Bei Opioid-induziertem Pruritus, je nach Publikation, wird die Dosierung von 4–8 mg i.v., beim palmoplantaren Pruritus zunächst 8 mg, einmal täglich, dann 8 mg, alle zwei Tage, im Winter 8 mg, einmal pro Woche, beschrieben. Eine Wirksamkeit von Granisetron in der Dosierung von 1 mg, zweimal täglich per os, wird zur Behandlung des cholestatischen Pruritus bei einer Patientin beschrieben. Tropisetron, 5 mg per os, vier Stunden vor experimenteller Juckreizauslösung, konnte im Experiment Juckreiz signifikant reduzieren. Serotoninantagonisten, die an anderen als dem 5HT_3-Rezeptor-Subtyp wirken, zum Beispiel Methysergid (Deseril) oder Cyproheptadin (Peritol), sind bezüglich einer Beeinflussung von Juckreiz nicht untersucht. Zusammenfassend muss gesagt werden, dass eine Wirksamkeit von Serotoninantagonisten nach den vorliegenden Berichten nicht als bewiesen gelten kann. Keine der zitierten, kontrollierten Studien erfüllt die CONSORT-Checkliste. Kein Präparat ist zur Behandlung des Juckreizes zugelassen. Es muss Einzelentscheidungen überlassen werden, ob solch eine Therapie, die in publizierten Einzelfällen segensreiche Effekte für einzelne betroffene Patienten hatte, einzusetzen ist. Ein routinemäßiger Einsatz kann mangels bewiesener Effizienz bei hohen Kosten nicht empfohlen werden.

Literatur

1. Balaskas EV, Bamihas GI, Karamouzis M, Voyiatzis G, Tourkantonis A (1998) Histamine and serotonin in uremic pruritus: effect of ondansetron in CAPD-pruritic patients. Nephron 78: 395–402
2. Borgeat A, Stirnemann HR (1999) Ondansetron is effective to treat spinal or epidural morphine-induced pruritus. Anesthesiology 90: 432–436
3. Downs AMR, Kennedy CTC (1998) Successful treatment of intractable palmoplantar pruritus with ondansetron. Arch Dermatol 134: 925–926
4. Gaus W, Porzsolt F (1997) Das CONSORT-Statement – Empfehlung zur Berichterstattung über randomisierte klinische Studien. Autorisierte Übersetzung der Sondermitteilung: „Begg C, Cho M, Eastwood S, Horton R, Moher D, Olki I, Pitkin R, Rennie D, Schulz F, Simel D, Stroup D (1996) Improving the quality of reporting of rando-

mizd controlled trials. The CONSORT statement. JAMA 276: 637–639", Med Klin 92: 675–679
5. Glaxo Wellcome (1998) Wissenschaftliche Information, S 18–26
6. Kyriakides K, Hussain SK, Hobbs GJ (1999) Management of opioid-induced pruritus: a role for 5-HT_3 antagonists? Br J Anaesth 82: 439–441
7. Müller C, Pongratz S, Pidlich J, Penner E, Kaider A, Schemper M, Raderer M, Scheithauer W, Ferenci P (1998) Treatment of pruritus in chronic liver disease with the 5-hydroxytryptamine receptor type 3 antagonist ondansetron: a randomized, placebo-controlled, double-blind cross-over trial. Eur J Gastroenterol Hepatol 10: 865–870
8. Orwin JM, Fozard JR (1986) Blockade of the flare response to intradermal 5-hydroxytryptamine in man by MDL 72.222, a selective antagonist at neuronal 5-hydroxytrptamine receptors. Eur J Clin Pharmacol 30: 209–212
9. Quigley C (1996) $5HT_3$ receptor antagonists and pruritus due to cholestasis. Palliat Med 10: 54
10. Richardson BP, Engel G, Donatch P, Stadtler PA (1985) Identification of serotonin M-receptor subtypes and their specific blockade by a new class of drugs. Nature 316: 126–131
11. Schwörer H, Ramadori G (1993) Treatment of pruritus: a new indication for serotonin type 3 receptor antagonists. Clin Invest Med 71: 659–662
12. Schwörer H, Hartmann H, Ramadori G (1995) Relief of cholestatic pruritus by a novel class of drugs: 5-hydroxytryptamine type 3 (5-HT_3) receptor antagonists: effectiveness of ondansetron. Pain 61: 33–37
13. Schwörer H, Ramadori G (1995) Cholestatischer Pruritus – Pathophysiologie und Therapie unter besonderer Berücksichtigung der Behandlung mit 5-Hydroxytryptamin-Subtyp-3-Rezeptor-Antagonisten. Z Gastroenterol 33: 265–274
14. Weisshaar E, Ziethen B, Gollnick H (1997) Can a serotonin type 3 (5-HT_3) receptor antagonist reduce experimentally-induced itch? Inflamm Res 46: 412–416
15. Weisshaar E, Ziethen B, Röhl FW, Gollnick H (1999) The antipruritic effect of a 5-HT_3 receptor antagonist (tropisetron) is dependent on mast cell depletion – an experimental study. Exp Dermatol 8: 254–260
16. Yosipovitch G, David M (1999) The diagnostic and therapeutic approach to idiopathic generalized pruritus. Int J Dermatol 38: 881–887

Schmerztherapie: eine WHO-Empfehlung

Susanne Preuss

Die Behandlung anhaltender Schmerzzustände erfordert dann eine symptomatische Therapie, wenn eine kausale Behandlung kontraindiziert, nicht verfügbar, nicht ausreichend analgetisch wirksam oder mit intolerablen Nebenwirkungen behaftet ist. Patienten mit Tumorerkrankungen leiden, in Abhängigkeit vom Krankheitsstadium, zu 70–90% an behandlungsbedürftigen Schmerzen. Im Fachbereich Dermatologie tritt dies am häufigsten beim malignen Melanom auf.

Vor der Therapieplanung steht die Analyse der Schmerzursache. Schmerzen, die im Rahmen einer Tumorerkrankung auftreten, können tumorbedingt sein, ebenso können sie aber auch tumorassoziiert (zum Beispiel Lymphabflussstörung bei Lymphknotenbefall durch Filiae), therapiebedingt (zum Beispiel radiogen oder zytostasebedingte Neuritiden) oder von Tumor und Therapie unabhängig sein (zum Beispiel Spannungskopfschmerz). Nicht selten entsteht ein Circulus vitiosus (Abb. 1), der durch eine adäquate Schmerztherapie, aber auch durch Zuwendung und Beachtung psychosozialer Einflussfaktoren durchbrochen werden kann.

Starke Schmerzen bedürfen starker Analgetika. Die analgetische Therapie wird von der Weltgesundheitsorganisation (WHO) im Rahmen eines Stufentherapieschemas empfohlen.

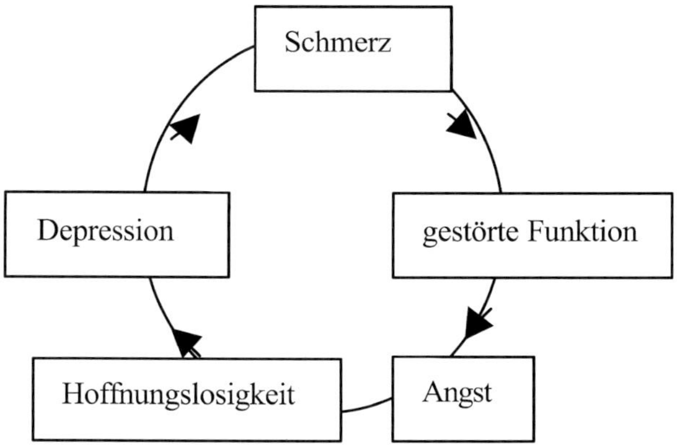

Abb. 1. Somatopsychische Mechanismen der Schmerzverstärkung

Bei alleiniger Anwendung des WHO-Stufenschemas können 71% der Tumorpatienten über den gesamten Verlauf der Therapie schmerzfrei gehalten werden [1].

Nicht selten ist jedoch zusätzlich der Einsatz anderer Arzneimittelgruppen erforderlich (Antidepressiva, Antikonvulsiva, Antiarrhythmika), die bei definiertem Schmerzcharakter einen analgetischen Effekt entwickeln (Koanalgetika). So wird beispielsweise bei einschießendem Attackenschmerz (Hinweis auf Irritation oder Schädigung von Nervengewebe) ein Antikonvulsivum in langsamer Dosisaufsättigung gegeben.

Therapieziel ist die Schmerzfreiheit bei erhaltener Vigilanz und Kommunikationsfähigkeit sowie subjektiv tolerablen Nebenwirkungen.

Dauerschmerzen brauchen eine Dauertherapie. Deshalb gelten folgende Grundregeln:

- Regelmäßige Einnahme nach festem Zeitschema
- Einnahmeintervalle dürfen nicht länger als die Wirkdauer der verordneten Substanz sein
- Individuelle Dosierung wird durch kontrollierte Dosisanpassung (alle 24 Stunden) festgelegt
- Applikationswege werden bevorzugt, die den Patienten von Hilfspersonen unabhängig machen (oral, rektal, transdermal, sublingual)
- Zu erwartende Nebenwirkungen werden prophylaktisch durch Begleitmedikamente mitbehandelt (zum Beispiel Laxanziengabe bei Opioidtherapie)
- Therapiepläne werden nach ausführlicher Erklärung mit dem Einverständnis des Patienten aufgestellt

In der Tumorschmerzbehandlung hat sich das Drei-Stufen-Schema der WHO bewährt.

In der Stufe 1 der Tumorschmerzbehandlung kommen Nichtopioid-Analgetika zum Einsatz (Tabelle 1). Bei unzureichender Schmerzlinderung wird in Stufe 2 das Nichtopioid-Analgetikum beibehalten und ein niederpotentes Opioid-Analgetikum (möglichst in Retardform zur Verlängerung der Einnahmeintervalle) hinzugefügt. Wird hierdurch selbst bei maximaler Dosis des niederpotenten Opioids keine

Tabelle 1. WHO-Einteilung der Analgetika

Stufe	Schmerz	Therapie	Beispiel
1	Leicht	Nichtopiodid-Analgetika	Paracetamol Acetylsalicylsäure Ibuprofen Dicolfenac Metamizol
2	Mittel	Niederpotente Opioide + Nichtopioid-Analgetika	Tramadol Tilidin
3	Stark	Hochpotente Opioide + Nichtopioid-Analgetika	Morphin Buprenorphin

Schmerzfreiheit erreicht, kommen in der Stufe 3 hochpotente Opioide in der Kombination mit Nichtopioid-Analgetika zum Einsatz.
Auf jeder Stufe soll gegen Schmerzspitzen eine zusätzliche, schnell wirksame Bedarfs- (Escape)-Medikation verfügbar sein. Die Einzelgabe beträgt etwa ein Sechstel bis ein Zehntel der jeweiligen Tagesdosis. Beispielsweise erhält ein Patient bei einer Tagesdosis von 60 mg Morphin eine Escape-Medikation von 10 mg Morphin. Dies kann bei erhaltener Vigilanz alle 20–30 Minuten wiederholt werden, bis der Schmerz auf 30 % des Ausgangsschmerzes zurückgegangen ist. Bei regelmäßigem Bedarf der Escape-Medikation sollte die Basismedikation angepasst werden.
Der Einsatz von Koanalgetika richtet sich nach der Schmerzsymptomatik und erfolgt zusätzlich zu den Analgetikagaben der jeweiligen Stufentherapie. Beispielsweise erhält ein Patient mit Leberkapselspannungsschmerz als Koanalgetikum Dexamethason 8 mg pro Tag, bis Symptombesserung eintritt. Anschließend wird Dexamethason reduziert (Erhaltungsdosis 2–4 mg/Tag).
Gegen die typischen Nebenwirkungen von Opioiden (Müdigkeit, Übelkeit, Erbrechen, Schwindel, Pruritus und Harnverhalt) bildet sich in etwa 90% der Fälle innerhalb der ersten zwei bis vier Wochen eine Toleranz aus, so dass Begleitmedikamente (zum Beispiel dreimal 0,5 mg Haloperidol als Antiemetikum) häufig wieder abgesetzt werden können. Die Opioid-Nebenwirkung Obstipation bleibt meist hartnäckig bestehen und muss dauerhaft mitbehandelt werden.
In der Tumorschmerztherapie kann bei etwa 90% der Patienten eine zufriedenstellende Schmerzreduktion erreicht werden [2].
Die Anwendung der WHO-Richtlinien, speziell bezüglich Opioid-Analgetika in der Behandlung von Nichttumor-Schmerzen empfiehlt sich nur bei eindeutigen somatischem Korrelat. Das Ansprechen auf hochpotente Opioide reduziert sich hier auf durchschnittlich 30–40% der therapierten Patienten. Bei nicht progredientem Krankheitsgeschehen sollte bei eindeutiger Schmerzreduzierung auf weniger als 50% des Ausgangsschmerzes die Dosis lange Zeit stabil bleiben. Feste Absprachen bezüglich Auslassversuchen und Langzeitkontrollen des Einnahmeverhaltens werden empfohlen.

Literatur

1. Ventafridda V, Tamburini M, Caraceni A, De Conno F, Naldi F (1987) A validation study of the WHO method for cancer pain relief. Cancer 59: 850–856
2. Schulzeck S, Gleim M, Maier C (1993) Morphintabletten bei chronischen nicht tumorbedingten Schmerzen. Welche Faktoren beeinflußen Erfolg oder Mißerfolg einer Langzeittherapie? Anaesthesist 42: 545–556

Das Pflaster auf der Haut

Renato G. Panizzon

Verschiedene Pflaster werden auf der Haut verwendet, so die Fixationspflaster, die Epikutanpflaster, aber auch Salizylpflaster, Glukokortikoidpflaster und schließlich die sogenannten TTS, das heißt die *transdermalen therapeutischen Systeme*. Auf diese soll hier näher eingegangen werden.

Zahlreiche Arzneistoffe können die Haut, den stabilen Schutzmantel des Menschen, durchdringen und so ins Blut gelangen. Diese Erkenntnis galt für die Entwicklung von Salben mit perkutan resorbierbaren Wirkstoffen. Diese Darreichungsform hatte aber mehrere Nachteile, vor allem die schlechte Steuerbarkeit der Freigabe und die damit verbundene Gefahr der Überdosierung oder Unterdosierung.

Wodurch sind TTS gekennzeichnet? [1, 2, 3, 5]

Durch

- Definierte Arzneimittelzufuhr zur Haut
- Gesamtdosis des Arzneimittels im TTS
- Gesamtfläche für die Arzneimittelfreigabe
- Arzneimittelvorrat (Reservoir)

Die Zusammensetzung eines TTS besteht im Folgenden aus drei Elementen:

- Kontrollelement, das die Arzneimittelzufuhr zur Haut regelt
- Abdeckfolie, die für den Arzneistoff undurchlässig ist
- Haftschicht

Gelegentlich können mehrere Funktionen von ein und demselben Element [1] erfüllt werden (Abb. 1).

Der Durchbruch gelang erst mit der Entwicklung wirkstoffhaltiger Spezialpflaster, eben der TTS. Diese sorgen für einen gleichmäßigen und exakten Arzneistofftransport aus dem Reservoir durch die Haut ins Blut des Patienten, vergleichbar einer Infusion mit geregelter Geschwindigkeit. Das erste TTS entstand 1983 mit dem Wirkstoff Nitroglyzerin.

Entsprechend der Wirkstofffreigabe unterscheiden wir verschiedene Arten von TTS.

Ein erstes Beispiel stellen TTS mit *Membran-Permeations-kontrollierter Freigabe* dar. Dieses Prinzip ist charakterisiert durch eine Polymermembran welche die Permeation des Arzneistoffes aus dem Reservoir in die Haut kontrolliert (Abb. 2). Der Arzneistoff befindet sich in Form fester Partikel, als Dispersion im Reservoir [2]. Die Polymermembran kann auf verschiedene Weise mit dem Reservoir verbunden werden. Diese Art TTS zeichnet sich durch eine relativ konstante Freigabe aus. Als Nachteil ist bei mechanischer Verletzung mit einer schlagartigen Freigabe des Arzneistoffes (Sturzentleerung) zu rechnen.

Ein zweites Beispiel sind TTS mit *Matrix-Diffusionskontrollierter Freigabe*. Hier besteht kein separates Kontrollelement, sondern die Arzneistofffreigabe

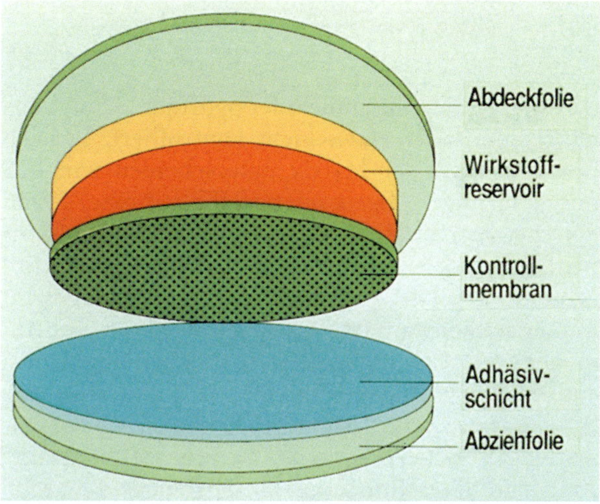

Abb. 1. Zusammensetzung eines TTS. (*T*ransdermales *t*herapeutisches *S*ystem; mit freundlicher Genehmigung der Novartis AG)

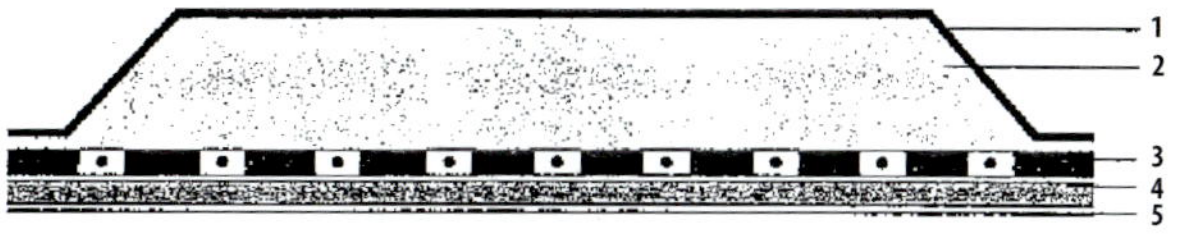

Abb. 2. TTS mit Membran-Permeations-kontrollierter Freigabe. *1* Abdeckfolie; *2* Reservoir; *3* Kontrollelement; *4* Haftschicht; *5* Schutzschicht. [Mit freundlicher Genehmigung der wissenschaftlichen Verlagsgesellschaft mbH, Stuttgart 1998 (Pharmazeutische Technologie: Moderne Arzneiformen) M. Dittgen]

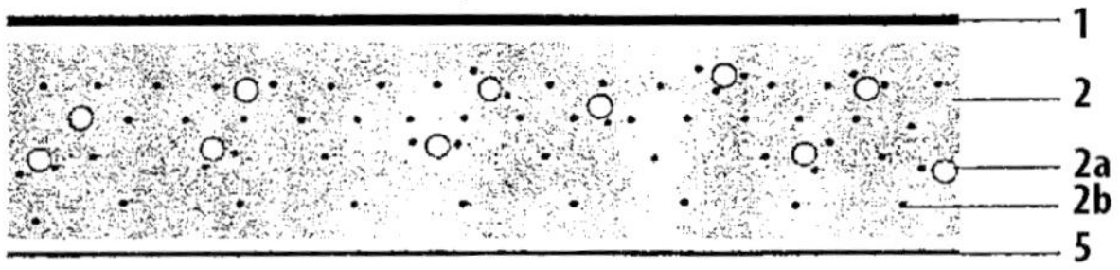

Abb. 3. TTS mit Matrix-Diffusions-kontrollierter Freigabe. *1* Abdeckfolie; *2* Reservoir (Matrix, zugleich Haftschicht); *2a* trägerfixierter Arzneistoff; *2b* „freier" Arzneistoff; *5* Schutzschicht. [Mit freundlicher Genehmigung der wissenschaftlichen Verlagsgesellschaft mbH, Stuttgart 1998 (Pharmazeutische Technologie: Moderne Arzneiformen) M. Dittgen]

wird durch eine lipophile oder hydrophile Polymermatrix und/oder Haftschicht kontrolliert. Je nach Beschaffenheit der Matrix unterscheiden wir TTS mit gelförmiger Matrix oder solche mit einer festen Polymermatrix (Abb. 3). Das Arzneistoffreservoir wird durch den in der Matrix gelösten Arzneistoff gebildet [12]. Die Arzneistofffreigabe ist hier nicht immer zeitkonstant und hängt davon ab, ob eine homogene oder heterogene Matrix vorliegt. Eine Sturzentleerung ist hingegen bei Matrix-TTS nicht möglich, so dass diese System bei hochaktiven Arzneistoffen als sicherer gelten. Um eine zeitkonstante Arzneistoffliberation zu gewährleisten, wendet man eine sogenannte Trägerfixierung an. Dabei erfüllt diese Matrix drei Funktionen, das heißt die des Reservoirs, des Kontrollelements und der Haftschicht (Abb. 3).

Bei TTS mit *Mikroreservoir-Lösungs-kontrollierter Freigabe*, auch *Microsealed-drug-delivery* (MDD)-Prinzip sind zahlreiche 10–200 μm große Mikrokompartimente, die den Wirkstoff enthalten (Abb. 4), in eine Matrix eingelagert, die zugleich Reservoir und Abgabekontrollelement darstellt [12]. Wegen dieser Matrix werden diese TTS gelegentlich den Matrixsystemen zugeordnet. Je nach physikochemischen Eigenschaften der Arzneistoffe und der beabsichtigten Freigabe ist es möglich die Matrix mit einer Schicht eines biokompatiblen Polymers zu überziehen, um so den Mechanismus und die Geschwindigkeit der Freisetzung zu steuern.

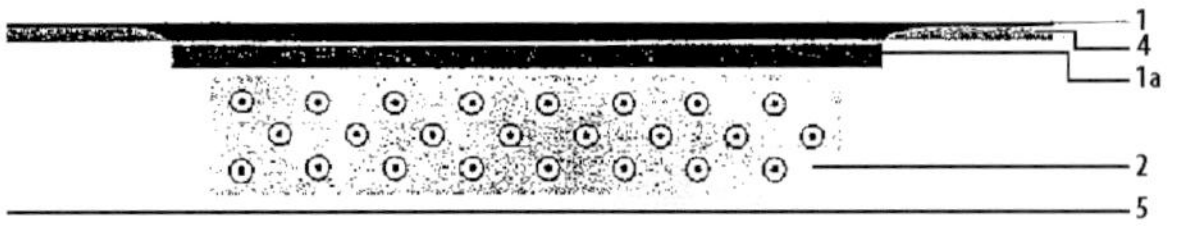

Abb. 4. TTS mit Mikroreservoir-Lösungs-kontrollierter Freigabe. *1* Abdeckfolie (Schaumpolster); *1a* Basisplatte; *2* Reservoir (Matrix, zugleich Kontrollelement); *4* Haftschicht; *5* Schutzschicht. [Mit freundlicher Genehmigung der wissenschaftlichen Verlagsgesellschaft mbH, Stuttgart 1998 (Pharmazeutische Technologie: Moderne Arzneiformen) M. Dittgen]

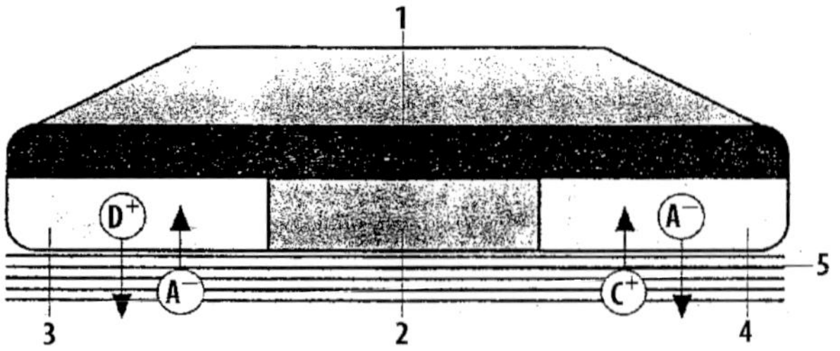

Abb. 5. TTS mit Strom-kontrollierter Freigabe. *1* Abdeckfolie mit elektronischem Zubehör; *2* Trennschicht; *3* Anode; *4* Kathode; *5* Haut, D^+ Arzneistoffkation, A^- negativ geladenes Gegenion, C^+ Kation. [Mit freundlicher Genehmigung der wissenschaftlichen Verlagsgesellschaft mbH, Stuttgart 1998 (Pharmazeutische Technologie: Moderne Arzneiformen) M. Dittgen]

TTS mit *Strom-kontrollierter Freigabe* sind bislang noch nicht im Handel. Möglich sind Anwendungen für den einmaligen oder mehrmaligen Gebrauch. Interessant ist dieses System vor allem für das Einschleusen von Peptiden (Hormone, Enzyme) in und durch die Haut. Gleichstrompulse führen zu einer sogenannten Elektroporation und dadurch zu wässrigen Poren in den Lipiddoppelschichten der Haut. Durch diese können die Arzneistoffe, angetrieben durch Elektrophorese und/oder Elektroosmose, in stärkerem Ausmaß als ohne Strom in die Haut diffundieren (Abb. 5). Der Nachteil dieses Systems besteht in durch den Strom bedingte Reizungen der Nerven, was zu Irritationen führen kann [10].

TTS mit *Schall-kontrollierter Freigabe* sind ebenfalls noch nicht im Handel und in der Entwicklung noch weiter zurück als das vorhin beschriebene System. Interessant ist jedoch die Tatsache, dass mit Ultraschall mit Frequenzen zwischen 20 kHz und 3,6 MHz und einer Leistung zwischen 0,15 und 4 W/cm^2 der Arzneistoffdurchtritt durch die Haut bis auf das 20fache des Durchtritts ohne Schallanwendung gesteigert werden kann (Abb. 6). Die Wirkungsweise dieses Systems ist noch nicht restlos geklärt [8, 9]. Diskutiert wird unter anderem, dass infolge Erwärmung eine Permeationsförderung zustande kommt oder dass durch die Schallwellen eine Interaktion mit den Lipiddoppelschichten der Haut möglich ist. Anderseits ist es auch möglich, dass die unerwünschte Erwärmung sogar als Nachteil angesehen wird. Spezielle Sensoren im System erlauben es die Wärmeentwicklung genau zu überwachen.

Nach dieser Vorstellung der verschiedenen TTS-Prinzipien scheint es wichtig nochmals die Begriffe *Penetration, Permeation* und *Resorption* darzulegen:

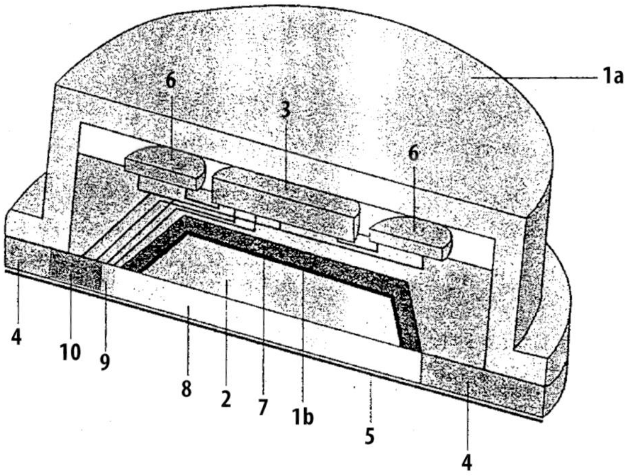

Abb. 6. TTS mit Schall-kontrollierter Freigabe. *1a* äußere Abdeckung (Gehäuse); *1b* innere Abdeckfolie; *2* Reservoir; *3* elektronisches Kontrollelement; *4* Haftschicht (ringförmig); *5* Schutzschicht; *6* Batterien; *7* Ultraschallgenerator; *8* Folie; *9*, *10* Vorrichtungen für die Temperaturmessung (IR-Sensor) und ähnliche Steuerfunktionen (Feedbeack). [Mit freundlicher Genehmigung der wissenschaftlichen Verlagsgesellschaft mbH, Stuttgart 1998 (Pharmazeutische Technologie: Moderne Arzneiformen) M. Dittgen]

- *Penetration*: Eindringen des Arzneistoffes in die Haut
- *Permeation:* Durchtritt des Arzneistoffes durch die Haut
- *Resorption:* Aufnahme des Arzneistoffes in die Blut- oder Lymphgefäße nach der Permeation

Die *Penetration* der Arzneistoffe in die Haut hängt ab von:

- Physikalisch-chemischen Eigenschaften des Arzneistoffes
- Dicke der Hornschicht
- Hydratisierungsgrad der Hornschicht

Die Penetration kann entweder transepidermal, hier entweder transzellulär (häufiger) oder interzellulär, oder auch transfollikulär erfolgen.
Die *Arzneistoffpermeation* wird beeinflusst durch:

- Haut-/Vehikel-Verteilungskoeffizienten und/oder
- Diffusionskoeffizienten (osmotische Eigenschaften)

Permeationsfördernd wirken Sulfoxide (DMSO), Alkohole, Alkane, Fettsäuren, Ester, Terpene und Tenside [11].

Vorteile und Nachteile der transdermalen therapeutischen Systeme

Aus pharmakokinetischer Sicht kann die Anwendung eines TTS mit einer intravenösen (Dauer-)Infusion verglichen werden. Daraus resultieren wesentliche *Vorteile* wie:

- Konstante Blutspiegel für die Zeit des TTS
- Umgehung des Gastrointestinaltraktes
- Reduktion des Arzneimittelmetabolismus, das heißt kein *First-pass-Effekt*
- Gute Steuermöglichkeiten, das heißt Variation der Fläche beziehungsweise Dosierung
- Möglichkeit die Wirkungsdauer von Arzneimittel mit kurzer Halbwertszeit zu verlängern
- Nebenwirkungen von Arzneimittel mit geringer therapeutischer Breite zu vermindern
- Compliance des Patienten durch einfache Anwendung zu verbessern
- Entfernen des Systems die Therapie jederzeit zu unterbrechen

Als *Nachteile* können erwähnt werden:
- Keine Kombination möglich mit Arzneimittel, die zu Irritationen oder Sensibilisierung führen
- Bei längerer Anwendung am gleichen Applikationsort Hautschädigungen möglich und damit im Zusammenhang eventuell
- Allergien auf Bestandteile des TTS möglich
- Wirkungseintritt möglicherweise verzögert durch die notwendige Hautsättigung
- Applikation nicht auf allzu großen Flächen (Pflaster) möglich
- Sehr aktive Arzneimittel mit Konzentration von wenigen ng/ml nicht geeignet [7]

Einsatzgebiete der transdermalen therapeutischen Systeme

Wir kennen heute eine ganze Reihe von Krankheitsgruppen, welche eine Anwendung von TTS erlaubt:

- Angina pectoris mit Nitroglycerin
- Blutdrucksenkung durch Clonidin oder Propranolol
- Hormonsubstitution mit Estradiol, Norethisteron oder Testosteron
- Kinetosen mit Scopolamin
- Raucherentwöhnung mit Nikotin
- Schmerzbehandlung und Entzündungsbehandlung mit Fentanyl, Flurbiprofen oder Diclofenac

Wohin geht die Entwicklung?

Transdermale therapeutische Systeme sind vorgesehen für

- Alkoholentwöhnung
- Dopamin-Agonisten bei Morbus Parkinson
- Zytostatika mit beispielsweise Fluorouracil
- Antikoagulation mit Heparin
- Diabetes mellitus mit Insulin
- Schmerzmittel mit Ketorolac
- Haarwachstum mit Minoxidil [4]

Ein Entwicklungsgebiet von speziellem Interesse ist die Anwendung bei *Frühgeburten*. Das Stratum corneum ist bei Frühgeburten erst in der 34. Schwangerschaftswoche voll ausgebildet. Dadurch sind Frühgeborene der Gefahr von transepidermalem Wasserverlust ausgesetzt und empfindlich für Infektionen. Anderseits ist bei Frühgeburten die perorale oder intravenöse Applikation oft erschwert. Es scheint deshalb auf der Hand zu liegen, dass TTS eine günstige Therapieform für die Frühgeborenen darstellt [6]. Tatsächlich sind bereits Applikationen von Theophyllin oder Furosemid in Erprobung.

Entsprechend der Aussage von Kalia et al. [6] können wir sagen, dass mit der Entwicklung dieser neuen biotechnologischen therapeutischen Systeme auch die Vorstellung verbunden ist, dass sich einige dieser TTS für den Gebrauch in der Dermatologie als wichtig und bereichernd darstellen könnten.

Literatur

1. Asmussen B (1991) Transdermal therapeutic systems – actual state and future developments. Methods Find Exp Clin Pharmacol 13: 343–351
2. Chandrasekaren SK (1981) Therapeutic system for administering drugs to the skin. Alza Corporation, USA UK 81300286.2 (EP 0 033 615)
3. Chien YW (1987) Development of transdermal controlled release drug delivery systems: an overview. In: Kydonieus AF, Berner B (eds) Transdermal delivery of drugs. CRC Press, Boca Raton, pp 81–100
4. Diani ARS, Zaya KL, Brunden MN (1995) The penetration enhancer SEPA augments stimulation of scalp hair growth by topical minoxidil in the stumptail macaque. Skin Pharmacol 9: 221–228
5. Dittgen M (1991) Therapeutische Systeme, spezielle Wundauflagen und Adhäsionsverbände. In: Nürnberg E, Surmann P (Hrsg) Methoden, Bd 5. Springer, Berlin, S 974–986
6. Kalia YN, Merino V, Guy RH (1998) Transdermal drug delivery. Dermatol Clin 16: 289–299
7. Kobler K (1993) Nebenwirkungen von Arzneimittel-Pflastern. Pharma-kritik 15: 21–24
8. Lipkovker LM (1994) Ultrasonic transdermal drug delivery system. Endodermic Medical Tech Comp, USA World. PCT/US93/09798 (WO94/08655)
9. Meidan VM, Walmsley AD, Irwin WJ (1995) Phonophoresis – Is it a reality ? Int J Pharm 118: 129–149
10. Prausnitz MR (1996) The effects of electric current applied to skin: a review for transdermal drug delivery. Adv Drug Delivery Rev 18: 395–425
11. Walker RB, Smith EW (1996) The role of percutaneous penetration enhancers. Adv Drug Delivery Rev 18 : 295–301
12. Wolff M, Cordes G, Rehe A (1987) Transdermale Systeme mit Glyceroltrinitrat im Vergleich. Aufbau, Freisetzung und kutane Aufnahme des Wirkstoffs. Dtsch Apoth Z 127: 601–609

Biochirurgie

Theo Rufli

Als Biochirurgie wird das Débridement von nekrotischem Gewebe durch die Larven der Fliege *Lucilia sericata* bezeichnet.

Der Dermatologe kennt verschiedene Formen des Befalls mit Fliegenlarven, die als Myiasis oder Madenfraß bezeichnet werden. In unseren Breiten sind die meisten Myiasisformen selten; sie werden nur sporadisch beobachtet. Verschiedene Fliegenarten sind obligate Parasiten, die ihre Eier in lebendes Gewebe ablegen, wo sich die Larven parasitär entwickeln. Es sind die Familien *Oestridae* (Dasselfliegen) und einzelne Arten der Familie *Calliphoridae* (Schmeißfliegen). Weitere Arten sind spezialisiert auf besondere Wirte wie etwa Regenwürmer, Fliegenlarven oder höhere Wirbeltiere.

Nach der betroffenen anatomischen Struktur unterscheidet man die furunkulöse Dermalmyiasis, die heute nicht selten bei Ferienrückkehrern aus den Tropen gesehen wird, die Kavitarmyiasis und die Ophthalmomyiasis, die beim Menschen in unseren Breiten keine Bedeutung hat.

Als fakultative Myiasiserreger werden jene Fliegenarten bezeichnet, die ihre Eier auf organische Materialien wie Dung, Aas oder modernde Pflanzenabfälle legen, wo die Larven ein breites Nahrungsangebot finden. Solche Arten aus den Familien der *Muscidae* (echte Fliegen) und *Calliphoridae* (Schmeißfliegen) legen ihre Eier auch auf Wunden von Säugern und Menschen. Sie sind die Erreger der Wundmyiasis.

Akzidentelle Myiasiserreger sind zufällig in den menschlichen Körper gelangte Fliegenlarven, die mit der Nahrung aufgenommen werden und so zur klinisch belanglosen Intestinalmyiasis führen.

Die Biochirurgie ahmt die Wundmyiasis nach. Frisch geschlüpfte Larven von *Lucilia sericata* werden auf die mit nekrotischem Gewebe bedeckten Wunden für zwei bis vier Tage aufgebracht. Mit hoher Selektivität verflüssigen sie nekrotisches Gewebe mittels ihres Speichels mit proteolytischen Enzymen in präoraler Vorverdauung. Das Lysat wird ingestioniert.

Geschichte der Biochirurgie

Schon im Alten Testament wird im Buch Hiob die Wundinfestation mit „Würmern“ erwähnt.

Im Jahr 1597 beschrieb Ambroise Paré, der gemeinhin als Begründer der Chirurgie bezeichnet wird, den günstigen Effekt von Fliegenlarven auf die Wundheilung.

Baron Larrey, Feldchirurg der napoleonischen Armeen, beobachtete unter Larvenbefall seltener auftretenden Tetanus und weniger Gangrän. Er hebt wie Joseph Jones, ein Militärarzt des amerikanischen Bürgerkrieges, die Selektivität des Madenfraßes hervor, der nur nekrotisches, nicht aber lebendes Gewebe angreift. Entsprechende Literatur findet sich bei Chernin [3].

In die modernere medizinische Literatur hielt die Biochirurgie 1931 Einzug [1]. William S. Baer war während des ersten Weltkrieges Militärarzt in Frankreich. Er beschreibt sein Schlüsselerlebnis wie folgt:

„1917, nach einer Schlacht, wurden zwei Soldaten mit komplizierten Femurfrakturen und grossen Weichteilwunden des Abdomens und Scrotums ins Spital gebracht. Während 7 Tagen hatten sie auf dem Schlachtfeld gelegen, ohne Wasser, ohne Nahrung, dem Wetter ausgesetzt und all den Insekten jener Region. Bei ihrer Ankunft im Spital stellte ich fest, dass sie kein Fieber hatten, dass keine Anzeichen einer Septikaemie oder Blutvergiftung vorlagen. Tatsächlich war ihr Zustand bemerkenswert gut und wenn nicht ihr Hunger und Durst gewesen wären, hätten wir von einer ausgezeichneten Verfassung gesprochen. Als ich die Ausdehnung der Wunden erkannte, vor allem an den Hüften, konnte ich nur über die gute Verfassung dieser Patienten staunen. Zu jener Zeit lag die Mortalität solcher komplizierter Frakturen des Femurs bei 75 – 80 %, auch wenn der Verwundete die beste verfügbare Versorgung durch Army und Navy hatte. Hier aber waren zwei Patienten in bester Verfassung. Diese ungewöhnliche Tatsache zog meine Aufmerksamkeit an. Beim Entfernen der Kleider von den verwundeten Körperteilen war meine Überraschung gross zu sehen, dass die Wunden angefüllt waren mit abertausenden von Maden, offensichtlich jene der Schmeissfliege."

Nach mechanischer Reinigung und Spülung der Wunden erwiesen sich diese „nicht wie erwartet voller Eiter, sondern aufgefüllt mit denkbar schönstem rosarotem Granulationsgewebe". Die beiden Verwundeten konnten geheilt werden. Diese Erfahrung veranlasste Baer, der Wundmyiasis mit den wissenschaftlichen Methoden jener Zeit nachzugehen.
Als Orthopäde am Johns-Hopkins-Hospital in Baltimore baute Baer eine Kultur von *Lucilia* auf und behandelte mit sterilen Larven 89 Patienten mit chronischen Osteomyelitiden, auch solche tuberkulöser Natur, mit einer Erfolgsrate von 90 %.
Die lesenswerte Arbeit zeigt auch die Probleme auf, mit denen die Ärzte der vorantibiotischen Ära konfrontiert waren. Die Entwicklung multiresistenter Keime unserer Zeit gibt dieser Arbeit neue Aktualität.
In den USA gelangte die Biochirurgie in den 30er Jahren zu weiter Verbreitung. Sterile Fliegenlarven wurden durch die Firma Lederle in den Handel gebracht und in über 100 Kliniken eingesetzt. Mit der Einführung der Antibiotika nach 1945 geriet die Methode in der Medizin weitgehend in Vergessenheit. Erst Sherman [13–17] verhalf der Methode nach 1980 zu neuem Leben, vor allem mit einer Studie zur biochirurgischen Vorbehandlung chronischer nicht heilender Wunden vor plastischer Deckung [13] und der Behandlung von Dekubitalulzera [15].
Eine große Zahl von Erfahrungsberichten, nicht aber randomisierte, vergleichende Studien sind seit 1980 erschienen. Sie halten die Erfahrungen mit der biochirurgischen Methode bei verschiedensten Indikationen fest; das Indikationsspektrum wurde erweitert. Erfolgreich wurde die Biochirurgie zur Behandlung von Abszessen, Verbrennungen, Gangränen, Ulzera, Osteomyelitis und Mastoiditis eingesetzt, vor allem wenn eine antibiotische Therapie, chirurgisches Débridement und Drainage die Progression der Gewebsdestruktion nicht aufhalten konnten. Diabetische nekrotische Gewebedefekte und Dekubitalulzera sind neben vaskulär bedingten Ulcera cruris zu den Hauptindikationen zu zählen [7, 16, 19].
Die zunehmende Resistenzentwicklung von Bakterien erhöht den Stellenwert der Biochirurgie. Das Problem der Methicillin-resistenten Staphylokokken in nekrotischem Gewebe und chronischen Wunden, die diabetischen Fußulzera eingeschlossen, hat heute eine hohe Aktualität [21].

Eine *International Biotherapy Society* hat sich gebildet (http://www.homestead.com/biotherapy); die Promotoren der Biochirurgie sind Mumcuoglu in Israel (http://www.md.huji.ac.il/depts/parasitology/p-3-7.html), Sherman in USA (http://www.com.uci.edu/~path/sherman/home_pg.htm) sowie Church und Thomas (http://www.smtl.co.uk) in England.

Biologie

Lucilia sericata

Fliegen gehören zusammen mit den Mücken zur Ordnung der *Diptera* (Zweiflügler), die etwa 120.000 bekannte Arten umfasst. Die Hinterflügel sind zu einem trommelschlegelartigen Gebilde, den Schwingkölbchen oder Halteren umgebildet, die entscheidend zur Stabilisierung des Fluges beitragen und die Steuerung wesentlich beeinflussen. Direkte Nervenbahnen zwischen Auge und Muskulatur der Halteren belegen dies.
Der Lebenszyklus von *Lucilia sericata* (Abb. 1) beginnt mit der Ablage einer großen Zahl von Eiern, in der Natur auf organisches Material wie Abfall oder akzidentell auch auf tierische und menschliche Wunden. Die Larven (Abb. 2a,b) schlüpfen innerhalb eines Tages. Sie zeigen im Kopfbereich stark chitinisierte Verdichtungen, das zephalopharyngeale Skelett, das apikal in zwei vorschieb- und rückziehbaren Haken endet. Diese Haken dienen vor allem der Lokomotion, während ihre Verwendung zur Destruktion von Gewebe und Zellmembranen bei der Nahrungsbeschaffung diskutiert wird, bisher aber nicht bewiesen worden ist. Die Larven wachsen rasch, häuten sich zweimal, bevor sie sich verpuppen. Die Dauer des Larvenstadiums ist temperatur-

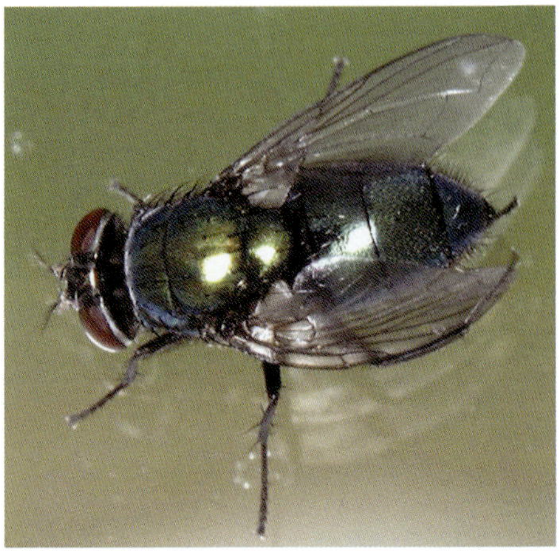

Abb. 1. *Lucilia sericata*

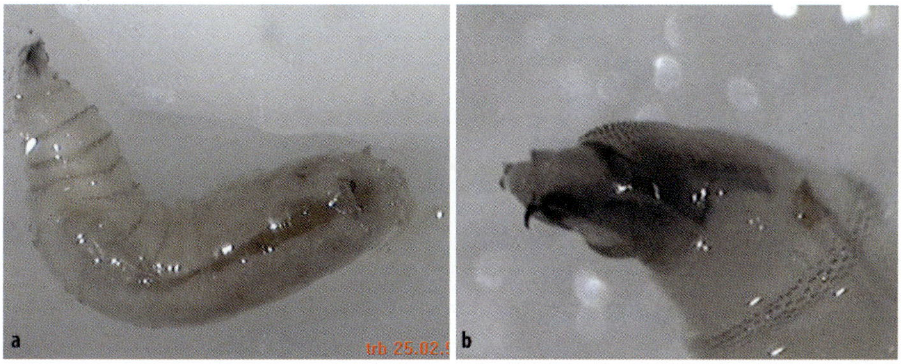

Abb. 2a,b. Larve von *Lucilia sericata*: **a** Gesamtansicht, **b** Kopfbereich

abhängig und beträgt fünf bis acht Tage. Durch Chitinisierung der Haut des dritten Larvenstadiums entsteht die Puppenhülle. Nach acht bis zehn Tagen, bei widrigen Umweltbedingungen auch sehr viel später, schlüpft aus der Puppe die adulte Fliege. Bereits nach sieben bis zehn Tagen beginnen die Weibchen mit der Eiablage.

Die Zucht von Lucilia sericata

Lucilia sericata wird im Freiland in Fliegenfallen mit ausgelegten Leberstücken gefangen. In der Zucht werden die adulten Tiere bei 20–25°C gehalten, einem Tag-Nacht-Rhythmus unterworfen und mit 20% Zuckerlösung gefüttert. Auf kleinen Leberstücken legen die Fliegenweibchen eine große Zahl von Eiern.

Die gewonnen Eier werden mit 1% Natrium-Sulfit und 2,5% Formaldehyd in physiologischer Kochsalzlösung sterilisiert. Die Eier werden in ein Medium überführt, das aus 3% Bacto-Agar und sterilisierter pürierter Leber zu gleichen Teilen besteht und 400 mg/ml Kanamycinmonosulfat enthält.

Die schon nach einem Tag geschlüpften Larven werden vom Medium separiert, gewaschen und mit 3,5% Formaldehyd in physiologischer Kochsalzlösung sterilisiert. Sie werden in Eppendorf-Küvetten bis zur klinischen Anwendung während der parallel durchgeführten bakteriologischen Kontrollen aufbewahrt. Die Larven bleiben bei 7–8°C bis zu fünf Tage lebensfähig.

Zur Erhaltung der Zucht werden frisch gelegte Eier auf Leberstücke in Plastikboxen verbracht, wo die geschlüpften Larven sich nach fünf bis sieben Tagen verpuppen. Die adulten Tiere schlüpfen nach acht bis zehn Tagen und beginnen mit der Eiablage nach weiteren sieben bis zehn Tagen. [8]

Biochirurgie in der Klinik

Die Larven werden im Alter von zwei Tagen in der Wundbehandlung eingesetzt (Abb. 3a–e). Sie sind dann etwa 2 mm lang und sehr gut beweglich. Ihre negative Phototropie ist evident; sie meiden Licht.

Verschiedene Verbandtechniken wurden angegeben, die das Ziel haben, die Maden auf der Wunde zu behalten, den Schutz der umgebenden gesunden Haut vor Reizungen durch die Larvensekrete zu gewährleisten und die Maden während der tagelangen Applikation am Entweichen zu hindern [17]. Zudem muss ausreichende Luftzufuhr gewährleistet sein. Bei der Applikation auf die Wunde muss sichergestellt werden, dass die Maden die Wunden nicht verlassen können, dass sie jedoch nicht von der Luftzufuhr abgeschnitten werden. Wir verwenden die auf der Haut gut haftende Comfeel-Paste, mit der ein Randwall um die Exulzeration aufgebaut wird. Dieser Randwall hat Käfigfunktion, schützt aber auch die gesunde Haut vor der Wirkung der hochaktiven proteolytischen Enzyme.

Die Maden werden mit steriler Kochsalzlösung aus dem Transportbehälter auf eine sterile Gaze gegossen und auf die Wunde gebracht. Wir verwenden fünf bis zehn Larven pro cm^2. Die Wunde wird mit in 80% Alkohol über Nacht sterilisiertem feingewebtem Vorhangstoff überdeckt; die Fixation erfolgt mit Mefix. Mehrere Lagen Kompressen werden aufgeschichtet, um die starke Sekretion der madenbeschickten Wunde aufzunehmen. Kontrollen des Verbandes erfolgen täglich.

Die Abnahme des Verbandes erfolgt nach drei bis vier Tagen. Die Larven werden mit dem Verband auf übliche Weise entsorgt. Einzelne auf der Wunde verbliebene Maden können mit der Pinzette entfernt werden. Bei unterminierten Wundrändern muss auf die vollständige Entfernung geachtet werden, bei tiefen Wunden können die Larven auch ausgespült

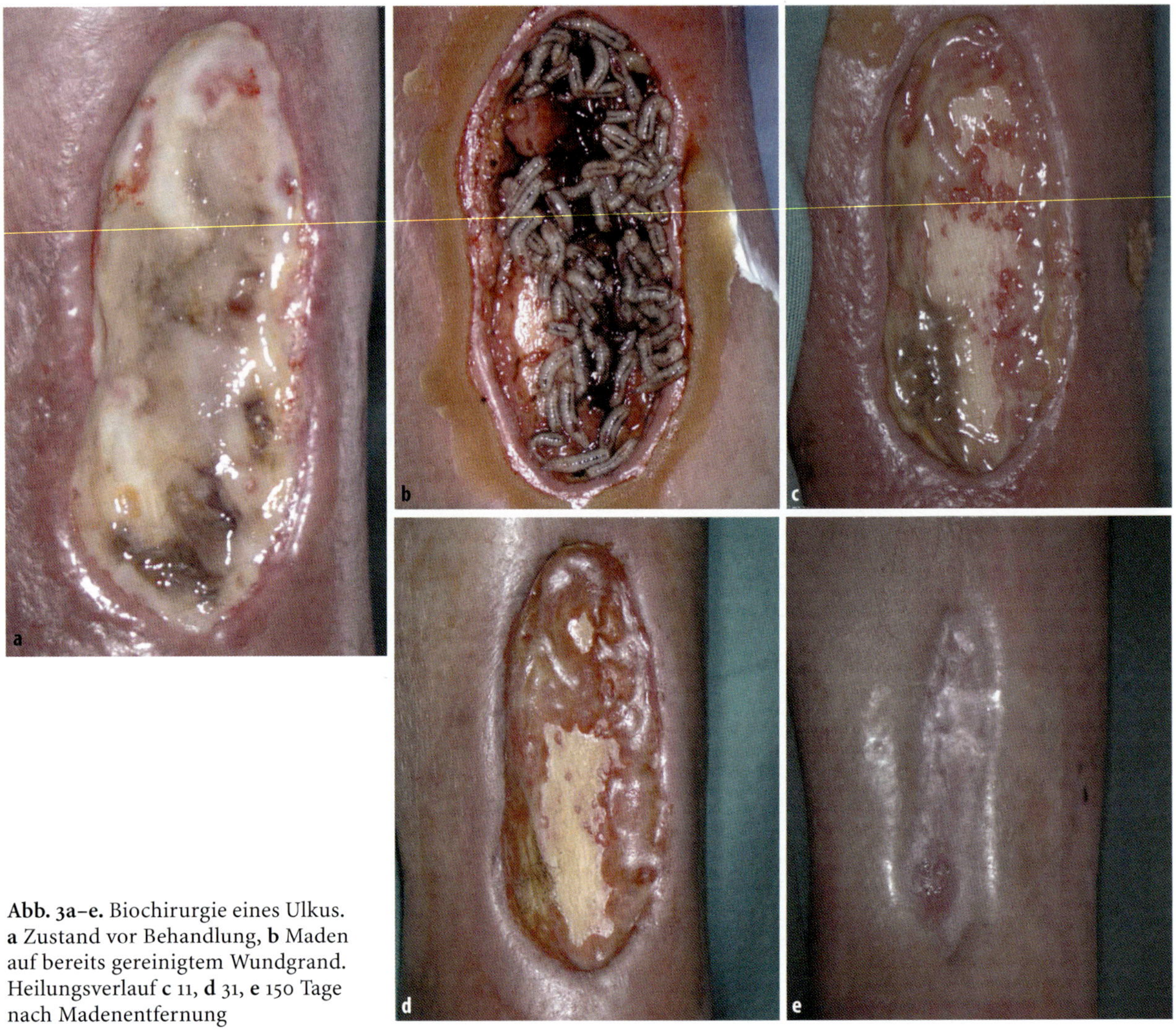

Abb. 3a–e. Biochirurgie eines Ulkus. **a** Zustand vor Behandlung, **b** Maden auf bereits gereinigtem Wundgrand. Heilungsverlauf **c** 11, **d** 31, **e** 150 Tage nach Madenentfernung

werden. Die Larven penetrieren nicht in gesundes Gewebe, bohren sich nicht in die Haut ein. Die Larve muss zum Zeitpunkt der Verpuppung die Oberfläche erreichen, ansonsten würde sie absterben.

Die Applikation von *Lucilia*-Larven auf Wunden kann für den Patienten sehr schmerzhaft sein, vor allem wenn eine bereits spontan schmerzhafte Wunde oder Exulzeration vorliegt. Die Schmerzen werden der Wirkung der potenten proteolytischen Enzyme, der mittels der Mundhaken bewerkstelligten lebhaften Lokomotion der Larven auf der Wunde und der Reizung der Wunde durch die zahnartigen Auswüchse der Larvenhaut zugeschrieben. Fleischmann und Thoener [4] verpackten Larven in dünne Polyvinylalkohol-Folien, die direkt auf oberflächliche und in tiefe Wunden gelegt werden. Der Austausch von Enzymen und verflüssigtem nekrotischen Gewebe als Nährsubstrat der Larven ist gewährleistet. Die Applikation wird dadurch vereinfacht, ein Entweichen der Larven ist ausgeschlossen, die Aktivität der Larven kann leicht kontrolliert werden und das biochirurgische Débridement kann gezielt eingesetzt werden.

Wirkungsmechanismus

Die Biochirurgie hat drei bemerkenswerte Effekte auf die Wundheilung durch Débridement, antibakterielle Aktivität und durch die Förderung der Bildung von Granulationsgewebe.

Débridement

Die Wirkung der Fliegenlarven auf nekrotisch belegten Ulzerationen erfolgt über die Abgabe proteolytischer Enzyme zur Verflüssigung nekrotischen Gewebes, das den Larven als Futter dient [22]. Zwei Chymotrypsin-ähnliche Proteasen aus Sekreten und Exkreten von *Lucilia cuprina* konnten isoliert werden. Die eine hatte starke Kollagenase-Aktivität [2]. Eine mechanische Säuberung durch die hakenartigen Mundwerkzeuge wurde zwar postuliert, konnte bisher jedoch nicht schlüssig nachgewiesen werden.

Bakterizidie

Die klinische Beobachtung zeigt, dass übel riechende Exulzerationen bei Kontamination mit anaeroben Bakterien unter der Larventherapie sehr rasch geruchsfrei werden. In älteren Arbeiten wird die antibakterielle Aktivität der Ausscheidung von Allantoin, Ammonium und Urea sowie der pH-Verschiebung in den basischen Bereich durch Kalziumkarbonat zugeschrieben [11]. Bakteriologische Untersuchungen von infizierten Wunden vor Larventherapie und anlässlich jedes Verbandwechsels zeigten deutliche Abnahme der Bakterienzahl mit fortschreitender Wundheilung [23]. Bakterizide Substanzen konnten aus Larven isoliert werden, die innerhalb von fünf bis zehn Minuten alle geprüften Mikroorganismen abtöteten [18]. In einer indischen Studie wurden 64 durch Wundmyiasis akzidentell kontaminierte lepröse Fußulzera bakteriologisch überprüft und mit 100 gleichartigen Ulzerationen ohne Wundmyiasis verglichen. Ein Zusammenhang der Wundmyiasis mit der Art der bakteriellen Flora konnte unter diesen Bedingungen nicht gefunden werden. Neuere systematische Studien zur bakteriellen Flora auf Ulzerationen vor und nach Therapie mit *Lucilia* fehlen.
Aus *Lucilia*-Larven isolierte antibakterielle Agentien konnten teilweise mit HPLC gereinigt dargestellt werden. Es handelt sich um ein Protease-sensibles Protein mit einem Molekulargewicht um 6000, das über Kalium-Efflux bakterizid wirksam ist analog anderen natürlichen antibakteriellen Peptiden. Das Wirkungsspektrum ist sehr breit und umfasst gram-negative Bakterien wie *Escherichia coli*, Salmonellen und Pseudomonas sowie gram-positive wie *Staphylococcus aureus* (auch Methicillin resistente Stämme, MRSA), *Staphylococcus epidermidis* und Listerien.

Die Wundsekretion wird durch die Larventherapie erheblich verstärkt. Ein Auswascheffekt von Mikroorganismen wird postuliert.
Lucilia-Larven können Bakterien aufnehmen und verdauen. *Escherichia coli*, die ein grün fluoreszierendes Protein produzieren, wurden zwei Tage alten *Lucilia*-Larven als Nahrung angeboten. Dank der Fluoreszenz konnte ihre Dichte in den einzelnen Abschnitten des Magen-Darm-Traktes verfolgt und mit konfokaler Mikroskopie gemessen werden. Kropf und Mitteldarm zeigten die höchste Bakteriendichte. Im Enddarmbereich wurde eine hochsignifikante Abnahme beobachtet, im Analbereich fanden sich praktisch keine Bakterien mehr. Die mittels Mikrodissektion isolierten Darmteile zeigten in der Kultur des Kropfes 67% lebende Bakterien, 53% im vorderen Mitteldarm und 18% im hinteren Mitteldarm. Die Ausscheidungsprodukte sind in einer Trophoblastmembran eingeschlossen und beinhalten keine lebenden Bakterien [10].

Förderung der Granulationsgewebebildung

Die aus der klinischen Beobachtung gefolgerten stimulatorischen Effekte auf die Wundheilung [21] wurden in der Gewebekultur humaner Fibroblasten überprüft [12]: Die Wachstumsstimulation von Extrakten aus Larven von *Lucilia sericata* wurden mit jenen von *epidermal growth factor* (EGF) und dem Insektenhormon Hydroxyecdyson verglichen. Larvenextrakte zeigten allein eine leichte Stimulation, die etwa 12% jener von EGF beträgt. Sowohl die Zugabe von Larven-Hämolymphe als auch von Verdauungssekreten oder Hydroxyecdyson erhöhte die Wachstumsrate von EGF-stimulierten Fibroblasten erheblich. Verdauungssekrete der Larven erhöhten auch die Wachstumsraten von Interleukin-6 (IL6)-stimulierten Fibroblasten. Diese Resultate lassen einen von Larven produzierten Faktor vermuten, der als Kostimulator für IL-6 und EGF zu bezeichnen ist und die Wachstumsstimulation in infestierten Wunden erklären kann.
Wie weit die mechanische Reizung des Gewebes durch die lebhafte Beweglichkeit der Larven und Mikrotraumatisierung durch die Mundhaken eine Rolle spielt, konnte nie schlüssig nachgewiesen werden
Neuerdings konnte gezeigt werden, dass fünf von acht *Lucilia*-Larven Interferon-γ (IFN-γ) und alle acht IL-10 sezernieren. Nur drei der acht sezernierten auch IL-6. Nie wurde IL-2 gefunden. Der Nachweis erfolgte mittels Elisa in vitro. Weitere Zytokine sind noch nicht geprüft [9].

Wundheilung

Vollständiges Débridement wurde bei nicht näher bezeichneten, chronischen, nicht heilenden Wunden mittels Biochirurgie nach einer Woche gefunden, im Vergleich mit allen anderen Methoden des Débridements statistisch signifikant schneller. Die Wundheilungsraten waren bei biochirurgisch behandelten Patienten höher gegenüber jenen der konventionell behandelten Patienten, eine Verkleinerung von 22% pro Woche stand einer Vergrößerung von 13% pro Woche gegenüber. Bei 19 Patienten wurde ein chirurgischer Wundverschluss durchgeführt: Bei 8 von 14 nicht biochirurgisch vorbehandelten Patienten kam es zur Wundinfektion und Dehiszenz, was bei den 5 biochirurgisch vorbehandelten Patienten nie beobachtet werden musste [13].
Eine randomisierte, kontrollierte Studie wurde erstmals von Sherman et al. bei acht para- oder tetraplegischen Patienten mit Druckulzera der Beckenregion oder der Füße durchgeführt [15]. Während vier Wochen unter konventioneller Therapie (sterile Kochsalzlösung, chirurgisches Débridement, Betadine, topischen Antibiotika oder Adaptic) wurde eine gemittelte Vergrößerung der Ulkuskfläche um 21,8% gemessen, nach biochirurgischem vollständigem Débridement (mittlere Dauer 1,4 Wochen) verkleinerten sich die Ulkusareale um 22% pro Woche.
Bei 20 Patienten mit Ulcera cruris wurde eine einmalige 3–5 Tage dauernde Larventherapie durchgeführt. Die Verbesserung des Wund-Scores war signifikant. Mittels kontaktfreier Spektroskopie wurde eine erhöhte Oxygenierung und eine erhebliche Verminderung des Ödems gemessen, die unter Hydrokolloid- oder Polymerverbänden nicht so ausgeprägt war [24].

Wertung

Die *großen Vorteile* des biochirurgischen Débridements sind die einfache Methodik, sofern eine sterile Zucht zur Verfügung steht. Die Larvenapplikation kann an jedem Krankenbett und auch bei ambulanten Patienten durchgeführt werden. Sie ersetzt die chirurgische Intervention, die bei den meist älteren Patienten gefürchtet ist, die zudem große Kosten verursacht, ein chirurgisches Team und eine Anästhesie benötigt. Das Problem des *informed consent* ist nach unserer Erfahrung für die biochirurgische Maßnahme sehr viel geringer. Das chirurgische Débridement ist nicht selektiv, während Larven die mikroskopische Trennlinie zwischen lebendem und gesundem Gewebe finden und einen eigentlichen mikrochirurgischen Eingriff durchführen.
Der üble Geruch vieler nekrotisch belegter Wunden sistiert nach Madenapplikation rasch und wird der Degradation anaerober Bakterien zugeschrieben. Konkomitierende medikamentöse Behandlung bedeutet keine Kontraindikation für die Biochirurgie. Die Larven von *Lucilia sericata* zeigen normales Wachstum, normale Überlebensraten und Puppengewicht, wenn sie in vitro unter pharmakologischen Standardkonzentrationen der am häufigsten eingesetzten Antibiotika ausgesetzt werden [14].
Die häufig diskutierten *ethischen Probleme*, die darin bestehen, dass Fliegenlarven (Maden) auf einer Wunde etwas Abstoßendes, Unreines, Erschreckendes an sich haben, haben in unserem Patientengut keine Rolle gespielt. Im Gegenteil, seit sich Laienpresse und Medien dieser „Bio-Methode" angenommen haben, wird die Biochirurgie sogar verlangt oder aber nach entsprechender Aufklärung akzeptiert. Von bisher 49 behandelten Patienten verweigerte nur ein einziger die Einwilligung zur Durchführung. Im Pflege- und Ärzteteam musste sich eine einzige Krankenschwester aufgrund ihrer Insektophobie außerstande erklären mit Larven zu arbeiten. Das Team hat sich nach anfänglicher Zurückhaltung angesichts der hervorragenden Resultate für die Biochirurgie begeistert.
Nachteile und Probleme der Biochirurgie sind in der Logistik zu sehen. Der Transport der Larven darf nicht zu viel Zeit in Anspruch nehmen, die Applikation hat sofort zu erfolgen.
Ein Risiko der biochirurgischen Therapie mit sterilen Larven von *Lucilia sericata* besteht nicht. Die gesamte Literatur kennt keine ernsthaften Zwischenfälle. Die Gefahr der Wundkontamination bei nichtsteriler Larvenzucht oder sekundärer Kontamination der Larven ist allerdings groß. Wir beobachteten während eines Monates fünf Septikämiefälle mit Keimen, die als Laborkontamination der Larven im Ulkusabstrich nachgewiesen werden konnten. Mittels molekularbiologischer Methoden konnte bei zwei Patienten die Identität des Keimes im Blut und an der Ulkusoberfläche bestätigt werden. Die Kontamination der Larven entstand durch einen nicht erkannten, in der Zwischenzeit durch Umstellung der gesamten Zuchtprozedur behobenen Fehler. Die theoretische Möglichkeit einer allergischen Reaktion auf die Fremdproteine der Larven besteht, ein solcher Zwischenfall wurde aber nie beobachtet.
In der Literatur wird kaum darauf hingewiesen, dass die Larventherapie außerordentlich schmerzhaft

sein kann: Spontan schmerzende Ulzera, wie sie der Dermatologe bei vaskulitischer und arterieller Genese kennt, sind eine relative Indikation für die Biochirurgie, obwohl auch hier die Resultate hervorragend sind. Die Schmerzen während der Larventherapie sind oft nicht einmal mit Opiaten zu beheben und können zum Abbruch der Behandlung zwingen. Offensichtlich sind die Schmerzen durch die gezähnte Oberflächenstruktur der Larvenkutikula bedingt, sollen sie doch bei der erwähnten kontaktfreien Biochirurgie im „Biobag" weitgehend ausbleiben [4].

Zusammenfassung und Ausblick

Die Biochirurgie ist eine Methode des Débridements infizierter und chronischer Wunden, die zwar eine lange Vergangenheit hat, die aber erst in den letzten 10–20 Jahren wiederbelebt worden ist. Vielen durchwegs sehr positiven klinischen Erfahrungsberichten stehen erst wenige Untersuchungen mit Studiencharakter gegenüber. Prospektive randomisierte Studien zum Vergleich mit chirurgischen und enzymatischen Methoden fehlen.

Eine Reihe von wissenschaftlich fundierten Untersuchungen zeigt über das rasche Débridement hinaus weitere Effekte. Die Larventherapie hat antimikrobielle Wirkung, die Keimdichte wird reduziert, sogar Keimfreiheit kann erreicht werden. Fliegenlarven weisen in ihren Sekreten antibakteriell wirksame Peptide auf, Ausscheidungsprodukte wie Ammonium, Urea und Kalziumkarbonat verschieben den pH-Wert in für das Bakterienwachstum ungünstige Bereiche. Fliegenlarven ingestionieren Bakterien und desintegrieren sie im Darm. Die rasche Beseitigung des üblen Geruchs chronischer und infizierter nekrotischer Wundbeläge ist ein Ausdruck dieser antimikrobiellen Wirksamkeit.

Die Förderung der Wundheilung über die Förderung der Bildung von Granulationsgewebe ist eine klinische Beobachtung, die auch durch objektive Methoden nachweisbar ist. Fliegenlarven sezernieren Zytokine, die Hämolymphe und Ganzkörperextrakte sind in der Fibroblastenkultur Kostimulatoren von EGF und IL-6.

Die Oxygenierung der Wunde nimmt zu; das Wundödem ist rückläufig. Die mechanische Stimulation durch die lebhafte Beweglichkeit der Larven mag eine Rolle spielen, sie dürfte vor allem aber verantwortlich sein für die nicht seltene erhebliche Schmerzhaftigkeit der Larventherapie.

Kontrollierte randomisierte klinische Studien sind notwendig, um die vielschichtigen Aspekte der Larventherapie zu objektivieren. Therapiestandards müssen erarbeitet werden. In der Zukunft sollte es möglich werden, mit den gereinigten und definierten Extrakten aus Fliegenlarven zu arbeiten, um deren potenten stimulierenden Einfluss auf die Wundheilung ausnützen zu können. Die aufwendige Zucht steriler Larven, die anspruchsvolle Logistik und die technisch oft nicht einfache Applikation am Patienten könnten so umgangen werden.

Literatur

1. Baer WS (1931) The treatment of chronic osteomyelitis with the maggot (larva of blow fly). J Bone Joint Surg 13: 438–475
2. Casu RE, Pearson RD, Jarney JM, Cadogan LC, Riding GA, Tellam RL (1994) Excretory/secretory chymotrypsin from Lucilia cuprina: purification, enzymatic specificity and amino acid sequence deduced from mRNA. Insect Mol Biol 3: 201–211
3. Chernin E (1986) Surgical maggots. South Med J 79: 1143–145
4. Fleischmann W, Thoener B (2000) Biobag – a live wound-dressing containing maggots (abstract). 5th International Conference on Biotherapy, Würzburg 2000
5. Friedman E, Sharabany M, Ravin S, Golomb E, Gollop N, Ioffe-Uspensky I, Miller J, Galun R, Mumcuoglu KY (1998) Partially purified agent from maggots displays a wide range of antimicrobial activity (abstract). 3rd International Conference on Biotherapy, Jerusalem
6. Husain A, Sreevatsa GN, Husain S, Bahadur RR (1993) Characterization of microbial flora of leprous ulcers infested with maggots. Acta Leprol 8: 143–147
7. Mumcuoglu KY, Ingber A, Gilead L, Stessman J, Friedmann R, Schulman H, Bichucher H, Joffe-Uspensky I, Miller J, Galun R, Raz I (1998) Maggot therapy for the treatment of diabetic foot ulcer. Diabetes Care 21: 2030–2031
8. Mumcuoglu KY, Ingber A, Gilead L, Stessman J, Friedmann R, Schulman H, Bichucher H, Ioffe-Usbensky I, Miller J, Galun R, Raz I (1999) Maggot therapy for the treatment of intractable wounds. Int J Dermatol 38: 623–627
9. Mumcuoglu KY, Miller J, Ioffe-Uspensky I, Barak V (2001) The potential of maggots to secrete cytokines in vitro (abstract). 5th International Conference on Biotherapy, Würzburg
10. Mumcuoglu KY, Miller J, Mumcuoglu M, Friger M, Tarshis M (2000) Destruction of bacteria in the digestive tract of the maggot of the green bottle fly, Lucilia sericata. J Med Entomol (im Druck)
11. Pavillard ER, Wright EA (1957) An antibiotic from maggots. Nature 180: 916–991
12. Prete PE (1997) Growth effects of Phaenicia sericata larval extracts on fibroblasts: mechanism for wound healing by maggot therapy. Life Sciences 60: 505–510
13. Sherman RA, Wyle F, Vulpe M (1993) The utility of mag-

got therapy for treating chronic wounds (abstract). Am J Trop Med Hyg 49: 266
14. Sherman RA, Wyle FA, Thrupp L (1995) Effects of seven antibiotics on the growth and development of Phaenicia sericata (Diptera: Calliphoridae) larvae. J Med Entomol 32: 646–649
15. Sherman RA, Wyle F, Vulpe M (1995) Maggot therapy for treating pressure ulcers in spinal cord injury patients. J Spinal Cord Med 18: 71–74
16. Sherman RA, My-Tien J, Sullivan R (1996) Maggot therapy for venous stasis ulcers. Arch Dermatol 132: 254–256
17. Sherman RA (1997) A new dressing design for use with maggot therapy. Plast Reconstr Surg 100: 451–456
18. Simons SW (1935) The bactericidal properties of excretions of the maggot of Lucilia sericata. Bull Entomol Res 26: 559–563
19. Stoddard SR, Sherman RM, Mason BE, Pelsang DJ (1995) Maggot debridement therapy. J Am Podiatr Med Assoc 85: 218–221
20. Thomas S, Jones M, Shutler S, Jones M, Jones S (1996) Using larvae in modern wound management. J Wound Care 5: 60–69
21. Thomas S, Andrews A, Jones M, Church J (1999) Maggots are useful in treating infected or necrotic wounds. BMJ 318: 807–808
22. Vistnes LM, Lee R, Ksander GA (1981) Proteolytic activity of blowfly larvae secretions in experimental burns. Surgery 90: 825–841
23. Weil GC, Simon RJ, Sweadner WR (1933) A biological, bacteriological and clinical study of larval or maggot therapy in the treatment of acute and chronic pyogenic infections. Am J Surg 19: 36–48
24. Wollina U, Liebold K, Schmidt WD, Fassler D (2000) Biosurgery supports granulation and debridement and improves oxygen supply in chronic wounds (abstract). 5th International Conference on Biotherapy, Würzburg

Infekt und Insekt

Erytheme durch bakterielle Toxine

Peter Fritsch

Verschiedene Mechanismen können im Rahmen bakterieller Infekte zu Erythemen führen. Entzündliche Rötungen direkt am Ort der Infektion wie Furunkel oder Erysipel sind ein selbstverständlicher Befund. Andere bakterielle Infekte werden von makulösen Exanthemen begleitet, die durch in den Hautläsionen enthaltene Erreger hervorgerufen werden, beispielsweise Salmonellosen und Rickettsiosen. Eine weitere Art von Erythemen entsteht durch die Fernwirkung von hämatogen verbreiteten Exotoxinen aus einem infektiösen Fokus. Produzenten solcher Toxine sind *Streptococcus pyogenes* (Gruppe-A-Streptokokken – GAS) und *Staphylococcus aureus* (SA).

Exotoxine

Solche werden vom intakten Keim (gram-positive wie gram-negative Bakterien) produziert und in den Wirtsorganismus sezerniert. Eine Vielzahl von Exotoxinen ist bekannt, denen eine Reihe von Eigenschaften gemeinsam ist. Es handelt sich um Polypeptide mit Molekulargewichten meist zwischen 25–30 kD; sie sind oft enorm potente Gifte (zum Beispiel Tetanus- oder Botulinumtoxin) und wirken als Enzym (seltener) oder durch spezifische Bindung an Zellrezeptoren (häufiger) [1,2]. Im letzteren Fall bestehen sie gewöhnlich aus einer Bindungs- und einer signalgebenden Domäne und besitzen hohe strukturelle, aber weniger Sequenzhomologien. Viele Exotoxine wirken weiterhin als Superantigene. Die Exotoxine sind in der Regel gute Antigene und führen zu langdauernder protektiver (humoraler) Immunität.

Exotoxine von Gruppe-A-Streptokokken und von *Staphylococcus aureus*

Zwei Hauptgruppen von Exotoxinen werden unterschieden, die jede zu einer Gruppe klinischer Manifestationen führen:

- die von SA gebildeten exfoliativen Toxine, die ursächlichen Agenzien des *Staphylococcal scalded skin syndrome* (SSSS) und analoger Bilder
- die „Schock-Toxine", eine Familie von sowohl durch GAS als auch SA gebildeten Exotoxinen, die unter anderem mit Schocksyndromen, invasiven GAS-Infekten und Scharlach assoziiert sind und zu komplexen und bedrohlichen Multiorgansymptomen führen

Exfoliative Toxine

Man unterscheidet zwei serologisch unterschiedliche exfoliative Toxine (ET), beide Polypeptide von etwa 27 kD; das viel häufigere ET-A und das zu 45 % sequenzhomologe ET-B. Beide ET werden vornehmlich von SA der Phagengruppe II gebildet. Sie wirken als Enzyme (Serinproteasen) [5] und haben einen limitierten pathogenetischen Ansatzpunkt. Sie bewirken in der Epidermis subkorneale Akantholyse (Abb. 1), führen jedoch sonst zu keinen direkten Folgen für den Wirtsorganismus. Die frühere Zuordnung der ET zu den Superantigenen [14] beruht wahrscheinlich auf der häufigen Koexpression von anderen Toxinen durch ET-produzierende SA (wie von Enterotoxinen, die tatsächlich Superantigene sind) und Kontamination der ET-Isolate mit SA-Enterotoxinen [7].

Durch exfoliative Toxine hervorgerufene Krankheitsbilder

Die Infektion mit ET-produzierenden SA kann zu zwei klassischen Manifestationen führen [8,13]. Bei direkter Infektion der Haut zur *bullösen Impetigo*, bei extrakutanen Infekten (oberer Respirationstrakt, Omphalitis, Abszesse) und hämatogener Verbreitung der ET zum *SSSS*.

Bullöse Impetigo ist durch relativ große, pralle, zunächst seröse und später eitrige, sich schnell ausbreitende Blasen gekennzeichnet. Die ET-Produktion erfolgt in loco (Blasenflüssigkeit ist keimhaltig). Bei reichlicher Produktion oder ungenügender humoraler Immunität kann ET in die Zirkulation übergehen und ein SSSS hervorrufen.

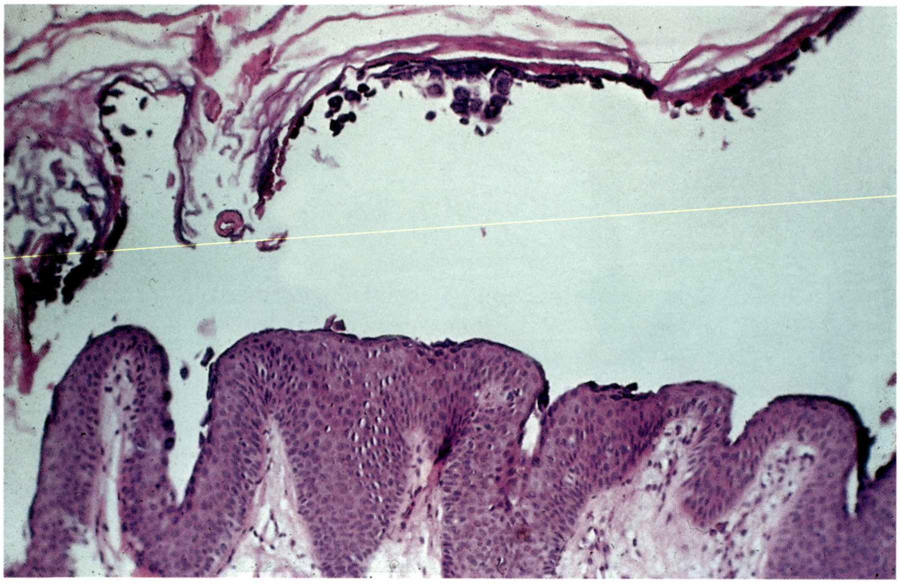

Abb. 1. Subkorneale Akantholyse bei *Staphylococcal scalded skin syndrome.* (HE, ×25)

Das *SSSS* ist durch einen phasenhaften Verlauf gekennzeichnet. Zunächst schummerige Erytheme an Gesicht, Intertrigostellen und Rumpf (Stadium erythematosum), in denen es bald durch subgranuläre Akantholyse zum Abschwimmen des Stratum corneum kommt (Stadium exfoliativum; Abb. 2). Oft bilden sich schlaffe Blasen (steril), das Nikolski-Phänomen ist positiv. Bei günstigem Verlauf (bei geeigneter Therapie mit penicillinaseresistenten Penicillinen heute durchwegs die Regel) tritt nach einigen Tagen die durch prominente Abschuppung gekennzeichnete Abheilungsphase ein (Stadium desquamativum). Systemzeichen (Fieber, Hämokonzentration) spielen beim SSSS keine wesentliche Rolle; sie können jedoch als Folge des Infekts beziehungsweise der erhöhten Abdunstung durch die gestörte Barriere der Haut eintreten.

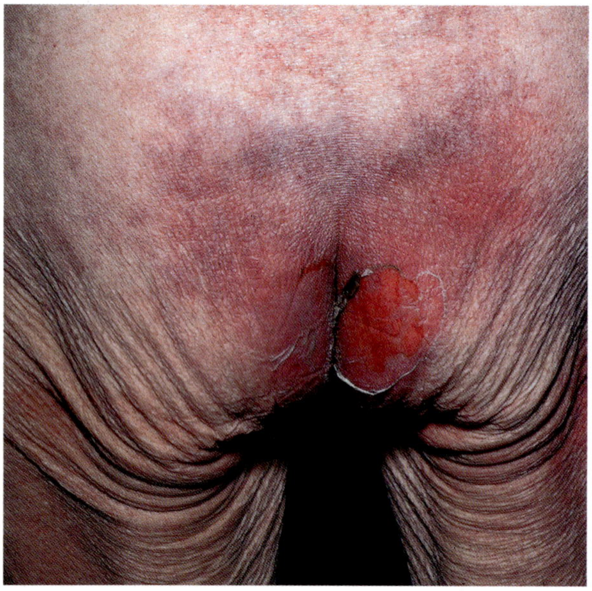

Abb. 2. *Staphylococcal scalded skin syndrome* bei einem 70-jährigem Mann. Grundkrankheit: Phlegmone der oberen Extremität, kompensierte Niereninsuffizienz. Diffuses Erythem. „Spontanes" Nikolski-Phänomen über dem mechanisch belasteten Gesäß

SSSS ist eine Krankheit des Säuglings- und Kleinkindesalters. Erkrankung Erwachsener kommt vor, meist bei überwältigender *Staphylococcus aureus*-Infektion; Immundefizienz und Niereninsuffizienz sind prädisponierende Faktoren (s. Abb. 2).

Als Minimalvariante des SSSS gilt der sogenannte *Staphylokokkenscharlach.* Bei diesem bleiben weitflächige Erytheme und Exfoliation aus, es findet sich ein auf Gesicht, Intertrigines und Rumpf lokalisiertes skarlatiniformes Exanthem, das allerdings zu einem vollen SSSS fortschreiten kann. Es ist wahrscheinlich, dass der Staphylokokkenscharlach (wie die erythematöse Komponente des SSSS überhaupt) nicht durch ET sondern durch koexprimierte andere Exotoxine wie Enterotoxine vermittelt wird.

Schocktoxine

Die Familie dieser Exotoxine umfasst auf Seiten der SA das *Toxic-shock-syndrome-toxin-1* (TSST-1) und die SA-Enterotoxine (SE-A bis SE-G), seitens der

GAS die pyrogenen Toxine (früher erythrogene Toxine) (SPE-A, SPE-B, SPE-C), darüber hinaus wahrscheinlich noch einige weitere [1,2]. Diesen Toxinen sind, trotz ihrer verschiedenen Herkunft, mehrere Eigenschaften gemeinsam: eine ähnliche Molekularstruktur (2 Domänen) und auch (weniger ausgeprägt) Sequenzhomologien, Superantigenwirkung sowie ähnliche klinische Auswirkungen (Fieber, Hypotension, Multiorganversagen, skarlatiniformes Exanthem mit prominenter nachfolgender Abschuppung). Dies hat zur Folge, dass die klinischen Erscheinungsbilder einander ähnlich sind und die Differentialdiagnose schwierig sein kann. Selbstverständlich haben die einzelnen Exotoxine darüber hinaus individuelle Eigenschaften. Die Enterotoxine führen zum Beispiel bei peroraler (nicht bei parenteraler) Zufuhr zur Symptomatik der Nahrungsmittelvergiftung; die SPE können mit Kardiotoxizität assoziiert sein.

Durch Schocktoxine hervorgerufene Krankheitsbilder

Das klassische Erscheinungsbild ist das durch SA verursachte *Toxic-shock-syndrome* (TSS) [8, 13, 15]. Analoge Krankheitsbilder sind das *Streptococcal toxic-shock-syndrome* (*toxic-shock-like-syndrome*; STSS) [4] und der schwer verlaufende Scharlach.

Abb. 3. Wundscharlach mit Übergang in Streptokokken-toxisches-Schock-Syndrom nach Hysterektomie bei einer 45jährigen Frau. Ein zur Erythrodermie konfluierendes kleinmakulöses Exanthem. Follikuläre Hyperkeratosen, die der Haut bei Scharlach eine sandpapierartige Rauhigkeit verleihen

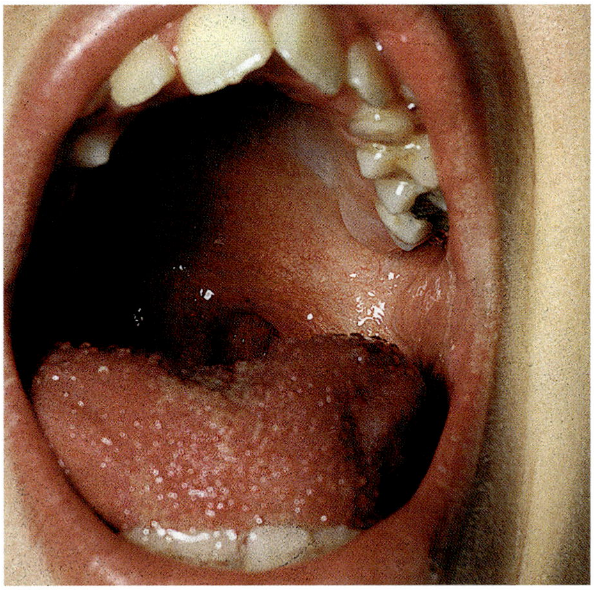

Abb. 4. Enanthem bei Scharlach. Pharyngotonsillitis, Erdbeerzunge

Typische gemeinsame Symptome dieser Krankheitsbilder sind akuter Beginn mit hohem Fieber, Übelkeit, Erbrechen, Diarrhoen, abdominelle Schmerzen, Hypotonie; in kurzer Folge Hinzutreten eines skarlatiniformen Exanthems (Abb. 3) mit Rötung der Schleimhäute (Abb. 4), Oligurie, Somnolenz, eventuell psychiatrische Symptomatik, zunehmende Kreislaufinstabilität (Hypotonie <90 mmHg systolisch), die in irreversiblen Schock und Multiorganversagen münden kann. Bei ungünstigem Verlauf Exitus innerhalb weniger Tage. Charakteristisch ist ein insbesondere an Handflächen und Fußsohlen großflächiges Abschuppen in der Abheilungsphase (Abb. 5).

Entstehen eines neuen Konzepts

Das TSS schien zunächst ein für SA spezifisches Geschehen, für das ein einziges Toxin bekannt war (TSST-1). Später erkannte man, dass dasselbe Krankheitsbild auch durch die SA-Enterotoxine (SE) verursacht werden kann. Einige Jahre später wurde klar, dass auch im Rahmen invasiver GAS-Infektionen, zum Beispiel nekrotisierende Fasziitis, analoge Bilder auftreten können, die durch die bislang nur mit Scharlach assoziierten SPE bedingt waren.
Modellvorstellung von heute ist, dass die Symptomeinheit Schock plus skarlatiniformes Exanthem ein Resultat der Wirkung der genannten Toxinfamilie darstellt, die sich sowohl bei klinisch prominenter SA- beziehungsweise GAS-Infektion (Abszesse, Phlegmonen, nekrotisierende Fasziitis) als auch bei

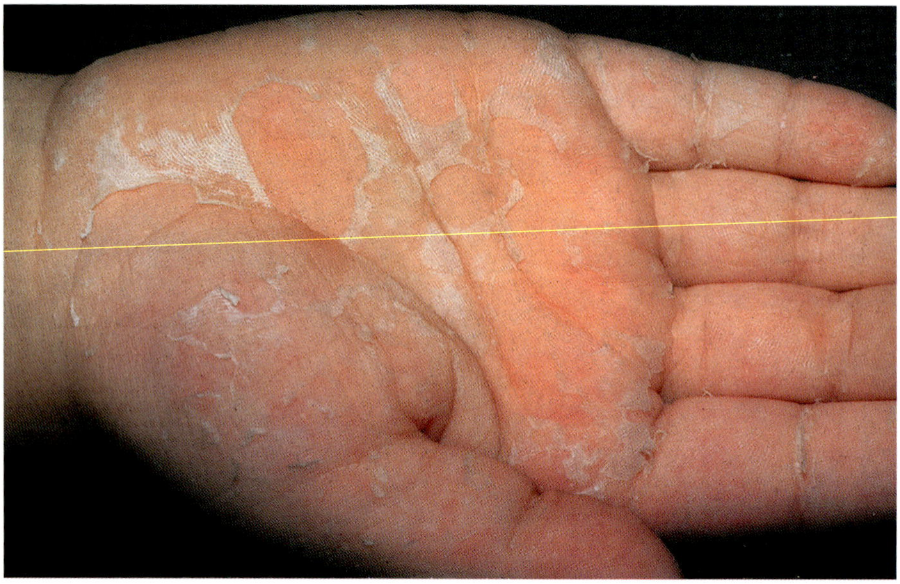

Abb. 5. Charakteristisches großflächiges Abschuppen der Handflächen nach Scharlach

klinisch milder oder inapparenter Infektion oder Fremdkörperwirkung (Tonsillitis, keimbesiedelter Tampon) manifestieren kann. Ausschlaggebend sind die Toxinproduktion durch den Erreger und das Vorhandensein oder Fehlen einer protektiven Immunität. Trotz dieser Analogien bestehen jedoch in klinischem Bild und Dignität der Krankheitsbilder wichtige Unterschiede.

Pathogenetische Aspekte

Superantigenwirkung

Superantigene [16] besitzen die Fähigkeit zur T-Zell-Aktivierung unter Umgehung der normalen Schritte von Antigenprozessierung und -präsentation durch die antigenpräsentierenden Zellen. Das Superantigen wird nicht in der Mulde des MHC-II-Moleküls an den T-Zell-Rezeptor präsentiert, sondern bindet seitlich an sowohl MHC-II-Molekül als auch am T-Zell-Rezeptor (Vβ-Portion). Diese Bindung ist nicht antigenspezifisch, sondern setzt lediglich das Vorhandensein geeigneter Vβ-Moleküle des T-Zell-Rezeptors voraus. Wegen der Begrenztheit des Vβ-Reservoirs können bis zu 30 % der T-Lymphozyten aktiviert werden, das heißt um einige Zehnerpotenzen mehr als bei normaler Antigenpräsentation (0,01 – 0,1 %) [9]. Die T-Zellaktivierung ist daher massiv und von Ausschüttung großer Mengen von Zytokinen begleitet [Interferon-γ, Interleukin-1 (IL-1), IL-2, IL-6, Tumornekrosefaktor-α (TNF-α) und TNF-β]. Dieser Effekt wird für die Schocksymptomatik verantwortlich gemacht. Wesentliche zusätzliche Faktoren sind jedoch andere direkte Wirkungen der Superantigene: Beeinträchtigung der Entgiftungsfunktionen von Leber und Niere, Sensibilisierung gegenüber Endotoxinen und toxische Wirkung auf Endothelzellen (*Capillary leak syndrome*) [2].

Entstehung des Erythems (Exanthems)

Diese ist letztlich unklar und nur für den Scharlach grob untersucht. SPE sind eine Conditio sine qua non: bei intrakutaner Verabreichung gereinigten Toxins (Dick-Test) entsteht ein Erythem; umgekehrt kann durch den (obsoleten) Auslöschversuch (i.c.-Injektion von Antitoxin) das Erythem zur Rückbildung gebracht werden. Allerdings entstehen Erytheme nur, wenn der Organismus schon mit GAS in Kontakt gekommen war. Nach heutiger Auffassung beruht das Exanthem auf einer *delayed type hypersensivity* (DTH) gegen nicht identifizierte Streptokokkenprodukte und bedarf zur Realisierung der SPE. Reinfektion mit SPE-Bildnern führt zwar zur klinischen Infektion (zum Beispiel Tonsillitis), nicht aber zum Exanthem, da durch die Erstinfektion eine dauernde, typenspezifische Immunität gegen SPE entstanden ist. Es ist zu vermuten, dass die Exantheme durch die übrigen Mitglieder dieser Toxinfamilie analogen Mechanismen unterliegen. Interessanterweise neigt hingegen gerade das SA-TSS zu

Rezidiven; dies wird dadurch erklärt, dass bei Superantigenwirkung die Entstehung einer protektiven Immunität beeinträchtigt werden kann.

Staphylokokken-toxisches-Schock-Syndrom

Im Jahr 1978 von Todd und Fishaut erstmals beschrieben [15] griff das SA-TSS vor allem in den USA epidemisch um sich [1980–1986 wurden dem *Center of Disease Control* (CDC) 2960 Fälle gemeldet]. Als Ursache wurde die (meist unsachgemäße, das heißt zu langes Belassen) Verwendung von Tampons ermittelt, die als von Toxinbildnern besiedelte Fremdkörper und Produktionsstätten von TSST-1 wirkten. Bemerkenswert ist das Fehlen von Anzeichen einer lokalen oder invasiven Infektion (Blutkulturen meist negativ). Die Epidemie war rapide rückläufig, als besonders saugfähige Tamponmarken aus dem Handel gezogen wurden. Bei etwa 1–4% gesunder Frauen ist die Vagina mit Toxin-bildenden SA besiedelt; gegen diese werden aufgrund stiller Feiung protektive Antikörper gebildet, die mit 50 Jahren bei etwa 97% der Frauen nachweisbar sind. Dies erklärt, warum junge Frauen eine Risikogruppe des TSS darstellen.
Heute wird generell zwischen dem menstruellen und dem nichtmenstruellen SA-TSS unterschieden. Letzteres beruht auf einer Infektion der Haut oder von Weichteilen mit Toxin-bildenden SA, insbesondere postoperativ, wobei auch hier häufig eine Diskrepanz zwischen relativ geringen lokalen Entzündungserscheinungen und der gravierenden toxischen Symptomatik besteht. Das nichtmenstruelle SA-TSS zeigte eine durch die Jahre gleichbleibende Inzidenz und ist nach Abklingen der Epidemie des menstruellen TSS heute sogar etwas häufiger als dieses. Interessanterweise wurde beim menstruellen SA-TSS in etwa 90% die Produktion von TSST-1, und in 10% von Enterotoxinen nachgewiesen (meist SE-A); bei den nichtmenstruellen Fällen waren beide Toxine zu je etwa 50% vertreten.

Therapieprinzipien. Identifikation und radikale Sanierung des Infektionsherdes; antimikrobielle Therapie, die zwei Ziele verfolgt: Blockierung der Toxinproduktion durch Proteinsyntheseinhibitoren (Clindamycin) *und* Eradizierung des Keimes durch bakterizide Antibiotica (β-Lactamaseresistentes Penicillin); intravenöser Flüssigkeitsersatz; ggf. i.v. Immunglobuline (Neutralisierung der Toxine) und Steroide (Unterdrückung der Zytokinproduktion).
Die *Mortalität* des TSS liegt bei 5%; Rezidive werden in bis zu 30% beobachtet.

Streptokokken-toxisches-Schock-Syndrom

Erstmals 1987 wurde STSS von Cone et al. als ein dem TSS weitgehend ähnliches Krankheitsbild im Rahmen invasiver GAS-Infektionen beschrieben [4]; als dessen ursächliche Toxine wurden SPE, überwiegend SPE-A, ermittelt. Trotz der Analogien bestehen zum TSS folgende Unterschiede: Infektionen der Haut (Erysipel) beziehungsweise der hautnahen Faszien (nekrotisierende Fasziitis) sind der häufigste Eintrittsort (80%); die Eintrittsläsion ist hoch symptomatisch (sehr schmerzhaft, nekrotisierend, schnelle Ausbreitung – STSS kann sich allerdings selten auch einer klinisch inapparenten Hautinfektion und auch einer Tonsillitis durch Toxinbildner anschließen); Blutkulturen sind in etwa 50% positiv; die Mortalität ist hoch (bis zu 30%).

Therapieprinzipien. Siehe TSS.

Invasive Gruppe-A-Streptokokken und ihr Verhältnis zum Streptokokken-toxischen-Schock-Syndrom

Unter invasiven GAS werden solche verstanden, die zu foudroyanten Infektionen, oft mit Schocksymptomatik, führen (nekrotisierende Fasziitis, Fournier-Gangrän) [11]. Solche Infektionen sind schon in der antiken medizinischen Literatur beschrieben und waren wahrscheinlich stets präsent. Nach Berichten waren Streptokokkeninfektionen bis zum zweiten Weltkrieg die häufigste Todesursache im postpartalen Leben [6]. Sie nahmen jedoch schon knapp vor Beginn der Antibiotikaära drastisch ab und erregten erst Mitte der 80erJahre durch Epidemien in den USA und in Europa Aufmerksamkeit, auch der Massenmedien – „Killerkokken", „fleischfressende Kokken" [10, 11]. Ursache der Abnahme beziehungsweise der heute zu registrierenden Wiederzunahme waren nicht die Antibiotika oder deren mangelnde Wirksamkeit sondern ein spontaner Wandel der Virulenzfaktoren.
Die große Varietät von Streptokokken wird, mangels einer molekularen Basis, immer noch nach der serologischen Lancefield-Klassifikation [12] unterteilt. Die für die meisten Hautinfekte relevante Lancefield-Gruppe A (*Streptococcus pyogenes*; die Lancefield-Gruppen, A-U, werden nach Kohlehydratantigenen der Zellwand definiert) umfasst ausschließlich β-hämolysierende (das heißt komplett hämolysierende) Streptokokken, die mit dem M-Protein ausgestattet sind. M-Proteine sind der wichtigste Virulenzfaktor von Streptokokken, der unter anderem

die Adhärenz der Keime fördert und die Phagozytose durch Makrophagen hemmt. Man kennt 93 M-Proteine; nach ihrem Vorhandensein werden die Streptokokken der Gruppe A in Typen eingeteilt. Diese M-Typen bestimmen wichtige biologische Verhaltensweisen der GAS. Manche determinieren ihre Invasivität (M1, M3, M18), andere ihre Fähigkeit zur Verursachung der poststreptokokkalen Glomerulonephritis (M12 - bei Infektion der Tonsillen; M2, M49 - bei Hautinfekten) [6]. Nach Infektion mit GAS entsteht eine langdauernde M-Typen-spezifische Immunität. Neben den M-Proteinen verfügen die GAS noch über mehrere weitere Virulenzfaktoren: die SPE, C5a-Peptidase, Opacity factor und eine Reihe von Enzymen. Der Rückgang invasiver GAS-Infektionen war demnach Ausdruck des Rückgangs der hochvirulenten M-Typen, wahrscheinlich aufgrund der Immunisierung der Bevölkerung. Da die Expression virulenter M-Typen jedoch häufig mit der Produktion des potenteren SPE-A (verglichen mit SPE-B und SPE-C) assoziiert ist, war das Wiederaufleben invasiver GAS-Infektionen mit dem „Neu-Auftreten" des STSS assoziiert.

Scharlach

Scharlach ist eine exanthematische Infektionskrankheit, die von SPE-bildenden GAS bei unzureichender typenspezifischer Immunität gegen das vorliegende SPE hervorgerufen wird. Eintrittspforte ist meist eine Pharyngotonsillitis, selten die Haut (Wundscharlach). Fast alle GAS sind SPE-Bildner, überwiegend jedoch der milden SPE-B und SPE-C; in den ersten Jahrzehnten des 20. Jahrhunderts hingegen, als der Scharlach eine relativ häufige Krankheit mit hoher Mortalität war, dominierte das potente SPE-A. Da SPE-A wieder vermehrt in Erscheinung tritt, werden heute auch wieder schwerere Verlaufsformen des Scharlach beobachtet [3]. Bei 20% der Kinder und 10% der Erwachsenen ist der Rachenraum von GAS kolonisiert; die gesunde Haut trägt nur in etwa 1% GAS, läsionale hingegen ist fast stets besiedelt.
Die Klinik des Scharlach ist dem STSS sehr ähnlich: akuter Beginn mit hohem Fieber bis 40°C, (eitrige) Pharyngotonsillitis, Nausea und Erbrechen, Kopf- und Bauchschmerzen. Das Exanthem ist kleinmakulopapulös, konfluierend, rauh („Sandpapier"); es beginnt an Gesicht und Hals (periorale Blässe) und breitet sich auf Rumpf (Betonung der Beugen) und Extremitäten aus. Die Schleimhäute (Mund, Konjunktiven) sind düster gerötet (Enanthem); die Zunge ist diffus rot mit prominenten Papillen (Erdbeerzunge). Nach vier bis fünf Tagen Rückbildung mit generalisierter Schuppung, die palmoplantar handschuhartig sein kann.

Therapie. Cephalosporine, Makrolide. Komplikationen sind heute, anders als früher (immer noch) selten: nekrotisierende Pharyngotonsillitis, schwere Schocksymptomatik, Sepsis, Kardiotoxizität (toxischer oder septischer Scharlach), poststreptokokkale Glomerulonephritis.

Literatur

1. Barg NL, Harris T (1997) Toxin mediated syndromes. In: Crossley KB, Archer GL (eds) The staphylococci in human disease. Churchill Livingstone, Kent
2. Bohach GA, Dinges MM, Mitchell DT, Ohlendorf DH, Schlievert PM (1997) Exotoxins. In: Crossley KB, Archer GL (eds) The staphylococci in human disease. Churchill Livingstone, Kent
3. Christie CDC, Havens PL, Shapiro ED (1988) Bacteremia with group A streptococci in childhood. Am J Dis Childhood 142: 559–561
4. Cone LA, Woodard DR, Schlievert PM, Tomory GS (1987) Clinical and bacteriologic observations of a toxic shock-like syndrome due to streptococcus pyogenes. New Engl J Med 317: 146–149
5. Dancer SJ, Garrat R, Saldanha J, Ihoti H, Erans R (1990) The epidermolytic toxins are serine proteases. FEBS Lett 268: 129–131
6. Efstratiou A (2000) Group A streptococci in the 1990s. J Antimicrob Chemother 45: 3–12
7. Fleischer P (1995) Too many superantigens. In: Thibodeau J, Sekaly RP (eds) Bacterial superantigens: structure, function and therapeutic potential. Springer, Berlin
8. Fölster-Holst R, Christophers E (1999) Exantheme im Kindesalter. Teil 2: Bakterien- und medikamenteninduzierte Exantheme, Exantheme nach Knochenmarktransplantation, Exantheme unklarer Ätiopathogenese. Hautarzt 50: 601–617
9. Herman A, Kappler JW, Marrack P, Pullen AM (1991) Superantigens: mechanisms of T-cell stimulation and role in immune response. Annu Rev Immunol 9:745–772
10. Holm SE (1996) Invasive group A streptococcal infections. New Engl J Med 335: 590–591
11. Kujath P, Eckmann C (1998) Die nekrotisierende Fasciitis und schwere Weichteilinfektionen durch Gruppe-A-Streptokokken. Dtsch Ärztebl 95: 408–413
12. Lancefield RC (1962) Current knowledge of type-specific M antigen of group A streptococci. J Immunol 89: 307–313
13. Manders SM (1998) Toxin-mediated streptococcal and staphylococcal disease. J Am Acad Dermatol 39: 383–398
14. Marrack P, Kappler J (1990) The staphylococcal enterotoxins and their relatives. Science 248: 705–709
15. Todd J, Fishaut M (1978) Toxic shock syndrome associated with phage-group-I-staphylococci. Lancet 2: 1116–1118
16. White J, Herman A, Pullen AM, Kubo R, Kuppler JW, Marrack P (1989) The Vβ-specific superantigen staphylococcal enterotoxin B: stimulation of mature T cells and clonal deletion in neonatal mice. Cell 56: 27–35

Repellenzien: wirksamer Schutz vor Stechmücken

Christian Pflugshaupt und Sibylle Waldmeier

In gewissen Gebieten können Stechmücken und Zecken gefährliche Krankheitserreger übertragen. Ein sicherer Schutz vor Insektenstichen ist in diesen Endemiegebieten deshalb unabdingbar. Im Rahmen einer Expositionsprophylaxe kann durch die konsequente Anwendung von wirksamen Repellenzien die Übertragung der Erreger wesentlich eingeschränkt werden [3–6, 9].

In unsern Breitengraden werden die lauen Sommerabende durch das Schwirren der *Culex pipiens* – der gemeinen Steckmücke – gestört, im hohen Norden machen Schnaken der Gattung *Aedes* den Aufenthalt im Freien zur Qual; gefährliche Krankheitserreger werden aber von diesen Stechmücken nicht übertragen. Was bleibt, ist eine passagere Hautrötung mit Juckreiz, gelegentlich eine allergische Reaktion.

Anders hingegen verhält es sich bei Zeckenstichen in den gemäßigten Klimazonen oder bei Stichen anderer Ektoparasiten während eines Tropenaufenthaltes. Ein Stich genügt, um gefährliche Krankheitserreger auf den Menschen zu übertragen (Tabelle 1). Durch die Anwendung von wirksamen Repellenzien kann diese Gefahr minimiert werden.

Tabelle 1. Ektoparasiten als Krankheitsüberträger

Erkrankung	Überträger	Aktivität
Malaria	*Anopheles*	Nur nachts
Denguefieber Gelbfieber	*Aedes aegypti*	Tag und Nacht
Filariose	*Anopheles* *Culex* *Mansonia*	Nur nachts Nur nachts Tag und Nacht
Arbovirosen	*Culex*	Nur nachts
Lyme-Borelliose	*Ixodes*	Tag und Nacht
FSME	*Ixodes*	Tag und Nacht

Wie lokalisieren Mücken ihre Opfer?

Um ihre Opfer zu lokalisieren benützen Mücken visuelle, thermale und olfaktorische Stimuli, wobei Letztere am wichtigsten sind. Nebst dem Gesamtgeruch aus Schweiß, Talg und kutaner Mikroflora wirken Kohlendioxid und Milchsäure am anziehendsten auf Insekten. Das Kohlendioxid, welches aus der Atemluft stammt, aber auch über die Haut abgesondert wird, ist von Insekten über eine Distanz von bis zu 36 Metern erkennbar. Körperwärme und Feuchtigkeit hingegen wirken nur über eine geringe Distanz anziehend.

Auswahl des geeigneten Schutzes vor Insekten

Die Auswahl des Insektenschutzes richtet sich nach der jeweiligen Situation. In den Tropen sind beispielsweise andere abweisende Maßnahmen notwendig als in unseren Breitengraden.

In geschlossenen Räumen sollten physikalische Vorkehrungen getroffen werden: Mückengitter an Fenster und Türen sowie Moskitonetze über dem Bett bieten einen sicheren Schutz vor Insektenstichen; die Wirkung kann durch Imprägnierung mit einem Insektizid weiter erhöht werden.

Geeignete Kleidung schützt ebenfalls vor Insektenstichen. Das Gewebe sollte engmaschig sein und eine helle Farbe aufweisen (wirkt für Insekten weniger attraktiv als dunkle Farben). Sämtliche unbedeckten Körperpartien sind flächendeckend mit einem Repellens zu behandeln. In den einheimischen Gebieten reichen niedrig konzentrierte Repellenzien (etwa 10 % Wirkstoff) meist aus, in den Tropen hingegen sind hohe Konzentration (ab 20 %) notwendig (Tabelle 2, 3).

Repellenzien

Repellenzien sind Stoffe beziehungsweise Formulierungen, welche Insekten fernhalten [1]. Von Repellenzien zu unterscheiden sind Insektizide; Letztere töten Parasiten nach direktem Kontakt ab.

Tabelle 2. Insektenschutz in einheimischen Gebieten

In geschlossenen Räumen	Mückengitter an Fenstern und Türen, sowie über dem Bett Geeignete Kleidung (dichtes Gewebe, nicht eng anliegend)
Im Freien	Geeignete Kleidung (dichtes Gewebe, nicht eng anliegend) Repellenzien in niedrigen Konzentrationen (10–15%)

Tabelle 3. Empfehlungen für die Anwendung von Repellenzien zur Infektionsprophylaxe in Tropengebieten (Schweizerisches Tropeninstitut, 2000)

Grundsatz	Ein sicherer Schutz steht über dem theoretischen toxikologischen Risiko
Tropentaugliche Wirkstoffe	DEET in Konzentrationen ab 20% Eventuell Bayrepel in gleicher Dosierung (erst wenige Erfahrungen)
Weniger empfehlenswerte Wirkstoffe	EBAAP
Nicht empfehlenswerte Wirkstoffe	Ätherische Öle
Anwendungshäufigkeit	Die Wirkungsdauer „im Feld" ist deutlich kürzer als unter Laborbedingungen Die Applikation ist alle 3–4 Stunden zu wiederholen

Der genaue Wirkmechanismus von Repellenzien ist noch nicht endgültig geklärt. Bekannt ist, dass sich über der Hautoberfläche durch Verdampfung der Wirkstoffmoleküle eine über wenige Zentimeter weit reichende Duftbarriere bildet. Das olfaktorische System der Angreifer wird dadurch so gestört, dass sie sich von den behandelten Stellen fernhalten.
Repellenzien, welche eine breite Anwendung finden, sollten eine mindestens 8-stündige theoretische Wirkdauer und ein breites Wirkspektrum aufweisen, keine Irritationen auf Haut und Schleimhäuten hervorrufen, gegenüber Abrieb durch Kleider, Wasser und Schweiß beständig, sowie geruchlos und chemisch stabil sein.
Bis heute wurden mehrere zehntausend Substanzen auf ihre Repellenswirkung hin getestet. Den obigen Anforderungen am nächsten kommen Diethyltoluamid (DEET) [2], Ethyl-butylacetylaminopropionat (EBAAP) und Bayrepel.

Diethyltoluamid

Diethyltoluamid wird als Standard unter den erhältlichen Repellenzien angesehen. Die Substanz wurde vor rund 50 Jahren vom US Departement of Agriculture entwickelt und ist seit 1957 für den Publikumsgebrauch zugelassen. Es wird geschätzt, dass DEET jährlich von über 1 Milliarde Menschen benutzt wird.
Diethyltoluamid weist ein bemerkenswertes Profil betreffend Wirkungsspektrum und Sicherheit auf. Die Abwehrwirkung erstreckt sich von Stechmücken der Gattungen *Aedes, Anopheles, Culex, Stamoxys* und *Mansonia* über Bremsen, Fliegen und Milben bis hin zu den Zecken.
Die toxikologische Unbedenklichkeit ist ausgezeichnet dokumentiert. In der Literatur existieren lediglich Berichte über Einzelfälle, bei denen es durch die Anwendung von DEET zu Störungen des ZNS gekommen ist. In all diesen Fällen wurde das Repellens in hoher Konzentration und wiederholt angewendet. Bei korrekter Anwendung hingegen ist die Substanz toxikologisch unbedenklich und sehr gut hautverträglich.
Diethyltoluamid wird üblicherweise in Konzentrationen zwischen 10–30% angeboten.

Ethyl-Butylacetylaminopropionat

Als Alternative zu DEET bietet sich Ethyl-butylacetylaminopropionat (EBAAP) an.
Die Substanz wurde 1969 entwickelt und wird seit 1973 als Repellens eingesetzt. Das Wirkspektrum erstreckt sich von Stechmücken bis hin zu den Zecken. Ethyl-Butylacetylaminopropionat, welches ein sehr geringes Nebenwirkungsrisiko aufweist, ist auch für Kinder ab zwei Jahren geeignet und ist in Konzentrationen von 10–18% erhältlich.

Bayrepel

Die neueste Substanz auf dem Repellenzienmarkt ist Bayrepel (Hydroxyethyl-Isobutyl-Piperidin-Carboxylat). Das Wirkspektrum umfasst unter anderem Stechmücken der Gattungen *Anopheles, Aedes, Culex* und *Stamoxys* sowie Zecken. Die Ergebnisse der Wirksamkeitsprüfungen weisen darauf hin, dass Bayrepel betreffend Wirksamkeit mit DEET verglichen werden kann. Anhand der Verträglichkeitstest scheint das Potential für Nebenwirkungen sehr ge-

ring, auch aus den praktischen Erfahrungen sind bisher keine Unverträglichkeiten bekannt.
Bayrepel ist auch für Kinder ab zwei Jahren geeignet und ist in Konzentrationen von 10 % und 20 % erhältlich.

Ätherische Öle

Pflanzenextrakte wie Zitronellen-, Lavendel- oder Nelkenöl erfreuen sich – wahrscheinlich vor allem wegen des angenehmen Geruchs – großer Beliebtheit. Sie wirken jedoch sehr kurz (ein bis zwei Stunden) und weisen eine deutlich geringere Schutzwirkung auf. Für die Infektionsprophylaxe sind sie nicht geeignet.

Orale Repellenzien – eine Alternative?

In den 60er Jahren wurde intensiv nach Substanzen zur oralen Einnahme geforscht. Die Bemühungen blieben jedoch erfolglos. Auch konnte die abweisende Wirkung von Knoblauchextrakt oder Vitamin B1 nach oraler Anwendung nie nachgewiesen werden.

Wirksamkeit von Repellenzien

Die Wirksamkeit der Produkte wird in der Regel einheitlich im Labor mit Gelbfiebermücken und Malariamücken getestet. Dazu wird der Unterarm der Probanden mit dem Repellens behandelt, stündlich während 10 Minuten in eine Box mit 300 – 400 hungrigen Mücken gehalten und die Anzahl Stiche notiert. Die Schutzdauer wird in Stunden bis zum ersten Einstich bei geschützter Haut angegeben (Abb. 1).
Bei dieser Testmethode handelt es sich um Laborwerte, unter Realbedingungen wird die Wirkdauer durch hohe Temperaturen, starken Wind, Abrieb durch Kleider oder starkes Schwitzen verkürzt. Es wird deshalb empfohlen, die Anwendung jeweils nach etwa vier Stunden zu wiederholen.
Durch die Verwendung höherer Wirkstoffkonzentrationen wird allenfalls eine verlängerte Wirkdauer erreicht, die Wirkstärke hingegen kann nicht erhöht werden.

Anwendung von Repellenzien bei Säuglingen und Kindern

Säuglinge sind grundsätzlich durch Moskitonetze zu schützen, die Anwendung von Repellenzien ist zu vermeiden.
Von der American Academy of Pediatrics wird empfohlen, bei Kleinkindern und Kindern Präparate mit einer Maximalkonzentration von 10 % Wirkstoff anzuwenden. Grundsätzlich sind Repellenzien nicht wiederholt und langandauernd zu verwenden. Es gibt Situationen, wo ein Aufenthalt in Risikoregionen nicht zu vermeiden ist wie FSME-Endemiege-

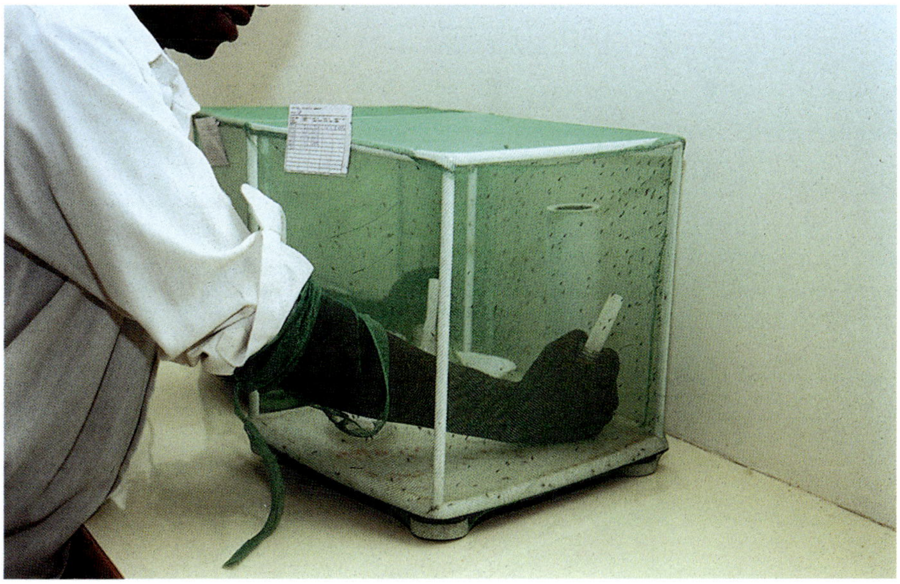

Abb. 1. Wirksamkeitsprüfung von Repellenzien

Tabelle 4. Anwendungsempfehlungen bei Kindern

Grundsatz	Angewendet werden sollte die niedrigste, sicher wirksame Konzentration des Repellens
American Academy of Pediatrics (1997)	Die Wirkstoffkonzentration sollte nicht mehr als 10 % betragen (DEET)
Environmental Protection Agency (1996)	Die Hände sollten nicht mit Repellenzien behandelt werden Wird der Insektenschutz nicht mehr benötigt, sollte das Repellens abgewaschen werden
Bundesamt für Gesundheitswesen (CH)	Bei Kindern unter 1 Jahr sollte auf die Anwendung von Repellenzien verzichtet werden Bei Kindern über 1 Jahr sollten Repellenzien sparsam verwendet werden, das heißt weder wiederholt noch großflächig auftragen

biete oder Tropen. In diesen Fällen überwiegt der Nutzen das Risiko und eine – auch 4-stündliche – Applikation ist empfehlenswert. Das Repellens sollte vor allem bei Kleinkinder nicht auf den Händen angewendet werden (Tabelle 4).

Anwendung von Repellenzien zusammen mit Sonnenschutzmitteln

Bei der gleichzeitigen Anwendung von Sonnenschutzmitteln und DEET konnte gezeigt werden, dass sich der Sonnenschutzfaktor um etwa 30 % vermindert [7]. Es wird angenommen, dass durch die Lösungsmitteleigenschaften des DEET die Sonnenschutzfilter umverteilt werden und nicht mehr ihre volle Wirksamkeit entfalten können. Umgekehrt scheinen Sonnenschutzpräparate die Wirkung der Repellenzien nicht zu beeinträchtigen [8].

Falls ein ganztägiger Mückenschutz nötig ist, wird zuerst das Sonnenschutzpräparat aufgetragen und nach einer Karenz von etwa 15 Minuten das Repellens. Auf jeden Fall sollte darauf geachtet werden, dass der Sonnenschutz einen genügend hohen Faktor aufweist.

Anwendung von Repellenzien auf Kleidern

Durch die Applikation von Repellenzien auf Textilien kann eine verlängerte Wirkdauer erreicht werden. Der Wirkstoff verdunstet weniger schnell und ist entsprechend länger wirksam. Der Nachteil der meisten Repellenzien ist, dass sie Textilien mit synthetischen Fasern, sowie Kunststoffe und Leder angreifen. Als Ausnahmen sind DEET (kann auch auf Nylonmaterialien angewendet werden) und Bayrepel (greift Kunststoff nicht an) zu nennen.

Literatur

1. Brown M, Hebert AA (1997) Insect repellents: an overview. J Am Acad Dermatol 36:243–249
2. Bundesgesundheitsamt Kommission B 7 (1994) Monographie: Diethyltoluamid. Dtsch Apoth Z 31:68–69
3. Combemale P, Deruaz D, Villanova D, Guillaumont PH (1992) Les insectifuges ou les répellents. Ann Dermatol Venereol 119: 411–434
4. Durrheim DN, Leggat PA (1999) Prophylaxis against malaria. BMJ 318: 1139
5. Fradin MS (1998) Mosquitoes and mosquito repellents: a clinician's guide. Ann Intern Med 128: 931–940
6. Guillet PF (2000) La protection personnelle des voyageurs contre les piqûres de moustiques. Med Hyg 58: 1099–1104
7. Montemarano AD, Gupta EK, Burge JR, Klein K (1997) Insect repellents and the efficacy of sunscreens. Lancet 349: 1670–1671
8. Murphy ME, Montemarano AD, Debboun M, Gupta R (2000) The effect of sunscreen on the efficacy of insect repellent: a clinical trial. J Am Acad Dermatol 43: 219–222
9. Rudin W (2000) Tropentauglicher Schutz vor Stechmücken. Ars Medici 12: 764–768

Helicobacter-Infektion und Hauterkrankungen: Was ist wirklich dran?

Alexander Kapp und Bettina Wedi

Seit seiner Erstbeschreibung 1982 wird die Besiedelung der Magenschleimhaut mit dem gram-negativen Bakterium *Helicobacter pylori* assoziiert mit der Typ-B-Gastritis, dem peptischen Ulkus sowie dem Adenokarzinom und dem MALT-Lymphom. Weltweit stellt die *Helicobacter-pylori*-Infektion vermutlich die häufigste Infektion überhaupt dar, die gewöhnlich in der Kindheit erworben wird und chronisch persistiert. Aufgrund der Induktion einer starken lokalen Entzündungsreaktion mit Freisetzung zahlreicher Mediatoren wurden der gastralen *Helicobacter-pylori*-Infektion systemische Effekte zugeschrieben. Diese systemischen Effekte könnten zum Beispiel direkt durch Endotoxin-ähnliche Wirkungen auf das Gefäßendothel oder indirekt durch die Freisetzung von Zytokinen und proinflammatorischen, prokoagulatorischen oder atherogenen Mediatoren vermittelt werden. Weitere Möglichkeiten für systemische *Helicobacter-pylori*-Effekte stellen die Bildung von Antigen-Antikörper-Komplexen oder kreuzreagierenden Antikörpern im Sinne einer antigenen Mimikry dar. Darüber hinaus könnte *Helicobacter pylori* auch die gastrale Gefäßpermeabilität erhöhen, so dass alimentäre Antigene vermehrt resorbiert werden könnten [1].

In den letzten Jahren mehren sich Hinweise für eine Assoziation von *Helicobacter pylori* mit verschiedensten chronischen extragastrointestinalen Erkrankungen wie Gefäßerkrankungen, Autoimmunkrankheiten und Hautkrankheiten.

Die ersten Berichte von einer möglichen Assoziation von *Helicobacter pylori* mit Hauterkrankungen wurden 1994 publiziert, und zwar zeigte sich bei Rosazeapatienten häufiger eine Helicobacter-Seropositivität. Im Jahr 1999 zeigte eine Studie bei nahezu allen untersuchten Patienten mit Rosazea nach einer *Helicobacter-pylori*-Eradikations-Therapie eine signifikante Reduktion des Rosazea-symptomscores, allerdings unabhängig von einer Besiedelung mit *Helicobacter* [2]. Von 1994 bis 1999 wurden acht Studien publiziert, die für eine Assoziation zwischen chronischer Urtikaria und *Helicobacter-pylori*-Gastritis sprechen, und sechs Studien, deren Ergebnisse gegen eine solche Assoziation plädieren [1].

Weiterhin wurden Kasuistiken publiziert, die auf einen potentiellen Zusammenhang zwischen Helicobacter-Gastritis und atopischer Dermatitis, Exazerbation eines Angioödems bei hereditärem beziehungsweise erworbenem C1-Esterase-Inhibitor-Mangel, systemischer Sklerodermie, Purpura Schölein-Henoch, Sjögren-Syndrom und Sweet-Syndrom hinweisen.

Die Durchsicht der Literatur sowie die eigene langjährige klinische Erfahrung sprechen für eine Assoziation von *Helicobacter-pylori*-Gastritis mit chronischer Urtikaria [1]. In eine eigene Untersuchung wurden 1996 100 Patienten mit chronischer Urtikaria eingeschlossen [3, 4]. Von diesen hatten 47 eine pathologische *Helicobacter-pylori*-Serologie (Abb. 1). Bei 26 von 27 gastroskopierten Patienten konnte eine *Helicobacter-pylori*-Infektion histologisch gesichert werden. Ein Verschwinden oder eine signifikante Verbesserung der urtikariellen Symptome wurde bei den meisten *Helicobacter-pylori*-eradizierten Patienten (91 %), aber nur bei 50 % der unbehandelten *Helicobacter-pylori*-seropositiven Patienten innerhalb von 3–12 Wochen erzielt [3, 4]. Insgesamt fanden sich folgende mögliche Triggerfaktoren für die chronische Urtikaria: 43 Fokalinfekte, 15 pseudoallergische Reaktionen, Nachweis von Schilddrüsenautoantikörpern in 5 Fällen und zwei maligne Erkrankungen. Unter den Fokalgeschehen fanden sich 26 Patienten mit *Helicobacter-pylori*-Gastritis, 9 mit chronischem HNO-Fokus, 4 Infekte mit Epstein-Barr- oder Zytomegalievirus, 2 Dental-Foci und 2 Yersinien-Infektionen [3, 4].

Die an mittlerweile 325 weiteren Patienten mit chronischer Urtikaria gewonnenen Daten bestätigen die häufige Assoziation mit chronischen Infekten, insbesondere der *Helicobacter-pylori*-assoziierten Gastritis (unveröffentlichte Daten). Von 150 Patienten mit chronischer Urtikaria, die gastroskopiert wurden, konnte bei 56 % eine *Helicobacter-pylori*-assoziierte Gastritis gesichert werden (unveröffentlichte Daten). Für die allgemeine Bevölkerung in Deutschland beträgt dagegen die Prävalenz der *Helicobacter*-Infektion 23–39 % [5, 6].

Somit sollte die gezielte *Helicobacter-pylori*-Suche durch ^{13}C-Harnstoff-Atemtest und/oder Gastrosko-

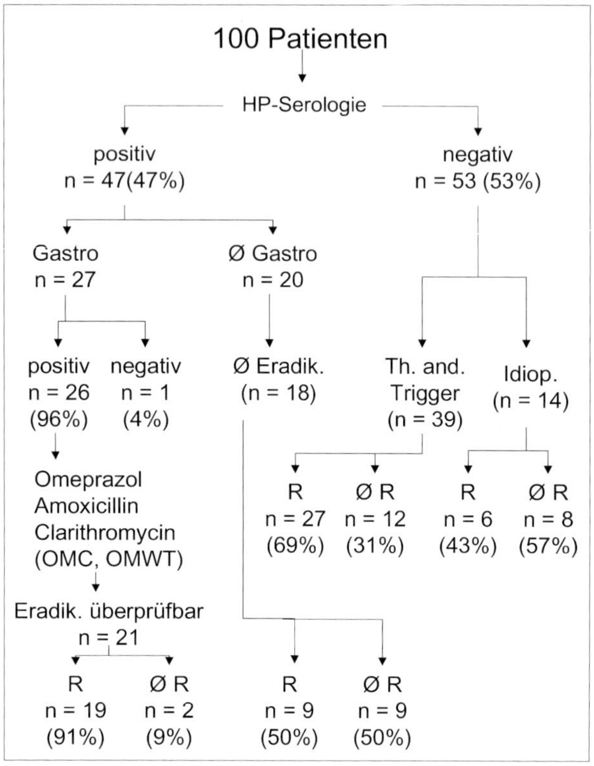

Abb. 1. Häufigkeit der *Helicobacter-pylori*-assoziierten Gastritis und Therapieerfolg der Keimeradikation bei 100 Patienten mit chronischer Urtikaria.
(*HP*) *Helicobacter pylori*, (*OMC*) bei Penicillinallergie Einsatz von Omeprazol (*O*), Metronidazol (*M*), Clarithromycin (*C*); (*OMWT*) Reserveschema bei Resistenzen mit Omeprazol (*O*), Metronidazol (*M*), Wismut (*W*), Tetrazyklin (*T*); (*Eradik.*) Eradikation, (*R*) Remission der Urtikaria, (*Th. and. Trigger*) adäquate Therapie eines anderen Triggerfaktors, zum Beispiel Sanierung eines HNO- oder Dentalfokus; (*idiop.*) idiopathisch. (Nach Wedi et al. 1998 [3])

pie mit Biopsien in das diagnostische Programm bei der chronischen Urtikaria aufgenommen werden. Vielen Patienten mit zum Teil jahre- bis jahrzehntelanger urtikarieller Beschwerdesymptomatik und intermittierenden teilweise lebensbedrohlichen Angioödemen kann durch eine *Helicobacter-pylori*-Eradikation geholfen werden.
Dennoch wird die Rolle von *Helicobacter pylori* auch bei der chronischen Urtikaria kontrovers diskutiert. Viele der Studien, die keinen Zusammenhang zwischen Helicobacter-Infektion und Urtikaria herstellen konnten, wurden jedoch mit nicht ausreichenden Therapieschemata durchgeführt, beispielsweise nur mit einer Dual- statt einer Triple-Therapie oder aber der Erfolg der Behandlung wurde nicht überprüft. Selbst bei der klassischen Triple-Therapie sind nach unserer Erfahrung Antibiotika-Resistenzen von *Helicobacter pylori* nicht selten. Auf jeden Fall sollte daher vier bis sechs Wochen nach einer Eradikationstherapie der Erfolg mittels einer erneuten Gastroskopie oder einem ^{13}C-Harnstoff-Atemtest untersucht werden. Nach einer Keimeradikation verschwindet die urtikarielle Beschwerdesymptomatik in der Regel nicht sofort, sondern erst nach 3–12 Wochen. Die Patienten sollten daher ausdrücklich auf diese zeitliche Latenz hingewiesen werden, die der langsamen Abheilung der *Helicobacter-pylori*-bedingten Gastritis entspricht.
Zu berücksichtigen ist weiterhin, dass die *Helicobacter-pylori*-Infektion nicht die einzige – wenn auch eine häufige – Ursache einer chronischen Urtikaria ist, sondern dass hier mit einer gezielten Anamnese und einem möglichst standardisierten diagnostischen Vorgehen auch andere infektiöse (virale, bakterielle, parasitäre), pseudoallergische (Acetylsalicylsäure) und autoimmunogene Triggerfaktoren (Autoimmunthyreopathie, Autoantikörper gegen IgE/FcεRI) ausgeschlossen werden sollten [3, 4].
Hinsichtlich anderer Hauterkrankungen wie Rosazea, hereditärem oder erworbenem Angioödem bei C1-Esterase-Inhibitor-Defizienz, systemischer Sklerose, Purpura Schönlein-Henoch, Sjögren-Syndrom, Sweet-Syndrom und atopischer Dermatitis wurden bisher erst einzelne oder wenige Kasuistiken mit Therapieerfolg nach Helicobacter-Eradikation beschrieben [1].
Sorgfältig randomisierte, doppel-blinde und Plazebo-kontrollierte Studien mit adäquater Diagnostik und suffizienten Eradikationsschemata einschließlich der Überprüfung der Eradikation und adäquaten Kontrollgruppen stehen für die meisten Hauterkrankungen aus, um die potentielle Rolle von *Helicobacter pylori* klären zu können.
Der scheinbare Widerspruch, dass die *Helicobacter-pylori*-Infektion gewöhnlich in der Kindheit erworben wird, die Hauterkrankung sich aber erst später im Leben manifestiert, ist nicht geklärt. Darüber hinaus unterscheiden sich die Hauterkrankungen, die bisher in Zusammenhang mit *Helicobacter pylori* gebracht wurden, aus epidemiologischen und morphologischen Gesichtspunkten. Die Prävalenzraten variieren von weniger als 2% (chronische Urtikaria) bis hin zu 10% (atopische Dermatitis). Außerdem differieren die *Helicobacter-pylori*-Seroprävalenzraten in den verschiedenen Ländern, in denen die bisherigen Studien zu Hauterkrankungen vorgenommen wurden von 4–45% bei Kindern und 17–83% bei Erwachsenen. Daher sollten zukünftige Untersuchungen auch die Nationalität und den sozioökonomischen Status der Patienten einbeziehen.

Die kutane Pathologie von *Helicobacter pylori* bleibt ein Rätsel. Strukturelle Komponenten oder Produkte von *Helicobacter pylori* könnten die Entstehung kutaner Läsionen triggern. Bezüglich der Mukosa beispielsweise wurde eine Modulation der Histaminfreisetzung aus Mastzellen und Basophilen durch *Helicobacter pylori* beschrieben. Bei zwei häufigen Hauterkrankungen, der Psoriasis und der atopischen Dermatitis, wird Superantigenen zunehmend eine bedeutende pathogenetische Rolle zugesprochen. Bakterielle Toxine können als Superantigene fungieren und direkt ohne Antigenprozessierung entzündliche Hautveränderungen auslösen zum Beispiel Staphylokokkenenterotoxine bei der atopischen Dermatitis. So könnten potentiell auch *Helicobacter-pylori*-Toxine als Superantigene wirken. Studien, die die Expression von *Helicobacter-pylori*-Toxinen (beispielsweise VacA) bei Hauterkrankungen untersuchen, liegen nicht vor.

Zusammengefasst stehen direkte Beweise für eine kausale Rolle einer *Helicobacter-pylori*-Infektion bei Hauterkrankungen bisher aus. *Helicobacter pylori* sollte nicht generell als für jede Dermatose verantwortliches infektiöses Agens angesehen werden, insbesondere, da die *Helicobacter-pylori*-Infektion häufig vorkommt. Die bisher beste Evidenz liegt für eine Assoziation mit der chronischen Urtikaria vor, so dass der Helicobacter-Atemtest und/oder die Gastroskopie einschließlich Biopsien in das diagnostische Programm bei der chronischen Urtikaria aufgenommen werden sollten.

Literatur

1. Wedi B, Kapp A (1999) *Helicobacter pylori* infection and skin diseases. J Physiol Pharmacol 50: 753–776
2. Utas S, Özbakir Ö, Turasan A, Utas C (1999) *Helicobacter pylori* eradication treatment reduces the severity of rosacea. J Am Acad Dermatol 40: 433–435
3. Wedi B, Wagner S, Werfel T, Manns MP, Kapp A (1998) Prevalence of *Helicobacter pylori* associated gastritis in chronic urticaria. Int Arch Allergy Immunol 116: 288–294
4. Wedi B, Wagner S, Werfel T, Körner M, Manns MP, Kapp A (2000) Rationelles diagnostisches Vorgehen bei der chronischen Urtikaria. Z Hautkr 75: 78–84
5. Breuer T, Sudhop T, Hoch J, Sauerbruch T, Malfertheiner P (1996). Prevalence of and risk factors for *Helicobacter pylori* infection in the western part of Germany. Eur J Gastroenterol Hepatol 8: 47–52
6. Rothenbacher D, Bode G, Winz T, Berg G, Adler G, Brenner H (1997) *Helicobacter pylori* in out-patients of a general practitioner: prevalence and determinants of current infection. Epidemiol Infect 119: 151–157

Methicillin-resistente Staphylokokken in der dermatologischen Klinik und Praxis

Detlef Petzoldt

Der Dermatologe ist mit dem Erreger *Staphylococcus aureus* gut vertraut. Erkennung und Behandlung staphylogener Hauterkrankungen wie Furunkel, Karbunkel und in 20 % auch Impetigo contagiosa bereiten in der Regel keine Schwierigkeiten.
Staphylococcus aureus ist aber auch einer der häufigsten Erreger von schwerwiegenden internen Infektionen. Er verursacht

- 70 – 80 % aller Wundinfektionen
- 50 – 60 % aller Osteomyelitiden
- 15 – 40 % aller Gefäßprotheseninfektionen
- 30 % aller Fälle von Sepsis und Endokarditis
- 10 % aller Pneumonien

Das Vorkommen von *Staphylococcus aureus* ist beim Menschen praktisch ubiquitär. Er kolonisiert bei nicht weniger als 20 – 50 % der Normalbevölkerung die Haut, insbesondere im Bereich des Nasenvorhofes und des Perineums. Im Krankenhaus kann die Trägerrate bei Ärzten und beim Pflegepersonal über 70 % betragen. Bei diesem Personenkreis findet sich der Erreger bevorzugt in den gleichen Lokalisationen, aber auch an den Händen. Die Aussage des Chirurgen Bier: „Der größte Feind der Wunde ist die Hand des Arztes." erklärt sich aus dieser Tatsache und ist noch heute gültig [5].
Staphylococcus aureus gehört zu den widerstandsfähigsten humanpathogenen Bakterien überhaupt. Er übersteht eine Hitzeeinwirkung von 60°C über 30 Minuten, er passiert Magen und Darm und erscheint lebend im Stuhl. Aus getrockneten klinischen Materialien und aus Staub lassen sich die Erreger noch nach Monaten isolieren. Diese Eigenschaften sind der Grund für die Verbreitung von *Staphylococcus aureus* im Krankenhaus, den sogenannten Staphylokokken-Hospitalismus [5].
Gegen die Außenwelt geschützt ist *Staphylococcus aureus* durch eine mehrschichtige Zellhülle, die als wesentlichen Baustein ein netzwerkartig angelegtes und als Sack ausgebildetes Riesenmolekül, das sogenannte Peptidoglykan oder Murein enthält. Die Zellhülle macht nicht weniger als 70 % des gesamten Trockengewichtes aus (Abb 1).
Die Schwachstelle im Mureinsäureskelett ist die

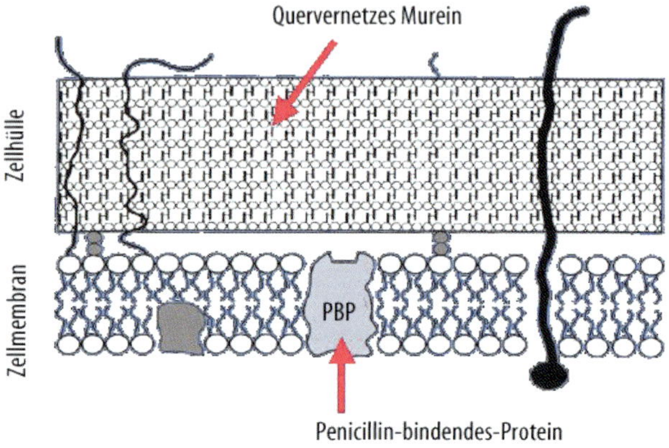

Abb. 1. Zellwand von *Staphylococcus aureus*

Quervernetzung der Glukopeptidpolymere. Sie sind der Angriffspunkt für Penicillin. Dabei bindet sich das Penicillin am penicillinbindenden Protein (PBP) in der Zellmembran und hemmt die zur Quervernetzung notwendige D-Alanintranspeptidase. Die Folge ist, dass in der Zellhülle Lücken entstehen, die schließlich zum Platzen der Zelle führen.
Staphyloccocus aureus ist ursprünglich ein penicillinempfindlicher Keim. Bedingt durch die Penicillinanwendungen traten bereits in den fünfziger Jahren Stämme von *Staphylococcus aureus* auf, die in der Lage waren, β-Laktamase zu bilden. Diese β-Laktamase wird vom Erreger in das umgebende Medium abgegeben und zerstört den β-Laktamring des Penicillinmoleküls. Dadurch verliert Penicillin seine antibiotische Wirksamkeit.
Im Jahr 1960 gelang es, mit Methicillin ein Penicillin herzustellen, welches durch eine besondere sterische Anordnung des β-Laktamrings vor der β-Laktamase geschützt war und so auch zur Behandlung β-Laktamase-bildender Staphylokokken eingesetzt werden konnte. Heute ist das Antibiotikum Methicillin verlassen und durch Oxacillin ersetzt, das ebenfalls β-Laktamase-fest ist und zudem bessere pharmakologische Eigenschaften hat.
In den 70er Jahren kam es zum Auftreten Methicillin- beziehungsweise Oxacillin-resistenter Stämme von *Staphylococcus aureus* (MRSA, ORSA). Die Me-

thicillin-Resistenz wird gesteuert durch das chromosomale mecA-Gen, das die Veränderung eines penicillinbindenden Proteins der Zellmembran bewirkt. Das penicillinbindende Protein PBP-2 A wird so verändert, dass das Penicillinmolekül hieran nicht mehr binden kann. Die Bindung an penicillinbindendes Protein aber ist die Voraussetzung für die antibiotische Wirkung das heißt die Hemmung der zur Quervernetzung der Glukopeptidpolymere notwendigen D-Alanintranspeptidase.
Das Problem des Auftretens von MRSA liegt darin, dass die Zahl dieser Stämme ständig zunimmt. In Krankenhäusern der USA machen MRSA-Stämme bis zu 70% aller *Staphylococcus-aureus*-Stämme aus. Die eigentliche Gefahr aber liegt darin, dass die Methicillin-Resistenz mit der Resistenz gegen andere Antibiotika gekoppelt ist. Aus den USA wird berichtet, dass dort bis zu 50% der MRSA-Stämme nur noch auf das Antibiotikum Vancomycin ansprechen. Inzwischen sind in Japan, in den USA und auch in Europa MRSA-Stämme aufgetaucht, die gegen gar kein Antibiotikum mehr empfindlich sind [11].
In Deutschland stellt sich die Situation wesentlich günstiger dar. Nur etwa 2–5% der *Staphylococcus-aureus*-Stämme sind Methicillin- bzw. Oxacillin-resistent. Über die Kopplung mit Resistenzen gegenüber anderen Antibiotika in Deutschland unterrichtet Tabelle 1.
Was die Situation in der Dermatologie anbelangt, so gibt es keine Hinweise darauf, dass MRSA vermehrt in dermatologischen Kliniken oder Praxen auftreten. In der Hautklinik des Universitätsklinikums Heidelberg wurden in den letzten beiden Jahren 2–3% MRSA-Stämme isoliert; diese Zahl entspricht dem Durchschnitt aller Kliniken.
MRSA-Stämme im dermatologischen Bereich werden sowohl als kolonisierende Stämme, beispielsweise bei Psoriasis vulgaris aber auch als Krankheitserreger von Pyodermien wie Furunkel, Karbunkel, Impetigo contagiosa, Phlegmone und Erysipel beobachtet [9]. In der Literatur wird über eine MRSA-Epidemie in einer dermatologischen Tagesklinik berichtet, die für zwei über 80jährige Patienten, die unter einer systemischen Steroidbehandlung standen, tödlich endete [2].
Bei einer Infektion durch einen Methicillin-resistenten *Staphylococcus-aureus*-Stamm wird man diese Infektion nach Maßgabe des Antibiogramms behandeln. Das Vorgehen ist in Klinik und Praxis identisch.
Handelt es sich um eine Kolonisation durch MRSA bei einem stationären Patienten so kann man entsprechend dem in Abbildung 2 dargestellten Verfahren vorgehen. In dieser Weise wird auf Anweisung des Institutes für Mikrobiologie im Universitätsklinikum Heidelberg vorgegangen.
Bei einem ambulanten dermatologischen Patienten ist eine Kolonisation durch MRSA in der Regel keine Indikation zur Behandlung. Es liegen Beobachtungen vor, dass sich eine MRSA-Besiedlung mit der Zeit verlieren kann [4]. Hinsichtlich der Resistenz gegen andere Antibiotika kann man bei MRSA-stämmen ambulanter Patienten davon ausgehen, dass weniger Resistenzen vorliegen als bei nosokomialem Auftreten [1]. Bei gefährdeten Personen, beispielsweise bei immunsupprimierten Patienten, kann eine Behandlung nach obigem Schema erwogen werden (Abb. 2). Dabei muss man sich darüber im Klaren sein, dass die Wirksamkeit dieser antiseptischen Maßnahmen nur relativ ist [3, 6, 10].

Tabelle 1. Antibiotika-Resistenz von MRSA-Stämmen. Deutschland 1997

Antibiotikum	%
Ciprofloxacin	94,0
Erythromycin	66,7
Clindamycin	45,7
Gentamycin	55,2
Oxytetracyklin	25,8
Trimethoprim/Sulfamethoxazol	16,9
Rifampicin	7,9

Robert-Koch-Institut Wernigerode

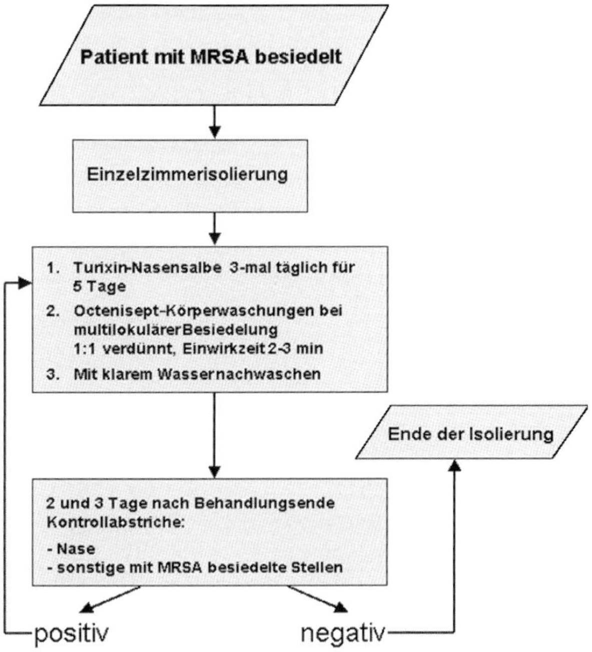

Abb. 2. Vorgehen bei MRSA-besiedelten Patienten

Tabelle 2. Initialbehandlung von Infektionen mit *Staphylococcus aureus*

Breitbandpenicillin + β-Laktamasehemmer		
Amoxicillin	Clavulansäure	Augmentan
Piperacillin	Tazobactam	Tazobac
Ampicillin	Sulbactam	Unacid

Angesichts der zunehmenden Zahlen Methicillin-resistenter Stämme von *Staphylococcus aureus* und der damit verbundenen zunehmenden Resistenz auch gegen Antibiotika sollte man sich in erster Linie wieder an die grundsätzlichen mikrobiologischen Möglichkeiten der Resistenzverhinderung erinnern [7].

- Die Indikation zur Antibiotikatherapie bakterieller Infektionen sollte grundsätzlich streng gestellt werden. Häufig reichen antiseptische Maßnahmen aus
- Zur Initialtherapie von Staphylokokkeninfektionen sollten Breitbandpenizilline mit β-Laktamase-zerstörenden Additiva wie Clavulansäure, Tazobactam oder Sulbactam eingesetzt werden (Tabelle 2)
- Die Hände sollten nach jedem Patientenkontakt gewaschen und antiseptisch behandelt werden

Literatur

1. Center for Disease Control (1999) Four pediatric deaths from community-acquired methicillin-resistant *Staphylococcus aureus* – Minnesota and North Dakota, 1997–1999. MMWR 48: 707–710
2. Farrell AM, Shanson DC, Ross JS, Roberts NM, Fry C, Cream JJ, Staughton RCD, Bunker CB (1998) An outbreak of methicillin-resistant *Staphylococcus aureus* (MRSA) in a dermatology day-care unit. Clin Exp Dermatol 23: 249–253
3. Fitzner J, Kappstein I, Dziekan G, Gastmeier P, Daschner F, Rüden H (2000) Hygienemaßnahmen bei Patienten mit Methicillin-resistenten *Staphylococcus aureus* (MRSA). Dtsch Med Wochenschr 125: 368–371
4. Frénay HME, Vandenbroucke-Grauls CMJE, Molkenboer MJCH, Verhoef J (1992) Long-term carriage, and transmission of methicillin-resistant *Staphylococcus aureus* after discharge from hospital. J Hosp Infect 22: 207–215
5. Hahn H, Falke D, Kaufmann SE, Ullmann U (1999) Medizinische Mikrobiologie und Infektiologie, 3. Aufl. Springer, Berlin
6. Harbarth S, Dharan S, Liassine N, Herrault P, Auckenthaler R, Pittet D (1999) Randomized, placebo-controlled, double-blind trial to evaluate the efficacy of mupirocin for eradicating carriage of methicillin-resistant *Staphylococcus aureus*. Antimic Agents Chemother 43: 1412–1416
7. Hauer Th, Daschner F (1998) Multiresistente *S. aureus*-MRSA. Internist 39: 1074
8. Namura S, Nishijima S, Higashida T, Asada Y (1995) *Staphylococcus aureus* isolated from nostril anteriors and subungual spaces of the hand: comparative study of medical staff, patients, and normal controls. J Dermatol 22: 175–180
9. Nishijima S, Namura S, Mitsuya K, Asada Y (1993) The incidence of isolation of methicillin-resistant *Staphylococcus aureus* (MRSA) strains from skin infections during the past three years (1989–1991). J Dermatol 20: 193–197
10. Rahman M (1998) Learning to live with MRSA. Postgrad Med J 74: 385–386
11. Robert Koch Institut (1998) Erstes Auftreten von MRSA mit verminderter Glykopeptidresistenz in Deutschland nachgewiesen. Epidemiol Bull 17/98: 123
12. Robert Koch Institut (1998) Mehrfachresistenzphänotypen bei MRSA aus nosokomialen Infektionen in Deutschland 1997. Epidemiol Bull 36/98: 255–257

Psoriasis und psoriasiforme Erkrankungen

Die Psoriasispathogenese aus heutiger Sicht

Jörg C. Prinz

Wenige Erkrankungen stehen so sehr im Mittelpunkt der Dermatologie wie Psoriasis vulgaris. Dies liegt nicht zuletzt daran, dass sie mit einer Inzidenz von 1,5% der Bevölkerung und einem Anteil von etwa 5% im Patientengut einer Hautklinik nach wie vor eine der epidemiologisch bedeutsamsten Hauterkrankungen darstellt. Ihrer Häufigkeit steht aber die frustrane Erfahrung gegenüber, dass wir den Patienten bisher keine Therapie anbieten können, die eine mehr als vorübergehende Abheilung der Psoriasis garantiert. Dieser Aspekt wiegt umso schwerer, als durchaus belegbar ist, dass Psoriasis einen gleichermaßen schweren Leidensdruck vermittelt wie Herzinsuffizienz, Arthritis und selbst Tumorleiden – Erkrankungen, denen wir einen sehr hohen Krankheitswert zusprechen [16]. Hiermit bleibt die Aufklärung der Psoriasispathogenese eine der zentralen Herausforderungen der Psoriasisforschung, da nur die Aufdeckung der pathogenetischen Mechanismen neue, kausale Therapieansätze ermöglichen kann.

Die Forschungsergebnisse der letzten Jahre haben verdeutlicht, dass Psoriasis viele Aspekte einer T-Zell-vermittelte Autoimmunerkrankung aufweist. Autoimmunerkrankungen sind dadurch charakterisiert, dass sich Komponenten des spezifischen Immunsystems gegen körpereigene Bestandteile richten und so zu Krankheitserscheinungen führen. Hierbei werden T-Lymphozyten durch Autoantigene aktiviert, die entweder von Antigen-präsentierenden Zellen oder aber direkt von den Zellen des betroffenen Organs dargeboten werden. Die Bildung von Entzündungsbotenstoffen hat dann entsprechende Krankheitsfolgen, die sich am Beispiel der Psoriasis unter anderem durch eine starke Hyperproliferation der Keratinozyten und durch die läsionale Ansammlung neutrophiler Granulozyten zeigen.

Hierbei spielt sich eine Autoimmunerkrankung im Regelfall zwischen zwei Fronten ab. Auf der einen Seite findet sich eine genetische Prädisposition, die sich vor allem in der Assoziation mit bestimmten HLA-Genen zeigt; auf der anderen Seite liegt eine mikrobiell-infektiöse Umwelt, die für Autoimmunerkrankungen von großer Bedeutung ist: so wird die Auslösung zahlreicher Autoimmunerkrankung in direktem Zusammenhang mit Infektionen gesehen.

Bezüglich der genetischen Prädisposition haben die letzten Jahre gezeigt, dass neben der schon lange bekannten HLA-Assoziation der Psoriasis eine Reihe von Genorten auf den verschiedensten Chromosomen, etwa 2, 4, 6, 8, 17 oder 20 mit Psoriasis assoziiert sein können [5]. Zu ihnen gehört auch ein mit Psoriasis assoziierter Polymorphismus des S-Gens [7]. Das S-Gen kodiert für Corneodesmosin, ein Protein, das eine zentrale Rolle in der Abschuppung der Epidermis spielt. Dennoch wurde bisher kein obligat mit Psoriasis assoziiertes Gen identifiziert. Hieraus lässt sich folgern, dass verschiedene Erbeigenschaften die Bereitschaft zur Psoriasis fördern können. Hierbei steht die Assoziation mit HLA Cw6 weiterhin im Vordergrund.

Bezüglich auslösender Infektionen ist die Lage für Psoriasis klarer: Racheninfektionen mit β-hämolysierenden Streptokokken der Gruppe A nach Lancefield (*Streptococcus pyogenes*) können in einem hohen Prozentsatz mit einer Erstmanifestation der Psoriasis in Verbindung gebracht werden, und sie sind oft auch Auslöser von Psoriasisschüben [3, 12, 21]. Die unterschiedlichen Prozentzahlen bei der Erstmanifestation der Psoriasis in den verschiedenen Studien lassen sich zumindest teilweise dadurch erklären, dass die Diagnose der Streptokokkeninfektion normalerweise retrospektiv, also im nachhinein, gestellt werden muss, denn es vergehen mindestens zwei bis drei Wochen, oft sicherlich auch länger, bis eine Streptokokkeninfektion bei genetisch prädisponierten Individuen letztendlich von einer Psoriasis gefolgt ist.

Unabhängig davon, ob es sich um eine Erstmanifestation oder bereits länger bestehende Psoriasis handelt, sollte der Blick in den Rachen zum Untersuchungsspektrum bei Psoriasispatienten gehören. Nicht selten werden hierbei stark vergrößerte, chronisch entzündete Tonsillen sichtbar, die nicht unbedingt eitrige Beläge aufweisen müssen, um dennoch Streptokokkenträger zu sein. Eine andere Region, die bei Psoriasispatienten häufiger Streptokokkenträger ist, stellt die Perianalregion dar. Streptokokken haben wir aber auch in der Urinkultur oder in Vulva- und Vaginalabstrichen bei Psoriasispatienten gefunden. Selbst wenn die Abstrichergebnisse negativ ausfallen, belegen erhöhte Serumantikörpertiter gegen Streptolysin O oder DNAseB häufig das Vorliegen einer okkulten Infektion mit *Streptococcus pyogenes*. In einem unselektionierten Kollektiv von Patienten mit chronisch-stationärer Psoriasis aus der Psoriasisambulanz unserer Klinik konnten wir in etwa 40 % serologische Hinweise auf Streptokokkeninfektionen finden.

Nach heutigem Kenntnisstand stellen T-Lymphozyten die Verbindung zwischen Streptokokkeninfektionen im Hals und den psoriatischen Hautveränderungen dar. Eine Reihe von Experimenten kann dies eindeutig belegen. Werden etwa aktivierte Lymphozyten in menschliche Hautproben injiziert, die auf immundefiziente Scid-Mäuse transplantiert wurden, dann führt nur die Injektion von T-Lymphozyten von Psoriasispatienten, nicht aber gesunden Kontrollpersonen zur Ausbildung eines psoriatischen Phänotyps in diesen Transplantaten mit gesteigerter Keratinozytenproliferation und Granulozytenakkumulation [22].

Grundsätzlich können zwei Mechanismen dazu führen, dass Streptokokkeninfektionen der Tonsillen zu einer Aktivierung von T-Lymphozyten in der Haut führen. Zu ihnen gehört einerseits die Produktion von Superantigenen. Hierbei handelt es sich um mikrobielle Toxine, welche T-Zellen unspezifisch aktivieren und hierbei gleichzeitig die Expression des *Cutaneous lymphocyte-associated antigen* (CLA) induzieren [8]. CLA ist ein hautspezifischer Homingrezeptor für T-Zellen, welcher selektiv an E-Selektin der Blutgefäße der Haut bindet und so eine Auswanderung von T-Zellen speziell in die Haut vermittelt [1, 17].

Die zweite Möglichkeit besteht darin, dass T-Lymphozyten gegen Streptokokkenproteine aktiviert werden, die Sequenzhomologien mit Keratinozytenproteinen besitzen. Dies würde dann zu einer antigenspezifischen Aktivierung kreuzreaktiver T-Lymphozyten in der Haut führen. Derartige Gemeinsamkeiten zwischen Proteinen von Streptokokken und Keratinozyten sind schon lange bekannt und wurden mit der Psoriasispathogenese in Verbindung gebracht [20]. Sie betreffen vor allem M-Proteine der Streptokokken und Keratine, also Zytoskelett-Proteine der Keratinozyten. Beide besitzen als besonderes Strukturmerkmal eine sogenannte β-Faltblattstruktur, die in repetitiven Bereichen sehr große Aminosäuresequenz-Homologien besitzen. Zumindest von Blut-T-Lymphozyten bei Psoriasispatienten ist bekannt, dass sie in vermehrtem Ausmaß gegen Peptide reagieren, die genau diesen Bereichen entsprechen [4, 19].

Auch wenn wir zum derzeitigen Zeitpunkt noch nicht sagen können, ob diese Strukturgemeinschaften wirklich für die Auslösung der Psoriasis von Bedeutung sind, lässt sich eindeutig festhalten, dass die T-Zell-Aktivierung in den psoriatischen Hautveränderungen antigenspezifisch erfolgt. Durch die molekulare Analyse des T-Zell-Antigen-Rezeptor-(TZR)-Gebrauchs in den Psoriasisläsionen konnten wir ebenso wie andere Arbeitsgruppen nachweisen, dass zahlreiche T-Lymphozyten in den Psoriasisläsionen die gleichen TZR-Rearrangements tragen [10, 15]. Der Nachweis identischer TZR auf T-Zellen eines Entzündungsinfiltrates bedeutet, dass sie durch Zellteilung aus einer gemeinsamen Ausgangszelle hervorgegangen sind. Diese Beobachtung lässt sich bei nichtmalignen Prozessen nur durch Stimulation durch nominelle Antigene erklären. Die langjährige Persistenz der gleichen TZR-Rearrangements in Psoriasisläsionen desselben Patienten belegt zudem, dass über längere Zeiträume dieselben, klonal expandierten T-Zell-Populationen in den psoriatischen Hautveränderungen durch dieselben Antigene aktiviert werden [2].

Fasst man diese Erkenntnisse zusammen, erscheint heute durchaus folgendes Szenario realistisch: Im Rahmen einer Streptokokkeninfektion der Tonsillen kommt es zur antigenspezifischen Aktivierung und zur klonalen Vermehrung von kreuzreaktiven T-Zellen. Aufgrund der superantigenvermittelten Induktion von CLA sind diese T-Zellen besonders dazu befähigt, in die Haut einzuwandern. Dort erkennen sie dann die Keratinozytenproteine, die den Streptokokkenproteinen entsprechen, und werden erneut aktiviert. Als Folge hiervon produzieren sie Botenstoffe, welche die bekannten Hautveränderungen vermitteln: Steigerung der Keratinozytenproliferation mit Schuppung und läsionale Ansammlung von neutrophilen Granulozyten und Mastzellen (zusammengefasst in [14]).

Diese Ergebnisse haben zweierlei Bedeutung für die Praxis. Sie unterstreichen, dass bei einer therapieresistenten Psoriasis nach unterhaltenden bakteriellen entzündlichen Foci gesucht werden sollte. Hierzu gehören die Bestimmung von Anti-Streptolysin- und Anti-DNAseB-Titern im Serum sowie bakteriologische Abstriche von Tonsillen, Nasenvorhöfen und Rima ani. Hinzu kommt zumindest bei Erstvorstellung noch eine Focussuche beim Zahn- und HNO-Arzt. Mirkobiologische Hinweise auf eine Streptokokkeninfektion sind dann Grund für eine antimikrobielle Therapie, zum Beispiel mit einem Makrolid oder einem Penizillin. Der Stellenwert einer Tonsillektomie bei Psoriasis ist bisher leider kaum untersucht. Die größte Zahl von Patienten wurde in einer 1976 publizierten Studie retrospektiv erfasst [13], und die Ergebnisse werden von einer kleineren prospektiven Studie [6] sowie Fallberichten [9, 18] bestätigt. Sie alle belegen eine eindeutige Besserung des Verlaufs einer zuvor therapierefraktären Psoriasis bei Nachweis einer Streptokokken-assoziierten Tonsillitis. Unsere eigenen Erfahrungen decken sich mit diesen Berichten. Es ist aber nicht davon auszugehen, dass die Psoriasis hierdurch als Ganzes zur Abheilung gebracht werden kann. Offensichtlich können derartige Maßnahmen aber den Eruptionsdruck und die Zahl der Psoriasisrezidive vermindern oder die Psoriasis einer Therapie leichter zugänglich zu machen.

Der Nachweis der Rolle von T-Lymphozyten in der Psoriasispathogenese hat aber noch eine weitere Bedeutung: In Zukunft werden vermehrt Medikamente in den Markt drängen, die speziell auf eine Ruhigstellung der psoriatischen T-Zell-Aktivierung zielen. So wird Psoriasis derzeit als ein visualisiertes Krankheitsmodell T-Zell-vermittelter Pathologie zur Entwicklung von T-Zell-spezifischen Immunsuppressiva eingesetzt. Ein Beispiel hierfür ist LFA3Tip der Firma Biogen, das derzeit in einer weltweiten Studie bei Psoriasispatienten erprobt wird. Hierbei handelt es sich um ein rekombinantes Eiweißmolekül, das dem menschlichen LFA3-Molekül entspricht und mit einem humanen Immunglobulin-Fc-Teil versehen wurde [11]. Dieses Molekül unterbindet die Interaktion von LFA3 auf Antigen-präsentierenden Zellen mit dem CD2 auf T-Lymphozyten, ein für die T-Zell-Aktivierung unumgänglicher Schritt. Hierdurch wird die T-Zell-Aktivierung unterbrochen und zumindest bei einem Teil der Psoriasispatienten die Psoriasis für längere Zeiträume zur Abheilung gebracht.

Mit den neuen Erkenntnissen über die Psoriasispathogenese ergeben sich somit auch neue Ansätze für die Entwicklung kausaler Therapeutika. Hiermit sind neue Perspektiven erkennbar, welche die Therapie der Psoriasis in der Zukunft entscheidend verändern werden.

Literatur

1. Bos JD, Boer OJ de, Tibosch E, Das PK, Pals ST (1993) Skin-homing T lymphocytes: detection of cutaneous lymphocyte-associated antigen (CLA) by HECA-452 in normal human skin. Arch Dermatol Res 285: 179–183
2. Chang JC, Smith LR, Froning KJ, Kurland HH, Schwabe BJ, Blumeyer KK, Karasek MA, Wilkinson DI, Farber EM, Carlo DJ, Brostoff SW (1997) Persistence of T-cell clones in psoriatic lesions. Arch Dermatol 133: 703–708
3. Cohen-Tervaert WC, Esseveld H (1970) A study of the incidence of hemolytic streptococci in the throat in patients with psoriasis vulgaris with reference to their role in the pathogenesis of this disease. Dermatologica 140: 282–290
4. Gudmundsdottir AS, Sigmundsdottir H, Sigurgeirsson B, Good MF, Valdimarsson H, Jonsdottir I (1999) Is an epitope on keratin 17 a major target for autoreactive T lymphocytes in psoriasis? Clin Exp Immunol 117: 580–586
5. Henseler T (1997) The genetics of psoriasis. J Am Acad Dermatol 37: 1–11
6. Hone SW, Donnelly MJ, Powell F, Blayney AW (1996) Clearance of recalcitrant psoriasis after tonsillectomy. Clin Otolaryngol 21: 546–547
7. Jenisch S, Koch S, Henseler T, Nair RP, Elder JT, Watts CE, Westphal E, Voorhees JJ, Christophers E, Kronke M (1999) Corneodesmosin gene polymorphism demonstrates strong linkage disequilibrium with HLA and association with psoriasis vulgaris. Tissue Antigens 54: 439–449
8. Leung DYM, Gately M, Trumble A, Ferguson-Darnell B, Schlievert PM, Picker LJ (1995) Bacterial superantigens induce T cell expression of the skin-selective homing receptor, the cutaneous lymphocyte-associated antigen (CLA). J Exp Med 181: 747–753
9. McMillin BD, Maddern BR, Graham WR (1999) A role for tonsillectomy in the treatment of psoriasis? Ear Nose Throat J 78: 155–158
10. Menssen A, Trommler P, Vollmer S, Schendel D, Albert E, Gürtler L, Riethmüller G, Prinz JC (1995) Evidence for an antigen-specific cellular immune response in skin lesions of patients with psoriasis vulgaris. J Immunol 155: 4078–4083
11. Miller GT, Hochman PS, Meier W, Tizard R, Bixler SA, Rosa MD, Wallner BP (1993) Specific interaction of lymphocyte function-associated antigen 3 with CD2 can inhibit T cell responses. J Exp Med 178: 211–222
12. Nordlind K (1955) Significance of infections in origin of psoriasis. Acta Rheumatol Scand 1: 135–144
13. Nyfors A, Rasmussen PA, Lemholt K, Eriksen B (1975) Improvement of refractory psoriasis vulgaris after tonsillectomy. Dermatologica 151: 216–222
14. Prinz JC (1997) Psoriasis vulgaris, streptococci and the immune system: a riddle to be solved soon? Scand J Immunol 45: 583–586
15. Prinz JC, Vollmer S, Boehncke W-H, Menssen A, Laisney I, Trommler P (1999) Selection of conserved TCR-VDJ-rearrangements in chronic psoriatic plaques indicates a common antigen in psoriasis vulgaris. Eur J Immunol 29: 3360–3368
16. Rapp SR, Feldman SR, Exum ML, Fleischer AB Jr, Reboussin DM (1999) Psoriasis causes as much disability as other major medical diseases. J Am Acad Dermatol 41: 401–407
17. Rossiter H, Reijsen F van, Mudde GC, Kalthoff F, Bruijnzeel Koomen CA, Picker LJ, Kupper TS (1994) Skin disease-related T cells bind to endothelial selectins: ex-

pression of cutaneous lymphocyte antigen (CLA) predicts E-selectin but not P-selectin binding. Eur J Immunol 24: 205–210
18. Saita B, Ishii Y, Ogata K, Kikuchi I, Inoue S, Naritomi K (1979) Two sisters with guttate psoriasis responsive to tonsillectomy: case reports with HLA studies. J Dermatol 6: 185–189
19. Sigmundsdottir H, Sigurgeirsson B, Troye Blomberg M, Good MF, Valdimarsson H, Jonsdottir I (1997) Circulating T cells of patients with active psoriasis respond to streptococcal M-peptides sharing sequences with human epidermal keratins. Scand J Immunol 45: 688–697
20. Valdimarsson H, Sigmundsdottir H, Jonsdottir I (1997) Is psoriasis induced by streptococcal superantigens and maintained by M-protein-specific T cells that cross-react with keratin? Clin Exp Immunol 107 [Suppl 1]: 21–24
21. Whyte HJ, Baughman RD (1964) Acute guttate psoriasis and streptococcal infection. Arch Dermatol 89: 350–356
22. Wrone Smith T, Nickoloff BJ (1996) Dermal injection of immunocytes induces psoriasis. J Clin Invest 98: 1878–1887

Systemische Therapie der Psoriasis

Enno Christophers und Ulrich Mrowietz

Die Behandlung der Psoriasis mit systemisch wirksamen Medikamenten hat in den letzten Jahren erheblich an Bedeutung gewonnen. Während in den angelsächsischen und skandinavischen Ländern die Psoriasis schon seit längerem vorwiegend systemisch therapiert wird, ist in Deutschland die Akzeptanz erst in den letzten Jahren gestiegen. Gründe dafür finden sich im besseren Verständnis für die Wirkmechanismen systemisch wirkender Antipsoriatika und in der gründlichen Vermittlung von Kenntnissen über die Grenzen dieser Therapie und ihre Nebenwirkungen. Trotz der Fortschritte auf dem Gebiet der systemischen Psoriasis-Therapie bieten sich immer noch eine Reihe von Schwierigkeiten, die zu beachten sind.

Die Psoriasis ist ein vielgestaltiges Krankheitsbild mit variabler Krankheitsexpression. Bei der Auswahl der Therapeutika spielt die Schwere die größte Rolle. Die Schwere der Psoriasis ist das Produkt von Ausdehnung × Aktivität (Ausdehnung × Aktivität = Schwere). Dazu zählt die entzündliche Aktivität, die beim Typ I der Psoriasis (jugendliche, HLA-assoziierte Psoriasis) besonders im Vordergrund steht. Entzündungsbereitschaft bestimmt sowohl die Rezidivneigung als auch das therapeutische Ansprechen. Je entzündlicher eine Psoriasis ist, desto eher spricht sie auf systemische Therapeutika an. Diese Punkte wurden bei Therapiestudien bislang kaum berücksichtigt.

Weiterhin zu nennen sind die Psoriasis-assoziierten Erkrankungen, die bei der Auswahl der Therapeutika eine Rolle spielen, vor allem die Psoriasisarthritis, aber auch überzufällig häufig assoziierte Erkrankungen wie Diabetes, Hypertonus und kardiovaskuläre Erkrankungen. Gerade bei systemischen Antipsoriatika ist hier besondere Beachtung angezeigt.

Als Letztes sei erwähnt, dass eine vollständige Abheilung schwer zu erzielen ist. Es erfordert ein Vielfaches an Zeit und Kosten, um auch die letzten psoriatischen Hautveränderungen therapeutisch zu normalisieren. Unter Berücksichtigung des Kosten-Nutzen-Verhältnisses sollte man sich mit dem Endergebnis „weitgehend abgeheilt“ zufriedengeben. Topische Therapiemöglichkeiten können dann fortgeführt werden, um das vorläufige Endergebnis weiter zu verbessern [1–3].

Im Folgenden sind die wichtigsten systemisch wirksamen Therapeutika der Psoriasis zusammengefasst dargestellt.

Methotrexat

Als ältestes systemisches Therapeutikum der Psoriasis wird der Folsäureantagonist Methotrexat (MTX) vor allem zur Therapie schwerer Psoriasisformen einschließlich der Psoriasis pustulosa generalisata (von Zumbusch), der psoriatischen Erythrodermie und der Psoriasisarthritis verwendet. MTX kann oral, intramuskulär oder intravenös verabreicht werden. Aufgrund pharmakokinetischer Überlegungen, zur Sicherung der Compliance und zur Vermeidung von Überdosierungen ist die parenterale Applikation vorzuziehen. Oral wird nach dem Weinstein-Schema behandelt. Die Dosierung von MTX liegt bei 15–25 mg/Woche [4].

Kontraindikationen sind Schwangerschaft sowie Leber- und Nierenerkrankungen. MTX besitzt eine kumulative Toxizität, die vor allem bei Leberschädigung zur Entstehung von Leberfibrose und/oder Leberzirrhose führen kann. Die tolerable Gesamtdosis wird von Dermatologen und Rheumatologen unterschiedlich beurteilt. In der Dermatologie gilt eine kumulative Dosis von 1,5 g als Grenze, die nur in besonderen Fällen überschritten werden sollte. Bei der Therapie der rheumatoiden Arthritis werden jedoch höhere kumulative Dosen eingesetzt, die sich an der individuellen Verträglichkeit orientieren.

Wie bei allen antipsoriatischen Systemtherapeutika kommt der Überwachung der MTX-Therapie eine besondere Bedeutung zu. Neben Blutbild, Nieren- und Leberfunktionsparametern kann die Bestimmung des aminoterminalen Propeptides von Kollagen Typ III (PIIINP) im Serum im Verlauf der Therapie die Entwicklung einer Leberfibrose anzeigen. Auch eine Leberblindpunktion kann bei hohen kumulativen MTX-Dosen zur Abschätzung des weiteren Therapierisikos nützlich sein.

Der Wirkmechanismus von MTX bei der Therapie der Psoriasis liegt nach neuen Erkenntnissen wahrscheinlich in einer Verschiebung der Th1-geprägten Immunantwort in Richtung einer Th2-Reaktion. Zusätzlich induziert MTX Apoptose in aktivierten T-Zellen [5] und beeinflusst das cAMP/cGMP-Gleichgewicht [6].

Ciclosporin A

Besonders für die schwere Psoriasis vulgaris, aber auch für allen anderen Psoriasisformen einschließlich der Psoriasisarthritis, stellt Ciclosporin ein wirksames Therapeutikum dar. Bei vielen Patienten kann mit Ciclosporin Erscheinungsfreiheit erreicht werden. Die mittlere Einstiegsdosierung beträgt 3 mg/kg/KG/Tag Ciclosporin. Sie kann bei Nichtansprechen oder um einen schnellen Behandlungserfolg zu erreichen auf maximal 5 mg/kg/KG/Tag erhöht werden. Nach Ansprechen auf die Therapie sollte die Ciclosporindosis schrittweise auf eine individuelle Ansprechdosierung reduziert werden.

Kontraindikationen für die Ciclosporintherapie sind Nierenfunktionsstörungen, anamnestische Malignome sowie schwere Infektionen.

Unerwünschte Arzneimittelwirkungen bestehen in Einschränkungen der Nierenfunktion, Entwicklung oder Verschlechterung eines Hypertonus sowie bei langfristiger Anwendung gehäufter Infektionen der Haut (besonders viraler Genese) und in der Entstehung kutaner Malignome (spinozelluläre Karzinome, Basaliom). Auch kann es zu einem Anstieg von Serumcholesterin und Serumtriglyzeriden kommen. Bei einigen Patienten kann es zu verstärktem Haarwuchs, zu einer Gingivahyperplasie, zu Müdigkeit und Kopfschmerzen kommen.

Die Therapieüberwachung besteht vor allem in der Kontrolle der Nierenfunktion durch Bestimmung des Serumkreatinins vor und im Verlauf der Ciclosporintherapie. Ferner müssen Blutdruck, Blutbild und Blutfettwerte bestimmt werden. Die Inspektion des Hautorgans gehört vor allem bei langdauernder Behandlung und/oder Vorbehandlungen mit UV-Licht (vor allem PUVA) zur Therapieüberwachung (Früherkennung von Malignomen).

Der Wirkmechanismus von Ciclosporin ist vergleichsweise gut untersucht. Die Hemmung der Phosphataseaktivität des intrazellulären Enzyms Calcineurin bewirkt in der Folge eine verminderte Transkription besonders des Interleukin-2 (IL-2)-Gens. Dadurch entfällt die autokrine und parakrine T-Zell-Stimulation durch IL-2, was zu einer verminderten T-Zell-abhängigen Immunantwort führt. Ferner hemmt Ciclosporin die Aktivierung von Mastzellen und die Expression entzündungsbedingter Zytokine und Adhäsionsmoleküle auf dermalen Endothelzellen [7].

Fumarsäureester

Die Therapie mit Fumarsäureestern hat sich vor allem bei der schweren Psoriasis vularis bewährt. Bei einem Teil der behandelten Patienten kann Erscheinungsfreiheit erreicht werden. Die Dosierung richtet sich nach einem etablierten Schema und beginnt mit der Einnahme einer niedrig dosierten Präparation, die nach drei Wochen Therapie mit höher konzentrierten Tabletten (Höchstdosis sechs Tabletten/Tag) fortgeführt wird. Nach Ansprechen auf die Behandlung sollte eine individuell angepasste Dosisreduktion erfolgen.

Kontraindikationen für eine Fumarsäureestertherapie bestehen in Magen-Darm-Erkrankungen sowie schweren Nierenfunktionsstörungen. Als unerwünschte Arzneimittelwirkungen können vor allem Störungen des Magen-Darm-Systems (Übelkeit, Erbrechen, Diarrhoe, Krämpfe) auftreten. Ferner wird über Flush-Symptome berichtet. Laborchemisch kann eine passagere Eosinophilie sowie eine auf die Dauer der Einnahme begrenzte Absenken der Lymphozytenzahlen beobachtet werden. Fällt die Zahl der Lymphozyten auf $<500/\mu l$, muss die Dosis reduziert oder das Medikament abgesetzt werden. Selten kann es zu einer Proteinurie kommen, die Ausdruck einer vorübergehenden Nierenfunktionsstörung ist und sich nach Absetzen der Therapie wieder normalisiert.

Fumarsäureester haben pharmakologischen Einfluss auf viele an der psoriatischen Gewebereaktion beteilige Zellen. So kommt es in vitro unter dem Einfluss von Fumarsäureestern zur Verschiebung einer Th1-Antwort zu einer Th2-Immunreaktion. Dimethylfumarat, Hauptbestandteil der zur Therapie verwendeten Tabletten, hemmt die Differenzierung humaner dendritischer Zellen durch die Induktion von Apoptose. Ältere Arbeiten konnten antiproliferative Effekte von Fumarsäureestern auf Keratinozyten und Keratinozyten-Zelllinien nachweisen [8].

Retinoide

Das früher verwendete Etretinat wurde durch Acitretin, seinen Hauptmetaboliten, ersetzt. Eine Monotherapie mit Acitretin führt nur selten zu einem Ansprechen der Psoriasis vulgaris. Sehr gut sprechen jedoch pustulöse Psoriasisformen wie die Pustulosis palmaris et plantaris auf eine Acitretinbehandlung an. In Kombination mit PUVA (Re-PUVA) kann auch die Psoriasis vulgaris wirksam therapiert werden.

Die Dosierung von Acitretin beträgt in der Regel 0,5 mg/kg/KG/Tag, sie kann jedoch zu Beginn der Therapie erhöht, und nach Ansprechen auf eine individuelle Erhaltungsdosis reduziert werden.

Acitretin ist bei Frauen im gebährfähigen Alter wegen seiner obligaten teratogenen Wirkung absolut kontraindiziert. Das teratogene Risiko besteht bis zu zwei Jahren nach der letzen Einnahme. Der Grund für das lange bestehende Risiko liegt darin begründet, dass ein Teil des Acitretin in Etretinat mit einer sehr langen biologischen Halbwertszeit verstoffwechselt wird. Lebererkrankungen und Fettstoffwechselstörungen gelten ebenfalls als Kontraindikationen.

Unerwünschte Arzneimittelwirkungen treten vor allem als Trockenheit der Schleimhäute und passagerem Haarausfall auf. Ferner können bei körperlicher Belastung Knochenschmerzen auftreten und eine erhöhte Lichtempfindlichkeit auftreten. Laborchemisch kommen Erhöhungen von Leberfunktionsparametern und Fettstoffwechselstörungen vor. Bei Kindern muss die Indikation zur Acitretintherapie wegen möglicher Beeinflussung des Knochenwachstums sehr streng gestellt werden.

Der Wirkmechanismus von Acitretin wird vor allem in der Regulation der gestörten Keratinozytenproliferation und Differenzierung gesehen. Darüberhinaus besitzt Acitretin zahlreiche entzündungshemmende Einflüsse auf Zellen des entzündlichen Infiltrates bei der Psoriasis [9].

Zukünftige systemische Therapien

Pharmakonzerne und Biotechnologieunternehmen arbeiten in den letzten Jahren verstärkt an Therapieverfahren, um die Aktivierung von immunologischen Prozessen durch gezielte Beeinflussung von Mediator- oder Zellerkennungs- beziehungsweise Zellaktivierungssystemen zu hemmen. Humanisierte monoklonale Antikörper mit Spezifität für bestimmte Moleküle, die in der Entzündungskaskade eine wesentliche Rolle spielen, wurden bereits entwickelt und befinden sich in zahlreichen klinischen Studien bei Psoriasis weltweit.

In der Literatur sind bereits Berichte über erfolgreiche Behandlung schwerer Psoriasis vulgaris mit Antikörpern gegen den IL-2-Rezeptor (CD25) [10] sowie gegen das Zytokin Tumornekrosefaktor-α [11] veröffentlicht. Studien mit einem Fusionsprotein von IL-2 mit Diphtherietoxin zeigen bei einem Teil der behandelten Patienten ein gutes Ansprechen auf die Therapie [12].

Weitere Entwicklungen betreffen die Gruppe der immunmodulierenden Macrolaktame. Die Substanz SDZ ASM 981 aus dieser neuen Gruppe besitzt nach jüngst veröffentlichten Daten nach oraler Gabe eine ausgezeichnete Wirkung bei schwerer Psoriasis und führt schon nach kurzer Behandlungszeit zu einer weitgehenden Erscheinungsfreiheit [13].

Ausblick

Die knapp gehaltenen Ausführungen dieses Beitrages sollen zeigen, dass vier wirksame Therapeutika zur systemischen Behandlung der Psoriasis bereitstehen. Erfahrungen in der Anwendung dieser Medikamente erstrecken sich über größere Zeiträume (Jahre) und bestätigen allen ein hohes Maß an therapeutischer Sicherheit. Die Kenntnis von Wirkung und Nebenwirkung verbunden mit sorgfältigem Monitoring der Patienten während der Behandlung sind die Grundlage der systemischen Psoriasistherapie. Sicherlich wird ihre Akzeptanz in den kommenden Jahren wie in anderen Ländern auch bei uns weiter wachsen.

Literatur

1. Christophers E (1996) Psoriasis: mechanisms and entry points for possible therapeutic interventions. Australas J Dermatol 37: S4-S6
2. Al-Suvaidan SN, Feldman SR (2000) Clearance is not a realistic expectation of psoriasis treatment. J Am Acad Dermatol 42: 796–802
3. Lambert JRMG (1999) Cost-effectiveness of treatments in psoriasis. J Dermatol Treat 10: S9-S13
4. Linden KG, Weinstein GD (1999) Use of methotrexate in psoriasis. Dermatol Ther 11: 52–59
5. Genestier L, Paillot R, Fournel S, Ferraro C, Miossec P, Revillard JP (1998) Immunosuppressive properties of methotrexate: apoptosis and clonal deletion of activated peripheral T cells. J Clin Invest 102: 322–328
6. Cronstein BN, Naime D, Ostad E (1993) The antiinflammatory mechanism of methotrexate. Increased adenosine release at inflamed sites diminishes leukocyte accumulation in an in vivo model of inflammation. J Clin Invest 92: 2675–2682
7. Mrowietz U (1993) Vorstellungen zum Wirkmechanismus von Ciclosporin bei der Psoriasis. Hautarzt 44: 353–360

8. Mrowietz U, Christophers E, Altmeyer P (1999) Treatment of severe psoriasis with fumaric acid esters: scientific background and guidelines for therapeutic use. Br J Dermatol 141: 424–429
9. Saurat JH (1999) Retinoids and psoriasis: novel issues in retinoid pharmacology and implications for psoriasis treatment. J Am Acad Dermatol 41: S2–S6
10. Mrowietz U, Zhu K, Christophers E (2000) Treatment of severe psoriasis with anti-CD25 monoclonal antibodies. Arch Dermatol 136: 675–676
11. Oh CJ, Das KM, Gottlieb AB (2000) Treatment with anti-tumor necrosis factor alpha (TNF-alpha) monoclonal antibody dramatically decreases the clinical activity of psoriasis lesions. J Am Acad Dermatol 42: 829–830
12. Bagel J, Garland WT, Breneman D, Holick M, Littlejohn TW, Crosby D, Faust H, Firenson D (1998) Administration of $DAB_{389}IL$-2 to patients with recalcitrant psoriasis: a double-blind, phase II multicenter trial. J Am Acad Dermatol 38: 938–944
13. Rappersberger K, Komar M, Ebelin ME, Scott G, Bueche M, Burtin P, Wolff K (2000) Oral SDZ ASM 981: safety, pharmacokinetics and efficacy in patients with moderate to severe chronic plaque psoriasis (abstract). J Invest Dermatol 114: 776

Palmoplantare Psoriasis und Nagel-Psoriasis: noch immer therapeutische Herausforderungen

Ingrid Moll

Die Psoriasis vulgaris ist eine der häufigsten dermatologischen Krankheitsbilder und stellt insbesondere an den speziellen Lokalisationen Nägel, Palmae und Plantae auch ein häufiges therapeutisches Problem dar. Im Folgenden sollen ältere, bewährte – wenn auch nur einigermaßen effiziente – therapeutische Maßnahmen innovativen, zukunftsorientierten Ansätzen gegenüber gestellt werden.

In der Therapie der palmoplantaren Psoriasis (Abb. 1) sind eine Reihe topischer Therapien – Steroide, Dithranol (in steigender Konzentration), Teere (soweit zugelassen) sowie die Vitamin-D3-Derivate, Calcipotriol und Tacalcitol etabliert. Diese Lokaltherapeutika führen bei konsequenter langfristiger Anwendung zur Besserung oder Abheilung. Zugleich sind sie adjuvant bei schweren Verläufen oder als Intervallmaßnahmen wichtig [12]. An systemischen Therapien kommen Glukokortikoide (nur in akutem Zustand), Retinoide, Ciclosporin A oder Methotrexat in Betracht. Längerfristig gegeben sind sie wirksam, jedoch ist ihre Indikation in Anbetracht ihres Nebenwirkungsprofils bei isolierter palmoplantarer Psoriasis kritisch abzuwägen. Die positiven Aspekte der systemischen PUVA-Therapie bei palmoplantarer Psoriasis belegen eine Reihe von Studien. Meist war eine Abheilung bei zwei Drittel der Patienten zu erzielen. In den letzten Jahren wurde die topische PUVA-Therapie bevorzugt, dabei konnten limitierte beziehungsweise retrospektiv durchgeführte Studien keine Unterschiede in der therapeutischen Effektivität zwischen diesen PUVA-Therapien herausarbeiten [3, 4]. Jedoch erhöhte die Kombination von Retinoiden und systemischer PUVA [9] die Abheilungsrate auf 78 % im Vergleich zur PUVA als Monotherapie (25 %) und Retinoide (17 %). Eventuell lässt sich das photochemotherapeutische Ergebnis durch die Applikation von Dihydroxyaceton noch verbessern [11]. Ein anderes innovatives Konzept ist die Anwendung von Interferenzstrom, eines Amplituden-modellierten Wechselstroms mit einer Frequenz von 4000 Hz (Abb. 2). Eine offene prospektive Studie an 12 Patienten ergab bei 11 Patienten eine Abheilung oder deutliche Besserung innerhalb von 12 Wochen bei zweimaliger Anwendung pro Tag. Die Autoren postulieren deshalb ein hohes therapeutisches Potential des Interferenzstroms bei palmarer Psoriasis [8].

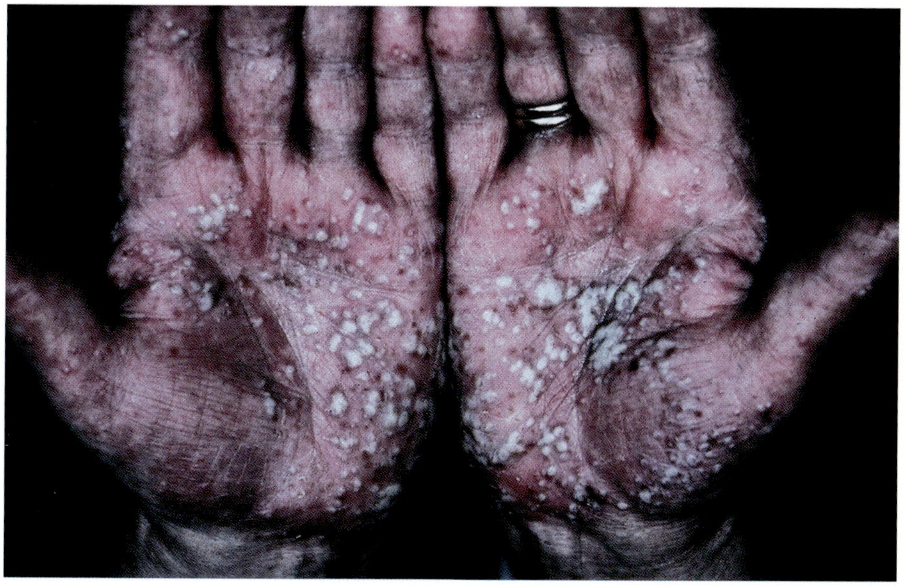

Abb. 1. Pustulöse palmaplantare Psoriasis

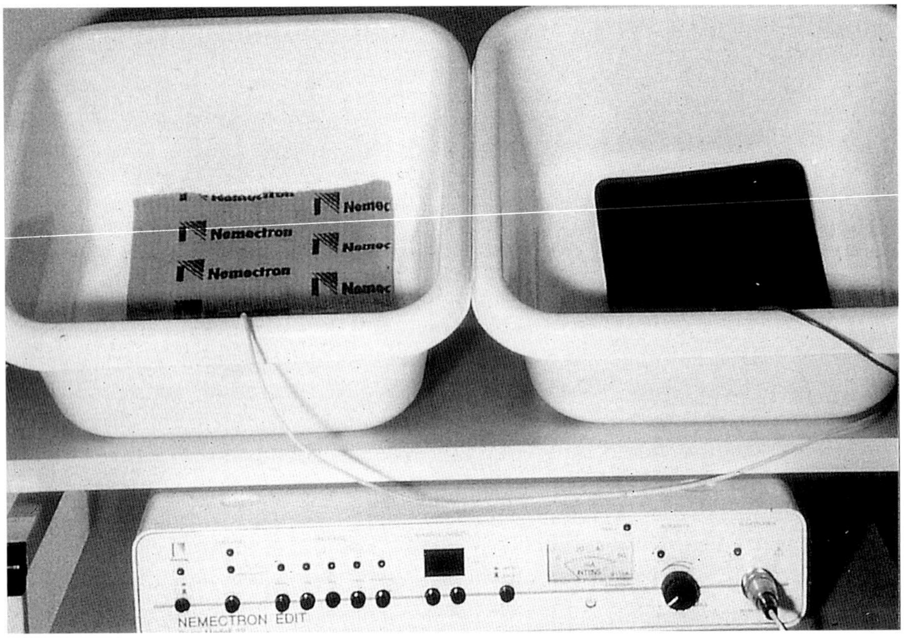

Abb. 2. Interferenzstromeinheit zur Bäderapplikation. (Photodokumentation Dr. A. Philipp, Universitätshautklinikum GmbH, Universitätsklinikum, Fakultät für Klinische Medizin Mannheim der Universität Heidelberg)

Die häufigsten klinischen Symptome der Nagelpsoriasis sind Tüpfel, Verfärbungen und Onycholysen, seltener sind subunguale Hyperkeratosen und Deformierungen der Nagelplatte. Meist sind Finger- und Zehennägel zugleich betroffen, nur bei einem Drittel der Patienten die Fingernägel allein, und isolierter Befall der Zehennägel ist rar. Überraschend ist die starke Beeinträchtigung der Patienten. Fast alle sind kosmetisch gestört und sogar die Hälfte gibt Schmerzen bei Tätigkeiten an. Ebenfalls die Hälfte fühlt sich beruflich und privat eingeschränkt [5]. Die zur Verfügung stehenden therapeutischen Maßnahmen sind unbefriedigend. Eine große Studie, die verschiedene Therapien über mehrere Monate evaluierte, zeigte nur bei 20 % eine gute Besserung [5]. Angesichts der somit noch vorhandenen therapeutischen Herausforderung erscheinen Präventionsmaßnahmen, insbesondere sorgfältige Maniküre, regelmäßige Anwendung von Nagellack, weiche Schuhe und eingeschränkte manuelle Tätigkeiten sowie die regelmäßige antimykotische und antibakterielle Therapie besonders wichtig.
Alle gängigen sytemischen Therapien bewirken bei entsprechend langer Applikation eine Verbesserung des Nagelwachstums, jedoch nur teils die Zufriedenheit der Patienten. Bei Retinoidtherapie ist darüber hinaus zu beachten, dass die Nagelplatte dünn wird und Tüpfel und Onycholysen wenig beeinflusst werden. So stehen bei isolierter Nagelpsoriasis lokaltherapeutische Maßnahmen im Vordergrund, vor allem Glukokortikoide, als Externa oder Injektionen, sowie Calcipotriol [7, 13]. 5-Fluorouracil (1 %) als Lösung oder Creme führte nach mehrmonatiger Applikation bei 50 % der Patienten zur Besserung [1, 2, 6]. Eventuell ist Fluorouracil (5 %) ein- bis dreimal pro Woche für einige Minuten appliziert eine verbesserte und praktikable Therapie für die Patienten. In einem Fallbericht konnte eine langfristige Verbesserung erzielt und mit einmaliger Applikation pro Woche aufrechterhalten werden [10]. PUVA-Therapie ist ebenfalls wirksam in der Behandlung der Nagelpsoriasis, jedoch muss auch diese Therapie konsequent langfristig angewandt werden.
Zusammenfassend erscheinen für die palmoplantare Psoriasis derzeit die Re-PUVA-Therapie (Bad, systemisch) Erfolg versprechend, möglicherweise kommt die Therapie mit Interferenzstrom hinzu. Bei der Nagelpsoriasis sind die PUVA-Therapie (Bad, sytemisch) und 5-Fluorouracil topisch etabliert, aber eingeschränkt wirksam. Als zukünftige Entwicklung liegen die Hoffnungen in topisch anwendbaren Immunsuppressiva, eventuell Abkömmlingen von Ciclosporin A, Mycophenolat mofetil, Tacrolimus oder Immunsuppressiva der neueren Generationen.

Literatur

1. Frederiksson T (1974) Topically applied fluorouracil in the treatment of psoriatic nails. Arch Dermatol 110: 735–736
2. Fritz K (1989) Erfolgreiche Lokalbehandlung der Nagelpsoriasis mit 5-Fluorouracil. Z Hautkr 64: 1083–1088
3. Grundmann-Kollmann M, Behrens S, Peter RU, Kerscher M (1999) Treatment of severe recalcitrant dermatoses of the palms and soles with PUVA-bath versus PUVA-cream therapy. Photodermatol Photoimmunol Photomed 15: 87–89
4. Hawk JLM, Grice PLE (1994) The efficacy of localized PUVA therapy for chronic hand and foot dermatoses. Clin Exp Dermatol 19: 479–482
5. De Jong EM, Seegers BA, Gulink MK, Boezeman JB, Kerkhof PC van de (1996) Psoriasis of the nails associated with disability in a large number of patients: results of a recent interview with 1.782 patients. Dermatology 193: 300–303
6. De Jong EM, Menke HE, Praag MCG van, Kerkhof PC van de (1999) Dystrophic psoriatic fingernails treated with 1% 5-fluorouracil in a nail penetration-enhancing vehicle: a double-blind study. Dermatology 199: 313–318
7. Petrow W (1995) Calcipotriol: Ein topisches Therapeutikum zur Behandlung der Nagelpsoriasis. Aktuelle Dermatol 21: 396–400
8. Philipp A, Wolf K, Rzany B, Dertinger H, Jung EG (2000) Interferential current is effective in palmar psoriasis: an open prospective trial. Eur J Dermatol 10: 195–198
9. Rosen K, Mobacken H, Swanbeck G (1987) PUVA, etretinate, and PUVA-etretinate therapy for pustulosis palmoplantaris. Arch Dermatol 123: 885–889
10. Schissel DJ, Elston DM (1998) Topical 5-fluorouracil treatment for psoriatic trachyonychia. Cutis 62: 27–28
11. Taylor CR, Kwangsukstith C, Wimberly J, Kollias N, Anderson RR (1999) Turbo-PUVA: dihydroxyacetone-enhanced photochemotherapy for psoriasis. Arch Dermatol 135: 540–544
12. Thiers BH (1997) The use of topical calcipotriene/calcipotriol in conditions other than plaque-type psoriasis. J Am Acad Dermatol 37: 69–71
13. Tosti A, Piraccini BM, Cameli N, Kokeli F, Plozzer C, Cannata GE, Benelli C (1998) Calcipotriol ointment in nail psoriasis: a controlled double-blind comparison with betamethasone dipropionate and salicylic acid. Br J Dermatol 139: 655–659

Kurse und Seminare

Sonographie der Haut und Subkutis einschließlich der Lymphknoten

Monika-Hildegard Schmid-Wendtner, Andreas Blum, Harald Schatz, Dorothee Dill-Müller, Petra Gottlöber, Klaus Hoffmann, Katharina Kaspar und Stefan El Gammal

Seit Einführung der Ultraschalldiagnostik in die Dermatologie zu Beginn der 90er Jahre hat dieses diagnostische Verfahren eine große Entwicklung erlebt und wird inzwischen zur Beurteilung oberflächennaher und subkutaner Strukturen sowie zur Beurteilung peripherer Lymphknoten in vielen Kliniken und dermatologischen Praxen eingesetzt.
Lange Zeit standen nur die in der inneren Medizin oder Radiologie üblichen, niederfrequenten Ultraschallgeräte im Bereich von 5–10 MHz zur Verfügung, die zwar eine gute Darstellung peripherer Lymphknoten und subkutaner Strukturen erlaubten, aber aufgrund ihrer höheren Eindringtiefe keine Aussage über sehr oberflächennahe physiologische oder pathologische Hautstrukturen ermöglichten. Erst mit Entwicklung höherfrequenter 20-MHz-Ultraschallgeräte, mit denen gewonnene Informationen auch zweidimensional (b-scan) dargestellt werden konnten, ist eine Vermessung und topographische Zuordnung von Hautstrukturen möglich geworden. Die bisher nur experimentell im Einsatz befindliche 100-MHz-Sonographie stellt eine genauere Methode zur Beurteilung epidermaler Strukturen dar (s. Abb. 1) und könnte im Bereich der Biomikroskopie richtungsweisend sein.
Der Stellenwert der Sonographie als bildgebendes diagnostisches Verfahren lässt sich nicht zuletzt daran ableiten, dass die *selbstständige Durchführung, Befundung und Dokumentation von 200-B-mode-Sonographien der Haut und Subkutis* als näher spezifizierter Weiterbildungsinhalt für das Fach Haut- und Geschlechtskrankheiten in die Weiterbildungsordnung der Bundesländer aufgenommen wurde. Eine standardisierte und qualifizierte Ausbildung wird durch Weiterbildungskurse entsprechend den Empfehlungen und Vorgaben der Deutschen Gesellschaft für Ultraschall in der Medizin (DEGUM) gewährleistet. Die Leitlinien der Arbeitsgruppe Hochfrequente Sonographie der DEGUM sind inzwischen auch im Internet nachzulesen (http://www.degum.de).
Im Rahmen der 17. Fortbildungswoche für praktische Dermatologie und Venerologie in München

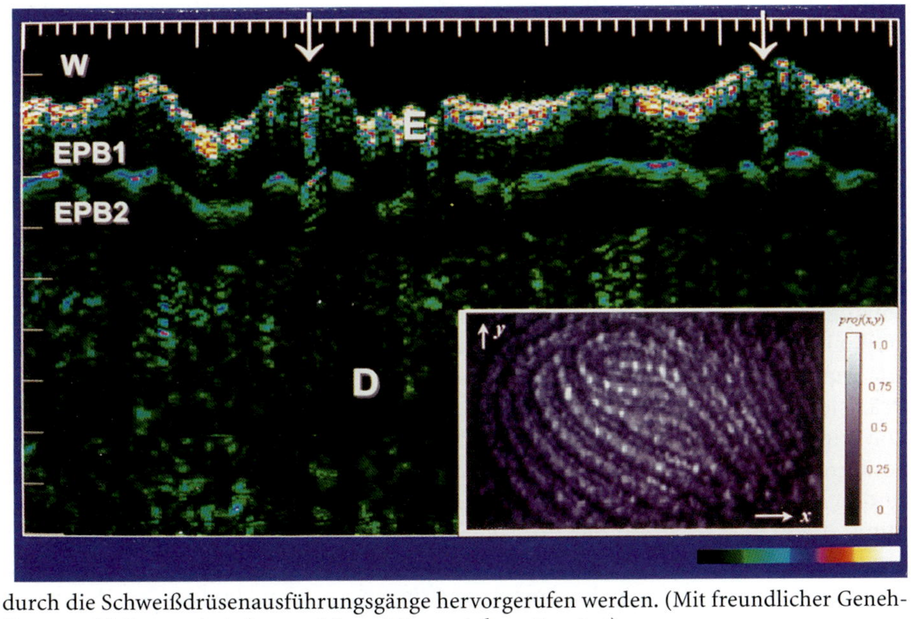

Abb. 1. Palmarseite des rechten Zeigefingers eines 39jährigen Mannes. (*W*) Wasser als Kopplungsmedium, (*E*) Eintrittsecho, (*D*) Dermis, (*EPB1*) echoarmes Band 1, (*EPB2*) echoarmes Band 2, Schweißdrüsenausführungsgänge (*Pfeile*). Der Abstand zwischen 2 Teilstrichen am oberen Abbildungsrand beträgt 100 µm. Schwarz-Weiß-Bild: horizontale Projektion eines 3-dimensionalen Sonogramms des linken Zeigefingers eines 29-jährigen Mannes (Originalgröße 10 × 5 mm) durch Aufaddieren der Echoreflexe in axialer Richtung. Auf den Dermatoglyphen sind weiße, in gleichen Abständen angeordnete Punkte erkennbar, die durch die Schweißdrüsenausführungsgänge hervorgerufen werden. (Mit freundlicher Genehmigung von Blackwell Science, Inc.; aus El Gammal et al. 1999; J Invest Dermatol 113: 821–829)

wurde ein Aufbaukurs Sonographie der Haut und Subkutis einschließlich der Lymphknoten nach den Richtlinien der DEGUM durchgeführt, der neben einem sechsstündigen praktischen Teil einen Überblick über Grundlagen, Einsatzmöglichkeiten, zukünftige Entwicklungen und Grenzen der Sonographie in der Dermatologie vermittelte. Schwerpunktthemen sind in den folgenden Unterkapiteln jeweils kurz zusammengefasst.

Akustische Grundlagen – Gerätetechnik

Die Ausbreitung von Ultraschall ist an ein stoffliches Medium gebunden und wird von diesem entsprechend der Dichte und Elastizität entscheidend beeinflusst. Der Schall kann durch verschiedene physikalische Mechanismen geschwächt werden. Dazu gehören *Reflexion* (Rückstrahlung) an Grenzflächen, *Streuung*, *Brechung*, *Beugung* (Energie wird jeweils in andere Richtung gelenkt) und *Absorption* (Energieverlust und Energieumwandlung in Wärme). Die Schallabschwächung ist frequenzabhängig: mit steigender Frequenz wird der Schall rascher abgeschwächt, und somit sinkt die Eindringtiefe [1].
Ein Ultraschallsignal durchläuft bei einer *Messung* folgende Komponenten: Sender → Prüfkopf (Transducer) → Haut → Empfänger → Signalverarbeitung → Darstellung.
Die Güte des Ultraschallsystems wird durch dessen Auflösungsvermögen bestimmt. Unterschieden werden die *axiale Auflösung*, die von der Bandbreite, der Länge des Schallimpulses und der Ausbreitungsgeschwindigkeit des Schalls abhängig ist und die *laterale Auflösung*, die durch die Breite der Strahlungscharakteristik des Schallkopfes, den Schwingerdurchmesser und die Mittenfrequenz bestimmt wird. Um bei 100-MHz-Transducern eine möglichst hohe laterale Auflösung zu erreichen, wird die B/D-Scan-Technologie [2] eingesetzt. Für das Auflösungsvermögen spielen auch die Dämpfung durch das Medium sowie die Unterdrückung von Nebenresonanzen eine Rolle. Daneben haben die Anstiegssteilheit des Senders und Verstärkereigenschaften wie Amplituden- und Phasenfrequenzgang und eine Präzisionsmechanik eine große Bedeutung.
Die wichtigsten Bildelemente zur Beschreibung der sonographischen Strukturen sind Echoreichtum und Echoarmut, die scharfe oder unscharfe Begrenzung, die Echotextur und das dorsale Schallverhalten [3].
Bildartefakte sind Echos, die keiner anatomischen Struktur entsprechen. Teilweise sind sie sehr störend, andererseits aber auch aufschlussreich. Die wichtigsten und häufigsten Bildartefakte sind Schallschatten, dorsale Schallverstärkung, Wiederholungsechos (Mehrfachreflexionen), Zystenrandschatten (Abtropfphänomen), Schichtdickenartefakt, Spiegel- und Bogenartefakt. Sie können vor allem Aussagen über die Konsistenz des Objektes liefern.

Untersuchungstechnik und Systematik der Sonographie der Haut (20 MHz)

Definition

Die 20-MHz-Sonographie stellt ein bildgebendes, nichtinvasives Diagnostikverfahren dar.
Das Zielorgan der hochfrequenten Sonographie ist das Korium [4, 5, 9]. Bei einer axialen Auflösung von etwa 80 µm und einer lateralen Auflösung von 200 µm können Strukturen bis zu einer Tiefe von maximal 1 cm dargestellt werden. Für die Beurteilung epidermaler Veränderungen müssen höhere Frequenzen (50–100 MHz), die derzeit überwiegend als experimentelle Scanner zur Verfügung stehen, eingesetzt werden [5].

Geräte

In Deutschland stehen kommerziell erhältlich zwei Sonographiegeräte zur Verfügung: das DUB-20-Gerät der Firma Taberna pro medicum, Lüneburg, und das Dermascan-Gerät der Firma Cortex Technology, Hadsund, Dänemark. Die Geräte ermöglichen die A-Bild-, B-Bild-, C-Bild-, M-Bild- und 3D-Bild-Darstellung der Haut [4, 5, 9, 12]. Sie sind daher zur Hautdicken- und Hautdichtemessung, Darstellung eines Querschnittsbereichs der Haut, Elastizitätsmessung der Haut, Flächenmessung und zur dreidimensionalen Datenerfassung mit Volumenberechnung geeignet [4, 5, 9, 12].

Untersuchungsgang, Befundbeschreibung und Dokumentation

Um eine optimale Qualität des sonographischen Bildes zu ermöglichen, wird als Vorlaufstrecke bei der 20-MHz-Sonographie destilliertes Wasser verwendet. Es erweist sich als sinnvoll, auf den Aufsatz am Applikator Haushaltsfolie zu spannen, um ein Herauslaufen des Wassers zu verhindern. Durch Auftragen von Ultraschallgel auf die Haut wird eine direkte Ankopplung gewährleistet. Die Untersuchung der Patienten erfolgt in der Regel in liegender Position. Alle sonographischen Befunde sind in zwei senkrecht zu einander stehenden Schnittebenen darzustellen. Bei pathologischen Befunden sollte der Vergleich zur kontralateralen gesunden Seite durchgeführt werden [5, 12].

Die Beschreibung des Sonogrammes sollte nach einem festgelegten Algorithmus erfolgen und folgende Informationen enthalten: Lokalisation und Schnittebene, Eingangsecho, Echogenität des Koriums, der Subkutis und der Muskelfaszie, Form sowie laterale und dorsale Abgrenzbarkeit des sonographischen Objektes, Vorhandensein und Verteilung von Binnenechos, Vorhandensein und Ausprägung von diagnostisch wichtigen Bildartefakten wie Schallschatten, Schallverstärkung und Vermessung der dargestellten Strukturen (Dicken-, Dichtemessung) [5, 12].

Die Dokumentation des sonographischen Befundes erfolgt in schriftlicher Form durch einen Farbausdruck des sonographischen Befundes ergänzt [5, 9, 12]. Die Datensicherung der aufgenommenen Ultraschallbilder kann digital auf entsprechenden Speichermedien erfolgen.

Normale Aspekte der Haut in der 20-MHz-Sonographie

Die normale Haut zeigt ein echoreiches *Eingangsecho*. Dieses entsteht durch den Impedanzsprung vom Wasser zur Epidermis sowie durch die Reflexionen in der Epidermis. Darunter schließt sich das deutlich abgrenzbare, ebenfalls echoreiche *Korium* an [4, 5, 9, 12]. Die hohe Echogenität ist bedingt durch die Struktur, die Dichte, die räumliche Anordnung und Spannung des kollagenen Bindegewebes. Es variiert die Dicke der Hautschichten an verschiedenen Körperregionen. Dünner ist die Haut beilspielsweise an der Volarseite der Ober- und Unterarme. Am dicksten ist die Haut am Rücken. Man erkennt dabei im unteren Koriumsanteil eine deutliche Echoverminderung („Schneegestöber") und dadurch bedingt eine teilweise unscharfe und unregelmäßige Abgrenzung zur *Subkutis*. *Adnexe der Haut* wie Haarfollikel zeigen sich im sonographischen Bild als echolose, scharf begrenzte Strukturen, die in einem Winkel von 30–50° vom Eingangsecho durch das Korium bis zur Subkutis ziehen. Das *subkutane Fettgewebe* stellt sich im hochfrequenten Sonogramm echoarm dar. Vereinzelt ziehen echoreiche Bindegewebsstränge durch die echoarme Subkutis. Die *Muskelfaszie* stellt sich echoreich dar [4, 5, 9, 12]. Im Allgemeinen ist die Haut bei Frauen dünner als bei Männern. Des Weiteren ist zu berücksichtigen, dass bei Kindern die Haut dünner als bei Erwachsenen ist.

20-MHz-Sonographie zur Beurteilung von Bindegewebserkrankungen

Die 20-MHz-Sonographie hat sich zur Hautdicken- und Hautdichtemessung vor Therapie und im Therapieverlauf bei sklerosierenden Erkrankungen bewährt.

Der sonographische Befund der *Sklerodermie* zeigt im entzündlichen Stadium ein verbreitertes und echovermindertes Korium [4, 5, 8, 10]. Gelegentlich können vermehrt echoreiche Bindegewebsstränge in der Subkutis auftreten. Im sklerotischen Stadium der Sklerodermie sieht man ein sehr echoreiches und verbreitertes Korium [4, 5, 8, 10]. Bei Faszienbeteiligung erkennt man eine Zunahme der Fasziendicke. Ähnlich wie bei der Sklerodermie sieht man bei sklerodermiformen Veränderungen der *chronischen Graft versus host disease* ein sehr echoreiches und deutlich verbreitertes Korium.

Die *Strahlenfibrose* ist gekennzeichnet durch ein deutlich verbreitertes und sehr echoreiches Korium. Teilweise ist die gesamte Subkutis von Bindegewebssträngen durchbaut, so dass die Abgrenzung von Korium und Subkutis nicht mehr möglich ist [7, 12].

Im Sonogramm erkennt man bei der *eosinophilen Fasziitis* eine deutlich verbreiterte und echoverminderte Muskelfaszie [12].

Die *aktinische Elastose* stellt sich als echoarmes Band im oberen Korium dar. Die Dicke dieses Bandes erlaubt Rückschlüsse auf das Ausmaß der aktinischen Schädigung [6, 12]. Ferner findet man ein echoarmes Band im oberen Korium bei Ekzemen, Psoriasis vulgaris und Lichen ruber planus [4, 12].

Die Tiefe von *Ulzerationen*, die Beurteilung des Ulkusrandes und die Echogenität des unter dem Ulkus gelegenen Koriums erlauben Rückschlüsse über den Heilungsverlauf.

Frische Narben stellen sich in der 20-MHz-Sonographie als echoarme Strukturen dar. Im weiteren Heilungsverlauf nehmen sie an Echogenität zu [12, 13]. Die Beurteilung der Dicke der echoarmen bis echoreichen *hypertrophen Narben* erlaubt die Kontrolle des Therapieverlaufs. *Keloide* stellen sich als echoarme teilweise zur Tiefe nur noch schlecht abgrenzbare Strukturen dar [12, 13].

Die sonographische Beurteilung der Hautdicke und Hautdichte ermöglicht eine objektive Dokumentation der *Arzneimittelwirkung* [8]. *Nebenwirkungen* wie Atrophien unter langdauernder Steroidtherapie lassen sich sonographisch erfassen [11, 12].

Einsatz der 20-MHz-Sonographie in der dermatologischen Praxis

Als nichtinvasives, bildgebenes Verfahren ist die Sonographie eine der wichtigsten diagnostischen Errungenschaften der letzten Jahrzehnte. Dank der Entwicklung hochfrequenter Ultraschallgeräte hat die Sonographie in den letzten Jahren auch in die klinische Dermatologie Einzug gehalten.
Seit sechs Jahren haben wir die 20-MHz-Sonographie der Haut als diagnostisches Verfahren in unsere dermatologische Gemeinschaftspraxis eingebunden. Im Folgenden sollen Aufwand, Nutzen und die Grenzen dieser Methode für die Praxis dargestellt werden.
Den Schwerpunkt in der täglichen Praxis nimmt die Untersuchung von benignen und malignen Hauttumoren ein [14, 15]. Da eine sonographische Unterscheidung von gutartigem Nävuszellnävus und malignem Melanom sonographisch nicht möglich ist, beschränkt sich der Einsatz auf die sonographische Dicken- oder Tiefenbestimmung sowie auf Kontrolluntersuchungen beispielsweise von Nävuszellnävi besonders vom kongenitalen Typ oder Compound-Typ.
Die Tiefenbestimmung anhand der sonographischen Eindringtiefe hat in vielen Fällen eine Konsequenz für die operative Vorgehensweise. So erlaubt die genau bestimmte Tumordicke eines klinisch diagnostizierten malignen Melanoms schon bei der primären Exzision die Bestimmung des richtigen Sicherheitsabstandes und gibt Auskunft zur Prognose [14–16]. Bei der Entfernung von Nävuszellnävi kann sonographisch zwischen papillomatösen Nävuszellnävi mit und ohne korialer Beteiligung unterschieden werden. Das erlaubt den gezielten Einsatz von flacher tangentialer oder tiefer Exzision. Das Rezidiv nach tangentialer Exzision wird dadurch minimiert [17].
Die in der täglichen Praxis häufigen aktinischen Keratosen lassen sich ebenfalls auf ihre Infiltration hin untersuchen. Superfizielle Veränderungen können so auch großflächig mit dem CO_2-Laser behandelt werden, während bei höherer Eindringtiefe der Verdacht auf eine Kanzerisierung zur Exzision verpflichtet. Auch Basaliome können in vielen Fällen auf ihre vertikale und horizontale Ausdehnung untersucht werden. Oftmals ergibt sich die Therapieentscheidung, ob Exzision, Kryochirurgie, CO_2- oder Erbium-Laser (superfizielles Basaliom) oder Radiatio, aus der Beurteilung des Sonogramms.
Weitere Indikationen für die hochfrequente Sonographie sind die Darstellung von Zysten, Abszessen (bei eitergefüllten Hohlräumen Inzision), das Aufspüren von Fremdkörpern (Glassplitter, Dornen), in der kosmetischen Chirurgie das Aufspüren von Implantaten (Silikon, Goretex, Artecoll) beziehungsweise deren Nachkontrolle, Verlaufskontrolle und Therapiekontrolle bei Hämangiomen, zum Beispiel nach Farbstofflasertherapie oder kryochirurgischer Behandlung oder die Bewertung des Verlaufs einer Sklerodermie anhand der sonographischen Hautdickenbestimmung.

Felderhaut und Leistenhaut

20-MHz-Sonogramme der gesunden Felderhaut lassen einen typischen mehrschichtigen Bildaufbau erkennen. Als oberste Struktur stellt sich das Hauteintrittsecho als eine helle, sehr echoreiche Linie dar. Das Eintrittsecho entsteht durch Reflexion des Ultraschalls an der Grenzfläche zwischen der Wasservorlaufstrecke und der wasserarmen Hornschicht. Darunter sieht man eine zur Tiefe gut abgrenzbare Zone mit zahlreichen, unregelmäßig verteilten Echoreflexen, die histologisch dem Korium entspricht. Unterhalb des Koriums ist das subkutane Fettgewebe als ein homogener echoloser Bezirk sichtbar. Vereinzelt finden sich in der Subkutis echoreiche schräg verlaufene lineare Echoreflexe als Korrelat der Bindegewebssepten.
Mit Hilfe der 20-MHz-Sonographie lässt sich die Epidermis nicht darstellen. Sie verschwindet sozusagen im Eintrittsecho. Ab einer Frequenz von 50 MHz kann die Epidermis der palmoplantaren Leistenhaut vom Korium abgegrenzt werden. Mittels 100-MHz-Sonographie kommt das Stratum corneum der Leistenhaut als echoarmes Band unter dem echoreichen Eintrittsecho zur Darstellung, während das Stratum corneum der Felderhaut auch bei der 100-MHz-Sonographie nicht dargestellt werden kann. Bei Einsatz von Frequenzen deutlich über 100 MHz ist auch die Epidermis der Felderhaut darstellbar.
Die Abb. 1 zeigt ein 100-MHz-Ultraschallbild der Handinnenfläche. Bei dieser Frequenz können die Dermatoglyphen aufgelöst werden, so dass das in der 20-MHz-Sonographie homogene Hauteintrittsecho [5, 19] in eine wellenartige Mehrfachlinie zerfällt [5, 18, 21]. Unter dem Eintrittsecho befindet sich ein echoarmes Band, das dem Stratum corneum entspricht (Abb. 1, *EPB1*). Eine im Vergleich zum Ein-

trittsecho schwächere echoreiche Linie trennt das Stratum corneum vom wasserreichen, echoarmen Stratum Malpighii (Abb. 1 *EPB2*). Unterhalb dieses fast echolosen Bandes erkennt man das Korium mit feinen unregelmäßigen Echoreflexen. Die Echoreflexe im Korium werden durch die Kollagenfasern des Stratum reticulare hervorgerufen. Das Stratum papillare stellt sich vermutlich echoarm dar und ist vom echoarmen Stratum Malpighii sonographisch nicht zu trennen. Zwei Schweißdrüsenausführungsgänge sind als spiralige, echoreiche Strukturen sichtbar (Abb. 1), die die Epidermisschichten durchziehen. Sie münden in einer kleinen Vertiefung auf den Dermatoglyphen. Durch horizontale Projektion eines 3D-Scans (Abb. 1) lässt sich eindrucksvoll demonstrieren, dass die Schweißdrüsenausführungsgänge auf den Dermatoglyphen in gleichmäßigen Abständen angeordnet sind und die Dermatoglyphen typische Leistenmuster bilden.
Im Bereich der Felderhaut liegt die Dicke des Stratum corneum bei 100 MHz unterhalb der doppelten axialen Auflösung [5, 18]. Daher verschmilzt das Eintrittsecho mit der zweiten echoreichen Linie. Nach Quellung des Stratum cornuem, zum Beispiel durch wasserhaltige Emulsionen, ist die parallele echoreiche Linie unterhalb des Eintrittsechos wieder sichtbar [20, 21].

Untersuchungsablauf der 7,5-MHz-Sonographie

Für den Untersuchungsablauf der 7,5-MHz-Sonographie sind mehrere Gesichtspunkte für den Patienten und Untersucher von Bedeutung.
Zunächst sollte sich der Untersucher vergegenwärtigen, dass es sich bei den zu untersuchenden Patienten überwiegend um Tumorpatienten handelt, was einen entsprechenden Umgang und Atmosphäre erfordert. Eine einführend informative Erläuterung der Ärztin beziehungsweise des Arztes über den Ablauf, die Ungefährlichkeit und Schmerzlosigkeit der sonographischen Untersuchung beruhigen Patientin oder Patienten.
Gemäß der zur untersuchenden Region(en) entkleidet sich der Patient in dem gut geheizten Raum und legt sich mit dem Rücken auf die Untersuchungsliege mit wechselbaren Einmalunterlagen. Falls der Patient hier kurz warten muss, aber auch während der Untersuchung, hat sich ein Mobile, das direkt oberhalb der Untersuchungsliege angebracht ist, bewährt [22].
Entkleidete Thorax- und/oder Genitalregionen werden mit mittelgroßen, waschbaren Stofftüchern abgedeckt. Das Ultraschallkontaktgel wird auf die Narbe, In-transit-Strecke und Lymphknotenregion(en) aufgetragen. In der kalten Jahreszeit kann das Gel mittels eines Babyflaschenwärmers auf angenehme Temperatur erwärmt werden [12, 22, 23].
Die geforderten Patientendaten (Geburtstag, Lokalisation, Identifikationsnummer) werden eingeben; die gerätespezifischen Daten (Datum, Untersuchungsort, Untersucher, Schallkopf) sind in der Regel schon gespeichert. Während der Untersuchung kann der Bildschirm so positioniert werden, dass auch der Patient die Untersuchung mitverfolgen kann; entsprechend können Befunde unterschiedlichster Dignität am Bildschirm demonstriert und erklärt werden. Erhobene Befunde sollten sofort dem Patienten mitgeteilt werden, so dass die Ungewissheit für den Patienten beendet ist [12, 22].
Nach Abschluss der Untersuchung kann der Patient das Kontaktgel mit den waschbaren Stofftüchern entfernen und sich wieder anziehen. In der Zwischenzeit wird vom Arzt der Befund geschrieben oder diktiert.

Anatomie und Topographie in der 7,5-MHz-Sonographie

Profundes Wissen über die Anatomie und Topographie und die korrespondierende Zuordnung in der Sonographie ist die Grundlage für eine qualitativ gute Untersuchung. Der Großteil der zu untersuchenden Patienten befindet sich im Rahmen der Nachsorge des malignen Melanoms und Plattenepithelkarzinoms. Somit müssen sonographisch die Narbenregion, die In-transit-Strecke(n) sowie die korrespondierenden Lymphknotenregion(en) dargestellt werden (Tabelle 1). Alle Regionen sind in zwei Ebenen, Längs- und Querachse, zu untersuchen [24, 25].
Um den Primärtumor oder die Narbe wird zuerst ein Areal von etwa 10 cm Durchmesser dargestellt, anschließend der Verlauf der ableitenden Lymphbahn(en) in Richtung auf die regionäre(n) Lymphknotenstation(en).
Die Untersuchung der Halsweichteile beinhaltet die Darstellung der Parotis prä- und retroaurikulär; vom Kieferwinkel retroaurikulär kann vom Ansatz des M. sternocleidomastoideus nach kaudal, den Halsgefäßen folgend, bis zur oberen Thoraxapertur die Halsgefäßscheide mit dem umliegenden Gewebe (mittleres und hinteres Halsdreieck) untersucht werden; die Karotisbifurkation sollte gut dargestellt werden. Im weiteren Verlauf wird die supraklaviku-

Tabelle 1. Ort des Primärtumors und das korrespondierende Untersuchungsgebiet der regionären Lymphknotenstation(en)

Sitz des Primärtumors	Zu untersuchende Region mit Sonographie
Kopf + Gesicht	Halsweichteile + supraklavikulär beidseits
Stamm	Axillen, infraklavikulär + Leisten beidseits
Arme oder Hand	Jeweilige Axilla, infra- und supraklavikulär, ggf. kubital
Beine oder Fuß	Jeweilige Leiste, Oberschenkel, ggf. popliteal

läre Region bis zum Akromion sonographiert. Abschließend werden die submandibulären Anteile vom Kieferwinkel bis zur Kinnmitte beurteilt [22, 24, 25].

Für die Untersuchung der Axilla und der infraklavikulären Region wird der Arm des Patienten in einem Winkel von 120° abduziert und die Hand hinter den Kopf gelegt. Mit horizontaler Sondenführung wird die Axilla nach dem Aufsuchen von bekannten anatomischen Strukturen (A. axillaris bzw. M. pectoralis major) in parallelen Streifen durchmustert, einschließlich dem oberen Drittel des Oberarmes. Ziel ist es, die gesamte Region zwischen M. pectoralis major et minor und M. latissimus dorsi zu untersuchen. Zudem muss der Verlauf der A. subclavia bis zur Klavikula sowie die gesamte infraklavikuläre Muskulatur dargestellt werden.

Bei der Untersuchung der Leiste dienen die Vv. inguinalia beziehungsweise Vv. femoralia als Leitstruktur, die bis zum Adduktorenkanal in der Mitte des Oberschenkels verfolgt werden. Anschließend wird die Region zwischen der Spina iliaca anterior superior und der Symphyse medial und lateral der Gefäße oberhalb (etwa 5–10 cm) sowie unterhalb des Leistenbandes bis zur Höhe des Adduktorenkanals durchmustert [22, 24, 25].

7,5-MHz-Sonographie der Lymphknoten mit Darstellung der Differentialdiagnosen

Im Rahmen der Basisdiagnostik und Nachsorge sowie zur Therapiekontrolle werden bei metastasierenden Hauttumoren heute regelmäßig Ultraschalluntersuchungen der peripheren Lymphknotenstationen durchgeführt. Dabei werden meist B-Mode-real-time-Scanner im Frequenzbereich 7,5–10 MHz eingesetzt. Die Sensitivität zur Erfassung von Lymphknoten ist, wie in der Literatur mehrfach belegt, bei der Sonographie insbesondere der axillären und supra-/infraklavikulären Regionen im Vergleich zur Palpation deutlich erhöht [25, 26]. So können pathologische Lymphknotenstrukturen bis zu einem minimalen Durchmesser von 3 mm sonographisch noch erkannt werden. Völlig unveränderte, nicht entzündliche und nichtmetastatisch befallene Lymphknoten stellen sich jedoch echogleich zum umgebenden Gewebe dar und können sonographisch somit nicht abgegrenzt werden. Auch bezogen auf die Spezifität ist die Sonographie häufig nicht nur der Palpation sondern auch anderen bildgebenden Verfahren wie der Computertomographie oder der Kernspinuntersuchung überlegen [12, 26]. Aufgrund der Kriterien Form, Größe, Begrenzung, Binnenechoverhalten von Lymphknotenzentrum und Lymphknotenrandsaum kann vielfach eine Differenzierung zwischen meist ovalären, zentral echoreichen, peripher echoarmen postinflammatorischen (Abb. 2) und eher rundlich konfigurierten, homogen echoarmen metastatischen Lymphknoten (Abb. 3) erfolgen [12, 25]. Das Kriterium der Echoarmut ist jedoch nicht melanomspezifisch, sondern kann auch bei Metastasen anderer Malignome erfüllt sein.

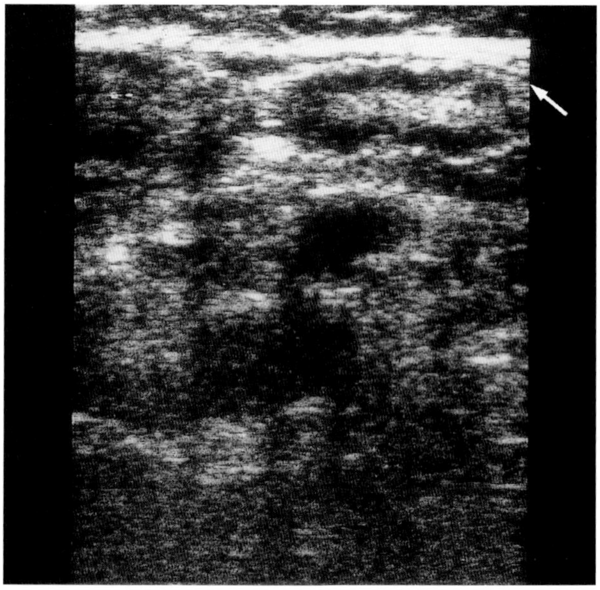

Abb. 2. 7,5-MHz-Sonographie einer rechten Leistenregion: Ein postinflammatorischer Lymphknoten stellt sich als ovaläre, zentral echoreiche, peripher echoarme Struktur dar (*Pfeil*)

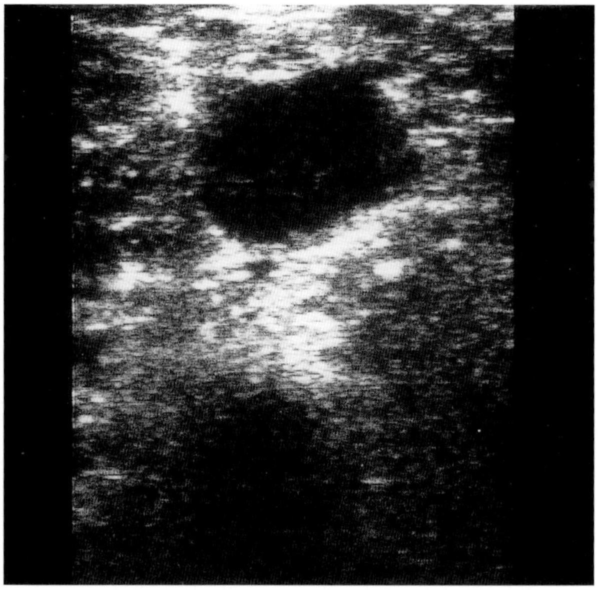

Abb. 3. 7,5-MHz-Sonographie der linken Axilla: Eine Melanommetastase stellt sich als echoarme, rundlich konfigurierte Struktur dar

Schwierig ist bisweilen die Abgrenzung von sonographisch sich metastasenähnlich darstellenden flüssigkeitsgefüllten Strukturen wie Seromen, Hämatomen, Zysten, Abszessen oder vaskulären Strukturen [12, 27, 28]. Tabelle 2 gibt eine Übersicht über die wichtigsten sonographischen Charakteristika der genannten Differentialdiagnosen.

Zusammenfassend lässt sich die 7,5-MHz-Sonographie als wertvolle nichtinvasive, im Vergleich zu anderen apparativen Untersuchungen kostengünstige, im Rahmen der Verlaufskontrolle wiederholbare diagnostische Methode zur Beurteilung peripherer Lymphknoten oder palpatorisch suspekter Weichteilschwellungen einordnen.

Einsatz der Farbduplex-Methode in der Sonographie der Subkutis und Lymphknoten

Da die Differenzierung vergrößerter Lymphknoten in den Leisten beziehungsweise akut darstellbarer Lymphknoten am Hals und in der Axilla und die Beurteilung verschiedener subkutaner Tumoren mittels B-Bild-Sonographie alleine nicht immer eindeutig ist, kann die Farbduplex-Methode zur Beurteilung des Blutflusses in kleinsten Gefäßen (∅ > 0,1 mm) von Lymphknoten und subkutanen Tumoren in diesen Situationen ergänzend hilfreich sein. Dabei wird die Flussgeschwindigkeit an einer Vielzahl von Messorten im ausgewählten Fenster

Tabelle 2. Sonographische Kriterien von Lymphknoten (LK) und ihren wichtigsten Differentialdiagnosen

	Form	Größe	Begrenzung	Zentrum	Randsaum
Postinflammatorischer LK	Ovalär	Meist ≤ 1,0 cm	Scharf oder unscharf	Echoreich	Echoarm
Akut entzündlicher LK	Ovalär oder rundlich	Meist ≥ 1,0 cm	Meist scharf	Meist echoarm, teils echoreich	Nicht vorhanden oder echoarm
Metastatisch veränderter LK	Rund-rundoval	Variabel	Meist scharf	Meist echoarm oder echoleer	Fehlt meist
Serom	Rundlich	Variabel	Scharf	Homogen echoleer mit dorsaler Schallverstärkung	Fehlt
Hämatom	Zipflig entlang anatomischer Strukturen	Variabel	Teils unscharf	Echoleer – echoarm	Im Randbereich häufig echoreicher
Zyste/Abszess	Rundlich	Variabel	Scharf	Echoleer mit dorsaler Schallverstärkung und Zystenrandschatten	Fehlt
Vaskuläre Struktur	Rund im Querschnitt, länglich im Längsschnitt	Meist < 1,0 cm	Scharf	Echoleer, FKDS: Perfusion darstellbar	Fehlt

FKDS farbkodierte Duplexsonographie

des B-Bildes analysiert und die räumliche Verteilung der mittleren Geschwindigkeit und die Flussrichtung im Gefäß farbkodiert dargestellt [25, 28, 29]. Bei der Darstellung im Intensitätsmodus (Power-Mode) wird auf die Wiedergabe der Dopplerfrequenzen verzichtet und die Signale nach Intensität richtungsunabhängig erfasst. Dadurch werden speziell langsame Strömungen in kleinen Gefäßen erkannt. Für Kapillarstromgebiete und Tumorgefäße ist die Einstellung des Slow-flow-Modus (−6 bis +6 cm/s) und niedriger Wandfilter notwendig. Zunächst erfolgt die qualitative Beschreibung des Blutflussmusters.

Die am Lymphknotenhilus ein- und austretenden Blutgefäße verzweigen sich baumartig in Richtung Parenchymrinde. Bei akut entzündlich veränderten Lymphknoten (allerdings auch bei nodaler Ausbreitung maligner Lymphome) ist dieses *zentrale* Vaskularisationsmuster oft mit erheblicher Flussintensität erkennbar (Abb. 4).

Über afferente Lymphbahnen in den Randsinus eingeschwemmte, sich teilende Tumorzellen werden zunächst per diffusionem versorgt. Zytokin-induzierte Angiogenese führt zur Kapillareinsprossung in das Tumorzellkonglomerat. Dieses *randbetonte* Vaskularisationsmuster ist insbesondere bei kleinen (ab ∅ 6 mm) bis mittelgroßen Melanommetastasen (bis ∅ ca. 2 cm) zu finden (Abb. 5). Größere Metastasen weisen häufig ein diffuses/ gemischtes Vaskularisationsmuster auf. Eine frühe intranodale Metastasierung lässt eine Verdrängung der originären Hilusgefäße in echogenen Zonen und randbetonte Neovaskularisation um echoarme Tumorzellkonglomerate erkennen [28, 29, 30].

Entsprechend sind Satelliten- und In-transit-Metastasen bis zu einem ∅ von 5–6 mm ohne erkennbaren Blutfluss nur als kugelige, echoarme Raumforderungen abzugrenzen. Die Vaskularisationsmuster sind ebenso wie die auffällige Echoarmut der Metastasen nicht tumorspezifisch.

Die Auswertung der winkelunabhängigen Strömungsparameter des Spektraldopplers (Triplex-Mode): Pulsatilitäts-Index und Resistance-Index ist in der klinischen Routine bei der Vielzahl kleiner Tumorgefäße sehr aufwendig, fraglich reproduzierbar und scheint keine eindeutige Dignitätsbeurteilung zuzulassen.

Weitere wesentliche Informationen liefert der Farbduplex in der topographischen Beurteilung. Metastatische Tumorkompression auf Leitgefäße oder Tumoreinbruch in zentrale Gefäße werden zuverlässig dargestellt und verbessern Op-Planung und Therapiekonzepte.

Bei suspekten Tastbefunden werden benigne Tumore der Subkutis wie Lipome oder Zysten vorwiegend anhand der B-Bild-Parameter, aber auch aufgrund ihrer meist fehlenden Vaskularisation abgegrenzt.

Somit ist die Farbdopplersonographie in der Hand des geübten Untersuchers eine sensitive Methode zur Bereicherung unseres diagnostischen Spektrums nicht nur in der Onkologie.

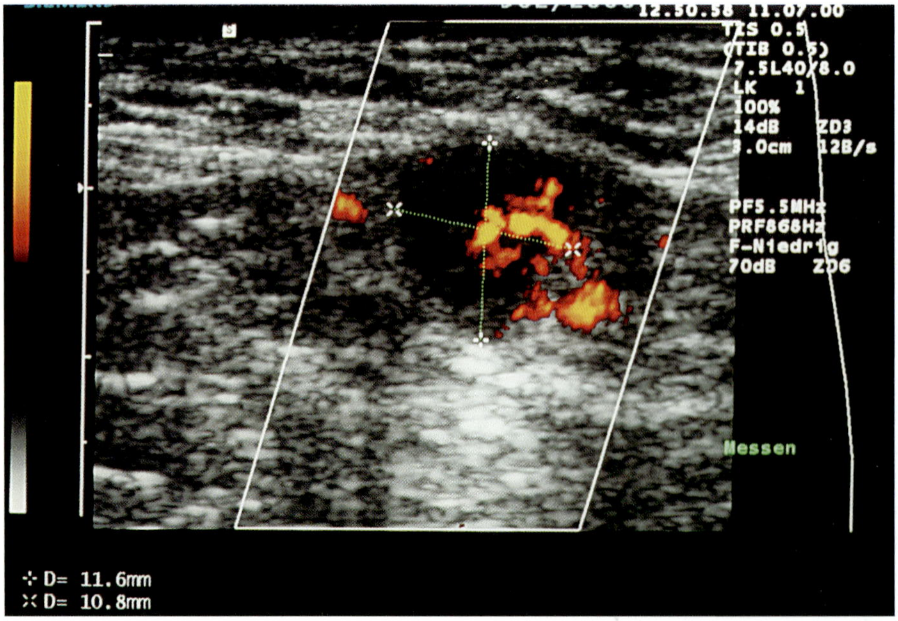

Abb. 4. Akut-entzündlich veränderter Lymphknoten in der Axilla, 11,6 × 10,8 mm mit zentraler Vaskularisation (Power-Mode)

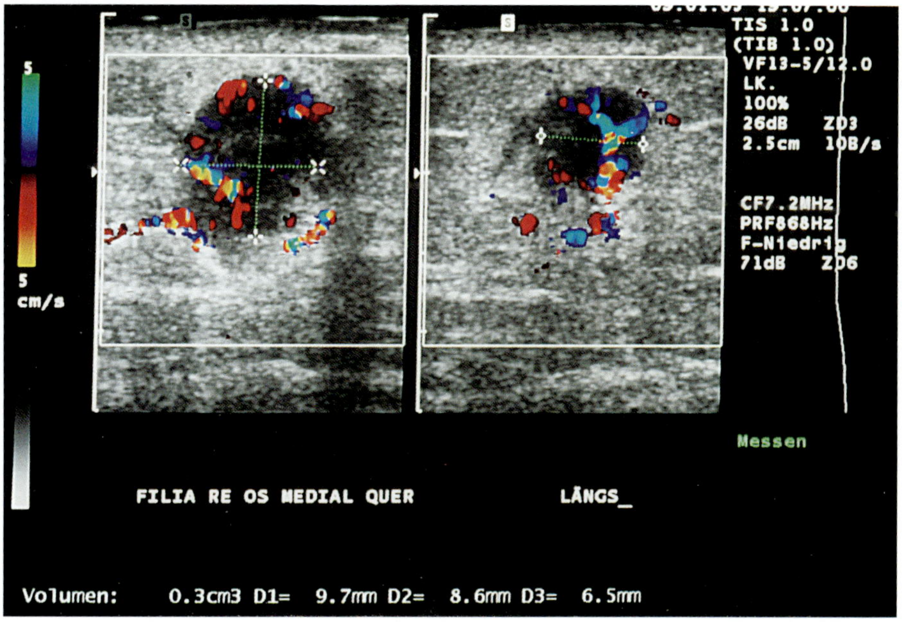

Abb. 5. Subkutane In-transit-Metastase eines malignen Melanoms am medialen Oberschenkel, 9,7 × 8,6 × 6,5 mm mit überwiegend peripherer Vaskularisation (Farbduplex-Mode)

Literatur

1. Kuttruff H (1992) Physical phenomena in tissue. In: Altmeyer P, El Gammal S, Hoffmann K (eds) Ultrasound in dermatology. Springer, Berlin, pp 3–11
2. Paßmann C, Ermert H, Auer T, Kaspar K, El Gammal S, Altmeyer P (1993) In vivo ultrasound biomicroscopy. IEEE Ultrasonics Symposium Proceedings: 1015–1018
3. Altmeyer P, Hoffmann K, Stücker M, Goertz S, El Gammal S (1992) General phenomena of ultrasound in dermatology. In: Altmeyer P, El Gammal S, Hoffmann K (eds) Ultrasound in dermatology. Springer, Berlin, pp 55–79
4. Altmeyer P, El Gammal S, Hoffmann K (1992) Ultrasound in dermatology, Springer, Berlin
5. El Gammal S, Altmeyer P, Auer T, Kaspar K, Hoffmann K, Paßmann C, Ermert H (1995) Der Stellenwert der 20, 50 und 100 MHz-Sonographie in der Dermatologie. Aktuelle Dermatol 21: 11–21
6. Gniadecka M, Gniadecki R, Serup J, Sondergaard J (1994) Ultrasound structure and digital image analysis of the subepidermal low echogenic band in aged human skin: diurnal changes and interindividual variability. J Invest Dermatol 102: 362–365
7. Gottlöber P, Kerscher M, Korting HC, Peter RU (1997) Sonographic determination of cutaneous and subcutaneous fibrosis after accidental exposure to ionizing irradiation in the course of the chernobyl nuclear power plant accident. Ultrasound Med Biol 23: 9–13
8. Hoffmann K, Gerbaulet U, El Gammal S, Altmeyer P (1991) 20 MHz-B-mode ultrasound in monitoring the course of localized scleroderma (morphea). Acta Derm Venereol 164: 3–16
9. Hoffmann K, Happe M (1997) Ultraschall in der Dermatologie. Hautarzt 48: 698–701
10. Ihn H, Shimozuma M, Fujimoto M, Sato S, Kikuchi K, Igarashi A, Soma Y, Tamaki K, Takehara K (1995) Ultrasound measurements of skin thickness in systemic sclerosis. Br J Rheumatol 34: 535–538
11. Korting HC, Vieluf D, Kerscher MJ (1992) 0.25% Prednicarbate cream and the corresponding vehicle induce less skin atrophy than 0.1% betamethasone-17-valerate cream and 0.05% clobetasol-17-propionate cream. Eur J Clin Pharmacol 42: 159–161
12. Korting HC, Gottlöber P, Schmid-Wendtner MH, Peter RU (1999) Ultraschall in der Dermatologie – ein Atlas. Blackwell, Berlin
13. Rompel R, Petres J (1993) Ultrasonographische Darstellung von Narbengewebe und abgeheilten Wunden unterschiedlicher Genese. Aktuelle Dermatol 19: 27–31
14. Hoffmann K, Happe M, Schuller S, Stucker M, Wiesner M, Gottlöber P, Schwarz M, Strahler J, Neubauer H, Jung C, Petereit S, Welzel J, Brautzsch N, Bohmeyer J, Wohlrab J, Freitag M, Altmeyer P (1999) Stellenwert der 20-MHz-Sonographie des malignen Melanoms und pigmentierter Läsionen in der Routinediagnostik. Ultraschall Med 20: 104–109
15. Cammarota T, Pinto F, Magliaro A, Sarno A (1998) Current uses of diagnostic high-frequency US in dermatology. Eur J Radiol 27 [Suppl 2]: 215–223
16. Happe M, Freitag M, Stucker M, Altmeyer P, Hoffmann K (1997) Hochauflösende 20-MHz-Sonographie in der Dermatologie zur nichtinvasiven Darstellung maligner Melanome. Z Ärztl Fortbild Qualitätssich 9: 347–353
17. Harland CC, Bamber JC, Gusterson BA, Mortimer PS (1993) High frequency, high resolution B-scan ultrasound in the assessment of skin tumours. Br J Dermatol 128: 525–532
18. El Gammal S, El Gammal C, Kaspar K, Pieck C, Altmeyer P, Vogt M, Ermert H (1999) Sonography of the skin at 100 MHz enables in-vivo-visualization of stratum cor-

neum and viable epidermis in palmar skin and psoriatic plaques. J Invest Dermatol 113: 821–829
19. El Gammal S, Hoffmann K, Stücker M, Altmeyer P (1997) Bildgebende Verfahren in der Dermatologie. Hautarzt 48: 432–450
20. El Gammal S, Pieck C, Auer T, Kaspar K, Hoffmann K, Altmeyer P, Vogt M, Ermert H (1998) 100-MHz-Sonographie von Psoriasis-Plaques. Ultraschall Med 19: 270–274
21. Kaspar K, Vogt M, Ermert H, Altmeyer P, El Gammal S (1999) 100-MHz-Sonographie zur Darstellung des Stratum corneum an der Palmarhaut nach Anwendung verschiedener Externa. Ultraschall Med 20: 110–114
22. Garbe C, Blum A (Hrsg) (1999) Ultraschalldiagnostik der Haut und Lymphknoten. Steinkopff, Darmstadt
23. Schmidt G (Hrsg) (1997) Checkliste Sonographie. Georg Thieme, Stuttgart
24. Blum A, Dill-Müller D (1998) Sonographie der Lymphknoten und Subkutis in der Dermatologie – Teil I. Hautarzt 49: 942–949
25. Blum A, Dill-Müller D (1999) Sonographie der Lymphknoten und Subkutis in der Dermatologie – Teil II. Hautarzt 50: 62–73
26. Blum A, Schlagenhauff B, Stroebel W, Breuninger H, Rassner G, Garbe C (2000) Ultrasound examination of regional lymph nodes significantly improves early detection of locoregional metastases during the follow-up of patients with cutaneous melanoma. Cancer 88: 2534–2539
27. Schmid-Wendtner MH, Schlüpen EM, Volkenandt M (1997) Subkutane Knoten und ihre differentialdiagnostische Einordnung mittels 7,5-MHz-Sonographie. Aktuelle Dermatol 23: 338–341
28. Moehrle M, Blum A, Rassner G, Jünger M (1999) Lymph node metastases of cutaneous melanoma: diagnosis by B-scan and color Doppler sonography. J Am Acad Dermatol 41: 703–709
29. Blum A, Breuninger H, Jünger M, Rassner G (1997) Präoperativer Einsatz der farbkodierten Duplexsonographie zur Darstellung von gefäßnahen Lymphknoten-Metastasen. Z Hautkr 6: 423–426
30. Tschammler A, Gunzer U, Reinhart E, Hohmann D, Feller AC, Müller W, Lackner K (1991) Dignitätsbeurteilung vergrößerter Lymphknoten durch qualitative und semiquantitative Auswertung der Lymphknotenperfusion mit der farbkodierten Duplexsonograhie. Fortschr Röntgenstr 154: 414–418

Essentielle diagnostische Verfahren in der Dermatologie

Andreas Wollenberg, Bodo Melnik, Michael Buslau und Rüdiger Hein

Jeder in Praxis oder Klinik tätige Dermatologe wendet zur Diagnose inbesondere erregerbedingter Dermatosen regelmäßig mikroskopische und andere apparative Untersuchungstechniken an, die aus Lehrbüchern allein nicht zu erlernen sind. Dieser Beitrag, basierend auf dem praktischen Hands-on-Kurs der Fortbildungswoche, soll die wesentlichen Punkte der nur durch praktische Übung sinnvoll zu erlernenden gängigen Untersuchungstechniken beschreiben, auf häufig gemachte Fehler hinweisen und zur Vertiefung geignete Literaturstellen aufzeigen.

Blasengrundzytologie

Grundlagen

Die Blasengrundzytologie (BGZ), synonym mit *Tzanck-Test*, gehört zu den Basistechniken der praktischen Dermatologie und besitzt in der Diagnostik blasenbildender Dermatosen einen hohen Aussagewert. Sie hat sich insbesondere bei reduzierter Laborkapazität, bei Kindern und Schwangeren (Verzicht auf Injektion und Lokalanästhesie), im Rahmen der Konsiliartätigkeit sowie unter Intensiv- und Notfallbedingungen (Schnelltest) bewährt. Die Beurteilung orientiert sich zum einen an morphologischen Kriterien (mehrkernige Riesenzellen, ballonierende Degeneration, Zellnekrose, Änderungen der Zellmorphologie durch Akantholyse und Spongiose), zum anderen an der quantitativen Verteilung der jeweils zu erfassenden Zellarten. Durch die Verwendung fluoreszenzmarkierter Antikörper konnte die Sensitivität und Spezifität der BGZ weiter verbessert werden.

Empfohlen wird die von Haensch beschriebene Technik der Blasengrundzytologie. Hierbei werden entweder möglichst frische Blasen, frische Erosionen (zum Beispiel bei Patienten mit Eczema herpeticatum) oder eine durch eine direkte oder indirekte Nikolski-Probe frisch ausgelöste Spaltbildung untersucht. Zur Vermeidung von Lufttrocknungsartefakten werden die Präparate auf dem Objektträger mit 70% Alkohol oder gekühltem Azeton sofort fixiert und anschließend nach Pappenheim gefärbt (Hemacolor, Merck, Darmstadt – Schnellfärbe-Kit zur Färbung von Blutausstrichen).

Die für die direkte Immunfluoreszenz (DIF) vorgesehenen Abstriche können nach Fixation mit Azeton (Herpes-simplex-Virus, HSV) oder luftgetrocknet (bullöse Immundermatosen) bis zur Weiterverarbeitung maximal für 7–10 Tage bei −20°C aufbewahrt werden. Für die Markierung interkeratinozytärer IgG-Ablagerungen kann mit FITC-konjugiertes Anti-human-IgG verwendet werden, für die DIF bei HSV1-, HSV2- oder Varicella-zoster-Virus (VZV)-Infektion stehen FITC-konjugierte monoklonale Antikörper zur Verfügung. Alternativ empfiehlt sich die Verwendung von Objektträgern mit vorfixierten FITC-konjugierten monoklonalen Antikörpern gegen HSV1 oder HSV2.

Arbeitsschritte

Blasengrund freilegen. Blasendach einer möglichst frischen Blase eröffnen (Skalpell oder Schere) und mittels Pinzette seitlich zurückschlagen. Bei verkrusteten Läsionen Kruste mit einer Pinzette abheben.

Blasenflüssigkeit absaugen. Vom Blasenrand Flüssigkeit mit Watteträger absaugen, diesen gegebenenfalls für die weitere mikrobiologische Diagnostik einsenden

Zellmaterial gewinnen. Zwei- bis dreimal vorsichtig mit der „Bauchseite" des Skalpells oder eines Faden-Trennmessers (Dahlhausen Präzisa, Köln) vorsichtig über den Blasen- oder Erosionsgrund schaben, dabei kapilläre Blutungen vermeiden.

Fixation und Färbung (Zytologie). Gewonnenes Zellmaterial auf sauberem Objektträger ausstreichen, sofort mit Äthanol 70% fixieren, dabei Alkohol auf dem Objektträger verdunsten lassen. Anschließend Färbung nach Pappenheim (May-Grünwald-Giemsa) für 20 Minuten.

Fixation und Färbung (Immunfluoreszenz). Material auf sauberem Objektträger ausstreichen. Lufttrocknung (Pemphigus-Erkrankungen) beziehungsweise Azeton-Fixation (Herpes-Erkrankungen). Anschließend bei −20°C lagern. Direkte Immunfluoreszenz mit fluoreszenzmarkierten Immunglobulinen (Pemphigus) oder mit fluoreszenzmarkierten monoklonalen Antikörpern (HSV, VZV).

Differentialdiagnostische Kriterien

Pemphiguserkrankungen
Zahlreiche Akantholysezellen (großer Zellkern, relativ schmaler Zytoplasmasaum, prominenter Zellrand). Bei Mundschleimhautbeteiligung Akantholysezellen (Abb. 1) auch im Mundschleimhautabstrich nachweisbar. In der DIF Nachweis interkeratinozytärer IgG-Ablagerungen. Pemphigus erythematosus und Pemphigus foliaceus: Akantholysezellen mit relativ breitem Zytoplasmaanteil, Zellrand weniger prominent. Bei Pemphigus herpetiformis geschwänzte Keratinozyten, sogenannte Tadpole cells, zusätzlich Nachweis eosinophiler Granulozyten (Bild der eosinophilen Spongiose). Bei Pemphigus chronicus benignus familiaris: Akantholysezellen und zahlreiche neutrophile Granulozyten, DIF negativ.

Bullöses Pemphigoid
Gemischtes Bild aus eosinophilen und neutrophilen Granulozyten, Monozyten und Lymphozyten, auch bei lokalisiertem bullösem Pemphigoid. Eosinophile besonders zahlreich bei Herpes gestationis. Im Vergleich zum Pemphigus vulgaris nur wenige Keratinozyten. Im Unterschied zum dyshidrotischen Ekzem kaum Tadpole cells. Im Unterschied zum bullösen Pemphigoid weist die Dermatitis herpetiformis mehr neutrophile als eosinophile Granulozyten auf, die Bullosis diabeticorum zeigt zahlreiche Keratinoyztennekrosen, eosinophile Granulozyten fehlen.

Infektion mit Herpesviren
Multinukleäre Riesenzellen und ballonierende Degeneration von Keratinozyten typisch (Abb. 2). Wichtig: Blasengrundzytologie vor Einleitung einer antiviralen Therapie (zum Beispiel mit Aciclovir) durchführen. Weitere Differenzierung mittels DIF möglich. Auch bei klinisch atypischen oder generalisierten Verläufen ist DIF hilfreich. Abgrenzung von der varioliformen Pyodermie und von aphthösen Schleimhautläsionen (wie schankriformer Pyodermie, Morbus Behçet) möglich.

Staphylococcal Scalded Skin Syndrome (SSSS) und toxische epidermale Nekrolyse (TEN)
Staphylococcal Scalded Skin Syndrome. Monomorphes Zellbild aus Keratinoytzen des Stratum spinosum ohne Nekrosezeichen (vital erscheinende Keratinozyten) und ohne Entzündungszellen.

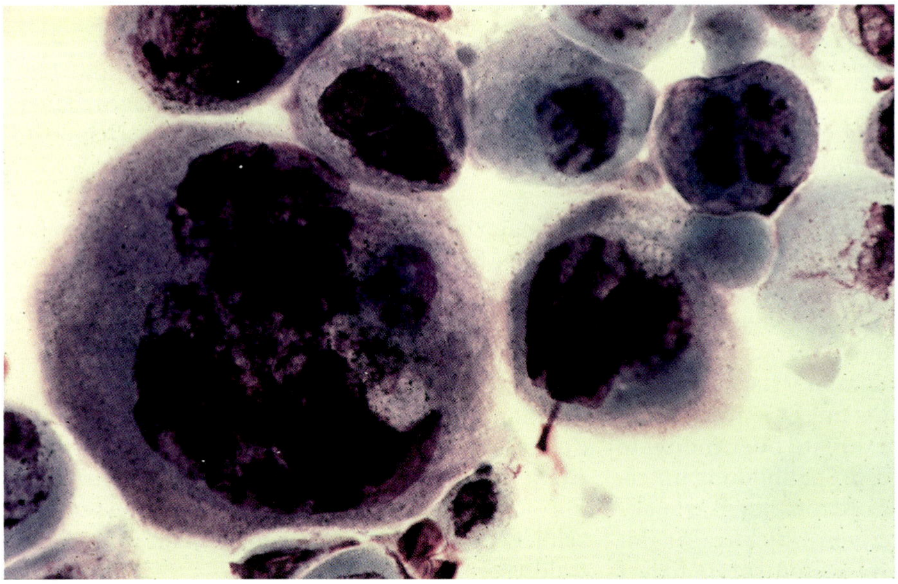

Abb. 1. *Blasengrundzytologie bei Pemphigus vulgaris.* Abgerundete Keratinozyten mit großem Zellkern, perinukleärer heller Zone und prominentem Zellrand (Akantholysezellen). (Pappenheim-Färbung, ×400)

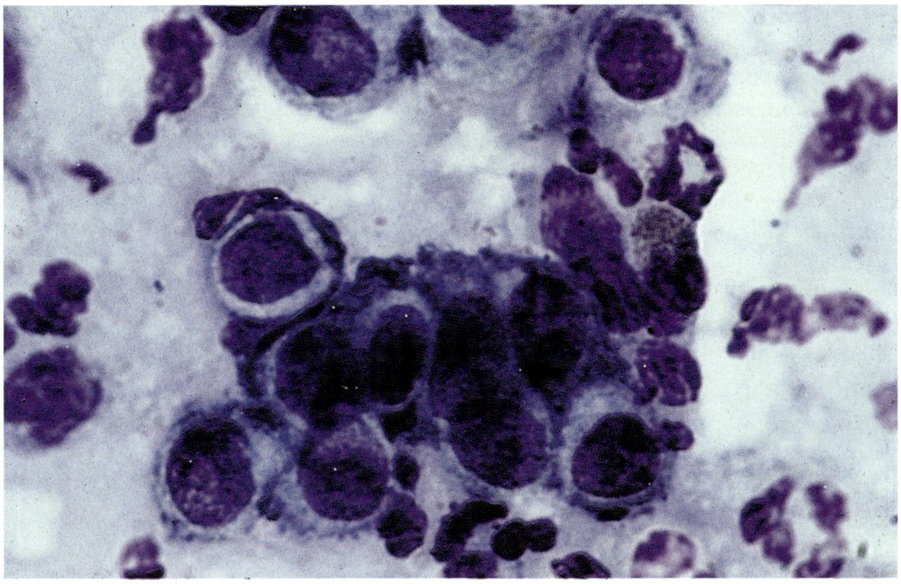

Abb. 2. *Blasengrundzytologie bei VZV-Infektion.* Ballonierende Degeneration von Keratinozyten und multinukleäre Riesenzellen. (Pappenheim-Färbung, ×1000)

Toxische epidermale Nekrolyse. Neben neutrophilen Granulozyten zahlreiche nekrotische Keratinozyten. Blasen bei Urticaria pigmentosa und Mastozytom. Nachweis zahlreicher Mastzellen.

Nativpräparat

Dermatophyten

Die mykologische Labordiagnostik besteht aus Nativpräparat und der kulturellen Anzüchtung mit anschließender mikroskopischer Indentifizierung. Der Nachweis von Pilzfäden im Nativpräparat lässt offen, ob es sich um Dermatophyten oder aber um Hefen oder Schimmelpilze handelt, denn die beiden Letzteren können ebenfalls septierte Hyphen ausbilden. Ähnliches gilt für Sprosszellen, welche unter bestimmten Bedingungen auch von vielen Schimmelpilzen gebildet werden können. Ebenso erlaubt es auch keine Beurteilung, ob der Pilz noch lebt. Bei Haarbefall kann zwischen ekto- und endotrichem Befall unterschieden werden, ein charakteristisches Merkmal der Erreger der Tinea capitis. Für die Durchführung des Nativpräparats findet sich eine Vielzahl an Vorschriften:

- Tesafilmabriss, gefärbt mit Parker-Tinte, Methylenblau, Baumwollblau oder PAS
- Abkratzpräparat, Anlösung mit 10 %iger, 15 %iger oder 20 %iger Kalilauge
  - ungefärbt oder mit Zugabe von Farbstoffen
  - mit oder ohne Zugabe von DMSO (Dimethylsulfoxid)
  - mit oder ohne Zugabe von Chorazolblack
  - mit oder ohne Zugabe von Fluoreszenzfarbstoffen
- „Fungiscop“

Das mykologische Labor der Dermatologischen Klinik der Technischen Universität München blieb nach vielem Ausprobieren letzlich der 15 %igen Kalilauge treu. Nennenswerte Vorteile des „Fungiscops“ gegenüber der Kalilauge oder anderen einfachen und kostengünstigen Verfahren werden nicht gesehen. Viehlmehr dürften sich bei unkritischer Anwendung falsch-positive Beurteilungen ergeben. Das Ergebnis im Nativpräparat ist wesentlich abhängig von der Probeaufnahme; falsche Probeentnahmestellen oder zu wenig Material sind häufige Fehler. Ungeübte verwechseln gelegentlich Zellgrenzen, spitz zulaufende Baumwollfasern oder Pflanzenteile mit Hyphen. Artefakte durch Fette aus Cremes und Salben dürfen nicht mit Sprosszellen verwechselt werden.

Malassezia furfur

Der labordiagnostische Nachweis einer Pityriasis versicolor kann durch Anzucht der Hefezellen auf entsprechenden Nährböden wie Ölagar geführt werden. *Malassezia furfur* ist jedoch im ungefärbten Kalilaugenpräparat unschwer zu erkennen, deshalb kann die klinische Diagnose Pitiyriasis versicolor mikroskopisch leicht erhärtet werden. Charakteristisch sind abgerundete Pilzelemente, die im Lichtmikroskop doppelt konturiert und häufig wie Oktaeder erscheinen. Um diese „Nester" sind diffus kurze, wenig septierte Hyphenbruchstücke von unterschiedlicher Breite, oft typisch halbmondförmig gekrümmt, gelagert. Alternativ kann auch ein Tesafilmabrisspräparat gefärbt oder ungefärbt zum Nachweis dieser *spaghetti and meatballs* mikroskopiert werden. Das mikroskopische Bild kann bedingt Aufschluss über die Dauer der Erkrankung geben. Bei einer frischen Infektion herrschen Myzelelemente vor, bei einer länger bestehenden Pityriasis versicolor dagegen runde, dicht gelagerte Zellen.

Demodex folliculorum

Die Haarbalgmilben *Demodex folliculorum* gehören zur physiologischen Besiedelung der Talgdrüsen. Sie finden sich fast ausschließlich im Gesicht und sind mit der Demodex-Follikulitis assoziiert. Zur Untersuchung kann der Follikelinhalt mit einem Komedonenquetscher oder einer Eihautpinzette ausgedrückt oder auch durch Hornschichtabriss mit Cyanoacrylat-Technik gewonnen werden. Das Exprimat wird mit einem Deckglas bedeckt und mit oder ohne Immersionsöl sofort nativ mikroskopiert. Man erkennt *Demodex folliculorum* an ihrer zigarrenförmigen Gestalt und ihren acht kurzen Beinstummeln.

Sarcoptes scabiei

Die Skabies ist eine, durch die in der Hornschicht lebende Krätzemilbe (*Sarcoptes scabiei var. hominis*) hervorgerufene, höchst pruriginöse und übertragbare Dermatose. Die Milbe ist an den Prädilektionsstellen (interdigital, periumbilikal, genital, axillär) am Ende eines Ganges oder einer länglichen Papel als winziger Punkt sichtbar. Kann man die Milbe sehen, skarifiziert man mit einer Einser-Kanüle vorsichtig die darüber liegende Haut, entnimmt das Tier und legt es auf einen Objektträger. Es besteht auch die Möglichkeit die Papel mit einem scharfen Skalpell tangential abzuschneiden und 30 Minuten in 50%igem KOH quellen zu lassen. Die Milbe erkennt man schon bei 100facher Vergrößerung. Man sieht eine rundliche Milbe mit vier Beinpaaren und Tracheenatmung. Ein kontrastreiches Bild erhält man im abgeblendeten Hellfeld.
Optimal lassen sich Milbe und Milbengang auch mit dem Dermatoskop darstellen. Man erkennt die Milbe als drachenförmiges Gebilde am Ende des Ganges.

Wood-Licht

Grundlagen

Die *Wood-Lampe* wurde 1903 durch den Physiker Robert W. Wood beschrieben und 1925 erstmals bei der Fluoreszenzdiagnostik pilzbefallener Haare in der Dermatologie eingesetzt. Die Wood-Lampe emittiert langwelliges UV-A-Licht in einem Spektralbereich von 340–400 nm mit einem Intensitätsmaximum von 365 nm. Das Wood-Licht wird traditionell durch einen Quecksilberdampfhochdruckstrahler erzeugt und nach Filterung kurzwelliger UV-Strahlung durch das Wood-Glas (Bariumsilikatglas mit 9%igem Nickeloxid) emittiert. Eine Vorwärmzeit der Geräte für wenige Minuten, ein komplett abgedunkelter Raum und Dunkeladaptation des Untersuchers sind erforderlich, um optimale Untersuchungsbedingungen zu erhalten. Neuerdings sind weniger lichtstarke, batteriebetriebene Handgeräte mit Leuchtstoffröhren als kostengünstige Alternative auf dem Markt, die sofort einsatzbereit sind (Abb. 3).
Die Anregung eines Stoffes durch kurzwellige Strahlung mit Aufleuchten im sichtbaren Lichtspektrum wird als Fluoreszenz (Photolumineszenz) bezeichnet. Die *Autofluoreszenz* der Haut ist hauptsächlich auf unbekannte Bestandteile des Elastins und des Kollagens, Aminosäuren (Tryptophan), Nikotinamid-Adenin-Dinukleotid und Melaninvorstufen zurückzuführen. *Porphyrine* vermitteln die Fluores-

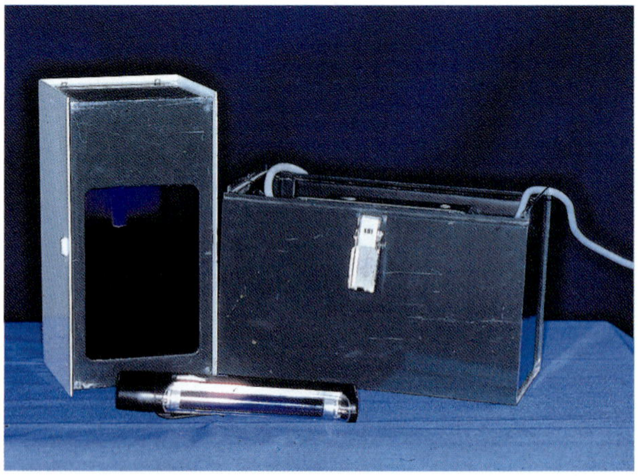

Abb. 3. *Wood-Licht-Lampen.* Traditionelle Wood-Licht-Lampe mit Quecksilberdampfhochdruckstrahler, nachgeschaltetem Wood-Glas (UV-Filter aus Bariumsilikatglas mit 9%igem Nickeloxid) und zugehörigem Vorschaltgerät im Vergleich mit einem moderneren, allerdings weniger lichtstarken Handgerät mit Leuchtstoffröhre

zenz beim Erythrasma, bei der Follikelfluoreszenz der Propionibakterien der Akne (Protopophyrin IX) und bei den verschiedenen Porphyrien. Die charakteristische grüne Fluoreszenz von Mikrosporum-Infektionen beruht auf *Pteridinen*. Die für Pseudomonas typische grün-weiße Fluoreszenz wird durch das bakterielle Pigment *Pyoverdin* oder *Fluorescein* hervorgerufen. Bei der *photodynamischen Diagnostik* wird die topisch applizierte 5-Aminlävulinsäure von den schneller proliferierenden epithelialen Tumorzellen in Protoporphyrin IX umgewandelt, welches im Wood-Licht rot leuchtet.

Klinische Anwendung

Das Wood-Licht ist ein einfaches und wichtiges Hilfsmittel bei der Diagnose und Differentialdiagnose zahlreicher Dermatosen. So können Störungen des Pigmentsystems besser dargestellt werden. Bei Hypo- und Depigmentierungen ist das Wood-Licht bei der Feststellung des Ausmaßes einer Vitiligo, zur Frühdiagnostik der *tuberösen Sklerose* (typische eschenlaubartige Depigmentierungen) sowie der *Hypomelanosis Ito* einsetzbar. Bei Hyperpigmentierungen wird das Wood-Licht zur Typisierung des *Melasma* verwendet: ein epidermales Melasma kann von einem dermalen Melasma besser differenziert werden, da das epidermale Melasma durch die dunklere Pigmentierung stärker kontrastiert. Letzteres ist topischen Bleichungsbehandlungen schlechter zugänglich.

Die charakteristische Grünfluoreszenz im Wood-Licht bei *Mikrosporie* unterstützt schnelle Reihenuntersuchungen bei Epidemien. Es muss jedoch beachtet werden, dass nicht alle Infektionserreger einer Tinea capitis im Wood-Licht darstellbar sind. Wood-Licht-negativ sind *Trichophyton verrucosum*, *Trichophyton mentagrophytes var. granulare* und *Trichophyton tonsurans*. An die Möglichkeit einer Frühdiagnose einer *Pseudomonas-aeruginosa-Infektion* von Verbrennungswunden, Ulzera, Mal perforant oder gram-negativem Fußinfekt sollte gedacht werden. Die Fluoreszenz ist bereits bei einer Frühinfektion mit einer Keimdichte von $10^5/cm^2$ aufspürbar.

Aktuelle Bedeutung hat das Wood-Licht in der letzten Zeit durch die Möglichkeit der *photodynamischen Diagnostik* bei aktinischen Keratosen, oberflächlichen Basalzellkarzinomen, Morbus Bowen, Bowen-Karzinomen und extramammärem Morbus Paget sowie initialen spinozellulären Karzinomen im Vorfeld einer photodynamischen Therapie, in der dermatoonkologischen Nachsorge nichtpigmentierter epithelialer Hauttumoren und Operationsplanung erhalten. Darüber hinaus ergeben sich neue Einsatzbereiche durch Zusatz von *Fluoreszenzmarkern* wie Vitamin-A-Azetat oder Salicylsäure zur Schulung und Anwendung von Hautschutzpräparaten, Applikationskontrolle beim Auftragen von Lösungen.

Wood-Licht-Anwendung	Fluoreszenzfarbe
Mykotische Infektionen	
Tinea capitis	
T. schoenleinii (Favus)	Hellgrün/blau
Mikrosoprum-Arten	Grün
Pityriasis versicolor	Gelbweiß/orange
Bakterielle Infektionen	
Erythrasma	Ziegelrot
Trichomycosis palmellina	Orange
Akne (follikulär: *Propionibacterium acnes*)	Orange-rot
Pseudomonas (Hautinfekt, Follikulitis)	Hellgrün
Skabies	
Milbengänge	Grau-weiß
Porphyrinnachweis	
Porphyrien	Rot
Photodynamische Diagnostik	
Protoporphyrin IX	Rot
Medikamente	
Tetrazykline	Gelb
Hypo- und Depigmentierungen	
Autofluoreszenz der Haut	Blau-weiß
Fluoreszenzmarker	
Vitamin-A-Derivate	Gelb
Salizylsäure	Grün

Methylenblaupräparat

Das *Methylenblaupräparat* gilt als Routinemethode zum direkten Erregernachweis einer *akuten Gonorrhö*, vor allem bei der akuten Urethritis gonorrhoica anterior des Mannes. Meist kann ein Tropfen Urethralsekret gewonnen werden. Seltener ist die Gewinnung von Prostatasekret nach Prostatamassage erforderlich. Die Abstriche bei Frauen müssen gezielt von der Zervix entnommen werden, da das Vaginalsekret keine Gonokokken enthält. Es sollte zusätzlich immer ein Urethralabstrich bei der Frau erfolgen, da eine isolierte urethrale Infektion möglich ist. Der Ausstrich auf einen Objektträger erfolgt mit einer ausgeglühten Platinöse oder mit einem sterilen Wattestäbchen. Nach Lufttrocknung und Hitzefixierung über der Gasflamme wird der Objektträger für

zehn Sekunden in 1%ige Methylenblaulösung getaucht, mit Leitungswasser abgespült, mit Löschpapier getrocknet und im Mikroskop mit dem Ölimmersionsobjektiv bei 100facher Vergrößerung betrachtet. Die blau angefärbten Gonokokken liegen paarweise, kaffeebohnenartig mit einer Zahl von 10–20 im Zytoplasma eines Leukozyten, wobei die meisten Leukozyten erregerfrei sind. In sehr frühen Infektionsstadien liegen die Erreger noch extraleukozytär.
Bei beiden Geschlechtern sollte routinemäßig auch ein Abstrich aus dem Pharynx und Analkanal entnommen werden. Auf Grund der dort anzutreffenden Mischflora wird hier die *Färbung nach Gram* durchgeführt. Eine Mischflora findet sich auch bei chronischen Stadien der Gonorrhö, bei denen weniger Gonokokken und Leukozyten, aber vermehrt Epithelzellen und Schleim in den Vordergrund treten.

Mikroskopischer Nachweis von Läusen

Für den direkten Erregernachweis der Pediculosis capitis (Kopflausbefall), Pediculosis vestimentorum (Kleiderlausbefall) und Pediculosis pubis (Filzlausbefall) stehen heute neben der Durchlichtmikroskopie (Objektive 10× und 25×) die Dermatoskopie und digitale Auflichtmikroskopie als schnelle Verfahren zur Erregeridentifikation zur Verfügung.
Bei der *Pediculosis capitis* können meist reichlich Nissen nachgewiesen werden. Hierbei handelt es sich um ovale Läuseeier, die spitzwinklig, palmkätzchenartig an der Basis des Haarschaftes in meist okzipitaler und retroaurikulärer Lokalisation festgeklebt sind. Bei intensiver Suche findet sich meist die 2–3,5 mm lange, relativ bewegliche Kopflaus (*Pediculus humanus capitis*), die als schlanker, ungeflügelter Parasit mit sechs charakteristischen Klammerbeinen und im Mundkegel versenktem Mundwerkzeug zur Darstellung kommt.
Der Erregernachweis bei *Pediculosis vestimentorum* gelingt meist nicht an der Haut, sondern an Haut zugewandter Kleidung. *Pediculus humanus corporis* ist mit 4 mm Länge etwas größer als die Kopflaus, weist jedoch eine sehr ähnliche Morphologie auf. Eier finden sich meist an Säumen und Nähten von Kleidung.
Bei der *Pediculosis pubis* können Nissen an Schamhaaren, Augenbrauen und Wimpern abgelegt werden. Die Filzlaus (*Phthirus pubis*) ist mit 1–1,7 mm Länge deutlich kleiner als die Kopf- und Kleiderlaus. Sie zeichnet sich durch eine plumpe, schildförmige Gestalt aus, ist relativ immobil, läuft seitwärts (Krebsgang) und klammert sich mit ihren krallenbewehrten Hinterbeinen an den Haaren fest. Gelegentlich gräbt sie sich auch in die Haut ein. Sie bevorzugt Hautregionen mit apokrinen Drüsen. Bei Filzlausbefall der Pubesregion kann sie meist zur Mikroskopie von einem Haar isoliert werden.

Haarwurzelanalyse

Das Trichogramm ist eine klinisch-dermatologische Standardmethode zur mikroskopischen Differenzierung der verschiedenen Haarwurzelformen. Eventuell vorhandene Haarschaftanomalien können nebenbefundlich erfasst werden. Indiziert ist das Trichogramm zur Objektivierung und Typisierung eines verstärkten Haarausfalls (Effluvium), zur Aktivitätsbestimmung und Prognosestellung bei Alopezien und zum Nachweis einer Trichotillomanie. Die früher geforderte fünftägige Haarwaschkarenz wurde an der Dermatologischen Klinik der Ludwig-Maximilians-Universität zugunsten einer zweitägigen Karenz verlassen.
Die *Epilation* erfolgt am Ort vermuteter grösster Aktivität und einem vermutet möglichst unbefallenen Kontrollareal, das heißt bei *androgenetischer* Alopezie im Randbereich eines sich lichtenden und einem klinisch nicht betroffenen Kopfhautareal, bei *Alopecia areata* aus dem Randbereich eines haarlosen Bezirkes und einem kontralateralen unbefallenen Areal sowie bei *diffusem* Effluvium oder diffuser Alopezie von parietal und okzipital.
Etwa 50 Haare werden nach Scheitelung in einer dünnen Reihe mit einer gummiarmierten Klemme erfasst und unbedingt in *Wuchsrichtung* epiliert, sonst brechen sie ab. Die Epilationsstelle ist am besten auf einer Skizze zu dokumentieren. Die Haare werden mit Tesafilm fixiert, erst dann zwischen Klemme und Tesafilm abgeschnitten. Bei sofortiger Analyse reichen ein Tropfen Wasser und ein Deck-

	Anagenhaare	**Katagenhaare**	**Telogenhaare**	**Sonstige**
Normalbefund	>80%	1–3%	<20%	
Alopecia areata			Kann erhöht sein	Dystrophische Haare
Alopecia androgenetica			Kann erhöht sein	
Telogenes Effluvium			>25%	
Trichotillomanie	>95%		<5%	

gläschen, zur Archivierung empfiehlt sich statt Wasser ein Eindeckmedium (Eukitt) zu verwenden.
Bei Anagenhaaren ohne Wurzelscheide, auch dysplastische Anagenhaare genannt, ist an ein Syndrom der lockeren Anagenhaare zu denken. Bei abgebrochenen Haaren, welche als Anagenhaare zählen, ist die Epilationstechnik zu überprüfen. Vermehrtes Auftreten von Katagenhaare deutet auf eine aktuelle relevante Schädigung der Haarwurzeln hin, dystrophische Haare finden sich bei aktueller starker Schädigung der Haarmatrixzellen. Vermehrte Telogenhaare weisen auf verstärkten Haarausfall hin, eine Alopezie kann aber muss nicht folgen. Das Fehlen von Telogenhaaren bei fast 100% Anagenhaaren ist typisch für Trichotillomanie. Bei der Interpretation ist zu bedenken, dass 54% der individuellen Telogenschwankungen durch ein physiologisches, periodisches Auf und Ab der Telogenrate, mit Maximum zwischen August und Oktober, bedingt sind.

Haarschaftanalyse

Die Haarschaftanalyse ist nicht an eine Epilation gebunden, kann aber bei der Haarwurzelanalyse begleitend durchgeführt werden. Die Haarschaftanomalien lassen sich in zwei Untergruppen mit und ohne erhöhte Brüchigkeit aufteilen.

Haarschaftanomalien mit erhöhter Brüchigkeit

- *Monilethrix* (Spindelhaar): Regelmäßige Haarschaftauftreibungen (Nodi)
- *Pseudomonilethrix*: irreguläre Nodi
- *Trichorrhexis nodosa*: „zwei ineinandergeschobene Pinsel" durch Kutikuladefekt
- *Pili torti* (Torsionshaare): abgeflachter Haarschaft mit Drehung der Achse, bei Achsel- und Genitalhaar physiologisch →Menkes-Syndrom?
- *Trichorrhexis invaginata* (Bambushaar): kugelgelenkartige Haarschaftinvagination →Comel-Netherton-Syndrom?

Haarschaftanomalien ohne erhöhte Brüchigkeit

- *Pili anulati* (Ringelhaare): runde Haare mit hellen und dunklen Banden durch Lufteinschlüsse
- *Pili pseudoanulati*: flach eliptische, torquierte Haare
- *Woolhaar* (Kräuselhaar): wollig gekräuseltes Haar bei Weißen, ähnlich dem Haar von Schwarzen
- *Pili trianguli et canaliculi*: (synonym mit Syndrom der unkämmbaren Haare): überwiegend dreieckige, flach eliptische oder nierenförmige Haarschäfte ohne erhöhte Haarbrüchigkeit
- *Pili bifurcati*: abschnittweise Gabelung einzelner Haare in einzelne Äste

Literatur

Asawanonda P, Taylor CR (1999) Wood's light in dermatology. Int J Dermatol 38: 901–907
Barr RJ (1984) Cutaneous cytology. J Am Acad Dermatol 10: 163–180
Braun-Falco O, Plewig G, Wolff HH (1996) Dermatologie und Venerologie, 4. Aufl. Springer, Berlin
Buslau M (1994) Die Blasengrundzytologie (sog. Tzanck-Test) in der Dermatologie. Eine einfache, aussagekräftige und kostengünstige Methode. Aktuelle Dermatol 20: 14–21
Fritsch C, Neumann NJ, Ruzicka T, Lehmann P (2000) Photodiagnostische Testverfahren. Teil 3: Fluoreszenzdiagnostik mit d-Aminolävulinsäure-induzierten Porphyrinen (FDAP) in der Dermatologie. Hautarzt 51: 113–125
Gall H (2000) Moderne Abklärung des genitalen Ausflusses in der Hautarztpraxis. In: Plettenberg A, Meigel WN, Moll I (Hrsg) Dermatologie an der Schwelle zum neuen Jahrtausend. Springer, Berlin, S 284–286
Haensch R (1954) Der Tzanck-Test. Hautarzt 6: 407–409
Korting HC, Sterry W (Hrsg) (1997) Diagnostische Verfahren in der Dermatologie. Blackwell, Berlin
Mehlhorn B, Mehlhorn H (1996) Zecken, Milben, Fliegen, Schaben, 3. Aufl. Springer, Berlin, S 76–82
Paus R, Müller-Römer S (1999) Biologie des Haalfollikels. In: Plewig G, Wolff H (Hrsg) Fortschritte der praktischen Dermatologie und Venerologie, Band 16. Springer, Berlin, S 66–79
Ruocco V, Ruocco E (1999) Tzanck smear, an old test for the new millenium: when and how. Int J Dermatol 38: 830–834
Seeliger HPR, Heymer T (1981) Diagnostik pathogener Pilze des Menschen und seiner Umwelt. Lehrbuch und Atlas. Thieme. Stuttgart
Tzanck A (1948) Le cytodiagnostic immediat en dermatologie. Ann Dermatol Syph 8: 1–9
Wigger-Alberti W, Elsner P (1997) Fluoreszenz im Wood-Licht. Aktueller Einsatz in der dermatologischen Diagnostik, Therapiekontrolle und Prävention. Hautarzt 48: 523–527
Wolff H, Kunte C (1999) Diagnostik und Therapie von Haarerkrankungen. Uni-Med, Bremen
Wolff H (1997) Trichogramm. In: Korting HC, Sterry W (Hrsg) Diagnostische Verfahren in der Dermatologie. Blackwell, Berlin, S 249–252
Wood RW (1919) Secret communications concerning light rays. J Physiol 5: t IX

Andrologie

Hans Wolff, Falk Ochsendorf, Gerhard Haidl, Frank-Michael Köhn und Wolf-Bernhard Schill

Auch in Zeiten wachsender Konkurrenz von Seiten der Gynäkologie und Urologie wird der Dermatologe immer wieder zur Abklärung männlicher Fertilitätsstörungen konsultiert. Neben Anamnese und körperlicher Untersuchung ist dabei das Spermiogramm entscheidend zur Einschätzung der Fertilität. Um konstant richtige Spermiogrammbefunde zu erheben, sind qualitätssichernde Maßnahmen angezeigt. Schließlich sollten sich die Dermatologen auch mit neueren Aspekten des partiellen Androgenmangels bei älteren Männern auseinandersetzen.

Das Spermiogramm in der dermatologischen Praxis

Die Erhebung verwertbarer Spermiogrammbefunde setzt eine standardisierte Ejakulatanalyse nach den Richtlinien der Weltgesundheitsorganisation (WHO) voraus [12, 24]. Bereits im Vorfeld der Probengewinnung sind verschiedene Aspekte zu beachten. Zur Vergleichbarkeit der Ergebnisse muss der Patient eine Karenzzeit von mindestens zwei bis maximal sieben Tagen einhalten. Am besten sind drei bis fünf Tage. Die Ejakulatgewinnung durch Masturbation sollte diskret in geeigneten Räumlichkeiten am Untersuchungsort erfolgen können. Bei häuslicher Gewinnung ist das Ejakulat innerhalb einer Stunde in einem geeigneten Transportgefäß und vor extremen Temperaturen geschützt zu überbringen. Ist die Ejakulatgewinnung nur durch Koitus und nicht durch Masturbation möglich, stehen nichtspermizide Transportkondome zur Verfügung.

Die von der WHO [24] für eine Basisuntersuchung des Ejakulates empfohlenen Parameter sind in Tabelle 1 dargestellt. Die korrekte Durchführung der Analysen erfordert eine genaue Beobachtung der Konsistenz des Ejakulates, das sich bei Zimmertemperatur innerhalb einer Stunde vollständig verflüssigen sollte. Bei der Entnahme von Aliquots für einzelne Bestimmungen muss das Ejakulat jeweils gut durchmischt werden, aufgrund der viskösen Beschaffenheit der Proben sollten Pipetten mit positiver Verdrängungstechnik verwendet werden. Liegt eine Verflüssigungsstörung (Viskosipathie) vor, kann gegebenenfalls α-Chymotrypsin zugesetzt werden [12].

Für die Bestimmung von Spermatozoenkonzentration und Spermatozoenmotilität stehen computerassistierte Systeme (CASA) zur Verfügung, in der täglichen Praxis ist jedoch die standardisierte Durchführung der manuellen Methoden ausreichend. Die mikroskopische Untersuchung von Nativpräparaten des Ejakulates im Phasenkontrast erlaubt neben der Klassifikation der Spermatozoenmotilität [12, 24] bereits eine Orientierung über morphologische Störungen der Spermatozoen sowie andere zelluläre Elemente. Auch Agglomerationen und Agglutinationen können erfasst werden, wobei das letztgenannte Phänomen auf die Anwe-

Tabelle 1. Wesentliche Ejakulatparameter und ihre Referenzwerte (WHO 1999)

Ejakulatparameter	Referenzwert
Volumen	$\geq$2 ml
pH	$\geq$7,2
Spermatozoenkonzentration	$\geq 20 \times 10^6$/ml
Gesamtspermatozoenzahl	$\geq 40 \times 10^6$
Motilität (innerhalb von 60 Minuten nach Ejakulation)	a + b $\geq$50 % *oder*
Kategorie a (schnelle progressive Motilität; $\geq$20 µm/s bei 20°C)	a $\geq$25 %
Kategorie b (langsame oder träge progressive Motilität)	
Kategorie c (nichtprogressive Motilität; < 5 µm/s)	
Kategorie d (Immotilität)	
Morphologie[a]	$\geq$15 % Spermatozoen mit normaler Morphologie[a]
Vitalität	$\geq$75 % lebende Spermatozoen
Leukozyten	$< 1 \times 10^6$/ml

[a] Tygerberg-Klassifikation [15]

senheit von Spermatozoenantikörpern hinweist. Die Motilität sollte möglichst mehrfach bestimmt werden und im Normalfall innerhalb von 4 Stunden nicht mehr als 15 % abnehmen. Falls im Nativpräparat keine Spermatozoen sichtbar sind, wird das Ejakulat zentrifugiert und das Sediment erneut ausgewertet.

Für eine exakte morphologische Ejakulatanalyse werden fixierte, gefärbte Ausstrichpräparate benötigt, sogenannte *wet preparations* sind dagegen unzureichend [12]. Neben einer modifizierten Papanicolaou-Färbung sowie der Färbung nach Shorr kommt hier auch die Verwendung vorgefertigter Schnellfärbungen (Hemacolor) in Betracht [12, 24]. Beurteilung und Differenzierung der Spermatozoenmorphologie werden allerdings nicht nur durch die gewählte Färbemethode beeinflusst, sondern vor allem auch durch diskrepante Klassifizierungssysteme erschwert [12]. Entsprechend wird der Stellenwert der Spermatozoenmorphologie als Parameter für die Fertilitätsprognose kontrovers diskutiert. In diesem Zusammenhang ist auch erwähnenswert, dass der von der WHO vorgeschlagene Referenzwert für den Anteil normal geformter Spermatozoen im Ejakulat in den vergangenen 20 Jahren mehrfach herabgesetzt wurde [8, 24]. Die beste Orientierung erlauben derzeit Studien, in denen normal geformte Spermatozoen auf der Basis sogenannter strenger Kriterien erfasst wurden und eine Korrelation der Ergebnisse mit dem Fertilisierungspotential in vitro gezeigt werden konnte [18, 24]. Die Beurteilung gefärbter Ausstrichpräparate sollte sich jedoch nicht auf die Quantifizierung des Anteils normal geformter Spermatozoen beschränken. Ausprägung und Häufigkeit bestimmter Formstörungen der Spermatozoen spiegeln Schäden der Spermiogenese im Hoden, aber auch Störungen der Nebenhodenfunktion wider [8, 12]. Darüber hinaus können unreife Keimzellen sowie Leukozyten differenziert werden, auch Bakterien sowie Agglomerationen und Agglutinationen sind zu registrieren. Mit Hilfe der Peroxidasereaktion lassen sich Granulozyten im Nativejakulat quantifizieren [12, 24].

Das Spermiogramm allein erlaubt allerdings keine Diagnosestellung. Begriffe wie Asthenozoospermie, Oligozoospermie oder Oligoasthenoteratozoospermie (OAT) haben nur deskriptiven Charakter, wenngleich sie immer wieder als „Diagnosen" verwendet werden. Zu berücksichtigen sind auch die bereits bei gesunden fertilen Männern nachweisbaren Schwankungen der Ejakulatqualität. Entsprechend sollten mindestens zwei Ejakulate im Abstand von mindestens sieben Tagen bis maximal drei Monaten untersucht werden. Eine definitive Charakterisierung der Fertilität anhand der basalen Spermiogrammparameter ist in vielen Fällen problematisch [18], so dass nach Möglichkeit ergänzende Untersuchungen vorzunehmen sind [10]. Hierzu gehören die Untersuchung der Membranintegrität der Spermatozoen im hypoosmotischen Schwelltest, Spermatozoenfunktionstests wie die Überprüfung der akrosomalen Reaktion, die Bestimmung der Chromatinreife mittels Anilinblaufärbung, biochemische Ejakulatparameter als Marker für die sekretorische Funktion der akzessorischen Drüsen sowie die mikrobiologische Diagnostik [10, 12, 24].

Qualitätssicherung in der Andrologie

In den letzten Jahren haben sich die Anforderungen an die Qualitätssicherung in allen Bereichen der Medizin erheblich erhöht. Hierbei gilt es, die diagnostischen und therapeutischen Maßnahmen zu standardisieren, um Patienten eine auf wissenschaftlichen Kriterien basierte Diagnostik und Therapie zukommen zu lassen.

Die Andrologie ist ein klinisches Fach, das sowohl klinische als auch labormedizinische Untersuchungsmethoden zur Diagnosestellung und Therapieplanung verwendet. Bezüglich der klinischen Aspekte wurden bereits entsprechende Empfehlungen zur Qualitätssicherung in der Andrologie vorgelegt [27]. Bezüglich der andrologischen Basisdiagnostik lassen sich diese auch auf der Homepage der Arbeitsgemeinschaft der wissenschaftlichen medizinischen Fachgesellschaften nachlesen (www.rz.uni-duesseldorf.de/www/AWMF/qs).

Demnächst werden weitere Leitlinien, erarbeitet von der Subkommission der Deutschen Dermatologischen Gesellschaft *Qualitätssicherung in der Andrologie*, folgen. Praktische Informationen zu einer standardisierten klinischen Anamnese und Diagnostik sind im *WHO manual for the standardized investigation, diagnosis and management of the infertile male* dargestellt [21].

Während sich die anamnestischen Fragen, der Ablauf der Untersuchung und deren Beurteilungskriterien relativ einfach darstellen lassen und gut nachvollziehbar sind, ist es bei der andrologischen Labordiagnostik weitaus schwieriger, Qualitätssicherungsmaßnahmen durchzuführen. Dies beruht vor allem auf der Art des zu untersuchenden Materials. So wird bei der Ejakulatuntersuchung stets nur eine begrenzte Zahl von Spermatozoen gezählt, was zu relativ großen Zufallsfehlern führt. Zudem ist es

schwer, universell akzeptierte Standardmethoden und Definitionen für Motilität und Morphologie einzuführen, da subjektive Beurteilungskriterien in diese Bewertung einfließen.
Man muss sich bewusst sein, dass ein Laborergebnis auch bei aller Sorgfalt nicht den tatsächlichen Wert eines Parameters wiedergibt, sondern stets nur eine Annäherung an den tatsächlichen Wert ist. Um eine möglichst optimale und reproduzierbare Annäherung an den tatsächlichen Wert zu erreichen, sind Qualitätssicherungsmaßnahmen erforderlich.
Diese umfassen aktuelle, ausführliche und konkrete Anleitungen zu den Analysentechniken, eine regelmäßige Schulung des Personals, eine regelmäßige Wartung und Kalibrierung der Prüfmittel (Pipetten vierteljährlich, Zählkammern und Geräte jährlich), eine gute Dokumentation von Befunden und Variablen der Analytik. Die Ergebnisse sind ständig bezüglich Plausibilität zu überprüfen. Um zufällige und systematische Fehler bei der Untersuchung festzustellen, ist eine Qualitätskontrolle durchzuführen.
Zufällige Fehler, das heißt mangelnde Präzision, lassen sich nur durch Analyse ausreichend großer Zellzahlen (2×200 für die Konzentration und Motilität, 200 für die Morphologie) sowie durch wiederholte Messungen derselben Probe erkennen.
Systematische Fehler lassen sich durch Mitführen von Kontrollproben, die einer aufwendigeren Analytik unterzogen worden sind, erkennen. Hierzu dienen auch Ringversuche. Im andrologischen Labor sind diese zur Zeit nur für Testosteron vorgeschrieben. Die Analyse monatlicher Mittelwerte erlaubt es, schleichende Trends zu erkennen [17, 24].

Samenwegsinfektionen

Samenwegsinfektionen werden in der Ursachenstatistik männlicher Fertilitätsstörungen mit etwa 8–10% angegeben [15]. Akute Entzündungen des männlichen Urogenitalsystems, wie akute Urethritis oder Epididymitis und Orchitis, sind äußerst schmerzhafte Zustände, häufig von Fieber begleitet, die normalerweise nicht in der andrologischen, sondern in der urologischen Sprechstunde auftreten.
Jedoch werden chronisch unspezifische Genitalinfektionen und Folgezustände akuter, rekurrierender und chronischer Entzündungen häufig bei Patienten der Fertilitätssprechstunde beobachtet, da sie bei nicht ausreichender Behandlung die Fertilität erheblich beeinträchtigen können. Die Diagnose der chronisch unspezifischen Genitalinfektion ist schwierig zu stellen, da sie meistens stumm verläuft und dem Patienten keinerlei oder nur geringe Beschwerden bereitet. Zu den Urogenitalinfektionen beim Mann gehören Urethritis, Prostatovesikulitis, Epididymitis, Epididymoorchitis und Orchitis [3].
Entzündungen der Harnröhre und der Prostata führen nur selten zu Fertilitätsstörungen bei unzureichender Elimination auslösender Keime und Aszension derselben in Nebenhoden und Hoden [22]. Mehr Relevanz für die Fertilität haben die chronische Epididymitis und Epididymo-Orchitis sowie Orchitiden, wobei letztere ein eigenes Kapitel darstellen und im folgenden nicht weiter berücksichtigt werden sollen.
Chronisch unspezifische Genitalinfektionen werden durch klinische Untersuchung (Palpation, Sonographie) sowie durch Analyse des Ejakulats und Prostataexprimats diagnostiziert.
Während die Fertilität durch eine Infektion der Prostata alleine nicht wesentlich beeinträchtigt wird, kann eine chronische Nebenhodenentzündung zu erheblichen Fertilitätseinschränkungen führen [3, 5]. Entsprechend den Funktionen des Nebenhodens (Entwicklung der Spematozoenmotilität, Speicherorgan) werden Veränderungen von Spermatozoenzahl und Spermatozoenbeweglichkeit beobachtet, während die Morphologie bei alleinigem Befall des Nebenhodens nicht beeinflusst sein sollte, außer bei sehr schwerer Störung mit Entwicklung einer kompletten Nekrozoospermie [23] oder bei Übergang in eine Epididymoorchitis.
Erniedrigte Spermienzahl und Beweglichkeit sind uncharakteristische Symptome und müssen einer gestörten Nebenhodenfunktion zugeordnet werden. Hilfreich ist hier die Beachtung eines veränderten Färbeverhaltens der Spermatozoenflagella im Shorrgefärbten Ausstrich bei gestörter Nebenhodenausreifung [5]. Veränderungen der Spermatozoenzahl können durch Abgabe sequentieller Spermaproben von quantitativen Spermatogenesestörungen unterschieden werden [2]. Bei chronischer Nebenhodenentzündung zeigt die zweite Samenabgabe paradoxerweise oft eine höhere Spermienzahl als die erste Abgabe [2]. Die Blutkonzentrationen für das follikelstimulierende Hormon (FSH), das luteinisierende Hormon (LH), Testosteron und Inhibin B liegen bei reiner Epididymitis im Normbereich.
Neben den Spermaparametern müssen Entzündungszeichen im Ejakulat beachtet werden. Dazu gehört die Bestimmung der Leukozytenzahl mit oder ohne Peroxidasefärbung, wobei diese bei chronischer Nebenhodenentzündung häufig unter dem von der WHO vorgegebenen Grenzwert von 1 Mio./ml liegt und somit eine chronische Nebenhodenent-

zündung nicht sicher erfasst wird [24, 26]. Weiterführend sind die Beachtung von Makrophagen, die Bestimmung biochemischer Entzündungsparameter wie Konzentration der Granulozytenelastase oder verschiedener Zytokine, zum Beispiel Interleukin-6, im Ejakulat [19]. Zusätzlich kommt die Messung reaktiver Sauerstoffspezies in Frage [16].
Relevante Keime sind *Chlamydia trachomatis*, *Escherichia coli*, Ureaplasmen, Mykoplasmen und selten Gonokokken [25]. Fehlender Keimnachweis schließt eine Infektion nicht sicher aus.
Unter Zugrundelegung einer derartigen Diagnostik zeigt sich in unserem Patientengut mit bis zu 60% ein weitaus höherer Anteil von Patienten mit chronisch unspezifischen Genitalinfektionen als in der Literatur angegeben. Allerdings treten die Samenwegsentzündungen meist nicht als alleinige Ursache auf, sondern häufig in Kombination mit anderen Störungen, wie einer Varikozele [19], auf. Rationale Therapieansätze mit Antiphlogistika und Antibiotika führen in vielen Fällen zu deutlich verbesserten Spermawerten und erleichtern dadurch den natürlichen Eintritt einer Schwangerschaft oder ermöglichen zumindest einfachere Methoden der künstlichen Befruchtung wie die intrauterine Insemination anstelle einer In-vitro-Fertilisation [7].

Erektile Dysfunktion und andere Probleme des alternden Mannes

Im Gebiet der Europäischen Gemeinschaft leben mehr als 30 Millionen Männer, die älter als 60 Jahre sind. Aufgrund der demographischen Entwicklung in den industrialisierten Ländern ist damit zu rechnen, dass in Zukunft noch mehr ältere Männer mit altersbedingten andrologischen Beschwerden den Arzt aufsuchen werden [6].
Im Gegensatz zur Menopause der Frau setzen die altersbedingten endokrinologischen Veränderungen beim Mann nicht innerhalb eines relativ kurzen Zeitraums ein, sondern entwickeln sich kontinuierlich über Jahrzehnte. Hierbei kommt es nicht zwangsläufig zu einem Verlust der Reproduktionsfähigkeit. Nur bei etwa 50% der 80jährigen Männer ist die Fertilität vollständig aufgehoben.
Die mittleren Testosteronkonzentrationen nehmen zwischen dem vierten und siebten Lebensjahrzehnt um etwa 1% pro Jahr ab, bleiben aber dennoch häufig innerhalb der für gesunde Männer geltenden Normwerte [11]. Die verminderte Testosteronproduktion ist auf eine reduzierte Syntheseleistung der in ihrer Zahl verminderten und auf LH schwächer ansprechenden Leydig-Zwischenzellen zurückzuführen. Die Pulsatilität des vom Hypophysenvorderlappens sezernierten LH ist nicht mehr so stark ausgeprägt. Insbesondere bei über 70jährigen Männern ist außerdem die Serumkonzentration von SHBG (Sexualhormon bindendes Globulin)-Konzentrationen erhöht, so dass das freie, biologische aktive Testosteron erniedrigt ist. In Abgrenzung zur Menopause der Frau ist der Begriff der *p*artiellen *A*ndrogendefizienz des *a*lternden *M*annes (PADAM) geprägt worden.
Trotz dieser Unterschiede zum Klimakterium der Frau klagen auch Männer über Abnahme von Muskelmasse, Sexualbehaarung und Libido, über vegetative Beschwerden, nachlassendes Gedächtnis, Konzentrationsmängel, Müdigkeit, Nervosität und verminderte Stressresistenz.
Der häufigste Vorstellungsgrund älterer Männer in andrologischen Sprechstunden ist die erektile Dysfunktion. Aus den Untersuchungen der *Massachusetts Male Aging Study* ist bekannt, dass 9,6% der 40- bis 70jährigen Männer unter einem vollständigen Verlust der Erektionen leiden und 25,2% ihre Erektionen als zu selten bezeichnen [4]. Mit zunehmendem Alter nehmen Erektionsstörungen stark zu. Der Anteil von Männern mit vollständiger erektiler Dysfunktion steigt von 5% bei den 40Jährigen auf 15% bei den 70Jährigen. Bei denselben Altersgruppen erhöht sich der Anteil von Männern mit mittelschwerer erektiler Dysfunktion von 17% auf 34% [4].
Gerade bei älteren Männern sind Erektionsstörungen multifaktoriell bedingt. Wegen chronischer Erkrankungen wie Hypertonie, Diabetes mellitus, Fettstoffwechselerkrankungen oder koronarer Herzkrankheit werden häufig Medikamente eingenommen, die hemmend auf die Erektion wirken können, wie bestimmte Antihypertensiva. Hinzu kommen als mögliche Risikofaktoren langjährige vaskuläre Folgen von Nikotinabusus, psychogene Faktoren, neurologische Erkrankungen oder Operationen. Gerade bei älteren Patienten ist eine sorgfältige Abklärung von Erektionsstörungen notwendig. Häufig ist die erektile Dysfunktion erstes klinisches Symptom einer schlechten Gefäßsituation, so dass im Rahmen der weiteren Diagnostik eine bis dahin nicht bekannte koronare Herzkrankheit auffällt.
Therapeutisch kommt neben der Behandlung zugrunde liegender Erkrankungen vor allem der medikamentöse Therapieansatz mit Sildenafil (Viagra) zum Einsatz. Vorsicht ist allerdings bei Patienten geboten, die nitrathaltige Medikamente einnehmen. Bei ihnen können Vakuumpumpen, Penisringe, die

Schwellkörperautoinjektionstherapie (SKAT), Penisprothesen, Gefäßoperationen und die Psychotherapie berücksichtigt werden. Das Risiko bezüglich kardialer Komplikationen bei älteren Männern, die wegen einer Erektionsstörung behandelt werden und nun wieder Geschlechtsverkehr ausüben, ist als gering einzustufen. Nur 3 % von über 1.700 Männern mit einem Herzinfarkt hatten sich innerhalb eines Zeitraumes von zwei Stunden vor dem Infarkt sexuell betätigt [13]. Da viele Herzinfarkte nachts auftreten, kann diese geringe Zahl auch als reine Koinzidenz interpretiert werden.

Die bereits erwähnten endokrinologischen Veränderungen mit allmählicher Abnahme der Testosteronwerte im Serum spielen für das Auftreten der erektilen Dysfunktion im Alter keine vordergründige Rolle. Weniger als 10 % der Patienten mit Erektionsstörungen weisen auch einen Hypogonadismus auf [1]. Ist das Testosteron im Serum aber vermindert, führt eine Substitutionstherapie zu verbesserter Libido [9]. Auch andere Androgene wie das Dehydroepiandrosteron (DHEA) haben sich in ersten Studien als wirksam bei der Therapie älterer Männer erwiesen [20]. Bis zum Vorliegen größerer Studien sollte der Einsatz von DHEA aber nur unter kontrollierten Bedingungen erfolgen [14]. Immer ist bei der Androgentherapie des älteren Mannes die Möglichkeit der Wachstumsbeschleunigung eines vorbestehenden, aber noch nicht entdeckten Prostatakarzinoms zu beachten.

Literatur

1. Buvat J, Lemaire A (1997) Endocrine screening in 1,022 men with erectile dysfunction: clinical significance and cost-effective strategy. J Urol 158: 1764–1767
2. Cooper TG, Keck C, Oberdieck U, Nieschlag E (1993) Effects of multiple ejaculations after extended periods of sexual abstinence on total, motile and normal sperm numbers, as well as accessory gland secretions, from healthy normal and oligozoospermic men. Hum Reprod 8: 1251–1258
3. Diemer T, Buchanan Hales D, Ludwig M, Huwe P, Weidner W (2000) Urogenitale Infektionen beim Mann – können sie die Fertilität beeinflussen? Reproduktionsmedizin 16: 155–167
4. Feldman HA, Goldstein I, Hatzichristou DG, Krane RJ, McKinlay JB (1994) Impotence and its medical and psychosocial correlates: results of the Massachusetts Male Aging Study. J Urol 151: 54–61
5. Haidl G (1990) Macrophages in semen are indicative of chronic epididymal infection. Arch Androl 25: 5–11
6. Haidl G, Köhn FM, Schill WB (1994) Der alternde Mann aus andrologischer Sicht. Hautarzt 45: 599–604
7. Haidl G, van der Ven H (1997) Chronic genital inflammation in the male – an easily missed diagnosis. Hum Reprod 12: 2082
8. Haidl G, Schill WB (1993) Sperm morphology in fertile men. Arch Androl 31: 153–157
9. Hajjar RR, Kaiser FE, Morley JE (1997) Outcomes of long-term testosterone replacement in older hypogonadal males: a retrospective analysis. J Clin Endocrinol Metab 82: 3793–3796
10. Henkel R, Schill WB (2000) Die Bedeutung funktioneller Spermatozoenparameter für den Fertilisationsprozess. Reproduktionsmedizin 16: 81–89
11. Kaufman JM, Vermeulen A (1997) Declining gonadal function in elderly men. Baillieres Clin Endocrinol Metab 11: 289–309
12. Köhn F-M, Jung A, Pflieger-Bruss S, Eberl M, Schill W-B, Schuppe H-C, Hofmann B (1998) Das Spermiogramm – Praktische Anleitungen. CD-ROM, Justus-Liebig-Universität, Giessen
13. Muller JE, Mittleman A, Maclure M, Sherwood JB, Tofler GH (1996) Triggering myocardial infarction by sexual activity. Low absolute risk and prevention by regular physical exertion. Determinants of Myocardial Infarction Onset Study Investigators. JAMA 275: 1405–1409
14. Nieschlag E (1999) Indikation und Durchführung einer Testosterontherapie beim alternden Mann. Reproduktionsmedizin 15: 96–99
15. Nieschlag E, Behre H (Hrsg)(1996) Andrologie. Grundlagen und Klinik der reproduktiven Gesundheit des Mannes. Springer, Berlin
16. Ochsendorf FR (1998) Infection and reactive oxygen species. Andrologia 30 [Suppl 1]: 81–86
17. Ochsendorf FR, Beschmann HA (1998) Qualitätssicherung im andrologischen Labor. Reproduktionsmedizin 14: 97–105
18. Ombelet W, Bosmans E, Janssen M, Cox A, Vlasselaer J, Gyselaers W, Vandeput H, Gielen J, Pollet H, Maes M, Steeno O, Kruger T (1997) Semen parameters in a fertile versus subfertile population: a need for change in the interpretation of semen testing. Hum Reprod 12: 987–993
19. Reinhardt A, Haidl G, Schill WB (1997) Granulocyte elastase indicates silent male genital tract inflammation and appropriate antiinflammatory treatment. Andrologia 29: 187–192
20. Reiter WJ, Pycha A, Schatzl G, Pokorny A, Gruber DM, Huber JC, Marberger M (1999) Dehydroepiandrosterone in the treatment of erectile dysfunction: a prospective, double-blind, randomized, placebo-controlled study. Urology 53: 590–594
21. Rowe PJ, Comhaire FH, Hargreave TB, Mahmoud AMA (2000) WHO manual for the standardized investigation, diagnosis and management of the infertile male. Cambridge University Press, Cambridge
22. Weidner W, Krause W, Ludwig M (1999) Relevance of male accessory gland infection for subsequent fertility with special focus on prostatitis. Hum Reprod Update 5: 421–432
23. Wilton LJ, Temple-Smith PD, Baker HWG, Kretser DM de (1988) Human male infertility caused by degeneration and death of sperm in the epididymis. Fertil Steril 53: 1052–1058
24. World Health Organization (1999) WHO-Laborhand-

buch zur Untersuchung des menschlichen Ejakulates und der Spermien-Zervikalschleim-Interaktion, 4. Aufl. Springer, Berlin
25. Wolff H, Neubert U, Zebhauser M, Bezold G, Korting HC, Meurer M (1991) Chlamydia trachomatis induces an inflammatory response in the male genital tract and is associated with altered sperm quality. Fertil Steril 55: 1017–1019
26. Wolff H, Politch JA, Martinez A, Haimovici F, Hill JA, Anderson DJ (1990) Leukocytospermia is associated with poor semen quality. Fertil Steril 53: 528–536
27. Wolff H, Schill WB (1996) Empfehlungen der Deutschen Gesellschaft für Andrologie zur Qualitätssicherung in der Andrologie. Fertilität 12: 130–133

Photodermatologie

Herbert Hönigsmann, Adrian Tanew, Erhard Hölzle, Martina Kerscher, Percy Lehmann und Martin Röcken

Das Seminar Photodermatologie hatte zur Aufgabe neue Entwicklungen in der Phototherapie und Photodiagnostik kritisch zu diskutieren. Die Schwerpunkte waren neue Entwicklungen in der Phototherapie, insbesondere die Gegenüberstellung von Bade-PUVA-Therapie, Schmalband-UV-B (311 nm) und UV-A1, eine Analyse der Fehler, die im Rahmen einer Phototherapie auftreten können, eine Übersicht über die neuen Photokontaktallergene und die Diagnostik und Therapie der polymorphen Lichtdermatose.

Photochemotherapie

Die PUVA-Therapie und UV-B 311 nm müssen derzeit, neben Methotrexat, als die wichtigsten und wirksamsten Behandlungen der Psoriasis angesehen werden. Keine andere bisher publizierte Therapie kann eine ähnliche Wirksamkeit nachweisen, insbesondere bei Behandlungen mit ähnlich geringem Nebenwirkungsspektrum. Unter den Photochemotherapien scheint die Bade-PUVA-Therapie mit 8-Methoxypsoralen (8-MOP) das günstigste Verhältnis aus Wirkung und Nebenwirkung zu bieten (Tabelle 1). Sie ist offensichtlich der oralen PUVA-Therapie deutlich überlegen und neigt weniger dazu phototoxische Reaktionen hervorzurufen als die Bade-PUVA-Therapie mit Trimethylpsoralen (TMP), so wie sie in Skandinavien durchgeführt wird. Bei der Breitband-UV-B-Therapie hat sich gezeigt, dass Behandlungen mit suberythematogenen UV-Dosen weniger wirksam sind als sehr aggressive Schemata. Aus diesem Grunde wurden diese Schemata auch für die PUVA-Therapie übernommen. Erste Ergebnisse eines Halb-Seiten-Vergleichs, der an der Universitätsklinik Wien durchgeführt wurde, legen jetzt nahe, dass dies möglicherweise für die PUVA-Therapie nicht gilt. Diese Studie mit 27 Patienten ergab, dass UV-A-Dosen, die zwei Drittel oder der Hälfte der minimalen phototoxischen Dosis (MPD) entsprachen, ebenso wirksam sind wie erythematogene Dosen UV-A. Hier handelt es sich erst um einen vorläufigen Befund, der die Reevaluierung der optima-

Tabelle 1. Vorteile und Risiken der Bade-PUVA-Therapie und ihrer Alternativen

Therapie	Vorteile	Nebenwirkungen	Offene Fragen
Bade-PUVA	Geringere UV-A-Dosen und weniger Behandlungen, reproduzierbare Phototoxizität, kurze Sensibilisierungsphase	Keine systemischen Nebenwirkungen	Geringeres Karzinogeneserisiko? Langzeitsicherheit von 8-MOP und TMP vergleichbar?
Kombination mit lokalen Therapien (Vitamin-A- und -D-Derivaten)	Geringe Verkürzung der Behandlungsdauer	Hautirritation	Vorteile gegenüber Monotherapie?
Kombination mit systemischen Therapien (Retinoid, Methotrexat, Ciclosporin A)	Geringere UV-A-Dosen und weniger Behandlungen (Retinoid, Methotrexat)	Ciclosporin A scheint PUVA-Karzinomrisiko dramatisch zu steigern	Wann soll kombiniert werden?
Lotion- und Creme-PUVA	Palmoplantare Dermatosen, als Zusatz zur oralen oder Bade-PUVA-Therapie an therapieresistenten Arealen	Phototoxische Reaktionen häufiger	Indiziert bei generalisierten Erkrankungen?
Suberythematogene Dosierung	Ein Erythem ist für die antipsoriatische Wirkung nicht unbedingt erforderlich	Geringere Häufigkeit phototoxischer Reaktionen	Wirksamkeit bei schweren Formen der Psoriasis?

len UV-A-Dosierung bei der Photochemotherapie verlangt.

Schmalspektrum-UV-B

Der Ausdruck Schmalspektrum-UV-B beschreibt eine UV-Strahlung, deren Wellenlänge zwischen 310–315 nm liegt und die ein ausgeprägtes Intensitätsmaximum bei 312 nm besitzt. Das Schmalspektrum-UV-B wurde ursprünglich zur Behandlung der Psoriasis entwickelt. Inzwischen wurde gezeigt, dass es auch bei Erkrankungen wie dem atopischen Ekzem, der polymorphen Lichtdermatose oder der Vitiligo wirksam ist (Tabelle 2, 3, 4). Bei der Vitiligo

Tabelle 2. Zusammenstellung einzelner Aspekte zu den Möglichkeiten der Schmalband-UV-B (311 nm)-Phototherapie

Allgemein	Pro	Kontra
Vergleich mit Breitband UV-B	Effektiver Weniger erythematogen	Lampen teurer
Vergleich mit PUVA	Keine Photosensibilisierung Wenige Kontraindikationen Weniger akute oder chronische Nebenwirkungen Durchführung einfacher Auch für Kinder und Schwangere	Ansprechrate geringer Remissionsdauer kürzer Lampen teurer Wenig vergleichende Daten

Tabelle 3. Etablierte Indikationen für die Schmalband-UV-B (311 nm)-Phototherapie im Vergleich mit PUVA

Etablierte Indikationen	Vergleich mit PUVA
Psoriasis	Erste Wahl bei leichten und mittelschweren Formen, geringer wirksam als PUVA bei schweren Formen, Rezidive früher Seltene Nebenwirkung *lesional blistering*
Atopisches Ekzem	Annähernd so wirksam wie PUVA, Remissionsdauer unklar, keine großen vergleichenden Studien
Polymorphe Lichtdermatose	Gleiche Wirksamkeit wie PUVA?
Vitiligo	Therapie der ersten Wahl

Tabelle 4. Mögliche weitere Indikationen für die Schmalband-UV-B (311 nm)-Phototherapie

Parapsoriasis/frühe Mycosis fungoides
Prurigo nodularis
Seborrhoisches Ekzem
Subkorneale Pustulose
Hidroa vacciniforme
Erythropoetische Protoporphyrie

wird die Behandlung mit niedrigen Dosen Schmalspektrum-UV-B, meist um 0,3 J/cm^2, derzeit als die Therapie der Wahl angesehen. Sie ist sehr einfach durchzuführen und wahrscheinlich mindestens ebenso wirksam wie eine Photochemotherapie. Allerdings gilt hier, wie auch beim atopischen Ekzem oder der polymorphen Lichtdermatose, dass keine größeren direkten Vergleichsstudien mit einer PUVA-Therapie durchgeführt worden sind.
Anders ist die Situation bei der Psoriasis. Hier wurde eine intraindividuelle Halbseitenstudie durchgeführt, in der gezeigt werden konnte, dass eine PUVA-Therapie und eine Therapie mit Schmalspektrum-UV-B ähnlich wirksam sind. Trotz dieser Vergleichsdaten scheint zum jetzigen Zeitpunkt die PUVA-Therapie bei Patienten mit einer ausgeprägten Plaquepsoriasis einer Behandlung mit UV-B 311 nm überlegen. Somit werden bei mittelgradig ausgeprägter Psoriasis die PUVA-Therapie und die Behandlung mit UV-B 311 nm als gleichwertig angesehen, während bei ausgeprägter Plaquepsoriasis und schwerer Schuppung die Bade-PUVA-Therapie vorgezogen werden sollte. Trotz der Fortschritte ist noch eine Reihe von Fragen bezüglich UV-B 311 nm offen. Hierzu zählen die optimale Gestaltung des Bestrahlungsprotokolls, eine genaue Evaluierung der relativen Wirksamkeit im Vergleich zu anderen Phototherapien, die Langzeitnebenwirkungen und weitere Indikationen.

UV-A1 – offene Fragen

Seit den ersten Beschreibungen der Wirksamkeit des UV-A1 bei der Behandlung des atopischen Ekzems wurde die Therapie bei einer Reihe von Erkrankungen, besonders in Deutschland, untersucht (Tabelle 5, 6). Es gilt als gesichert, dass wiederholte Bestrahlungen mit UV-A1 ein atopisches Ekzem oder eine Morphea bessern können. Einzelfallbeschrei-

Tabelle 5. Dosisgruppen der UV-A1-Therapie

Bezeichnung der UV-A1-Therapie	Dosis [J/cm²]
Niedrigdosis	bis 30
Mitteldosis	bis 60
Hochdosis	bis 130

Tabelle 6. Klinische Ergebnisse der UV-A1-Therapie

Indikation	Dosis [J/cm²]	Bewertung
Atopisches Ekzem	130	Wirksamkeit gesichert
Atopisches Ekzem	50	Pilotstudie, weitergehende Untersuchungen erforderlich. Nachbeobachtung (3 Monate) erfolgt
Atopisches Ekzem	50	Pilotstudie, weitergehende Untersuchungen nötig
Urticaria pigmentosa	130	Pilotstudie, weitergehende Untersuchungen nötig
Morphaea	20	Pilotstudie, weitergehende Untersuchungen nötig
Morphaea	130	Pilotstudie, weitergehende Untersuchungen nötig
Graft-versus-host-Erkrankung (sklerodermiform)	20	Pilotstudie, weitergehende Untersuchungen erforderlich
Kutanes T-Zell-Lymphom	130 und 60	Pilotstudie, weitergehende Untersuchungen erforderlich

bungen liegen auch zur Wirksamkeit bei Patienten mit Urticaria pigmentosa, kutanem T-Zell-Lymphom oder sklerodermiformer Graft-versus-host-Erkrankung vor. Allerdings ist hier die Datenlage für verlässliche Aussagen zu klein. Ein besonderes Problem liegt darin, dass bis heute keine Daten für verbindliche Dosierungsempfehlungen vorliegen. So wird meist je nach Zentrum mit einer Niedrigdosis-UV-A1-Therapie (15–30 J/cm^2), Mitteldosis-UV-A1-Therapie (um 60 J/cm^2) oder einer Hochdosis-UV-A1-Therapie (100–130 J/cm^2) behandelt. Ein Problem des Vergleiches verschiedener Studien liegt auch darin, dass einige Zentren die Bestrahlungszahlen festgesetzt haben, unabhängig von der Einzeldosis, während andere flexible Behandlungsdosen vorziehen.

Bei der Morphea ist am besten gesichert, dass eine UV-A1-Behandlung wirkt und dass sowohl Behandlungsschemata mit 20 J/cm^2 als auch die Hochdosis-UV-A1-Therapie wirksam sind. Bei beiden Dosierungen werden um die 35 Behandlungen benötigt, und bei beiden Dosierungen kann bei etwa 60 % der Patienten ein deutlicher Rückgang der Sklerose erzielt werden.

Beim atopischen Ekzem ist die Datenlage weniger deutlich, insbesondere auch wegen der ganz unterschiedlichen Behandlungszeiten. Ein Problem in der Beurteilung der relativen Wirksamkeit liegt auch darin, dass die UV-A1-Therapie bisher nur mit der als schach wirksam eingestuften UV-A/UV-B-Therapie verglichen wurde, nicht aber mit wesentlich wirksamer erscheinenden Phototherapien wie der Schmalspektrum-UV-B- oder PUVA-Therapie.

So lässt sich zusammenfassen, dass die UV-A1-Therapie eine wichtige Erweiterung des Spektrums der Phototherapien erbracht hat. Unbestreitbar ist ihre Bedeutung heute bei der Behandlung von Sklerosen der Haut, bei denen sie zusammen mit der PUVA-Therapie, die bisher einzig gesichert wirksamen Behandlungsmethoden darstellen. Für alle übrigen Indikationen muss die UV-A1-Therapie heute noch als im Entwicklungsstadium angesehen werden, obgleich sie beim atopischen Ekzem zweifelsfrei wirksam ist. Ein besonderes Problem für die Zukunft wird insbesondere auch die Analyse des relativen Risikos der UV-A1-Therapie sein. Übereinstimmung herrscht in der Auffassung, dass die UV-A1-Therapie keine Routinetherapie des atopischen Ekzems darstellt und bei Kindern und Jugendlichen kontraindiziert ist, außer bei besonderen Indikationen, wie der zirkumskripten Sklerodermie.

Sicherheitsmaßnahmen bei Phototherapien

Die verschiedenen Phototherapien haben sich bei vielen Problemerkrankungen der Haut als besonders hilfreich erwiesen und haben deswegen eine große Verbreitung gefunden. Das zentrale Problem der Phototherapien liegt in den möglichen Risiken. Diese können in Langzeitrisiken und akute Risiken eingeteilt werden.

Langzeitrisiken wie Hautalterung oder das vermehrte Auftreten von Tumoren werden durch die optimale Therapieplanung reduziert. Hierzu zählen die Wahl der optimalen Therapieform (UV-B, PUVA, UV-A1) und der optimalen Dosis. So legen die derzeitigen Daten nahe, dass eine aggressive PUVA-Therapie, nahe der Erythemschwelle, wie sie in Europa durchgeführt wird, weniger häufig zu spinozellulären Karzinomen führt als das vorsichtige,

eher unterdosierte amerikanische Therapieschema. Darüber hinaus gibt es aus Skandinavien Studien, die bei der Bade-PUVA-Therapie ein deutlich geringeres Karzinomrisiko fanden als nach der oralen PUVA-Therapie.
Das größte Risiko der Phototherapien liegt jedoch in der akuten Toxizität. Jede Phototherapie ist dynamisch gestaltet, man fängt mit niedrigen Dosen an und steigert dann bis in Dosisbereiche, die zu Anfang lebensbedrohliche Verbrennungen verursachen würden. Dies ist besonders gefährlich im Rahmen der Photochemotherapie mit 8-MOP. Die größte Gefahr besteht in der falschen Einstellung des Gerätes. Besonders kritisch ist die Verwechslung von Namen, Wechseln des Bestrahlungsgerätes, falsches Abschreiben oder Eingeben von Behandlungsdosen – wie die Verwechslung eines Kommas, so 8,0 J/cm² anstelle von 0,8 J/cm².

Photokontaktallergie

Photokontaktallergien sind dank der schnellen Reaktion der Industrie bei neu auftretenden Photokontaktallergenen relativ selten. Durch die ständige Sammlung und Abgleichung der Daten zwischen vielen großen europäischen Kliniken, besteht derzeit eine gute Übersicht über die aktuell häufigsten Photokontaktallergene (Tabelle 7, 8). Hierzu zählen insbesondere auch einige UV-Filter, die im UV-A-Bereich wirksam sind, Duftstoffe und Psychopharmaka

Tabelle 7. Wichtige Photokontaktallergene

Nichtsteroidale Antiphlogistika	Tiaprofensäure, Carprofen
Phenothiazide	Chlorpromazin, Promethazin
Desinfektionsmittel	Fenticlor, Tetrachlorosalicylanilid
UV-Filter	Hydroxy-4-methoxybenzophenon 4-Isoropyl-dibenzoylmethan p-Methoxy-isoamyl-cinnamat

Tabelle 8. Testsubstanzen des Photopatch-Test

	Substanz	[%]
1	Tetrachlorsalicylanilid	0,1
2	5-Brom-4-chlorsalicylanilid	1,0
3	Hexachlorophen	1,0
4	Bithionol	1,0
5	Sulfanilamid	5,0
6	Promethazinhydrochlorid	0,1
7	Chinidinsulfat	1,0
8	Ambrette Moschus	5,0
9	Duftstoff-Mix	8,0
10	4-Aminobenzoesäure	10,0
11	2-Ethylhexyl-4-dimethyl-aminobenzoat	10,0
12	1-(4-Isopropylphenyl)-3-phenyl-1,3-propandion	10,0
13	4-tert-Butyl-4-methoxy-dibenzoylmethan	10,0
14	Isoamyl-4-methoxycinnamat	10,0
15	2-Ethylhexyl-4-methoxycinnamat	10,0
16	3-(4-Methylbenzyliden)campher	10,0
17	2-Phenyl-5-benzimidazolsulfonsäure	10,0
18	Oxybenzon	10,0
19	Sulisobenzon	10,0

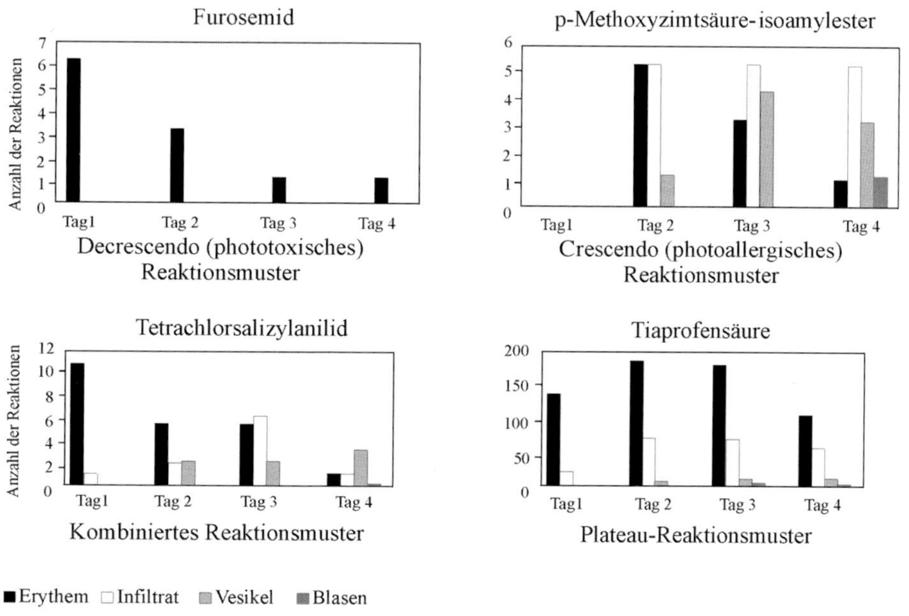

Abb. 1. Typische Muster für phototoxische und photoallergische Reaktionen

aus der Gruppe der Neuroleptika. Eine der Schwierigkeiten bei der Photopatch-Testung ist deren Evaluierung, da viele der Substanzen nicht nur Photokontaktallergien auslösen können, sondern auch phototoxisch wirken können, wie einige Neuroleptika. Derzeit werden im deutschsprachigen Raum Decrescendoreaktionen, die besonders bei Diuretika beobachtet werden, eher als photoxische Reaktionen interpretiert (Abb. 1).

Polymorphe Lichtdermatose

Seit Mitte der 80er Jahre ist bekannt, dass die polymorphe Lichtdermatose vorwiegend durch UV-A-Strahlung verursacht werden kann. Aus diesen ursprünglichen Erkenntnissen ist in den letzten Jahren ein standardisiertes Testverfahren erarbeitet worden, das erlaubt bei etwa 80 % der Patienten mit typischer Anamnese eine polymorphe Lichtdermatose im Testverfahren am Unterarm auszulösen (Tabelle 9, 10). Dabei ergab sich, dass bei drei Viertel aller Patienten die UV-A-Strahlung entweder den einzigen auslösende Faktor oder einen essentiellen Kofaktor darstellt.
Wichtig ist, dass sich dieses Verfahren nicht nur dazu eignet eine polymorphe Lichtdermatose zu diagnostizieren. Mit diesem Verfahren lässt sich auch die Wirksamkeit von Sonnenschutzfiltern analysieren. Eine Studie an der Ludwig-Maximilians-Universität hat ergeben, dass bei etwa 80–90 % aller Patienten wirksame UV-A-Lichtschutzfilter unter Testbedingung auch vor der polymorphen Lichtdermatose schützen. Dies trifft nicht nur für die Testbedingung zu. Die getesteten UV-A-Lichtschutzfilter schützten mindestens 75 % aller Patienten auch vor der polymorphen Lichtdermatose im Sommerurlaub.

Tabelle 9. Photoprovokationstestung bei Verdacht auf polymorphe Lichtdennatose (PLD)

Lokalisation	Unterarm
Testfläche	4,5 × 6,5 cm
UV-Schutz	Chemikalischer UV-Filter Physikalischer UV-Filter
UV-Dosis	UV-A1: 100 J/cm^2 UV-B: 1,5 × MED
Zeitplanung	Exposition an 3 aufeinanderfolgenden Tagen
Felder	UV-A1 UV-A1 + UV-B UV-B UV-A1 + UV-B, vorher Auftragen von UV-Schutz

Tabelle 10. Ergebnisse der Photoprovokationstestung

Nachweis einer PLD	bei 80–90 % mit typischer Anamnese
Schutz vor PLD durch UV-Filter	
Unter Testbedingung	90 %
Im Sommer	75 %

Literatur

Degitz K, Messer G, Plewig G, Röcken M (1998) Schmalspektrum-UVB 311 nm versus Breitspektrum-UVB. Neue Entwicklungen in der Phototherapie. Hautarzt 49: 795–806

Der-Petrossian M, Seeber A, Hönigsmann H, Tanew A (2000) Half-side comparison study on the efficacy of 8-methoxypsoralen bath-PUVA versus narrow-band ultraviolet B phototherapy in patients with severe chronic atopic dermatitis. Br J Dermatol 142: 39–43

Gruss C, Reed JA, Altmeyer P, McNutt NS, Kerscher M (1997) Induction of interstitial collagenase (MMP-1) by UVA-1 phototherapy in morphea fibroblasts. Lancet 350: 1295–1296

Kerscher M, Meurer M, Sander C, Volkenandt M, Lehmann P, Plewig G, Röcken M (1996) PUVA bath photochemotherapy for localized scleroderma. Evaluation of 17 consecutive patients. Arch Dermatol 132: 1280–1282

PUVA bath photochemotherapy for localized scleroderma. Evaluation of 17 consecutive patients. Arch Dermatol 132: 1280–1282

Kerscher M, Volkenandt M, Gruss C, Reuther T, Kobyletzki G von, Freitag M, Dirschka T, Altmeyer P (1998) Low-dose UVA phototherapy for treatment of localized scleroderma. J Am Acad Dermatol 38: 21–26

Krutmann J, Diepgen TL, Luger TA, Grabbe S, Meffert H, Sönnichsen N, Czech W, Kapp A, Stege H, Grewe M, Schöpf E (1998) High-dose UVA1 therapy for atopic dermatitis: results of a multicenter trial. J Am Acad Dermatol 38: 589–593

Lüftl M, Degitz K, Plewig G, Röcken M (1997) Psoralen bath plus UV-A therapy. Possibilities and limitations. Arch Dermatol 133: 1597–1603

Neumann NJ, Hölzle E, Plewig G, Schwarz T, Panizzon RG, Breit R, Ruzicka T, Lehmann P (2000) Photopatch testing: the 12-year experience of the German, Austrian, and Swiss photopatch test group. J Am Acad Dermatol 42: 183–192

Röcken M, Kerscher M, Volkenandt M, Plewig G (1995) Balneophototherapie. Hautarzt 46: 437–450

Salomon N, Messer G, Dick D, Plewig G, Röcken M (1997) Phototesting for polymorphic light eruption (PLE) with consecutive UVA1/UVB-irradiation. Photodermatol Photoimmunol Photomed 13: 72–74

Tanew A, Ortel B, Hönigsmann H (1999) Half-side comparison of erythemogenic versus suberythemogenic UVA doses in oral photochemotherapy of psoriasis. J Am Acad Dermatol 41: 408–413

Dermatoskopie und optische Dokumentationssysteme

Jürgen Kreusch, Birgit Wörle und Wilhelm Stolz

Einführung

Mit Hilfe der Auflichtmikroskopie ist es möglich, pigmentierte Veränderungen an der Haut und an den Hautanhangsgebilden morphologisch mittels einer höheren Vergrößerung zu erkennen und in ihrer Art und Dignität einzustufen, ohne dass eine Materialentnahme zur dermatohistopathologischen Begutachtung und damit ein operativer Eingriff zwingend erforderlich wird. Weitere Anwendungen der Auflichtmikroskopie sind zum Beispiel der Erregernachweis und die vitale Gefäßdiagnostik bei Kollagenosen. Die Dokumentation der erhobenen Befunde kann mittels Fotografie oder neuerdings auch mittels digitalisierter Bildverarbeitung erfolgen.

Auflichtmikroskopie in der dermatologischen Praxis

Die wissenschaftliche Diskussion befasst sich fast ausschließlich mit der Auflichtmikroskopie pigmentierter Hauttumoren, speziell des malignen Melanoms. Dabei wird leicht übersehen, dass sich in der dermatologischen Praxis eine ganze Reihe weiterer Fragestellungen auflichtmikroskopisch erfolgreich angehen lassen. Blutgefäße in Tumoren liefern nützliche Information gerade bei pigmentarmen Neubildungen, in den Nagelfälzen zeigen die Kapillaren zum Beispiel bei Kollagenosen charakteristische Veränderungen. Ferner lassen sich Erkrankungen der Hautanhangsgebilde, vor allem der Haare und der Nägel, viel besser untersuchen. Schließlich erkennt man Parasiten der Haut *in situ* mikroskopisch viel genauer als mit dem bloßen Auge oder der Lupe. Viele der genannten Indikationen ermöglichen auch eine Abrechnung auflichtmikroskopischer Leistungen in der Praxis. Die Auflichtmikroskopie verbessert somit die diagnostischen Möglichkeiten nicht nur für Pigmenttumoren, sondern auch für viele im dermatologischen Alltag häufige sonstige Erkrankungen.

Auswahl geeigneter Auflichtmikroskope

Nach anfänglich nur geringem Angebot optischer Instrumente steht seit den letzten Jahren, vor allem mit Einführung von Videomikroskopen, eine breite Palette zur Auflichtmikroskopie verwendbarer Geräte zur Verfügung. Die persönlichen Anforderungen an optische Leistungsfähigkeit, Mobilität, Dokumentationsmöglichkeit und Preis bestimmen die Auswahl. Ist Mobilität und niedriger Preis gewünscht, könnte im einfachsten Fall eine Lupe (Vergrößerung 4- bis 8fach) und als Lichtquelle eine Taschenlampe ausreichen. Sehr viel komfortabler ist das Dermatoskop nach Braun-Falco und Stolz (Vergrößerung 9,3fach), das bis heute die weiteste Verbreitung gefunden hat. Noch höher vergrößern Stabmikroskope (30- bis 100fach), die aber keine seitenrichtigen Bilder liefern. Das dermatologische binokulare Auflichtmikroskop nach Kreusch gestattet sofortigen Wechsel der Vergrößerung (je nach Wahl der Okulare zwischen 20- und 60fach) und liefert ein Stereobild. Dies ist auch der Fall bei Operationsmikroskopen, die einen noch breiteren Vergrößerungsspielraum haben, aber netzabhängig, unhandlich und wesentlich teurer sind. Videomikroskope sind ebenfalls nicht mobil einsetzbar, vergrößern 10- bis 400fach und ermöglichen Speicherung sowie elektronische Bearbeitung und Bewertung der Bilder. Mit diesen Geräten werden auch erstmals mit vertretbarem Aufwand Verlaufskontrollen von Pigmenttumoren möglich. Problematisch ist noch der Preis, der sich meist zwischen DM 20.000 und 30.000 bewegt. Diese Technologie, wie auch die Preise, sind noch in rascher Entwicklung begriffen. Eine generelle Empfehlung zur Auswahl lässt sich nicht geben. Der Wunsch zur Untersuchung kleiner Tumoren legt die Verwendung stärker vergrößernder Instrumente nahe. Zur sicheren Beurteilung von vaskulären Strukturen und Skabiesmilben ist eine Vergrößerung von mindestens 30fach erforderlich. Teure Geräte können sich nur bei ausreichend hohem Anteil an Selbstzahlern unter den Patienten amortisieren.

Technische Hilfsmittel und Untersuchungstechniken

Am Arbeitsplatz sollten neben dem Auflichtmikroskop (Dermatoskop, Videomikroskop) einige Hilfsmittel bereitliegen, die die Untersuchung erleichtern oder ergänzen. In der dermatologischen Praxis müssen die Arbeitsabläufe trotz der erforderlichen Gründlichkeit möglichst schnell ablaufen. Am besten untersucht man Patienten mit Pigmenttumoren daher im Stehen. Ein rollbarer Hocker dient dazu, bei Inspektion der Beine jeweils einen Fuß darauf zu setzen. Auf diese Weise kann der Patient rasch von Kopf bis Fuß untersucht werden, ohne dass der Arzt seine Sitzposition ändern oder verlassen muss.
Zum Herstellen des optischen Kontakts zwischen Glasplatte und Objekt eignet sich Paraffinum subliquidum als farb- und geruchlose, nichtflüchtige, nichttoxische beziehungsweise nichtallergene Flüssigkeit am besten. Nach erfolgter Untersuchung können die Patienten das Öl „zur Hautpflege" verreiben. Echtes optisches Immersionsöl brennt außerordentlich auf Schleimhäuten (wenn es zum Beispiel bei Untersuchung im Gesicht in die Augen gelangt). Alkoholsprays sind zwar bequem anwendbar, verdunsten aber zu rasch und verursachen auf Schleimhäuten oder Exkoriationen Schmerzen. Auf stark gekrümmten Oberflächen wie der Nase oder den Ohrenhelices sind alle genannten Flüssigkeiten zu dünnflüssig, fließen zu schnell ab. Hier empfiehlt sich der Einsatz des hochviskösen Ultraschall-Kontaktgels. Dieses Gel ist auch von Nutzen zur Untersuchung tumoraler Gefäße. Hier besteht bei Verwendung niedrigvisköser Kontaktmedien die Gefahr, dass beim Versuch, guten optischen Schluss zwischen Glasplatte des Mikroskops beziehungsweise des Dermatoskops und dem Tumor herzustellen, der stärkere Druck die Gefäße komprimiert, blutleer und damit unsichtbar werden lässt. Durch Verwendung einer genügenden Menge des Ultraschallgels lässt sich eine ausreichende Verbindung zwischen Tumoroberfläche und Mikroskop erzielen, so dass man die Gefäße in Ruhe studieren kann.
Klebefilm (Tesafilm, Leukosilk) dient zum Abreißen stark melaninhaltiger Korneozyten von der Oberfläche junktionaler Nävi [3]. Derartige Nävi sehen klinisch oft sehr melanomverdächtig aus (sogenannte schwarze Zwerge), zeigen aber im Unterschied zu Melanomen eine schwarzgraue, körnige Oberfläche, die an schwarzes Sandpapier erinnert. Das stark pigmentierte Stratum corneum lässt keine Einzelheiten in tieferen Hautschichten erkennen. Bei Pigmentmalen mit derartiger Oberfläche empfiehlt es sich, die obersten Schichten mit Klebefilm abzureißen. Sofern man anschließend auflichtmikroskopisch ein regelmäßiges Netzmuster erkennt, kann der Melanomverdacht als weitgehend ausgeräumt gelten.
Ein Filzschreiber dient zur Markierung exzisions- oder dokumentationswürdiger Tumoren, zur Kennzeichnung luftgefüllter Streifen bei Nagelmykosen, gegebenenfalls auch zum Anfärben von Milbengängen bei Skabies (Burrow ink test) [12].

Anwendungsmöglichkeiten der Auflichtmikroskopie

Auflichtmikroskopie von pigmentierten Hautveränderungen

Mikroskopisch lassen sich alle farbigen oder pigmenthaltigen Strukturen der Haut untersuchen. Hierzu gehören melaninhaltige Nävi und Melanome, aber auch weitere differentialdiagnostisch wichtige Pigmenttumoren wie Basalzellkarzinome, seborrhoische Keratosen, Histiozytome oder Angiome, die ihren Farbton Melanin, aber auch Hämosiderin oder Hämoglobin verdanken.
Bei der häufigsten Aufgabe, der Untersuchung von Patienten mit melanozytären Nävi, sind manchmal nur einige wenige, oder auch ein- oder mehrere hundert Pigmentmale anzusehen. Ein häufiger Fehler bei der Auflichtmikroskopie besteht darin, dass die zu untersuchenden Pigmenttumoren nach dem klinischen Bild ausgewählt werden, also zum Beispiel durch Größe und starke Pigmentierung auffällig sind. Diese Vorselektion bedingt, dass frühe Melanome nicht untersucht werden, weil sie dem Auge nicht auffallen. Die eigene Erfahrung hat in Übereinstimmung mit früheren Publikationen [9] gezeigt, dass durchaus nicht immer die klinisch atypischen Nävi histologisch Zeichen der Dysplasie aufweisen, und dass in der dermatologischen Praxis viel mehr kleine Melanome gefunden werden als in der Sprechstunde einer Klinik.
Es empfiehlt sich, möglichst viele und durchaus auch kleine Nävi zu mikroskopieren. Dies dauert nicht lange, die Untersuchungszeit je Nävus beträgt nur einige wenige Sekunden, die Gesamtuntersuchung beträgt bei mir im Durchschnitt am stehenden, entkleideten Patienten für 10–20 Nävi höchstens 2–3 Minuten, für 21–50 Nävi 4–5 Minuten, für 51–80 Nävi 6–7 Minuten.
Der Prozess der Befundwahrnehmung kann sich dabei auf den Abgleich mit häufigen Befunden beschränken. So erfasst das Auge mit einem Blick äußerst rasch, dass ein gegebenes Pigmentmal wie ein

typischer Nävus aussieht, also gutartig ist. Trainingsmöglichkeiten des visuellen Gedächtnis bieten die jeden Tag reichlich zu untersuchenden Nävi. Ein nichtnävoides Gebilde, und sei es nur ein oder zwei Millimeter groß, fällt bei diesem Vorgehen auf und sollte genauer untersucht werden. Zweifellos spielt die Erfahrung hierbei eine beträchtliche Rolle. Bedeutsam sind außerdem Angaben des Patienten, dass ein Pigmentmal neu entstanden sei.
Auf diese Weise gelingt es, besonders viele kleine oder auch pigmentarme Melanome zu identifizieren. Von den 9 Melanomen, die ich im ersten Halbjahr 2000 auflichtmikroskopisch diagnostiziert habe [Jürgen Kreusch], entsprachen nur zwei dem klinisch geläufigen Bild dieses Tumors durch Größe, intensive Pigmentierung oder Asymmetrie. Alle übrigen sieben Melanome waren kleiner als 5 mm im Durchmesser, symmetrisch und klinisch kaum auffällig.

Auflichtmikroskopie vaskulärer Strukturen

Blutgefäße in der normalen Haut, den Nagelfälzen, aber auch in Tumoren lassen eine Reihe von diagnostisch verwertbaren Besonderheiten erkennen, wobei die Untersuchungstechnik unter Umständen etwas modifiziert werden muss. Naturgemäß sind tumorale Gefäße um so besser erkennbar, je geringer der Pigmentgehalt ist. Es lassen sich wenige, gut unterscheidbare Gefäßmuster definieren. Ihre Kenntnis ist außerordentlich nützlich zum Beispiel bei der Diagnose und Differentialdiagnose des Basalzellkarzinoms, insbesondere zur Erkennung der Tumorränder bei sklerodermiformen Tumoren. Für das amelanotische (besser: hypomelanotische) Melanom liefern die tumoralen Gefäße die einzige verwendbare Struktur, um diese Tumoren präoperativ mit guter Trefferrate morphologisch zu diagnostizieren [7, 11].
Die speziellen Gefäße vulgärer Warzen sind ebenfalls hilfreich, wenn man das Verschwinden von Warzen unter Therapie kontrollieren und Rezidive ausschließen will. Wichtig ist es, nicht nur die schwärzlichen, thrombosierten Gefäße zu beachten, sondern auch die noch perfundierten, rötlichen Kapillarschlingen. Diese müssen, wie für alle keratinisierenden Tumoren beschrieben [7], einen weißen Hof aufweisen und unterscheiden sich in ihrer Anordnung deutlich von der Vaskularisierung der angrenzenden normalen Haut. Beachtung der warzentypischen Gefäßstrukturen ermöglicht auch die Abgrenzung von Klavi, Fremdkörpern, Einblutungen.

Die Untersuchung der Nagelfalzkapillaren spielt in der Diagnose von Kollagenosen und in der Rheumatologie eine bedeutsame Rolle [8], kann bei Verdacht auf Lupus erythematodes, Sklerodermie, Dermatomyositis, Morbus Raynaud und funktionellen Durchblutungsstörungen auch in der dermatologischen Praxis sinnvoll eingesetzt werden.
Schließlich kann man in Spider-Nävi und sonstigen vaskulären Veränderungen, die mit Laser oder elektrokaustisch verschlossen werden sollen, das zentrale Gefäß oder mehrere Gefäße genau lokalisieren und anschließend gezielt behandeln.

Auflichtmikroskopie von Nägeln und Haaren

Das Keratin der Hautanhangsgebilde Haare und Nägel weist eine gelbliche Eigenfarbe auf, die schon von Unna beschrieben wurde. Haare enthalten ferner mehr oder weniger Melanin oder auch künstlich aufgebrachte Farbstoffe. In Nägeln bedingen die Einlagerung von Pigmenten und Farbstoffen aus verschiedenen Quellen, endogenen oder exogenen Ursprungs, zusätzliche Farbtönungen: Braunes oder schwarzes Melanin stammt aus zum Beispiel Nävi oder Melanomen. Blut beziehungsweise Hämoglobin bedingt die roten, blauvioletten bis schwarzen Farbtöne in vaskularisierten Tumoren, aber auch in subungualen Hämorrhagien. Bakterien (*Pseudomonas aeruginosa, Proteus vulgaris*), Pilze (*Candida spec., Trichophyton rubrum*) geben braunschwarze, rotbraune oder gelbgrüne Farbstoffe in das Nagelkeratin ab. Bedeutsam ist auch die Aufhellung des Nagelkeratins durch Lufteinschlüsse, wenn zum Beispiel im Rahmen von Pilzinfektionen luftgefüllte Hohlräume im Nagel entstehen.
Die Diagnostik subungualer Tumoren ist bereits ausführlich beschrieben worden [5]. Besondere Bedeutung hat die Erkennung melanozytärer Neubildungen, die bei hellhäutigen Nordeuropäern stets auch Melanomverdacht nahe legen. Während das von diesen Tumoren in den Nagel abgegebene Melanin stets die typischen Farbtöne aufweist, fehlen subungualen Nävi und Melanomen die Merkmale, die klinisch und auch auflichtmikroskopisch zur Identifizierung kutaner Melanome beitragen: Tumordurchmesser, Regelmäßigkeit der Randbegrenzung und Asymmetrie spielen in dieser speziellen Lokalisation keine Rolle. Vielmehr muss bei Nagelpigmentierungen zunächst nur entschieden werden, ob ein melanozytärer Tumor vorliegt. Dies gelingt mit Kenntnis der typischen braunen bis braunschwarzen Farbtöne des Melanins. Wichtig ist ferner

der Umstand, dass Melanin im Nagelkeratin zellulär gespeichert ist (entweder in Hornzellen oder in tumoralen Melanozyten). Bei mittlerer Vergrößerung (20- bis 40fach) erscheint die Pigmentierung durch Melanin stets körnig, da die 20–30 µm großen Zellen [10] unter diesen Bedingungen als scheinbar zirka 1 mm große Partikel erkennbar sind. Nagelverfärbungen durch zum Beispiel Bakterien oder Pilze erscheinen selbst bei 60facher Vergrößerung nicht korpuskulär. Da die Farbstoffe im Nagelkeratin homogen gelöst sind, sieht man nur eine strukturlose Färbung. Ähnliches gilt für Blut, da dichtgepackte Erythrozyten mit 7,5 µm Durchmesser sich mit der genannten Vergrößerung nicht als einzelne Partikel auflösen lassen.

Hilfreich ist die Auflichtmikroskopie auch bei der Therapiekontrolle von Nagelmykosen. Die durch keratolytische Enzyme der Pilze erzeugten Hohlräume im Nagel enthalten Pilzhyphen und maßenhaft Sporen. Sie stellen schwer zu behandelnde Reservoire und Quellen für Rezidive dar. Die Untersuchung der nachwachsenden Nägel auf typische helle Streifen ermöglicht es, diese mit einem Farbstift zu markieren. Meine Patienten mit Nagelmykosen werden ausnahmslos zur Fußpflege geschickt. Nach entsprechender Instruktion schleifen die Fußpfleger gezielt diese Streifen aus, vermindern somit die Pilzlast des Nagels und verbessern den Zutritt der Antimykotika. Die auflichtmikroskopische Untersuchung demonstriert dem Patienten die besondere Sorgfalt des Arztes, verbessert nach eigener Erfahrung die Compliance und führt in Verbindung mit sachgerechter Fußpflege zu höheren Heilungs- und geringeren Rezidivraten von Nagelmykosen bei geringeren Therapiekosten.

In der dermatologischen Praxis stellt auch die Untersuchung der Haare mit dem Auflichtmikroskop eine von den Patienten dankbar angenommene Zusatzuntersuchung bei allen Formen des Haarausfalls und bei Haarwachstumsstörungen dar. Nachwachsende Haare sind bei allen Formen des Haarausfalls (*Alopecia areata*, androgenetisches Effluvium) zunächst dünn und fast farblos, somit vom Patienten nicht zu sehen oder zu tasten. Auflichtmikroskopisch lassen sich diese jungen Haare aber gut erkennen und auch von noch vorhandenen Haaren unterscheiden. Wenn auch die Bedeutung einer derartigen Untersuchung weniger im medizinischen Bereich liegt, ist der psychologische Wert dafür umso größer. Selbstverständlich lassen sich Haarschaftanomalien wie *Pili torti et canaliculi* oder *Trichorrhexis nodosa* auflichtmikroskopisch *in situ* sehr gut erkennen. Das Abschneiden einer Haarprobe zur Untersuchung unter dem Durchlichtmikroskop ist nicht erforderlich.

Auflichtmikroskopie von Parasiten

Die Auflichtmikroskopie bedeutet eine enorme Vereinfachung der Skabiesdiagnostik [1, 2, 6]. Statt eine oder mehrere Proben von vermutlichen Skabiesgängen zu entnehmen und unter dem Durchlichtmikroskop zu untersuchen, oder sich gar nur auf das klinische Bild zu verlassen, kann man mikroskopisch viele verdächtige Stellen schnell und schmerzlos durchmustern. Dies danken vor allem die Kinder, die sich sonst gegen wiederholte Materialentnahme schreiend zur Wehr setzen. Milben erkennt man zunächst am Milbendreieck, des stärker pigmentierten Prosoma (Vorderleib) der Tiere. Ist diese Struktur ausgemacht worden, erkennt man meist auch das weniger stark pigmentierte Opisthosoma (Hinterleib). Bei ausreichender Vergrößerung (etwa 60fach) lassen sich bei lebenden Exemplaren von *Sarcoptes scabiei* oft Bewegungen der Beine beobachten. Im luftgefüllten Milbengang sind häufig Milbeneier als milchig-opake ovale Gebilde von fast Milbengröße sichtbar, Milbenkot als kleine weißliche Punkte. Findet man nur intrakorneale Gänge (diese lassen sich bei Bedarf mit dem sogenannte *Burrow ink test* besser darstellen [12]), sollte die Suche besonders sorgfältig fortgesetzt werden. Genauso wichtig wie der Nachweis von Milben ist auch der Ausschluss einer Skabies. Ekzeme mit länglichen, Skabiesgänge imitierenden Kratzexkoriationen lassen in allen untersuchten Läsionen keine Milben erkennen. Der Zeitbedarf pro Blickfeld liegt für den Geübten bei nur ein bis zwei Sekunden, für eine sehr ausführliche Untersuchung aller Prädilektionsstellen somit bei zwei oder drei Minuten. Theoretisch wäre eine Skabies nur bei vollständigem Absuchen der gesamten Hautoberfläche auszuschließen. Jedoch wird die Wahrscheinlichkeit, eine Milbe oder einen Milbengang zu übersehen, mit zunehmender Zahl unbefallener Veränderungen immer geringer, vor allem, wenn die Prädilektionsstellen sorgfältig abgesucht wurden. Ich behandele nicht mehr ex juvantibus mit Akariziden, sondern bestelle allenfalls die Patienten nach antiekzematischer Behandlung nach einigen Tagen zu einer Nachschau. In einzelnen Fällen gelang nach Abklingen einer großflächigen Ekzematisation der Milbennachweis in den verbleibenden, jetzt auffälligeren entzündlichen Skabiesgängen. Zur Therapiekontrolle bei nachgewiesener Skabies gehört ebenfalls eine Nachschau. Nach langjähriger Erfahrung in der Skabiesdiagnostik lässt sich allerdings auch feststellen, dass sich auflichtmikroskopisch immer wieder Milben an ungewöhnlichen Stellen (Gesicht, Kopfhaut) nachweisen lassen, oder in klinisch unverdächtiger Haut, hier wahrscheinlich vor Einsetzen der entzündlichen Reaktion. Auch sogenannte postskabiöse Papeln können durchaus Milben enthalten. Die Sicherheit des Milbennachweises ist unvergleichlich viel besser als mit herkömmlichen Methoden, da alle Fehlerquellen (Nichttreffen der Milbe mit Nadel oder Skalpell, Verlust während des Transfers auf einen Objektträger) entfallen. In viel kürzerer Zeit lassen sich mehr verdächtige Bezirke untersuchen und bei ausreichender Vergrößerung sind die Milben absolut sicher zu erkennen.

Bei schuppenden und allen ekzematösen Erkrankungen der Kopfhaut ist unter anderem stets auch an eine *Pediculosis capitis* zu denken. Während sich Läuse mit dem bloßen Auge meist recht gut erkennen lassen, ist der Einsatz des Auflichtmikroskops durchaus sinnvoll zur absolut sicheren Unterscheidung von Nissen und Schuppen. Besonders die Keratinscheiden, die manche Haare umgeben, sind nicht immer mit dem bloßen Auge verläßlich von Nissen abzugrenzen.

Im Frühjahr stellen sich viele Patienten nach Zeckenbissen mit der Frage vor, ob der Zeckenkopf (das heißt der Saugapparat) noch in der Haut verblieben sei. Dies lässt sich auflichtmikroskopisch mühelos feststellen, ebenso wie der Erfolgsnachweis des anschließenden Entfernungsversuchs. Analog lassen sich Fremdkörper viel besser erkennen und von zum Beispiel Einblutungen unterscheiden.

Eine klinisch gut diagnostizierbare Parasitose stellt die *Larva migrans* (*creeping eruption*) dar. Das Ziel, den Parasiten zwecks gezielter Therapie auflichtmikroskopisch zu lokalisieren, konnte allerdings bisher nicht erreicht werden. Weder durch großflächiges Absuchen der Umgebung der Gänge noch Anfärben mit Farbstoffen (analog zum Burrow ink test) ließ sich das Tier ausmachen.

Dokumentation – sinnvoll oder überflüssig?

Die Dokumentation auflichtmikroskopischer Befunde kann aus verschiedenen Gründen erfolgen. Dokumentation kann als Selbstzweck, beispielsweise zum Erlernen der Methode, zum Festhalten interessanter Befunde erfolgen. Auch forensische Gründe können das Dokumentieren auflichtmikroskopischer Befunde von Tumoren erforderlich machen. Die Verlaufskontrolle von Nävi ist ein häufig genannter Grund, wobei dies vor allem für kongenitale Nävi zutreffen dürfte. Bei Patienten mit dem Syndrom der dysplastischen Nävi ist die Auswahl zu kontrollierender Nävi schwierig. Bei ihnen ist die Übersichtsaufnahme zum Erkennen neu aufgetretener Nävi genauso wichtig. In jedem Fall ist bei diesen Patienten der Zeitbedarf zur Dokumentation beträchtlich und unter dem Honorarvolumen des „einheitlichen Bewertungsmaßstabs" (EBM) nicht zu vertreten. Zunächst kann diese Entwicklung kostendeckend nur Selbstzahlern angeboten werden. Anzumerken ist, dass private Krankenversicherungen zunehmend die Kostenerstattung nach Ziffer GOÄ 612 ablehnen.

Interessant wird die Bildspeicherung zum Zweck der elektronischen Bildanalyse und gegebenenfalls Diagnosestellung. Hier ist die Entwicklung in vollem Gange. Die Anwendung der Methode unterliegt wegen des Zeitbedarfs bei Vorliegen zahlreicher Pigmentmale den oben genannten Einschränkungen. Erfahrungen im breiten Einsatz sind abzuwarten. Nicht zu unterschätzen ist die Bedeutung der Dokumentation für das Praxismarketing, da der Vorgang von den Patienten als Zeichen der Kompetenz und Sorgfalt des Dermatologen gewertet wird.

Ein Zwang zur Fotodokumentation ist zur Zeit nur gegeben, wenn die Leistungslegende der EBM-Nr. 654 zu erfüllen ist. Hierzu verwende ich selbst den Dermaphot-Vorsatz der Firma HEINE (Heine GmbH & Co KG, Herrsching/Ammersee) für eine Spiegelreflexkamera. Als Filmmaterial dient ein handelsüblicher Diafilm. Nach der Fotografie der Tumorgefäße werden auf einem zweiten Bild handschriftlich notiertes Datum, Archivnummer des Patienten und die Befundlokalisation fotografiert. Der Filmstreifen kann nach Entwicklung ohne weitere Maßnahmen im Archiv abgelegt werden, die Kosten je Fall betragen bei Verwendung preiswerter Filme etwa 40 Pfennige.

In der eigenen Praxis wird entweder zu Erfüllung der EBM-Nr. 654 fotodokumentiert oder aber aus wissenschaftlichem Interesse. Es kommt sehr selten vor, dass ein verdächtiger Nävus belassen und beobachtet wird. Sicher gutartige Veränderungen können ohnehin belassen werden. Verdächtige, aber nicht sicher bösartige Gebilde werden bald (das heißt innerhalb einiger Wochen) exzidiert, während höchstwahrscheinlich oder sicher bösartige Tumoren innerhalb weniger Tage oder sofort exzidiert werden. Zur Beobachtung entschließe ich mich am ehesten in keloidgefährdeten Regionen (zum Beispiel im Dekolleté-Bereich bei Frauen). Mit diesem Vorgehen ist in den vergangenen fünf Jahren kein zu beobachtender Tumor später als Melanom auffällig geworden.

Abrechnung auflichtmikroskopischer Leistungen

Ein wesentliches Hemmnis des Einsatzes der Auflichtmikroskopie in der Praxis stellt die Honorierung dar. Derzeit sieht nur die Gebührenordnung für Ärzte (GOÄ) eine Leistungsposition „Auflichtmikroskopie" vor. Die Legende zur Nr. 750 GOÄ lautet: „Auflichtmikroskopie der Haut (Dermatoskopie), je Sitzung". Sie wird mit 120 Punkten bewertet. Der Text enthält keine Einschränkung auf bestimmte Indikationen, wie zum Beispiel Pigmenttumoren. Daher kann die Auflichtmikroskopie für alle oben genannten Fragestellungen im Selbstzahlerbereich eingesetzt werden.
Auflichtmikroskopie mit Videodokumentation soll nach letzten Empfehlungen mit der GOÄ-Position A 612 abgerechnet werden (Analogziffer zur Ganzkörperplethysmographie, 757 Punkte). Allerdings lehnen immer mehr Privatversicherer die Honorierung dieser Leistung mit der Begründung ab, die Bilddokumentation sei in der Untersuchungsleistung enthalten. Diese Möglichkeit wird daher eventuell zukünftig entfallen. Die Entscheidung, ob bei Verwendung von Binokularmikroskopen die ein- oder mehrmalige Berechnung der Analogziffer A 1415 (Binokularmikroskopie des Trommelfells, 91 Punkte) zulässig ist, steht noch aus.
Auch wenn das gegenwärtig in Deutschland gültige vertragsärztliche Bewertungssystem „EBM" keine Leistungsposition „Auflichtmikroskopie" vorsieht und vergütet, können doch eine ganze Reihe von Untersuchungspositionen statt mit dem Labormikroskop mit einem Auflichtmikroskop ausgeführt und entsprechend abgerechnet werden.
Bei Untersuchung und Bilddokumentation von Tumoren, die Gefäße erkennen lassen, sowie von Nagelfalzkapillaren, ist die Leistungslegende der Ziffer 654 EBM („kapillarmikroskopische Untersuchung mit Bilddokumentation, gegebenenfalls einschl. Funktionstest": 350 Punkte) erfüllt. Zu den Tumoren zählen Basalzellkarzinome, Plattenepithelkarzinome, maligne Melanome und sonstige, Gefäße enthaltende Neubildungen.
Bei Skabies und *Pediculosis capitis* kann die auflichtmikroskopische Untersuchung den Einsatz des Durchlichtmikroskops ersetzen, und die Leistung mit Nr. 3602 („mikroskopische Untersuchung eines Körpermaterials als Nativpräparat und/oder nach einfacher Färbung,..." DM 0,50) abgerechnet werden. Die Nr. 3602 kann nicht bei Untersuchung von Nävi und sonstigen Tumoren geltend gemacht werden. Obwohl alle genannten Leistungen in das Praxis- beziehungsweise Laborbudget eingehen, sind sie meist leichter und mit weniger Zeitaufwand zu erbringen als viele ähnlich honorierte Tätigkeiten des Dermatologen.
Eine Vielzahl häufiger und wichtiger dermatologischer Erkrankungen sind für den Einsatz der Auflichtmikroskopie geeignet. Im Alltag der hautärztlichen Praxis muss eine derartige Zusatzuntersuchung schnell durchführbar sein und einen Nutzen erbringen, sei es zur präziseren Diagnosestellung oder zur Verbesserung der Therapie. Für die angegebenen Indikationen ist dies der Fall. Die Auflichtmikroskopie von Pigmenttumoren, insbesondere von melanozytären Veränderungen ist methodisch noch nicht befriedigend. Die Notwendigkeit, auch kleine, frühe oder ungewöhnliche Melanome zu erkennen, erfordert, dass auch die Auswahl, welche Befunde zu mikroskopieren sind, von mehr als nur den üblichen klinischen Kriterien bestimmt wird. Das hierzu erforderliche Fachwissen dürfte auch in Zukunft sicherstellen, dass die Auflichtmikroskopie eine Domäne der Dermatologie bleiben wird, auch wenn die Versuchung groß ist, neue elektronische Geräte durch Nichtdermatologen zu betreiben.

Verlaufskontrolle von melanozytären Nävi, Teledermatoskopie und computergestützte Diagnostik

Bei der rein klinischen Diagnostik des malignen Melanoms liegt die Treffsicherheit erfahrener Untersucher bei 70–80 %, mit dem Dermatoskop lässt sie sich auf 90 % steigern. Allerdings wird diese hohe Treffsicherheit nur erreicht, wenn große Erfahrung mit dieser Technik besteht. Moderne Bild-Daten-Verarbeitung kann den Hautarzt diagnostisch unterstützen und macht auch eine schnelle Konsultation von Kollegen in Zweifelsfällen möglich.
Eine zu großzügige Indikationsstellung zur Exzision melanozytärer Nävi hinterlässt unnötige und nicht selten störende Narben und ist auch unter wirtschaftlichen Gesichtspunkten nicht sinnvoll. Auf der anderen Seite wollen wir Dermatologen unter keinen Umständen ein Melanom übersehen. Um dem Hautarzt aus diesem Dilemma zu helfen, werden in den aktuellen wissenschaftlichen Untersuchungen drei Ziele verfolgt [13–17]:

- Entwicklung von computergestützten Systemen zur Erleichterung der Dokumentation und Verlaufskontrolle von melanozytären Hautveränderungen

- Entwicklung von Systemen für die Teledermatoskopie
- Entwicklung von Systemen für die computerunterstützte dermatoskopische Diagnose

Seit mehr als sechs Jahren arbeiten wir in einem interdisziplinären Verbundprojekt mit Physikern, Informatikern und Statistikern zusammen, um ein in der Praxis einsatzfähiges System zu entwickeln. Diese Aktivitäten wurden von der *Deutschen Agentur für Raumfahrtangelegenheiten* (DARA) im Auftrag des Bundesministeriums für Bildung und Forschung unterstützt. Zu dem Team in Regensburg gehören Dipl.-Inf. R. Pompl, Dr. W. Bunk, Prof. Dr. G. Morfill, Max-Planck-Institut für extraterrestrische Physik in Garching bei München (Direktor: Prof. Dr. G. Morfill), Prof. Dr. W. Abmayr, Dipl-Ing. S. Hergeth, Fachbereich Informatik und Mathematik der FH München, PD Dr. A. Horsch, Dr. A. Bernklau, Institut für medizinische Statistik und Epidemiologie der Technischen Universität München (Direktor: Prof. Dr. A. Neiß) und Prof. Dr. Dr. h.c. W. Brauer, Lehrstuhl für Theoretische Informatik und Grundlagen der Künstlichen Intelligenz der Technischen Universität München. In den letzten beiden Jahren arbeiteten wir beim Transfer der durchgeführten Entwicklungen zu einem marktreifen Gerät (DermoGenius; Abb. 1) mit Spezialisten der Rodenstock

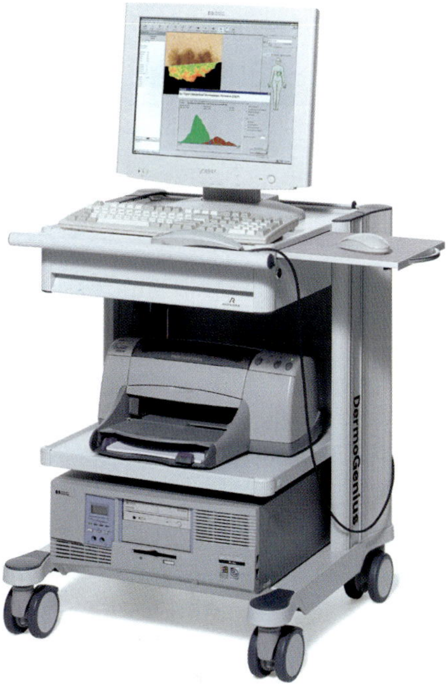

Abb. 1. DermoGenius Ultra zur Diagnoseunterstützung bei melanozytären Hautveränderungen

Präzisionsoptik GmbH, München zusammen. DermoGenius wurde bei der Fortbildungswoche in München Ende Juli 2000 zum ersten Mal den Dermatologen vorgestellt (www.dermogenius.com).
Entsprechend der gewünschten Aufgabestellungen müssen die auf dem Markt verfügbaren computerisierten Dermatoskopiesysteme beurteilt werden. Dabei sind natürlich auch die Besonderheiten der Praxis, in der das System eingesetzt werden soll, zu berücksichtigen. Im Folgenden möchten wir die wichtigsten Fragestellungen diskutieren.

Standardisierte Bildaufnahmen

Entscheidend für die Bildauswertung von pigmentierten Hautveränderungen ist die Frage der Reproduzierbarkeit bei der Bilderstellung. Wenn Hautveränderungen mit Kameras aufgenommen werden, die für jede Aufnahmesituation eine automatische Farb- und Helligkeitskorrektur durchführen, sind keine standardisierten Messungen mehr möglich, da die einzelnen Aufnahmen hinsichtlich der Helligkeits- und Farbwerte von der Bildzusammensetzung abhängen und deshalb nicht vergleichbar sind. Eine Begutachtung insbesondere von Farbwerten und Strukturelementen ist nur dann sinnvoll, wenn eine Standardisierung der Bildaufnahme durchgeführt wird und die Kameraautomatik ausgeschaltet ist. Diese wichtige Standardisierung muss die drei Bereiche Beleuchtungs- und Kamerainhomogenität sowie Farbabweichung umfassen.
Inhomogenitäten in der Objektausleuchtung durch Helligkeitsschwankungen der Leuchtdioden, kleine Partikel im Strahlengang oder in der Kamera sollten mittels einer Hintergrundskorrektur (*Shading*-Korrektur) abgefangen werden. Zur Standardisierung der CCD-Kamera sollte in regelmäßigen Abständen die Farbwiedergabe gegen eine Karte mit bekannten Farben vermessen und durch Regressionsanalyse ein Soll-Ist-Abgleich errechnet werden. Die so ermittelten Korrekturwerte können dann bei neuen Aufnahmen verwendet werden. Grundsätzlich gilt: Merkmalsvisualisierung, Diagnoseunterstützung und Teledermatoskopie sind nur dann sinnvoll, wenn die Aufnahmen in einem standardisierten Aufnahmemodus erfolgen.

Verlaufskontrolle von melanozytären Nävi

Bei Patienten mit multiplen und zum Teil unregelmäßigen melanozytären Nävi ist die Durchführung einer Exzision zur Melanompräventation oft nicht sinnvoll. Hier bietet sich die Verlaufskontrolle mittels Videodokumentation als optimale diagnostische Option an. Dadurch werden einerseits maligne Veränderungen frühzeitig erkennbar, andererseits kann dem Patienten ein Eingriff erspart werden, solange der dermatoskopische Befund unverändert ist.

Die Überwachung von Muttermalen anhand archivierter Diapositive ist angesichts des Zeitdrucks in den Praxen wenig anwenderfreundlich, da die Aufnahmen nicht nur einem bestimmten Patienten, sondern auch dem jeweiligen Untersuchungszeitpunkt und einer einzelnen Lokalisation zugeordnet werden müssen. Der Vergleich zwischen neuen und vorherigen Bildern ist daher organisatorisch aufwendig und nur sehr begrenzt möglich. Obendrein lassen sich nicht alle wichtigen Daten wie Zeitpunkt der letzten Vorstellung des Patienten und genaue Lokalisation des Muttermals auf dem Dia vermerken, so dass für Auswertungen mehrere Unterlagen herangezogen werden müssen. Entsprechend groß ist der Zeitbedarf.

Ein computerisiertes Dermatoskopiesystem sollte hierbei mit kleinen „Briefmarkenbildern“ (*thumbnails*) zunächst eine Übersicht aller aufgenommenen Hautveränderungen im zeitlichen Verlauf bieten. Briefmarkenbilder müssen mittels eines Schemas oder anhand von Übersichtsaufnahmen exakt der jeweiligen Lokalisation zuzuordnen sein. Durch Anklicken sollen dann mehrere, am besten vier Aufnahmen nebeneinander groß dargestellt werden können. Eine Zoomfunktion zur Hervorhebung kritischer Details ist dabei auch von Vorteil.

Dokumentation von Übersichtsbildern

In einem Übersichtsmodus sollten Aufnahmen von einzelnen Körperpartien möglich sein, welche die genaue topographische Lage der Hautveränderungen zeigen, die dokumentiert werden sollen. Auf diesem Wege können die einzelnen Hautveränderungen auch nummeriert werden. Übersichten eignen sich auch für die Dokumentation anderer dermatologischer Krankheitsbilder und sind so hilfreich zum Beispiel vor einer Lasertherapie, operativen Eingriffen oder Peelings.

Verbesserte dermatohistologische Diagnose

Nicht nur die klinische, sondern auch die dermatohistologische Diagnose melanozytärer Hautveränderungen kann schwierig sein. Der Dermatohistologe hat in der Regel einige zweidimensionale Schnitte zur Verfügung, um dann die dreidimensionale pigmentierte Hautveränderung zu beurteilen. Insbesondere bei malignen Melanomen in Assoziation mit melanozytären Nävi kann es daher vorkommen, dass der maligne Anteil übersehen wird. Das dermatoskopische Bild erlaubt auch besser als histologische Schnitte die Beurteilung des Gefäßmusters und der globalen Symmetrie beziehungsweise Asymmetrie, was bei regressiven oder amelanotischen Melanomen wichtig sein kann. Ein computerisiertes Dermatoskopie-System kann dem Dermatohistologen standardisierte Aufnahmen aller exzidierten pigmentierten Hautveränderungen problemlos zur Verfügung stellen, was die Verlässlichkeit der dermatohistologischen Diagnostik erhöhen kann.

Bilddatenbank für dermatoskopisch-dermatohistologische Korrelation

Werden die archivierten Bilder mit den erhobenen dermatohistologischen Befunden kombiniert, ist eine rasche dermatoskopisch-dermatohistologische Korrelation möglich. Dies unterstützt nachhaltig das Erlernen und die Weiterentwicklung der dermatoskopischen Fähigkeiten. Problemfälle können anhand der verfügbaren Befunde auch in einem größeren Kreis diskutiert werden.

Teledermatoskopie

Falls ein computerisiertes Dermatoskopiesystem eingesetzt wird, das reproduzierbare, helligkeits- und farbtreue Aufnahmen konstanter Vergrößerung liefert, kann damit per E-Mail eine zweite Meinung eingeholt werden, was selbst bei größerer Entfernung des Zweitgutachters nur Minuten in Anspruch nimmt. So lassen sich oft diagnostische Zweifel ausräumen, wodurch man der hohen Sicherheit der histologischen Begutachtung auf nichtinvasive Art immer näher kommt. Das Versenden von anonymisierten Bildern per E-Mail und das separate Faxen der Patientendaten wurde von uns in einem international angelegten Feldtest mit mehreren Hautarztpraxen und dermatologischen Kliniken erfolgreich getestet: In mehr als 90 Prozent der Fälle war eine diagnostische Beurteilung des übersandten Bildes sehr gut möglich.

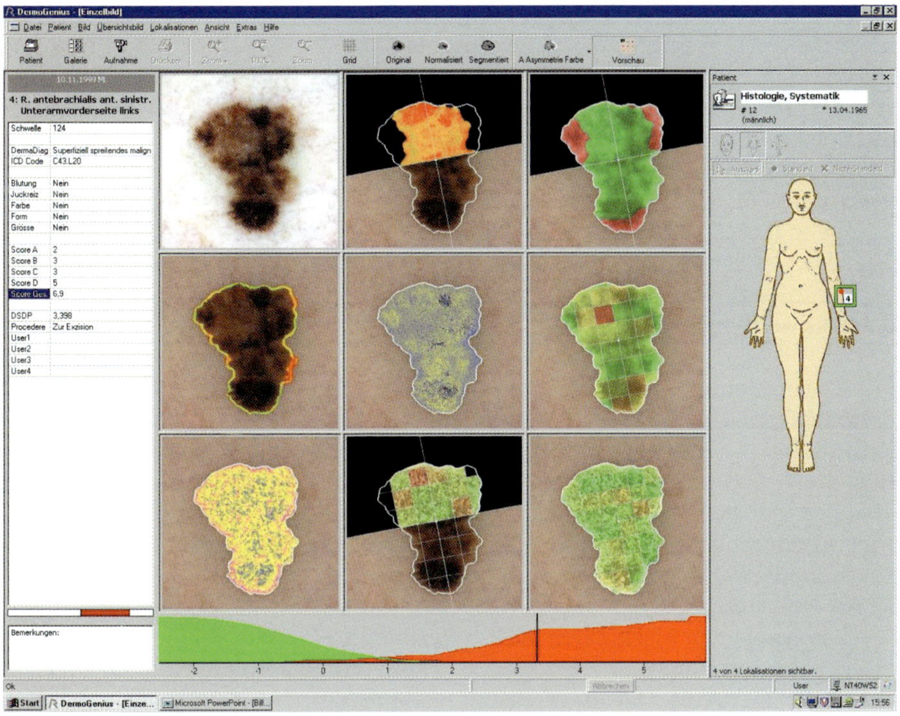

Abb. 2. Visualisierung der Kriterien der ABCD-Regel (Score A – Score D) der Dermatoskopie durch computergestützte Analyse mit DermoGenius Ultra bei einem malignen Melanom: Asymmetrie der Farbe, Asymmetrie der Form, Asymmetrie der Struktur, Berandung, Farbvielfalt, Farbhomogenität, Strukturvielfalt und Strukturhomogenität. Bis auf Farb- und Strukturvielfalt weisen bei der Visualisierung mehr rote Punkte auf ein malignes Melanom, mehr grüne Punkte auf einen melanozytären Nävus hin. In der letzten Zeile erfolgt die Einordnung der Läsion in ein kumulatives Histogramm, das die Werte für den sogenannten standardisierten digitalen Dermatoskopie-Punktwert für melanozytäre Nävi (*grün*) und maligne Melanome (*rot*) enthält. Der vorliegende Herd wird unter die malignen Melanome eingeordnet

Computerunterstützte Visualisierung der ABCD-Regel

In der konventionellen Dermatoskopie hat sich die ABCD-Regel zur Beurteilung der Dignität melanozytärer Hautveränderungen bewährt [18]. In den meisten Fällen können erfahrene Untersucher danach eine sichere dermatoskopische Einschätzung treffen. Die visuelle Beurteilung der einzelnen Komponenten der ABCD-Regel ist allerdings nicht immer einfach. Mit dem von unserer interdisziplinären Arbeitsgruppe zusammen mit Rodenstock Präzisionsoptik entwickelten DermoGenius-System lassen sich die einzelnen Komponenten quantitativ bestimmen und auf dem Bildschirm visualisieren (Abb. 2). Dadurch wird die Anwendung der ABCD-Regel transparenter und objektiver.

Computerunterstützte Klassifizierung von melanozytären Hautveränderungen

Segmentierung

Vor Beginn einer bildanalytischen Auswertung melanozytärer Hautveränderungen müssen diese vom Hintergrund abgegrenzt werden. Da es gelegentlich vorkommt, dass das Computerprogramm diese sogenannte Segmentierung nicht ganz korrekt durchführen kann, muss dieser Schritt vom Arzt kontrolliert und eventuell interaktiv nachgeregelt werden. Diese Überprüfung ist essentiell, weil eine fehlerhafte Segmentierung das Bewertungsergebnis völlig verfälschen kann.

Vom Segmentierprogramm wird ein Grauwert gesucht, der die Differenzierung zwischen Hautveränderung und Hintergrund aufgrund eines Schwellwerts ermöglicht. Das Ergebnis sollte immer auf dem Bildschirm angezeigt werden. Sollte dies nicht korrekt sein, muss der Schwellwert vom Benutzer korrigiert und die Segmentierung erneut kontrolliert werden. Voraussetzung für eine optimale Segmentierung ist eine Shading-Korrektur.

Für eine fehlerhafte Segmentierung gibt es mehrere Ursachen: Es können zur Hautveränderung gehörende Areale sein, die heller als die Haut sind (regressive Areale) oder Pigmentmuster, die zur umgebenden Haut sehr langsam auslaufen. Weiter zählen dazu auch sehr unregelmäßig begrenzte Hautveränderungen, solche an stark gekrümmten Oberflächen (Finger, Zehen), Störungen im Bild durch Lichtreflexionen während der Aufnahme und starke Behaarung. Um Störungen durch Behaarung zu reduzieren, verfügen einzelne Systeme über ein sogenanntes Haarmodul. Primäres Ziel ist es, dadurch eine bessere Segmentierung zu erhalten. Sekundäres Ziel ist die Detektion von Haaren innerhalb der Hautveränderung, um die Merkmalsberechnungen nicht zu verfälschen. Mit dem von uns entwickelten Algorithmus gelingt dies in den meisten Fällen.

Datenauswertung

Mit DermoGenius lässt sich analog zur visuellen dermatoskopischen ABCD-Regel mit dem *D*ermatoskopie-*P*unkt-*W*ert (DPW) ein *D*igitaler *S*tandardisierter *D*ermatoskopie-*P*unkt-Wert (DSDP) berechnen, der sich auch aus den Komponenten Asymmetrie, Berandung, Farben und Differentialstruktur zusammensetzt. Mit Hilfe der multivariaten Analyse wurde von uns die Qualität der Klassifikation mit den beschriebenen Merkmalen bei 749 dermatoskopischen Aufnahmen von melanozytären Hautveränderungen überprüft. Davon waren 189 maligne Melanome und 560 gutartige melanozytäre Nävi. Aufschluss über die Exaktheit der Diagnose gibt der sogenannte AUC-Wert aus der ROC-Analyse (ROC steht für *receiver operating characteristic*), der die *area under curve* (AUC) beziffert. Je näher er bei 1 liegt, desto besser ist die Klassifikation. In der ROC-Analyse ergab sich für die Farbasymmetrie ein AUC-Wert von 0,94, für die Farbvielfalt von 0,92 und für die Fläche der Hautveränderungen von 0,81.
Mit Hilfe des DSDP wurde an diesem Datensatz im Test- und Trainingssatz, die aus über 7.000 dokumentierten pigmentierten Hautveränderungen entnommen wurden, eine Klassifikationsrate von jeweils über 90 % erzielt. Derzeit werden in einem international angelegten Feldversuch die erhaltenen Ergebnisse mit Hilfe der jetzt eingesetzten, besonders hochwertigen Kamera validiert. Dabei wird der bildanalytische DSDP-Wert berechnet und im Vergleich zu den Werten des Test- und Trainingssatzes in einem Histogramm dargestellt.
Wichtig beim Einsatz der Diagnoseunterstützungskomponente von DermoGenius ist, dass damit nur melanozytäre Hautveränderungen, die mit der ABCD-Regel der Dermatoskopie zu beurteilen sind, untersucht werden können. Nichtmelanozytäre Hautveränderungen wie Basalzellakanthome, Basalzellkarzinome und thrombosierte Angiome müssen daher vorher aufgrund der visuellen dermatoskopischen Beurteilung ausgeschlossen werden. Dann müssen auch einige benigne melanozytäre Hautveränderungen abgegrenzt werden, die aufgrund ihrer Struktur- und Farbkomponenten mit der ABCD-Regel der Dermatoskopie falsch positiv beurteilt werden können. Im Einzelnen sind hier melanozytäre Nävi vom Schollentyp, papillomatöse melanozytäre Nävi, pigmentierte Spitz-/Spindelzellnävi, rezidivierende Nävi, kongenitale Nävi, Naevi spili und agminierte melanozytäre Nävi bedeutsam. Obwohl es sich um keine melanozytäre Hautveränderung handelt, ist auch die Sonnenbrand-Lentigo (*Ink-spot-Lentigo*) hier zu berücksichtigen.
Bei unauffälligem DSDP-Wert muss weiter geprüft werden, ob zusätzliche Kriterien für Malignität (vaskuläres Muster, Regressionsareale, Pseudopodien) vorliegen. Für Gesicht sowie Hand- und Fußflächen sind besondere lokalisationsabhängige Malignitätskriterien zu beachten. Daher sind mit DermoGenius melanozytäre Hautveränderungen in diesen Arealen bisher einer computergestützten Diagnose nicht sicher zugänglich.
Wie bei jeder anderen apparativen Untersuchung in der Medizin darf das Ergebnis der computergestützten Dermatoskopie nicht isoliert gesehen, sondern stets im Zusammenhang mit den anamnestischen und übrigen klinischen Daten gewertet werden.

Vereinfachte Patientenberatung

Bei der Beratung der Patienten ist es manchmal schwer, diese von der Richtigkeit der vorgeschlagenen Therapie zu überzeugen. Auch hier helfen die Aufnahmen und ihre Auswertung. Auffällige melanozytäre Hautveränderungen, die exzidiert werden müssen, stuft das System wie der Arzt in die gefährliche Kategorie ein. Damit kann auch ein zweifelnder Patient von der Notwendigkeit der Exzision überzeugt werden. Andererseits ist bei einer Verlaufskontrolle im Bildabgleich auch für einen ängstlichen Patienten leicht ersichtlich, dass sich die aufgenommenen Muttermale nicht geändert haben und somit keine Notwendigkeit für ein aktives Vorgehen besteht.

Patientenbindung durch moderne Technik

Durch die Videodokumentation wird eine umfassende Sammlung der Befunde erstellt. In aller Regel wird ein Patient zu dem Arzt zurückkehren, der aufgrund der bereits vorhandenen Bilddatenbank eine bessere Diagnostik und Betreuung leisten kann. Für viele Patienten sind der Reiz des Neuen und die Faszination der Technik nicht zu unterschätzende Faktoren. Nach bisherigen Erfahrungen führt der Einsatz von Video-Dermatoskopie und computerisierter Diagnoseunterstützung zu einer hohen Patientenbindung, wobei selbst weite Anfahrtswege für derartige Untersuchungen in Kauf genommen werden.

Schlussfolgerung

Trotz der Entwicklung von computerisierten Systemen zur Dokumentation, Verlaufskontrolle, Telemedizin und Diagnoseunterstützung bleibt der Dermatologe ganz entscheidend für das Erreichen einer hohen diagnostischen Qualität bei pigmentierten Hautveränderungen. Da aus Zeit- und Kostengründen nicht alle pigmentierten Hautveränderungen mit dem beschriebenen Verfahren analysiert werden können, ist die Auswahl der für diese Untersuchungen in Frage kommenden Hautveränderungen von hoher Relevanz. Diese Auswahl kann nur durch den kompetenten Spezialisten reproduzierbar und verlässlich durchgeführt werden. Daher wird es auch bei Einsatz dieser Systeme zu keiner Verschiebung des Patientengutes in andere Bereiche kommen, sondern sie werden dazu führen, dass sich der Dermatologe als Spezialist mit hohem Know-how für die Diagnose pigmentierter Hautveränderungen weiter profilieren wird. Um rechtliche Probleme zu vermeiden, muss auch beim Einsatz von computerisierten Dermatoskopiesystemen in der Praxis darauf geachtet werden, dass das Gesamtsystem und nicht nur die Einzelkomponenten nach dem Medizinprodukt(e)gesetz zertifiziert sind.

Literatur

1. Argenziano G, Fabbrocini G, Delfino M (1997) Epiluminescence microscopy. A new approach to in vivo detection of *sarcoptes scabiei*. Arch Dermatol 133: 751–753
2. Haas N (1987) Eine einfache vitalmikroskopische Hilfe zum Nachweis von Skabiesmilben. Z Hautkr 62: 1395–1398
3. Kreusch J, Rassner G (1990) Das auflichtmikroskopische Bild lentiginöser Junktionsnaevi. Hautarzt 41: 287–291
4. Kreusch J, Rassner G (1991) Standardisierte auflichtmikroskopische Unterscheidung melanozytischer und nichtmelanozytischer Pigmentmale. Hautarzt 42: 77–83
5. Kreusch J, Rassner G (1992) Auflichtmikroskopische Beurteilung pigmentierter Nagelveränderungen. Dtsch Dermatol 40: 1–6
6. Kreusch J, Wolff HH (1995) Diagnose und Ausschluß der Skabies. Pädiatr Praxis 50: 103–110
7. Kreusch J, Koch F (1996) Auflichtmikroskopische Charakterisierung von Gefäßmustern in Hauttumoren. Hautarzt 47: 264–272
8. Maricq HR (1992) Capillary abnormalities, Raynaud's phenomenon, and systemic sclerosis in patients with localized scleroderma. Arch Dermatol 128: 630–632
9. Piepkorn MW, Meyer LJ, Goldgar D, Seuchter SA, Cannon-Albright LA, Skolnick MH, Zone JJ (1989) The dysplastic melanocytic nevus: a prevalent lesion that correlates poorly with clinical phenotype. J Am Acad Dermatol 20: 407–415
10. Plewig G, Marples RR (1970) Regional differences in cell sizes in the human stratum corneum. Part I. J Invest Dermatol 54: 13–18
11. Schulz H (1992) Angiektatische Strukturelemente benigner und maligner Pigmentzelltumore in der Auflichtmikroskopie. Aktuelle Dermatol 18: 295–298
12. Woodley D, Saurat JH (1981) The burrow ink test and the scabies mite. J Am Acad Dermatol 4: 715
13. Andreassi L, Perotti R, Rubegni P, Burroni M, Cevenini G, Biagioli M, Taddeucci P, Dell'Eva G, Barbini P (1999) Digital dermatoscopy analysis for the differentiation of atypical nevi and early melanoma: a new quantitative semiology. Arch Dermatol 135: 1459–1465
14. Horsch A, Stolz W, Neiss A, Abmayr W, Pompl R, Bernklau A, Bunk W, Dersch DR, Glassl A, Schiffner R, Morfill G (1997) Improving early recognition of malignant melanomas by digital image analysis in dermatoscopy. Stud Health Technol Inform 43: 531–535
15. Kopf AW, Elbaum M, Provost N (1997) The use of dermatoscopy and digital imaging in the diagnosis of cutaneous malignant melanoma. Skin Res Technol 3: 1–7
16. Menzies SW (1999) Automated epiluminescence microscopy: human vs machine in the diagnosis of melanoma. Arch Dermatol 135: 1538–1540
17. Seidenari S, Pellacani G, Pepe P (1998) Digital videomicroscopy improves diagnostic accuracy for melanoma. J Am Acad Dermatol 39: 175–181
18. Stolz W, Riemann A, Cognetta AB, Pillet L et al. (1994) ABCD rule of dermatoscopy: a new practical method for early recognition of malignant melanoma. Eur J Dermatol 4: 521–527

Diagnostik und Therapie von Nahrungsmittelallergien

Franziska Ruëff, Helmut Gall, Kristine Breuer, Eberhard Paul und Bernhard Przybilla

Diagnose und sekundäre Prävention von Nahrungsmittelüberempfindlichkeiten gehören zu den schwierigsten allergologischen Aufgaben. Dabei wurden in den letzten Jahren auf dem Gebiet der Nahrungsmittelüberempfindlichkeit sehr bedeutsame Fortschritte erzielt. So ist es inzwischen gesichertes Wissen, dass nicht nur allergische Reaktionen vom Soforttyp oder gastrointestinale Symptome durch eine Nahrungsmittelüberempfindlichkeit ausgelöst werden, sondern auch atopisches Ekzem oder kontaktallergisches Ekzem durch Nahrungsmittelinhaltsstoffe provoziert werden können. Erst in Ansätzen erkennbar sind die molekularen Pathomechanismen, die diesen Reaktionen zugrunde liegen.

Weitgehend standardisiert ist die Diagnostik der Nahrungsmittelüberempfindlichkeit. Es besteht Übereinstimmung darüber, dass über Anamnese, Hauttest und gegebenenfalls In-vitro-Teste hinaus fast immer sorgfältig kontrollierte Provokationstests nötig sind. Hiermit gelingt es in den allermeisten Fällen, eine Nahrungsmittelüberempfindlichkeit zu sichern oder auszuschließen, und zwar weitgehend unabhängig vom Vorliegen eines allergischen oder nichtimmunologischen (pseudoallergischen) Mechanismus. Mit diesem diagnostischen Instrumentarium ist es zumeist auch möglich, im Falle von Krankheitsbildern, die als Manifestation einer Nahrungsmittelüberempfindlichkeit selten oder ungewöhnlich sind (*Vasculitis allergica*, Gelenkschmerzen), den Zusammenhang zu sichern oder zu widerlegen.

Im Seminar „Diagnostik und Therapie von Nahrungsmittelallergien" werden einige besonders wichtige und aktuelle Themen aus dem Gebiet der Nahrungsmittelallergie dargestellt und diskutiert.

Nahrungsmittelallergie

Die Nahrungsmittelunverträglichkeiten werden nach den Empfehlungen der *European Academy of Allergy and Clinical Immunology* [4] in Nahrungsmittelallergie und Nahrungsmittelintoleranz eingeteilt (Tabelle 1). Die Prävalenz der Nahrungsmittelunverträglichkeiten beträgt bei Kleinkindern etwa 8 % und bei Erwachsenen etwa 2 %. Die häufigsten Nahrungsmittelallergene im Kleinkindesalter sind die tierischen Eiweiße Milch, Ei und Fisch; im Erwachsenenalter sind es Obst, Rohgemüse und Nüsse [24].

Nahrungsmittelallergien können mannigfache Krankheitsbilder verursachen, die perkutan, per inhalationem oder per ingestionem ausgelöst werden können [29]. Beispiele sind Allergenaufnahmen perkutan durch Kontakt mit tierischen Eiweißen wie Fisch oder Fleisch oder per inhalationem durch das Einatmen von Knoblauchpulver oder Kartoffelwasser; meist erfolgt die Allergenzufuhr aber oral (per ingestionem). Die Reaktion vom Kontakttyp spielt sich an der Haut (Kontakturtikaria) am oberen Verdauungstrakt (Juckreiz und Schwellung der Mundschleimhaut: orales Allergiesyndrom) und unteren Verdauungstrakt (Übelkeit, Erbrechen, Koliken, Durchfall) ab. Klinisch manifestieren sich die hämatogen ausgelösten Nahrungsmittelallergien vom Typ I am häufigsten an

Tabelle 1. Einteilung der Nahrungsmittelunverträglichkeiten

Toxisch (Bakterien- und Pilztoxine)
Nicht toxisch
Immunologisch (Nahrungsmittelallergie)
IgE-vermittelt
Nicht IgE-vermittelt
Immunglobuline IgA, IgG und IgM
Nahrungsmittelimmunkomplexe
Zell-vermittelt
Nicht immunologisch (Nahrungsmittelintoleranz)
Enzymatisch (Enzymmangel, zum Beispiel Laktasemangel, Glukose-6-Phosphatdehydrogenase-Mangel)
Pharmakologisch
Mediatorenfreisetzung (Histamin, Leukotriene): Erdbeere, Tomate
Nahrungsmitteladditiva (Lebensmittelfarbstoffe und -konservierungsstoffe, Antioxidanzien, Geschmacksverstärker)
Hoher Gehalt an biogenen Aminen (Histamin, Serotonin, Tyramin)
Unbestimmt

der Haut, gefolgt von den Atemwegen, dem Magen-Darm-Trakt und dem Kreislaufsystem. Typ-III-Allergien sind das Immunkomplex-Syndrom sowie die *Vasculitis allergica*, eine Typ-IV-Allergie ist das *Ekzem per ingestionem*. Die Diagnostik der Nahrungsmittelallergie basiert grundsätzlich auf den vier Bausteinen Anamnese, Hauttestung, Serologie und Provokation [24]. Bei der subtilen Anamnese müssen der Zusammenhang zwischen der Aufnahme des Nahrungsmittels und den klinischen Symptomen erfasst, sowie Begleitumstände, wie zum Beispiel Alkohol, Medikamente, körperliche Belastung, berücksichtigt werden. Eine wichtige diagnostische Methode sind die Hautteste. Bei den serologischen Untersuchungen [zum Beispiel Radio-Allergo-Sorbens-Test (RAST), Enzyme-Allergo-Sorbens-Test (EAST), Chemo-Luminiszenz-Assay (CLA)] werden zirkulierende IgE-Antikörper im Patientenserum nachgewiesen. Durch eine Eliminationsdiät oder Provokation mit dem angeschuldigten Nahrungsmittel wird versucht, die kausale Bedeutung der in Tests positiven Nahrungsmittel zu eruieren. Die Diagnostik der Nahrungsmittelintoleranz erfolgt über die Anamnese hinaus ausschließlich durch orale Provokation mit Nahrungsmitteladditiva (Farbstoffe, Antioxidanzien, Konservierungsstsoffe, Geschmacksverstärker).

Nahrungsmittelallergie auf Kernobst, Rohgemüse oder Nüsse manifestiert sich meistens in Form des oralen Allergiesyndroms mit Juckreiz und Schwellung der Mundschleimhaut; es handelt sich häufig um Kreuzreaktionen auf Birken- oder Beifußpollen (pollenassoziierte Nahrungsmittelallergie) [29]. Für weitere Kreuzreaktionen zwischen Pollen und pflanzlichen Nahrungsmitteln sind häufig Profiline verantwortlich, zum Beispiel Bet v 2, das zweite Hauptallergen aus Birkenpollen.

Die beste und sicherste Therapie ist bei nachgewiesener Nahrungsmittelallergie oder Nahrungsmittelintoleranz die Karenz [25]. Dazu benötigt der Patient genaue und umfassende Informationen über das Vorkommen der Nahrungsmittel und Alternativen [2]. Probleme bringen die gentechnologisch hergestellten Nahrungsmittel mit sich, so wurde zum Beispiel zur Verbesserung der nutritiven Qualität das methioninreiche Albumin der Paranuss in Soja eingeführt [18]. Aus allergologischer Sicht sind deshalb vor der Einführung neuer Produkte Sicherheitsstudien zu fordern. Bei versehentlichem Verzehr von Nahrungmittelallergenen ist eine adäquate Therapie der allergischen Reaktion erforderlich. Zur Verhinderung solcher Ereignisse wird an neuen Formen der Immuntherapie gearbeitet [25].

Nahrungsmittelallergene als Provokationsfaktoren der atopischen Dermatitis

Die atopische Dermatitis ist eine chronische, entzündliche Hauterkrankung, die in Schüben verläuft. Als schubauslösende Faktoren wurden in zahlreichen Studien unter anderem Infektionen, psychische Belastungssituationen, hormonelle Einflüsse, das Einwirken irritierender Substanzen sowie insbesondere Inhalations- und Nahrungsmittelallergene identifiziert, wobei der Verzehr entsprechender Nahrungsmittel neben einer Verschlechterung der atopischen Dermatitis auch zu klassischen Reaktionen vom Soforttyp bis zur Anaphylaxie führen kann [3, 30].

Am häufigsten konnten im Kindesalter Hühnereiweiß, Kuhmilch, Soja- und Weizenproteine als Allergene nachgewiesen werden [17]. Im Erwachsenenalter treten mit zunehmender Sensibilisierung gegenüber Inhalationsallergenen Allergien gegenüber pollenassoziierten Nahrungsmitteln, also verschiedenen Obst- und Gemüsesorten auf. Denkbar ist, dass Nahrungsmittelallergene über spezifisches IgE, welches an Fcε-Rezeptoren auf Zelloberflächen gebunden ist, mit basophilen Granulozyten, Mastzellen oder Langerhanszellen in Kontakt treten. Dies könnte zur Freisetzung entzündlicher Mediatoren oder zur Aktivierung von antigenspezifischen T-Lymphozyten und somit zur Auslösung von Sofort- und Spättypreaktionen führen.

In eigenen Untersuchungen konnten Erkenntnisse über die Bedeutung von nahrungsmittelspezifischen T-Lymphozyten bei der atopischen Dermatitis gewonnen werden [28]. Bei Patienten, die unter oraler Provokation mit Kuhmilch eine Verschlechterung ihres Ekzems zeigten, wurden im Lymphozytentransformationstest nach Zugabe von Milchproteinen zu peripheren mononukleären Zellen deutlich höhere Proliferationsraten gemessen als bei gesunden Kontrollpersonen oder Neurodermitispatienten, die nicht oral provozierbar waren. Ferner konnten kaseinspezifische T-Zell-Klone aus dem peripheren Blut von Patienten mit oral provozierbarer Neurodermitis isoliert werden. Es fand sich hingegen keine Korrelation zwischen Lymphozytenproliferation und dem Nachweis von spezifischem IgE [21, 27].

Wir konnten darüber hinaus kürzlich zeigen, dass es bei nahezu 50 % der Neurodermitispatienten mit Birkenpollensensibilisierung nach Verzehr von birkenpollenassoziierten Nahrungsmitteln zu einer Ekzemverschlechterung kam. Dieser Befund ist angesichts der Häufigkeit der Birkenpollensensibilisierung bei Patienten mit atopischem Ekzem von großer Bedeutung. Es fanden sich zwischen den Respondern und Non-Respondern keine Unterschiede in der Nachweisbarkeit des spezifischen IgE gegenüber Birkenpollenallergenen oder birkenpollenassoziierten Nahrungsmitteln sowie der Proliferation peripherer Blutlymphozyten bei Anwesenheit von Birkenpollenantigenen. Mit einem weiteren Test konnte innerhalb der gegen Birkenpollen sensibilisierten Patienten eine Unterscheidung der Patienten mit und ohne klinische Symptomatik vorgenommen werden: Es war auf peripheren T-Lymphozyten von nahrungsmittelprovozierbaren Patienten nach Stimulation mit Birkenpollenallergenen eine stärkere Expression des *Cutaneous lymphocyte-associated antigen* (CLA) messbar als bei Patienten ohne oral provozierbare Ekzemreaktion [22]. Dieser Befund ist als Hinweis darauf zu werten, dass allergenspezifische T-Zellen bei Patienten mit einer Ekzemreaktion in die Haut migrieren können. Als zukünftige therapeutische Strategie für Neurodermitispatienten mit einer Nahrungsmittelallergie könnte die Modulation der spezifischen T-Zell-Antwort durch die spezifische Immuntherapie Bedeutung erlangen.

In verschiedenen Untersuchungen konnte gezeigt werden, dass anamnestische Angaben bezüglich der von Patienten oder Eltern vermuteten schubauslösenden Nahrungsmittel häufig nicht mit den Beobachtungen unter oraler Provokation mit den entsprechenden Nahrungsmitteln übereinstimmen. Ferner sind der Nachweis von spezifischem IgE sowie der Pricktest häufig falsch-positiv [16]. So zeigt sich nur bei 25–30% der Patienten, bei denen nahrungsmittelspezifisches IgE nachgewiesen werden kann unter oraler Provokation eine klinische Reaktion. Ferner bleiben Pricktests nach Toleranzentwicklung gegenüber einem Nahrungsmittel häufig positiv. Bei isolierten Spättypreaktionen im Sinne einer Ekzemverschlechterung ist dagegen häufig kein spezifisches IgE nachweisbar. Als Standard bei der Diagnostik der Nahrungsmittelallergie und damit auch beim nahrungsmittelprovozierten atopischen Ekzem gilt daher die doppelblinde plazebokontrollierte orale Provokation nach vorangegangener vierwöchiger Eliminationsdiät.

In einer kürzlich vorgestellten Studie wurde die Wertigkeit des Atopie-Patchtestes in Bezug auf Sofort- und Spättypreaktionen bei Kindern mit atopischer Dermatitis und Nahrungsmittelallergien gegenüber Hühnerei, Kuhmilch, Soja oder Weizen untersucht, wobei die Testergebnisse mit denen des RAST, des Pricktestes und der doppelblinden plazebokontrollierten Nahrungsmittelprovokation verglichen wurden. Es zeigte sich, dass RAST und Pricktest zwar sensitiver waren als der Atopie-Patchtest, dieser den beiden anderen Methoden von der Spezifität jedoch deutlich überlegen war. Bei einer getrennten Analyse von Sofort- und Spättypreaktionen zeigte sich, dass der Atopie-Patchtest bezüglich der Spättypreaktion von der Sensitivität und Spezifität her dem RAST und Pricktest überlegen war [17]. Der Patchtest könnte daher in Zukunft ein wichtiges Instrument für die Diagnosestellung von Spättypreaktionen gegenüber Nahrungsmitteln im Kindesalter werden.

Augmentationsfaktoren der Nahrungsmittelallergie

Manche Episoden heftiger klinischer Reaktionen auf Nahrungsmittel bleiben diagnostisch ungeklärt, weil nicht alle Kofaktoren, die möglicherweise erst die Schwere des Krankheitsbildes hervorrufen, Berücksichtigung finden. Ist der entscheidende Augmentationsfaktor jedoch offensichtlich und steht er in enger zeitlicher Beziehung mit dem Auftreten der Symptomatik, so ist die Aufdeckung des Zusammenhangs einfacher. Dies gilt besonders für die nahrungsmittelassoziierte, anstrengungsinduzierte Urtikaria, die auch mit klinischen Schockfragmenten einhergehen kann [26]. In solchen Fällen wird eine klinisch normalerweise inapparent verlaufende Nahrungsmittelallergie deutlich verstärkt, weil durch die Bewegung während der Anstrengung wie Jogging vermehrt Allergene die Magen-Darm-Wand passieren.

Auch andere Fälle von Summationsallergie wurden beschrieben, wobei zwei Allergene – jedes für sich genossen – toleriert, durch den gemeinsamen Verzehr der beiden Allergene jedoch heftige Symptome ausgelöst wurden [8, 26].

Schließlich ist die Tatsache bekannt, dass allergische Reaktionen offensichtlich auch durch gleichzeitigen Alkoholgenuss gesteigert werden. Auch hier könnte eine Resorptionsverstärkung des Allergens eine Rolle spielen. Außerdem kommt es häufig vor, dass zum Beispiel Arzneimittelunverträglichkeiten durch Infekte getriggert werden, ebenso wie Fälle von Urtikaria durch Infekte ausgelöst und unterhalten werden. Ebenso wäre es denkbar, dass Nahrungsmittelallergien durch Infekte gebahnt werden.

Schließlich wurde von Illig [7, 8] auf die mögliche multifaktorielle Ursache einer Nahrungsmittelallergie hingewiesen.

Eine mit Einschränkungen besonders wichtige Form der Augmentation ist die dramatische Verstärkung der allergischen Symptomatik durch Azetylsalizylsäure (ASS), wie wir sie bisher bei vier Patientinnen mit Nahrungsmittelallergien gefunden haben [15]. Zwei weitere Fälle sind bisher in der Literatur beschrieben [5, 6]. In allen unseren Fällen handelt es sich um junge Frauen, die gelegentlich, aber nicht konstant auf bestimmte Nahrungsmittel unter anderem mit Urtikaria, Quincke-Ödem und Schock reagierten. Bei allen konnten wir sowohl im Hauttest als auch im Serum durch den Nachweis von spezifischem IgE eine echte IgE-vermittelte Nahrungsmittelallergie nachweisen. Wurden die Nahrungsmittel jedoch oral provoziert, kam es auch bei größeren Mengen nur zu einer lokalen Reaktion im Sinne eines oropharyngealen Syndroms oder einer Forme-fruste-Anaphylaxie. Erst die Verabreichung von ASS in zeitlichem Zusammenhang mit dem fraglichen Allergen führte zu den anamnestisch berichteten schweren Symptomen, teilweise mit Schocksymptomatik. Typischerweise wird in allen diesen Fällen ASS allein, ohne Allergen verabreicht, bis zu einer Einzeldosis von 1000 mg reaktionslos toleriert.

Nach unseren bisherigen Untersuchungen scheint die Schwere der Symptomatik sowohl von der Menge des Allergens als auch von der ASS-Dosis abhängig zu sein. Als möglicher Mechanismus dieses Phänomens nehmen wir eine gesteigerte Resorption des Allergens im Magen-Darm-Trakt an, wie sie auch tierexperimentell beschrieben wurde [5]. Eine andere Erklärungsmöglichkeit könnte sein, dass ASS die molekularen Mechanismen bahnt, die zu den allergischen Reaktionen führen [26].

Ungewöhnliche Erscheinungsbilder der Nahrungsmittelüberempfindlichkeit

Ungewöhnlich sind manche Reaktionen durch Nahrungsmittel nicht unbedingt wegen ihres seltenen Auftretens (zum Beispiel phototoxische Dermatitis durch Solarienbenutzung nach exzessivem Selleriegenuss). Vielmehr muss zum Teil auch deshalb von ungewöhnlichen Reaktionen gesprochen werden, weil an sie kaum gedacht wird. So werden bei schwerem atopischen Ekzem vor allem im Erwachsenenalter nur selten Nahrungsmittel als Auslöser in Betracht gezogen, eine geeignete Diagnostik wird daher nur bei einer verschwindend geringen Anzahl von Patienten durchgeführt. Ebenso wird bei hämatogenen allergischen Kontaktekzemen und ihren besonderen klinischen Erscheinungsformen wie dem dyshidrosiformen Hand- und Fußekzem selten an Nahrungsmittelbestandteile als Auslöser gedacht. Auch ein als ungewöhnlich geltender Auslöser kann einer Überempfindlichkeitsreaktion den Anschein des Ungewöhnlichen verleihen: So muss auch an das Vorkommen von grundsätzlich bekannten Auslösern in Nahrungsmitteln gedacht werden, wie Hausstaubmilbenallergene in Mehlen oder Kontamination von Nahrungsmitteln durch Naturlatexallergene.

Selten sind allergische Typ-II- oder Typ-III-Reaktionen durch Nahrungsmittel so gut belegt, dass man Reaktionstyp und Auslöser als gesichert bezeichnen kann. Da die Reaktionen meist verzögert eintreten, sind Typ-III-Reaktionen anamnestisch kaum zu erfassen und daher nur bei gezielter Diagnostik nachweisbar. Durch offene oder blinde Provokationstests weitgehend gesicherte Einzelfallberichte über Patienten mit Typ-II- oder Typ-III-Reaktionen durch Nahrungsmittel zeigt Tabelle 2 [1, 9–14, 20, 23].

Neben den grundsätzlich bekannten Symptomen allergischer oder pseudoallergischer Reaktionen wurden bei einzelnen Patienten auch nicht als klassische Überempfindlichkeitsreaktionen geltende Krankheitsbilder in Zusammenhang mit dem Verzehr von Nahrungsmitteln gebracht (Tabelle 3). Dies ist sehr kritisch zu sehen. Was beispielsweise die Beeinflussung der Acne vulgaris anbetrifft, so berichten viele Patienten spontan, dass es durch den Verzehr fetter Nahrungsmittel oder von Süßigkeiten zu einer Verschlechterung der Hautveränderungen kommt. Dem kann zugrunde liegen, dass diese Überzeugung durch entsprechende Ernährungsempfehlungen in der Laienpresse hervorgerufen wird. Sofern systematische Untersuchungen zu einzelnen Krankheitsbildern erfolgten, wie beim hyperkinetischen Syndrom bei Kindern, so haben die dazu publizierten Studien zum Teil erhebliche methodische Mängel. Insgesamt lässt sich bei kritischer Würdigung dieser Berichte sagen, dass es sich in der Mehrzahl um schlecht belegte Einzelfallberichte handelt. Es muss daher für alle in Tabelle 3 aufgeführten Symptome und Erkrankungen gelten, dass ein Zusammenhang zum Verzehr von Nahrungsmitteln derzeit nicht hinreichend belegt ist, da das diagnostische Instrumentarium zum Nachweis solcher Reaktionen nicht oder nur unzulänglich angewandt wurde oder angewandt werden konnte.

Tabelle 2. Seltene allergische Reaktionen auf Nahrungsmittel

Erstautor, Jahr	Auslöser	*n*	Reaktion	Klinische Symptome
Arnold, 1998	Sesam	1	Typ II?	Rezidivierende thrombozytopenische Purpura
Levy,1998	Shiitake-Pilze	4	?	Eosinophilie, Magen-/Darmbeschwerden
Kelso, 1993	Kasein	1	Typ III?	Eosinophilie, Enterokolitis
Lai, 1996	Sauropus androgynus	8	Typ III	Bronchiolitis obliterans androgynus
Lunardi, 1992	Verschiedene	5	Typ III	Vasculitis allergica
Ring, 1987	Sulfit	1	Typ III	Vasculitis allergica
Laurent, 1989	Verschiedene	5	Typ III?	„Idiopathisches" nephrotisches Syndrom
Ratner, 1985	Milch	1	Typ III?	Juvenile rheumatoide Arthritis
Lunardi, 1992	Getreide	1	Typ III?	Rheumatoide Arthritis
Kollinger, 1991	Getreide	1	Typ III	Granulomatöse Enteritis, Arthritis

Tabelle 3. Ungesicherte Reaktionen auf Nahrungsmittel

Migräne	Pseudopolyposis ventriculi
Kopfschmerzen	Pankreatitis
Hyperkinetisches Syndrom	Transaminasenerhöhung
Gingivitis	Urethritis
Stomatitis	Zystitis
Parotitis	Acne vulgaris
Sinusitis	Pannikulitis
Melkersson-Rosenthal-Syndrom	Hydarthrosis intermittens
	Ulcus ventriculi

Literatur

1. Arnold J, Ouwehand WH, Smith GA, Cohen H (1998) A young woman with petechiae. Lancet 352: 618
2. Behr-Völtzer C, Hamm M, Vieluf D, Ring J (1999) Diät bei Nahrungsmitelallergien und -intoleranzen. Urban & Vogel, München
3. Breuer K, Kapp A, Werfel T (2000) IgE-vermittelte Reaktionen auf Nahrungsmittel bei Neurodermitis. Aktuelle Dermatol 26:19–22
4. Bruijnzeel-Koomen C, Ortolani C, Aas K, Bindslev-Jensen C, Björkstén B, Wüthrich B (1995) Adverse reactions to food. Position paper of the European Academy of Allergy and Clinical Immunology. Allergy 50: 623–635
5. Cant AJ, Gibson P, Dancy M (1984) Food hypersensitivity made life-threatening anaphylaxis by ingestion of aspirin. Br Med J 288: 755–756
6. Davidson HE, Passero MA, Settipane GA (1992) Buckwheat-induced anaphylaxis: a case report. Ann Allergy 69: 439–440
7. Illig L (1977) Moderne Aspekte der Urticariapathogenese. Unter besonderer Berücksichtigung des Intoleranzphänomens. Hautarzt 28: 102–110
8. Illig L (1980) Urticaria und Quinckeödem. In: Korting GW (Hrsg) Dermatologie in Praxis und Klinik, Bd. II. Thieme, Stuttgart, S 16.1–16.43
9. Kelso JM, Sampson HA (1993) Food protein-induced enterocolitis to casein hydrolysate formulas. J Allergy Clin Immunol 92:909–910
10. Kollinger M, Krapf EF, Baenkler H-W, Kalden JR (1991) Immunkomplexinduzierte (Typ III) systemische Manifestation einer Nahrungsmittelallergie. Allergologie 14:161–163
11. Lai R-S, Chiang AA, Wu M-T, Wang J-S, Lai N-S, Lu J-Y, Ger L-P, Roggli V (1996) Outbreak of bronchiolitis obliterans with consumption of *Sauropus androgynus* in Taiwan. Lancet 348:83–85
12. Laurent J, Lagrue G (1989) Dietary manipulation for idiopathic nephrotic syndrome. Allergy 44:599–603
13. Levy AM, Kita H, Phillips SF, Schkade PA, Dyer PD, Gleich GJ, Dubravec VA (1998) Eosinophilia and gastrointestinal symptoms after ingestion of shiitake mushrooms. J Allergy Clin Immunol 101:613–620
14. Lunardi C, Banbara LM, Biasi D et al.(1992) Elimination diet in the treatment of selected patients with hypersensitivity vasculitis. Clin Exp Rheumatol 10:131–135
15. Möller R, Paul E (1996) Acetylsalicylsäure als Augmentationsfaktor einer Nahrungsmittel-Allergie. Hautarzt 47: 281–283
16. Niggemann B, Sielaff B, Beyer K, Binder C, Wahn U (1999) Outcome of double-blind, placebo-controlled food challenge tests in 107 children with atopic dermatitis. Clin Exp Allergy 29:91–96
17. Niggemann B, Reibel S, Wahn U (2000) The atopy patch test (APT) – a useful tool for the diagnosis of food allergy in children with atopic dermatitis. Allergy 55:281–285
18. Nordlee JA, Taylor SL, Townsend JA, Thomas LA, Bush

RK (1996) Identification of a Brazil-nut allergen in transgenic soybeans. N Engl J Med 334:688–692
19. Paul E, Mechlin A (1999) Urticaria im Bild. Klinik, Diagnostik und Therapie der Urticaria-Erkrankungen. Hoechst-Marion-Roussel, Frankfurt
20. Ratner D, Eshel E, Vigder K (1985) Juvenile rheumatoid arthritis and milk allergy. J R Soc Med 78:410–413
21. Reekers R, Beyer K, Niggemann N, Wahn U, Freihorst J, Kapp A, Werfel T (1996) The role of circulating food antigen specific lymphocytes in food allergic children with atopic dermatitis. Br J Dermatol 135:935–941
22. Reekers R, Schmidt P, Kapp A, Werfel T (1999) Evidence of a lymphocyte response to birch pollen related food antigens in atopic dermatitis. J Allergy Clin Immunol 104: 466–472
23. Ring J, Przybilla B, Schwab U, Steger O (1987) Klinisches Spektrum der Überempfindlichkeitsreaktionen gegen Sulfite. Allergologie 3: 100–106
24. Sampson HA (1999) Food allergy. Part 1: Immunopathogenesis and clinical disorders. J Allergy Clin Immunol 103: 717–728
25. Sampson HA (1999) Food allergy. Part 2: Diagnosis and management. J Allergy Clin Immunol 103: 981–989
26. Schliz M, Rauterber A, Jung EG (1995) Nahrungsmittelabhängige anstrengungsinduzierte Anaphylaxie. Aktuelle Dermatol 21: 264
27. Werfel T, Ahlers G, Schmidt P, Boeker M, Kapp A, Neumann C (1997) Milk-responsive atopic dermatitis is associated with a casein-specific lymphocyte response in adolescent and adult patients. J Allergy Clin Immunol 99:124–133
28. Werfel T (2000) Allergen-spezifische T-Zell-Antworten bei Ekzemkrankheiten. Dustri, Deisenhofen
29. Wüthrich B (1996) Nahrungsmittel und Allergie. Dustri, Deisenhofen
30. Wüthrich B (1996) Zur Nahrungsmittelallergie. Allergologie 16:280–287

Proktologie

Bettina Prinz, Patricia Blecher und Volker Wienert

Die Proktologie als interdisziplinäres Fach hat in der Dermatologie eine besondere Bedeutung. Vor allem die Diagnostik und Therapie perianaler Erkrankungen sollten Dermatologen beherrschen. Aber auch alle Bereiche, die mit dem Proktoskop und Rektoskop erreichbar sind fallen laut Weiterbildungsordnung in unseren Zuständigkeitsbereich.

Der Analbereich gilt als Tabuthema nicht nur für den Patienten, der selten in der Praxis entsprechende Probleme anspricht, sondern auch für den Arzt, der die Analregion selten in Anamnese und Diagnostik einbezieht.

Die häufigste Diagnose in der proktologischen Praxis stellt das Hämorrhoidalleiden dar. Es werden vier Stadien unterschieden, wobei die konservative Therapie wie Sklerosierung und Barron-Ligatur in den Stadien 1, 2 und meist auch im Stadium 3 ausreichend sind. Erst Hämorrhoiden im Stadium 4, der fixierte Analprolaps, müssen einer operativen Therapie zugeführt werden. Die gängigsten Sklerosierungformen sind nach Blond beziehungsweise Blanchard-Bensaude benannt, wobei bei Ersterer die intranoduläre Injektion einer Sklerosierungslösung erfolgt, bei der Technik nach Blanchard der supranoduläre Injektionsmodus gewählt wird. Bei der Barron-Ligatur müssen Komplikationen wie Schmerzen bei falschem Sitz des Ringes und Nachblutungen nach etwa zwei Wochen berücksichtigt werden.

Die Blutung ist auch ein führendes Symptom der Analfissur, wobei zwischen akuter und chronischer Form differenziert werden muss. Die akute Analfissur, definiert als oberflächlicher Riss in Bereich des Anoderms, zeichnet sich durch extreme Schmerzhaftigkeit aus, wogegen die chronische Form als Ulkus mit Randwall und typischer Vorpostenfalte imponiert und meist wenigerSchmerzsymptome bietet. Antiphlogistische und analgetische Maßnahmen sind bei der akuten Analfissur indiziert, die Analdehnung mittels einer Analdehners kann gegebenfalls nach Unterspritzung mit einem Lokalanästhetikum erfolgen. Bei der chronischen Analfissur werden heute neben den klassischen Verfahren wie Fissurektomie und die kontrovers diskutierte laterale Sphinkterotomie auch nichtinvasive Verfahren angewandt wie die lokale Applikation einer Nitroglyzerin-haltigen Salbe oder intramuskuläre Injektion von Botulinumtoxin.

Differentialdiagnostisch muss man bei akuten Schmerzen an eine Perianalvenethrombose denken. Abhängig von der Symptomatik und Bestandsdauer des Knotens kommen die großzügige Inzision oder die konservative Therapie mit Antiphlogistika in Frage.

Ausgehend von den Proktodäaldrüsen kann es zu einer chronischen Entzündung kommen, die sich als Kryptitis manifestiert. Bei langem Bestehen des Entzündungsvorgangs resultiert eine Fistel, die meist an der hinteren Komissur beginnt und einen intersphinkteren Verlauf nimmt. Bei häufigen und vermehrten Auftreten von Fisteln muss an eine chronische entzündliche Darmerkrankung wie beispielsweise Morbus Crohn gedacht werden.

Auch hier ist ein führenden Symptom der Schmerz, der einen bohrenden Charakter besitzt und lange nach der Defäkation anhält. Hier ist ein operatives Vorgehen zwingend.

Der Analabszess als eine akute Form der Fistel muss ebenfalls operativ versorgt werden.

Perianale Kondylome, hervorgerufen durch humane Papillomviren werden konservativ mit Podophyllotoxin behandelt. Imiquimod gewinnt in den letzten Monaten zusehends an therapeutischer Bedeutung. Ausgedehntere Formen werden entweder chirurgisch abgetragen oder mit der CO_2-Lasertechnik verdampft.

Perianalekzeme stehen weiterhin im Mittelpunkt der dermatologischen Praxis. Verschiedene Formen sind das irritativ-toxische, das atopische und das allergische Analekzem sowie das Analekzem als Staungdermatitis bei vergrößerten Hämorrhoiden. Phänokopien wie die Psoriasis inversa, perianale Pilzerkrankungen und weitere Dermatosen, die ihren Sitz im Perianalbereich aufweisen, dürfen nicht übersehen werden. Als Therapeutika stehen je nach Diagnose spezifische Externa wie beispielsweise Calcipotriol oder Nystatin zur Verfügung, als unspezifisches und blandes Therapeutikum hat sich beim Analekzem die weiche Zinkpaste bewährt.

Literatur

Beutner K, Edwards L, Fox T et al. (1995) Comparison of the results from two well-controlled clinical trials of topic imiquimod for the treatment of genital/perianal warts. J Invest Dermatol 104: 563–564

Jost WH (1997) One hundred cases of anal fissure treated with botulin toxin: early and long-term results. Dis Colon Rectum 40:1029–1032

Loder PB, Kamm MA, Nicholls RJ et al. (1994) „Reversible chemical sphincterotomy" by local application of glyceryl trinitrate. Br J Surg 81:1386–9

Stein E (1998) Proktologie: Lehrbuch und Atlas. 3. Auflage, Springer, Berlin

Sexuell übertragbare Erkrankungen

Eva Thoma-Greber, Arne K. Sakrauski, Ulrich R. Hengge, Peter K. Kohl, Norbert H. Brockmeyer und Stefan Zippel

Trotz Aufklärungsmaßnahmen im Rahmen der HIV-Epidemie in den 80er Jahren sind sexuell übertragbare Erkrankungen (*sexually transmitted diseases*, STD) bis heute nicht überwunden und nehmen in der letzten Zeit durch zunehmende Migration auch in Europa wieder zu. Daher ist eine eingehende Kenntnis des klinischen Bildes und der nötigen diagnostischen und therapeutischen Maßnahmen für den tätigen Arzt von größter Bedeutung. Dem Dermatologen kommt aufgrund der historischen Entwicklung des Fachgebietes eine zentrale Rolle zu. Die diagnostischen und therapeutischen Standards von ausgewählten venerischen Erkrankungen wurden im Rahmen dieses STD-Seminars diskutiert. Nachfolgend werden die Inhalte zusammengefasst dargestellt.

Herpes genitalis: ein weithin unterschätztes Problem

Die Infektion mit HSV-1 und HSV-2 besitzt aufgrund der steigenden Inzidenz und ihrer Rezidivfreudigkeit als Störfaktor im Leben vieler Patienten eine größere Rolle als vielen Ärzten bekannt sein dürfte. Neueste Zahlen der Prävalenz aus den USA gehen von 45 Millionen HSV-2-infizierten Patienten aus [4]. Hinzu kommt die kürzlich bestätigte Tatsache, dass 17% aller genitalen HSV-Isolate durch den Herpesvirus-Genotyp-1 verursacht sind. In Deutschland beträgt die Prävalenz der HSV-1-Antikörper im Alter von 40 Jahren über 88%. Die HSV-2-Seroprävalenz beträgt 13%, wobei 81% der HSV-2-seropositven Patienten mit HSV-1 koinfiziert sind. Die HSV-2-Seroprävalenz zeigt ein Frau-zu-Mann-Verhältnis von 1:5 [16].

Pathogenese

Die Infektion erfolgt durch direkten Haut- beziehungsweise Schleimhautkontakt, wobei auch intakte mukosale Oberflächen infiziert werden können. Die Virusreplikation findet sowohl in der Dermis als auch in der Epidermis statt und führt zur fokalen Nekrose, zur ballonierenden Zelldegeneration sowie zur Produktion von multinukleären Riesenzellen. Während der Primärinfektion erfolgt ein retrograder Transport von Virionen entlang der peripheren sensiblen Nerven zu sensorischen oder autonomen Ganglien, wo eine lebenslang bestehende, latente Infektion etabliert wird. Wie Stress, UV-Licht oder Prostaglandin E_2 zur Reaktivierung der Viren und zur erneuten Wanderung über die sensiblen Nerven in die Haut führen, ist ungeklärt. Die Stärke der entstehenden humoralen und zellmediierten Immunantwort scheint nicht mit der Häufigkeit oder mit dem Schweregrad der Rezidiverkrankung zu korrelieren. Jedoch ist bekannt, dass Typ-spezifische Antigene gegen einen Genotyp die Schwere der klinischen Symptome bei Infektion mit dem anderen HSV-Typ vermindern können (Kreuzprotektion). Generell geht ein HSV-Rezidiv mit milderen Symptomen und kürzerer Bestandsdauer einher als die Primärinfektion. Kürzlich konnte in einer prospektiven Langzeitstudie die Virusausscheidung in 72% der 53 HSV-2-seropositiven Individuen ohne Anamnese für eine genitale Herpeserkrankung zumindest ein Mal in Genitalsekreten ($n=17.700$) kulturell nachgewiesen werden [24]. Die Rate der subklinischen Virusausscheidung bei Individuen mit und ohne anamnestische Herpeserkrankung war gleich und betrug etwa 3%. Solche neuen Erkenntnisse erschweren die Überwachung und Prävention der Herpesepidemie deutlich, obwohl gezeigt wurde, dass die Frequenz einer klinischen Reaktivierung des genitalen Herpes mit der anamnestischen Bestandsdauer über einen Beobachtungszeitraum von fünf Jahren abnimmt. Ebenfalls wurde erkannt, dass viele Patienten die Infektion subklinisch erwerben und nur durch das Auftreten von Rezidiven symptomatisch werden. Gerade hier ist die korrekte Diagnosestellung bei häufig atypischer klinischer Präsentation extrem wichtig. Von besonderer Bedeutung ist auch die Tatsache, dass eine Transmission des genitalen Herpes bei Paaren auch noch nach lange bestehender monogamer Beziehung erfolgen kann. Auch ist das Auftreten von symptomatischen Läsionen nicht an die sexuelle Aktivität gebunden [24].

Klinik

Die typischen herpetischen Effloreszenzen (gruppiert stehende Bläschen auf Erythem) finden sich wegen der Ulzerationstendenz nicht regelmäßig. Klinisch wird die Primärinfektion durch Schmerz, Dysurie, Ausfluss, Parästhesien, Lymphadenopathie und zum Teil schwere Allgemeinsymptome gekennzeichnet. Komplizierend können eine Pharyngitis, aseptische Meningitis, Harnverhalt sowie extragenitale kutane Läsionen (Eczema herpeticatum und Erythema exsudativum multiforme) hinzutreten. Bei Immunsuppression findet sich oft eine ausgeprägte Nekrotisierungstendenz des genitalen Herpes, wodurch dieser als Ulkus imponiert und vom CMV-Ulkus abgegrenzt werden muss. Beim Herpesrezidiv sind die Beschwerden im Allgemeinen geringer ausgeprägt. Differentialdiagnostisch sind infektiöse Ursachen wie Syphilis, Ulcus molle, Lymphogranuloma venereum, Granuloma inguinale, Balanitis candidomycetica und Herpes zoster sowie nichtinfektiöse Ursachen (Traumen, Morbus Behçet, Balanitis/Vulvitis plasmacellularis, Kontaktekzem, fixes Arzneimittelexanthem) zu erwägen.

Therapie

Eine orale virustatische Therapie ist zu bevorzugen. Hierzu bieten sich folgende Therapien für jeweils 5 Tage an: Aciclovir fünfmal 200 mg/Tag; Famciclovir zweimal 250 mg/Tag; Valaciclovir zweimal 500 mg/Tag.

Besondere Bedeutung verdient die Herpeserkrankung in der Neonatalperiode sowie bei immunkompromittierten Patienten. Die vertikale Transmission des genitalen HSV wird vom Gestationsalter und davon beeinflusst, ob die mütterliche Infektion Ausdruck einer Primärinfektion ist. Eine solche Primärinfektion der Mutter in der Perinatalperiode führt zur Ausbildung des neonatalen Herpes in bis zu 35%, während der Rezidivherpes nur in 0–3% zu einer Transmission führt. Die Inzidenz der neonatalen Herpesinfektion ist in den letzten 15 Jahren stabil und beträgt 11 pro 100.000 Lebendgeburten. Eine Primärinfektion im ersten Trimester birgt ein erhöhtes Risiko für Mikrozephalie, Mikrophthalmie beziehungsweise Chorioretinitis. Im zweiten oder dritten Trimester geht die herpetische Primärinfektion der Mutter mit einem gesteigerten Frühgeburtsrisiko für das Neugeborene einher. Deshalb ist die Therapie einer klinischen Erstinfektion sowie einer Rezidivepisode des genitalen HSV auch während der Schwangerschaft indiziert. Die größte Erfahrung besteht für die Therapie mit Aciclovir, welches fünfmal täglich in einer Dosierung von 200 mg verordnet werden sollte. Hierdurch entstehen therapeutische Konzentrationen im Fruchtwasser und in der Muttermilch. In dem seit 16 Jahren geführten Aciclovir-Schwangerschaftsregister der Firma Wellcome finden sich keine Hinweise für eine Teratogenität des Medikaments. Während früher die Sectio caesarea häufig eingesetzt wurde, wird sie heute generell nur bei Erstmanifestationen, aktiven Läsionen im Genitalbereich und Geburtskanal oder vulvärem Schmerz beziehungsweise Brennen empfohlen. Patientinnen mit rezidivierender HSV-Infektion sollten nicht routinemäßig eine Sectio erhalten [1]. Bei immunsupprimierte Patienten sollten aufgrund der Nekrotisierungstendenz und des schnellen Ausbreitens sowie der klinisch häufig beobachteten Hartnäckigkeit regelmäßig Virusabstriche sowie Sensitivitätsuntersuchungen des Virusisolates durchgeführt werden. Die therapeutische Dosis von Aciclovir sollte bei diesen Individuen fünfmal 800 mg täglich betragen. Virologische Resistenzen auf Aciclovir sind auch heute selten.

Bei leicht zugänglichen herpetischen Läsionen sollte eine topische Therapie mit fünfmal täglich Aciclovir, sechsmal täglich Foscarnet (Triapten), Trifuridin dreimal täglich oder neuerdings mit Imiquimod 5% (Aldara, im Rahmen eines Heilversuches) oder 0,3%igem Cidofovir-Gel (Vistide) erwogen werden. Bei schwer zugänglicher Lokalisation eines unter Aciclovirtherapie bestehenden Herpes wird die intravenöse Therapie mit Foscarnet (50 mg pro kg zweimal täglich) für mindestens 14 Tage empfohlen[18].

Die Rezidivprophylaxe der genitalen Herpesinfektion sollte Patienten mit mehr als sechs Rezidiven pro Jahr unter Abwägung der möglichen Nebenwirkungen und der Therapiekosten vorbehalten bleiben. Die tägliche Dosierung von Aciclovir beträgt 800 mg (viermal 200 mg besser als zweimal 400 mg). Eine solche Rezidivprophylaxe kann die Rezidivhäufigkeit sowie die Schwere und die Dauer der Symptome signifikant senken und auch die asymptomatische Virusausscheidung senken. Die Rezidivprophylaxe sollte zunächst für ein Jahr durchgeführt werden, bevor die Frequenz der Rezidive erneut registriert werden sollte. Die Behandlungskosten für genitalen Herpes wurden in den USA auf 207 Millionen Dollar im Jahre 1999 bei 500.000 Arztbesuchen geschätzt, wobei 64% der Kosten auf die medikamentöse Behandlung entfielen. Um die Ausbreitung der

HSV-2-Infektion einzudämmen, erscheinen folgende Maßnahmen sinnvoll:

- Antivirale Therapie jeder Primärmanifestation
- Aufklärung über natürlichen Verlauf, Transmission sowie Beratung von Patienten
- Rezidivtherapie bei mehr als sechs Rezidiven pro Jahr
- Frühtherapie klinisch apparenter Rezidive, auch des Geschlechtspartners
- Virologische Bestätigung mit Typisierung eines Isolates bei Rezidiven
- Prophylaktische Vakzine (Protein versus DNA derzeit noch nicht verfügbar)

HIV-Postexpositionsprophylaxe

Definition

Eine HIV-Exposition mit möglicher Übertragung ist gegeben nach beruflicher Exposition (Verletzung mit Instrumenten, zum Beispiel bei ärztlicher, pflegerischer oder Laborarbeit, Kontamination ekzematöser Haut), ungeschütztem sexuellen Kontakt mit einem HIV-Infizierten, Gebrauch von infiziertem Injektionsbesteck eines drogenabhängigen HIV-Infizierten und Transfusion von HIV-kontaminiertem Blut- oder Blutprodukten (Tabelle 1). Unter Postexpositionsprophylaxe, im folgenden PEP genannt, werden alle durchzuführenden Maßnahmen nach möglichem HIV-Kontakt verstanden.

Tabelle 1. Behandlungsindikation

A	Perkutane Verletzung mit Injektionsnadel oder anderer Hohlraumnadel und dadurch Kontakt mit Flüssigkeiten mit potentiell hohem Virustiter: Blut, Liquor, Punktatmaterial, Organmaterial, Viruskulturmaterial	Empfehlen
	Perkutaner Kontakt mit anderen Körperflüssigkeiten (Urin, Speichel)	Nicht empfehlen
	Oberflächliche Verletzung oder Schleimhautkontakt (mit chirurgischer Nadel)	Anbieten
	Schleimhautkontakt oder Hautkontakt mit Flüssigkeiten mit möglicherweise hohem Virustiter bei erhöhtem Risiko	Anbieten
B	Ungeschützter sexueller Kontakte mit einem HIV-positiven Partner	Empfehlen
C	Kontakt mit infektiösem Fixerbesteck	Empfehlen

Sofortintervention

Die folgenden Sofortmaßnahmen sollten immer unverzüglich, das heißt innerhalb von Minuten eingeleitet werden, gegebenenfalls schon telefonisch entsprechende Maßnahmen veranlassen. *Bei Stichverletzung*: Blutung anregen, um möglichst alles Fremdmaterial aus dem Stichkanal zu entfernen. Dauer: ein bis zwei Minuten. Zur Desinfektion den Stichkanal spreizen, um eine Wirkung des Mittels in der Tiefe zu erreichen. Im Bedarfsfall Hilfsperson hinzuziehen. Dauer der Desinfektion: zwei bis vier Minuten. Desinfektionsmittel auf alkoholischer Basis sind zu bevorzugen. Die effektive Einbringung des Desinfektionsmittels kann nur am Schmerz abgeschätzt werden. *Bei Hautexposition*: ausgiebige Desinfektion mit alkoholischem Händedesinfektionsmittel. Wenn nicht zur Hand, ausgiebiges Spülen mit Seife und Wasser. *Bei Exposition des Auges*: Spülen mit klarem Wasser oder, sofern verfügbar, physiologischer Kochsalzlösung. *Bei Exposition von Mund und Nase*: Spülen mit Wasser, eventuell mit maximal 45 % Ethanollösung (nicht schlucken!).

Zeitrahmen

Eine Prophylaxe ist vermutlich nicht mehr sinnvoll, wenn sie später als 72 Stunden nach der möglichen Übertragung begonnen wird. Der maximale Schutz wird nur erzielt, wenn noch innerhalb von wenigen Stunden mit der Prophylaxe begonnen wird. Im Allgemeinen rechnet man vom ersten Viruskontakt bis zur Anlagerung an die CD4-Zelle mit 2 Stunden, bis zur ersten Transkription mit 12 und weitere 12 Stunden bis zur ersten Virionenbildung.

Medikamente

Die Standardtherapie ist die Kombination von zwei Inhibitoren der reversen Transkriptase (RTI) und einem Proteaseinhibitor (PI) oder einem nicht-Nukleosid-reversen-Transkriptaseinhibitor (NNRTI). Als Kombinationspartner haben sich unter den Inhibitoren der reversen Transkriptase AZT und 3TC bewährt, doch können auch andere Medikamente kombiniert werden (zum Beispiel DDI + D4T, AZT + DDC, D4T + 3TC). Von den derzeit zugelassenen Proteaseinhibitoren kommen Indinavir, Nelfinavir und Saquinavir in Frage. Die NNRTI Efavirenz sowie Nevirapine und der PI Ritonavir können

Tabelle 2. Therapieempfehlung zur Postexpositionsprophylaxe

AZT (Retrovir, 3-mal 200 mg)	**AZT** (Retrovir, 3-mal 200 mg)	**AZT** (Retrovir, 3-mal 200 mg)
+	+	+
3TC (Epivir, 2-mal 150 mg)	**3TC** (Epivir, 2-mal 150 mg)	**3TC** (Epivir, 2-mal 150 mg)
+	+	+
Indinavir (Crixivan, 3-mal 800 mg)	**Nelfinavir** (Viracept, 3-mal 250 mg)	**Saquinavir** (Fortovase, 3-mal 1200 mg)

wegen möglicher Nebenwirkungen bei vielen Patienten nur einschleichend dosiert werden und sind deshalb nicht Mittel der ersten Wahl, weil bei der PEP sofort hohe Plasmaspiegel erreicht werden sollten [5, 8]. Beispiele zur Therapieempfehlung sind in Tabelle 2 gegeben.

Die Therapie muss sofort eingeleitet werden. Deshalb sollten in den Fällen, in denen eine Standardtherapie nicht direkt möglich ist, auch andere antiretrovirale Medikamente eingesetzt werden. Wenn bekannt und möglich, sollte grundsätzlich die gewählte Therapie nicht dem Behandlungsregime des Indexpatienten entsprechen. Die Prophylaxe wird mindestens vier Wochen lang durchgeführt. Zu Einzelheiten der Verschreibung siehe Packungsbeilagen der Medikamente. Bei Schwangerschaft der verletzten Person werden PI nicht empfohlen.

Dokumentation und Untersuchungen

Untersuchung des Patienten. HIV-Antikörper und Hepatitisserologie. Im Fall einer beruflichen Exposition Meldung an die Berufsgenossenschaft (D-Arzt; Zeit, Patient, Ort, Art und Umfang der Inokulation). Untersuchung des Indexpatienten, des Patienten, von dem eine mögliche HIV-Infektion hätte ausgehen können: HIV-Antikörper, Virusload und Hepatitisserologie. Aufgrund der weitreichenden Konsequenzen, die sich aus der Möglichkeit einer akzidentellen HIV-Übertragung ergeben, ist bei jeder Inokulation von Blut ein HIV-Test des Indexpatienten indiziert. Zusätzliche Untersuchungen in Abhängigkeit vom Expositionsmodus, beispielsweise Luesserologie, Hepatitisserologie. Wiederholung des HIV-Tests nach sechs Wochen, bei negativem Ergebnis nach drei und sechs Monaten, ebenfalls Kontrolle von HBV und HCV.

Organisation und Nachsorge

Zumindest in jedem Krankenhaus, in dem HIV-infizierte Patienten behandelt werden, sollten die notwendigen Medikamente für den Beginn einer Postexpostionstherapie bereitstehen. Auch sollte an Orten der Erstversorgung und im Notfalldepot eine aktuelle Handlungsanweisung sofort zugänglich sein. Die Deutsche AIDS-Gesellschaft dokumentiert gesicherte HIV-Expositionen und ihre Behandlung. Fragebögen hierzu sind zu erhalten über die Telefonnummern: 069 6301 6608 in Frankfurt oder 089 51605274 in München oder im Internet unter http://www. daig. net.

Condylomata acuminata: Diagnostik und Therapie

Condylomata acuminata (Feigwarzen) werden durch unterschiedliche HPV-Typen verursacht.

Es handelt sich bei dieser Erkrankung um eine der häufigsten sexuell übertragbaren Krankheiten. Eine vollständige Eradikation der Infektion ist schwierig, da in der Regel Therapieformen zur Verfügung stehen, die sich auf die Beseitigung sichtbarer Läsionen beschränken und nicht die Behandlung von subklinischen Infektionen beziehen. Die meisten Therapieformen sind schmerzhaft und durch eine hohe Rezidivrate (20–70%) eingeschränkt wirksam. Somit stellen Condylomata acuminata durch ihre Infektiosität und durch ihre schwierige und langwierige Therapie eine erhebliche physische wie psychische Belastung des Patienten dar.

Epidemiologie

Eine Untersuchung aus den USA zeigte das etwa 2% der sexuell aktiven Bevölkerung im Alter zwischen 15–50 Jahren Träger von Anogenitalwarzen sind [14]. Zusätzlich können mit spezifischen Untersuchungsmethoden die DNA- und RNA-Amplifikation sowie Kolposkopie und Zytologie bei etwa 14% der Bevölkerung subklinische HPV-Infektionen nachgewiesen werden. Der Altersgipfel der Erstmanifestation liegt bei Frauen wie Männern bei 16–25 Jahren. Die Prävalenz einer HPV-Infektion bei Frauen unter 25 Jahren liegt bei 10–40%. Infektionen mit bestimmten HPV-Genotypen wurden bei Patienten mit unterschiedlichen anogenitalen Neoplasien gefunden, insbesondere beim Zervixkarzinom der Frau.

Pathogenese

Humane Papillomviren (HPV) gehören zur Familie der *Papovaviridae*. Sie infizieren nur aktiv proliferierende Epithelzellen der Haut und Schleimhäute und rufen meist gutartige epitheliale Tumoren hervor. Bisher wurden über 80 verschiedene HPV-Genotypen identifiziert, davon spielen etwa 20 eine Rolle bei anogenitalen Infektionen. Sie können sich aber auch im Bereich der Mundschleimhaut, Konjunktiva und dem Larynx manifestieren. In 8–14% der Fälle lassen sich in den Läsionen verschiedene HPV-DNA-Typen gleichzeitig nachweisen. HPV-Typen 6 und 11 haben einen relativ geringes Karzinomrisiko und lassen sich in nahezu 90% aller Anogenitalwarzen nachweisen. HPV-Typen 33, 35, 39, 40, 43, 51–56 und 58 sind wesentlich seltener und besitzen ein mittleres onkogenes Potential. Die HPV-Typen 16 und 18 sind mit einem hohen onkogenen Risiko assoziiert. Sie können bei 10–60 % aller invasiven genitalen Neoplasien nachgewiesen werden. Allerdings weist die lange Latenzzeit Entstehung invasiver Karzinome von bis zu 25 Jahren nach Primärinfektion auf weitere Realisationsfaktoren hin.

Transmission

Während des Geschlechtsverkehrs kann es zu Mikroabrasionen kommen, durch die HP-Viren zu den Zellen der Basalmembran der Epidermis oder der Mukosa gelangen können. Nach dem Sexualkontakt mit dem infizierten Partner entsteht ein Virusreservoir. Das Virus befindet sich zunächst in einer Latenzphase, die zwischen einigen Monaten bis zu mehreren Jahren andauern kann. Anschließend wird das virale Genom in den Kernen der Basalzellen repliziert und es kommt zu exophytisch wachsenden Condylomata acuminata. Weitere Übertragungswege wie Auto- und Heteroinokulation sowie indirekte Übertragung über Gegenstände werden diskutiert. Intrauterine und perinatale Übertragungen sind beschrieben. Der Hauptrisikofaktor für eine HPV-Infektion sind häufig wechselnde Sexualpartner [3, 17]. Neben anderen Risikofaktoren wie vorangegangene sexuell übertragbare Krankheiten stellt die Insuffizienz der zellulären Immunität einen wichtigen Gesichtspunkt für höhere HPV-Infektionsraten dar.

Diagnostik

Condylomata acuminata können in der Regel durch den geübten klinischen Blick bereits diagnostiziert werden, wobei das Aufbringen von 3–5%iger Essigsäurelösung unterstützend sein kann. Bei atypischen Läsionen sind Probebiopsien hilfreich. Die DNA des Virus kann über verschiedene Hybridisierungtechniken und Amplifikationstechniken dargestellt und der genaue Virustyp identifiziert werden.

Therapie

Für einen Therapieerfolg ist unbedingt eine Partneruntersuchung und Partnerbehandlung nötig. Gegebenenfalls sollten zur Abklärung weitere Fachdisziplinen (Gynäkologie, Urologie) hinzugezogen werden. Bis zum Therapieende sollte sexuelle Karenz eingehalten werden. Die Patienten sollten über geeignete Hygienemaßnahmen zum Ausschluss der Auto- und Heteroinokulation beraten werden. Daneben sollte eine Abklärung auf weitere STD-Erkrankungen erfolgen. Die derzeit häufigsten therapeutischen Methoden [15] sind nachfolgend tabellarisch zusammengefasst (Tabelle 3).

Tabelle 3. Therapie der Condylomata acuminata

Therapeutische Methoden	Wirkmechanismen
Lokale Exzisionen	Chirurgische Entfernung
Kryotherapie	Einfrieren/Auftauen zerstört das Gewebe
CO_2-Laser Vaporisation	Verdampfen des Gewebes
Elektrokoagulation (Elektrokauter)	Thermische Gewebezerstörung
Podophyllotoxin[a]/ (Podophyllin[b])	Antimitotisch wirksame Substanz
Bichlor-, Trichloressigsäure	Chemische Gewebezerstörung
5-Fluorouracil (5-FU)[a]	Antimetabolit
Interferon[a]	Immunmodulator
Imiquimod[a]	Immunmodulator

[a] Cave in der Schwangerschaft
[b] Nicht mehr empfohlen

Das Behandlungskonzept von Anogenitalwarzen bei Kindern

Die medizinische Behandlung von Kondylomen kann für das Kind eine große Belastung darstellen, da wiederholte Untersuchungen und teilweise schmerzhafte Behandlungen des Anogenitalbereichs die Schamgrenze des Kindes überschreiten und zu einer Traumatisierung führen kann. Die zusätzliche Möglichkeit eines sexuellen Übertragungsweges von Kondylomen bei Kindern [9, 13] und damit die Frage, ob die betroffenen Kinder sexuell missbraucht werden oder wurden, löst bei dem medizinischen Behandlungsteam Sorge aus: Einerseits im Hinblick auf die massive Entwicklungsgefährdung in der Folge sexuellen Missbrauchs, andererseits durch die hohe Dunkelziffer betroffener Kinder und die Tatsache, dass viele in der Kindheit sexuell missbrauchte Erwachsene retrospektiv berichten, vom professionellen Hilfesystem in der fraglichen Zeit nicht erkannt oder alleine gelassen worden zu sein. Daher wird versucht in allen Fällen von Kondylomen bei Kindern eine Zusammenarbeit mit dem Institut und Poliklinik für Kinder und Jugendpsychiatrie und Psychotherapie anzustreben, um durch eine kinder- und jugendpsychiatrische Untersuchung und Begleitung für Entlastung zu sorgen. Dies soll es auch ermöglichen eine Entwicklungsgefährdung durch die wiederholten ärztlichen Untersuchungen und Behandlungen rechtzeitig zu erkennen und zu behandeln [7].

Probleme, der Kinder und der Familie, die die Eltern im Gespräch in der Ambulanz thematisieren, sowie Probleme, die vom Behandlungsteam bei den Kindern gesehen werden, können Inhalt des Gesprächs in der Poliklinik für Kinder- und Jugendpsychiatrie sein, auch wenn die Eltern von sich aus einen professionellen Ansprechpartner nicht aufsuchen würden. Diese Angaben bilden für die Kollegen und Kolleginnen der Poliklinik für Kinder- und Jugendpsychiatrie den Zugang zu der Familie. Hierin kann die Motivation der Familie, sich auf Unterstützungsangebote einzulassen, gefördert werden. Daher kommt der psychosozialen Anamnese innerhalb der Untersuchung in der dermatologischen Ambulanz eine besondere Bedeutung zu.

Angesichts der möglicherweise im Hintergrund stehenden Entwicklungsgefährdung soll das betroffene Kind grundsätzlich dem Kinder- und Jugendpsychiater vorgestellt werden. Eine routinemäßige Kooperation hat den Vorteil, dass sie leichter vermittelbar ist und die Hemmschwelle der Eltern, sich auf eine entsprechende Untersuchung einzulassen, herabsetzen kann. Sie ist grundsätzlicher Bestandteil der Behandlung von Kindern in unserer Klinik und dient zunächst einmal der Entlastung angesichts der belastenden Behandlung sowie der Prävention einer Traumatisierung.

Die Untersuchung im Genitalbereich ist zentrales Thema und Einstiegsmöglichkeit für alle weiteren Fragen. Bei der Beurteilung der Frage, ob der behandlungsbedürftige Befund mit sexuellem Missbrauch oder einer anderen Form von Kindesmisshandlung im Zusammenhang steht [22], sind grundsätzlich vier Faktoren zu betrachten.

Körperliche Symptomatik. Kondylome sind ein deutlicher Hinweis für sexuellen Missbrauch, aufgrund möglicher nichtsexueller Übertragungswege jedoch allein nicht ausreichend.

Verhalten des Kindes. Unspezifisches Merkmal, da Verhaltensauffälligkeiten wie emotionale Störungen, Schwierigkeiten im Sozialverhalten und „sexualisiertes Verhalten" unterschiedlichste Ursachen haben können.

Tabelle 4. Verfahrensschritte bei Kindern mit Anogenitalwarzen

Erstvorstellung des Kindes in der dermatologischen Allgemeinambulanz
Überweisung an die Spezialambulanz: Anamnese (auch psychosozial), Diagnose, Aufklärung von Eltern und Kind über die Diagnose, Therapiemöglichkeiten und Behandlungsprozedere einschließlich kinder- und jugendpsychiatrisches Konsil. Aufklärung über zu beachtende Hygienemaßnahmen, Information über Untersuchung des familiären/pflegerischen Umfeldes, Auswahl des geeigneten Therapieverfahrens, Therapiebeginn, eventuell bereits Konsilterminvereinbarung
Zweiter Termin in der Spezialambulanz, Kontrolle und Fortsetzung der Behandlung, Beratung der Eltern bei weiteren Fragen zur Diagnose und Therapie, Umfelduntersuchung, Aufgreifen von psychosozialen Informationen, Vereinbarung des Konsiltermins
Dritter Termin in der Spezialambulanz, stationäre Aufnahme bei operativen Verfahren, Fortsetzung von Behandlung beziehungsweise Behandlungskontrolle, Fortsetzung der Umfelduntersuchung, kinder- und jugendpsychiatrisches Konsil
Nachbesprechung des Konsils mit den Eltern, Nachfrage nach eventuell vorgeschlagenen psychosozialen Angeboten, Einleitung entsprechender Unterstützungsmaßnahmen für das Kind und die Familie
Weitere Kontrolltermine

Eltern-Kind-Beziehung. Auffälligkeiten können ein unspezifisches Merkmal sein. Wer kommt mit dem Kind? Wie ist der Umgang zwischen dem Kind und den Eltern in der Untersuchungssituation?

Allgemeine Familiensituation. Unspezifisches Merkmal. Familienmitglieder, Wohnsituation, Schule, Beziehungen nach außen, Belastungsfaktoren, wie gesundheitliche und psychische Probleme.
Im Rahmen der dermatologischen Untersuchung und Behandlung findet keine Konfrontation der Familie mit Fragen zu sexuellem Missbrauch statt. Andernfalls wäre zu befürchten, dass die Verunsicherung bei einer möglicherweise betroffenen Familie zu Kontaktabbruch und zusätzlichem Verheimlichungsdruck dem Kind gegenüber führt und die Ablehnung weiterer Hilfsangebote zur Folge hat. In der kinder- und jugendpsychiatrischen Untersuchung soll geklärt werden, ob bei dem Kind eine Verhaltensproblematik und Entwicklungsgefährdung vorliegt, ob das Kind und seine Familie Unterstützung benötigen und die entsprechenden Hilfsangebote sollen eingeleitet werden (Tabelle 4).

Bakterielle und mykotische Erreger sexuell übertragbarer Erkrankungen

Neisseria gonorrhoeae

Gram-negatives Bakterium (Diplokokken). Erreger einer Urethritis, Zervizitis, Proktitis und Konjunktivitis sowie von aufsteigenden Infektionen bei Mann (Prostatitis, Epididymitis) und Frau (Salpingitis, Adnexitis, *Pelvic inflammatory disease*). Systematisierte Infektion (*disseminated gonococcal infection*) ist bei 1–3% der lokalen Gonorrhoefälle möglich. Die männliche Urethritis verläuft bei 10–20%, die Zervizitis bei 50–70% der Infizierten völlig beschwerdefrei. Inkubationszeit: 1–14 Tage. Diagnose: Färbepräparat (nur bei symptomatischer männlicher Urethritis zuverlässig). Kultur auf Thayer-Martin-Agar bei erhöhter CO_2-Spannung. LCR, PCR (Ligase-/Polymerase-Kettenreaktion) aus Abstrich oder Urin. Therapie: Ceftriaxon 0,25 g i.m. , Spectinomycin 2 g i.m. , Cefixime 400 mg oral, Ciprofloxacin 500 mg oral, Ofloxacin 400 mg oral. Partnermanagement: Partneruntersuchung und obligate Partnermitbehandlung. Kontrolluntersuchungen erfolgen drei bis sieben Tage nach Abschluss der Therapie [10, 20].

Chlamydia trachomatis

Intrazelluläres Bakterium, das Erreger einer nichtgonorrhoischen Urethritis und Zervizitis, Proktitis, Konjunktivitis, einer Epididymitis, Salpingitis, Pelveoperitonitis (*Pelvic inflammatory disease*) und Perihepatitis, einer sexuell erworbenen Arthritis (Serogruppen D–K), aber auch des Lymphogranuloma venereum (inguinale; Serogruppen L1–L3) und des Trachoms (Serogruppen A–C) ist. Inkubationszeit: eine bis drei Wochen. Diagnose: PCR, LCR (aus Abstrich oder Urin). Direktnachweis (IF) und ELISA-Techniken sind meist zu unempfindlich; Kultur ist sehr aufwendig. Therapie: Azithromycin einmal 1 g, Doxycyclin zweimal 100 mg/Tag für 7–10 Tage. Tetracyclin viermal 500 mg/Tag für 7–10 Tage, Erythromycin viermal 500 mg/Tag für 7–10 Tage, Ofloxacin zweimal 500 mg für 7 Tage. Partnermanagement: Partneruntersuchung und automatische Partnermitbehandlung. Kontrolluntersuchungen erfolgen nach Abschluss der Therapie [12].

Genitale Mykoplasmen

Ureaplasma urealyticum, Mycoplasma hominis und Mycoplasma genitalium sind potentielle Erreger einer nichtgonorrhoischen, nichtchlamydialen Urethritis und Zervizitis, einer Epididymitis und Salpingitis. Relevanz besteht bei klinischer Symptomatik und dem Nachweis von Mykoplasmen in höherer Keimzahl. In niedriger Keimzahl Marker für sexuelle Aktivität. Diagnose: Sekretentnahme mit Hilfe einer kalibrierten Öse. Transportmedium erforderlich. Kultur (bei Mycoplasma genitalium über drei Wochen). Therapie: Doxycyclin zweimal 100 mg/Tag für 7–10 Tage, Tetracyclin zweimal 500 mg/Tag für 7–10 Tage, Erythromycin viermal 500 mg/Tag für 7–10 Tage, Ciprofloxacin zweimal 750 mg für 7 Tage. Partnermanagement: Partneruntersuchung, aber keine obligate Partnermitbehandlung erforderlich. Kontrolluntersuchungen erfolgen nach Abschluss der Therapie.

Bakterielle Vaginose

Keine sichere STD. Nachweisbare Erreger: *Gardnerella vaginalis, Bacteroides-spp., Mobiluncus-spp.* Diagnostische Kriterien: Dünner, homogener vaginaler Fluor, Amingeruch bei Zugabe von 10%igem KOH zu einem Tropfen Vaginalsekret, vaginaler pH

> 4,5, Nachweis von Schlüsselzellen (*clue cells*, Epithelzellen mit massenhaft gram-labilen Stäbchen überlagert) im Nativ- oder Färbepräparat. Keine Kultur erforderlich. Therapie: Metronidazol zweimal 500 mg für 7 Tage, in der Schwangerschaft Ampicillin/Amoxicillin viermal 500 mg/ für 7 Tage. Partnermanagement: Partneruntersuchung nicht erforderlich. Kontrolle bei Persistenz der Beschwerden.

Genitale Candidose

Keine sichere STD. Übertragung von Sprosspilzen aus Haut- oder Darmflora. Begünstigende Faktoren sind: Antibiotika, Antikonzeptiva, Schwangerschaft, Diabetes mellitus, Immunsuppression. Erreger: *Candida albicans* (80 % der Vaginalmykosen), *Candida glabrata* (15 %), Inkubationszeit: Einige Tage, Diagnose: Nativ- oder Färbepräparat (Nachweis von Keimschläuchen und Sprosszellen), Kultur auf Sabouraud-Glukose-Agar, Kolonie-Morphologie auf Reis-Tween-Agar (Nachweis von Sprosszellen, Pseudomyzel und Chlamydosporen). Therapie: Nur bei klinischer Symptomatik erforderlich. Nystatin, Clotrimazol, Itraconazol, Fluconazol. Bei Rezidiven Wiederholung der Therapie unter Beachtung der Eliminierung begünstigender Faktoren, Zyklus-spezifische Behandlung zwischen dem 5.–11. Tag des Menstruationszyklus und Sanierung einer intestinalen Candidose. Partnermanagement: Partneruntersuchung bei Rezidiven erforderlich. Kontrolle bei Persistenz der Beschwerden.

Piercing

Piercing, das Durchstechen der Haut und Einbringen von Schmuckstücken, hat sich zu einer Mode entwickelt, die immer beliebter wird. Wie fast jede Mode ist Piercing nicht neu, sondern hat seine jahrtausendalte Wurzeln. Bereits im alten Ägypten galt das Piercing des Bauchnabels als Zeichen königlicher Herkunft. Bei verschiedenen südamerikanischen Indianerstämmen und afrikanischen Kulturen ist Piercing auch heute noch ein Zeichen der Stammeszugehörigkeit oder Bestandteil von Initiationsriten. In den westlichen Kulturen ist das Piercing der Ohrläppchen gesellschaftlich akzeptiert. Das Piercen anderer Körperstellen war bis vor einigen Jahren eher die Ausnahme. Die Zunahme des Piercen allgemein und von bestimmten Körperregionen im besonderen stellt den Dermatologen und Venerologen vor neue Herausforderungen.

Beim Piercing unterscheidet man nach den verschiedenen Geweben, die durchstoßen werden, Hautpiercings (Bauchnabel), Knorpelpiercings (Ohrhelix) und Muskelpiercings (Zunge). Weiterhin trennt man Unisex-Piercings, die bei Mann und Frau möglich sind von sexuellen Piercings, die nur bei einem Geschlecht durchführbar sind.

In der Dermatologie sind Komplikationen beim Piercing seit langem im Zusammenhang mit Keloidbildung, lokalen Infektionen und Typ-IV-Sensibilisierungen bekannt [21]. Über die Häufigkeit dieser Komplikationen gibt es keine genauen Angaben. Da keine Regelung über die Ausübung des Piercens existieren und dies zum Teil unter Jahrmarktsbedingungen und von Laien durchgeführt wird [11], ist mit einer Zunahme bei lokalen Infektionen und Keloiden zu rechnen [6, 23]. Die Frage der Qualitätssicherung stellt sich auch bei den verwendeten Materialien und den hygienischen Bedingungen. Einzelne Fallberichte über die Übertragung von Hepatitis B liegen vor, die Übertragung von anderen Erkrankungen wie Hepatitis C und HIV [19] ist zu vermuten, insbesondere auch bei „Urlaubspiercings“ in Endemiegebieten und anderen Ländern mit schlechten hygienischen Standards. Eine Aufklärung der *Gepiercten* erfolgt meist unzureichend und oft nur hinsichtlich der Abtretung jeglicher Rechtsansprüche gegenüber dem *Piercer*.

Neben diesen Komplikationen gibt es je nach Körperregion und durchstoßenem Gewebe verschiedene spezifische Komplikationen. Diese reichen von Paraphimose und Zungenödemen, Chondritis der Ohrhelix über Dys- und Parästhesien bis hin zum völligen Funktionsverlust bei Verletzung von Nerven und Gefäßen, insbesondere auch bei Genitalpiercings [2].

Weniger offensichtlich sind Komplikationen, die in Zusammenhang mit medizinischen Untersuchungen und Therapien stehen. Komplikationen können bei Magnetresonanzuntersuchungen, Computertomographien sowie Kurzwellen und Elektrotherapien auftreten. Das Entfernen des Piercings kann ohne entsprechendes Handwerkszeug und Techniken erschwert sein. Zudem wird von den Patienten dies oft abgelehnt, da das Zuwachsen des Piercingkanales bei längeren Entfernen des Schmuckstückes zu befürchten ist. Als Kompromiss wird von einigen Piercingstudios die Einlage eines Platzhalters aus Kunststoff angeboten.

Ob genitale Piercings durch den chronischen Entzündungsreiz, zusätzliche Gefahren insbesondere bei der Übertragung von Infektionskrankheiten in sich bergen, kann derzeit nur vermutet werden. Da weitere Modewellen und die damit einhergehenden Komplikationen wie das *Implanting*, *Branding* und *Scaring* auf uns zukommen werden, sollte man sich auch in Zukunft mit deren Techniken und Gefahren vertraut machen.

Literatur

1. ACOG Practice Bulletin (2000) Management of herpes in pregnancy. Clinical management guidelines for obstetrician-gynecologists. Int J Gynaecol Obstet 68: 165–173
2. Bethke G, Reichart PA (1999) Risiken des oralen Piercings. Mund Kiefer Gesichtschir 3: 98–101
3. Burk RD, Ho GY, Beardsley L, Lempa M, Peters M, Bierman R (1996) Sexual behavior and partner characteristics are the predominant risk factors for genital human papillomavirus infection in young women. J Infect Dis 174: 679–689
4. Corey L, Handsfield HH (2000) Genital herpes and public health: addressing a global problem. JAMA 283: 791–794
5. Deutsch-Österreichische Empfehlungen (1998) Postexpositionelle Prophylaxe nach HIV-Exposition. Dtsch Med Wochenschr 123: 2–8
6. Fisman DN (1999) Infectious complications of body piercing. Clin Infect Dis 28: 1340
7. Frank R, Berger-Sallawitz F, Frick U, Klein W, Kopecky-Wenzel M (1999) Verhaltensmuster und Verhaltensauffälligkeiten von Kindern in zwei Kinderkliniken. Kinder-Jugendpsychiatr Psychother 27: 59–71
8. German-Austrian guidelines (2000) Antiretroviral therapy in HIV infection. Eur J Med Res 29: 138
9. Gross G (1992) Condylomata acuminata in der Kindheit – ein Hinweis für sexuellen Mißbrauch. Hautarzt 43: 122–125
10. Gschnait F, Korting HC, Stary A (1990) Sexuell übertragbare Erkrankungen. Springer, Wien
11. Heudorf U, Kutzke G, Seng U (2000) Tattooing and body piercing – experiences from public health infection surveillance by a public health office. Gesundheitswesen 62: 219–224
12. Kohl PK, Petzold D (1993) Urethritis – Diagnostik und Therapie. In: Braun-Falco O, Plewig G, Meurer M (Hrsg) Fortschritte der Praktischen Dermatologie und Venerologie. Springer, Berlin, Band 13, S 2–6
13. Kohl PK, Peztold D (1996) Sexuell übertragbare Krankheiten im Kindesalter und sexueller Mißbrauch. Dtsch Ärztebl 93: A391–A394
14. Koutsky L (1997) Epidemiology of genital human papillomavirus infection. Am J Med 102: 3–8
15. Krogh G, Lacey CJN, Gross G, Barrasso R, Schneider A (2000) European course on HPV associated pathology: guidelines for primaryn care physicians for the diagnosis and managemnt of anogenital warts. Sex Transm Infect 76: 162–168
16. Langenberg AG, Corey L, Ashley RL, Leong WP, Straus SE (1999) A prospective study of new infections with herpes simplex virus type 1 and type 2. Chiron HSV Vaccine Study Group. N Engl J Med 341: 1432–1438
17. Maymon R, Bekerman A, Werchow M, Maymon BB, Segal R, Faktor JH (1995) Clinical and subclinical condyloma. Rates among male sexual partners of women with genital human papillomavirus infection. J Reprod Med 40: 31–36
18. Association of Genitourinary Medicine and the Medical Society for the Study of Venereal Diseases Clinical Effectiveness Group (1999)National guideline for the management of genital herpes. Sex Transm Infect 75: S24-S28
19. Pugatch D, Mileno M, Rich JD (1998) Possible transmission of human immunodeficiency virus type 1 from body piercing. Clin Infect Dis 26: 767–768
20. Richtlinien zur Diagnostik und Therapie von sexuell übertragbaren Krankheiten (1992) Deutsche Gesellschaft zur Bekämpfung der Geschlechtskrankheiten e. V.
21. Smith-Sivertsen T, Dotterud LK, Lund E (1999) Nickel allergy and its relationship with local nickel pollution, ear piercing, and atopic dermatitis: a population-based study from Norway. J Am Acad Dermatol 40: 726–735
22. Tutsch-Bauer E, Rauch E, Penning (1998) Rechtsmedizinische Aspekte bei Verdacht auf sexuellen Mißbrauch. Dtsch Ärztebl 95: A1027–A1032
23. Tweeten SS, Rickman LS (1998) Infectious complications of body piercing. Clin Infect Dis 26: 735–740
24. Wald A, Zeh J, Selke S, Warren T, Ryncarz AJ, Ashley R, Krieger JN, Corey L (2000) Reactivation of genital herpes simplex virus type 2 infection in asymptomatic seropositive persons. N Engl J Med 342: 844–850

Laser

Peter Kaudewitz, Michael Drosner, Wolfgang Kimmig, Christian Raulin und Rolf-Markus Szeimies

In der dermatologischen Praxis können Laser bei zahlreichen medizinischen und ästhetisch-korrektiven Behandlungen eingesetzt werden. Lasertherapeutische Verfahren werden vom Patienten bevorzugt angenommen, der Absatzmarkt für Lasergeräte expandiert ungebrochen. Weltweit wurden 1999 im ästhetisch-korrektiven Marktsegment Lasergeräte für $ 300 Millionen umgesetzt, davon $ 150 Millionen für Haarentfernung, $ 50 Millionen für Skin resurfacing und $ 100 Millionen für vaskuläre Veränderungen. Im dermatologischen Bereich betrug der Umsatz etwa $ 100 Millionen. Auf diesem dynamischen Markt dominieren marktwirtschaftliche Gesetze, die mit den Wertevorstellungen einer traditionsverpflichteten Dermatologie oft nur schwer in Einklang zu bringen sind. Dies erschwert potentiellen Laseranwendern die objektive Beurteilung der angebotenen Geräte und macht neutrale Informationen zu deren Leistungsfähigkeit und die vorausschauende Kenntnis wesentlicher Entwicklungstendenzen umso notwendiger.

In der dermatologischen Praxis sind neben den etablierten, medizinisch begründeten Lasereingriffen auch zuzahlungspflichtige Laserleistungen von Interesse. Dem wird die Entwicklung neuer Verfahren zur Entfernung störender Körperbehaarung und zur Behandlung von Besenreisern gerecht. Schon aus wirtschaftlichen Überlegungen sollten neben der laservermittelten Photothermolyse auch Verfahren, die in naher Zukunft für die Praxis bedeutsam werden können, wie die photodynamische Therapie vom Dermatologen beachtet werden.

Vermeidung von Risiken und Patientenaufklärung

Besonders bei nichtmedizinisch begründeten Eingriffen müssen jedoch mögliche risikoreiche Situationen rechtzeitig erkannt und unerwünschte Wirkungen sorgfältig vermieden werden (Abb. 1). Die verschiedenen Lasertypen haben unterschiedliche Risiken, die indikations- und gerätespezifisch beachtet werden müssen [12]. Eine umfassende Patientenaufklärung ist unverzichtbar, ebenso der Abschluss einer ausreichenden Haftpflichtversicherung. Um unerwünschte Wirkungen zu vermeiden

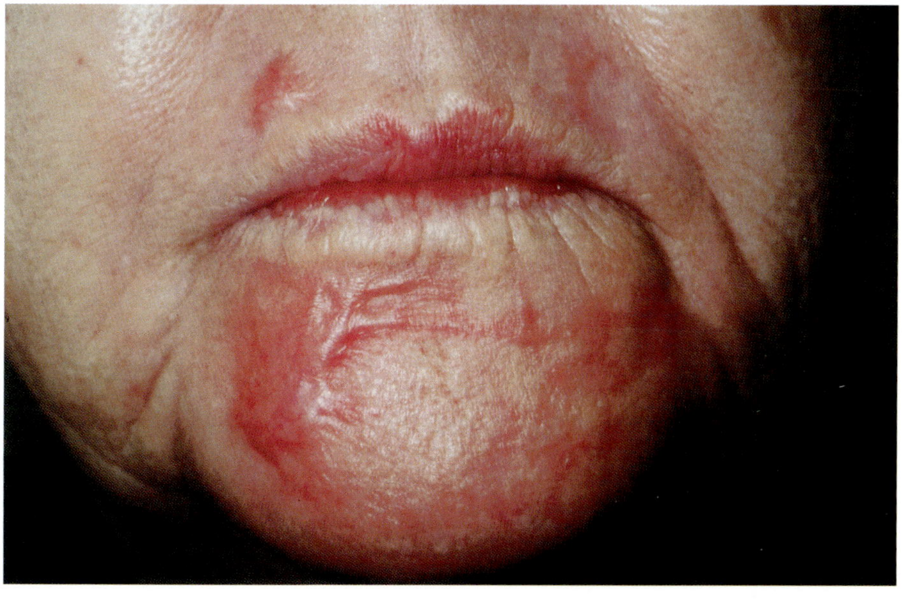

Abb. 1. Unerwünschte Wirkung einer Laserbehandlung. Narben nach Versuch einer Faltenglättung mit dem CO_2-Laser

ist es wesentlich die Ausgangssituation des Patienten klar zu erfassen. Hierzu sind folgende Fragen zu klären:

- Besteht eine eindeutige Diagnose?
- Ist eine Lasertherapie überhaupt möglich und besteht hierbei eine begründete Aussicht auf Erfolg?
- Gibt es Vorbehandlungen?
- Welcher Hauttyp bezüglich Lichtempfindlichkeit besteht?
- Besteht eine akute Sonnenbräunung?
- Ist der postoperative Lichtschutz gewährleistet?
- Gibt es Erkrankungen oder Medikamente, die gegen eine Laseranwendung sprechen?
- Besteht eine Herpesanamnese?
- Gibt es eine spezielle Anamnese für hypertrophe Narben oder Keloidentwicklung?
- Sind die Therapieerwartungen des Patienten realistisch?
- Besteht eine ausreichende Compliance?

Da es sich bei der dermatologischen Lasertherapie um ein Verfahren handelt, bei dem die zu behandelnden Strukturen zerstört werden, sollte der Ausgangsbefund photographisch durch geeignete Systeme dokumentiert werden. Hierzu werden in Zukunft verstärkt digitale Systeme in die Praxis Eingang finden.

Laserepilation

Störendes Haarwachstum besonders im Gesicht kommt bei etwa 4% der weiblichen, gesunden, weißen Normalbevölkerung vor. Vor Beginn einer Epilationsbehandlung sollte die mögliche Ätiopathogenese berücksichtigt werden. Oft liegen endokrine Störungen mit Hyperandrogenämie zu Grunde, polyzystische Ovarien sind dabei am häufigsten. Hypertrichose als generalisiert auftretendes, gegenüber dem Normalbefund vermehrtes Wachstum festerer, längerer und dunklerer Haare kann kongenital oder als Teilsymptom zahlreicher Erkrankungen wie Porphyrien, Epidermolysis bullosa oder endokriner Störungen auftreten [9].
Ziel einer Laserepilation ist es, den Haarfollikel durch Photothermolyse dauerhaft zu zerstören. Als lichtabsorbierendes Chromophor wirken dabei Melanin beziehungsweise dessen Unterformen Eumelanin und Phäomelanin. Das Absorptionsspektrum von Eumelanin umfasst auch den für dermatologische Laser wesentlichen Spektralbereich von 400 bis etwa 1100 nm. Der Absorptionskoeffizient nimmt über diesen Bereich jedoch annähernd linear kontinuierlich ab. Im Haar kommt Melanin im oberen Anteil des Haarbulbus und in der äußeren Wurzelscheide des Infundibulums vor. Als eigentliche Zielstruktur werden die Haarstammzellen in der Matrixzone des Bulbus, darüber hinaus möglicherweise auch in der äußeren Wurzelscheide nahe der Ansatzstelle des M. arrector pili gelegene follikuläre Stammzellen angesehen [8]. Die Matrix liegt etwa 3–7 mm, die Ansatzstelle des M. arrector pili etwa 1,5 mm unterhalb der Epidermis, der Durchmesser des Haarfollikels beträgt 150–250 µm. In der Telogenphase des Haarzyklus sistiert die Pigmentbildung. Sie beginnt in der frühen Anagenphase im Bulbus, der dann oberflächlicher liegt. In dieser Phase proliferieren die Stammzellen besonders stark. Somit kann das Laserlicht in der frühen Anagenphase am nachhaltigsten wirken, während in der späten Anagenphase und in der Telogenphase keine Absorption stattfindet. Die Telogenphase dauert an unterschiedlichen Körperregionen unterschiedlich lange, am Kapillitium etwa 3–4 Monate, an der Oberlippe (Bartbereich) 6 Wochen, an den Beinen 24 Wochen. Die Haarzyklen verlaufen asynchron, der Anteil der Haare in der Anagen-Telogen-Phase variiert lokalisationsabhängig. Er liegt am Kapillitium bei 85/13%; an der Oberlippe bei 65/35% und an den Beinen bei 20/80%. Hieraus wird deutlich, dass eine ein- oder zweimalige Laserbehandlung das Haarwachstum noch nicht nachhaltig reduzieren kann, da dabei nicht alle Haare in ihrer sensiblen Phase erfasst werden.
Anatomie und Physiologie des Haarwachstums bestimmen das Anforderungsprofil für einen wirksamen Epilationslaser [8]. Dessen Laserlicht muss zunächst ausreichend tief in die Dermis eindringen. Die Eindringtiefe hängt von der Wellenlänge ab und lässt sich nach dem Diffusionsgesetz berechnen. Um den Bulbus zu zerstören sind Eindringtiefen von etwa 2–4 mm erforderlich. Diese werden von Laserlicht mit einer Wellenlänge zwischen 600–1000 nm erreicht. Das Laserlicht muss selektiv von der Zielstruktur absorbiert werden, wobei nicht nur das umgebende Gewebe, sondern vor allem die melaninhaltige Epidermis als konkurrierendes Chromophor wirkt. Die Selektivität eines Epilationslasers lässt sich durch das Verhältnis zwischen der theoretisch berechenbaren epidermalem (T_E) und bulbären (T_H) Temperatur erfassen. Dabei spielt auch der relative Pigmentgehalt von Haut und Haar eine Rolle. Für Wellenlängen zwischen 690–1000 nm ist bei deutlich unterschiedlichem Pigmentgehalt (dunkles Haar/helle Haut) bis etwa 4 mm Tiefe $T_H >> T_E$. Für

helleres Haar und dunklere Haut gilt dies erst ab Wellenlängen von über 800 nm. Auch bei der Impulsdauer ist die Absorption durch die Melanozyten der basalen Epidermis zu berücksichtigen. Im Gegensatz zur Laserbehandlung gutartiger Pigmentveränderungen, bei der durch extrem kurze Impulse im Nanosekundenbereich und einer Energiedichte von bis zu 5 J/cm^2 die Melanosomen schlagartig erhitzt und vaporisiert werden, wird bei der Epilation eine langsamere Erhitzung und eine Wärmediffusion in die umgebenden Strukturen des Haarfollikels angestrebt. Die Impulsdauer sollte theoretisch also über der thermalen Relaxationszeit der epidermalen Basalzellschicht (0,1–0,5 ms) liegen, so dass diese bereits während des Impulses Wärme abgeben und eine Vaporisation vermieden werden kann. Währenddessen sollte jedoch der Follikel weiter aufgeheizt werden. Bei einer thermalen Relaxationszeit des Follikels von etwa 20–30 ms ist also eine mindestens ebensolange Impulsdauer sinnvoll.

Um epidermale Schäden zu vermeiden lässt sich das Temperaturgefälle zwischen Epidermis und Follikel auch durch eine Kühlung der Epidermis vergrößern. Hierzu sind verschiedene Verfahren wie Kontaktkühlung oder Kühlung durch Vaporisation gebräuchlich. Zur Kontaktkühlung werden Kühlgels und wassergekühlte Glas- oder Saphirblöckchen verwendet. Die Kühlwirkung muss exakt definierbar und auf die Behandlungsparameter abgestimmt sein, da durch unkontrollierte Beinflussung des Temparaturgradienten auch die Laserwirkung in nicht definierbarer Weise modifiziert wird.

Die physiologischen und laserphysikalischen Grundlagen der Laserepilation werden in unterschiedlicher Weise technisch in einer Vielzahl von Geräten umgesetzt. Zur Epilation werden langgepulste Rubinlaser, Alexandritlaser, Diodenlaser mit den Wellenlängen 800 und 940 nm, sowie langgepulste Nd:YAG- (Neodymium-Yttrium-Aluminium-Garnet-) Laser angeboten. Klinische Studien beschreiben eine Reduktion der Haare um 20–50 % nach einer einmaligen Behandlung und um 75–90 % nach 3–6 Behandlungen mit Rubin- und Alexandritlasern. Für den Diodenlaser mit 800 nm Wellenlänge werden nach einmaliger Behandlung 25–35 % Reduktion nach 20 Monaten Nachbeobachtung und 44–53 % nach 2 Behandlungen und einer Nachbeobachtungszeit von bis zu 12 Monaten berichtet [10]. Klinische Studien mit einem ebenfalls zu Epilation angebotenen Diodenlaser mit 940 nm liegen bisher in publizierter Form nicht vor. Mit dem langgepulsten Nd:YAG-Laser ließ sich die Behaarung pro Behandlung um 20–40 % reduzieren, zur vollständige Epilation waren 4–6 Sitzungen nötig. Über die Dauer der Epilationswirkung werden hier keine Angaben gemacht [2]. Daten zu direkten Vergleichen verschiedener Gerätetypen liegen noch nicht vor. Zur Zeit werden Alexandritlaser verschiedener Hersteller sowie Blitzlichtgeräte und ein Diodenlaser mit der Wellenlänge 800 nm in ihrer Epilationswirkung miteinander verglichen. Mit 2 verschiedenen Alexandritlasern der Herstellerfirmen Baasel und ESC Sharplan wurden 11 Probanden mit einer Energiedichte von 20–25 J/cm^2 fünfmal behandelt. Ohne Unterschied ließ sich das Haarwachstum um 80 % reduzieren. Bei niedrigeren Energiedichten von 10 J/cm^2 war die Epilationswirkung des Gerätes der Firma Baasel nach zwei Behandlungen zunächst höher, nach der dritten Behandlung verringerte sich dieser Unterschied wieder. Blitzlichtgerät und Diodenlaser (810 nm) wurden bei 54 Probanden an 12 verschiedenen Körperregionen halbseitig jeweils mit den gemäß der klinischen Reaktion als optimal anzusehenden Parametern behandelt, 23 dieser Probanden konnten fünfmal epiliert werden. Danach betrug die Abnahme der Behaarung beim Diodenlaser 74,5 %, beim Blitzlichtgerät 66,9 %.

Dauer und Vollständigkeit der Epilation müssen zur Zeit noch zurückhaltend beurteilt werden. Dauerhaft, im Englischen *permanent* heißt nach der Definition der amerikanischen *Food and Drug Administration* (FDA) lediglich, dass nach beendeter Epilationsbehandlung für die Dauer eines Haarwachstumszyklus ein Sistieren des Haarwachstums erreicht wird. Eine Gleichsetzung dieser Definition mit dem deutschen Begriff permanent ist unzutreffend und bedeutet eine Täuschung des Patienten. Eine nachhaltige Reduktion des Haarwachstums über Monate kann jedoch erreicht werden und wird von den meisten Patienten nach entsprechender Aufklärung als akzeptables Ergebnis betrachtet.

Laserbehandlung von Besenreisern

Bei zahlreichen vaskulären Fehlbildungen ist die Laserbehandlung die Therapie der Wahl. Deshalb wurde versucht, auch die häufigste dermatologische vaskuläre Fehlbildung, die Besenreiservarikosis mit dem Laser zu behandeln (Abb. 2) [4]. Unter dem Begriff Besenreiser werden ektatische oberflächennahe Gefäße der Beine meist bei gleichzeitig bestehender Varikosis zusammengefasst [17]. Sie liegen in der retikulären und papillären Dermis und im subkutanen Fettgewebe. Ihr Durchmesser beträgt zwischen 0,03–1 mm; Venulektasien, die ebenfalls unter dem

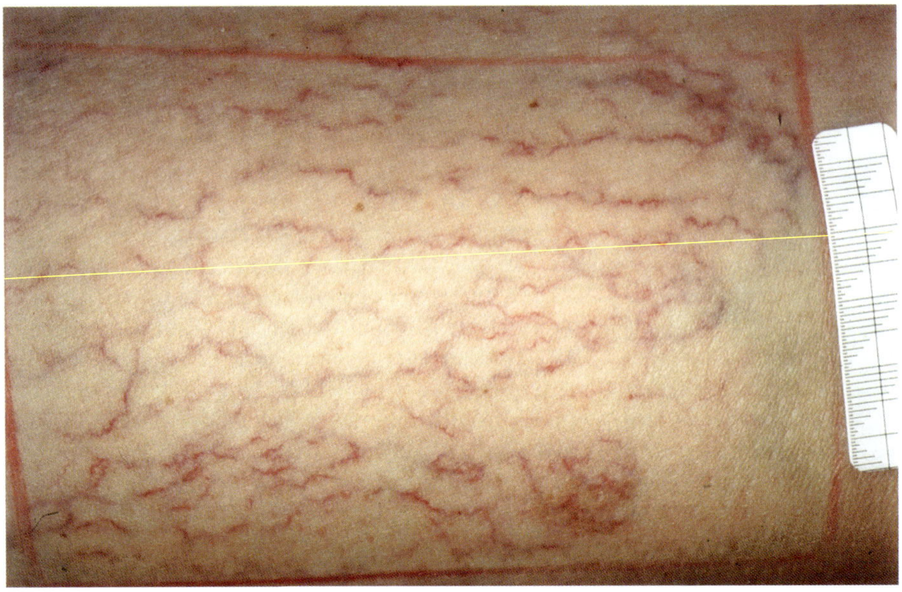

Abb. 2. Besenreiservarikosis am Unterschenkel einer 48jährigen Patientin vor Behandlung

klinischen Erscheinungsbild von Besenreisern auftreten, haben Durchmesser von 1–2 mm [16].
Das zur Behandlung eingesetzte Laserlicht muss also genügend tief in die Haut und das jeweilige blutführende Gefäß eindringen und die Impulsdauer muss ausreichend lang sein, um die zur Gefäßkoagulation notwendige Energie zu deponieren. Weiter sollte die Absorption durch das Melanin der Epidermis gering sein, um epidermale Schäden zu vermeiden. Wegen seiner kurzen Wellenlänge vermag das Licht verschiedener zur Behandlung anderer vaskulärer Veränderungen verwendeter Laser wie Argon-, Farbstoff-, KTP (Kalium-Titanyl-Phosphat)- oder frequenzgedoppelter Nd:YAG-Laser nur sehr oberflächlich in die Haut einzudringen. Auch die Eindringtiefe ins Blut ist gering, so dass die gesamte Energie des Lichtes an der Gefäßoberfläche absorbiert wird. Die beim Farbstofflaser auftretende Purpura ist Folge einer durch oberflächennahe starke Absorption entstehenden Gefäßruptur. Zudem ist die Absorption des epidermalen Melanins bei diesen Wellenlängen noch sehr ausgeprägt, so dass eine intensive Kühlung der Hautoberfläche notwendig wird. Trotzdem werden für solche Laser Krusten bei bis zu 82% der Patienten und Blasen bei bis zu 13% der Patienten mit Hauttyp II und III nach Fitzpatrick berichtet. Hypopigmentierungen traten bei bis zu 94% der dunkelhäutigen Patienten auf. Längerwelliges Licht wie beispielsweise das des Diodenlasers mit einer Wellenlänge von 940 nm wird von Melanin deutlich schwächer absorbiert. Epidermale Schäden sind deshalb bei korrekter Parameterwahl weniger wahrscheinlich. Die Eindringtiefe in die Haut von etwa 3 mm ist deutlich größer. Die effektive Eindringtiefe in Blut errechnet sich nach der Diffusionstheorie mit 260–360 μm, abhängig vom Oxygenierungsgrad [13]. Die deutlich unterschiedlichen Eindringtiefen in Gewebe und Blut spiegeln die Selektivität, das heißt die proportional stärkere Absorption des Laserlichtes durch die Zielstruktur im Vergleich zum umgebenden Gewebe wieder. Laserlicht, das bis zu dieser Tiefe in das Gefäß einzudringen vermag, erzeugt dort genügend Hitze, um eine klinisch als Schrumpfung sichtbare Koagulation zu erzielen. Allerdings ist die Schrumpfung unter Hitze und das Verschwinden des Gefäßes nicht gleichbedeutend mit einem definitiven Verschluss. Histologische Untersuchungen des behandelten Gefäßes zeigen jedoch nekrobiotische Veränderungen im kollagenen Bindegewebe in unmittelbarer Gefäßnähe. Für eine ausreichende Koagulationswirkung ohne Schädigung des umgebenden Gewebes sind Impulszeiten entsprechend der thermalen Relaxationszeit der behandelten Gefäße erforderlich. Diese liegen für Gefäßdurchmesser von 200–800 μm bei 20–300 ms.
Mit einer zwischen 10–100 ms variabel einstellbaren Impulsdauer wird der Diodenlaser mit 940 nm Wellenlänge dieser und den oben dargestellten, aus der Anatomie der Besenreiser abzuleitenden Anforderungen gerecht. Von 26 mit diesem Laser dreimal in Abständen von vier Wochen behandelten Patienten war bei 20 Patienten eine Rückbildung der Besenreiser um über 50% zu erreichen (Abb. 3). Von diesen zeigten 12% eine Rückbildung von über 75%. Bei 6

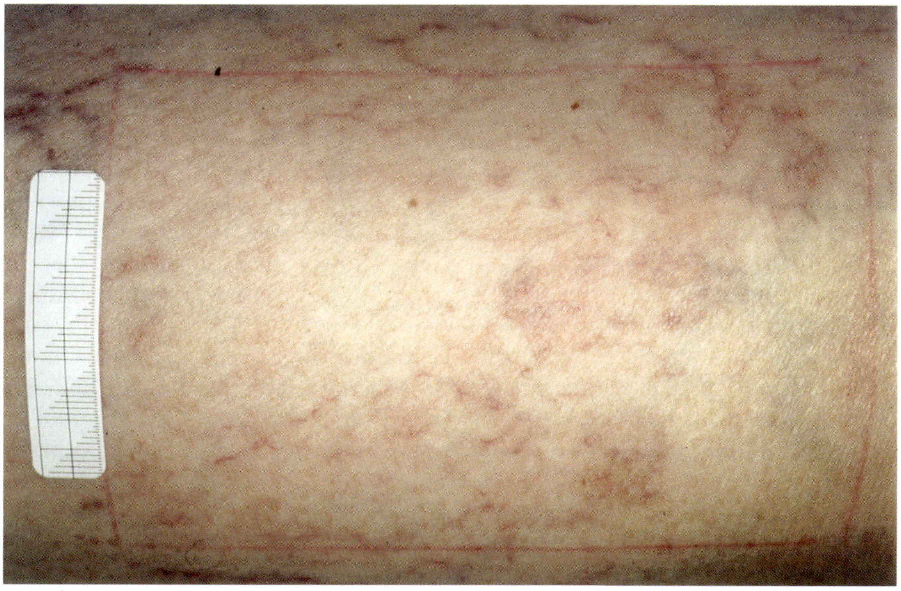

Abb. 3. Gleiche Patientin wie in Abb. 2 nach dreimaliger Behandlung mit Diodenlaser (940 nm, 315 J/cm², 1 mm Fleckgröße)

Patienten lag die Rückbildung unter 50 %, hiervon sprachen 3 mit einer Rückbildung von unter 25 % praktisch nicht auf die Behandlung an. Bei dieser Untersuchung wurde mit einheitlichen Parametern behandelt, das Gerät erlaubt es jedoch, die Behandlungsparameter situationsgerecht zu variieren und anzupassen, so dass hierdurch auch die klinischen Resultate noch verbessert werden könnten [6]. Eine Rückbildungsrate von 63 % nach 3 Behandlungen wird für den langgepulsten Alexandritlaser [11] und 75 % für einen Nd:YAG-Laser mit multiplen synchronisierten Impulsen beschrieben. Auch KTP- und frequenzverdoppelte Nd:YAG-Laser werden zur Behandlung von Besenreisern eingesetzt. Die berichteten Rückbildungsraten liegen nach 2 Behandlungen bei 63–68 % der Patienten zwischen 75–100 %.

Ein direkter Vergleich der Laserbehandlung mit der Sklerosierungsbehandlung fehlt bisher. Die Laserbehandlung vermag die Sklerosierungsbehandlung besonders bei dünnen Gefäßen und in Lokalisationen zu ergänzen, die für eine Verödung nicht geeignet sind. Auch durch eine Kombination beider Verfahren können bessere Behandlungsergebnisse erzielt werden.

Photodynamische Therapie

Das große Interesse an lasertherapeutischen Verfahren sollte den Blick auf andere lichtvermittelte Therapiemodalitäten nicht verstellen. Die photodynamische Therapie (PDT) wurde bereits 1905 von Tappeiner und Jesionek erstmals zur Behandlung von Hauttumoren angewendet, doch hat erst die Einführung moderner Photosensibilisatoren dieser Therapieform zahlreiche Anwendungsmöglichkeiten eröffnet. Besonders 5-Aminolävulinsäure (ALA) kann sehr gut durch parakeratotisches Stratum corneum über epithelialen Präkanzerosen und Neoplasien penetrieren. Nach topischer Applikation im Rahmen der Hämbiosynthese wird ALA zu photosensibilisierenden Porphyrinen, überwiegend Protoporphyrin IX, umgesetzt. Dies geschieht hochselektiv in schnell proliferierenden Geweben, wie Basaliomen, aktinischen Keratosen oder initialen spinozellulären Karzinomen, aber auch entzündlichen Dermatosen wie Psoriasis vulgaris. Epitheliale Tumoren können daher aufgrund der ALA-induzierten, selektiven Porphyrinakkumulation ohne nennenswerte Schädigung des umliegenden normalen Gewebes durch Bestrahlung mit rotem Licht behandelt werden [7]. Mittlerweile erfolgte in den USA durch die FDA die Zulassung für ALA-PDT bei aktinischen Keratosen (Levulan). Auch in Deutschland wird die topische PDT in der Dermatologie in absehbarer Zeit als therapeutisches Verfahren zugelassen werden. Als Indikationen für eine kurative PDT (100–150 mW/cm²; 100–150 J/cm²) mit topisch applizierter ALA (20 %ige Zubereitung, okklusiv für vier bis sechs Stunden) kommen aktinische Keratosen, Morbus Bowen und oberflächliche Basaliome (<3 mm) in Frage. Zur Bestrahlung eignet sich ohne Wirkungsverlust eine inkohärente Lichtquelle [15]. Der endgültige Stellenwert der PDT bei diesen Indikationen

kann jedoch erst nach Auswertung entsprechender Phase-III-Studien definiert werden.
Auch zur Behandlung chronisch entzündlicher Dermatosen wie Psoriasis vulgaris wurde die PDT mit ALA inzwischen versuchsweise eingesetzt. Im Vergleich zur Dithranol-Behandlung im Halbseitenversuch erwies sich eine 10 %ige ALA-Salbe (5 Stunden Okklusion) und anschließende Bestrahlung (70 mW/cm^2, 25 J/cm^2) als gleich wirksam [3]. Auch ein Patient mit Psoriasis guttata wurde einseitig dreimalig in wöchentlichen Abständen mit ALA-Salbe und absteigender Lichtdosis (50, 25, 10 J/cm^2) behandelt. Die mit PDT behandelten Herde heilten eine Woche früher als die mit Dithranol behandelten ab. Bei zirkumskripter Sklerodermie war durch eine PDT-Behandlung über etwa 6 Monate (3 % ALA-Gel; Bestrahlung mit 40 mW/cm^2; 10 J/cm^2) eine deutliche Besserung möglich [5]. Zur Behandlung entzündlicher Dermatosen war dabei eine deutlich geringere Lichtintensität und Lichtdosis notwendig als bei onkologischen Indikationen. Im Vergleich zu PUVA oder UV-A1-Bestrahlungen, bei denen langfristig karzinogene Wirkungen beschrieben sind oder diskutiert werden, liegen für die PDT bisher keine Berichte über derartige Nebenwirkungen vor.
Selbst Virus-induzierte Hautveränderungen wie Epidermodysplasia verruciformis und Condylomata acuminata lassen sich erfolgreich mit PDT behandeln. Bei dieser Methode gelangen im Gegensatz zu thermisch-ablativen Verfahren wie der CO_2-Laserung keine virushaltigen Partikel in die Umgebung, die Gefahr der Virusübertragung entfällt somit. Weiter können durch die PDT auch subklinische Läsionen selektiv erfasst werden.
Derzeit werden Phase-III-Studien zur Wirksamkeit der PDT im Vergleich zu etablierten Therapieverfahren bei einer Reihe auch für die dermatologische Praxis wesentlichen Indikationen durchgeführt.

Die Zukunft der dermatologischen Lasertherapie

Bereits heute lassen sich wesentliche Grundzüge einer zukünftigen dermatologischen Lasertherapie erkennen [1]. Zunächst werden bisher therapieresistente Laserindikationen wie etwa 30 % der Feuermale oder bestimmte Arten farbiger Tätowierungen mit neuen Verfahren therapierbar. Dies gilt auch für die Epilationsbehandlung heller blonder Haare. Auch die zur Zeit nicht empfohlene Laserbehandlung melanozytärer Nävi wäre denkbar, wenn die dazu notwendigen Verfahren kontrolliert und absolut sicher weiterentwickelt werden. Weiterhin wird es neue Zielstrukturen wie Talgdrüsen (Aknelaser), Schweißdrüsen, Fettzellen (Laserlipolyse) und Neoplasien geben.
Neue Geräte kommen auf den Markt oder werden derzeit entwickelt. Die Diodentechnologie erschließt neue Wellenlängen und erlaubt die Konstruktion kompakter und preisgünstiger Geräte. Excimer-Laser und Kombinationslaser aus Erbium:YAG- Laser und CO_2-Laser oder Erbium:YAG-Laser und Neodym:YAG-Laser erlauben gezieltere und verfeinerte Anwendungen. Neue Techniken wie Multilayertechnik bei der Behandlung des Naevus flammeus, die Verwendung langer Impulszeiten bei sämtlichen gepulsten Lasern, das Photonenrecycling, das Fokussieren auf Mikrozielstrukturen sind bereits im Einsatz oder in Vorbereitung. Das *Subsurfacing*, eine Gewebestraffung ohne Schädigung der Epidermis wird derzeit erprobt. Die interstitielle Lasertherapie wird ergänzt durch die intraluminale intravaskuläre Anwendung von Laserenergie.
Durch den technischen Fortschritt ist die Bedienung der Lasergeräte auch medizinischen Laien möglich. Leider fehlt aber hier der medizinische Sachverstand für eine adäquate Diagnostik und Indikationsstellung. Der Lasereinsatz durch medizinische Laien oder Anwender aus körperpflegenden Berufen wie Kosmetikerinnen stellt eine gefährliche Entwicklung dar. In Vorbereitung sind gesetzliche Bestimmungen, wie beispielsweise die Empfehlungen der Strahlenschutzkommission des Bundesumweltministeriums „Zu den Gefahren bei Laseranwendung an der menschlichen Haut". Zwar wird allgemein eine zunehmende Verwilderung des Lasermarktes und der Laseranwendung mit oft verheerenden Folgen für unsere Patienten beklagt, den Bemühungen zu deren Regulierung durch Einführung definierter Qualifikationsnachweise in den Weiterbildungsordnungen oder inhaltlich definierter Zusatzbezeichnungen Lasertherapie oder Lasermedizin fehlt bisher eine Erfolg versprechende Entschlossenheit.
Markwirtschaftliche Überlegungen führen zu neuen Organisationsformen bei der Anwendung moderner kostenintensiver Lasersysteme. Apparategemeinschaften auch mit Transporten zwischen verschiedenen Praxisstandorten oder fachübergreifende Laserinstitute sind eine Möglichkeit, Kosten zu sparen. Zunehmend entstehen auch Praxen mit angeschlossenen Laserinstituten in Rechtsformen, die eine Werbung erlauben, auch mit Kosmetikinstituten oder sogar mit Klinikzulassungen. Auf der anderen Seite bieten auch dermatologische Kliniken niedergelassenen Ärzten in Kooperation die Behandlungsmöglichkeit mit Lasern an.

Auch die Honorierung der Laserleistungen wird sich nach neuen marktwirtschaftlichen Grundsätzen gestalten. Die dermatologische Lasertherapie wird auch bei medizinischen Indikationen zunehmend schlechter und zögerlicher von den kassenärztlichen Vereinigungen und Versicherungen honoriert. Derhalb werden auch medizinisch indizierte Laserleistungen vielfach nicht mehr in der kassenärztlichen Praxis angeboten. In Frage kommen für die Zukunft eine direkte Bezahlung, die Einbindung in regionale Versorgungsverträge oder die Abrechnung nach den *individuellen Gesundheitsleistungen* (IGEL).
Da sich die dermatologische Lasertherapie noch auf einzelne Zentren beschränkt, ist es erforderlich, dass Berufsverbände, Ärztekammern und kassenärztliche Vereinigungen die Patienten über geeignet Therapeuten informieren. Der Kontakt zwischen Arzt und Patient wird in Zukunft vermehrt über neue Medien wie das Internet hergestellt werden.
Die Lasertherapie bleibt in der dermatologischen Praxis eine Behandlungsoption, deren Attraktivität auch andere Fachrichtungen erkannt haben. Daher sind alle Dermatologen aufgerufen, sich mit der dermatologischen Lasertherapie zu beschäftigen und diese Behandlungsmethode auf einem hohen Qualitätsniveau in ihr Versorgungsspektrum aufzunehmen.

Literatur

1. Anderson RA (2000) Unsolved problems in laser applications. Lasers Surg Med Suppl 12: 47 (Abstrakt)
2. Bencini PL, Luci A, Galimberti M, Ferranti G (1999) Long-term epilation with long pulsed neodymium: YAG laser. Dermatol Surg 25: 175–178
3. Boehncke WH, Sterry W, Kaufmann R (1994) Treatment of psoriasis by topical photodynamic therapy with polychromatic light. Lancet 343: 801
4. Dover JS, Sadick NS, Goldman MP (1999) The role of lasers and light sources in the treatment of leg veins. Dermatol Surg 25: 328–336
5. Karrer S, Abels C, Landthaler M, Szeimies RM (2000) Topical photodynamic therapy for localized scleroderma. Acta Derm Venereol 80: 26–27
6. Kaudewitz P, Rother W (2000) Pulsed diode laser 940 nm: first experiences on the treatment of leg veins. Lasers Surg Med Suppl 12: 29 (Abstrakt)
7. Landthaler M, Rück A, Szeimies RM (1993) Photodynamische Therapie von Tumoren der Haut. Hautarzt 44: 69–74
8. Lask G, Eckhouse S, Slatkine M, Waldman A, Kreindel M, Gottfried V (1999) The role of laser and intense light sources in photo-epilation: a comparative evaluation. J Cutan Laser Ther 1: 3–13
9. Liew SH (1999) Unwanted body hair and its removal: a review. Dermatol Surg 25: 431–439
10. Lou WW, Quintana AT, Geronemus RG, Grossman MC (2000) Prospective study of hair reduction by diode laser (800 nm) with long-term follow-up. Dermatol Surg 26: 428–432
11. McDaniel DH, Ash K, Lord J, Newman J, Adrian RM, Zukowski M (1999) Laser therapy of spider leg veins: clinical evaluation of a new long pulsed alexandrite laser. Dermatol Surg 25: 52–584
12. Raulin C, Kimmig W, Werner S (2000) Lasertherapie in Dermatologie und Ästhetischer Medizin. Nebenwirkungen, Komplikationen und Behandlungsfehler. Hautarzt 51: 463–473
13. Roggan A, Friebel M, Dörschel K, Hahn A, Müller G (1999) Optical properties of circulating human blood in the wavelength range 400–2500 nm. J Biomed Optics 4: 36–46
14. Ross EV, Ladin Z, Kreindel M, Dierickx C (1999) Theoretical considerations in laser hair removal. Dermatol Clin 17: 333–355
15. Szeimies RM Calzavara-Pinton GG, Karrer S, Ortel B, Landthaler M (1996) Topical photodynamic therapy in dermatology. J Photochem Photobiol B 36: 213–219
16. Somjen GM (1995) Anatomy of the superficial venous system. Dermatol Surg 21: 35-45
17. Weiss RA, Weis MA (1999) Painful telangiectasias: diagnosis and treatment. In: Goldman MP, Weiss RA, Bergan JJ (eds) Varicose veins and telangiectasias. Diagnosis and treatment. Quality Medical Publishing, St Louis, pp 498–517

Phlebologie: Venendiagnostik und Therapie

Beata Trautner, René Chatelain, Monika-Hildegard Schmid-Wendtner, Birgit Wörle und Gottfried Hesse

Venendiagnostik

Ultraschall-Dopplersonographie

Physikalische Grundlagen

Das Ultraschall-Doppler-Gerät verfügt über einen Sender- und einen Empfängerkristall im Sondenkopf. Es werden kontinuierliche Ultraschallwellen (*continuous wave*, CW) ausgesandt und von den Erythrozyten des vorbeifließenden Blutes reflektiert. Hierbei ergibt sich eine Frequenzänderung (Dopplereffekt). Vom Empfängerkristall werden die reflektierten Wellen wieder aufgenommen. Die Frequenz reflektierten Ultraschalls ist der Blutströmungsgeschwindigkeit direkt proportional. Ein höherer Ton entspricht einer schnellen Blutströmung, während ein dumpfer tieferer Ton einer langsamen Strömung zuzuordnen ist.

Technische Grundlagen

Das Gerät verfügt über zwei Ultraschallsonden mit 4-MHz- beziehungsweise 8-MHz-Frequenzbereich, weiterhin über einen Lautsprecher sowie einen Monitor mit Schreibeinrichtung zur Bilddarstellung beziehungsweise Registrierung der Kurven und zur Dokumentation [4, 13, 14, 17].

Anwendungsmöglichkeiten

Es sind Klappeninsuffizienzen bei chronisch-venöser Insuffizienz sowie die Verschlüsse und die Funktion von Kollateralen bei frischen oder alten Venenthrombosen zu diagnostizieren [2, 3, 4, 12, 20].

Grenzen der Anwendungsmöglichkeit

Grenzen der Anwendungsmöglichkeiten bilden offene Hautläsionen, Adipositas permagna oder fehlende Compliance des Patienten.

Untersuchungsgang

Die Sonde sollte im 45-Grad-Winkel der Hautoberfläche mit ausreichend Kontaktgel aufgesetzt werden. Eine gute Orientierung gelingt an der die Vene begleitende Arterie in der Tiefe, von hier aus lässt sich die jeweils zu prüfende Vene gut auffinden. Weiterhin ist es sinnvoll, am stehenden Patienten variköse Venen in ihrer Funktion oder im Ausprägungsgrad der Varikose zu überprüfen.
In jedem Falle sollte auch die Untersuchung der kontralateralen Seite erfolgen [3, 13].

Typische Befunde

Normalbefund

Beim Normalbefund lässt sich ein atemabhängiges Strömungsgeräusch über der zu untersuchenden Vene ableiten. Bei tiefer Atmung findet sich ein endinspiratorischer Strömungsstopp. Bei Kompression zeigt sich über dem Gefäß ein verstärker Fluss mit nur geringem kurzdauerndem Reflux oder ohne Reflux [2, 11]. Bei Valsalva-Manöver zeigt sich ein Strömungsstopp bei funktionstüchtiger Klappe (Abb. 1a–d).

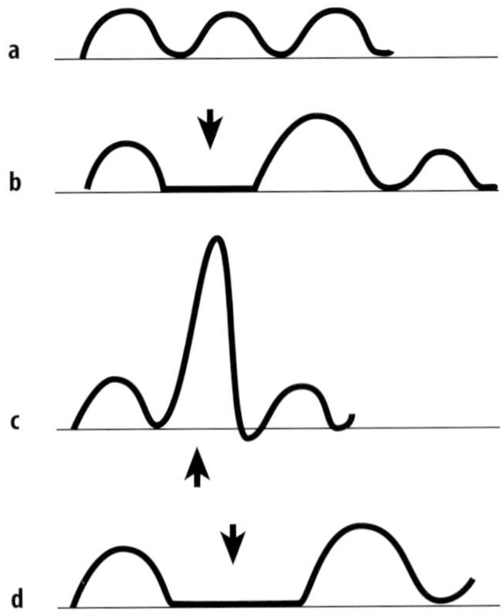

Abb. 1a–d. Typische Befunde: *Normalbefund*. **a** atemabhängiges Strömungsgeräusch, **b** bei tiefer Atmung endinspiratorischer Strömungsstopp, **c** bei Kompression verstärkter Fluss, kein oder nur geringer Reflux, **d** bei Valsalva-Manöver Strömungsstopp

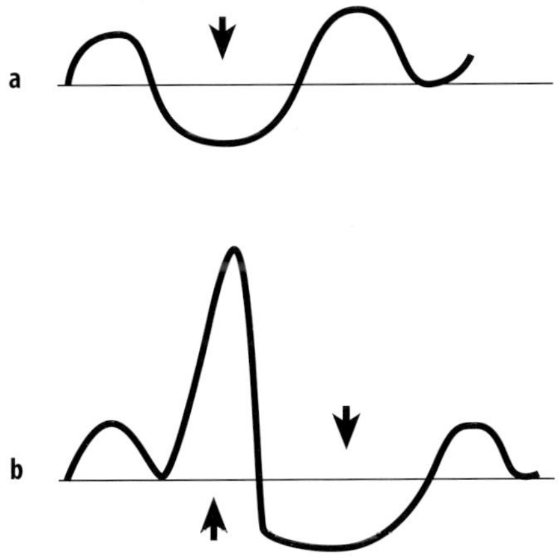

Abb. 2a,b. Pathologische Befunde: *Klappeninsuffizienz.* **a** bei Valsalva-Manöver Reflux, **b** bei Kompressionstest verstärkter Fluss mit nachfolgendem Reflux

Pathologische Befunde

Primäre Varikose
Eine Klappeninsuffizienz lässt sich bei Valsalva-Manöver durch einen Reflux diagnostizieren. Beim Kompressionstest zeigt sich ein verstärkter orthograder Fluss mit nachfolgendem Reflux [2, 20] (Abb. 2a,b).

Thrombose
Bei thrombotischem Venenverschluss zeigt sich direkt über dem verschlossenen Gefäß in der Regel

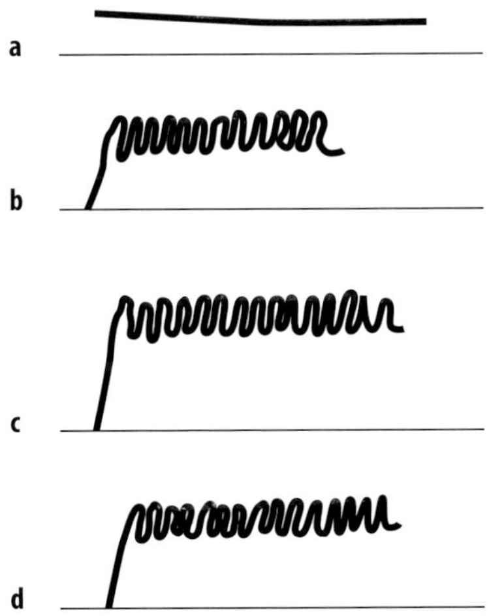

Abb. 3a–d. Pathologische Befunde: *Venenverschluss.* **a** kein Strömungsgeräusch, **b** proximal des Verschlusses eventuell verstärktes Strömungsgeräusch, **c** distal des Verschlusses verstärktes kontinuierliches Strömungsgeräusch, **d** über Nachbargefäßen (Kollateralen) kontinuierliches Strömungsgeräusch

kein oder ein kontinuierliches Strömungsgeräusch, proximal des Verschlusses zeigt sich eventuell ein verstärktes Strömungsgeräusch, distal zeigt sich ein verstärktes kontinuierliches Strömungsgeräusch. Über Nachbargefäßen, die als Kollateralen wirken, lässt sich ein kontinuierliches Strömungsgeräusch ableiten [3, 13] (Abb. 3a–d).

Postthrombotisches Syndrom
Über verschlossenen Gefäßen zeigt sich kein Strömungsgeräusch. In rekanalisierten Gefäßen lässt sich ein Reflux bei Valsalva-Pressversuch nachweisen. Über Kollateralen ist ein verstärkter Strom oder ein kontinuierliches Geräusch abzuleiten [12, 13] (Abb. 3a–d).

Grenzen der Aussagekraft
Vorsicht ist geboten, wenn es sich um nichtverschließende umspülte Thromben handelt. Hier kann ein relativ normales Strömungsverhalten gefunden werden, abhängig von der Größe der Thromben, bis hin zu verstärkten Strömungsgeräuschen.
Bei Mehrfachanlage von Gefäßen kann ebenfalls ein falsch-negativer Befund diagnostiziert werden.
Bestehen postthrombotische Veränderungen, ist ein aufgepfropftes frisches thrombotisches Geschehen schwer zu diagnostizieren. Partielle Verschlüsse der Unterschenkelgefäße sowie der Muskelvenen sind ebenfalls nicht sicher zu diagnostizieren.
Auch bei Kompressionen, wie beispielsweise durch Zysten in der Kniekehle, kann ein Verschluss der Vene „von außen" vorgetäuscht werden.
Weiterhin lassen entzündliche Prozesse wie beispielsweise bei Erysipel am Unterschenkel häufig auch verstärkte Strömungsgeräusche entstehen.
Bei allen hier aufgeführten Befunden ist die Doppleruntersuchung nicht sicher aussagekräftig in der Diagnostik einer frischen Thrombose [3].

Untersuchungspositionen des Patienten

- V. femoralis: stehend/Rückenlage
  Leiste/Oberschenkel: Spontanfluss, Valsalva-Manöver, proximale oder distale Kompression
- V. poplitea: stehend/Seitenlage
  Kniekehle: Spontanfluss, Valsalva-Manöver, proximale oder distale Kompression
- Vv. tibiales posteriores: Rückenlage/sitzend
  medialer Unterschenkel: Spontanfluss, Fußkompression, Wadenkompression
- Vv. fibulares: Seitenlage/sitzend
  dorsaler Unterschenkel proximal: Spontanfluss, Wadenkompression

- Vv. tibiales anteriores: Seitenlage/sitzend
  lateraler ventraler Unterschenkel: Spontanfluss, Fußkompression, Wadenkompression
- V. saphena magna: stehend/Rückenlage
  Leiste: Oberschenkel und Unterschenkel medial, Valsalva
- V. saphena parva: stehend
  Wade dorsal, Kniekehle: Valsalva
- Vv. perforantes:
  Oberschenkel: stehend, Valsalva, Kompression.
  Unterschenkel: sitzend, Unterschenkel, Wadenkompression

Duplexsonographie

Physikalische Grundlagen

Die Duplexsonographie basiert auf der Vereinigung der herkömmlichen B-Bildsonographie mit der Dopplersonographie. Durch Reflexion eines ausgesandten Schalls werden Echos (A-mode) gewonnen. Nebeneinander liegende Echos verschiedener Eindringtiefe erzeugen in Summation ein entsprechendes Helligkeitsspektrum (B-mode), das letztlich das Ultraschallbild ergibt. Aus dargestellten Strukturen, in denen sich korpuskuläre Teilchen bewegen, lassen sich Dopplersignale ableiten und somit zusätzlich auch eine funktionelle Diagnostik gewinnen (gepulster Doppler, *sample volume*). Daneben erlaubt die sogenannte Farbkodierung die Zuordnung der erfassten Strukturen zu bewegten Elementen beziehungsweise langsamen oder schnellen Flussgeschwindigkeiten.

Technische Grundlagen

Das Gerät verfügt über zwei Ultraschallköpfe (linear und konvex) mit 3,5-MHz- beziehungsweise 7,5-MHz-Frequenzspektrum. Es hat einen Monitor zur Darstellung des B-Bildes, dem auch die Doppleruntersuchung zugeschaltet werden kann. Hiermit kann sowohl akustisch als auch visuell der Fluss erfasst werden. Die farbliche Kodierung der Flüsse ist ebenfalls möglich (Farbduplexsonographie).
Zur Registrierung stehen Video- oder Polaroid-Photodokumentation beziehungsweise Computerverarbeitung zur Verfügung [5, 16, 17].

Anwendungsmöglichkeiten

Duplexsonographisch lassen sich Klappeninsuffizienzen, Verschlüsse oder Teilverschlüsse der Venen nachweisen. Weiterhin können Kollateralen dokumentiert werden, ebenso wie postthrombotische Veränderungen. Zusätzlich lassen sich durch das B-Bild externe Strukturen wie beispielsweise Zysten nachweisen [5, 15, 17].

Grenzen der Anwendungsmöglichkeit

Als Grenzen der Anwendungsmöglichkeit gelten offene Hautläsionen, Adipositas permagna sowie fehlende Compliance des Patienten.

Untersuchungsgang

Der Ultraschallkopf sollte mit Kontaktgel ohne Druck auf die Hautoberfläche aufgesetzt werden. Eine gute Orientierung gelingt an den Begleitarterien der Venen und auch am Farbsignal. Die zu prüfende Vene sollte im Quer- und Längsschnitt dargestellt werden. Die Untersuchung der kontralateralen Seite ist ebenfalls durchzuführen [5, 15, 17].

Typische Befunde

Normalbefund

Im Normalbefund zeigt die Vene ein dünnwandiges Lumen, Klappen sind im B-Bild abgrenzbar, im Idealfall zeigt sich ein blau-kodiertes Flusssignal bei atemabhängigem Strömungsgeräusch.

Pathologische Befunde

Klappeninsuffizienz

Bei Klappeninsuffizienz lassen sich gegebenenfalls Gefäßerweiterungen, Klappenreduktion, Reflux bei Valsalva-Manöver und hierbei im Idealfall ein rotes Flusssignal nachweisen.

Thrombose

Bei Verschluss der Vene zeigen sich häufig eine Gefäßerweiterung und ein echoarmes Bild. Eine Kompression durch den Schallkopf von außen ist nicht möglich. Es zeigt sich kein Fluss, somit kein Farbsignal, kein oder nur ein stark fragmentarisches Flusssignal. Bei inkomplettem Verschluss zeigt sich ein verstärkter Fluss in dem noch durchströmten Bereich mit meist rotem Farbsignal und verstärktem oder kontinuierlichem Strömungsgeräusch.
Proximal des Thrombus findet sich meist ein reduzierter Fluss, distal ein verstärkter Fluss. Über den meist erweiterten Kollateralen zeigt sich ein verstärkter Fluss bis hin zu einem kontinuierlichen Strömungsgeräusch mit rotem Farbsignal.

Postthrombotisches Syndrom

Ein postthrombotisches Syndrom zeigt unregelmäßige, teils verdickte Gefäßwände, zum Teil Binnenechos, gegebenenfalls lassen sich Flusssignale nach-

weisen. Teils zeigen sich verstärkte Flusssignale in den Kollateralen.
Bei gut rekanalisiertem postthrombotischem Syndrom zeigen sich in der Regel Refluxe bei Valsalva-Manöver durch die sekundäre Klappeninsuffizienz. Hierbei stellen sich die Gefäßkonturen häufig relativ regelmäßig dar.

Grenzen der Aussagekraft
Gelegentlich können kleine umspülte Thromben übersehen werden, ebenso lassen sich bei vorhandenen postthrombotischen Veränderungen neu aufgetretene Thromben nicht immer sicher abgrenzen. Schwierigkeiten können auch bei der Darstellung der Unterschenkelgefäße und somit kleinen Thromben in diesem Bereich auftreten [5, 15, 16, 17].

Untersuchungspositionen des Patienten

- V. femoralis: Rückenlage/stehend
Leiste/Oberschenkel: Valsalva-Manöver, proximale oder distale Kompression
- V. poplitea: Seitenlage/stehend
Kniekehle: Valsalva-Manöver, proximale oder distale Kompression
- Vv. tibiales posteriores: Rückenlage/sitzend
medialer Unterschenkel: Fußkompression, Wadenkompression
- Vv. fibulares: liegend
medioventral, besonders in ihrem distalen Verlauf,
sitzend/stehend, dorsal, besonders proximale Wade
- Vv. tibiales anteriores: sitzend/Rückenlage
Unterschenkel: Ventrolateral
- V. saphena magna: stehend/Rückenlage
Leiste: Ober- und Unterschenkel medial: Spontanfluss, Valsalva
- V. saphena parva: stehend
Kniekehle/Unterschenkel dorsal: Spontanfluss, Valsalva
- Vv. perforantes:
Oberschenkel: Rückenlage/stehend medial: Valsalva, distale Kompression (Dodd),
Unterschenkel: Sitzend/Rückenlage (medial, lateral), Fußkompression

Sklerosierungstherapie von Varizen

Medikamente

Als Medikamente für die Sklerosierungstherapie von Varizen stehen zur Verfügung [1, 9, 19]:

- Polidocanol (0,5 – 4%)
- Chromoglyzerin (25 – 100%)
- Natrium-Salizylate (6 – 12%)
- hypertone Glukose- oder Kochsalzlösung
- Jodlösung (0,2 – 12%)
- Natrium-Tetradecylsulfat

Wirkprinzip

Als Wirkprinzip gilt eine künstliche Thrombosierung des Gefäßes mit Zerstörung des Endothels. Es folgt die Organisation von Thrombus und Gefäß mit Obliteration [21].

Indikationen

Als klassische Indikationen gelten die Behandlung von retikulären Varizen, Besenreisern und isolierten Seitenastvarizen ohne insuffiziente transfasziale Verbindungen [1, 7, 18, 19, 21].

Relative Indikationen

Relative Indikationen bilden gering ausgeprägte Stammvarikosen und Perforansvarikosen sowie Rezidivvarizen.

Kontraindikationen

Als Kontraindikationen werden Immobilität des Patienten, schwere periphere arterielle Verschlusskrankheit, Allergie gegen Sklerosierungsmittel, Ödeme, schwere Systemerkrankung, Infektionen, frische Venenthrombose und UV-Exposition, bei jodhaltigen Sklerosierungsmitteln Schilddrüsenfunktionsstörungen angegeben.

Relative Kontraindikationen

Als relative Kontraindikationen sind Gravidität, Stillen und Gerinnungsstörungen anzusehen [1, 21].

Risiken

Als Risiken werden Hyperpigmentierung, Matting, schmerzhafte strangartige Verhärtung, Nekrose, Narben, Phlebothrombose, Lungenembolie, allergische Reaktionen, intraarterielle Injektion mit Folgekomplikationen genannt.
Bei Gabe von jodhaltigem Verödungsmittel können Schilddrüsenfunktionsstörungen beobachtet werden [6, 10, 21].

Diagnostik

Vor der Behandlung sollte eine Diagnostik mit Anamnese und klinischer Untersuchung sowie einer doppler- oder duplexsonographischen Untersuchung durchgeführt werden. Weiterhin ist die Aufklärung mit schriftlicher Dokumentation und Patienteneinwilligung notwendig [21].

Technik

Technisch sollte eine streng intravasale Plazierung der Punktionskanüle erfolgen, bei großkalibrigen Varizen ist die Plazierung gegebenenfalls durch Aspiration zu sichern. Das Sklerosierungsmittel sollte am liegenden Patienten oder am Verödungskipptisch appliziert werden, bei Besenreiservarizen wird geschäumtes Polidocanol 0,5% angewandt. Danach sollte ein Kompressionsverband oder ein gut sitzender Kompressionsstrumpf Klasse 2 angelegt und der Patient zu einem Gehtraining aufgefordert werden.
Gegebenenfalls kann nach Tagen eine Thrombusexpression durch örtliche Stichinzision durchgeführt werden [21, 22].

Literatur

1. Baccaglini U, Spreafico G, Castoro C, Sorrentino P (1997) Consensus conference on sclerotherapy on varicose veins of the lower limbs. Phlebology 12: 2–16
2. Bollinger A (1982) Strömungskurven bei normalen Venen. In: Kriessmann A, Bollinger A, Keller H (Hrsg) Praxis der Doppler-Sonographie. Springer, Berlin, S 59–62
3. Bollinger A (1982) Akute und subakute Thrombose der Becken- und Beinvenen. In: Kriessmann A, Bollinger A, Keller H (Hrsg) Praxis der Doppler-Sonographie. Springer, Berlin, S 63–71
4. Casty M (1982) Technik der Ultraschall Doppler Geräte. In: Kriessmann A, Bollinger A, Keller H (Hrsg) Praxis der Doppler-Sonographie. Springer, Berlin, S 6–13
5. Fobbe F (1993) Periphere Venen. In: Wolf KJ, Fobbe F (Hrsg) Farbkodierte Duplexsonographie. Thieme, Stuttgart, S 114–129
6. Geukens J, Rabe E, Bieber T (1999) Embolia cutis medicamentosa of the foot after sclerotherapy. Eur J Dermatol 9: 132–133
7. Hach W (1993) Die Rezirkulationskreise der primären Stammvarikose. Chir Praxis 47: 319–322
8. Hassler D (1982) Physikalische Grundlagen des Dopplerprinzips. In: Kriessmann A, Bollinger A, Keller H (Hrsg) Praxis der Doppler-Sonographie. Springer, Berlin, S 2–5
9. Henriet JP (1999) Expérience durant trois années de la mousse de polidocanol dans le traitement des varices réticuláires et des varicosités. Phlebologie 52: 277–282
10. Hohlbaum GG (1990) Über iatrogene Schäden bei der Varizensklerosierung. Phlebol Proctol 19: 51–54
11. Kriessmann A (1982) Pathophysiologische Grundlagen des venösen Rückstroms. In: Kriessmann A, Bollinger A, Keller H (Hrsg) Praxis der Doppler-Sonographie. Thieme, Stuttgart, S 56–58
12. Kriessmann A (1982) Chronischer Verschluß der Becken- und tiefen Beinvenen, postthrombotisches Syndrom. In: Kriessmann A, Bollinger A, Keller H (Hrsg) Praxis der Doppler-Sonographie. Thieme, Stuttgart, S 72–87
13. Kriessmann A, Bollinger A (1982) Praktische Empfehlungen. In: Kriessmann A, Bollinger A, Keller H (Hrsg) Praxis der Doppler-Sonographie. Thieme, Stuttgart, S 112–113
14. Marshall M (1993) Praktische Duplexsonographie. Springer, Berlin, S 5–17
15. Marshall M (1993) Praktische Duplexsonographie. Springer, Berlin, S 49–142
16. Neuerburg-Heusler D, Hennerici M (Hrsg) (1995) Ultraschallverfahren. In: Gefäßdiagnostik mit Ultraschall. Thieme, Stuttgart, S 1–23
17. Neuerburg-Heusler D, Hennerici M (Hrsg) (1995) Venen. In: Gefäßdiagnostik mit Ultraschall. Thieme, Stuttgart, S 183–216, 384–395
18. Nicolaides N (1997) Classification and grading of chronic venous disease in the lower limbs. A consensus statement. J Cardiovasc Surg 38: 437–441
19. Norris MJ, Carlin MC, Ratz JL (1989) Treatment of essential teleangiectasia: effects of increasing concentrations of polidocanol. J Am Acad Dermatol 20: 643–649
20. Partsch H (1982) Primäre Varikose der V. saphena magna und parva. In: Kriessmann A, Bollinger A, Keller H (Hrsg) Praxis der Doppler-Sonographie. Thieme, Stuttgart, S 101–111
21. Rabe E (2000) Sklerosierungstherapie. In: Rabe, E, Gerlach HE (Hrsg) Praktische Phlebologie. Thieme, Stuttgart, S 68–72
22. Scurr JH, Coleridge-Smith P, Cutting P (1985) Varicose veins: optimum compression following sclerotherapy. Ann R Coll Surg Engl 67: 109–111

Umweltdermatologie

Peter Thomas, Peter Frosch, Thomas Fuchs und Hans Joachim Schwanitz

Haut und Schleimhäute sind als Grenzflächen zwangsläufig Umwelteinflüssen ausgesetzt. Dementsprechend haben sich schon vor Schaffung des Begriffes Umweltmedizin Schwerpunkte in der Dermatologie zur Wechselwirkung *Haut und Umwelt* ausgebildet. Beispiele sind: mikrobielle Einflüsse; die Effekte von Sonnenstrahlung, ionisierender Strahlung und klimatischen Bedingungen; die Auswirkungen chemischer Substanzen. Die Definition der Zusatzbezeichnung *Umweltmedizin* ist nicht frei von der Gefahr, dass „alter Wein in neuen Schläuchen" serviert wird:
„Die Umweltmedizin umfasst die medizinische Betreuung von Einzelpersonen mit gesundheitlichen Beschwerden oder auffälligen Befunden, die von ihnen selbst oder ärztlicherseits mit Umweltfaktoren in Verbindung gebracht werden" (Kursbuch Umweltmedizin – Weiterbildungsordnung der Bundesärztekammer).
Um dem entgegenzuwirken, muss eine konsequent kausale Betrachtungsweise auch bei interdisziplinärer Zusammenarbeit unter Berücksichtigung der psychosomatischen Dimension erfolgen. Speziell Dermatologen können beispielsweise einen Missbrauch der Allergologie durch Qualitätskontrolle von Diagnostik und Analytik verhindern. Daneben sind Präventivmaßnahmen und Patientenschulung ohne Fixierung auf Umweltängste eine zunehmend aufgegriffene Aufgabe. Dies zeigen die Bereiche *Naturlatexallergie* und *UV-Strahlung/Hauttumore*. Aus den vielen möglichen Beispielen einer vernetzten (umweltmedizinischen) Betrachtungsweise und Patientenberatung wurden für das Seminar folgende Themen ausgewählt:

- Einführung zu *Dermatologie und Umweltmedizin* sowie Kasuistiken (*Dermatosen durch Licht, Luft und Beruf)* als Diskussionsgrundlage für die Vernetzung beruflicher und privater Einflüsse
- *Naturlatexallergie*: Neben Epidemiologie und klinischer Ausprägung werden hier auch Präventivmaßnahmen und die Berufskrankheitenproblematik angesprochen
- *Duftstoffallergie*: Als aktuelle Aspekte werden neue Trendallergene, Risikopopulationen und Vorschläge für Prävention aufgeführt

Was ist Umweltdermatologie?

Der *Club of Rome* legte vor inzwischen 28 Jahren seinen alarmierenden Bericht zur Lage der Menschheit mit dem Titel „Die Grenzen des Wachstums" vor. Seither hat sich einiges geändert: Wir erhalten nicht nur im Frühjahr Pollenflugberichte, sondern werden in den Sommermonaten auch über aktuelle Ozonkonzentrationen unterrichtet. Im Gegensatz zu manchen Staaten haben wir in Deutschland eine zu schützende Trinkwasserqualität. Das Arzt-Patienten-Verhältnis hat sich geändert. Oft finden sich Selbstbewusstsein und „Umweltverunsicherung" bei den Patienten. Die Sichtweise „Natur ist gut, Chemie ist schlecht" wird allerdings kaum noch so vereinfacht vorgefunden.
In dem Kontext von Schlagworten wie *Abgasbelastung oder Ozonloch* beziehungsweise mit der Thematisierung von Umweltmedizin ändert sich unser ärztliches Selbstverständnis. Betroffen sind nicht nur einzelne Patienten, sondern die Öffentlichkeit. Die Gesundheitsförderung nicht nur für Einzelne, sondern für Gruppen ist im Einklang mit dem WHO-Programm „Gesundheit für alle im Jahre 2000".
Zunächst wird die Definition von Umweltmedizin durch die Bundesärztekammer diskutiert: Hier geht es um Beschwerden oder Befunde, die subjektiv oder objektiv mit Umweltfaktoren in Verbindung gebracht werden. Diese vage Definition kann einen offenen Umgang mit möglichen Umweltfaktoren fördern.
Dementsprechend zielt die Weiterbildung für die Zusatzbezeichnung Umweltmedizin auf Vermittlung, Erwerb und Nachweis besonderer Kenntnisse und Erfahrungen in Prävention, Diagnose und Behandlung von Erkrankungen, die mit Umweltnoxen in Verbindung gebracht werden. Wie aber soll die Verbindung zwischen Erkrankung und Umwelt mehr oder weniger kompetent gezeigt werden?
Wesentliche Methoden der Umweltmedizin, toxikologische und epidemiologische Datenerfassung sowie speziell qualitative und quantitative Umweltanalytik einschließlich Biomonitoring, gehen über das

klassische dermatologische und allergologische Rüstzeug hinaus.
Was ist nun besonders für unser Fachgebiet, das sich traditionell mit dem Grenzorgan Haut beschäftigt? Das Bild eines kumulativ-toxischen Kontaktekzems durch zu häufiges Duschen zeigt deutlich die Folgen einer inadäquaten Interaktion von Haut und Umwelt. Während gute epidemiologische Daten zu berufsbedingten Kontaktekzemen vorliegen, sind im Privatleben erworbene Schädigungen nur unzureichend untersucht. Die *Arbeitsgemeinschaft Berufsdermatologie* war sich dessen bereits bewusst und hat sich folgerichtig im November 1992 in *Arbeitsgemeinschaft Berufs- und Umweltdermatologie* umbenannt.
Somit wird die Umweltdermatologie als ein Bereich verstanden, der sich mit gesundheitsfördernden und pathogenen Umwelteinflüssen auf Haut und Schleimhaut beschäftigt, sofern eine Verursachung durch wissenschaftlich erfassbare Agenzien vorliegt.
So ist diese Definition eng, wenn bereits etablierte traditionelle Teilgebiete der Dermatologie ausgeschlossen werden: Dermatomikrobiologie, speziell die in unserem Fach gut etablierte Mykologie; Berufsdermatologie; Dermatosen, die durch psychosoziale Interaktion oder Stress bedingt sind. Hier liegen das klinisch etablierte Fach Psychosomatik und die neue experimentelle Disziplin Psychoimmunologie vor. So ist mit der Neubegründung einer Teildisziplin *Umweltdermatologie* ein enormer Forschungsauftrag verbunden, der nicht nur die dermale Exposition gegen verschiedene Umweltnoxen beinhaltet, sondern auch unklare physiologische Effekte erklären soll.
Die schwierige Aufgabe des Umweltdermatologen liegt aus meiner Sicht in der befriedigenden Interpretation der subjektiven Patientenbeschwerden anhand objektiver Befunde und des derzeitigen Wissensstandes.

Naturgummilatexallergie

Die vor über zwanzig Jahren wiederentdeckte Naturgummilatexallergie ist eine der bedeutendsten Umwelterkrankungen. Die besondere Problematik besteht darin, dass sie als relativ neue Krankheit stetig zugenommen hat. Heute sind etwa 10 % der Beschäftigten in Krankenhäusern und Praxen erkrankt (Kontakturtikaria, allergische Rhinitis, Asthma), aber auch jedes zweite Kind, das wegen einer Urogenitalanomalie häufig operiert wurde. Ursache sind unter anderem Hev b 5, Hev b 1, Hevamin, Hevein, möglicherweise auch Bet v 2, die nicht nur in den verschiedenen Gummiprodukten vorkommen, sondern zum Teil auch in Nahrungsmitteln wie Banane, Avocado, Kiwi und Esskastanie. In seltenen Fällen lässt sich so eine gleichzeitig bestehende Nahrungsmittelallergie erklären.
Nicht immer erkranken ausschließlich Atopiker, und nicht in jedem Fall führt die Anamnese weiter. Häufig gelingt die Diagnose erst durch Hautteste und serologische Screeninguntersuchungen. Wir kommen so über 10 Jahre auf eine Prävalenz von etwa 3 % naturlatexallergischer Patienten. Entscheidend für eine Sensibilisierung durch beispielsweise Matratzen ist nicht der möglicherweise hohe Anteil an Proteinen eines Produktes, sondern der Allergengehalt. Dieser kann heute sehr gut durch Blotting-Untersuchungen bestimmt werden.
In den USA ist die Naturgummilatexallergie die zur Zeit häufigste berufliche Ursache von Rhinokonjunktivitis und Asthma bei medizinischem und zahnmedizinischem Personal. Auch wenn in Deutschland seit Dezember 1997 die *Technische Regel für Gefahrstoffe* 540 (TRGS) fordert, gepuderte Latexhandschuhe durch puderfreie, allergenarme Latexhandschuhe oder andere geeignete Handschuhe zu ersetzen, so ist festzustellen, dass diese Schutzpflichten des Arbeitgebers gegenüber dem Arbeitnehmer besonders wegen hoher Kosten häufig umgangen werden. Die im Klinikum Göttingen erfolgte Umstellung der Schutz- und Operationshandschuhe führte in den vergangenen Jahren in der Tat zu Kostensteigerungen. So werden für Operationshandschuhe zur Zeit etwa DM 100.000 pro Jahr mehr ausgegeben.
Die Vorteile liegen aber auf der Hand: die abnehmende Wahrscheinlichkeit, dass Sensibilisierungen durch Naturgummilatex weiter zunehmen. Umschulungen und Rentenzahlungen entfallen. Auch müssen Arbeitgeber keine Klagen fürchten, wie dies aus den USA in den vergangenen Jahren immer wieder berichtet wurde, eventuell sogar mit hohen Schadensersatzforderungen.
Werden die Verkaufszahlen gepuderter Untersuchungs- und Operationshandschuhe zu Grunde gelegt, so ist immer noch anzunehmen, dass in vielen Krankenhäusern solche Handschuhe weiter verwendet werden. Insofern ist die vor kurzem von der *Berufsgenossenschaft für Gesundheitsdienst und Wohlfahrtspflege* (BGW) vorgelegte Statistik mit einer Abnahme der angezeigten Verdachtsfälle einer Berufserkrankung durch Naturgummilatex nur sehr zurückhaltend zu beurteilen.
Zudem ist zu vermuten, dass im Einzelfall auf Wunsch des Patienten eine Meldung an den Unfallversicherungsträger unterbleibt, da die Schweige-

pflicht durch den betreuenden Arzt höher bewertet wird. In einem solchen Vorgehen spiegelt sich auch die Furcht des Patienten wider, Nachteile am Arbeitsplatz zu bekommen oder gekündigt zu werden. Die Sorge des Arztes um den Patienten wird möglicherweise sogar noch eher verstärkt durch Publikationen der BGW, wenn dort festgestellt wird, dass bei einer Naturgummilatexallergie nicht von wiederholter Rückfälligkeit gesprochen werden könne und eine wiederholte Behandlungsnotwendigkeit im Allgemeinen auch nicht gegeben sei; auch bestehe nicht die Gefahr einer Tätigkeitsaufgabe. Dies aber entspricht der gängigen Praxis. Denn krankheitsbedingte Kündigungen wurden in diesem Zusammenhang immer wieder ausgesprochen.

Eine allgemeine Umsetzung der Forderungen der TRGS 540 ist nötig, um Patienten und Ärzten endlich Sicherheit vor anaphylaktischen Reaktionen durch Naturgummilatex zu geben. Auch kann es nur so gelingen, die Sensibilisierungen tatsächlich zurückzudrängen. Um der besonderen Problematik von Patienten mit einer gleichzeitigen Erkrankung von Haut und Atemwegen durch ein Allergen wirksamer begegnen zu können, ist es notwendig, eine neue gemeinsame Berufskrankheitenziffer einzuführen. Die Naturgummilatexallergie sollte Anlass für diesen Schritt sein.

Aktuelle Aspekte bei Kontaktallergien durch Duftstoffe

Kontaktallergien durch Duftstoffe gehören heute weltweit zu den häufigsten Allergien überhaupt. Nach einer Untersuchung in Dänemark wird die Sensibilisierung in der Allgemeinbevölkerung auf 1% geschätzt. Bei dermatologischen Patienten liegt die Prävalenz weltweit zwischen 5–15%; in Deutschland wird die Häufigkeit aufgrund der Daten des *Informationsverbunds Dermatologischer Kliniken* (IVDK) für 1998 mit 12,6% angegeben. Häufiger positiv war nur Nickelsulfat mit 17%. Diese Daten beruhen auf der Epikutantestung mit dem Duftstoff-Mix, der acht häufige Grundsubstanzen der Parfümindustrie beinhaltet. Nach einer Interviewstudie von 1609 Personen in Holland wurde die Nebenwirkungsrate durch Kosmetika mit 12,2% ermittelt. Dabei entfielen 4,3% auf Deos, After-Shaves und Parfüms. Untersucht man die Sensibilisatoren in Kosmetika bei dermatologischen Patienten, so stehen Duftstoffe häufig an erster Stelle noch vor den Konservierungsmitteln (Duftstoffe 30%, Konservierungsmittel 27,8%, Paraphenylendiamin 7,6%).

In Kopenhagen konnte man eine deutliche Zunahme der Reaktionshäufigkeit auf den Duftstoff-Mix innerhalb von 14 Jahren nachweisen. Bei der Aufschlüsselung des Duftstoff-Mix waren die drei häufigsten Allergene Eichenmoos, Isoeugenol und Zimtaldehyd. Klinische Relevanz der Testreaktion auf den Duftstoff-Mix liegt insgesamt bei etwa 60%, wobei ++ und +++ Reaktionen fast immer relevant sind.

Das klinische Bild entspricht einer Kontaktdermatitis, die in den Anwendungsbereichen anzutreffen ist (Axillen, Gesicht, Hals, Lippen, Hände, selten generalisiert, beispielsweise nach der Verwendung von Badeölen). Irritative Dermatitiden sind vor allem im axillären Bereich differentialdiagnostisch zu unterscheiden.

Angesichts der Häufigkeit der Kontaktallergien durch Duftstoffe überrascht es, dass dieses Problem in den vergangenen Jahren nur vereinzelt und nicht systematisch untersucht wurde. 1996 hat sich eine europäische Studiengruppe gebildet, die wie folgt zusammengesetzt ist: T. Menné und J. Johannsen (Kopenhagen), K. Andersen (Odense), A. Goossens (Leuven), I. White (London), M. Bruze (Malmö), P.J. Frosch (Dortmund), J.P. Lepoittevin (Straßburg) und S. Rastogi (Roskilde). In zwei von der Europäischen Union geförderten Forschungsprojekten werden folgende Ziele bearbeitet: *Häufigkeit der Sensibilisierung*, *Risikopopulationen*, *auslösende Produkte* (chemische Analysen und Epikutantestung mit verschiedenen Fraktionen), *quantitative Aspekte* (Anwendungsteste mit Deos und Einzelsubstanzen, *Repeated-open-application-test* mit verschiedenen Konzentrationen und unterschiedlichen Anwendungszeiten, Epikutanteste mit Verdünnungsreihen), *Identifikation von neuen Sensibilisatoren in Parfüms* (Entwicklung eines neuen Duftstoff-Mix).

Die Arbeitsgruppe hat zahlreiche Publikationen verfasst, wobei chemische Analysen durch Gaschromatographie und Massenspektroskopie zu neuen Aspekten geführt haben. Die wichtigsten Ergebnisse können wie folgt zusammengefasst werden.

Die acht im Duftstoff-Mix getesteten Substanzen werden nach wie vor breit eingesetzt, zum Teil auch in hohen Konzentrationen. Dies wurde an verschiedenen Deos und feinen Parfüms untersucht. Geraniol, Eugenol und Hydroxycitronellal waren dabei am häufigsten vertreten. In Pump-Sprays waren die höchsten Konzentrationen vorhanden. Der Anteil im Fertigprodukt lag durchaus in Bereichen, die als Auslösekonzentrationen in Epikutan- und Anwendungstesten ermittelt wurden (ROAT und axilläre Gebrauchsteste). Natürliche sogenannte biologische Kosmetika enthalten oft synthetische Duftstoffe, die im Duftstoff-Mix getestet werden. Dies gilt auch für teils hoch konzentrierte Kinderparfüms oder „Duftstoff-Baukästen". Für Isoeugenol wurde die Auslöseschwelle im Epikutantest mit 100 ppm (0,01%) ermittelt. Für den Anwendungstest betrug diese 0,2% (63% von 19 Patienten reagierten nach sieben Tagen). Die empfohlene Gebrauchskonzentration im Endprodukt für Isoeugenol war bis 1998 0,2% und wurde erst kürzlich auf 0,02% gesenkt. In jedem der sechs dermatologischen Zentren wurden Patienten mit extrem hoher Sensibilisierung auf verschiedene Duftstoffe gefunden. So reagierte in Dortmund eine Patientin im Epikutantest noch auf 0,008% Isoeugenol. Die Patientin zeigte ein Aufflammphänomen im Gesicht nach nur kurzfristigem Aufenthalt in Räumen mit relativ hoher Luftkonzentration von Parfüms (Parfümabteilungen von Warenhäusern, Lifte). Es besteht eine klare Dosiswirkungsbeziehung zwischen der minimalen Auslösekonzentration im Epikutantest und im Anwendungstest am Arm. Bei 0,2% Isoeugenol reagierten die Probanden im Mittel nach 7 Tagen, bei 0,05% nach 15 Tagen. Im Epikutantest relativ unempfindliche Probanden reagierten zum Teil erst nach vier Wochen. Ein Anwendungstest (ROAT) des verdächtigen Produktes sollte also mindestens zwei Wochen betragen.

Nicht wenige Patienten mit Duftstoffallergien sind auf mehrere Einzelsubstanzen oder komplexe Mischungen wie ätherische Öle sensibilisiert. Wie auch bei anderen Allergenen können synergistische Effekte auftreten: Ist ein Patient auf die Substanz A und B sensibilisiert, so tritt bei einer kombinierten Applikation der Stoffe eine stärkere Epikutantestreaktion auf.

Ein Hauptteil des Projektes gilt der Testung von zahlreichen Einzelsubstanzen, um neue relevante Sensibilisatoren zu entdecken. In einem gutem Parfüm sind mindestens 100 verschiedene Einzelsubstanzen vorhanden, so dass der Duftstoff-Mix mit 8 Substanzen nie alle Duftstoffallergiker identifizieren kann (etwa 10–15% bleiben unerkannt). Die Europäische Gruppe hat Lyral als wichtiges neues Duftstoff-Allergen identifiziert. Bei der Testung von 1855 Patienten reagierten 2,7%. Auf Duftstoff-Mix reagierten in diesem Kollektiv 11,3%.

Etliche Patienten reagierten auf Lyral, nicht aber auf Duftstoff-Mix. Lyral ist ein synthetischer, süßlich nach Maiglöckchen riechender Duftstoff. Davon wurden 1992 520 Tonnen weltweit eingesetzt. Er wurde von uns durch chemische Analysen in zahlreichen After-Shaves, feinen Parfüms und Deos nachgewiesen. Weitere Kandidaten für eine ergänzende Riechstoffreihe sind: Citral, Farnesol, Citronellol, Hexylzimtaldehyd und Coumarin. Diese Substanzen ergaben in der Lyral-Studie Reaktionen in einem Bereich von 1,1–0,2%. Die Testung von ätherischen Ölen erscheint ebenfalls sinnvoll. Häufig zeigten sich Reaktionen auf Ylang-Ylang-Öl, Lemon grass, Jasmin, Narzissus, Sandelholzöl, Patchouliöl und Spearmintöl. Durch Testung mit diesen Materialien werden in etwa 10% relevante, bei alleiniger Duftstoff-Mix-Testung übersehene Duftstoffallergien identifiziert.

Kontaktallergien durch Duftstoffe müssen verhindert werden. Die Selbstregulierung durch die Duftstoffindustrie ist unzureichend. Die Empfehlungen der *International Fragrance Research Association* (IFRA) in Genf kommen häufig zu spät und werden von kleineren Herstellern nicht beachtet. Die Konzentrationslimits sind zum Teil zu hoch und werden erst nach umfangreicher wissenschaftlicher Dokumentation gesenkt, beispielsweise für Isoeugenol. Eine intensivere Kooperation der Duftstoffhersteller, der IFRA, des *Research Institute of Fragrance Materials* (RIFM, Englewood, New Jersey, USA) und von Dermatologen in einer präklinischen und klinischen Phase ist dringend erforderlich. Außerdem ist die Deklaration für wichtige Sensibilisatoren in Parfüms längst überfällig. Ein Duftstoff-allergischer Patient geht bei mangelnder Information das Risiko einer erneuten Ekzemexazerbation durch Verwendung eines parfümierten Produktes ein. Die Europäische Union beabsichtigt eine Deklaration von voraussichtlich 24 Duftstoffsubstanzen. Nur so ist es möglich, den sensibilisierten Verbraucher zu informieren und ihm die Allergenkarenz zu ermöglichen. Ein Verfahren, das längst für andere Kosmetika-Inhaltsstoffe üblich ist.

Literatur

Böse-O'Reilly S, Kammerer S (Hrsg) (2001) Leitfaden Umweltmedizin – Befund, Diagnostik, Therapie, Prävention, 2. Aufl. Fischer, Stuttgart

De Groot AC, Frosch PJ (1997) Adverse reactions to fragrances. Contact Dermatitis 36: 57–86

Frosch PJ, Johansen JD, Menné T, Rastogi SC, Bruze M, Andersen KE, Lepoittevin JP, Giménez Arnau E, Pirker C, Goossens A, White IR (1999) Lyral® is an important sensitizer in patients sensitive to fragrances. Br J Dermatol 141: 1076–1083

Frosch PJ, Johansen JD, White IR (1998) Fragrances. Beneficial and adverse effects. Springer, Berlin

Frosch PJ, Pilz B, Andersen KE, Burrows D, Camarasa JG, Dooms-Goossens A, Ducombs G, Fuchs T, Hannuksela M, Lachapelle JM, Lahti A, Maibach HI, Menné T, Rycroft RJG, Shaw S, Wahlberg JE, White IR, Wilkinson JD (1995) Patch testing with fragrances: results of a multicenter study of the European Environmental and Contact Dermatitis Research Group with 48 frequently used constituents of perfumes. Contact Dermatitis 33: 333–342

Fuchs T (1997) Natural latex allergy: strategies for prevention. Rev Fr Allergol 37: 1215–1216

Fuchs T, Spitzauer S, Vente C, Hevler J, Kapiotis S, Rumpold H, Kraft D, Valenta R (1997) Natural latex, grass pollen and weed pollen share IgE-epitopes. J Allergy Clin Immunol 100: 356–364

Gutgesell C, Fuchs T (1998) Naturlatexallergie – Fünf Kasuistiken eines zunehmenden Problems – praxisrelevante Probleme bei der Diagnostik. Dermatologie 4: 22–28

Johansen, Rastogi SC, Menné T (1996) Contact allergy to popular perfumes: assessed by patch test, use test and chemical analysis. Br J Dermatol 135: 419–422

John SM, Schwanitz HJ (2000) Umweltmedizinische und berufsdermatologische Falldiskussion im Tele-Dialog (TED). In: Plettenberg A, Meigel WN, Moll I (Hrsg) Dermatologie an der Schwelle zum neuen Jahrtausend. Aktueller Stand von Klinik und Forschung. Springer, Berlin, S 230–233

Mahler V, Fischer S, Fuchs T, Ghannadan M, Valent P, Fartasch M, Kraft D, Schuler G, Valenta R (2000) Prevention of latex allergy by selection of low-allergen gloves. Clin Exp Allergy 30: 509–520.

Przybilla B, Rueff F, Fuchs T (1996) Zur gesundheitlichen Gefährdung durch die Allergie vom Soforttyp gegenüber Naturlatex. Positionspapier der Deutschen Gesellschaft für Allergie- und Immunitätsforschung. Allergol J 5: 185–192.

Ring J (1993) Haut und Umwelt. Hautarzt 44: 625–635

Schwanitz HJ, Szliska C (2000) Berufsdermatosen. Dustri, München-Deisenhofen

Trichogramm

Christian Kunte, Rolf Hoffmann, Gerhard Lutz und Hans Wolff

Schütter werdendes Haar, Haarverlust (Effluvium) und Haarlosigkeit (Alopezie) sind häufige Probleme in der dermatologischen Sprechstunde. Mit wenigen Ausnahmen ist die Art der zugrunde liegenden Störung des Haarwachstums klinisch diagnostizierbar. Häufig jedoch kommt es vor, dass ein geschildertes Haarproblem vom Arzt kaum nachvollziehbar oder ein Erfolg beziehungsweise Misserfolg einer gewählten Therapie nur bedingt objektiv beurteilbar ist.
Daher besteht großer Bedarf an Methoden, die in der Lage sind, Haarwachstum und Haarausfall reproduzierbar zu messen. Bis heute existieren nur wenige wirklich praktikable Techniken. Im Folgenden werden die Stärken und Schwächen einiger Methoden aufgezeigt, das Spektrum trichologischer Diagnostikverfahren dargestellt und neue Entwicklungen beschrieben.

Trichologische Parameter der Haardichte

Haarzahl

Beim Menschen ist die Anlage der Haarfollikel bereits mit der Geburt abgeschlossen. Man schätzt, dass der behaarte Kopf etwa 100.000 – 150.000 Haarfollikel besitzt, welche mit ihren Bulbi tief im subkutanen Fett gelegen sind und in Gruppen von 3 – 5 Haarfollikeln, sogenannten follikulären Einheiten, über die Kopfhaut verteilt sind. Die absolute Haarzahl bestimmt ganz wesentlich den optischen Eindruck der Haardichte. Während die schon bei Geburt determinierte Gesamthaarzahl nicht gesteigert werden kann, ist es heute möglich, durch eine entsprechende Therapie die Zahl der sichtbaren Haare bei der androgenetischen Alopezie des Mannes wieder zu erhöhen.

Haardicke

Je nach der Dicke und Länge werden drei Haartypen unterschieden.

Lanugohaar
Diese Haare werden bereits in utero etwa in der 32. Schwangerschaftswoche abgestoßen. Daher lassen sich die feinen, dünnen, marklosen, meist nicht pigmentierten Haare nur bei Frühgeborenen beobachten.

Vellushaar
Dieses ist definiert als kurzes (maximal 1 cm langes), dünnes (maximal 30 μm), markloses und meist nicht pigmentiertes Haar.

Terminalhaar
Dickes (mehr als 30 μm), langes, markhaltiges und pigmentiertes Haar. Sowohl die Umwandlung eines Vellushaares in ein Terminalhaar (bei einsetzendem Bartwuchs in der Pubertät), als auch der umgekehrte Prozess (bei androgenetischer Alopezie) ist möglich.

Haarwachstumsphasen

Der größte Anteil des Haarfollikels ist eine lebenslang zyklisch auf- und abgebaute, aus konzentrisch angeordneten Keratinozyten bestehende Faserfabrik. Durch die zyklischen Wachstumsphasen wird festgelegt, dass kein Haar beim Menschen unendlich lang wächst und in der Anagenphase verbleibt, sondern nach festgelegtem Rhythmus, gesteuert durch zahlreiche physiologische, aber auch pathologische Faktoren, in das Katagenstadium übertreten kann. Das Anagenstadium währt an der Kopfhaut mehrere Jahre, das Katagenstadium wenige Wochen und das Telogenstadium wenige Monate. Daraus folgt, dass am behaarten Kopf hauptsächlich Anagenhaare und deutlich weniger Telogenhaare zu beobachten sind.
Der Anteil der Telogenfollikel variiert erheblich je nach Körperregion. Während sich 5 – 20 % der Kopfhautfollikel zu einem gegebenen Zeitpunkt im Telo-

Tabelle 1. Dauer der Haarwachstumsphasen und ihr entsprechender Anteil im Trichogramm

Haarzyklusstadium	Anagen	Katagen	Telogen
Beschreibung	Wachstum	Regression	Ruhe
Prozentuale Verteilung	80–90%	1–2%	10–20%
Dauer	2–5 Jahre	wenige Wochen	wenige Monate

gen befinden, können es am Rumpf 40–50% der Haarfollikel sein (Tabelle 1).

Haarwachstumsgeschwindigkeit

Haarwachstum wird nur im Anagen beobachtet. Die Geschwindigkeit beträgt am behaarten Kopf etwa 0,3 mm pro Tag. Bei etwa 100.000 Terminalhaarfollikeln am Kopf werden pro Tag etwa 25 Meter Haarfaden produziert.

Klinischer Epilationstest

Zur Verifizierung eines verstärkten Haarausfalls kann der klinische Epilationstest durchgeführt werden. Hierbei greift man mit der Hand ein Büschel Haare und zieht daran. Lassen sich auf diese Weise schmerzlos mehrere Haare an verschiedenen Stellen wiederholt epilieren, könnte ein telogenes Effluvium vorliegen.

Diese Methode liefert gewisse Hinweise, ist aber kein quantifizierbares Verfahren. Aufgrund der einfachen Durchführbarkeit und des geringen Zeitaufwandes ist der klinische Epilationstest ein geeignetes Verfahren, um sich über den vom Patienten angegebenen Haarausfall zu orientieren und sollte bei jeder Untersuchung durchgeführt werden. Dies ist auch für den Patienten wichtig, da er den Eindruck erhält, vom Arzt verstanden und ernstgenommen zu werden. Diese Untersuchung kann jedoch auch in die Irre führen. Ein Beispiel hierfür ist das Syndrom der lockeren Anagenhaare. Bei dieser Anomalie lassen sich vorwiegend Anagenhaare ohne Wurzelscheiden durch leichten Zug schmerzlos epilieren. Aus diesem Grunde sollten auffällig epilierbare Haare lichtmikroskopisch untersucht werden. Sind hierbei keine Haarwurzeln erkennbar, sondern nur abgebrochene Haare, liegt der Verdacht einer Haarschaftanomalie mit erhöhter Brüchigkeit vor. Zeigen sich viele Anagenhaare, so muss dem Verdacht auf ein Syndrom der lockeren Anagenhaare nachgegangen werden [2].

Mikroskopie der Haarschäfte

Die mikroskopische Untersuchung der Haarschäfte sollte dann erfolgen, wenn der Verdacht auf eine Haarschaftanomalie besteht. Zur Untersuchung des Haarschaftes sollten 20–30 Haare aus einem betroffenen Areal knapp über der Kopfhautoberfläche abgeschnitten werden. Im Anschluss sollten diese Haare möglichst parallel zueinander in Längsrichtung auf einem Objektträger positioniert und mit Wasser und einem Deckglas bedeckt werden. Der Einschluss von Luftbläschen sollte vermieden werden, da die mikroskopische Untersuchung durch Brechungsartefakte gestört werden kann. Die Haare können dann über größere Abschnitte auf Torquierungen, Invaginationen, Knoten, Brüche, Auftreibungen oder Einschnürungen untersucht werden. Das Haar sollte bei bestimmten Fragestellungen nicht nur entlang des Schaftes untersucht werden. Der Querschnitt kann zum Beispiel beim Syndrom der unfrisierbaren Haare den Weg zur Diagnose weisen. Der sonst übliche runde oder längsovale Querschnitt ist hierbei aufgehoben und weist eine Nieren- beziehungsweise Bohnenform auf. Krankheitstypische Präparate können mit permanenter Fixierlösung (Eukitt) dauerhaft gelagert werden.

Häufig kann auch eine polarisationsmikroskopische Untersuchung notwendig werden. Polarisationsfilter ermöglichen die Beurteilung von Verdrehungen sowie Abweichnungen von den normalen runden oder ovalen Schaftquerschnitten.

Neben den typischen Schaftanomalien können aber auch Veränderungen der Kutikula oder Erscheinungen wie Verwitterung, Haarzylinder, kosmetisch bedingte Veränderungen, Luftblasenhaare, Verfilzung oder Bifurkation bei der lichtmikroskopischen Untersuchung erkannt werden.

In jedem Fall empfiehlt es sich bei nicht klar klassifizierbaren Haarerkrankungen die Haarschäfte lichtmikroskopisch zu begutachten. Sollte der Verdacht auf eine Haarschaftanomlie bestehen und diese sich lichtmikroskopisch nicht nachweisen lassen, so kann im Einzelfall eine rasterelektronenmikroskopische Untersuchung erfolgen.

Trichogramm

Das konventionelle Trichorhizogramm erlaubt eine objektive Beurteilung des Haarwachstums. Es sollte vor Therapie und dann nach frühestens dreimonatiger Therapie erfolgen. Das Trichogramm ist eine standardisierte, lichtmikroskopische Untersuchung der Wurzeln epilierter Haare. Es macht Angaben über das zahlenmäßige Verhältnis von Haaren in der Wachstums-, Übergangs- und Ruhephase sowie über den Anteil an abgebrochenen und missgestalteten Haaren. Entsprechend können prozentuale Aussagen über den Anteil der Haare gemacht werden, die sich in der jeweiligen Haarzyklusphase (Tabelle 1) befinden [4].

Physiologische und pathologische Verteilungsmuster

Ein physiologisches Trichogramm aus dem Bereich des Kapillitiums ergibt die in Tabelle 1 gezeigten Werte [3, 4]. Anagenhaare mit Wurzelscheiden können in bis zu 70 % und Anagenhaare ohne Wurzelscheiden in bis zu 20 % nachgewiesen werden. In der Katagenphase befinden sich bis zu 3 % der Haare, in der Telogenphase sollten sich jedoch maximal etwa 20 % der Haare befinden. Der prozentuale Anteil an missgestalteten oder sogenannten dystrophischen Haaren sollte unter 4 %, der Anteil an abgebrochenen Haaren unter 10 % liegen.
In Abhängigkeit von der Ursache der Alopezie und der Stärke der Wachstumsstörung ergeben sich die einzelnen prozentualen Abweichungen. Musterbeispiel für ein vermehrtes Auftreten von Anagenhaaren ohne Wurzelscheiden ist das Syndrom der lockeren Anagenhaare, bei dem über 80 % der epilierten Anagenhaare keine Wurzelscheiden aufweisen [2]. Eine Deformierung der Wurzeln von Anagenhaaren bezeichnet man dagegen als dysplastische Anagenhaare, wobei man sich nicht im Klaren ist, ob diese Wurzelverformung ein Epilationsartefakt ist oder durch eine Haarwachstumsstörung hervorgerufen wird.
Eine Erhöhung des prozentualen Anteils der Telogenhaare spricht für eine moderate Haarwachstumsstörung, erlaubt jedoch keine weitere Spezifizierung hinsichtlich der Ursache. Dies liegt daran, dass Telogenhaare bei einer Reihe von Haarwachstumsstörungen auftreten und nicht pathognomonisch für ein einzelnes Krankheitsbild sind. Eine Erhöhung der Telogenrate findet man zum Beispiel im aktiven Stadium der androgenetischen Alopezie, bei einem Eisenmangel, bei einer Hyperthyreose, beim postpartalen Effluvium oder bei einer Alopecia medicamentosa. Ein vermehrtes Auftreten von dystrophischen Haaren spricht dagegen für eine starke Haarwachstumsstörung und wird in der Regel nur bei Intoxikationen oder einer starken medikamentösen Haarwachstumsstörung wie Chemotherapie beobachtet. Daneben findet man vermehrt dystrophische Haare im Randbereich einer aktiven Alopecia areata, häufig vergesellschaftet mit einer Erhöhung der Telogenrate.

Trichogrammindikationen

Die Indikation, ein Trichogramm durchzuführen, ergibt sich aus den anamnestischen Angaben eines vermehrten Effluviums und dem klinischen Befund einer manifesten Alopezie. Auch wenn klinisch noch keine eindeutige Alopezie erkennbar und der Zugtest negativ ist, kann ein vermehrtes Effluvium vorliegen, welches bei Nichtdurchführung eines Trichogrammes unerkannt bleibt. Zum anderen können auch klinisch manifeste Alopezien noch im aktiven Schub sein, mit ebenfalls deutlicher Erhöhung der Telogenrate. Somit ergibt sich als erste Indikation für die Durchführung eines Trichogrammes die Bestätigung oder der Ausschluss eines Effluviums. Des Weiteren kann das Trichogramm eine Diagnosehilfe bei unklaren klinischen Befunden sein, zum Beispiel bei der Unterscheidung von Alopecia areata und Trichotillomanie. Eine sehr wichtige Indikation zur Durchführung des Trichogrammes ergibt sich aus der Therapiekontrolle und Dosisfindung bei externer oder systemischer Therapie von Alopezien. Sofern ein verstärktes Effluvium vorliegt oder sich die Alopezie in einem aktiven Stadium befindet, kann nach frühestens drei- bis sechsmonatiger Therapie das erste Verlaufstrichogramm durchgeführt werden. Selbst wenn bei den meisten Therapeutika zu diesem Zeitpunkt noch nicht das maximale Therapieergebnis erreicht werden kann, lässt sich durch diese frühe Therapiekontrolle tendenziell erkennen, ob der einzelne Patient auf die verordnete Therapie anspricht oder nicht. Aber auch bei einem unveränderten Befund nach drei Monaten sollte die Therapie mindestens ein halbes Jahr durchgeführt werden, bevor ein endgültiger Abbruch oder Wechsel erfolgt. In der Regel ist allerdings erst nach ein- bis zweijähriger, konsequenter externer oder interner Therapie das maximale Therapieergebnis möglich.
Eine weitere Indikation zum Trichogramm ergibt sich vor einer geplanten Haartransplantation bei der

androgenetischen Alopezie. Zeigt sich zum Zeitpunkt der Haartransplantation eine Erhöhung der Telogenrate im Empfängerareal, so ist von einem weiteren Ausgehen der Haare um die Transplantate auszugehen. Eine begleitende Therapie ist mit der Transplantation erforderlich, damit nach Jahren nicht der sogenannte „Inseleffekt" auftritt. In diesem Fall wachsen die Transplantate aufgrund ihrer Donordominanz unbeinflusst weiter, während die Umgebung zunehmend kahl wird, was Folgetransplantationen nach sich ziehen würde.

Allgemeine Voraussetzungen

In den letzten acht Wochen vor der Durchführung eines Trichogramms sollten nach Möglichkeit keine haarkosmetischen und haartherapeutischen Maßnahmen, wie zum Beispiel Dauerwellanwendungen, intensive Färbungen oder eine Behandlung mit dem Lockenstab erfolgen. Der Grund dafür ist, dass in diesen Fällen ein vermehrtes Abbrechen der Haare vorkommen kann, was letztlich nicht auf eine schlechte Haarqualität, sondern als Folge der chemischen oder mechanischen Einwirkung anzusehen ist. Des Weiteren sollten die Haare im Idealfall fünf Tage vor der Epilation nicht gewaschen werden, da es sonst zu einer artefiziellen Verminderung der Telogenrate kommt [1]. Auch ist es wichtig, dass der Patient sein Einverständnis zu einer angemessenen Epilation gibt, damit etwa 50–100 Haare epiliert werden können. Werden weniger als 50 Haare epiliert, sind größere prozentuale Schwankungen bei der Auswertung möglich.
Die Epilationsstellen sind abhängig vom Haarausfallsmuster [3]. Bei der diffusen und androgenetischen Alopezie der Frau wird frontotemporal, etwa 2 cm hinter der Stirnhaargrenze und lateral der Mittellinie epiliert. Zusätzlich erfolgt eine Epilation aus dem okzipitalen Bereich, etwa 2 cm lateral der Protuberantia occipitalis externa in vertikaler oder horizontaler Richtung. Bei einer Alopecia androgenetica des Mannes empfiehlt sich die Epilation frontal, im Vertexbereich und okzipital. Bei der Alopecia areata erfolgt die Epilation aus dem Herdrand und vergleichend aus dem gesunden, kontralateralen Bezirk, sofern dies möglich ist.

Epilationsvorgang und Auszählmethode

Zur Epilation werden die Haare an der Epilationsstelle gescheitelt und mit den Händen oder größeren Haarklammern straff fixiert. Danach wird mit dem Stielkamm eine Kolonne von etwa 50–100 Haaren abgehoben und darauf geachtet, dass die Kolonne schmal ist, damit das epilierte Areal kosmetisch nicht störend wirkt. Des Weiteren sollte darauf geachtet werden, dass grundsätzlich die Epilation nicht im Scheitelbereich erfolgt, damit die Epilationsstelle durch das Deckhaar kaschiert wird. Nach Fassen der Kolonne mit der Epilationszange in unmittelbarer Nähe der Kopfhaut wird ruckartig in Richtung des natürlichen Haaraustritts epiliert. Anschließend werden die Haare auf einen Objektträger aufgelegt und zum Beispiel mit Tesafilm fixiert. Der überstehende Klebestreifen wird von der Rückseite abgeschnitten, damit kein Überstand bleibt, der gegebenenfalls auf dem Objekttisch haften kann. Zur exakten und leichteren Auswertung erfolgt eine horizontale Linierung des Objektträgers auf der Rückseite in einem Abstand von 2 mm mit einem feinen, wasserfesten Markierungsstift. Vor der Begutachtung der Haarwurzeln im Mikroskop werden auf dem Objektträger 2–3 Tropfen Leitungswasser aufgebracht, so dass die Haare luftblasenfrei eingebettet sind. Nach Abdeckung des Präparates mit einem großen Deckglas erfolgt die Auswertung mittels meanderförmiger Vorgehensweise bei 30facher oder 40facher Vergrößerung.
Zu Fehlern bei der Auswertung kann es kommen, sofern die beschriebenen Vorbedingungen nicht eingehalten, die Epilationstechnik falsch durchgeführt und Auswertungsprobleme auftreten, die meist in nichtsachgemäßer Beurteilung der einzelnen Haarwurzelformen begründet sind. Sofern die beschriebenen Vorbedingungen eingehalten werden, stellt das Trichogramm eine einfache und jederzeit praktikable Methode zur Beurteilung des Haarwachstums dar.

Unit Area Trichogram, Phototrichogramm und TrichoScan

Das Flächeneinheit-Trichogramm (*unit area trichogram*, UAT) bestimmt die gleichen Haarparameter wie das klassische Trichogramm, wenngleich erheblich definierter und reproduzierbarer [6]. Im Prinzip ist das UAT ein modifiziertes Trichogramm, wobei durch kleine Tätowierungen der Kopfhaut die Epilationsstellen definiert werden, um diese auch noch nach Monaten wiederaufzufinden und dort erneut, zum Beispiel nach Therapie eines androgenetischen Effluviums, zu epilieren. Neben der Aufwendigkeit der Methode sind die Belastungen für die Patienten ähnlich denen eines klassischen Trichogramms, insbesondere was die Schmerzhaftigkeit anbelangt. Bislang hat sich diese Methode nicht in der dermatologischen Praxis durchgesetzt.

Phototrichogramm

Diese Technik kann als verbessertes UAT interpretiert werden. Auch hier wird ein Kopfhautareal mittels einer Tätowierung markiert, die Haare werden aber nicht epiliert, sondern rasiert, und das entsprechende Areal wird mehrmals entweder herkömmlich oder digital photodokumentiert. Ein Vergleich der Bilder nach frischer Rasur und nach zwei Tagen erlaubt die Zählung der wachsenden Haare und damit die Berechnung der Anagen- oder Telogenrate. Bei der Beurteilung des Untersuchungsergebnisses gelten die gleichen Einschränkungen wie für das klassische Trichogramm. Das Phototrichogramm erlaubt aber die zusätzliche Bestimmung der Haarzahl in einem definierten Areal und ist somit diagnostisch genauer. Des Weiteren lässt sich die lineäre Wachstumsgeschwindigkeit der Haare berechnen. Diese ist aber eher von theoretischem Interesse und für das klinisch sichtbare Ausmaß der Alopezie nicht relevant. In Deutschland konnte sich diese aufwendige Technik in der Praxis bislang nicht durchsetzen [7].

TrichoScan

Die großangelegten Studien zum Wirknachweis von 1 mg Finasterid bei Männern mit androgenetischer Alopezie haben gezeigt, dass neben der absoluten Haarzahl auch der Durchmesser der Haare unter Therapie bei vielen der behandelten Männer ansteigt. Die Haardichte und Haardicke bestimmen zusammen das Bild des verbesserten Haarwachstums. Das TrichoScan kann als Modifikation des Phototrichogramms angesehen werden, wobei es gelingt, die beiden wesentlichen Parameter des Haarwachstums zu bestimmen. Beim TrichoScan wird ein Kopfhautareal rasiert (etwa 2,5 cm^2) und mittels einer Tätowierung markiert. Da die miniaturisierten Haare der androgenetischen Alopezie oft nur noch schwach pigmentiert sind, werden verbliebenen Haarstümpfe gefärbt. Anschließend werden in 20facher Vergrößerung auflichtmikroskopische Bilder digital aufgenommen und gespeichert. Die Bilder erlauben die Zählung aller Haare in einem definierten Areal (n/cm^2) sowie die Berechnung der durchschnittlichen Haardicke (μm). Durch sequentielle Aufnahmen, zum Beispiel vor und nach Therapie, lassen sich detaillierte Aussagen über Therapieerfolg oder Therapiemisserfolg machen. Der Vorteil dieser Methode liegt in der einfachen und relativ schnellen Bildaufnahme. Heute sind derartige Aufnahmen mit gängigen Auflichtmikroskopiegeräten, wie sie zum Beispiel für die Dokumentation von melanozytären Nävi benutzt werden, möglich. Die Berechnung der beschriebenen Haarparameter muss derzeit noch manuell erfolgen. Das setzt Zeit und entsprechend geschultes Personal voraus.

Literatur

1. Braun-Falco O, Fischer C (1966) Über den Einfluß des Haarewaschens auf das Haarwurzelmuster. Arch Klin Exp Dermatol 226:136–143
2. Hamm H, Traupe H (1989) Loose anagen hair of childhood: the phenomenon of easily pluckable hair. J Am Acad Dermatol 20:242–248
3. Meiers HG (1976) Die Methode des Trichogramms. Ärztl Kosmetol 1: 2–3
4. Orfanos CE (Hrsg) (1979) Alopecia androgenetica – Klinische Aspekte. In: Haar und Haarkrankheiten. Fischer, Stuttgart, S 573–604
5. Rushton DH, Brouwer B de, Coster W de, Neste DJ van (1993) Comparative evaluation of scalp hair by phototrichogram and unit area trichogram analysis within the same subjects. Acta Derm Venereol 73:150–153
6. Rushton H, James KC, Mortimer CH (1983) The unit area trichogram in the assessment of androgen-dependent alopecia. Br J Dermatol 109:429–437
7. Van Neste DJ (1993) Hair growth evaluation in clinical dermatology. Dermatology 187:233–234

Multimedia-Medizin

Martin Schaller, Christian Sander, Peter Bilek, Hemaiatullah Popal, Wilhelm Stolz und Dirk Heiss

Den verschiedenen Einsatzmöglichkeiten des Internets, der Telemedizin und dem World wide web (www) kann sich die morderne Medizin in Lehre, Forschung und Patientenversorgung nicht mehr entziehen. Einige schon realisierte Einsatzmöglichkeiten von multimedialen Anwendungen in der Medizin wurden in einem interdisziplinären Seminar demonstriert. Das Spektrum der Beiträge umfasste Anwendungen in der Radiologie und Histologie zur computergestützten Bildarchivierung und Bildbearbeitung sowie eine Präsentation digitalisierter bildanalytischer Auswertungssysteme zur Beurteilung der Dignität melanozytärer Hautveränderungen. Daneben wurden moderne hochauflösende Bildübertragungssystem für die Lehre und interaktive multimediale Dermatologie-Lernprogramme für Studenten vorgestellt.

Dermatologie Praktikum 2000

Ein interaktives multimediales Lernprogramm in einer virtuellen Klinik

Die didaktische Struktur des Lernprogramms Derma2000 basiert fachinhaltlich auf der Förderung diagnostischer Strategien und Integration bildlichen Materials und pädagogisch auf dem Lehr-Lern-Modell des *cognitive apprenticeship* (Fall-basiertes Lernen) [1].
Das virtuelle Praktikum Derma2000 (http://www.derma2000.de) soll dazu beitragen, den Aufbau von Handlungskompetenz (klinische Kompetenz) von Studierenden der Medizin zu fördern, also die Fähigkeit, berufliche Anforderungen im klinischen Alltag erfolgreich zu bewältigen. Dies bedeutet sowohl, dass Routinefälle erfolgreich gelöst werden können, als auch, dass die angehenden Ärztinnen und Ärzte über Strategien verfügen, die die Bewältigung von Spezialfällen ermöglichen. In Multimedia-Lernprogrammen [2] kann der Lernende im Gegensatz zur klassischen Vorlesung leichter zur aktiven Mitarbeit motiviert werden, weil zum Beispiel unzutreffende Antworten nicht öffentlich werden. Gleichzeitig bieten diese Programme in der Medizin die Möglichkeit, den typischen Patienten mit den typischen Symptomen oder aber auch mit den häufig zu Fehldiagnosen führenden Symptomen allen Studenten ohne Rücksicht auf die Patientenzahl in der Poliklinik oder die Tageszeit vorzustellen. Zielgruppe sind in erster Linie Studierende der Medizin im klinischen Abschnitt. Ein Großteil dieser Zielgruppe wird später allgemeinmedizinisch arbeiten; daher bezieht sich die in Derma2000 [3] angestrebte Handlungskompetenz vor allem auf solche dermatologischen Erkrankungen, die in allgemeinärztlichen Praxen zu behandeln sind.

Aufbau und Einsatzumgebung

Das Programm Derma2000 umfasst derzeit fünf Kursstunden zu den Themen „Dermatologische Untersuchung, Aufbau der Haut und topische Therapie", „Virusbedingte Krankheiten", „Sexuell übertragbare Krankheiten", „Bakterielle Erkrankungen" und „Atopische Diathese und atopisches Ekzem".
Eine virtuelle Chefärztin sowie der Oberarzt und Assistenzarzt begleiten die Studierenden durch die einzelnen Kursstunden. Zu Beginn jeder Kursstunde steht eine Einführungsseite, die einen kurzen Überblick über den zu lernenden Stoff gibt. Damit wird versucht, das Interesse der Studierenden für den Inhalt der Kursstunde zu wecken. Danach folgen in der Regel zwischen vier und fünf Patientenfälle zu den wichtigsten dermatologischen Krankheitsbildern. Die Fälle sind unterteilt in Patientenseiten und Lernseiten. Auf den Patientenseiten erheben die Studierenden zunächst die Anamnese durch Auswahl aus vorgegebenen Fragen. Nach anschließender korrekter Erkennung und Benennung der Effloreszenzen werden die Nutzer aufgefordert, die korrekte Diagnose zu stellen. Können die Studierenden nicht die richtige Diagnose stellen, werden ihnen in der Regel fünf mögliche Diagnosen zur Auswahl gestellt, unter denen sie die richtige wählen können. Im Anschluss an die Fallbearbeitung gelangen die Studierenden zu

den Lernseiten, auf denen das Wissen zu den vorhergehenden Krankheitsbildern vertieft wird. Nach erfolgreichem Bearbeiten aller Fälle haben die Studierenden am Ende jeder Kursstunde die Möglichkeit, in einem Kapitelabschlusstest das eigene Wissen zu überprüfen.

Das Lernprogramm ist so konzipiert, dass es drei Verwendungsmöglichkeiten erlaubt. Zum ersten können sich Studierende im Selbststudium weiterbilden, zum zweiten ist Derma2000 zur Verwendung in Tutorien oder Kleingruppen geeignet, in denen einzelne Fälle gemeinsam bearbeitet und diskutiert werden. Drittens lässt der modulare Aufbau auch zu einzelne Patientenfälle in Vorlesungen oder Seminaren zu demonstrieren. Derzeit wird das Programm zum Zweck des Selbststudiums, als virtuelle Ergänzung zum Präsenzpraktikum eingesetzt. Studierende haben in Regensburg die Möglichkeit, wahlweise bis zu fünf Stunden des virtuellen Praktikums anstelle des Präsenzpraktikums zu besuchen.

Programmiertechnische Umsetzung

Insgesamt wird das Dermatologie-Praktikum-2000 etwa 520 Bilder, 260 Seiten, 40 Illustrationen, 11 Animationen und 4 Videossequenzen enthalten. Zur Evaluierung der Akzeptanz, des Wissenszuwachses pro Zeiteinheit und Themenkomplex werden in *logfiles* der Zeitbedarf für die einzelnen Seiten, die Anzahl der Wiederholungszyklen, die Anzahl der Fehler bei der Diagnosestellung der präsentierten Patienten und die Antworten auf den Kapitelabfragen protokolliert.

Die Module sind in HTML, Java-Script und Java programmiert. Es werden die Internet-Browser Netscape Navigator 3 für Windows 3x, Windows 95, Windows NT und UNIX, aufwärtskompatibel zu Netscape Communicator 4 und Microsoft Internet Explorer 4 definiert.

Frau Professor Schlau stellt ihre Mitarbeiter, Oberarzt Dr. Lichtblick, Assistenzarzt Dr. Quirlig und Oberschwester Eva Emsig, vor (Abb. 1). Sie begleiten den Studenten virtuell durch die Klinik und geben Hilfestellungen sowie Kommentare. Bei Problemen mit dem Online-Praktikum können auch die realen Mitarbeiter vom Derma2000-Team direkt via E-Mail erreicht werden. So ist eine gute und schnelle Betreuung der Studenten gewährleistet.

Auf dieser Anamneseseite (Abb. 2) müssen die fünf wichtigen Fragen angeklickt werden, um sich ein Bild über den Grund des Arztbesuches und den Verlauf der Hautveränderungen der kleinen Patientin machen zu können. Die Fragen werden vom Vater

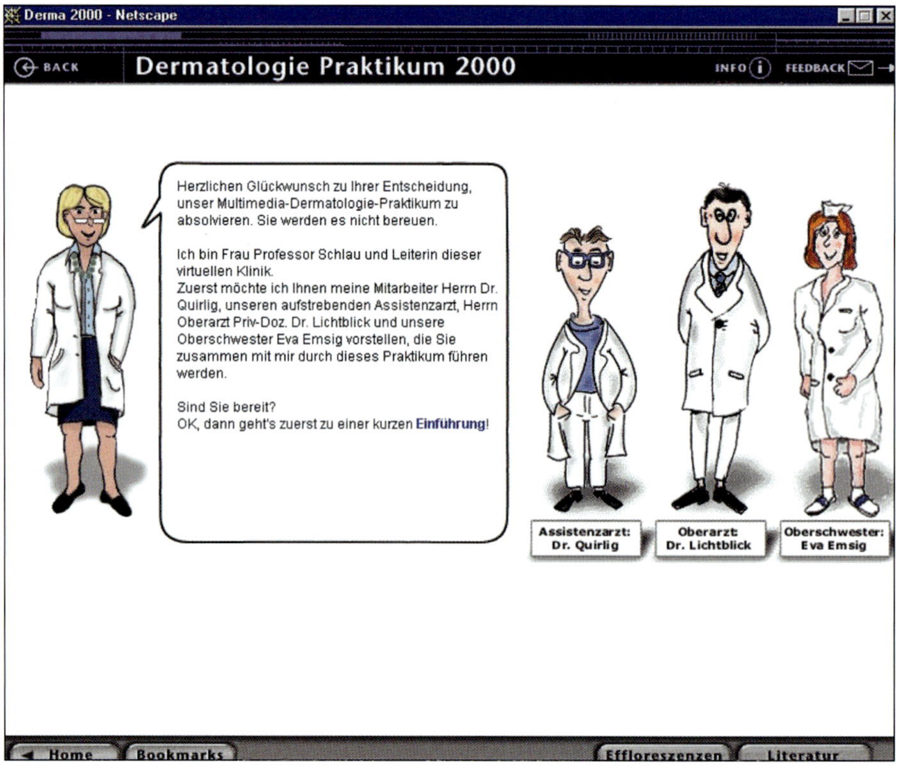

Abb. 1. Überblick über das virtuelle Klinikpersonal

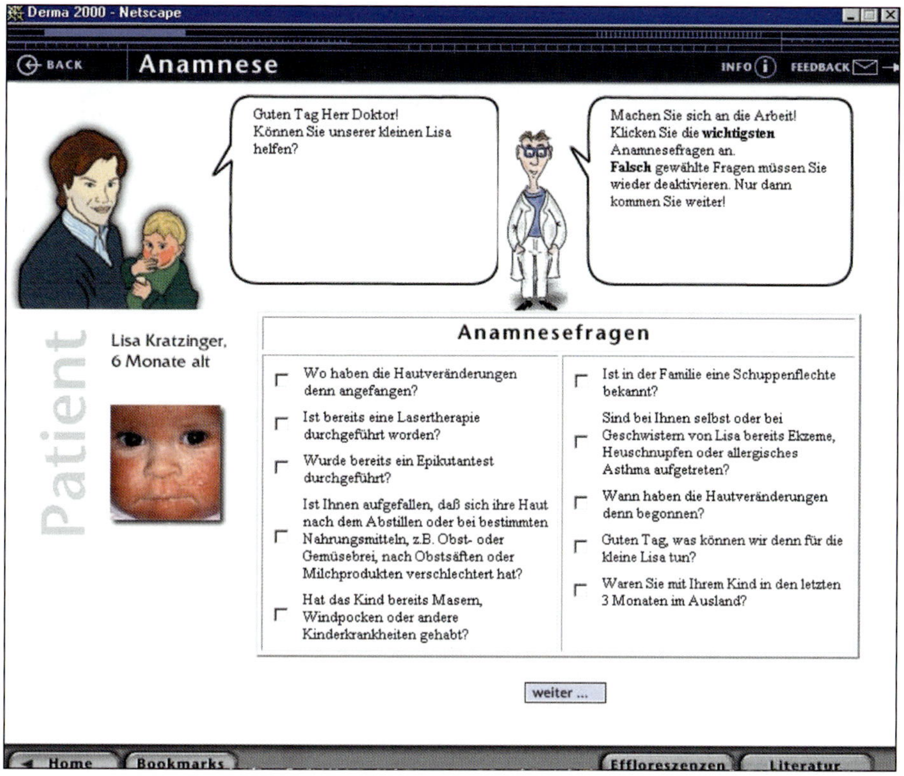

Abb. 2. Anamneseseite aus der Kursstunde „Atopisches Ekzem und atopische Diathese"

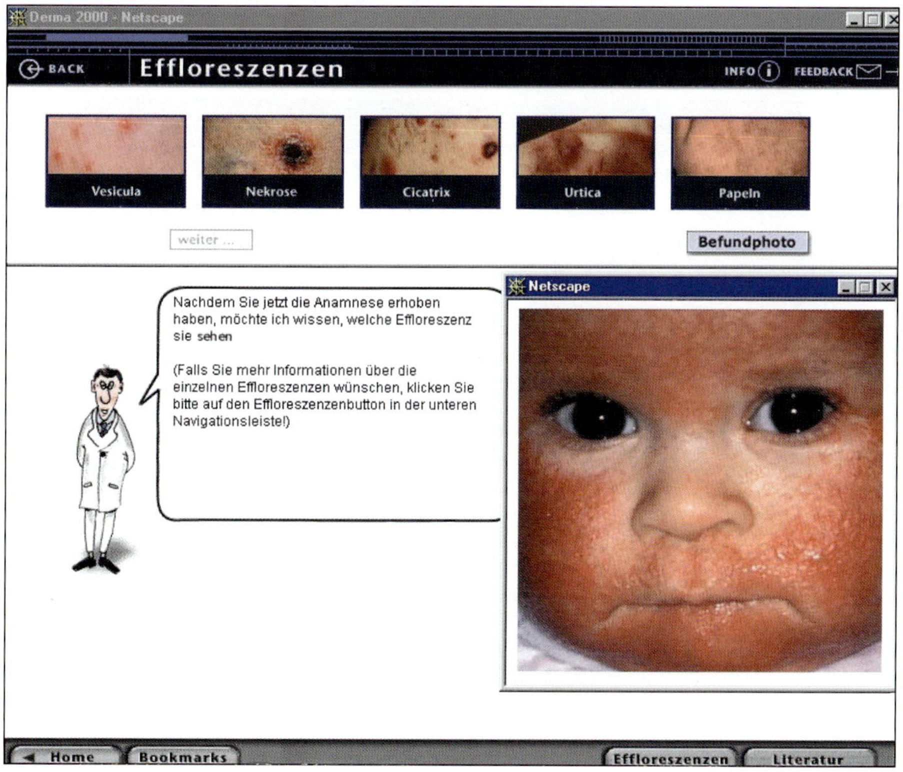

Abb. 3. Effloreszenzenseite

der Patientin beantwortet. Ob die Frage sinnvoll oder eher unwichtig war, verrät der Assistenzarzt. Dadurch erhält der Kursteilnehmer sofort ein Feedback über seine Arbeit und kann aus seinen Fehlern lernen.

Besonders wichtig sind gute Kenntnisse der Effloreszenzenlehre. Nach der Anamneseerhebung muss die richtige Effloreszenz erkannt werden. Bestehen noch Lerndefizite oder Unsicherheiten, kann der Student sich direkt mit der Effloreszenzenlehre beschäftigen, indem er auf den Knopf „Effloreszenzen" klickt (Abb. 3). Hier sind dazu die passenden klinischen Aufnahmen und Graphiken sowie die Definitionen zu sehen.

Ausführliche Informationen über die Ätiologie, Epidemiologie, Klinik, Differentialdiagnosen und Therapie werden auf den Lernseiten angeboten (Abb. 4). Zum besseren Verständnis sind zahlreiche Bilder, Graphiken und Animationen eingebaut. Auf besonders wichtige Seiten können Bookmarks gesetzt werden, damit später diese Seiten schneller gefunden werden.

Ergebnisse

Absolvierte Kursstunden von Derma2000 werden zur Zeit an vier von fünf bayerischen Universitäten als besondere Studienleistungen anerkannt. Am Ende des Sommersemesters 2000 konnten die ersten Ergebnisse ausgewertet werden. Die Benutzer wurden am Ende jedes Kapitels gebeten, verschiedene Teilaspekte des Programms nach dem Schulnotensystem mit eins bis sechs zu bewerten. Das Praktikum wurde sehr gut von den Studenten angenommen. Insgesamt hatten sich bis zum Stichtag 726 Personen bei Derma2000 registrieren lassen, davon 345 Personen neu im Sommersemester 2000. Die Gesamtzahl absolvierter Kursstunden betrug 1233, davon 1074 im letzten Semester. Bei der weiteren Auswertung wurden nur alle Personen, die die Kursstunden komplett und den Abschlusstest mit mindestens 60 % erfolgreich absolviert hatten, berücksichtigt. Aus Bayern waren 237 Studenten, die insgesamt 810 Kursstunden absolviert hatten. Die Online-Evaluation von 432 Studenten zeigte große Akzeptanz. Die technischen Aspekte des Programms beurteilten 67,3 % mit sehr gut bis gut und 91,7 % Teilnehmer sagten, es sei sehr angenehm in einer Umgebung zu lernen, die es ihnen erlaubt, Fehler zu machen. Das Praktikum hat 87,9 % motiviert, mehr über dermatologische Fälle zu lernen. Die Verständlichkeit der Fachsprache fanden 93,9 % und die Auswahl der klinischen Bilder und Graphiken 89,7 % gut. Von den Studenten sehen 80,7 % das Programm als sinnvolle Ergänzung zum direkten Patientenkontakt.

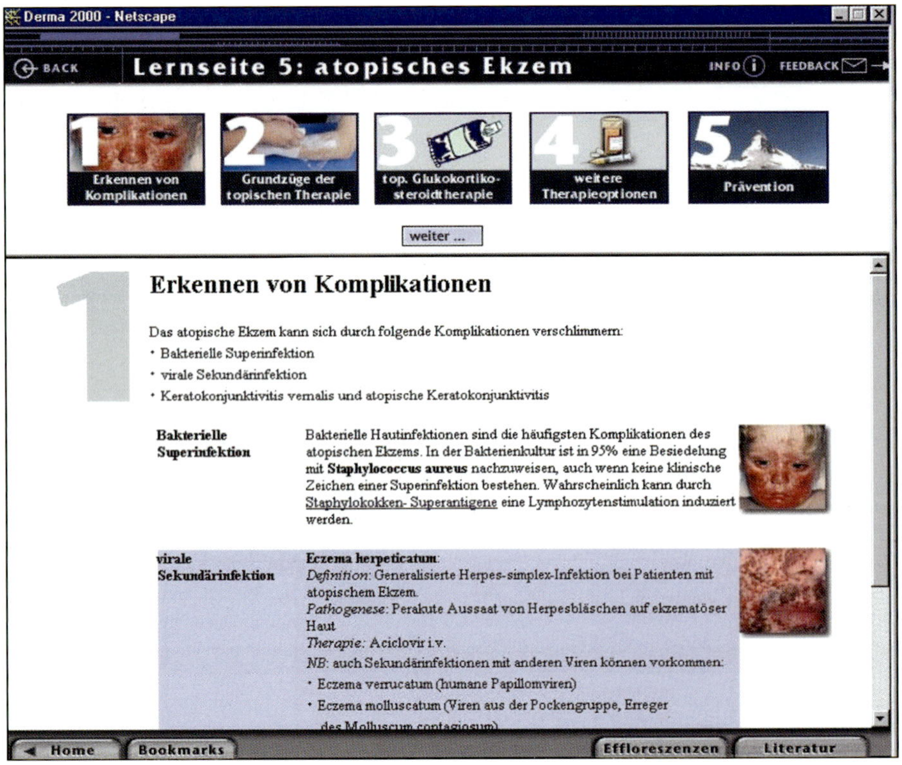

Abb. 4. Lernseite aus der Kursstunde „Atopisches Ekzem"

Aus den Ergebnissen der Evaluation kann festgehalten werden, dass das Programm von den Nutzern als gute Ergänzung zum Präsenzpraktikum akzeptiert wird. Die Inhalte sind für die Benutzer verständlich präsentiert, technische und didaktische Gestaltung sind den Vorkenntnissen der Zielgruppe angepasst und werden von den Studierenden überwiegend als positiv beurteilt.
Die Ergebnisse der Evaluation lassen vermuten, dass das Programm Derma2000 zur Unterstützung von medizinischem Kompetenzerwerb sehr geeignet ist. In weiterführenden Studien im Rahmen einer summativen Evaluation wird geklärt werden, inwieweit die Studierenden in der Lage sind, das im virtuellen Praktikum erworbene Wissen auch in realen Situationen anzuwenden.

Tabelle 1. Verbindungsprotokolle und ihre theoretischen Übertragungsgeschwindigkeiten. Angegeben ist die Zeitdauer zur Übertragung eines digitalen Röntgenbildes mit unkomprimiert 8 MB

Verbindungs-Protokoll	Geschwindigkeit	Übertragung 8 MB
Ethernet (10BaseT)	10 MBit/s	6,4 s
FastEthernet (100BaseT)	100 MBit/s	0,6 s
Gigabit Ethernet	1 GBit/s	60 ms
ATM	zum Beispiel 155 MBit/s	0,4 s
DSL	1,5 MBit/s	43 s
ISDN	128 kBit/s	8,3 min
Modem	56 kBit/s	20 min

Web-basierte Informationssysteme für Bild- und Befunddaten

Technische Grundlagen

Der erste Abschnitt stellt die technischen Standards vor, die für die Übermittlung und Darstellung von digitalen Daten im klinischen Umfeld benötigt werden. Es werden Netzwerke für den Austausch von Daten zwischen Geräten beschrieben sowie der DICOM-Bilddatenstandard erläutert, der einen herstellerunabhängigen Datenaustausch zwischen bildverarbeitenden Geräten erlaubt.

Netzwerke

Netzwerktechnologien
Netzwerke verbinden allgemein verschiedene Geräte und erlauben, zwischen zwei Geräten Informationen auszutauschen. Datennetzwerke werden zur Beschreibung ihrer technischen Spezifikationen in insgesamt sieben Schichten aufgeteilt, sogenanntes ISO-7-Schichten Modell. Jede Schicht kann durch verschiedene normierte Verfahren, zum Beispiel Ethernet, ATM, realisiert sein und unabhängig von den anderen modular ausgetauscht werden, zum Beispiel bei technischen Weiterentwicklungen.
Es wird in der Regel zwischen Verbindungsmedien für lokale Netzwerke (LANs, Local area networks) und weltumspannende Netze (WANs, Wide area networks) unterschieden. Je nach Verbindungsmedium erreicht man unterschiedliche Übertragungsgeschwindigkeiten für Bilddaten, die für wichtige LAN- und WAN-Technologien in Tabelle 1 angegeben sind.

Internet, Intranet und Datensicherheit
Im Internet ist theoretisch zwischen jeden zwei beliebigen Geräten ein Verbindungsaufbau möglich. Daten, die zwischen zwei Geräten ausgetauscht werden, laufen dabei in der Regel über viele Zwischenstationen, die den Datenstrom mithören können. Standardprotokolle wie HTTP, FTP und DICOM verwenden dabei keine Datenverschlüsselung, so dass sicherheitsrelevante Daten nicht auf diesem Weg übertragen werden dürfen.
In sicherheitsrelevanten Bereichen wie Krankenhäusern baut man deshalb von der Außenwelt isolierte Netzwerke, sogenannte Intranets auf. Ein Zugang zum Internet oder zu anderen Institutionen erfolgt dann über einen *Firewall*, einen speziellen Rechner, der alle ein- und ausgehenden Datenströme kontrolliert. Der *Firewall* schützt vor unerlaubten Zugriffen von außen, kann aber eine missbräuchliche Verwendung oder Veruntreuung von Daten nicht verhinden.
Sollen Daten aus dem Intranet herausgegeben werden, beispielsweise an überweisende Kollegen oder den Arzt zu Hause, müssen entsprechende Vorkehrungen zum Schutz von patientenbezogenen Informationen getroffen werden. Möglich sind:

Anonymisierung der Daten. In der Regel können Bild- und Befunddaten nach Entfernung aller patientenbezogenen Informationen gefahrlos übertragen werden. In klinischen Anwendungen (Telemedizin) ist dies aber aufgrund der Verwechslungsgefahr nicht praktikabel.

Verwendung von privaten Netzen. Durch Aufbau einer dezidierten Verbindung (gemietete ISDN-Leitung, Glasfaserleitung) ist eine weitgehend abhörsichere Übertragung der Daten an den Empfänger möglich.

Datenverschlüsselung. Durch die sichere Verschlüsselung von Informationen über Cryptocards oder Verschlüsselungsprogramme wie Pretty good privacy (PGP) können Daten sicher über einen ungesicherten Übertragungsweg wie das Internet ausgetauscht werden.

DICOM

Definition des Standards

Der DICOM 3.0 Standard wurde 1993 von einem internationalen Konsortium der medizintechnischen Industrie und der amerikanischen Normierungsbehörde NEMA festgelegt. Er definiert das Format von Bildern und demographischen Daten und die Protokolle für den Austausch der Daten zwischen Geräten. Die Standardbeschreibung ist in 13 Abschnitte unterteilt und wurde in den letzten Jahren durch zahlreiche Supplements erweitert [3]. In den Supplements sind beispielsweise Definitionen für die Ansteuerung von Druckern oder die Implementierung von bewegten Bilddaten und Audiosignalen zum Beispiel für die Echokardiographie zu finden. Wichtig sind auch Erweiterungen des Standards in Hinblick auf die Kommunikation von Informationssystemen [Krankenhaus-Informationssystem (KIS), Radiologie-Informationssytem (RIS)].

Bild- und Headerdaten

Ein DICOM-Bild besteht aus einer Auflistung von DICOM-Tags, das letzte Tag enthält jeweils die digitalen Bilddaten (vergleichbar dem Aufbau des TIFF-Bilddatenformats). Jedes Tag wird durch eine Gruppen- und eine Tagnummer gekennzeichnet, es folgt die Angabe der Größe des einzelnen Tags in Byte und darauf die im Tag enthaltenen Daten. Ein einfaches DICOM Bild-könnte wie in Tabelle 2 dargestellt aussehen.

Tabelle 2. Elemente eines einfachen DICOM-Bildes mit Tagnummer (hexadezimale Schreibweise), Taglänge und im Tag enthaltenen Daten. Die Bedeutung der einzelnen Tags im Klartext ist nicht im DICOM-Bild enthalten

(Gruppe, Tag)	Länge	Daten	Bedeutung
(0008,0020)	8	[19990218]	StudyDate
(0008,0030)	13	[102925.150000]	StudyTime
(0008,0060)	2	[CT]	Modality
(0010,0010)	13	[MUELLER^PETER]	PatientName
(0010,0020)	7	[2077769]	PatientID
(07FE,0020)	32768	[00 00 03 1 A 0D...]	Image Data

Service-Klassen

Um einen Austausch der Bilddaten zwischen zwei Geräten zu ermöglichen, definiert der DICOM-Standard Service-Klassen, die die Kommunikation über ein Netzwerk regeln. Es wird dabei immer eine Verbindung zwischen einem *Service class user* (SCU = derjenige, der einen Service verwenden möchte) und einem *Service class provider* (SCP = derjenige, der einen Service anbietet) aufgebaut. Die wichtigsten Services sind:

- STORE (Abspeichern eines Bildes auf einem anderen Gerät)
- MOVE (Bewegen eines Bildes von einem Gerät zu einem anderen)
- QUERY (Suchen nach einem Patienten/Studie/Serie/Bild)
- RETRIEVE (Empfangen eines Bildes, das vorher über QUERY ermittelt wurde)
- EVENT (Benachrichtigung über ein Ereignis, zum Beispiel Ende der Untersuchung)

Web-basiertes klinisches Informationssystem

Digitale Bilddaten zu einem Patienten aus unterschiedlichen klinischen Bereichen müssen archiviert und schnell abteilungsübergreifend abrufbar sein. Zu nennen sind hier die Übermittlung von Röntgenbildern aus der Radiologie an den überweisenden Kollegen oder die Konsultation eines Experten aus einer anderen Abteilung. Werden alle Bildbefunde zusammen mit anderen klinischen Daten in einem einheitlichen System zusammengefasst, so spricht man von einer elektronischen Patientenakte. Der Vorteil eines solchen digitalen Systems ist, dass klinische Informationen wesentlich schneller zur Verfügung stehen und der klinischen Informationsfluss beschleunigt wird [5].

Technologievergleich DICOM mit Web

Für die Verteilung von Bilddaten an den Überweiser stehen zwei verschiedene Technologien zur Verfügung: Versand der primären DICOM-Bilddaten an eine DICOM-fähige Betrachtungsstation beim Überweiser oder Zugriff auf modifizierte beziehungsweise komprimierte Bilddaten über einen Internet-Browser.

Bei dem Versand an DICOM-Betrachtungsstationen verfügt der Überweiser über die gleichen Bilddaten wie der befundende Arzt und kann auch Modifikationen am Bild wie Fenstereinstellung, Beschriftung und Messfunktionen durchführen. Bei entsprechender Konfiguration kann der Überweiser auch einen Zugriff auf das Archiv erhalten und sich selbständig Voraufnahmen aus dem Archiv laden.

Bei dem Zugriff über einen Internet-Browser ist zwischen das Archiv und dem abfragenden PC ein Webserver geschaltet, der die Bilddaten aufbereitet und komprimiert, gegebenenfalls Befunddaten aus dem RIS hinzufügt und als HTML-Seite an den Browser übermittelt. Da die gängigen Browser (Netscape, Internet Explorer) über keine eingebauten Funktionen für Bildmanipulationen verfügen, müssen diese Funktionen durch Browsererweiterungen wie Plugins, Java-Applets oder ActiveX-Controls realisiert werden.

Praktische Erfahrungen

Am Klinikum der Universität München wurde sowohl eine Bildverteilung über DICOM-Betrachtungsstationen als auch über ein Intranet-System erprobt. Mehrere Gründe sprachen dabei für den Einsatz des Intranet-Systems für die klinikweite Verteilung von medizinischen Bilddaten.

- Der Zugriff ist durch dezentrale Webserver und JPEG-Datenkompression sehr hoch. Die Performance des radiologischen Bildarchives leidet nicht unter Zugriffen von Überweisern
- Bild und Befund sind als Multimedia-Befund fest verknüpft und können auf der Station zum Beispiel für die Patientenakte ausgedruckt werden
- Durch die Integration von vielen diagnostischen Abteilungen (Radiologie, Nuklearmedizin, klinisches Labor, Histologie, Kardiologie) stehen dem überweisenden Arzt umfassende Informationen über die Krankengeschichte als elektronische Patientenakte zur Verfügung
- Die Wartung der Serversoftware erfolgt zentral. Eine Wartung der Client-Software auf den Stations-PCs ist in der Regel nicht erforderlich oder erfolgt durch das Klinikrechenzentrum

Das Intranet-Informationssystem läuft am Klinikum seit Juni 1998 erfolgreich im Routinebetrieb. Zur Zeit sind im System die Daten von etwa 280.000 Patienten und 1,5 Millionen Laboruntersuchungen abrufbar. Aus den bildgebenden Abteilungen stehen 55.000 Bilder und 135.000 Befundtexte online zur Verfügung. Das System wird derzeit von etwa 90 überweisenden Stationen genutzt und verzeichnet etwa 4000 Zugriffe täglich. Zwei Beispiele, wie ein Patient mit seinen Untersuchungen im Webbrowser dargestellt wird, werden in Abbildung 5 gezeigt.

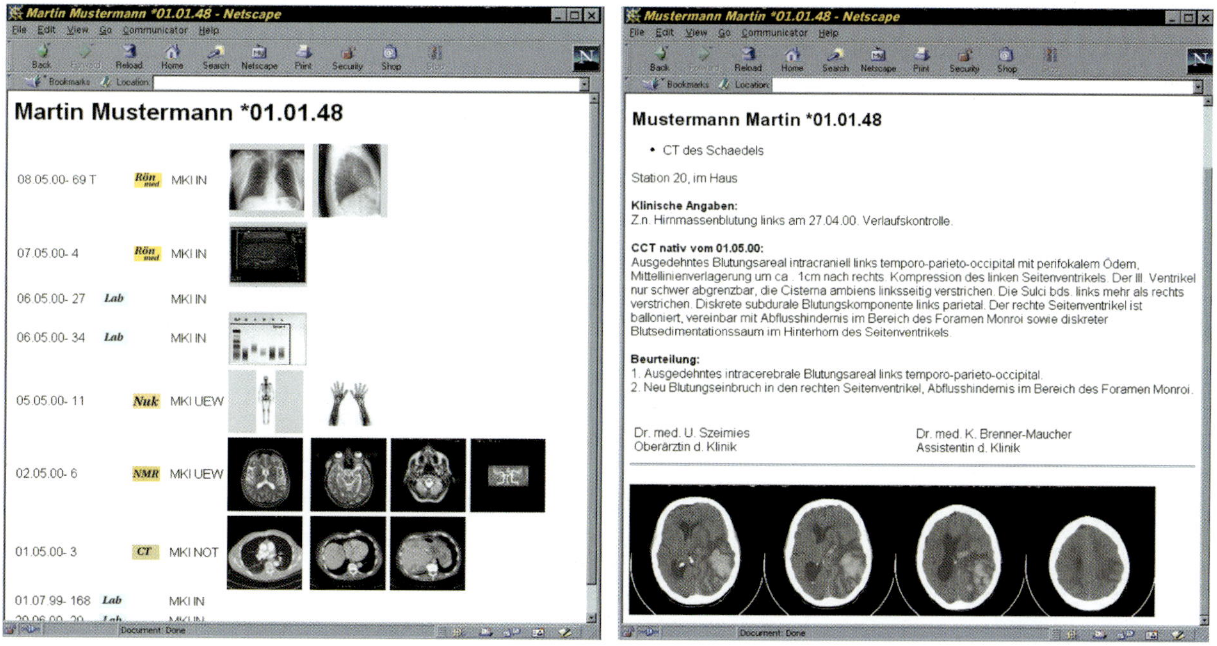

Abb. 5. Darstellung eines Patienten im Webbrowser. Durch Anklicken einer Untersuchung können Befundtext und befundrelevante Bilder online abgerufen werden

Telemedizin in der Dermatohistologie

Die Entwicklung neuer Spezialgebiete in der Dermatohistologie macht die Konsultation weiterer Spezialisten zunehmend häufiger notwendig. Insbesondere in der Beurteilung melanozytärer Tumoren gibt es Grenzfälle für die, auch unter ausgewiesenen Experten, eine nicht zu unterschätzende diagnostische Unsicherheit besteht. Ebenso spielen forensische Gesichtspunkte für die Zuziehung weiterer Spezialisten eine Rolle.

Bisher konnte eine zusätzliche Meinung entweder durch einen persönlichen Besuch oder durch Versendung der Schnittpräparate auf dem Postweg eingeholt werden. Beide Methoden erfordern einen hohen Personal- und Zeit-, damit auch Kostenaufwand. Sachgerechte Verpackung der Schnittpräparate, Transport der Sendung zum nächsten Briefkasten führen zu einer Zeitverzögerung von mindestens ein bis zwei Arbeitstagen. Auch sind die Beförderungskosten für die Zu- und Rücksendung der Schnittpräparate zu berücksichtigen. Insbesondere Sendungen ins Ausland per Luftpost können außerordentlich kostspielig sein.

Das Internet als neues Kommunikationsmedium eröffnet, unter Umgehung der vorgenannten Schwierigkeiten, eine neue, äußerst interessante und schnelle Möglichkeit zur Diskussion histologischer Fälle. Der technische Ablauf gestaltet sich folgendermaßen: Mit einer ins Mikroskop integrierten Videokamera werden Einzelbilder des histologischen Präparates angefertigt. Diese Bilder werden mit Hilfe einer Software aufgearbeitet, die Datenmenge komprimiert und anschließend anonymisiert per E-Mail versandt.

Der Empfänger bekommt üblicherweise neben einer kurzen Beschreibung des Falles die histologischen Bilder zugeschickt, kann nun am Bildschirm den Fall studieren und wiederum per E-Mail seine Überlegungen und seine Diagnose mitteilen. Mit diesem Verfahren besteht die Möglichkeit weltweit in kürzester Zeit beliebig viele Experten zu konsultieren und eine Antwort innerhalb weniger Minuten zu erhalten. Die Qualität der übertragenen histologischen Bilder ist aus eigener Erfahrung hervorragend (Abb. 6). In nur wenigen Fällen besteht der Wunsch die Originalschnittpräparate einzusehen. Zu beachten ist, dass Patientendaten ausnahmslos verschlüsselt oder anonymisiert weitergegeben werden dürfen.

Die Möglichkeit einer elektronischen Vernetzung mit niedergelassenen Kollegen ist eine weitere Variante der Telemedizin. Da es sich gezeigt hat, dass ein klinisches Bild bei histologisch schwierig zu beurteilbaren Fällen, insbesondere bei melanozytären Tumoren sehr hilfreich sein kann. Die Telemedizin eröffnet die Möglichkeit dem Histologen mittels E-Mail ein klinisches Bild zu schicken oder über einen Praxis-Server zur Einsicht zur Verfügung zu stellen.

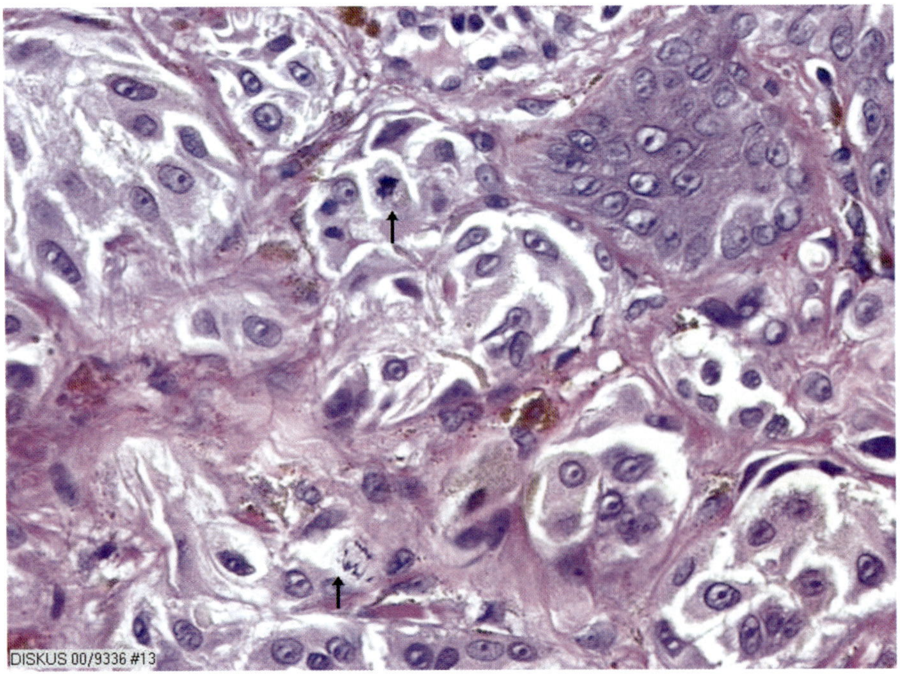

Abb. 6. Telemedizinisches Bild eines melanozytären Tumors. Mitosen sind mit *Pfeilen* gekennzeichnet

Zusammengefasst eröffnet sich mit den Möglichkeiten der Telemedizin eine Reihe von äußerst interessanten Anwendungen, die unter anderem bereits in der praktischen Arbeit der Dermatohistologie eingesetzt werden. Sie stellen hier einen Fortschritt im Sinne einer effizienten kollegialen Zusammenarbeit dar, der sowohl der eigenen Qualitätssicherung und Fortbildung dient, aber in gleichem Maße auch zu einer höheren Diagnosesicherheit zum Nutzen unserer Patienten beiträgt.

Literatur

1. Collins A, Brown JS, Newman, SE (1989) Cognitive apprenticeship: teaching the crafts of reading, writing, and mathematics. In: Resnick LB (ed) Knowing, learning, and instruction. Essays in the honour of Robert Glaser. Erlbaum, Hillsdale, pp 453–494
2. Gruber H (2000) Lehr-Lern-Forschung: Den Erwerb komplexer Kompetenzen müssen wir lehren und lernen. Unterrichtswissenschaft 28: 38–43
3. Stolz W, Popal H, Gläßl A, Segerer J, Kirchberger F, Gruber H, Landthaler M (1999) Dermatologie-Praktikum-2000. In: Lehner F, Nikolaus U (Hrsg) Multimediales Lernen. Gabler Wissenschaft, Wiesbaden, S 120–135
4. Bezug der DICOM Standard Dokumentation unter http://www.nema.org/nema/dicom
5. Seltzer SE, Kelly P, Adams DF, Cango BF, Viera MA, Fener E, Hooton S, Bannon-Rohrbach S, Healy CD, Doubilet PM, Holman BL (1997) Expediting the turnaround of radiology reports in a teaching hospital setting. AJR 168: 889–893

Dia-Klinik

Organisation
Gerd Plewig, Klaus Degitz,
Jörg C. Prinz, Christian A. Sander, Bettina Prinz

Mikroskopische Photographie
Michael J. Flaig

Elektronenmikroskopie
Martin Schaller

Klinische Photographie
Peter Bilek und Diana Kellermeier

Vorwort

Ein besonders beliebter Bestandteil jeder *Fortbildungswoche für praktische Dermatologie und Venerologie* ist die DIA-KLINIK.

Die DIA-KLINIK ist so beliebt, weil sie gut vorbereitete und optimal präsentierte Darstellungen klinisch wichtiger, diagnostisch schwieriger und therapeutisch neuer Beiträge beinhaltet. Viele Tagungsteilnehmer arbeiten das Heft der DIA-KLINIK, das auch Bestandteil im Band 17 der Buchreihe *Fortschritte der praktischen Dermatologie und Venerologie* (Springer-Verlag, Berlin 2001) ist, zu einem späteren Zeitpunkt noch einmal nach.

Die Ärztinnen und Ärzte der Klinik und Poliklinik für Dermatologie und Allergologie, Klinikum der Universität, Ludwig-Maximilians-Universität München, haben didaktisch wichtige Beiträge aus vielen Bereichen unseres Faches zusammengestellt. Die medizinisch-technischen Assistentinnen und Assistenten aus vielen Laboratorien der Klinik haben durch ihr exzellentes technisches Können sehr zum Gelingen der DIA-KLINIK beigetragen.

Mit der *17. Fortbildungswoche für praktische Dermatologie und Venerologie* ist zugleich ein kleines Jubiläum verbunden:

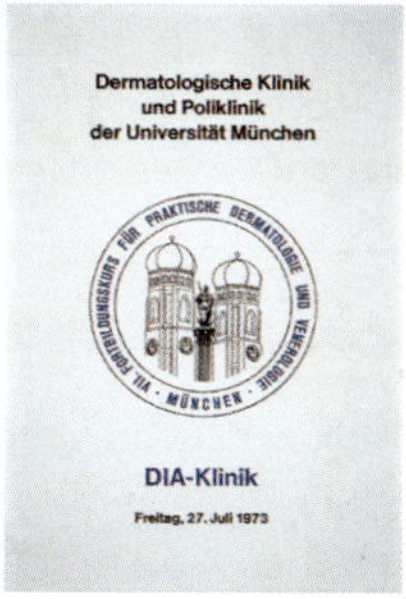

1973, beim *VII. Fortbildungskurs* unter der Leitung von Professor Braun-Falco, gab es die erste DIA-KLINIK. Ein 26seitiges Heft maschinengeschriebener und vervielfältigter Seiten ohne Bilder wurde ausgegeben. Damit erschien die DIA-KLINIK erstmalig in Deutschland. Im Band 7 (Springer-Verlag, Berlin 1973) war die DIA-KLINIK nicht abgedruckt.

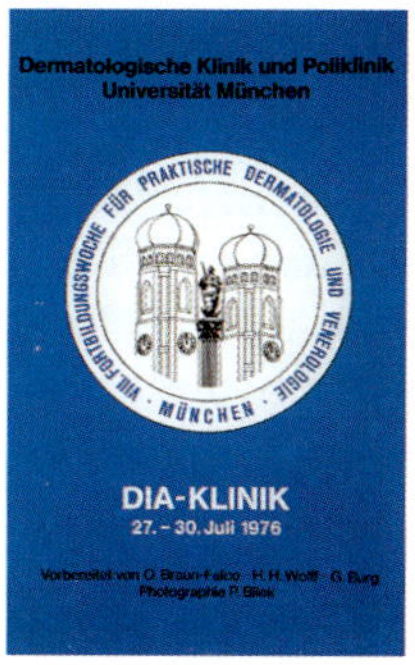

1976 fand die *VIII. Fortbildungswoche* (Umbenennung des bisherigen Fortbildungskurses) statt. Die DIA-KLINIK bestand aus einem 50seitigen gedruckten Heft, aber ebenfalls noch ohne Abbildungen. Sie wurde bereits damals freundlicherweise von Byk-Essex München unterstützt. Im Band 8 (Springer-Verlag, Berlin 1976) war die DIA-KLINIK nicht abgedruckt.

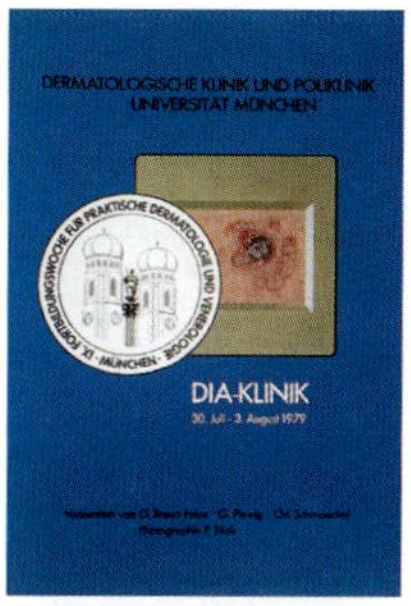

1979 fand die *IX. Fortbildungswoche* statt. Erstmalig wurde ein mit zahlreichen farbigen Fotos ausgestatteter 81seitiger Katalog gedruckt (O. Braun-Falco, G. Plewig, Chr. Schmoeckel). Im Fortbildungsband 9 (Springer-Verlag, Berlin 1979) ist die DIA-KLINIK jedoch nicht abgedruckt.

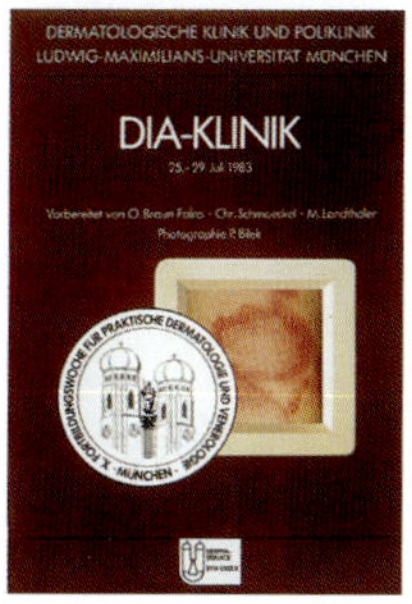

Erst 1983 mit der *X. Fortbildungswoche* gab es einen 74seitigen DIA-KLINIK-Katalog mit zahlreichen Farbabbildungen, der auch ungekürzt im Band 10 (Springer-Verlag, Berlin 1983) abgedruckt wurde.

Die mittlerweile auf fast allen Kongressen in Deutschland etablierte und beliebte DIA-KLINIK wurde also in München auf der Fortbildungswoche geboren. Eine kleine historische Ausstellung erinnerte bei der letzten Fortbildungswoche 1998 an das Jubiläum 25 Jahre *DIA-KLINIK* und die Münchner *Fortbildungskurse* beziehungsweise *Fortbildungswochen.*

Die ganz vorzügliche Ausstattung der DIA-KLINIK hat in traditioneller Weise die ESSEX PHARMA GmbH München übernommen. Für die großzügige Unterstützung dieses Teils der *17. Fortbildungswoche für praktische Dermatologie und Venerologie* vom 23.–28. Juli 2000 danken wir sehr herzlich.

München, Juli 2000

Gerd Plewig
Klaus Degitz
Jörg C. Prinz
Christian A. Sander
Bettina Prinz

Reaktive perforierende Kollagenose

Annette Steimle-Grauer, Michael J. Flaig, Bettina Prinz und Christian A. Sander

Anamnese

Patientin 1: 81jährige Patientin. Vor sechs Wochen erstmals generalisierter, starker Pruritus. Zwei Wochen danach Auftreten teils juckender, teils schmerzhafter Pusteln und Papeln an Rücken und Dekolleté. Ausdehnung der Hautveränderungen auf Abdominal- und Sakralregion. Umwandlung der Effloreszenzen in entzündliche Papeln mit zentraler Nekrose. Hierbei Verschlechterung des Allgemeinzustandes. Kein Fieber.
An Vorerkrankungen Neigung zu Hypotonie und ein Glaukom beidseits bekannt.

Patientin 2: 27jährige Patientin im dritten Trimenon. Vor vier Wochen erstmals kleine, rötliche, stark juckende Papeln und Pusteln am Rücken. Ausbreitung auf das gesamte Integument unter Bildung zentraler, bräunlicher Krusten. Generalisierung des Pruritus. Keine Vorerkrankungen bekannt. Positive Atopiezeichen.

Hautbefund

Patientin 1: An Rücken, Dekolleté und im Bereich des Epigastriums bis zu 5 Millimeter große, kraterförmige Papeln mit zentral grau-gelblichem Hornpfropf. Nach Abheben des Hornpfropfes entleert sich Eiter.

Patientin 2: Am gesamten Integument unter Betonung des Stammes und der unteren Extremitäten dicht gestreute, teils gelblich-krustös belegte, exkoriierte Papeln. Zusätzlich lichenifizierte Erytheme mit Kratzexkoriationen.

Histopathologie und Immunhistologie. Zentraler Epitheldefekt. Hier Nachweis von Bakterien, degenerierten Kollagenfasern sowie Lymphozyten und neutrophilen Granulozyten. Im Randbereich Akanthose des Epithels. In der Dermis erweiterte Gefäße. Zwischen den Kollagenfasern Nachweis von neutrophilen Granulozyten, Lymphozyten und Histiozyten. In der van Gieson-Färbung fokal Nachweis degenerierender Kollagenfasern.
Immunhistologisch C3-Ablagerungen entlang der Gefäße.

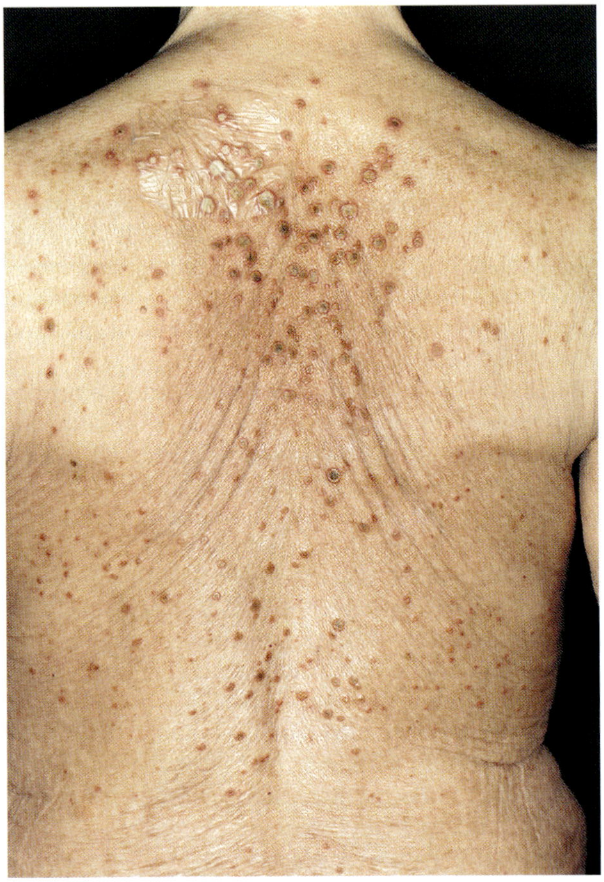

Abb. 1. Patientin 1. Disseminierte, ulzerierte Papeln am Rücken

Diagnose: Der Befund ist vereinbar mit einer perforierenden Kollagenose.

Laborbefunde

Patientin 1: Leukozyten 12.200/µl, hierbei absolute und relative Neutrophilie bei gleichzeitig bestehender absoluter und relativer Lymphozytopenie. CRP 1,2 mg/dl, BSG 30/54 mm n.W., Gesamteiweiß 6,3 g/dl bei absoluter Erniedrigung der α_2-Globuline und relativer Erhöhung der β-Globuline. Antinukleäre Antikörper positiv, Titer 1:320; Pemphigus-, Pemphigoid-, paraneoplastische Pemphigus-, Cardiolipin IgG-

und Cardiolipin IgM-Antikörper negativ. Antistreptolysin-O-Titer negativ, Antistaphylolysin-α-Titer mit 3 IU/ml erhöht. Zirkulierende Immunkomplexe im Referenzbereich. Hepatitisserologie negativ. Im Blutzuckertagesprofil unter peroraler Steroidtherapie Spitzen bis zu 236 mg/dl. Übrige Routinelaborparameter normwertig.

Patientin 2: Erythrozyten 3.79 Mill/µl, Hb 12.8 g/dl, Hkt 36.1%. Antinukleäre Antikörper schwach positiv, Titer 1:160. Hepatitisserologie negativ. SX1 negativ. Gesamt IgE nicht erhöht. Übrige Routinelaborparameter normwertig.

Weitere Befunde
Patientin 1:
Bakteriologisches Labor, Pustelinhalt: Koagulase-negative Staphylokokken.
Sonographie-Abdomen: Schmales, im Detail schwer erkennbares Pankreas. Ansonsten unauffälliges Abdomensonogramm.
Röntgen-Thorax: Linksbetontes, grenzwertig großes Herz. Aortensklerose und -elongation. Geringe streifige Zeichnungsvermehrung links basal.
Mikrobiologischer Befund, Stuhluntersuchungen: Kein Nachweis von Pilzen, Wurmeiern, Amoeben oder enteropathogenen Bakterien.

Patientin 2:
Bakteriologisches Labor, Pustelinhalt: Staphylococcus aureus.
Rachenabstrich: Mundflora.
Nasenvorhofabstrich: Koagulase-negative Staphylokokken.
Sonographie-Abdomen: Altersentsprechender Fetalzustand.

Therapie und Verlauf. Unter peroraler Therapie mit initial 60 mg Methylprednisolon/die in ausschleichender Dosierung (Patientin 1 und 2) sowie topischer Therapie mit anfänglich Glukokortikoide der Klasse III okklusiv (Patientin 1) im Wechsel mit einer Fusidinsäure-haltigen Creme (Patientin 2), gestaltete sich der Hautbefund deutlich rückläufig, so daß auf schwächere, steroidhaltige Externa umgestellt werden konnte. Papel- und Pustelbildung sistierten. Die bestehenden Hautveränderungen flachten deutlich ab, teils waren sie nicht mehr vorhanden. Bei Entlassung zusätzlich äußerliche Therapie mit Basodexan® Salbe (Patientin 1) sowie Sol. acid. citr. 0.5% 30.0, Glycerin DAB-8 15.0, Ung. cordes ad 100.0 (Patientin 2).

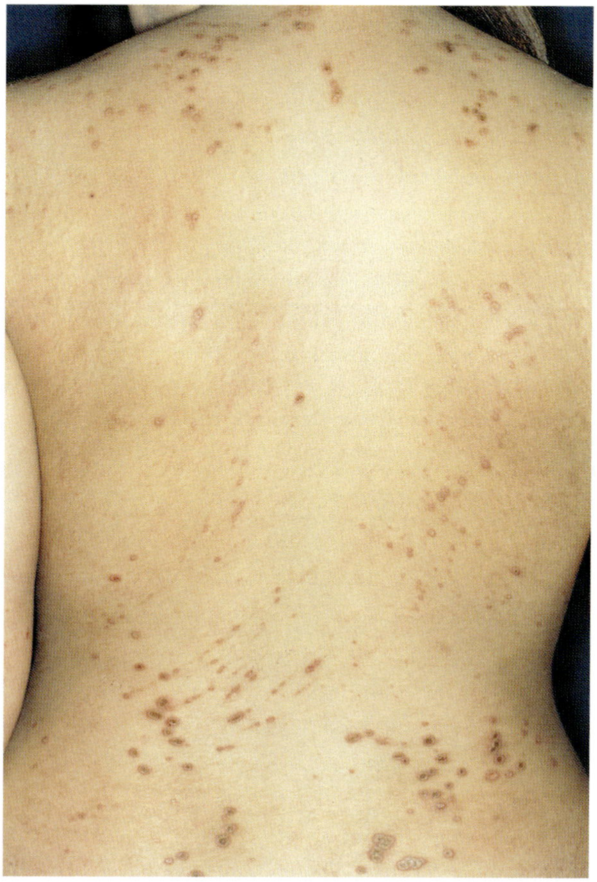

Abb. 2. Patientin 2. Gruppiert oder einzeln stehende exkoriierte Papeln am Rücken

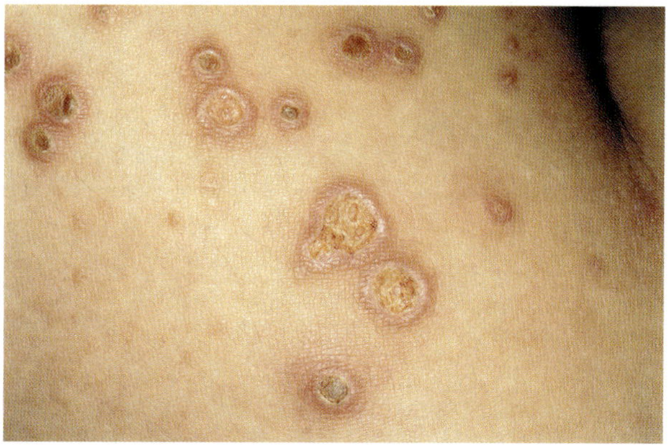

Abb. 3. Patientin 2. Exkoriierte Papeln mit Kruste

Kommentar. Erstmals 1967 beschrieben Mehregan et al. unter dem Begriff reaktive perforierende Kollagenose (RPK) eine ungewöhnliche Hautreaktion als Antwort auf ein oberflächliches Trauma, bei welcher Kollagenfasern durch die Epidermis hindurch eliminiert werden.

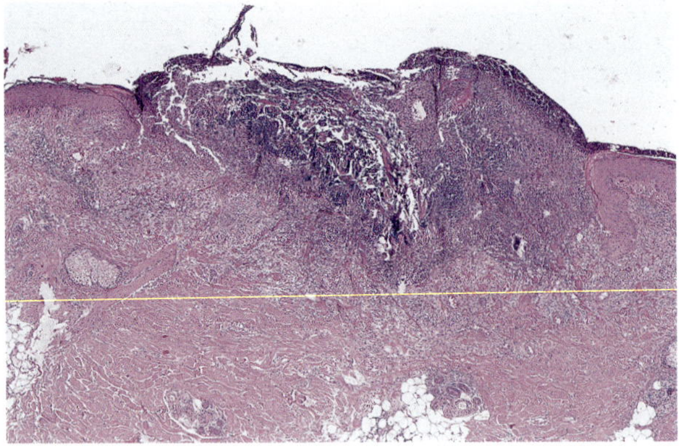

Abb. 4. Exkoriation. In der Dermis dichtes entzündliches Infiltrat

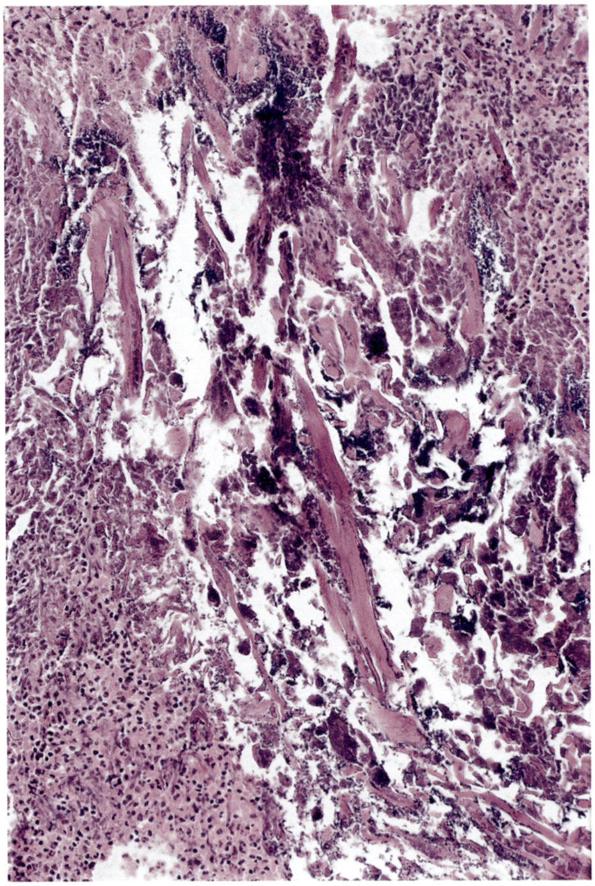

Abb. 5. Degenerierte Kollagenfasern umgeben von einem gemischtzelligen Infiltrat

Einzuordnen ist diese Reaktion in die Gruppe der primär perforierenden Dermatosen, in welcher nach Sehgal et al. zusätzlich die Hyperkeratosis follicularis et parafollicularis in cutem penetrans (Morbus Kyrle), die perforierende Follikulitis, die Elastosis perforans serpiginosa und die erworbene Form der reaktiven perforierenden Kollagenose zu subsummieren sind. Allen gemeinsam ist eine transepidermale Elimination dermaler Substanzen ohne Zerstörung umgebender Strukturen.

Die RPK gehört zu den seltenen Hauterkrankungen. Das Manifestationsalter liegt in der frühen Kindheit. Eine Induktion durch oberflächliche Traumata, Akne oder Kälteexposition ist möglich. Ohne Bevorzugung eines Geschlechtes werden autosomal dominante, rezessive sowie sporadische Formen beschrieben. Prädilektionsstellen sind die Extremitätenstreckseiten unter Betonung von Handrücken, Knien und Ellbogen. Die erworbene Form steht unter anderem im Zusammenhang mit Nierenerkrankungen und Diabetes mellitus und wird auch am Stamm und im Gesicht beobachtet. Über eine Assoziation zu neoplastischem Geschehen wird ebenfalls berichtet.

Klinisch zeigen sich zunächst winzige, hautfarbene, juckende Papeln, welche innerhalb weniger Wochen einen Durchmesser von 5–6 mm erreichen und einen zentralen, bräunlichen, dunkler werdenden, festhaftenden Hornpfropf ausbilden. Das Koebner Phänomen ist positiv. Dieser Entwicklung folgt ein Regressionsstadium, bei welchem eine Abflachung der Papeln zutage tritt. Der Hornpfropf löst sich; ein kleines hypopigmentiertes Areal bleibt meist zurück.

Die Histologie ist abhängig vom Erkrankungsstadium. Während des Vollbildes der Erkrankung zeigt sich histologisch im Bereich der suprapapillären Dermis eine kraterförmige Läsion, angefüllt mit parakeratotischen Zellen und degeneriertem, basophilem Material über einer atrophischen, an zahlreichen Stellen von dünnen, basophil anfärbbaren Kollagenbündeln durchbrochenen Epidermis. Elektronenmikroskopisch sieht man eine fehlende Basallamina, die Basalzellen stehen in direktem Kontakt zu den dermalen Kollagenfasern. Trotz histochemisch veränderter Anfärbbarkeit der Kollagenbündel zeigen diese ultrastrukturell keine Veränderungen. Jedoch konnten erhöhte Fibronektinspiegel im Serum und Fibronektinablagerungen in der extrazellulären Matrix bei dieser Erkrankung nachgewiesen werden. Immunhistochemisch lässt sich bisher Typ III-, IV- und V-Kollagen in den Kollagenbündeln nachweisen. Antigene Eigenschaften biochemisch veränderter Kollagene als Trigger einer zur transepidermalen Elimination von Kollagen führenden Immunreaktion werden diskutiert.

Trotz bisher unbekannter, genauer Ursache der in Schüben auftretenden Erkrankung werden erfolgreiche Therapien mit Allopurinol, Tretinoin, UV B-Phototherapie und PUVA-Therapie beschrieben. Über eine Therapie des Juckreizes bei RPK mittels transkutaner elektrischer Nervenstimulation wird neuerdings berichtet.

Bei den beiden von uns vorgestellten Patientinnen ist aufgrund der Anamnese und des Erkrankungsalters am ehesten von einer erworbenen, reaktiven perforierenden Kollagenose auszugehen. Ein prälatenter Diabetes mellitus (Patientin 1) sowie eine veränderte Immunitätslage während der Schwangerschaft bei vermutlich gleichzeitig bestehender atopischer Diathese (Patientin 2) sind im Zusammenhang mit dem diagnostizierten Krankheitsbild zu diskutieren. In beiden Fällen zeigte sich durch eine immunsuppressive perorale Steroidtherapie in Verbindung mit topischen, steroidhaltigen Externa eine deutliche Besserung des Hautbefundes.

Danksagungen. Patientin 1 wurde freundlicherweise überwiesen von Dres. med. Ute Christophers-Bunge und Ruprecht v. Zumbusch, Hautärzte, Bernauer Straße 22, D-83209 Prien

Literatur

1. Bong JL, Fleming CJ, Kemmett D (2000) Reactive perforating collagenesis associated with underlying malignancy. Br J Dermatol 142:390–391
2. Chang LY, Tang WY, Lo KK (2000) Treatment of pruritis of reactive perforating collagenosis using transcutaneous electrical nerve stimulation. Eur J Dermatol 10:59–61
3. Herzinger T, Schirren CG, Sander CA, Jansen T, Kind P (1996) Reactive perforating collagenosis – transepidermal elimination of type IV collagen. Clin Exp Dermatol 21:279–282
4. Krüger K, Tebbe B, Krengel S, Goerdt S, Orfanos CE (1999) Erworbene reaktiv perforierende Dermatose. Erfolgreiche Behandlung mit Allopurinol in 2 Fällen. Hautarzt 50:115–120
5. Mehregan AH, Schwartz OD, Livingood CL (1967) Reactive perforating collagenosis. Arch Dermatol 96:277–282
6. Morgan MB, Truitt CA, Taira J, Somach S, Pitha JV, Everett MA (1998) Fibronectin and the extracellular matrix in the perforating disorders of the skin. Am J Dermatopathol 20:147–154
7. Patterson JW, Brown PC (1992) Ultrastructural changes in aquired perforating dermatosis. Int J Dermatol 31:201-205
8. Poliak SC, Lebwohl MG, Parris A, Prioleau PG (1982) Reactive perforating collagenosis associated with diabetes mellitus. N Eng J Med 306:2:81-84
9. Sehgal VN, Jain S, Thappa DM, Bhattacharya SN, Logani K (1993) Perforating dermatoses: a review and report of four cases. J Dermatol 20:329-340
10. Serrano G, Aliaga A, Lorente M (1988) Reactive perforating collagenosis responsive to PUVA. Int J Dermatol 27:118-119
11. Vion B, Frank E (1989) Acquired reactive collagen disease in the adult: successful treatment with UV-B light. Hautarzt 40:448-450
12. Wigger-Alberti W, Richter M, Hochheim B, Schreiber G, Elsner P (1999) Acquired reactive perforating collagenosis in diabetes mellitus. Dtsch Med Wochenschr 124:282–284
13. Zelger B, Hintner H, Aubock J, Fritsch PO (1991) Aquired perforating dermatosis. Transepidermal elimination of DNA material and possible role of leukocytes in pathogenesis. Arch Dermatol 127:695-700

Chronisch-aktive Hepatitis C mit Kryoglobulinämie

Elke Bornhövd, Arne K. Sakrauski, Bettina Prinz und Klaus Degitz

Anamnese. 73jähriger Patient. Seit 1989 kleine rote Flecken an den Unterschenkeln. Innerhalb des letzten Jahres Ausbreitung der Flecken auf Oberschenkel, Unterbauch und Glutealregion. Im Verlauf zunehmend bräunliche Hyperpigmentierungen. Außerdem seit mehreren Jahren Diabetes mellitus Typ IIa.

Hautbefund. An den Armen distal, am Unterbauch, gluteal, an Unterschenkeln sowie an den Fußrücken im Hautniveau befindliche, bis 1 cm im Durchmesser große, lividrote, scharf begrenzte Erytheme. In der Diaskopie nicht ausdrückbares rötliches Pigment. Zusätzlich an den Unterarmen und Unterschenkeln netzförmige, blitzfigurenartige bräunlich-gräuliche bis rötlich-livide Hautzeichnung.

Histopathologie und Immunhistologie
Oberschenkel lateral: Subepidermal und dermal ausgedehnte lymphozytäre Infiltrate sowie extravasal um die Gefäße lokalisierte Erythrozyten. Gut vereinbar mit einem älteren Stadium einer Vasculitis allergica.
Direkte Immunfluoreszenz: An den Gefäßen IgM, IgA, C3 und Fibrinogen nachweisbar; gut vereinbar mit einer Vasculitis allergica.

Laborbefunde
γ-GT mit 60 U/l erhöht, Transaminasen normwertig. Im Differentialblutbild relative Lymphopenie von 12,9 %. Kreatinin mit 2,43 mg/dl erhöht, im 24h-Urin: Protein 2,42 g/24h, Kreatinin-Clearance mit 29 ml/min deutlich vermindert, HbA1c 5,6 %.
Hepatitis-Diagnostik: Anti-HCV positiv (im Westernblot), HCV-RNA positiv, Typisierung: Genotyp 1b.
Kryoglobuline: Visuell positiv, quantitativ 3,4 g/l, Differenzierung: Gemischte Kryoglobuline mit monoklonalem IgG und polyklonalem IgA (Kryoglobulinämie Typ II nach Bronet). Zirkulierende Immunkomplexe vermehrt nachweisbar (5,8 mg/ml). Immunglobuline quantitativ, Serum-Eiweißelektrophorese und Immunelektrophorese normwertig.

Weitere Befunde
Oberbauchsonographie: Größe und Parenchymstruktur der Leber regelrecht, betonte Lebervenen, Zustand nach Cholezystektomie, Nierenparenchym beidseits verschmälert.

Therapie und Verlauf. Topische Behandlung mit Glukokortikoiden. Als Ursache der komplexen Hautveränderungen im Sinne einer Vasculitis allergica sowie einer Livedo racemosa ergab die weiterführende Diagnostik eine chronisch-aktive Hepatitis-C mit sekundärer gemischter Kryoglobulinämie. Der

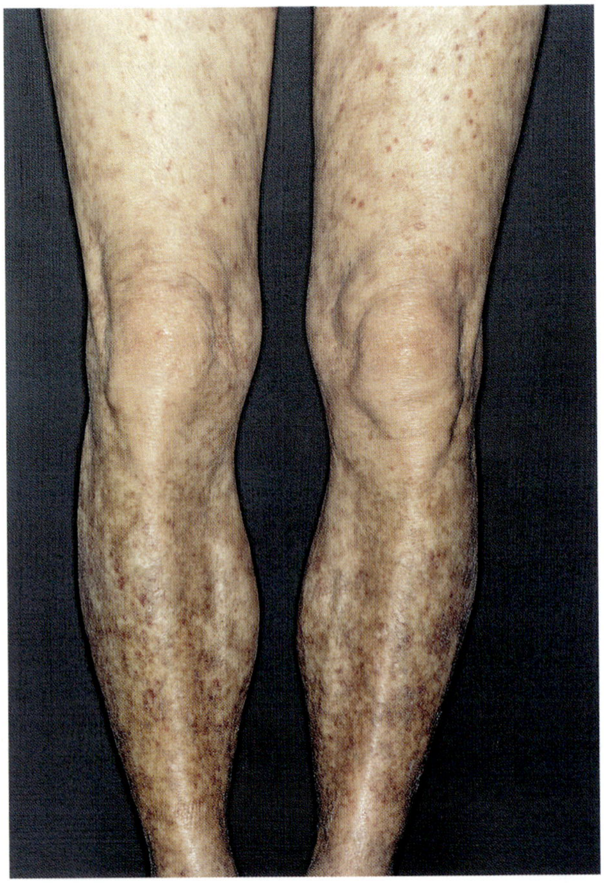

Abb. 1. Lividrote Maculae und blitzfigurenartige Zeichnung streckseitig

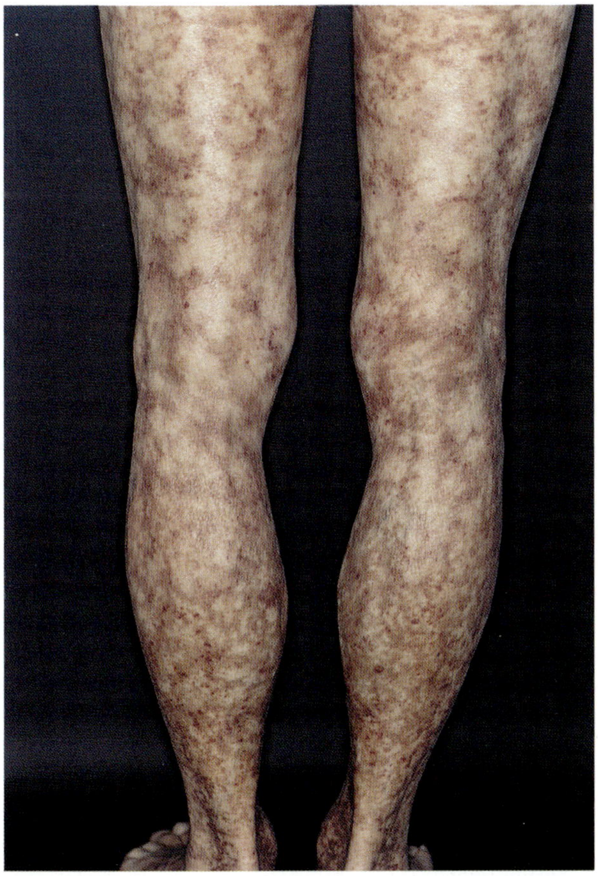

Abb. 2. Lividrote Maculae und ausgeprägte blitzfigurenartige Zeichnung beugeseitig

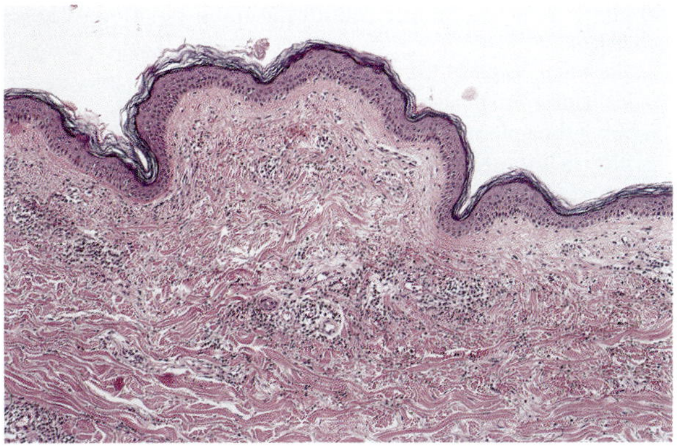

Abb. 3. Subepidermal und dermal ausgedehnte lymphozytäre Infiltrate sowie extravasal lokalisierte Erythrozyten

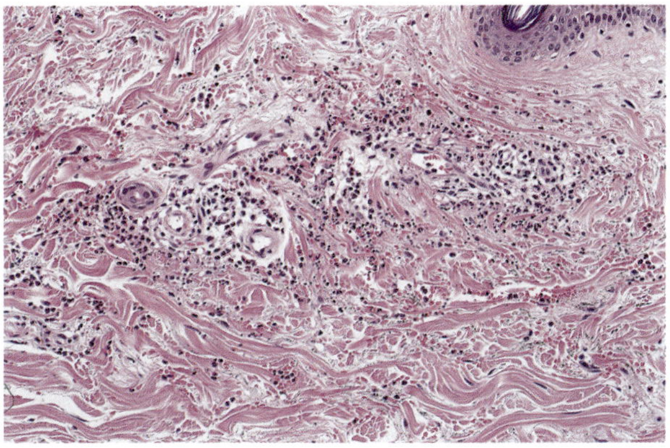

Abb. 4. Detailaufnahme

Infektionsweg bleibt unklar, eine Bluttransfusion war dem Patienten nicht erinnerlich. Bei Verdacht auf eine Nierenbeteiligung der durch die Kryoglobulinämie bedingten Vaskulitis und zum Ausschluss einer diabetischen Nephropathie wurde dem Patienten eine Nierenbiopsie angeraten, zu der er sich nicht entschließen konnte.

Der Patient wurde zur weiteren Behandlung der Hepatitis-C in der Medizinischen Klinik II, Großhadern, vorgestellt. Hier wurde eine Kombinationstherapie aus Interferon-α2b und Ribavirin angeraten.

Kommentar. Kryoglobulinämien werden in essentielle und sekundäre unterteilt. Ursache für sekundäre Formen sind hämatologische Erkrankungen, Autoimmunerkrankungen und Infektionskrankheiten. Hautveränderungen treten bei 67–100 % der Patienten mit Kryoproteinämien auf. Am häufigsten kommt es zu einer palpablen Purpura bei leukozytoklastischer Vaskulitis. Pigmentverschiebungen, Petechien, Ulzera, akrale Nekrosen und Livedo racemosa werden ebenfalls relativ häufig beobachtet. Seltener treten Urtikaria, Kältepannikulitis und Raynaud-Symptomatik auf. Wichtige extrakutane Manifestationen bei Kryoglobulinämien sind Arthralgien, chronische Glomerulonephritiden, neurologische Störungen sowie interstitielle Alveolitiden.

Bei den Kryoglobulinämien lassen sich je nach Zusammensetzung der Kryoglobuline drei Typen unterscheiden (Tabelle 1): Bei Typ I findet sich ein einziger monoklonaler Antikörper. Diese Form wird häufig beim multiplen Myelom oder beim Morbus Waldenström beobachtet. Bei Typ II und III handelt es sich um gemischte Kryoglobuline, entweder mo-

Tabelle 1. Kryoglobulinämie

Typ	Zusammensetzung
Typ I	Monoklonale Immunglobuline
Typ II	Monoklonale und polyklonale Immunglobuline
Typ III	Polyklonale Immunglobuline

Tabelle 2. Häufige kutane Manifestationen bei Hepatitis-C-Infektion

Vaskulitiden, insbesondere kryoglobulinassoziiert
Lichen ruber planus
Porphyria cutanea tarda

noklonale und polyklonale (Typ II) oder verschiedene polyklonale Immunglobuline (Typ III). Typ II und III treten meist im Rahmen von Autoimmunerkrankungen oder von Infektionserkrankungen auf. Dabei ist eine Hepatitis-C-Infektion nach neueren Angaben eine der häufigsten Ursachen einer sekundären Kryoglobulinämie.

Weltweit sind derzeit mehr als 300 Millionen Menschen mit dem Hepatitis-C-Virus infiziert, die Tendenz ist steigend. Oftmals wird die Diagnose erst durch Begleiterkrankungen insbesondere auf dermatologischem Fachgebiet gestellt (Tabelle 2). Neben Vaskulitis und gemischter Kryoglobulinämie sollten auch ein Lichen ruber planus und eine Porphyria cutanea tarda an eine Hepatitis C denken lassen. Eine aktuelle prospektive Fall-Kontroll-Studie fand dagegen zwischen Hepatitis C und chronischer Urtikaria keine signifikante Assoziation. Als Standardtherapie der Hepatitis-C-Infektion hat sich die Gabe von Interferon-α2b in Kombination mit Ribavirin herausgestellt, wobei Heilungsraten von 42% gegenüber 20% bei Monotherapie mit Interferon-α2b erzielt werden konnten.

Danksagungen. Der Patient wurde freundlicherweise überwiesen von Frau Dr. Susanne Brandl, Hautärztin, Bachbauernstraße 2, D-81241 München.
Die internistische Betreuung erfolgte durch die Medizinische Klinik und Poliklinik II sowie durch die Medizinische Poliklinik.

Literatur

1. Cacoub P, Renou C, Rosenthal E, Cohen P, Loury I, Loustaud-Ratti V, Yamamoto AM, Camproux AC, Hausfater P, Musset L, Veyssier P, Raguin G, Piette JC (2000) Extrahepatic manifestations associated with hepatitis C virus infection. A prospective multicenter study of 321 patients. Medicine 79:47–56
2. Cribier BJ, Santinelli F, Schmitt C, Stoll-Keller F, Grosshans E (1999) Chronic urticaria is not significantly associated with hepatitis C or hepatitis G infection. Arch Dermatol 135:1335–1339
3. Doutre MS (1999) Hepatitis C virus-related skin diseases. Arch Dermatol 135:1401–1403
4. Hadziyannis SJ (1998) Skin diseases associated with hepatitis C virus infection. J Eur Acad Dermatol Venereol 10:12–21
5. Kalinke DU, Wüthrich B (1999) Purpura pigmentosa progressiva bei Kryoglobulinämie Typ III und Tartrazinintoleranz. Hautarzt 50:47–51
6. Krengel S, Tebbe B, Goerdt S, Stoffler-Meilicke M, Orfanos CE (1999) Hepatitis-C-Virus-assoziierte Dermatosen. Eine Bestandsaufnahme. Hautarzt 50:629–636
7. Landthaler M (1980) Kryoproteinämien. Hautarzt 31:633–638
8. Pacual M, Perrin L, Giosta E, Schifferli J (1990) Hepatitis C virus in patients with cryoglobulinemia type II. J Infect Dis 162:569–575
9. Reichard O, Norkrans G, Frydén A, Braconier J-H, Sönnersborg A, Weiland O for the Swedish Study Group (1998) Randomised, double-blind, placebo-controlled trial of interferon-α2b with and without ribavirin for chronic hepatitis C. Lancet 351:83–87
10. Wong V, Egner W, Elsey T, Brown D, Alexander G (1996) Incidence, character and clinical relevance of mixed cryoglobulinemia in patients with chronic hepatitis C virus infection. Clin Exp Immunol 104:25–31

Papillomatosis confluens et reticularis Gougerot-Carteaud

Claudia Borelli, Thomas Herzinger und Hans Christian Korting

Anamnese. 22jähriger Patient. Seit vier Jahren mäßig progrediente, symptomlose Hautveränderungen an Armen und Abdomen.

Hautbefund. An Unterarmen, am Abdomen und in der Leistenregion flache, grau-bräunliche, bis 5 mm große, teils netzartig konfluierende Papeln.

Histopathologie. Akanthose der Epidermis, leichte Papillomatose und Orthohyperkeratose. Im oberen Korium lymphohistiozytäre Infiltrate mit vereinzelten Melanophagen.

Laborbefunde. Kein Nachweis pathogener Keime oder Pilzelemente.

Therapie und Verlauf. Unter Econazol-Schaumlösung über je drei Nächte in zwei aufeinander folgenden Wochen und 1% Econazol-Creme täglich nahezu vollständige Abheilung innerhalb von vier Wochen. Bei Fortsetzung der Therapie mit Econazol-Creme stabiler Hautbefund über vier Monate. Fünf Monate später erneute Vorstellung mit Rezidiv. Unter 200 mg Ketoconazol per os über fünf Tage Abheilung. Dann unter Weiterbehandlung mit Econazol topisch jedoch erneut netzartig konfluierende bräunliche Maculae.

Kommentar. Die Ätiologie dieser seltenen, durch Gougerot und Carteaud 1927 erstmals beschriebenen Erkrankung ist unbekannt. Aufgrund der in einigen Fällen beobachteten Assoziation mit einer abnormen Glukosetoleranz, einem manifesten Diabetes mellitus oder einer leichten Hypothyreose sowie wegen der bevorzugten Erstmanifestation in der Pubertät wurden endokrinologische Ursachen diskutiert. Das Ansprechen auf Vitamin A oder Retinoide bei einem Teil der Patienten wurde als Argument für das Vorliegen einer epidermalen Verhornungsstörung genannt. Weiterhin wurde eine abnorme Reaktion auf die Besiedelung mit *Pityrosporum orbiculare*, das aus Läsionen kulturell und im Nativpräparat nachgewiesen werden konnte, als Ursache vermutet. Für eine pathogenetische Rolle dieses Hefepilzes

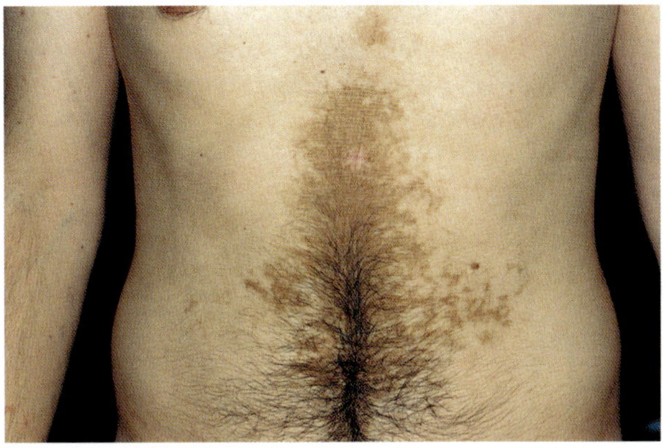

Abb. 1. Am Abdomen grau-bräunliche netzartig konfluierende Papeln

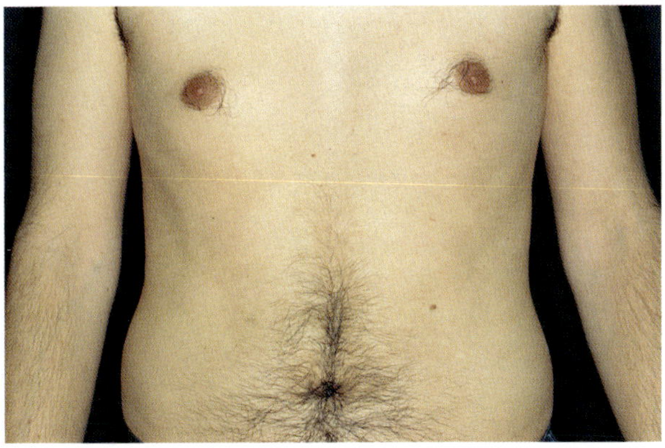

Abb. 2. Hautbefund nach Therapie

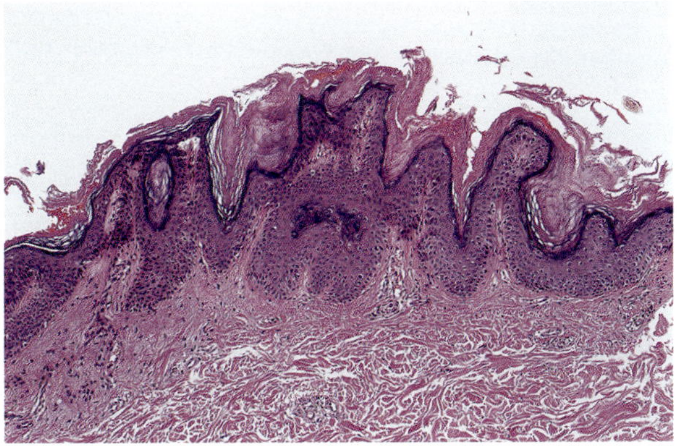

Abb. 3. Akanthose und Orthohyperkeratose des Epithels

spricht auch die therapeutische Wirksamkeit von topischen Antimykotika (Azole, Selendisulfid) bei einem Großteil der Patienten. In Fällen, die auf eine topische antimykotische Therapie nicht ansprachen, wurden Erfolge mit Minocyclin, 100 mg per os/ Tag, gesehen.

Danksagungen. Der Patient wurde freundlicherweise überwiesen von Herrn Dr. Werner Barran, Hautarzt, Hubertusstraße 7, D-82152 Planegg.
Die histologische Befundung erfolgte durch Herrn Prof. Dr. Christian Schmoeckel, Hautarzt, Leopoldstraße 59, D-80802 München.

Literatur

1. Bruynzeel-Koomen CAFM, de Wit RFE (1984) Confluent and reticulated papillomatosis successfully treated with the aromatic etretinate. Arch Dermatol 120: 1236–7
2. Hamilton D, Tavafoghi V, Shafer J, Hambrick GW Jr. (1980) Confluent and reticulated papillomatosis of Gougerot and Carteaud. Its relationship to other papillomatoses. J Am Acad Dermatol 2: 401–10
3. Kagi MK, Trueb R, Wuthrich B, Burg G (1996) Confluent and reticulated papillomatosis associated with atopy. Successful treatment with topical urea and tretinoin. Br J Dermatol 134: 381–382
4. Poskitt L, Wilkinson JD (1993) Clearance of confluent and reticulated papillomatosis of Gougerot and Carteaud with minocycline. Br J Dermatol 129: 351–3
5. Roberts SOB, Lachapelle JM (1969) Confluent and reticulated papillomatosis (Gougerot-Carteaud) and Pityrosporum orbiculare. Br J Dermatol 81: 841–5
6. Shimizu S, Han-Yahn H (1997) Confluent and reticulated papillomatosis responsive to minocycline. Dermatology 194: 59–61

Rezidivierende Paronychie bei einem HIV-infizierten Patienten unter Proteaseinhibitor-Therapie

Eva Thoma-Greber, Claudia Borelli, Arne K. Sakrauski und Martin Röcken

Anamnese. 39jähriger Patient. HIV-Infektion seit 1989 (CDC 3B). Seit 1990 antiretrovirale Therapie mit Nukleosidanaloga. Im Oktober 1996 Ergänzung der antiretroviralen Kombinationstherapie durch Proteaseinhibitoren im Sinne einer *highly active antiretroviral therapy* (HAART). Seit April 1999 Umstellung des Proteinaseinhibitor auf Indinavir. Im Juni 1999 erstmals Auftreten von rezidivierenden, schmerzhaften Paronychien an beiden Großzehen.

Hautbefund. Erythematöse, ödematöse, paronychiale Schwellung beider Großzehen. Entleerung von Eiter aus dem Paronychium.

Laborbefunde. CD4+-T-Lymphozyten 380/µl; Virusbelastung 38.000/ml Plasma (HIV-1-RNA/bDNA Amplifikationsmethode); Leukozyten im Normbereich. Glukose mit 267 mg/dl und Triglyzeride mit 411 mg/dl erhöht.

Weitere Befunde
Bakteriologie: Staphylococcus aureus.
Mykologie: Nativ unauffällig, kulturell kein Nachweis von Candida-Spezies.

Therapie und Verlauf. Unter einer bereits vom Hausarzt begonnenen Antibiose mit Ciprofloxacin 2 x 500 mg/Tag sowie örtlicher Therapie mit Chinolinolsulfat Fußbädern und Povidoniod, wurde unter Oberst Leitungsanästhesie eine Nagelschienung vorgenommen. Hierzu wurde ein der Länge nach aufgeschnittenes steriles Redon-Drainageröhrchen (Sterimed® 6 Charriere = 2 mm) über den seitlichen Rand des Nagels von distal nach proximal bis zum Nagelbett geschoben und mit Steri-Strips® fixiert.
Unter dieser druckentlastenden Therapie kam es zur raschen Rückbildung der Entzündung. Das Röhrchen wurde belassen bis es von selbst herausgewachsen war.

Kommentar. Paronychien bei HIV-infizierten Patienten können infektiösen oder nicht infektiösen Ursprungs sein. Chronische Candidaparonychien sind häufig bei CD4+-Zellen unter 100/µl. Bei akuten Paronychien finden sich in der Regel bakterielle Erreger insbesondere *Staphylococcus aureus.*
Paronychien sind auch bekannt als Nebenwirkungen der Therapie mit Fluorouracil, Methotrexat und systemischen Retinoiden. In den letzten Jahren häufen sich die Fallberichte von Paronychien als Nebenwirkung der antiretroviralen dreifach Kombinationstherapie im Sinne einer *highly active antiretroviral therapy* (HAART) insbesondere unter Einbeziehung des Proteaseinhibitors Indinavir. Keiner der in der Literatur beschriebenen Patienten hatte eine positive Anamnese für Paronychien. Die therapieasso-

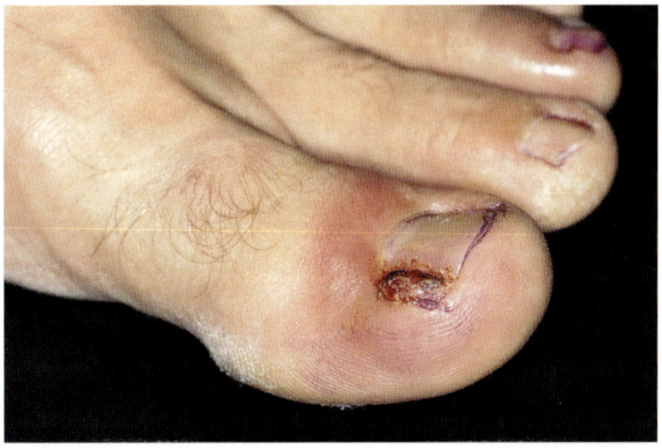

Abb. 1. Großzehe links mit ödematöser perionychialer Schwellung

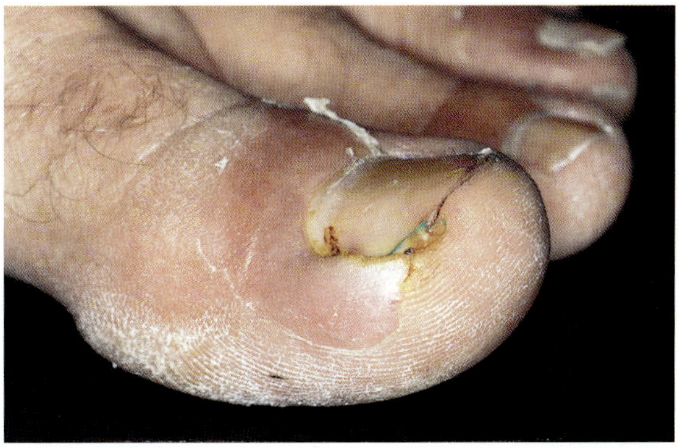

Abb. 2. Nagelschienung mit Redon-Drainageröhrchen

zierten Paronychien traten 2–12 Monate nach Beginn der Proteaseinhibitoreinnahme auf. Neben den am häufigsten betroffenen Großzehennägeln können sämtliche Zehen- und Fingernägel involviert sein.

Die Pathogenese der Paronychie unter HAART ist bisher ungeklärt. Bekannt sind bei Proteaseinhibitortherapie subakut auftretende Stoffwechselstörungen, wie Hyperlipid- und Cholesterinämien sowie Glukoseintoleranz. Auffallend ist die Homologie der katalytischen Region der HIV-1 Protease und dem CRABP-1 (*cytoplasmatic retnoic-acid binding protein type* 1). Dies läßt annehmen, daß Proteaseinhibitoren Effekte hervorrufen, die denen einer Retinoidtherapie gleichen.

Aufgrund der Häufung von Paronychien bei HAART sollte man an diese Nebenwirkung denken. Die Methode der Nagelschienung mittels eines aufgeschnittenen Drainageröhrchens ist eine einfache, leicht durchzuführende, wenig invasive Methode zur Behandlung von Paronychien. Der Erfolg dieser Technik beruht auf der Idee, daß die schmerzhafte Entzündung die Folge des Drucks eines Nagelspornes in das umgebende seitliche Gewebe ist. Durch die Nagelschienung wird eine Druckentlastung herbeigeführt. Die Methode stellt eine gute Alternative zur Emmert Plastik und anderen invasiven Techniken dar, da sie keine bleibenden Schäden an der Nagelmatrix setzt. Die Nagelschienung ist ambulant durchführbar, der Patient sofort schmerzfrei und gehfähig. Eine örtliche antiseptische und systemische antimikrobielle Therapie kommt begleitend zum Einsatz.

Ein Absetzen der antiretroviralen Therapie ist bei den betroffenen Patienten nicht möglich. Ein häufiges Umsetzen der Proteaseinhibitoren, bei einer gut eingestellter HAART, ist zu vermeiden. Die beschriebene Technik führt trotz Beibehaltung der Therapie zum Erfolg und kann gegebenenfalls wiederholt werden.

Danksagung. Der Patient wurde freundlicherweise überwiesen von Herrn Dr. H. Becker, Internist, Isartorplatz 6, D-80331 München.

Literatur

1. Baran R (1986) Etretinate and the nails (study of 130 cases): possible mechanism of some side-effects. Clin Exp Dermatol 11:148–152
2. Bouscarat F, Bouchard C, Bouhour D (1998) Paronchia and pyogenic granuloma of the great toes in patients with indinavir. N Engl J Med 338:1776–1777
3. Carr A, Samaras K, Chisholm DJ, Cooper DA (1998) Pathogenesis of HIV-1-protease inhibitor-associated peripheral lipodystrophy, hyperlipidaemia, and insulin resistance. Lancet 351:1881–1883
4. Murad A, Scher RK (1999) Indinavir related recurrent paronychia and ingrown toenails. Cutis 64:277–278
5. Schulte KW, Neumann NJ, Ruzicka T (1998) Surgical Pearl: nail splinting by flexible tube-a new noninvasive treatment for ingrown toenails. J Am Acad Dermatol 39:629–630
6. Tosti A, Piraccini B, D'Antuono A, Marzaduri S, Bettoli V (1999) Paronychia associated with antiretroviral therapy. Br J Dermatol 140:1165–1168
7. Wallace WA, Wilne DD, Andrew T (1979) Gutter treatment for ingrowing toenails. Br Med J 2:168–171

Entropium bei Lupus erythematodes

Janine Bastert, Michael J. Flaig und Hans Christian Korting

Anamnese. 43jähriger Patient. Seit vier Jahren bestehende entzündliche narbige Plaques im Gesicht und auf dem Kopf. Vor zwei Jahren trat eine chronische Entzündung des linken und seit kurzer Zeit auch des rechten Unterlidrandes mit Verlust der Zilien hinzu. Diverse durch Ophthalmologen verabreichte Externa brachten keine Abheilung. Es lagen keine Grunderkrankungen vor.

Hautbefund. Linkes Unterlid erythematös geschwollen mit initialer Atrophie und Verlust der Zilien. Auf der linken Wange zwei, retroaurikulär links, am Rücken rechts oben und auf dem Nasenrücken jeweils ein bis 20 mm im Durchmesser großer, eingesunkener, runder, erythematöser, zentral narbiger Plaque. Hochparietal links ein 2,5 × 1,0 cm großer, haarloser, atrophischer Herd.

Histopathologie und Immunhistologie. Akanthose des Epithels mit vakuolärer Degeneration im Bereich der Junktionszone. Subepidermal teils bandförmiges lymphozytäres Infiltrat. In der Dermis fleckförmige lymphozytäre Infiltrate sowie ausgedehnte Muzinablagerungen. Negative direkte Immunfluoreszenz.

Laborbefunde. Erhöht waren GOT 34 U/l, GPT 66U/l, GGT 48U/l. Alle übrigen Routinechemielaborparameter inklusive CRP, Blutbild, Differentialblutbild, Urinstatus und Creatinin-Clearance im Normbereich. Zirkulierende Immunkomplexe mit 5,4 ng/ml gering erhöht. ANAs und Sm-Antikörper negativ.

Weitere Befunde
EKG ohne pathologischen Befund.
Röntgen-Thorax in zwei Ebenen: Verplumpte Hili ohne Stauungszeichen. Peribronchiale Zeichnungsvermehrung ohne Inflitrate oder Rundherde.
Oberbauchsonographie: Leber vergrößert mit echodichtem Binnenmuster, ansonsten altersentsprechend.
Bakteriologisches Labor: Auge links Nachweis von koagulasenegativem *Staphylococcus aureus.*
Echokardiographie: Mitralklappensklerose mit geringer Insuffizienz, linker Vorhof gering vergrößert, sonst unauffällig.
Ophthalmologisches Konsil: Chronisch-ulzerierende nekrotisierende Blepharitis mit Kalkinfarkten der Meibomschen Drüsen. Bindehaut gering injiziert, Hornhaut glatt, klar, spiegelnd. Intraokular reizfrei und spiegelnd.
Neurologisches Konsil: Ohne pathologischen Befund.

Therapie und Verlauf. Der damals 43jährige Patient stellte sich im Herbst 1999 in unserer Klinik vor. Er klagte über eine seit zwei Jahren bestehende therapierefraktäre Entzündung des linken Augenunterlids. Seit kurzer Zeit käme es auch zu Entzündungen am rechten Unterlid. Bei der körperlichen Untersu-

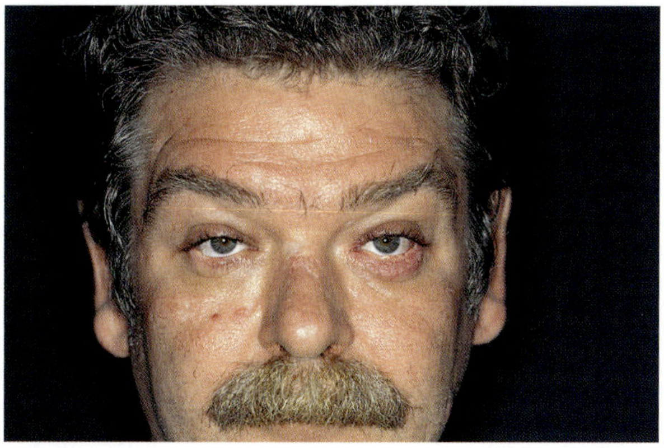

Abb. 1: Narbiger Plaque am Nasenrücken

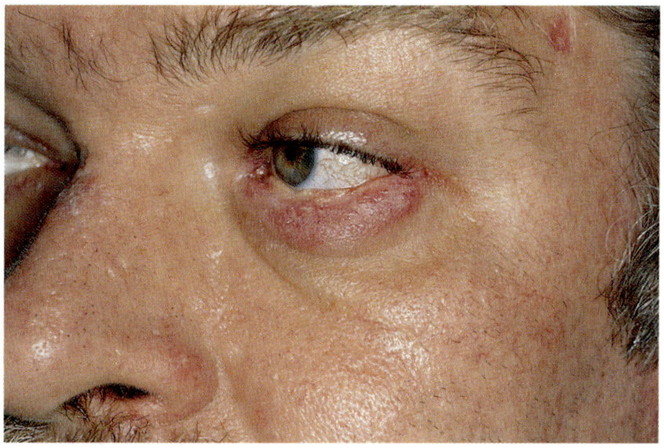

Abb. 2: Entropium Unterlid links

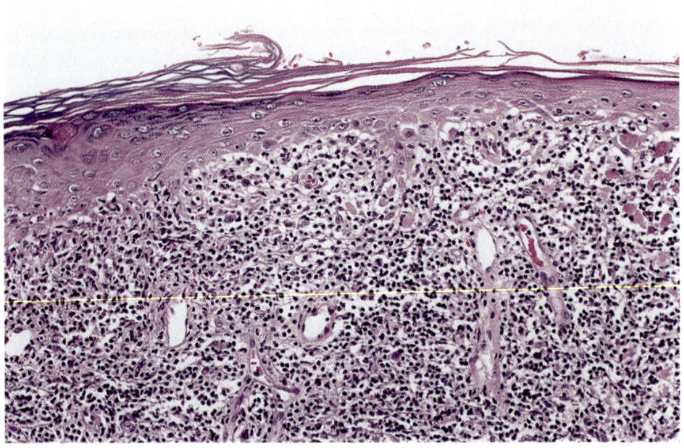

Abb. 3: Vakuoläre Degeneration der Junktionszone, subepidermal bandförmiges lymphozytäres Infiltrat

chung fielen neben der entzündlichen Veränderung des Augenlids mehrere narbige, entzündliche Plaques im Gesicht, am Kopf und am Rücken auf. Probebiopsien vom Rücken und dem Gesicht erbrachten dermatohistologisch die Diagnose eines chronisch-diskoiden Lupus erythematodes. Es erfolgte eine Durchuntersuchung, die keinen Hinweis auf eine organische Beteiligung des Lupus erythematodes erbrachte. Zunächst wurden die Herde mit externen Glukokortikoiden zum deutlichen Rückgang gebracht. Aufgrund einer Infektion des Unterlidrandes mit *Staphylococcus aureus* erfolgte über zehn Tage eine orale Therapie mit 100 mg Doxycyclin täglich. Nach einem regelrechten Elektrookulogramm wurde nach einer Glukokortikoidstoßtherapie mit anfänglich 64 mg Methylprednisolon pro die in ausschleichender Dosierung eine Therapie mit 200 mg Hydroxychloroquinsulfat täglich eingeleitet. Darunter kam es zu einer deutlichen Besserung der Hautveränderungen im Gesicht und an den Augen. Es traten keine neuen Hautveränderungen auf. Die narbige Alopezie auf dem Kapillitium besteht weiter.

Kommentar. Unter der Bezeichnung Lupus erythematodes (LE) werden verschiedene klinische Erscheinungsbilder einer bis heute ätiologisch nicht ganz geklärten Erkrankung zusammengefasst. Es wird angenommen, daß es sich hierbei um eine autoimmunologische Ursache handelt. Neben der systemischen Form des LE existieren einige kutane Formen, von denen der chronisch-diskoide LE (CDLE) insgesamt die häufigste ist. Die für den CDLE typischen erythematösen, hyperkeratotischen und atrophischen Plaques finden ihre Lokalisation zumeist im Gesicht. Aber auch der behaarte Kopf kann betroffen sein. An dieser Stelle werden dann haarlose, vernarbte Plaques beobachtet. Sehr selten sind die Mundhöhle und/oder die Augenlider betroffen. Noch seltener ist das ausschließliche Auftreten von Hautveränderungen an diesen Lokalisationen alleine. Wie auch beim vorliegenden Patienten führte der Befall der Augenlider zu einer jahrelangen Fehldiagnose und nicht effektiven Therapie. Zur Bestätigung der Verdachtsdiagnose wurden die Probebiopsien aus Gründen der Praktikabilität nicht aus den ohnehin schon stark vorgeschädigten Unterlidern entnommen, sondern aus einer Hautveränderung im Gesicht und einer zweiten am oberen Rücken. Die dermatohistopathologische Begutachtung zeigte typische Veränderungen des LE, die direkte Immunfluoreszenz war negativ.
Medikamente der ersten Wahl zur Therapie des CDLE sind die Antimalariamittel, allen voran das meist gut verträgliche Hydroxychloroquin, sowie orale und topische Glukokortikoide. In diesem Fall kam es im Therapiezeitraum von drei Monaten nach Gabe von 200 mg Hydroxychloroquin täglich und oralen Glukokortikoiden zu einer weitgehenden Besserung der Hautveränderungen mit alopezischer Defektheilung.

Danksagung. Die augenärztliche Betreuung erfolgte durch Frau Dr. Elisabeth Meßmer, Augenklinik (Prof. Dr. Anselm Kampik).

Literatur

1. Cyran S, Douglass MC, Silverstein JL (1992) Chronic cutaneous lupus erythematosus presenting as periorbital edema and erythema. J Am Acad Dermatol 26:334–338
2. Donzis PB, Insler MS, Buntin DM, Gately LE (1984) Discoid lupus erythematosus involving the eyelids. Am J Ophthalmol 98:32–36
3. El-Ghatit AM, El-Deriny SM, Mahmoud AA, Ashi AS (1999) Presumed periorbital lupus vulgaris with ocular extension. Ophthalmology 106:1990–1993
4. Schotte U, Megahed M, Goerz G, Lehmann P (1993) Diskoider Lupus erythematodes mit ungewöhnlichem klinischem Bild. Diagnostik mit Hife der Lichttestung. Aktuelle Dermatol 19:160–163
5. Tosti A, Tosti G, Giovannini A (1987) Discoid lupus erythematosus solely involving the eyelids: Report of three cases. J Am Acad Dermatol 16:1259–1260
6. Toth A, Nagy E, Varga M, Schneider I (1990) An den Augenlidern beginnender chronischer diskoider Lupus erythematodes (CDLE) Z Hautkr 65:589–591
7. Weston WL, Morelli JG, Lee LA (1999) The clinical spectrum of anti-Ro-positive cutaneous neonatal lupus erythematosus. J Am Acad Dermatol 40:675–681
8. Wollina U, Henkel U, Zollmann C, Günther E (1988) Chronisch-diskoider Lupus erythematodes mit primärem befall der Augenlider unter dem Bild einer Demodex folliculorum Dermatosis. Aktuelle Dermatol 14:71–74

Lichen ruber actinicus

Pia Schöpf, Susanne Breit, Bettina Prinz und Hans Wolff

Anamnese. 8jähriges Mädchen. 1998 Badeurlaub in der Türkei, Rötung und Juckreiz auf der Stirn. Zehn Monate später juckende Läsionen an beiden Unterarmen und Handrücken sowie Wangen beidseits und periokulär. Seitdem Persistenz beziehungsweise langsame Ausdehnung der bestehenden Hautveränderungen. Deutlicher Juckreiz, keine sonstigen Beschwerden. Bisherige Therapieversuche mit Externa ohne Erfolg. Nach Sonnenexposition jeweils deutliche Verschlechterung des Hautbefundes.

Hautbefund. An beiden Unterarmen beugeseitig sowie an beiden Handrücken multiple, zum Teil konfluierende polygonale Papeln von rötlicher bis livid-bräunlicher Farbe. Die Oberfläche ist glatt und glänzend und zeigt eine feine netzartige weißliche Zeichnung. An der Stirn, den Wangen und periokulär fleckige Hyperpigmentierungen.

Histopathologie
Handrücken rechts: Unregelmäßige Akanthose mit sägezahnartigen Ausläufern, fokal Hypergranulose. Kompakte Hornschicht. In der Dermis epidermotrop ausgerichtetes lymphohistozytäres Infiltrat mit vakuoliger Auflockerung der dermoepidermalen Grenze. Kolloidkörperchen. Melanophagen.
Diagnose: Lichen ruber planus.

Laborbefunde
Differentialblutbild, BKS, Elektrolyte, Leber- und Nierenwerte, Glukose, Gesamteiweiß und weitere Routinelaborparameter altersentsprechend im Normbereich. Luesserologie unauffällig. Gesamt-IgE mit 1537 kU/l deutlich erhöht. SX1-Rast negativ.
Antinukleäre Antikörper (ANA) negativ.
ASL: 502 IU/ml, ADNase B 452,4 U/ml, ASTA negativ.
Hepatitis Serologie: Anti-HAV positiv, Anti-HBc negativ, Anti-HCV negativ.
Stuhluntersuchungen: *Candida albicans* positiv; Wurmeier, Lamblien, Amöben, Kryptosporidien und enteropathogene Keime: negativ.

Weitere Befunde
Pricktest: Gräser-, Roggenpollen, Birkenpollen, Beifußpollen, Hausstaubmilbe (*Dermatophagoides pteronyssinus*), Katzenhaare, Naturlatexmilch (Fa. Hartmann): negativ.
Epikutantestung-Standard: Kontaktsensibilisierungen vom Spättyp (Ekzemtyp) gegenüber Nickel-II-Sulfat, Quecksilber(II)-amid-chlorid, Thiomersal und Duftstoff-Mix.
Lichttest: Normale minimale Erythemdosis und minimale toxische Dosis. Positive Frühreaktion in der Testung auf polymorphe Lichtdermatose, die verein-

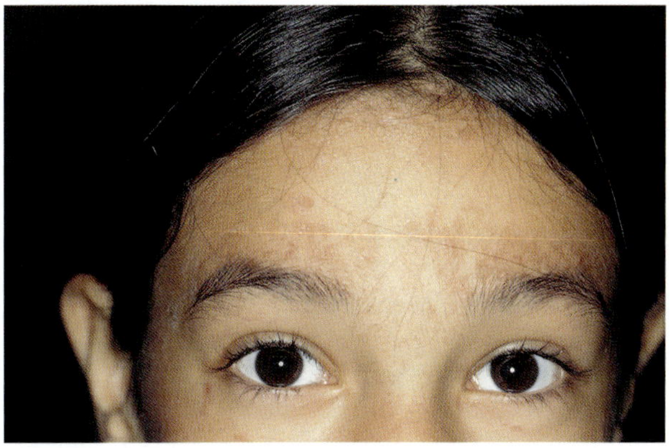

Abb. 1. Fleckige Hyperpigmentierung an Stirn

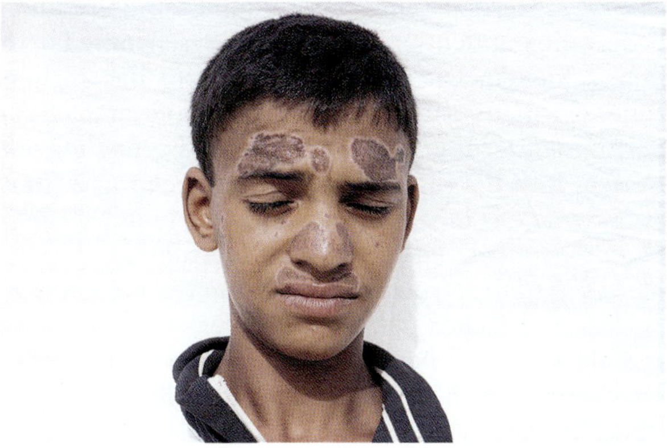

Abb. 2. Lichen ruber actinicus bei einem jungen Mann aus Tunesien

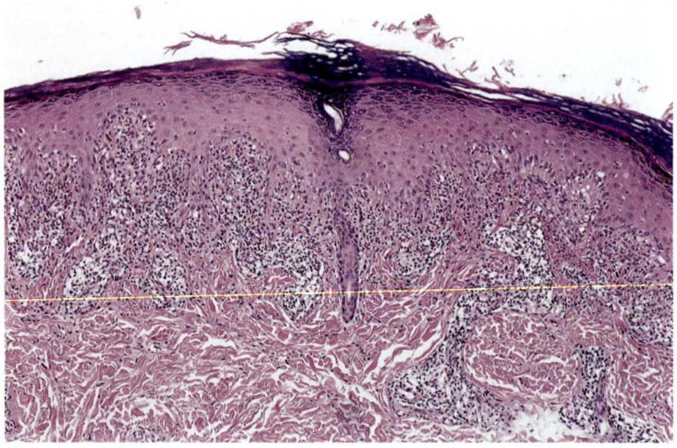

Abb. 3. Unregelmäßige Akanthose mit sägezahnartigen Ausläufern, fokal Hypergranulose. Kompakte Hornschicht, vakuolige Auflockerung der dermoepidermalen Grenze. Kolloidkörperchen. Melanophagen

bar mit der klinischen Diagnose eines Lichen ruber actinicus ist.

Therapie und Verlauf. Behandlungsversuch mit Glukokortikosteroiden topisch (Prednicarbat Creme). Hierunter Rückgang der Papeln an beiden Unterarmen und Handrücken sowie Aufhellung der Hyperpigmentierungen im Gesicht.

Kommentar. Der Lichen ruber actinicus stellt eine Sonderform des Lichen ruber dar, die vornehmlich an lichtexponierten Arealen auftritt. Er kommt überwiegend bei Menschen mit hoher Sonnenexposition vor. Die Ursache der Erkrankung ist ungeklärt. Der Auslöser scheint die ultraviolette Strahlung zu sein. Mehrheitlich sind dunkelhäutige Personen orientalischer Abstammung betroffen. Der Lichen ruber actinicus tritt vor allem im Frühling und Sommer an den lichtexponierten Hautarealen auf. Klinisch werden eine Granuloma-annulare-ähnliche, eine pigmentierte sowie eine dyschrome Form unterschieden. Die pigmentierte Form des Lichen ruber actinicus erinnert an eine Melasma-artige Hyperpigmentierung. Um eine klare Abgrenzung zu treffen, hilft die histologische Untersuchung weiter. Synonyme des Lichen ruber actinicus lauten *Lichen planus tropicus, Lichen planus subtropicus, Lichen planus in subtropical countries, lichenoid melanodermatitis* und *Lichen planus abaphicus.*
Die Mehrheit der Patienten stammt aus dem Mittleren Osten, jedoch existieren auch Berichte aus Nordafrika, Südafrika, Kenia, Indien, Italien, USA, Ägypten, Türkei und den Niederlanden. Unsere Patientin stammt aus der Türkei vom Schwarzen Meer. Die Hautveränderungen traten im Anschluss an einen Türkeiurlaub mit Sonnenexposition auf.
Hinweise aus der Literatur deuten darauf hin, dass auch verschiedene Medikamentenunverträglichkeitsreaktionen einen Lichen ruber actinicus vortäuschen können. Unsere Patientin nahm aber weder Medikamente ein, noch sind zuvor durchgeführte Impfungen erinnerlich. Umweltfaktoren und genetische Prädisposition sind vermutlich die entscheidenden Faktoren für die Pathogenese dieser Erkrankung. Erstmals beschrieben wurden derartige Veränderungen 1949 von Dostrovsky und Sagher bei einer jüdischen Patientengruppe. Prädilektionssstellen sind Stirn, Handrücken und Unterlippe. Der Verlauf der Erkrankung ist in der Regel ohne subjektive Störung des Befindens, klinische Entzündungszeichen fehlen weitgehend. Der Befall ist meist symmetrisch mit Bevorzugung des Gesichtes. Nach Sonnenexposition verschlechtert sich das klinische Bild.
Histologisch finden sich beim Lichen ruber actinicus typische Merkmale mit vakuolärer Alteration der Basalzellschicht, wie sie beim Chloasma nicht angetroffen werden. Bei gesicherter Diagnose ist ein Therapieversuch mit topischen Glukokortikoiden zu empfehlen. Ein konsequenter Lichtschutz sollte unbedingt angestrebt werden. Als interne Therapien kommen Hydroxychloroquin (400 mg/die beim Erwachsenen über 3–4 Wochen) und Glukokortikoide in Betracht.

Danksagungen. Die Patientin wurde freundlicherweise überwiesen von Dr. Wolfgang Strehle, Hautarzt, Große Allee 28, D-89407 Dillingen.
Die histologische Erstbefundung erfolgte durch Prof. Dr. Karl Baczako, Pathologisches Labor, Eberhard-Finckh-Straße 47, D-89075 Ulm.
Abbildung 2 wurde freundlicherweise von Frau Dr. R. Nouira, Service de Dermatologie, CHU Farhat Hached, 4000 Sousse, Tunesien, zur Verfügung gestellt.

Literatur

1. Baker H, Almeyda J (1970) Lichen planus actinicus. Br J Dermatol 82:426–427
2. Brand CU, Ballmer-Weber B, Berchtold B, Hunziker T (1995) Melasma-like actinic lichen planus. Akt Dermatol 21:353–354
3. Denguezli M, Nouira R, Jomaa B (1994) Lichen planus actinicus. A clinicopathologic study of ten Tunisian patients. Ann Dermatol Venereol 121:543–546
4. Dostrovsky A, Sagher F (1949) Lichen planus in subtropical countries. Arch Dermatol Syph 59:308–328
5. Isaacson D, Turner ML, Elgart ML (1981) Summertime actinic lichenoid eruption (lichen planus actinicus). J Am Acad Dermatol 4:404–411

6. Lamminger C, Pagenstecher A, Schroter R (1991) Lichen ruber in ausschließlich lichtexponierten Hautarealen. Hautarzt 42:48–49
7. MacFarlane AW (1989) A case of actinic lichen planus. Clin Exp Dermatol 14:65–68
8. Mahboob A, Haroon TS (1998) Drugs causing fixed eruptions: A study of 450 cases. Int J Dermatol 37:833–838
9. Martin S (1977) Clarification of lichen planus actinicus. Arch Dermatol 113:1615
10. Peretz E, Grunwald MH, Halevy S (1999) Annular plaque on the face. Arch Dermatol 135:1543–1548
11. Santoianni P (1965) Lichen planus actinicus (vel tropicus). Minerva Dermatol 40:421–428
12. Schepis C, Palazzo R, Fabrizi G, Motta V (1994) Cockayne syndrome and lichen actinicus. J Eur Acad Dermatol Venereol 3:359–362
13. Singh OP, Kanwar AJ (1976) Lichen planus in India: An appraisal of 441 cases. Int J Dermatol 15:752–756
14. Zanca A (1978) Lichen planus actinicus. Int J Dermatol 17:506–508

Naevus sebaceus giganteus mit Progression

Thomas Herzinger, Hans Christian Korting, Bettina Prinz und Gerd Plewig

Anamnese. 38jähriger Patient. 1990 erstmals Vorstellung wegen einer seit etwa 10 Jahren bekannten Hautveränderung hinter dem linken Ohr. Histologische Diagnose: Naevus sebaceus. Im selben Jahr Exzision und Deckung mit Spalthauttransplantat. 1992 erneut Vorstellung wegen gleichartiger Hautveränderung parietal rechts. Nach Diagnose eines Naevus sebaceus wiederum Exzision und Deckung mit Transplantat. Jetzt im Juli 1999 Wiedervorstellung mit ausgedehnten Hautveränderungen im Randbereich der Transplantate.

Hautbefund. Oberhalb des Transplantats parietotemporal links bogig konfigurierte, 10 x 5 cm große gelbliche Plaque mit papillomatöser Oberfläche. Ventromedial des Transplantats parietal rechts gleichartige Hautveränderung.

Histopathologie. Je zwei Biopsien parietal links und rechts (7/99): Akanthose und Papillomatose der Epidermis mit Hyperkeratose. In der Dermis zahlreiche oberflächliche Talgdrüsenläppchen, perifollikulär Fibrose und gefäßgebundene lymphohistiozytäre Infiltrate. In der tiefen Dermis zahlreiche Talgdrüsenkonglomerate. Beurteilung aller vier Präparate: Naevus sebaceus. Diagnose bei Nachbefundung durch PD Dr. Schirren, Darmstadt, bestätigt.

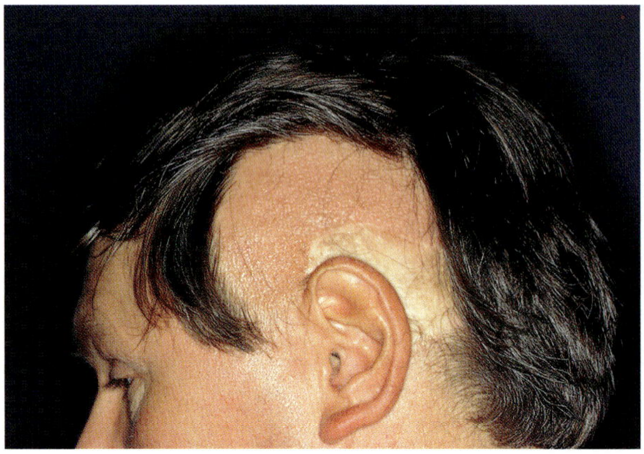

Abb. 1. Papillomatöser Herd oberhalb des Transplantats über dem linken Ohr

Laborbefunde. Blutbild, Leber- und Nierenwerte, Glucose und Gesamteiweiß im Referenzbereich.

Weitere Befunde
Keine Krampfanfälle in der Anamnese, keine mentale Retardierung. Kraniales MRT ohne pathologischen Befund.
Sonographisch (20 MHz): Inhomogenes Eingangsecho; Korium deutlich echoärmer, inhomogen und verdickt.

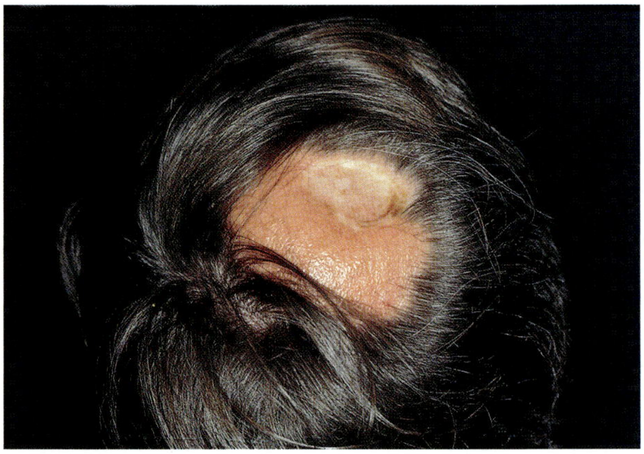

Abb. 2. Papillomatöser Herd im Randbereich des Transplantats parietal rechts

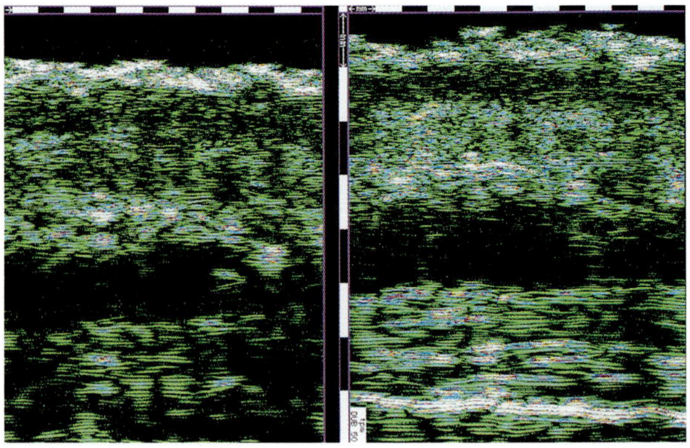

Abb. 3. Sonographie der Plaque über dem linken Ohr vor (links) und vier Wochen nach Therapie mit Isotretinoin (rechts).

Therapie und Verlauf. Im Oktober 1999 Einleitung einer peroralen Therapie mit 20 mg Isotretinoin täglich. Hierunter innerhalb von vier Wochen Abflachung der Herde. Nach Angaben des Patienten Rückgang des im Randbereich der Plaques beobachteten vermehrten Effluviums. In der 20 MHz-Sonographie Dickenabnahme und höhere Echodichte im Bereich des Koriums.

Kommentar. Der Naevus sebaceus ist ein epidermaler Nävus mit besonderer Vermehrung der Talgdrüsen, der klinisch meist bei Geburt oder in der Kindheit als wachsig-gelbliche, unbehaarte Plaque am Haarboden oder im Nacken auffällig wird. Mit der in der Pubertät einsetzenden Hypertrophie der Talgdrüsen gewinnt er meist eine papillomatöse Oberfläche. Ausgedehnte Läsionen von mehr als 10 cm sind gehäuft mit Epilepsie und geistiger Retardierung vergesellschaftet. Beim Schimmelpenning-Feuerstein-Mims-Syndrom finden sich zusätzlich Mißbildungen des Auges und des Herzens. Ein einmal ausgeprägter Naevus sebaceus zeigt nach Abschluss des Körperwachstums keine weitere Wachstumstendenz.

Bei 15–30 % der Patienten bilden sich im Verlauf auf dem Boden eines Naevus sebaceus Neoplasien, insbesondere Trichoblastome, Trichilemmome und Syringocystadenome. In der Regel strebt man daher eine vollständige chirurgische Entfernung des Naevus sebaceus an. Jedoch wird auch die gegenteilige Position vertreten, wonach Exzisionen erst durchgeführt werden sollten, wenn sich neoplastische Veränderungen innerhalb eines Naevus sebaceus finden. Auch ist bemerkt worden, daß viele der in Naevi sebacei berichteten Neoplasien nicht streng den histopathologischen Kriterien für Basaliome oder Syringocystadenoma papilliferum entsprechen.

Der hier vorgestellte Patient ist in mehrfacher Hinsicht ungewöhnlich: einmal das vergleichsweise späte Auftreten, die erste Läsion wurde vom Patienten erst um das 30. Lebensjahr bemerkt; die rasche Progression der Läsion parietal rechts, die bei der chirurgischen Versorgung der Läsion retroaurikulär links zwei Jahre zuvor noch nicht klinisch auffällig war; schließlich das erneute Auftreten ausgedehnter Läsionen innerhalb von sieben Jahren in der Umgebung der Transplantate. Es ist nicht geklärt, ob sich diese neuen Herde aus klinisch vor sieben Jahren noch nicht wahrnehmbaren Vorveränderungen gebildet haben oder durch radiäres Wachstum eventuell im Randbereich der alten Läsionen verbliebener Tumorreste entstanden sind.

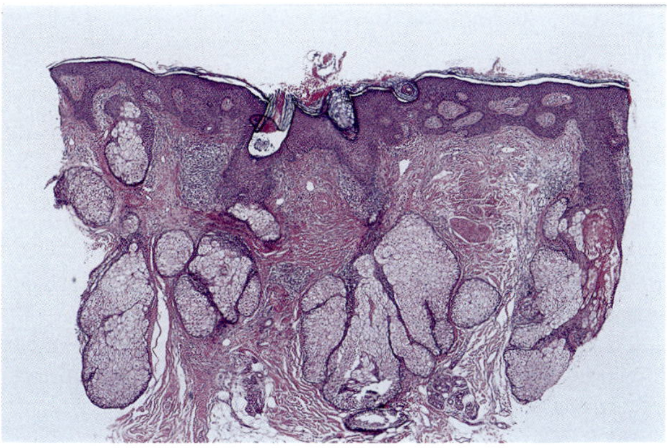

Abb. 4. Akanthose der Epidermis. In der Dermis vergrößerte Talgdrüsen

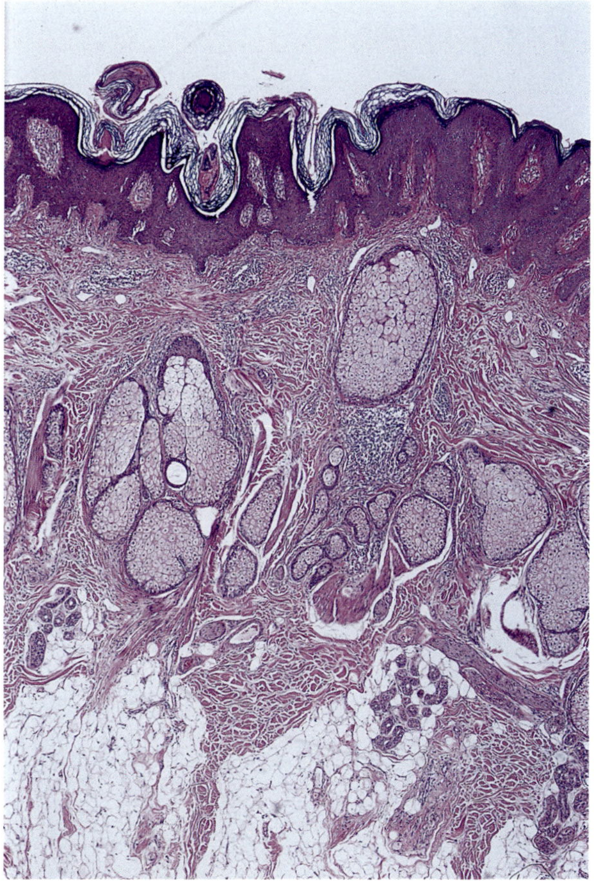

Abb. 5. Vorbiopsie von 1992. Akanthose und Orthohyperkeratose des Epithels. In der Dermis zahlreiche Talgdrüsen

Danksagung. Der Patient wurde freundlicherweise überwiesen von Herrn Dr. Andreas Kappelmeyer, Hautarzt, Bahnhofstraße 1, D-82256 Fürstenfeldbruck

Literatur

1. Alessi E, Wong SN, Advani HH und Ackerman AB (1988) Nevus sebaceus is associated with unusual neoplasms. Am J Dermatopathol 10: 116–127
2. Mehregan AH und Pinkus H (1965) Life history of organoid nevi. Special reference to nevus sebaceus of Jadasshon. Arch Dermatol 91: 574–588
3. Wilson-Jones E, Heyl T (1970) Nevus sebaceus. Br J Dermatol 83: 99
4. Happle R (1999) Epidermale Nävi. In: Plewig G, Wolff H (Hrsg) Fortschritte der praktischen Dermatologie und Venerologie, Bd 16. Springer, Berlin, S 395–405

Angiokeratoma corporis diffusum (Morbus Fabry)

Anette Bonowitz, Martin Schaller, Sylvia Woitalla und Jörg Prinz

Anamnese. 49jähriger Patient. Seit der Pubertät Auftreten von Angiomen an Haut und Schleimhäuten. Rezidivierende Seh- sowie Sprachstörungen seit ungefähr zwei Jahren. Im März 1999 erstmalig feinmotorische Störungen der rechten Hand. Seit Anfang 1999 arterieller Hypertonus und zunehmende Einschränkung der Nierenfunktion mit Proteinurie. Auftreten von Beinödemen. Fremdanamnestisch Gedächtnisstörungen. Bei Vater und Bruder des Patienten ebenfalls vereinzelt Angiome an der Haut.

Hautbefund. Am gesamten Integument und an den Übergangsschleimhäuten in disseminierter Verteilung multiple, bis wenige Milimeter große, scharf begrenzte dunkelrote Papeln, diaskopisch teilweise ausdrückbar.

Histopathologie. Rechts glutäal: Subepidermal erweiterte Blutgefäße, die zum Teil prall mit Erythrozyten gefüllt sind. Diskrete Hyperkeratose und Hyperplasie der Epidermis.

Elektronenmikroskopie. Elektronendichte Einschlusskörperchen im Zytoplasma von Endothelzellen, glatten Muskelzellen und in den Nervenscheiden. Bei höherer Vergrößerung sind die Einschlusskörperchen teilweise konzentrisch lamellär geschichtet.

Laborbefunde. Harnstoff-Stickstoff 29,0 mg/dl, Kreatinin 2,8 mg/dl, Harnsäure 9,2 mg/dl, Triglyzeride 133 mg/dl, Cholesterin 241 mg/dl. Kreatinin-Clearance 30,4 ml/min, Eiweißausscheidung im Urin 4 g/d. Übrige Routinelaborparameter im Normbereich.

Weitere Befunde. *Internistische Untersuchung:* Kardiale Beteiligung mit linksventrikulärer Hypertrophie und arterieller Hypertonie. Zunehmende Einschränkung der Nierenfunktion, Proteinurie und Beinödeme. In der Nierenbiopsie hypertonietypische Gefäßveränderungen, herdförmige tubuläre Atrophie mit komplett verödeten Glomerula sowie schaumige Deckzelldegeneration charakteristisch für Speichererkrankungen.

Kraniale Computertomographie: Vertebralis- und Karotiskalk. Punktförmige Verkalkungen im Bereich der Basalganglien (Pallidum) linksseitig. Ausgeprägte Marklagerhypodensitäten im Sinne einer chronisch vaskulären Enzephalopathie mit scharf abgrenzbaren Infarktarealen.

Augenärztliche Untersuchung: Fundus hypertonicus Grad I sowie Cornea verticillata beidseits.

Kommentar. Beim Morbus Fabry handelt es sich um eine X-chromosomal rezessiv vererbte Speicherkrankheit, die auf einem Gendefekt der α-Galaktosi-

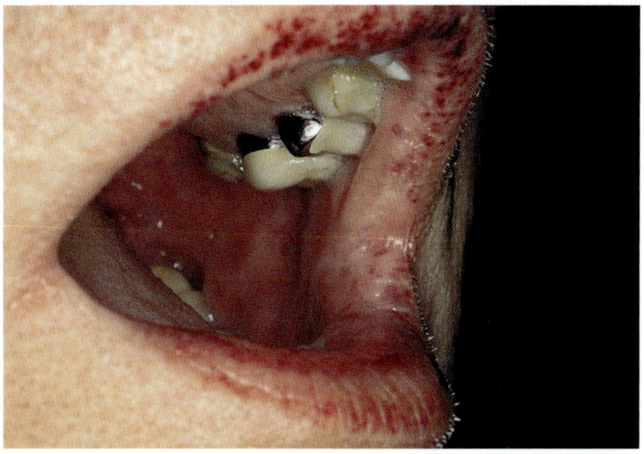

Abb. 1. Befall der Übergangsschleimhäute

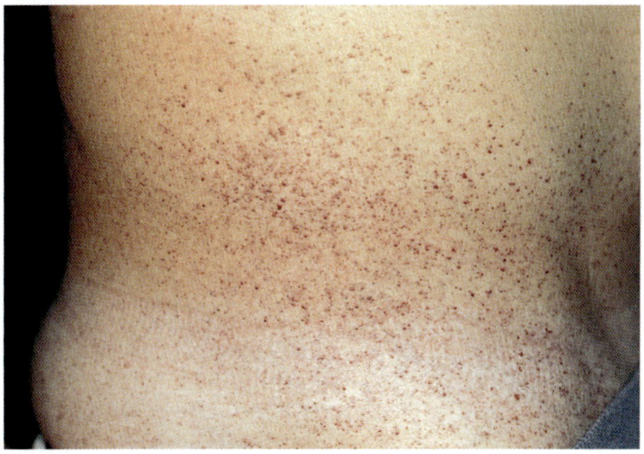

Abb. 2. Multiple, wenige Millimeter große dunkelrote Papeln

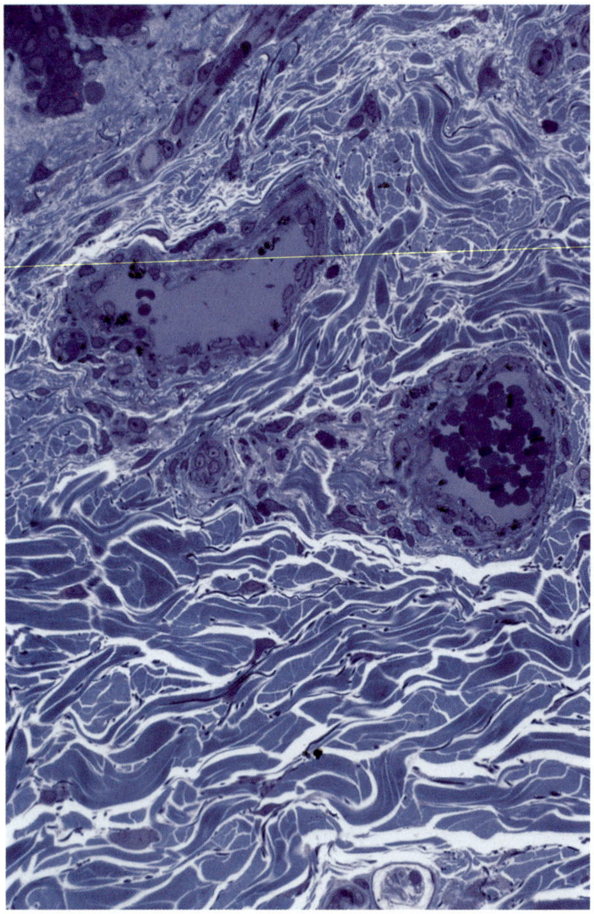

Abb. 3. Erweiterte Blutgefäße, prall mit Erythrozyten gefüllt. Semidünnschnitt

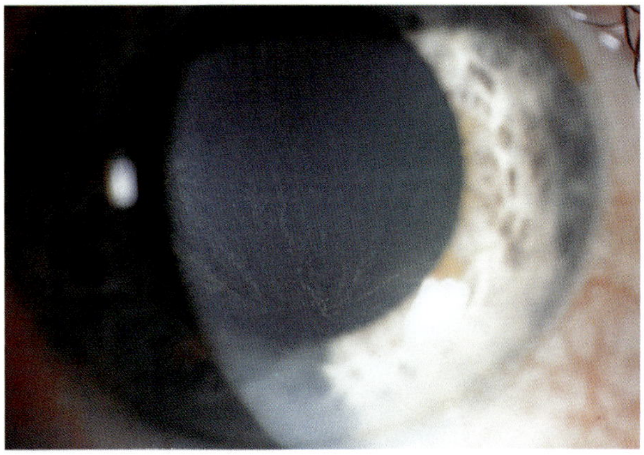

Abb. 4. Cornea verticillata: Feine wirbelförmige Hornhauttrübungen durch Einlagerung von Glykolipid

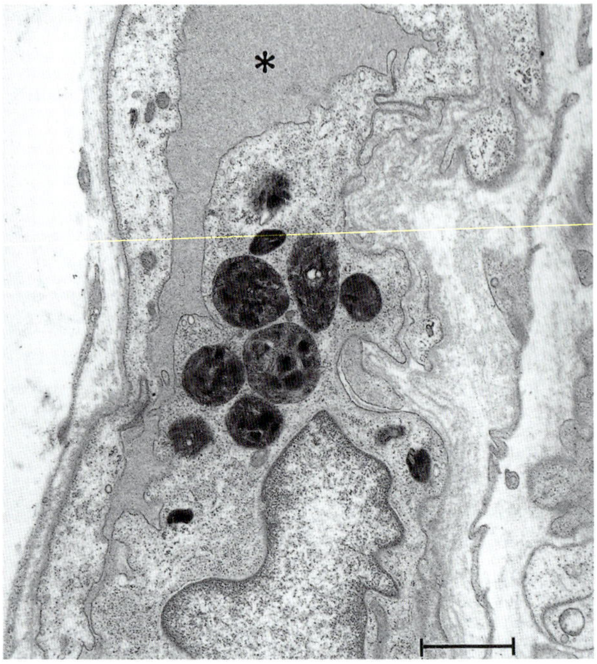

Abb. 5. Endothelzelle mit zytoplasmatischen elektronendichten Einlagerungen. Lumen (*). x 12.200. Balken entspricht 1 μm

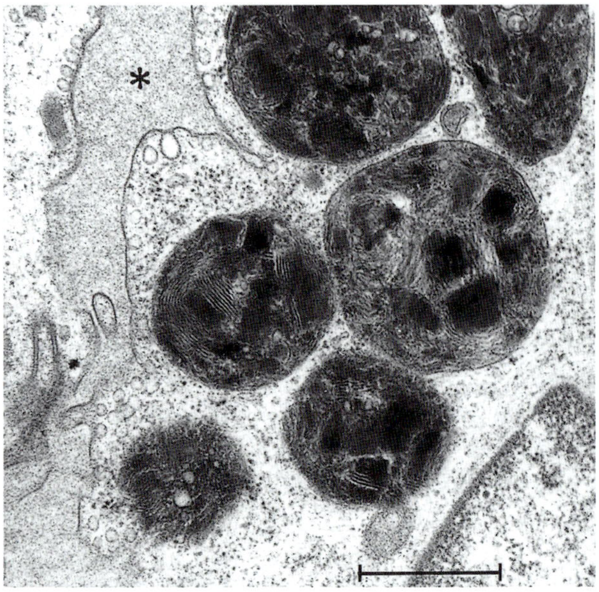

Abb. 6. Konzentrisch lamelläre Schichtung der Einlagerungen erkennbar. Lumen (*). x 39.600. Balken entspricht 0,5 μm

dase A beruht. Es wurden zahlreiche verschiedene Punktmutationen und partielle Gendeletionen beschrieben, welche zu einer deutlichen Reduktion oder einem Verlust der enzymatischen Aktivität führen. Hierdurch werden Glykosphingolipide nicht mehr gespalten, sondern in unterschiedlichen Geweben (Endothelzellen, Perithelzellen sowie glatten Muskelzellen der Blutgefäße) abgelagert. Auch bei heterozygoten Genträgerinnen ist die Enzymaktivität reduziert, hier ist das Krankheitsbild jedoch meist nur teilweise ausgebildet. Klinische Manifestationen betreffen vor allem Haut (Angiokeratome), autonomes Nervensystem (Schmerzkrisen mit brennenden Akroparästhesien, Hypohidrosis), kardiovaskuläres System (Hypertonie, Herzhypertrophie, Myokardinfarkt, Reizleitungsstörungen, transitorische ischämische Attacken, Apoplexie), Nieren (Proteinurie, Beinödeme, Azotämie und Urämie) und Augen (Cornea verticillata). Die Prognose ist ernst wegen hoher Mortalität an kardiovaskulären Erkrankungen, zerebralen Insulten oder Nierenversagen.

Bei dem hier vorgestellten Patienten besteht die Erkrankung in klassischer Ausprägung. Die Diagnose wurde erst bei der dermatologischen Erstkonsultation bei dem 49 Jahre alten Patienten gestellt, vor allem aufgrund der typischen Angiokeratome. Neben Angiokeratomen als Haut- und Schleimhautmanifestation fanden sich eine zerebrale Beteiligung mit Sehstörungen, Doppelbildern, feinmotorischen Störungen sowie eine vaskuläre Enzephalopathie, eine kardiovaskuläre Beteiligung mit linksventrikulärer Hypertrophie, Nierenbeteiligung mit Anstieg der Nierenretentionsparameter, Proteinurie und eine Augenbeteiligung in Form von Hornhauttrübungen (Cornea verticillata).

Differentialdiagnostisch sind verschiedene Typen von Angiokeratomen abzugrenzen: Angiokeratome bei verschiedenen anderen Speichererkrankungen sowie Angiokeratoma circumscriptum scrotalis (Fordyce), Angiokeratoma Mibelli und Morbus Osler.

Zur Zeit stehen nur symptomatische Therapieansätze zur Verfügung. Starke Schmerzattacken und Akroparästhesien werden mit Carbamazepin und Phenytoin gelindert. Die Substitutionsbehandlung mit α-Galaktosidase sowie eine Gentherapie befinden sich noch im Versuchsstadium.

Obwohl Angiome und internistische Manifestationen seit geraumer Zeit bestanden, erfolgte die Diagnosestellung eines Morbus Fabry erst durch die dermatologische Konsiliaruntersuchung. Zuvor langjährige Diagnose eines Morbus Osler.

Danksagungen. Der Patient wurde freundlicherweise überwiesen von der Medizinischen Klinik (Prof. Dr. Dr. h.c. Peter C. Scriba).

Die internistischen, neurologischen und augenärztlichen Untersuchungen wurden in den entsprechenden Einrichtungen des Klinikums der Universität München durchgeführt.

Literatur

1. Anderson W (1898) A case of angiokeratoma. Br J Dermatol 10: 113–117
2. Eng CM, Ashley GA, Burgert TS, Enriquez AL, D'Souza M, Desnick RJ (1997) Fabry disease: thirty-five mutations in the alpha-galactosidase A gene in patients with classic and variant phenotypes. Mol Med 3: 174–182
3. Fabry J (1898) Ein Beitrag zur Kenntnis der Purpura haemorrhagica nodularis (Purpura papulosa haemorrhagica Hebrae). Arch Dermatol Syph 43: 187–191
4. Ishibashi A, Tsuboi R, Shinmei M (1984) β-Galactosidase and neuraminidase deficiency associated with angiokeratoma corporis diffusum. Arch Dermatol 120: 1344–1346
5. Luderschmidt C, Wolff HH (1980) Heterozygoter Morbus Fabry. Hautarzt 31: 372–375
6. Miyamura N, Araki E, Matsuda K, Yoshimura R, Furukawa N, Tsuruzoe K, Shirotani T, Kishikawa H, Yamaguchi K, Shichiri M (1996) A carboxy-terminal truncation of human alpha-galactosidase A in a heterozygous female with Fabry disease and modification of the enzymatic activity by the carboxy-terminal domain. Increased, reduced, or absent enzyme activity depending on number of amino acid residues deleted. J Clin Invest 98: 1809–1817
7. Ohsugi K, Kobayashi K, Itoh K, Sakuraba H, Sakuragawa N (2000) Enzymatic correction for cells derived from Fabry disease patients by a recombinant adenovirus vector. J Hum Genet 45: 1–5
8. Okumiya T, Ishii S, Kase R, Kamei S, Sakuraba H, Suzuki Y (1995) Alpha-galactosidase gene mutations in Fabry disease: heterogeneous expressions of mutant enzyme proteins. Hum Genet 95: 557–561
9. Sakuraba H, Yanagawa Y, Igarashi T (1986) Cardiovascular abnormalities in Fabry's disease. Clin Genet 62: 285–287
10. Schiffmann R, Murray GJ, Treco D, Daniel P, Sellos-Moura M, Myers M, Quirk JM et al. (2000) Infusion of alpha-galactosidase. A reduces tissue globotriaosylceramide storage in patients with Fabry disease. Proc Natl Acad Sci USA 97: 365–370
11. Wallace HJ (1973) Anderson-Fabry disease. Br J Dermatol 88: 1–21

Chronisch-vegetierende Pyodermie Azúa

Silke Michelsen, Anette Bonowitz, Jörg C. Prinz und Gerd Plewig

Anamnese. 65jährige Patientin. Im Herbst 1994 erstmaliges Auftreten von abszedierenden entzündlichen Hautveränderungen axillär. Vorstellung im November 1996 und Einleitung einer Therapie mit Dapson. Seitdem Abnahme der entzündlichen Aktivität, aber weiteres Auftreten einzelner Hautveränderungen glutäal, inguinal und an den Oberschenkeln. Drei Wochen vor stationärer Aufnahme Entwicklung eines schmerzhaften entzündlichen Knotens glutäal links. 1997 Radiojodtherapie eines rekompensierten autonomen Adenoms bei Euthyreose.

Hautbefund. Glutäal links ein 10 cm großes, lividrot bis bläuliches, hämorrhagisches, fistulierendes randwärts eleviertes papillomatöses Infiltrat mit schmierig eitrigen Belägen, einzelnen Pusteln und randbetontem Erythem. An beiden Mammae sowie glutäal beidseits röliche, unscharf begrenzte Maculae. In den Axillae auf atrophisch gefältelter Haut narbig-atrophische Einziehungen, Brückennarben und Fistelkomedonen.

Histopathologie und Immunhistologie. *Glutäal links:* Durchsetzung der Epidermis mit neutrophilen Granulozyten und fokal Ausbildung einer spongiformen Pustel. In der oberen Dermis Ödem mit zahlreichen neutrophilen Granulozyten und extravasalen Erythrozyten. Um einen angeschnittenen Haarfollikel eine follikulozentrische Entzündung, um den noch teilweise erhaltenen Follikel dichte Ansammlung polymorphkerniger Granulozyten. In der mittleren und tiefen Dermis dichte, entzündliche Infiltrate, aus neutrophilen Granulozyten, Fibrinniederschlägen und Kernstaub. Daneben reichlich eosinophile Granulozyten. Fibrinoide Degeneration der Gefäßwände. Die Entzündung reicht in die verbreiterten Bindegewebssepten der Subkutis hinein. Am Übergang zum subkutanen Bindegewebe perivaskulär histiozytäre Zellen. Fokal Degeneration von kollagenem Bindegewebe. In der PAS-Färbung kein Hinweis für Pilzelemente.
In der *direkten Immunfluoreszenz* Nachweis von C3 und Fibrinogen an den Gefäßen. Kein Nachweis von IgG, IgM, IgA, IgE und C4.

Laborbefunde. BKS 20/47 mm n.W.. Kreatinin mit 1,44 mg/dl, Harnsäure mit 9,4 mg/dl, CRP mit 4,0 mg/dl erhöht. Sonstige klinisch-chemische Laborparameter, Gerinnungsparameter, TSH, FT4 unauffällig. Leukozyten, Erythrozyten, Thrombozyten im Normbereich. Im Differentialblutbild Lymphozyten mit 16,5 % erniedrigt. Kein Nachweis von antinukleären Antikörpern, Pemphigusantikörpern, Pemphigoidantikörpern, Duhring-Antikörpern, p-ANCA, c-ANCA. Met-Hb mit 3,8 % im Normbereich. Bromid im Serum mit 9,1 mg/dl erniedrigt, Bromid im Urin

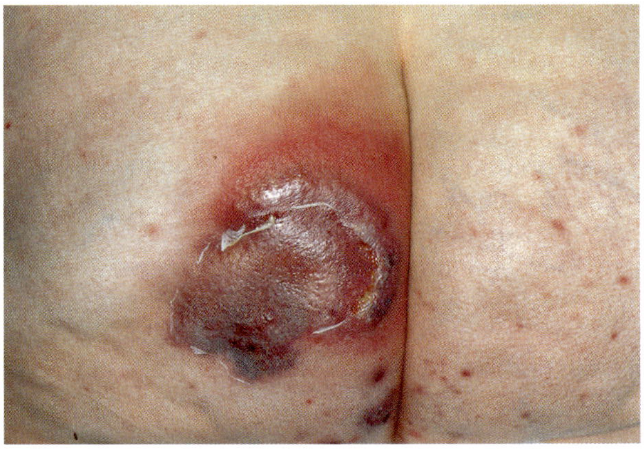

Abb. 1. 10 cm großer, lividroter, hämorrhagischer, fistulierender Herd mit schmierig eitrigen Belägen

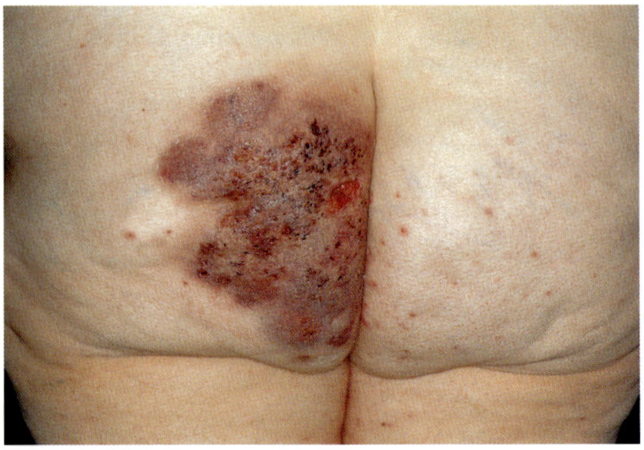

Abb. 2. Allmähliche Besserung unter Therapie mit Dapson

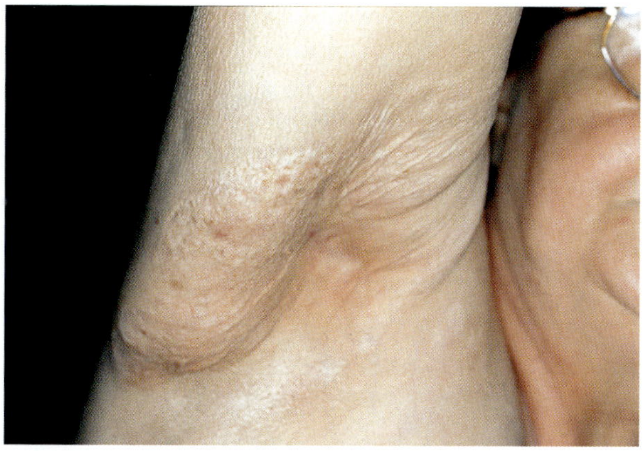

Abb. 3. Narbig-atrophische Einziehungen, Brückennarben, Fistelkomedonen axillär

mit 5,8 mg/24 Stunden geringfügig erhöht. Jod im Serum und im Urin im Normbereich.

Weitere Befunde

Glutäal im Abstrich: Nachweis von *Staphylococcus aureus*. Kulturell aus der Probebiopsie kein Nachweis von Keimen. In der Aeroallergenpricktestung keine positive Reaktion.

Elektronenmikroskopie: Epidermal und dermal zahlreiche neutrophile Granulozyten, eosinophile Granulozyten; Ausbreitung der Entzündung septal. Kein Anhalt für bakterielle oder virale Mikroorganismen.

Internistische Untersuchung: Es ließen sich weder Kryoglobuline noch Rheumafaktoren nachweisen. Immunelektrophoretisch besteht bei der Patientin eine sehr geringgradige monoklonale IgA-Kappa-Gammopathie ohne wesentliche Verminderung der polyklonalen Immunglobuline im Serum. Eine Kontrolle wird in sechs Monaten empfohlen. Internistische Erkrankungen ließen sich nicht nachweisen, lediglich eine grenzwertige Blutdruckerhöhung sowie eine Adipositas.

Therapie und Verlauf. Intravenöse Therapie mit Flucloxacillin 3 x 1 g. Hierunter mäßige Besserung. Die Patientin hatte einige Wochen vor stationärer Aufnahme Dapson abgesetzt. Nach Wiederansetzen von Dapson mit zuletzt 50 mg 3 x täglich deutliche Besserung des Befundes. Unter allmählicher Reduzierung des Dapson auf 50 mg/die und zuletzt 50 mg 3 x pro Woche weitere Stabilisierung des Hautbefundes.

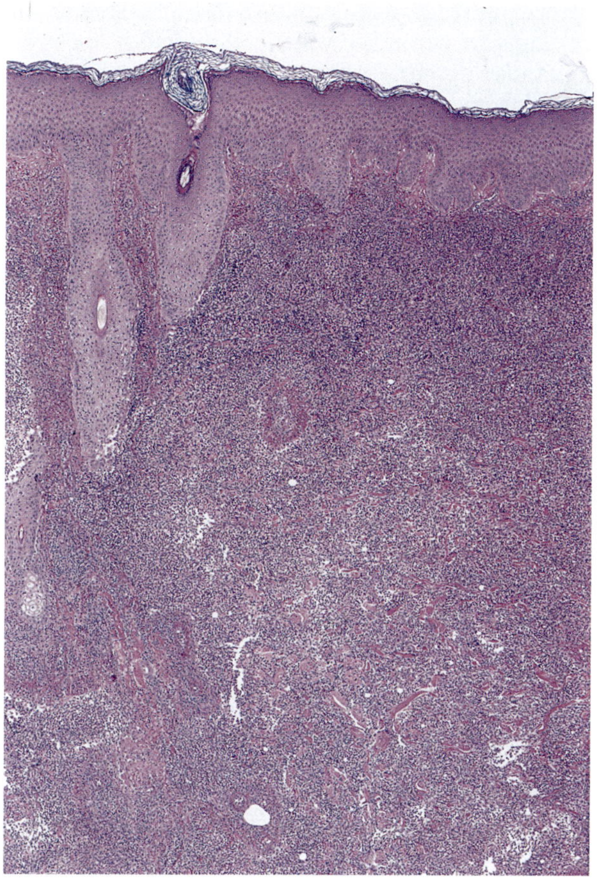

Abb. 4. Neutrophile Granulozyten in der Epidermis. In der Dermis dichtes Infiltrat aus neutrophilen Granulozyten und einzelnen eosinophilen Granulozyten. Die Entzündung reicht in die verbreiterten Bindegewebssepten der Subkutis

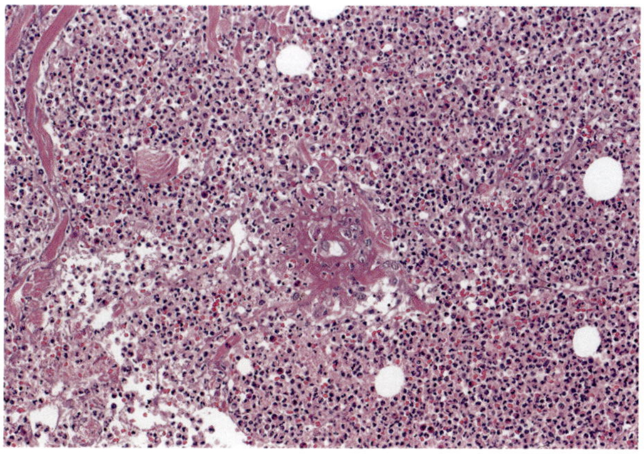

Abb. 5. Fibrinoide Degeneration der Gefäßwände

Kommentar. Anfang des 20. Jahrhunderts erregten Krankheitsbilder Aufmerksamkeit, die als primär bakteriell angesehen und als chronische Pyodermien bezeichnet wurden. Sie waren charakterisiert durch Abszesse mit chronischem Verlauf und schwieriger therapeutischer Zugänglichkeit. Mehrere Formen der Pyodermia chronica vegetans et exulcerans werden unterschieden: der verruköse, der ul-

zeröse und der papillomatöse Typ. Letzterer war erstmals als chronisch vegetierende Pyodermie von Azúa 1894 beschrieben worden.
Auch heute bleibt das Pyoderma vegetans eine abszedierende Erkrankung unklarer Ätiologie. Meist können in den Läsionen *Staphylococcus aureus*, Streptokokken oder Enterokokken nachgewiesen werden. Dennoch ist die Rolle der Erreger in der Pathogenese noch umstritten, da die Erkrankung auf Antibiotika alleine nicht anspricht. Die Erkrankung wurde bei Patienten mit Immunsuppression (Colitis ulcerosa, Alkoholismus, Lymphomen, primärer Immundefizienz sowie bei HIV-Patienten) beobachtet. Oft gehen eine banale Hautinfektion oder ein Trauma voraus. Histologisch sind die pseudoepitheliomatöse Hyperplasie und dermale Abszesse typisch. Oft finden sich Eosinophile.
Andere bakterielle Infektionen, Iododerma, Pyoderma gangraenosum und Pemphigus vegetans sollten in Betracht gezogen werden. Die Therapie gestaltet sich schwierig. Zunächst sollte die Behandlung der möglichen Grunderkrankungen erfolgen. Antibiotika alleine helfen nicht. Glukokortikoide können oft die Entzündung reduzieren. Bei unser Patientin war eine Therapie mit Flucloxacillin in Kombination mit Dapson erfolgreich. Die Hautveränderungen waren bei der letzten Vorstellung ungefähr drei Monate nach Therapiebeginn weitgehend zurückgebildet.

Danksagung. Die internistische Betreuung erfolgte durch Frau Prof. Dr. C. E. Angermann, Medizinische Klinik (Prof. Dr. Dr. h.c. Peter C. Scriba)

Literatur

1. Braun-Falco O, Plewig G, Wolff HH (1996) Pyoderma vegetans. In: Dermatologie und Venerologie. Springer, Berlin, S 205–206
2. De Azua J, Sada y Pons C (1903) Pseudo-épithéliomas cutanés. Ann Dermatol Syph (Paris) 4:745–746
3. Gottron HA (1932) Ausgedehnte, ziemlich symmetrisch angeordnete Papillomatosis cutis. Zentralbl Haut Geschlechtskr 40:445
4. Prieto JG, Cascos MA (1951) Über die Pyodermitis chronica vegetans Azúa. Dermatologica 103: 135–144
5. Schnetter D, Haneke E (1994) Pyoderma gangraenosum vegetans. Hautarzt 45:635–638
6. Winkler K (1950) Über chronische Pyodermien. Z Haut Geschlechtskr 9:57–62
7. Zurhelle E, Klein K (1926) Chronisch vegetierende und ulzerierende Pyodermien mit serpiginösem Fortschreiten und flächenhafter Narbenbildung (Pyodermia chronica papillaris et exulcerans). Dermatol Z 46:63-86

Glykogenose IIIa und Lichen myxoedematosus bei niedrig malignem Plasmozytom

Sabine Werfel, Martin Schaller, Bettina Prinz, Frank Padberg und Hans Wolff

Anamnese. 52jährige Patientin. Seit dem 41. Lebensjahr progrediente Muskelschwäche, seit Juli 1999 Treppensteigen nicht mehr möglich. Gleichzeitig Stimmveränderung in tiefere Klanglagen, Beeinträchtigung des Schluckaktes. Zunächst an beiden Handrücken und Unterarmen, dann am gesamten Körper kleine, hautfarbene Knötchen. Pruritus am gesamten Integument. Familienanamnese leer, der Zwillingsbruder ist gesund. Keine medikamentöse Therapie.

Hautbefund. Am gesamten Integument, lediglich unter Aussparung eines rhomboiden Hautareales zwischen den Schulterblättern, 2–4 mm große, weißliche, polygonale Papeln, gruppiert oder einzeln stehend. Exkoriationen am Rücken. Schleimhäute nicht betroffen. Hypomimie, Mikrostomie, eingeschränkte Zungenbeweglichkeit sowie ausgeprägter Hypotonus der Muskulatur.

Histopathologie und Immunhistologie. *Submammär:* Gering abgeflachte, orthokeratotisch verhornende Epidermis. Im Stratum papillare sowie in diskreter Ausprägung in tieferen Koriumschichten periadnexiell und perivaskulär reichlich Muzinablagerung mit Vermehrung von Fibroblasten innerhalb

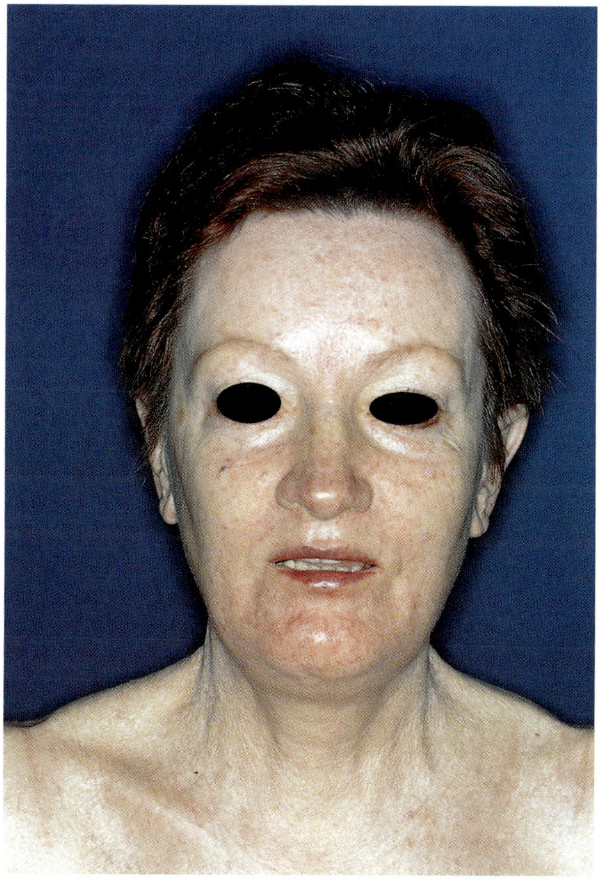

Abb. 1. Mikrostomie, Hypomimie

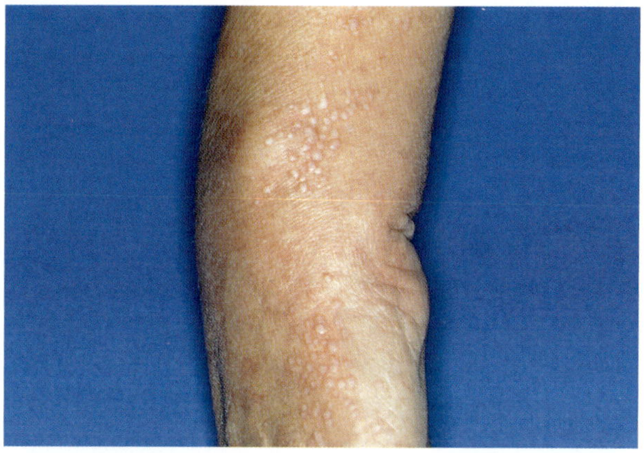

Abb. 2. Gruppiert stehende, weißliche, polygonale Papeln

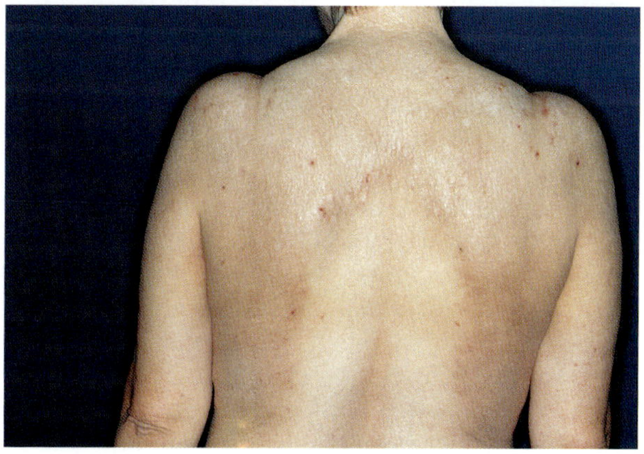

Abb. 3. Exkoriationen am Rücken

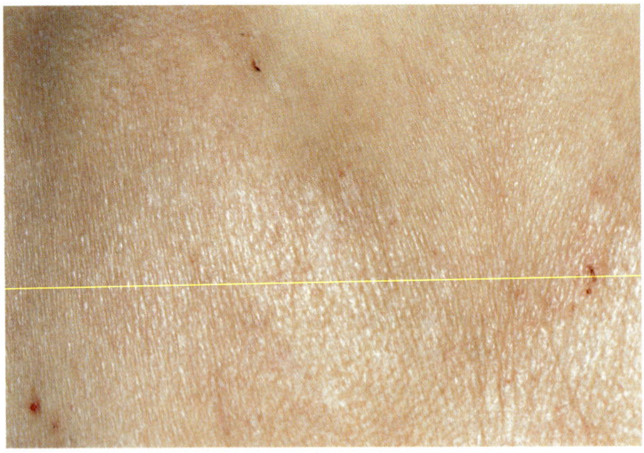

Abb. 4. Detailaufnahme der Muzinose

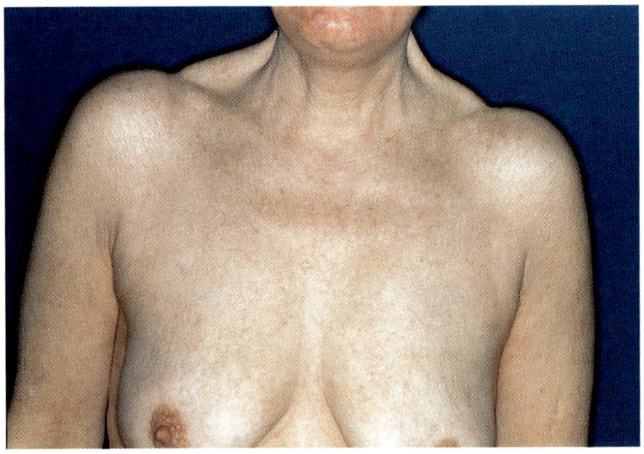

Abb. 5. Hypotonus der Muskulatur

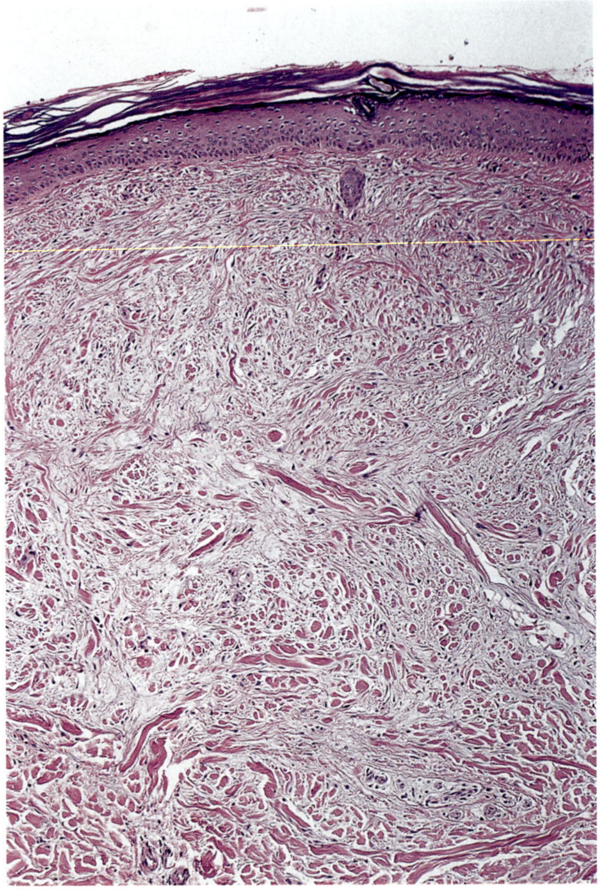

Abb. 6. In der Dermis Fibroblastenvermehrung und Muzinablagerungen. Vereinzelt eosinophile Granulozyten und pigmentspeichernde Makrophagen

der Papillarkörper. Vereinzelt eosinophile Granulozyten und pigmentspeichernde Makrophagen. Diskrete vakuolige Alteration in der Basalschicht.
In der Alzianblaufärbung Muzinablagerungen positiv, in der Elastikafärbung im Stratum papillare fast keine elastischen Fasern mehr sichtbar. Im übrigen Korium rarefiziertes, elastisches Fasernetz mit fragmentierten und zum Teil plump wirkenden elastischen Fasern. Histologisch Bild eines Lichen myxoedematosus.
In der direkten Immunfluoreszenz perivaskulär IgG-, IgM-, IgA-, C3- und Fibrinogenablagerungen.

Elektronenmikroskopie. Subepidermale Ablagerung von Muzin zwischen den Bindegewebsfasern der Dermis. Nachweis von nicht membrangebundenem Glykogen in den Muskelzellen, Schweißdrüsen, in den Zellen der perineuralen Scheide und in den nicht myelinisierten Schwann-Zellen.

Laborbefunde. Immunelektrophorese des Serums: Monoklonale IgG-Gammopathie. Das IgG mit 22,5 g/l erhöht (Referenzbereih 7,0–16,0 g/l). Serum IgA und -IgM im Normbereich.

Weitere Befunde
Zwei tiefe Muskelbiopsien 1993 und 1999 ergaben einen Mangel des sogenannten *Debranching Enzymes*. Beurteilung: Passend zu Glykogenose Typ III a. Knochmarksbiopsie (8/99): Niedrig malignes Plasmozytom.

Therapie und Verlauf. Aufgrund der progredienten Muskelschwäche wurde 1993 mit Hilfe einer tiefen Muskelbiopsie der Verdacht auf eine Glykogenose Typ III a geäußert, der mit der elektronenmikroskopischen Untersuchung (6/99) und einer weiteren tiefen Muskelbiopsie (8/99) bestätigt werden konnte. Der klinische Verdacht eines Lichen myxoedemato-

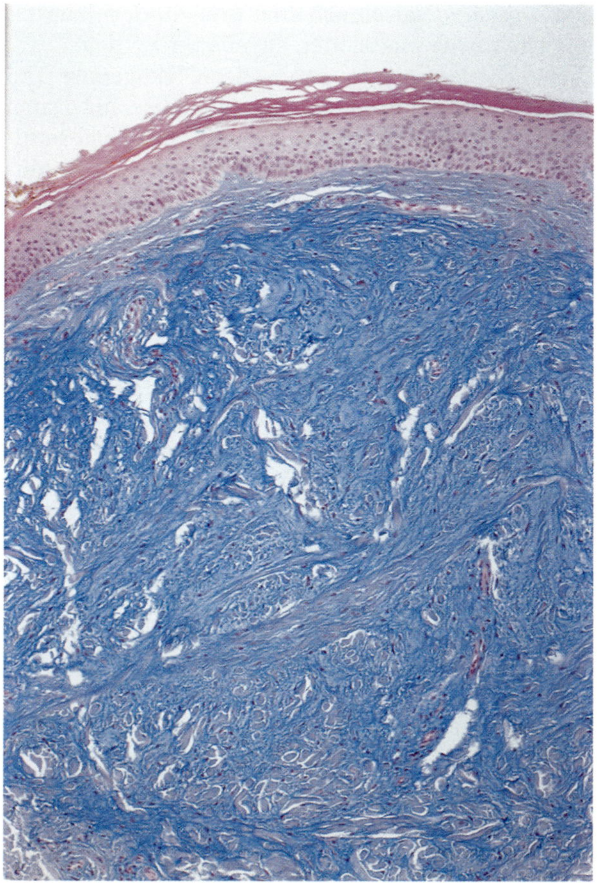

Abb. 7. Alzianblaufärbung: Nachweis von Muzinablagerungen

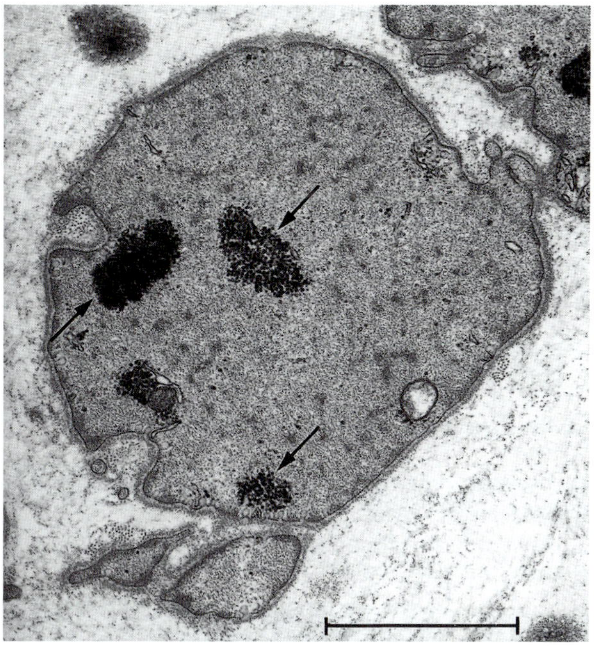

Abb. 8. Innerhalb von Muskelzellen Ablagerungen von elektronendichten kugeligen Glykogengranula (Pfeile). ×25.900 – 1 μm

sus wurde histologisch bestätigt. Aufgrund einer auffälligen IgG-Lambda-Gammopathie wurde eine Knochenmarksbiopsie (8/99) veranlasst, die ein niedrig malignes Plasmozytom ergab. Im August 1999 wurde eine immunsuppressive Therapie mit Cyclophosphamid (50 mg/die) und Prednisolon (80 mg/die) eingeleitet. Unter der Behandlung konnte die Patientin zunächst deutlich besser schlucken und sprechen, auch die Muskelschwäche war rückläufig. Jedoch entwickelte sie unter der Therapie eine schwere Bronchopneumonie, die eine intensivmedizinische Therapie mit Tracheostomie und Beatmung notwendig machte. Die Patientin verstarb im Oktober 1999 an den Folgen der Bronchopneumonie.

Kommentar. Die Pathogenese des Lichen myxoedematosus ist ungeklärt. In vitro konnte unabhängig vom Paraproteingehalt die Proliferation von humanen Fibroblasten mit Patientenserum induziert werden. Über einen noch nicht identifizierten Serumfaktor wird spekuliert.

Die Erkrankung hat keine Geschlechtspräferenz und manifestiert sich vor allem zwischen dem 30. und 70. Lebensjahr. Hinweisend für die wichtige pathophysiologische Rolle der Fibroblasten sind Berichte über die Verschlechterung eines Lichen myxoedematosus unter UVB-Therapie und Interferon-α2a. Beide Faktoren können zur Stimulierung von Fibroblasten und demzufolge zur gesteigerten Muzinproduktion führen.

Assoziationen mit Plasmozytomen, HIV-Infektionen, Lebererkrankungen und Diabetes mellitus wurden beschrieben. Bronchopneumonien als Todesursache werden besonders bei Patienten mit Zwerchfellbeteiligung beobachtet. Möglicherweise lag eine solche auch bei unserer Patientin vor. Die Therapie ist äußerst schwierig, daher sind die therapeutischen Versuche vielfältig. Beschrieben wurden Verbesserungen nach Röntgenbestrahlung, oralen Retinoiden, Glukokortikoiden, hochdosierten Immunglobulinen, PUVA-Therapie, Plasmapherese, Dermabrasion, Lasertherapie, extrakorporaler Photochemotherapie, Melphalan, Cyclophosphamid, Methotrexat, Cyclosporin und Chlorambucil.

In einer Übersichtsarbeit von Dinneen und Dicken werden nach Gabe von Melphalan Rückläufigkeit der Hautsymptome, der Zellproliferation und Abnahme des Paraproteinämiespiegels im Serum be-

schrieben. Trotzdem starben 10 der 15 behandelten Patienten an hämatologischen Erkrankungen oder an bakterieller Sepsis. Eine Chemotherapie kann in der Behandlung des Lichen myxoedematosus kurzfristig zur Besserung führen, langfristige Nebenwirkungen müssen jedoch kritisch bei der Entscheidung zur Therapie mit in Betracht gezogen werden.
Die Glykogenose Typ III (Morbus Cori-Forbes) ist eine autosomal rezessive Erbkrankheit die durch einen Enzymdefekt (Lokalisation: Chromosom p21) im Glykogenstoffwechsel gekennzeichnet ist. Der ubiquitäre Mangel an der Amylo-1,6-Glukosidase (Synonym: *Debranching enzyme*) in Leber, Muskeln, Leukozyten, Erythrozyten und Fibroblasten führt zur intrazellulären Speicherung von strukturell pathologischem Glykogen. In der Haut kommt es zu Glykogenansammlungen in den ekkrinen Schweißdrüsen und glatten Muskelzellen der Mm. arrectores pili, jedoch ohne pathognomonisches klinisches Korrelat. Im Nervensystem werden die nicht myelinisierten Schwann-Zellen bevorzugt. Bei der hier vorliegenden Glykogenose Typ IIIa weisen die Patienten sowohl Leberfunktionsstörungen als auch Muskelschwäche auf. 15% der Patienten erkranken an dem Subtyp IIIb, bei dem ein Enzymmangel in Leber, jedoch nicht in Muskelzellen, besteht. Diese Patienten entwickeln keine Muskelschwäche.
Meist manifestiert sich die Erkrankung bereits im ersten Lebensjahr. Es kommt zu Hepatomegalie mit abnormem Transaminasenanstieg (>1000 IU/l), hypoglykämischen Krisen, Hyperlipidämie und Wachstumsretardierung. Die Manifestation der ersten klinischen Symptome im Erwachsenenalter, wie bei unserer Patientin, ist äußerst selten. Im Gegensatz zur infantilen Form steht hier die Muskelschwäche im Vordergrund, häufig mit distal betontem Muskelschwund.
Die Leberfunktionsstörungen sind oft nach der Pubertät vollständig rückläufig. EKG-Veränderungen bei ventrikulärer Hypertrophie sind hingegen im Erwachsenenalter häufig.
Die Diagnostik und Zuordnung zu Typ IIIa oder IIIb erfolgt durch eine Leber- und Muskelbiopsie mit Nachweis des Enzymmangels. Das Ausmaß des Enzymmangels korreliert nicht mit dem klinischen Erscheinungsbild.
Die Glykogenose Typ III verläuft chronisch progredient und hat im Vergleich zu anderen Glykogenosen eine bessere Prognose. Derzeit gibt es keine Empfehlung zur Behandlung der progressiven Muskelschwäche und Kardiomyopathie. Leiden die Patienten an hypoglykämischen Krisen, sollte eine kohlenhydratreiche Diät eingehalten und Kindern zusätzlich nächtliche Mahlzeiten angeboten werden.
Unsere Patientin wies neben der Glykogenose Typ IIIa Hautveränderungen einer Muzinose auf. Dabei kommt es zu einer Anreicherung von Glykosaminoglykanen. Es werden primäre und sekundäre Muzinosen unterschieden. Bei letzterer ist die Muzinablagerung Nebenaspekt anderer pathologischer Vorgänge, zum Beispiel einer Kollagenose oder chronischer entzündlicher Dermatosen. Der Lichen myxoedematosus (Synonym: Papulöse Muzinose) zeigt einen chronisch progredienten Verlauf. Spontane Regressionen sind äußerst selten. Ausgedehnte sklerosierende Formen werden als Skleromyxödem Arndt-Gottron bezeichnet. Assoziiert sein können Paraproteinämie, besonders vom IgG-Typ, proximale Myopathie, Polyarthritis, Motalitätsstörungen des Ösophagus, Heiserkeit und organisches Psychosyndrom.

Danksagungen. Die Patientin wurde freundlicherweise überwiesen von der Klinik und Poliklinik für Psychiatrie und Psychotherapie (Prof. Dr. Hans-Jürgen Möller)

Literatur

1. Bata-Csorgo Z, Husz S, Foldes M, Korom I, Molnar K, Morvay M, Dobozy A (1999) Scleromyxedema. J Am Acad Dermatol 41:343–346
2. Berkson M, Lazarus GS, Uberti-Benz M, Rook AH (1991) Extracorporeal photochemotherapy: a potentially useful treatment for scleromyxedema. J Am Acad Dermatol 25:724
3. Dinneen AM, Dicken CH (1995) Scleromyxedema. J Am Acad Dermatol 33:37–43
4. Feldman P, Shapiro L, Pick Al, Slatkin MH (1969) Scleromyxedema: A dramatic response to melphalan. Arch Dermatol 99:51–56
5. Gottron HA (1954) Scleromyxödem (eine eigenartige Erscheinungsform von Myxothesaurodermie). Arch Dermatol Syphilol 199:71–91
6. Keong CH, Asaka Y, Fukuro S, Miyamoto C, Katsumata M, Iino Y, Komiya T (1990) Successful treatment of scleromyxedema with plasmapheresis and immunosuppression. J Am Acad Dermatol 22:842–844
7. Lister RK, Jolles S, Whittaker S, Black C, Forgacs I, Cramp M, Potter M, Rustin MH (2000) Skleromyxedema: response to high-dose intravenous immunoglobulin (hdIVIg). J Am Acad Dermatol 43:403–408
8. Milam CP, Cohen LE, Fenske NA, Ling NS (1988) Scleromyxedema: therapeutic response to isotretinoin in three patients. J Am Acad Dermatol 19:469–477
9. Moses SW, Gadoth N, Bashan N, Ben-Davi E, Slonim A, Wandermann KL (1986) Neuromuscular involvement in glycogen storage disease typ III. Acta Paediatr Scand 75:289–296

10. Nieves DS, Bondi EE, Wallmark J, Raps EC, Seykora JT (2000) Skleromyxedema: successful treatment of cutaneous and neurologic symptoms. Cutis 65:89–92
11. Rongioletti F, Rebora A (1991) The new cutaneous mucinoses: A review with an up-to date classification of cutaneous mucinoses. J Am Acad Dermatol 24:265–270
12. Rongioletti F, Rebora A (1998) Worsening of lichen myxedematosus during interferon alfa-2a therapy for chronic active hepatitis C. J Am Acad Dermatol 38:760–761
13. Schirren CG, Betke M, Eckert F, Przybilla B (1992) Skleromyxödem Arndt-Gottron. Fallbericht und Übersicht über die therapeutischen Möglichkeiten. Hautarzt 43:152–157
14. Yamazaki S, Fujisawa T, Yanatori A, Yamakage A (1995) A case of lichen myxedematosus with clearly exacerbated skin eruptions after UVB irradiation. J Dermatol 22:590–593
15. Yaron M, Yaron I, Yust I, Brenner S (1985) Lichen myxedematosus (scleromyxedema) serum stimulates hyaluronic acid and prostaglandin E production by human fibroblasts. J Rheumatol 12: 171–175

Indeterminierte Zell-Histiozytose im Verteilungsmuster der Hautspaltlinien – Isotope Reaktion nach Pityriasis rosea?

Andreas Wollenberg, Sabine Schorling, Hans Peter Bertsch, Martin Schaller und Christian A. Sander

Anamnese. 13jährige Patientin. Ausgehend von einer ersten größeren Läsion abdominal seit Januar 1997 zunehmend Hautveränderungen an Rumpf und Extremitäten. Persistenz und langsame Größenzunahme einmal bestehender Herde, Neigung zur Konfluenz. Kein Juckreiz, keine subjektiven Beschwerden. Bisherige Therapieversuche mit Externa oder Solebad/Lichttherapie ohne nachhaltigen Erfolg.
1993 geringgradiges Beugenekzem, dieses nach einmonatiger externer Therapie bis heute rezidivfrei. Keine Modeschmuckunverträglichkeit.

Hautbefund. Stammbetont den Hautspaltlinien folgend, weniger stark an den Extremitäten etwa 500 linsen- bis markstückgroße, rundovale, teils konfluierende, relativ scharf begrenzte düsterrot-bräunliche Maculae und infiltrierte Plaques mit teils diskreter, weißlicher Schuppung in bilateral symmetrischer Verteilung. Darier-Zeichen nicht auslösbar. Unauffälliger Lymphknotenstatus. Nebenbefundlich leichte, stirnbetonte Komedonenakne.

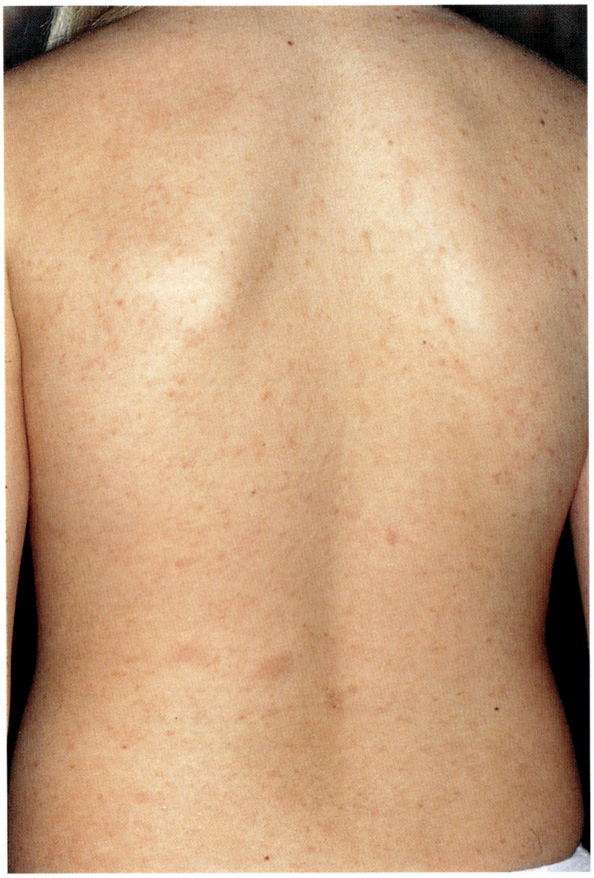

Abb. 1. Klinische Präsentation 1997. Am Rücken zahlreiche erythematöse Maculae und Plaques

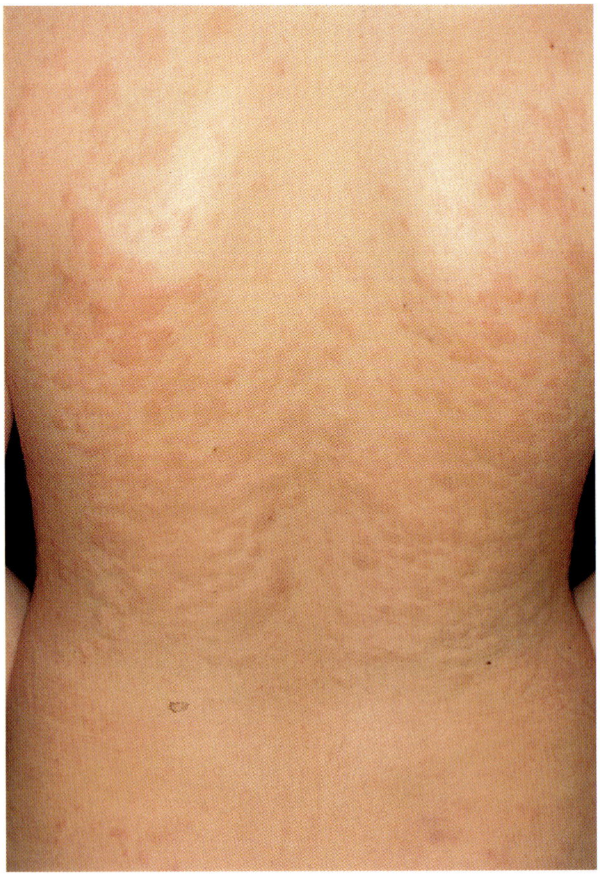

Abb. 2. Klinische Präsentation 1998. Am Rücken teils konfluierende erythematöse Plaques

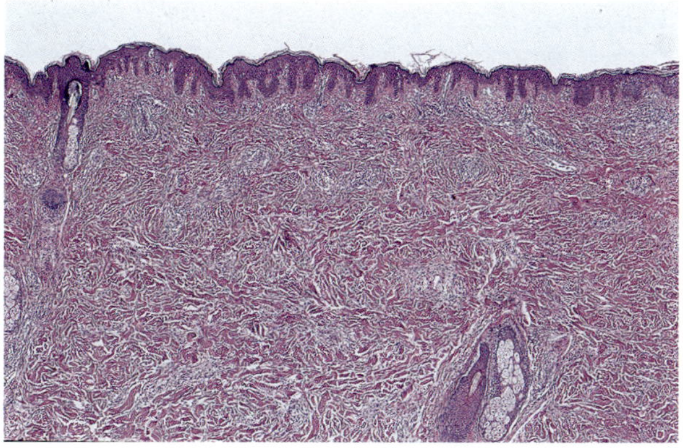

Abb. 3. In der Dermis fleckförmige histiozytäre Infiltrate

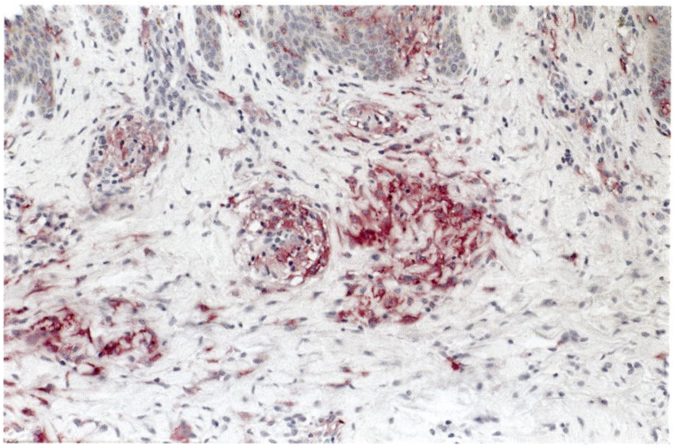

Abb. 5. In der CD1a-Färbung in der Dermis fleckförmige Ansammlungen histiozytärer Zellen

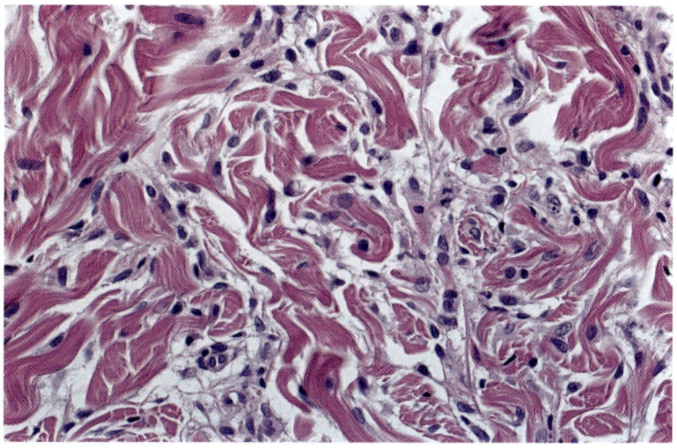

Abb. 4. Zwischen den Kollagenfasern histiozytäre Zellen

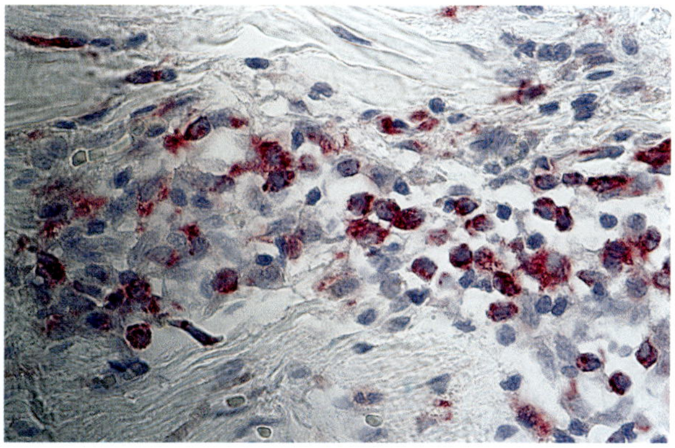

Abb. 6. Zwischen den Kollagenfasern histiozytäre Zellen, positiv für KP1 (CD68)

Histopathologie, Immunhistologie und Elektronenmikroskopie. Im HE-Präparat verlängerte, teils konfluierende Reteleisten, geschichtete Hyperkeratose. Fleckförmige lymphohistiozytäre Infiltrate in der oberen Dermis. Histiozytäre Zellen zwischen den Kollagenfasern, diese teilweise separierend. In der Giemsa-Färbung Mastzellvermehrung in diffusem Verteilungsmuster. Fokaler Nachweis eines Epidermotropismus.

Immunhistochemisch Lymphozyten mit starker Expression von CD3, CD4 und CD45RO sowie schwächer von CD43 und CD5. Wenige CD8 positive Zellen, keine Positivität für die B-Zell-Marker L26 (CD20) und MB1 (CD79a). Dichtes histiozytäres Infiltrat, starke Reaktivität für S100 und CD1a, schwächer für KP1 (CD68).

Elektronenmikroskopisch innerhalb der Dermis lymphozytäre und zahlreiche histiozytäre Zellelemente, letztere mit variablen, teilweise gelappten Kernen. Innerhalb des Zytoplasmas kein Nachweis von Birbeck Granula, jedoch von zahlreichen, teils lamellierten dense bodies. Kein Nachweis von Lipidvakuolen oder Cholesterinkristallen.

Laborbefunde. Blutbild, BKS, Elektrolyte, Leber- und Nierenwerte, Glukose, Gesamteiweiß, Serumeiweißelektrophorese, Gerinnungsparameter und weitere Routinelaborparameter altersentsprechend sämtlich im Normbereich. Antinukleäre Antikörper auf Hep-2-Zellen positiv, gesprenkeltes Muster, Titer 1:320. Gesamt-IgE 274 kU/l. Mastzelltryptase im Normbereich. Pricktestreaktionen auf beide Hausstaubmilben positiv, sonst unauffällig. Langerhans-Zell-Phänotypisierung: IDEC 38 %, FceRI/ FcgRII-Ratio 0,26, Rezeptorexpressionsmuster untypisch für atopisches Ekzem oder Psoriasis.

Weitere Befunde

Herz und Lunge auskultatorisch unauffällig. Röntgenthorax und Oberbauchsonogramm unauffällig. Sonographisch axillär und inguinal einzelne postinflammatorisch vergrößerte Lymphknoten.

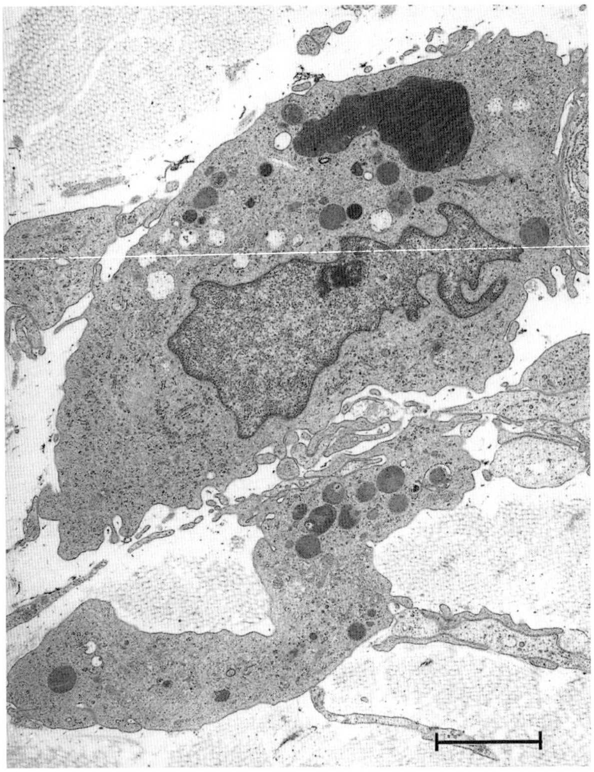

Abb. 7. Elektronenmikroskopie: Histiozytäre Zelle in der Dermis mit gelapptem Kern. x 6.900. – 2 µm

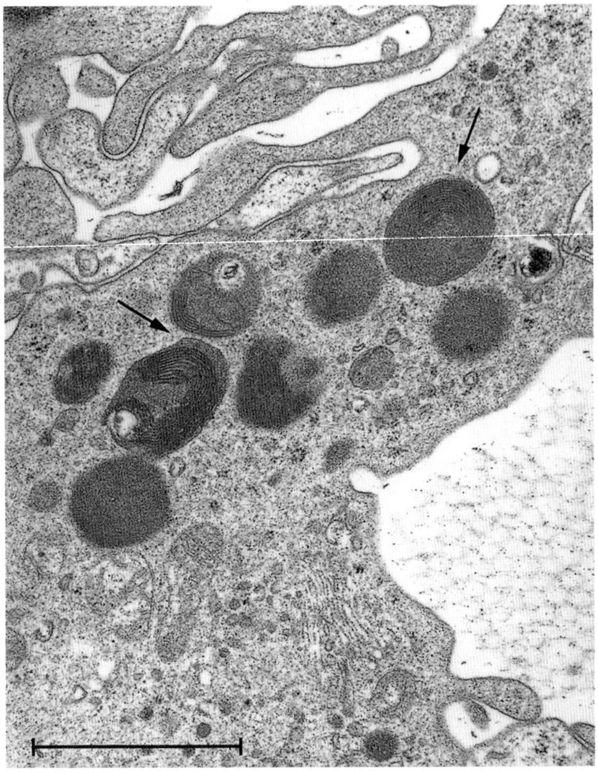

Abb. 8. Elektronenmikroskopie: In der Detailvergrößerung im Zytoplasma kein Nachweis von Birbeck-Granula, jedoch von teils lamellierten dense bodies (Pfeile). Keine Lipidvakuolen oder Cholesterinkristalle erkennbar. x 28.800. – 1 µm

Therapie und Verlauf. Wir haben uns entschlossen, der Patientin aufgrund der generell guten Prognose bei generalisierter eruptiver Histiozytose von einer eingreifenden zytostatischen Therapie abzuraten und unter regelmäßigen klinischen Kontrollen den Spontanverlauf abzuwarten.

Kommentar. Bei der Patientin liegt eine Erkrankung vor, die vom klinischen Bild als ungewöhnlich großherdiges generalisiertes eruptives Histiozytom imponiert, die ultrastrukturell und immunhistologisch als indeterminierte Zell-Histiozytose eingeordnet werden kann, deren Manifestation zunächst jedoch klinisch einer Pityriasis rosea entsprach.
Das klinische Bild unserer Patientin kann derzeit als generalisiertes eruptives Histiozytom, auch generalisierte eruptive Histiozytose genannt, eingeordnet werden. Die Namensgebung *generalized eruptive histiocytoma* geht auf eine Arbeit von Winkelmann und Muller zurück, die 1963 drei erwachsene Patienten mit dieser morphologisch charakteristischen Erkrankung publizierten. Ein kurz zuvor von Cramer unter dem Titel „Multiple Retikulohistiozytome der Haut ohne nachweisbare Zweiterkrankung" publizierter Fallbericht gilt als Erstbeschreibung. Das generalisierte eruptive Histiozytom ist eine klinisch-morphologische Entität, die heute vielfach als Initialstadium verschiedener Non-X-Histiozytosen verstanden wird. Die Erkrankung befällt Stamm, Gesicht sowie Extremitäten und ist klinisch durch die rein kutane Aussaat zahlreicher symmetrischer, stammbetonter, kleinherdiger histiozytärer Papeln definiert. Die charakteristischen, düsterrot-bräunlichen Herde heilen häufig nach mehreren Jahren spontan, aber unter Hinterlassung hyperpigmentierter Maculae ab.
Immunhistologie und Elektronenmikroskopie führten schließlich zur Diagnose einer indeterminierten Zell-Histiozytose. Die indeterminierte Zell-Histiozytose ist eine vom klinischen Bild her uneinheitliche, immunhistologisch-ultrastrukturell definierte Erkrankung, mit Vermehrung sogenannter indeterminierter Zellen. Rowden führte 1979 die Bezeichnung *indeterminate cells* ein. Diese Zellen waren ultrastrukturell als epidermale „Nicht-Keratinozyten" ohne Keratohyalingranula, Desmosomen, Melano-

somen, Merkel-Zell-Granula oder Birbeck-Granula definiert und als wahrscheinliche Vorstufen von Melanozyten oder Langerhans-Zellen eingestuft. Heute wird unter einer indeterminierten Zelle eine Zelle mit fast allen Charakteristika der Langerhans-Zellen (CD1a+, S100+, MHC Klasse II+) verstanden, die jedoch keine Birbeck-Granula enthält und den dendritischen Zellen zugerechnet wird. Zwischen 1985 und 1996 sind 9 Fallberichte einer indeterminierten Zell-Histiozytose publiziert worden. Die Erkrankung kann solitär oder multipel, vom Säuglings- bis ins hohe Lebensalter bei Frauen wie bei Männern vorkommen. Bei einem Säugling traten die Hautveränderungen im Anschluss an eine Skabies auf.

Der Krankheitsverlauf unserer Patientin ist in soweit ungewöhnlich, als das Spektrum der klinischen Differentialdiagnosen bei Erstvorstellung zunächst Pityriasis lichenoides et varioliformis acuta Mucha-Habermann, Psoriasis vulgaris und Pityriasis rosea umfasste. Letztere Diagnose wurde durch das erste histologische Präparat von 1997 und das damalige klinische Bild (Primärmedallion, Verteilung in den Hautspaltlinien) unterstützt, eine Pityriasis lichenoides et varioliformis acuta Mucha-Habermann wäre ebenfalls mit dem histologischen Bild vereinbar gewesen. Anhalt für eine histiozytäre Erkrankung bestand zu diesem Zeitpunkt weder klinisch noch histologisch. Möglicherweise ist das ungewöhnliche, den Hautspaltlinien folgende Verteilungsmuster der Histiozytose durch die ursprüngliche Pityriasis rosea mitbedingt. Das Auftreten einer Hauterkrankung in den Fußstapfen einer zweiten, pathogenetisch unabhängigen Hauterkrankung wird als isotope Reaktion bezeichnet.

Die aktuellen Differentialdiagnosen unserer Patientin umfassen vor allem die verschiedenen Erkrankungen des histiozytären Formenkreises. Die Histiozytosis-X ist durch den Nachweis der charakteristischen Birbeck-Granula elektronenmikroskopisch abgrenzbar, die Untergruppe der xanthomatösen Erkrankungen ist histologisch und ultrastrukturell auszuschließen. Für eine kutane Mastozytose besteht aufgrund der Ergebnisse unserer Giemsa-Färbung, normaler Mastzelltryptasespiegel im Serum und des fehlenden Darier-Zeichen kein Anhalt. Die verschiedenen Non-X Histiozytosen, insbesondere eine multizentrische Retikulohistiozytose, scheiden aufgrund der positiven Resultate der Färbung für CD1a und S100 aus.

Die generell gute Prognose des generalisierten eruptiven Histiozytoms wurde kürzlich in Frage gestellt. Boisseau-Garsaud beschrieb einen 28jährigen Patienten, dessen zunächst für mehrere Jahre als benignes generalisiertes eruptives Histiozytom eingestuften Hautveränderungen sich schließlich als histiozytäres Lymphom (Retikulosarkom) herausstellten. Klare Angaben zur Prognose bei indeterminierter Zell-Histiozytose können aufgrund der bislang geringen Fallzahlen nicht gemacht werden, eine einheitliche Therapie der indeterminierten Zell-Histiozytose ist ebenfalls nicht beschrieben.

Danksagungen. Die Patientin wurde freundlicherweise überwiesen von Herrn Dr. Thomas Kienitz, Hautarzt, Fischerei 18, D-84130 Dingolfing.
Für die konsiliarische Begutachtung der histopathologischen Präparate danken wir Herrn Prof. Ruggero Caputo, Istituto di Scienze Dermatologiche dell' Università di Milano und Herrn Walter Burgdorf, M.D., aus unserer Klinik.

Literatur

1. Arnold ML, Wirth H, Anton-Lamprecht I, Petzoldt D (1982) Generalisierte eruptive Histiozytome. Hautarzt 33:428–437
2. Boisseau-Garsaud AM, Vergier B, Beylot-Barry M, Nastasel-Menini F, Dubus P, de Mascarel A, Eghbali H, Beylot C (1996) Histiocytic sarcoma that mimics benign histiocytosis. J Cutan Pathol 23:275–82
3. Burgdorf WHC, Zelger B (1998) Die Nicht-Langerhans-Zell-Histiozytosen. Hautarzt 49:600–613
4. Braun-Falco O, Korting HC, Zienicke H, Klövekorn W (1988) Eruptive Histiozytome und Xanthoma disseminatum als Manifestationsformen derselben Erkrankung? Hautarzt 39:652–657
5. Breathnach AS (1975) Aspects of epidermal ultrastructure. J Invest Dermatol 65:2–15
6. Caputo R (1998) Text atlas of histiocytic syndromes. Martin Dunitz, London, S 129–133
7. Cramer HJ (1963) Multiple Retikulohistiozytome der Haut ohne nachweisbare Zweiterkrankung. Hautarzt 14:297–302
8. Hashimoto K, Fujiwara K, Punwaney J, DiGregorio F, Bostrom P, el-Hoshy K, Aronson PJ, Schoenfeld RJ (2000) Postscabetic nodules: a lymphohistiocytic reaction rich in indeterminate cells. J Dermatol 27:181–194
9. Rowden G, Phillips TM, Lewis MG (1979) Ia antigens on indeterminate cells of the epidermis: immunoelectronmicroscopic studies of surface antigens. Br J Dermatol 100:531–542
10. Sidoroff A, Zelger B, Steiner H, Smith N (1996) Indeterminate cell histiocytosis – a clinicopathological entity with features of both X- and non-X histiocytosis. Br J Dermatol 134:525–532
11. Winkelmann RK, Muller SA (1963) Generalized eruptive histiocytoma. A benigne papular histiocytic reticulosis. Arch Dermatol 88:58–596
12. Wollenberg A, Wen S, Bieber T (1999) Phenotyping of epidermal dendritic cells – clinical applications of a flow cytometric micromethod. Cytometry 37:147–155

Peeling Skin Syndrom

Silke Michelsen, Joachim Stange, Jörg C. Prinz und Gerd Plewig

Anamnese

Patient 1: 18jähriger Patient. Seit zwei Jahren rötliche, schuppende Hautveränderungen im Gesicht.

Patient 2: 17jähriger Patient. Seit 20 Monaten Hautveränderungen in wechselnder Ausprägung im Gesicht mit Rötungen und schuppiger Haut bei ständigem Spannungsgefühl. Unter Anwendung von steroidhaltigen sowie harnstoffhaltigen Externa geringe Besserung. Der Zwillingsbruder (zweieiig) des Patienten ist erscheinungsfrei. Anamnestisch Fehlen atopischer Erkrankungen.

Patient 3: 17jähriger Patient. Seit zwei Jahren wunde rote Nase. Unter lokaler Behandlung mit Aknetherapeutika Verschlechterung, nach Absetzen Besserung.

Hautbefund

Patient 1: Zentrofazial fleckige Erytheme mit feinlamellöser Schuppung sowie filiforme Hyperkeratosen.

Patient 2: Vor allem an den Wangen und am Kinn randwärts zum Teil bogig scharf begrenzte Erythe-

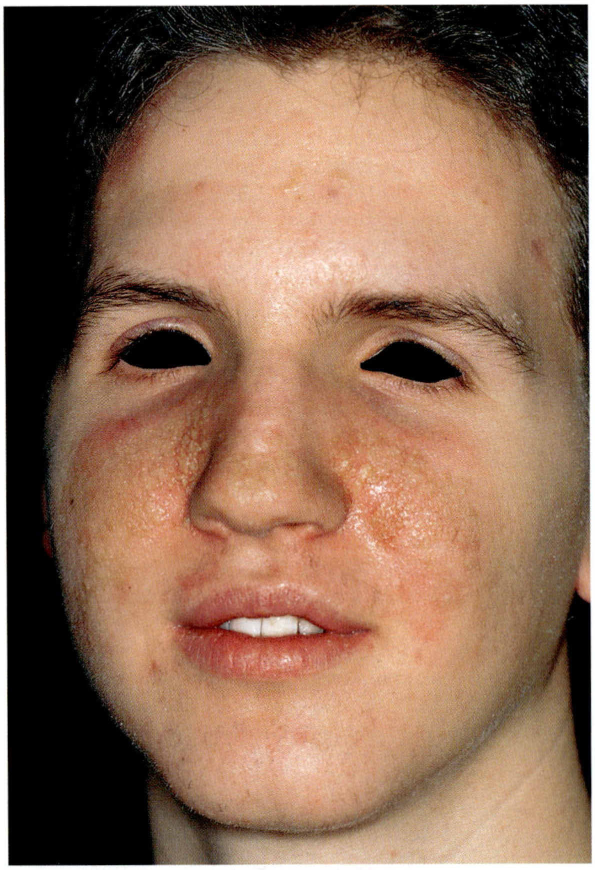

Abb. 1. Patient 1. Zentrofazial Erythem mit feinlamellöser Schuppung und filiformen Hyperkeratosen

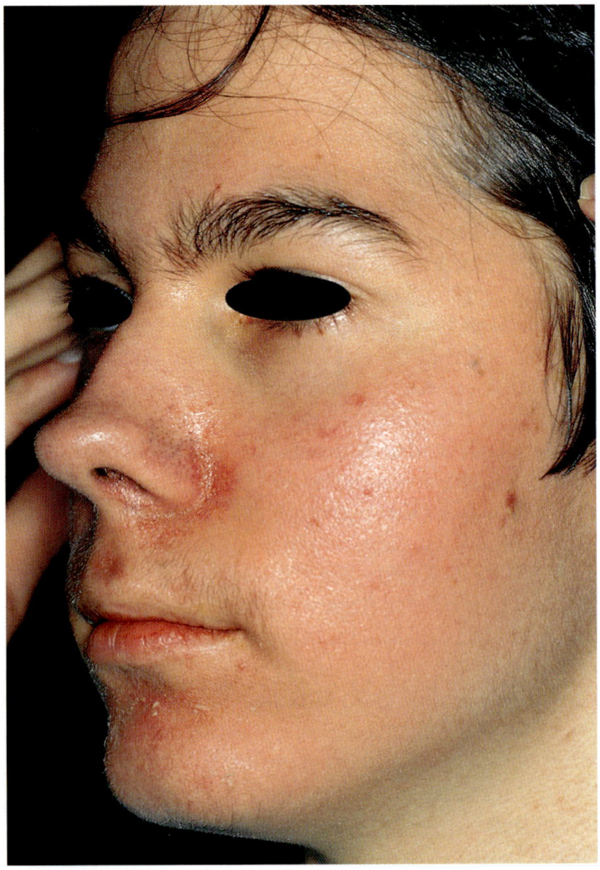

Abb. 2. Patient 2. Nasolabial betont feinlamelläres schuppendes Erythem

me mit Schuppung und vereinzelten Pusteln. Seborrhoe. Erythema e calore. Flaumartiger Bartwuchs.

Patient 3: Diskretes Erythem an der Nase, follikulär betonte zum Teil filiforme Hyperkeratosen.

Histopathologie und Immunhistologie

Patient 1: Linke Schläfe: Unregelmäßige, zum Teil plumpe Akanthose der Epidermis mit hyper- und über weite Strecken parakeratotischer Verhornung. Das obere Stratum spinosum streckenweise abgeblaßt mit zahlreichen vakuolisierten Keratinozyten. Zwischen Hornschicht und Stratum spinosum streckenweise kleine Spaltbildungen. Zwischen den parakeratotischen Hornmassen der Hornschicht kleinere Serumeinschlüsse und Ansammlungen polymorphkerniger Leukozyten. Im oberen Korium horizontal ausgerichtetes, homogenisiertes, kollagenes Bindegewebe. Fleckförmiges, gefäßgebundenes, lymphohistiozytäres Infiltrat. Im Papillarkörper einzelne polymorphkernige Leukozyten mit Einwanderung in das Epithel. In der PAS-Färbung kein Hinweis für Pilzelemente.

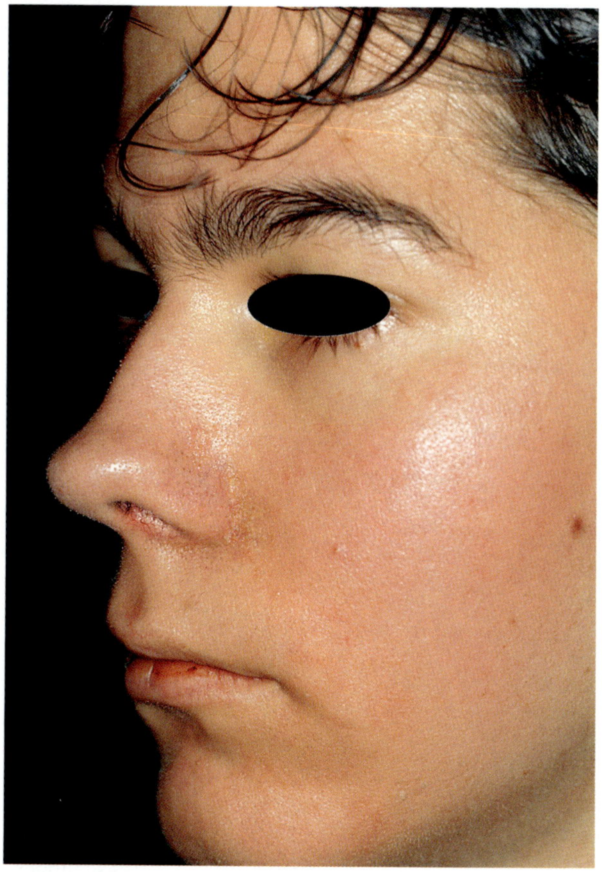

Abb. 3. Zustand nach Therapie

Patient 2: Linke Wange: Akanthose und Papillomatose der Epidermis. Fokal Abschnitte mit einer geschichteten Parakeratose, hier zum Teil auch Einschluß von neutrophilen Granulozyten. Weiterhin Abschnitte mit Keratinozyten, die nekrobiotische Veränderungen aufweisen. In den Follikeln Nachweis zahlreicher Demodexmilben. Subepidermal fleckförmige lymphozytäre Infiltrate mit neutrophilen und eosinophilen Granulozyten. In der PAS-Färbung kein Hinweis für eine Pilzinfektion.

Patient 3: Linker Nasenflügel: Akanthose und Papillomatose des Epithels. Deutliche Erweiterung einzelner Follikelausgänge. Hier auch Nachweis von Bakterien. Subepidermal erweiterte Gefäße, sowie deutlich prominente Talgdrüsen. Es besteht zum Teil eine Abhebung der orthokeratotischen Hornschicht von der Epidermisoberfläche.

Elektronenmikroskopie

Patient 1: Ablösung der Hornschicht oberhalb des Stratum granulosum, aber auch innerhalb von höheren Kompartimenten des Stratum corneum; innerhalb des Stratum corneum zahlreiche Lipidvakuolen.

Patient 2: Regelrechte Darstellung der strata basale, spinosum und granulosum. Auffällige elektronentransparente Auflockerungen und Verbreiterung der Hornzellen mit intrakornealem Spalt.

Laborbefunde

Patient 1: Blutbild, klinisch-chemische Laborparameter unauffällig. Kein Nachweis von pathogenen Keimen an Stirn, Kinn sowie Nasenvorhof. Kein Nachweis von Pilzelementen im Gesicht.

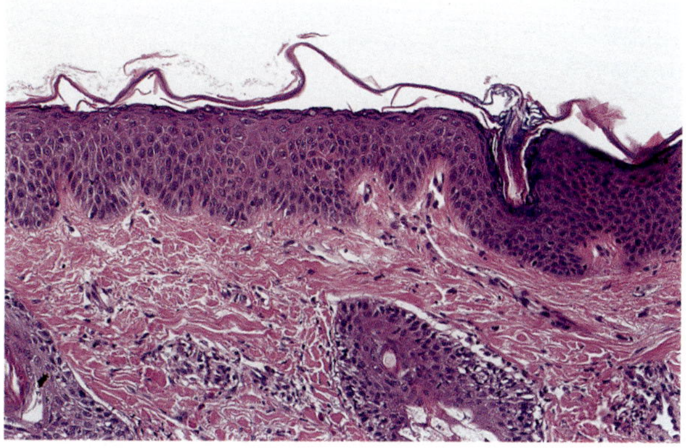

Abb. 4. Akanthose des Epithels und fokal Parakeratose

Patient 2: Klinisch-chemische Laborparameter und Blutbild unauffällig. In der bakteriologischen Kultur vom Abstrichmaterial des Kinnbereichs, des Nasenflügels außen und der Nasenvorhöfe keine pathogenen Keime nachweisbar. In der mykologischen Untersuchung von Schuppenmaterial des Gesichtes vereinzelt Pityrosporum-Hefen nativ nachweisbar.

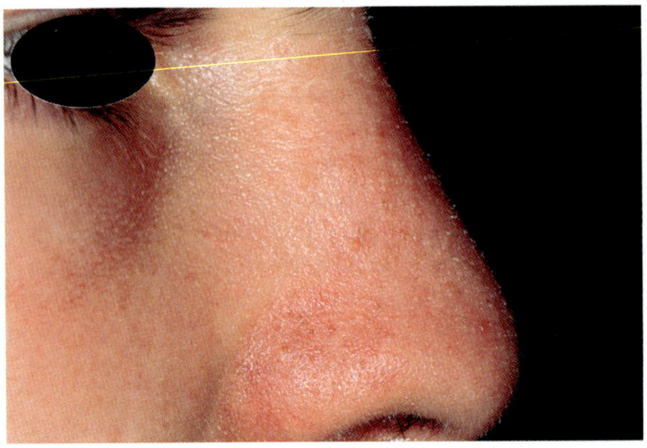

Abb. 5. Patient 3. Zustand vor Therapie

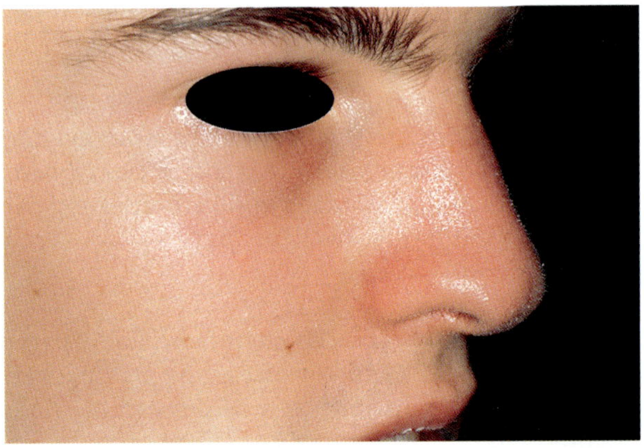

Abb. 6. Patient 3. Zustand nach Therapie

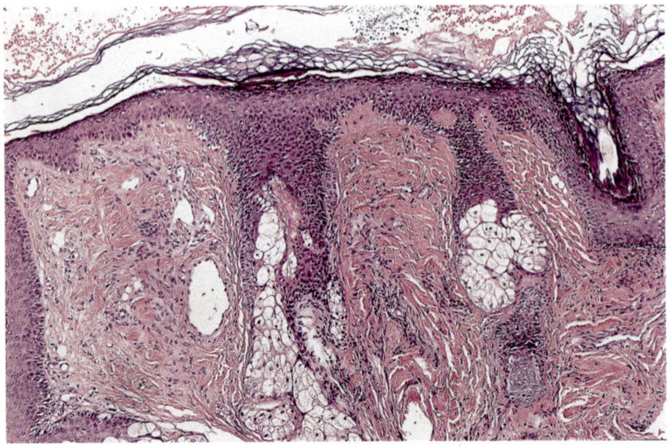

Abb. 7. Deutlich erweiterte Follikelausgänge. Teilweise Abhebung der orthokeratotischen Hornschicht

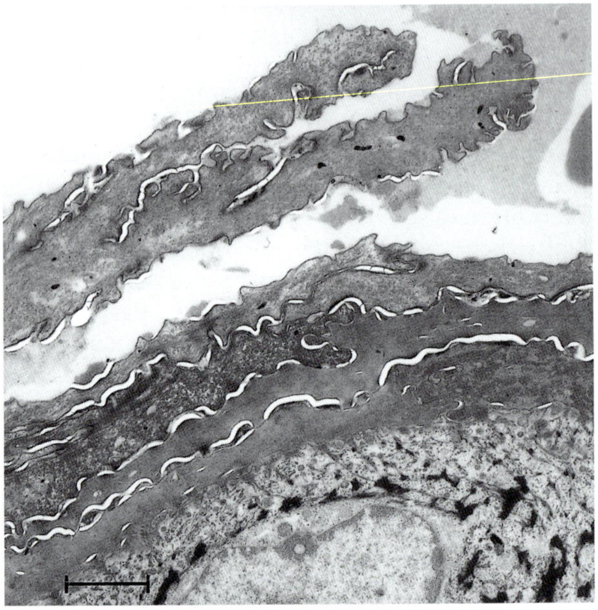

Abb. 8. Elektronentransparente Auflockerung und Verbreiterung der Hornzellen mit interkornealem Spalt. x 5.500. – 2 µm

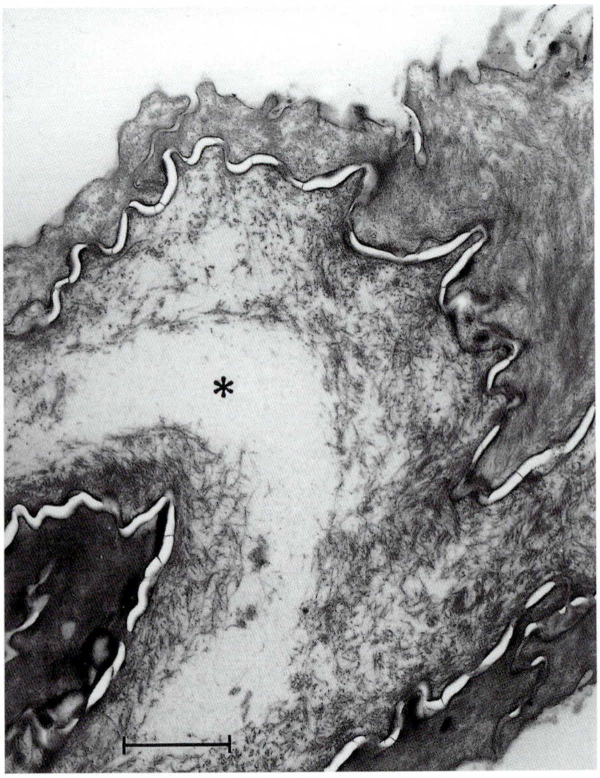

Abb. 9. Deutliche intrakorneale Lyse (*). x 14.400. – 1 µm

In der allergologischen Pricktesung positiv auf Goldregen, Goldhamsterhaare, Kaninchenhaare und Eiche. In der Epikutantestung positive Reaktion auf Phenylquecksilberacetat. Gesamt-IgE mit 310 kU/l erhöht.

Patient 3: Harnsäure mit 8,1 mg/dl erhöht. Sonstige klinisch-chemischen Laborparameter und Blutbild unauffällig.

Therapie und Verlauf

Patient 1: Auswärts erfolgte bereits eine Therapie mit Antimykotika und Glukokortikoiden unter der Verdachtsdiagnose eines seborrhoischen Ekzems. Hierunter keine Besserung. Jetzt Beginn einer Therapie mit Acitretin (Neotigason) 10 mg an 5 von 7 Tagen. Hierunter deutliche Besserung. Nach einigen Monaten Absetzen der Therapie und Umstellung auf pflegende Maßnahmen.

Patient 2: Zunächst wurden unter der Verdachtsdiagnose eines persistierenden Gesichtserythems sowie einer Pityriasis versicolor Ketoconazol Creme für 5 Tage und danach 1% Metronidazol in Neribas Creme verordnet. Auch unter Anwendung von Adapalen Gel sowie nach oraler Gabe von Minocyclin 100mg/die unveränderter Befund. Nach Diagnose des *Peeling Skin Syndroms* Therapieversuch mit systemischer Gabe von Isotretinoin (10 mg an 3 von 7 Tagen). Nach Steigerung auf 10 mg Isotretinoin an 5 von 7 Tagen deutliche Besserung des Hautbefundes.

Patient 3: Auswärts erfolgte unter der Verdachtsdiagnose einer Akne die lokale Therapie mit Erythromycin (Aknemycin), worunter es zu einer Verschlechterung der Hautveränderungen kam. Nach Diagnose des *Peeling-skin-Syndroms* Einleitung einer Therapie mit Isotretinoin 10mg an 5 von 7 Tagen. Nach deutlicher Befundbesserung Reduktion auf 10 mg an 3 von 7 Tagen.

Kommentar. Der Begriff des *Continual-peeling-skin-Syndroms* wurde erstmals 1982 von Levy und Goldsmith geprägt. Es handelt sich hierbei um eine seltene Genodermatose, die zu den Ichthyosen gerechnet werden kann. In der Literatur sind bislang etwa 30 Patienten beschrieben. Typisch sind der generalisierte, seltener lokalisierte Befall der Haut mit Abschilferung sowie eine elektronenmikroskopisch nachweisbare Spaltbildung zwischen Stratum corneum und Stratum granulosum.
Chymotryptase und Tryptase scheinen bei der Desquamation eine wichtige Funktion inne zu haben. Es bleibt noch abzuwarten, welche Rolle sie beim *Continual-peeling-skin-Syndrom* spielen.
Traupe hat die Unterscheidung in zwei Typen vorgenommen: Typ A, auch *Keratolysis exfoliativa congenita* genannt, wurde erstmals 1921 von Fox beschrieben. Zu den generalisierten Hautveränderungen kommt es kongenital oder zwischen dem dritten und sechsten Lebensjahr. Es fehlen saisonale Variation, Juckreiz und Entzündung. Histologisch finden sich Orthohyperkeratose und intrazytoplasmatische Spaltbildung im unteren Teil des Stratum corneum.
Typ B, auch *kongenitales ichthyosifomes Erythroderma* genannt, wurde erstmals 1924 von Wile beschrieben. Die Hautveränderungen treten kongenital auf, sind generalisiert und befallen nie Hände und Füße. Saisonale Variationen, Juckreiz sowie Entzündung kommen vor. Histologisch finden sich Parakeratose, Akanthose sowie ein chronisches perivaskuläres Infiltrat in der Dermis. Die Granularzellschicht fehlt. Unterhalb des Stratum corneum findet sich eine interzelluläre Spaltbildung. Assoziiert sind ein erhöhtes Serum-IgE, eine leichte Epilierbarkeit der Haare, gelegentlich eine Aminoazidurie, ein verzögertes Knochenalter sowie vermehrt Hautinfektionen.
Als Differentialdiagnosen kommen seborrhoisches Ekzem, atopisches Ekzem, sowie die Rubeosis faciei in Betracht.

Danksagung. Patient 2 wurde freundlicherweise überwiesen von Dr. Pistor Frank, Praktischer Arzt, Hauptstraße 12–18, D-91757 Treuchtlingen.

Literatur

1. Aras N, Sutman K, Tastan HB, Baykal K, Can C (1994) Peeling skin syndrome. J Am Acad Dermatol 30:135-136
2. Ekholm E, Brattsand M, Egelrud T (2000) Stratum corneum tryptic enzyme in normal epidermis: a missing link in the desquamation process? J Invest Dermatol 114:56–63
3. Levy SB, Goldsmith LA (1982) The peeling skin syndrome. J Am Acad Dermatol 7:606–613
4. Mevorah B, Frenk E, Saurat JH, Siegenthaler G (1987) Peeling skin syndrome: a clinical, ultrastructural and biochemical study. Br J Dermatol 116:117–125
5. Tastan HB, Akar A, Gür AR, Deveci S (1999) Peeling skin syndrome. Int J Dermatol 38:207–216
6. Tolat SN, Gharpuray MB (1994) Skin peeling syndrome. Cutis 53:255–257
7. Traupe H (1989) Peeling skin syndrome: clinical and morphological evidence for two types. In: Traupe H (eds) The ichthyoses: a guide to clinical diagnosis, genetic counseling, and therapy. Springer, Berlin, pp 207–210

Kuhpockenvirus-Infektion

Ralf Wienecke, Hans Wolff, Martin Schaller, Hermann Meyer und Gerd Plewig

Anamnese. 11jähriges Mädchen aus ländlicher Umgebung in Bayern, überwiesen wegen einer 14 Tage alten Läsion am Kinn/ Hals sowie einer 6 Tage alten Läsion am rechten Oberschenkel. Zuvor Therapie mit Azithromycin. Häufiger Kontakt zu freilaufenden Katzen auf dem elterlichen Hof und den Nachbarhöfen. Kein Anzeichen von Erkrankung bei den Katzen. Asthma bronchiale in der Vorgeschichte.

Hautbefund. Am Kinn/Hals ein 2,5 cm durchmessender, ulzerierter Knoten mit einer zentral gelegenen dunkeln Kruste und einem erhabenen erosiven Randsaum. Am linken Oberschenkel dorsal eine 1 cm große Blase. Leichte Lymphknotenschwellung im Halsbereich, sonst guter Allgemeinzustand. Atopiezeichen: Doppelte Unterlidfalten, trockene Lippen und palmare Hyperlinearität.

Histopathologie. Linker Oberschenkel: Ulzeration des Epithels mit einer krustenförmigen Auflagerung und zahlreichen Kerntrümmern. Im Randbereich Akanthose und Papillomatose des Epithels, subepidermales Ödem. Lymphozytäre Zellen in diffuser Anordnung. Kerntrümmer zwischen den kollagenen Fasern, teils nekrobiotisch verändertes kollagenes Bindegewebe. Keine azidophilen Einschlusskörperchen.

Laborbefunde. Antikörpertiter gegenüber Kuhpockenviren bei Erstvorstellung 32, Titeranstieg zwei Monate später auf 128 (Bestimmung mittels ELISA).

Weitere Befunde
Elektronenmikroskopische Negativkontrastierung: In Blasenflüssigkeit vom linken Oberschenkel Nachweis von quaderförmigen Partikeln, die Orthopoxviren entsprechen.
Transmissionselektronenmikroskopie: In der Biopsie der Blase vom linken Oberschenkel Nachweis von Virionen in einem neutrophilen Granulozyten.
Virusisolierung: Kryomaterial der Biopsie vom linken Oberschenkel wurde zur Infektion von *African Green Monkey* Zellen (MA 104) benutzt. Nach zwei Tagen elektronenmikroskopischer Nachweis von Orthopoxviren.
Polymerasekettenreaktion (PCR): In kryokonserviertem Material der Blase vom linken Oberschenkel Nachweis von spezifischer DNS, die für das azidophile Typ-A Protein von Orthopoxviren kodiert. Die Größe des PCR-Produktes (1670 Basenpaare) sowie die DNS-Fragmentlänge nach Restriktionsenzymanalyse mit BglII sind spezifisch für Kuhpockenvirus-DNS.

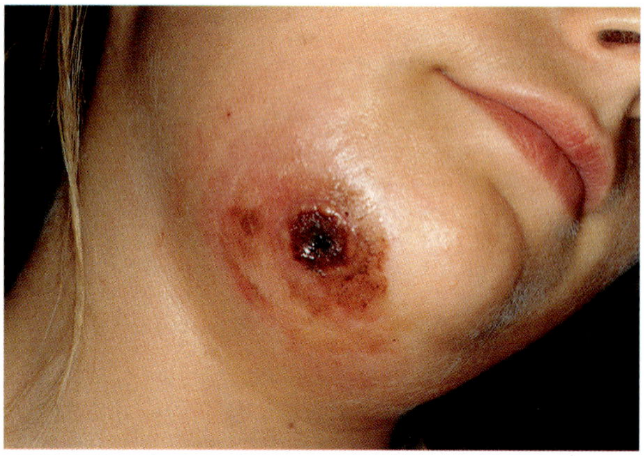

Abb. 1. Vierzehn Tage alter ulzerierter und verkrusteter Knoten am Kinn

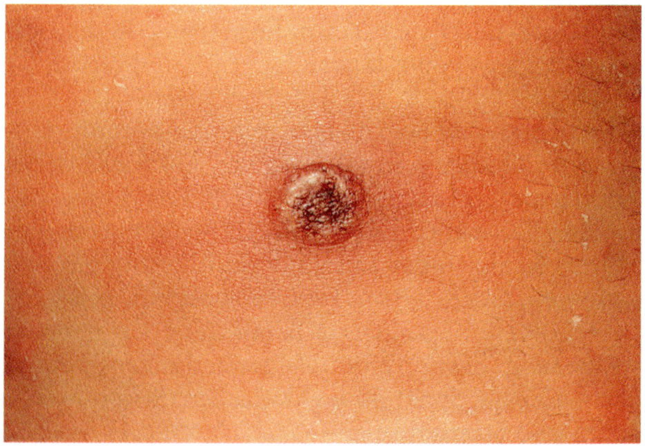

Abb. 2. Sechs Tage alte Blase am linken Bein

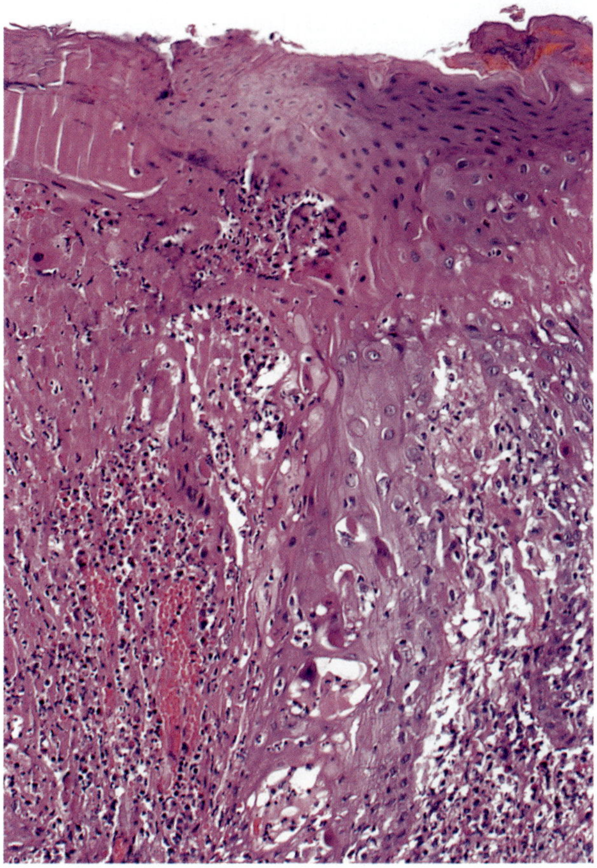

Abb. 3. Abschnittsweise nekrotisches Epithel. Subepidermal lymphozytäres Infiltrat

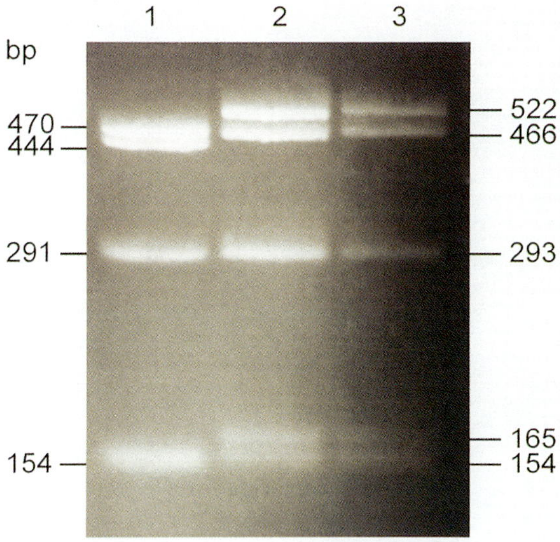

Abb. 4. PCR-Nachweis und Differenzierung von Kuhpocken und Vacciniaviren. Durch PCR gewonnene DNS-Amplifikate eines orthopoxvirusspezifischen Gens wurden mit BglII digestiert und gelelektrophoretisch aufgetrennt. Die DNS wurde vom Vacciniavirus (Spur 1), von der Blase des linken Beines (Spur 2) und vom Kuhpockenstamm *Brighton* (Spur 3) und gewonnen und mittels PCR amplifiziert

Therapie und Verlauf. Narbige Abheilung des Knotens am Kinn nach zwei Monaten. Diagnostische Exzision der Blase am linken Oberschenkel. Komplikationsloser Verlauf.

Kommentar. Kuhpockenviren gehören zur Gruppe der Orthopoxviren, ebenso wie das Variolavirus und das Vacciniavirus, das früher zur Pockenschutzimpfung benutzt wurde. Anfangs können Kuhpocken einem Orf, Anthrax oder einer Impetigo contagiosa ähneln. Man sollte Kuhpocken als Differentialdiagnose erwägen, wenn bei Personen mit Tierkontakt ungewöhnliche Blasen oder ulzerierte Knoten bestehen. Gewöhnlich beginnt eine Infektion mit Kuhpocken als eine rote Macula, die sich zu einer Papel und nach 7 bis 12 Tagen zu einer Blase weiterentwickelt. Anschließend kann die Blase hämorrhagisch werden und nach 2 bis 4 Wochen eine schwarze Kruste bilden. Eine Autoinokulation vom primären Infektionsort ist möglich.

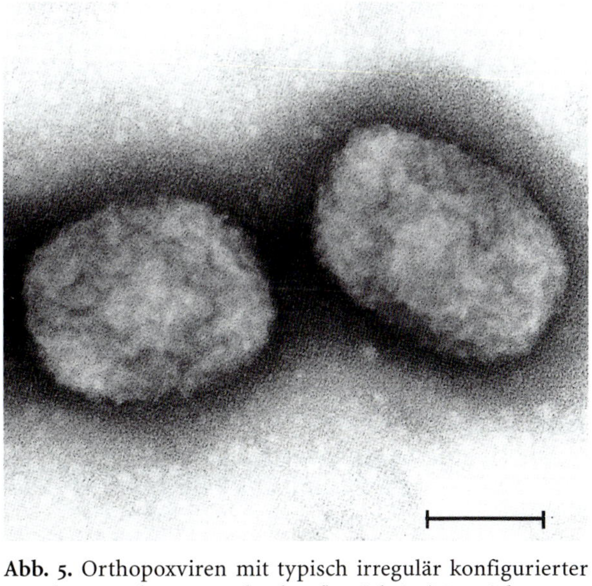

Abb. 5. Orthopoxviren mit typisch irregulär konfigurierter Membranstruktur aus Bläschenflüssigkeit (Negativkontrastierung). x 145.600. – 0,1 μm

Bei unserer Patientin bestand die primäre Läsion am Kinn/Hals und die sekundäre am Oberschenkel. Bei Patienten mit atopischer Dermatitis kann es zu ei-

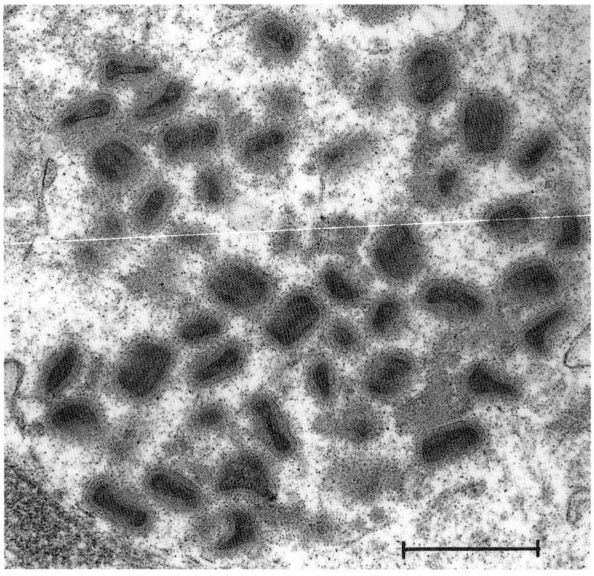

Abb. 6. Zahlreiche quaderförmige teils längsovale Viren der Pockengruppe im Zytoplasma der Keratinozyten und Entzündungszellen (Schnittpräparat). x 37.400. – 0,5 μm

nem generalisierten Befall der Haut kommen. Bei einem immunsupprimierten Patienten mit Asthma bronchiale und atopischen Ekzem ist eine letale Infektion mit Kuhpocken beschrieben. Unsere Patientin ist aufgrund des Asthma bronchiale in der Vorgeschichte und der Atopiestigmata auch als eine Risikopatientin anzusehen.
Zur Diagnose von Kuhpocken stehen eine ganze Reihe von Verfahren zur Verfügung:

- Elektronenmikroskopischer Nachweis von Orthopoxviren mittels Negativkontrastierung von Blasenflüssigkeit
- PCR-Analyse zum Nachweis von spezifischer DNS in Blasenflüssigkeit oder einer Biopsie
- Kultureller Nachweis
- Histologischer Nachweis von azidophilen Einschlusskörperchen
- Transmissionselektronenmikroskopischer Nachweis von viralen Strukturen
- Serologischer Titeranstieg

Die schnellste Bestätigung unserer klinischen Verdachtsdiagnose gelang durch eine elektronenoptische Untersuchung mittels Negativkontrastierung von Blasenfüssigkeit. Allerdings gelingt mit diesem Verfahren lediglich der Nachweis von Orthopoxviren. Durch eine PCR-Amplifikation und die anschließende Restriktionsenzymdigestion konnte die spezifische Diagnose einer Infektion mit dem Kuhpockenvirus gestellt werden. Elektronenmikroskopisch wurden Viruspartikel nicht in Keratino-zyten, den primär infizierten Zellen, sondern in einem neutrophilen Granulozyten gefunden. Dies kann auf einer Immunantwort, die zu einer Phagozytose der infizierten Zellen geführt hat, beruhen. Es bestand bei Erstvorstellung bereits ein Antikörpertiter von 1:32 gegenüber Kuhpockenviren, der auf eine Immunantwort hindeutete. Der Antikörpertiter stieg im weiteren Verlauf an.
Während Variola seit 1977 als ausgerottet gilt und wegen Impfkomplikationen keine Pockenschutzimpfungen mehr durchgeführt werden, wurden in den letzten Dekaden ungefähr 60 Patienten mit humanen Kuhpocken publiziert. Diese Erkrankung scheint auf Europa begrenzt zu sein. Entgegen der Namensgebung werden Kuhpocken meist durch freilaufende Hauskatzen (*felis domesticus*) übertragen, weshalb die Erkrankung auch als Katzenpocken bezeichnet wird. Das Kuhpockenvirus wird von kleinen Nagetieren auf Katzen übertragen. Die Infektion kann bei der Katze zu Hautulzeration, Konjunktivitis und einer Pneumonie führen; sie kann sogar letal verlaufen. Eine Verfütterung von Ratten (*rattus norvegicus*), die mit dem Kuhpockenvirus oder einem ähnlichen Virus infiziert waren, hat in den siebziger Jahren zu einem Ausbruch von Pocken unter den Grosskatzen (*panthera leo, acinonyx jubatus, felis onca*) in einem Moskauer Zoo geführt.
Kasuistiken humaner Kuhpockeninfektionen wurden in den letzten Jahren vermehrt publiziert. Es ist unklar, ob dies an der fehlenden Pockenschutzimpfung oder einer erhöhten Aufmerksamkeit für dieses Krankheitsbild liegt.

Danksagungen. Die Patientin wurde freundlicherweise betreut und überwiesen von Dr. med. Thomas Kienitz, Hautarzt, Fischerei 18, D-84130 Dingolfing.

Literatur

1. Baxby D (1994) Cowpox: increased incidence or interest? Lancet 343:543
2. Baxby D, Bennet M, Gaskell R (1985) Medical implications of feline cowpox. Lancet 2:45
3. Baxby D, Bennett M, Getty, D (1994) Human cowpox 1969-93: a review based on 54 cases. Br J Dermatol 131:598–607
4. Blackford S, Roberts D, Thomas P (1993) Cowpox infection causing a generalized eruption in a patient with atopic dermatitis. Br J Dermatol 129:628–629
5. Czerny C-P, Zeller-Lue C, Eis-Hübinger A, Kaaden O-R, Meyer H (1997) Characterization of a cowpox-like orthopox virus which had caused a lethal infection in man. Arch Virol 13: 13–24 (Suppl)

6. Diven, DG (2001) An overview of poxviruses. J Am Acad Dermatol 44: 1–14
7. Eis-Hübinger AM, Gerritzen A, Schneweis KE, Pfeiff B, Pullmann H, Mayr A, Czerny C-P (1990) Fatal cowpox-like virus infection transmitted by cat. Lancet 336:880
8. Ladnyi I, Breman J (1978) Small pox eradication: progress and problems. Dev Biol Stand 41:281–90
9. Marennikova S, Maltseva N, Korneeva V, Garanina N (1977) Outbreak of pox disease among carnivora (feldae) and edentata. J Infect Dis 135:358–366
10. Munz E, Linckh S, Renner-Müller IC (1992) Infektionen mit originären Kuhpockenvirus und kuhpockenähnlichen Erregern bei Mensch und Tier: Eine Literaturübersicht. J Vet Med B 39:209–225
11. Nasemann T, Mayr A, Schaeg G, Kimmig W, Mahnel H (1987) Infektion eines Mädchens mit Kuhpockenvirus. Hautarzt 38:419–422
12. Vestey J, Yirrell D, Aldridge R (1991) Cowpox/catpox infection. Br J Dermatol 124:74–78

Borderline lepromatöse Lepra

Gerold Kick, Christian A. Sander, Peter Kaudewitz und Hans Christian Korting

Anamnese. 59jähriger Patient. Seit Januar 1998 Ausbildung vereinzelter, erythematöser indolenter Knoten an den oberen Extremitäten, am Nacken und periumbilikal. Zusätzlich Steifigkeitsgefühl der Hände, Brennen an den Fußrücken, sowie leichter Fließschnupfen. Der Patient lebt seit zwanzig Jahren im Ausland (Saudi-Arabien, Irak, Sri-Lanka, Ägypten, Brunei, Indonesien, Argentinien, Thailand).

Hautbefund. An den Armen drei bis 40x25 mm große, teilweise unscharf begrenzte, flache, bräunliche Knoten. Ellenbogen rechts, periumbilikal sowie suprapatellar rechts, multiple bis erbsgroße, bräunliche flache Knötchen. Am Rücken und axillär beidseits scharf und bogig begrenzte, polsterartige, rotbräunliche Knoten. An der Ferse rechts, 50x20 mm große ovale Ulzeration mit gelblichen Fibrinauflagerungen. Facies leonina.

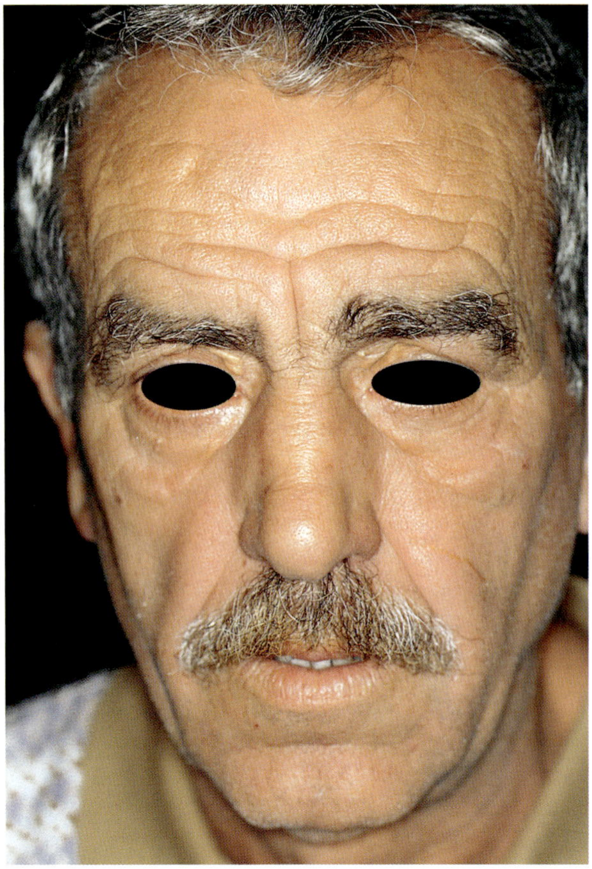

Abb. 1. Facies leonina bei borderline lepromatöser Lepra

Histopathologie und Immunhistologie. *Rechter Unterarm:* In der Basalzellschicht vermehrte Pigmentspeicherung der Keratinozyten. Darunter ein dichtes Infiltrat aus spindelförmigen Makrophagen, Histiozyten, auch schaumige Makrophagen und Lymphozyten. Fokal im Bereich der Nerven Nachweis eines entzündlichen Infiltrats.
Fite- und Ziehl-Neelsen-Färbung: Nachweis von zahlreichen säurefesten Stäbchen.
Bakterienindex: 4–5.
Eisenfärbung: Nachweis von Hämosiderinablagerungen
Grocott-Färbung: Unauffällig.
CD4/CD8-Ratio: >1.
Diagnose: Borderline-Lepra.

Laborbefunde
Serumchemie: ALP 184 U/l, Serumcholesterin 224 mg/dl.
Blutbild sowie sonstige Laborparameter: im Normbereich.
Glukose-6-phosphatdehydrogenase: normwertig.
CD4/CD8-Ratio: 1,37 (normwertig), HIV-1/-2 negativ.

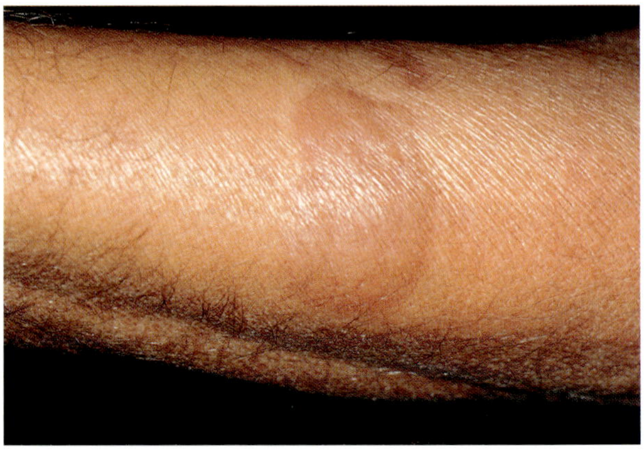

Abb. 2. Tumor am rechten Unterarm

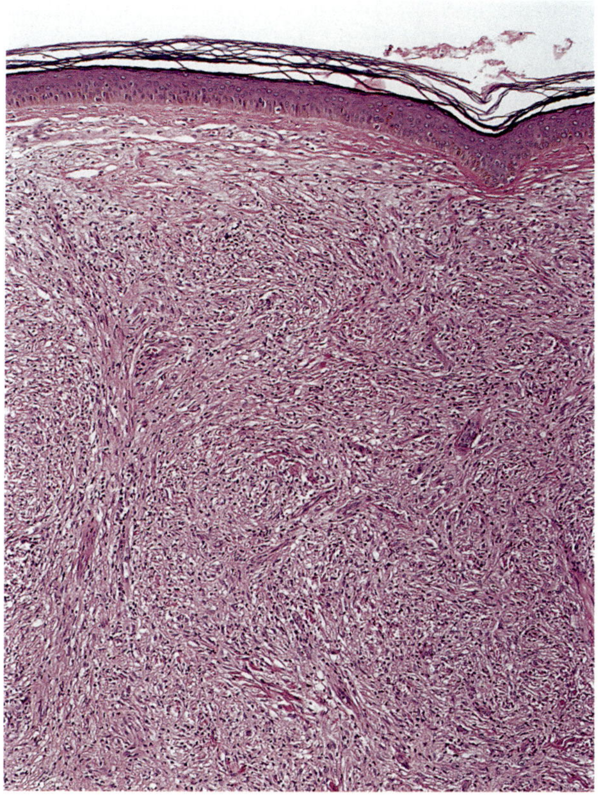

Abb. 3. Diffuses Infiltrat aus spindelförmigen Histiozyten im Bereich der Dermis

Antikörpernachweis gegen phenolisches Glycolipid I (PGL-I): IgM-ELISA mit 1:2400 positiv.
Gelatine-Partikel-Agglutination mit 1:128 positiv.
Urinstatus: unauffällig.

Weitere Befunde
Bakteriologisches Labor: Nasenschleimhautabstrich: Nachweis säurefester Stäbchen. Abstrich Ulkus Ferse: Keine pathologischen Keime.
Sonographie des Abdomens: Leber leicht vergrößert, ansonsten unauffällig.
Röntgen Thorax in zwei Ebenen: Unauffällig.
Neurologisches Konsil: Berührungshypästhesie im Bereich der Lepraherde, Spitz-Stumpf- und Kalt-Warm-Diskrimination allgemein diskret vermindert. Insgesamt leichte floride demyelinisierende Polyneuropathie/Polyneuritis sowie alte Läsion des N. peronaeus superficialis rechts.
Augenärztliches Konsil: Keine Hinweise auf okuläre Beteiligung.
Hals-Nasen-Ohren-ärztliches Konsil: massive Septumdeviation nach rechts. Kein Hinweis auf Schleimhautläsionen. Stimmlippen frei beweglich, keine Raumforderung.

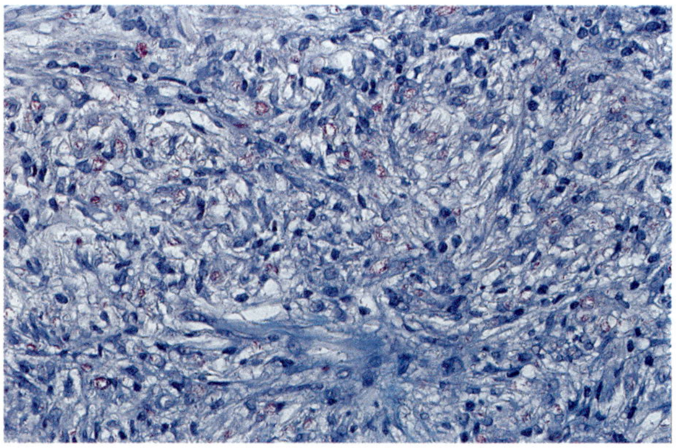

Abb. 4. In der Ziehl-Neelsen-Färbung Nachweis säurefester Stäbchen

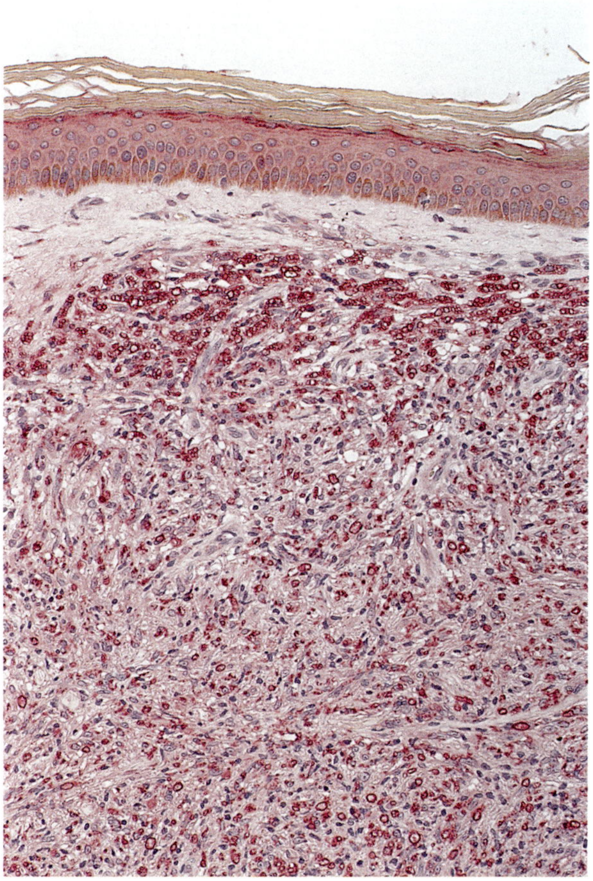

Abb. 5. Immunfärbung mit polyklonalem Anti-*Mycobacterium bovis* (BCG)-Antikörper

Therapie und Verlauf. Nach Ausschluss eines Glucose-6-Phosphatdehydrogenase-Mangels Kombinationstherapie nach WHO-Empfehlung mit Rifampicin, Clofazimin und Dapson.

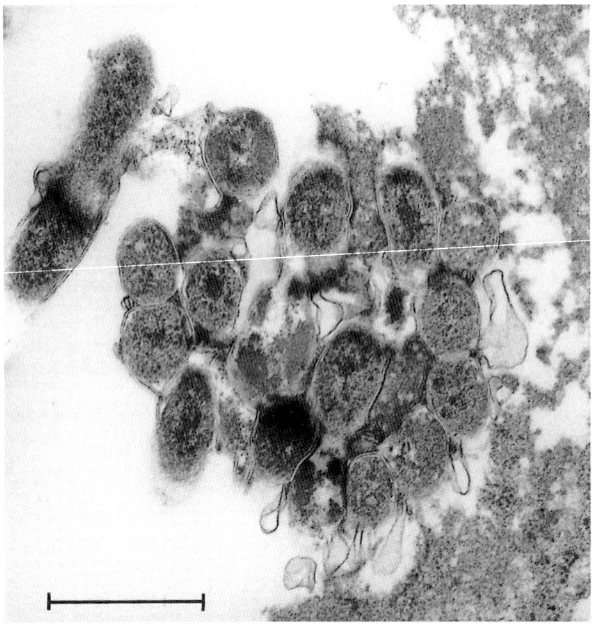

Abb. 6. Elektronenmikroskopie: In der Dermis zahlreiche 0,4 bis 4 µm große stäbchenförmige Bakterien mit Mykobakterien-typischem Zellwandaufbau. x 41.800. – 0,5 µm

Kommentar. Die Lepra zählt zu den am längsten bekannten Krankheiten der Menschheit. Der Übertragungsweg von *Mycobacterium leprae* ist allerdings bis heute nicht eindeutig geklärt. Als sicher infektiös gelten das erregerhaltige Nasensekret lepromatöser Patienten sowie lepromatöse Hautläsionen. Auch transplazentare Infektionen und Übertragung durch die Muttermilch wurden beschrieben. Die Überlebensfähigkeit ausgeschiedener Lepraerreger beträgt mindestens eine Woche. Nur bei 5 % aller Infizierten kommt es nach einer Inkubationszeit von gewöhnlich zwei bis fünf Jahren zur Krankheitsmanifestation. Hierbei scheinen unter anderem immunologische und genetische Faktoren eine Rolle zu spielen.
Die Erkrankung manifestiert sich vornehmlich an der Haut, den Schleimhäuten sowie an den peripheren Nerven. Ausgehend von einer indeterminierten Form mit noch möglicher Spontanheilung bietet sich ein vergleichsweise weitreichendes klinisches und histopathologisches Spektrum, das sich von der tuberkuloiden erregerarmen Lepra mit guter Immunitätslage über die instabilen Grenzformen der borderline-tuberkuloiden, borderline-borderline und borderline-lepromatösen Lepra bis zur erregerreichen anergischen lepromatösen Lepra erstreckt (Ridley-Jopling-Klassifikation).
Auch eine ausschließlich neurale Manifestation (neuritische Lepra) wird beschrieben. Weniger die direkten Auswirkungen der Bakterieninfektion als vielmehr Veränderungen der T-Zell-vermittelten Immunantwort scheinen der ausgeprägten klinischen Vielfalt zugrunde zu liegen.
Überlagernd kann es spontan oder unter Therapie zum Auftreten von Leprareaktionen kommen, die unterschiedliche Assoziationen zu den einzelnen Lepraformen aufweisen. Typ-I-Reaktionen, die sich lokal in bereits bestehenden Herden abspielen, finden sich vornehmlich bei der tuberkuloiden Grenzform. Typ-II-Reaktionen dagegen sind hauptsächlich mit der lepromatösen Lepra assoziiert. Neben dem charakteristischen Erythema nodosum leprosum ist eine systemische Manifestation möglich.
Als sicherste Nachweismethode von *Mycobacterium leprae* gilt die intraläsionale Biopsie mit Darstellung der Erreger mittels Ziehl-Neelsen oder Fite-Faracao-Färbung. Unzuverlässig ist dagegen die Nachweisführung aus Nasenschleimhaut- und Lymphausstrichen (*skin smears*), gewonnen aus Ohrläppchen oder Lepraherden. Wegweisend kann zusätzlich der serologische Nachweis lepraspezifischer Antikörper (PGL-I) sein, die sich bei multibazillärer Lepra in 98 %, bei paucibazillären Formen in 30–40 % der Fälle finden (Bestimmung durch das Armauer-Hansen-Institut, Deutsches Aussätzigen-Hilfswerk e.V., Hermann-Schell-Straße 7, 97074 Würzburg).

Danksagung. Der Patient wurde freundlicherweise überwiesen von Dr. Karl Guggenberger, Hautarzt, Neue Gasse 9, D-87600 Kaufbeuren.

Literatur

1. Becker D, Bräuninger W (1994) Klinik und Therapie der frühen lepromatösen Lepra an einem Fallbeispiel. Hautarzt 45:845–848
2. Biedermann T, Degitz K, Schirren CG, Burgdorf W, Plewig G, Bieber T (1997) Leprosy type 1 reaction as the first manifestation of borderline lepromatous leprosy in a young native German. Br J Dermatol 137: 1006–1010
3. Braun-Falco O, Plewig G, Wolff HH (1996) Dermatologie und Venerologie, 4. Auflage. Springer, Berlin, S 240–250
4. Ridley DS, Jopling WH (1966) Classification of leprosy according to immunity: a five group system. Int J Lepr Other Mycobact Dis 43:255–273
5. Rodelles AC, Barcà AR, Holzmann H, de las Agnas JT (1992) Immunologie der Lepra; Übersicht zu Daten des Zeitraumes 1980-1990. Hautarzt 43:184–189
6. Sticht-Groth V, Bretzel G (1997) Aktuelle Aspekte der Lepra. Hautarzt 48: 297–302
7. Stingl P (1990) Lepra: Pathogenese – Klassifizierung – Diagnostik – Behandlung. Hautarzt 41:126–130

Subkutanes T-Zell-Lymphom

Kathrin Schuhmann, Michael J. Flaig, Kamran Ghoreschi und Christian A. Sander

Anamnese. 50jährige Patientin. Seit dem Spätherbst 1996 an beiden Unterschenkeln sowie Unterarmen krustig belegte, knotige, teils ulzerierte Infiltrate, die nach Abheilung hyperpigmentierte Narben zurückließen. Mehrere auswärts entnommene Probebiopsien ergaben unterschiedliche histologische Diagnosen, mikrobielles Ekzem (1996), Pityriasis lichenoides chronica (1998) und 1999 Verdacht auf Lupus erythematodes chronicus discoides. Hierauf erfolgte die Vorstellung der Patientin in unserer Klinik.

Hautbefund. Am rechten Unterschenkel distalmedial bei Aufnahme einzelne, rötliche, scharf begrenzte, indurierte Knoten mit schuppender Kruste. An der Wade des linken Unterschenkels und am rechten Oberarm lateral je ein rötlich-livider, indurierter Knoten tastbar.

Histopathologie und Immunhistologie

Akanthose des Epithels. Subepidermal und dermal Ödem, fokal ausgedehnte Muzinablagerungen. Kleine Lymphozyten zwischen den kollagenen Fasern. Im Fettgewebe nekrobiotische Veränderungen, fokal Muzinablagerungen. Nachweis eines dichten lymphozytären Infiltrates. Die lymphoiden Zellelemente sind mittelgroß und weisen gekerbte Zellformen auf.

Immunhistologie: Die lymphoiden Zellelemente sind positiv für die T-Zellmarker CD3, CD45RO, MT1, CD7 und fokal positiv für CD4, CD5 und CD8. Die Lymphozyten mit atypischen Kernen sind negativ für β-F1.

Die Färbung für den B-Zellmarker L26 (CD 20) ist negativ, mit dem B-Zellmarker MB1 (CD79a) Anfärbung zahlreicher Plasmazellen. Die Tumorzellen sind positiv für den zytotoxischen Marker TIA-1, negativ für CD 56.

Beurteilung: Subkutanes (Pannikulitis-ähnliches) T-Zell-Lymphom.

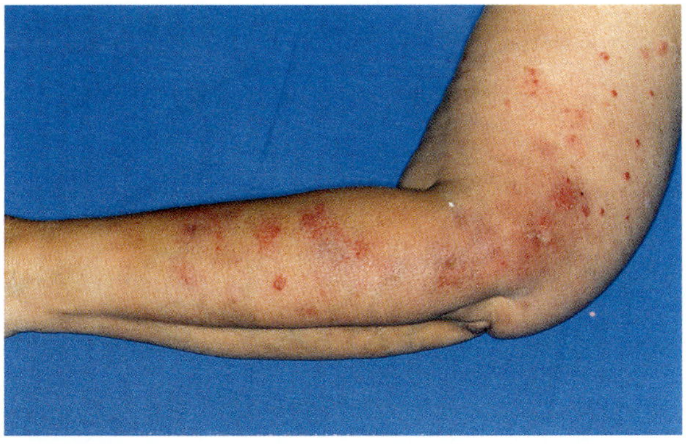

Abb. 1. Erythematöse Papeln und Knoten am linken Ober- und Unterarm

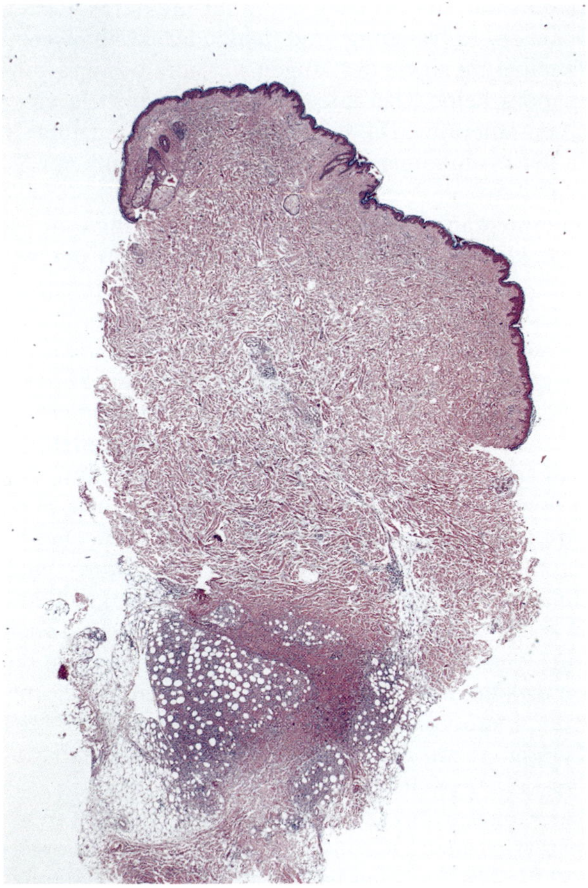

Abb. 2. Dichtes lymphozytäres Infiltrat im Fettgewebe

Laborbefunde
Unauffälliges Blutbild, Serumchemie und Blutgerinnung. BSG mit 20/40 n. W. erhöht.
Lues-Serologie: negativ.
Direkte Immunfluoreszenz: negativ.
Antinukleäre Antikörper fraglich schwach positiv mit einem Titer von 1:80.
Doppelstrang-cDNA: negativ.

Weitere Befunde
Ultraschalluntersuchung peripherer Lymphknoten: Zervikaler Befund vereinbar mit postinflammatorischen Lymphknoten; keine weiteren pathologischen Lymphknoten darstellbar.
Röntgenthorax, Ultraschalluntersuchung des Abdomens, Spiral-CT des Abdomens und Spiral-CT des Thorax: Unauffällige Befunde; Verdacht eines Aneurysmas im Bereich der Arteria lienalis.
Lichtprovokation: Kein Anhalt für Lupus erythematodes.

Therapie und Verlauf. Es erfolgte ein komplettes Staging. Ein extrakutaner Befall des malignen Lymphoms war nicht feststellbar. Aufgrund der isolierten kutanen Erkrankung und fehlender systemischen Beteiligung sowie des langen Verlaufs bestand momentan keine Therapienotwendigkeit mittels einer Chemotherapie. Die Patientin stellt sich regelmäßig in der Lymphomsprechstunde unserer Klinik vor.

Kommentar. Das subkutane T-Zell Lymphom ist eine klinisch-pathologische Entität, die in der vor kurzem publizierten *World Health Organization* (WHO) Klassifikation der malignen Lymphome als *Subcutaneous panniculitis-like T-cell lymphoma* gelistet ist. Differentialdiagnostisch müssen klinisch und histologisch eine Pannikulitis, ein Lupus erythematodes profundus beziehungsweise andere T-Zell Lymphome wie das T/NK-Zell Lymphom, das großzellig anaplastische Lymphom oder ein peripheres T-Zell Lymphom abgegrenzt werden. Die Diagnose eines subkutanen T-Zell Lymphoms wird histologisch gestellt. Die Lymphozyten zeigen deutlich atypische Kernformen. Charakteristisch ist auch eine Anordnung der malignen Lymphozyten um die Fettzellen, was als *rimming* bezeichnet wird. Immunphänotypisch handelt es sich um ein T-Zell Lymphom mit einem zytotoxischen Immunphänotyp (TIA-1 positiv).
Die Prognose des sukutanen T-Zell Lymphoms ist als sehr ernst anzusehen insbesondere falls ein hämophagozytisches Syndrom besteht mit Fieber, Panzytopenie und Hepatosplenomegalie. Jedoch gibt es auch

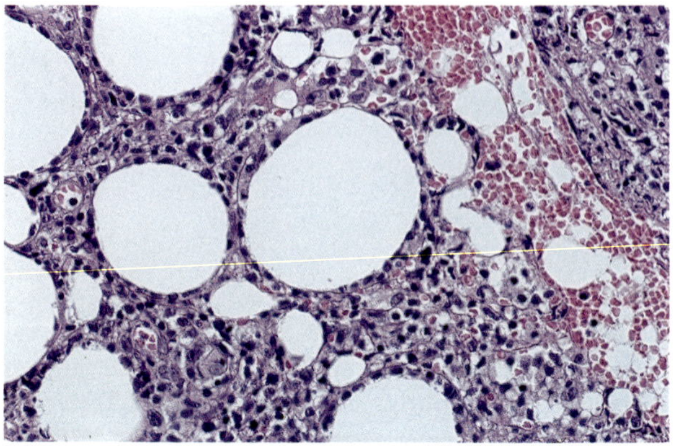

Abb. 3. Infiltration des Fettgewebes durch Lymphozyten mit atypischen Kernformen

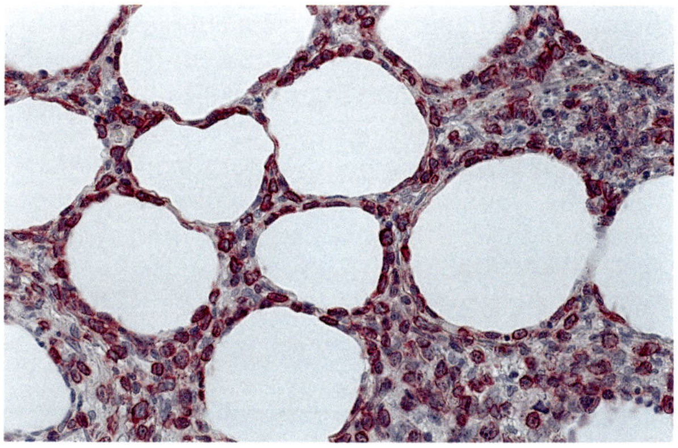

Abb. 4. Immunhistochemische Färbung mit dem T-Zell-Marker CD3. Anordnung der T-Zellen um die Fettzellen („rimming")

Verläufe wie bei unserer Patientin mit neu auftretenden Herden, die sich nach einiger Zeit zurückbilden.

Danksagungen. Die Patientin wurde freundlicherweise überwiesen von Herrn Dr. Helmut Kasseckert, Hautarzt, Stadtplatz 5, D-84478 Waldkraiburg
Die internistische Betreuung erfolgte durch Herrn Dr. Moysich, Allgemeinarzt, Prager Straße 6, D-84478 Waldkraiburg

Literatur

1. Burg G, Dummer R, Ott MM, Feller A, Hefner H, Lanz U, Schwinn A, Wiede J (1991) A subcutaneous delta-positive T-Cell Lymphoma that produces interferon gamma. N Engl J Med 235:1078–1081
2. Flaig MJ, Sander CA (2000) Klassifikation kutaner Lymphome. In: Plettenberg A, Meigel WN, Moll I (Hrsg) Dermatologie an der Schwelle zum neuen Jahrtausend. Springer, Berlin, S 467–469

3. Gonzales CL, Medeiros LJ, Braziel RM, Jaffe ES (1991) T-cell lymphoma involving subcutaneous tissue. Am J Surg Pathol 15:17–27
4. Kumar S, Krenacs L, Madeiros J, Elenitoba-Johnson KSJ, Greiner TC, Sorbara L, Kingma DW, Raffeld M, Jaffe ES (1998) Subcutaneous panniculitic T-cell lymphoma is a tumor of cytotoxic T lymphocytes. Hum Pathol 29:397–403
5. Sander CA, Flaig MJ, Kaudewitz P, Jaffe ES (1999) The Revised European-American Classification of Lymphoid Neoplasms (REAL): a preferred approach for the classification of cutaneous lymphomas. Am J Dermatopathol 21:274–278

Griscelli-Syndrom

Birgit Wörle, Martin Schaller, Friedrich A.M. Baumeister und Hans Wolff

Anamnese. Zehnwöchiges armenisches Mädchen. Konsanguinität der Eltern. Schwangerschaft und Geburt unauffällig. Antibiotische Therapie wegen neonataler Sepsis. Unauffällige Entwicklung in den folgenden Wochen. Dann plötzliches Auftreten von Fieber, Somnolenz und reduziertem Allgemeinzustand.

Hautbefund. Silbergraue Augenbrauen und Wimpern. Am Kapillitium einige Haarsträhnen mit silbrigem Schimmer. Hauttyp II nach Fitzpatrick.

Histopathologie
Haarschaftanalyse: Unregelmäßige Melaninanhäufungen im Schaft der Haare, insbesondere im Haarmark.
Stamm: Anhäufung von Pigment in den basalen Melanozyten der Epidermis.

Elektronenmikroskopie. Melanozyten in der Epidermis, vollgepackt mit reifen Melanosomen. Kaum Nachweis von Melanosomen in den angrenzenden Keratinozyten. Keine Einschlusskörperchen im Zytoplasma der Fibroblasten.

Laborbefunde. Leukozyten 9,9/nl mit relativer Neutropenie10 %. Hämoglobin 8,3 g/dl und Hämatokrit 25 %, jeweils erniedrigt. Thrombopenie mit 61.000/µl. Blutausstrich: Keine Riesengranula im Zytoplasma der Leukozyten.
Hypertriglyzeridämie 500 mg/dl. Hypoproteinämie mit Gesamtprotein 4,2 g/dl und Albumin 2,3 g/dl. GOT 61 U/l, GPT 84 U/l, γ-GT 417 U/l, LDH 508 U/l und Ferritin 4568 µg/l, jeweils erhöht. Hypofibrinogenämie 89 mg/dl. Bilirubin direkt mit 1,1 mg/dl erhöht, normales Gesamtbilirubin. Quick- und PTT-Wert jeweils im Normbereich. Liquordiagnostik unauffällig.

Weitere Befunde
Oberbauchsonographie: Hepatosplenomegalie mit Aszites. Pleura- und Perikardergüsse.

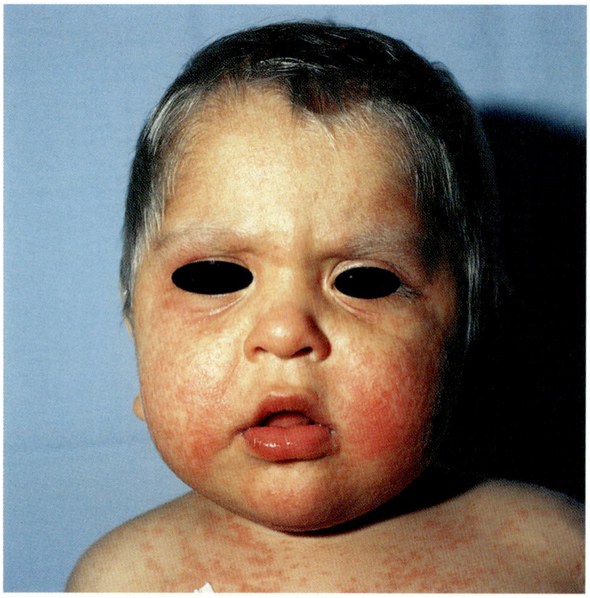

Abb. 1. Silbergraue Wimpern und Augenbrauen sowie Strähnen am Kapillitium

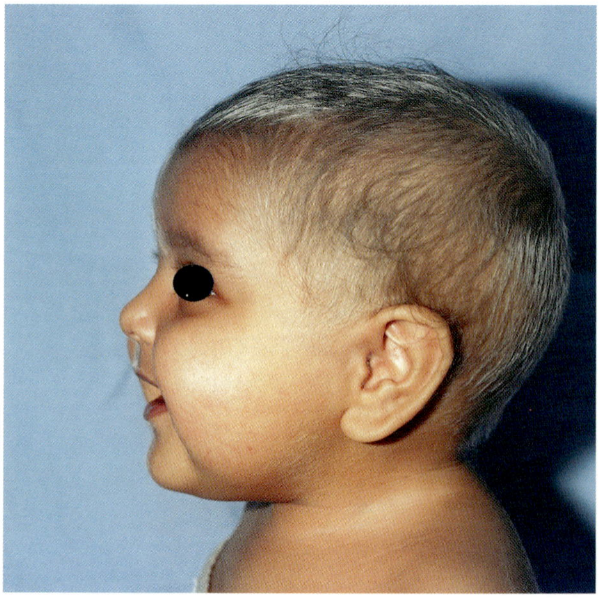

Abb. 2. Nach Blutstammzelltransplantation erneuter silbergrauer Haarwuchs

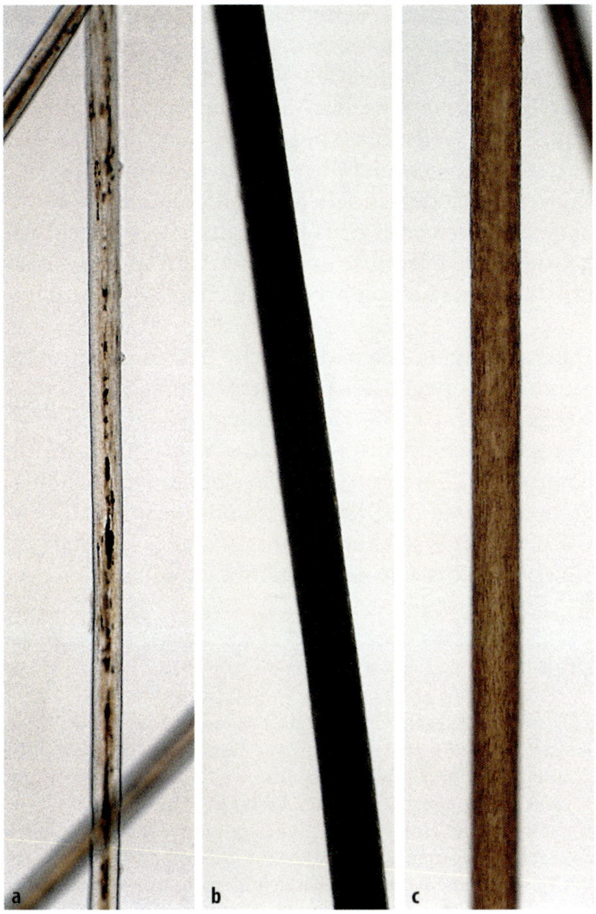

Abb. 3. **a** Haarschaft der Patientin: Unregelmäßige Anhäufung von Pigment, insbesondere im Mark, **b** Haarschaft des Vaters: Normalbefund; **c** Haarschaft der Mutter: Normalbefund

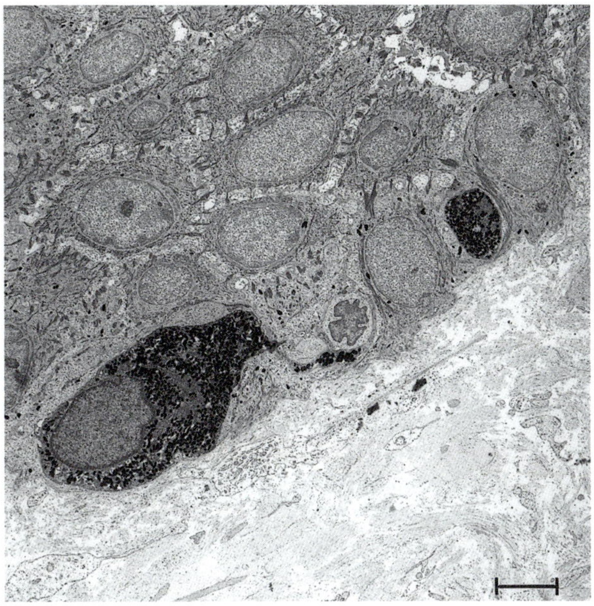

Abb. 4. Elektronenmikroskopie: Melanozyten im Stratum basale dicht gepackt mit reifen Melanosomen. Kaum Nachweis von Melanosomen in den angrenzenden Keratinozyten. x 1.700. – 5 µm

Elektroenzephalographie (EEG): Pathologisch verminderte Aktivität.
Magnetresonanztomographie (MRT): Unauffälliges Gehirn; kein Anhalt für zelluläre Infiltration.
Knochenmarkbiopsie: Erythrophagozytose; kein Anhalt für infiltrativen oder malignen Prozess.
Genetische Analyse: Homozygotie für polymorphe Marker in Nachbarschaft des Myosin Va-Gens auf Chromosom 15q21.
Immunphänotypisierung: Unauffälliger Befund bezüglich der T-Zell-Subpopulationen.

Therapie und Verlauf. Immunsuppressive Therapie mit Kaninchen-Antithymozyten-Globulinen und Prednisolon unter antibiotischem Schutz in der akuten Phase. Prophylaktische Verabreichung von Methotrexat intrathekal. Komplette systemische Remission innerhalb einer Woche. Anschließend Erhaltungstherapie mit Ciclosporin A. Im Alter von vier Monaten konnte eine Blutstammzelltransplantation von der Mutter erfolgreich durchgeführt werden. Nachweisbar blieb eine lediglich leichte neurologische Entwicklungsverzögerung bei normalisiertem EEG. Entlassung des Mädchens drei Monate nach der Transplantation in gutem Allgemeinzustand. Im Alter von zehn Monaten zeigten alle nachgewachsenen Haare am Kapillitium silbergraue Farbe.

Kommentar. Die auffallend silbergrauen Wimpern und Haare an den Augenbrauen sowie einzelne silbrige Strähnen am Kapillitium des zehnwöchigen armenischen Mädchens ließen frühzeitig an eine Erkrankung aus dem Formenkreis des Albinismus denken. In Assoziation mit einem Immundefekt kommen das Chédiak-Higashi- und das Griscelli-Syndrom in Frage. Die differentialdiagnostische Abgrenzung dieser Verdachtsdiagnosen konnte durch die histologisch nachweisbaren, jeweils typischen Veränderungen der Haare und durch die Charakterisierung der lysosomalen Granula in den Leukozyten weiter gesichert werden. Die unregelmäßigen Pigmentanhäufungen insbesondere im Haarmark weisen auf die Diagnose Griscelli-Syndrom hin. Charakterisiert ist das Griscelli-Syndrom durch partiellen Albinismus in Assoziation mit Erythrophagozytose, Panzytopenie, Hypertriglyzeridämie, Hypofibrinogenämie und Hypoproteinämie. Typisch sind sogenannte akzelerierte Phasen der Erkrankung mit lymphohistiozytärer Proliferation unklarer Herkunft und multiviszeraler Infiltration dieser Zellen. Die Prognose dieser seltenen, Infekt-getriggerten Erkrankung ist schlecht. Betroffene Kinder werden durchschnittlich fünf Jahre alt. Remissionen in der akzelerierten Phase unter Behandlung mit Antithymozyten-Globulinen und Glukokortikoiden sind beschrieben. Eine Erhaltungstherapie mit Ciclosporin A wird empfohlen. Bei befallenem Zentralnervensystem wird Methotrexat intrathekal verabreicht. Die lymphohistiozytäre Infiltration des ZNS ist für eine schwere neurologische Symptomatik und spätere Rückfälle verantwortlich. Bei unserer Patientin wurde deshalb, auch bei negativem Befund im MRT, prophylaktisch die intrathekale Methotrexat-Gabe durchgeführt. Eine frühzeitige Knochenmark- oder Blutstammzelltransplantation ist die einzige kurative Behandlung beim Griscelli-Syndrom.

1997 entdeckten Pastural et al. den Genlokus für das Griscelli-Syndrom in der Nachbarschaft des Myosin Va-Gens auf dem Chromosom 15q21. Unsere Patientin war homozygot für polymorphe Marker um das Myosin Va-Gen auf Chromosom 15q21. Die Eltern waren Cousin und Cousine ersten Grades.

Die Differentialdiagnosen des Griscelli-Syndroms sind in erster Linie das Chédiak-Higashi- und das Elejalde-Syndrom. Lediglich das Chédiak-Higashi- und das Griscelli-Syndrom haben die Symptome silbriges Haar (partieller Albinismus), rezidivierende Infekte und akzelerierte Phasen gemeinsam. Das Chédiak-Higashi-Syndrom zeichnet sich jedoch durch eine gleichmäßige Verteilung von kleinen Melaningranula im Haarschaft sowie Riesenmelanosomen in Melanozyten und Keratinozyten aus. Pathognomonisch für dieses Syndrom sind Riesengranula, große lysosomale Einschlüsse in allen Granula-ausbildenden Zellen und typischer Nachweis in den Leukozyten des peripheren Blutausstriches. Beim Elejalde-Syndrom handelt es sich um eine autosomal-rezessiv vererbte Erkrankung, die durch partiellen Albinismus in Assoziation mit schweren, früh auftretenden neurologischen Ausfällen charakterisiert ist. Die Unterscheidung des Elejalde- und des Griscelli-Syndroms kann anhand einer elektronenmikroskopischen Untersuchung der Haut vorgenommen werden. Beim Elejalde-Syndrom ist die Ausreifung der Melanosomen in den Melanozyten inkomplett. PAS-positive Einschlusskörperchen in den Fibroblasten weisen auf eine Speichererkrankung hin. Weiterhin sind akzelerierte Phasen bei diesem Syndrom nicht beschrieben.

In Kenntnis der möglichen Differentialdiagnosen kann oft bereits mit einfachen Hilfsmitteln (Lichtmikroskop) die Diagnose unterstützt und so die lebensnotwendige Therapie frühzeitig eingeleitet werden.

Danksagungen. Die pädiatrische Betreuung erfolgte durch die Kollegen des Dr. von Haunerschen Kinderspitals (Prof. Dr. Dietrich Reinhardt)
Die genetische Analyse wurde von Elodie Pastural, Unité de Recherches sur le Dévelopement Normal et Pathologiques du Système Immunitaire INSERUM U429, Hôpital Necker-Enfants Malades, 149 rue de Sèvres, F-75015 Paris vorgenommen.

Literatur

1. Duran-McKinster C, Rodriguez-Jurado R, Ridaura C, de la Luz Orozco-Covarrubias MA, Tamayo L, Ruiz-Maldonando R (1999) Elejalde syndrome – a melanolysosomal neurocutaneous syndrome. Arch Dermatol 135:182–186
2. Elejalde BR, Holguin J, Valencia A, Gilbert EF, Molina J, Marin G, Arango LA (1979) Mutations affecting pigmentation in man: I. Neuroectodermal melanolysosomal disease. Am J Med Genet 3:65–80
3. Griscelli C, Durandy A, Guy-Grand D, Daguillard F, Herzog C, Prunieras M (1978) A syndrome associating partial albinism and immunodeficiency. Am J Med 65:691–702
4. Hofmann A, Sollberg S, Herkenrath P (1994) Okulokutaner Albinismus mit Immundefekt (Griscelli-Syndrom?). Z Haut Geschlechtskr 69: 794–795
5. Klein C, Philippe N, Le Deist F, Fraitag S, Prost C, Durandy A, Fischer A, Griscelli C (1994) Partial albinism with immunodeficiency (Griscelli syndrome). J Pediatr 125:886–895
6. Lambert J, Vancoillie G, Naeyaert JM (2000) Elejalde syndrome revisited. Arch Dermatol 136:120–121
7. Mancini AJ, Chan LS, Paller AS (1998) Partial albinism with immunodeficiency: Griscelli syndrome. Report of a case and review of literature. J Am Acad Dermatol 38:295–300
8. Pastural E, Barrat FJ, Dufourq-Lagelouse R, Certain S, Sanal O, Jabado N, Seger R, Griscelli C, Fischer A, de Saint Basile G (1997) Griscelli disease maps to chromosome 15q21 and is associated with mutations in the myosin Va-gene. Nature Gen 16:289–292

POEMS-Syndrom

Martin Schaller und Christian A. Sander

Anamnese. 60jähriger Patient. Seit einem Jahr zunehmend bräunliche Verfärbung der Haut. Seit sechs Monaten progrediente Schwäche der Hand-, Oberschenkel-, und Schultermuskulatur sowie Verhärtung der Haut mit deutlicher Bewegungseinschränkung und Kälteempfindlichkeit. Gewichtsverlust von 6 kg.

Hautbefund. Am ganzen Integument fleckige Hyper- und Depigmentierungen. An beiden Händen bis zur Unterarmmitte extrem straffe, gespannt wachsartig spiegelnde Haut mit dermatogener Kontraktur. Ebenfalls Straffung und Sklerosierung der Gesichtshaut mit Mikrostomie und zahlreichen Teleangiektasien und kleinen Angiomen.

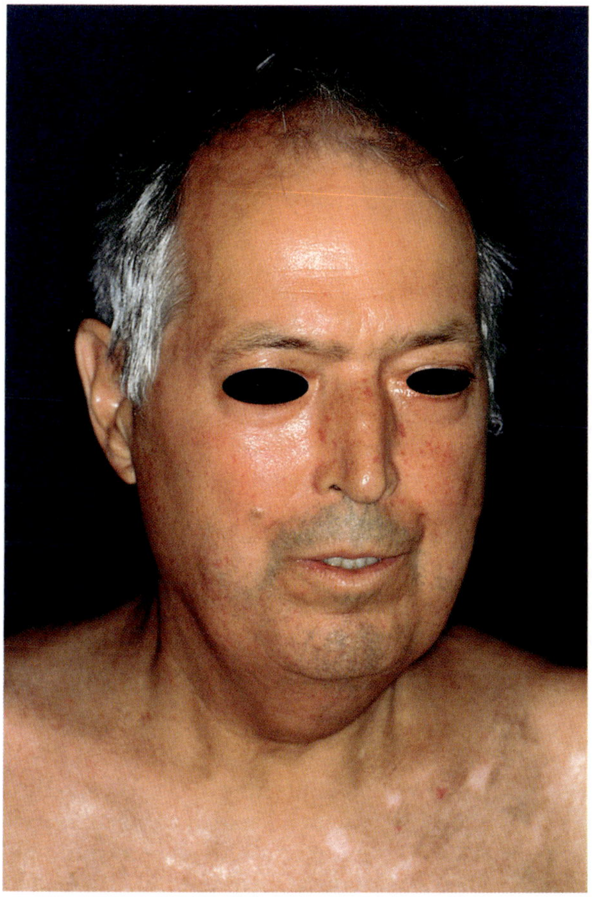

Abb. 1. Hyperpigmentierung der Gesichtshaut, Mikrostomie sowie zahlreiche Angiome

Histopathologie. Akanthose der Epidermis mit vermehrter Pigmentspeicherung der basalen Keratinozyten. Subepidermal Nachweis von Melanophagen

Elektronenmikroskopie. Im Zytoplasma der basalen Keratinozyten zahlreiche Melanosomen.
Schwellung, Fragmentierung und Auflösung der elastischen Fasern.

Laborbefunde. MCV 100 fl (78,0-98,0), MCH 34,8 (26,0-32,0), Testosteron 2,8 ng/ml (3,0 – 10,0), FSH 11,1 mIU/ml (1,0– 10,0), Parathormon 73,4 μg/ml (15,0-65,0), Cardiolipin IgM AK: 7.2 U/ml (<6,0), ANA: 1:240, Vitamin B12 149 pg/ml (185 – 940).
Immunelektrophorese: Monoklonale IgG-Lambda-Gammopathie.

Weitere Befunde
Körperliche Untersuchungsbefunde: Gynäkomastie, Exophthalmus.
Neurologischer Untersuchungsbefund: Starke axonale beinbetonte Polyneuropathie mit frischen Denervierungszeichen.

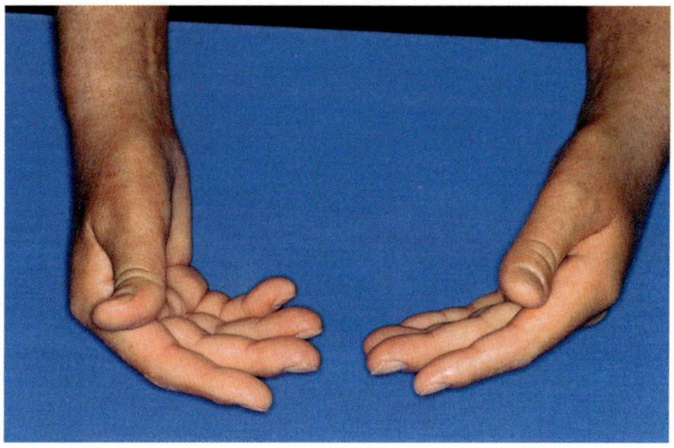

Abb. 2. Dermatogene Bindegewebskontraktur bei sklerodermiformen Hautveränderungen

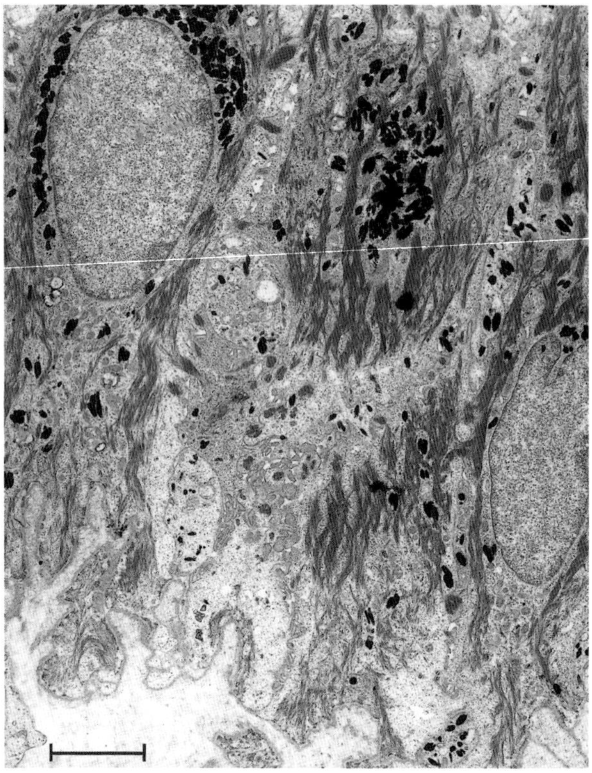

Abb. 3. Elektronenmikroskopie: Im Zytoplasma der basalen Keratinozyten zahlreiche Melanosomen. x 6.300. – 2 µm

Radiologische Untersuchungsbefunde:
Röntgenthorax: Ohne besonderen Befund; Schädel-, HWS, BWS- und LWS-Röntgen: Keine Darstellung von Osteolysen.
CT-Abdomen: Kein Nachweis einer Organomegalie.
Ganzkörper-Kernspintomographie: Nachweis von intraossären Hämangiomen in den BWK 8-10, im LWK 1 sowie im linken Fibulakopf und im linken medialen Femurkondylus.
Schilddrüsensonographie: Struma diffusa partim nodosa Grad I–II.
Knochenmarkzytologie und Knochenmarkhistologie: Kein sicherer Hinweis für multiples Myelom. Kein Nachweis von HHV 8-DNA im Knochenmarksausstrich.
Ophthalmologische Untersuchungsbefunde: Endokrine Orbitopathie, Fundus hypertonicus III.

Therapie und Verlauf. Obwohl bei dem Patienten kein Plasmozytom oder multiples Myelom nachgewiesen werden konnte wurde eine Chemotherapie mit Idarubicin and Dexamethason eingeleitet. Darunter kam es zu einer Besserung der muskulären Beschwerden, der monoklonalen Gammopathie und

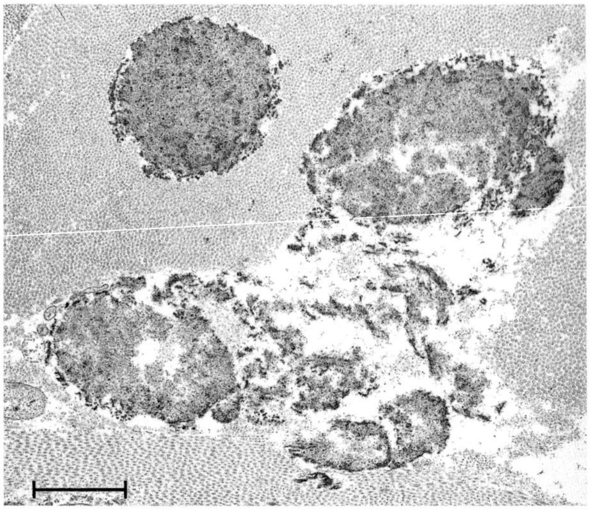

Abb. 4. Elektronenmikroskopie: In der Dermis Schwellung, Fragmentierung und Auflösung der elastischen Fasern. x 6.300. – 2 µm

einer Abblassung der Pigmentierungen. Die sklerotischen Hautveränderungen veränderten sich jedoch darunter nicht. Als Therapienebenwirkung zeigte sich ein steroidbedingtes Cushing-Syndrom sowie eine Exazerbation der Hypertonie. Da bei sklerodermieformen Hautveränderungen sehr gute Erfahrungen mit einer Phototherapie vorliegen, entschlossen wir uns zur Einleitung einer UV-A1-Behandlung.

Kommentar. Der erste Patient mit POEMS-Syndrom wurde von Scheinker 1938 beschrieben. Der Autor berichtete über das Auftreten einer sklerosierenden Hyperpigmentierung bei einem 39jährigen Mann mit Hepatosplenomegalie und progressiver sensomotorischer Neuropathie. Im Krankheitsverlauf kam es zu einem progredienten Gewichtsverlust und bei der Autopsie konnte ein Plasmazytom nachgewiesen werden.
Das Akronym POEMS für dieses Krankheitsbild wurde von Bardwick et al. 1980 vorgeschlagen und steht für die häufigsten kutanen, endokrinologischen und neurologischen Manifestationen dieser Plasmazelldyskrasie. Neben einer Polyneuropathie (*P*), Organomegalie (*O*) und endokrinologischen Störungen (*E*) sind oft eine monoklonale Gammopathie (*M*) sowie Hautveränderungen (*S*kin) nachweisbar. Bei unserem Patienten liegt bis auf die Organomegalie das Vollbild dieser Multisystemerkrankung vor. Die Häufigkeit einer Organomegalie variiert in der Literatur zwischen 50 und 80 % und zeigt in Milz und Lymphknoten histologische Veränderungen

eines Castleman-Tumors. Daneben wurden auch Assoziationen mit einem Plasmozytom oder multiplen Myelom beschrieben. Eine Behandlung dieser Erkrankungen führt zu einer dramatischen Besserung der Krankeitsmanifestationen. Daher wird vermutet, daß humorale Stoffwechselprodukte des Tumors eine äthiopathogenetische Bedeutung für die einzelnen Symptome haben. Eine Hautbeteiligung kommt bei fast allen erkrankten Patienten vor und ist wegweisend für die Stellung der Diagnose. Neben sklerodermieformen Verhärtungen im Gesicht und an den Akren sind Angiome an der Haut sowie eine generalisierte Hyper- und Depigmentierung typisch. Histologisch manifestiert sich diese durch vermehrte Einlagerung von Melanosomen in die basalen Abschnitte der Epidermis, während die elastischen Fasern als Zeichen der Sklerosierung ödematöse Schwellung, Fragmentierung und Lyse zeigen.
Die ausführliche Durchuntersuchung sollte bei dem Patienten regelmäßig wiederholt werden um ein sich entwickelndes Plasmozytom, Myelom oder einen Castleman-Tumor rechtzeitig erkennen zu können.

Danksagungen. Der Patient wurde freundlicherweise überwiesen von Dres. M. Pellkofer, A. Blumenstein, Neurologen, Bahnhofstr. 17-19, D-82418 Murnau.
Bildgebende Untersuchungen erfolgten im Institut für Radiologische Diagnostik (Prof. Dr. Maximilian Reiser).
Die neurologische Betreuung erfolgte durch die Klinik und Poliklinik für Neurologie (Prof. Dr. Dr. h.c. Thomas Brandt)
Internistisch wurde der Patient betreut durch die Medizinische Klinik und Poliklinik III (Prof. Dr. Wolfgang Hiddemann).
Ophthalmologisch wurde der Patient betreut durch die Augenklinik (Prof. Dr. Anselm Kampik).

Literatur

1. Bardwick PA, Zvaifler NJ, Gill GN, Newman D, Greenway GD, Resnick DL (1980) Plasma cell dyscrasia with polyneuropathy, organomegaly, endocrinopathy, M protein, and skin changes: the POEMS syndrome. Report on two cases and a review of the literature. Medicine (Baltimore) 59:311–322
2. Belec L, Mohamed AS, Authier FJ, Hallouin MC, Soe AM, Cotigny S, Gaulard P, Gherardi RK (1999) Human herpesvirus 8 infection in patients with POEMS syndrome-associated multicentric Castleman's disease. Blood 93:3643–3653
3. Ebhardt H, Eidner T, Berndt A, Katenkamp D, Kosmehl H (2000) POEMS Syndrom – Ein Fallbericht. Pathologe 21:255–259
4. Feddersen RM, Burgdorf W, Foucar K, Elias L, Smith SM (1989) Plasma cell dyscrasia: a case of POEMS syndrome with a unique dermatologic presentation. J Am Acad Dermatol 21:1061–1068
5. Ishikawa O, Nihei Y, Ishikawa H (1987) The skin changes of POEMS syndrome. Br J Dermatol 117:523–526
6. Kanitakis J, Roger H, Soubrier M, Dubost JJ, Chouvet B, Souteyrand P (1988) Cutaneous angiomas in POEMS syndrome. An ultrastructural and immuno-histochemical study. Arch Dermatol 124:695–698
7. Longo G, Emilia G, Torelli U (1999) Skin changes in POEMS syndrome. Haematologica 84:86
8. Scheinker I (1938) Myeloma und Nervensystem: Über eine bisher nicht beschriebene mit eigentümlichen Hautveränderungen einhergehenden Polyneuritis bei einem plasmazellulären Myelom des Sternums. Dtsch Z Nervenh 147:247–273
9. Soubrier MJ, Dubost JJ, Sauvezie BJ (1994) POEMS syndrome: a study of 25 cases and a review of the literature. French Study Group on POEMS Syndrome. Am J Med 97:543–553
10. Weichenthal M, Stemm AV, Ramsauer J, Mensing H, Feller AC, Meigel W (1999) POEMS syndrome: cicatrical alopecia as an unusual cutaneous manifestation associated with an underlying plasmacytoma. J Am Acad Dermatol 40:808–812

Adjuvante Therapie mit hochdosiertem intravenösem Immunglobulin G bei therapieresistenter linearer IgA-Dermatose der Kindheit

Gerald Messer, Hans Wolff, Michael J. Flaig, Karin Partscht, Beata Trautner, Ursula Kuhnle und Gerd Plewig

Anamnese. Ein Jahr und zehn Monate alter Junge. Eine Woche vor der Erstvorstellung Auftreten von einem Bläschen an der linken Wange. Später weitere Bläschen und Blasen an Nacken, Armen und Beinen. Kein Fieber oder Krankheitsgefühl, jedoch starker Juckreiz. Keine Medikamenteneinnahme vor Auftreten der Hautveränderungen. Vom Kinderarzt wurde Verdacht auf Varizellen geäußert.

Hautbefund. Im Gesicht, am Nacken und mit distaler Betonung an den Extremitäten in symmetrischer Anordnung Bläschen und kleine Blasen auf erythematösem Grund. Zunächst Aussparung des Rumpfes. Serös gefüllte Blasen, überwiegend randständig in anulärer Anordnung ähnlich einer Rosette auf rötlich infiltrierter Epidermis mit teils zentraler Abflachung und Abblassung. An beiden Händen und Füßen großflächige Erytheme und teils krustig belegte Erosionen. Konjunktiven und Mundschleimhaut nicht befallen. Im Windelbereich erythematöse und erosive Hautveränderungen.

Histopathologie. Subepidermaler Spalt bei mäßig dichtem, überwiegend granulozytärem Infiltrat mit transendothelialer Emigration im Bereich der Basalmembranzone (BMZ).

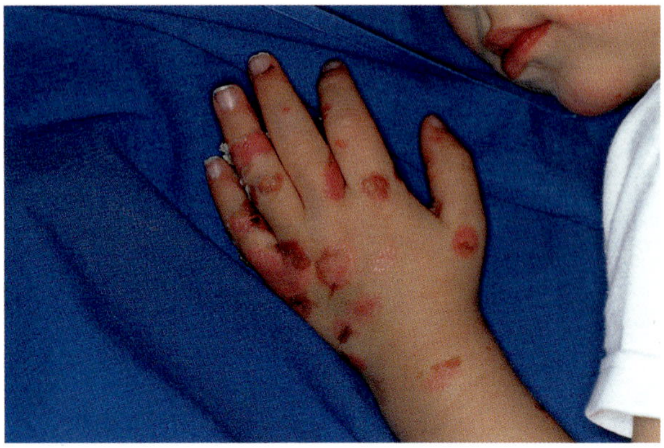

Abb. 1. Blasen auf erythematösem Grund

Autoimmundiagnostik

Direkte Immunfluoreszenz: Entlang der BMZ lineare IgA-Antiköperbindung (++ bis +++), IgM (+), Komplementkomponente C3 grenzwertig positiv.

Indirekte Immunfluoreszenz: Bei Erstvorstellung IgA-Pemphigoidantikörper auf Primaten- und Kaninchenösophagus positiv entlang der BMZ (Titer 1:80). Zwei Wochen nach stationärer Aufnahme Titeranstieg auf 640, beide Substrate. Pemphigoidantikörper (IgG), Pemphigusantikörper (IgG und IgA), IgA-Endomysiumantikörper negativ.

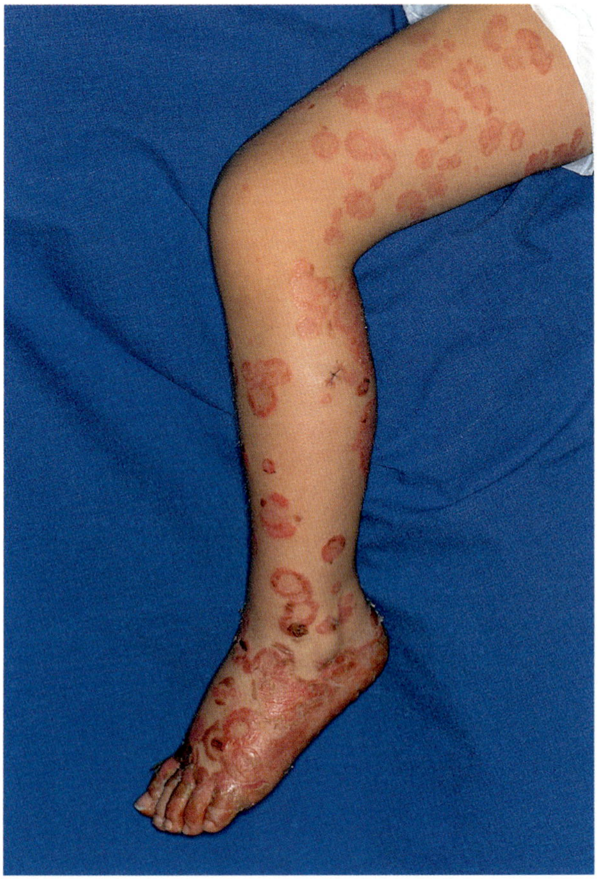

Abb. 2. Linkes Bein: Konfluierende oder einzeln stehende Blasen

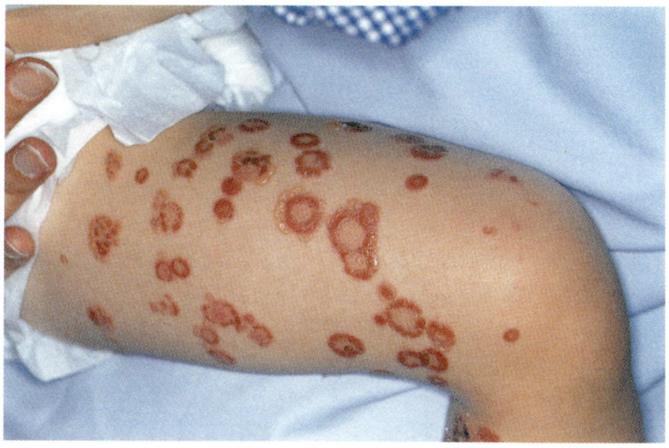

Abb. 3. Oberschenkel rechts: Einzeln stehende oder konfluierende Blasen auf erythematösem Grund

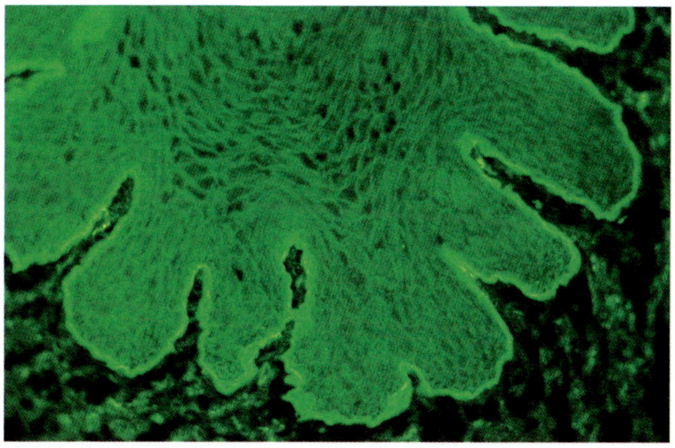

Abb. 5. IgA-Ablagerungen in der Basalzellschicht, Primatenösophagus (Serumverdünnung 1:80)

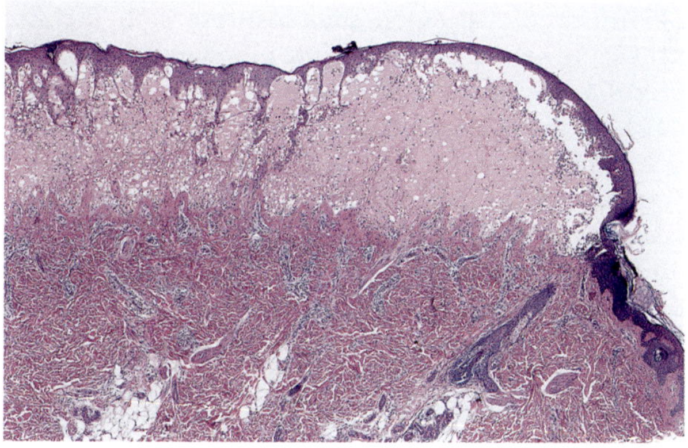

Abb. 4. Subepidermale Blase

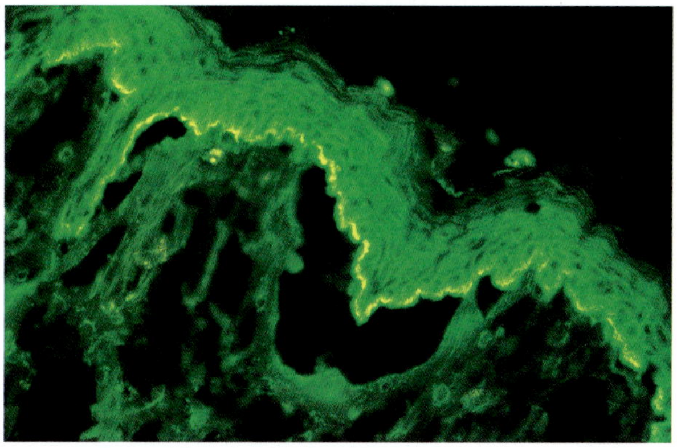

Abb. 6. Indirekte Immunfluoeszenz. Lineare IgA-Ablagerungen am Blasendach Kochsalz-separierter gesunder Haut

Antigenmapping auf kochsalzseparierter Haut: Blasendecke positiv; Anti-Typ-IV-Kollagen-Antikörper binden am Blasenboden.

Laborbefunde. Relative Lymphopenie, segmentkernige Granulozyten erhöht bei normwertiger Leukozytenzahl (9,9/nl). Serumelektrolyte und sonstige Routinelaborparameter im Referenzbereich. Alkalische Phosphatase mit 486 U/l altersentsprechend. Serum-Immunglobuline (IgG, IgM, IgA) quantitativ unauffällig. Glukose-6-Phosphatdehydrogenase 10 U/gHb, normwertig.
Bakteriologisches Labor: Blaseninhalt mikrobiologisch negativ.
Mykologisches Labor: Im Abstrich von Mundwinkeln kein Nachweis von Candida-Spezies.

Weitere Befunde
ELISA mit Spezifität für Typ-XVII-Kollagen (bullöses Pemphigoidantigen 2): Autoantikörper im Patientenserum reaktiv mit der Proteindomäne NC16A.
Radiologische Untersuchung zur Osteoporoseabklärung: Röntgen der linken Hand: Deutlich verminderter Mineralsalzgehalt. Das Knochenalter beträgt etwa 1½ Jahre bei chronologischem Alter von zwei Jahren und elf Monaten.

Therapie und Verlauf. Die klinische Verdachtsdiagnose einer linearen IgA-Dermatose (LAD) wurde dermatohistopathologisch und immunfluoreszenzmikroskopisch gesichert. Nach Ausschluß eines Glukose-6-Phosphatdehydrogenasemangels wurde stationär eine systemische Therapie mit Methylprednisolon (20 mg/Tag) und DADPS (20 mg/Tag) eingeleitet. Dies erbrachte eine sofortige Besserung des Juckreizes. Unter zusätzlicher Antibiotikagabe (Monomycin® Saft), antimykotischer Suspension, Verwendung von Steroidexterna und antiseptischen Cremes sowie Paracetamol-Suppositorien zur Schmerztherapie kam es zu einer langsamen Abheilung der Hautveränderungen.
Nach vier Monaten der systemischen Kombinations-

therapie Entwicklung eines Cushing-typischen Habitus mit Facies lunata, Stammfettsucht und Wachstumsverzögerung. Alkalische Phosphatase mit 138 U/l erniedrigt (unterer Normalwert 160 U/l). Candida-Dermatitis anal. Arterielle Hypertonie, gemessen an linkem Oberarm und linkem Bein: 130/80 mmHg. Hüftkopfanomalien, Anämie, Nieren- und Leberfunktionsstörungen konnten ausgeschlossen werden. Nach pädiatrischem Konsil wurde eine Reduktion der Glukokortikoiddosis aufgrund von Wachstumshemmung und Entstehung einer glukokortikosteroidbedingten Osteoporose dringend empfohlen. Das Körpergewicht war mit 15,5 kg (90. Perzentile), das Längenwachstum mit 92,2 cm (75. Perzentile) deutlich vermindert. Die systemische Glukokortikoiddosis konnte aufgrund neu auftretender kleiner Blasen am Kapillitium und Rumpf nicht unter 12 mg Methylprednisolon pro Tag gesenkt werden. Ein Versuch mit adjuvanter Gabe von Trimethoprim-Sulfamethoxazol später Erythromycin bei neu auftretenden Blasen oder Infekten über mehrere Wochen hinweg bewirkte ein erneutes Ansprechen der systemischen Therapie.

Pädiatrische Untersuchung ein Jahr nach Einleitung der Kombinationstherapie, damals mit 6 mg Methylprednisolon und 20 mg Dapson pro Tag. Gleichbleibende Körpergröße 92 cm, 10. Perzentile, und Gewicht (13,5 kg, 10. Perzentile). Blutdruck 120/85 mmHg. Blutbild, Differentialblutbild, Blutgerinnung und Elektrolytwerte im Serum im Normbereich. Vitamin D_3 erniedrigt, Vitamin A normwertig.

Um eine weitere Reduktion der systemischen Glukokortikoiddosis zu erreichen, wurde eine hochdosierte intravenöse Gabe von gepooltem humanen Immunglobulin G (IVIG) eingeleitet. In zweitägigen IVIG-Zyklen wurde mit zunächst 0,37 g IgG/kg Kg Intraglobin® F pro Tag begonnen. In monatlichen Abständen erfolgten weitere zweitägige Infusionszyklen mit 0,55 g/kg Kg und zuletzt sieben mal mit 0,75 g/kg Kg pro Tag. Nach dem 4. IVIG-Zyklus konnte die tägliche Glukokortikoiddosis auf 4 mg, nach dem 5. auf 3 mg und nach dem 8. unter Belassung von Dapson (20 mg/die) auf 0,5 mg Methylprednisolon herabgesetzt werden. Seitdem stellten sich Längen-wachstum und Gewichtszunahme wieder ein.

Kommentar. Die Erkrankung chronische bullöse Dermatose im Kindesalter (*chronic bullous disease of childhood*) wurde 1970 erstmals von Bean und Mitarbeitern aufgrund der Chronizität und der Hautsymptome mit symmetrischem Auftreten gruppierter Bläschen und Blasen, teils in rosettenförmiger Anordnung, klinisch benannt. Die später durchgeführten immunologischen Untersuchungen zeigten meist typische Befunde für die Autoimmunerkrankung lineare IgA-Dermatose, aber auch in seltenen Fällen bandförmige IgG-Ablagerungen wie beim bullösen Pemphigoid. Bei unserem Patienten waren lineare Ablagerungen von IgA entlang der BMZ und am Blasendach an Kochsalz-separierter Haut in der indirekten Immunfluoreszenz nachweisbar. Das Epitop der IgA-Autoantikörper konnte durch ELISA zur nichtkollagenen Proteindomäne (NC) 16A zugeordnet werden.

Die LAD in der Kindheit weist meist einen chronischen Verlauf mit rezidivierenden Blasenschüben, selbst unter systemischer Therapie, von durchschnittlich etwa zwei Jahren auf.

Bei unserem Patienten manifestierte sich die Erkrankung sehr früh und zeigte einen äußerst therapieresitenten Verlauf. Als Standardtherapie gilt bei der LAD der Kindheit, ebenso wie bei Erwachsenen, der Einsatz von Dapson mit etwa 2 mg/kg Kg pro Tag, sowie bei Nichtansprechen eine systemische Glukokortikoidgabe. Pulimood et al. sowie Siegfried und Sommer berichteten günstige Beeinflussung durch zusätzliche Verabreichung von Sulfamethoxazol, Erythromycin oder Penicillin. Dies wurde bei unserem Patienten ebenfalls mit Wiederansprechen der bullösen Hautveränderungen unter Beibehaltung der Glukokortikoid- und Dapson-Dosis bei Exazerbationen beobachtet, jedoch waren diese Therapieformen auch nach vielen Monaten nicht in der Lage eine dauerhafte Remission einzuleiten und die anhaltende Glukokortikoidgabe von 12-16 mg Methylprednisolon pro Tag führte zu einem Wachstumsstopp.

Damit sich keine bleibenden Schäden durch eine drohende Osteoporose oder eine nicht aufholbare Wachstumsretardierung einstellen, mussten weitere adjuvante Therapiemaßnahmen zur Kortikosteroidreduktion ergriffen werden. Einzig die hochdosierte intravenöse Immunglobulintherapie versprach gegenüber systemischer Therapie mit Azathioprin, Ciclosporin A oder Methotrexat nicht zu Immunsuppression und potenzieller Kanzerogenität zu führen. Die tägliche Glukokortikoiddosis konnte unter Beibehaltung der Dapsontherapie (20 mg/die) nach acht zweitägigen IVIG-Zyklen von 12 mg Methylprednisolon pro Tag auf 0,5 mg gesenkt werden. Das Längenwachstum hat danach, nach einjähriger Unterbrechung, wieder eingesetzt. Wie von Khan und Mitarbeitern bei einer erwachsenen 50jährigen Patientin mit LAD und Niereninsuffizienz für IVIG berichtet, beobachteten auch wir eine gute Wirksamkeit der IgG-Infusionen gegenüber der IgA-Antikörper-vermittelten Autoimmunerkrankung. IVIG wird in schweren Verläufen und bei kortikosteroidbedingten Komplikationen bei Pemphigus vulgaris und Pemphigus foliaceus, vernarbendem Schleimhautpemphigoid sowie bullösem Pemphigoid als Adjuvanstherapie eingesetzt und sollte bei therapieresistenter LAD der Kindheit mit Wachstumsretardierung früh erwogen werden.

Danksagungen. Die pädiatrische Betreuung erfolgte durch die Praxis Dr. Peter-Jochen Fuhrmann, Am See 11, D-85540 Haar.
Die ELISA-Untersuchung wurde im Immunfluoreszenzlabor von PD Dr. Detlef Zillikens, Klinik und Poliklinik für Haut- und Geschlechtskrankheiten (Frau Prof. Dr. Eva-Bettina Bröcker) der Universität Würzburg durchgeführt.

Literatur

1. Honoki K, Muramatsu T, Tsubakimoto A, Shirai T (1998) Linear IgA bullous dermatosis with circulating IgG autoantibodies to the 230 kD epidermal antigen. J Dermatol 25:503–509
2. Khan IU, Kailash CB, Ahmed AR (1999) Linear IgA bullous dermatosis in a patient with chronic renal failure: Response to intravenous immunoglobulin therapy. J Am Acad Dermatol 40:485–488
3. Kroiss MM, Vogt T, Landthaler M, Stolz W (2000) High-dose intravenous immune globulin is also effective in linear IgA disease. Br J Dermatol 142:582
4. Letko E, Bhol K, Foster CS, Ahmed AR (2000) Linear IgA bullous disease limited to the eye: a diagnostic dilemma: response to intravenous immunglobulin therapy. Ophthalmology 107:1524–1528
5. Messer G, Sizmann N, Feucht H, Meurer M (1995) High-dose intravenous immunoglobulins for immediate control of severe pemphigus patients. Br J Dermatol 133:1014–1016
6. Messer G, Meurer M (1997) High-dose intravenous immunoglobulins. In: Burg G, Dummer RG (Hrsg) Strategies for immunointerventions in dermatology. Springer, Berlin, pp 147–159
7. Messer G (1999) Dermoepidermale Grenzzone. In: Plewig G, Wolff H (Hrsg) Fortschritte der praktischen Dermatologie und Venerologie Bd 16. Springer, Berlin, S 99–109
8. Messer G, Meurer M (2000) Diagnostische Bedeutung von Antikörpern bei bullösen Dermatosen. Dtsch Med Wochenschr 126: 79–82
9. Meurer M, Messer G (2000) Therapie von bullösen Autoimmunerkrankungen. Akt Dermatol 26:255–259
10. Pas HH, Kloosterhuis GJ, Heeren K, van der Meer JB, Jonkman MF Pulimood S, Ajithkumar K, Jacob M, George S, Chandi SM (1997) Linear IgA bullous dermatosis of childhood: treatment with dapsone and co-trimoxazole. Clin Exp Dermatol 22:90–91
11. Siegfried EC, Sommer S (1998) Chronic bullous disease of childhood: successful treatment with dicloxacillin. Am J Acad Dermatol 39:797–800
12. Trueb RM, Didierjean L, Fellas A, Elias A, Borradori L (1999) Childhood bullous pemphigoid: report of a case with characterization of the target antigens. J Am Acad Dermatol 40:338–344
13. Wojnarowska F, Marsden RA, Bhogal B, Black MM (1988) Chronic bullous disease of childhood, childhood cicatricial pemphigoid, and linear IgA disease of adults: a comparative study demonstrating clinical and immunopathologic overlap. J Am Acad Dermatol 19:792-805
14. Zambruno G, Manca V, Kanitakis J, Cozani E, Nicolas J-F, Gianetti A (1994) Linear IgA bullous dermatosis with autoantibodies to a 290 kd antigen of anchoring fibrils. J Am Acad Dermatol 31:884–888
15. Zillikens D, Mascaro JM, Rose PA, Liu Z, Ewing SM, Caux F, Hoffmann G, Diaz LA, Giudice GJ (1997) A highly sensitive enzyme-linked immunosorbent assay for the detection of circulating anti-BP180 autoantibodies in patients with bullous pemphigoid. J Invest Dermatol 109:679–683

Spontanfrakturen der Lendenwirbelsäule als Leitsymptom einer systemischen Mastozytose

Dagmar Ludolph-Hauser, Thomas Pusl, Michael J. Flaig, Reinhard Mailhammer und Bernhard Przybilla

Anamnese. 56jähriger Patient. Zwischen April und Juni 1999 insgesamt vier äußerst schmerzhafte Spontanfrakturen der Lendenwirbelsäule. Seit unbekannter Zeit am gesamten Integument nach dem Duschen „rote Punkte", kein Juckreiz. Strumektomie 1989. Sonst keine Erkrankungen.

Hautbefund. Am gesamten Integument mit Ausnahme des Kopfes disseminiert bis zu 3 mm im Durchmesser messende rötlich-bräunliche Papeln und Maculae. Positives Darrier Zeichen.

Histopathologie. Oberschenkel (Hämatoxylin-Eosin, Giemsa, Toluidinblau): Orthokeratose, Epidermis regelrecht. Im Korium Gefäßweitstellung, lymphohistiozytäres Infiltrat. Vermehrt Mastzellen (zytoplasmareich, metachromatische Granula) in Giemsa- und Toluidinblaufärbung. Vereinbar mit Teleangiectasia macularis eruptiva perstans.

Laborbefunde
Differentialblutbild und Serumchemie ohne Besonderheiten.
Lymphozytensubpopulationen im peripheren Blut: Kein Nachweis von basophilen Granulozyten oder Mastzellen. Geringgradige Vermehrung der T-Helferzellen sowie Verminderung der T-Suppressorzellen.
Immunelektrophorese (Serum und Urin): Keine monoklonale Gammopathie.
Mastzelltryptase im Serum (Normwert 13,5 µg/l): 61.9 µg/l (14.9.1999); 55,3 µg/l (16.12.1999).
Zytogenetik: Keine aktivierende Mutation im Codon 816 des c-kit-Rezeptors.
Knochen- und Knochenmarkhistologie: Spongiosastruktur hochgradig rarifiziert, Knochenumbau nicht gesteigert, Fettmarkvermehrung. Hämopoese reduziert, Erythro- und Granulopoese bis auf Eosinophilie unauffällig, lebhafte Megakaryopoese. Insbesondere perivaskulär Mastzellvermehrung.

Weitere Befunde
Gastroskopie, Magenschleimhautbiopsie: Chronische Antrumgastritis, geringe Mastzellvermehrung und interstitielle Fibrose.
Abdomensonographie: Reflexverdichtetes Leberparenchym, keine Splenomegalie.
Kernspintomographie der Wirbelsäule: Frische osteoporotische Deckplatteneinbrüche LWK 1–4.
Osteoporose Densitometrie von Hüfte und LWS: 77 % beziehungsweise 69 % der Knochendichte eines alters- und geschlechtskorrigierten Kollektives, schwere Osteoporose.

Therapie und Verlauf. Durch physikalische Therapie in Kombination mit Kalzium 3x500 mg, Cholecalci-

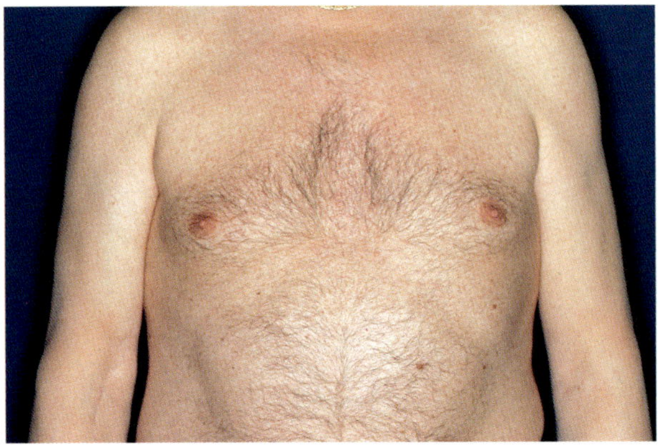

Abb. 1. Rötlich-bräunliche Maculae und Papeln am Rumpf

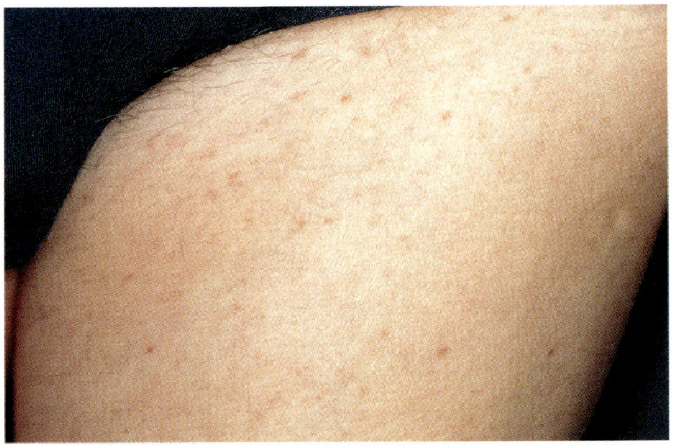

Abb. 2. Mastozytose in der Leiste

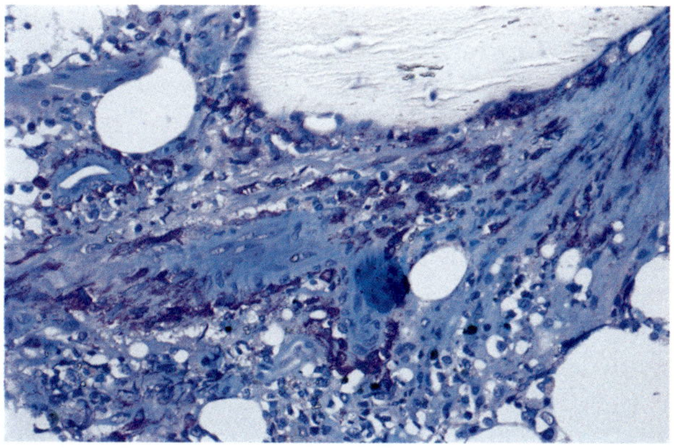

Abb. 3. Insbesondere perivaskulär metachromatisch angefärbte Granula von Mastzellen (Giemsa-Färbung)

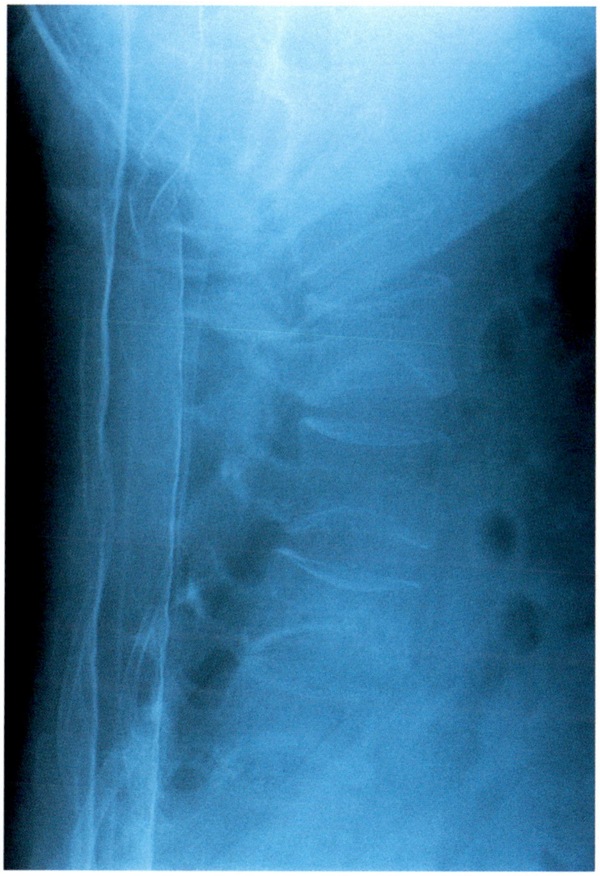

Abb. 4. Röntgenaufnahme der Lendenwirbelsäule. Betonung der Vertikaltrabekel, Reduktion der Horizontaltrabekel. Vermehrte Strahlentransparenz. Grund- und Deckplatteneinbruch LWK 1–4

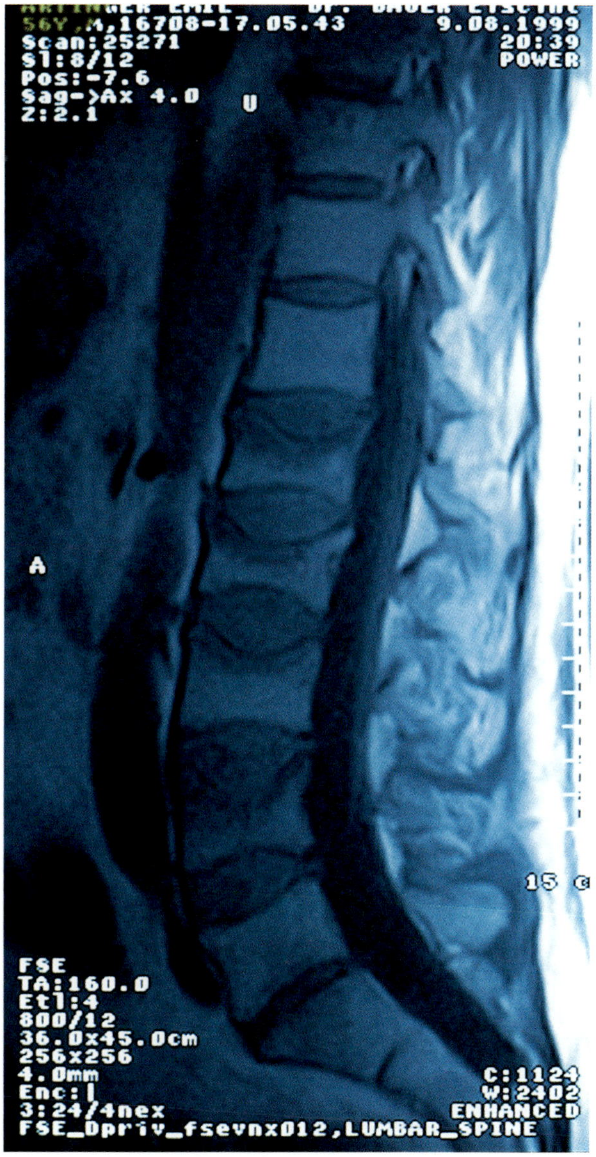

Abb. 5. Magnetresonanz-Tomographie der Lendenwirbelsäule. Frische osteoporotische Deckplatteneinbrüche LWK 1–4

ferol 3x3000 IE sowie Alendronsäurenatrium 1x10 mg wurde Schmerzfreiheit erzielt. Auf Mastzellstabilisatoren oder eine immunsuppressive Therapie mit Ciclosporin A und Kortikosteroiden konnte bislang verzichtet werden.

Kommentar. Mastozytosen sind eine Gruppe seltener, vermutlich heterogener, durch eine Mastzellvermehrung charakterisierter Erkrankungen, deren Pathogenese weitgehend unklar ist. Neueste Untersuchungen legen eine pathophysiologische Rolle des

Mastzellwachstums- und Differenzierungsfaktors *Stem cell factor* sowie von Mutationen in dessen Rezeptor c-kit Proto-Onkogen nahe, wo jedoch bei unserem Patienten in dem typischerweise veränderten DNS-Abschnitt keine Abweichung vorlag. Mastozytosen weisen ein breites Spektrum von Manifestationen auf, wobei Veränderungen meistens die Haut betreffen, sich aber auch in nahezu allen anderen Organsystemen finden können. Im Falle einer Infiltration des Knochenmarkes sind bei nahezu allen Patienten radiologisch osteoporotische und/oder osteosklerotische Veränderungen nachweisbar, die jedoch meistens asymptomatisch bleiben.

Aufgrund der beträchtlichen Heterogenität der Symptome und des derzeit angenommenen seltenen Vorkommens wird die Erkrankung oft übersehen. Auch im Falle unseres Patienten wurde trotz charakteristischer Effloreszenzen die Diagnose erst nach einer Knochenbiopsie retrospektiv erwogen und konnte durch den Nachweis einer erhöhten Serumkonzentration der Mastzelltryptase erhärtet werden. Die Bestimmung der Tryptase ist als Marker einer Mastzellvermehrung oder Mastzellaktivierung der Messung von Histamin überlegen und kann seit kurzem routinemäßig durchgeführt werden. Die Untersuchung ist bei Verdacht auf das Vorliegen einer Mastzellerkrankung angezeigt.

Juckreiz, Kreislaufsymptome und gastrointestinale Beschwerden werden in der Regel symptomatisch mit H_1-blockierenden Antihistaminika behandelt, eventuell kombiniert mit Mastzellstabilisatoren wie Cromoglicinsäure, im Falle persistierender gastrointestinaler Symptome zusätzlich mit H_2-blockierenden Antihistaminika, um enterogastraler Hypersekretion entgegenzuwirken. Hautveränderungen können durch PUVA-Therapie oder topische Anwendung von Glukokortikoiden temporär, in der Regel jedoch nicht dauerhaft, zur Rückbildung gebracht werden. Im Falle aggressiver Mastozytosen kann ein Behandlungsversuch mit Interferon-α oder Ciclosporin A in Kombination mit Glukokortikoiden unternommen werden. Osteoporotische Veränderungen wie bei unserem Patienten sprechen häufig gut auf eine symptomatische Therapie mit Biphosphonaten und Kalzium an. Eine kurative Therapie ist nicht bekannt.

Danksagungen. Die Befundung von Knochen und Knochenmark erfolgte durch Prof. Dr. Reiner Bartl, Medizinische Klinik III (Prof. Dr. Wolfgang Hiddemann).

Die Densitometrie wurde im Institut für Klinische Radiologie (Prof. Dr. Maximilian Reiser) durchgeführt.

Die Befundung der Magenschleimhaut erfolgte im Patholologischen Institut (Prof. Dr. Udo Löhrs).

Literatur

1. De-Gennes C, Kuntz D, de Vernejoul MC (1992) Bone mastocytosis. A report of nine cases with a bone histomorphometric study. Clin Orthop 279: 281–291
2. Golkar J, Jeffrey DB (1997) Mastocytosis. Lancet 349: 1379–1385
3. Kurasowa M, Amano H, Kanbe N, Igarashi Y, Nagata H, Yamashita T, Kurimoto F, Miyachi Y (1999) Response to cyclosporin and low-dose methylprednisolone in aggresssive systemic mastocytosis. J Allergy Clin Immunol 103: S412–20
4. Longley BJ, Morganroth GS, Tyrrell L, Ding TG, Anderson DM, Williams DE, Halaban R (1993) Altered metabolism of mast cell growth factor (c-kit ligand) in cutaneous mastocytosis. New England J Med 328: 1302–1307
5. Longley BJ, Metcalfe DD, Tharp M, Wang X, Tyrrell L, Lu SZ, Heitjan D, Ma Y (1999) Activating and dominant inactivating c-KIT catalytic domain mutations in distinct clinical forms of human mastocytosis. Proc Natl Acad Sci USA 96: 1609–1614
6. Ludolph-Hauser D, Ruëff F, Sommerhoff CP, Przybilla B (1999). Tryptase, ein Marker für die Aktivierung und Lokalisation von Mastzellen. Hautarzt 50: 556–561

Multizentrische Retikulohistiozytose

Arne K. Sakrauski, Elke Bornhövd, Eva Thoma-Greber, Christian A. Sander und Martin Röcken

Anamnese. 67jähriger Patient. Seit mehreren Jahren Atembeschwerden, die als Asthma bronchiale gewertet wurden, sowie Arthralgien vor allem an den Fingergrundgelenken. Seit 1997 traten symmetrisch, hautfarbene, derbe Knoten an der Nasenwurzel auf, die aufgrund der histologischen Untersuchung als Sarkoidose eingeordnet wurden. Die pulmologische Abklärung ergab eine fibrosierende restriktive Lungenerkrankung. Unter Therapie mit 100mg Prednisolonäquivalent per os von 6/1998 bis 8/1998 kam es zu keiner Veränderung der Hautbefunde. 12/1998 Auftreten von weiteren derben Knoten symmetrisch an beiden Augenbrauen und der Unterlippe rechtsseitig. 1/1999 dissiminierte, teils konfluierende, rotbraune Papeln am Oberkörper. Begleiterkrankungen: Arterielle Hypertonie, Zustand nach Apoplex 1985, Pneumonie 1997.

Hautbefund. Bei der Erstvorstellung 1/1998 an beiden Oberarmen Streckseiten, den Schultern, dem Nacken und vereinzelt am Dekolleté dissiminierte, teils konfluierende rotbraune, bis 2 mm große Papeln. An den Fingergelenken beidseits, der Nasenwurzel, den Augenbrauen lateral sowie an der Unterlippe rechtsseitig derbe, hautfarbene, bis 1cm große, nicht verschiebliche Knoten.

Histopathologie und Immunhistologie. Die Reteleisten der Epidermis sind verstrichen. Unter Ausbildung einer Grenzzone unscharf begrenzte Ansammlung von Histiozyten und Riesenzellen, die ein schaumiges bis feingranuläres Zytoplasma aufweisen. Perivaskulär und interstitiell lokalisiertes entzündliches Infiltrat aus Lymphozyten und Plasmazellen.
Immunhistochemie: Histiozytäre Zellen mit Expression von CD68. In der S-100 Färbung Darstellung von Langerhans-Zellen im Epithel. In der Fite- und Ziehl-Neelsen-Färbung kein Anhalt für das Vorliegen von säurefesten Stäbchen.

Laborbefunde. Serumchemie und Differentialblutbild unauffällig; C-reaktives Protein 1,5 mg/dl, Blutsenkungsgeschwindigkeit 75/106 mm n. W., Rheumafaktor, antinukleäre Antikörper, Prostata-spezifisches Antigen, Carcinoembryonales Antigen (CEA) und ANCAs nicht nachweisbar.

Therapie und Verlauf. Eine Therapie mit Glukokortikoiden in Kombination mit Azathioprin war geplant, alternativ wurde Thalidomid erwogen. Im Juni 1999 wurde bei einer nochmalige internistischen Kontrolle ein primäres Adenokarzinom der Lunge im Stadium 3B festgestellt. Es erfolgte eine Lobektomie rechts und eine Chemotherapie mit mehreren

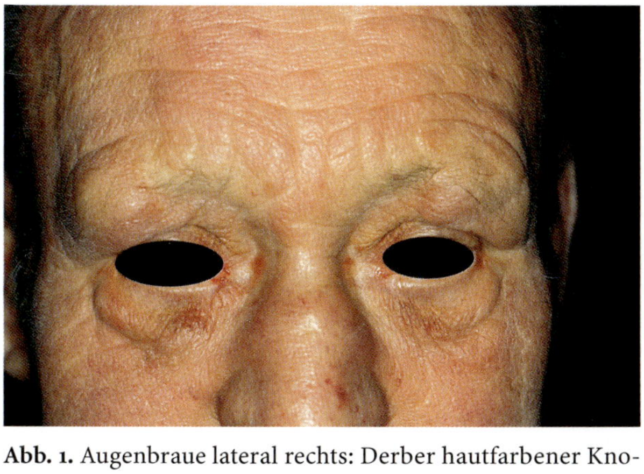

Abb. 1. Augenbraue lateral rechts: Derber hautfarbener Knoten

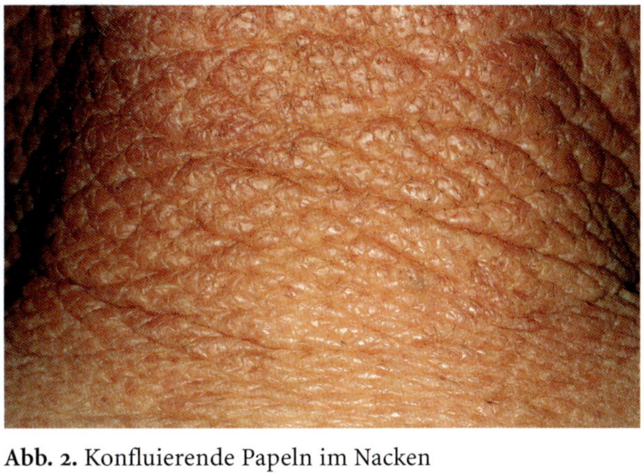

Abb. 2. Konfluierende Papeln im Nacken

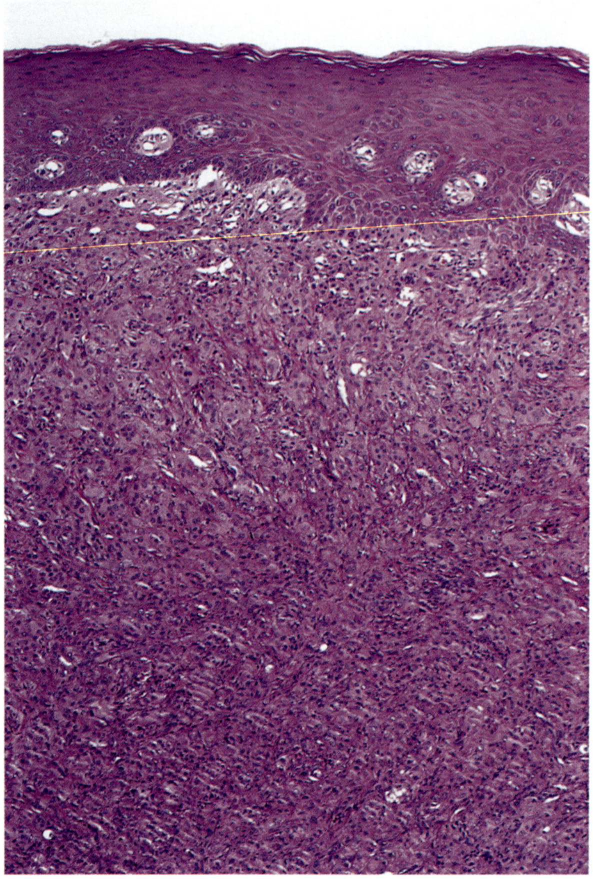

Abb. 3. In der Dermis dichtes Infiltrat aus Histiozyten und mehrkernigen Riesenzellen

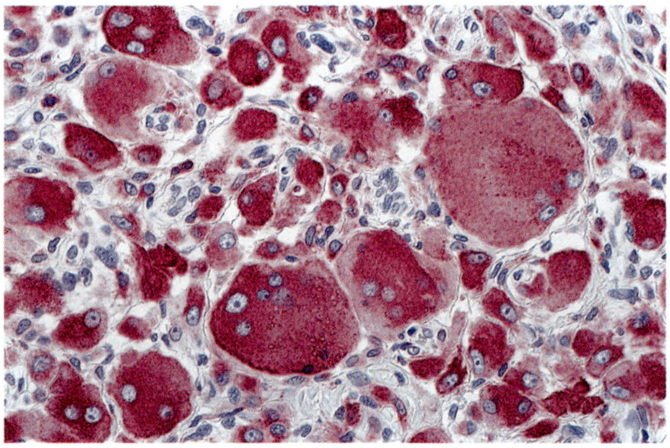

Abb. 4. Die mehrkernigen Riesenzellen und Histiozyten sind positiv für KP1 (CD68)

Zyklen Paclitaxel und Carboplatin. Da die Hautveränderungen keine Progredienz zeigten wurde von einer weiteren Glukokortikoidtherapie in Kombination mit Azathioprin zunächst Abstand genommen.

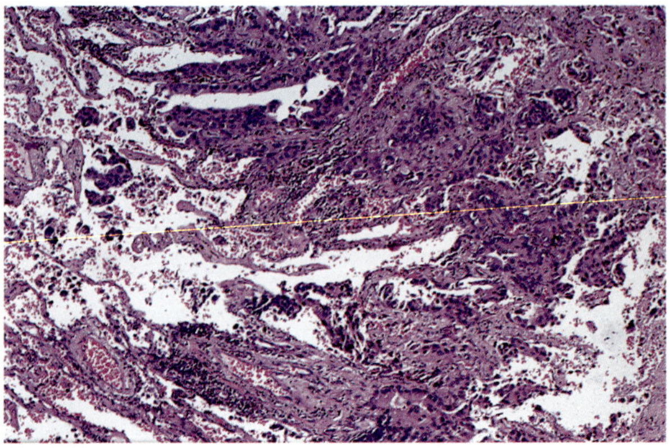

Abb. 5. Adenokarzinom der Lunge

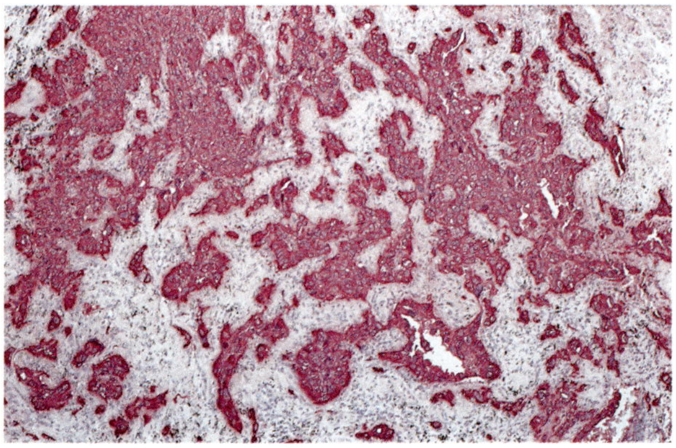

Abb. 6. Adenokarzinom der Lunge, mit Expression des Zytokeratinmarkers KL1

Kommentar. Die multizentrische Retikulohistiozytose ist ein seltenes, ätiologisch ungeklärtes Krankheitsbild mit histiozytärer Proliferation an der Haut, den Schleimhäute und den Gelenken. Das Krankheitsbild wurde erstmalig von Weber und Freudenthal 1937 beschrieben. Goltz und Laymon prägten 1954 den Begriff der multizentrischen Retikulohistiozytose.

Das klinische Bild ist charakterisiert durch das Auftreten von hautfarbenen bis braunroten Papeln und Knoten am Oberkörper und den Extremitäten Streckseiten unter Betonung der Fingergelenke sowie den großen Gelenken. Neben den meist symptomlosen Hautveränderungen ist das Krankheitsbild durch Arthralgien gekennzeichnet. Eine Assoziation mit malignen Tumoren wird bei bis zu 28 % der Patienten beschrieben. Zudem finden sich Einzelberichte mit systemischer, vor allem kardiopulmonaler, Beteiligung.

Es handelt sich vermutlich um eine reaktive benigne

granulomatöse Erkrankung der Haut und der Synovialmembranen der Gelenke. Histologisch zeigen sich zahlreiche Infiltrate histiozytärer Zellen. Der Nachweis von multinukleären Riesenzellen ist diagnostisch hinweisend. Die Diagnose wird aufgrund des klinischen Bildes, den arthropathischen Veränderungen sowie der Histologie gestellt.
Der Verlauf der Erkrankung ist bei überwiegender Hautbeteiligung günstig. Die Polyarthropathie hat vielfach deformierenden Charakter. Aufgrund der Assoziation mit malignen Neoplasien sollte eine Durchuntersuchung erfolgen.
Die Therapie ist überwiegend symptomatisch orientiert. Nicht steroidale Antiphlogistika zeigten sich hierbei wenig erfolgversprechend. Beschrieben sind Therapien mit systemischen und externen Glukokortikoiden, Hydroxychloroquin, Cyclophosphamid und Azathioprin.

Danksagungen. Der Patient wurde freundlicherweise überwiesen von Dr. Bernhard Riedl, Hautarzt, Lenbachstraße 68, D-86529 Schrobenhausen
Die internistische Betreuung erfolgte durch die Medizinische Klinik Innenstadt (Prof. Dr. Dr. h.c. Peter C. Scriba).

Literatur

1. Arnold ML, Wirth H, Anton-Lamprecht I, Petzoldt D (1980) Multizentrische Retikulohistiozytose. Hautarzt 31:384–387
2. Bauer A, Garbe C, Detmar M, Kreuser ED, Gollnick H (1994) Multizentrische Retikulohistiozytose und myelodysplastisches Syndrome. Hautarzt 45:91–96
3. Braun-Falco O, Plewig G, Wolff HH (1996) Dermatologie und Venerologie. 4. Auflage. Springer, Berlin, S 1448–1450
4. Colsky A, Berman B (1998) Multicentric reticulohistiocytosis associated with recurrent breast carcinoma. J Am Acad Dermatol 39:864–866
5. Fedler R, Frantzmann Y, Schwarze EW, Frosch PJ (1995) Die multizentrische Retikulohistiozytose. Therapie mit Azathioprin und Prednisolon. Hautarzt 46:118–120
6. Franck N, Amor B, Ayral X, Lessana-Leibowitch M, Monsarrat C, Kahan A, Escande JP (1995) Multicentric reticulohistiocytosis and methotrexate. J Am Acad Dermatol 33:524–525
7. Goltz RW, Laymon CW (1954) Multicentric reticulohistiocytoses of the skin and synovia. Arch Dermatol Syphil 69:717–731
8. McKenna DB, Mooney EE, Young MM, Sweeney EC (1998) Multiple cutaneous reticulohistiocytosis. Br J Dermatol 139:544–546
9. Weber FP, Freundthal W (1937) Nodular non-diabetic cutaneous xanthomatosis with hypercholesterolaemia and typical histiological features. Proc R Soc Med 30:522–558

Angiolymphoide Hyperplasie mit Eosinophilie

Markus Niewerth, Michael J. Flaig, Hans Christian Korting und Christian A. Sander

Anamnese. 33jähriger Patient. Seit 1986 langsam progrediente Entwicklung von juckenden Knötchen. Im Laufe der Jahre Entwicklung deutlich infiltrierter Knoten an Ohren, präpatellar und malleolär. Nach mehrjähriger ambulanter Mitbetreuung im Mai 1998 stationäre Aufnahme im Hause. Hierbei Entnahme mehrerer Probebiopsien und Diagnosestellung.

Hautbefund. In nahezu symmetrischer Anordnung an Ohren, präpatellar, malleolär sowie im Bereich der Achillessehnen derbe, infiltrierte, leicht gerötete mehrere große Knoten. Am gesamten Integument, insbesondere an Händen, Füßen und Rücken schwächer ausgeprägte Papeln, Erosionen sowie multiple postinflammatorisch hyperpigmentierte Narben.

Histopathologie und Immunhistologie
Retroaurikulär links: Akanthose des Epithels. Subepidermal und dermal diffuses lymphozytäres Infiltrat mit Nachweis von zahlreichen eosinophilen Granulozyten. Auffallend sind die Gefäße, wobei einzelne Endothelzellen wie Pflastersteine in das Lumen reichen. Es besteht zum Teil eine verquollene Gefäßwand. Die lymphoiden Zellelemente weisen zum Teil gekerbte Kernformen auf.
In der Giemsa-Färbung zahlreiche Plasmazellen.

Immunhistochemie: Die lymphoiden Zellelemente sind stark positiv für die T-Zellmarker CD45RO, CD4, CD5. Nur wenige Zellen sind positiv für CD8. Mit BerH2 (CD30) färben sich fokal Lymphozyten mit einem großen Zellkern positiv an.

Laborbefunde
Serumchemie: Harnsäure mit 9,2 mg/dl erhöht
BKS 4/12 mm nach Westergren.
Blutbild: Leukozyten mit 12300/µl erhöht. Im Differentialblutbild eosinophile Granulozyten mit 54% erhöht. Thrombozyten im Normbereich.

Weitere Befunde
Lymphknotensonographie: Inguinal beidseits gut vereinbar mit chronisch inflammatorisch vergrößerten Lymphknoten.
Knochenmarksbiopsie: Mittelgradig eosinophilenreiche, reaktiv-entzündliche Markveränderung. Kein Anhalt für eine generalisierte hämatologische Neoplasie.
Allergologie: Im Pricktest (Standard I, niedermolekulare Nahrungsmittelinhaltsstoffe, Nahrungsmittelstandard) und Epikutantest (Standard) keine positive Reaktion. Gesamt IgE 3480 kU/l.
Serologie: Latex-ASL mit 510 IU/ml erhöht, AST, IgG, IgA und IgM im Normbereich.

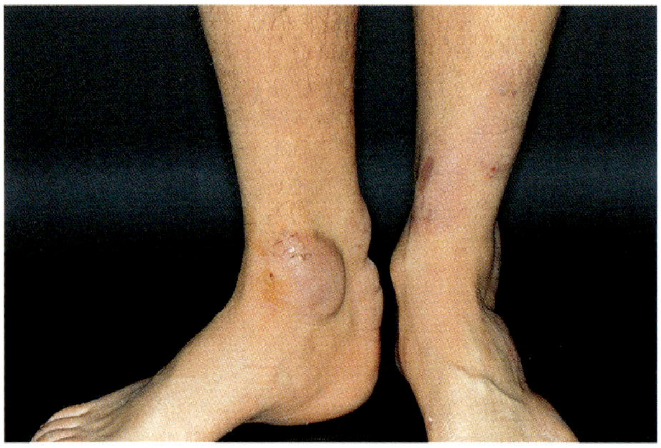

Abb. 1. Derber, livider Knoten am rechten Malleolus medialis

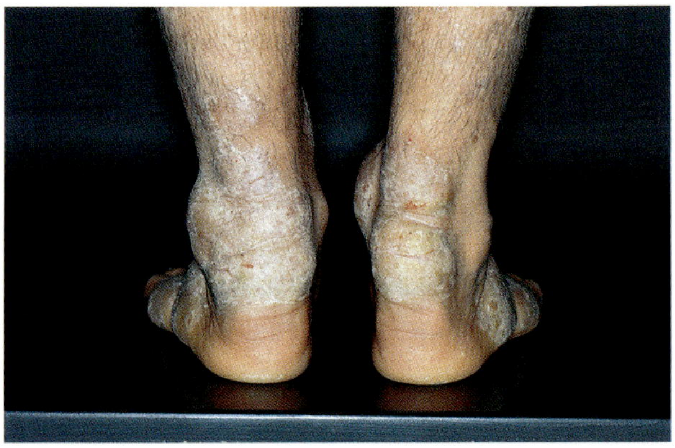

Abb. 2. Derbe, konfluierende Knoten an beiden Fersen und Knöcheln

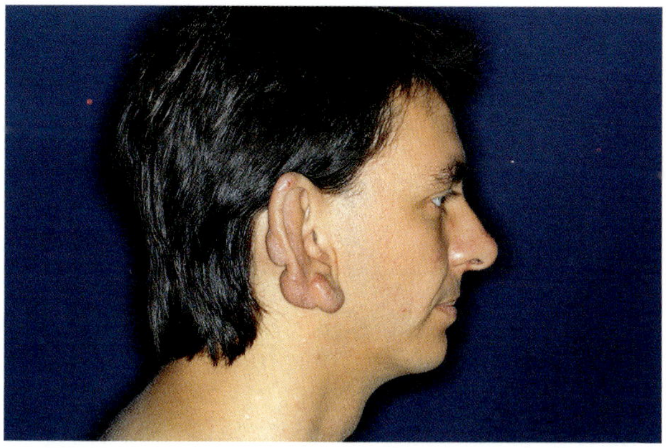

Abb. 3. Derbe Knoten am rechten Ohr

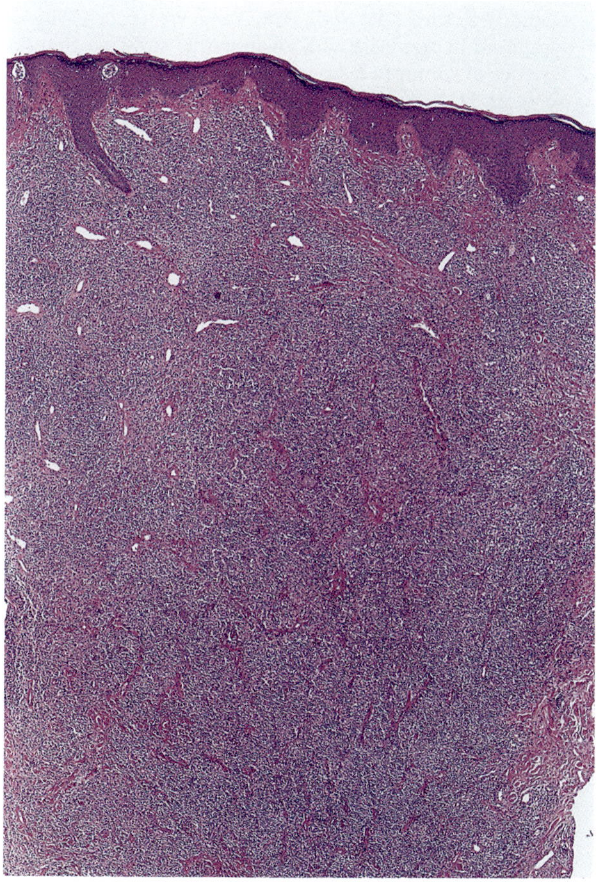

Abb. 4. Dichtes lymphozytäres Infiltrat in der Dermis

Weitere Normalbefunde: EKG, Röntgen Hände, Füße und Sprunggelenke, 13C-Atemtest, antinukleäre Antikörper, Cardiolipinantikörper, Kältehämagglutinine, Kryoglobuline, Immunelektrophorese, zirkulierende Immunkomplexe, Hepatitisserologie, Borrelienserologie, Stuhluntersuchung (Wurmeier, Blut, Campylobacter, Yersinien).

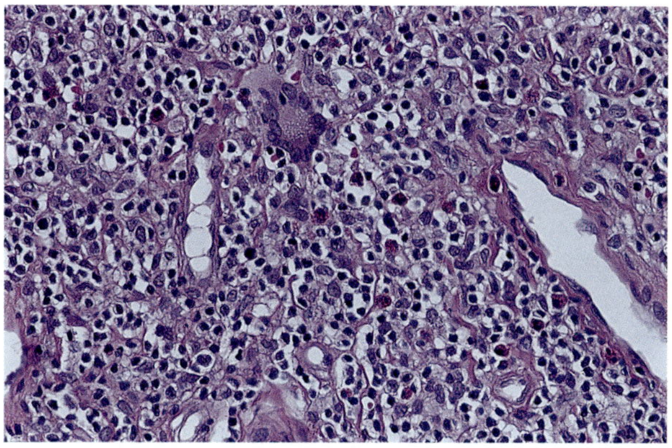

Abb. 5. Blutgefäße mit pflasterförmig ins Lumen reichenden Endothelzellen. Gefäße umgeben von einem dichten Infiltrat aus Lymphozyten, eosinophilen Granulozyten und einzelnen mehrkernigen Riesenzellen

Therapie und Verlauf. Anfänglich systemische Behandlung mit Dapson 2x50 mg/d über 6 Wochen ohne wesentliche Besserung. Lokaltherapie mit Clobetasol Creme unter okklusiver Anwendung über je 12 Stunden. Im Juli und August 1998 drei Zyklen eines Glukokortikoidbolus mit je 1000 mg Prednisolon i.v. über 3 Tage. Hierdurch deutliche Befundbesserung, insbesondere Abnahme der Eosinophilie auf 1,9%. Fortsetzung der Therapie mit Clofazimine, anfänglich mit 50 mg/d, später Steigerung auf 200 mg/d. Dennoch kam es wieder zu einem deutlichen Rezidiv. Daraufhin extrakorporale Photopherese an zwei aufeinander folgenden Tagen alle zwei Wochen. Subjektive und objektive Besserung bei guter Verträglichkeit. Die eosinophilen Granulozyten liegen zuletzt bei 31%.

Kommentar. Die angiolymphoide Hyperplasie mit Eosinophilie ist eine seltene lymphoproliferative Erkrankung mit einem T-Zell-Immunphänotyp mit Häufung im 2.–4. Lebensjahrzehnt. Ursprünglich wurde diese Erkrankung mit dem Morbus Kimura gleichgesetzt. 1969 beschrieben Wells und Whimster sie jedoch als eigene Entität. Die angiolymphoide Hyperplasie mit Eosinophilie weist klinisch einzelne, aber auch multipel gruppiert stehende angiomatöse Papeln bis zu subkutan gelegene, halbkugelige Knoten auf. Die Papeln und Knoten können Juckreiz verursachen und sind durch Kratzeffekte oberflächlich häufig verändert. Die häufigste Lokalisation ist die Kopf-Hals-Region, insbesondere im Bereich der Ohren. Seltener kommt es auch zum Auftreten am Stamm und den Extremitäten. Laborchemisch kann es zu einer massiven Erhöhung der eosinophilen

Granulozyten kommen. Allgemeines Krankheitsgefühl besteht nicht.
Histologisch zeigen sich in der Dermis und seltener auch im subkutanen Fettgewebe lobuläre, angiomartige Proliferationen von Gefäßen, die mit großen, atypischen, pleomorphen, oft 2- bis 3-schichtig ins Lumen ragenden Endothelzellen ausgekleidet sind. Perivaskulär findet sich ein dichtes Infiltrat aus Lymphozyten, Histiozyten, Plasmazellen und eosinophilen Granulozyten. Die lymphozytären Infiltratanteile setzen sich überwiegend aus T-Lymphozyten zusammen. Selten kommt es zur Entwicklung von Lymphfollikeln in der Umgebung der Knoten.
Der Verlauf ist unbehandelt chronisch-progredient. Nach chirurgischer Entfernung neigt die Erkrankung zu Rezidiven. Einer vollständigen chirurgischen Entfernung steht häufig auch die ungünstige Lokalisation im Kopf-Hals-Bereich entgegen. Eine Therapie mit Glukokortikoiden in Form von intravenösem Bolus oder intraläsionaler Injektion von Triamcinolonkristallsuspension führt häufig zu vorübergehender Befundbesserung. Auch Röntgenweichstrahltherapie kommt in Betracht. Zur oralen Therapie steht Clofazimine im Rahmen eines Heilversuches zur Verfügung, ebenso wie die extrakorporale Photopherese.

Danksagung. Die Patientin wurde freundlicherweise überwiesen von Dr. Hans Scheeser, Hautarzt, Rosenheimer Straße 149, D-81669 München

Literatur

1. Bunse T, Kuhn A, Groth W, Mahrte G (1993) Therapeutisches Problem. Angiolymphoide Hyperplasie mit Eosinophilie. Hautarzt 44: 225–228
2. Chun SI, Ji HG (1992) Kimura's disease and angiolymphoid hyperplasia with eosinophilia: Clinical and histopathologic differences. J Am Acad Dermatol 27: 954–958
3. Chung TS, Kim DK, Yoon MS, Yang WI (2000) Angiolymphoid hyperplasia with eosinophilia showing charakteristics of Kimura's disease. J Dermatol 27:27–30
4. Schirren CG, Eckert F (1991) Angiolymphoide Hyperplasie mit Eosinophilie. Hautarzt 42: 107–111
5. Wells GC, Whimster IW (1969) Subcutaneous angiolymphoid hyperplasia with eosinophilia. Br J Dermatol 81: 1–15

Erythema marginatum rheumaticum

Christian Kunte, Markus Dendorfer und Hans Wolff

Anamnese. 23jährige Patientin aus Eritrea. Geburt eines Kindes vor zwei Monaten. Seit neun Tagen in der II. Medizinischen Abteilung des Krankenhauses Dritter Orden in München Nymphenburg Behandlung einer Mitralklappeninsuffizienz bei fraglichem rheumatischem Fieber. Seit knapp zwei Monaten Fieberschübe bis 39°C und seit vier Monaten wechselnde Arthralgien. Früher rezidivierend fieberhafte Tonsillitiden. Bei Verdacht auf Endokarditis aktuell Therapie mit Gentamicin 3 x 80 mg und Roxithromycin 1 x 2 g intravenös. Zuvor Behandlung mit Amoxicillin und Clavulansäure, Ciprofloxacin, Omeprazol, Eisen(II)-Sulfat, Diclofenac, Triamteren, Hydrochlorothiazid und Captopril.
Seit vier Tagen Ausbildung eines Exanthems, beginnend am Rumpf mit Ausdehnung auf Rücken und Extremitäten.

Hautbefund. Am gesamten Integument unter Aussparung des Gesichtes und Betonung der Extremitäten scharf begrenzte, girlandenartig konfigurierte, erythematöse, teils urtikarielle Plaques.

Histopathologie und Immunhistologie
Oberschenkel medial: Orthokeratotisch verhornende Epidermis mit Hyperpigmentierung der unteren Schichten des Epithels. Im oberen Korium mäßig ausgeprägtes perivaskuläres Ödem mit lockeren Ansammlungen lymphohistiozytärer Zellen. Im umgebenden Bindegewebe und innerhalb der Papillarkörper zum Teil dichte Ansammlung polymorphkerniger Granulozyten mit Kerntrümmern (Leukozytoklasie). Keine fibrinoide Degeneration der Gefäßwände. In der PAS-Färbung kein Anhalt für Pilzelemente.
Direkte Immunfluoreszenz: Ablagerungen von IgM und schwach positiv Fibrinogen an Gefäßen. Unspezifischer Befund.

Laborbefunde. BKS mit 86/95 mm nach Westergren und CRP mit 10,2 mg/dl deutlich erhöht. Kreatinkinase in der Norm, Antinukleäre Antikörper (ANA) negativ.
Auswärtige Befunde: Leukozyten und Differentialblutbild unauffällig. Erythrozyten und Thrombozyten in der Norm. Hämoglobin 11,0 g/dl, Hämatokrit 34,1%, ASL 291 kU/l. Eisen und Ferritin erniedrigt. Rheumafaktor, Anti-Borrelien-IgG und -IgM, p-ANCA und c-ANCA negativ. Anti-HAV positiv, kein Anhalt für andere Hepatitis- oder HIV-Infektion.

Weitere Befunde
Transösophageale Echokardiographie: Linker Vorhof erheblich dilatiert, linker Ventrikel enddiastolisch dilatiert. Mitralklappeninsuffizienz Grad II-III, keine hämodynamisch wirksame Mitralklappenstenose.

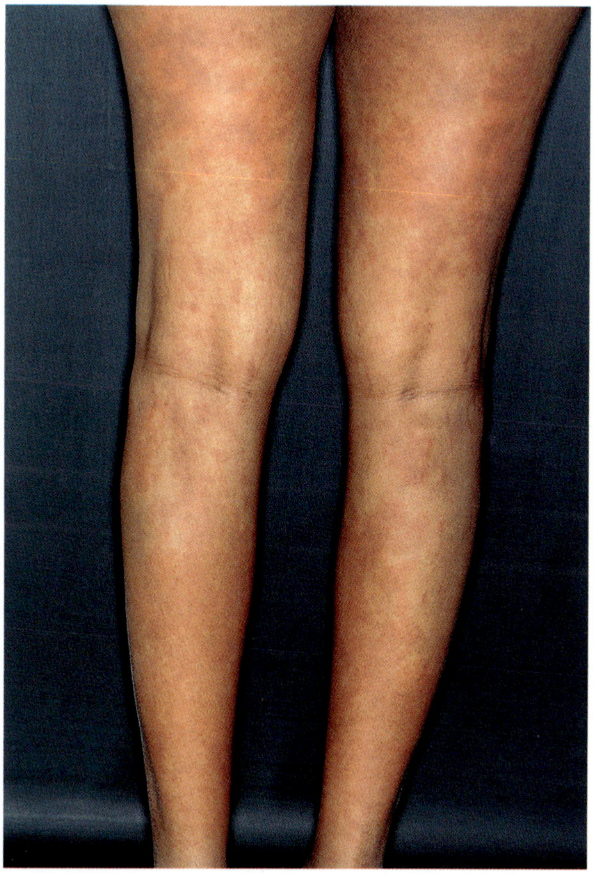

Abb. 1. Girlandenförmige, urtikarielle Erytheme an beiden Beinen

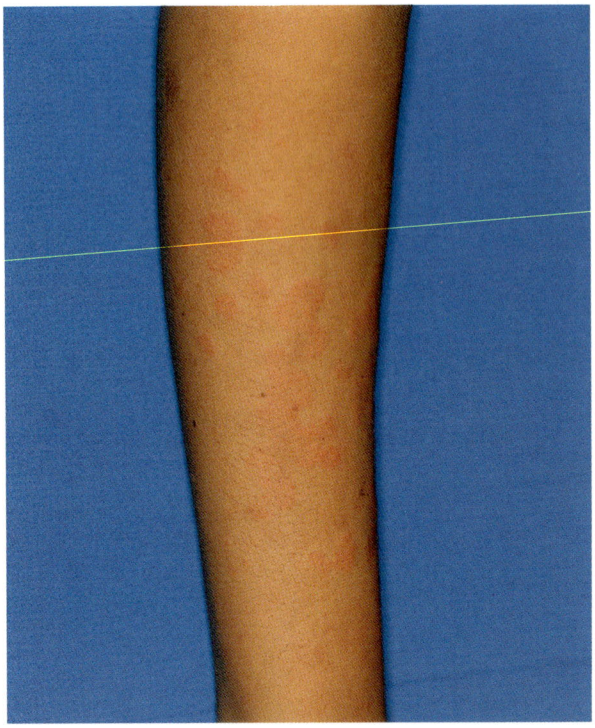

Abb. 2. Erythema marginatum rheumaticum am Unterarm

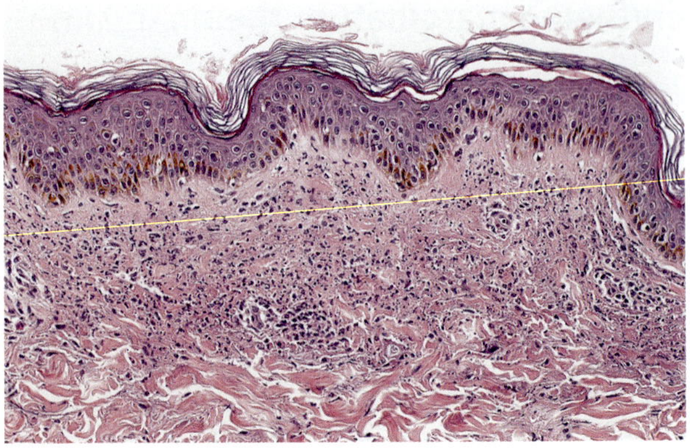

Abb. 3. Orthokeratose, im Korium mäßig ausgeprägtes perivaskuläres Ödem mit lymphohistiozytären Zellen. Im Bindegewebe und innerhalb der Papillarkörper dichte Ansammlung polymorphkerniger Granulozyten und Leukozytoklasie

Röntgen Thorax: Herz beidseits verbreitert, mitral konfiguriert.

Therapie und Verlauf. Aufgrund von Klinik, Laborbefunden und Histologie wurde ein Erythema marginatum rheumaticum bei rheumatischem Fieber diagnostiziert. Weiterführung der parenteralen Therapie mit Gentamicin 3x80 mg und Roxithromycin 1x2 g über 14 Tage. Zusätzlich Prednisolon, zunächst 60 mg, anschliessend langsame Dosisreduktion. Normalisierung der Körpertemperatur und Besserung der Arthralgien mit vollständiger Abheilung der Hautveränderungen. Bei rezidivierender Linksherzdekompensation Therapie mit Ramipril 2,5mg und Hydrochlorothiazid 12,5mg. Hierunter vollständige Rekompensation. Empfehlung einer Benzylpenicillinprophylaxe mit 1,2 Mio. E. intramuskulär, zunächst alle 14 Tage, später alle vier Wochen. Planung einer Tonsillektomie.

Zwei Monate nach Entlassung progrediente Belastungsdyspnoe bei hochgradiger Mitralklappeninsuffizienz mit deutlicher Verschlechterung nach Interruptio. Neu aufgetretene Trikuspidalklappeninsuffizienz und pulmonale Hypertonie. Keine Arthralgien, Fieberschübe oder Exantheme. Erneut stationäre Rekompensation und anschliessend im Deutschen Herzzentrum München Mitralklappenersatz mit einer Medtronic Mosaik-Prothese.

Kommentar. Bei etwa 10 % der Patienten mit akutem rheumatischem Fieber entwickelt sich ein Erythema anulare rheumaticum. Es handelt sich dabei um ein diskretes, stammbetontes Exanthem bestehend aus vielen anulären, scharf begrenzten, zartrosa-farbenen Erythemen, die durch Konfluenz polyzyklische Figuren bilden. Das Auftreten des Erythema anulare rheumaticum ist diagnostisch hinweisend auf ein rheumatisches Fieber. Wenn die Hautveränderungen im Randbereich infiltriert sind, bezeichnet man es als Erythema marginatum rheumaticum. Diese seltene Variante lag bei unserer Patientin vor.

Differentialdiagnostisch abzugrenzen sind andere anulär konfigurierte Erytheme, wie das Erythema anulare centrifugum, ein Schnitzler-Syndrom mit urtikariellen Hautveränderungen oder eine Urtikariavaskulitis.

Das akute rheumatische Fieber ist durch die drei wesentlichen klinischen Erscheinungsformen rheumatische Karditis (20-70 %), akute Polyarthritis (50-80 %) und Chorea minor (<5 %) gekennzeichnet. Zu diesen Hauptkriterien kommen noch die häufig auftretenden rheumatischen Granulome und das seltene Erythema marginatum rheumaticum hinzu. Des weiteren gibt es eine Reihe weniger spezifischer Nebenkriterien wie Fieber, Gelenkschmerzen, erhöhte Entzündungsparameter, Nachweis β-hämolysierender Streptokokken der Gruppe A, erhöhte Antistreptolysintiter und EKG-Veränderungen.

Bei der Patientin ist es zu einer rheumatische Karditis mit ausgeprägter Mitralklappeninsuffizienz gekommen, die einen Mitralklappenersatz notwendig gemacht hat. Weitere Zeichen des rheumatischen Fiebers waren eine Polyarthritis, Fieberschübe, erhöhte Entzündungsparameter und ein erhöhter Antistreptolysintiter.

Pathogenetisch handelt es sich beim rheumatischen Fieber um eine nach einer akuten Streptokokkenangina auftretende entzündlich rheumatische Erkrankung. Sie hat eine gesicherte infektiöse Primärursache und eine polyätiologische sekundäre Immunpathogenese. Einige Streptokokkenantigene der Streptokokkenmembran, vor allem die typenspezifischen M-Proteine, weisen mit körpereigenen Proteinen der Herzklappen große Ähnlichkeit auf, so daß es zu Kreuzreaktivität der induzierten Antikörper kommen kann. Dieses Phänomen wird als *molecular mimicry* bezeichnet. Auch können zirkulierende Immunkomplexe die Herzklappen oder andere Gewebe schädigen. Ob das rheumatische Fieber mit oder ohne Karditis verläuft, entscheiden die Virulenz und der M-Protein-Typ des Erregers, Hygiene, rechtzeitige Antibiotikatherapie und genetische Disposition. Die Entstehung des Exanthema marginatum rheumaticum ist sicherlich entzündlich-immunologisch determiniert, aber im Detail noch unklar.

Im Gegensatz zu Infektionen der Tonsillen lösen Streptokokkeninfektionen der Haut kein rheumatisches Fieber und auch keine Karditis aus, sind aber die häufigste Ursache der akuten Glomerulonephritis.

Durch Verbesserung des Hygienestandards und eine frühzeitige medikamentöse Therapie ist das akute rheumatische Fieber nach 1945 selten geworden. Unter Antibiotikaschutz topisch oder systemisch gegebene Glukokortikoide beschleunigen die Heilung des Erythema rheumaticum und bessern die Gelenkbeschwerden.

Durch die Therapie haben sich bei unserer Patientin sämtliche aufgetretenen Symptome, bis auf die Schädigung der Mitralklappen, zurückgebildet. Der Verlauf unterstreicht die Notwendigkeit einer frühzeitigen systemischen Antibiotikatherapie bei eitrigen Tonsillitiden.

Danksagungen. Die Patientin wurde freundlicherweise überwiesen von Dr. Michael Wilsch, II. Medizinische Abteilung, Krankenhaus Dritter Orden München-Nymphenburg (Chefarzt Dr. Dieter Lindner), Menzinger Straße 44, D-80638 München

Literatur

1. Albert LJ, Inman RD (1999) Molecular mimicry. N Engl J Med 341:2068–2074
2. Special writing group of the Committee on rheumatic fever, endocarditis and Kawasaki disease of the Council on Cardiovascular Disease in the young of the American Heart Association (1992) Guidelines for the diagnosis of rheumatic fever. Jones Criteria, 1992 update. JAMA 268: 2069–2073
3. Bhatnagar A, Grover A, Ganguly NK (1999) Superantigen-induced T cell responses in acute rheumatic fever and chronic rheumatic heart disease patients. Clin Exp Immunol 116: 100–106
4. Braun-Falco O, Plewig G, Wolff HH (1996) Dermatologie und Venerologie 4. Auflage. Springer, Berlin, S 603
5. Lautenschlager S, Itin PH (1993) Schnitzler Syndrom. Hautarzt 44:781–784
6. Oen K (2000) Comparative epidemiology of the rheumatic disease in children. Curr Opin Rheumatol 12:410–414
7. Secord E, Emre U, Shah BR, Tunnessen WW Jr (1992) Picture of the month: Erythema marginatum in acute rheumatic fever. Am J Dis Child 146:637–638
8. Thatai D, Turi ZG (1999) Current guidelines for the treatment of patients with rheumatic fever. Drugs 57:545–555
9. Ueki H, Oka D, Takei Y, Masuda T (1981) Erythema rheumaticum. Hautarzt 32:425–428

Progressive essentielle Teleangiektasien

Tilmann Oppel, Claudia Borelli und Beata Trautner

Anamnese. 16jährige Patientin. Bereits im Alter von einem Jahr Auftreten von einzelnen, stecknadelkopfgroßen, rötlichen und bläulichen Flecken. In den nächsten Lebensjahren Zunahme und kontinuierliche Ausbreitung der Hautveränderungen an Armen, Beinen und Gesäß. Keine Beteiligung des Stamms und des Gesichts. Neben der kosmetischen Beeinträchtigung bestehen keine subjektiven Beschwerden. Körperliche und geistige Entwicklung altersentsprechend. Familienanamnestisch keine entsprechenden Hautveränderungen bei Vater oder Mutter.

Hautbefund. Symmetrisch an Armen und Beinen, unter Betonung der Oberarme und Oberschenkel streckseitig, sowie an beiden Handrücken und gluteal beidseits multiple, inhomogene, rötlich bis bläuliche, scharf begrenzte, bizarr konfigurierte, zum Teil großflächig konfluierende Flecke mit feiner Gefäßzeichnung. Die Hautveränderungen sind mit dem Glasspatel nur teilweise wegdrückbar.

Histopathologie. Linker Oberschenkel: In der oberen und mittleren Dermis zahlreiche Blutgefäße, die zum Teil prall mit Erythrozyten gefüllt sind.

Laborbefunde. Bilirubin 1,8mg/dl, alle übrigen routinemäßig erhobenen Laborparameter lagen im Normbereich. Blutbild und Gerinnung unauffällig. BKS 10/22 mm nach Westergren.

Apparative Diagnostik und Konsiliaruntersuchungen
Sonographie des Abdomens: Normalbefund.
Doppler- und Duplex-Sonographie der Beinvenen: Regelrechtes Gefäßsystem, kein Anhalt für AV-Fistel.
Magnetresonanz-Tomographie des Cerebrums (nativ und nach Kontrastmittelgabe): Normalbefund.
Native arterielle und venöse Magnetresonanz-Angiographie des Cerebrums: Normalbefund.
Ophthalmologisches Konsil: Normalbefund.
Orthopädisches Konsil: Unauffälliger Bewegungsapparat. Keine Knochenbeteiligung, keine Beinlängendifferenz, keine Umfangsdifferenz der Arme und Beine.
Psychiatrisches Konsil: Depression bei Hauterkrankung.

Therapie und Verlauf. Die Untersuchungen ergaben keinen Hinweis auf Vorliegen extrakutaner Gefäßanomalien oder Beteiligung innerer Organe. Aufgrund des jugendlichen Alters der Patientin wurde bei fehlenden Beschwerden und unauffälligem Gefäßsonographiebefund auf die Durchführung einer Angiographie verzichtet. Eine kosmetische Behandlung mit abdeckenden Techniken wünschte die Pati-

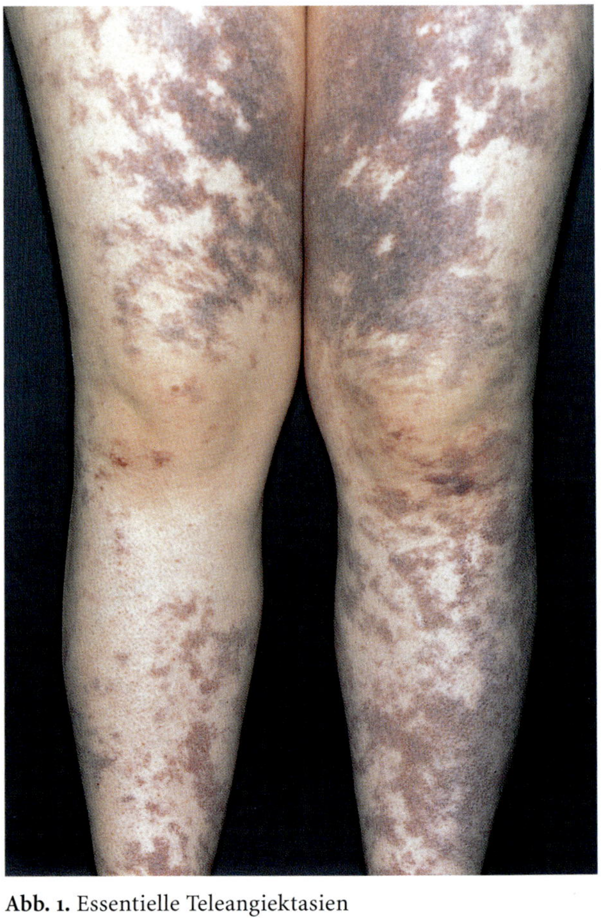

Abb. 1. Essentielle Teleangiektasien

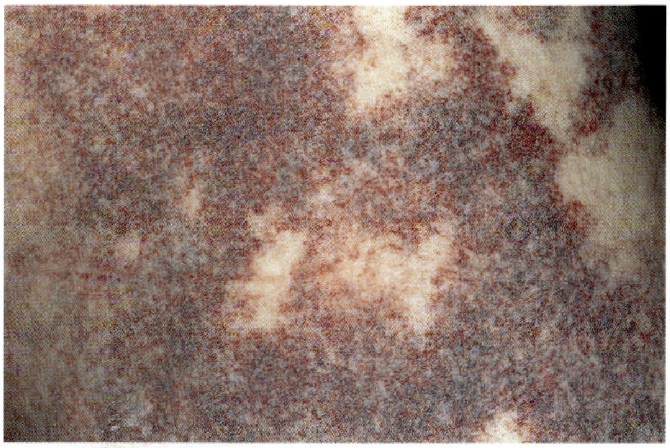

Abb. 2. Detailaufnahme

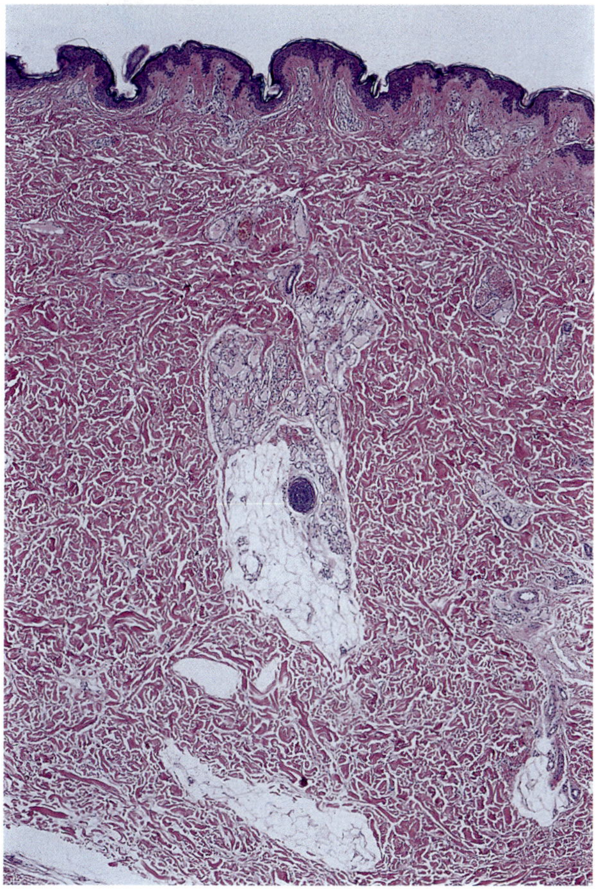

Abb. 3. Konglomerat von Blutgefäßen im Korium

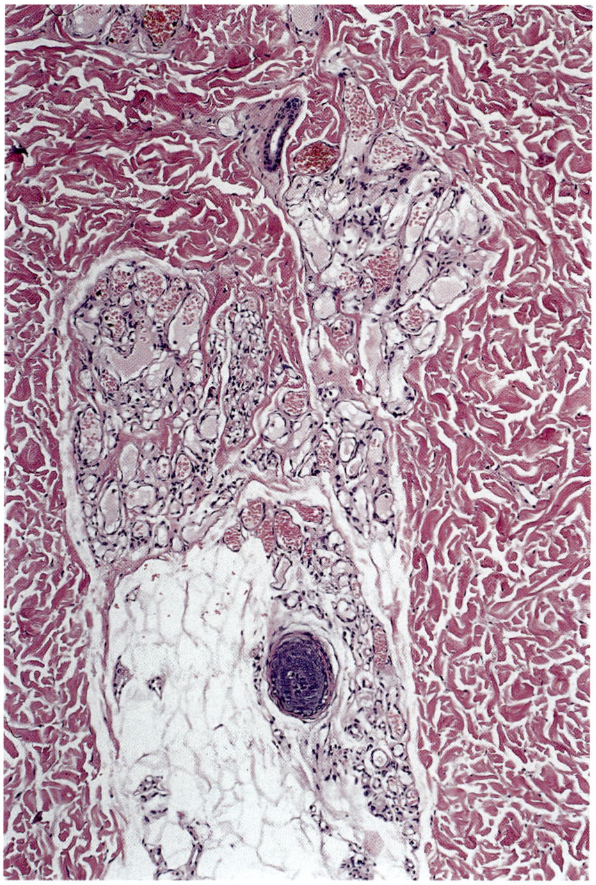

Abb. 4. Detailaufnahme

entin nicht. Therapieversuche mit dem Dioden-Laser (50 W, 70–90 ms) und dem Neodym-Yag-Laser (Wellenlänge 1064 nm) erzielten keinen Erfolg. Eine Probebehandlung mit Vasculight-Laser mit Photodermkomponente (42J und 44J, Filter 590nm) am rechten Oberschenkel erbrachte nach zehn Wochen einen sichtbaren Erfolg im behandelten Areal. Daraufhin wurde eine Therapie mit dem Vasculight-Laser in Heimatnähe begonnen und gegenwärtig fortgeführt. Die hierbei erzielten guten Ergebnisse lassen die durch die Erkrankung psychisch sehr stark beeinträchtigte Patientin wieder optimistischer werden.

Kommentar. Progressive essentielle Teleangiektasien wurden erstmals 1926 von Becker beschrieben, ferner von McGrae und Winkelmann 1963. Die Ursache der Erkrankung ist unbekannt. Zunächst treten Teleangiektasien an den distalen Extremitätenabschnitten auf. Im Verlauf vieler Jahre können sie allmählich zunehmend ausgedehnte Hautflächen symmetrisch an den Armen, Beinen, Körperstamm und Gesicht überziehen. Die Hautveränderungen persistieren über Jahrzehnte, ohne den Allgemeinzustand des Patienten zu beeinflussen. Darüber hinaus wurden keine Assoziationen mit einer hämorrhagischen Diathese oder mit anderen Erkrankungen beobachtet. Betroffen sind nahezu ausschließlich Frauen.

Der Erkrankungsbeginn liegt meist in der vierten Lebensdekade.
Histologisch finden sich im Stratum papillare der Dermis zahlreiche dilatierte Kapillaren, teilweise kann es auch zur Ausbildung von Angiomen kommen. Es fehlen andere epidermale und dermale Veränderungen wie beispielsweise Atrophie, Purpura oder Entzündung. Im Gegensatz zu normalen Gefäßwänden terminaler Arteriolen und Kapillarschleifen ist im Endothel ektatischer Gefäße bei generalisierten essentiellen Teleangiektasien keine Aktivität der alkalischen Phosphatase nachweisbar. Da keine Rezeptoren für Östrogen oder Progesteron in Hautläsionen gefunden wurden, nimmt man an, dass progressive essentielle Teleangiektasien keiner hormonellen Regulation unterliegen. Die kosmetisch oft stark beeinträchtigenden Veränderungen stellen für den Betroffenen ein großes psychisches und für den behandelnden Arzt ein erhebliches therapeutisches Problem dar. Medikamentöse Behandlungsversuche mit Tetrazyklinen, Erythromycin, Retinoiden oder Cyproteron bringen meist keinen entscheidenden Erfolg. Elektrokaustische Verfahren sind mit dem Risiko hypopigmentierter, atrophischer Narben verbunden. Zur Sklerosierung eignen sich nur Teleangiektasien mit größerem Gefäßdurchmesser. Sehr gute Behandlungsergebnisse sind mit dem gepulsten Farbstofflaser (585 und 577 nm, 0,3 - 0,45 ms) erzielt worden, der als äußerst nebenwirkungsarm und sicher gilt. Trotzdem können sich als Begleiterscheinung unter anderem kosmetisch störende purpurische Maculae entwickeln. Seit einiger Zeit wird mit Erfolg das PhotoDerm VL-Gerät eingesetzt. Dieses Gerät besitzt eine hochenergetische Blitzlampe, die nicht-kohärentes Licht in einem variablen Wellenlängenspektrum (515 - 1200 nm) emittiert. Vorteil des PhotoDerm VL gegenüber gepulsten Farbstofflasern ist die größere Fläche, die mit einem Impuls behandelt wird. Gleichzeitig fällt nur ein flüchtiges diskretes Erythem im Therapieareal auf.

Danksagungen. Die Patientin wurde freundlicherweise überwiesen von Frau Dr. Annegret Lindner, Hautärztin, Braubachstraße 12, D-60320 Frankfurt. Die Fortführung der Vasculight-Laserbehandlung in Heimatnähe erfolgt bei Herrn Dr. Gerhard Hess, Arzt für Allgemeinmedizin, Limesring 17, D-61209 Echzell.

Literatur

1. Becker SW (1926) Generalized telangiectasia: A clinical study with special consideration of etiology and pathology. Arch Dermatol 14: 387–426
2. Hellwig S, Schröter C, Raulin C (1996) Behandlung essentieller Teleangiektasien durch das PhotoDerm VL. Z Hautkr 71: 4–7
3. McGrae JD Jr, Winkelmann RK (1963) Generalized essential telangiectasia. JAMA 185: 909–913
4. Ossenkoppele PM, Van Vloten WA (1991) Generalized essential telangiectasia. Br J Dermatol 125: 283–284
5. Person JR, Longcope C (1985) Estrogen and progesterone receptors are not increased in generalized essential telangiectasia. Arch Dermatol 121: 836–837
6. Raulin C, Weiss RA, Schönermark MP (1997) Treatment of essential telangiectasias with an intense pulsed light source (PhotoDerm VL). Dermatol Surg 23: 941–946
7. Ruiz-Esparza J, Goldman MP, Fitzpatrick RE, Lowe NJ, Behr KL (1993) Flash lamp-pumped dye laser treatment of telangiectasia. J Dermatol Surg Oncol 19: 1000–1003

Morbus Behçet vom okulären Typ mit Hautmanifestation

Susanne Breit, Ralf Wienecke und Hans Wolff

Anamnese. 34jährige Japanerin. Anfang Oktober 1999 rezidivierende Fieberschübe bis 39,5°C. Kurze Zeit danach Entwicklung von schmerzenden Wunden an Mund- und Genitalschleimhaut. Stationäre Aufnahme in der Medizinischen Klinik Innenstadt der Ludwig-Maximilians-Universität. Langsame Abheilung der Hautveränderungen an den Schleimhäuten. Ein Tag vor konsiliarischer Vorstellung Entwicklung von schmerzenden Hautveränderungen an den Unterschenkeln verbunden mit allgemeinem Schwächegefühl. Zusätzlich Schleiersehen im linken Auge mit Schwellungsgefühl. Über Gelenkbeschwerden, gastrointestinale Probleme, neurologische Symptome oder Nierenprobleme wird nicht berichtet.

Hautbefund. An beiden Unterschenkeln tibial bis zu 3 cm große, relativ unscharf begrenzte, lividrote Erytheme mit teilweise gruppiert stehenden, bis 2 mm großen Pusteln. Mund- und Genitalschleimhaut bei Vorstellung wieder unauffällig.

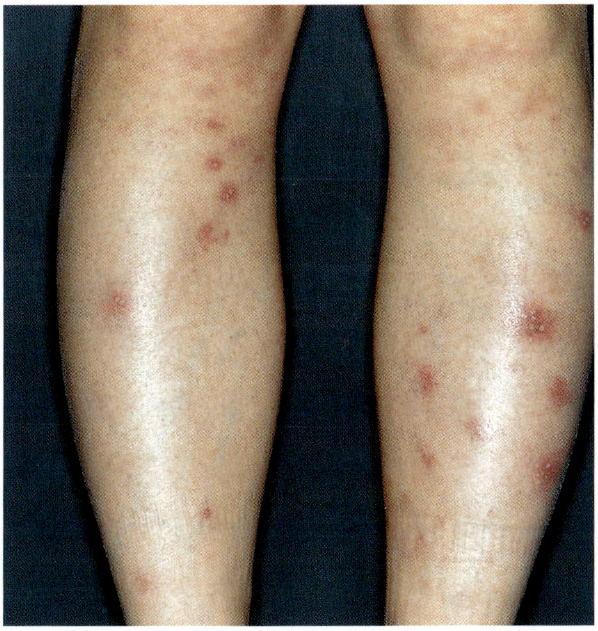

Abb. 1. Disseminierte Erytheme mit gruppierten Pusteln

Histopathologie. *Linker Unterschenkel:* Nekrose des Epithels und des darunter liegenden Bindegewebes, hier auch zahlreiche Kerntrümmer. In Dermis und Fettgewebe fleckförmige, teils diffuse Anordnung von mehrkernigen Riesenzellen sowie schaumigen Makrophagen. In der PAS-Färbung kein Hinweis für eine Pilzinfektion, ebenso in der Grocott-Färbung. In der Fite- und Ziehl-Neelsen-Färbung keine säurefesten Stäbchen.
Beurteilung: Vereinbar mit einer granulomatösen Entzündung. In Frage kommt ein Morbus Behçet.

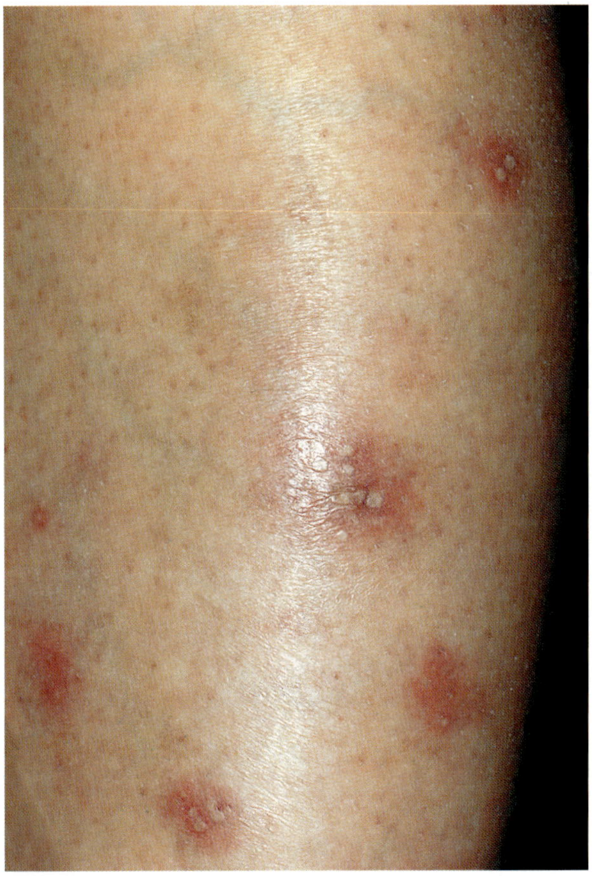

Abb. 2. Behçet-Pusteln

Laborbefunde
CRP: 20 mg/dl (Norm ≤ 0,5 mg/dl). Keine Leukozytose.
Bakteriologischer Abstrich vom Unterschenkel links: Nach 48 Stunden Bebrütung kein Wachstum pathogener Keime.
PCR von Unterschenkelläsion: Kein Nachweis Herpes-simplex-Virus-spezifischer DNS in der Probe.
Pathergietest: Negativ.
HLA-Typisierung: HLA A2, A11, B51, B62 (Bw4, Bw6), DR8, DR9. *Beurteilung:* HLA B5 positiv, typisch für okulären Typ Morbus Behçet.

Weitere Befunde
Augenärztliches Konsil: Am linken Auge vordere Uveitis mit Zellen in der Vorderkammer und feinen Endothelbeschlägen mit Visusminderung. Augenhintergrund und rechtes Auge unauffällig.

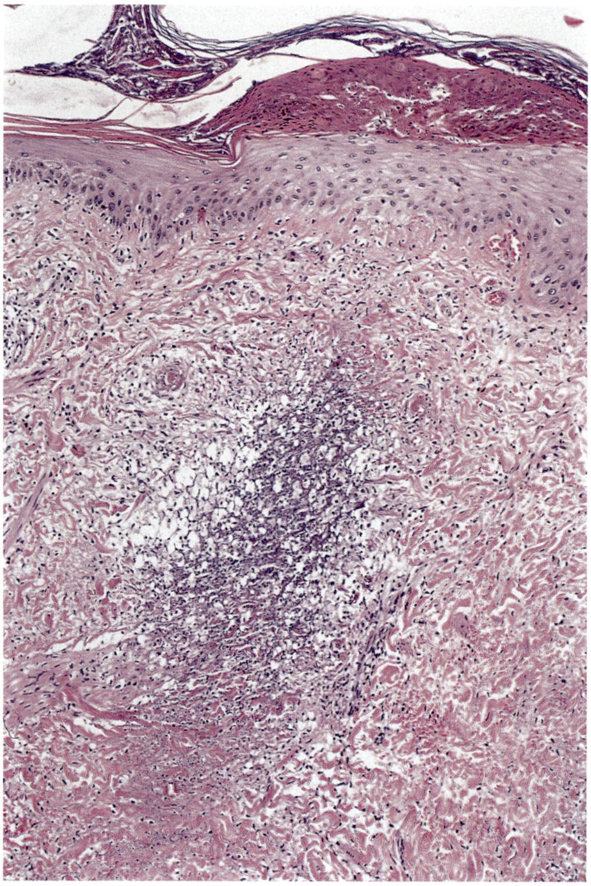

Abb. 3. Akanthose des Epithels mit geschichteter Parakeratose. In der Dermis nekrobiotische Kollagenfasern und entzündliches Infiltrat

Therapie und Verlauf. Unter Behandlung mit Diclofenac Tabletten 2x50 mg/die, sowie zur Behandlung des linken Auges mit Prednisolonacetat Augensalbe, Hydrokortison Augensalbe und Scopolamin Augentropfen komplette Abheilung innerhalb von vier Wochen.

Kommentar. Die durch den türkischen Dermatologen Hulusi Behçet und durch den griechischen Ophthalmologen Benedikt Adamantiadis beschriebene, heute Morbus Behçet genannte Multisystemkrankheit ist ursächlich ungeklärt.
Die Krankheit tritt weltweit auf, meist jedoch im Mittelmeerraum und dem Gebiet der alten Seidenstraße (Türkei, Iran, China, Korea und Japan). Der Altersgipfel liegt im frühen und mittleren Erwachsenenalter.
Pathogenetisch diskutiert wird eine leukozytäre Funktionsstörung, zu der eine Neigung zu Thrombosen hinzukommt. So finden sich als unspezifische Zeichen in einzelnen Untersuchungen erhöhte Spiegel an Interleukin 8 als Neutrophilen-aktivierender Faktor sowie eine Verminderung reduzierender Enzyme wie Superoxiddismutase und damit vermehrt freie Sauerstoffradikale. Infektiöse Auslöser oder T-zellulär-autoimmunologische Reaktionen wurden immer wieder vermutet, konnten jedoch nicht nachgewiesen werden. Eine genetische Disposition scheint zu bestehen, da eine Assoziation mit bestimmten HLA-Mustern gefunden wurden, besonders mit HLA B5.
Mangels spezifischer klinischer oder labortechnischer Tests erfolgt die Diagnose nach Ausschluss anderer Systemerkrankungen wie systemischer Lupus erythematodes oder Wegener-Granulomatose in Zusammenschau der vorliegenen Symptome auf der Basis diagnostischer Kriterien. Zur Diagnose führen das Hauptkriterium sowie mindestens zwei Nebenkriterien (Tabelle 1).
Unterschieden werden je nach Symptomatik verschiedene Verlaufsformen: Der mukokutane, der arthritische, der neurologische und – wie bei unserer Patientin – der okuläre Typ.

Tabelle 1.

Hauptkriterium	Nebenkriterien
Rezidivierende Aphthen der Mundschleimhaut (mindestens 3 x/Jahr)	Rezidivierende genitale Aphthen Augensymptome Hautsymptome Pathergiephänomen

Typisch sind chronisch-rezidivierende Aphthen (griechisch für Ulzera) der Mundschleimhaut, oft auch im Pharynx und Larynx, sowie der Genitalien. Bei etwa 50 % der Patienten finden sich weitere unspezifische kutane Symptome: Pyodermieähnliche papulopustulöse Effloreszenzen wie bei unserer Patientin mit den sterilen Behçet-Pusteln, Erythema nodosum, Thrombophlebitiden und bei über 50 % der Patienten ein positives Pathergie-Zeichen, welches aber nicht auf die Haut beschränkt ist.
An den Augen findet sich am häufigsten eine chronisch-rezidivierende Uveitis posterior, die zur Erblindung führen kann. Aber auch Iridozyklitis, Uveitis anterior, Komplikationen wie Glaukom und Katarakt sowie Neuritis nervi optici treten auf.
An den Gelenken findet sich eine nicht erosive, periphere Oligoarthritis. Bei der seltenen ZNS-Beteiligung kann es zu Epilepsie und Entzündungen kommen, bis zur Hirnatrophie. In 25 % der Patienten kommt es zu Thrombophlebitiden, selten auch zu tiefen venösen oder arteriellen Thrombosen oder Aneurysmen. Generell können Allgemeinsymptome im Sinne einer B-Symptomatik wie bei unserer Patientin immer im akuten Schub auftreten.
Die Behandlung muss entsprechend der vorliegenden Symptomatik erfolgen, meist zunächst mit systemischen Glukokortikoiden und in schweren Fällen mit Immunsuppressiva wie Ciclosporin A. Bei Augenveränderung wird Chlorambucil als wirksam beschrieben, gutes Ansprechen wurde jeweils bei einigen Patienten auch auf Thalidomid, Colchizin, Pentoxifyllin und Interferon-alpha beschrieben.
Der Morbus Behçet verläuft über Jahre wechselnd in Remissionen und Exazerbationen und kommt schließlich meist mit Defektheilung zum Stillstand. Tödliche Verläufe sind zwar beschrieben, aber sehr selten. Bei unserer Patientin trat eine Remission ohne immunsuppressive systemische Therapie ein. Der weitere Verlauf bleibt jedoch abzuwarten.

Danksagungen. Die Patientin wurde freundlicherweise überwiesen von der Medizinischen Klinik Innenstadt (Prof. Dr. Dr. h.c. Peter C. Scriba), Klinikum der Ludwig-Maximilians-Universität, Ziemssenstraße 1, D-80336 München. Dort wurden auch die Blutuntersuchungen durchgeführt und die Therapie überwacht.
Die ophthalmologische Betreuung erfolgte durch die Kollegen der Augenklinik (Prof. Dr. Anselm Kampik). Die HLA-Phänotypisierung wurde vom Labor für Immungenetik (Prof. Dr. Ekkehard Albert) durchgeführt.

Literatur

1. Behçet H (1937) Über rezidivierende, aphthöse, durch einen Virus verursachte Geschwüre am Mund, am Auge und an den Genitalien. Dermatol Wochenschr 105: 1152–1157
2. Fritsch P (1998) Dermatologie und Venerologie. Lehrbuch und Atlas. Springer, Berlin, S 365–366
3. Fronimopoulos J, Lambrou N, Laskaratos J, Tourmousis A (1988) Der Augenarzt B. Adamantiadis und die Geschichte des „Adamantiadis-Behçet-Syndroms". Klin Monatsbl Augenheilkd 193: 651–655
4. International Study Group for Behcet's Disease (1990) Criteria for diagnosis of Behçetś disease. Lancet 335: 1078–1080
5. Lim KK, Su WP, Schroeter AL, Sabers CJ, Abraham RT, Pittelkow MR (1996) Cyclosporine in the treatment of dermatologic disease: an update. Mayo Clin Proc 71: 1182–1191
6. Sakamoto M, Akazawa K, Nishioka Y, Sanui H, Inomata H, Nose Y (1995) Prognostic factors of vision in patients with Behçet's disease. Ophthalmol 102: 317–321
7. Saylan T (1997) Life story of Dr. Hulusi Behçet. Yonsei Med J 38: 327–332
8. Serdaroglu P (1998) Behçet's disease and the nervous system. J Neurol 245: 197–205
9. Wang LM, Kitteringham N, Mineshita S, Wang JZ, Nomura Y, Koike Y, Miyashita E (1997) The demonstration of serum interleukin-8 and superoxide dismutase in Adamantiades-Behçet's disease. Arch Dermatol Res 289: 444–447
10. Zouboulis CC, Buttner P, Djawari D, Kirch W, Keitel W, Garbe C, von Keyserlingk-Eberius HJ, Eberius HJ, Orfanos CE (1993) HLA-Muster bei Morbus Adamantiades-Behcet in Deutschland. Assoziation zum Auftreten, der klinischen Symptomatik und dem Krankheitsverlauf bei 39 Patienten. Hautarzt 44: 81–85
11. Zouboulis CC, Kotter I, Djawari D, Kirch W, Kohl PK, Ochsendorf FR, Keitel W, Stadler R, Wollina U, Proksch E, Sohnchen R, Weber H, Gollnick HP, Holzle E, Fritz K, Licht T, Orfanos CE (1997) Epidemiological features of Adamantiades-Behçet's disease in Germany and in Europe. Yonsei Med J 38: 411–422
12. Zouboulis CC, Orfanos CE (1998) Treatment of Adamantiades-Behçet disease with systemic interferon alfa. Arch Dermatol 134: 1010–1016

Idiopathische thrombozytopenische Purpura (Morbus Werlhof)

Bettina Prinz und Jörg C. Prinz

Anamnese. 52jähriger Patient. Über Nacht Auftreten von Einblutungen in die Mundschleimhaut, wenige Stunden später auch kleinfleckige blaurote Hautveränderungen an Unterbauch und Kniestreckseiten. Bisher keinerlei Allgemeinerkrankungen bekannt. Bis vor drei Wochen wegen Kopfschmerzen über insgesamt sechs Wochen mehrfache Einnahme von jeweils 500 bis 1500 mg Acetylsalicylsäure, seither keine Medikamenteneinnahme mehr eruierbar.

Hautbefund. An der bukkalen Mukosa beidseits multiple disseminierte, bis etwa 1cm im Durchmesser große lividblaue Maculae; disseminiert an der freien Haut einzeln oder gruppiert stehende Petechien sowie vereinzelt Ekchymosen.

Körperlicher Untersuchungsbefund. Puls 88/min, RR 130/80 mmHg n.W. Bei Auskultation des Herzens kein vitientypischer Befund. Pulmo beidseits frei. Abdomen weich, Leber und Milz nicht tastbar vergrößert, Nierenlager beidseits frei. Peripherer Pulsstatus und orientierende neurologische Untersuchung ohne pathologischen Befund.

Laborbefunde. Thrombozyten 10.000/µl; Leukozyten $8.7x10^3$/µl, Erythrozyten $4.9x10^6$/µl, Hämoglobin 16.2 g/dl, Hämatokrit 45.1%, MCV 92.8 µm3, MCH 33.3 pg, Differentialblutbild: 68% Neutrophile, 17% Lymphozyten, 5.9% Eosinophile, 0.5% Basophile, 7.6% Monozyten, 12.5 Retikulozyten/1000 Erythrozyten; Elektrolyte, Leber- und Nierenparameter im Normbereich.

Quickwert 100%, PTT 27.2 sec, Fibrinogen 252 mg/dl, ATIII 104%, Faktor VIII und Faktor V (Leiden-Funktion) im Normbereich. Protein-S-Antikörper und Protein-C-Antikörper negativ.

Knochenmarksbiopsie (Jamshidi-Punktion). Der Befund entspricht einer mäßig gesteigerten und unauffällig ausreifenden Megakaryopoese. Die periphere Thrombopenie passt somit zu einem peripheren Thrombozytenverbrauch, der bei der übrigen, gering eosinophilenreichen Markveränderung vereinbar ist mit Morbus Werlhof.

Therapie und Verlauf. Noch am Vorstellungstag wurde der Patient in die Medizinische Klinik Innenstadt, Klinikum der Universität München überwiesen und dort stationär aufgenommen. Da sich kein Hinweis für eine lymphatische Systemerkrankung ergab, erfolgte eine intravenöse Immunglobulingabe und orale Glukokortikoid-Applikation über fünf Tage. Darunter kam es zu einem raschen Ansteigen der Thrombozyten, bei Entlassung betrug der Thrombozytenwert 200.000/µl. Die im Verlauf regelmäßig durchgeführten Thrombozytenbestimmungen lagen ebenfalls jeweils im Normbereich.

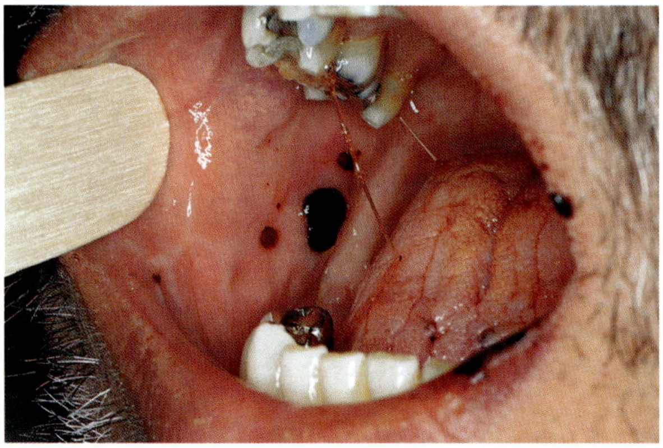

Abb. 1. Lividblaue Maculae an der bukkalen Mukosa

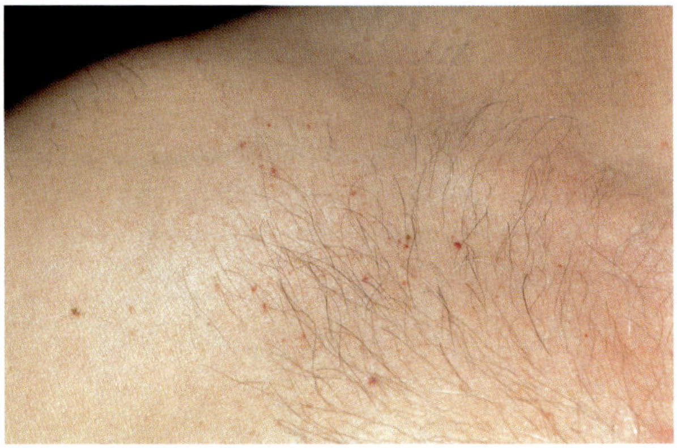

Abb. 2. Petechien und Ekchymosen in der Klavikularregion

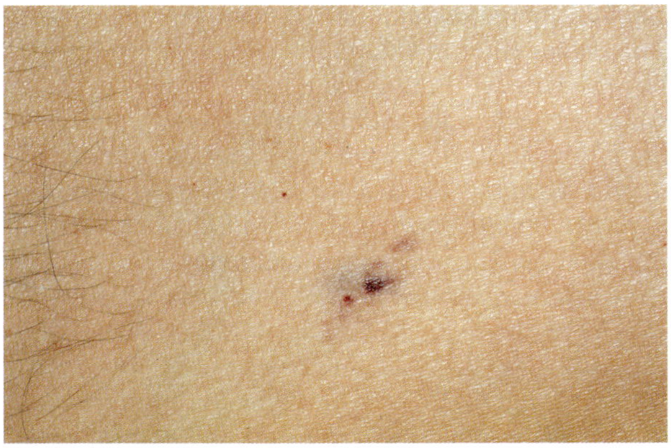

Abb. 3. Detailaufnahme

Kommentar. Unter Purpura versteht man durch Einblutung bedingte Verfärbungen von Haut und Schleimhäuten. Hierfür kommen drei Ursachenkomplexe infrage: Vaskulopathien, Koagulopathien oder Thrombopathien. Bei dem hier vorgestellten Patienten ermöglichte das nahezu vollständige Fehlen von Thrombozyten in der Blutbildanalyse die Diagnose einer thrombozytopenischen Purpura. Thrombozyten spielen durch Aggregation und die Freisetzung von Thrombozytenfaktoren eine wichtige Rolle bei der Blutgerinnung. Eine erhöhte Blutungsbereitschaft mit Schleimhautblutungenen und spontanen Einblutungen in Organe oder Körperhöhlen findet sich bei Unterschreiten einer Thrombozytenzahl von 20.000/µl. Besonders gefürchtet sind hierbei intrakranielle und Retinaeinblutungen. Die Ursachen von Thrombozytopenien können hereditärer Natur oder erworben sein (Tabelle 1). Die erworbenen Formen unterteilen sich im Wesentlichen in Thrombozytopenien durch Bildungs-, Ver-

Tabelle 1. Klassifikation der Thrombopenien

Hereditär		
Bildungsstörung	X-chromosomal rezessiv	Wiskott-Aldrich-Syndrom: Familiäre Thrombopenie mit Ekzem und Infektanfälligkeit
	Autosomal-rezessiv	Fanconi-Syndrom: Aplasie aller drei Zellreihen im Knochenmark, ab 2.–5. Lebensjahr
Erworben		
Bildungsstörung	Reduzierte Megakaryopoese	Aplastische Anämie Megakaryozytäre Aplasie Knochenmarkinfiltration: Leukämie, maligne Lymphome, Karzinome Verdrängung: Osteomyelofibrose, Lipid-Thesaurismosen Virusinfekte
	Ineffektive Megakaryopoese	Mangelzustände: Vit. B12, Folsäure Metabolisch-toxisch: Alkohol, Urämie
	Idiopathisch	Zyklische Thrombopenie
Umsatzstörung/ erhöhterVerbrauch	Nichtimmunologisch	Infektionskrankheiten Disseminierte intravasale Gerinnung Thrombotisch-thrombozytopenische Purpura (Moschcowitz) Hämolytisch-urämisches Syndrom (Gasseri-Syndrom) Künstliche Herzklappen Kasabach-Merritt-Syndrom (Hämangiom-Thrombopenie-Syndrom)
	Immunologisch/ Immuthrombopenie (ITP)	Akute oder chronische Antikörper-bedingte idiopathische Immunthrombopenie (Morbus Werlhof) Evans-Syndrom: Autoimmunhämolytische Anämie, Neutropenie, Thrombopenie HIV-assoziierte ITP Medikamentös-bedingte ITP vom Haptentyp Medikamentös-bedingte ITP vom Autoimmuntyp Heparin-assoziierte Thrombopenie Allogene ITP nach Knochenmarktransplantation ITP nach Transfusion, Antilymphozytenglobulingabe

teilungs- oder Umsatzstörungen, welche auch kombiniert vorliegen können.
Die erworbenen Umsatzstörungen besitzen die größte klinische Bedeutung. Sie lassen nicht-immunologische und immunologisch vermittelte Formen erkennen. Letztere werden unter dem Begriff der Immunthrombopenie (ITP) zusammengefaßt. Hierbei handelt es sich um eine durch Antikörper vermittelte Plättchenzerstörung. Die Antikörper können entweder als Autoantikörper direkt an Thrombozytenproteine binden. Dies geschieht einerseits idiopathisch (Morbus Werlhof), oder wird induziert durch Medikamente oder Infekte. Die Antikörper können aber auch gegen Medikamente oder andere Antigene gerichtete sein, welche an Thrombozytenmembranen gebunden haben, oder sich als Immunkomplexe auf diesen niederschlagen, um hierdurch sekundär eine Thrombozytenschädigung zu verursachen.
Unter den auslösenden Medikamenten sind vor allem Heparine, Sulfonamid/Trimethoprim-Kombinationen, Chinidinpräparate, Dipyridamol und Salizylate zu nennen. Von dem vorgestellten Patienten war wiederholt Acetylsalicylsäure eingenommen worden, letztmalig nach Angaben des Patienten aber etwa drei Wochen vor Auftreten der Purpura. Daher war ein direkter Zusammenhang nicht sicher nachzuweisen. Da es sich um einen einmaligen Thrombopenieschub handelte, der nach Absetzen der Therapie mit Glukokortikoiden und intravenösen Immunglobulinen nicht rezidivierte, wurde das Krankheitsbild daher letztendlich dem akuten Typ der idiopathischen Immunthrombopenie, dem Morbus Werlhof, zugeordnet. Da *In-vitro*-Testungen zum Ausschluss einer medikamentenvermittelten Thrombopenie in der Routinediagnostik nicht verfügbar sind, wurde dem Patienten von der weiteren Einnahme von Acetylsalicylsäure abgeraten. Wegen der hohen Gefährdung für den Patienten dürfen thrombopenische Einblutungen in die Mundschleimhaut nicht mit einer Angina bullosa verwechselt werden. Darunter versteht man eine traumatisch bedingte hämorrhagische Blase.

Danksagungen. Die internistische Betreuung erfolgte durch die Medizinische Klinik Innenstadt (Prof. Dr. Dr. h.c. Peter C. Scriba).

Literatur

1. Beardsley DS, Ertem M (1998) Platelet autoantibodies in immune thrombocytopenic purpura. Transfus Sci 19:237–244
2. Davis GL (1998) Platelet specific alloantigens. Clin Lab Sci 11:356–361
3. George JN, Raskob GE (1998) Idiopathic thrombocytopenic purpura: diagnosis and management. Am J Med Sci 316:87–93
4. Kaufman DW, Kelly JP, Johannes CB, Sandler A, Harmon D, Stolley PD, Shapiro S (1993) Acute thrombocytopenic purpura in relation to the use of drugs. Blood 82:2714–2718
5. Porcelijn L, von dem Borne AE (1998) Immune-mediated thrombocytopenias: basic and immunological aspects. Baillieres Clin Haematol 11:331–341
6. Slichter SJ, Harker LA (1978) Thrombocytopenia: mechanisms and management of defects in platelet production. Clin Haematol 7:523–539

Autologe Graft-versus-Host-Erkrankung nach autologer Stammzelltransplantation bei IgG-Kappa-Plasmozytom

Nicola Salomon, Ludwig Pfefferkorn und Martin Röcken

Anamnese. 43jährige Patientin. Im Februar 1999 Diagnose eines IgG-Kappa-Plasmozytoms im Stadium III A. In diesem Zusammenhang war es zu multiplen Osteolysen und einer pathologischen Fraktur des 11. Brustwirbelkörpers gekommen, die eine Spondylodese des 10.–12. Brustwirbelkörpers erforderlich machte. Im April 1999 wurde wegen Progression der Krankheit eine Chemotherapie mit Idarubicin und Dexamethason durchgeführt und im August 1999 erfolgte eine Polychemotherapie mit Ifosfamid, Epirubicin und Vindesin mit anschließender Stammzellapherese.

Am 15.10.1999 wurde eine autologe Stammzelltransplantation nach einer Hochdosis-Melphalan-Therapie durchgeführt. Am Tag –1 vor der Transplantation und an Tag +1 bis +10 erhielt die Patientin den Wachstumsfaktor G-CSF (Neupogen®). Eine Woche nach der Transplantation trat ein generalisiertes, juckendes Exanthem mit Lidödemen auf. Schleimhautbeteiligung oder gastrointestinale Symptome waren nicht vorhanden.

Hautbefund. Am gesamten Integument verteilte, stammbetonte, flache, lichenoide Papeln, die teils großflächig konfluieren. An den Unterschenkeln kleinfleckige makulöse Purpura. Mäßiggradige Lidödeme beidseits.

Histopathologie

Abdomen: Vakuoläre Degeneration im Bereich der Junktionszone. Subepidermal fleckförmige lymphozytäre Infiltrate, extravasal lokalisierte Erythrozyten.

Laborbefunde

Virusserologie: EBV-VCA IgG 1,8; EBNA positiv.

Therapie und Verlauf. Aufgrund des klinischen Bildes, der Histologie und des typischen Verlaufs wurde eine autologe Graft-versus-Host-Reaktion (GVAR) im Sinne eines Rekonstitutionssyndroms nach autologer Stammzelltransplantation und Gabe von Neupogen (G-CSF) diagnostiziert. Wegen der guten Prognose dieser Form der GVHR wurde eine Monotherapie mit Prednisolon i.v. durchgeführt. Unter einer fünftägigen systemischen Steroidtherapie mit 100 mg Prednisolon/die heilte die GVHR innerhalb einer Woche weitgehend ab.

Kommentar. Verglichen mit konventioneller Chemotherapie ist man mit einer myeloablativen Therapie mit nachfolgender Stammzelltransplantation in der Lage, die Überlebenschancen von Patienten mit multiplem Myelom zu verbessern.

Wie nach allogenen Transplantaten kann es auch nach autologer Transplantation bei 5–10 % der Pati-

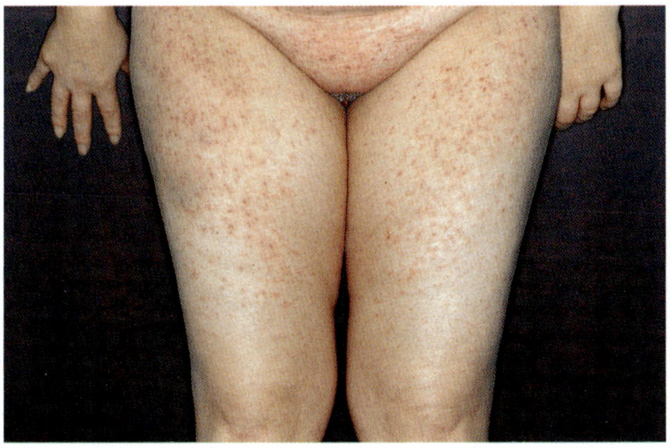

Abb. 1. Kleinfleckiges Exanthem, Unterbauch

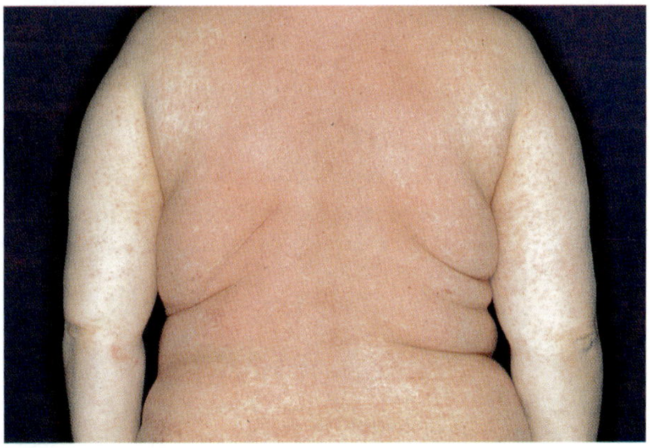

Abb. 2. Kleinfleckiges Exanthem, Rücken vor Therapie

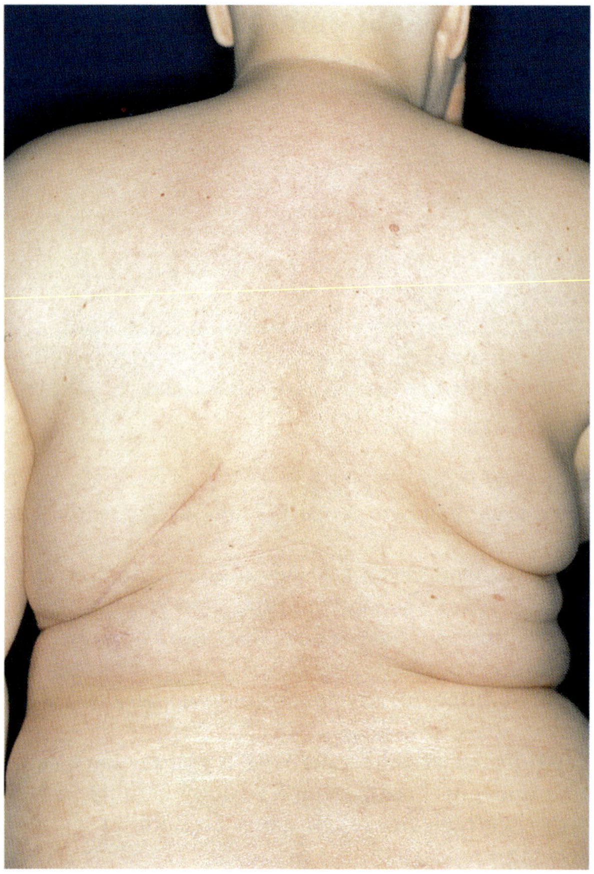

Abb. 3. Nach vier Tagen intravenöser Glukokortikosteroidgabe

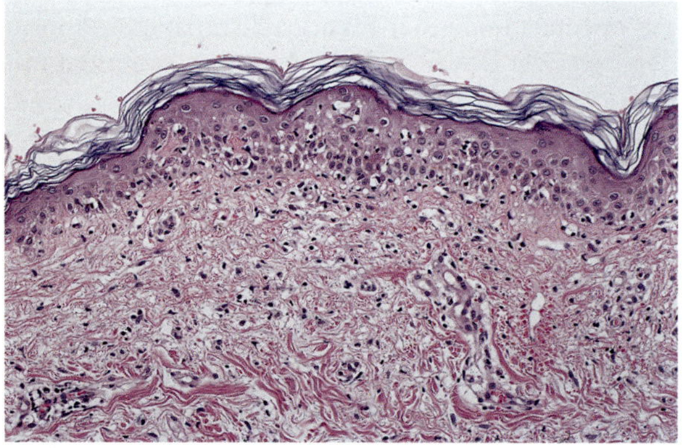

Abb. 4. Vakuoläre Degeneration im Bereich der Junktionszone. Subepidermal fleckförmige lymphohistiozytäre Infiltrate

enten zum Auftreten einer klinisch oder histologisch nachweisbaren Graft-versus-Host Reaktion (GVHR) kommen. Eine GVHR kommt zustande, wenn immunkompetente T-Lymphozyten eines Knochenmarkspenders die Körperzellen eines immunsupprimierten Empfängers als fremd erkennen und infolgedessen eine Entzündungsreaktion in Gang setzen. Nach allogener Knochenmarktransplantation kommt es bei mehr als 60% der Patienten zu einer GVHR mit schweren, oft tödlichen Verläufen. Man unterscheidet zwischen akuter und chronischer GVHR.

Die akute GVHR beginnt definitionsgemäß innerhalb von 100 Tagen post transplantationem. Hauptzielorgane sind Haut und Schleimhäute, Gastrointestinaltrakt, Leber und Lunge. Häufige Prodromalsymptome sind Pruritus und Druckschmerzhaftigkeit der Handinnenflächen und Fußsohlen. Dann entwickelt sich ein makulopapulöses Exanthem, wobei vier Schweregrade unterschieden werden: Grad I: Befall <25% der Körperoberfläche, Grad II: Befall von 25–50% der Körperoberfläche, Grad III: Erythrodermie, Grad IV: Blasen.

Therapeutisch werden Glukokortikoide, oft in Kombination mit anderen Immunsuppressiva wie Ciclosporin A oder Methotrexat und bei besonders schweren Verläufen monoklonale Antikörper gegen den T-Zellrezeptor eingesetzt. Eine zunehmend wichtige Behandlungsmethode der GVHR stellen die Phototherapie und die Photopherese dar.

Die autologe GVHR ist seltener. Im normalen Immunsystem herrscht eine ausgewogene Balance zwischen aktivierenden und supprimierenden Signalen. Im Anschluss an eine Knochenmarktransplantation ist diese Balance gestört und die selbstreaktiven T-Lymphozyten sind nicht kontrolliert. Es kommt zu einer mehr als hundertfachen Vermehrung der übertragenen Stammzellen, die sich gleichzeitig auch ausdifferenzieren müssen. Man nimmt an, dass dabei die normalen Homöostasemechanismen kurzfristig versagen und die übertragenen Zellen den eigenen Körper angreifen. Diese Form der GVHR betrifft in der Regel aber nur die Haut und verläuft meist selbstlimitierend. Mit der Rekonstitution im peripheren Blut klingt in der Regel eine autologe GVHR auch schnell ab. In schweren Fällen können systemische Glukokortikoide erforderlich sein. Differentialdiagnostisch müssen Virus- oder Arzneiexantheme abgegrenzt werden.

Danksagung. Die Patientin wurde konsiliarisch überwiesen von der Medizinischen Klinik Innenstadt (Prof. Dr. Dr. h.c. Peter C. Scriba).

Literatur

1. Appleton AL, Sviland L, Wilkes J, Pearson ADJ, Malcolm AJ (1994) Late development of graft-versus-host-disease in an autologous BMT recipient. Bone Marrow Transplant 13: 823–825
2. Byrne JL, Carter GI, Ellis I, Haynes AP, Russel NH (1997) Autologous GVHD following PBSCT, with evidence for a graft-versus-myeloma effect. Bone Marrow Transplant 20: 517–520
3. Gertz MA, Lacy MQ, Inwards DJ, Chen MG, Pineda AA, Gastineau DA, Greipp PR, Lust JA, Tefferi A, Witzig TE, Kyle RA, Litzow MR (1999) Early harvest and late transplantation as an effective therapeutic strategy in mutiple myeloma. Bone Marrow Transplant 23:221–226
4. Giralt S, Weber D, Colome M, Dimopoulos M, Mehra R, Van Besien K, Gajewski J, Andersson B, Khouri I, Przepiorka D, von Wolff B, Delasalle K, Korbling M, Seong D, Alexanian R, Champlin R (1997) Phase I trial of cyclosporine-induced autologous graft-versus-host disease in patients with multiple myeloma undergoing high-dose chemotherapy with autologous stem-cell rescue. J Clin Oncol 15: 667–673
5. Hood FA, Vogelsang GB, Black LP, Farmer ER, Santos GW (1987) Acute graft- vs-host disease. Arch Dermatol 123: 745–750
6. Tokime K, Isoda K, Yamanaka K, Mizutani H (2000) A case of acute graft-versus-host disease following autologous peripheral blood stem cell transplantation. J Dermatol 27: 446–449
7. Volc-Platzer B (1992) „Graft versus host disease“ (GVHD). Hautarzt 43: 669–677

Adultes T-Zell-Lymphom/Leukämie

Michael J. Flaig, Kathrin Schuhmann, Franz Rommel, Hartmut Campe und Christian A. Sander

Anamnese. 45jähriger Patient, geboren auf der Karibikinsel Grenada. Beginnend am Abdomen, hautfarbene, juckende Papeln. Innerhalb von zwei Jahren Generalisation der Hautveränderungen, die als atopisches Ekzem, subakut kutaner Lupus erythematodes, polymorphe Lichtdermatose interpretiert wurden.

Hautbefund. Am gesamten Integument fanden sich hautfarbene Papeln. Es bestand eine ausgeprägte Sebostase. Die supraklavikulären, axillären und inguinalen Lymphknoten waren vergrößert tastbar.

Histopathologie und Immunhistologie. Akanthose des Epithels mit Nachweis zahlreicher Pautrier Mikroabszesse. Subepidermal lokalisierte Lymphozyten mit mittelgroßen, teilweise gekerbten Kernen. Immunhistochemisch exprimieren die Lymphozyten die T-Zellmarker MT1 (CD43), CD3 und CD4. Mit KP1 (CD68) Nachweis zahlreicher histiozytärer Zellen.

Laborbefunde. *Differentialblutbild:* Neutrophile Granulozyten mit 30,4% und Lymphozyten mit 58,1% erhöht. Auffällige Parameter der Serumchemie: LDH 322 U/l, GOT 47 U/l, GPT 46 U/l, γ-GT 133 U/l und CK 256 U/l.

Weitere Befunde
Sonographie Abdomen: Paraaortal vergrößerte Lymphknoten.
Computertomogramm Thorax und Abdomen: Lymphknotenvergrößerung axillär beidseits, mesenterial und inguinal.
Hämatologische Immunphänotypisierung: Im peripheren Blut immunzytologisch Nachweis einer auffälligen T-Zell-Population, die etwa 25 % der lymphatischen Zellen ausmachen. Hierunter auch Lymphozyten mit lobulierten Kernen, sogenannte *flower cells*.
Knochenmarkbiopsie: Nachweis einer gleichartigen Zellpopulation.
Virologie: Anti-HTLV-I/II-ELISA positiv. Nachweis des HTLV-I/II-Genom mittels PCR-Analyse. HIV Serologie negativ. Immunität gegenüber Hepatitis B und Hepatitis A.

Therapie und Verlauf. Unmittelbar nach Stellung der Diagnose eines adulten T-Zell Lymphoms/Leukämie (ATLL) wurde eine Therapie mit Interferon-α mit einer Dosis von 3 Mio Einheiten subkutan/die, in der Folge Steigerung auf 6 Mio Einheiten subkutan/die, in Kombination mit Zidovudin 2 x 500 mg/die begonnen.

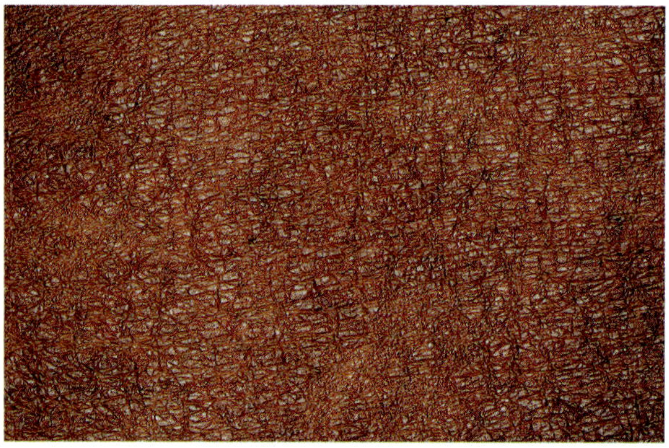

Abb. 1. Konfluierende hautfarbene Papeln

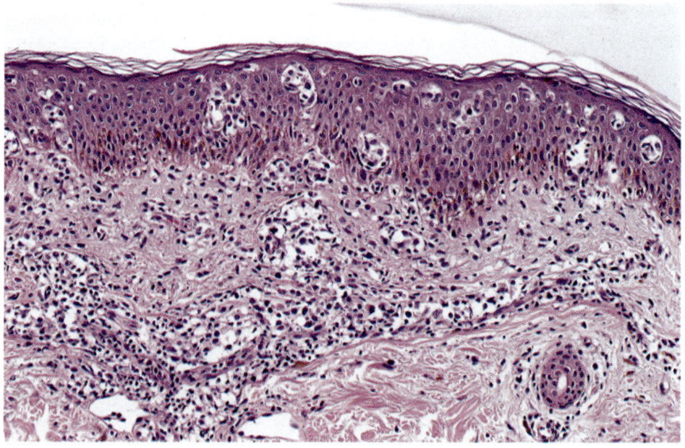

Abb. 2. Zahlreiche Pautriersche Mikroabszesse. Subepidermal ein bandförmiges oder fleckförmiges lymphozytäres Infiltrat

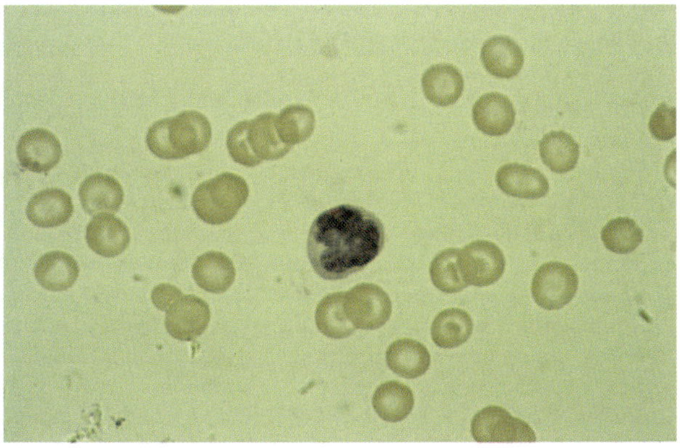

Abb. 3. Lymphozyt mit lobuliertem Kern (*flower cell*) im peripheren Blutausstrich

Fünf Wochen nach Therapiebeginn nahezu erscheinungsfreier Hautbefund. Infolge eines ausgeprägten Gewichtsverlustes mit drohender Kachexie Therapieabbruch nach zwei Monaten. Im Anschluss erneut makulopapulöse Erytheme im Gesicht, am Stamm und an den Extremitäten. Unter PUVA-Badetherapie kam es nach zwei Wochen zu einer deutlichen Verschlechterung des Hautbefundes mit Auftreten von Papeln und Plaques und zu einer generalisierten Lymphadenopathie, so dass eine Chemotherapie nach dem CHOP-Schema begonnen wurde. Zunächst deutliche Rückbildung der Hauteffloreszenzen, jedoch im Intervall dramatische Verschlechterung der neurologischen Situation des Patienten mit ausgeprägten Zephalgien und Verwirrtheitszuständen. Der Patient verstarb kurze Zeit später unter dem Bild einer akuten Leukämie.

Kommentar. Zwei Drittel aller ATLL-Patienten zeigen eine Hautbeteiligung. Klinisch können unterschiedliche Efflorezenzen auftreten: Makulopapulöse Erytheme, Papeln, Knoten, Tumoren, sowie eine Erythrodermie. Histologisch stellt sich ein nicht sicher wegweisendes Bild dar, mit Infiltraten unterschiedlich großer, morphologisch auffälliger Lymphozyten. Die ATLL ist in den meisten Fällen nicht unterscheidbar von einer Mycosis fungoides. Bei 60% aller Patienten mit Hautbeteiligung finden sich histologisch typische Pautriersche Mikroabszesse. Die Lymphozyten exprimieren die T-Zell-Antigene CD2, CD3, CD4, CD5, sind negativ für CD7, und im Gegensatz zur Mycosis fungoides findet sich eine Expression des CD25-Antigens. Klinisch werden vier Subtypen der ATLL unterschieden, eine *smoldering*, chronische, akute und eine lymphomatöse Form. Die häufigste klinische Manifestation dieser Erkrankung ist die akute ATLL mit generalisierter Lymphadenopathie, Hepatosplenomegalie, Hauterscheinungen. Seltener sind die chronische oder lymphomatöse Verlaufsform, sowie die sogenannte *smoldering* Form. Bei der lymphomatösen Variante findet sich eine prominente Lymphadenopathie, sowie eine tumorartige Infiltration der Haut und anderer Organe. Die chronische ATLL zeigt eine absolute Lymphozytose, atypische T-Lymphozyten im peripheren Blut, und erhöhte LDH-Werte. Häufig leiden diese Patienten an Fieber, mäßiger Lymphadenopathie, Lungen- und Hautbeteiligung. Die *smoldering* Form charakterisiert ein langer Krankheitsverlauf, der meist auf die Haut (Erytheme, Papeln, Knoten) beschränkt ist und im peripheren Blut nur sehr wenige (0–2%) atypische Lymphozyten aufweist. Unser Patient ließ sich unterschiedlichen Stadien des ATLL zuordnen, bis zum Zeitpunkt der Diagnosestellung einer *smoldering* Variante des ATLL, welche dann in eine lymphomatöse Variante und zuletzt in eine akute adulte T-Zell Leukämie überging.

Der klinische Verdacht eines ATLL wird durch den Nachweis pathognomonischer, atypischer Lymphozyten im peripheren Blut bestätigt. Diese Lymphozyten weisen lobulierte, blütenartige Kernfiguren auf, sogenannte *flower-cells*, die bei der Mehrheit der Patienten in typischer Weise anzutreffen sind. Spezifische HTLV-I-Antikörper finden sich in den allermeisten Fällen. Beweisend ist der Nachweis monoklonal integrierter HTLV-I-Pro-Virus-DNS in das Genom mittels Southernblot-Technik. Eine weitere Methode ist der Nachweis HTLV-I spezifischer Pro-Virus-DNS mittels der Polymerasekettenreaktion.

Die Erkrankung zeigt sich einer Chemotherapie gegenüber weitgehend refraktär. Ein hoffnungsvoller Therapieansatz wurde mit der Kombination aus Zidovudin und Interferon-α gefunden. In klinischen Studien konnten damit Voll- oder Teilremissionen und ein deutlich verlängertes Überleben der Patienten erreicht werden. Bei unserem Patienten konnte bis zum Therapieabbruch mit dieser Kombination zunächst eine völlige Abheilung der Hauteffloreszenzen erreicht werden. An durch das HLTV-I Virus induzierte Erkrankung sollte bei entsprechenden klinischen Befunden, insbesondere bei Patienten die aus typischen Endemiegebieten wie die Karibik und Südwestjapan stammen, gedacht werden.

Danksagung. Der Patient wurde freundlicherweise überwiesen von Herrn Dr. Wojciech Maciejewski, Hautarzt, Schützenstraße 1, D-80335 München.

Literatur

1. Bartholomew C, Jack N, Edwards J, Charles W, Corbin D, Cleghorn FR, Blattner WA (1998) HTLV-I serostatus of mothers of patients with adult T-cell leukemia and HTLV-I-associated myelopathy/tropical spastic paraparesis. J Hum Virol 1:302–305
2. Bazarbachi A, Hermine O (1996) Treatment with a combination of zidovudine and alpha-interferon in naive and pretreated adult T-cell leukemia/lymphoma patients. J Acquir Defic Syndr Hum Retrovirol 13 (Suppl 1):186–190
3. Blattner WA, Blayney DW, Robert-Guroff M, Sarngadharan MG, Kalyanaraman VS, Sarin PS, Jaffe ES, Gallo RC (1983) Epidemiology of human T-cell leukemia/ lymphoma virus. J Infect Dis 147:406–416
4. DiCaudo DJ, Perniciaro C, Worell T, White JW, Cockerell CJ (1996) Clinical and histologic spectrum of human T-cell lymphotropic virus type I-associated lymphoma involving the skin. J Am Acad Dermatol 34:69–76
5. Flaig MJ, Sander CA (2000) Klassifikation kutaner Lymphome. In: Plettenberg A, Meigel WN, Moll I (Hrsg) Dermatologie an der Schwelle zum neuen Jahrtausend. Springer, Berlin, S 467–469
6. Gill P, Harrington W, Kaplan M, Ribeiro R, Bennett J, Liebmann H, Bernstein-Singer M, Espina B, Cabral L, Allen S, Kornblau S, Pike M, Levine A (1995) Treatment of adult T-cell leukemia with a combination of interferon alfa and zidovudine. N Engl J Med 332: 1744–1748
7. Hermine O, Bouscary D, Gessain A, Turlure P, Leblond V, Franck N, Buzyn-Veil A, Rio B, Macintyre E, Dreyfuß F, Bazarbachi A (1995) Brief report: Treatment of adult T-cell leukemic-lymphoma with zidovudine and interferon alfa. N Engl J Med 332:1749–1751
8. Sander CA, Flaig MJ, Kaudewitz P, Jaffe ES (1999) The revised European-American Classification of Lymphoid Neoplasms (REAL): a preferred approach for the classification of cutaneous lymphomas. Am J Dermatopathol 21:274–278
9. Sander CA, Kind P, Kaudewitz P, Raffeld M, Jaffe ES (1997) The Revised European-American Classification of lymphoid neoplasms (REAL): A new perspective for the classification of cutaneous lymphomas. J Cutan Pathol 24:329–341
10. Shimoyama M (1991) Diagnostic criteria and classification of clinical subtypes of adult T-cell leukemia-lymphoma. A report from the Lymphoma Study Group (1984-87). Br J Haematol 79:428–437
11. Wong-Staal F, Gallo RC (1985) Human T-lymphotropic retroviruses. Nature 317:395–403
12. Yamaguchi K (1994) Human T-lymphotropic virus type I in Japan. Lancet 343: 213–216

Multiple Erythemata migrantia

Birgitt Brunner, Christian A. Sander und Uwe Neubert

Anamnese. 50jähriger Patient. Während eines Aufenthaltes in Westport, Pennsylvania, USA, Anfang Juni 1999 Insektenstich am Präputium. 14 Tage später Fieber bis 40°C mit ausgeprägtem Nackenkopfschmerz. Vorstellung beim Internisten. Dort CRP mit 18,2 mg/dl stark erhöht. Unauffällige Borrelienserologie. Im Urin Nachweis kokkoider Bakterien. Einleitung einer oralen Antibiose mit Norfloxacin. Darunter keine Besserung der Allgemeinsymptomatik. Drei Tage nach Therapiebeginn Auftreten multipler symptomloser Erytheme an Rumpf und proximalen Extremitäten. Bei Verdacht auf multilokuläres fixes, toxisches Arzneimittelexanthem Absetzen der Antibiose. Bei fortbestehender Temperaturerhöhung weitere Progredienz der Hautveränderungen.

Hautbefund. An Rumpf und proximalen Extremitätenabschnitten multiple, einzeln stehende, ovaläre bis zu handtellergroße, hellrote Erytheme mit zentral lividroter Abblassung.

Histopathologie. In der Dermis Ödem, fokal perivaskulär lokalisierte lymphozytäre Infiltrate mit einzelnen Plasmazellen. In der Giemsafärbung zahlreiche Mastzellen.

Immunhistochemie. Lymphoide Zellelemente positiv für die T-Zell-Marker CD3, CD4, CD5, CD7, CD8, CD45RO, MT1 und βF1. Färbung für BerH2 ist negativ. Mit KP1 (CD68) Nachweis zahlreicher histiozytärer Zellen. Färbung für L26 (CD20) negativ. Mit MB1 (CD79a) Anfärbung zahlreicher Plasmazellen.

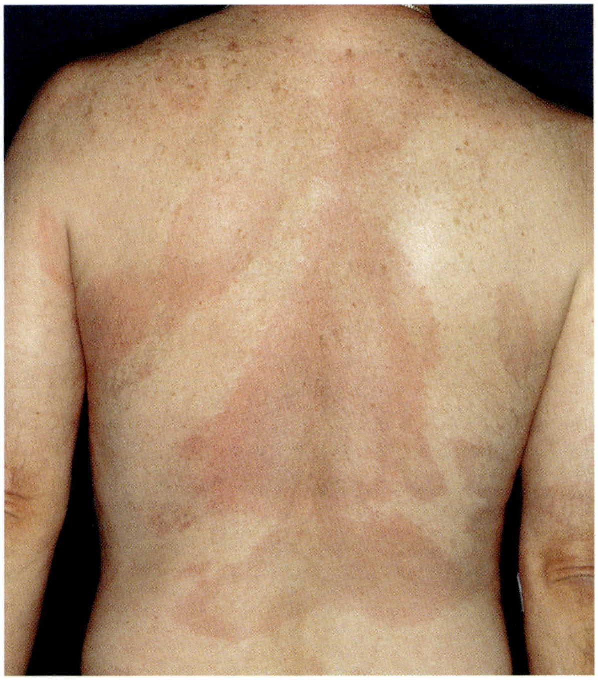

Abb. 1. Einzeln stehende und konfluierende Erytheme

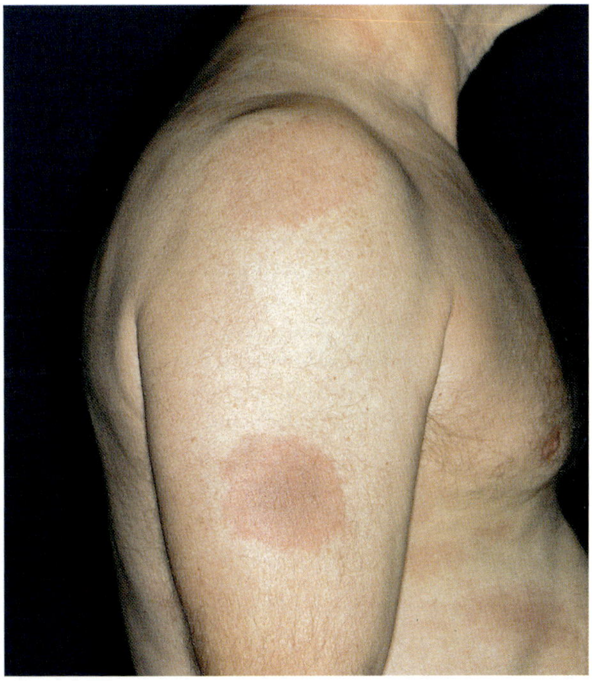

Abb. 2. Einzeln stehende Erytheme an Oberarm und Hals

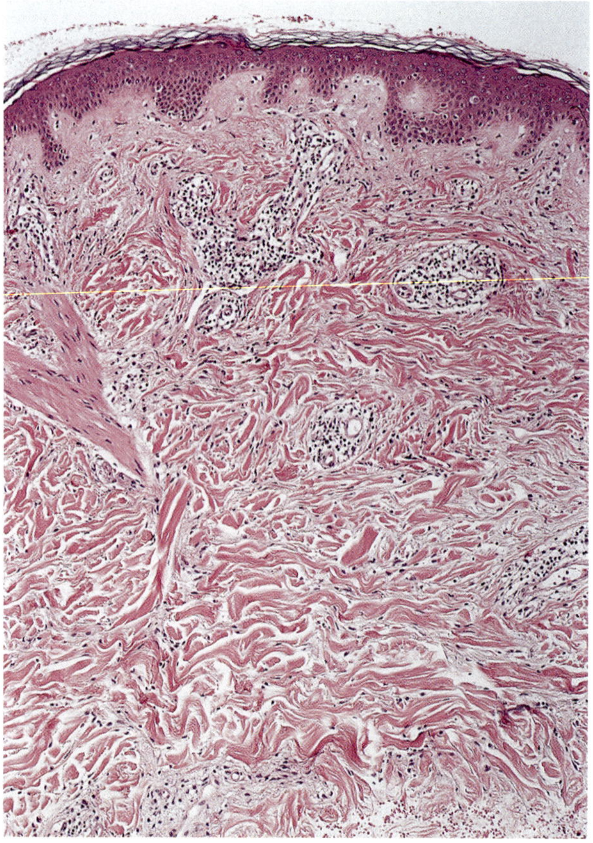

Abb. 3. In der Dermis Ödem und fleckförmige lymphoplasmazelluläre Infiltrate

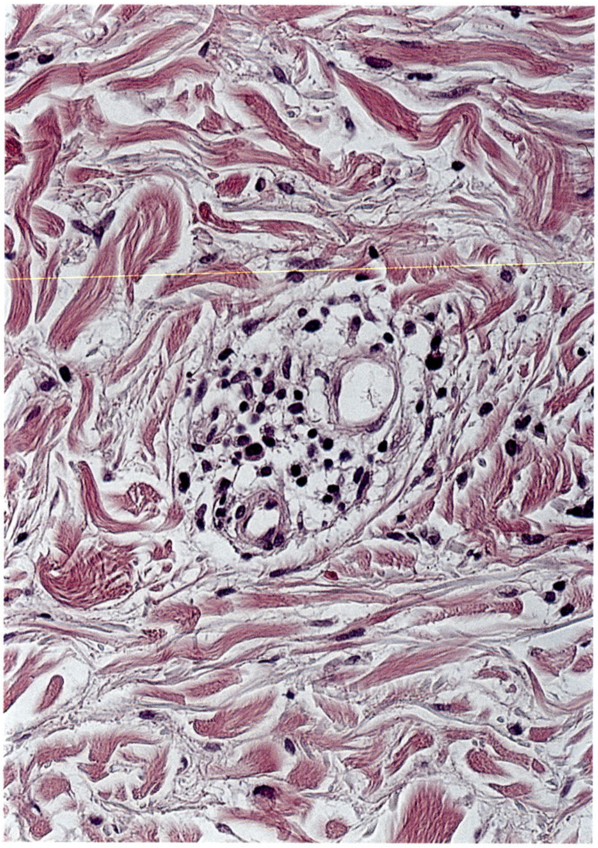

Abb. 4. Perivaskulär lokalisiertes lymphozytäres Infiltrat

Laborbefunde

Borrelienserologie: IgM positiv, IgG negativ.
Enzymimmunoassay (Bandenspektrum im Westernblot): IgM: 66, 60, 58, 45, 41, 39, 25, 18; IgG: 75, 58, 45, 41, 25, 18.
PCR: Nachweis borrelienspezifischer DNA: positiv.
Bakteriologie: Borrelia burgdorferi sensu lato wurde aus einer Hautprobe kulturell isoliert.

Therapie und Verlauf. Aufgrund der klinischen und laborchemischen Befunde wurde die Diagnose multipler Erythemata migrantia gestellt und eine Therapie mit Doxycyclin 3x täglich 100 mg über 21 Tage eingeleitet. Eine Kontrolle der Borrelienserologie nach Abschluss der Antibiose und die weitere Beobachtung über mindestens ein Jahr wurden empfohlen.

Kommentar. Disseminiert über das Integument verteilte Erythemata migrantia weisen auf eine massive bakteriämische Aussaat des Erregers *Borrelia burgdorferi* hin. In solchen Fällen sind weitere Symptome einer systemischen Infektion zu erwarten. Bei unserem Patienten äußerten sich diese in hohem Fieber und heftigem Nackenkopfschmerz.
Die anfänglich noch negative Borrelienserologie und ein suspekter Urinbefund führten offenbar zur Fehldiagnose eines Harnwegsinfektes und der Verordnung des Gyrasehemmers Norfloxacin. Wie der Krankheitsverlauf auch bei unserem Patienten zeigt, sind Gyrasehemmer jedoch ungeeignet zur Behandlung einer Lyme-Borreliose. Eine solche musste schließlich aufgrund des gesamten Verlaufes und Erscheinungsbildes mit progredienten, ovalären, zentral abblassenden Erythemen angenommen werden. Der kulturelle und molekularbiologische Nachweis des Erregers bestätigten die klinische Diagnose ebenso wie die spezifischen durch Enzymimmunoassay und Westernblot nachgewiesenen IgM-Antikörper gegen Borrelia burgdorferi.
Die in Europa nur bei etwa 5% der Patienten beobachteten multiplen Erytheme und der hochfieberhafte Verlauf sind in Nordamerika nicht selten. Dort dominiert die in Europa selten nachgewiesene *Bor-*

relia burgdorferi sensu stricto als virulenteste Variante der drei humanpathogenen Subspezies von *Borrelia burgdorferi sensu lato*.
Trotz Abklingens der Erytheme und der aktuellen Symptomatik unter hochdosierter und langdauernder Antibiose dürfen wir die Ausheilung der Infektion nicht als endgültig gesichert betrachten. Wir halten deshalb grundsätzlich eine etwa einjährige Nachbeobachtung für angezeigt.

Danksagung. Der Patient wurde freundlicherweise überwiesen von Dr. Andreas Heigert, Internist, Lasallestraße 95, D-80995 München

Literatur

1. Neubert U (1995) Mikrobiologische Diagnostik der Lyme-Borreliose. In: Plewig G, Korting HC (Hrsg) Fortschritte der praktischen Dermatologie und Venerologie, Bd 14, Springer, Berlin, S 231–238
2. Neubert U (1999) Borreliosen-Therapie 1998. In: Plewig G, Wolff H (Hrsg) Fortschritte der praktischen Dermatologie und Venerologie, Bd 16, Springer, Berlin, S 497–505
3. Weber K, Neubert U (1986) Clinical features of early erythema migrans disease and related disorders. Zbl Bakt Hyg A 263:209–228

Kutane Leishmaniasis

Sabine Zenker, Silke Michelsen, Matthias Betke, Michael J. Flaig und Klaus Degitz

Anamnese

Patient 1: 47jähriger aus Deutschland stammender Patient. Im Mai 1999 Zelturlaub in Israel. Seit Oktober 1999 Schwellungen über dem linken Auge und an der linken Wange mit Krusten. Nach Krustenablösung an den betroffenen Stellen Austritt „würmchenartiger fadenförmiger Veränderungen". Patient bringt dieses Material mit der Bitte um Untersuchung mit. Unter der Verdachtsdiagnose einer Impetigo contagiosa nach oraler Therapie mit Roxithromycin, Penicillin und Gentamicin zunächst Besserung, aber keine Abheilung.

Patient 2: 52jähriger aus Afghanistan stammender Patient. Im Mai 1998 Insektenstich am rechten Fußrücken. Nach einem dreimonatigen symptomlosen Intervall Auftreten eines roten Knötchens mit zunehmendem Wachstum. Keine Besserung nach dreimonatiger unspezifischer topischer Therapie.

Hautbefund

Patient 1: An der Stirn links ein etwa 6 x 8 mm großes Ulkus mit rötlichem erhabenem Randwall, an der linken Wange eine 4 x 6 mm große Erosion mit Rötung im Randbereich.

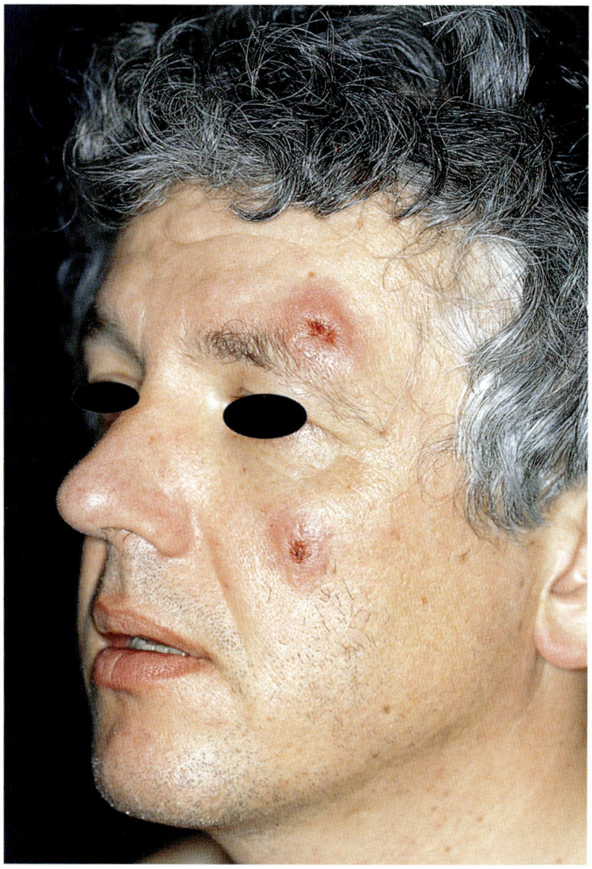

Abb. 1. Patient 1. Befall bei Erstvorstellung nach antibiotischer Therapie der bakteriellen Sekundärinfektion

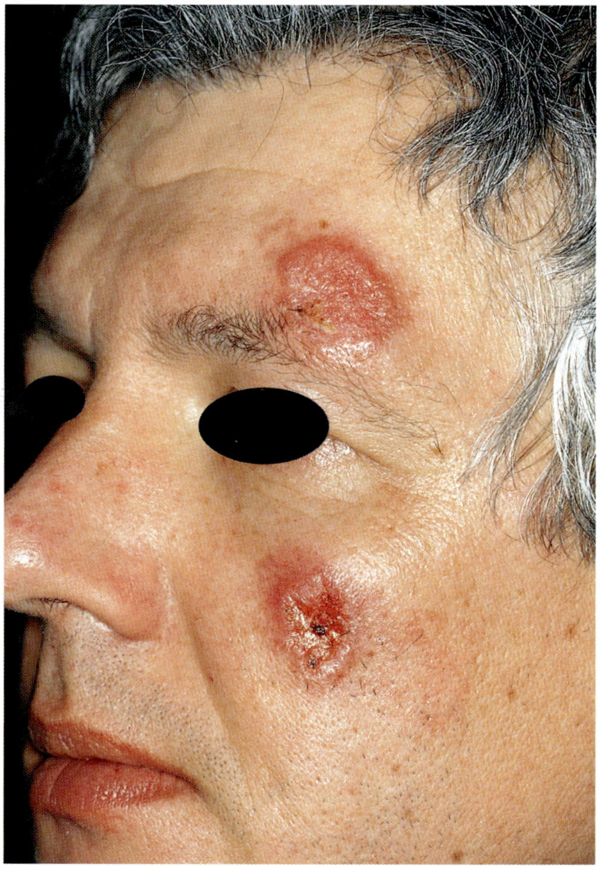

Abb. 2. Patient 1. Im Verlauf zunächst kein Ansprechen auf okklusive Therapie mit 15% Paromomycin in Salbengrundlage

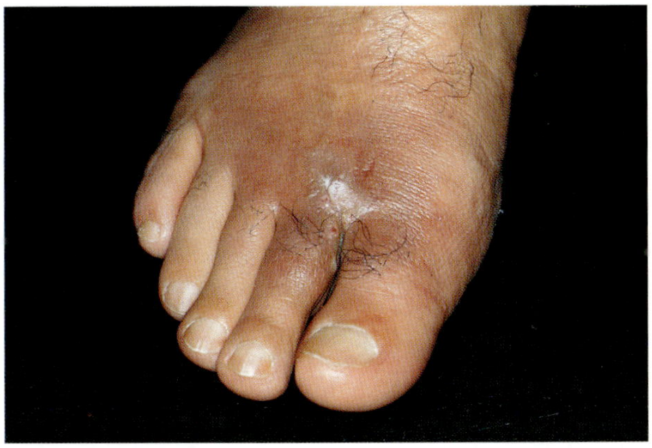

Abb. 3. Patient 2. Kutane Leishmaniasis am Fußrücken

Patient 2: Am rechten Fußrücken über den Grundgelenken der Zehen zwei und drei auf 9x4 cm großem, unscharf begrenztem, lividem Erythem ein 1,5x2 cm großer papillomatöser, zum Teil erodierter, erythematöser Knoten mit Krusten.

Histopathologie

Patient 1: Stirn links: Akanthose des Epithels. Subepidermal Plasmazellen mit Lymphozyten und Makrophagen. Im Zytoplasma der Makrophagen Nachweis von Leishmanien.

Patient 2: Rechter Fußrücken: Exophytischer Tumor mit Akanthose, Papillomatose und Parakeratose. Innerhalb des Epithels Keratinisierungszentren sowie Ansammlungen von neutrophilen Granulozyten. Subepidermal dichtes lymphohistiozytäres Infiltrat. Fokal Areale mit Histiozyten, Kerntrümmern und Plasmazellen sowie Abschnitte mit Fibrose.
In der Giemsa-Färbung kein Anhalt für Leishmanien. In der Fite- und Ziehl-Neelsen-Färbung kein Anhalt für säurefeste Stäbchen, in der PAS-Färbung kein Hinweis für Pilzelemente.

Laborbefunde

Patient 1: BKS 6/10 mm nach Westergren, GPT mit 39 U/ml, γ-GT mit 98 /ml und Bilirubin mit 1,2 mg/dl erhöht; Harnsäure mit 7,1 mg/dl grenzwertig erhöht. Übrige klinisch-chemischen Laborbefunde (Elektrolyte, Serumenzyme, Gerinnungsparameter, rotes und weißes Blutbild) im Normbereich.

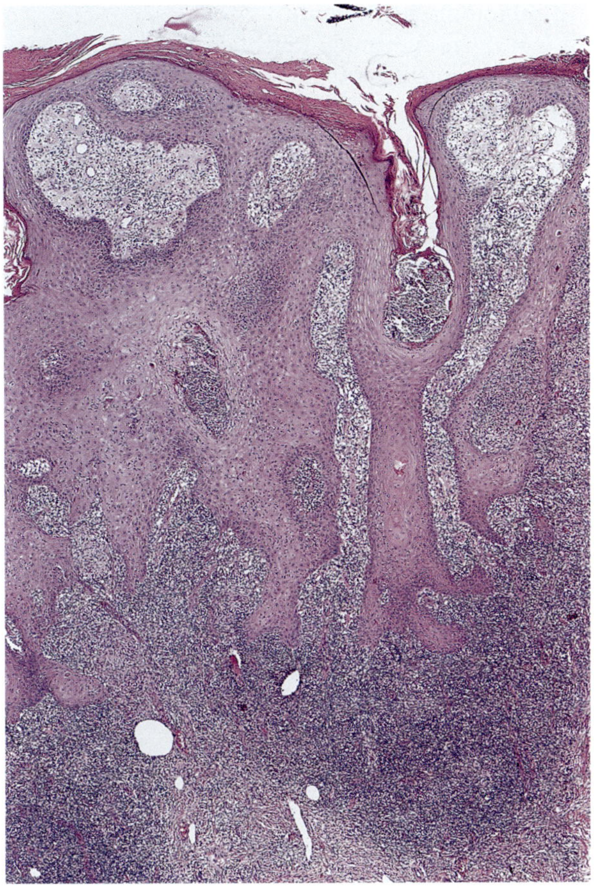

Abb. 4. Patient 2. Akanthose und Papillomatose. Fokale Areale mit Histiozyten, Kerntrümmern und Plasmazellen

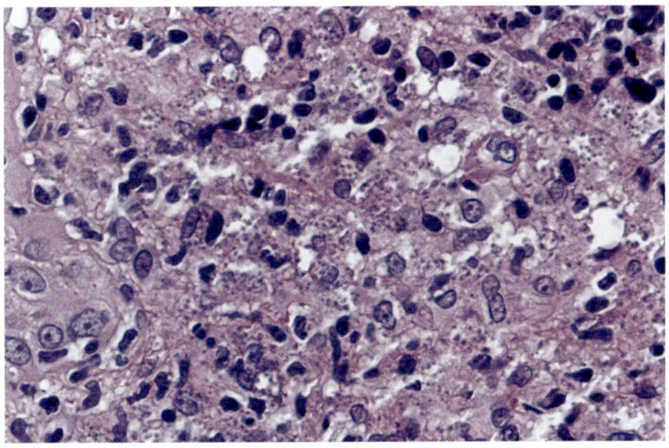

Abb. 5. Nachweis von Leishmanien im Zytoplasma von Makrophagen

Patient 2: BKS 6/16 mm nach Westergren, sämtliche klinisch-chemischen Laborbefunde (Elektrolyte, Serumenzyme, Gerinnungsparameter, rotes und weißes Blutbild) im Normbereich. Indirekter Immunfluoreszenztest zur Erfassung von Leishmania-IgG- und -IgM-Antikörpern im Serum: Sowohl für Amastigoten- als auch für Promastigoten-Substrat Titer positiv mit >128 (Normbereich bis 64).

Mikrobiologische Befunde

Patient 1: Gramfärbung: Reichlich Zelldetritus, vereinzelt grampositive Kokken.

Abklatschpräparat mit Färbung nach Giemsa: Nachweis von Leishmanien.

Animpfung von läsionalem Gewebe auf Leishmanien-Kultur-Medium (bestehend aus dem Breitspektrum-Medium 199, Hepes, fetalem Kälberserum, Penizillin/ Streptomycin und L-Glutamin): Nach zwei Tagen positives Ergebnis.

Polymerasekettenreaktion: Kein Hinweis für Herpes-simplex-Infektion.

Patient 2: Abklatschpräparat mit Färbung nach Giemsa: Kein sicherer Nachweis von Leishmanien.

Kultur: Anzüchtung von Abklatschmaterial auf Novy-McNeal-Nicolle-Agar: Nach 5tägiger Bebrütung Leishmanien nicht nachgewiesen.

Animpfung von läsionalem Gewebe auf Leishmanien-Kultur-Medium: Nach zwei Tagen positives Ergebnis.

Leishmaniensubtypisierung: Anhand speziesspezifischer Isoenzymmuster im Westernblot *Leishmania tropica* nachgewiesen.

Mikroskopisch sowie mit Hilfe von Polymerasekettenreaktion kein Hinweis für Mykobakterien-Infektion.

Weitere Befunde

Patient 2: Kein Fieber, keine Lymphknotenschwellungen; im Röntgen-Thorax lediglich Hinweis auf chronische Bronchitis, Herzschattenverbreiterung; unauffällige Abdomensonographie. Insgesamt kein Hinweis auf viszerale Beteiligung.

Therapie und Verlauf

Patient 1: Aufgrund der zu Beginn unspezifisch erscheinenden Hautveränderungen und der eindrücklichen Anamnese zogen wir die Diagnosen Artefakte oder Dermatozoenwahn in Erwägung. Eine psychosomatische Untersuchung ergab jedoch einen normalen Befund. Mit Hilfe der histopathologischen Untersuchung, des Abklatschpräparates und der kulturellen Untersuchung konnte dann die Diagnose einer kutanen Leishmaniasis gestellt werden. Daraufhin intensive okklusive topische Therapie mit 15 % Paromomycin über einen Monat. Hierunter keine Besserung. Dann stationäre Aufnahme in der Abteilung für Infektions- und Tropenmedizin der Ludwig-Maximilians-Universität zur Einleitung einer intravenösen Therapie mit Amphotericin B, hierunter keine Besserung. Nun wird eine systemische Therapie mit Antimonpräparaten erwogen.

Patient 2: Topische, zum Teil okklusive Therapie mit 15 % Paromomycin und 10 % Harnstoff in Salbengrundlage in Kombination mit antiseptischen Externa. Rasche Besserung mit kompletter Abheilung nach knapp sechs Monaten.

Kommentar. Aufgrund der Anamnese und des typischen Hautbefundes bestand bei Patient 2 der Verdacht auf eine kutane Leishmaniasis. Die Diagnosestellung bereitete Schwierigkeiten, da durch die üblichen diagnostischen Schritte wie Giemsa-Färbung oder kulturelle Untersuchung des Abklatschpräparates auf Spezialnährboden sowie die histologische Untersuchung kein Erregernachweis geführt werden konnte. Erst das Animpfen von läsionalem Gewebe auf Leishmanien-Kultur-Medium sowie die unüblich starken serologischen Anhaltspunkte führten zum Erregernachweis.

Die Sensitivität der Abklatschpräparate ist als niedrig einzustufen. Als sensitivere Methode gilt die kulturelle Untersuchung des betroffenen Gewebes auf dem oben beschriebenen Spezialnährboden. Bei der Hautleishmaniasis der alten Welt zeigen sich im Gegensatz zu den südamerikanischen kutanen Formen üblicherweise keine eindeutigen serologischen Ergebnisse; insofern ist der bei unserem Patienten zusätzlich gelungene serologische Nachweis eine Besonderheit.

Die Differenzierung der Spezies *Leishmania tropica* konnte anhand speziesspezifischer Isoenzymmuster im Westernblot erfolgen. *Leishmania tropica* ist eine im mittleren Osten und damit im Herkunftsland des Patienten verbreitete Leishmanienart, die überwiegend kutane Leishmaniasis verursacht. Die Subtypisierung kann in Regionen, in denen mehrere Leishmanienarten vorkommen, prognostische und therapeutische Relevanz besitzen.

Die Therapie der unkomplizierten kutanen Leishmaniasis ist nicht zwingend erforderlich, da es häufig zu einer spontanen Heilung kommt. Die intensive topische Therapie mit 15 % Paromomycin und 10 % Harnstoff in Salbengrundlage ist jedoch bei der kutanen Leishmaniasis als wirksam beschrieben worden. Weiter kann topisch mit Kryochirurgie oder mit Hilfe der periläsionalen Applikation von Antimonpräparaten behandelt werden, zudem können die Herde exzidiert werden. Die systemische Therapie ist bei der unkomplizierten kutanen Leishmaniasis nur dann indiziert, wenn es sich um nicht auf die äußerliche Therapie ansprechende exponierte Lokalisationen wie beispielsweise Gesicht oder gelenknahe Bereiche handelt.

Danksagungen. Die mikrobiologische Untersuchung erfolgte durch das Max-von-Pettenkofer-Institut für Hygiene und Medizinische Mikrobiologie (Prof. Dr. Dr. Jürgen Heesemann).
Die tropenmedizinischen Untersuchungen erfolgten durch die Abteilung für Infektions- und Tropenmedizin (Prof. Dr. Thomas Löscher).
Die Leishmaniendifferenzierung erfolgte im Centre National de Référence sur les Leishmanioses, Laboratoire de Parasitologie, 163, rue Auguste Broussonet, F-34090 Montpellier, Frankreich.

Literatur

1. Bell SA, Schaller M, Röcken M (1997) Occlusive paromomycin for cutaneous leishmaniasis. Lancet 349:29
2. Le Blancq SM, Cibulskis RE, Peters W (1986) Leishmania in the Old World: 5. Numerical analysis of isoenzyme data. Trans Royal Soc Trop Med Hyg 80:517–524
3. Klaus SN, Frankenburg S (1999) Leishmaniasis and other protozoan infections. In: Friedberg IM, Eisen AZ, Wolff K, Austen KF, Goldsmith LA, Katz SI, Fitzpatrick TB (eds) Dermatology in general medicine. 5th ed. McGraw-Hill, New York, pp 2609–2619
4. Grogl M, Schuster BG, Ellis WY, Bermann JD (1999) Successful topical treatment of murine cutaneous leishmaniasis with a combination of paromomycin (Aminosidine) and gentamicin. J Parasitol 85:354–359
5. Limoncu ME, Balcioglu IC, Yereli K, Ozbel Y, Ozbilgin A (1997) A new experimental in vitro culture medium for cultivation of Leishmania species. J Clin Microbiol 35:2430–2431
6. Ozgoztasi O, Baydar I (1997) A randomized clinical trial of topical paromomycin versus oral ketoconazole for treating cutaneous leihmaniasis in Turkey. Int J Dermatol 36:61–63
7. Rab MA, al-Rustamani L, Bhutta RA, Mahmood MT, Evans DA (1997) Cutaneous leishmaniasis: iso-enzyme characterisation of Leishmania tropica. J Pak Med Assoc 47:270–273
8. Reed SG (1996) Diagnosis of leishmaniasis. Clin Dermatol 14:471–478
9. Uzun S, Uslular C, Yucel A, Acar MA, Ozpoyraz M, Memisoglu HR (1999) Cutaneous leishmaniasis: evaluation of 3.074 cases in the Cukurova region of Turkey. Br J Dermatol 140:347–350

Eruptive Keratoakanthome Typ Grzybowski bei atypischer Progeria adultorum?

Matthias Betke, Jörg C. Prinz und Gerd Plewig

Anamnese. 63jähriger Patient. Seit dem 51. Lebensjahr Entwicklung multipler Keratoakanthome, wiederholt mit spontaner Rückbildung. Zwei Jahre später progredientes Ektropium, seitdem fünf Lidoperationen. Bisher Behandlungsversuche mit Isotretinoin, Interferon, Methotrexat, Fumaraten, Etretinat, Nachtkerzenöl, Thymusinjektionen und homöopathischer Behandlung. Berichtet wird über eine Rückbildung der Akanthome jedes Mal nach zwei Narkoseeingriffen.

Hautbefund. Sklerotisch straffe Gesichtshaut. Beidseits ausgeprägtes Ektropium bei reizlos eingeheilten Transplantaten. Nase und Ohren mit atrophischem Aspekt, partiell Deformierung der Ohrknorpel. Parietal-temporal diffuse Lichtung des Haarkleides. Mundschleimhaut bukkal verdickt, im Lippenbereich Rhagaden. Zungenfrenulum sklerosiert, an Zunge sowie übriger Mundschleimhaut multiple, kalottenförmig erhabene Knötchen. Am übrigen Integument locker bis eng disseminiert, bis 15 mm große, kalottenförmig erhabene, blaßrötliche Knoten mit zentraler Keratose. Betont an Beugeseiten der Füße, im Kniebereich, inguinal und am mittleren Rumpf fleckige bis konfluierende Rötungen mit follikulär gebundenen Papeln. Dystrophie und Trachyonychie sämtlicher Nägel. Palmoplantar fleckige, teils papulöse Hyperkeratose.

Histopathologie

Biopsie linker Oberarm: Exophytischer, symmetrisch aufgebauter Tumor mit zentralem Hornkegel, dessen Seiten durch die Epidermis lippenartig bedeckt sind. Nur geringes infiltratives Wachstum an der Basis und nur geringe Zellpolymorphien, vereinzelt Mikroabszesse mit eosinophilen Granulozyten. Entzündliche Stromareaktion. Diagnose: Keratoakanthom.

Biopsie Lippeninnenseite: Akanthose des Schleimhautepithels. Vom Epithel ausgehend Nachweis spinozellulärer Zellverbände. Subepidermal erweiterte Gefäße, fleckförmige lymphozytäre Infiltrate sowie zahlreiche neutrophile Granulozyten. Zum Teil auch Abszesse innerhalb des Epithels. Diagnose: Im Zusammenhang mit der Klinik des Patienten vereinbar mit einem Keratoakanthom.

Biopsie Oberbauch: Akanthose und Papillomatose des Epithels. Subepidermal Granulationsgewebe, sowie extravasal lokalisierte Erythrozyten, sowie Fibrose. Dyskeratotische Keratinozyten. Diagnose: Im Zusammenhang mit den klinischen Angaben könnte es sich durchaus um ein Keratoakanthom in Regression handeln.

Es wurde eine In-situ-Hybridisierung für HPV (humanes Papillomvirus) durchgeführt. Mit dem PAN-

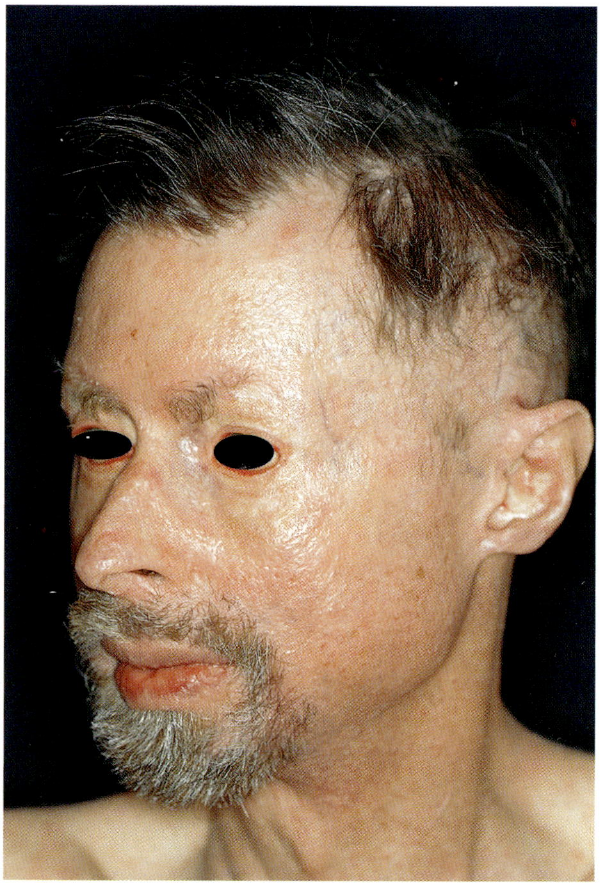

Abb. 1. Straffe Gesichtshaut, ausgeprägtes Ektropium. Deformierung der Ohrknorpel, parieto-temporal diffuse Lichtung des Haarkleides

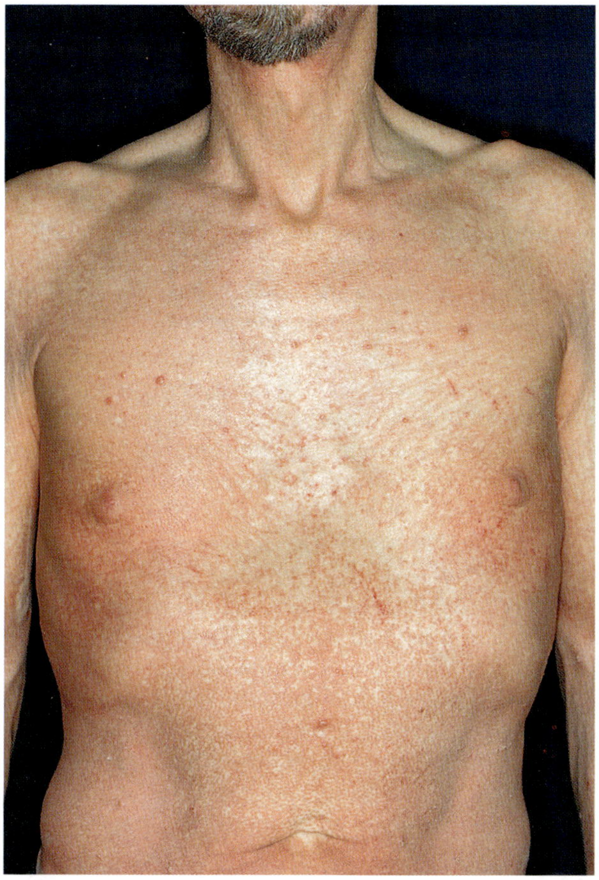

Abb. 2. Disseminierte eruptive Keratoakanthome

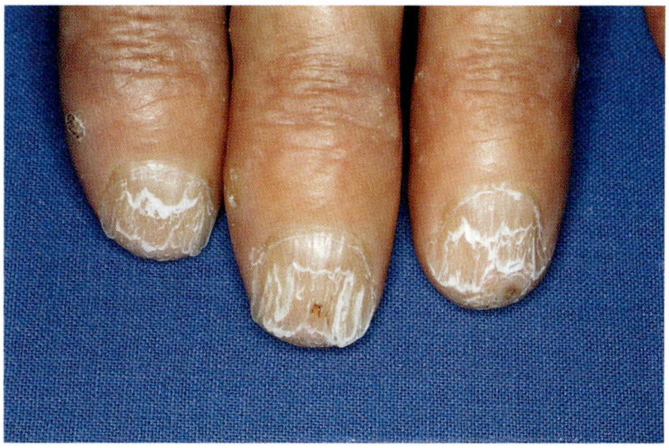

Abb. 4. Trachyonychie

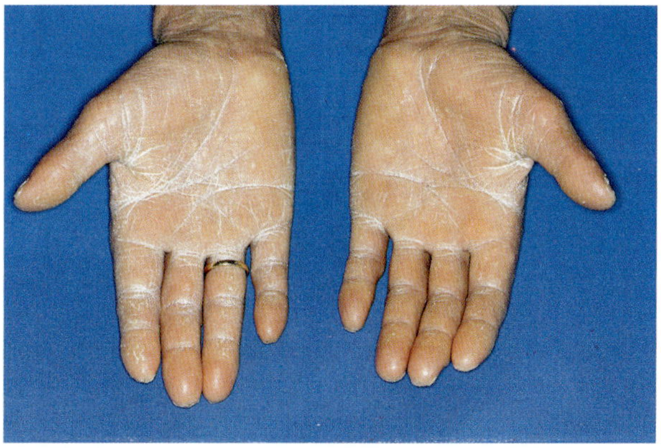

Abb. 5. Palmar fleckige und teils papulöse Hyperkeratose

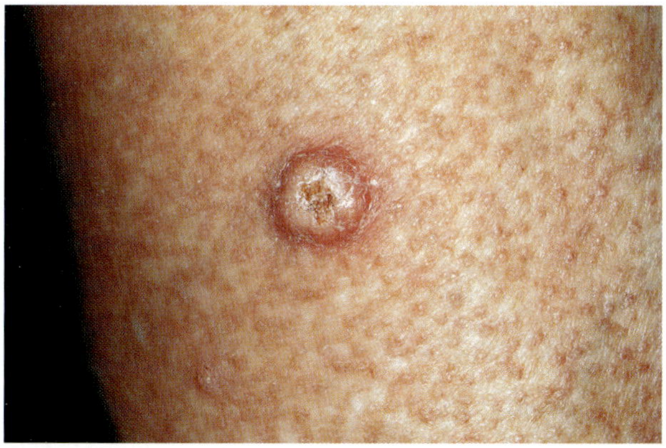

Abb. 3. Detailaufnahme

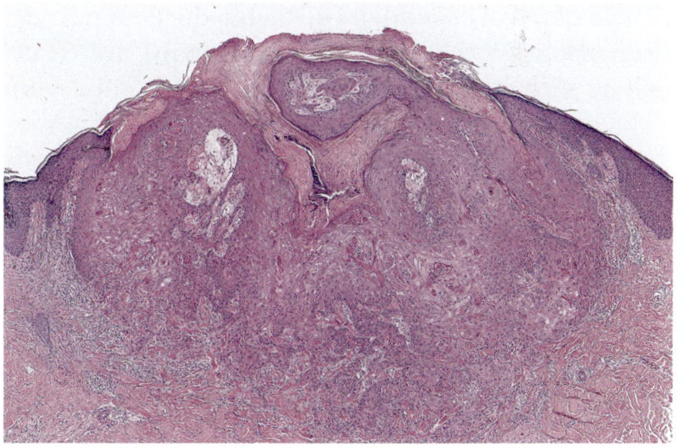

Abb. 6. Exophytischer, symmetrisch aufgebauter Tumor mit zentralem Hornkegel, dessen Seiten durch die Epidermis lippenartig bedeckt sind

Marker konnte hierbei keine positive Reaktion festgestellt werden. Dieses Ergebnis schließt jedoch eine Infektion mit Papillomviren generell nicht aus.

Laborbefunde. Gesamtbilirubin 2,4 mg/dl, sämtliche übrigen Routinelaborwerte (Blutbild, Serumroutine, BKS, Urin) unauffällig.

Weitere Befunde
Internistisches Konsil: Motilitätsstörung des Ösophagus, Befund durchaus vereinbar mit (atypischer) systemischer Kollagenose. An den Händen radiologisch Nachweis einzelner solitärer Weichteilverkalkungen und beginnende Zuspitzung der Endglieder, zu werten als beginnende akrale Veränderungen im Sinne einer Systemerkrankung. Unauffälliger Herz-, Lungenbefund.
Trichologisches Konsil: Sekundäre, gegebenenfalls narbige Alopezie. Haarschäfte mikroskopisch unauffällig.
Ophthalmologisches Konsil: Aktuell keine Operation indiziert, zunächst weiter mit symptomatischer Therapie.

Therapie und Verlauf. Folgende Optionen wurden in gegebener Reihenfolge vorgeschlagen: Extrakorporale Photopherese, Thalidomid und Cyclophosphamid.

Kommentar. 50 Jahre nach der Erstbeschreibung eruptiver Keratoakanthome durch Grzybowski lassen sich aufgrund der bisher berichteten Patienten einige Kriterien dieses Krankheitsbildes umreißen. Weibliches und männliches Geschlecht sind etwa gleich häufig betroffen. Am ehesten scheint eine genetische Veranlagung ursächlich für das plötzliche Aufschießen der multiplen Keratoakanthome. Eine familiäre Häufung dieser Erkrankung besteht jedoch im Gegensatz zu den multiplen Keratoakanthomen Typ Ferguson-Smith nicht. Triggerung der Eruption durch Sonnenlicht ist als Kofaktor möglich; in dem vorliegenden Fall traten die ersten Knötchen nach UV-Lichtexposition (Urlaub) auf. Handelt es sich bei eruptiven Keratoakanthomen vom Typ Grzybowski um eine paraneoplastische Erkrankung? Hierfür finden sich sowohl in der Literatur als auch bei unserem Patienten keine Hinweise. Eine darüberhinaus erwogene virusbedingte Genese wäre plausibel; jedoch ließ sie sich bisher und aktuell labortechnisch nicht bestätigen. Das histologische Bild eruptiver Keratoakanthome unterscheidet sich nicht von dem solitär auftretender Tumoren.
Eruptive Keratoakanthome können, außer palmoplantar, am gesamten Integument sowie an Mundschleimhaut und Larynx auftreten. Ein zusätzlich sich entwickelndes Ektropium wurde bei etwa einem Drittel der in der Literatur geschilderten Patienten beobachtet. Hinsichtlich dieser (pseudo-)sklerodermieartigen Veränderungen und den in unserem Fall radiologisch gesehenen Auffälligkeiten mit Motilitätsstörung des Ösophagus und dem Nachweis einzelner solitärer Weichteilverkalkungen sowie der beginnenden Zuspitzung der Endglieder an den Händen ist ein genetischer Defekt, etwa eine Progerie vom Erwachsenentyp, zu diskutieren. Solch eine *atypische Progeria adultorum* weist zwar viele Gemeinsamkeiten mit dem von Werner Anfang des zwanzigsten Jahrhunderts beschriebenen Syndrom auf, insbesondere hinsichtlich des zeitlichen Verlaufs wäre sie aber klar abzugrenzen.
Trotz der auch in der Literatur erwähnten wiederholten spontanen Abheilung ist die Behandlung eruptiver Keratoakanthome vom Typ Grzybowski problematisch. Dies zeigt auch die oben genannte Vielzahl von bisherigen Therapieversuchen unseres Patienten. 1992 erfolgte bereits die erste Mitteilung dieses Patienten durch die Arbeitsgruppe um Professor Schöpf in Freiburg. Eine operative Entfernung der Läsionen, ob mittels Skalpellchirurgie, Lasertechnik oder Flüssigstickstoff, ist wegen des massenhaften Auftretens nicht möglich. Steroide und andere Immunsuppressiva haben sich als nicht wirksam erwiesen, kasuistisch wird jedoch über eine Besserung unter Gabe von Cyclophosphamid berichtet. Aktuell ist jeder Behandlungsansatz nicht nur formell als Heilversuch einzustufen. Alle Therapieoptionen müssen unter sorgfältiger Berücksichtigung von Aufwand und langfristiger Verträglichkeit gegeneinander abgewogen werden.

Danksagungen. Die internistische Betreuung erfolgte durch Frau Prof. Dr. Christine E. Angermann, Medizinische Klinik Innenstadt (Prof. Dr. Dr. h.c. Peter C. Scriba)
Die Mundschleimhautbiopsie wurde entnommen in der Klinik für Zahn-, Mund- und Gesichtschirurgie (Prof. Dr. Dr. Michael Ehrenfeld)

Literatur

1. Consigli JE, González ME, Morsino R., Guidi A, Chappiuis JM, Papa M, Maldonado S (2000) Generalized eruptive keratoacanthoma (Grzybowski variant). Br J Dermatol 142:800803
2. Gjersvik P, Egass E, Clausen OP (2000) Grzybowski's generalized eruptive keratocanthomas: a case report. Eur J Dermatol 10:135–138
3. Grzybowski M (1950) A case of peculiar generalized epithelial tumours of the skin. Br J Dermatol 62:310–313
4. Laaff H, Mittelviefhaus H, Wokalek H, Schöpf E (1992) Eruptive Keratoakanthome Typ Grzybowski und Ektropium. Ein therapeutisches Problem. Hautarzt 43:143–147
5. Winkelmann RK, Brown J (1968) Generalized eruptive keratoacanthoma. Arch Dermatol 97:623

Comèl-Netherton-Syndrom

Markus Dendorfer, Sabine Zenker, Michael J. Flaig, Martin Schaller, Klaus Degitz und Hans Wolff

Anamnese

Patientin 1: Neunjähriges Mädchen. Seit der Geburt rezidivierend nässende Hautausschläge mit Verbesserung der Symptomatik im Sommer. Auffällig leichtes Abbrechen der Haare.

Patient 2: 16jähriger Patient. Seit dem ersten Lebensjahr unscharf begrenzte Erytheme wechselnder Lokalisation mit zum Teil starker Schuppenbildung am gesamten Körper. Verschlechterung bei grippalen Infekten, Wärme, emotionalen Belastungen. Topische Therapien mit glukokortikoid- und harnstoffhaltigen Externa führten nur zu geringer Besserung, nie zur Abheilung. Die Mutter habe ebenfalls an einer generalisierten Rötung und Schuppung gelitten, die Großmutter habe diese Veränderungen nur an Händen und Füßen gehabt, beide sind bereits verstorben.

Hautbefund

Patientin 1: Am Kapillitium feinlamelläre, weißliche Schuppung. Im Gesicht und retroaurikulär unscharf begrenzte Erytheme mit weißlicher feinlamellärer Schuppung. Nahezu vollständiges Fehlen der Augenbrauen. Am Stamm und beugenbetont an den Armen ein scharf begrenztes, Girlanden- und Ekzème-craquelée-artig figuriertes Erythem mit weißlicher, fein lamellärer Schuppung. Stellenweise Exkoriationen. Insbesondere thorakal disseminiert bis zu stecknadelkopfgroße, scharf begrenzte, rötliche Papeln. An Finger- und Zehenspitzen scharf begrenzte, bis zu 2 x 2 mm große Erosionen, teilweise mit feinlamellärer, weißlicher Schuppung.

Patient 2: Am gesamten Integument unter Betonung der Arme und Beine polyzyklische, scharf begrenzte Erytheme unterschiedlicher Größe sowie zum Teil ausgeprägte Hyperkeratosen. Am Stamm teilweise inselartig unbetroffene Areale. Stellenweise Hyperpigmentierungen. Lichenifikationen und Rhagaden vor allem an Händen und Füßen. Sekundäres Ektropium beidseits.

Histopathologie

Patientin 1: Rücken: Vereinbar mit einem lichenifizierten Ekzem.
Haare von okzipital: Trichorrhexis invaginata.
Elektronenmikroskopie: Intra- bis subkornealer Spalt. Innerhalb des Stratum corneum und des Stratum granulosum zahlreiche rund bis oval begrenzte *dense bodies.* Verlust der regulären Hornzellschichtung mit Parakeratose.

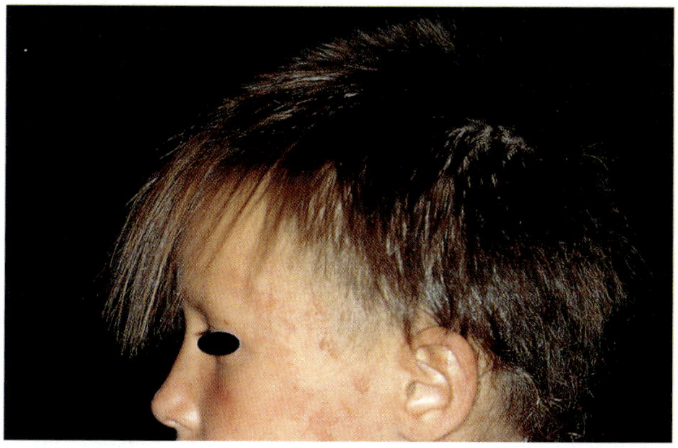

Abb. 1. Patientin 1: Unscharf begrenztes Erythem mit weißlicher feinlamellärer Schuppung. Fehlen der Augenbrauen, Haarschaftanomalie

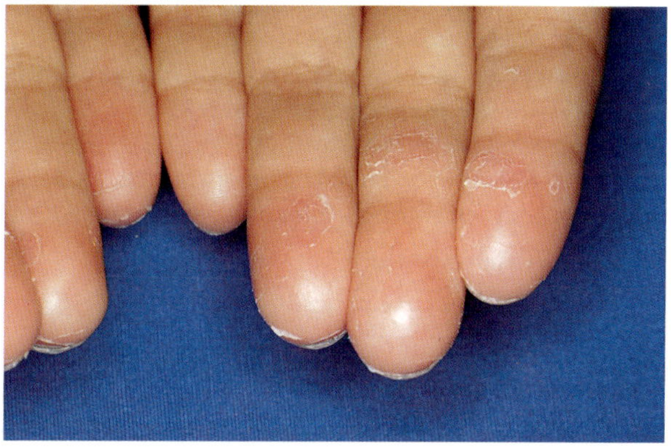

Abb. 2. Patientin 1: Fingerkuppen mit weißlicher feinlamellärer Schuppung

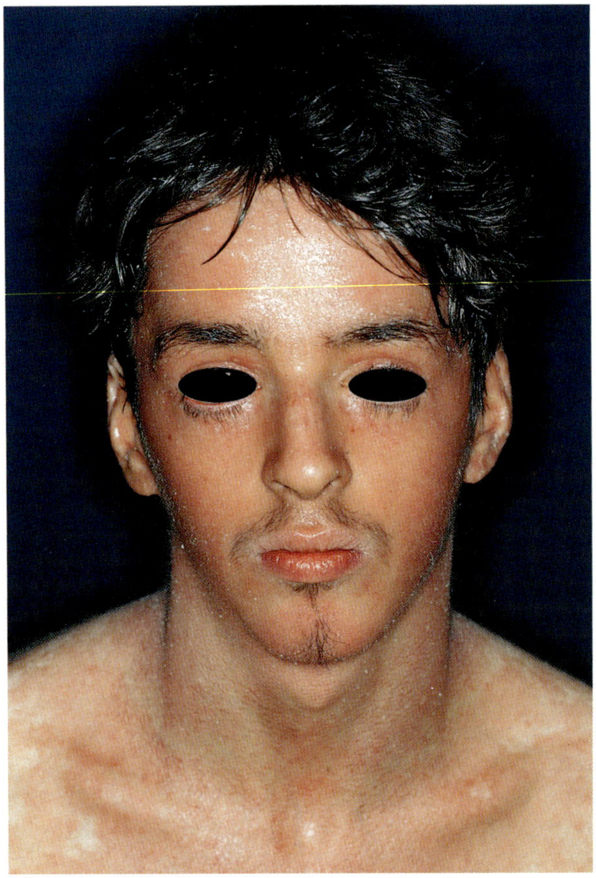

Abb. 3. Patient 2: Fleckiges Erythem mit feiner Schuppung, sekundäres Ektropium

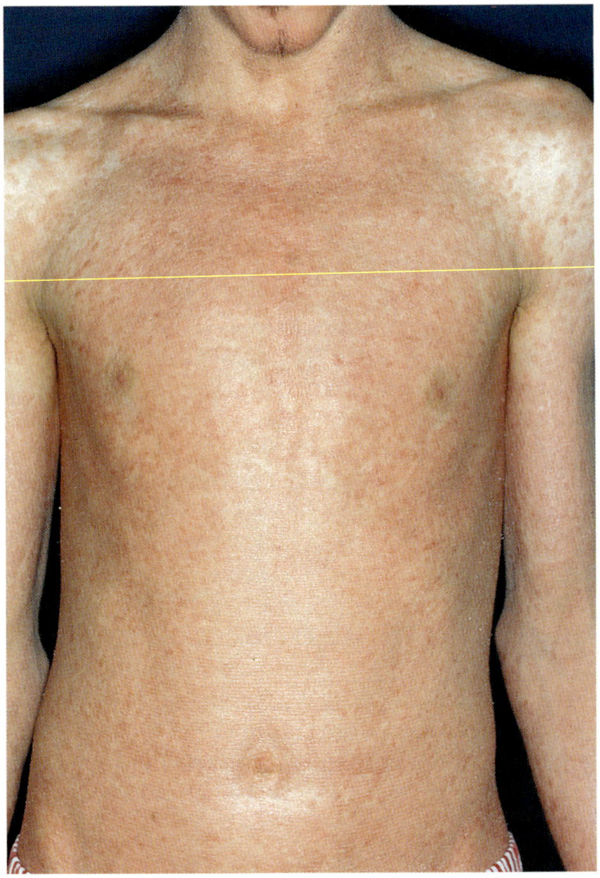

Abb. 4. Patient 2: Am Stamm inselartig erscheinungsfreie Areale

Patient 2: Akanthotisch verbreiterte Epidermis, breite Papillomatose, subepidermal perivaskuläres lymphohistiozytäres Infiltrat. Über weite Strecken fehlendes Stratum granulosum. Stratum corneum mit Orthokeratose im Randbereich, Parakeratose zentral mit extravasalen Erythrozyten. Kein Nachweis von Pilzmaterial oder Amyloid.
Direkte Immunfluoreszenz: Kein Nachweis von Antikörpern, Komplement und Fibrinogen.
Elektronenmikroskopie: Parahyperkeratose. Innerhalb von Keratinozyten (Stratum granulosum) sowie Korneozyten multiple lyosomale Einschlußkörperchen.

Laborbefunde
Patientin 1: Elektrolyte, klinisch-chemische Serumparameter, Urinstatus unauffällig. Blutbild: Leukozyten mit 12,9/nl erhöht. IgG, IgA, IgM normwertig.
Bakteriologischer Untersuchungsbefund: Staphylococcus aureus aus Abstrichen von den Nasenvorhöfen, Wangen, Händen und vom Stamm.

Patient 2: BKS 2/6 mm nach Westergren, Leukozyten 6,1/nl mit 6,5 % relativer Eosinophilie, übrige Werte des roten und weißen Blutbildes im Normbereich. ALP 266 U/l, übrige Serumchemie- und Gerinnungsparameter im Normbereich. Weiter normwertig waren Nüchterncholesterin und Triglyzeride, Kreatinkinase, antinukleäre Antikörper.
Trichinenserologie (bei Muskelschmerzen und einmalig nachgewiesener CK-Erhöhung): ELISA negativ, somit keine spezifischen Antikörper nachweisbar.
Stuhluntersuchungen auf Parasiten und Yersinien negativ.
Bakteriologische Untersuchungen: In Abstrichen von läsionaler Haut sowie Nasenvorhof Nachweis von *Staphylococcus aureus.*
Mykologische Untersuchungen: Kulturell kein Nachweis von Pilzstrukturen.
Trichogramm: Augenbrauen zeigen keine Trichorrhexis invaginata, wirken dysplastisch. Haarschäfte okzipital unauffällig.

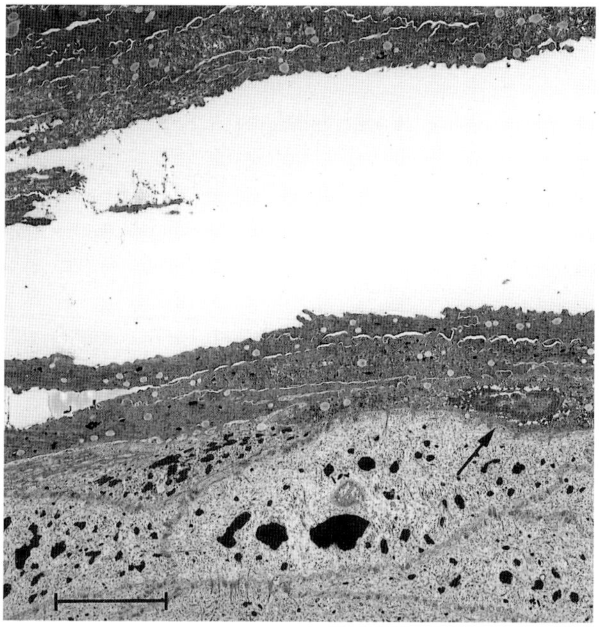

Abb. 5. Elektronenmikroskopie. Intrakornealer Spalt. Innerhalb des Stratum corneum und des Stratum granulosum zahlreiche rund bis oval begrenzte lysosomale Einschlusskörperchen. Parakeratose (Pfeil). x 2.900. –5 µm

Weitere Befunde

Patientin 1: Langerhans-Zell-Phänotypisierung: Ratio von 2,73 (Normalwert bei 1,5) mit einem atopischen Ekzem vereinbar.

Allergologische Untersuchungen: Gesamt-IgE mit 2500 kU/l deutlich erhöht, SX1-Phadiatop positiv.

Patient 2: Allergologische Untersuchungen: Gesamt-IgE mit 3450 kU/l deutlich erhöht, SX1-Phadiatop positiv.

RAST-Untersuchungen auf Pollen und multiple Nahrungsmittel positiv, insbesondere Latex-CAP-Klasse 3. Pricktestungen auf Aeroallergene insbesondere Pollen, Katzenhaare, *Neurospora sitophila* mehrfach positive Reaktionen in der Sofortablesung.

Augenärztliches Konsil: Temporäres Narbenektropium, lediglich symptomatische Behandlung.

Neurologisches Konsil: Klinisch, elektromyographisch sowie nach Messung der Nervenleitgeschwindigkeit kein Anhalt für neuromuskuläre Erkrankung.

Internistische Untersuchung: Trikuspidalinsuffizienz Grad I–II mit leichtem, nicht behandlungsbedürftigem pulmonalem Hypertonus.

Therapie und Verlauf

Patientin 1: Unter topischer Therapie mit Prednicarbat Creme Besserung. Im weiteren Verlauf nahezu vollständige Abheilung unter hautpflegenden Maßnahmen.

Patient 2: Zunächst wurde kurzfristig intensiv topisch mit glukokortikoidhaltigen Externa in absteigender Konzentration im Wechsel mit stark rückfettenden und harnstoffhaltigen Externa behandelt. Nachdem es zu keiner deutlichen Besserung kam, verabreichten wir Acitretin 25 mg/d oral. Bereits nach einer Woche kam es zu einer deutlichen Besserung des gesamten Hautzustandes, die Acitretin-Dosis konnte auf 20 mg im Wechsel mit 10 mg herabgesetzt werden. Hierunter dauerhafte Stabilisierung des deutlich verbesserten Hautzustandes.

Kommentar. Das Comèl-Netherton-Syndrom ist eine sehr seltene autosomal-rezessiv vererbte Genodermatose. Sie wird nach den beiden Erstbeschreibern Comèl (1949), der über die Ichthyosis linearis circumflexa berichtete, und Netherton, der 1958 die Trichorrhexis invaginata beschrieb, benannt. Die charakteristische Trias des Comèl-Netherton-Syndroms – heute zunehmend auch nur Netherton-Syndrom genannt – umfasst die Ichthyosis linearis circumflexa und Haarschaftanomalien wie Bambushaare, Torsion und Trichorrhexis nodosa, sowie eine atopische Diathese. Letztere war bei unserer Patientin sehr ausgeprägt vorhanden. Das klinische Bild ist gekennzeichnet durch ausgedehnte, teilweise wandernde Erytheme an Stamm und Extremitäten, die oft eine zirzinäre, anuläre oder auch serpiginöse Anordnung mit doppeltem Schuppensaum zeigen. Zudem finden sich brüchige Haare mit typischen Haarschaftstauchungen (Trichorrhexis invaginata), die sich mit zunehmendem Lebensalter bessern oder auch ganz zurückbilden können. Neben leichten Varianten des Comèl-Netherton-Syndroms, die unsere Patienten zeigten, gibt es auch letale Verläufe mit schwerer, generalisierter, exfoliativer ichthyosiformer Erythrodermie, die häufig schon von Geburt an besteht.

Die bei unserer ersten Patientin durchgeführte Langerhans-Zell-Phänotypisierung weist darauf hin, dass die klinisch als Ekzème craquelée erscheinenden Läsionen pathogenetisch einem atopischen Ekzem zuzuordnen sein könnten.

Danksagungen. Patientin 1 wurde freundlicherweise überwiesen von Dr. Bernhard Sona, praktischer Arzt, Altwiesenstraße 4, 75323 Bad Wildbad-Calmbach.

Patient 2 wurde freundlicherweise überwiesen vom Dr. von Haunerschen Kinderspital (Prof. Dr. Dietrich Reinhardt)

Literatur

1. Blaschke S, Moller R, Hausser I, Anton-Lamprecht I, Paul E (1998) Comel-Netherton-Syndrom. Hautarzt 49:499–504
2. Chavanas S, Garner C, Bodemer C, Ali M, Teillac DH, Wilkinson J, Bonafe JL, Paradisi M, Kelsell DP, Ansai SI, Mitsuhashi Y, Larregue M, Leigh IM, Harper JI, Taieb A, Prost YD, Cardon LR, Hovnania A (2000) Localization of the Netherton syndrome gene to chromosom 5q32, by linkage analysis and homozygosity mapping. Am J Hum Genet 66:914–921
3. Comél M (1949) Ichthyosis linearis circumflexa. Dermatologica 978:133–136
4. Fartasch M, Williams ML, Elias PM (1999) Altered lamellar body secretion and stratum corneum membrane structure in Netherton syndrome: differentiation from other infantile erythrodermas and pathogenetic implications. Arch Dermatol 135:823–832
5. Haas OA, Martins da Cunha A, Gardner H, Stingl G, Kornmüller R (1984) Das Netherton-Syndrom: Klinische Charakteristik, differentialdiagnostische Abgrenzung und neue Wege der Therapie. Pädiatr Pädol 19:153–159
6. Netherton EW (1958) A unique case of trichorrhexis nodosa – „bamboo hairs". Arch Dermatol 78:483–487
7. Orfanos CE, Mahrle G, Salamon T (1971) Netherton-Syndrom. Ichthyosiforme Hautveränderungen und Trichorrhexis invaginata. Nachweis eines krankhaft veränderten Cortex-Keratins im Haar. Hautarzt 22:397–409
8. Powell J (2000) Increasing the likelihood of early diagnosis of Netherton syndrome by simple examination of eyebrow hairs. Arch Dermatol 136:423–424
9. Steranovic DV, Dakovic Z, Minic S (1992) Pathogenesis in trichorrhexis invaginata (bamboo hairs). Eur J Dermatol 2:15–20
10. Wollenberg A, Kraft S, Hanau D, Bieber T (1996) Langerhans cell phenotyping: a new tool for differential diagnosis of inflammatory skin diseases. Lancet 346:1626–1627

Bitumen-„geteert"

Niels Holm, Nicola Salomon und Christian A. Sander

Anamnese. 33jähriger Patient, der sich anläßlich einer Dachreparatur versehentlich mit kaltem Bitumen übergoss. Der Patient wurde als akuter, schwerer Notfall angekündigt und mit dem Rettungswagen eingeliefert.

Hautbefund. Am gesamten Integument, besonders im Gesicht und am Kapillitium, flächige, schwarze, klebrige, glänzende Bitumen-Auflagerungen. Patient ist orientiert und ansprechbar.

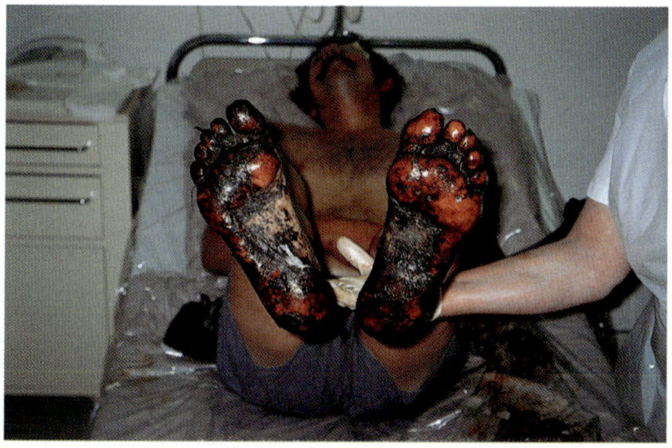

Abb. 1. Schwarz-klebrig glänzende Bitumenauflagerungen an beiden Fußsohlen

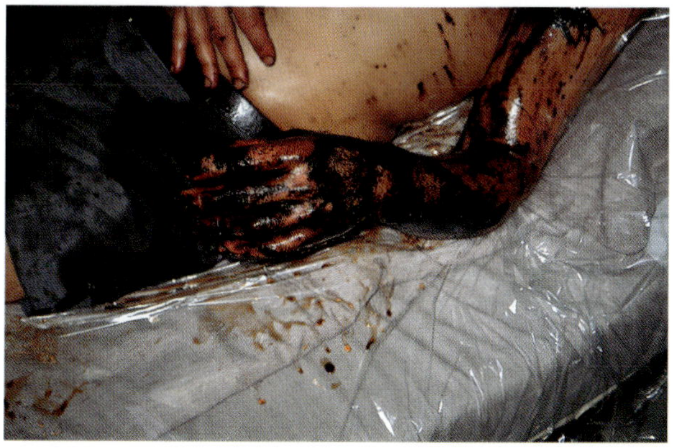

Abb. 2. Schwarz-klebrig glänzende Bitumenauflagerungen, linker Arm

Laborbefunde. Blutbild und klinisch-chemische Laborparameter im Normbereich.

Weitere Befunde
Augenärztliches Konsil: Beidseits leicht gestippte Konjunktiven.

Therapie und Verlauf. Mittels Olivenöl wurden kurz nach Aufnahme alle betroffenen Hautareale vom Bitumen gereinigt. Zeichen einer Verbrennung beziehungsweise eines Erythems lagen nicht vor. Danach erfolgte ein Bad und anschließende Rückfettung.

Kommentar. Bitumen ist ein schwarzes oder dunkelbraunes, festes bis halbfestes, thermoplastisches Material, das aus Rohöl durch Destillation hergestellt wird und überwiegend im Straßenbau und zu Dachabdeckungen verwendet wird.
Bitumen ist nicht wasserlöslich und kann bei andauernder Einwirkung auf die Haut karzinogen wirken. Die Entfernung von kaltem Bitumen sollte möglichst rasch mit einem fettlöslichen Mittel wie Olivenöl oder medizinischem Paraffin erfolgen. Danach erfolgt eine Reinigung mit Wasser und Seife und anschließende Rückfettung.
Bei Kontakt mit heißem Bitumen kommt es zu Verbrennungen, betroffen sind hiervon meistens Dachdecker und Straßenarbeiter.

Literatur

1. James NK, Moss AL (1990) Review of burns caused by bitumen and the problems of its removal. Burns 16:214–216
2. Baruchin AM, Schraf S, Rosenberg L, Sagi AA (1997) Hot bitumen burns: 92 hospitalized patients. Burns 23:438–441

Sachverzeichnis